天津市重点出版扶持项目

The Parathyroids

Basic and Clinical Concepts

Third Edition

甲状旁腺

基础与临床

第 3 版

John P. Bilezikian

Robert Marcus

Michael A. Levine

Claudio Marcocci

Shonni J. Silverberg

John T. Potts, Jr.

主　编　〔美〕约翰·P. 毕勒兹凯

副主编　〔美〕罗伯特·马库斯　等

主　审　廖　泉

主　译　何向辉　张　平　朱　梅　江建青

副主译　陈　曦　金　山　李金茹　张　柏　贾俊亚

天津出版传媒集团

天津科技翻译出版有限公司

著作权合同登记号:图字:02-2017-86

图书在版编目(CIP)数据

甲状旁腺:基础与临床/(美)约翰·P.毕勒兹凯(John P. Bilezikian)主编;何向辉等主译.—天津:天津科技翻译出版有限公司,2021.2

书名原文:The Parathyroids: Basic and Clinical Concepts

ISBN 978-7-5433-4038-1

Ⅰ.①甲… Ⅱ.①约… ②何… Ⅲ.①甲状旁腺疾病-诊疗 Ⅳ.①R582

中国版本图书馆 CIP 数据核字(2020)第 140172 号

The Parathyroids: Basic and Clinical Concepts, third edition by John P. Bilezikian, Robert Marcus, and Michael A. Levine
ISBN: 9780123971661
甲状旁腺:基础与临床(第 3 版)(何向辉,张平,朱梅,江建青主译)
ISBN:9787543340381

授权单位:Elsevier (Singapore) Pte Ltd.
出　　版:天津科技翻译出版有限公司
出 版 人:刘子媛
地　　址:天津市南开区白堤路 244 号
邮政编码:300192
电　　话:(022)87894896
传　　真:(022)87895650
网　　址:www.tsttpc.com
印　　刷:山东临沂新华印刷物流集团有限责任公司
发　　行:全国新华书店
版本记录:889mm×1194mm　16 开本　52.5 印张　1700 千字
　　　　　2021 年 2 月第 1 版　2021 年 2 月第 1 次印刷
　　　　　定价:398.00 元

(如发现印装问题,可与出版社调换)

译者名单

主　审　廖　泉

主　译　何向辉　张　平　朱　梅　江建青

副主译　陈　曦　金　山　李金茹　张　柏　贾俊亚

译　者　(按姓氏汉语拼音排序)

柴　韵　天津医科大学总医院
陈　光　吉林大学白求恩第一医院
陈　曦　上海交通大学医学院附属瑞金医院
代文杰　哈尔滨医科大学附属第一医院
邓先兆　上海交通大学附属第六人民医院
樊友本　上海交通大学附属第六人民医院
冯道夫　天津医科大学总医院
郭伯敏　上海交通大学附属第六人民医院
郭伟红　天津医科大学总医院
何向辉　天津医科大学总医院
贾俊亚　天津医科大学总医院
江建青　天津医科大学总医院
姜若愚　天津医科大学总医院
金　山　内蒙古医科大学附属医院，日本医科大学附属医院
李　栋　天津医科大学总医院
李东洋　天津医科大学总医院
李凤翱　天津医科大学总医院
李富新　天津医科大学总医院
李金茹　天津医科大学基础医学院

刘晓峦　天津医科大学总医院

刘雅馨　天津医科大学总医院

刘友霞　天津医科大学总医院

刘媛超　天津医科大学总医院

马大坤　哈尔滨医科大学附属第一医院

阮颖新　天津医科大学总医院

孙　滨　上海交通大学附属第六人民医院

孙立昊　上海交通大学医学院附属瑞金医院

王　浩　天津医科大学总医院

王　澎　天津医科大学总医院

王东来　北京大学深圳医院

王珂雨　天津医科大学基础医学院

王坤玲　天津医科大学总医院

王培松　吉林大学白求恩第一医院

王晓宁　天津医科大学总医院

王义增　天津医科大学总医院

韦　伟　北京大学深圳医院

伍　波　上海交通大学附属第六人民医院

徐鹏程　天津医科大学总医院

薛　帅　吉林大学白求恩第一医院

叶卫东　上海交通大学附属第六人民医院

殷　悦　吉林大学白求恩第一医院

张　柏　天津医科大学总医院

张　平　天津医科大学基础医学院

张诗琪　天津医科大学基础医学院

赵　科　天津医科大学总医院

赵红光　吉林大学白求恩第一医院

郑伟伟　天津医科大学基础医学院

朱崇贵　天津医科大学总医院

主编名单

主编

John P. Bilezikian, MD
Metabolic Bone Diseases Unit, Division of Endocrinology, Department of Medicine, Columbia University College of Physicians and Surgeons, New York, NY, USA

副主编

Robert Marcus, MD
Department of Medicine, Stanford University, Stanford, CA, USA

Michael A. Levine, MD
Division of Endocrinology and Diabetes, The Children's Hospital of Philadelphia and the Department of Pediatrics, University of Pennsylvania Perelman School of Medicine, Philadelphia, PA, USA

Claudio Marcocci, MD
Department of Clinical and Experimental Medicine, University of Pisa, University Hospital of Pisa, Pisa, Italy

Shonni J. Silverberg, MD
Department of Medicine, Columbia University College of Physicians and Surgeons, New York, NY, USA

John T. Potts Jr, MD
Massachusetts General Hospital, Boston, MA, USA

编者名单

Robert A. Adler, MD McGuire Veterans Affairs Medical Center, Virginia Commonwealth University School of Medicine, Richmond, VA, USA

C.E. Ambrosini, MD Department of Surgery, University of Pisa, Pisa, Italy

Andrew Arnold, MD Center for Molecular Medicine and Division of Endocrinology and Metabolism, University of Connecticut School of Medicine, Farmington, CT, USA

Zubair W. Baloch, MD, PhD Department of Pathology and Laboratory Medicine, University of Pennsylvania Medical Center, Perelman School of Medicine, Philadelphia, PA, USA

Francisco Bandeira, MD, PhD, FACE Division of Endocrinology and Diabetes Agamemnon Magalhães Hospital, Brazilian Ministry of Health, University of Pernambuco, Medical School, Recife, Brazil

Carlo Bartolozzi, MD Department of Diagnostic and Interventional Radiology, University of Pisa, Pisa, Italy

Sanjay Kumar Bhadada, MD, DM Associate Professor of Endocrinology, Department of Endocrinology, Post Graduate Institute of Medical Education & Research, Chandigarh, India

John P. Bilezikian, MD Metabolic Bone Diseases Unit, Division of Endocrinology, Department of Medicine, Columbia University College of Physicians and Surgeons, New York, NY, USA

Jens Bollerslev, MD, DMSC Section of Specialized Endocrinology, Oslo University Rikshospitalet, Oslo, Norway

Maria Luisa Brandi, MD, PhD Bone Metabolic Disease Unit, Department of Surgery and Translational Medicine, University of Florence, Florence, Italy

Edward M. Brown, MD Division of Endocrinology, Diabetes and Hypertension, Brigham and Women's Hospital, Boston, MA, USA

Roger Bouillon, MD, PhD, FRCP (London) Clinical and Experimental Endocrinology, KU Leuven, Gasthuisberg, Leuven, Belgium

Glenda G. Callender, MD Department of Surgery, Section of Endocrine Surgery, Yale University School of Medicine, New Haven, CT, USA

Tobias Carling, MD, PhD Department of Surgery, Section of Endocrine Surgery, Yale University School of Medicine, New Haven, CT, USA

Vincenzo Carnevale, MD Unit of Internal Medicine, "Casa Sollievo della Sofferenza" Hospital, IRCCS, San Giovanni Rotondo (FG), Italy

Monica Therese B. Cating-Cabral, MD Department of Internal Medicine and the Division of Endocrinology, Diabetes, Metabolism, and Nutrition, Mayo Clinic College of Medicine, Rochester, MN, USA

Filomena Cetani, MD, PhD Department of Clinical and Experimental Medicine, University of Pisa, University Hospital of Pisa, Pisa, Italy

Luisella Cianferotti, MD, PhD Bone Metabolic Disease Unit, Department of Surgery and Translational Medicine, University of Florence, Florence, Italy

Roberto Civitelli, MD Division of Bone and Mineral Disease, Musculoskeletal Research Center, Departments of Internal Medicine, and Cell Biology and Physiology, Washington University School of Medicine, St. Louis, MO, USA

Bart L. Clarke, MD Department of Internal Medicine and the Division of Endocrinology, Diabetes, Metabolism, and Nutrition, Mayo College of Medicine, Mayo Clinic, Rochester, MN, USA

Aline Correia, MD Division of Endocrinology and Diabetes Agamemnon Magalhães Hospital, Brazilian Ministry of Health, University of Pernambuco, Medical School, Recife, Brazil

Felicia Cosman, MD Columbia College of Physicians and Surgeons, Columbia University, New York, NY, USA, and Clinical Research Center, Helen Hayes Hospital, West Haverstraw, NY, USA

Aline G. Costa, MD Department of Medicine, Division of Endocrinology, Metabolic Bone Diseases Unit, Columbia University College of Physicians and Surgeons, New York, NY, USA, and Department of Medicine, Division of Endocrinology, São Paulo Federal University, São Paulo, Brazil

Natalie E. Cusano, MD Metabolic Bone Diseases Unit, Division of Endocrinology, Department of Medicine, Columbia University College of Physicians and Surgeons, New York, NY, USA

Pierre D'Amour, MD CHUM Research Centre, Hôpital Saint-Luc, Montréal, Québec, Canada

Anthony F. De Giacomo, MD Department of Orthopaedic Surgery, Boston University Medical Center, Boston, MA, USA

Marian Dejaeger, MD Laboratory of Skeletal Cell Biology and Physiology (SCEBP), Skeletal Biology and Engineering Research Center, Department of Development and Regeneration, KU Leuven, Leuven, Belgium

David W. Dempster, PhD Department of Pathology and Cell Biology, Columbia University College of Physicians and Surgeons, New York, NY, USA and Regional Bone Center, Helen Hayes Hospital, West Haverstraw, NY, USA

Marcella Donovan Walker, MD Department of Medicine, Division of Endocrinology, Columbia University College of Physicians and Surgeons, New York, NY, USA

Richard Eastell, MD, FRCP, FRCPath, FMedSci University of Sheffield, Sheffield, UK

Thomas A. Einhorn, MD Department of Orthopaedic Surgery, Boston University Medical Center, Boston, MA, USA

Ghada El-Hajj Fuleihan, MD, MPH, FRCP Calcium Metabolism and Osteoporosis Program, WHO Collaborating Center for Metabolic Bone Disorders, American University of Beirut Medical Center, Beirut, Lebanon

Dorothy A. Fink, MD Endocrinology Division, Department of Medicine, Columbia University College of Physicians and Surgeons, New York, NY, USA

Lorraine A. Fitzpatrick, MD Metabolic Pathways and Cardiovascular Diseases, Research and Development, GlaxoSmithKline, King of Prussia, PA, USA

Adam N. Freeman, MD Department of Surgery, St Vincent's Hospital, and Centre for Molecular, Environmental, Genetic and Analytic Epidemiology, University of Melbourne, Melbourne, Victoria, Australia

Peter A. Friedman, PhD University of Pittsburgh School of Medicine, Department of Pharmacology and Chemical Biology, Pittsburgh, PA, USA

Thomas J. Gardella, PhD Endocrine Unit, Massachusetts General Hospital, Harvard Medical School, Boston, MA, USA

Andrea Giustina, MD Department of Endocrinology, University of Brescia, Brescia, Italy

David Goltzman, MD McGill University Health Centre, Montreal, Quebec, Canada

Didier Hans, PhD Center of Bone diseases, Lausanne University Hospital, Lausanne, VD, Switzerland

Robert P. Heaney, MD John A. Creighton University, Creighton University, Omaha, NE, USA

Sarada Jaimungal, MD Division of Endocrinology, Diabetes & Nutrition, University of Maryland School of Medicine, Baltimore, MD, USA

Sophie Jamal, MD University of Toronto, Toronto, Canada

Suzanne M. Jan De Beur, MD Department of Medicine, The Johns Hopkins University School of Medicine, and Division of Endocrinology, Diabetes and Metabolism, Johns Hopkins Bayview Medical Center, Baltimore, MD, USA

Harald Jüppner, MD Endocrine Unit, Department of Medicine, Massachusetts General Hospital and Harvard Medical School, Boston, MA, USA; Pediatric Nephrology, MassGeneral Hospital for Children, Massachusetts General Hospital and Harvard Medical School, Boston, MA, USA

Aliya A. Khan, MD, FRCPC, FACP, FACE Department of Medicine, Divisions of Endocrinology and Geriatrics, McMaster University, Hamilton, Ontario, Canada

Sundeep Khosla, MD Endocrine Research Unit and Kogod Center on Aging, Mayo Clinic College of Medicine, Rochester, MN, USA

Gordon L. Klein, MD, MPH Department of Orthopaedic Surgery and Rehabilitation and Shriners Burns Hospital, University of Texas Medical Branch, Galveston TX, USA

Stavroula Kousteni, PhD Department of Physiology and Cellular Biophysics, College of Physicians and Surgeons, Columbia University, New York, NY, USA

Christopher S. Kovacs, MD, FRCPC, FACP, FACE Department of Medicine (Endocrinology and Metabolism), Memorial University of Newfoundland, Newfoundland, Canada

Richard Kremer, MD, PhD Department of Medicine, McGill University, and Calcium Research Laboratory, Royal Victoria Hospital, Montreal, Quebec, Canada

Henry M. Kronenberg, MD Endocrine Unit, Massachusetts General Hospital, Harvard Medical School, Boston, MA, USA

Benjamin Z. Leder, MD Department of Medicine, Harvard Medical School, Physician, Endocrine Unit, Massachusetts General Hospital, Boston, MA, USA

Michael A. Levine, MD Division of Endocrinology and Diabetes, The Children's Hospital of Philadelphia and the Department of Pediatrics, University of Pennsylvania Perelman School of Medicine, Philadelphia, PA, USA

E. Michael Lewiecki, MD New Mexico Clinical Research & Osteoporosis Center, University of New Mexico School of Medicine, Albuquerque, New Mexico, USA

Virginia A. Livolsi, MD Department of Pathology and Laboratory Medicine, University of Pennsylvania Medical Center, Perelman School of Medicine, Philadelphia, PA, USA

Christa Maes, PhD Laboratory of Skeletal Cell Biology and Physiology (SCEBP), Skeletal Biology and Engineering Research Center, Department of Development and Regeneration, KU Leuven, Leuven, Belgium

Michael Mannstadt, MD Endocrine Unit, Massachusetts General Hospital, Harvard Medical School, Boston, MA, USA

Claudio Marcocci, MD Department of Clinical and Experimental Medicine, University of Pisa, University Hospital of Pisa, Pisa, Italy

Robert Marcus, MD Department of Medicine, Stanford University, Stanford, CA, USA

Giuliano Mariani, MD Regional Center of Nuclear Medicine, University of Pisa, Pisa, Italy

T. John Martin, MD Department of Medicine, St VincentŁs Hospital, and St Vincent's Institute of Medical Research, University of Melbourne, Melbourne, Victoria, Australia

Salvatore Mazzeo, MD Department of Diagnostic and Interventional Radiology, University of Pisa, Pisa, Italy

P. Miccoli, MD Department of Surgery, University of Pisa, Pisa, Italy

Paul D. Miller, MD Colorado Center for Bone Research, Lakewood, CO, USA

Salvatore Minisola, MD Department of Internal Medicine and Medical Disciplines, University of Rome "Sapienza," Rome, Italy

Deborah M. Mitchell, MD Endocrine and Pediatric Endocrine Units, Massachusetts General Hospital, Harvard Medical School, Boston MA, USA

Jörgen Nordenström, MD, PhD Department of Molecular Medicine & Surgery, Karolinska Institutet, Stockholm, Sweden

Roberto Pacifici, MD Division of Endocrinology, Metabolism and Lipids, Department of Medicine, Emory University, Atlanta, Georgia, USA, and Immunology and Molecular Pathogenesis Program, Emory University, Atlanta, Georgia, USA

A. Michael Parfitt, MD Division of Endocrinology and Center for Osteoporosis and Metabolic Bone Disease, University of Arkansas for Medical Sciences, Little Rock, AR, USA

Munro Peacock, MD Indiana University School of Medicine, Indianapolis, IN, USA

John T. Potts Jr, MD Massachusetts General Hospital, Boston, MA, USA

M. Zohair Rahman, MD Department of Medicine, Divisions of Endocrinology and Geriatrics, McMaster University, Hamilton, Ontario, Canada

Sudhaker D. Rao, MB, BS, FACP, FACE Bone & Mineral Metabolism, Division of Endocrinology, Diabetes, and Bone & Mineral Disorders, and Bone & Mineral Research Laboratory, Henry Ford Hospital, Detroit, MI, USA

Leila Revollo, BS Division of Bone and Mineral Disease, Musculoskeletal Research Center, Departments of Internal Medicine, Washington University School of Medicine, St. Louis, MO, USA

Jeffrey Roizen, MD, PhD Division of Endocrinology and Diabetes, The Children's Hospital of Philadelphia and the Department of Pediatrics, University of Pennsylvania Perelman School of Medicine, Philadelphia, PA, USA

Elisabetta Romagnoli, MD Department of Internal Medicine and Medical Disciplines, University of Rome "Sapienza," Rome, Italy

Domenico Rubello, MD Nuclear Medicine Service—PET Center, "S. Maria della Misericordia" Hospital, Rovigo, Italy

Mishaela R. Rubin, MD, MS Metabolic Bone Diseases Unit, Division of Endocrinology, Department of Medicine, College of Physicians and Surgeons, Columbia University, New York, NY, USA

Isidro B. Salusky, MD Isidro B. Salusky, M.D. Associate Dean, Clinical Research, UCLA Pediatric Nephrology, Los Angeles, CA, USA

Alfredo Scillitani, MD Unit of Endocrinology, "Casa Sollievo della Sofferenza" Hospital, IRCCS, San Giovanni Rotondo (FG), Italy

Elizabeth Shane, MD Department of Medicine, Columbia University College of Physicians and Surgeons, New York, NY, USA

Dolores M. Shoback, MD Department of Medicine, University of California, San Francisco, CA, USA, and Endocrine Research Unit-111N, San Francisco Department of Veterans Affairs Medical Center, San Francisco, CA, USA

Barbara C. Silva, MD, PhD Metabolic Bone Diseases Unit, Division of Endocrinology, Department of Medicine, College of Physicians and Surgeons, Columbia University, New York, NY, USA

Caroline Silve, MD INSERM U. 986 et Centre de Référence des Maladies Rares du Calcium et du Phosphore, Hôpital Bicêtre, Le Kremlin Bicêtre, Paris, France and Laboratoire de Biochimie Hormonale et Génétique, Hôpital Bichat Claude Bernard, Paris, France

Shonni J. Silverberg, MD Department of Medicine, Columbia University College of Physicians and Surgeons, New York, NY, USA

Stuart M. Sprague, DO North Shore University Health System-University of Chicago, Evanston, IL, USA

Elizabeth A. Streeten, MD Divisions of Endocrinology, Diabetes & Nutrition, and Genetics, University of Maryland School of Medicine, Baltimore, MD, USA

Larry J. Suva, PhD Departments of Orthopaedic Surgery and Physiology and, Biophysics, University of Arkansas for Medical Sciences, Little Rock, AR, USA

Laila Tabatabai, MD Division of Endocrinology, The Johns Hopkins University School of Medicine, Baltimore, MD, USA

Rajesh V. Thakker, MD, ScD, FRCP, FRCPath, FRS Academic Endocrine Unit, Radcliffe Department of Clinical Medicine, University of Oxford, UK, and Oxford Centre for Diabetes, Endocrinology and Metabolism (OCDEM), Churchill Hospital, Headington, Oxford, UK

Dwight A. Towler, MD, PhD Diabetes & Obesity Research Center, Sanford-Burnham Medical Research Institute, Florida Hospital Translational Research Institute, Orlando, FL, USA, and Department of Medicine, Endocrine Division, University of Florida, Gainesville, FL, USA

Robert Udelsman, MD, MBA Department of Surgery, Section of Endocrine Surgery, Yale University School of Medicine, New Haven, CT, USA

Tamara Vokes, MD Department of Medicine, University of Chicago, Section of Endocrinology, Chicago, IL, USA

Robert A. Wermers, MD Department of Internal Medicine and the Division of Endocrinology, Diabetes, Metabolism, and Nutrition, Mayo College of Medicine, Mayo Clinic, Rochester, MN, USA

Katherine Wesseling-Perry, MD Assistant Professor, Pediatrics, UCLA School of Medicine, Los Angeles, CA, USA

Michael P. Whyte, MD Center for Metabolic Bone Disease and Molecular Research, Shriners Hospital for Children, St. Louis, MO, USA, and Division of Bone and Mineral Diseases, Washington University School of Medicine at Barnes-Jewish Hospital, St. Louis, MO, USA

John J. Wysolmerski, MD Yale University School of Medicine, New Haven, CT, USA

中文版序言一

甲状旁腺作为人体钙稳态调节的重要内分泌器官，对其功能的认识是一个逐渐深入的过程。从1870年瑞典的解剖学家Ivar Sandström首次发现人类甲状旁腺开始，科学家们开启了对甲状旁腺的深入研究。当时我国关于钙磷代谢的研究几乎与世界同步。自1934年起，北京协和医院刘士豪教授领导的研究组以“骨软化症的钙磷代谢”为题，全面开展了相关研究。1942年*Science*刊登了他的一篇短文，提出了“肾性骨营养不良”的命名，并提出用双氢速固醇治疗有效，次年在*Medicine*发表了关于这一工作的全文。近年来，随着技术的进步和研究的深入，甲状旁腺疾病涉及的临床范围越来越广泛，受到相关专业临床医生的广泛关注，该领域内的新理论、新观点及新的诊疗技术不断涌现，科学、规范的诊断与治疗技术有待普及。

《甲状旁腺：基础与临床》一书主编约翰·P. 毕勒兹凯教授是哥伦比亚大学医学和药理学教授，著名的内分泌学专家，曾任美国骨骼与矿物质研究协会主席等职务。该书已出版至第3版，是甲状旁腺激素及疾病相关研究领域内最出色的专著之一。本书内容丰富翔实，涵盖了甲状旁腺发现历史，甲状旁激素及其受体的分子学、细胞学和生理学，原发性、继发性和三发性甲状旁腺功能亢进症的临床诊疗，高钙血症、甲状旁腺功能减退，以及甲状旁腺和骨质疏松症等前沿知识。该书是一本高质量的融合基础和临床的内分泌专业书籍。

何向辉教授等组织人员将《甲状旁腺：基础与临床》译成中文，呈现给我国读者。本书的译者既包括从事临床工作的专家，又有从事基础研究的学者，具有较高的专业水准，将原著精彩的内容如实再现。相信本书的出版将有助于广大读者深入了解甲状旁腺疾病，提高诊疗水平，更好地为患者服务。

北京协和医院名誉院长

中国科学院院士

中国科学技术协会副主席

中华医学会常务副会长、外科学分会主任委员

中文版序言二

甲状旁腺是发现较晚的人类器官。尽管甲状旁腺占人体的体重和体积很小，但对人体的钙磷代谢起着重要的调节作用。目前，我国甲状旁腺相关疾病的发病率不断升高，由于甲状旁腺相关疾病的诊治涉及甲状腺和甲状旁腺外科、内分泌与代谢科、肾内科、骨科、风湿免疫科、核医学科等多个学科，大多数临床医生对甲状旁腺的生理病理和相关疾病的临床特点还比较陌生，缺乏系统了解。

由何向辉教授等翻译的《甲状旁腺：基础与临床》一书，填补了目前国内暂无甲状旁腺基础与临床相关著作的空白。该书英文版由约翰·P. 毕勒兹凯教授率领百余名国际知名内分泌学专家撰写，详述了甲状旁腺相关的分子基础、病理生理学、甲状旁腺疾病等基础知识和前沿诊疗技术。《甲状旁腺：基础与临床》第 1 版出版于 1994 年，目前已更新至第 3 版。第 3 版全书包括 63 章，详细介绍了甲状旁腺的分子学、细胞学和生理学，原发性、继发性和三发性甲状旁腺功能亢进症的临床诊疗，高钙血症、甲状旁腺功能减退症，以及甲状旁腺和骨质疏松症等前沿知识，内容丰富、全面，是一部高质量的内分泌学科专业书籍，具有权威的参考价值和临床实践指导作用。

《甲状旁腺：基础与临床》的翻译出版，将有助于我国内分泌科及相关学科的专业医师对甲状旁腺的基础及临床知识进行系统了解，提高甲状旁腺相关疾病的诊疗水平。

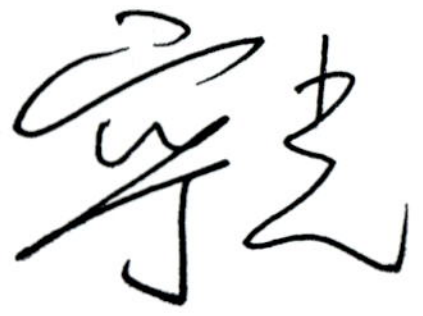

中国工程院院士

上海交通大学医学院附属瑞金医院院长

中文版前言

甲状旁腺是我们人体中最小、发现最晚的器官。甲状旁腺分泌的激素对维持生命的基本元素钙和磷的代谢至关重要。甲状旁腺疾病的临床表现多种多样，在发病早期症状多不典型。由于对甲状旁腺疾病认识的不足，不仅基层医院，甚至在三级教学医院中也存在漏诊、误诊的情况。甲状旁腺疾病的诊断和治疗需要多学科合作，涉及内分泌科、核医学科、外科、骨科、泌尿科、影像科、肾内科、神经内科和外科等。因此，普及甲状旁腺疾病的基础与临床知识非常有必要。

一次偶然的机会，译者看到了约翰·P. 毕勒兹凯教授主编的《甲状旁腺：基础与临床》，立刻被此书丰富和翔实的内容所打动，感到十分有必要介绍给我国的同道。该书内容涵盖甲状旁腺及其相关疾病的病理生理基础与临床诊治，系统全面，可以填补我国甲状旁腺专业书籍的空白。

本书英文版第 1 版出版于 1994 年，其初衷是系统总结甲状旁腺基础和临床的研究成果，为疾病诊断与治疗提供全景化的信息，可以作为学生、教师、执业医师和科研人员的参考书。第 2 版对甲状旁腺激素基因和甲状旁腺激素本身的结构和功能，以及甲状旁腺激素合成和分泌的调节控制的新知识进行了更新。第 3 版对内容进行了重新组织，共包括 6 部分，分别对甲状旁腺的分子学、细胞学和生理学、原发性甲状旁腺功能亢进症、非甲状旁腺高钙血症、继发性和三发性甲状旁腺功能亢进症、甲状旁腺功能减退症，以及甲状旁腺和骨质疏松症进行了系统阐述。

促成我们下决心组织翻译此书的另一个原因是内心的使命感。本书主译均就职于天津医科大学，而天津医科大学的前身天津医学院的创始人朱宪彝教授，是我国临床内分泌学的奠基人之一。他在 20 世纪 30 年代就以代谢性骨病的钙磷代谢系统的研究闻名于世，成为国际代谢性骨病钙磷代谢研究的先驱者。我们翻译此书，也是对老校长表达敬意。

“路虽远行则将至，事虽难做则必成”，此书的翻译工作相当繁重，内容涵盖基础与临床，涉及多个学科，翻译难度较大。译者中有许多是相关专业的青年教师和医师，他们通过翻译本书得到了成长。感谢中国研究型医院学会甲状旁腺及骨代谢疾病专业委员会专家的支持，感谢北京协和医院廖泉教授百忙之中审阅书稿，向所有参加翻译的同道致以诚挚的谢意。限于能力和学识，书中难免存在不当之处，还望读者不吝指正。

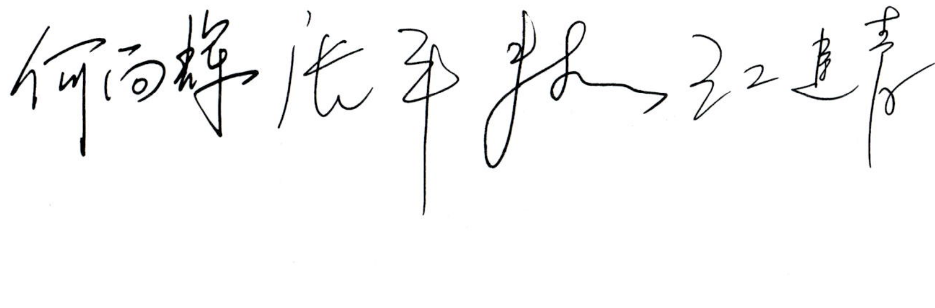

第 3 版前言

《甲状旁腺:基础与临床》是一个里程碑,因为自 1948 年 Albright 和 Reifenstein 的经著作《甲状旁腺和代谢性疾病》出版之后,还没有单独介绍甲状旁腺及其相关疾病的专著出版发行。Albright 和 Reifenstein 的杰出著作的意义不可低估,历史性地回顾,我们仍会惊叹于它包含的洞察力和远见。

第 1 版《甲状旁腺:基础与临床》很好地继承和续编了 Albright 和 Reifenstein 的著作,但迟到了 40 多年。在这 40 多年的时间里,该领域以引人注目的速度发展,现代生物医学研究对钙稳态、甲状旁腺激素和甲状旁腺相关疾病的基本原理的揭示令人兴奋和超乎想象。第 2 版《甲状旁腺:基础与临床》对甲状旁腺激素基因和甲状旁腺激素本身的结构和功能,以及甲状旁腺激素合成和分泌的调节控制的新知识进行了更新。总结更新了经典的甲状旁腺功能亢进性病变即原发性甲状旁腺功能亢进症的知识,包括临床表现和管理指南,同时注意到了家族性原发性甲状旁腺功能亢进综合征的分子遗传学进展。第 2 版包括了甲状旁腺功能减退性病变和一章有关甲状旁腺激素作为骨质疏松症治疗手段新进展的内容。

随着甲状旁腺领域的迅速发展,甲状旁腺功能和甲状旁腺激素的基础研究、转化和临床方面的新观点不断涌现。这时出版《甲状旁腺:基础与临床》第 3 版显然是有必要的。和前两版一样,这本书面向的是学生、教师、临床医生和研究人员。

为了适应 10 年来的重大进展,我们重新编写了这本书。第 2 版的前两部分现在合并为一部分,即甲状旁腺的分子学、细胞学和生理学。这部分的章节现在更加关注甲状旁腺激素(PTH)或甲状旁腺激素相关蛋白(PTHrP),而不是像前一版那样结合在一起。这次重组源于我们对 PTH 和 PTHrP 在细胞学、分子学和生物化学方面的区别及其独特作用的理解。本版第 2 部分共 21 章,内容涵盖原发性甲状旁腺功能亢进症的临床方面,包括关于流行病学、正常血钙原发性甲状旁腺功能亢进症、儿童原发性甲状旁腺功能亢进症、原发性甲状旁腺功能亢进症的非传统表现,以及维生素 D 与原发性甲状旁腺功能亢进症等新章节。第 3 部分,非甲状旁腺高钙状态,为读者更新了除 PTH 直接相关的高钙状态的鉴别诊断和管理、PTHrP 相关的高钙血症、原位和异位综合征,以及遗传性疾病。第 4 部分,继发性和三发性甲状旁腺功能亢进状态,不仅包括肾脏疾病与维生素 D 缺乏有关的疾病,更广泛地讨论了维生素 D 与甲状旁腺激素之间的相互关系,并且对继发性甲状旁腺功能亢进症的原因单独进行了介绍。

在过去的 10 年中,随着对甲状旁腺功能减退症的兴趣增加,有关其病因、流行病学、分子遗传学机制及治疗学的新观点不断涌现。因此,第 5 部分,甲状旁腺功能减退状态,篇幅有所增加,涵盖了流行病学、病因、临床表现、骨骼表现及治疗。同样,第 6 部分,甲状旁腺和骨质疏松症,提供了单药治疗与甲状旁腺激素联合治疗的新信息,以及有关甲状旁腺激素治疗骨折的潜力等内容。

过去 10 年来科技的巨大进步不仅使本书能重新编写,而且还为我们团队提供了一个欢迎新的副主编加入的机会。Bilezikian、Marcus 和 Levine 为原始团队成员，如今 John Potts、Claudio Marcocci 和 Shonni Silverberg 也加入进来。随着时间的推移，许多章节（新的和修订的章节）需要那些在过去 10 年里做出了重要贡献的人士参与。我们欢迎本书新加入的 35 名主要作者，同时感谢他们的前辈所做的工作。

自从第 1 版《甲状旁腺：基础与临床》出版以来，一代人的生活已经过去，几代的医疗进步已经发生。许多人或许没有机会知道或接受 Gerald D. Aurbach 的培训，《甲状旁腺：基础与临床》一书最初是献给他的。他于 1991 年不幸逝世，他的精神鼓舞着我们完成本书。我们记得 Gerald 当时的"智慧、科研敏锐、研究技巧和大胆见解"。多年后，我们仍以同样的方式怀念他。我们不能忘记 Gerald，不仅因为他在我们职业生涯中的作用，也因为他帮助开创了整个甲状旁腺领域。他的科学后裔如果不能说"伟大"，那么现在也已经很"宏大"。随着时间的推移，Gerald 的影响仍然很大。我们谨以本书向 Gerald 表达敬意，感谢他对该领域做出的贡献。

我们还要感谢 Elsevier 公司学术出版社的 Mara Conner、Jeffrey Rossetti 和 Megan Wickline，正是他们的不懈努力和密切协作，《甲状旁腺：基础与临床》第 3 版才得以成书。

享受这本书吧！

John P. Bilezikian
Robert Marcus
Michael A. Levine
Claudio Marcocci
John T. Potts
Shonni J. Silverberg

第 2 版前言

1994 年《甲状旁腺:基础与临床》第 1 版的面世具有里程碑意义,它传承了 1948 年 Albright 和 Reifenstein 倡导的经典的《甲状旁腺和代谢性疾病》一书中甲状旁腺在钙稳态和代谢性骨病中的关键作用。在《甲状旁腺:基础与临床》一书中我们汇总了 30 多年积累的知识。自从我们发现小小的甲状旁腺以来,令人震惊的研究成果就层出不穷,使甲状旁腺成为众多代谢性骨病研究的焦点。本书第 1 版被广泛使用,也填补了参考文献的重要空白。在过去的几年里,这一领域蓬勃发展,甲状旁腺对钙稳态的整体支配作用获得更新和更多关注。

《甲状旁腺:基础与临床》第 2 版在原有章节的基础上进行了广泛的修订和扩充,并增加了很多新的章节。这些章节记录了我们对这个领域几乎每一个方面的新知识,并重新审视了经受时间考验的经典。对于甲状旁腺激素(PTH)基因和蛋白的结构和功能、PTH 的合成和分泌的调控、PTH 相关蛋白(PTHrP)的生理学和病理生理学、PTH 和 PTHrP 的作用机制、PTH 和 PTHrP 的细胞生物学方面,我们比以往的研究更深入。关于原发性甲状旁腺功能亢进症,我们发现在世界不同地区有不同的临床表现谱。接受或未接受手术治疗的原发性甲状旁腺功能亢进症的病程进展相关信息、原发性甲状旁腺功能亢进症分子遗传学、生物化学和组织形态动力学等章节都是新增加的内容。甲状旁腺组织术前定位进展和最新的甲状旁腺手术入路都值得关注。对甲状旁腺功能减退症的分子遗传学、病理生理机制的理解比以往更加深入。最后,PTH 如何既作为骨分解又作为合成的激素的最新信息也将在本书中详细介绍。这些知识更新会对骨质疏松症的病理生理学认识造成激烈碰撞,并将开启骨质疏松症治疗的新纪元。第 2 版仍是甲状旁腺基础与临床概念的汇总,可以作为学生、教师、执业医师、科研人员的参考书。

鉴于这些领域的最新发展,第 2 版已经进行了重组,以向读者提供最符合不断变化的科学逻辑的信息。第 2 版全书分为 7 部分。第 1 部分包括 9 章,介绍了 PTH 和 PTHrP 的基本概念,涵盖甲状旁腺组织的胚胎学、解剖学和病理学;PTH 和 PTHrP 的基因结构、生物合成和代谢;PTH 和 PTHrP 的受体、核定位、信号转导和钙离子,以及免疫法测定 PTH 和 PTHrP 的综述。第 2 部分包括 13 章,其中 8 章介绍了钙代谢的生理学方面、PTH 在骨和骨细胞水平的合成和分解作用;5 章详细阐述了 PTH 和 PTHrP 对传统和非传统靶器官的作用。第 3 部分包括 21 章,介绍了原发性甲状旁腺功能亢进症的临床方面。这部分首先介绍正常和异常甲状旁腺细胞的生长、原发性甲状旁腺功能亢进症的分子遗传学;后 3 章描述了世界范围内原发性甲状旁腺功能亢进症的不同临床表现,内容涵盖骨动力学和结石病、原发性甲状旁腺功能亢进症的药物治疗和手术治疗、原发性甲状旁腺功能亢进症的其他表现(如恶性、急性高钙危象或作为多发性内分泌腺瘤综合征 1 型和 2 型的组分)。最后,以"家族性低尿钙性高钙血症"一章结束本部分。第 4 部分包括 2 章,详述甲状旁腺在肾脏疾病中的作用。第 5 部分包括 6 章,关注特殊注意事项。前 3 章系统介绍了高钙血症的鉴别诊断,包括局部或者系统性分泌高钙因子如 PTHrP 的综合征。后面章节分别介绍 Jansen 病、高钙血症的紧急处理、儿童高钙血症。第 6 部分包括 6 章,从分子、离子、免疫缺陷方面对甲状旁腺功能减退状态进行综述，探讨了甲状旁腺功能减退症在低钙血症鉴别诊断中的地位。第7部分包括3章，介绍了甲状旁腺功能在骨质疏松症中的作用，关注了甲状旁腺功能随年龄增长的变化、骨质疏松症中的甲状旁腺功能和反应性变化，以及PTH治疗骨质疏松症的潜能。

就第1版来说，我们发现读者实际上并不大可能从头读到尾，每章都可作为一个知识点单独存在。这些章节充分的交叉引用使读者能够直接获得想要的信息。

本书的第1版是为了纪念Gerald D. Aurbach，在感叹其不幸逝世之余，留给我们的是前进的动力和精神力量。第1版的主要作者实际上都与Gerald熟识且并肩工作过。我们怀念他的"智慧、科研敏锐、研究技巧和大胆见解"。我们用相同的方式缅怀他，一如既往地铭记他为我们以及为他帮助开创的领域所付出的努力，我们是他的科学后裔。Gerald已经逝世10周年，正好是科学世界的一代。因此，这一领域后来涌现出的一些突出人才并没有机会与Gerald相识或者和他一起工作。我们扩增了第2版的作者，包含了本领域的杰出人物。Gerald的遗志仍将被继承，并延伸到更广泛的领域。

我们感谢学术出版社的Jasna Markovac，他对《甲状旁腺：基础与临床》的第1版和第2版都提供了巨大帮助。同样感谢学术出版社的Mica Haley，他在很多细节上都给予了帮助，使得该版在短时间内定稿出版。

享受这本书吧！

John P. Bilezikian
Robert Marcus
Michael A. Levine

第1版前言

我们中的一个人(JPB)从5年前就在构思本书。近年来临床上对于甲状旁腺的认识突飞猛进,其意义不亚于一场30年的令人瞩目的革命。在这个信息爆炸的时代,我们迅速掌握了这四个微小的内分泌腺体新的基础知识和临床价值。其主要产物甲状旁腺激素(PTH)被分离出来,并进行测序、分析和克隆。PTH是最早被发现可以利用cAMP作为第二信使的激素之一,其合成和分泌受钙和1,25-二羟维生素D调节,骨和肾脏是其主要作用的靶器官。甲状旁腺激素相关蛋白(PTHrP)最早作为一种引起恶性肿瘤患者出现高钙血症的蛋白被发现,随着研究的深入,发现PTHrP和PTH是具有多种生物效应的多功能因子,这是我们这个领域令人激动的新进展。最近克隆出一个PTH和PTHrP共同受体,这是一项令人震惊的成果,正如所设想的一样,PTH与PTHrP可以利用多种第二信使,并且可能与多个受体相互作用。在临床上,我们看到了原发性甲状旁腺功能亢进症的演化进展,开始了解这种疾病的分子特点。假性甲状旁腺功能减退症也逐渐被认识,现在认为其主要是由G蛋白缺乏所致。甲状旁腺功能减退症的自身免疫和分子特征已经被发现,并进行了研究。对与肾衰竭相关的继发性甲状旁腺功能亢进症的病理生理学的新认识将直接影响该疾病的管理和临床预后。现在认为PTH在骨骼的合成代谢中有重要的意义,提示其可能作为治疗骨质疏松症的药物。这份简要的概述充分说明甲状旁腺领域发展迅猛。

当然,这并不是说在Aurbach分离出甲状旁腺激素以前我们一直处于黑暗时代。1948年,Fuller Albright提出"回到黑暗的内分泌学时代,在20世纪20年代早期,甲状旁腺功能亢进症是一个未解之谜"。Fuller Albright还提醒我们:早在报道首例甲状旁腺功能亢进病例前40年,即1880年,Sandström的研究中就提到,"解剖课要求对甲状腺周围区域进行全面检查时,无论是在动物还是人类中一直发现有一个未知腺体。尽管能够找到迄今未被认知的东西的可能性很小,但仔细检查甲状腺周围区域完全是为了完成检查而不是希望有所发现。所以当我在甲状腺下方发现一个豌豆大小的器官,从外形上看似乎不是淋巴腺或副甲状腺,最后经组织学检查显示其具有相当特殊的结构时,我是多么惊讶"。

本书的第1章实际上是由Albright和他的临床团队分别在20世纪20至40年代编写的。这部分内容都记录在Albright和Reifenstein的经典著作《甲状旁腺和代谢性疾病》中。我们推荐重点阅读这本45年前出版的图书。《甲状旁腺:基础与临床》一书遵循Albright和Reifenstein一贯的宗旨。当然,所有内分泌的参考书通常都会包括这本书的一节内容。通常更多关注钙代谢的书籍比经典的内分泌书籍能够提供更多关于甲状旁腺的信息。但是没有一本书专门深入地探讨甲状旁腺的基础知识和临床概念,《甲状旁腺:基础与临床》应运而生。是时候在内分泌书架上甲状腺书籍旁摆上这样一本书,*Werner and Ingbar's The Thyroid*一书自1955年起在图书界就有了它的位置。

本书面向学生、教师、医师和这个领域的研究者,它用简洁而又完整的方式介绍了目前已知的所有甲状旁腺知识。因此,这是一本涵盖基础和临床知识的书籍。这51章分别介绍了甲状旁腺的基础知识和甲状旁腺功能紊乱相关疾病。第1部分，甲状旁腺的基本概念，共22章。第1~7章介绍了甲状旁腺的胚胎学、解剖学和病理学；钙稳态；膳食钙和维生素D对甲状旁腺的调节；甲状旁腺激素的合成与分解代谢；甲状旁腺激素对成骨细胞和破骨细胞的作用；甲状旁腺组织的自分泌和旁分泌；甲状旁腺激素分泌蛋白化学和生物学特性。第8~16章介绍了甲状旁腺激素以cAMP作为第二信使发挥作用；甲状旁腺激素生物合成和代谢的调节；甲状旁腺激素相关基因；甲状旁腺激素和甲状旁腺激素相关蛋白的结构功能分析；循环甲状旁腺激素水平测定；甲状旁腺激素和甲状旁腺激素相关蛋白的多功能活性；甲状旁腺激素和甲状旁腺激素相关蛋白受体；甲状旁腺激素效应传感器G蛋白；甲状旁腺激素作用的生物化学机制。第17~20章主要介绍PTHrP的结构、生理功能和作用机制；在恶性肿瘤高钙血症中的作用；对骨和肾的作用；以及循环水平的测定。第21~22章主要介绍高钙血症的原因，以及PTH和PTHrP相关高钙血症的管理。

第2部分，甲状旁腺的临床概念，主要介绍了原发性甲状旁腺功能亢进症（第23~40章）。从甲状旁腺细胞增生的理论基础到原发性甲状旁腺功能亢进症的分子机制，完整地探讨了甲状旁腺功能亢进状态。对甲状旁腺肿瘤谱的讨论引发了对原发性甲状旁腺功能亢进症的临床表现和发病过程的思考。原发性甲状旁腺功能亢进症的临床表现多样，包括骨病、结石、呻吟和其他非典型症状，即使定期检查，也不能忽视其主要的临床并发症——肾结石。介绍完原发性甲状旁腺功能亢进症新的骨转换标志物后，紧接着是关于该病的组织形态学特征的讨论。本书还涵盖了原发性甲状旁腺功能亢进症的药物和手术治疗及术前甲状旁腺定位技术。对甲状旁腺肿瘤引起的原发性甲状旁腺功能亢进症和急性原发性甲状旁腺功能亢进症进行了单独讨论。正如"家族性低尿钙性高钙血症"一章所述，多发性内分泌肿瘤综合征1型和2型也主要累及甲状旁腺。第41~42章，主要对肾脏疾病中的甲状旁腺疾病的病理生理学、临床表现和治疗进行阐述。第43~47章主要介绍了甲状旁腺功能减退症的鉴别诊断、免疫学机制、分子遗传学机制，以及假性甲状旁腺功能减退症的临床、生物化学和分子特征。专门有一章介绍甲状旁腺功能减退症的治疗。

本书的最后4章，即第48~51章，介绍了甲状旁腺其他方面的一些作用，包括甲状旁腺激素在骨质疏松症中的作用，有望成为一种骨质疏松症治疗的潜在靶点，以及甲状旁腺在Paget骨病和镁缺乏中的作用。

我们知道很少有读者可以从头到尾阅读完本书，虽然很多章节都密切相关。为了各个章节相对"独立"而又密切联系，我们在各章必要的地方都添加了交叉引用，使读者很容易查阅其他章节。这个设计使各章节相互关联，读者可以快速从正在阅读的章节中获取其他章节的相关信息。

5年前我们觉得需要这样一本书，这个想法开始萌芽，为什么花了很长时间才写完这本书？中间到底经历了哪些困难？第一个问题的答案很简单。写书的想法很容易产生，但是动员90多位专家实现这一想法就是另一回事了。对于很多事来说都是这样，想法是一回事，实际行动是另一回事。但无论如何，付出总有回报，这本书最终可以面世。遗憾的是，Gerald D. Aurbach教授却永远地离开了我们。

Gerald 64岁时仍然热爱着他的工作、家人和朋友。突然间，我们失去了一位引领我们超过30年的引路人；我们失去了一位老师，也失去了一位朋友；同样，我们失去了一位在过去30年里在这个领域做出重大贡献的伟大科学家，一位指导我们进行甲状旁腺方面卓越基础研究和临床工作的老师，一位使我们成为更好的自己的温柔老人。本书对来自 Gerald 实验室及其合作伙伴的研究成果进行了详细描述，这是一份丰厚的遗产。Bilezikian（*Journal of Bone and Mineral Research* 7:ix–x,1992），以及 Potts 和 Spiegel（*Journal of Clinical Endocrinology and Metabolism* 75:1386–1388,1992）分别撰写了两篇回忆录，介绍了 Gerald 的职业生涯、成就及人格魅力。

一瞬间，被搁置在心底的梦想迫切需要实现，因此《甲状旁腺：基础与临床》一书得以诞生，以缅怀 Gerald D. Aurbach 教授，本书由与 Gerald 关系密切的人完成撰写非常合适。我们这些了解他并且非常尊重他的人愿意为他写这样一本书。本书的另一位作者 Maurice Attie 在费城的一次事故中不幸身亡，而这仅仅发生在 Gerald 去世后几个月。我们缅怀 Maurice，并希望他与我们同在。本书内容丰富，由诸多作者共同完成，其科学依据源自 Gerald 的研究。他对这个领域的贡献不仅体现在他的科学研究上，还体现在他的传承上，即培养下一代人继续进行甲状旁腺的研究和写作。

我们时刻牢记这个任务，作为对 Gerald 的纪念，《甲状旁腺：基础与临床》在短暂耽搁后得以出版。这个领域“飞速发展”，如果用正常的时间出版一本内容如此庞大的书，这本书可能会过时，所以非常感谢所有作者，全部 51 章内容都是在 6 个月的时间内完成的。再一次感谢所有作者对本书的奉献。同样感谢 Raven 出版社的 Jasna Markovac，加快了出版流程，保证了本书的最终出版。

John P. Bilezikian
Robert Marcus
Michael A. Levine

目　录

甲状旁腺及其分泌物(甲状旁腺激素)的历史

Jörgen Nordenström, Robert Marcus

史前的发展

从近40亿年前的原核细胞的原始生命开始到今天高等生物的高度特异化的生命，钙代谢的调控一直是进化的中心主题[1]。假设我们星球上的生命首先以原始单细胞生物的形式起源于海洋，这些生物能够适应含有钠、钙和许多其他元素的特殊环境。然而，由于海洋的高钙浓度，海洋并不是特异化细胞生物的理想环境。高钙浓度会导致细胞内细胞器的破坏，蛋白质和核酸的聚集，参与能量转移的磷酸盐凝结——与生命不适宜的境况[2]。为了解决高钙环境对原始细胞的毒性作用，关键是进化出保持细胞内极低钙浓度的机制。解决这个问题的方法是生成可以将钙离子进行跨膜转运的钙泵，钙泵可以跨细胞膜和跨特异性细胞内结构膜(如线粒体、高尔基体和内质网)转运钙离子，这些结构将钙储存在细胞内。由此产生了巨大的(10 000倍)钙浓度梯度（海洋中钙浓度为10mmol/L，而细胞内为0.001mmol/L)。这种高的跨膜钙梯度为钙离子以后被用作信号因子创造了理想的条件[3]。

因此，原始生物具有一个适应外部水盐环境的内环境。生活在此环境中的海洋生物，出现了一种用于控制内部钙浓度的出入机制[4,5]。一种称为鱼催乳素的垂体激素可以通过增加钙依赖性ATP酶的活性，促进钙经鳃摄入(这种钙调激素也促进两栖动物、爬行动物和鸟类的高钙血症)[4]。这种作用可以被一种称为斯坦尼钙调节蛋白(STC)(又称为降血清钙因子或低钙素)的肽激素抵消。STC是斯坦尼小体(CS)的分泌产物，CS是小的内分泌腺，位于骨鱼的肾的腹侧面[5]。STC的主要靶器官是鳃，外源性STC给药可以减少钙的运输。细胞外钙浓度的增加是刺激STC释放的主要因素，而CS的去除可以导致高钙血症，同时伴随鳃的钙运输增加[5]。

大约4亿年前，某些物种能够离开海洋环境在陆地生活。进化的结果是，陆地动物具有与其早期海洋环境相适应的内部环境。人体血液中钠、钾和钙盐的相对含量与海水中的比例相同。随着时间的推移，海水因蒸发含盐量变得更高，现在海水中钠、钾和钙的含量比我们血液中的含量高3倍。然而，元素之间的相对比例是相同的。我们的祖先是海洋动物，它们给我们的遗产是我们血液中循环的稀释盐水[6]。

在发育生物学方面，甲状旁腺首先出现在两栖动物中，在随后永久迁移到陆地上的动物体内，这些腺体得以保留。作为人类史前起源的残余物，甲状旁腺起源于人类胎儿的第三和第四鳃裂，在胎儿发育过程中，其向下迁移至靠近甲状腺的位置。

虽然甲状旁腺首次发现于两栖动物，但是甲状旁腺激素分子的祖先出现得更久远。已经在一系列的骨鱼中证实了甲状旁腺激素(PTH)受体的存在[7]。在斑马鱼和河豚中鉴定了两个PTH基因，其肽类产物与人类PTH具有中等的序列同源性[8,9]。例如，在河豚中，获得了一条肽，与人类PTH(1–34)具有56%的序列同一性。在培养的哺乳动物骨细胞中，fPTH(1–34)分子可以刺激cAMP–腺苷酸环化酶系统，此作用还可发生于大鼠骨骼的合成代谢活动中[10]。

基于前甲状旁腺激素原(preproPTH)的内部氨基酸序列和结构的同源性，Cohn等人提出哺乳动物的PTH基因来源于原始基因的复制[11]。在后续工作中，Mallette提出了序列同源性的证据，表明preproPTH基因是四倍基因复制的结果[12,13]。PTH相关蛋白(PTHrP)是一种与PTH具有显著序列同源性的分子，近来的研究热点是PTH与PTHrP之间可能的进化关系。最近的研究从分子追溯到软骨鱼的进化，可能反映了它们共同起源于早期的前体分子(见第3章和第5章)。

甲状旁腺的发现

在过去的150年中，人们逐渐了解了甲状旁腺的存在、生理作用和异常情况，以及其分泌物，即甲状旁腺激素(PTH)的作用方式。类似于其他医学领域的工作，甲状旁腺的研究历史是一个引人注目的故事，长期停滞中的稳定进展、激烈的辩论和错失的机会[14,15]。我们在此简要回顾一下这个故事的早期历史，如果读者希望对该时期进行更详尽的了解，请参考Boothby的综述[16]。

与医学中的许多其他发现一样，甲状旁腺的发现是一个偶然事件。虽然英国解剖学家Richard Owen在1850年解剖印度犀牛时发现了甲状旁腺[17]，但通常认为甲状旁腺的发现者是瑞典解剖学家和组织学家Ivar Sandström(图1)。

Sandström当时是一名25岁的医学生，在乌普萨拉大学解剖学系工作。1877年，他对一只犬的颈部进行显微检查，发现了一个不认识的结构。他继续对猫、兔、牛和马进行比较解剖学研究，并在所有这些物种中发现了相似的组织学图像。随后，他解剖了50具人类的尸体，在大部分尸体的颈部两侧发现了两个腺体，但是其位置、形状和颜色在不同个体各不相同[18](图2)。他把这些新发现的腺体命名为我们今天使用的名称：甲状旁腺。解剖学家和组织学家Sandström无法进一步描述器官的宏观和微观特征。自然，他不知道甲状旁腺有什么功能(如果有)。然而，他认为这些结构代表胚胎时发育不全的甲状腺组织，并预测“后来的病理学家会在这些结构中发现肿瘤”。

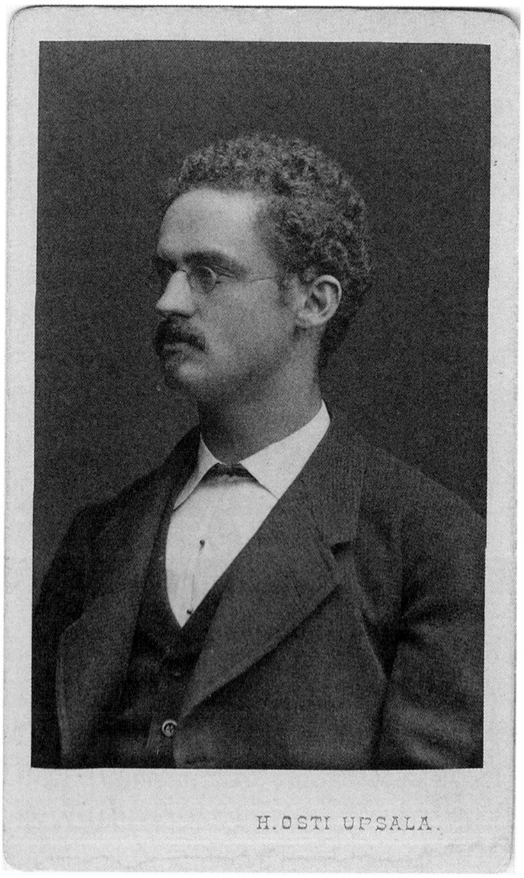

图1 Ivar Sandström(1852—1889)，25岁，拍摄于他意外发现甲状旁腺时。(Reproduced with permission from Uppsala University Librarys Archives.)

关于功能的研究

Sandström的发现在瑞典发表，10多年来一直没有得到关注，直到法国生理学家Eugene Gley在研究甲状腺时发现了Sandström的报道。Gley发现，实验动物在甲状腺手术后有时会发生致命的抽搐，他首先提出甲状旁腺具有重要的功能[19]。Gley的研究使人们开始对一个重要器官(至少对实验动物而言)产生了极大兴趣。

19世纪70年代末，欧洲最负盛名的学术中心之一，维也纳Allgemeine Krankenhaus的教授、著名的维也纳外科医生Theodor Billroth，恢复了10年前被放弃的甲状腺手术，因为在10年前几乎一半的患者于术中或手术后不久死亡。Billroth的助手之一Anton Wölfler在3天前完成了1例甲状腺手术，他描述了患者发生的一个不寻常的事件。患者经历痉挛性抽搐和肌肉痉挛，双手处于特征为助产手的状态[20]。在Billroth早期进行的38例甲状腺手术中，10例患者经历了术后抽搐[21]。有点讽刺的是，Billroth因为很多创新的外科手术而闻名，但他经历的一种新的并发症成了一个全新的研究领域。无人可以想象，这些灾难性的并发症后来将与Sandström在同一时间于乌普萨拉大学解剖时发现的微小腺体相关联。

在纪念Rudolph Virchow 70周年诞辰发表的纪念文集中，病理学家Friedrich von Recklinghausen描述了1例患有异常疾病的患者，其骨骼中的钙含量低于正常水平，并被结缔组织和囊肿部分替代。他将这种情况命名为纤维囊性骨炎，并指出甲状腺左侧有一个“小红棕色的淋巴腺”，此描述符合病理性的甲状旁腺[22]。

维也纳著名的病理学教授Jacob Erdheim完全知悉Billroth及其外科医生进行颈部手术后经常出现的抽搐问题。对于造成这种现象的原因有不同的理论，有人认为这仅是由于甲状旁腺组织的缺失，其他人则认

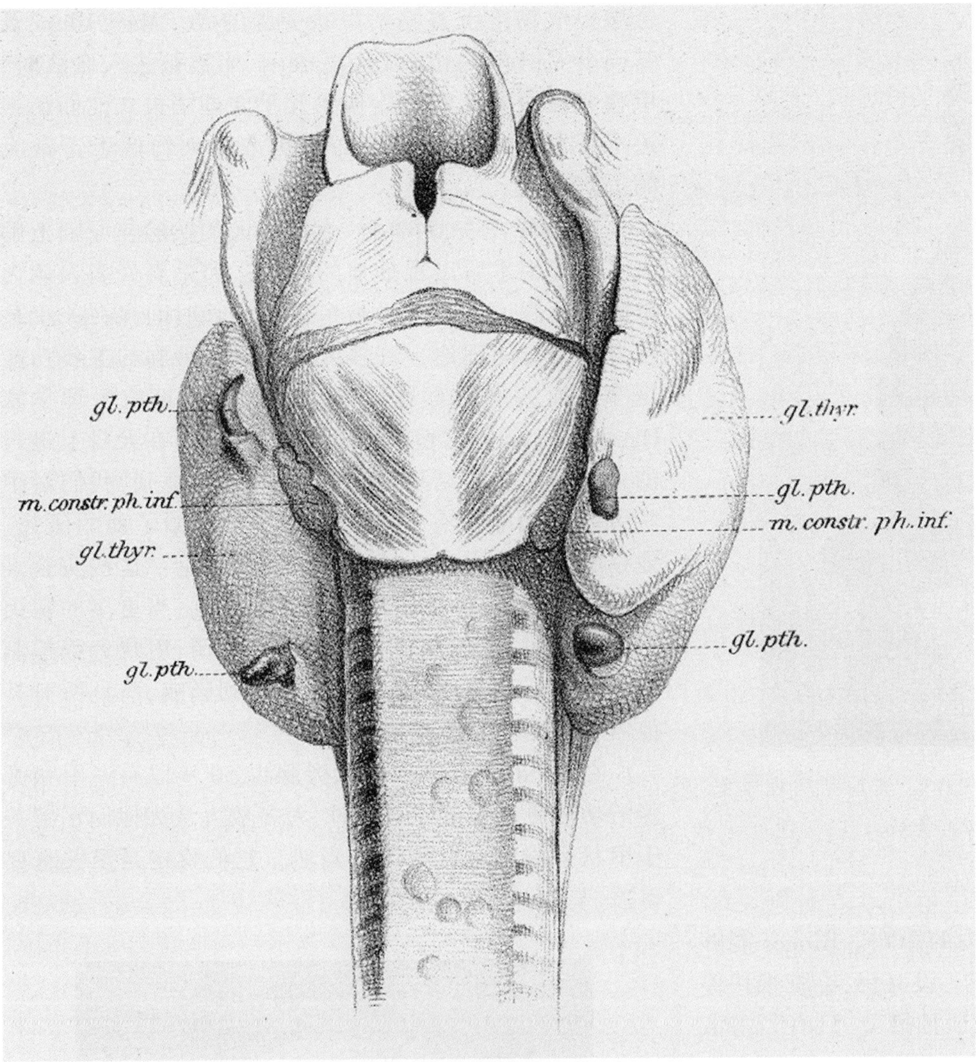

图 2　甲状旁腺图。(From Sandström's publication in Upsala Läkareförenings Förhandlingar, 1880. With permission.)

为是由于甲状腺的去除，还有些人认为是以上两种原因的结合。Erdheim 完成了一项艰巨的任务，他对 3 例甲状腺术后死于抽搐的患者的整个颈部区域进行了完整的显微检查，没有发现残留的甲状旁腺组织[23](图 3)。在实验室，Erdheim 指出，大鼠颈部的每一侧只有一个甲状旁腺，通过使用红热针可以破坏不同数量的甲状旁腺组织而不会伤害甲状腺。几周后，当他检查部分切除甲状旁腺的大鼠时，观察到其前牙变色。老鼠的门齿是特别的，它们在整个生命过程中会持续生长。Erdheim 确定，如果足够的甲状旁腺组织留在颈部，钙则只能沉积在大鼠生长的牙齿中[24]。

早期病例中的甲状旁腺的病理

作为重要临床病例，甲状旁腺功能亢进症的发生和进展将在本章后面部分讨论，并在本书其他章节中进行全面的描述。在这里，我们简要报道甲状旁腺肿瘤和术后抽搐的早期病例，以了解甲状旁腺和钙之间的联系。

在 Sandström 发现甲状旁腺后大约 20 年，有几个孤立的甲状旁腺肿瘤病例。据报道，1900 年 DiSanti 首次记载了一个病例，肿瘤非常大，但是“没有达到癌症标准”[25]。比利时外科医生 C. Goris 首次报道了 1 例甲状旁腺肿大经手术切除的病例。该患者是一名 22 岁男性，被发现患有囊性甲状旁腺肿瘤。从 Goris 的报道中可以看出，此前也进行过甲状旁腺手术，因为他指出“肿大的甲状旁腺肯定并不罕见，但是它也并非寻常的肿瘤”[26]。

甲状旁腺与钙的联系

19 世纪 80 年代初，在英国伦敦大学医学院工作的 Sidney Ringer 医生使用分离的青蛙心脏来研究血液中

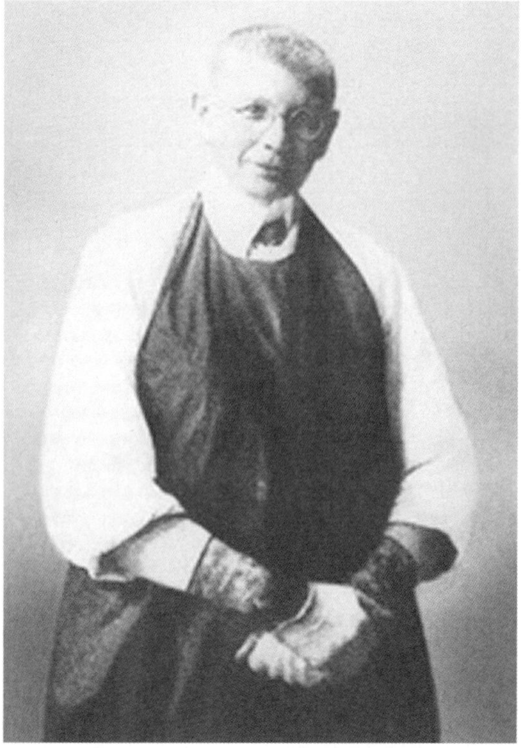

图 3 Jacob Erdheim 教授 (1874—1937), 奥地利病理学家。(Reproduced with permission from Kalmia Press.)

含有的不同物质对心脏收缩能力的影响。Ringer 能够证明心肌收缩时钙是非常重要的。没有钙,心脏很快停止跳动,处于挛缩状态,即“水性肌抽搐”。只有当溶液中存在钙时,心腔才可以扩张,使心脏正常工作。Ringer 的实验表明,钙具有激素样效应,并像“第一信使”一样启动生理效应[27]。

德裔美国生理学家 Jacques Loeb 和 Ringer 一样,热衷于了解不同的盐对生理功能的影响。他还发现,钙是防止肌肉痉挛和维持其他一些功能的必要因素。他的后期研究更多地集中在关于生命起源的问题上,他的伟大发现使他成为最著名的美国科学家之一。他在实验中使用海胆、水母和各种其他海洋动物,通过周围环境的化学变化使海胆卵人工授精, 并发育成为正常的幼体[28]。Jacques Loeb 的研究证明,钙和其他物质可以作为细胞内的“第二信使”,启动一系列生物反应,从而触发不同的生理效应,如肌肉的收缩、细胞分裂的启动或激素的分泌。

约翰霍普金斯大学一名年轻的病理学家 William MacCallum 首先把钙与甲状旁腺的关系提到议程上(图 4)。1905 年左右,他在甲状旁腺方面的兴趣由外科医生 William Halsted 引起。他进行了一些实验,将甲状旁腺提取物给予去除了甲状旁腺的犬。MacCallum 及其同事 Carl Voegtlin 几年后表示,当钙被注入血液时,甲状旁腺切除犬的抽搐现象几乎立即消失。他们还报道了甲状旁腺切除犬的血清钙浓度大约低于正常犬的 1/2[29]。

1910 年左右,对青蛙、大鼠和犬的实验在原则上解决了颈部手术后出现抽搐的问题。但是有许多人认为单独的钙假说无法解释整个现象。长时间存在关于某种自体中毒的理论, 许多人认为甲状旁腺的主要功能是净化血液中的有害物质。1923 年, 挪威生理学家 Harald Salvesen 发表了一篇文章,描述了在犬身上进行的一系列实验的结果[30]。Salvesen 在注意到“我们对甲状旁腺的功能没有一定的认识”后,开始了他的研究。他精心完成的实验结果得出了以下结论:“这些实验表明,甲状旁腺功能不全的特征是低血钙,当更多的腺组织被去除时,此现象更显著。研究表明,甲状旁腺控制钙代谢,不仅肌肉和神经的功能受到影响,而且所有其他器官的功能也受到影响。”

在 Sandström 发现甲状旁腺近 50 年以后, 甲状旁腺的功能最终被确定。当时,大多数人认为他们了解关于甲状旁腺的所有知识; 当然, 它们肯定是至关重要

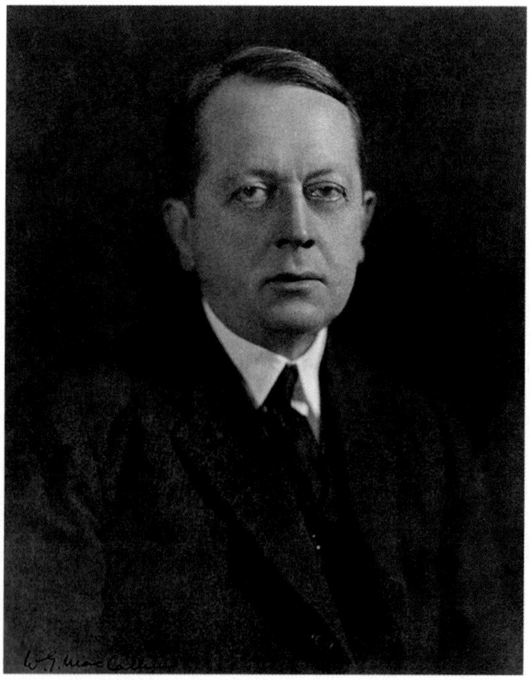

图 4 William MacCallum 教授(1874—1944)。(Reproduced with permission from the National Library of Medicine; the Chesney Archive of Johns Hopkins University, Baltimore, MD; and the Underwood Archives, Woodside, CA.)

的,但是如果在颈部手术期间足够细心,而没有意外移除它们,那么它们被认为没有临床意义。然而,人们很快就发现,这些腺体的病理改变可能是导致严重临床症状的原因。半个世纪以后,世界各地成千上万的患者被诊断为原发性甲状旁腺功能亢进症(PHPT)。

甲状旁腺活化原理的发现

19 世纪末期,许多医生为他们的患者提供了各种各样的动物组织提取物;引入使用提取物进行治疗的器官疗法,据称其对几乎每一种和任何可能的痛苦或疾病都有效。1891 年,George Murray 证实,可以应用甲状腺提取物成功治疗黏液性水肿[31],但除此之外,还没有其他的例子证实器官疗法可以治愈疾病。法国生理学家 Gustave Moussu 是首先发现马甲状旁腺提取物可以治疗犬颈部手术后抽搐的科学家之一[32]。约翰霍普金斯大学的 Halsted 医生在一些颈部手术后抽搐的患者中也应用甲状旁腺提取物进行治疗。MacCallum 发现其治疗抽搐的效果有所不同:有时效果很好,而对于其他病例却没有效果。

甲状旁腺激素的发现,引起了一场关于甲状旁腺提取物发现、专利权和商业开发的知识产权的长期而激烈的争议。Adolph Hanson 是一名在明尼苏达州 Faribault 工作的私人执业医生,1922 年他开始对肉牛的甲状旁腺进行化学性分析。作为一名业余的化学家,他进行了非传统的化学实验,发现在盐酸中煮沸甲状旁腺产生了丰富的沉淀物,他认为其内含有某种活性物质。Hanson 本人没有资源来测试提取物的生理效应,所以他将其送到了在大学实验室工作的研究人员处。尽管有一些令人鼓舞的结果,但是没有确定提取物的决定性影响。Hanson 在 *Millitary Surgeon*[33]的几篇文章中发表了他的研究成果,这本出版物的读者几乎全部是军医(图 5)。

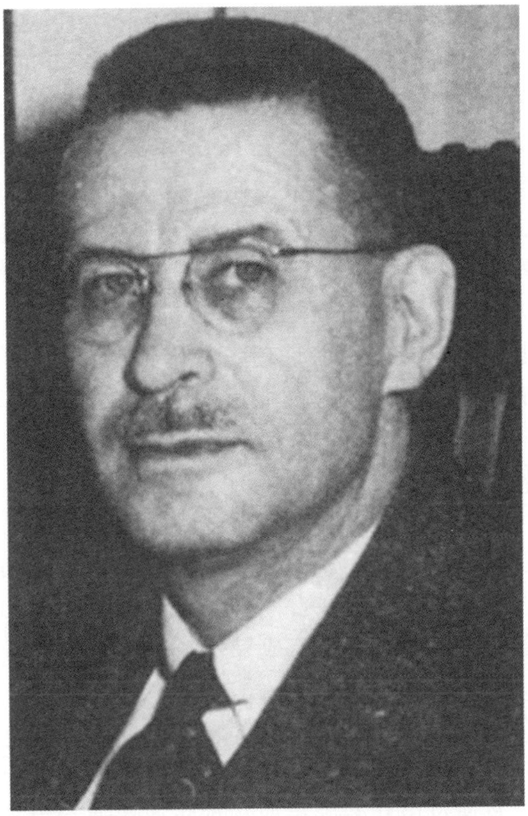

图 5 Adolph Hanson(1888—1959)。私人执业外科医生和业余化学家,甲状旁腺激素的发现者。(Courtesy of Wangensteen Historical Library, University of Minnesota.)

Hanson 发表文章两年后,加拿大一名大学教授 James B. Collip 报道,他已经成功地从甲状旁腺提取物中生产出了一种活性激素[34](图 6)。Collip 几年前参与了胰岛素的发现和分离,在从提取物中分离物质方面有很多经验。他使用了大量的组织(通常是 75~100 个牛甲状旁腺),与热盐酸一起孵育用于制备提取物。Collip 的提取物比 Hanson 的提取物具有更高的纯度和活性,其生理效应更有效,可用于预防甲状旁腺切除犬的抽搐。Collip 还用他的提取物成功地治疗了一名肌肉抽搐的男孩,并且证明大剂量会引起纤维囊性骨炎。Collip 将这种新激素命名为甲状旁腺激素(PTH)。

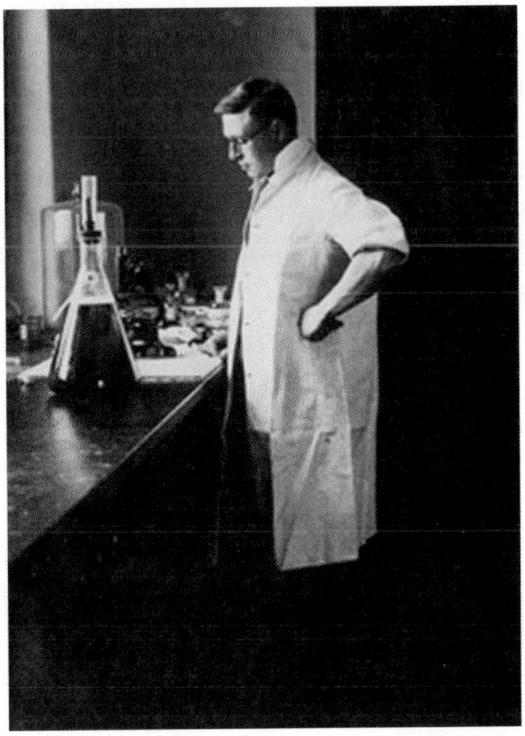

图 6 James B. Collip(1892—1965)。加拿大化学家。(Courtesy of the Thomas Fisher Rare Book Library, University of Toronto.)

从首次测试到生产商业化产品 Para-Thor-Mone(Eli Lilly 公司),再到投入市场,Collip 用了不到两年时间。该产品的目标用途是缓解甲状腺肿患者术后持续性甲状旁腺功能减退的症状和体征。Hanson 指责 Collip 没有向他致谢,他认为这是 Collip 的原因,但 Collip 否认知道有关 Hanson 早期实验的任何事情。关于专利权的激烈争议在其他地方已经报道[6,15,35]。尽管 Hanson 最终获得了发现的优先权,但 Collip 的工作更容易被科学界接受,内分泌专业倾向于接受一名具有伟大发现的生物化学教授的贡献,而胜过一名小镇从业者和业余化学家的发现[36]。

PTH 作用机制的研究

Collip 的甲状旁腺提取物非常可靠,可以进行动物实验,随后对机制的研究一直很热烈。但是直到现代,这种研究也不是特别富有成果。

术后抽搐

首要解决的问题之一是去除甲状旁腺引起的抽搐,以及通过甲状旁腺提取物预防或快速治疗抽搐的方法。前文描述了术后抽搐的早期因果理论,但对钙缺乏症和“自体毒素”的作用存在分歧。MacCallum 和 Vogel 表明,神经兴奋过度可能是由受累动物和正常动物的交叉循环的血液引起,还发现注射甲状旁腺提取物不能降低兴奋性水平[37]。他们将兴奋性归因于灌注血液性质的变化,可能是较低的钙浓度。但不幸的是,他们使用了一种可能无生物活性的甲状旁腺的水提取物,从而导致他们错失了任何可能的预防或治疗效果。人们的注意力很快转向关于神经毒素积聚引起抽搐的理念,提出了各种可能的分子,包括甲基胍、甲基氰胺、磷酸盐和二氧化碳等。

1912 年,Koch 在尿液中发现甲基胍后[38],Paton 等人随后发现胍和甲基胍都会引起大鼠抽搐,一系列文献旨在验证胍化合物的自体中毒是甲状旁腺切除(PTX)动物抽搐的原因[39]。据报道,在缺乏 PTH 的情况下,二甲基胍由肌酐产生,在某种程度上降低了血液中的钙离子活性[40]。鉴于 PTX 相关症状与胍中毒症状的相似性,数年来 PTH 作为胍代谢的重要调节剂的观点获得了认可。

尽管伴随着甲状旁腺的酸提取物的给药引起血清钙升高,Collip 和 Clark 通过甲基胍给药可引起犬的致命性抽搐,胍积累假说失去了支持[41]。而且后来证实循环胍衍生物明显增加是基于错误的方法学[42]。关于 PTX 相关的抽搐与低钙血症有关的假说最终被 Collip 证实,他通过足量甲状旁腺提取物给药来升高血清钙,从而预防和治疗 PTX 犬抽搐[43](图 7A 和图 7B)。

PTH 的功能:肾或骨骼

第二个被积极研究的领域是,PTH 是否直接作用

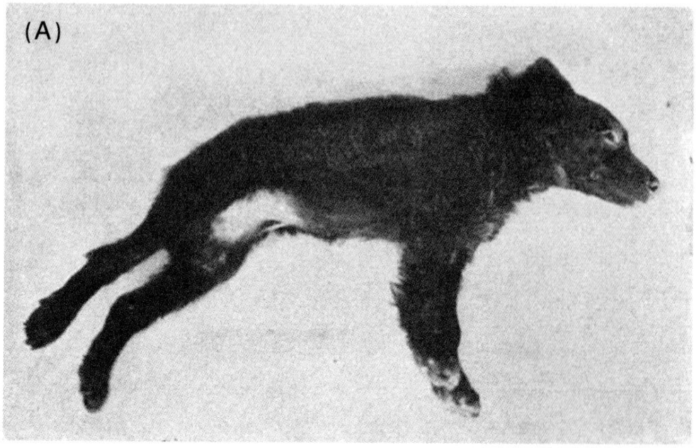

图 7A 甲状旁腺切除术后 59 天的实验犬。动物处于严重的抽搐状态[41]。(Reproduced with permission from the Journal of Biological Chemistry.)

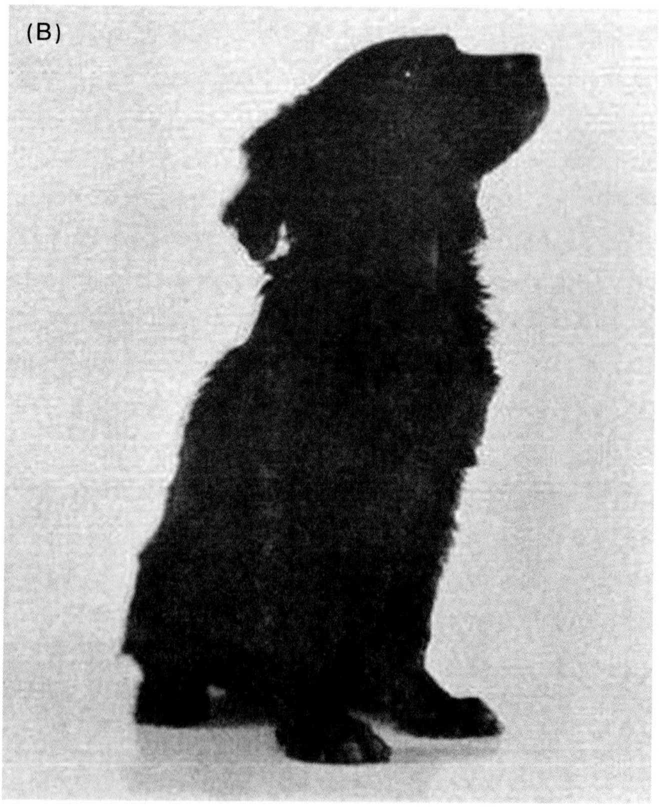

图 7B 实验犬如图 7A 所示,皮下注射甲状旁腺提取物后 3 小时。动物是正常的[41]。(Reproduced with permission from the Journal of Biological Chemistry.)

于骨骼,或其对骨骼的作用次于对其他组织(主要是肾脏)的作用。Reed Ellsworth 博士最初与 Fuller Albright 合作,后来独立工作,他们对于人们了解 PTH 的肾脏作用做出了重要贡献。在关于这一主题的一系列论文的第五篇中,Ellsworth 在 1932 年提出了以下观点[1]:PTH 缺乏可导致尿磷下降,血清磷升高,血清钙和尿钙下降,而 PTH 给药可以纠正这些异常[2]。鉴于钙和磷密切相关,PTH 影响上述改变之一"似乎是有可能的",其他的是后续改变[3]。由于尿磷的变化是即时的,尿钙的升高与之相比明显延迟,表明磷的变化是根本[44]。需要说明的是,Ellsworth 的一系列论文中没有任何地方考虑到 PTH 可以发挥两种独立的作用:一个在钙上,另一个在磷上。此外,必须指出的是,PTH 引起的循环钙和磷的相对变化具有高度物种依赖性和环境依赖性。例如,大鼠显示钙的大量增加,但不显示无机磷的相应增加;而在犬中,PTH 使钙和磷增加。此外,葡萄糖和胰岛素的联合输注导致血浆无机磷浓度下降,但是钙浓度不升高,而左甲状腺素给药则迅速导致钙和磷升高。

另一方面,在同一时间内出现了 PTH 直接影响钙稳态的实质性证据。Thomson 和 Pugsley 制造了高钙血症且不伴随血清磷下降的犬模型[45],随后同一实验室进行了实验,给予肾切除大鼠两天 PTH,显示明显的破骨细胞骨吸收现象,因而得出结论:"PTH 对骨的影响与其对肾磷酸盐阈值的任何直接影响无关"[46]。

应用 Collip 提取物研究 PTH 作用的早期研究,还涉及了其对骨骼合成代谢的作用。Bauer、Aub 和 Albright 的研究证实了此作用,给予提取物后显示大鼠的骨小梁数目增加[47],匈牙利籍加拿大生理学家 Hans Selye 的一项研究指出,甲状旁腺提取物对大鼠骨骼的合成具有代谢作用[48]。这些在动物中的发现预示着将来 PTH 可以被开发为治疗骨质疏松的药物,但这些发现在后来的 50 年内被忽视。

事实证明,了解 PTH 作用机制的显著进展需要等待新的方法来纯化及显示其特征。虽然 Collip 的提取物含有几种活性成分,但其长期稳定性不可靠。此外,他的 HCl 提取方法产生了大量无效肽片段,能够促进中和抗体形成,从而减弱了提取物的治疗功效。现在已经明确,PTH 含有几个天冬氨酸残基,其是酸性蛋白水解的位点[49]。HCl 酸提取技术产生了过多的肽片段,阻碍了激素的进一步纯化[50]。

因此,应用甲状旁腺提取物治疗甲状旁腺功能减退症尚未实现长期成功。针对这些问题,一种廉价的方法就是通过紫外线照射促进动物合成维生素 D,同时补充钙,以治疗甲状旁腺功能减退症患者[51,52]。在 20 世纪 70 年代及以后,甲状旁腺提取物(Eli Lilly 公司)继续在市场推广良好,但其使用范围仅限于 Ellsworth 和 Howard 引入的经典诊断测试[53],此测试用于区分患有特发性或手术性甲状旁腺功能减退症与假性甲状旁腺功能减退症的患者。

研究 PTH 结构与功能的现代化方法

1959 年,塔夫茨大学 Edwin B. Astwood 实验室的 Gerald Aurbach 博士(本书专门介绍)报道指出,在苯酚中提取牛甲状旁腺会产生具有效力的生物活性物质[55]。Aurbach 推测,虽然加热的酸性溶剂可以使腺体组织释放活性肽,但也切断了肽。他认为苯酚作为强有机溶剂可以使腺体释放激素,且不破坏假定肽。在三氯乙酸沉淀中,苯酚提取物得到了稳定的产物,可以用逆流分配色谱法纯化至同质。这种方法的成功获得了一个重大突破,激素可以充分纯化,进而开始系统地探索激素的性质、其在人类和几种动物物种中的氨基酸序列、结构特征,以及结构和功能的关系(参见下文"甲状旁腺激素结构的研究")。

在离开 Aurbach 原始文章的内容之前,在此引用他提到的另外一点,与关于 PTH 作用机制的早期猜测直接相关:"对钙代谢有显著影响的早期粗提物也增强了尿液中磷酸盐的排泄。其他研究人员提出,一种特定的激素可能造成后一种影响。具有两种生物效应的一种有效中介物的单一物质的分离,似乎可以终止这一争议"[55]。

PTH 作用机制的探索

Aurbach 实验室的后续工作是在美国国立卫生研究院(NIH)与 John Potts 博士合作进行的。John Potts 博士最初在国立卫生研究院,后来转至麻省总医院。虽然这种科学合作及其他实验室的合作目的是明确 PTH 的氨基酸序列,但是在 20 世纪 60 年代的其他工作却集中在作用机制的研究上。一些错误的开始并没有取得成果。在此期间,研究人员注意到激素的"变构"作用,即激素直接与细胞内蛋白结合,从而改变其精细结构和功能[56]。尽管已经报道了一些类固醇激素具有这种作用[57],但是没有证据表明肽具有类似机制。另一个错误的开始是观察活性 PTH 肽改变线粒体功能的各个方面,包括离子转运、呼吸和 ATP 酶调节[58-61]。最初,似乎这些对线粒体的影响对于 PTH 是高度特异的,并且不能被非甲状旁腺肽复制。直至1965年，Aurbach及其同事报道指出，来自甲状旁腺的两种生物无效性肽片段及各种碱性蛋白质(如鱼精蛋白和聚赖氨酸)可以实现类似的作用，人们在这方面的研究兴趣才开始减弱[62]。

同年，Aurbach参加了Earl Sutherland教授的研讨会，主题是关于3'，5'-环磷酸腺苷(cAMP)的发现，此酶的合成是通过膜结合酶即腺苷酸环化酶进行的，其作用是作为儿茶酚胺活动的“第二信使”。Sutherland评论指出，此系统激活可以导致尿cAMP排泄迅速升高，Aurbach及其合作者能够证明PTH可刺激大鼠颅骨和肾皮质组织中cAMP的积累，这是通过直接刺激组织中的腺苷酸环化酶来实现的[63-65]。他们还证明，将PTH输注人体，可以在经典的磷酸化反应之前，引起尿中cAMP排泄迅速升高，在假性甲状旁腺功能减退症患者中这种现象严重迟缓[66,67]。

在这些进展之后，人们广泛接受腺苷酸环化酶-cAMP系统是PTH功能的重要“第二信使”系统，这种观点成为关于PTH功能理论的主流观点。然而，最近40年的研究也大大拓宽了可以被PTH激活的候选系统的范围。这些包括直接刺激骨细胞中的钙离子流[68-71]、磷酸肌醇通路的活化[72-75]，以及最近的Wnt信号通路的激活[76]。关于这些研究发展的进一步讨论超出了此历史回顾的范围，但这些将在本书的其他部分涉及。

甲状旁腺激素结构的研究

上述关于cAMP系统的一系列实验开启了Aurbach实验室的另一个进展，激素活性甲状旁腺肽在体外的可靠生物测定，有助于研究PTH的结构和活性的关系。在此之前，甲状旁腺功能的生物测定通过测量甲状旁腺切除动物血清钙的升高水平来进行。这样的测定在动物中是耗时且昂贵的。1969年，Marcus和Aurbach报道，匀浆大鼠肾皮质在10%的二甲基亚砜中形成膜状，其在液氮中可长期稳定储存，对PTH刺激的腺苷酸-cAMP系统显示出高度敏感性、特异性和可重复性[77]。该测定是非常有价值的，用于在研究PTH全部氨基酸序列过程中评估合成的系列甲状旁腺肽的生物学效力。

PTH结构的解决涉及Aurbach和Potts实验室的多学科协作，需要Hugh Niall博士和Geoffrey Tregear博士分别提供肽测序和固相合成方面的专门知识。必须指出的是，在这方面的合作并不完全是独自进行的，因为H. Bryan Brewer(Potts博士的前博士后研究员)的实验室正在独立地进行同样的工作。应用Edman的顺序降解技术，在1970年，两个研究团队几乎同时报道了牛PTH的氨基酸序列[78,79]，随后对猪[80]和人类[81,82]的激素进行了类似的报道。在两个实验组之间发现了几个结构差异，但是在包括PTH基因编码部分的核苷酸序列分析的一系列实验中，Potts团队报道的结构被证明是正确的[83,84]。关于差异序列，没有报道进行明确的解释。一个假说认为，其中一个团队的原始甲状旁腺原料可能含有PTH的小变异体或同族激素，但是没有证据证明这种可能性。因此，目前在甲状旁腺研究中使用的合成肽是基于Potts团队最初报道和验证的激素序列。

除研究这些激素的氨基酸序列之外，Potts团队还合成并确定了大量不同长度和氨基酸序列的肽。结果表明，PTH的生物活性部分位于分子的氨基末端部分，而且由1~29个氨基酸序列组成的肽可以支撑完整PTH(1-84)序列的作用[85]。该氨基末端肽可以升高大鼠的血清钙，迅速刺激cAMP和磷酸盐的尿液排泄，并且是骨和肾中cAMP生成的有效激活剂。

结构和功能关系的研究主要应用牛激素进行，得出以下关于PTH功能的结论：自氨基末端34~38个氨基酸的肽在体外具有完全活性，在体内具有接近完整PTH(1-84)的效应。从羧基末端截短到27个氨基酸或更少长度的肽可以严重减弱其生物活性。相比之下，从氨基末端缺失第一个和第二个氨基酸的影响更大。尽管以完全亲和力与PTH受体结合，但其中缺失第一个氨基酸的肽失去了实质的活性，前两个氨基酸的缺失导致生物活性完全丧失[86]。

一定时期的报道提出了PTH羧基末端区域中表位的生物相关性。例如，羧基末端序列可以激活一个独特的碱性磷酸酶[87]。Divieti、Bringhurst及其同事的工作表明，骨细胞上存在羧基末端PTH片段的受体[88,89]，但是尝试克隆这种受体尚未成功。

上述关于结构功能研究的讨论结果是，在实验室中可以合成大量的甲状旁腺肽用于体内实验的研究。为此，选用了hPTH(1-34)(特立帕肽)[90]。偶尔会听到特立帕肽是亲本完整分子的重要生理代谢物的说法。那些说法并不正确。确实，肝Kupffer细胞对完整PTH的切割可以产生多个不同活性的肽片段，并且一些hPTH(1-34)可能通过这种方式产生，但通常在循环中无法检测到。特立帕肽在甲状旁腺研究中的突出地位反映了固相肽合成的事实，长度在30~35个氨基酸内的肽可以保证纯度，而当时更大分子的合成质量则不能保证。由于特立帕肽的性质足以支持PTH的已知作用,而且它可以高精度地合成,所以选择这种肽进行大规模生产。自甲状旁腺肽的结构被报道以来,一些商业组织就开始从事特立帕肽的固相合成和商业化制造,该药物出售给世界各地的研究者至少20年,引起了人们对甲状旁腺激素生理学的极大兴趣 。

原发性甲状旁腺功能亢进症——一种新的疾病

自1891年von Recklingshausen的首例报道后,其他文献中也曾报道了一些孤立的纤维囊性骨炎的病例,但其病因及其与甲状旁腺的关系仍然未知。1925年,奥地利外科医生Felix Mandl实施了首例纤维囊性骨炎患者的甲状旁腺手术[91]。患者Albert J是38岁的维也纳电车司机,有5年的疲劳和骨骼疼痛史。X线片显示一个纤维囊性骨炎的典型图片。入院时,他无法走路甚至站立,身体瘦弱且有肾结石。已经尝试用汞、鳕鱼肝油、电疗和泥浴治疗。给予甲状腺和甲状旁腺提取物无效。高度怀疑甲状旁腺功能紊乱,但是究竟是功能减退还是功能亢进呢?从死于创伤的患者身上取出四个甲状旁腺移植给Albert J,但移植并没有改善患者的病情。Mandl认为,如果病因不是甲状旁腺功能低下,则可能是功能亢进。因此,他在局部麻醉下对Albert J进行了手术,很快发现并取出了一块黄棕色的肿瘤(25mm×15mm×12mm)。手术的效果超出想象。患者的尿液完全清澈,尿液中的钙浓度下降且低于术前的1/5。患者体重增加,很快可以站立和用拐杖走路。几个月后X线片显示骨骼密度显著改善。

手术的结果使人们对这种疾病的原因及其临床后果有了重要认识:纤维囊性骨炎的骨骼变化是由甲状旁腺肿瘤引起,并非像补偿理论倡导者所相信的那样。手术的成功成果很快在欧洲的外科医生中被广泛认可,许多外科医生开始对甲状旁腺进行手术。Mandl的同事E. Gold为另一名患有与Albert J类似临床症状的患者手术后,将这种疾病命名为甲状旁腺功能亢进症[92]。

甲状旁腺功能亢进症的早期代谢研究

在大西洋的另一边,另一名患者Charles Martell出现纤维囊性骨炎的典型临床症状。Martell疾病的过程比Albert J复杂。他的新陈代谢情况由当时最著名的研究人员和内分泌学家进行了详细检查,并接受了7次颈部手术,其疾病在最负盛名的医学期刊中进行了描述,包括*Journal of Clinical Investigation*的三篇文章,共30页。最初,纽约的Eugene DuBois对Martell进行研究,发现他患有高钙血症和骨质疏松症[93]。Collip的研究表明,给予大量甲状旁腺提取物可能引起高钙血症,因此推测Martell的疾病是过度生成PTH所致。他们对于约一年前Albert J的成功手术并不知情,对Martell进行了颈部探查,但没有发现肿大的甲状旁腺。经过第二次无效手术之后,Martell被转至波士顿,Joseph Aub对他的钙代谢进行了更详细的研究。

Fuller Albright当时是在Aub实验室工作的年轻医学生(图8)。他在维也纳与Jacob Erdheim一起进行了一年的访问学者工作,最近才回到哈佛。Albright研究了PTH对钙代谢的影响,特别感兴趣的是激素对骨骼组分和功能的影响。Albright发现Martell有一个负性钙平衡,Martell的代谢类似于一个健康的人被给予100单位的Collip提取物后的表现[94]。他得出结论,Martell的PTH生成过量,也就是说,他患有极度活跃的甲状旁腺肿瘤。因此,Martell接受了几次额外的手术,所有手术均无效果。最终,在经历了5年多关于代谢的高强度的研究,以及1例胸腔内甲状旁腺肿瘤被报道后,诞生了一种新的手术。在Martell的第7次手术中,发现并切除了巨大的甲状旁腺肿瘤。最终,手术取

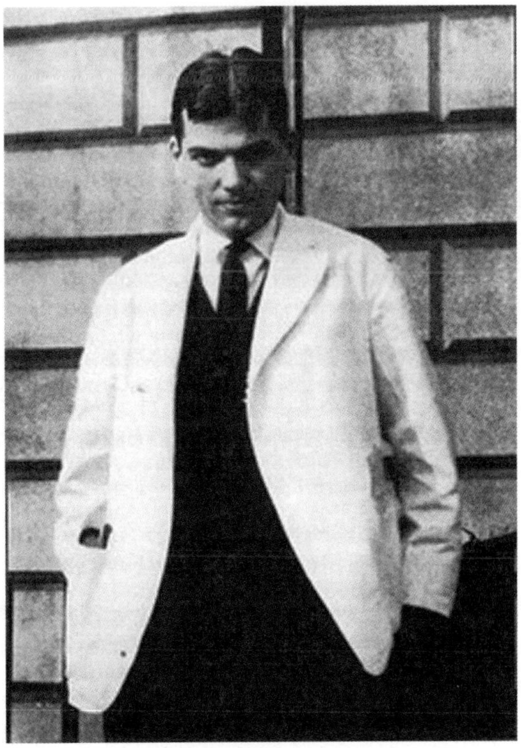

图8 Fuller Albright(1900—1969)。美国内分泌学家。(Reproduced with permission from Kalmia Press.)

得成功,但遗憾的是为时已晚,Martell几周后死于肾脏感染和肾衰竭。

在20世纪30年代初,欧洲和美国有许多报道已经成功治疗增大的甲状旁腺肿瘤。在Sandström的发现近半个世纪以后,PHPT作为一个特定的疾病类型被确立,并且Sandström关于在器官中发现肿瘤的预测已被证实。此外,已经确定甲状旁腺是内分泌系统的一部分,并且PHPT是具有化学特异性、器官特异性和临床特征的疾病。然而,疾病的全部临床表现及其病理生理特征还远未完全了解。虽然手术的疗效已经很好,但诊断错误和手术失败并不罕见。总的来说,PHPT真正是什么样的疾病还并不清楚。

原发性甲状旁腺功能亢进症作为重要临床疾病的出现

有关PHPT的流行病学、临床表现、生理学、诊断和治疗的许多方面在本书的其他部分进行了全面的讨论,本章将不再详细介绍。然而,有必要提醒读者,此处介绍的关于了解甲状旁腺基本结构和功能方面取得的进步发生在20世纪60年代和70年代,此时人们对PHPT同时产生了极大的兴趣。两个重要的进展引领了这种现象。第一个是在临床实验室引入常规多相化学筛查,从而发现了特别是在绝经后女性中出现的高钙血症,此现象正如Heath在综述中所述[95]。第二个因素是用于检测PTH的放射免疫测定方法的发展和改进[96],使得验证患者的高钙血症成为可能,这是激素的循环浓度增加所致。这些将在下文简要讨论。

原发性甲状旁腺功能亢进症是常见的、常无症状的疾病类型

1933年9月,《柳叶刀》的一篇评论[97]:

甲状旁腺功能亢进症是一个不足8年的概念,仅有很少的病例,老的或新的,其神秘症状得到迅速的解决。10年前,我们无法证明甲状旁腺功能与钙磷代谢之间的关系,从那时起,知识的进步体现在医学研究的幸福感。医学、营养学、实验病理学、组织学、生理学和化学的合作已经将外科医生的手术刀引向他既不能看到也不能触摸到的肿瘤,经手术缓解或治愈的广泛性纤维囊性骨炎的病例现在至少52例。由广泛性纤维囊性骨炎引起的可怕而严重的症状很快就会成为过去。

尽管对典型PHPT的理解取得了显著进步,但后来发现了一种经常无症状的PHPT新型疾病类型,如前所述[95]。在引入自动分析仪之后,生物化学筛查快速发展,促进了人们对PHPT的认知,也使得诊断为PHPT的病例数量急剧增加。因此,与1930—1970年相比,1970年以后的临床表现出现了明显变化。在早期阶段,患者具有更特异性和严重的骨骼症状、肾结石、较高的血清钙浓度和较低的血清磷酸盐水平,表明激素活性较高。在早期阶段,患者年龄较小,甲状旁腺肿瘤较大。

PHPT患病率和临床特征的这些重要变化给治疗带来了新的挑战,特别是那些被认为是“无症状”的患者。这些挑战及疾病发病率的变化,在本书的其他部分已被充分讨论,本章将不再进一步阐述。

通过放射免疫测定法测定循环PTH

PTH免疫测定虽然被迅速采用并经常使用,但从一开始就面临困难。最初用于产生抗体应答的肽是不纯的甲状旁腺(主要是牛)提取物。它们含有许多具有高度免疫原性但活性极低的羧基末端片段。由于羧基片段的排泄通过肾脏,任何程度的肾功能不全都会导致片段滞留和人为的“PTH”浓度升高。PTH免疫测定的初始波形既没有足够的敏感性也没有特异性来可靠地测量正常个体的具有生物活性的循环激素。此外,免疫原性片段的存在扭曲了同位素位移曲线的形状,使曲线偏离了“真实”PTH的平行度。在区分PHPT和恶性疾病的高钙血症方面造成了困难。如前所述,只有同时知悉PTH的序列和结构功能特征,才能在解决这些问题方面取得重大进展。例如,这项工作使得纯合成肽用于免疫动物和作为分析配体得到广泛推广。其中一种抗体,针对具有PTH的氨基和羧基末端成分称为“中分子”区域的肽开发,在PHPT的生理学研究中被广泛使用,并且作为诊断性辅助剂被商业化[98]。针对合成的hPTH(1–34)肽开发的另一种抗血清,可以测定在生理实验中输注hPTH(1–34)的血液浓度[99]。

在过去的20年中,针对纯hPTH(1–84)开发的所谓“全段PTH”测定,已经成为循环PTH临床测定的标准[100]。最终,使用针对PTH分子特定组分的抗血清来鉴定循环的PTH(7–84)大片段成为可能,此大片段可以在其受体上实际阻断PTH功能[101]。此测定系统称为“全部PTH”,在PTH(7–84)片段保留的情况下可对PTH进行精确测量,如肾衰竭[102](见第16章)。

甲状旁腺功能亢进症变异形式的认识

绝大多数甲状旁腺功能亢进症患者被证明是散发性的。然而,随着对这种情况的不断认识,以及诊断检测和筛查的进展,出现了家族性综合征,其特征包括由

于腺瘤或增生引起的甲状旁腺功能亢进。这些包括多发性内分泌瘤(MEN1 和 MEN2)综合征[103,104]、家族性囊性甲状旁腺腺瘤病[105]、伴随多发性骨性下颌纤维瘤的遗传性甲状旁腺功能亢进综合征[106]等。这些疾病将在本书其他部分详细介绍(见第 23 章)。在这里我们描述的家族性低尿钙性高钙血症(FHH),也被称为家族性良性高钙血症(FBH),这一疾病的研究实现了对钙敏感受体(CaSR)的重要发现,钙敏感受体将循环钙和 PTH 的分泌调节联系起来(详细讨论见第 24 章)。

简而言之,1967 年,Jackson 和 Boonstra 报道了多个家族中甲状旁腺功能亢进的特征,其中一个家族似乎是异常的,患病的家族成员显示高钙血症,但没有多发性内分泌瘤的证据。此外,患病的成员通常无症状,并且甲状旁腺手术治疗无效。作者认为,这种不寻常的情况可能代表着一个新的疾病[107,108]。几年后,Foley 等描述了一名 7 岁男孩在评估头痛期间发现了高钙血症。几代人中有 11 名家庭成员被证明患有高钙血症,但是无人有明显症状。对该男孩进行了甲状旁腺切除术后,其仍有高钙血症。Foley 等认为这是一种独特的综合征,他们称之为家族性良性高钙血症[109]。随着时间的推移,在美国国立卫生研究院(NIH)和梅奥诊所等主要中心,由于许多原发性甲状旁腺功能亢进症病例手术失败,FBH 家族的数量增加[110,111]。在 NIH 研究的 15 个家族中,受累的家庭成员比未受累的成员具有更多的症状,这些往往是非特异性表现,如疲劳、虚弱和“精神问题”[110]。相比之下,在梅奥诊所的 21 个家族中,先证病例除外,受累和未受累成员之间症状的程度和类型方面没有不同;受累个体通常健康状况良好,骨密度(BMD)正常,骨折发生率与预期相符[111]。在生物化学异常方面,FBH 的主要特征是相对于血清钙浓度,尿钙排泄水平比较低。正如循环中 PTH 值一样,高钙血症的程度是高度可变的。在成人,虽然 FBH 似乎是完全良性的疾病,但此病纯合子婴儿的病情则不同,他们要经历严重和危及生命的高钙血症[112]。

对 FHH 家族的遗传分析清楚地表明了常染色体遗传模式[110,111],但直到 1993 年 Brown 等成功地克隆并鉴定了牛甲状旁腺细胞表面的 CaSR 之前,具体遗传缺陷仍不清楚[113]。这种 120K 受体的胞外结构域含有许多酸性氨基酸残基,可参与钙结合,从而参与对甲状旁腺功能的调控。CaSR 与代谢型谷氨酸受体相似,并像其他 G 蛋白偶联受体一样与 7 个跨膜结构域结合(见第 24 章)。该受体不仅在甲状旁腺中表达,而且在其他组织如甲状腺 C 细胞、肾和脑中表达。同年,Pollak、Brown 等人证明,在几例 FHH 患者中,CaSR 出现了功能丧失的错义突变,从而确定受体突变是该疾病的基础[114]。随后的工作扩展了与 FHH 相关的 CaSR 突变清单,并已证实其在新生儿高钙血症中的作用[115]。

恶性肿瘤体液性高钙血症与甲状旁腺激素相关蛋白的发现

由于 1 例肾细胞癌患者出现了高钙血症,Fuller Albright 在 1941 年首次提出 PTH 可以通过甲状旁腺以外的细胞合成和分泌到循环中[116]。几十年来,这个被称为“异位生成 PTH”的概念被内分泌学界广泛接受,可以用来解释恶性或炎症患者的高钙血症,即没有骨转移或真正甲状旁腺过度分泌患者的高钙血症。几种淋巴样肿瘤和炎症性疾病(包括结节病)高钙血症的基础最终被证明是维生素 D 的活性形式,即骨化三醇的肾外生成[117,118],不伴有骨骼转移的实体瘤患者的高钙血症被认为是“恶性肿瘤体液性高钙血症”(HHM)。PTH 的放射免疫测定的初始波形似乎证实了 HHM 的高钙血症患者血循环 PTH 浓度升高[119]。然而,仔细研究发现,癌症患者血浆免疫测定检测到的 PTH 样物质与 PTH 不同。例如,来自癌症患者检材的放射免疫测定曲线未能显示与真正 PTH 平行的位移[120,121],非甲状旁腺肿瘤相关高钙血症患者无 PTH 信使 RNA[122]。因此,人们开始确认 HHM 的病因不是 PTH,而是与 PTH 许多功能相似的单独分子[123]。尽管详细说明 PTHrP 发现的证据超出了本章的范围,但有兴趣的读者可参考第 3 章的详细描述。可以说,经过一系列的实验后,在 20 世纪 80 年代后期,三个不同研究团队几乎同时报道了 PTHrP 及其基因的结构[124-126]。

对 PTH 的合成代谢作用的重新发现

在 20 世纪 70 年代初,科学界重新关注甲状旁腺提取物合成代谢作用的早期描述,这在很大程度上归功于英国药理学家 John Parsons 博士。在一系列研究中,Parsons 及其合作者证明,静脉注射 PTH 导致血浆钙浓度迅速下降,似乎最有可能表示骨骼对钙摄入的增加。尽管这种作用最初是由于 PTH 制剂可能受到降钙素的污染,但是 Parsons、Neer 和 Potts 最终证实犬中不含降钙素的 PTH 可以引起这种作用[127]。Parsons 是早期文献的一名读者,他认为快速的血清钙反应可以支持 PTH 是骨的合成代谢剂的想法。事实上,在 1972 年的一篇综述中,Parsons 和 Potts 扩展了这一观点,认为"PTH 与降钙素的慢性联合应用将会在骨质疏松症治疗方面具有价值"[128]。在接下来的一篇文章中,Parsons 和 Reitt 还发表了具有高度预见性的声明:结果是"实际上转变了目前公认的甲状旁腺激素作为骨破坏剂的认识。证据表明,其生理学作用可能是促进钙保留和骨形成,并将注意力集中在早期研究中,其中长期给予大鼠低剂量的 PTH,显示对骨具有合成代谢作用"[129]。声明的后一部分引起了人们的兴趣。虽然结论是正确的,但是文中所采用的持续性 PTH 输注的实验模型与通常认为间歇性激素注射是促进骨骼合成代谢的观念并不一致。在随后的出版物中,Parsons 及其同事发现,连续性与间歇性 PTH 给药对骨骼的作用不同是由于对骨吸收的影响不同,连续性输注对骨吸收的激活作用更大[130]。

另外两个实验室也得出了类似的结论。1970 年,Kalu 及其同事[131]描述了生长期大鼠的实验,以确定50年前报道的合成代谢作用是否是因为降钙素的二次升高而不是 PTH 本身。他们发现,甲状旁腺提取物和更多的"纯化制剂"(未进一步说明)通过增加骨形成诱导"骨硬化变化"。1971 年,Walker[132]应用甲状旁腺提取物治疗甲状旁腺切除大鼠,可引起"骨石化改变"。虽然这些论文发表在 Parson 的报道之前,但他们对骨骼变化病理术语的描述(即"硬化的"和"石化的")及他们认为这些现象是"生长期动物"所特有的观点表明,作者并没有提出如 Parson 所描述的激素诱导骨合成代谢的统一理论。

PTH:骨质疏松症的治疗

这方面的实验工作迅速转向人体试验。Mosekilde 和 Reeve[133]指出,大量的动物数据为临床试验提供了坚实的理由,人类研究也应该开始实施,如同传统的药物开发一样。促进人类研究的理由是特立帕肽,它不是一个新的分子,而是易于控制副作用的正常人类激素的片段。此假设中的缺陷在随后的研究发现中被清楚地显现出来,当长期给予 Fischer 344 大鼠特立帕肽和 hPTH(1-84)时,意外地引起包括骨肉瘤在内的骨肿瘤的高发生率(见下文)。

初步的人体试验范围有限,重点是生物化学和矿物质吸收的测量。例如,Reeve 等发现,采用同位素示踪剂和组织学方法,每天注射特立帕肽加速了 4 名绝经后骨质疏松症女性的骨转换,骨形成超过骨吸收。其中 3 名女性的钙磷平衡显著增加,反映了这两种元素的肠道吸收增加[134]。

1980 年,英国的 Jonathan Reeve 和 John Parsons、法国的 Pierre Meunier 等报道了一项由代表波士顿波茨实验室的国际联盟进行的重要的人体试验[135]。该试验的重点是骨活检、钙平衡和钙动力学,16 例女性和 5 例男性骨质疏松症患者使用特立帕肽治疗 6~24 个月。髂骨骨小梁体积增加,骨组织学正常,骨组织形态计量的改善与钙动力学改善相关。在几名受试者中观察到改善的钙平衡,但组间变化并不显著。作者得出结论,特立帕肽"可能有助于治疗粉碎性骨折患者"。但是他们指出,"尽管松质骨发生了明显的变化,但皮质骨密度没有显示类似的增加"和"这些数据提示松质骨的增加以牺牲部分皮质骨为代价"。作者得出结论,可能 PTH 需要与另一种能够限制破骨细胞吸收的制剂联合用药,以保护皮质骨[135]。

此结果引起人们普遍关注,特立帕肽以牺牲皮质骨("拆东墙补西墙")为代价刺激松质骨的新骨形成。因此,在接下来的人体试验中,所有参与者(无论是安慰剂组还是积极治疗组)均被给予替代剂量的结合雌激素或 1,25-二羟维生素 D,以保护皮质骨。在这种条件下进行了几项相对较小的研究,均显示腰椎 BMD 大幅度升高,股骨近端没有明显升高也没有损失,但在前臂有损失的趋势。1997 年,哥伦比亚大学 Lindsay 等人[136]的研究团队报道了这些研究的最佳设计和执行方案。该报道证实腰椎 BMD 急剧上升,持续 36 个月有增无减。此外,本研究的髂嵴骨活检结果分析显示,并非危害皮质骨,皮质骨的合成代谢成为骨骼整体对特立帕肽反应的重要组成部分[137],这一发现随后通过在特立帕肽的关键试验中未接受雌激素的女性髂嵴活检的显微 CT 分析得到证实(见下文)。作者在文中指出,其研究结果表明,PTH 不仅能够增加骨质疏松症患者的骨量,还可以矫正使皮质骨和松质骨骨骼脆性增加的微细结构的缺陷。他们进一步提出,如果能够证实,他们的研究结果将在结构水平解释 Neer 等人的论证(见下文),即仅 18 个月的特立帕肽治疗可降低骨质疏松症患者的脊椎和非脊椎骨折的发生率。

合成的特立帕肽商业供应充足,许多研究者开始研究其在各种动物模型中的骨骼效应。Wronski、Gunness-Hey、Hock、Jilka 和 Manolagas 等人的工作证实、扩展和阐明了特立帕肽合成代谢作用的机制。同时,其预防和逆转卵巢切除大鼠骨丢失的能力与随后在人类骨质疏松症的应用特别相关,建立了绝经后骨质疏松症模型。对这些研究的进一步描述超出了本章的范围,在本书的其他部分进行讨论。

尽管这些动物和人类研究在骨骼研究领域引起了极大的兴趣,但对于其临床潜力的怀疑仍然存在。临床内分泌学家熟知慢性升高的PTH的破坏性后果,往往不准备接受这种激素。当然,持续高浓度的PTH,如严重的甲状旁腺功能亢进症,如果不加以控制,就会导致明显的骨骼后果。这些是通过激活Rank-配体/Rank途径,进而造成骨吸收的过度活化引起的。然而,轻度原发性甲状旁腺功能亢进症的个体可能仅在髋部表现出适度的骨缺损,而且脊椎BMD常常增加[138]。此外,每日单次皮下注射PTH具有不同的作用,反映了这种给药方式的短时和脉冲式药代动力学,高浓度的特立帕肽在循环中出现数小时,然后迅速下降。上文已经提到,Tam等人[130]表明持续性和间歇性PTH给药对骨吸收具有不同的激活作用。在一篇经典论文中,Dobnig和Turner[139]证明了大鼠的骨骼反应与骨的PTH暴露时间的关系。每天暴露于高浓度的PTH 1~2小时可刺激骨形成,但暴露时间超过2小时可观察到骨吸收增加。因此,骨合成代谢由PTH阶段峰值快速降至基线所触发。关于PTH合成代谢作用的具体分子基础仍然没有完全了解,在本书的其他部分进行讨论。

(坎坷的)注册之路

尽管几项临床试验均显示特立帕肽增加腰椎BMD,但这些临床试验缺乏足够的效力来解决特立帕肽预防骨折的能力。另外,尽管科学界对特立帕肽的治疗潜力表现出极大的兴趣,但是没有对该分子进行专利保护(首次合成由政府支持)的事实引起了人们的极大质疑,即任何制药公司必须进行艰巨和昂贵的研究,才可以将特立帕肽引入市场。在早期临床试验期间,美国FDA和外国监管机构制定的潜在骨质疏松症治疗的审批标准,包括通过一系列代谢平衡或全身中子活化分析测量全身钙保留量的改善情况。hPTH(1-34)达不到这一标准阻碍了其商业发展,直到出现其他评估骨量的方法,才促使FDA和其他监管机构改变其要求。1986年,Slovik等报道了一项研究,特立帕肽与1,25-二羟维生素D而无雌激素联合给药,定量计算机断层扫描(QCT)显示腰椎BMD显著改善[140]。这种检测技术推动了技术的更替,替换了冗长且资源紧缺的全身钙平衡测定和评估骨质疏松症治疗中治疗反应的放射性同位素方法,并且还提示无须雌激素给药来保护皮质骨。

尽管存在上述影响进一步发展的障碍,而且很大的原因是Eli Lilly公司的领导者John Termine博士,他认识到骨骼合成代谢药物未满足医疗需求,于是Eli Lilly公司针对绝经后骨质疏松症女性进行了一项注册质量的临床试验。该试验的主要目的是减少骨折,Neer等人[141]在2001年报道了此结果。在该试验中,受试者被随机分组,与安慰剂注射组相比,每日自体注射特立帕肽的女性椎骨和非椎骨骨折显著减少。更值得注意的是,本次试验的参与者没有给予雌激素或1,25-二羟维生素D,安慰剂组和治疗组均仅服用维持剂量的维生素D。在本书的其他部分,详细论述了特立帕肽和PTH(1-84)在治疗骨质疏松症方面的应用(见第60章和第61章),但在上述基础上需要扩展的一点是,因为治疗的副作用可以用第一种方法预测并密切监测,证明早期进入人类试验是合理的。

在特立帕肽的关键Ⅲ期试验过程中,致癌性研究的结果显示,每天接受不同剂量特立帕肽的Fischer 344大鼠的良性和恶性骨肿瘤发生率较高。特立帕肽的使用从约6周断乳开始,直至整个生命期限,约3年。因此,暴露于特立帕肽的时间超过正常大鼠寿命的90%[142]。第二个致癌性研究证实并扩展了该报道,表明暴露剂量和暴露持续时间是骨肿瘤发展的关键因素[143]。

骨骼恶性肿瘤的发展完全无法预知,意外地引起了整个科学界参与特立帕肽的研究。其原因不难理解。致癌性研究不仅是劳动力密集型研究,也是资源和时间密集型研究。所有以前的动物研究都进行得非常短暂。由于第一例肿瘤至少暴露1.5年之后才会在临床出现,所以在以前的研究中不会出现这种结果是合理的。随后,报道了与PTH(1-84)剂量和时间相关的骨恶性肿瘤[144]。

大鼠身上的发现与可能的人类疾病之间的关系是模糊的且一直如此。Fischer 344大鼠的多种肿瘤发生率相对较高(这就是它们被用于致癌性研究的原因)。在这些大鼠中,骨肉瘤的自发发生率为0.5%~1.0%,而暴露于特立帕肽的不同年龄人群每年发生率为1/250 000,因此骨肉瘤非常罕见。在原发性和继发性甲状旁腺功能亢进症的大型流行病学研究中,未发现与骨肉瘤相关。此外,PTH、特立帕肽或任何甲状旁腺肽的任何临床试验的参与者都没有被报道患有骨肉瘤。用复杂的生物学解释此问题超出了本章的讨论范围,有兴趣的读者可以参考Tashjian和Goltaman的综述[145]。

大鼠骨肉瘤的发现导致Eli Lilly公司立即完全停止人类的特立帕肽试验[1]。研究人员认为,不会进一步进行关于该分子的人类试验工作,并且终止申请FDA批准。然而,由于上文提及的在啮齿动物的发现与人类疾病的关系并不清晰，还因为对疗效的仔细评估显示BMD显著改善,以及椎骨和非椎骨骨折的显著减少,该分子研究得以继续。Eli Lilly公司与FDA及独立的肿瘤学专家委员会合作制订了一种方法，确保接受特立帕肽的患者在开始治疗前不会增加骨肉瘤的风险。另外,由于关键试验的参与者接受研究药物没有达到2年以上(与FDA对3年骨折资料的建议相反),因此未评估更长时间的安全性,故决定治疗持续时间不超过2年。同时,开展了骨肉瘤纵向监测研究,目前仍在进行中。

骨肉瘤的发现也深刻影响了试验分析。虽然本研究设计为持续3年，但终止暴露于研究药物的中位时间为19个月。这一持续时间并不影响测定脊椎或非脊椎骨折显著减少的统计学效果，但该研究对于评价个体各种类型的非脊椎骨折没有统计学效力,如前臂、踝关节、肱骨及最重要的股骨近端。在男性骨质疏松症的同期研究中[146],早期终止使得所有类型骨折的统计学效力丧失。

从已发表的大鼠致癌性数据和Tashijian、Goltzman[145]阐述的论点可以看出，人们不能明确地回答大鼠骨肉瘤的发现与人类疾病之间的关系。因此,Eli Lilly公司和FDA之间达成的战略协议是:药物不可用于骨肉瘤风险增加的个体,这似乎仍然是审慎的做法。在撰写本文时,特立帕肽已在全球销售近12年。Eli Lilly公司报道了1例病理证实的骨肉瘤[147];其他可能的情况已经进行彻底调查并上报给相关的监管机构。迄今为止,没有任何机构提交信息，宣布改变特立帕肽的利益与风险之间的平衡。

结论

PTH研究的初期,所有参与者都非常兴奋,感觉到真正重要的事情正在被阐明。在第一次合成近40年后,特立帕肽已经成为有价值的治疗手段之一,被广泛应用。首先可用于治疗高危骨折患者的骨质疏松症,特立帕肽现已被批准用于治疗与长期使用皮质类固醇相关的骨质疏松症[148]。在医学文献中,有些文章指出这种药物在其他临床情况中的可能治疗作用，如严重的牙周病[149]和加速骨折愈合[150]。重要的是,药物的成功开发始于高质量的公共资助的研究，研究进行时没有考虑特定的临床方向。尽管通过40年的研究才达到特立帕肽的现状,但下一波的进展不会太久。

(王珂雨 李金茹 张平 译)

参考文献

1. Williams RJP. A system's view of the evolution of life. *J R Soc Interface* 2007;**4**:1049–70.
2. Jaiswal JK. Calcium—how and why? *J Biosci* 2001;**26**:357–63.
3. Clapham DE. Calcium signaling. *Cell* 2007;**131**:1047–52.
4. Wongdee K, Charoenphandhu N. Regulation of epithelial calcium transport by prolactin: from fish to mammals. *Gen and Comp Endocrinol* 2013;**181**:235–40.
5. Yeung BHY, Law AYS, Wong CKC. Evolution and roles of stanniocalcin. *Mol Cell Endocrinol* 2012;**349**:277–80.
6. Albright F, Ellsworth R. *Uncharted Seas*. Portland: Kalmia Press; 1990.
7. Hoare S, Rubin DA, Jüppner H, Usdin TB. Evaluating the ligand specificity of zebrafish parathyroid hormone receptors: comparison of PTH, PTH-related protein, and tuberoinfundibular peptide of 39 residues. *Endocrinology* 2000;**141**:3080–6.
8. Okabe M, Graham A. The origin of the parathyroid gland. *Proc Nat Acad Sci* 2004;**101**:17716–9.
9. Danks JA, Ho PM, Notini AJ, Katsis F, Hoffmann P, Kemp BE, et al. Identification of a parathyroid hormone in the fish Fugu rubripes. *J Bone Miner Res* 2003;**18**:1326–31.
10. McManus JF, Davey RA, MacLean HE, Doust EA, Chu WSM, Sims NA, et al. Intermittent *Fugu* parathyroid hormone 1 (1–34) is an anabolic bone agent in young male rats and osteopenic ovariectomized rats. *Bone* 2008;**42**:1164–74.
11. Cohn DV, Smardo FJ, Morissey JJ. Evidence for internal homology in bovine preproparathyroid hormone. *Proc Natl Acad Si USA* 1979;**76**:1469–71.
12. Mallette L, Thornby J, Pretorius HT. Internal homology in preproparathyroid hormone. Four copies of a primitive gene. *J Bone Mineral Res* 1986;**1**:58 (Abstract).
13. Mallette LE. Parathyroid hormone and parathyroid hormone-related protein as polyhormones. Evolutionary aspects and nonclassical actions. In: Bilezikian JP, Marcus R, Levine MA, editors. *The Parathyroids*. 1st ed. New York NY: Raven Press Ltd; 1994. pp. 171–84.
14. Potts JT, Gardella TJ. Progress, paradox, and potential. Parathyroid hormone research over five decades. *Ann NY Acad Sci* 2007;**1117**:196–201.
15. Nordenström J. *The Hunt for the Parathyroids*. Oxford, U.K: Wiley-Blackwell; 2012.
16. Boothby WM. The parathyroid glands: a review of the literature. *Endocrinology* 1921;**5**:403–40.
17. Owen R. On the anatomy of the Indian rhinoceros (Rh. Unicordis L.). *Trans Zool Soc Lond* 1862;**4**:31–58.
18. Sandström I. *Om en ny körtel hos meniskan och åtskilliga däggdjur. Upsala Läkareförenings Förhandlingar 1880, Band XV:441–471. Sandström's article is available in English: Seipel CM. On a new gland in man and several animals*. Baltimore: The Johns Hopkins Press; 1938.
19. Gley E. Sur les fonctions du corps thyroid. *Compt Rend de Soc de Biol* 1891;**3**. 843–2.
20. Wölfler A. Weitere Beiträge zur chirurgischen Behandlung des Kropfes. *Wien Med Wochenschr* 1879;**28**:758–60.
21. Eiselsberg A. Über Tetanie im anschlusse an Kropf-operationen. *Wien Klin Wochenschr* 1890;**4**:1–37.
22. Recklinghausen F. *Die Fibröse oder deformierende Osteitis, osteomalacie und osteoplastische Carcinose*. Berlin: Festschrift für R v. Virchow; 1891.
23. Erdheim J. Über tetania parathyreopriva. *Wien Klin Wochenschr* 1906;**19**:716–7.
24. Erdheim J. Über die Dentinverkalkung im Nagezahn bei der Epithelkörpferschentransplantation. *Frank Z Path* 1911;**7**:295–342.
25. Di Santi P. Parathyroidgeschwulst Symptome von Maligner

Erkrankung des Larynx hervorrufend. Operation und Heilung. *Internat Centralbl f Laryngol Rhinol u Verwandte Wissenschaften* 1900;**16**:546–7.
26. Goris C. Exstirpation de trois lobules parathyroïdiens kystigues. *Annales de la Société Belge de Chirurgie* 1905;**8**:394–5.
27. Ringer S. A further contribution regarding the influence of the different constituents of blood on the contraction of the heart. *J Physiol* 1883:429–42.
28. Loeb J. The role of salts in the preservation of life. *Science* 1911:652–65.
29. MacCallum WG, Voegtlin C. On the relation of the parathyroid to calcium metabolism and the nature of tetany. *Bull Johns Hopkins Hosp* 1908;**19**:91–2.
30. Salvesen HA. Studies on the physiology of the parathyroids. *Acta Med Scand* 1923;**6**(Suppl. no):1–159.
31. Murray GR. Treatment of myxoedema by injections of extract of thyroid of sheep. *BMJ* 1891;**2**:796–7.
32. Moussu G. Sur la function parathyroidienne. *Comp de Rend Soc de Biol* 1898;**50**:867–9.
33. Hanson AM. An elementary chemical study of the parathyroid glands of cattle. *Military Surg* 1923:1–5.
34. Collip JB, Clark EP. Further studies on the physiological action of a parathyroid hormone. *J Biol Chem* 1925;**64**:485–507.
35. Li A, Collip JB. AM Hanson and the isolation of the parathyroid hormone, or endocrines and enterprise. *J Hist Med All Sci* 1992;**47**:405–38.
36. Munson PL. Parathyroid hormone and calcitonin. In: McCann SM, editor. *Endocrinology: People and Ideas*. Bethesda: American Physiological Society; 1988. pp. 265–8.
37. MacCallum WG, Vogel KM. Further experimental studies in tetany. *J Exp Med* 1913;**18**:618–50.
38. Koch WF. Toxic bases in the urine of parathyroidectomized dogs. *J Biol Chem Balt* 1913;**14**:43–63.
39. Paton DN, Findlay L, Burns D. On guanidin or methyl-guanidin as a toxic agent in the tetany following parathyroidectomy. J Physiol Lond 1914–15;49:xvii–xviii.
40. Frank E, Stern R, Nothmann M. Die guanidine und dimethylguanidin toxikose der säugetiers und ihre physio-pathologisch bedeutung. *Zeitschr Ges Exp Med* 1921,**24**.341–70.
41. Collip BJ, Clark EP. Further studies on the physiological action of a parathyroid hormone. *J Biol Chem* 1925;**64**:485–507.
42. Major RH, Orr TG, Weber CJ. Observations on the blood guanidine in tetania parathyreopriva. *Bull Johns Hopkins Hosp* 1927;**40**:287–96.
43. Collip JB. The extraction of a parathyroid hormone which will prevent or control parathyroid tetany and which regulates the level of blood calcium. *J Biol Chem* 1925;**63**:395–438.
44. Ellsworth R. Studies on the physiology of the parathyroid glands. V. Action of parathyroid extract on the renal threshold for phosphorus. *J Clin Invest* 1932;**11**:1011–7.
45. Thomson DL, Pugsley LI. On the mechanism of parathyroid hormone action. *Am J Physiol* 1932;**102**:350–4.
46. Collip JB, Pugsley LI, Selye H, Thomson DL. Observations concerning the mechanism of parathyroid hormone action. *Brit J Exp Path* 1934;**15**:335–6.
47. Bauer W, Aub JC, Albright F. Studies of calcium and phosphorus metabolism. V. A study of the bone trabeculae as a readily available reserve supply of calcium. *J Exp Med* 1929;**49**:145–62.
48. Selye H. Histological evidence proved that parathyroid extract stimulates bone formation. *Endocrinology* 1932;**16**:547–58.
49. Tsung CM, Fraenkel-Conrat H. Preferential release of aspartic acid by dilute acid treatment of tryptic peptides. *Biochemistry* 1965;**4**:793–801.
50. Aurbach GD, Keutmann HT, Niall HD, Tregear JLH, O'Riordan JLH, Marcus R, et al. Structure, synthesis and mechanism of action of parathyroid hormone. *Recent Prog Horm Res* 1972;**28**:353–98.
51. Steenbock H, Black A. Fat-soluble vitamins. XXIII. The induction of growth-promoting and calcifying properties in fats and their unsaponifiable constituents by exposure to light. *J Biol Chem* 1925;**64**:263–98.
52. Hess AF, Weinstock M. Antirachitic properties imparted to inert fluids and green vegetables by ultraviolet irradiation. *J Biol Chem* 1924;**62**:301–13.
53. Ellsworth R, Howard JE. Studies on the physiology of the parathyroid glands. *Bull Johns Hopkins Hosp* 1934;**55**:296–308.
54. Rasmussen H, Westall RG. The partial purification of parathyroid hormone by means of ultrafiltration and displacement chromatography. *Biochem J* 1957;**67**:658–63.
55. Aurbach GD. Isolation of parathyroid hormone after extraction with phenol. *J Biol Chem* 1959;**234**:3179–81.
56. Talal N, Tomkins GM. Allosteric properties of glutamate dehydrogenases from different sources. *Science* 1964;**146**:1309–11.
57. Kumar R, McEwan IJ. Allosteric modulators of steroid hormone receptors: structural dynamics and gene regulation. *Endocrine Rev* 2012;**33**:271–99.
58. De Luca HF, Engstrom GW, Rasmussen H. The action of vitamin D and parathyroid hormone in vitro on calcium uptake and release by kidney mitochondria. *Proc Natl Acad Sci* 1962;**48**:1604–9.
59. Aurbach GD, Houston BA, Potts Jr JT. Stimulation by parathyroid hormone of the mitochondrial utilization of reduced pyridine nucleotides. *Biochem Biophys Res Commun* 1964;**17**:464–9.
60. Rasmussen H, Sze Y, Young R. Further studies on the isolation and characterization of parathyroid polypeptides. *J Biol Chem* 1964;**239**:2852–7.
61. Sallis JD, De Luca HF. Parathyroid hormone interaction with the oxidative phosphorylation chain: effect on adenosine triphosphates activity and the adenosine triphosphate-orthophosphate exchange reaction. *J Biol Chem* 1964;**239**:4303–7.
62. Aurbach GD, Houston BA, Potts Jr JT. Effects of parathyroid hormone and other proteins in vitro on mitochondrial metabolism. *Biochem Biophys Res Commun* 1965;**20**:592–9.
63. Chase LR, Fedak SA, Aurbach GD. Activation of skeletal adenyl cyclase by parathyroid hormone in vitro. *Endocrinology* 1969;**84**:761–8.
64. Chase LR, Aurbach GD. The effect of parathyroid hormone on the concentration of adenosine 3′,5′-monophosphate in skeletal tissue in vitro. *J Biol Chem* 1970;**245**:1520–6.
65. Melson GL, Chase LR, Aurbach GD. Parathyroid hormone-sensitive adenyl cyclase in isolated renal tubules. *Endocrinology* 1970;**86**:511–8.
66. Chase LR, Aurbach GD. Parathyroid function and the renal excretion of 3′,5′-adenylic acid. *Proc Nat Acad Sci USA* 1967;**58**:518–25.
67. Chase LR, Melson GL, Aurbach GD. Pseudohypoparathyroidism: defective excretion of 3′,5′-AMP in response to parathyroid hormone. *J Clin Invest* 1969;**48**:1832–44.
68. Borle AB. Kinetic analyses of calcium movements in cell cultures: III. Effects of calcium and parathyroid hormone in kidney cells. *J Gen Physiol* 1970;**55**:163–86.
69. Parsons JA, Robinson CJ. Calcium shift into bone causing transient hypocalcemia after injection of parathyroid hormone. *Nature* 1971:581–2.
70. Dziak R, Stern PH. Calcium transport in isolated bone cells. III. Effects of parathyroid hormone and cyclic 3′,5′-AMP. *Endocrinology* 1975;**97**:1281–7.
71. Marcus R, Orner FB. Parathyroid hormone as a calcium ionophore in bone cells: tests of specificity. *Calcif Tiss Intl* 1980;**32**:207–11.
72. Civitelli R, Reid IR, Westbrook S, Avioli LV, Hruska KA. PTH elevates inositol phosphates and diacylglycerol in a rat osteoblast-like cell line. *Am J Physiol* 1988;**255**:E660–7.
73. Abou-Samra AB, Jueppner H, Westerberg D, Potts Jr JT, Segre GV.

Parathyroid hormone causes translocation of protein kinase-C from cytosol to membranes in rat osteosarcoma cells. *Endocrinology* 1989;**124**:1107–13.

74. Cosman F, Morrow B, Kapal M, Bilezikian JP. Stimulation of inositol phosphate formation in ROS 17/2.8 cell membranes by guanine nucleotide, calcium and parathyroid hormone. *J Bone Miner Res* 1989;**4**:413–20.
75. Radeff JM, Singh ATK, Stern PH. Role of protein kinase A, phospholipase C and phospholipase D in parathyroid hormone receptor regulation of protein kinase Ca and interleukin-6 in UMR-106 osteoblastic cells. *Cell Signaling* 2004;**16**:105–14.
76. Kulkarni NH, Halladay DL, Miles RR, Gilbert LM, Frolik CA, Galvin RJS, et al. Effects of parathyroid hormone on wnt signaling pathway in bone. *J Cell Biochem* 2005;**95**:1178–90.
77. Marcus R, Aurbach GD. Bioassay of parathyroid hormone in vitro with a stable preparation of adenyl cyclase from rat kidney. *Endocrinology* 1969;**85**:801–10.
78. Niall HD, Keutmann H, Sauer R, Hogan ML, Dawson BF, Aurbach GD, et al. The amino acid sequence of bovine parathyroid hormone. Hoppe-Seyler's Z. *Physiol Chem* 1970;**351**:1586–8.
79. Brewer Jr HB, Ronan R. Bovine parathyroid hormone: amino acid sequence. *Proc Nat Acad Sci USA* 1970;**67**:1862–9.
80. Sauer RT, Niall HD, Hogan ML, Keutmann HT, O'Riordan JL, Potts JT. The amino acid sequence of porcine parathyroid hormone. *Biochemistry* 1974;**13**:1994–9.
81. Brewer Jr HB, Fairwell T, Ronan R, Sizemore GW, Arnaud CD. Human parathyroid hormone: amino acid sequence of the amino-terminal residues 1–34. *Proc Natl Acad Sci USA* 1972;**69**: 3585–8.
82. Niall HD, Sauer RT, Jacobs JW, Keutmann HT, Segre GV, O'Riordan JL, et al. The amino acid sequence of the amino-terminal 37 residues of human parathyroid hormone. *Proc Nat Acad Sci USA* 1974;**71**:384–8.
83. Keutmann HT, Niall HD, O'Riordan JLH, Potts Jr JT. A reinvestigation of the amino-terminal sequence of human parathyroid hormone. *Biochemistry* 1975;**14**:1842–7.
84. Vasicek TJ, McDevitt BE, Freeman MW, Fennick BJ, Hendy GN, Potts Jr JT, et al. Nucleotide sequence of the human parathyroid hormone gene. *Proc Natl Acad Sci USA* 1983;**80**:2127–31.
85. Keutmann HT, Dawson BF, Aurbach GD, Potts Jr JT. A biologically active amino-terminal fragment of parathyroid hormone prepared by dilute acid hydrolysis. *Biochemistry* 1972;**11**:1973–9.
86. Tregear GW, van Rietschoten J, Greene E, Keutmann HT, Niall HJD, Reit B, et al. Bovine parathyroid hormone: minimum chain length of synthetic peptide required for biological activity. *Endocrinology* 1973;**93**:1349–53.
87. Murray TM, Rao LG. Muzaffar SA Dexamethasone-treated ROS 17/2.8 rat osteosarcoma cells are responsive to human carboxy-terminal parathyroid hormone peptide hPTH(53–84): stimulation of alkaline phosphatase. *Calcif Tiss Int* 1991;**49**:120–3.
88. Divieti P, Geller AI, Suliman G, Jüppner H, Bringhurst FR. Receptors specific for the carboxyl-terminal region of parathyroid hormone on bone derived cells: determinants of ligand binding and bioactivity. *Endocrinology* 2005:1863–70.
89. Divieti P, Inomata N, Chapin K, Singh R, Jüppner H, Bringhurst FR. Receptors for the carboxyl-terminal region of PTH(1–84) are highly expressed in osteocytic cells. *Endocrinology* 2001;**142**: 916–25.
90. Tregear GW, van Rietschoten J, Greene E, Niall HD, Keutmann HT, Parsons JA, et al. Solid-phase synthesis of the biologically active N-terminal 1–34 peptide of human parathyroid hormone. *Hoppe Zeylers Zeitschrift fur Physiol Chemie* 1974;**355**:415–21.
91. Mandl F. Therapeutischer Versuch bei Osteitis fibrosa generalisata mittels Exstirpation eines Epithelkörperchentumors. *Wien Klin Wochenschr* 1925;**50**:1343–4.
92. Gold E. Über die bedeutung der epithelkörperchenvergrössung bei der Osteitis fibrosa generalisata Recklinghausen. *Mitt Grenzgeb Med Chir* 1927;**41**:63–82.
93. Hannon RR, Shorr E, McCellan WS, DuBois EF. Case of osteitis fibrosa cystica (osteomalacia?) with evidence of hyperactivity of the parathyroid bodies. Metabolic study I. *J Clin Invest* 1930;**8**:215–27.
94. Albright F. A page out of the history of hyperparathyroidism. *J Clin Endocrinol* 1948;**8**:637–57.
95. Heath III H. Clinical spectrum of primary hyperparathyroidism: evolution with changes in medical practice technology. *J Bone Miner Res* 1991;**6**(Suppl. 2):567–70.
96. Berson SA, Yalow RS, Aurbach GD, Potts Jr JT. Immunoassay of bovine and human parathyroid hormone. *Proc Natl Acad Sci USA* 1963;**49**:613–7.
97. Editorial. Lancet. 1933;2 Sept:547–8.
98. Marx SJ, Sharp ME, Krudy A, Rosenblatt M, Mallette L. Radioimmunoassay for the middle region of human parathyroid hormone: studies with a radioiodinated synthetic peptide. *J Clin Endocrinol Metab* 1981;**53**:76–84.
99. Marcus R, Villa ML, Cheema M, Cheema C, Newhall K, Holloway L. Effects of conjugated estrogen on the calcitriol response to parathyroid hormone in postmenopausal women. *J Clin Endocrinol Metab* 1992;**74**:413–41.
100. Nussbaum SR, Zahradnik RJ, Lavigne JR. Highly sensitive two-site immunoradiometric assay of parathyrin and its clinical utility in evaluating patients with hypercalcemia. *Clin Chem* 1987; **33**:1364–7.
101. Gao P, Scheibel S, D'Amour P, Cantor T. Measuring the biologically active or authentic whole parathyroid hormone (PTH) with a novel immunoradiometric assay without cross-reaction to the PTH(7–84) fragment. *J Bone Miner Res* 1999;**14**:S446 (Abstract).
102. Markus RJ, Goodman WG, Gao P, Cantor TL, Salusky IB, Jueppner H. A novel immuneradiometric assay detects full-length human PTH but not amino-terminally truncated fragments: implication for PTH measurements in renal failure. *J Clin Endocrinol Metab* 1999;**84**:4287–90.
103. Brandi ML, Marx SJ, Aurbach GD, Fitzpatrick LA. Familial multiple endocrine neoplasia type I: a new look at pathophysiology. *Endocrine Rev* 1987;**8**:391–405.
104. Gagel RF. Multiple endocrine neoplasia type II. In: Bilezikian JP, Marcus R, Levine MA, editors. *The Parathyroids, Basic and Clinical Concepts*. 1st ed. New York: Raven Press; 1994. pp. 681–98.
105. Mallette LE, Malini S, Rappaport MP, Kirkland JL. Familial cystic parathyroid adenomatosis. *Ann Intern Med* 1987;**107**:54–60.
106. Jackson CE, Norum RA, Boyd SB. Hereditary hyperparathyroidism and multiple ossifying jaw fibromas: a clinically and genetically distinct syndrome. *Surgery* 1990;**108**:1006–13.
107. Jackson CE, Boonstra CE. The relationship of hereditary hyperparathyroidism to endocrine adenomatosis. *Am J Med* 1967;**43**:727–34.
108. Jackson CE, Boonstra CE. Hereditary hypercalcemia and parathyroid hyperplasia without definite hyperparathyroidism (Abstract). *J Lab Clin Med* 1966;**68**:883.
109. Foley TP, Harrison HC, Arnaud CD, Harrison HE. Familial benign hypercalcemia. *J Pediatr* 1972;**81**:1060–7.
110. Marx SJ, Attie MF, Levine MA, Spiegel AM, Downs Jr RW, Lasker RD. The hypocalciuric or benign variant of familial hypercalcemia: clinical and biochemical features in fifteen kindred. *Medicine* 1981;**60**:397–412.
111. Law WM, Heath III H. Familial benign hypercalcemia (hypocalciuric hypercalcemia). Clinical and pathogenetic studies in 21 families. *Ann Intern Med* 1985;**102**:511–9.
112. Marx SJ, Attie MF, Spiegel AM, Levine MA, Lasker RD, Fox M. An association between neonatal severe primary hyperparathyroidism and familial hypocalciuric hypercalcemia in three kindreds. *N Engl J Med* 1982;**306**:257–64.
113. Brown EM, Gamba G, Riccardi D, Lombardi M, Butters R, Kifor O, et al. Cloning and characterization of an extracellular Ca^{2+}-sensing receptor from bovine parathyroid. *Nature* 1993;**366**:575–80.

114. Pollak MR, Brown EM, Chou YH. Mutations in the human Ca^{2+}-sensing receptor gene cause familial hypocalciuric hypercalcemia and neonatal severe hyperparathyroidism. *Cell* 1993;**75**:1297–303.
115. Pearce SH, Trump D, Wooding C, Besser GM, Chew SL, Grant DB, et al. Calcium-sensing receptor mutations in familial benign hypercalcemia and neonatal hyperparathyroidism. *J Clin Invest* 1995;**96**:2683–92.
116. Albright F. Case records of the Massachusetts General Hospital—Case 39061. *New Eng J Med* 1941;**225**:789–96.
117. Breslau NA, McGuire JL, Zerwekh JE, Frenkel EP, Pak CYC. Hypercalcemia associated with increased serum calcitriol levels in three patients with lymphoma. *Ann Int Med* 1984;**100**:1–7.
118. Mason RS, Frankel T, Chen YL, Lissner D, Posen S. Vitamin D conversion by sarcoid lymph node homogenates. *Ann Int Med* 1984;**100**:59–61.
119. Berson SA, Yalow RS. Parathyroid hormone in plasma in adenomatous hyperparathyroidism, uremia, and bronchogenic carcinoma. *Science* 1966;**154**:907–9.
120. Benson Jr RC, Riggs BL, Pickard BM, Arnaud CD. Immunoreactive forms of circulating parathyroid hormone in primary and ectopic hyperparathyroidism. *J Clin Invest* 1974;**54**:175–81.
121. Roof BS, Carpenter B, Fink DJ, Gordan GS. Some thoughts on the nature of ectopic parathyroid hormones. *Am J Med* 1971;**50**:686–91.
122. Simpson EL, Mundy GR, D'Souza SM, Ibbotson KJ, Bockman R, Jacobs JW. Absence of PTH messenger RNA in non-parathyroid tumors associated with hypercalcemia. *N Engl J Med* 1983;**309**:325–30.
123. Melick RA, Martin TJ, Hicks JD. Parathyroid hormone production and malignancy. *Brit Med J* 1972;**2**:204–5.
124. Suva LJ, Winslow GA, Wettenhall RE, Hammonds RG, Moseley JM, Diefenbach-Jagger H, et al. A parathyroid hormone-related protein implicated in malignant hypercalcemia: cloning and expression. *Science* 1987;**237**:893–6.
125. Burtis WJ, Wu T, Bunch C, Wysolmerski JJ, Insogna KL, Weir EC, et al. Identification of a novel 17,000-dalton parathyroid hormone-like adenylate cyclase-stimulating protein from a tumor associated with humoral hypercalcemia of malignancy. *J Biol Chem* 1987;**262**:7151–6.
126. Thiede MA, Strewler GA, Nissenson RA, Rosenblatt M, Rodan GA. Human renal carcinoma expresses two messages encoding a parathyroid hormone like peptide: evidence for the alternate splicing of a single copy gene. *Proc Natl Acad Sci USA* 1988;**85**:4605–8.
127. Parsons JA, Neer RM, Potts Jr JT. Initial fall of plasma calcium after intravenous injection of parathyroid hormone. *Endocrinology* 1971;**89**:735–40.
128. Parsons JA, Potts Jr JT. Physiology and chemistry of parathyroid hormone. *Clin Endocrinol Metab* 1972;**1**:33–78.
129. Parsons JA, Reit B. Chronic response of dogs to parathyroid hormone infusion. *Nature* 1974;**250**:254–7.
130. Tam CS, Heersche JN, Murray TM, Parsons JA. Parathyroid hormone stimulates the bone apposition rate independently of its resorptive action: differential effects of intermittent and continuous administration. *Endocrinology* 1982;**110**:506–12.
131. Kalu DN, Doyle FH, Pennock J, Denys-Matrajt H, Foster GV. Anabolic effect of parathyroid hormone on bone in the rat. *Calcif Tiss Res* 1970;(Suppl. 72) (Abstract).
132. Walker DG. The induction of osteopetrotic changes in hypophysectomized, thyroparathyroidectomized, and intact rats of various ages. *Endocrinology* 1971;**89**:1389–406.
133. Mosekilde L, Reeve J. Treatment with PTH peptides. In: Marcus R, Feldman D, Kelsey J, editors. *Osteoporosis*. 1st ed. San Diego: Academic Press; 1996. pp. 1293–311.
134. Reeve J, Hesp R, Williams D, Hulme P, Klenerman L, Zanelli JM, et al. The anabolic effect of low doses of human parathryroid hormone fragment on the skeleton in postmenopausal osteoporosis. *Lancet* 1976;**i**:1035–8.
135. Reeve J, Meunier PJ, Parsons JA, Bemat M, Bijvoet OL, Courpron P, et al. Anabolic effect of human parathyroid hormone fragment on trabecular bone in involutional osteoporosis: a multicenter trial. *Brit Med J* 1980;**280**:1340–4.
136. Lindsay R, Nieves J, Fomica C, Henneman E, Woelfert L, Shen V, et al. Randomised controlled study of effect of parathyroid hormone on vertebral bone mass and fracture incidence among postmenopausal women on oestrogen with osteoporosis. *Lancet* 1997;**350**:550–5.
137. Dempster DW, Cosman F, Kurland ES, Zhou H, Nieves J, Woelfert L, et al. Effects of daily treatment with parathyroid hormone on bone microarchitecture and turnover in patients with osteoporosis: a paired biopsy study. *J Bone Miner Res* 2001;**16**:1846–53.
138. Silverberg SJ, Shane E, de la Cruz L, Dempster DW, Feldman F, Seldin D, et al. Skeletal disease in primary hyperparathyroidism. *J Bone Miner Res* 1989;**4**:283–91.
139. Dobnig H, Turner RT. The effects of programmed administration of human parathyroid fragment (1–34) on bone histomorphometry and serum chemistry in rats. *Endocrinology* 1997;**138**:4607–12.
140. Slovik DM, Rosenthal DI, Doppelt SH, Potts Jr JT, Daly MA, Campbell JA, et al. Restoration of spinal bone in osteoporotic men by treatment with human parathyroid hormone (1–34) and 1,25-dihydroxyvitamin D. *J Bone Miner Res* 1986;**1**:377–81.
141. Neer RM, Arnaud CD, Zanchetta JR, Prince R, Gaich GA, Reginster JY, et al. Effect of parathyroid hormone (1–34) on fractures and bone mineral density in postmenopausal women with osteoporosis. *N Engl J Med* 2001;**344**:1434–41.
142. Vahle JL, Sato M, Long GG, Young JK, Francis PC, Engelhardt JA, et al. Skeletal changes in rats given daily subcutaneous injections of recombinant human parathyroid hormone (1–34) for 2 years and relevance to human safety. *Toxicol Pathol* 2002;**30**:312–21.
143. Vahle JL, Long GG, Sandusky G, Westmore M, Ma YL, Sato M. Bone neoplasms in F344 rats given teriparatide are dependent on duration of treatment and dose. *Toxicol Pathol* 2004;**32**:426–38.
144. Jolette J, Wilker CE, Smith SY, Doyle N, Hardisty JF, Metcalfe AJ, et al. Defining a non-carcinogenic dose of recombinant human parathyroid hormone 1–84 in a 2 year study in Fischer 344 rats. *Toxicol Pathol* 2006;**34**:929–40.
145. Tashjian Jr AH, Goltzman D. On the interpretation of rat carcinogenicity studies for PTH(1–34) and human PTH(1–84). *J Bone Miner Res* 2008;**23**:803–11.
146. Orwoll ES, Scheele WH, Paul S, Adami S, Syversen U, Diez-Perez A, et al. The effect of teriparatide on bone density in men with osteoporosis. *J Bone Miner Res* 2003;**18**:9–17.
147. Harper KD, Krege JH, Marcus R, Mitlak BH. Osteosarcoma and teriparatide? *J Bone Miner Res* 2007;**22**:334. letter.
148. Saag KG, Shane E, Boonen S, Marin F, Donley DW, Taylor KA, et al. Teriparatide or alendronate in glucocorticoid-induced osteoporosis. *N Engl J Med* 2007;**357**:2028–39.
149. Bashutski JD, Eber RM, Kinney JS, Benavides E, Maitra S, Braun TM, et al. Teriparatide and osseous regeneration in the oral cavity. *N Engl J Med* 2010;**363**:2396–405.
150. Aspenberg P, Genant HK, Johansson T, Nino A, See K, Kron K, et al. Teriparatide for acceleration of fracture repair in humans: a prospective, randomized, double-blind study of 102 postenopausal women with distal radial fractures. *J Bone Miner Res* 2010;**25**:404–14.

第 1 部分

甲状旁腺的分子学、细胞学和生理学

第 1 章

甲状旁腺形态学与病理学

Zubair W. Baloch, Virginia A. Livolsi

引言

甲状旁腺腺体形态学异常主要与功能亢进有关，即原发性甲状旁腺功能亢进症（PHPT）。因此，本文的重点是甲状旁腺病理改变这一方面，因为几乎所有甲状旁腺病变的手术标本均来源于甲状旁腺功能亢进症患者。因为形态学异常是对此病进行手术治疗的重要因素，本章综述了甲状旁腺的胚胎发育、解剖学和正常组织学，还包括甲状旁腺功能减退症的甲状旁腺病理学的简述，以及恶性肿瘤体液性高钙血症的甲状旁腺病理学的讨论。

胚胎学

甲状旁腺起源于内胚层，来自第三和第四鳃囊。一对上甲状旁腺从第四鳃囊发育而来，通常位于甲状腺两侧的后部和中部。下甲状旁腺起源于第三鳃囊，位于甲状腺的下极或甲状腺胸腺韧带。甲状腺癌手术时常为分期而切除部分中央淋巴结做病理学检查，在送检的中央区淋巴结组织中发现下甲状旁腺并不罕见。甲状旁腺在胚胎时期从发生位置向下迁移至最终目的地，迁移异常导致其可分布在迁移途径的任何部位，从颈部上部到胸腔上口。一些甲状旁腺位于其他器官内，如胸腺、甲状腺、食管或喉部[1–4]。

解剖学和组织学

大多数（>80%）正常人有 4 个甲状旁腺；然而，在某些情况下，可能存在 1~12 个腺体。来自尸检研究的资料表明，最常见的数量变异包括 3 个腺体（为实例的 1%~7%）和 5 个腺体（研究个体的 3%~6%）[1,2,5,6]。

如上所述，甲状旁腺可以在异常位置被发现，是由于它们在胚胎时期向下迁移的变异所致。约 80%的个体中甲状旁腺位于正常位置，与上甲状旁腺相比，下甲状旁腺的位置变异更常见[7–9]。下甲状旁腺异常位置包括甲状腺后部、气管旁区、靠近或位于胸腺或甲状腺内。（大多数“甲状腺内”的甲状旁腺实际位于甲状腺的凹陷内，手术时发现其似乎位于甲状腺内，但实际上是位于甲状腺周围脂肪中。）上甲状旁腺的位置变异包括颈后、咽后食管间隙、颈动脉鞘和后纵隔[9–18]。

1.**大体解剖**：甲状旁腺呈椭圆形或肾形，质地柔软，浅黄褐色。长度为 2~7mm，宽度为 2~4mm，厚度为 0.5~2mm。甲状旁腺的颜色取决于脂肪含量、血管充血程度和嗜酸性细胞数。甲状旁腺的重量从几毫克至 70mg 以上（平均 35~55mg）；其重量主要依赖于个体的性别、种族和营养状况。正常成年男性的甲状旁腺平均总重量约为 120mg，女性约为 145mg[5,19,20]。

2.**组织学**：每个甲状旁腺均包有薄层的纤维被膜，并延伸到实质，将其分隔成多个小叶。甲状旁腺由实质细胞、脂肪细胞和纤维血管基质组成（图 1.1）[19,20]。实质细胞通常排列成巢状或索状，由丰富的毛细血管网供给营养。甲状旁腺的功能细胞主要是主细胞，另外还有其他细胞种类（嗜酸性细胞、透明细胞和过渡型嗜酸性细胞[19]。很多作者认为这些不同的实质细胞类型反映了主细胞形态特征的不同表现[19,21–23]。主细胞为多边形，细胞质弱嗜酸性，细胞核小而圆（图 1.2A）。嗜酸性细胞或瘤细胞的细胞质呈强嗜酸性，细胞核小且核仁明显（图 1.2B）。透明细胞是一种细胞质中含丰富糖原的主细胞；通常见于胚胎和胎儿的甲状旁腺，数量随着年龄的增长而明显下降[23,24]。细胞特征介于主细胞和嗜酸性细胞之间的细胞称为过渡型嗜酸性细胞。嗜酸性细胞和

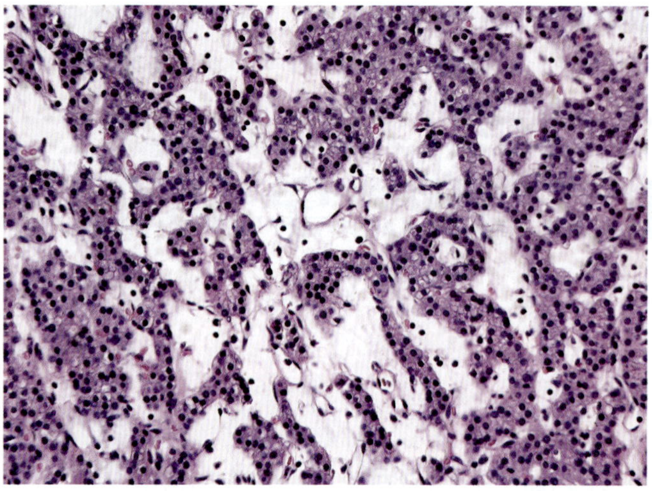

图 1.1 正常甲状旁腺。切片中可见腺体的细胞(主细胞)和脂肪(空白区域)。HE,×50。

过渡型嗜酸性细胞的数量在出生时比较少;然而,可以随着年龄增长而增加(青春期后嗜酸性细胞通常排列为小结节)[25-27]。成年人甲状旁腺的基质脂肪含量平均为腺体总重量的50%。脂肪与实质细胞的比例随着个体的营养状况和体重而变化[28,29]。

大多数患有高钙血症的患者,特别是无症状或伴有轻度症状时,具有甲状旁腺的病理损伤和PHPT[30-35]。

甲状旁腺功能亢进症

甲状旁腺功能亢进症是一种古老的疾病,可以追溯到约7000年前的新石器时代早期。Zink等人对一具新石器时代的25~35岁的女性骨骼进行了详细的放射学和组织病理学检查,发现了PHPT的病理学表现[36]。同样,Cook及其同事报道,利用骨组织形态学测量术,在埃及罗马时期的一具骨骼中发现了甲状旁腺功能亢进症的骨骼表现[37]。1915年,Friedrich Schlaugenhaufer首次提出骨病和甲状旁腺之间的联系,他观察到骨病患者的四个甲状旁腺中仅有一个肿大是最常见的,表明甲状旁腺异常是骨骼疾病的原因,而不是后果[38-40]。

外科病理学家经常评估高钙血症患者的甲状旁腺组织。正如已经提到的,甲状旁腺激素(PTH)的主要作用是升高血清钙。常见的临床问题是鉴别高钙血症患者是由甲状旁腺功能亢进症引起还是由其他原因引起的。

临床上,甲状旁腺功能亢进症可以分为原发性、继发性和三发性。PHPT的特征是高钙血症,在无已知因子刺激甲状旁腺肿大的情况下,由一个或多个甲状旁腺的异常分泌所致[34,35]。继发性甲状旁腺功能亢进症通常血清钙浓度较低或正常,PTH分泌代偿性增加,常见于伴有肾衰竭相关的低钙血症或高磷酸盐血症的患者[41,42]。三发性甲状旁腺功能亢进症是指有继发性甲状旁腺功能亢进症病史患者的自主性甲状旁腺功能亢进症[43]。

原发性甲状旁腺功能亢进症(PHPT)

PHPT是甲状旁腺的常见疾病,可发生在所有年龄组,但50~60岁是发病高峰期,女性与男性的比例为2:1至3:1;儿童很少见。PHPT是指在PTH异常升高的情况下血清钙升高[7,34]。

大多数散发性PHPT的分子基础是未知的。在一些报道中,儿童期头颈部受到低至0.5Gy的辐射与甲状

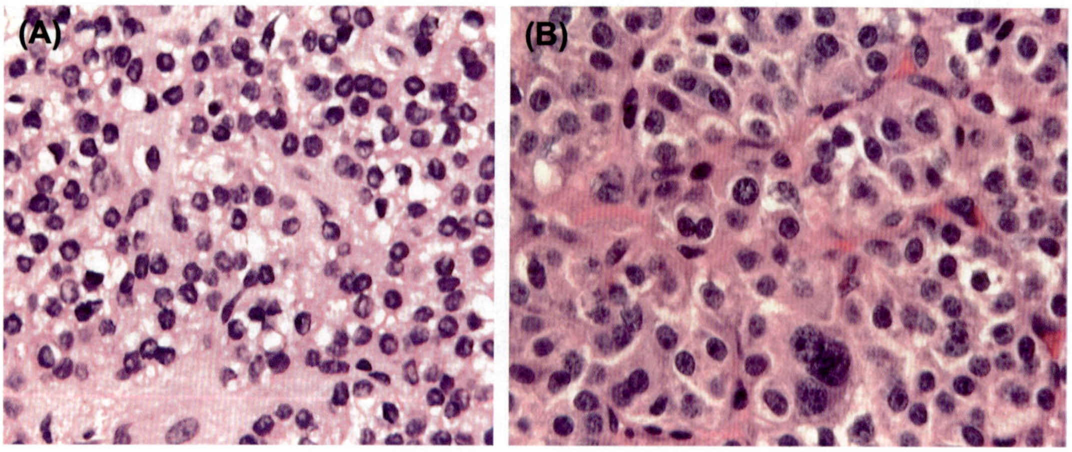

图 1.2 甲状旁腺主细胞(A,暗细胞),嗜酸性细胞(B,较大的细胞)具有嗜酸性的细胞质、明显的核仁和随机增大的细胞核。HE,×150。

旁腺腺瘤的发病率增加有关[44-48]。

一项研究发现几例大的散发性甲状旁腺腺瘤具有第 11 条染色体 PTH 基因位点相关的 DNA 基因重排，细胞周期蛋白 D1 基因(CCND1)或甲状旁腺腺瘤病 1(PRAD1)因此成为第一个被确认的癌基因。20%~40%的散发性甲状旁腺腺瘤中存在 CCND1/PRAD1 的过度表达，在甲状旁腺癌中更高。有趣的是，在散发性甲状旁腺腺瘤中没有发现细胞周期蛋白 D1 编码区的激活错义突变。此外，在甲状旁腺癌中没有发现涉及 CCND1/PRAD1 的体细胞染色体重排或任何胚系染色体易位，也没有与家族性 PTHP 中相同的染色体重排的情况[49-52]。*MEN1* 基因表达变异的体细胞缺陷，是多发性内分泌肿瘤 1 型(MEN1)的最常见原因，也参与许多散发性甲状旁腺肿瘤的发展。在 25%~40%的散发性甲状旁腺肿瘤中可见一个 *MEN1* 等位基因的丧失，其他等位基因的失活突变可以在这些肿瘤的 50%中被证实[53-55]。

甲状旁腺肿瘤发展涉及的其他基因变化，包括影响 Menin 位点通路的突变[56,57]、位于 1q24-q32 的 *HRT2*(CDC73)的生殖细胞系或体细胞失活突变。*HRT2* 编码肿瘤抑制因子旁纤素(parafibromin)，旁纤素蛋白缺失与甲状旁腺功能亢进症-颌骨肿瘤综合征和甲状旁腺癌相关[58,59]。比较基因组杂交(CGH)的研究表明，在良性和恶性甲状旁腺肿瘤中，染色体 1p、6q、9p 和 13q 位点的 DNA 出现复发性缺失[60,61]。这些结果表明可能存在与甲状旁腺肿瘤形成相关的肿瘤抑癌基因。

PHPT 的病理改变包括腺瘤、非典型腺瘤、双腺瘤、多腺增生，极少的情况下出现癌变。

甲状旁腺腺瘤

单个的甲状旁腺腺瘤是 PHPT 的最常见原因。据报道，甲状旁腺腺瘤的发生率为 30%~90%，这一变化是因为缺乏标准化的病理诊断标准。实际上，在至少 80%的患者中，散发性甲状旁腺功能亢进症是由单个腺瘤引起的。腺瘤在女性中比在男性中更常见，比例约为 3:1[19,62-65]。

甲状旁腺腺瘤可以发生于四个甲状旁腺中的任何一个，但在下甲状旁腺更常见[19,34]。约 10%的腺瘤是异位的，包括纵隔(通常在胸腺内)、甲状腺、食管和食管后组织内。

腺瘤大致呈椭圆形或肾形，红棕色，质地柔软均匀[7,9,34,65]。较大的腺瘤(>800mg)可能取代整个甲状旁腺。在某些情况下，可以辨认出残留甲状旁腺的黄棕色边缘[66-69]。有时腺瘤是多叶的，这可能导致切除不完全。一些病理学家认为其余的正常甲状旁腺边缘是诊断腺瘤的可靠标准，然而，只有 50%~60%的病例出现上述情况，无上述情况并不能排除腺瘤的诊断[34,65,70]。甲状旁腺腺瘤的大小和重量变化明显，大小范围从小于 1cm 到超过 3cm；重量范围在 150mg 到几克[35,65]。

光学显微镜观察，腺瘤通常是局限性的但是并无被膜包被。肿瘤细胞通常排列成巢状或索状，周围富含毛细血管网。大多数甲状旁腺腺瘤的主要细胞类型是主细胞 (图 1.3)。一些甲状旁腺腺瘤会出现假滤泡形成，可能会被误认为是甲状腺结节，特别是位于甲状腺内的腺瘤(图 1.4)。在主细胞群内分散着不同比例的嗜

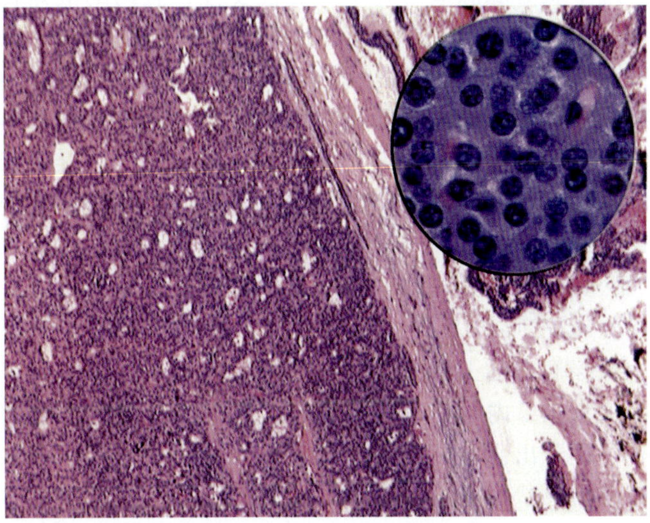

图 1.3 甲状旁腺腺瘤。几乎全部为主细胞(插图，×200)；没有脂肪。HE，×50。

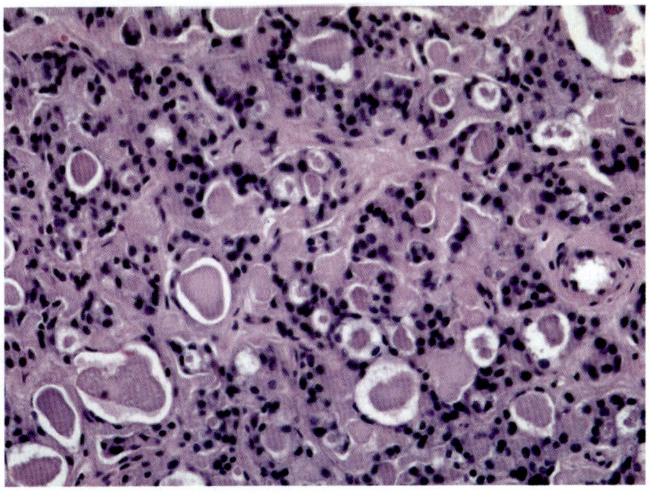

图 1.4 甲状旁腺腺瘤，有滤泡形成；偶尔被误认为是甲状腺组织，特别是在冰冻切片中。HE，×150。

酸性细胞和过渡型嗜酸性细胞[35,71]。一些腺瘤仅由嗜酸性细胞组成,即所谓的"嗜酸性细胞腺瘤"[72,73]。根据我们的经验,嗜酸性细胞腺瘤比主细胞腺瘤体积大,血清钙升高程度很低[74]。

腺瘤中的主细胞可以表现为核的多形性、多核化和巨细胞形成[34,35,71]。有些作者指出,核异型性的随机存在表明甲状旁腺肿瘤是良性的[75,76]。有丝分裂象在腺瘤中罕见,然而,在有些病例中可能会遇到[77]。有人提出,甲状旁腺实质细胞中出现有丝分裂是恶性肿瘤的指征,然而,这一观点受到质疑[78,79]。许多权威人士认为,一种其他的典型腺瘤中可偶见正常的有丝分裂象,并不足以证明是恶性肿瘤[70,77,80]。

甲状旁腺腺瘤可显示为囊性变性,囊内的液体含有 PTH[48,81,82]。其他退行性变在大肿瘤中更常见,包括纤维化、出血、胆固醇结晶、含血铁黄素和钙[34,70]。颈部超声检查发现越来越多肿大的甲状旁腺,可能被认为是甲状腺结节[74,83]。对这些"甲状腺"结节进行细针穿刺加以诊断,甲状旁腺肿瘤会发生创伤后变化。这些包括梗死、纤维化和变形(导致颈部软组织的甲状旁腺组织"假入侵")、胆固醇结晶、含铁血黄素和愈合部分的有丝分裂象[84]。

腺瘤实际上没有脂肪细胞,仅仅在受压的甲状旁腺正常边缘内可观察到脂肪细胞。偶尔,甲状旁腺腺瘤可以呈现出脂肪细胞团,可能被误认为是正常的甲状旁腺。甲状旁腺腺瘤是最常见的单腺疾病,然而,双腺瘤已有报道。提议的双腺瘤诊断标准包括存在两个肿大的增生性腺体,以及可以识别至少一个其他的正常甲状旁腺。双腺瘤切除后的长期监测必须证明无高钙血症复发以证实诊断,不幸的是,在一些患者,双腺瘤的存在实际上代表了四种腺体疾病的非同步表现,即 MEN1,这些病例中 PHPT 的真正原因可能仅在长时间随访后才能显现[85-88]。我们学院最近进行了一项研究(未发表),在一名外科医生连续进行的 700 多例甲状旁腺切除术中,双腺瘤的发生率为 3.2%。手术过程中进行 PTH 测量,随访表明患者(血清钙正常)被治愈。

甲状旁腺增生

原发性甲状旁腺增生是指在无已知的 PTH 分泌刺激因子的情况下,实质细胞增生,导致多个甲状旁腺重量增加。

甲状旁腺增生有两种类型,常见的主细胞增生和罕见的水样细胞或透明细胞增生[73,75,76]。

主细胞增生

根据文献,约 15%的 PHPT 是由甲状旁腺增生引起的(尽管有些报道显示,约 50%的甲状旁腺功能亢进症是由增生引起的,这反映了评估腺体的病理学标准的变化)[73,75]。在一组增生患者中,约 30%具有遗传性或家族性疾病(家族性甲状旁腺功能亢进症或 MEN1 综合征)[89,90]。

已经证明增生和腺瘤是单克隆增生[91,92]。与 MEN1 相关的甲状旁腺增生涉及第 11 条染色体上等位基因的缺失。这表明在多克隆增生期后可发展为单克隆增生。

在大体检查中,所有四个腺体都肿大,总重量为 0.15~20g,但通常为 1~3g。主细胞形成主要的细胞类型,然而,还可以观察到分布在主细胞之间的嗜酸性细胞和过渡型嗜酸性细胞。细胞通常排列成团状、小梁状或结节状。还可见到结节形成导致的腺体不对称肿大[34,35,71]。

主细胞的胞质脂肪减少或不存在。结节区通常没有脂肪,而结节间区可能含有脂肪。原发性增生中,核的多形性和有丝分裂很少见[93,94]。

水样细胞-透明细胞增生

这种罕见病症的特征是多个甲状旁腺中出现空泡化的水样细胞-透明细胞增生。这种疾病在女性中更常见,导致明显的高钙血症和严重的临床疾病。这是唯一的一种上甲状旁腺体积大于下甲状旁腺体积的甲状旁腺疾病。受累的腺体增大且形状不规则,增生的细胞可能侵入颈部的周围组织[95-98]。

甲状旁腺癌

甲状旁腺癌是一种罕见的内分泌恶性肿瘤[99],见于 0.5%~2%的 PHPT 病例。重要的是,似乎没有性别差异,而腺瘤在女性中最常见。甲状旁腺癌患者比腺瘤患者更年轻,并且通常存在严重的高钙血症(>14mg/dL)和(或)与 PTH 显著升高相关的全身性表现,如肾结石、肾衰竭和骨病[100,101]。28%的甲状旁腺癌患者存在轻度的高钙血症(<12mg/dL)[101-103]。甲状旁腺癌很少与家族性内分泌紊乱或继发性甲状旁腺增生有关,但可能发生于 *HRPT2* 突变所致甲状旁腺功能亢进症-颌骨肿瘤综合征的患者。

甲状旁腺癌的最初临床表现可能是明显的颈部肿块,可被误认为是源于甲状腺的肿瘤。除实验室研究外,超声检查、甲氧基异丁基异腈成像扫描、计算机断层扫描和磁共振成像有助于确定临床诊断。在超声检查中,甲状旁腺癌会出现边缘不清晰、浸润现象(即侵入周围的颈部结构),以及淋巴结转移。怀疑甲状旁腺癌时,禁忌术前穿刺活检,因为穿刺增加了癌症沿穿刺路径播散的危险[99,101,104-106]。

甲状旁腺癌的唯一治疗方法是手术全切,然而,手术的成功高度依赖于该肿瘤的术前诊断。根据 SEER 数据库,78.6%的患者接受了简单的甲状旁腺切除术,全切只有 12.5%。这些数据明显表明缺乏术前和术中对甲状旁腺癌的诊断。术后放射治疗可以减少局部复发率[107]。

大体检查发现,甲状旁腺癌一般体积大,可以黏附和侵犯周围的颈部结构,如颈部软组织、甲状腺和食管周围软组织。向邻近颈部结构的浸润是一个重要的手术发现, 需要进行肿瘤全切及周围粘连结构切除。然而,一些肿瘤可能有被膜,大体观察未见侵袭,类似于甲状旁腺腺瘤。甲状旁腺癌仅涉及一个腺体,很少报道有异位的情况(例如,甲状腺内)[35,65,108]。

通过光学显微镜检查发现, 整个腺体被粗大的纤维束穿过,这些纤维束看似来自被膜,并延伸到肿瘤实质而使之呈现分叶的现象(图 1.5)。甲状旁腺癌通常由主细胞组成,然而,也可以看到嗜酸性细胞和过渡型细胞。在一些病例,整个肿瘤由嗜酸性细胞组成。细胞可能表现为细胞学特征消失或显示明显的间变[65,108]。

在大多数病例中可观察到有丝分裂象,常常可以见到异常的有丝分裂。凝固性肿瘤坏死、神经周围和静脉浸润(见于 10%~15%的甲状旁腺癌)也是该肿瘤的特征[108]。

甲状旁腺癌恶性指征是向周围结构的侵袭和转移。甲状旁腺癌以"舌状"突起的形式浸润到周围的颈部结构和软组织[70,108]。然而,这应该区别于大腺瘤的"假侵袭",假侵袭是由变性和随后的纤维化及肿瘤细胞的"俘获"所致[62,70,109]。病理学家必须了解活检的腺瘤中出现俘获和假侵袭的可能性,根据此病史进行癌症的诊断应该谨慎。组织学线索包括含铁血黄素巨噬细胞、肉芽组织及可见瘢痕形成的线性区域[84]。

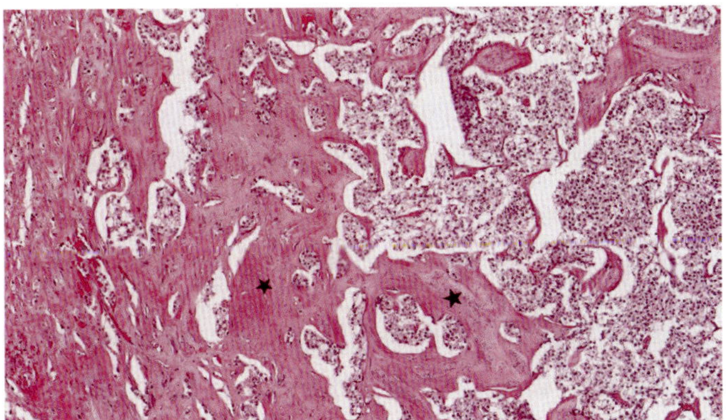

图 1.5 甲状旁腺癌;可见粗大的纤维束和裹入的细胞(星号)。此肿瘤局部复发三次,最终转移到肺。HE,×300。

其他微观特征,如促结缔组织增生反应、有丝分裂、核异型性和坏死,在癌中比在良性病变中更常见,但这些并非恶性肿瘤的诊断指标[110]。

无功能性甲状旁腺癌是罕见的。这些病变通常体积较大,主要由透明细胞或嗜酸性细胞组成。这些肿瘤可能与原发性甲状腺癌,如 Hürthle 细胞肿瘤或髓样癌相混淆。甲状旁腺起源可以通过 PTH 和嗜铬颗粒蛋白 A 的免疫组织化学阳性染色、甲状腺球蛋白降钙素和甲状腺转录因子 1(TTF-1)的阴性反应来证实[111]。

甲状旁腺癌通常生长缓慢。1/3 以上的患者可以发生转移,转移多见于局部淋巴结、骨、肺和肝。多个复发很常见,可能发生在 15~20 年后。甲状旁腺癌患者的致命后果主要是由于 PTH 过度分泌和不受控制的高钙血症的影响,而非肿瘤组织的影响。因此,手术切除复发或转移的肿瘤可以通过减轻肿瘤负担和伴随的激素生成来达到很好的缓解作用[101,112]。

甲状旁腺功能亢进症-颌骨肿瘤综合征是一种不常见但重要的遗传综合征, 其甲状旁腺癌的发生率为 10%~15%[34,55,59]。这与下颌骨和上颌骨的骨化纤维瘤有关,少数情况下与肾脏病变(如囊肿、错构瘤或 Wilms 肿瘤)有关。甲状旁腺功能亢进症-颌骨肿瘤综合征是由生殖细胞系的肿瘤抑制基因 *CDC73*(以前称为 *HRPT2*)发生突变引起的。已发现 66%~100%的散发性甲状旁腺癌患者存在 *CDC73* 突变[113]。*CDC73* 基因编码旁纤素蛋白, 该基因的错义突变导致旁纤素蛋白表达缺失[114]。正常人和良性甲状旁腺增生患者的细胞核内存在此蛋白,在癌中此蛋白缺失[115]。因此,旁纤素蛋白的免疫染色有助于甲状旁腺癌的诊断。最初,Gill 等人指出,在 96%的病例中用此方法鉴别腺瘤和癌是有用的[116],最近的研究表明, 此方法对约 70%的病例是有帮助的[117,118]。MEN1 综合征中的囊性腺瘤和增生腺体显示核旁纤素蛋白无染色。此外,一些确诊的甲状旁腺癌会存在此蛋白的染色[118,119]。

几名研究人员报道甲状旁腺癌患者的染色体 13q 上的杂合性缺失(LOH),此区包括 *RB* 和 *BRCA2* 基因[51,120,121]。Cryns 等人[51]的一项研究证实,所有甲状旁腺

癌均具有 *RB* 基因的等位基因丢失，而19例甲状旁腺腺瘤中仅1例 *RB* 缺失[51]。与之相比，Shattuck 等人的一项研究证实，在甲状旁腺腺瘤中 *RB* 和 *BRCA2* 的杂合性缺失分别为28.8%和17.4%。这些作者还表示，具有 *RB* 和 *BRCA2* 杂合性缺失的甲状旁腺癌无法证实其中任一基因的微小缺失、插入或点突变。这些作者从这些结果得出结论，*RB* 和 *BRCA2* 并非甲状旁腺癌的候选的肿瘤抑制基因[122]。免疫组织化学检查发现，大多数甲状旁腺癌显示RB蛋白的异常表达，核的蛋白质染色完全或大部分缺失，然而，甲状旁腺腺瘤显示细胞核RB蛋白的染色阳性。因此，RB蛋白染色的差异有助于区分甲状旁腺腺瘤和癌。然而，这些结果必须谨慎解释，因为一些甲状旁腺癌不显示RB蛋白缺失，仅少数腺瘤显示此蛋白缺失[121,123-125]。

关于甲状旁腺癌发展方面，研究的其他癌基因和肿瘤抑制基因包括 *PTEN*、*MET*、*TP53* 和 *CCND1*[126]。

非典型腺瘤

这是甲状旁腺病理学中相对较新的病种。一些作者提出，如果具有恶性肿瘤的一些特征，包括有丝分裂和纤维束，但没有浸润性生长模式或转移，这些病例应该被定义为"非典型腺瘤"。一些可行的随访研究表明，这些肿瘤具有良性的临床表现方式[127-130]。

家族性甲状旁腺功能亢进症

PHPT 可以呈现 MEN1 和 MEN2 的表现，或是一种不涉及其他内分泌器官的家族性疾病。

多发性内分泌肿瘤综合征(MEN)

约90%的 Wermer 综合征(MEN1)患者和10%~20%的 MEN2a(Sipple 综合征)患者被发现患有甲状旁腺疾病。

在 MEN1 中，甲状旁腺受累通常是综合征的最早表现，并且大多数受累患者在20~30岁时可以检测到。甲状旁腺的病理变化与结节性主细胞增生类似。分子分析显示，MEN1 病变代表单克隆增生可能源于多克隆增生的背景[89,90,131,132]。

PHPT 可见于10%~20%的 MEN2a 患者。与 MEN1 相比，MEN2a 累及四个甲状旁腺的情况较少见，一些病例只有一个腺体受累，显示是"腺瘤"。MEN2a 患者的高钙血症程度通常不如 MEN1 的严重，在 MEN2a 中，尽管腺体肿大，血清钙和 PTH 水平可能正常。遗传学研究表明，MEN2a 是由染色体 10q11.2 上的 *RET* 原癌基因的激活突变引起的，特异性突变已经在甲状旁腺相关疾病的家族中被揭示[133-136]。

家族性孤立性原发性甲状旁腺功能亢进症

这种疾病是常染色体显性遗传病，然而，一些家族显示常染色体隐性遗传。甲状旁腺经常表现为主细胞增生，一些家族可能表现为腺瘤，其患甲状旁腺癌和其他非内分泌肿瘤的风险增加[126,135,136]。

甲状旁腺的罕见病变

甲状旁腺囊肿

甲状旁腺囊肿很少见。囊肿通常位于下甲状旁腺，尽管有一些报道在纵隔，但最常见于颈部。甲状旁腺囊肿在女性中更常见，这些病变的大小通常为1~6cm。纵隔甲状旁腺囊肿可能被误认为是上/前纵隔肿瘤。这些囊肿也可含有胸腺组织碎片，有时称为第三咽囊囊肿[71,82,137,138]。

大体上，这些囊肿是单房，囊壁光滑，内含水样透明液体，PTH 含量高。通过光学显微镜检查，囊壁由单层糖化上皮围成，可见正常甲状旁腺的巢状细胞团。一些作者提出，这些囊肿是由正常甲状旁腺中经常可见的较小微囊腔融合而成，而另一些人则认为这些囊肿可能代表咽囊的胚胎残留物，其包裹的甲状旁腺组织发生囊性变性。然而，大多数作者认为甲状旁腺囊肿代表退行性腺瘤，事实上，在这些囊肿病例中，有一些患者患有甲状旁腺功能亢进症或与甲状旁腺功能亢进症相关。囊肿的 PTH 免疫染色显示内层细胞具有强烈的反应性(图1.6)[82,138-140]。

在进行细针穿刺活检(FNA)时可能会遇到甲状旁腺囊肿，不易与囊性甲状腺结节区分。活检样本几乎总是含有水样透明液体，可以测定 PTH 以确认细胞学特征[83,141-143]。

脂肪腺瘤——所谓的甲状旁腺"错构瘤"

脂肪腺瘤是罕见的甲状旁腺肿瘤，最初被描述为甲状旁腺的"错构瘤"[144]。脂肪腺瘤通常发生在颈部，也有报道发生在上纵隔和后纵隔。其中大部分是功能性肿瘤，与甲状旁腺功能亢进症有关[145-147]。脂肪腺瘤界线清楚，很少有包膜，呈黄棕褐色，切面呈分叶状。光学显

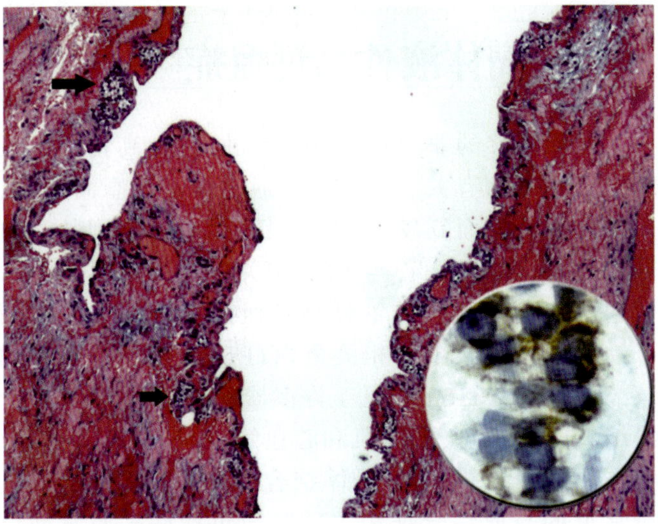

图 1.6　甲状旁腺囊肿。该肿瘤呈现高钙血症，并从下颈部延伸至上纵隔。其大小为6cm，但主要的病变是囊肿。然而，整个病变的10%~15%是囊肿壁上的甲状旁腺组织（箭头），形成一个囊性腺瘤。HE，×150。插图显示PTH免疫染色，突出显示甲状旁腺组织。

微镜观察可见，脂肪腺瘤由成熟的脂肪组织或黏液样基质和甲状旁腺实质的巢状细胞团组成。在某些情况下，可以见到包括化生骨在内的其他间充质成分。脂肪腺瘤的实质部分包括主细胞和一些嗜酸性瘤细胞。脂肪腺瘤通常体积较大，重量为几克（一些病例超过100g）[147,148]。然而，血清钙升高适度，可能反映了这些肿瘤中甲状旁腺实质的含量，相当于一个常见的甲状旁腺腺瘤的大小和重量[149]。

甲状旁腺瘤样增生

在甲状旁腺的原发性和继发性增生中，一些甲状旁腺的细胞团主要为主细胞，很少突破甲状旁腺被膜的限制而包埋在颈部的周围软组织和纵隔内。通常，这些病变检测不到。然而，在甲状旁腺弥漫性增生的情况下，所有功能组织可能具有增生性，并在组织学检查中显示为分散的组织碎片。

甲状旁腺瘤样增生在两种情况下可以发生：异常甲状旁腺组织（通常为增生）手术切除时，增生性甲状旁腺组织的播种，以及胚胎甲状旁腺残留组织的过度生长。在异常甲状旁腺切除术后，甲状旁腺瘤样增生的两种形式均可导致甲状旁腺功能亢进症的复发。这些组织碎片可能会与甲状旁腺癌的局部浸润相混淆。临床病史和甲状旁腺检查有助于正确诊断[127,150–153]。

甲状旁腺腺瘤的自发性梗死

甲状旁腺腺瘤可以发生自发性梗死[154]。这种现象与高钙血症的缓解有关。在大多数情况下，梗死的病因不清楚，虽然有些病例与摄入某些可能造成血管损伤、血栓形成或出血的药物有关。治疗性的梗死也可治愈代谢异常[155,156]。

甲状旁腺的术中评估——旧与新

甲状旁腺切除术中甲状旁腺的术中评估通常限于组织的鉴别。此过程通常涉及样本的正确标注、大体检查、仔细测量和称重。将样本冷冻并用苏木素和伊红染色[157–159]。通常，甲状旁腺组织的鉴定并不困难（正确鉴定为甲状旁腺组织的准确率高达99%）[160]，但是在某些情况下，可能难以与包括淋巴结、甲状腺和异位胸腺在内的其他颈部组织相区别。一些作者还提倡联合使用术中细胞学制备与冰冻切片，以提高鉴别甲状旁腺组织的功效[161]。

冰冻切片误差和异常甲状旁腺的定位失误可能导致甲状旁腺切除术失败[158]。联合使用快速检测法进行术中PTH测量与冰冻切片，有助于指导异常甲状旁腺的成功切除[158]。用于PTH测定的血清样本是术前从甲状腺静脉获得的。疑似异常甲状旁腺切除后，再次收集后续样本，腺瘤切除后的15~30分钟内，PTH急剧下降（至少50%）表明手术成功[162–164]。

在正常的甲状旁腺中，80%的细胞是非分泌型的，含有胞质脂肪，而功能亢进的主细胞含有少量或不含胞质脂肪。因此，病理学家可以使用脂肪染色（苏丹Ⅳ或油红O）或异染染色（例如，甲苯胺蓝）来区分腺瘤和增生（图1.7）[70,93,165,166]。然而，脂肪染色仅对84%的病例有帮助，应该结合大体发现、腺体重量和大小进行解释[93]。

除了上述甲状旁腺病理术中评估的技术外，在手术过程中，外科医生和病理学家之间的密切沟通是谨慎的。

简而言之，甲状旁腺术中和组织学评估的推荐步骤如下：对首先切除的最大腺体进行称重、测量和组织学检查。在主细胞弥漫性增生的情况下，存在正常甲状旁腺边缘，无胞质脂肪，存在第二个正常腺体，可以进行腺瘤的诊断。

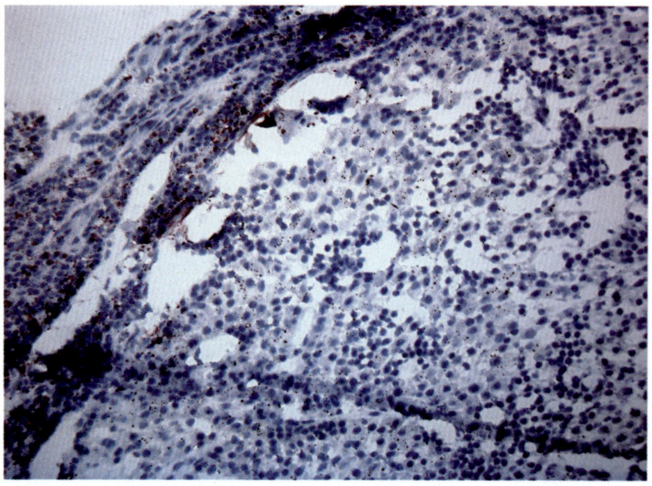

图 1.7 甲状旁腺腺瘤的冰冻切片(脂肪染色——油红 O)显示,正常的甲状旁腺边缘含有脂肪(红色小滴),腺瘤不含脂肪(油红 O 染色,×60)。

特殊检查和甲状旁腺

1.*细胞学*:绝大多数的甲状旁腺病变不明显,因此不太可能对甲状旁腺肿瘤进行 FNA。然而,对于复发性/持续性高钙血症经多次手术的患者,若解剖结构变异,影像引导的 FNA 是有帮助的。此外,一些甲状旁腺腺瘤, 特别是位于甲状腺附近或甲状腺内的腺瘤,可能被误认为是甲状腺结节,因此需要进行 FNA。甲状旁腺 FNA 样本通常可见小圆细胞或嗜酸性瘤细胞的单细胞群(甲状旁腺嗜酸性细胞瘤的病例),其染色质排列成团或小梁状。一些情况可显示血管核心的存在。PTH 的免疫染色有助于区分这些病变与原发性甲状腺肿瘤[74,83,141,142,167,168]。

2.*增生标志物*:一些研究表明,细胞增生标志物(MIBI/Ki67) 有助于分辨甲状旁腺腺瘤和增生。然而,其他研究已经显示腺瘤和增生具有相似的增生指数[169,170]。

3.*流式细胞术*:正常甲状旁腺通常呈现二倍体模式,然而,在一些与代表多腺体异常的腺瘤相关的正常腺体中可以看到四倍体[171]。在腺瘤及增生腺中可观察到二倍体和四倍体 DNA 模式[172]。据报道,腺瘤中非整倍体细胞高达 25%,而在甲状旁腺癌中更高[173,174]。在甲状旁腺癌中,非整倍体显示与预后不良相关。然而,增生腺也可能呈现非整倍体 DNA 成分。因此,甲状旁腺病变中非整倍体的发现并不意味着恶性肿瘤的诊断[174,175]。

恶性肿瘤体液性高钙血症

无骨转移的非甲状旁腺恶性肿瘤中,高钙血症可能与恶性肿瘤有关。高钙血症通过切除肿瘤而缓解,并随肿瘤复发而复发。在许多情况下,这种副肿瘤内分泌综合征是由一种与 PTH 相关但是明显不同的肽引起的。恶性肿瘤体液性高钙血症综合征的致病因子——甲状旁腺激素相关蛋白(PTHrP),在本书其他章节中讨论。PTHrP 可见于许多器官和细胞类型,如骨组织、乳腺、胎盘、平滑肌和心血管系统、牙齿及胰岛。它与骨和肾上的 PTH 受体结合并模拟 PTH 的作用。最常见的与此综合征相关的肿瘤包括许多原发部位的鳞状细胞癌(包括肺、外阴、食管和头颈部),特别是肾和卵巢起源的透明细胞癌。甲状旁腺在组织学上表现正常或萎缩[176,181]。

甲状旁腺功能减退症

甲状旁腺功能减退症定义为钙代谢异常, 其特征为血清低 PTH 水平伴低钙血症。甲状旁腺功能减退症患者最常见的甲状旁腺病理是四个正常腺体。不幸的是,它们经常被手术清除！在颈部手术特别是甲状腺手术过程中,意外切除正常的甲状旁腺不常见,但遗憾的是也并非罕见。经历了多次颈部探查和(或)广泛甲状腺切除术的患者患甲状旁腺功能减退症的风险增加。除了腺体的实际切除以外, 血管供应的损伤可能造成其梗死,或者因受损而使其功能丧失[182-185]。

浸润

在血色素沉着、淀粉样变性和转移癌中,甲状旁腺浸润引起甲状旁腺功能受损。这些都是甲状旁腺功能减退症的罕见原因[186-188]。

辐射

偶尔, 甲状旁腺功能亢进症患者接受放射性碘治疗后可发展为甲状旁腺功能减退症。推测其机制是放射治疗使甲状旁腺损伤和纤维化[189-191]。

自身免疫性甲状旁腺破坏

甲状旁腺组织的淋巴细胞浸润及随后的腺体自身免疫破坏可能是甲状旁腺功能减退(非医源性原因)的最常见原因。它可能孤立发生,或与其他内分泌官(即甲状腺、肾上腺或卵巢)的自身免疫性疾病有关[183,184,192](见第 50 章)。

(王珂雨 李金茹 张平 译)

参考文献

1. Wang C. The anatomic basis of parathyroid surgery. *Ann Surg* 1976;**183**:271–5.
2. Lengele B, Hamoir M. Anatomy and embryology of the parathyroid glands. *Acta Otorhinolaryngol Belg* 2001;**55**:89–93.
3. Aly A, Douglas M. Embryonic parathyroid rests occur commonly and have implications in the management of secondary hyperparathyroidism. *ANZ J Surg* 2003;**73**:284–8.
4. Simeone DM, Sandelin K, Thompson NW. Undescended superior parathyroid gland: a potential cause of failed cervical exploration for hyperparathyroidism. *Surgery* 1995;**118**:949–56.
5. Chigot PL. Surgical anatomy of the parathyroid glands. *Rev Prat* 1966;**16**(2):137–47.
6. Johnson NA, Carty SE, Tublin ME. Parathyroid imaging. *Radiol Clin North Am.* 2011;**49**:489–509. vi.
7. Thompson NW, Eckhauser FE, Harness JK. The anatomy of primary hyperparathyroidism. *Surgery* 1982;**92**:814–21.
8. Levin KE, Clark OH. The reasons for failure in parathyroid operations. *Arch Surg* 1989;**124**:911–4. discussion 4–5.
9. Summers GW. Parathyroid update: a review of 220 cases. *Ear Nose Throat J* 1996;**75**:434–9.
10. Roslyn JJ, Mulder DG, Gordon HE. Persistent and recurrent hyperparathyroidism. *Am J Surg* 1981;**142**:21–5.
11. Iguchi H, Miyagi C, Tomita K, Kawauchi S, Nozuka Y, Tsuneyoshi M, et al. Hypercalcemia caused by ectopic production of parathyroid hormone in a patient with papillary adenocarcinoma of the thyroid gland. *J Clin Endocrinol Metab* 1998;**83**:2653–7.
12. Abboud B, Sleilaty G. Parathyroid adenoma localized in the mediastinum. Case report and review of the literature. *Le Journal medical libanais* 2001;**49**:234–7.
13. Fukumoto A, Nonaka M, Kamio T, Kamura E, Ozu C, Baba S, et al. A case of ectopic parathyroid gland hyperplasia in the pyriform sinus. *Arch Otolaryngol Head Neck Surg* 2002;**128**:71–4.
14. Wells Jr SA, Debenedetti MK, Doherty GM. Recurrent or persistent hyperparathyroidism. *J Bone Miner Res* 2002;**17**(Suppl. 2): N158–62.
15. Stephen AE, Milas M, Garner CN, Wagner KE, Siperstein AE. Use of surgeon-performed office ultrasound and parathyroid fine needle aspiration for complex parathyroid localization. *Surgery* 2005;**138**:1143–50. discussion 50–1.
16. Alexander TH, Beros AD, Orloff LA. Twice-recurrent primary hyperparathyroidism due to parathyroid hyperplasia in an ectopic supernumerary gland. *Endocr Pract* 2006;**12**:165–9.
17. Iagaru A, Hachamovitch R, Colletti PM, Wassef H. Demonstration of an ectopic mediastinal parathyroid adenoma on Tc-99m sestamibi myocardial perfusion scintigraphy. *J Nucl Cardiol* 2006;**13**:719–21.
18. Yeh MW, Barraclough BM, Sidhu SB, Sywak MS, Barraclough BH, Delbridge LW. Two hundred consecutive parathyroid ultrasound studies by a single clinician: the impact of experience. *Endocr Pract* 2006;**12**:257–63.
19. Grimelius L, Akerstrom G, Johansson H, Bergstrom R. Anatomy and histopathology of human parathyroid glands. *Pathol Annu* 1981;**16**:1–24.
20. Dekker A, Dunsford HA, Geyer SJ. The normal parathyroid gland at autopsy: the significance of stromal fat in adult patients. *J Pathol* 1979;**128**:127–32.
21. Akerstrom G, Grimelius L, Johansson H, Pertoft H, Lundqvist H. Estimation of the parathyroid parenchymal cell mass by density gradients. *Am J Pathol* 1980;**99**:685–94.
22. Obara T, Fujimoto Y, Aiba M. Stromal fat content of the parathyroid gland. *Endocrinol Jpn* 1990;**37**:901–5.
23. Emura S, Shoumura S, Utsumi M, Yamahira T, Chen H, Arakawa M, et al. Origin of the water-clear cell in the parathyroid gland of the golden hamster. *Acta Anat* 1991;**140**:357–61.
24. Butterworth PC, Nicholson ML. Surgical anatomy of the parathyroid glands in secondary hyperparathyroidism. *J R Coll Surg Edinb* 1998;**43**:271–3.
25. Turgut B, Elagoz S, Erselcan T, Koyuncu A, Dokmetas HS, Hasbek Z, et al. Preoperative localization of parathyroid adenomas with technetium-99m methoxyisobutylisonitrile imaging: relationship with P-glycoprotein expression, oxyphilic cell content, and tumoral tissue volume. *Cancer Biother Radiopharm* 2006;**21**:579–90.
26. Akerstrom G, Malmaeus J, Grimelius L, Ljunghall S, Bergstrom R. Histological changes in parathyroid glands in subclinical and clinical renal disease. An autopsy investigation. *Scand J Urol Nephrol* 1984;**18**:75–84.
27. Malmaeus J, Grimelius L, Johansson H, Akerstrom G, Ljunghall S. Parathyroid pathology in hyperparathyroidism secondary to chronic renal failure. *Scand J Urol Nephrol* 1984;**18**:157–66.
28. Iwasaki A, Shan L, Kawano I, Nakamura M, Utsuno H, Kobayashi A, et al. Quantitative analysis of stromal fat content of human parathyroid glands associated with thyroid diseases using computer image analysis. *Pathol Int* 1995;**45**:483–6.
29. Dufour DR, Wilkerson SY. The normal parathyroid revisited: percentage of stromal fat. *Hum Pathol* 1982;**13**:717–21.
30. Akerstrom G. Non-familial primary hyperparathyroidism. *Seminars in surgical oncology* 1997;**13**:104–13.
31. Singhal S, Johnson CA, Udelsman R. Primary hyperparathyroidism: what every orthopedic surgeon should know. *Orthopedics* 2001;**24**:1003–9. quiz 10–1.
32. Udelsman R. Primary hyperparathyroidism. *Curr Treat Options Oncol* 2001;**2**:365–72.
33. Flint RS, Harman CR, Carter J, Snyman G. Primary hyperparathyroidism: referral patterns and outcomes of surgery. *ANZ J Surg* 2002;**72**:200–3.
34. DeLellis RA, Mazzaglia P, Mangray S. Primary hyperparathyroidism: a current perspective. *Arch Pathol Lab Med* 2008;**132**:1251–62.
35. Carlson D. Parathyroid pathology: hyperparathyroidism and parathyroid tumors. *Arch Pathol Lab Med* 2010;**134**:1639–44.
36. Zink AR, Panzer S, Fesq-Martin M, Burger-Heinrich E, Wahl J, Nerlich AG. Evidence for a 7000-year-old case of primary hyperparathyroidism. *JAMA* 2005;**293**:40–2.
37. Cook M, Molto E, Anderson C. Possible case of hyperparathyroidism in a Roman period skeleton from the Dakhleh Oasis, Egypt, diagnosed using bone histomorphometry. *Am J Phys Anthropol* 1988;**75**:23–30.
38. Welbourn RB. Endocrine surgery. *Ann R Coll Surg Engl* 1978;**60**:312–3.
39. Welbourn RB. The parathyroid gland. In: Welbourn RB, editor. *History of Endocrine Surgery*. New York: Prager; 1990. pp. 217–36.
40. Welbourn RB. Highlights from endocrine surgical history. *World J Surg* 1996;**20**:603–12.
41. Su DH, Liao KM, Chang YC, Tsai KS. Secondary hyperparathyroidism as a palpable intrathyroid parathyroid gland in a patient with hypophosphatemic osteomalacia. *J Bone Miner Metab* 2006;**24**:114–7.
42. Rodriguez M, Canalejo A, Garfia B, Aguilera E, Almaden Y. Pathogenesis of refractory secondary hyperparathyroidism. *Kidney Int* 2002;**80**:155–60.
43. Rivkees SA, el-Hajj-Fuleihan G, Brown EM, Crawford JD. Tertiary hyperparathyroidism during high phosphate therapy of familial hypophosphatemic rickets. *J Clin Endocrinol Metab* 1992;**75**:1514–8.
44. Hendy GN. Molecular mechanisms of primary hyperparathyroidism. *Rev Endocr Metab Disord* 2000;**1**:297–305.
45. Arnold A, Shattuck TM, Mallya SM, Krebs LJ, Costa J, Gallagher J, et al. Molecular pathogenesis of primary hyperparathyroidism.

J Bone Miner Res 2002;**17**(Suppl. 2):N30–6.
46. Schachner SH, Hall A. Parathyroid adenoma and previous head and neck irradiation. *Ann Intern Med* 1978;**88**:804.
47. Triggs SM, Williams ED. Irradiation of the thyroid as a cause of parathyroid adenoma. *Lancet* 1977;**1**:593–4.
48. Valenta LJ, Eisenberg H, Fishman A, Elias AN, Pezzlo F, Gordon M. Hyperparathyroidism due to a cystic parathyroid adenoma after irradiation of the neck. *Clin Endocrinol* 1982;**17**:123–8.
49. Arnold A, Motokura T, Bloom T, Kronenberg H, Ruderman J, Juppner H, et al. The putative oncogene PRAD1 encodes a novel cyclin. *Cold Spring Harb Sym* 1991;**56**:93–7.
50. Motokura T, Arnold A. PRAD1/cyclin D1 proto-oncogene: genomic organization, 5′ DNA sequence, and sequence of a tumor-specific rearrangement breakpoint. *Gene Chromosome Canc* 1993;**7**:89–95.
51. Cryns VL, Thor A, Xu HJ, Hu SX, Wierman ME, Vickery Jr AL, et al. Loss of the retinoblastoma tumor-suppressor gene in parathyroid carcinoma. *New Engl J Med* 1994;**330**:757–61.
52. Stojadinovic A, Hoos A, Nissan A, Dudas ME, Cordon-Cardo C, Shaha AR, et al. Parathyroid neoplasms: clinical, histopathological, and tissue microarray-based molecular analysis. *Hum Pathol* 2003;**34**:54–64.
53. Westin G, Bjorklund P, Akerstrom G. Molecular genetics of parathyroid disease. *World J Surg* 2009;**33**:2224–33.
54. Carling T, Correa P, Hessman O, Hedberg J, Skogseid B, Lindberg D, et al. Parathyroid MEN1 gene mutations in relation to clinical characteristics of nonfamilial primary hyperparathyroidism. *J Clin Endocrinol Metab* 1998;**83**:2960–3.
55. Howell VM, Cardinal JW, Richardson AL, Gimm O, Robinson BG, Marsh DJ. Rapid mutation screening for HRPT2 and MEN1 mutations associated with familial and sporadic primary hyperparathyroidism. *J Mol Diagn* 2006;**8**:559–66.
56. Shattuck TM, Costa J, Bernstein M, Jensen RT, Chung DC, Arnold A. Mutational analysis of Smad3, a candidate tumor suppressor implicated in TGF-beta and menin pathways, in parathyroid adenomas and enteropancreatic endocrine tumors. *J Clin Endocrinol Metab* 2002;**87**:3911–4.
57. Sowa H, Kaji H, Kitazawa R, Kitazawa S, Tsukamoto T, Yano S, et al. Menin inactivation leads to loss of transforming growth factor beta inhibition of parathyroid cell proliferation and parathyroid hormone secretion. *Cancer Res.* 2004;**64**:2222–8.
58. Warner J, Epstein M, Sweet A, Singh D, Burgess J, Stranks S, et al. Genetic testing in familial isolated hyperparathyroidism: unexpected results and their implications. *J Med Genet* 2004;**41**:155–60.
59. Cetani F, Pardi E, Borsari S, Viacava P, Dipollina G, Cianferotti L, et al. Genetic analyses of the HRPT2 gene in primary hyperparathyroidism: germline and somatic mutations in familial and sporadic parathyroid tumors. *J Clin Endocrinol Metab* 2004;**89**:5583–91.
60. Kytola S, Farnebo F, Obara T, Isola J, Grimelius L, Farnebo LO, et al. Patterns of chromosomal imbalances in parathyroid carcinomas. *Am J Pathol* 2000;**157**:579–86.
61. Afonso S, Cigudosa JC, Santamaria I, Otero A, Menarguez J. Garcia Miranda JL. [Chromosome abnormalities in hyperparathyroidism: utility of comparative genomic hybridization in the study of parathyroid hyperplasias]. *Nefrologia* 2003;**23**(Suppl. 2): 2–6.
62. Williams ED. Pathology of the parathyroid glands. *Clin Endocrinol Metab* 1974;**3**:285–303.
63. Palmer JA, Brown WA, Kerr WH, Rosen IB, Watters NA. The surgical aspects of hyperparathyroidism. *Arch Surg* 1975;**110**:1004–7.
64. Grimelius L, Ejerblad S, Johansson H, Werner I. Parathyroid adenomas and glands in normocalcemic hyperparathyroidism. A light microscopic study. *Am J Pathol* 1976;**83**:475–84.
65. Dolgin C, Lo Gerfo P, LiVolsi V, Feind C. Twenty-five year experience with primary hyperparathyroidism at Columbia Presbyterian Medical Center. *Head Neck Surg* 1979;**2**:92–8.
66. Kovacs K, Horvath E, Ozawa Y, Yamada S, Matushita H. Large clear cell adenoma of the parathyroid in a patient with MEN-1 syndrome. Ultrastructural study of the tumour exhibiting unusual RER formations. *Acta Biol Hung* 1994;**45**:275–84.
67. Kuzucu A, Soysal O, Savli H. Giant mediastinal parathyroid adenoma presenting with a hyperparathyroid crisis and leading to postoperative hungry bone syndrome. *Eur J Surg* 2002;**168**:747–9.
68. Orfanos NF, Mariolis-Sapsakos T, Orfanos FN, Goutas N, Vlachodimitropoulos D, Antoniou AG. Giant parathyroid adenoma with atypical ultrasonographic image. *Clin Nucl Med* 2007;**32**:239–41.
69. Hofbauer LC, Spitzweg C, Arnholdt H, Landgraf R, Heufelder AE. Mediastinal parathyroid tumor: giant adenoma or carcinoma? *Endocr Pathol* 1997;**8**:161–6.
70. Grimelius L, Johansson H. Pathology of parathyroid tumors. *Semin Surg Oncol* 1997;**13**:142–54.
71. Grimelius L, Bondeson L. Histopathological diagnosis of parathyroid diseases. *Pathol Res Pract* 1995;**191**:353–65.
72. Prasad KK, Agarwal G, Mishra SK, Krishnani N. Oxyphilic cell adenoma of parathyroid resulting in primary hyperparathyroidism and osteitis fibrosa cystica—a case report. *Ind J Pathol Microbiol* 2006;**49**:448–50.
73. Tominaga Y, Grimelius L, Johansson H, Rudberg C, Ljunghall S, Bergstrom R, et al. Histological and clinical features of non-familial primary parathyroid hyperplasia. *Pathol Res Pract* 1992;**188**:115–22.
74. Giorgadze T, Stratton B, Baloch ZW, Livolsi VA. Oncocytic parathyroid adenoma: problem in cytological diagnosis. *Diagn Cytopathol* 2004;**31**:276–80.
75. Castleman B, Schantz A, Roth S. Parathyroid hyperplasia in primary hyperparathyroidism: a review of 85 cases. *Cancer* 1976;**38**:1668–75.
76. Schantz A. The microscopical pathology of primary parathyroid hyperplasia. *Ann Clin Lab Sci.* 1979;**9**:314–8.
77. Chaitin BA, Goldman RL. Mitotic activity in benign parathyroid disease. *Am J Clin Pathol* 1981;**76**:363–4.
78. Bondeson L, Sandelin K, Grimelius L. Histopathological variables and DNA cytometry in parathyroid carcinoma. *Am J Surg Pathol* 1993;**17**:820–9.
79. Fyfe ST, Hoover LA, Zuckerbraun L, Goodman MD. Parathyroid carcinoma: clinical presentation and treatment. *Am J Otolaryngol* 1990;**11**:268–73.
80. Chang YJ, Mittal V, Remine S, Manyam H, Sabir M, Richardson T, et al. Correlation between clinical and histological findings in parathyroid tumors suspicious for carcinoma. *Am Surg* 2006;**72**:419–26.
81. Fortson JK, Patel VG, Henderson VJ. Parathyroid cysts: a case report and review of the literature. *Laryngoscope* 2001;**111**:1726–8.
82. Ippolito G, Palazzo FF, Sebag F, Sierra M, De Micco C, Henry JF. A single-institution 25-year review of true parathyroid cysts. *Langenbecks Arch Surg* 2006;**391**:13–8.
83. Abati A, Skarulis MC, Shawker T, Solomon D. Ultrasound-guided fine-needle aspiration of parathyroid lesions: a morphological and immunocytochemical approach. *Hum Pathol* 1995;**26**:338–43.
84. Alwaheeb S, Rambaldini G, Boerner S, Coire C, Fiser J, Asa SL. Worrisome histologic alterations following fine-needle aspiration of the parathyroid. *J Clin Pathol* 2006;**59**:1094–6.
85. Bergson EJ, Heller KS. The clinical significance and anatomic distribution of parathyroid double adenomas. *J Am Coll Surg* 2004;**198**:185–9.
86. Kuhel WI, Gonzales D, Hoda SA, Pan L, Chiu A, Giri D, et al. Synchronous water-clear cell double parathyroid adenomas a hitherto uncharacterized entity? *Arch Pathol Lab Med* 2001;**125**:256–9.
87. Tezelman S, Shen W, Shaver JK, Siperstein AE, Duh QY, Klein H, et al. Double parathyroid adenomas. Clinical and biochemical characteristics before and after parathyroidectomy. *Ann Surg* 1993;**218**:300–7. discussion 7–9.
88. Zhou W, Katz MH, Deftos LJ, Snyder CS, Baird S, Bouvet M. Metachronous double parathyroid adenomas involving two different cell types: chief cell and oxyphil cell. *Endocr Pract* 2003;**9**:522–5.

89. Villablanca A, Wassif WS, Smith T, Hoog A, Vierimaa O, Kassem M, et al. Involvement of the MEN1 gene locus in familial isolated hyperparathyroidism. *Eur J Endocrinol/Eur Feder Endocr Soc* 2002;**147**:313–22.
90. Teh BT, Kytola S, Farnebo F, Bergman L, Wong FK, Weber G, et al. Mutation analysis of the MEN1 gene in multiple endocrine neoplasia type 1, familial acromegaly and familial isolated hyperparathyroidism. *J Clin Endocrinol Metab* 1998;**83**:2621–6.
91. Tominaga Y, Kohara S, Namii Y, Nagasaka T, Haba T, Uchida K, et al. Clonal analysis of nodular parathyroid hyperplasia in renal hyperparathyroidism. *World J Surg* 1996;**20**:744–50. discussion 50–2.
92. Shan L, Nakamura Y, Murakami M, Nakamura M, Naito A, Kawahara K, et al. Clonal emergence in uremic parathyroid hyperplasia is not related to MEN1 gene abnormality. *Jpn J Cancer Res* 1999;**90**:965–9.
93. Bondeson AG, Bondeson L, Ljungberg O, Tibblin S. Fat staining in parathyroid disease—diagnostic value and impact on surgical strategy: clinicopathologic analysis of 191 cases. *Hum Pathol* 1985;**16**:1255–63.
94. King DT, Hirose FM. Chief cell intracytoplasmic fat used to evaluate parathyroid disease by frozen section. *Arch Pathol Lab Med* 1979;**103**:609–12.
95. Dorado AE, Hensley G, Castleman B. Water clear cell hyperplasia of parathyroid: autopsy report of a case with supernumerary glands. *Cancer* 1976;**38**:1676–83.
96. Persson S, Hansson G, Hedman I, Tisell LE, Wideehn S. Primary parathyroid hyperplasia of water-clear cell type. Transformation of water-clear cells into chief cells. *Acta Path Micro Im Scand* 1986;**94**:391–5.
97. Emura S, Shoumura S, Isono H. Ultrastructure of the water-clear cell in the rabbit parathyroid gland. *Arch Histol Cytol* 1992;**55**:159–66.
98. Dawkins RL, Tashjian Jr AH, Castleman B, Moore EW. Hyperparathyroidism due to clear cell hyperplasia. Serial determinations of serum ionized calcium, parathyroid hormone and calcitonin. *Am J Med* 1973;**54**:119–26.
99. Kebebew E. Parathyroid carcinoma, a rare but important disorder for endocrinologists, primary care physicians, and endocrine surgeons. *Thyroid* 2008;**18**:385–6.
100. Rodgers SE, Perrier ND. Parathyroid carcinoma. *Curr Opin Oncol* 2006;**18**:16–22.
101. Lee YS, Hong SW, Jeong JJ, Nam KH, Chung WY, Chang HS, et al. Parathyroid carcinoma: a 16-year experience in a single institution. *Endocr J* 2010;**57**:493–7.
102. Kassahun WT, Jonas S. Focus on parathyroid carcinoma. *Int J Surg* 2011;**9**:13–9.
103. Owen RP, Silver CE, Pellitteri PK, Shaha AR, Devaney KO, Werner JA, et al. Parathyroid carcinoma: a review. *Head Neck* 2011;**33**:429–36.
104. Witteveen JE, Haak HR, Kievit J, Morreau H, Romijn JA, Hamdy NA. Challenges and pitfalls in the management of parathyroid carcinoma: 17-year follow-up of a case and review of the literature. *Horm Cancer* 2010;**1**:205–14.
105. Givi B, Shah JP. Parathyroid carcinoma. *Clin Oncol (R Coll Radiol)* 2010;**22**:498–507.
106. Dudney WC, Bodenner D, Stack Jr BC. Parathyroid carcinoma. *Otolaryng Clin N Am* 2010;**43**:441–53. xi.
107. Lee PK, Jarosek SL, Virnig BA, Evasovich M, Tuttle TM. Trends in the incidence and treatment of parathyroid cancer in the United States. *Cancer* 2007;**109**:1736–41.
108. DeLellis RA. Parathyroid carcinoma: an overview. *Adv Anat Pathol* 2005;**12**:53–61.
109. Dedeurwaerdere F, Van Damme B. Histopathology of the parathyroid glands. *Acta Otorhinolaryngol Belg* 2001;**55**:95–101.
110. Schantz A, Castleman B. Parathyroid carcinoma. A study of 70 cases. *Cancer* 1973;**31**:600–5.
111. Erickson LA, Jin L, Papotti M, Lloyd RV. Oxyphil parathyroid carcinomas: a clinicopathologic and immunohistochemical study of 10 cases. *Am J Surg Pathol* 2002;**26**:344–9.
112. Lumachi F, Basso SM, Basso U. Parathyroid cancer: etiology, clinical presentation and treatment. *Anticancer Res* 2006;**26**:4803–7.
113. Shattuck TM, Valimaki S, Obara T, Gaz RD, Clark OH, Shoback D, et al. Somatic and germ-line mutations of the HRPT2 gene in sporadic parathyroid carcinoma. *New Engl J Med* 2003;**349**:1722–9.
114. Carpten JD, Robbins CM, Villablanca A, Forsberg L, Presciuttini S, Bailey-Wilson J, et al. HRPT2, encoding parafibromin, is mutated in hyperparathyroidism-jaw tumor syndrome. *Nat Genet* 2002;**32**(4):676–80.
115. Woodard GE, Lin L, Zhang JH, Agarwal SK, Marx SJ, Simonds WF. Parafibromin, product of the hyperparathyroidism-jaw tumor syndrome gene HRPT2, regulates cyclin D1/PRAD1 expression. *Oncogene* 2005;**24**:1272–6.
116. Gill AJ, Clarkson A, Gimm O, Keil J, Dralle H, Howell VM, et al. Loss of nuclear expression of parafibromin distinguishes parathyroid carcinomas and hyperparathyroidism-jaw tumor (HPT-JT) syndrome-related adenomas from sporadic parathyroid adenomas and hyperplasias. *Am J Surg Pathol* 2006;**30**:1140–9.
117. Kim HK, Oh YL, Kim SH, Lee DY, Kang HC, Lee JI, et al. Parafibromin immunohistochemical staining to differentiate parathyroid carcinoma from parathyroid adenoma. *Head Neck* 2012;**34**:201–6.
118. Juhlin CC, Hoog A. Parafibromin as a diagnostic instrument for parathyroid carcinoma—lone ranger or part of the posse? *Int J Endocrinol* 2010. 2010:324964.
119. Marcocci C, Cetani F. Parafibromin as a tool for the diagnosis of parathyroid tumors. *Adv Anat Pathol* 2008;**15**:179. author reply 80.
120. Pearce SH, Trump D, Wooding C, Sheppard MN, Clayton RN, Thakker RV. Loss of heterozygosity studies at the retinoblastoma and breast cancer susceptibility (BRCA2) loci in pituitary, parathyroid, pancreatic and carcinoid tumours. *Clin Endocrinol* 1996;**45**:195–200.
121. Cetani F, Pardi E, Viacava P, Pollina GD, Fanelli G, Picone A, et al. A reappraisal of the Rb1 gene abnormalities in the diagnosis of parathyroid cancer. *Clin Endocrinol* 2004;**60**:99–106.
122. Shattuck TM, Kim TS, Costa J, Yandell DW, Imanishi Y, Palanisamy N, et al. Mutational analyses of RB and BRCA2 as candidate tumour suppressor genes in parathyroid carcinoma. *Clin Endocrinol* 2003;**59**.180–9.
123. Busaidy NL, Jimenez C, Habra MA, Schultz PN, El-Naggar AK, Clayman GL, et al. Parathyroid carcinoma: a 22-year experience. *Head Neck* 2004;**26**:716–26.
124. Farnebo F, Auer G, Farnebo LO, Teh BT, Twigg S, Aspenblad U, et al. Evaluation of retinoblastoma and Ki-67 immunostaining as diagnostic markers of benign and malignant parathyroid disease. *World J Surg* 1999;**23**:68–74.
125. Lloyd RV, Carney JA, Ferreiro JA, Jin L, Thompson GB, Van Heerden JA, et al. Immunohistochemical analysis of the cell cycle-associated antigens Ki-67 and retinoblastoma protein in parathyroid carcinomas and adenomas. *Endocr Pathol* 1995;**6**:279–87.
126. Sharretts JM, Simonds WF. Clinical and molecular genetics of parathyroid neoplasms. *Best Pract Res Clin Endocrinol Metab* 2010;**24**:491–502.
127. Fernandez-Ranvier GG, Khanafshar E, Jensen K, Zarnegar R, Lee J, Kebebew E, et al. Parathyroid carcinoma, atypical parathyroid adenoma, or parathyromatosis? *Cancer* 2007;**110**:255–64.
128. Wani S, Hao Z. Atypical cystic adenoma of the parathyroid gland: case report and review of literature. *Endocr Pract* 2005;**11**:389–93.
129. Yener S, Saklamaz A, Demir T, Kebapcilar L, Bayraktar F, Canda S, et al. Primary hyperparathyroidism due to atypical parathyroid adenoma presenting with peroneus brevis tendon rupture. *J Endocrinol Invest* 2007;**30**:442–4.
130. Ippolito G, Palazzo FF, Sebag F, De Micco C, Henry JF. Intraoperative diagnosis and treatment of parathyroid cancer and atypical parathyroid adenoma. *Br J Surg* 2007;**94**:566–70.
131. Dwarakanathan AA, Zwart S, Oathus RC. Isolated familial hyperparathyroidism with a novel mutation of the MEN1 gene. *Endocr Pract* 2000;**6**:268–70.

132. Perrier ND, Villablanca A, Larsson C, Wong M, Ituarte P, Teh BT, et al. Genetic screening for MEN1 mutations in families presenting with familial primary hyperparathyroidism. *World J Surg* 2002;**26**:907–13.
133. Hsu SC, Levine MA. Primary hyperparathyroidism in children and adolescents: the Johns Hopkins Children's Center experience 1984–2001. *J Bone Miner Res* 2002;**17**(Suppl. 2):N44–50.
134. Algun E, Abaci N, Kosem M, Kotan C, Koseoglu B, Boztepe H, et al. Clinical characteristics and genetic screening of an extended family with MEN2A. *J Endocrinol Invest* 2002;**25**:603–8.
135. Watanabe T, Tsukamoto F, Shimizu T, Sugimoto T, Taguchi T, Nishisho I, et al. Familial isolated hyperparathyroidism caused by single adenoma: a distinct entity different from multiple endocrine neoplasia. *Endocr J* 1998;**45**:637–46.
136. Wassif WS, Moniz CF, Friedman E, Wong S, Weber G, Nordenskjold M, et al. Familial isolated hyperparathyroidism: a distinct genetic entity with an increased risk of parathyroid cancer. *J Clin Endocrinol Metab* 1993;**77**:1485–9.
137. Lassaletta L, Bernaldez R, Garcia-Pallares M, Morera E. Surgical management of recurrent parathyroid cyst. *Auris, Nasus, Larynx* 2002;**29**:83–5.
138. Mevio E, Gorini E, Sbrocca M, Artesi L, Mullace M, Lecce S. Parathyroid cysts: description of two cases and review of the literature. *Acta Otorhinolaryngol Ital* 2004;**24**:161–4.
139. Ogus M, Mayir B, Dinckan A. Mediastinal, cystic and functional parathyroid adenoma in patients with double parathyroid adenomas: a case report. *Acta Chir Belg* 2006;**106**:736–8.
140. Ardito G, Fadda G, Danese D, Modugno P, Giordano A, Revelli L, et al. Coexistence of a parathyroid adenoma and parathyroid cyst causing primary hyperparathyroidism. *J Endocrinol Invest* 2003;**26**:679–82.
141. Liu F, Gnepp DR, Pisharodi LR. Fine needle aspiration of parathyroid lesions. *Acta Cytol* 2004;**48**:133–6.
142. Maser C, Donovan P, Santos F, Donabedian R, Rinder C, Scoutt L, et al. Sonographically guided fine needle aspiration with rapid parathyroid hormone assay. *Ann Surg Oncol* 2006;**13**:1690–5.
143. Tseng FY, Hsiao YL, Chang TC. Ultrasound-guided fine needle aspiration cytology of parathyroid lesions. A review of 72 cases. *Acta Cytol* 2002;**46**:1029–36.
144. Ober WB, Kaiser GA. Hamartoma of the parathyroid. *Cancer* 1958;**11**:601–6.
145. Abul-Haj SK, Conklin H, Hewitt WC. Functioning lipoadenoma of the parathyroid gland. Report of a unique case. *New Engl J Med* 1962;**266**:121–3.
146. Uden P, Berglund J, Zederfeldt B, Aspelin P, Ljungberg O. Parathyroid lipoadenoma: a rare cause of primary hyperparathyroidism. Case report. *Acta Chir Scand* 1987;**153**:635–9.
147. Turner WJ, Baergen RN, Pellitteri PK, Orloff LA. Parathyroid lipoadenoma: case report and review of the literature. *Otolaryngol Head Neck Surg* 1996;**114**:313–6.
148. Seethala RR, Yim JH, Hunt JL. Pathology quiz case 2. Parathyroid lipoadenoma. *Arch Otolaryngol Head Neck Surg* 2006;**132**:1391–3.
149. Obara T, Fujimoto Y, Ito Y, Kodama T, Kanaji Y, Okamoto T, et al. Functioning parathyroid lipoadenoma—report of four cases: clinicopathological and ultrasonographic features. *Endocrinol Jpn* 1989;**36**:135–45.
150. Baloch ZW, Fraker D, LiVolsi VA. Parathyromatosis as cause of recurrent secondary hyperparathyroidism: a cytologic diagnosis. *Diagn Cytopathol* 2001;**25**:403–5.
151. Kollmorgen CF, Aust MR, Ferreiro JA, McCarthy JT, van Heerden JA. Parathyromatosis: a rare yet important cause of persistent or recurrent hyperparathyroidism. *Surgery* 1994;**116**:111–5.
152. Carpenter JM, Michaelson PG, Lidner TK, Hinni ML. Parathyromatosis. *Ear Nose Throat J* 2007;**86**:21.
153. Daphnis E, Stylianou K, Katsipi I, Stratigis S, Karamitopoulou E, Karkavitsas N, et al. Parathyromatosis and the challenge of treatment. *Am J Kidney Dis* 2006;**48**:502–5.
154. Tanaka M, Tominaga Y, Itoh K, Matsushita K, Matsuoka S, Ueki T, et al. Autoinfarction of the parathyroid gland diagnosed by power Doppler ultrasonography in a patient with secondary hyperparathyroidism. *Nephrol Dial Transplant* 2006;**21**:1092–5.
155. Cetani F, Ambrogini E, Faviana P, Vitti P, Berti P, Pinchera A, et al. Spontaneous short-term remission of primary hyperparathyroidism from infarction of a parathyroid adenoma. *J Endocrinol Invest* 2004;**27**:687–90.
156. Kovacs KA, Gay JD. Remission of primary hyperparathyroidism due to spontaneous infarction of a parathyroid adenoma. Case report and review of the literature. *Medicine* 1998;**77**:398–402.
157. Baloch ZW, LiVolsi VA. Intraoperative assessment of thyroid and parathyroid lesions. *Sem Diagn Pathol* 2002;**19**:219–26.
158. Osamura RY, Hunt JL. Current practices in performing frozen sections for thyroid and parathyroid pathology. *Virchows Arch* 2008;**453**:433–40.
159. Faquin WC, Roth SI. Frozen section of thyroid and parathyroid specimens. *Arch Pathol Lab Med* 2006;**130**:1260.
160. Westra WH, Pritchett DD, Udelsman R. Intraoperative confirmation of parathyroid tissue during parathyroid exploration: a retrospective evaluation of the frozen section. *Am J Surg Pathol* 1998;**22**:538–44.
161. Shidham VB, Asma Z, Rao RN, Chavan A, Machhi J, Almagro U, et al. Intraoperative cytology increases the diagnostic accuracy of frozen sections for the confirmation of various tissues in the parathyroid region. *Am J Clin Pathol* 2002;**118**:895–902.
162. Guarda LA. Rapid intraoperative parathyroid hormone testing with surgical pathology correlations: the "chemical frozen section." *Am J Clin Pathol* 2004;**122**:704–12.
163. Morris LF, Zanocco K, Ituarte PH, Ro K, Duh QY, Sturgeon C, et al. The value of intraoperative parathyroid hormone monitoring in localized primary hyperparathyroidism: a cost analysis. *Ann Surg Oncol* 2010;**17**:679–85.
164. Weber KJ, Misra S, Lee JK, Wilhelm SW, DeCresce R, Prinz RA. Intraoperative PTH monitoring in parathyroid hyperplasia requires stricter criteria for success. *Surgery* 2004;**136**:1154–9.
165. Monchik JM, Farrugia R, Teplitz C, Teplitz J, Brown S. Parathyroid surgery: the role of chief cell intracellular fat staining with osmium carmine in the intraoperative management of patients with primary hyperparathyroidism. *Surgery* 1983;**94**:877–86.
166. Tardy Jr ME, Tenta LT. Parathyroid identification with toluidine blue. *Laryngoscope* 1971;**81**:1455–61.
167. Giusti M, Dolcino M, Vera L, Ghiara C, Massaro F, Fazzuoli L, et al. Institutional experience of PTH evaluation on fine-needle washing after aspiration biopsy to locate hyperfunctioning parathyroid tissue. *J Zhejiang Univer Sci* 2009;**10**:323–30.
168. Absher KJ, Truong LD, Khurana KK, Ramzy I. Parathyroid cytology: avoiding diagnostic pitfalls. *Head Neck* 2002;**24**:157–64.
169. Tominaga Y, Tsuzuki T, Uchida K, Haba T, Otsuka S, Ichimori T, et al. Expression of PRAD1/cyclin D1, retinoblastoma gene products, and Ki67 in parathyroid hyperplasia caused by chronic renal failure versus primary adenoma. *Kidney Int* 1999;**55**:1375–83.
170. Alo PL, Visca P, Mazzaferro S, Serpieri DE, Mangoni A, Botti C, et al. Immunohistochemical study of fatty acid synthase, Ki67, proliferating cell nuclear antigen, and p53 expression in hyperplastic parathyroids. *Ann Diagn Pathol* 1999;**3**:287–93.
171. Harlow S, Roth SI, Bauer K, Marshall RB. Flow cytometric DNA analysis of normal and pathologic parathyroid glands. *Mod Pathol* 1991;**4**:310–5.
172. Berczi C, Bocsi J, Balazs G, Lukacs G. Flow cytometric DNA analysis of benign hyperfunctioning parathyroid glands: significant difference in the S phase fraction and proliferative index between adenomas and hyperplasias. *Pathology* 2002;**34**:442–5.
173. Joensuu H, Klemi PJ, Alanen KA. Co-existence of two aneuploid stemlines in benign adenomas. A report of three cases with stemline heterogeneity. *Virchows Arch A Pathol Anat Histopathol* 1989;**415**:175–80.
174. Sandelin K, Auer G, Bondeson L, Grimelius L, Farnebo LO. Prognostic factors in parathyroid cancer: a review of 95 cases. *World J Surg* 1992;**16**:724–31.

175. Suzuki S, Tsuchiya A, Hara K, Abe R. Nuclear DNA content, S-phase fraction analysis and expression of proliferating cell nuclear antigen (PCNA) of normal and hyperplastic/neoplastic parathyroid glands. *Fukushima J Med Sci* 1997;**43**:41–50.
176. Wysolmerski JJ. Parathyroid hormone-related protein: an update. *J Clin Endocrinol Metab* 2012;**97**:2947–56.
177. Asanuma N, Hagiwara K, Matsumoto I, Matsuda M, Nakamura F, Kouhara H, et al. PTHrP-producing tumor: squamous cell carcinoma of the liver accompanied by humoral hypercalcemia of malignancy, increased IL-6 and leukocytosis. *Intern Med (Tokyo, Japan)* 2002;**41**:371–6.
178. Cafforio P, Savonarola A, Stucci S, De Matteo M, Tucci M, Brunetti AE, et al. PTHrP produced by myeloma plasma cells regulates their survival and pro-osteoclast activity for bone disease progression. *J Bone Miner Res* 2014;**29**:55–66.
179. Kunisada T, Moseley JM, Slavin JL, Martin TJ, Choong PF. Co-expression of parathyroid hormone-related protein (PTHrP) and PTH/PTHrP receptor in cartilaginous tumours: a marker for malignancy? *Pathology* 2002;**34**:133–7.
180. Chaudhary UB, Milling DL, Bissada NK. Transitional cell carcinoma of the bladder producing parathyroid hormone-related protein (PTHrP). *Can J Urol* 2004;**11**:2136–8.
181. Feng CC, Ding GX, Song NH, Li X, Wu Z, Jiang HW, et al. Paraneoplastic hormones: parathyroid hormone-related protein (PTHrP) and erythropoietin (EPO) are related to vascular endothelial growth factor (VEGF) expression in clear cell renal cell carcinoma. *Tumour Biol* 2013;**34**:3471–6.
182. Alveryd A. Parathyroid glands in thyroid surgery. I. Anatomy of parathyroid glands. II. Postoperative hypoparathyroidism—identification and autotransplantation of parathyroid glands. *Acta Chir Scand* 1968;**389**:1–120.
183. Schott M, Scherbaum WA. Hypoparathyroidism and autoimmune polyendocrine syndromes. *New Engl J Med* 2004;**351**:1032–3. author reply 3.
184. Wallace IR, McConnell V, Bell PM, Lindsay JR. Challenges in management of primary hypoparathyroidism associated with autoimmune polyglandular syndrome type 1. *Case Reports in Endocrinol* 2011;**2011**:281758.
185. De Sanctis V, Soliman A, Fiscina B. Hypoparathyroidism: from diagnosis to treatment. *Curr Opin Endocrinol Diab Obes* 2012;**19**:435–42.
186. Iwata T, Imada N, Nakamura H, Fujihara S, Yamashita Y, Yokota T, et al. Amyloidosis—intrafollicular amyloid in normal parathyroid glands. *Acta Pathol Japon* 1981;**31**:513–9.
187. Vachon A, Vignon G, Chatin B, Pansu D, Chapuy NC. Parathyroid insufficiency in hemochromatosis. *La Revue lyonnaise de medecine* 1970;**19**:543–52.
188. Pawlotsky Y. [Genetic hemochromatosis: arthropathies and parathyroid function]. *Presse Med* 1993;**22**:1988–90.
189. Boehm BO, Rosinger S, Belyi D, Dietrich JW. The parathyroid as a target for radiation damage. *New Engl J Med* 2011;**365**:676–8.
190. Bohrer T, Pasteur I, Lyutkevych O, Fleischmann P, Tronko M. Permanent hypoparathyroidism due to thyroid cancer surgical procedures in patients exposed to radiation in the Chernobyl, Ukraine, nuclear reactor accident. *Deutsche medizinische Wochenschrift* 1946;**2005**(130):2501–6.
191. Clark OH, Rollo D, Stroop J, Castner B, Rehfeld SJ, Loken HF, et al. Sensitivity of the thyroid and parathyroid glands to radiation. *J Surg Res*. 1978;**24**:374–9.
192. Alimohammadi M, Bjorklund P, Hallgren A, Pontynen N, Szinnai G, Shikama N, et al. Autoimmune polyendocrine syndrome type 1 and NALP5, a parathyroid autoantigen. *New Engl J Med* 2008;**358**:1018–28.

第 2 章

甲状旁腺激素基因结构、进化和调控

Michael Mannstadt, Henry M. Kronenberg

引言

甲状旁腺激素(PTH)和 PTH 相关蛋白(PTHrP)都可以结合并激活一种受体,即 G 蛋白偶联的 PTH/PTHrP 受体,但它们行使非常不同的生物功能。PTH 主要由甲状旁腺主细胞生成,是血清钙的主要调节因子。当血清钙水平下降时,PTH 从甲状旁腺释放, 然后行使升高血清钙水平的功能。当血清钙升高时,PTH 的分泌被抑制。这种经典的内分泌反馈环路使血清钙水平稳定在一个很小的范围。相比之下,PTHrP 在人体的大多数组织中表达,并作为旁分泌/自分泌因子发挥局部作用。在胎儿发育期和哺乳期,PTHrP 也作为调节钙稳态的激素。

主肽序列在氨基末端的相似性和相似的基因结构(见下文)有力地表明 PTH 和 PTHrP 来源于共同的祖先。它们的基因可能在进化过程中通过基因复制演化而来。然而,目前两种配体,PTH 或 PTHrP 哪个首先进化还不清楚。

在本章中, 我们集中探讨编码甲状旁腺激素的基因。Martin 和 Suva 将在下一章讨论 PTHrP 的结构和功能及其相对应的基因。

虽然人体中所有的有核细胞基因组 DNA 中都含有编码甲状旁腺激素的基因, 但是 PTH 仅在甲状旁腺的主细胞中转录和翻译。这种组织特异性表达的确切机制是未知的, 但是甲状旁腺组织特异性表达的调节 DNA 区域已被鉴定并在后面讨论。此外,有证据表明下丘脑中也可生成少量的 PTH mRNA 和蛋白质[1,2]。然而,下丘脑 PTH 的功能是完全未知的。

前甲状旁腺激素原(preproPTH)

甲状旁腺激素属于通过分泌途径合成和转运的一大类蛋白质。PTH 合成时,首先合成 preproPTH,即一条具有 115 个氨基酸的前体肽,然后成熟为含 84 个氨基酸的形式。除了 PTH(1-84)外,preproPTH 含有一个氨基末端即 25 个氨基酸的 pre 序列(信号肽),一个小的含 6 个氨基酸的 pro 序列,两者将前体引导至内质网和分泌途径。在内质网多聚核糖体上合成时,preproPTH 跨过内质网(ER)膜,共翻译进入 ER 腔。信号肽被切除,proPTH 被转运到高尔基网。在经过高尔基器的过程中,pro 序列被切除,84 个氨基酸的成熟 PTH 被包装成分泌颗粒。随后,PTH 在某些刺激下释放到血液中,低血钙是一个最重要的刺激因素(见第 6 章)。

pro 序列很可能有助于跨 ER 膜的转位。用 cDNA 编码 prePTH 时,可以在实验室完整细胞或无细胞翻译系统中表达一个 pro 序列缺失的突变体,突变前体蛋白质无法跨过 ER 膜。此外,信号肽的正确切除受损[3]。

基因结构

人类 PTH 基因是位于第 11 条染色体短臂(11p15.2)上的单拷贝基因,覆盖约 4kb 的基因组 DNA。它由被两个内含子间隔的三个外显子组成(图 2.1)[4]。外显子 1 编码大部分 5'非翻译区(UTR)。外显子 2 编码 5'UTR 的 6 个核苷酸、25 个氨基酸的信号肽(pre 序列)和部分 pro 序列 (总共 6 个氨基酸的前 3 个和第 4 个氨基酸的两个核苷酸)。外显子 3 编码 pro 序列的剩余部分(第 4 个氨基酸的最后一个核苷酸和最后两个氨基酸,赖氨酸和精氨酸)、整个全长 PTH(1-84)和含有典型的 AATAAA 多聚腺苷酸化信号的 3'UTR。

剪接位点(外显子/内含子分界线)遵循 GT/AG 规则:两个内含子均以二核苷酸 GT 开始,以二核苷酸 AG 结束。

人类 PTH 基因有几种基因型多态性。这些包括位于内含子1中的四核苷酸$(AAAT)_n$[5]和几个频发的单核苷酸多态性，已被证明可用于遗传连锁研究[6-8]。

人类基因包含两个转录起始位点，每个位点为各自不同TATA盒下游约30bp处。用含有人类PTH基因的质粒转染大鼠垂体GH4C1细胞系(产生催乳素和生长激素，可以执行激素分泌细胞的许多功能)，对该细胞产生的hPTH mRNA进行分析，显示确实合成了两个PTH基因转录产物[9]。然而，这种研究的功能重要性是未知的。

大鼠[10]、牛[11]和小鼠[12]中编码PTH的基因也已经被克隆。包括外显子/内含子结构在内的结构组成是保守的，并且编码preproPTH的核苷酸序列具有高度的同源性。来自鱼[13]、青蛙[14]和鸡[14]的PTH基因也被鉴定，基因组结构保守，同哺乳动物一样，成熟的PTH由两个外显子编码。

我们对甲状旁腺主细胞而非其他细胞类型中PTH基因表达机制的认识(是有限的)来自对人类疾病的研究。原发性甲状旁腺功能亢进症患者甲状旁腺腺瘤的一个亚型是由体细胞染色体重排引起的，导致PTH启动子位于细胞周期蛋白D1的上游。然后，PTH启动子驱动甲状旁腺中此细胞周期调节因子的过度表达，导致甲状旁腺功能亢进症[15]。将外显子1未翻译的66bp和5’侧翼区域的5.1kb组成一个5.2kb片段，连接人类细胞周期蛋白D1基因，在转基因小鼠中进行了进一步测试。实际上，这个5.2kb的PTH启动子区可刺激转基因的高水平表达，特别是甲状旁腺中[16]，表明决定PTH基因组织特异性表达的必需的主要序列存在于该5.2kb的片段中。

在甲状旁腺腺瘤中还鉴定了另一种PTH启动子/细胞周期蛋白D1重排，最近对此重排的断点进行了分析，进一步明确了PTH启动子的必需序列。PTH启动子区的断点出现在外显子1上游3.3kb。缺失3.3kb的PTH启动子能够驱动细胞周期蛋白D1的过度表达[17]。结合较早的研究结果，这个新断点明确了PTH基因上游的3.3kb和5.2kb之间的区域，对于甲状旁腺特异性表达可能是重要因素。计算机分析揭示了该区域的两段是高度保守的，并且含有几个潜在的转录因子结合位点，包括一个维生素D受体位点。有假说指出，在-3.3kb至-5.2kb序列，包含对甲状旁腺特异性表达至关重要或必需长度的序列，该假说目前尚待验证。

由PTH基因突变引起的家族性甲状旁腺功能减退症，大大增强了我们对PTH基因本身某些结构的功能重要性的了解。三个纯合突变和一个杂合突变与甲状旁腺功能减退症有关(图2.1)。纯合的错义突变T被C取代，导致保守的丝氨酸突变为脯氨酸(图2.1b，箭头)位于基因信号序列的末端[18]。由于丝氨酸位于信号序列剪切位点，因此该突变可能会破坏适当的剪切位点形成。在内含子2的供给位点发现了纯合的剪接位点突变(图2.1d，箭头)[19]。分析受累患者的淋巴母细胞样细胞的该剪接位点突变，显示出跳过编码起始密码子和信号肽的外显子2的证据，从而可以解释PTH的缺陷。在有血缘性双亲的甲状旁腺功能减退症患者中鉴定出

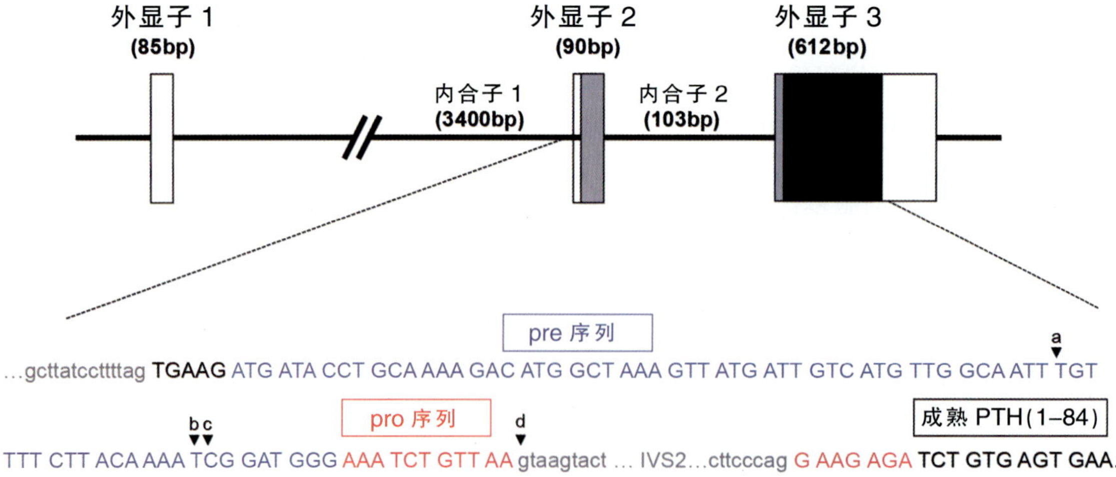

图2.1 人类PTH基因的示意图。上图：长条示外显子(盒)。白盒表示非编码外显子，灰盒表示prepro序列，黑盒表示编码序列。下图：外显子2和3的DNA序列及pre序列为蓝色，pro序列为红色。家族性甲状旁腺功能减退症相关的突变用箭头指示。a，杂合T突变为C(半胱氨酸突变为精氨酸)；b，纯合T突变为C(丝氨酸突变为脯氨酸)；c，纯合C突变为A的无义突变；d，纯合G突变为C的供给位点突变，导致外显子2丧失。

外显子 2(图 2.1c,箭头)的纯合无义突变,PTH 的 pre 序列中密码子 23 的丝氨酸突变为终止密码子[20]。

与常染色体显性甲状旁腺功能减退症相关的杂合错义突变(图 2.1a,箭头),位于信号肽中的疏水性半胱氨酸被带正电荷的精氨酸替代，从而破坏了信号肽功能重要的疏水核心[21]。最初对转染细胞的体外研究显示突变蛋白的分泌受损[22]。然而,很难理解为什么另一个非突变等位基因的 PTH 生成也受损。使用异种细胞系统，显示突变的蛋白质被细胞捕获，引起整个细胞的 ER 应激和细胞凋亡[23]。

进化

甲状旁腺在所有四足动物内都可以见到，但在水生脊椎动物中尚未确定。甲状旁腺的数量在动物王国中是变化的。人和鸡有四个甲状旁腺,从第三和第四咽囊发育而来。小鼠只有两个甲状旁腺,从第三咽囊发育而来。爬行动物的甲状旁腺在早期胚胎生命期间可能发育多达 5 对，随后多余的腺体在胚胎发生过程中退化[24]。直到最近,人们相信从水生到陆生的过渡时期,甲状旁腺激素开始生成。水生动物从海水中不断获得钙的供应,而陆生动物的这种供应仅来自饮食。显然,对稳态系统的这种压力使得钙调节策略的必要性发生了变化[25]。然而,鱼类中 PTH 基因同源序列的发现完全推翻了传统观点[26],这　发现受益于得到了几种鱼的完整基因组序列。这项工作是对早期通过抗人类 PTH 血清在鱼类中识别到免疫反应物质的观察的重要延伸[27]。数据库的同源性检索和人类 PTH 的 cDNA 基因组文库的低严格筛选,使人们在斑马鱼(Danio rerio)和河豚(Takifugu rubripes)中鉴定出了两个不同的 PTH 基因[13,28]。大约 5 亿年前,硬骨鱼从四足动物分离出来。值得注意的是，这些种类的 PTH 完全激活了人类 PTH/PTHrP 受体[13],每日皮下给予河豚 PTH(1–34),显示其为有效的大鼠骨合成代谢制剂[29]。除了通过脊索动物进化期间两个祖先基因组的复制扩展了基因组以外,与发育为现代人类的叶鳍鱼相比,线鳍血统的鱼经历了第三轮全基因组复制[30,31]。因此,在斑马鱼中,发现了人类基因的两种同源基因。基因组复制后,70%~80%的鱼类基因已经恢复到单拷贝[32]。基因组复制解释了鱼中两个 PTHrP 同源基因及两个 PTH 同源基因的存在。第三个 PTH 基因最初在河豚中被鉴定,命名为 PTH-L(PTH 样),具有 PTH 和 PTHrP 的结构特征[28]。有趣的是，PTH-L 不仅在鱼的基因组中，而且在非洲爪蟾和鸡中也被鉴定,但似乎已经从真兽亚纲哺乳动物的基因组遗失了(见第 5 章,图 5.2B)[14]。

可与 PTH/PTHrP 受体结合的 PTH 氨基末端,在所有物种 PTH 中相对保守,但羧基末端序列差异很大(图 2.2)。虽然哺乳动物 PTH 的 C–末端区域在一些测定中具有生物学作用，但是这些作用的细胞生物学尚未得到很好的证实,并且没有受体被克隆[33]。

鱼中 PTH 的功能是未知的。在鱼类的发育过程中,PTH 在侧线[34]及 CNS 中表达,侧线是鱼和两栖动物的感觉器官。值得注意的是,鱼类具有 GCM2 的一个同源基因(胶质细胞缺失 2),GCM2 是哺乳动物甲状旁腺发育的转录因子和关键调节因子,鱼的 GCM2 在鱼鳃中表达[35,36]。研究人员使用 GCM2 反义寡聚核苷酸证明,GCM2 的缺失导致不能形成鳃芽[35]。鱼类鳃中 GCM2、PTH 和钙敏感受体的共同表达,提示在进化过

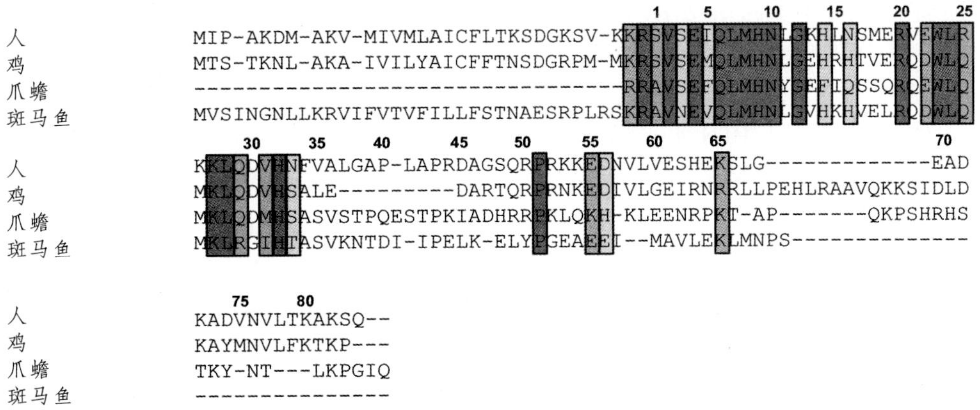

图 2.2　人(uc001mlb.3)、鸡(NP_990783)、爪蟾(C1L356_XENLA)和斑马鱼(NP_998115)甲状旁腺激素片段的多重序列比对。此处列出斑马鱼 PTHa,还有多种鱼 PTH 序列。暗盒表示完全保守的残基,灰色框表示相似度强的残基,浅灰色表示相似度弱的残基。成熟 hPTH(1–84)的氨基酸已编号。

程中甲状旁腺来源于鱼鳃,尽管尚缺乏证据证明合成PTH的细胞同样合成GCM2。此外,尽管在鱼和哺乳动物中发现鱼PTH分子可以激活PTH受体,但鱼类中PTH的功能仍需确定。

因此,PTH分子早于水生脊椎动物迁移到陆地,但是将生成PTH的细胞组织成为独立的腺体仅在陆地脊椎动物中发现,并且可能有助于实现更好地控制钙稳态。

在海鞘[37]、进化为脊椎动物的原索动物及昆虫[38]中,GPCR与PTH/PTHrP受体相似性的鉴定,表明该信号系统的进化起源比预期更久远。这种古老受体的天然配体的鉴定可能会更清楚地阐明PTH和PTHrP的祖先是否与这种或另一种蛋白质更相似。

除了PTH、PTHrP及其共同的PTH/PTHrP受体,还鉴定了属于PTH家族的第二配体受体系统。同源克隆的人类PTH2R与人类PTH/PTHrP受体具有51%的同一性[39]。从牛下丘脑提取物纯化得到了PTH2R的特异性配体,以及39个氨基酸的结节漏斗部的肽(TIP39)[40]。其主肽序列与PTH完全不同,但TIP39与PTH氨基末端具有相同的结构特征[41]。这可以解释人类PTH2R可以被TIP39和PTH激活,但不被PTHrP激活的现象。

TIP39和PTH2R不仅在哺乳动物中可以见到,而且存在于斑马鱼中[42]。在哺乳动物中,它们在中枢神经系统中表达,并且参与各种神经和神经内分泌功能[43]。

调节

PTH基因是转录因子GCM2的潜在靶点,GCM2是甲状旁腺发育所需的甲状旁腺特异性重要调节因子。肌腱膜纤维肉瘤癌基因B型同系物基因(MafB)是一个在许多组织中具有重要作用的转录因子[44,45]。MafB可以在甲状旁腺中表达。令人惊讶的是,$MafB^{-/-}$动物中的甲状旁腺腺体异位于胸腺,PTH水平降低[46]。这使得人们鉴定出了PTH启动子中MafB和GCM2的结合位点。使用GST-GCM2融合蛋白,证明了GCM2与来自PTH启动子的寡核苷酸之间的物理相互作用[46]。另一项报道使用表达PTHrP的大鼠细胞系,提供了GCM2与PTH启动子结合的证据,然而,这个证明的结合位点与以前的一篇报道不同[47]。这些位点的生理相关性仍有待确定。在PTH基因中,还鉴定了一个生理相关性不确定的其他转录因子结合位点[48-50]。

甲状旁腺细胞在不同的外界刺激下,启动分泌颗粒中PTH的分泌、PTH基因的转录,以及使甲状旁腺体积增大。每个反应的程度取决于刺激的时间长短(短期或长期刺激),以及是刺激(低血钙)还是抑制(高血钙)。在此,我们将重点介绍PTH基因转录的中级水平调控。血液中PTH水平的主要生理调节因素是细胞外钙、磷酸盐和1,25$(OH)_2D_3$。表达PTH的分化良好的甲状旁腺细胞系的缺乏,阻碍了PTH基因调控的研究。相反,研究中已经使用了原代甲状旁腺细胞培养、异种细胞系统和实验动物的整个甲状旁腺,以及来自这些腺体的组织切片和分离的细胞。

几项实验研究了钙对甲状旁腺基因表达的调控。在体内,低钙血症导致PTH mRNA的显著增加。例如,与正常钙饮食(0.4%)的动物相比,保持低钙(0.02%)饮食3周的大鼠甲状旁腺的PTH mRNA水平增加了5倍。相比之下,高钙饮食(2%)没有改变PTH mRNA水平[51]。使用原代甲状旁腺细胞的体外实验结果难以解释[52],因为没有已建立的甲状旁腺细胞系,原代甲状旁腺细胞的培养难以维持,24小时后钙受体的表达显著降低[53]。许多体外研究揭示了钙抑制PTH基因转录的机制,但由于这些研究中没有一个使用表达钙敏感受体的甲状旁腺细胞,这些研究的生理相关性仍有待确定[54-56]。

然而,已经阐明了一种不同的机制,PTH mRNA水平被低钙饮食上调并被低磷酸盐饮食下调,一系列论文证明了其功能重要性[57]。这种机制涉及通过蛋白质与PTH mRNA的3'UTR结合来控制mRNA稳定性,进而参与PTH mRNA转录后调节。与对照饮食(0.6%钙,0.3%磷酸盐)动物的甲状旁腺相比,低钙饮食(0.02%钙,0.3%磷酸盐)2~3周的大鼠甲状旁腺显示稳定状态PTH mRNA含量呈5~10倍增加(总RNA的Northern印迹测定)[58]。与对照动物相比,降低血液PTH浓度的低磷酸盐饮食(0.6%钙,0.02%磷酸盐),导致PTH mRNA含量降低了1/6~1/4[59]。为了检验PTH mRNA水平的这种差异是否主要通过调控转录起始来调节,使用如上所述的低钙或低磷酸盐饮食的大鼠甲状旁腺组织的核进行连续核转录分析。没有发现转录率的差异,研究人员得出结论,在上述体内实验中发现的mRNA量的差异并不是因为转录起始的不同[58,59]。为了测试另一假设,即通过调控mRNA稳定性和降解来实现对PTH mRNA量的调节,因为没有可用的甲状旁腺细胞系,所以使用体外无细胞降解测定法。提取上述饮食动物的甲状旁腺细胞质蛋白,应用放射性标记的PTH mRNA与蛋白提取物孵育,在不同的时间点测定未降解的转录产物的量。低钙饮食显著保护 PTH mRNA 不被降解(180 分钟后转录本基本是完整的,而对照饮食组为 40 分钟),而低磷酸盐饮食导致 PTH mRNA 快速降解(转录本基本保持完整时间小于 5 分钟)[60]。RNA 电泳迁移率变动分析(REMSA)显示,与对照组相比,低钙饮食动物的细胞提取物中有更多的蛋白质与 PTH mRNA 结合[59]。这些细胞质蛋白主要与 PTH mRNA 的 3'UTR 结合,使用 RNA 亲和层析纯化法对其进行纯化,鉴定出三种不同的蛋白质:AUF1(富含 A+U 的元件结合因子 1)[61]、hnRNP K[57]和 UNR(nRAS 上游)[57]。重组 AUF1 与 PTH mRNA 的 3'UTR 结合,并保护其免于降解,表明 AUF1 可能在钙和磷酸盐对 PTH 的调节中起作用[61]。

结合稳定蛋白的 239bp 3'UTR(大鼠)内的关键区域被精确定位[60]。鉴定了一个含 26 个碱基对的核心元件,其对于与甲状旁腺提取物中胞质蛋白结合是足够的和必要的。此功能作用依赖于大鼠与人之间的高度保守性(73%,而整个 3'UTR 为 42%)。其在异种系统生长激素(GH)中的使用,使得人们进一步了解了其功能的重要性。来自 mPTH 3'UTR 的一段 63bp 序列含有 26bp 元件,当此序列与 GH mRNA 的 3'末端融合时,可调节 mRNA 的稳定性。天然 GH mRNA 的稳定性不受来自低钙或低磷酸盐饮食动物的甲状旁腺细胞提取物的影响。然而,当 mPTH 3'UTR 的 63bp 序列与 GH mRNA 的 3'末端融合,暴露于低磷酸盐饮食动物的甲状旁腺细胞提取物时,则 mRNA 更容易降解。此外,低钙饮食大鼠的甲状旁腺提取物的蛋白质可以保护其免于降解,正如 PTH mRNA 被保护一样[60]。除了蛋白质对 PTH mRNA 的稳定作用之外,使得 PTH mRNA 不稳定的蛋白质已被鉴定。K-同源性剪接调节蛋白(KSRP),是一种 RNA 结合蛋白,可使 mRNA 不稳定。它与肽基-脯氨酰同分异构酶 Pin1 相互作用并被活化。Pin1 的抑制导致 PTH mRNA 水平升高,而低钙血症大鼠甲状旁腺提取物中 Pin1 含量较低。没有 Pin1 的小鼠血清 PTH 水平升高[62]。

很多问题仍然存在:饮食调控对甲状旁腺的 AUF1 蛋白量的调节并未阐明。3'UTR 如何调节 mRNA 转录的稳定性,与 PTH rRNA 3'UTR 结合的另外两种蛋白的作用尚不清楚。重要的是,在培养的甲状旁腺细胞中还不可能证实这些发现,此机制与甲状旁腺其他调节机制相关性的定量评价还没有完成。

除钙调节外,PTH 基因也受 $1,25(OH)_2D_3$ 的调节,抑制 PTH 转录,导致血液中水平降低[63]。$1,25(OH)_2D_3$ 与维生素 D 受体(VDR)结合,VDR 是一种核受体,依次与调节基因启动子中的维生素 D 应答元件(VRE)结合,与共同核受体单体 RXR 形成异二聚体。VRE 由两个保守的含 6 个碱基对的半位点组成,其由三个核苷酸间隔开。通常,配体结合的 VDR 激活靶基因的转录,但是对于 PTH 基因,配体与 $1,25(OH)_2D_3$ 结合起到抑制作用。如何实现这一目标尚未充分了解,但有几项研究已经解决了这个问题。PTH 基因的近端启动子(从外显子 1 的起始-125 至-101)的 25 个碱基对序列显示含有这样一个 DNA 位点,结合配体的 VDR 与此位点结合,导致 PTH 基因表达受到抑制[64]。有趣的是,该序列包含 VRE(AGGTCA)的一个半位点。该序列可以抑制异种病毒启动子和响应 GH4C1 细胞中的 $1,25(OH)_2D_3$,从而抑制转录。选择这些细胞是因为它们表现出响应 $1,25(OH)_2D_3$ 的 PTH 基因的转录抑制。

此外,上述半位点的 PTH 启动子下游,即-87bp 和-60bp 之间有一个称作 E-box 的原件(CANNTG)被鉴定[65]。结合配体的 VDR 未与这个 E-box 元件直接结合。反之,一个称作 VDIR(VDR 交互抑制因子)的基本的螺旋-环-螺旋因子可以和此元件结合,引起反式激活。E-box 元件通过与 VDIR 的交互作用招募已结合配体的 VDR/RXR,引起一个 HDAC 辅阻遏物的招募,从而抑制 PTH 表达。无论是体内维生素 D 依赖的负性调节因子的功能还是培养的甲状旁腺细胞的功能,均需要进一步研究证实。

磷摄入可导致甲状旁腺功能的两个主要调节因子即血清钙和 $1,25(OH)_2D_3$ 水平的变化。然而,磷也对 PTH 生成有直接影响。高磷酸盐饮食诱导的血清高磷酸盐水平,可以增加血浆 PTH 水平,磷酸盐限制可以降低 PTH 水平,与血清钙和 $1,25(OH)_2D_3$ 水平无关[59,66]。在大鼠甲状旁腺的器官培养物中,培养基中高磷酸盐水平 4~6 小时后(同时保持钙离子水平不变)可导致培养基中 PTH 积累明显增加[67,68]。PTH mRNA 水平没有改变。磷酸盐对 PTH 生成的直接作用可以被放线酮消除,因此此作用很可能是转录后[68]。磷酸盐对整个甲状旁腺或其切片的影响在分散的甲状旁腺细胞中已丧失[69]。在另一项对培养的人类甲状旁腺组织的研究中,高磷水平可以增加甲状旁腺增生组织中的 PTH mRNA 水平,但在甲状旁腺腺瘤组织中无此作用[67]。因此,磷对甲状旁腺组织的影响需要进一步研究。如前所述[58,59],磷对 PTH mRNA 的体内作用似乎主要是因为改变了 mRNA 的稳定性。

成纤维细胞生长因子(FGF)-23 是一种循环因子,可以通过分别调节近端小管磷酸钠转运体和 1α-羟化酶来降低血清磷酸盐和 1,25$(OH)_2D_3$ 水平，也可直接靶向作用于甲状旁腺细胞。重组 FGF23 体内给予大鼠和体外给予大鼠甲状旁腺器官培养物，降低了 PTH 的生成和 PTH mRNA 的水平[70]。分离的牛甲状旁腺细胞中也可见到相同的抑制作用[71]。目前正在研究 FGF23-甲状旁腺轴的生理学意义[72]。

（王珂雨 李金茹 张平 译）

参考文献

1. Fraser RA, Kronenberg HM, Pang PK, Harvey S. Parathyroid hormone messenger ribonucleic acid in the rat hypothalamus. *Endocrinology* 1990;**127**:2517–22.
2. Nutley MT, Parimi SA, Harvey S. Sequence analysis of hypothalamic parathyroid hormone messenger ribonucleic acid. *Endocrinology* 1995;**136**:5600–7.
3. Wiren KM, Potts Jr JT, Kronenberg HM. Importance of the propeptide sequence of human preproparathyroid hormone for signal sequence function. *J Biol Chem* 1988;**263**:19771–7.
4. Vasicek TJ, McDevitt BE, Freeman MW, Fennick BJ, Hendy GN, Potts Jr JT, et al. Nucleotide sequence of the human parathyroid hormone gene. *Proc Natl Acad Sci USA* 1983;**80**:2127–31.
5. Parkinson DB, Shaw NJ, Himsworth RL, Thakker RV. Parathyroid hormone gene analysis in autosomal hypoparathyroidism using an intragenic tetranucleotide (AAAT)n polymorphism. *Hum Genet* 1993;**91**:281–4.
6. Tenne M, McGuigan F, Jansson L, Gerdhem P, Obrant KJ, Luthman H, et al. Genetic variation in the PTH pathway and bone phenotypes in elderly women: evaluation of PTH, PTHLH, PTHR1 and PTHR2 genes. *Bone* 2008;**42**:719–27.
7. Ahn TG, Antonarakis SE, Kronenberg HM, Igarashi T, Levine MA. Familial isolated hypoparathyroidism: a molecular genetic analysis of 8 families with 23 affected persons. *Medicine (Baltimore)* 1986;**65**:73–81.
8. Miric A, Levine MA. Analysis of the preproPTH gene by denaturing gradient gel electrophoresis in familial isolated hypoparathyroidism. *J Clin Endocrinol Metab* 1992;**74**:509–16.
9. Igarashi T, Okazaki T, Potter H, Gaz R, Kronenberg HM. Cell-specific expression of the human parathyroid hormone gene in rat pituitary cells. *Mol Cell Biol* 1986;**6**:1830–3.
10. Heinrich G, Kronenberg HM, Potts Jr JT, Habener JF. Gene encoding parathyroid hormone. Nucleotide sequence of the rat gene and deduced amino acid sequence of rat preproparathyroid hormone. *J Biol Chem* 1984;**259**:3320–9.
11. Weaver CA, Gordon DF, Kissil MS, Mead DA, Kemper B. Isolation and complete nucleotide sequence of the gene for bovine parathyroid hormone. *Gene* 1984;**28**:319–29.
12. He B, Tong TK, Hiou-Tim FF, Al-Akad B, Kronenberg HM, Karaplis AC. The murine gene encoding parathyroid hormone: genomic organization, nucleotide sequence and transcriptional regulation. *J Mol Endocrinol* 2002;**29**:193–203.
13. Gensure RC, Ponugoti B, Gunes Y, Papasani MR, Lanske B, Bastepe M, et al. Identification and characterization of two parathyroid hormone-like molecules in zebrafish. *Endocrinology* 2004;**145**:1634–9.
14. Pinheiro PL, Cardoso JC, Gomes AS, Fuentes J, Power DM, Canario AV. Gene structure, transcripts and calciotropic effects of the PTH family of peptides in Xenopus and chicken. *BMC Evol Biol* 2010;**10**:373.
15. Motokura T, Bloom T, Kim HG, Juppner H, Ruderman JV, Kronenberg HM, et al. A novel cyclin encoded by a bcl1-linked candidate oncogene. *Nature* 1991;**350**:512–5.
16. Imanishi Y, Hosokawa Y, Yoshimoto K, Schipani E, Mallya S, Papanikolaou A, et al. Primary hyperparathyroidism caused by parathyroid-targeted overexpression of cyclin D1 in transgenic mice. *J Clin Invest* 2001;**107**:1093–102.
17. Mallya SM, Wu HI, Saria EA, Corrado KR, Arnold A. Tissue-specific regulatory regions of the PTH gene localized by novel chromosome 11 rearrangement breakpoints in a parathyroid adenoma. *J Bone Miner Res* 2010;**25**:2606–12.
18. Sunthornthepvarakul T, Churesigaew S, Ngowngarmratana S. A novel mutation of the signal peptide of the preproparathyroid hormone gene associated with autosomal recessive familial isolated hypoparathyroidism. *J Clin Endocrinol Metab* 1999;**84**:3792–6.
19. Parkinson DB, Thakker RV. A donor splice site mutation in the parathyroid hormone gene is associated with autosomal recessive hypoparathyroidism. *Nat Genet* 1992;**1**:149–52.
20. Ertl DA, Stary S, Streubel B, Raimann A, Haeusler G. A novel homozygous mutation in the parathyroid hormone gene (PTH) in a girl with isolated hypoparathyroidism. *Bone* 2012;**51**:629–32.
21. Arnold A, Horst SA, Gardella TJ, Baba H, Levine MA, Kronenberg HM. Mutation of the signal peptide-encoding region of the preproparathyroid hormone gene in familial isolated hypoparathyroidism. *J Clin Invest* 1990;**86**:1084–7.
22. Karaplis AC, Lim SK, Baba H, Arnold A, Kronenberg HM. Inefficient membrane targeting, translocation, and proteolytic processing by signal peptidase of a mutant preproparathyroid hormone protein. *J Biol Chem* 1995;**270**:1629–35.
23. Datta R, Waheed A, Shah GN, Sly WS. Signal sequence mutation in autosomal dominant form of hypoparathyroidism induces apoptosis that is corrected by a chemical chaperone. *Proc Natl Acad Sci USA* 2007;**104**:19989–94.
24. Srivastav AK, Sasayama Y, Suzuki N. Morphology and physiological significance of parathyroid glands in reptilia. *Microsc Res Tech* 1995;**32**:91–103.
25. Wendelaar Bonga SE, Pang PK. Control of calcium regulating hormones in the vertebrates: parathyroid hormone, calcitonin, prolactin, and stanniocalcin. *Int Rev Cytol* 1991;**128**:139–213.
26. Danks JA, Ho PM, Notini AJ, Katsis F, Hoffmann P, Kemp BE, et al. Identification of a parathyroid hormone in the fish Fugu rubripes. *J Bone Miner Res* 2003;**18**:1326–31.
27. Fraser RA, Kaneko T, Pang PK, Harvey S. Hypo- and hypercalcemic peptides in fish pituitary glands. *Am J Physiol* 1991;**260**:R622–6.
28. Canario AV, Rotllant J, Fuentes J, Guerreiro PM, Rita Teodosio H, Power DM, et al. Novel bioactive parathyroid hormone and related peptides in teleost fish. *FEBS Lett* 2006;**580**:291–9.
29. McManus JF, Davey RA, Maclean HE, Doust EA, Chiu WS, Sims NA, et al. Intermittent Fugu parathyroid hormone 1 (1-34) is an anabolic bone agent in young male rats and osteopenic ovariectomized rats. *Bone* 2008;**42**:1164–74.
30. Catchen JM, Conery JS, Postlethwait JH. Inferring ancestral gene order. *Methods Mol Biol* 2008;**452**:365–83.
31. Canestro C, Yokoi H, Postlethwait JH. Evolutionary developmental biology and genomics. *Nat Rev Genet* 2007;**8**:932–42.
32. Postlethwait JH, Woods IG, Ngo-Hazelett P, Yan YL, Kelly PD, Chu F, et al. Zebrafish comparative genomics and the origins of vertebrate chromosomes. *Genome Res* 2000;**10**:1890–902.
33. Divieti P, Geller AI, Suliman G, Juppner H, Bringhurst FR. Receptors specific for the carboxyl-terminal region of parathyroid hormone on bone-derived cells: determinants of ligand binding and bioactivity. *Endocrinology* 2005;**146**:1863–70.
34. Hogan BM, Danks JA, Layton JE, Hall NE, Heath JK, Lieschke GJ. Duplicate zebrafish PTH genes are expressed along the lateral line and in the central nervous system during embryogenesis. *Endocrinology* 2005;**146**:547–51.
35. Okabe M, Graham A. The origin of the parathyroid gland. *Proc Natl Acad Sci USA* 2004;**101**:17716–9.
36. Graham A, Richardson J. Developmental and evolutionary origins of the pharyngeal apparatus. *EvoDevo* 2012;**3**:24.

37. Kamesh N, Aradhyam GK, Manoj N. The repertoire of G protein-coupled receptors in the sea squirt Ciona intestinalis. *BMC Evol Biol* 2008;**8**:129.
38. Li C, Chen M, Sang M, Liu X, Wu W, Li B. Comparative genomic analysis and evolution of family-B G protein-coupled receptors from six model insect species. *Gene* 2013;**519**:1–12.
39. Usdin TB, Gruber C, Bonner TI. Identification and functional expression of a receptor selectively recognizing parathyroid hormone, the PTH2 receptor. *J Biol Chem* 1995;**270**:15455–8.
40. Usdin TB, Hoare SR, Wang T, Mezey E, Kowalak JA. TIP39: a new neuropeptide and PTH2-receptor agonist from hypothalamus. *Nat Neurosci* 1999;**2**:941–3.
41. Piserchio A, Usdin T, Mierke DF. Structure of tuberoinfundibular peptide of 39 residues. *J Biol Chem* 2000;**275**:27284–90.
42. Bhattacharya P, Yan YL, Postlethwait J, Rubin DA. Evolution of the vertebrate pth2 (tip39) gene family and the regulation of PTH type 2 receptor (pth2r) and its endogenous ligand pth2 by hedgehog signaling in zebrafish development. *J Endocrinol* 2011;**211**:187–200.
43. Dobolyi A, Dimitrov E, Palkovits M, Usdin TB. The neuroendocrine functions of the parathyroid hormone 2 receptor. *Front Endocrinol* 2012;**3**:121.
44. Kim K, Kim JH, Lee J, Jin HM, Kook H, Kim KK, et al. MafB negatively regulates RANKL-mediated osteoclast differentiation. *Blood* 2007;**109**:3253–9.
45. Moriguchi T, Hamada M, Morito N, Terunuma T, Hasegawa K, Zhang C, et al. MafB is essential for renal development and F4/80 expression in macrophages. *Mol Cell Biol* 2006;**26**:5715–27.
46. Kamitani-Kawamoto A, Hamada M, Moriguchi T, Miyai M, Saji F, Hatamura I, et al. MafB interacts with Gcm2 and regulates parathyroid hormone expression and parathyroid development. *J Bone Miner Res* 2011;**26**:2463–72.
47. Kawahara M, Iwasaki Y, Sakaguchi K, Taguchi T, Nishiyama M, Nigawara T, et al. Involvement of GCMB in the transcriptional regulation of the human parathyroid hormone gene in a parathyroid-derived cell line PT-r: effects of calcium and 1,25(OH)2D3. *Bone* 2010;**47**:534–41.
48. Alimov AP, Langub MC, Malluche HH, Koszewski NJ. Sp3/Sp1 in the parathyroid gland: identification of an Sp1 deoxyribonucleic acid element in the parathyroid hormone promoter. *Endocrinology* 2003;**144**:3138–47.
49. Alimov AP, Langub MC, Malluche HH, Park-Sarge OK, Koszewski NJ. Contrasting mammalian parathyroid hormone (PTH) promoters: nuclear factor-Y binds to a deoxyribonucleic acid element unique to the human PTH promoter and acts as a transcriptional enhancer. *Endocrinology* 2004;**145**:2713–20.
50. Alimov AP, Park-Sarge OK, Sarge KD, Malluche HH, Koszewski NJ. Transactivation of the parathyroid hormone promoter by specificity proteins and the nuclear factor Y complex. *Endocrinology* 2005;**146**:3409–16.
51. Naveh-Many T, Silver J. Regulation of parathyroid hormone gene expression by hypocalcemia, hypercalcemia, and vitamin D in the rat. *J Clin Invest* 1990;**86**:1313–9.
52. Russell J, Lettieri D, Sherwood LM. Direct regulation by calcium of cytoplasmic messenger ribonucleic acid coding for pre-proparathyroid hormone in isolated bovine parathyroid cells. *J Clin Invest* 1983;**72**:1851–5.
53. Brown AJ, Zhong M, Ritter C, Brown EM, Slatopolsky E. Loss of calcium responsiveness in cultured bovine parathyroid cells is associated with decreased calcium receptor expression. *Biochem Biophys Res Commun* 1995;**212**:861–7.
54. Izumi T, Henner WD, Mitra S. Negative regulation of the major human AP-endonuclease, a multifunctional protein. *Biochemistry* 1996;**35**:14679–83.
55. Okazaki T, Chung U, Nishishita T, Ebisu S, Usuda S, Mishiro S, et al. A redox factor protein, ref1, is involved in negative gene regulation by extracellular calcium. *J Biol Chem* 1994;**269**:27855–62.
56. Okazaki T, Zajac JD, Igarashi T, Ogata E, Kronenberg HM. Negative regulatory elements in the human parathyroid hormone gene. *J Biol Chem* 1991;**266**:21903–10.
57. Naveh-Many T, Bell O, Silver J, Kilav R. Cis and trans acting factors in the regulation of parathyroid hormone (PTH) mRNA stability by calcium and phosphate. *FEBS Lett* 2002;**529**:60–4.
58. Moallem E, Kilav R, Silver J, Naveh-Many T. RNA-Protein binding and post-transcriptional regulation of parathyroid hormone gene expression by calcium and phosphate. *J Biol Chem* 1998;**273**:5253–9.
59. Kilav R, Silver J, Naveh-Many T. Parathyroid hormone gene expression in hypophosphatemic rats. *J Clin Invest* 1995;**96**:327–33.
60. Kilav R, Silver J, Naveh-Many T. A conserved cis-acting element in the parathyroid hormone 3′-untranslated region is sufficient for regulation of RNA stability by calcium and phosphate. *J Biol Chem* 2001;**276**:8727–33.
61. Sela-Brown A, Silver J, Brewer G, Naveh-Many T. Identification of AUF1 as a parathyroid hormone mRNA 3′-untranslated region-binding protein that determines parathyroid hormone mRNA stability. *J Biol Chem* 2000;**275**:7424–9.
62. Nechama M, Uchida T. Mor Yosef-Levi I, Silver J, Naveh-Many T. The peptidyl-prolyl isomerase Pin1 determines parathyroid hormone mRNA levels and stability in rat models of secondary hyperparathyroidism. *J Clin Invest* 2009;**119**:3102–14.
63. Silver J, Naveh-Many T, Mayer H, Schmelzer HJ, Popovtzer MM. Regulation by vitamin D metabolites of parathyroid hormone gene transcription in vivo in the rat. *J Clin Invest* 1986;**78**:1296–301.
64. Demay MB, Kiernan MS, DeLuca HF, Kronenberg HM. Sequences in the human parathyroid hormone gene that bind the 1,25-dihydroxyvitamin D3 receptor and mediate transcriptional repression in response to 1,25-dihydroxyvitamin D3. *Proc Natl Acad Sci USA* 1992;**89**:8097–101.
65. Kim MS, Fujiki R, Murayama A, Kitagawa H, Yamaoka K, Yamamoto Y, et al. 1Alpha,25(OH)2D3-induced transrepression by vitamin D receptor through E-box-type elements in the human parathyroid hormone gene promoter. *Mol Endocrinol* 2007;**21**:334–42.
66. Lopez-Hilker S, Dusso AS, Rapp NS, Martin KJ, Slatopolsky E. Phosphorus restriction reverses hyperparathyroidism in uremia independent of changes in calcium and calcitriol. *Am J Physiol* 1990;**259**:F432–7.
67. Almaden Y, Canalejo A, Hernandez A, Ballesteros E, Garcia-Navarro S, Torres A, et al. Direct effect of phosphorus on PTH secretion from whole rat parathyroid glands in vitro. *J Bone Miner Res* 1996;**11**:970–6.
68. Slatopolsky E, Finch J, Denda M, Ritter C, Zhong M, Dusso A, et al. Phosphorus restriction prevents parathyroid gland growth. High phosphorus directly stimulates PTH secretion in vitro. *J Clin Invest* 1996;**97**:2534–40.
69. Nielsen PK, Feldt-Rasmussen U, Olgaard K. A direct effect in vitro of phosphate on PTH release from bovine parathyroid tissue slices but not from dispersed parathyroid cells. *Nephrol Dial Transplant* 1996;**11**:1762–8.
70. Ben-Dov IZ, Galitzer H, Lavi-Moshayoff V, Goetz R, Kuro-o M, Mohammadi M, et al. The parathyroid is a target organ for FGF23 in rats. *J Clin Invest* 2007;**117**:4003–8.
71. Krajisnik T, Bjorklund P, Marsell R, Ljunggren O, Akerstrom G, Jonsson KB, et al. Fibroblast growth factor-23 regulates parathyroid hormone and 1alpha-hydroxylase expression in cultured bovine parathyroid cells. *J Endocrinol* 2007;**195**:125–31.
72. Silver J, Naveh-Many T. Phosphate and the parathyroid. *Kidney Int* 2009;**75**:898–905.

第 3 章

甲状旁腺激素相关蛋白基因结构、生物合成、代谢和调控

Larry J. Suva, Adam N. Freeman, T. John Martin

引言

甲状旁腺激素相关蛋白(PTHrP)是在研究某些无骨转移的实体癌引起的高钙血症[1,2]即恶性肿瘤体液性高钙血症综合征时被发现的。这种综合征长期以来被归因于肿瘤异常分泌甲状旁腺激素(PTH)。Albright[3]在肾癌患者出现血钙升高和血磷降低时首先提出异位PTH生成的概念。由于该患者没有明显的甲状旁腺癌,Albright正确地推测高血钙和低血磷是由肿瘤形成的PTH样物质引起的。第一代PTH放射免疫测定法的开发支持了这种新颖的观点,此方法确定了支气管癌患者血浆中免疫活性PTH水平升高[4]。癌症生成异位PTH的概念在20世纪60年代被接受,但这种观点在20世纪70年代开始失去支持。

PTH特异性免疫测定法的发展重新唤起了人们对异位PTH的研究。两个团队分别确定了癌症高钙血症患者的血循环中具有免疫活性的PTH与人体的真正PTH不同[6-8],且血浆水平低于原发性甲状旁腺功能亢进症患者。此外,高钙血症患者的乳腺肿瘤提取物具有与特异性抗PTH血清反应的活性,但是与正常PTH的标准不平行[9],表明这是一种相关但不相同的抗原。当使用几种识别不同抗原表位的抗PTH血清时, 在一系列癌症高钙血症患者的血浆和肿瘤样品中无法鉴定出PTH[10]。因此得出结论,癌症相关高钙血症的发病机制不是由PTH引起的,而是由一种不同的具有许多PTH特征的独特的循环因子引起的。这些鉴定引出了恶性肿瘤体液性高钙血症(HHM)的术语,并吸引人们关注这种新的高钙血症因子[11]。这一学说的确立来自一些杰出的临床研究,表明未伴转移的癌导致的高钙血症患者表现为低血浆磷酸盐水平、升高的肾源性cAMP和抑制的PTH[12-14]。

随着快速、灵敏、稳定的生物学测定法应用于PTH活性的测定[15-17],这些方法也被用来鉴定HHM患者肿瘤提取物[18]、组织培养基[19]和HHM动物模型[20]中的PTH样活性。一种灵敏的细胞化学测定法也显示HHM患者血浆中PTH样活性水平升高,与PTH不同[21]。受上述临床研究的激励,并且有高敏感的、高特异性和高通量的生物学测定法的支持,PTH样因子的分离和克隆是不可避免的。

PTHrP 的分离和克隆

研究从肿瘤或培养基中靶向提纯未鉴定的PTH相关活性蛋白的生物学标准是:①它应该刺激腺苷酸环化酶活性且严格地与PTH靶向一致;②它应该受到与PTH受体相互作用的肽受体拮抗剂的抑制,但不受抗PTH中和抗血清抑制;③通过放射免疫测定法应该检测不到PTH。在HHM患者和动物的肿瘤提取物[18,20,21]及肿瘤细胞系培养基[19]中鉴定PTH相关活性的早期研究,已经提出了这些严格的要求。

使用来自HHM患者肺鳞状细胞癌的BEN细胞系,可以纯化该因子,并对前16个氨基酸残基进行序列分析。前13个残基中有8个残基与PTH的残基相同,因此称之为PTHrP,因为此细胞没有表达PTH,抗肽抗体能够检测PTHrP,而不与合成的PTH(1-34)发生交叉反应[1]。进一步纯化,使得可以通过N-末端与胰蛋白酶肽测序法对前50个残基进行测序[2]。从BEN细胞cDNA文库中克隆PTH样活性蛋白,发现了一个含36个氨基酸的prepro肽和一个含141个氨基酸的成熟蛋

白质，后者在 N-末端区与 PTH 具有显著的同源性[2](图 3.1A)。PTHrP 和 PTH 之间的同源性和结构重叠表明可能是由于共同祖先基因的基因复制所致[2]，但是两者之中的哪一个是原始基因仍然不能确定。最近的工作将 PTH 和 PTHrP 的进化时间追溯至鱼类[22,23]，证明软骨鱼类中存在两种配体，所以仍然不确定哪个是原始基因(见下文和第 5 章)。

当将 BEN 细胞 cDNA 导入培养的猴肾细胞时，可以分泌生物活性蛋白 PTHrP，对合成肽的研究表明，PTHrP 在 PTH 受体的生物学作用包含在前 34 个残基中，如 PTH[22]。不久之后，其他人部分纯化了 PTHrP[23]，一些 N-末端氨基酸序列[24]被从乳腺癌和肾皮质癌细胞系[25]中获得。进一步的克隆工作从肾癌细胞系中鉴定出了相同的 cDNA[26]，与单拷贝基因的 Southern 分析结果一致。在 Northern 分析中出现的多个 RNA 转录本，表明可能是不同的剪接产物。进一步的数据显示另外的两个 cDNA 种类，推测是长度为 139 和 173 个氨基酸的 PTHrP 变体[27-29]，不久之后鉴定了基因组结构。

基因结构

在人类 *PTHLH* 基因被初步鉴定后[29-31]，复杂的 *PTHLH* 基因的所有三个启动子区域被界定，其特异性剪接模式被确认。尽管已经观察到在恶性细胞系如 BEN 细胞中[32]，*PHPLH* 基因与 Kirsten-Ras 2 一起被扩增，但在正常细胞中，PTHrP 由位于染色体 12p11.2-p12.1[26,31] 上的单拷贝 *PTHLH* 基因编码。*PTHLH* 基因座与位于染色体 11p15.4 上的 *PTH* 基因不同[33]，但两个基因共享相似的基因组构成，具有相似的外显子/内含子边界(图 3.2，跨物种的 *PTHLH* 基因结构)。染色体 11 和 12

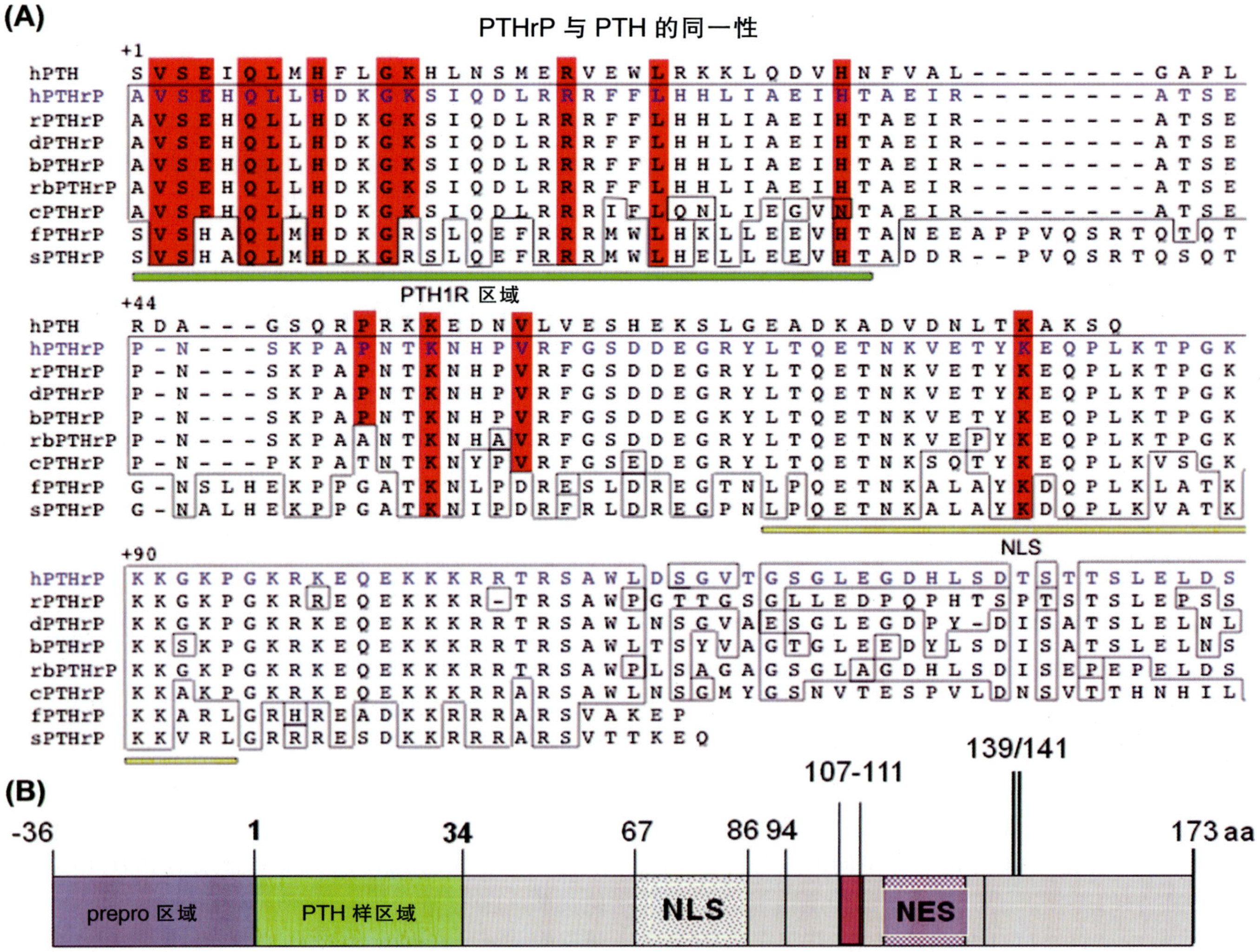

图 3.1 人类与其他物种的 PTHrP 氨基酸序列比较。(A)人类 PTHrP 与其他物种 PTHrP 的氨基酸序列对比。(B)人类 PTHrP 结构域的示意图。

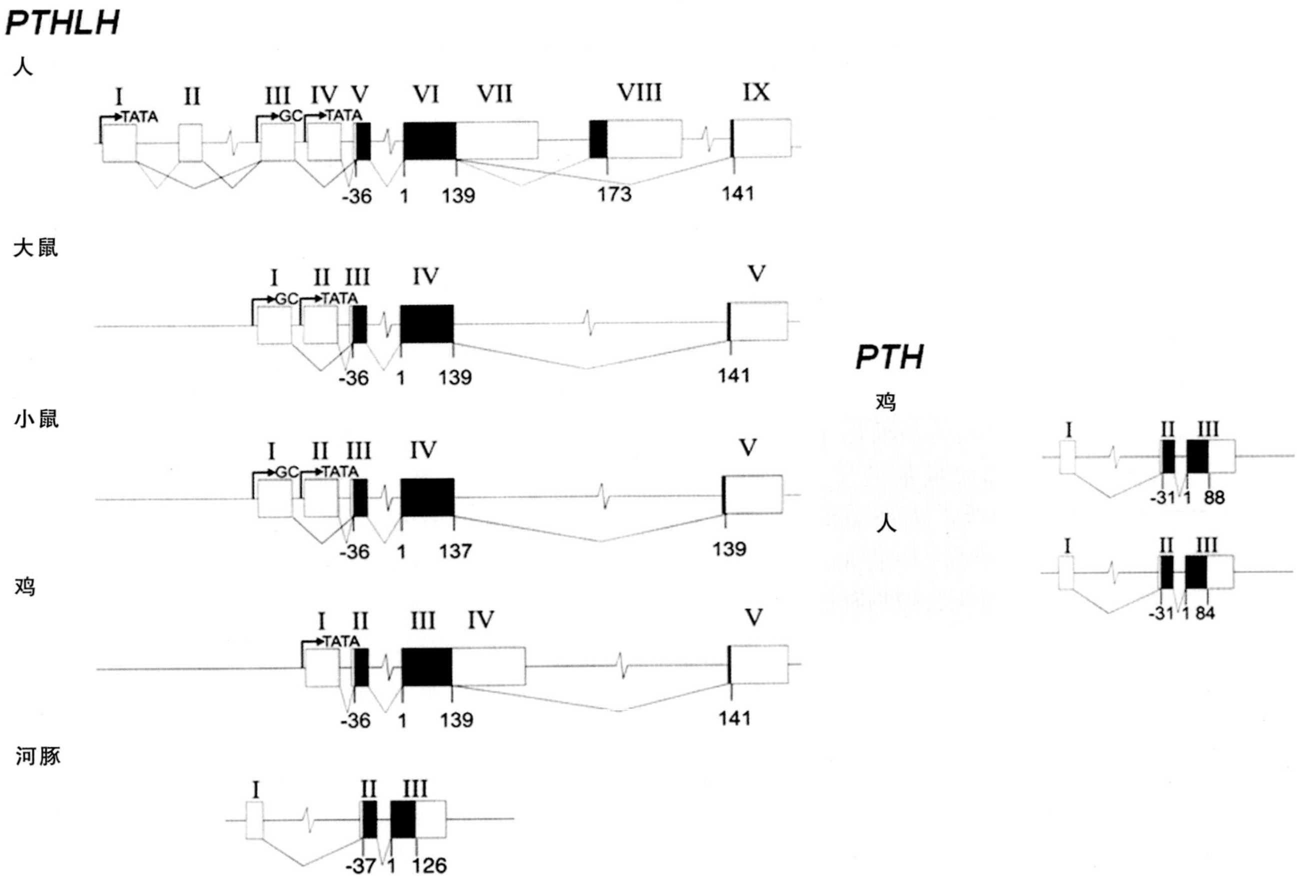

图 3.2　人、大鼠、小鼠、鸡和河豚 *PTHLH* 基因与鸡和人 *PTH* 基因的基因结构比较。

被认为是来自一个共同祖先染色体的复制[34]。有几个相关基因的例子，一个位于染色体 11(*PTH*)，另一个位于染色体 12(*PTHLH*)，除了 *PTH* 和 *PTHLH*，还包括位于染色体 11 上的谷胱甘肽 S 转移酶 3(*GST3*)、Harvey ras 肉瘤 1 和胰岛素样生长因子 2 基因[35]，以及位于染色体 12 上的 Kirsten ras 肉瘤 2 和胰岛素样生长因子 1 基因[36,37]。

人类 *PTHLH* 基因由 9 个外显子组成，大约为 15kb。*PTHLH* 基因由三个功能不同的启动子转录，并且一级 mRNA 转录本可以在 5’和 3’端发生剪接变化(图 3.2，跨物种的 *PTHLH* 基因结构)[26,27,29–31,38,39]。外显子Ⅴ编码 PTHrP 的 prepro 序列的大部分，而外显子Ⅵ编码成熟编码区的大部分；这种外显子的构成方式类似于 *PTH* 基因[40,41]，进一步表明 *PTH* 和 *PTHLH* 的进化关系。外显子Ⅴ和Ⅵ在 *PTHLH* mRNA 转录本中是不变的。3’端剪接变化，可以产生三种 PTHrP 的蛋白亚型。包含外显子Ⅵ和Ⅶ的转录本的翻译以 139 个氨基酸的成熟蛋白产物终止，相比之下，外显子Ⅵ~Ⅷ或Ⅵ~Ⅸ的剪接变化导致 PTHrP 的 C–末端延伸，分别生成含 173 或141 个氨基酸的成熟亚型(图 3.2)[27,29]。值得注意的是，在外显子Ⅵ和Ⅶ之间无内含子，该结合点的序列为剪接给位的共有序列，此位点和外显子Ⅷ或Ⅸ的剪接表明了其作为剪接给位的活化。

外显子Ⅰ和Ⅳ的上游是对应于启动子(P)1 和 P3 的标准 TATA 盒子，而 5’端至外显子Ⅲ是一个富含 GC 的启动子区，其表示启动子 P2，上述全部已通过引物延伸、S1 保护和瞬时转染分析鉴定[29–31,39,42,43]。令人感兴趣的是第二个启动子区(P2)，这是一个高度富含 GC 的启动子，通常与所谓的管家基因相关。此启动子可以启动 11 个核苷酸的转录，方向从外显子Ⅲ的 5’端向剪接受位。因此，P1 和 P2 转录本都含有外显子Ⅲ序列，但不含外显子Ⅳ的 P3 特异性的 5’非翻译序列(图 3.2)。尽管在所有表达 PTHrP 的细胞和组织中，每种启动子的活性尚未确定，但到目前为止，似乎在所有产生 PTHrP 的细胞中，5’端至外显子Ⅳ(P3)的 TATA 盒子是最活跃的启动子[42,44,45]。P1 转录本可能包含或排除外显子Ⅱ(图 3.2)，使 *PTHLH* 基因的剪接变化模式进一步复杂化。当前，对不同 5’外显子的作用仍然是推测，也许简单地反

映了人类 *PTHLH* 基因启动子的不同,或者它们可能通过将 mRNA 从细胞核引导到细胞质或引导 mRNA 到核糖体来改变 *PTHLH* mRNA 的翻译效率。

人类 *PTHLH* 基因的表达依赖于基因第二内含子内的 HpaII/MspI 位点的脱甲基化[46]。检测 12 个人肾癌细胞系,6 个生成 PTHrP 的细胞系在该位点脱甲基,而 6 个非生成 PTHrP 的细胞系被甲基化[46]。*PTHLH* 基因的甲基化敏感区域与启动子 CAT 结构具有沉默属性的区域一致[42]。总之,这些结果表明 *PTHLH* 基因的第二内含子的序列对于 PTHrP 的表达可能是至关重要的。

尽管小鼠和大鼠基因与人类基因相比相当简单,但基于结构构成,鸡、小鼠和大鼠基因与人类 *PTHLH* 基因具有本质的同源性[38,47-49]。人类 *PTHLH* 基因的巨大复杂性是后期进化的结果,特别是与小鼠和大鼠基因的相对简单性比较(图 3.2,跨物种的 *PTHLH* 基因结构)。小鼠和大鼠两者 *PTHLH* 基因都含有相当于人类 *PTHLH* 基因的外显子Ⅳ、Ⅴ、Ⅵ和Ⅸ,但没有发生 3'端剪接变化,因此仅产生一种 PTHrP 的亚型。*Pth* 基因首先在河豚[50]中被鉴定,随后在象鱼[51]中被鉴定,使得关于 PTH 的生成需要甲状旁腺的观点受到挑战。随后,在河豚基因组中鉴定了两个 *Pth* 基因(*ptha* 和 *pthb*)、两个 *Pthrp* 基因(*pthlha* 和 *pthlhb*)和编码 Pth 样配体(*pthl*)的基因[52]。*pthl* 基因类似于 *PTH* 的结构多于 *PTHLH*,其尚未在哺乳动物中被鉴定,但在青蛙和鸡的基因组中已经被发现[53]。

在大鼠、小鼠和鸡 *PTHLH* 基因中,外显子的保守性与人外显子Ⅳ、Ⅴ、Ⅵ和Ⅸ相当,表明这些外显子构成了最小的 *PTHLH* 基因结构。迄今为止,小鼠和大鼠基因仅界定了一个启动子区,相当于人类基因的 P3 启动子。小鼠和大鼠基因与人类基因的核苷酸序列相比,显示与人类基因富含 GC 的启动子区(P2)和外显子Ⅲ有很大的同源性,表明该区域也在啮齿动物中转录。在克隆大鼠细胞系(PT-r)[54]和 HHM 相关大鼠 Leydig 细胞肿瘤(H500)[55]中检测到与人外显子Ⅲ相对应的转录本,可以确认这一观点。然而,没有证据表明小鼠或大鼠具有与人类 *PTHLH* 基因的外显子Ⅰ或Ⅱ相当的外显子。

PTHLH 基因有许多简单的变异,但是基因的已知结构和调控特征在多个物种中是保守的(图 3.2)。迄今为止,该基因本身具有 62 种常见的单核苷酸多态性(SNP),其中 54 个是内含子,5 个在 3'UTR 中,3 个在 5'UTR 中。在距离最近的基因 *CCDC91* 上游的 207kb 中只有 220 个,而 *KLH42* 下游的 155kb 中有 712 个[56]。全基因组关联研究(GWAS)在该区域使用了多个 SNP,显示了特定等位基因与各种条件的显著关联(表 3.1)。特别值得注意的是,最近 iCOGS GWAS 发现,位于 *PTHLH* 上游 78.5kb 的 rs10771399 是乳腺癌中可能具有保护性的等位基因[57]。这一发现随后在中国人群中重现[58]。iCOGS 数据把 SNP 描述为一个 300kb 不平衡连锁(LD)区的一部分,该区包含 *PTHLH* 基因[57]。HapMap LD 结构中不能显示该区(图 3.3,*PTHLH* 较大区域)[59]。然而,在 HapMap 中,SNP(rs10771399)位于 *PTHLH* 上游紧邻的大块区域内,此区包含充足的转录调控证据[56]。此区还紧邻 CISTR-ACT 长的非编码 RNA(lncRNA)的结合位点,这对正常的 *PTHLH* 表达和肢体发育至关重要,将在下面讨论[60]。另外,GWAS 的荟萃

表 3.1　染色体 12 上 *PTHLH* 基因相关的 SNP 的鉴定

SNP 名称	位置(HG19 Chr12)	相关性	优势比	*P* 值	参考文献
rs7957915	28180502	乳腺癌 BRC1 载体	0.85	8.1e-6	198
rs10771399	28155079	乳腺癌	0.85	3.3e-27	57
rs258401	28008768	非糖尿病患者视网膜病变	0.24	6e-6	199
rs7964407	28192988	IgG 糖基化	0.20	6e-6	200
rs12371778	28156080	大乳房	0.16	1e-8	201
rs7953528	28017158	骨密度	0.05	2e-12	202
rs522958	28228566	注意缺陷多动障碍		1e-6	203
rs522958	28228566	多动-冲动症状		8e-7	203
rs258415	28017522	围生期心肌病	5.96	2.06e-8	189
rs17801436	28310029	身高(总共 33 个 SNP 的例子)		2.99e-11	61
rs10843112	28297546			9.712e-12	
rs7969830	28264702			2.806e-10	

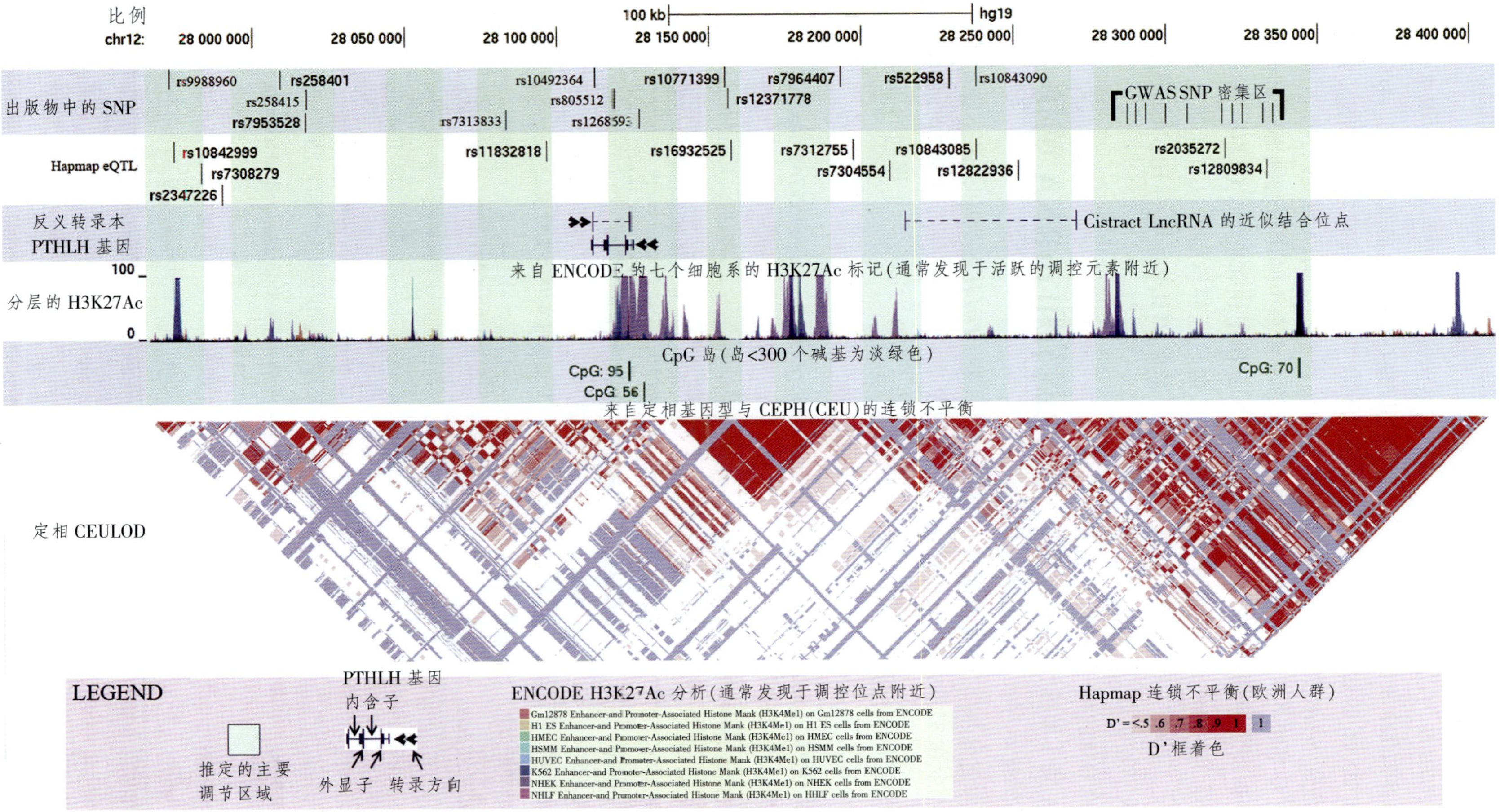

图 3.3　*PTHLH* 较大区域。此区包括 747bp 和 126bp，从 *CCD91* 上游的编码序列延伸到下游的 *KLH42*。在前三行各自位置表示的是 GWAS 发现的 SNP,eQTL 和高度特异性 GWAS 荟萃分析(表 3.1 和表 3.2)中发现的大量 SNP。下一行显示的是 *PTHLH* 基因的规范转录本和反义 RNA,其功能尚待阐明,以及 *PTHLH* 转录和通路的关键 alncRNA 结合位点。第四行描述了编码研究中得出的 H3k27Ac 数据,一种调控因素的标记。每个图标的颜色对应于细胞种类。第五行显示两个 CpG 岛,通常是转录起始位点的标记。上述五行的数据是从 UCSC 基因组浏览器绘制的,很容易被复制[56]。最底部一行显示的是 SNP 区域的 HapMap LD 阻断的数据,表明 DNA 延伸的进化保守结构。图例中的颜色是一种相联度量。深色的反金字塔表示高水平的相关性。

分析发现,*PTHLH* 上游的长串 SNP 与身高密切相关[61]。身高也是乳腺癌风险增加的因素[62]。

Encode 项目和其他项目的研究提出了广泛的证据,表明在多种细胞类型中,*PTHLH* 内以及它与相邻基因之间具有调节活性(图 3.3,*PTHLH* 较大的区域)[56,63]。*PTHLH* 双侧延伸的 155kb 和 207kb 的贫瘠侧翼可能实际上与其功能成为一体,类似于 c-myc 周围的"基因沙漠"的方式,最终被阐明[64]。这些基因外区域似乎是完成遗传算法的场所,可以整合和调节 *PTHLH* 蛋白产物。首先,有两个 CpG 岛,第一个是 3kb 的外显子 1 的 5'端,第二个是基因内的,与内含子 1 的 5'UTR 重叠。这些分别与低和中等的甲基化水平相关联,分别表示下调和上调。还有同样相关联的 H3k27Ac 信号库、密集 Chip-seq 转录因子结合、DNA 酶 I 敏感性,以及染色质状态分割带[63]。这些特征强烈提示存在启动子结合位点[65]。*PTHLH* 的基因沙漠中至少有其他 10 个可能具有调控活性的带:6 个在 5'端,4 个在 3'端(图 3.3,*PTHLH* 较大的区域)。一个覆盖了 rs10771399,即 SNP,被认为与预防乳腺癌相关[57]。详细的特征介绍被省略,但可以使用 UCSC 基因组浏览器(http://genome.ucsc.edu)查看[56]。

与基因沙漠的模型一致,有证据证明了对表达数量性状基因座(eQTL)的多基因调控。eQTL 通常由整个基因组的 SNP 标记,与其靶点的 mRNA 水平改变相关[66]。虽然相关性不能证明因果关系,但它提供了一个线索,并提示单个或多个基因调控机制之间的相互作用。顺式 eQTL 是作用在邻近 DNA 局部(1Mb)的 eQTL,而反式 eQTL 通过远程作用可以与任何或相同的染色体相互作用。来自 PTHrP 区域的 HapMap 编译的 eQTL 见表 3.2[67]。

转录调节和 mRNA 剪接

在人类 *PTHLH* 基因中,多个启动子的存在表明,在 PTHrP 表达的组织特异性和(或)发育调节中使用不同的启动子。因为迄今为止提到的所有物种的 *PTHLH*

表 3.2　从 HapMap 编译的 eQTL[59,67]和 http://gbrowse.csbio.unc.edu/cgibin/gb2/gbrowse/seeqtl/?name=chr12% 3A66582977..66648394

位置(bp)	名称	Q–值–log10	目的基因	目的功能	接近度
27967384	rs10842999	0.8474	MYD88	适配蛋白,涉及 Toll 样受体和 IL-1 途径	反式
27976467	rs7308279	0.8148	LIPG	内皮脂肪酶与血管脂肪代谢	反式
27983315	rs2347226	1.0616	MEX3A	RNA 结合蛋白? 转录后调节	反式
28090064	rs11832818	0.72	GMPR	GMP 还原酶	反式
28150620	rs16932525	0.8282	IL16	IL-16 原,T 细胞调节和膜蛋白锚	反式
28050620	rs16932525	0.7853	IFNGR1	干扰素 γ 受体	反式
28050620	rs16932525	0.7771	FCER2	低亲和力 IgE 和 CR2/CD21 受体;B 细胞分化及 IgE 生成	反式
28190651	rs7312755	0.7676	SGK1	与调控膜蛋白、转录因子、酶、细胞凋亡和其他相关的广泛作用激酶	反式
28202779	rs7304554	0.7462	ST8SIA1	生成神经节苷脂的膜包酶,对培养的肿瘤细胞的细胞黏附和生长具有重要作用	反式
28209924	rs7304554	0.7054	GHR	生长激素受体–刺激激活 JAK2/STAT5 途径。同时能够结合并抑制生长激素信号	反式
28231086	rs10843085	1.1566	PPF1BP1	LIPRIN 家族,结合蛋白? 与乳腺及神经元发育相关	顺式
28245035	rs12822936	1.4761	CHPT1	高尔基体膜酶,在胞膜的形成和维持中起到核心作用	反式
28319382	rs2035272	0.7802	TNFRSF25	肿瘤坏死因子受体家族成员,介导 NF-κB 转导和调节凋亡,可调节淋巴细胞稳态	反式
28319382	rs2035272	0.7318	GJD3	缝隙连接成分,连接蛋白家族成员,多重作用包括角质形成细胞分化和膜兴奋性	反式
28333505	rs12809834	0.7658	SIX3	Sine oculis 同源盒转录因子家族成员,可以调节视觉系统发育	反式

基因都具有功能性 P3 启动子区,而可能没有 P1 或 P2 启动子，所以 *PTHLH* 转录的主要调控可能是通过 P3 启动子。除了不同 PTHrP 亚型的特征外,不同转录本赋予相应 mRNA 种类不同的属性。人类 PTHrP 的三种不同亚型具有不同的 3'UTR(图 3.2),但都包含 AUUUA 不稳定基序的多个拷贝[2,3-7,14,27,29,30]。这个基序与细胞因子和癌基因 mRNA 的快速更新有关[55,68,69],PTHrP mRNA 的半衰期较短,为 90~120 分钟[43,70]。比较 3'UTR 序列,发现不稳定基序的数量和长度存在差异,表明个体 mRNA 种类也可能具有不同的半衰期。与最小序列 AUUUA 相比，九聚体序列 UUAUUUAUU 对 mRNA 稳定性具有更大的影响，但是不同长度基序对 *PTHLH* 基因的不同影响尚未广泛探索。

最近,有证据表明非编码 RNA(ncRNA)也可能在人类 *PTHLH* 基因的转录调控中发挥作用。microRNA(miRNA)、小 ncRNA 能够通过与互补 DNA 和 mRNA 及具有多种功能(包括剪接和表观遗传修饰)的蛋白质结合,影响基因表达和翻译后加工[71-73]。PTHrP 中至少有 28 个推定的 miRNA 结合位点[74]。一个确认的种类是 miR-33a,在人类 A549 细胞中抑制 *PTHLH* 表达[75],表明可能在恶性肿瘤发展中起重要作用。此外，在人类 MDA-MB-231 乳腺癌细胞中,miR-520/373 过表达可以抑制 *PTHLH* 基因,以及纤溶酶原激活物抑制剂-1 和血管生成素样因子 4,可发生于体外和体内实验[76]。

超过 200bp 的长 ncRNA(lncRNA)也参与了 *PTHLH* 的调控[77]。CISTRACT 是 12 号染色体上距 *PTHLH* 基因 24Mb 的一个 DNA 区域,可以转录一种名称为 DA125942 的 lncRNA,对 *PTHLH* 发挥功能具有重要作用[60]。其 lncRNA在 *PTHLH* 基因上游顺位约 100k 核苷酸位点结合,以增强转录。这种 lncRNA 也可在反位约 100k 核苷酸位点结合以调节 SOX-9,被认为是反馈驱动的软骨多基因发育调节因素。位点破坏会导致 E 型短指症[60]。Havana 验证了反义 PTHrP lncRNA 的转录证据[78]。其功能(如果有)仍有待阐明。然而,已证明相似的 ncRNA 可以对相关基因的调控发挥重要作用[79]。其他地方发现的机制是表观遗传学、转录和转录后,包括将 lncRNA 剪接至短干扰 RNA(siRNA)及lncRNA 的转录自调节[79,80]。此外,这些反义 lncRNA 可以通过 3'UTR 的互补重叠来修饰转录调节[73]。进一步研究 ncRNA 在调节 *PTHLH* 基因表达中的作用将是非常有意义的。

除了直接转录调控外,*PTHLH* 基因还受多种生长因子、细胞因子和激素的调节(表 3.3),一些通过转录机制发挥作用,其他通过转录后机制发挥作用。这些因子通过与启动子区域的相互作用或通过与 *PTHLH* 基因上游启动子区域中的正性或负性反应元件结合来行使转录调节的作用[31]。一些因子如 cAMP、维生素 D_3、Ku 抗原、Ets1、Tax1 和 SP-1 可以与 *PTHLH* 启动子区域内的 DNA 反应元件结合,上调或下调 PTHrP 表达[81-86]。DNA 修饰剂如基因上游核苷酸序列的甲基化也有助于基因沉默[46]。其中多种因子对 PTHrP 表达的诱导是快速的，表明在某些情况下 *PTHLH* 是一个即时早期基因,与转录因子和癌基因属于同一类[87],这就意味着 PTHrP 表达也受到严格的即时调控。

TGF-β 和 EGF 均可有效调节 PTHrP 的翻译前表达,通过影响启动子使用和稳定 mRNA 转录[43,70,88-90],从而刺激 P2 和 P3 的转录,并且以剪接形式去除外显子Ⅸ[43,70]。大鼠和小鼠基因的结构比较简单(图 3.2),无 3'端剪接的变化,排除了关于转录本变化产生的组织特异性的任何研究。对 *PTHLH* 启动子的组织特异性或发育调控或 3'端剪接变化的综合分析显然是有意义的,但只能进行有限的人类研究。在一系列人类癌症(乳腺、上皮性、骨肉瘤)中进行了不同启动子的使用和剪接模式的分析,但没有显示不同启动子的使用或 3'端剪接产物的证据[45]。在正常人体组织和人类癌细胞系中进行了 *PTHLH* 剪接模式的研究,所有样本均可以检测到转录本(1-141)和转录本(1-139),偶尔出现转录本(1-173)[45,91,92]。P2 起始的转录本被普遍表达,反之,P1 和 P3 起始的转录本具有细胞类型特异性[92]。然而,P3 在所有被检测的正常人体组织是最活跃的[45]。因此,在不同的细胞系、正常组织和肿瘤中,的确存在不

表 3.3 PTHrP 的调节因素

正性因素	负性因素
EGF	1,25$(OH)_2D_3$
雌二醇	糖皮质激素
IL-1β	维 A 酸
IL-2	睾酮
IL-6	
催乳素	
PGE2	
伸展	
丁酸钠	
Tax 基因产物	
TNF-α	
TGF-β	

同启动子的使用和剪接模式，转录本(1-139)和转录本(1-141)是最普遍的。

蛋白质结构和翻译后加工

除了*PTHLH*基因表达的复杂转录控制之外，每个亚型本身还要经历各种关键的翻译后修饰和酶加工。基于与PTH相比的一级氨基酸序列，PTHrP可以分为不同的区域(图3.1)。

前36个氨基酸(-36至-1)编码成熟肽的细胞内“prepro”前体和“pro”前体，这对于多肽激素的细胞内运输和分泌是非常重要的[2]。下一个功能区包含成熟蛋白的前13个残基，是与PTH一级序列具有最高同源性的区域(图3.1)。事实上，前13个残基中有8个是相同的(图3.1)。该区域对于PTH的几乎所有激动剂效应是至关重要的，PTH通过经典PTH靶组织(骨、肾)表达的PTH1R来调节钙代谢[93]。事实上，PTH(1-14)和PTHrP(1-14)内，特别是PTHrP第5位的组氨酸，具有鉴别PTH1R和PTH2R的能力[94]。

PTHrP的14-36序列区域与PTH的一级氨基酸序列几乎没有同源性(图3.1)，但它可能对于PTHrP与PTH1R的结合及随后的激活至关重要[22,95]。众多研究者使用竞争性结合测定法，表明PTH(1-34)和PTHrP(1-36)与受体结合的亲和力大致相等，而PTH或PTHrP的较短N-末端片段不具有此功能[96]。该活性反映了PTH和PTHrP的二级/三级结构高度相似，尽管该区域的一级氨基酸序列有差异(图3.1)。

下一个区域，包括氨基酸36-139(图3.1)，其重要性的阐述较不完善。该区域由人类PTHrP mRNA的全部三种亚型编码，并且一级序列的111个氨基酸是跨物种高度保守的，表明分子的此部分包含重要功能，尽管这很少被明确地证明。“中间分子”位于残基35和84之间的部分，用于促进钙的跨胎盘转运，使钙在胎儿骨骼的发育中得到利用[97-99]。中间分子超过残基84的部分，可以抑制肾脏排泄碳酸氢盐[100]，PTHrP(107-139)在体外[101]和体内[102]均可抑制破骨细胞活性和骨吸收，促进成骨细胞增殖和功能[103-105]，这些可能是通过下调骨硬化蛋白来进行的[106]。虽然没有确定受体或信号转导机制，但是初步证据表明PTHrP(107-139)通过成骨细胞中不明的离子钙偶联受体发挥作用[107]。这些关于PTHrP中间区域和远端区域的研究，使人联想到关于PTH羧基片段的类似研究，其中生物学效应已经明确[108,109]，但机制尚未确定。

在小鼠中进行的遗传实验支持一种可能性，即通过蛋白水解释放的PTHrP内的结构域可能发挥其他生物活性。敲入PTHrP(1-84)，缺少核定位序列(NLS)和C-末端区域，同时保留具有生物活性的氨基末端区域，可导致小鼠发生多种畸形和早期致死[110]。纯合小鼠表现出骨骼生长迟缓和骨质减少，与成骨细胞增殖减少和凋亡增加相关。小鼠表现为多种组织中的增生和衰老相关基因的表达模式及亚细胞分布发生改变。在第二个模型中，将去除中间区域重要部分的PTHrP(1-66)敲入，可导致出现类似甚至更严重的表型[111]。这些关于小鼠的研究证明，PTHrP的许多作用不仅仅由氨基末端区域介导，PTHrP的中间区域、NLS或C-末端区域的缺失都会导致成骨和造血前体的定向及存活极大地受损。这些有重要作用但未明确定义的PTHrP区域，其具体作用机制尚需要进一步的研究来确定。

PTHrP C-末端的最后“尾”区(氨基酸142-173)仅由人类PTHrP mRNA的三种亚型之一编码。尽管PTHrP(141-173)的免疫反应性已经在血浆中被鉴定[112]，而且PTHrP(140-173)的免疫反应性在人类羊膜中显现[113]，但是这种亚型在组织分布、加工或功能方面的意义仍然是未知的。推测PTHrP分子N-末端34个氨基酸以外区域的作用是由独特的受体介导的，尽管这些还未被发现。

PTHrP还具有非常丰富的单碱基和多碱基切割位点，细胞培养物和患者的血清中可以检测到分子的多个肽段，提示其有许多潜在的生物学作用。使用现有的检测方法，尽管在正常受试者的循环中不能检测到PTHrP的N-末端，但来自肾衰竭患者(C-末端表位可被鉴定，N-末端表位检测不到)的证据表明，PTHrP可能正常循环，C-末端片段由肾脏排出[112,114,115]。而且，对尿液中PTHrP C-末端的检测结果也进一步证实了这一发现[116]。许多包绕着(1-36)的中间分子区域，包括(38-94)、(38-95)和(38-101)及羧基末端(107-139)在内的多肽，作为翻译后的剪切产物被检测出来[117-119]。多种PTHrP已经从HHM患者的血浆[112,114]和尿液中被分离出来[116]。确定PTHrP的循环形式极其困难，因为检测依赖于抗体，循环PTHrP含量低，需要具有更高敏感性和特异性的测定法。

最近在乳腺癌患者的循环中直接鉴定和测量了一种特异性PTHrP亚型[120]。通过质谱鉴定的这种亚型PTHrP(12-48)以前尚未被提出或鉴定，因此应用现有的PTHrP抗血清可能无法检测到。事实上，现有PTHrP抗血清的检测是最低限度的[120]。使用基于质谱的测定法鉴定浓度在 50ng/mL 范围内的片段，证实了与现有的预期可以检测该浓度 PTHrP 片段的免疫测定法缺乏交叉反应性。

PTHrP 一级序列富含潜在的酶加工位点(图 3.4)。精氨酸 37 的内源性蛋白水解加工产生了 N-末端区域和不同的中间区域形式[119]。研究表明，位于高尔基池的内源性蛋白水解酶 Furin 可催化去除 PTH 和 PTHrP 的 prepro 区[121]。Furin 的酵母同源物 Kexin-2 在残基 97、105、106 和 108 处切割重组的 PTHrP，提示这些可作为 Furin 的候选位点[122]。此外，激素原转化酶，如 PACE4、PC1/3、PC2 和 PSA 被认为是分泌囊泡中 PTHrP 的加工蛋白，以切割全长蛋白的分泌区和 prepro 区[123,124]。此外，二肽基肽酶的切割位点位于 PTHrP 的 48/49 位点，可能提示该酶家族参与 PTHrP(12–48)加工(图 3.4)。然而，氨基或羧基末端的甘氨酸 12 的酶切割位点仍不清楚。

因此，PTHrP 的加工按照亚型和组织特异性方式进行。在 PTHrP (1–139) 转染的细胞中可以检测到 COOH-末端片段(107–139)的加工，但几乎检测不到(1–141)和(1–173)亚型的片段，表明至少在某种程度上是亚型特异性的加工[125,126]。不同细胞系的加工不同，在 RIN 细胞中可检测到中间区域(38–74)，但在 CHO 细胞中则检测不到[126]。这些肽的分泌也不同，PTHrP 的中间区域由调节型分泌途径分泌，而 NH_2-和 COOH-末端形式通过组成型途径分泌。组成型分泌途径是所有细胞共同的，而调节型分泌途径存在于特定的细胞类型，如神经内分泌细胞[127]。调节型分泌适用于特异的分泌产物，如神经递质或激素。这些蛋白质以高浓度包装在分泌囊泡内，游离在胞质中，直至细胞外信号刺激其分泌[128]。在神经内分泌细胞中观察到 PTHrP 分泌按照细胞特异性使用调节型途径和组成型途径，其中所有三个子肽[(1–36)、(37–74)和(107–138)]通过调节型途径分泌，而在非内分泌细胞中，全部通过组成型途径分泌[129]。

PTHrP 的翻译后加工的生理学意义尚不清楚[96,123]。然而，如上所述，PTHrP 的中间区域和 COOH-末端区域的分泌形式具有许多生物活性，这是非常清楚的。这提示 PTHrP 作为真正的多激素，和多种神经内分泌蛋白一样，可以形成能进入细胞核的成熟分泌肽家族[130]。这些形式由其自身的受体引发信号通路，在某种程度上受到亚型特异性和细胞特异性加工和分泌的调节。进化的压力可能导致 PTHrP 对内源性蛋白水解酶切割具有高度敏感性，生成组织半衰期非常短的旁分泌和自分泌调节剂，同时可形成用于循环激素或局部制剂的肽产物。

PTHrP 的核导入和细胞内分泌功能

PTHrP 参与细胞内信号途径的能力首先受到猜测，是在观察到 5%~10%的瞬时转染平滑肌细胞中 PTHrP 的核免疫反应性[131]，以及使用 PTHrP 中和抗血清进行核定位的报道以后[132]。软骨细胞中 PTHrP 的核定位，使得长时间血清饥饿后的软骨细胞存活率增加[133]。定位与 PTHrP(67–93)的基性区域(图 3.1)相关。该序列疑似与人类反转录病毒调节蛋白内的 NLS 同源[134]。删除此序列可以阻止 PTHrP(1–139)入核，将其限定在细胞质内[110,135]，因此此序列被标记为典型 NLS。此

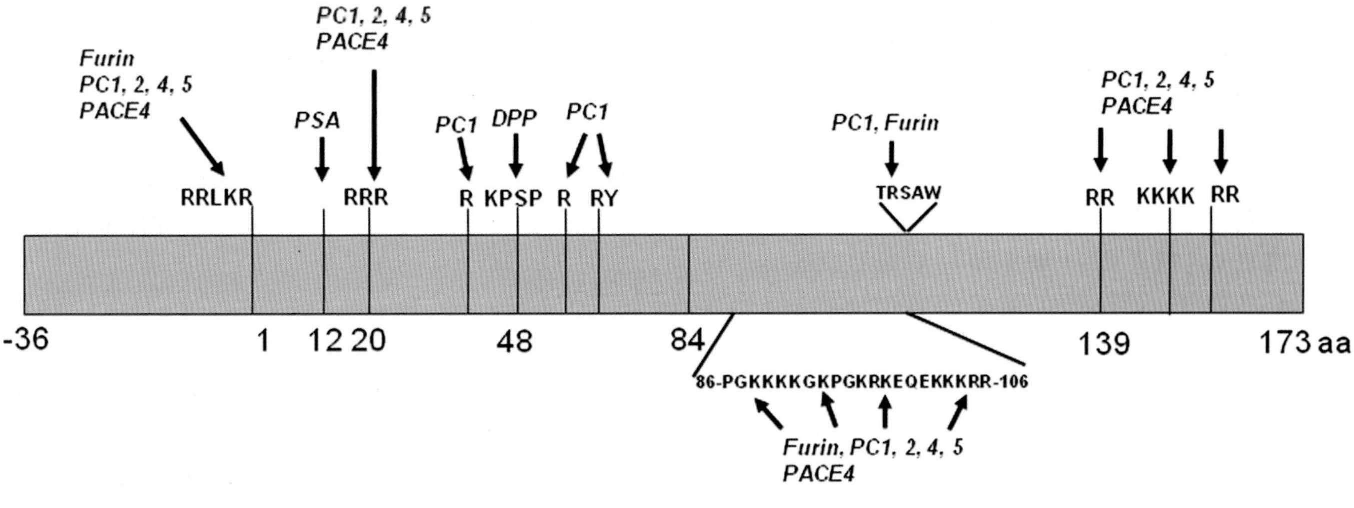

图 3.4 人类 PTHrP 中推定的蛋白水解位点的示意图。人类 PTHrP(–36 至 173)的氨基酸编号。特定残基编号和氨基酸显示相关的潜在切割位点。潜在的蛋白水解酶以斜体表示。

外，体内PTHrP核定位及羧基末端序列的缺失可导致大脑发育和功能的异常[136]。最近，提出了几种非典型的NLS，以及估计多达17%的蛋白质进入细胞核[137]。PTHrP(12–48)序列中，19–21位的三重精氨酸基序是候选NLS，其具有跨物种高度保守性(图3.1)，并且可以介导最近鉴定的循环PTHrP亚型的细胞内和核的转运。

PTHrP也局限于核仁，其作用尚未阐明[138]。这可能是从94至108的核仁定位序列介导的：紧随NLS之后。核仁定位具有细胞类型依赖性和细胞周期依赖性，并且可能是调控细胞周期的组成部分。例如，它响应平滑肌细胞增殖而增加[139]。对平滑肌细胞[140]和角质形成细胞[141]的研究已经证明，PTHrP表达具有细胞周期依赖性。仅在细胞周期G_1期响应促有丝分裂因子生成最高水平的PTHrP mRNA，此时PTHrP定位于核仁。

在PTHrP序列中，有候选核(CcN)和核仁定位基序，前者类似于含有典型CcN的蛋白质，即SV40 T–抗原[142,143]，还包含蛋白激酶CK2和确定的细胞周期蛋白依赖性激酶磷酸化位点。实验显示，结构的相似性导致PTHrP的特异性核导入，此过程是由与输入蛋白β的结合引起，再和GTP结合蛋白Ran共同作用，在不含输入蛋白α的情况下介导有效的核累积，而添加核转运因子NTF2可以减少转运[144]。与PTHrP核定位序列结合的输入蛋白β的晶体结构的鉴定支持这些观察[145]。PTHrP的这种新的核导入机制可能是PTHrP表达细胞中的一种细胞内分泌途径的结果，或者是由于靶细胞内PTHrP与PTH1R的结合及复合物的内化导致了核导入，有证据支持这些潜在的途径。

研究表明，当从传统的启动子甲硫氨酸下游的位点开始翻译时，可生成细胞核形式的PTHrP，这些研究首次使得细胞内分泌作用的观点具有可信性[138]。*PTHLH*转录本可以从非AUG密码子以外的位点启动翻译，这是真核生物的一个新发现。这种机制的提出源于第二种真核生物蛋白FGF-3，FGF-3在经典的AUG密码子和可能的上游CUG位点启动翻译。如果使用前者，蛋白质可能遵循分泌途径，如果使用后一个密码子，蛋白质可能被转运到细胞质，然后是细胞核[138,139,146]。

其次，含有异硫氰酸荧光素标志物PTHrP(1–108)的内化需要细胞表达PTH1R[147]，此外，内化后，PTHrP(1–141)转运到细胞核需要完整的NLS[148]。用PTHrP(74–113)单独预处理细胞，则核转运消失，提示另一种细胞表面受体参与了内吞依赖性核仁转位。PTHrP的这种受体依赖性核转位，类似于应用IL-5、生长激素[149]及血管内皮生长因子[150]的机制，提示PTH1R可在细胞核中被发现。有一些证据表明，在大鼠组织和细胞系的核中可以通过免疫染色发现PTH1R[151,152]。此外，PTH1R细胞质尾区的残基(471–487)具有一个推定的NLS，与PTHrP相似[151]。

迄今为止，PTHrP至少在某些情况下作为激素的唯一蛋白质，它具有CcN基序并显示不同的细胞定位(核/核仁与细胞质)。具有CcN基序的大多数蛋白质分子量较大，通常大于45kDa[143]。一些证据表明，PTHrP可能在细胞内发挥许多重要的功能：①CcN基序的发现；②T^{85}磷酸化引起的细胞内再分配；③细胞周期依赖性的PTHrP定位；④PTHrP的受体依赖性核定位；⑤PTHrP与输入蛋白β参与的特异性调节型核导入过程；⑥其他非典型的细胞内运输信号的发现。PTHrP在许多组织中起着重要的局部作用，包括骨骼和软骨，这些观察值得进一步研究。

组织分布和旁分泌功能

在大多数情况下，PTHrP被认为是以自分泌或旁分泌的方式起作用。事实上，尽管发现某些实体瘤可以产生过量的激素，但PTHrP以旁分泌方式，也可能以自分泌甚至细胞内分泌方式在多种组织局部行使生理功能。种类未明确的PTHrP确实存在于循环中，并以内分泌方式起作用，其中只有三种情况可以确定：①HHM综合征，PTHrP由肿瘤分泌并作用于全身；②哺乳期，PTHrP在乳房生成并到达循环；③胎儿时期，PTHrP由胎儿甲状旁腺生成，以调节母体至胎儿的胎盘钙运输。因为*PTHLH* mRNA是高度不稳定的，其表达受多种生长因子和细胞因子的调节，这些因子通常共表达(发育期间和不同组织中)，可以认为PTHrP与细胞因子具有许多共同特征。PTHrP的一些细胞因子功能将在下文讨论，而它在乳腺发育中的作用则在本书第13章中由Wysolmerski介绍。

骨和软骨

PTH是一种循环激素，因为甲状旁腺在骨骼发育部位的间充质密集以后发育，PTHrP是由软骨细胞局部分泌的旁分泌/自分泌因子，在软骨内骨形成中起主要作用。删除小鼠的*Pthlh*基因，可导致肋骨发育缺陷而引起呼吸衰竭，造成围生期死亡[153,154]。使用胶原Ⅱ启动子引导软骨生成PTHrP可以挽救这些小鼠，可以考虑在其他几个器官中研究无 PTHrP 的表型。因此,人们发现了 PTHrP 在软骨内骨形成中的核心作用,研究表明 PTHrP 和 PTH1R 是 Hedgehog 通路的下游效应因子,Hedgehog 通路可调节软骨细胞分化的正确空间和时间进展,并决定长骨形成的速度和程度[155,156]。在此情况下,PTHrP 具有旁分泌作用,由远端软骨膜产生,并与生长板增生区的 PTH1R 相互作用,显示其对于发育具有重大的作用。

PTHrP 在骨代谢中的主要作用已经在 PTHrP 缺陷小鼠中得到证实。尽管缺乏 *Pthlh* 的小鼠在出生后立即死亡[154],单倍体不足 *Pthlh*$^{(+/-)}$的小鼠在出生时表型正常。与同窝出生野生型小鼠相比,这些小鼠在 3 个月龄时骨量较低,骨小梁厚度和连接性明显降低,骨髓中脂肪细胞数量异常增多[157]。与野生型相比,低骨量是由于骨髓前体细胞的招募减少,伴随成骨细胞凋亡增加[157]。成骨细胞 *Pthlh* 特异性缺失的转基因小鼠可以重现这一表型,证实成骨细胞来源的 PTHrP 在骨形成过程中起关键作用[158]。值得注意的是,可能由于 *Pthlh* 缺失的成骨细胞支持破骨细胞形成的能力受损,这些小鼠也表现出破骨细胞形成减少。重要的是,成骨细胞 *Pthlh* 缺陷的小鼠血钙正常,强调了 PTHrP 对骨的作用并非是维持钙稳态所必需的。

这些遗传实验揭示了 PTHrP 的作用,其再现了间歇性 PTH 的合成代谢作用,即通过促进成骨细胞前体的分化和抑制成熟成骨细胞和骨细胞的凋亡来刺激骨形成[159]。PTH 作为骨骼合成代谢剂的治疗功效已经通过对骨质疏松症的研究而确立[160],需进行间歇性注射,每一次注射都能实现循环 PTH 的临时增加[161]。PTH 水平的持续升高,可以刺激靶细胞生成 RANKL,RANKL 可以促进造血前体形成破骨细胞。PTHrP 是成骨细胞中 PTH1R 的内源性配体,已经研究了作为合成代谢剂的几种截短形式的分子。对人类受试者进行 PTHrP(1–36)间歇性注射,通过测量骨形成标志物评估合成代谢作用,结果表明 PTH 与骨吸收作用无关[162–164]。在每日注射 PTHrP(1–36)的这些研究中,增加合成代谢标志物水平所需的剂量比 PTH(1–34)高出很多倍,尽管这两者在急性输注研究中是等效的[165]。即使难以解释,PTHrP(1–36)是纯合成代谢剂[164]的可能性也令人感兴趣。这可能是由于两者的药代动力学差异,由于 PTHrP(1–36)在注射后降解得更快,因此分布不够广泛而不能激活基本多细胞单元(BMU)。

在过表达 PTH1R 的细胞中进行的研究提供了另一种解释,PTHrP(1–36)和 PTH(1–34)在与初始的受体相互作用机制中显示出差异。PTHrP(1–36)的作用仅限于细胞表面,而 PTH(1–34)更容易内化在受体复合物中,更可能通过 G 蛋白相互作用而持续激活[166]。作者提出,这种不同的反应可以解释,当每日分别注射两种肽时,为什么 PTH(1–34)显示骨吸收反应,而 PTHrP(1–36)则不显示[164]。虽然这可能有助于解释药理学,但是 PTH 和 PTHrP 对骨重塑的相对贡献仍然需要解决。解决这个问题的障碍是,在研究 PTHrP 在骨重塑中的生理作用时,对作用于成骨细胞系的 PTHrP 蛋白质的性质缺乏了解。没有理由认为,全长或非常接近全长的 PTHrP(1–36)分子被呈递给 PTH1R,可能是旁分泌激动剂。循环激素 PTH 到达重塑位点的量可能非常有限,除非注射足够剂量,如治疗用途。

PTH 和 PTHrP 在调节骨重塑中的相对作用是一个令人感兴趣的问题,作为一种合成代谢治疗,PTH 的药理学原理是否简单地与 PTHrP 的旁分泌生理作用一致?此外,PTH 激素在多大程度上有助于骨骼重塑?最近的工作进一步阐述了这个问题,以及我们对骨塑形和骨重塑的理解。对 *Pth* 缺失小鼠进行骨髓(形成先于吸收[167])消融,骨生成和破骨细胞形成延迟和受损,成骨细胞中的 PTHrP 表达增加[168]。与 *Pth* 缺失小鼠相比,*Pthlh* 单倍不足的小鼠与 *Pth* 缺失小鼠杂交的小鼠成骨细胞更少,骨形成减少,破骨细胞更少。这些数据表明 PTH 在招募骨祖细胞中起作用,局部生成的 PTHrP 是骨祖细胞进一步分化和产生破骨细胞所必需的。在这些实验中,根据 PTH1R 表达变化的时间,提出除了使用共同受体 PTH1R 发挥作用外,还存在 PTHrP 局部作用的可能性[168]。

功能遗传学研究有助于确定 *PTH* 和 *PTHLH* 在钙稳态和骨骼中的相对作用。人类受试者甲状旁腺功能减退症的临床特征,可以在全身 *Pth* 切除的成年小鼠中重现,包括低钙血症和高磷血症,骨小梁和皮质骨骨量增加,骨重塑水平较低[169]。与对照组相比,新生小鼠骨骼可出现生长板和初级骨小梁发育缺陷,因成骨细胞数量减少而出现松质骨减少、皮质骨多孔和增厚[169]。这种不平衡表明 PTH 在胎儿和出生后发育中的不同生理作用。尽管相同年龄的 *Pth* 缺失和 *Pthlh* 缺失小鼠在新形成的松质骨中具有相反的表型,但 *Pth* 缺失小鼠中 *Pthlh* 的单倍体不足导致表型轻度恶化。这清楚地表明 PTHrP 只能部分补偿由 PTH 功能不全引起的低钙血症。成年 *Pth* 缺失小鼠与 *Pthlh* 单倍体不足[170]杂交的小鼠,仍然患有甲状旁腺功能低下症,但是 *Pthlh* 单倍体不足逆转了 *PTH* 缺陷小鼠的较高的松质骨骨量。与野生型相比，松质骨骨量减少，这种情况与骨祖细胞招募减少、成骨细胞凋亡增加和骨形成减少相关。因此，PTHrP在发育过程中的生理作用是通过调控软骨细胞的增殖和分化来促进生长板的发育。出生后，PTHrP似乎是刺激新骨形成的主要因素，但对血钙的维持没有显著贡献。

血管和心脏

PTHrP作为平滑肌张力的局部旁分泌调节剂的作用，是PTHrP最明确的生理作用之一。自20世纪20年代以来，人们已经知道PTH（或早期的甲状旁腺提取物）注射引起血管床血流呈剂量依赖性增加，伴有血压降低[171-174]。当时在许多动物物种中观察到的这些作用，不适于用已知的PTH控制血钙水平的生理作用来解释[171]。PTHrP分离后的一些发现，明显反映了PTHrP的局部生理作用[175,176]。PTH在较早实验中的药理作用是血管床中PTH受体广泛活化的结果。

血管平滑肌细胞中PTHrP的生成响应于动脉壁的机械扩张、动脉压升高以及血管收缩剂（如血管紧张素Ⅱ）而上调[177,178]。PTHrP（1-34）是心肌和平滑肌的强力舒张剂，平滑肌来自多个位置，例如，血管、子宫和胃肠道[174,179,180]。PTHrP（1-34）的血管扩张作用被认为是与典型PTH1R相互作用的结果，PTH1R也在血管平滑肌细胞中表达[181]。平滑肌中表达的PTHrP通过非内皮依赖性机制迅速作用于舒张脉管系统[182]。有趣的是，血管收缩因子如血管紧张素Ⅱ可引起PTHrP生成迅速上升[177]。因此，血管收缩后，PTHrP生成增加，可以通过PTHrP对平滑肌的松弛作用来限制或逆转该作用。此外，已经表明PTHrP可能在血管平滑肌细胞增殖中发挥作用，因此可能在损伤引起的动脉塑形和重塑中起重要作用[177,181,183]。最近的研究表明，内源性血管平滑肌来源的PTHrP在基础条件下可控制肾血流动力学，并且对于响应盐水体积扩张的肾血管舒张是必需的[184]。

心脏和外周血管系统也是PTHrP的生成场所，PTHrP可影响血液流动。mRNA和蛋白水平的PTHrP均可定位于胎儿和成人心脏[185,186]，可对完整的心脏、离体灌注的心脏和冠状动脉发挥作用[173,178,187,188]。PTHrP可在体内和离体灌注的心脏中影响肌收缩力，可能由于PTHrP对冠状动脉循环的血管扩张作用从而引起了冠状动脉血流增加[188]。值得注意的是，*PTHLH*的3'基因间区中的SNP与产后心肌病有关[189]。

尽管有证据证明PTHrP是一种心脏激素、血管扩张剂和平滑肌张力的局部旁分泌调节剂，*Pthlh*缺失的突变小鼠可发育成正常的心血管系统[153]。因此，PTHrP显然并非心血管发育所必需的。然而，由于动物存在骨骼和（或）其他缺陷导致出生时死亡，成年动物中PTHrP在血管重塑中的作用、血管流动的局部调节和对损伤的血管反应仍未确定。

在子宫肌层中，PTHrP在扩大子宫以适应胎儿生长中发挥作用[190,191]。另外，使用17β-雌二醇对大鼠进行预处理，可以提高子宫对外源性PTHrP的敏感性，促进PTHrP mRNA表达[192,193]。血管紧张素Ⅱ是一种强力的血管收缩剂，可显著促进血管平滑肌细胞生成PTHrP mRNA[177]。人类羊膜和羊水中PTHrP的检测也提示了PTHrP作为血管舒张剂的能力[194]。在羊膜中，PTHrP有助于调节胎儿血管紧张度，进而调节胎儿胎盘血流。胎膜破裂后，PTHrP mRNA在羊膜中下降了78%[195]。在鸡中，当卵通过输卵管时，输卵管的平滑肌中可检测到PTHrP mRNA表达，而且在卵壳腺血管的血管平滑肌中也可检测到PTHrP mRNA表达，PTHrP可能有助于增加产蛋钙化期的卵壳腺的血流[196]。因此，PTHrP（1-34）也可以起到导管和血管平滑肌舒张剂的作用。

结论

1987年PTHrP的发现引发了多条途径的阐述，从而使人们更深入地了解了PTH的生理作用。它揭示了内分泌PTH和旁分泌PTHrP协同调节骨和钙代谢，在早期发育过程中，它们的相互作用最为复杂。

我们正在研究PTH和PTHrP如何在许多组织中共享其共同受体。目前的概念是，PTH是发育和成熟期过程中调节钙稳态的激素。另一方面，PTHrP通过调控软骨细胞增殖和分化来决定生长板的发育。出生后，PTHrP是骨局部产生的主要因子，通过PTH1R发挥作用控制骨重塑，并不参与维持血钙水平，而血钙水平的维持是PTH的独有功能。这些观点的发展主要源于小鼠遗传学实验提供的解释，而且很多归功于动物的药理学研究，以及PTH治疗骨质疏松症的疗效。

我们应该考虑，当用作骨骼合成代谢剂治疗时，PTH只是简单复制PTHrP的局部内源性作用。激素（PTH）及其相关细胞因子（PTHrP）之间共享的功能让人联想到生长激素与IGF-1之间的关系。在这种情况下，这种关系在许多组织中起作用。一个特别有启发性的例子来自PTHrP和PTH对血管平滑肌的作用。局部产生的 PTHrP 影响整个脉管系统的血管平滑肌活动。PTH 的药理学应用足以引起平滑肌床的广泛活化，伴血管扩张和血压降低[171-173]。类似的相对贡献也适用于骨骼。Karaplis 及其同事[158,170,179]的小鼠遗传学实验鉴定了骨重塑过程中 PTHrP 的旁分泌作用。后者在整个骨骼的多个部位非同步进行，这是修复和去除受损和旧骨骼所需要的。与脉管系统相似，当机体需要时，可生成 PTHrP 并作用于活跃的 BMU。另一方面，作为药物使用时，将发生 BMU 的广泛活化。反映细胞活动的骨形成标志在早期就有望增加，而反映足够的合成骨基质发生破坏的骨吸收标志物随后才增加。这正是 PTH 临床用作合成代谢剂时被观察到的情况[160]。

PTHrP 对翻译后加工的易感性是该分子的显著特征，可以产生多种肽组分，已经证明其中一些组分可以不需要 PTH1R 而具有生物活性。显然需要继续研究，以寻找这些肽的假定受体和鉴定循环的肽亚型。正如确定核 PTHrP 功能的工作，这样的研究极具挑战性。PTHrP 的核作用、对内源性蛋白水解酶的易感性，以及 PTHrP mRNA 的不稳定性和多种剪接形式可能是进化压力的结果，使得 PTHrP 可以在许多组织中作为旁分泌剂起作用。

（王珂雨 李金茹 张平 译）

参考文献

1. Moseley JM, Kubota M, Diefenbach-Jagger H, Wettenhall RE, Kemp BE, Suva LJ, et al. Parathyroid hormone-related protein purified from a human lung cancer cell line. *Proc Natl Acad Sci USA* 1987;**84**:5048–52.
2. Suva LJ, Winslow GA, Wettenhall RE, Hammonds RG, Moseley JM, Diefenbach-Jagger H, et al. A parathyroid hormone-related protein implicated in malignant hypercalcemia: cloning and expression. *Science* 1987;**237**:893–6.
3. Albright F. Case Records of the Massachusetts General Hospital—Case 39061. *New Eng J Med* 1941;**225**:789–96.
4. Berson SA, Yalow RS. Parathyroid hormone in plasma in adenomatous hyperparathyroidism, uremia, and bronchogenic carcinoma. *Science* 1966;**154**:907–9.
5. Lafferty FW. Pseudohyperparathyroidism. *Medicine (Baltimore)* 1966;**45**:247–60.
6. Roof BS, Carpenter B, Fink DJ, Gordan GS. Some thoughts on the nature of ectopic parathyroid hormones. *Am J Med* 1971;**50**:686–91.
7. Riggs BL, Arnaud CD, Reynolds JC, Smith LH. Immunologic differentiation of primary hyperparathyroidism from hyperparathyroidism due to nonparathyroid cancer. *J Clin Invest* 1971;**50**:2079–83.
8. Benson Jr RC, Riggs BL, Pickard BM, Arnaud CD. Immunoreactive forms of circulating parathyroid hormone in primary and ectopic hyperparathyroidism. *J Clin Invest* 1974;**54**:175–81.
9. Melick RA, Martin TJ, Hicks JD. Parathyroid hormone production and malignancy. *Br Med J* 1972;**2**:204–5.
10. Powell D, Singer FR, Murray TM, Minkin C, Potts Jr JT. Nonparathyroid humoral hypercalcemia in patients with neoplastic diseases. *N Engl J Med* 1973;**289**:176–81.
11. Martin TJ, Atkins D. Biochemical regulators of bone resorption and their significance in cancer. *Essays Med Biochem [Review]* 1979;**4**:49–82.
12. Stewart AF, Horst R, Deftos LJ, Cadman EC, Lang R, Broadus AE. Biochemical evaluation of patients with cancer-associated hypercalcemia: evidence for humoral and nonhumoral groups. *N Engl J Med* 1980;**303**:1377–83.
13. Rude RK, Sharp Jr CF, Fredericks RS, Oldham SB, Elbaum N, Link J, et al. Urinary and nephrogenous adenosine 3′,5′-monophosphate in the hypercalcemia of malignancy. *J Clin Endocrinol Metab* 1981;**52**:765–71.
14. Kukreja SC, Shemerdiak WP, Lad TE, Johnson PA. Elevated nephrogenous cyclic AMP with normal serum parathyroid hormone levels in patients with lung cancer. *J Clin Endocrinol Metab* 1980;**51**:167–9.
15. Atkins D, Hunt NH, Ingleton PM, Martin TJ. Rat osteogenic sarcoma cells: isolation and effects of hormones on the production of cyclic AMP and cyclic GMP. *Endocrinology* 1977;**101**:555–61.
16. Partridge NC, Alcorn D, Michelangeli VP, Kemp BE, Ryan GB, Martin TJ. Functional properties of hormonally responsive cultured normal and malignant rat osteoblastic cells. *Endocrinology* 1981;**108**:213–9.
17. Majeska RJ, Rodan SB, Rodan GA. Parathyroid hormone-responsive clonal cell lines from rat osteosarcoma. *Endocrinology* 1980;**107**:1494–503.
18. Stewart AF, Insogna KL, Goltzman D, Broadus AE. Identification of adenylate cyclase-stimulating activity and cytochemical glucose-6-phosphate dehydrogenase-stimulating activity in extracts of tumors from patients with humoral hypercalcemia of malignancy. *Proc Natl Acad Sci USA* 1983;**80**:1454–8.
19. Strewler GJ, Williams RD, Nissenson RA. Human renal carcinoma cells produce hypercalcemia in the nude mouse and a novel protein recognized by parathyroid hormone receptors. *J Clin Invest* 1983;**71**:769–74.
20. Rodan SB, Insogna KL, Vignery AM, Stewart AF, Broadus AE, D'Souza SM, et al. Factors associated with humoral hypercalcemia of malignancy stimulate adenylate cyclase in osteoblastic cells. *J Clin Invest* 1983;**72**:1511–5.
21. Goltzman D, Stewart AF, Broadus AE. Malignancy-associated hypercalcemia: evaluation with a cytochemical bioassay for parathyroid hormone. *J Clin Endocrinol Metab* 1981;**53**:899–904.
22. Kemp BE, Moseley JM, Rodda CP, Ebeling PR, Wettenhall RE, Stapleton D, et al. Parathyroid hormone-related protein of malignancy: active synthetic fragments. *Science* 1987;**238**:1568–70.
23. Burtis WJ, Wu T, Bunch C, Wysolmerski JJ, Insogna KL, Weir EC, et al. Identification of a novel 17,000-dalton parathyroid hormone-like adenylate cyclase-stimulating protein from a tumor associated with humoral hypercalcemia of malignancy. *J Biol Chem* 1987;**262**:7151–6.
24. Stewart AF, Wu T, Goumas D, Burtis WJ, Broadus AE. N-terminal amino acid sequence of two novel tumor-derived adenylate cyclase-stimulating proteins: identification of parathyroid hormone-like and parathyroid hormone-unlike domains. *Biochem Biophys Res Commun* 1987;**146**:672–8.
25. Strewler GJ, Stern PH, Jacobs JW, Eveloff J, Klein RF, Leung SC, et al. Parathyroid hormonelike protein from human renal carcinoma cells. Structural and functional homology with parathyroid hormone. *J Clin Invest* 1987;**80**:1803–7.
26. Mangin M, Webb AC, Dreyer BE, Posillico JT, Ikeda K, Weir EC, et al. Identification of a cDNA encoding a parathyroid hormone-like peptide from a human tumor associated with humoral hypercalcemia of malignancy. *Proc Natl Acad Sci USA* 1988;**85**:597–601.
27. Mangin M, Ikeda K, Dreyer BE, Milstone L, Broadus AE. Two distinct tumor-derived, parathyroid hormone-like peptides

result from alternative ribonucleic acid splicing. *Mol Endocrinol* 1988;**2**:1049–55.
28. Thiede MA, Strewler GJ, Nissenson RA, Rosenblatt M, Rodan GA. Human renal carcinoma expresses two messages encoding a parathyroid hormone-like peptide: evidence for the alternative splicing of a single-copy gene. *Proc Natl Acad Sci USA* 1988;**85**(13):4605–9.
29. Yasuda T, Banville D, Hendy GN, Goltzman D. Characterization of the human parathyroid hormone-like peptide gene. Functional and evolutionary aspects. *J Biol Chem* 1989;**264**:7720–5.
30. Mangin M, Ikeda K, Dreyer BE, Broadus AE. Isolation and characterization of the human parathyroid hormone-like peptide gene. *Proc Natl Acad Sci USA* 1989;**86**:2408–12.
31. Suva LJ, Mather KA, Gillespie MT, Webb GC, Ng KW, Winslow GA, et al. Structure of the 5′ flanking region of the gene encoding human parathyroid-hormone-related protein (PTHrP). *Gene* 1989;**77**:95–105.
32. Rudduck C, Duncan L, Center R, Garson OM. Co-amplification of the gene for parathyroid hormone-related protein (PTHRP) and KRAS2 in a human lung cancer cell line. *Genes Chromosomes Cancer* 1993;**7**:213–8.
33. Mannens M, Slater RM, Heyting C, Geurts van Kessel A, Goedde-Salz E, Frants RR, et al. Regional localization of DNA probes on the short arm of chromosome 11 using aniridia-Wilms' tumor-associated deletions. *Hum Genet* 1987;**75**:180–7.
34. Comings DE. Evidence for ancient tetraploidy and conservation of linkage groups in mammalian chromosomes. *Nature* 1972;**238**:455–7.
35. Fearon ER, Antonarakis SE, Meyers DA, Levine MA. c-Ha-ras-1 oncogene lies between beta-globin and insulin loci on human chromosome 11p. *Am J Hum Genet* 1984;**36**:329–37.
36. Tricoli JV, Rall LB, Scott J, Bell GI, Shows TB. Localization of insulin-like growth factor genes to human chromosomes 11 and 12. *Nature* 1984;**310**:784–6.
37. Brissenden JE, Ullrich A, Francke U. Human chromosomal mapping of genes for insulin-like growth factors I and II and epidermal growth factor. *Nature* 1984;**310**:781–4.
38. Mangin M, Ikeda K, Broadus AE. Structure of the mouse gene encoding parathyroid hormone-related peptide. *Gene* 1990;**95**:195–202.
39. Vasavada RC, Wysolmerski JJ, Broadus AE, Philbrick WM. Identification and characterization of a GC-rich promoter of the human parathyroid hormone-related peptide gene. *Mol Endocrinol* 1993;**7**:273–82.
40. Vasicek TJ, McDevitt BE, Freeman MW, Fennick BJ, Hendy GN, Potts Jr JT, et al. Nucleotide sequence of the human parathyroid hormone gene. *Proc Natl Acad Sci USA* 1983;**80**:2127–31.
41. Martin TJ, Suva LJ. Parathyroid hormone-related protein in hypercalcaemia of malignancy. *Clin Endocrinol (Oxf)* 1989;**31**:631–47.
42. Campos RV, Wang C, Drucker DJ. Regulation of parathyroid hormone-related peptide (PTHrP) gene transcription: cell- and tissue-specific promoter utilization mediated by multiple positive and negative cis-acting DNA elements. *Mol Endocrinol* 1992;**6**:1642–52.
43. Kiriyama T, Gillespie MT, Glatz JA, Fukumoto S, Moseley JM, Martin TJ. Transforming growth factor beta stimulation of parathyroid hormone-related protein (PTHrP): a paracrine regulator? *Mol Cell Endocrinol* 1993;**92**:55–62.
44. Southby J, Murphy LM, Martin TJ, Gillespie MT. Cell-specific and regulator-induced promoter usage and messenger ribonucleic acid splicing for parathyroid hormone-related protein. *Endocrinology* 1996;**137**:1349–57.
45. Southby J, O'Keeffe LM, Martin TJ, Gillespie MT. Alternative promoter usage and mRNA splicing pathways for parathyroid hormone-related protein in normal tissues and tumours. *Br J Cancer* 1995;**72**:702–7.
46. Holt EH, Vasavada RC, Bander NH, Broadus AE, Philbrick WM. Region-specific methylation of the parathyroid hormone-related peptide gene determines its expression in human renal carcinoma cell lines. *J Biol Chem* 1993;**268**:20639–45.
47. Karaplis AC, Yasuda T, Hendy GN, Goltzman D, Banville D. Gene-encoding parathyroid hormone-like peptide: nucleotide sequence of the rat gene and comparison with the human homologue. *Mol Endocrinol* 1990;**4**:441–6.
48. Moseley JM, Gillespie MT. Parathyroid hormone-related protein. *Crit Rev Clin Lab Sci* 1995;**32**:299–343.
49. Thiede MA, Rutledge SJ. Nucleotide sequence of a parathyroid hormone-related peptide expressed by the 10 day chicken embryo. *Nucleic Acids Res* 1990;**18**:3062.
50. Danks JA, Ho PM, Notini AJ, Katsis F, Hoffmann P, Kemp BE, et al. Identification of a parathyroid hormone in the fish Fugu rubripes. *J Bone Miner Res* 2003;**18**:1326–31.
51. Liu Y, Ibrahim AS, Tay BH, Richardson SJ, Bell J, Walker TI, et al. Parathyroid hormone gene family in a cartilaginous fish, the elephant shark (Callorhinchus milii). *J Bone Miner Res* 2010;**25**:2613–23.
52. Canario AV, Rotllant J, Fuentes J, Guerreiro PM, Rita Teodosio H, Power DM, et al. Novel bioactive parathyroid hormone and related peptides in teleost fish. *FEBS Lett* 2006;**580**:291–9.
53. Pinheiro PL, Cardoso JC, Gomes AS, Fuentes J, Power DM, Canario AV. Gene structure, transcripts and calciotropic effects of the PTH family of peptides in Xenopus and chicken. *BMC Evol Biol* 2010;**10**:373.
54. Zajac JD, Callaghan J, Eldridge C, Diefenbach-Jagger H, Suva LJ, Hudson P, et al. Production of parathyroid hormone-related protein by a rat parathyroid cell line. *Mol Cell Endocrinol* 1989;**67**:107–12.
55. Ikeda K, Lu C, Weir EC, Mangin M, Broadus AE. Regulation of parathyroid hormone-related peptide gene expression by cycloheximide. *J Biol Chem* 1990;**265**:5398–402.
56. Fujita PA, Rhead B, Zweig AS, Hinrichs AS, Karolchik D, Cline MS, et al. The UCSC Genome Browser database: update 2011. *Nucleic Acids Res* 2011;**39**:D876–82.
57. Ghoussaini M, Fletcher O, Michailidou K, Turnbull C, Schmidt MK, Dicks E, et al. Genome-wide association analysis identifies three new breast cancer susceptibility loci. *Nat Genet* 2012;**44**:312–8.
58. Qin Z, Wang Y, Cao S, He Y, Ma H, Jin G, et al. Genetic variants at 12p11 and 12q24 are associated with breast cancer risk in a Chinese population. *PLoS One* 2013;**8**:e66519.
59. Barrett JC, Fry B, Maller J, Daly MJ. Haploview: analysis and visualization of LD and haplotype maps. *Bioinformatics* 2005;**21**:263–5.
60. Maass PG, Rump A, Schulz H, Stricker S, Schulze L, Platzer K, et al. A misplaced lncRNA causes brachydactyly in humans. *J Clin Invest* 2012;**122**:3990–4002.
61. Lango Allen H, Estrada K, Lettre G, Berndt SI, Weedon MN, Rivadeneira F, et al. Hundreds of variants clustered in genomic loci and biological pathways affect human height. *Nature* 2010;**467**:832–8.
62. van den Brandt PA, Spiegelman D, Yaun SS, Adami HO, Beeson L, Folsom AR, et al. Pooled analysis of prospective cohort studies on height, weight, and breast cancer risk. *Am J Epidemiol* 2000;**152**:514–27.
63. Bernstein BE, Birney E, Dunham I, Green ED, Gunter C, Snyder M. An integrated encyclopedia of DNA elements in the human genome. *Nature* 2012;**489**:57–74.
64. Ahmadiyeh N, Pomerantz MM, Grisanzio C, Herman P, Jia L, Almendro V, et al. 8q24 prostate, breast, and colon cancer risk loci show tissue-specific long-range interaction with MYC. *Proc Natl Acad Sci USA* 2010;**107**:9742–6.
65. Hoffman MM, Ernst J, Wilder SP, Kundaje A, Harris RS, Libbrecht M, et al. Integrative annotation of chromatin elements from ENCODE data. *Nucleic Acids Res* 2013;**41**:827–41.
66. Gilad Y, Rifkin SA, Pritchard JK. Revealing the architecture of gene regulation: the promise of eQTL studies. *Trends Genet*

2008;**24**:408–15.

67. Xia K, Shabalin AA, Huang S, Madar V, Zhou YH, Wang W, et al. seeQTL: a searchable database for human eQTLs. *Bioinformatics* 2012;**28**:451–2.
68. Serre CM, Clezardin P, Frappart L, Boivin G, Delmas PD. Distribution of thrombospondin and integrin alpha V in DCIS, invasive ductal and lobular human breast carcinomas. Analysis by electron microscopy. *Virchows Arch* 1995;**427**:365–72.
69. Shaw G, Kamen R. A conserved AU sequence from the 3′ untranslated region of GM-CSF mRNA mediates selective mRNA degradation. *Cell.* 1986;**46**:659–67.
70. Heath JK, Southby J, Fukumoto S, O'Keeffe LM, Martin TJ, Gillespie MT. Epidermal growth factor-stimulated parathyroid hormone-related protein expression involves increased gene transcription and mRNA stability. *Biochem J* 1995;**307**:159–67.
71. Esteller M. Non-coding RNAs in human disease. *Nat Rev Genet* 2011;**12**:861–74.
72. Martin L, Chang HY. Uncovering the role of genomic "dark matter" in human disease. *J Clin Invest* 2012;**122**:1589–95.
73. Mattick JS. The genetic signatures of noncoding RNAs. *PLoS Genet* 2009;**5**: e1000459.
74. Betel D, Koppal A, Agius P, Sander C, Leslie C. Comprehensive modeling of microRNA targets predicts functional non-conserved and non-canonical sites. *Genome Biol* 2010;**11**:R90.
75. Kuo PL, Liao SH, Hung JY, Huang MS, Hsu YL. MicroRNA-33a functions as a bone metastasis suppressor in lung cancer by targeting parathyroid hormone related protein. *Biochim Biophys Acta* 2013;**1830**:3756–66.
76. Keklikoglou I, Koerner C, Schmidt C, Zhang JD, Heckmann D, Shavinskaya A, et al. MicroRNA-520/373 family functions as a tumor suppressor in estrogen receptor negative breast cancer by targeting NF-kappaB and TGF-beta signaling pathways. *Oncogene* 2012;**31**:4150–63.
77. Troy A, Sharpless NE. Genetic "lnc"-age of noncoding RNAs to human disease. *J Clin Invest* 2012;**122**:3837–40.
78. Wilming LG, Gilbert JG, Howe K, Trevanion S, Hubbard T, Harrow JL. The vertebrate genome annotation (Vega) database. *Nucleic Acids Res* 2008;**36**:D753–60.
79. Mercer TR, Dinger ME, Mattick JS. Long non-coding RNAs: insights into functions. *Nat Rev Genet* 2009;**10**:155–9.
80. Vadaie N, Morris KV. Long antisense non-coding RNAs and the epigenetic regulation of gene expression. *BioMolecular Concepts* 2013;**4**:411–5.
81. Chilco PJ, Leopold V, Zajac JD. Differential regulation of the parathyroid hormone-related protein gene P1 and P3 promoters by cAMP. *Mol Cell Endocrinol* 1998;**138**:173–84.
82. Dittmer J, Gitlin SD, Reid RL, Brady JN. Transactivation of the P2 promoter of parathyroid hormone-related protein by human T-cell lymphotropic virus type I Tax1: evidence for the involvement of transcription factor Ets1. *J Virol* 1993;**67**:6087–95.
83. Dittmer J, Pise-Masison CA, Clemens KE, Choi KS, Brady JN. Interaction of human T-cell lymphotropic virus type I Tax, Ets1, and Sp1 in transactivation of the PTHrP P2 promoter. *J Biol Chem* 1997;**272**:4953–8.
84. Foley J, Wysolmerski JJ, Missero C, King CS, Philbrick WM. Regulation of parathyroid hormone-related protein gene expression in murine keratinocytes by E1A isoforms: a role for basal promoter and Ets-1 site. *Mol Cell Endocrinol* 1999;**156**:13–23.
85. Karperien M, Farih-Sips H, Lowik CW, de Laat SW, Boonstra J, Defize LH. Expression of the parathyroid hormone-related peptide gene in retinoic acid-induced differentiation: involvement of ETS and Sp1. *Mol Endocrinol* 1997;**11**:1435–48.
86. Nishishita T, Okazaki T, Ishikawa T, Igarashi T, Hata K, Ogata E, et al. A negative vitamin D response DNA element in the human parathyroid hormone-related peptide gene binds to vitamin D receptor along with Ku antigen to mediate negative gene regulation by vitamin D. *J Biol Chem* 1998;**273**:10901–7.
87. Allinson ET, Drucker DJ. Parathyroid hormone-like peptide shares features with members of the early response gene family: rapid induction by serum, growth factors, and cycloheximide. *Cancer Res* 1992;**52**:3103–9.
88. McCauley LK, Beecher CA, Melton ME, Werkmeister JR, Juppner H, Abou-Samra AB, et al. Transforming growth factor-beta1 regulates steady-state PTH/PTHrP receptor mRNA levels and PTHrP binding in ROS 17/2.8 osteosarcoma cells. *Mol Cell Endocrinol* 1994;**101**:331–6.
89. Werkmeister JR, Blomme EA, Weckmann MT, Grone A, McCauley LK, Wade AB, et al. Effect of transforming growth factor-beta1 on parathyroid hormone-related protein secretion and mRNA expression by normal human keratinocytes in vitro. *Endocrine* 1998;**8**:291–9.
90. Merryman JI, DeWille JW, Werkmeister JR, Capen CC, Rosol TJ. Effects of transforming growth factor-beta on parathyroid hormone-related protein production and ribonucleic acid expression by a squamous carcinoma cell line in vitro. *Endocrinology* 1994;**134**:2424–30.
91. Brandt DW, Bruns ME, Bruns DE, Ferguson 2nd JE, Burton DW, Deftos LJ. The parathyroid hormone-related protein (PTHrP) gene preferentially utilizes a GC-rich promoter and the PTHrP 1–139 coding pathway in normal human amnion. *Biochem Biophys Res Commun* 1992;**189**:938–43.
92. Brandt DW, Wachsman W, Deftos LJ. Parathyroid hormone-like protein: alternative messenger RNA splicing pathways in human cancer cell lines. *Cancer Res* 1994;**54**:850–3.
93. Habener JF, Rosenblatt M, Potts Jr JT. Parathyroid hormone: biochemical aspects of biosynthesis, secretion, action, and metabolism. *Physiol Rev* 1984;**64**:985–1053.
94. Behar V, Nakamoto C, Greenberg Z, Bisello A, Suva LJ, Rosenblatt M, et al. Histidine at position 5 is the specificity "switch" between two parathyroid hormone receptor subtypes. *Endocrinology* 1996;**137**:4217–24.
95. Juppner H, Abou-Samra AB, Freeman M, Kong XF, Schipani E, Richards J, et al. A G protein-linked receptor for parathyroid hormone and parathyroid hormone-related peptide. *Science* 1991;**254**:1024–6.
96. Orloff JJ, Wu TL, Stewart AF. Parathyroid hormone-like proteins: biochemical responses and receptor interactions. *Endocr Rev* 1989;**10**:476–95.
97. Rodda CP, Kubota M, Heath JA, Ebeling PR, Moseley JM, Care AD, et al. Evidence for a novel parathyroid hormone-related protein in fetal lamb parathyroid glands and sheep placenta: comparisons with a similar protein implicated in humoral hypercalcaemia of malignancy. *J Endocrinol* 1988;**117**:261–71.
98. Abbas SK, Pickard DW, Rodda CP, Heath JA, Hammonds RG, Wood WI, et al. Stimulation of ovine placental calcium transport by purified natural and recombinant parathyroid hormone-related protein (PTHrP) preparations. *Q J Exp Physiol* 1989;**74**:549–52.
99. Kovacs CS, Lanske B, Hunzelman JL, Guo J, Karaplis AC, Kronenberg HM. Parathyroid hormone-related peptide (PTHrP) regulates fetal-placental calcium transport through a receptor distinct from the PTH/PTHrP receptor. *Proc Natl Acad Sci USA* 1996;**93**:15233–8.
100. Ellis AG, Adam WR, Martin TJ. Comparison of the effects of parathyroid hormone (PTH) and recombinant PTH-related protein on bicarbonate excretion by the isolated perfused rat kidney. *J Endocrinol* 1990;**126**:403–8.
101. Fenton AJ, Martin TJ, Nicholson GC. Long-term culture of disaggregated rat osteoclasts: inhibition of bone resorption and reduction of osteoclast-like cell number by calcitonin and PTHrP[107–139]. *J Cell Physiol* 1993;**155**:1–7.
102. Cornish J, Callon KE, Nicholson GC, Reid IR. Parathyroid hormone-related protein-(107–139) inhibits bone resorption in vivo. *Endocrinology* 1997;**138**:1299–304.
103. Cornish J, Callon KE, Lin C, Xiao C, Moseley JM, Reid IR. Stimulation of osteoblast proliferation by C-terminal fragments of parathyroid hormone-related protein. *J Bone Miner Res* 1999;**14**:915–22.
104. de Gortazar AR, Alonso V, Alvarez-Arroyo MV, Esbrit P.

Transient exposure to PTHrP (107–139) exerts anabolic effects through vascular endothelial growth factor receptor 2 in human osteoblastic cells in vitro. *Calcif Tissue Int* 2006;**79**:360–9.

105. Alonso V, de Gortazar AR, Ardura JA, Andrade-Zapata I, Alvarez-Arroyo MV, Esbrit P. Parathyroid hormone-related protein (107–139) increases human osteoblastic cell survival by activation of vascular endothelial growth factor receptor-2. *J Cell Physiol* 2008;**217**:717–27.
106. Portal-Nunez S, Lozano D, de Castro LF, de Gortazar AR, Nogues X, Esbrit P. Alterations of the Wnt/beta-catenin pathway and its target genes for the N- and C-terminal domains of parathyroid hormone-related protein in bone from diabetic mice. *FEBS Lett* 2010;**584**:3095–100.
107. Valin A, Guillen C, Esbrit P. C-terminal parathyroid hormone-related protein (PTHrP) (107–139) stimulates intracellular Ca(2+) through a receptor different from the type 1 PTH/PTHrP receptor in osteoblastic osteosarcoma UMR 106 cells. *Endocrinology* 2001;**142**:2752–9.
108. Divieti P, Inomata N, Chapin K, Singh R, Juppner H, Bringhurst FR. Receptors for the carboxyl-terminal region of PTH(1–84) are highly expressed in osteocytic cells. *Endocrinology* 2001;**142**:916–25.
109. Duvos C, Scutt A, Mayer H. hPTH-fragments (53–84) and (28–48) antagonize the stimulation of calcium release and repression of alkaline phosphatase activity by hPTH-(1–34) in vitro. *FEBS Lett* 2006;**580**:1509–14.
110. Miao D, Su H, He B, Gao J, Xia Q, Zhu M, et al. Severe growth retardation and early lethality in mice lacking the nuclear localization sequence and C-terminus of PTH-related protein. *Proc Natl Acad Sci USA* 2008;**105**:20309–14.
111. Toribio RE, Brown HA, Novince CM, Marlow B, Hernon K, Lanigan LG, et al. The midregion, nuclear localization sequence, and C terminus of PTHrP regulate skeletal development, hematopoiesis, and survival in mice. *Faseb J* 2010;**24**:1947–57.
112. Burtis WJ, Fodero JP, Gaich G, Debeyssey M, Stewart AF. Preliminary characterization of circulating amino- and carboxy-terminal fragments of parathyroid hormone-related peptide in humoral hypercalcemia of malignancy. *J Clin Endocrinol Metab* 1992;**75**:1110–4.
113. Bruns ME, Ferguson 2nd JE, Bruns DE, Burton DW, Brandt DW, Juppner H, et al. Expression of parathyroid hormone-related peptide and its receptor messenger ribonucleic acid in human amnion and chorion-decidua: implications for secretion and function. *Am J Obstet Gynecol* 1995;**173**:739–46.
114. Burtis WJ, Brady TG, Orloff JJ, Ersbak JB, Warrell Jr RP, Olson BR, et al. Immunochemical characterization of circulating parathyroid hormone-related protein in patients with humoral hypercalcemia of cancer. *N Engl J Med* 1990;**322**:1106–12.
115. Orloff JJ, Soifer NE, Fodero JP, Dann P, Burtis WJ. Accumulation of carboxy-terminal fragments of parathyroid hormone-related protein in renal failure. *Kidney Int* 1993;**43**:1371–6.
116. Imamura H, Sato K, Shizume K, Satoh T, Kasono K, Ozawa M, et al. Urinary excretion of parathyroid hormone-related protein fragments in patients with humoral hypercalcemia of malignancy and hypercalcemic tumor-bearing nude mice. *J Bone Miner Res* 1991;**6**:77–84.
117. Rabbani SA, Haq M, Goltzman D. Biosynthesis and processing of endogenous parathyroid hormone related peptide (PTHRP) by rat Leydig cell tumor H-500. *Biochemistry* 1993;**32**:4931–7.
118. Soifer NE, Dee KE, Insogna KL, Burtis WJ, Matovcik LM, Wu TL, et al. Parathyroid hormone-related protein. Evidence for secretion of a novel mid-region fragment by three different cell types. *J Biol Chem* 1992;**267**:18236–43.
119. Wu TL, Vasavada RC, Yang K, Massfelder T, Ganz M, Abbas SK, et al. Structural and physiologic characterization of the mid-region secretory species of parathyroid hormone-related protein. *J Biol Chem*. 1996;**271**:24371–81.
120. Washam CL, Byrum SD, Leitzel K, Ali SM, Tackett AJ, Gaddy D, et al. Identification of PTHrP(12–48) as a plasma biomarker associated with breast cancer bone metastasis. *Cancer Epidemiol Biomark Prev* 2013;**22**:972–83.
121. Hendy GN, Bennett HP, Gibbs BF, Lazure C, Day R, Seidah NG. Proparathyroid hormone is preferentially cleaved to parathyroid hormone by the prohormone convertase furin. A mass spectrometric study. *J Biol Chem* 1995;**270**:9517–25.
122. Diefenbach-Jagger H, Brenner C, Kemp BE, Baron W, McLean J, Martin TJ, et al. Arg21 is the preferred kexin cleavage site in parathyroid-hormone-related protein. *Eur J Biochem* 1995;**229**:91–8.
123. Orloff JJ, Reddy D, de Papp AE, Yang KH, Soifer NE, Stewart AF. Parathyroid hormone-related protein as a prohormone: post-translational processing and receptor interactions. *Endocr Rev* 1994;**15**:40–60.
124. Cramer SD, Chen Z, Peehl DM. Prostate specific antigen cleaves parathyroid hormone-related protein in the PTH-like domain: inactivation of PTHrP-stimulated cAMP accumulation in mouse osteoblasts. *J Urol* 1996;**156**:526–31.
125. Ditmer LS, Burton DW, Deftos LJ. Elimination of the carboxy-terminal sequences of parathyroid hormone-related protein 1–173 increases production and secretion of the truncated forms. *Endocrinology* 1996;**137**:1608–17.
126. Yang KH, dePapp AE, Soifer NE, Dreyer BE, Wu TL, Porter SE, et al. Parathyroid hormone-related protein: evidence for isoform- and tissue-specific posttranslational processing. *Biochemistry* 1994;**33**:7460–9.
127. Burgess TL, Kelly RB. Constitutive and regulated secretion of proteins. *Annu Rev Cell Biol* 1987;**3**:243–93.
128. Hong W, Tang BL. Protein trafficking along the exocytotic pathway. *Bioessays* 1993;**15**:231–8.
129. Plawner LL, Philbrick WM, Burtis WJ, Broadus AE, Stewart AF. Cell type-specific secretion of parathyroid hormone-related protein via the regulated versus the constitutive secretory pathway. *J Biol Chem* 1995;**270**:14078–84.
130. Fiaschi-Taesch NM, Stewart AF. Minireview: parathyroid hormone-related protein as an intracrine factor—trafficking mechanisms and functional consequences. *Endocrinology* 2003;**144**:407–11.
131. Aarts MM, Rix A, Guo J, Bringhurst R, Henderson JE. The nucleolar targeting signal (NTS) of parathyroid hormone related protein mediates endocytosis and nucleolar translocation. *J Bone Miner Res* 1999;**14**:1493–503.
132. Mak IW, Cowan RW, Turcotte RE, Singh G, Ghert M. PTHrP induces autocrine/paracrine proliferation of bone tumor cells through inhibition of apoptosis. *PLoS One* 2011;**6**:e19975.
133. Henderson JE, Amizuka N, Warshawsky H, Biasotto D, Lanske BM, Goltzman D, et al. Nucleolar localization of parathyroid hormone-related peptide enhances survival of chondrocytes under conditions that promote apoptotic cell death. *Mol Cell Biol* 1995;**15**:4064–75.
134. Truant R, Cullen BR. The arginine-rich domains present in human immunodeficiency virus type 1 Tat and Rev function as direct importin beta-dependent nuclear localization signals. *Mol Cell Biol* 1999;**19**:1210–7.
135. Kumari R, Robertson JF, Watson SA. Nuclear targeting of a midregion PTHrP fragment is necessary for stimulating growth in breast cancer cells. *Int J Cancer* 2006;**119**:49–59.
136. Gu Z, Liu Y, Zhang Y, Jin S, Chen Q, Goltzman D, et al. Absence of PTHrP nuclear localization and carboxyl terminus sequences leads to abnormal brain development and function. *PLoS One* 2012;**7**:e41542.
137. Cokol M, Nair R, Rost B. Finding nuclear localization signals. *EMBO Rep* 2000;**1**:411–5.
138. Nguyen M, He B, Karaplis A. Nuclear forms of parathyroid hormone-related peptide are translated from non-AUG start sites downstream from the initiator methionine. *Endocrinology* 2001;**142**:694–703.
139. Massfelder T, Dann P, Wu TL, Vasavada R, Helwig JJ, Stewart AF. Opposing mitogenic and anti-mitogenic actions of parathyroid hormone-related protein in vascular smooth muscle cells: a critical

role for nuclear targeting. *Proc Natl Acad Sci USA* 1997;**94**:13630–5.
140. Okano K, Pirola CJ, Wang HM, Forrester JS, Fagin JA, Clemens TL. Involvement of cell cycle and mitogen-activated pathways in induction of parathyroid hormone-related protein gene expression in rat aortic smooth muscle cells. *Endocrinology* 1995;**136**:1782–9.
141. Lam MH, Olsen SL, Rankin WA, Ho PW, Martin TJ, Gillespie MT, et al. PTHrP and cell division: expression and localization of PTHrP in a keratinocyte cell line (HaCaT) during the cell cycle. *J Cell Physiol* 1997;**173**:433–46.
142. Jans DA. The regulation of protein transport to the nucleus by phosphorylation. *Biochem J* 1995;**311**:705–16.
143. Jans DA, Ackermann MJ, Bischoff JR, Beach DH, Peters R. p34cdc2-mediated phosphorylation at T124 inhibits nuclear import of SV-40 T antigen proteins. *J Cell Biol* 1991;**115**:1203–12.
144. Lam MH, Thomas RJ, Loveland KL, Schilders S, Gu M, Martin TJ, et al. Nuclear transport of parathyroid hormone (PTH)-related protein is dependent on microtubules. *Mol Endocrinol* 2002;**16**:390–401.
145. Cingolani G, Bednenko J, Gillespie MT, Gerace L. Molecular basis for the recognition of a nonclassical nuclear localization signal by importin beta. *Mol Cell* 2002;**10**:1345–53.
146. Amizuka N, Fukushi-Irie M, Sasaki T, Oda K, Ozawa H. Inefficient function of the signal sequence of PTHrP for targeting into the secretory pathway. *Biochem Biophys Res Commun* 2000;**273**:621–9.
147. Lam MH, Briggs LJ, Hu W, Martin TJ, Gillespie MT, Jans DA. Importin beta recognizes parathyroid hormone-related protein with high affinity and mediates its nuclear import in the absence of importin alpha. *J Biol Chem* 1999;**274**:7391–8.
148. Aarts MM, Levy D, He B, Stregger S, Chen T, Richard S, et al. Parathyroid hormone-related protein interacts with RNA. *J Biol Chem* 1999;**274**:4832–8.
149. Jans DA, Briggs LJ, Gustin SE, Jans P, Ford S, Young IG. The cytokine interleukin-5 (IL-5) effects cotransport of its receptor subunits to the nucleus in vitro. *FEBS Lett* 1997;**410**:368–72.
150. Liu Y, Berendsen AD, Jia S, Lotinun S, Baron R, Ferrara N, et al. Intracellular VEGF regulates the balance between osteoblast and adipocyte differentiation. *J Clin Invest* 2012;**122**:3101–13.
151. Watson PH, Fraher LJ, Hendy GN, Chung UI, Kisiel M, Natale BV, et al. Nuclear localization of the type 1 PTH/PTHrP receptor in rat tissues. *J Bone Miner Res* 2000;**15**:1033–44.
152. Watson PH, Fraher LJ, Natale BV, Kisiel M, Hendy GN, Hodsman AB. Nuclear localization of the type 1 parathyroid hormone/parathyroid hormone-related peptide receptor in MC3T3-E1 cells: association with serum-induced cell proliferation. *Bone* 2000;**26**:221–5.
153. Karaplis AC, Luz A, Glowacki J, Bronson RT, Tybulewicz VL, Kronenberg HM, et al. Lethal skeletal dysplasia from targeted disruption of the parathyroid hormone-related peptide gene. *Genes Dev* 1994;**8**:277–89.
154. Amizuka N, Warshawsky H, Henderson JE, Goltzman D, Karaplis AC. Parathyroid hormone-related peptide-depleted mice show abnormal epiphyseal cartilage development and altered endochondral bone formation. *J Cell Biol* 1994;**126**:1611–23.
155. Lanske B, Karaplis AC, Lee K, Luz A, Vortkamp A, Pirro A, et al. PTH/PTHrP receptor in early development and Indian hedgehog-regulated bone growth. *Science* 1996;**273**:663–6.
156. Vortkamp A, Lee K, Lanske B, Segre GV, Kronenberg HM, Tabin CJ. Regulation of rate of cartilage differentiation by Indian hedgehog and PTH-related protein. *Science* 1996;**273**:613–22.
157. Amizuka N, Karaplis AC, Henderson JE, Warshawsky H, Lipman ML, Matsuki Y, et al. Haploinsufficiency of parathyroid hormone-related peptide (PTHrP) results in abnormal postnatal bone development. *Dev Biol* 1996;**175**:166–76.
158. Miao D, He B, Jiang Y, Kobayashi T, Soroceanu MA, Zhao J, et al. Osteoblast-derived PTHrP is a potent endogenous bone anabolic agent that modifies the therapeutic efficacy of administered PTH 1–34. *J Clin Invest* 2005;**115**:2402–11.
159. Jilka RL. Molecular and cellular mechanisms of the anabolic effect of intermittent PTH. *Bone* 2007;**40**:1434–46.
160. Neer RM, Arnaud CD, Zanchetta JR, Prince R, Gaich GA, Reginster JY, et al. Effect of parathyroid hormone (1–34) on fractures and bone mineral density in postmenopausal women with osteoporosis. *N Engl J Med* 2001;**344**:1434–41.
161. Frolik CA, Black EC, Cain RL, Satterwhite JH, Brown-Augsburger PL, Sato M, et al. Anabolic and catabolic bone effects of human parathyroid hormone (1–34) are predicted by duration of hormone exposure. *Bone* 2003;**33**:372–9.
162. Horwitz MJ, Tedesco MB, Gundberg C, Garcia-Ocana A, Stewart AF. Short-term, high-dose parathyroid hormone-related protein as a skeletal anabolic agent for the treatment of postmenopausal osteoporosis. *J Clin Endocrinol Metab* 2003;**88**:569–75.
163. Horwitz MJ, Tedesco MB, Sereika SM, Garcia-Ocana A, Bisello A, Hollis BW, et al. Safety and tolerability of subcutaneous PTHrP(1–36) in healthy human volunteers: a dose escalation study. *Osteoporos Int* 2006;**17**:225–30.
164. Horwitz MJ, Tedesco MB, Garcia-Ocana A, Sereika SM, Prebehala L, Bisello A, et al. Parathyroid hormone-related protein for the treatment of postmenopausal osteoporosis: defining the maximal tolerable dose. *J Clin Endocrinol Metab* 2010;**95**:1279–87.
165. Everhart-Caye M, Inzucchi SE, Guinness-Henry J, Mitnick MA, Stewart AF. Parathyroid hormone (PTH)-related protein(1–36) is equipotent to PTH(1–34) in humans. *J Clin Endocrinol Metab* 1996;**81**:199–208.
166. Ferrandon S, Feinstein TN, Castro M, Wang B, Bouley R, Potts JT, et al. Sustained cyclic AMP production by parathyroid hormone receptor endocytosis. *Nat Chem Biol* 2009;**5**:734–42.
167. Suva LJ, Seedor JG, Endo N, Quartuccio HA, Thompson DD, Bab I, et al. Pattern of gene expression following rat tibial marrow ablation. *J Bone Miner Res* 1993;**8**:379–88.
168. Zhu Q, Zhou X, Zhu M, Wang Q, Goltzman D, Karaplis A, et al. Endogenous parathyroid hormone-related protein compensates for the absence of parathyroid hormone in promoting bone accrual in vivo in a model of bone marrow ablation. *J Bone Miner Res* 2013;**28**:1898–911.
169. Miao D, He B, Karaplis AC, Goltzman D. Parathyroid hormone is essential for normal fetal bone formation. *J Clin Invest* 2002;**109**:1173–82.
170. Miao D, Li J, Xue Y, Su H, Karaplis AC, Goltzman D. Parathyroid hormone-related peptide is required for increased trabecular bone volume in parathyroid hormone-null mice. *Endocrinology* 2004;**145**:3554–62.
171. Charbon GA. A rapid and selective vasodilator effect of parathyroid hormone. *Eur J Pharmacol* 1968;**3**:275–8.
172. Charbon GA, Hulstaert PF. Augmentation of arterial hepatic and renal flow by extracted and synthetic parathyroid hormone. *Endocrinology* 1974;**96**:621–6.
173. Wang HH, Drugge ED, Yen YC, Blumenthal MR, Pang PK. Effects of synthetic parathyroid hormone on hemodynamics and regional blood flows. *Eur J Pharmacol* 1984;**97**:209–15.
174. Mok LL, Nickols GA, Thompson JC, Cooper CW. Parathyroid hormone as a smooth muscle relaxant. *Endocr Rev* 1989;**10**:420–36.
175. Philbrick WM, Wysolmerski JJ, Galbraith S, Holt E, Orloff JJ, Yang KH, et al. Defining the roles of parathyroid hormone-related protein in normal physiology. *Physiol Rev* 1996;**76**:127–73.
176. Martin TJ, Moseley JM, Williams ED. Parathyroid hormone-related protein: hormone and cytokine. *J Endocrinol* 1997;**154**(Suppl.):S23–37.
177. Pirola CJ, Wang HM, Kamyar A, Wu S, Enomoto H, Sharifi B, et al. Angiotensin II regulates parathyroid hormone-related protein expression in cultured rat aortic smooth muscle cells through transcriptional and post-transcriptional mechanisms. *J Biol Chem* 1993;**268**:1987–94.
178. Massfelder T, Helwig JJ, Stewart AF. Parathyroid hormone-related protein as a cardiovascular regulatory peptide. *Endocrinology* 1996;**137**:3151–3.
179. Winquist RJ, Baskin EP, Vlasuk GP. Synthetic tumor-derived

human hypercalcemic factor exhibits parathyroid hormone-like vasorelaxation in renal arteries. *Biochem Biophys Res Commun* 1987;**149**:227–32.
180. Shew RL, Yee JA, Kliewer DB, Keflemariam YJ, McNeill DL. Parathyroid hormone-related protein inhibits stimulated uterine contraction in vitro. *J Bone Miner Res* 1991;**6**:955–9.
181. Maeda S, Wu S, Juppner H, Green J, Aragay AM, Fagin JA, et al. Cell-specific signal transduction of parathyroid hormone (PTH)-related protein through stably expressed recombinant PTH/PTHrP receptors in vascular smooth muscle cells. *Endocrinology* 1996;**137**:3154–62.
182. Roca-Cusachs A, DiPette DJ, Nickols GA. Regional and systemic hemodynamic effects of parathyroid hormone-related protein: preservation of cardiac function and coronary and renal flow with reduced blood pressure. *J Pharmacol Exp Ther* 1991;**256**:110–8.
183. Massfelder T, Fiaschi-Taesch N, Stewart AF, Helwig JJ. Parathyroid hormone-related peptide—a smooth muscle tone and proliferation regulatory protein. *Curr Opin Nephrol Hypertens* 1998;**7**:27–32.
184. Raison D, Coquard C, Hochane M, Steger J, Massfelder T, Moulin B, et al. Knockdown of parathyroid hormone related protein in smooth muscle cells alters renal hemodynamics but not blood pressure. *Am J Physiol Renal Physiol* 2013;**305**:F333–42.
185. Deftos LJ, Burton DW, Brandt DW. Parathyroid hormone-like protein is a secretory product of atrial myocytes. *J Clin Invest* 1993;**92**:727–35.
186. Burton PB, Moniz C, Quirke P, Malik A, Bui TD, Juppner H, et al. Parathyroid hormone-related peptide: expression in fetal and neonatal development. *J Pathol* 1992;**167**:291–6.
187. Shan J, Pang PK, Lin HC, Yang MC. Cardiovascular effects of human parathyroid hormone and parathyroid hormone-related peptide. *J Cardiovasc Pharmacol* 1994;**23**(Suppl. 2):S38–41.
188. Ogino K, Burkhoff D, Bilezikian JP. The hemodynamic basis for the cardiac effects of parathyroid hormone (PTH) and PTH-related protein. *Endocrinology* 1995;**136**:3024–30.
189. Horne BD, Rasmusson KD, Alharethi R, Budge D, Brunisholz KD, Metz T, et al. Genome-wide significance and replication of the chromosome 12p11.22 locus near the PTHLH gene for peripartum cardiomyopathy. *Circ Cardiovasc Genet* 2011;**4**:359–66.
190. Thiede MA, Daifotis AG, Weir EC, Brines ML, Burtis WJ, Ikeda K, et al. Intrauterine occupancy controls expression of the parathyroid hormone-related peptide gene in preterm rat myometrium. *Proc Natl Acad Sci USA* 1990;**87**:6969–73.
191. Daifotis AG, Weir EC, Dreyer BE, Broadus AE. Stretch-induced parathyroid hormone-related peptide gene expression in the rat uterus. *J Biol Chem* 1992;**267**:23455–8.
192. Paspaliaris V, Vargas SJ, Gillespie MT, Williams ED, Danks JA, Moseley JM, et al. Oestrogen enhancement of the myometrial response to exogenous parathyroid hormone-related protein (PTHrP), and tissue localization of endogenous PTHrP and its mRNA in the virgin rat uterus. *J Endocrinol* 1992;**134**:415–25.
193. Thiede MA, Harm SC, Hasson DM, Gardner RM. In vivo regulation of parathyroid hormone-related peptide messenger ribonucleic acid in the rat uterus by 17 beta-estradiol. *Endocrinology* 1991;**128**:2317–23.
194. Germain AM, Attaroglu H, MacDonald PC, Casey ML. Parathyroid hormone-related protein mRNA in avascular human amnion. *J Clin Endocrinol Metab* 1992;**75**:1173–5.
195. Ferguson 2nd JE, Gorman JV, Bruns DE, Weir EC, Burtis WJ, Martin TJ, et al. Abundant expression of parathyroid hormone-related protein in human amnion and its association with labor. *Proc Natl Acad Sci USA* 1992;**89**:8384–8.
196. Thiede MA, Harm SC, McKee RL, Grasser WA, Duong LT, Leach Jr RM. Expression of the parathyroid hormone-related protein gene in the avian oviduct: potential role as a local modulator of vascular smooth muscle tension and shell gland motility during the egg-laying cycle. *Endocrinology* 1991;**129**:1958–66.
197. VanHouten JN, Dann P, Stewart AF, Watson CJ, Pollak M, Karaplis AC, et al. Mammary-specific deletion of parathyroid hormone-related protein preserves bone mass during lactation. *J Clin Invest* 2003;**112**:1429–36.
198. Couch FJ, Wang X, McGuffog L, Lee A, Olswold C, Kuchenbaecker KB, et al. Genome-wide association study in BRCA1 mutation carriers identifies novel loci associated with breast and ovarian cancer risk. *PLoS Genet* 2013;**9**: e1003212.
199. Jensen RA, Sim X, Li X, Cotch MF, Ikram MK, Holliday EG, et al. Genome-wide association study of retinopathy in individuals without diabetes. *PLoS One* 2013;**8**:e54232.
200. Lauc G, Huffman JE, Pucic M, Zgaga L, Adamczyk B, Muzinic A, et al. Loci associated with N-glycosylation of human immunoglobulin G show pleiotropy with autoimmune diseases and haematological cancers. *PLoS Genet* 2013;**9**: e1003225.
201. Eriksson N, Benton GM, Do CB, Kiefer AK, Mountain JL, Hinds DA, et al. Genetic variants associated with breast size also influence breast cancer risk. *BMC Med Genet* 2012;**13**:53.
202. Estrada K, Styrkarsdottir U, Evangelou E, Hsu YH, Duncan EL, Ntzani EE, et al. Genome-wide meta-analysis identifies 56 bone mineral density loci and reveals 14 loci associated with risk of fracture. *Nat Genet* 2012;**44**:491–501.
203. Lasky-Su J, Neale BM, Franke B, Anney RJ, Zhou K, Maller JB, et al. Genome-wide association scan of quantitative traits for attention deficit hyperactivity disorder identifies novel associations and confirms candidate gene associations. *Am J Med Genet B Neuropsychiatr Genet* 2008;**147B**:1345–54.
204. Rosenbloom KR, Dreszer TR, Long JC, Malladi VS, Sloan CA, Raney BJ, et al. ENCODE whole-genome data in the UCSC Genome Browser: update 2012. *Nucleic Acids Res* 2012;**40**:D912–7.
205. Kent WJ, Sugnet CW, Furey TS, Roskin KM, Pringle TH, Zahler AM, et al. The human genome browser at UCSC. *Genome Res* 2002;**12**:996–1006.
206. Meyer LR, Zweig AS, Hinrichs AS, Karolchik D, Kuhn RM, Wong M, et al. The UCSC Genome Browser database: extensions and updates 2013. *Nucleic Acids Res* 2013;**41**:D64–9.

第 4 章

PTH 与受体的相互作用及其信号转导

Thomas J. Gardella

引言

甲状旁腺激素(PTH)在调节血液和细胞外液中钙(Ca)和无机磷酸盐(Pi)的浓度方面起关键作用。甲状旁腺分泌的激素是一条单链多肽，长度为 84 个氨基酸，一旦释放到循环中，其作用是增加血液和细胞外液中的钙水平并降低无机磷酸盐水平。这些激素效应是强效和快速的，即使循环激素水平小幅增加，几分钟内也可以检测到血液中钙和无机磷酸盐水平的显著变化。这些反应涉及激素在两个关键靶组织的作用：在骨中，PTH 直接通过成骨细胞，然后间接作用于破骨细胞，以诱导骨矿物质释放钙；在肾脏，PTH 作用于远端小管细胞以增加从滤液中重吸收钙的速率，作用于近端小管细胞以降低无机磷酸盐重吸收的速率。PTH 可在几分钟内作用于骨和肾中钙和无机磷酸盐的动员过程，除此之外，PTH 还进一步作用于肾近端小管细胞，刺激编码 25-羟维生素 D_3 1α-羟化酶(VD_3 1A 羟化酶)的 CYP27B1 基因的转录速率，从而增加活性维生素 D_3 的血液水平，提供进一步的激素保护，有助于长期保持钙和无机磷酸盐的稳态(几小时到几天)。

PTH 通过与 1 型 PTH 受体(PTH1R)的相互作用，介导其在骨和肾的靶细胞中的生物学作用。PTH1R 在骨的成骨细胞和骨细胞及肾近端和远端小管细胞的表面表达。PTH1R 是 G 蛋白偶联受体(GPCR)[1,2]，GPCR 蛋白类的主要特征是 7 个跨膜结构域的蛋白结构，约 800 种不同的受体用此结构以介导对多种激素和外部刺激(包括分泌肽、儿茶酚胺甚至挥发性气味和光子)的生物细胞反应。假设同源外部刺激剂可激活每个 GPCR，当 PTH 激动剂配体作用于PTH1R 时，PTH1R 经历一系列构象变化，包括 7 个跨膜结构域螺旋束内的运动和连接环的重排，导致更加接近受体胞质面上的 G 蛋白偶联的决定簇，从而激活下游细胞内信号级联。激活的 PTH 受体与含 Gαs 的异三聚体 G 蛋白紧密结合，从而诱导腺苷酸环化酶/cAMP/蛋白激酶 A(PKA)信号通路的强烈活化。然而，PTH1R 也可以偶联至少数个其他的信号级联，包括 Gαq 磷脂酶 Cβ/肌醇三磷酸(IP_3)/细胞内钙/蛋白激酶 C(PKC)途径；Gα12/13-磷脂酶 D(PLD)/rhoA 途径[3]；丝裂原活化蛋白激酶(MAPK)(细胞外信号调节激酶，ERK1/2)信号级联[4-7]。

了解甲状旁腺激素如何与其受体结合，从而激活靶细胞中的 cAMP/PKA 和各种其他信号转导通路，是甲状旁腺激素/受体研究的关键目标，这对人体健康和疾病治疗具有重要意义。事实上，PTH 配体的发展可以被看作是改善骨质疏松症和治疗甲状旁腺功能减退症的重要途径，其中某些 PTH 肽现在正在被积极使用或正在临床试验中。正如第 3 章和第 5 章进一步讨论的，除了介导 PTH 的内分泌/稳态作用以外，PTH1R 还介导 PTH 相关蛋白的旁分泌/形态生成的作用，因此在骨骼和其他组织形成过程中发挥控制细胞分化的关键作用[8,9]。分析和对比这两种内源的、遗传和生物化学上不同的多肽配体作用于 PTH1R 的机制，可以提供关于该受体如何起作用，以及更好地调节以改善人类健康的额外线索。

甲状旁腺激素——配体决定簇生物活性

通过首先分析配体 PTH 的分子和生物化学性质，可以很好地了解在分子水平上 PTH 和 PTH1R 相互作用的机制。事实上，这种配体的知识先于受体几十年。作为一种内分泌物质，PTH 生物化学特性的早期研究来自1925年Collip对自牛甲状旁腺的提取物，当时这种提取物被称作一种具有生物活性的“相当简单的有机物质”[10]。用热酸提取的生物活性成分的不稳定性阻碍了其表征，但是在1959年，Aurbach[11]报道了一种更均一的产物，使用的是一种较温和的基于酚的提取方法，这种改进为Potts和Keutmann小组采用的蛋白质测序方法铺平了道路[12]。此外，1970年，Brewer和Ronan[13]应用蛋白质测序方法揭示了激素的完整一级氨基酸序列，长度为84个残基。1年以后，Potts团队使用化学合成方法来生成由激素前34个氨基酸组成的肽(图4.1)。在生物学测定中，显示该N-末端片段与完整天然激素一样有效，可以引起细胞和动物中的生物学反应[14]。1979年，将Edman化学降解法应用于从牛腺体中纯化的物质，全部验证了PTH(1-84)多肽的氨基酸序列。同年，H. Kronenberg及其同事克隆和测序了编码牛甲状旁腺激素的cDNA[15]。cDNA序列还显示激素首先合成31个氨基酸的前导序列，其在引导新生链转移进入分泌囊泡时被切除，详见第6章。

初步的肽合成工作有助于更深入地分析激素中决定其功能的结构特征。通过肽截短和取代方法，确定了激素信号和受体结合的关键决定簇分别位于PTH(1-34)片段的N-末端和C-末端部分。得出这一结论的一个重要现象是缺少前两个氨基酸的片段，即PTH(3-34)，显示出生物活性显著降低[16,17]，而这一发现又导致了PTH拮抗肽的发展，这主要是基于使用由M. Rosenblatt及其同事开发的PTH(7-34)支架片段，虽然没有信号活性，但仍然可以有效地结合PTH受体(图4.1)。PTH(7-34)肽具有完全抑制放射性标记的^{125}I-PTH(1-34)示踪配体与骨或肾脏细胞或膜制剂中内源表达的PTH受体结合的能力，并且具有抑制细胞和动物中PTH(1-34)的信号作用的能力[18-20]。

20世纪70年代末，Rosenblatt和S.R. Nussbaun等进一步分析用来控制PTH与受体结合的结构-活性关系，发现PTH(15-34)序列包括激素的主要结合域，PTH(15-34)肽是具有部分抑制^{125}I-PTH(1-34)放射性配体与受体结合能力的最小片段，尽管与PTH(1-34)相比，这种结合相当弱，Ki值约为1×10^{-6}M，PTH的Ki值约为1×10^{-9}M[21,22]。令人感兴趣的是，N-末端PTH片段，如PTH(1-14)，推断含有受体信号的主要决定簇。对骨和肾组织来源的细胞系或膜制剂进行放射性受体竞争测定，缺乏可检测的结合活性，直到发展了测定法，使用异源细胞中过表达的克隆PTH1R才能检测到这种N-末端PTH片段的活性(见下文)。这些测定可以优化对PTH(1-14)的研究，最终生成天然和非天然氨基酸的6个替代物的组合，统称为“M”修饰，改善了PTH(1-14)肽的能力多达5个数量级[23-28](图4.2)。

更令人感兴趣的发现是1987年通过cDNA克隆方法确定了PTHrP序列，表明在前13个氨基酸片段中与PTH具有最多同源性，其中8个残基相同[29]。令人惊讶的是，PTHrP的15-34区域与PTH相应区域只有两个氨基酸相同，即20位的精氨酸和24位的亮氨酸(图4.1)。N-末端PTHrP肽的合成证实，全长蛋白的1-34片段和PTH(1-34)一样可以与骨细胞和肾细胞中的受体结合，PTHrP的1-34片段可以刺激这些细胞的

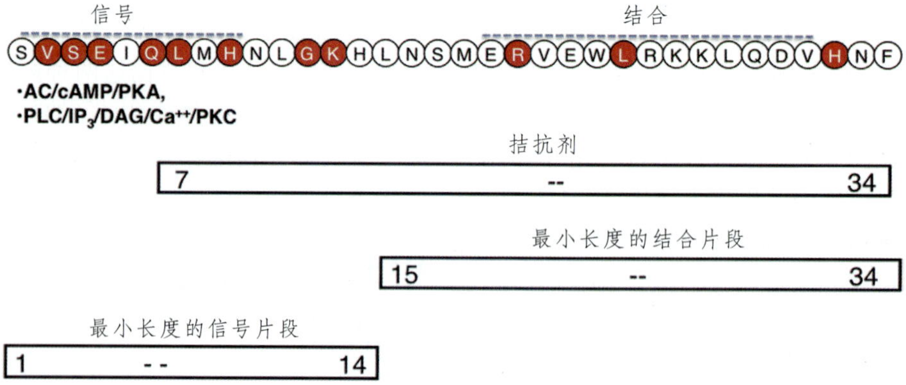

图4.1 PTH配体的生物活性结构域。显示甲状旁腺激素的生物活性1-34片段的序列；红色圆圈中的残基是与人类PTHrP序列中相同的残基。如本文所述，通过cAMP/PKA和IP_3/PLC/PKC途径激活信号的主要决定簇位于配体的氨基末端部分，特别是1-9片段，受体结合部分位于PTH(1-34)片段羧基末端，特别是19-31片段。PTH(7-34)肽类似物的功能是有效的拮抗剂；PTH(15-34)片段是可检测到PTH受体结合的天然序列的最短肽，PTH(1-14)肽是可检测到cAMP信号活性的最短长度的N-末端肽，PTH(1-14)的效力比PTH(1-34)弱约5个数量级，主要是由于没有N-末端片段中的受体结合域(图4.2)。

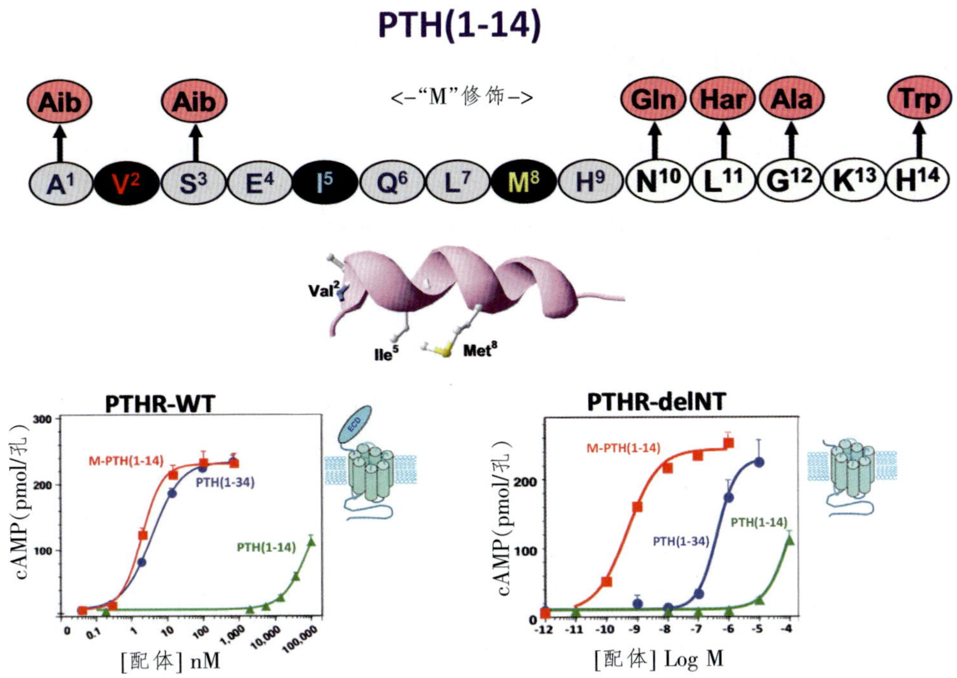

图 4.2　PTH(1–14)片段 N–末端的优化。显示人类 PTH(1–14)肽的序列和含“M”组修饰的 6 个氨基酸替代物,共同将 PTH(1–14)片段的 cAMP 信号效力提高 5 个数量级,稳定其他无序 PTH(1–14)肽中的 α–螺旋结构[97]。图表显示 PTH(1–34)、M-PTH(1–14)和天然 PTH(1–14)生成 cAMP 的剂量–反应曲线。在表达完整野生型 PTH1R(左)或 PTH1R-delNT 构建体(右)的 COS-7 细胞中,天然 PTH(1–14)的大部分 ECD 缺失;这些数据显示,虽然 PTH(1–34)在 PTH1R-delNT 上的效力比在野生型 PTH1R 上的效力低约 100 倍,但是 PTH(1–14)片段对这两种受体表现出相同的效力。因此,与 PTH(1–34)不同,PTH(1–14)片段不需要 ECD 实现其全部效力[23]。

cAMP 形成,效力和功效几乎与 PTH(1–34)相同。通常认为 PTHrP 长度为 141 个氨基酸,但由于剪接变异可能终止于位置 139 或 173[30,31]。此外,尽管序列同源性较低,PTHrP 的 15–34 片段显示出与 PTH(15–34)片段相似的与受体结合的亲和力[32]。根据这些发现可以假设,当结合受体时,PTH 和 PTHrP 的主要结合域采用相似的构象;通过随后的结构研究很大程度上证实了这一假设,包括最近对每个配体片段与受体结合的同源部分的晶体学分析,下文将进一步讨论。

使用溶液相 NMR 方法对 PTH 和 PTHrP 肽片段进行了许多基于结构的研究,由于所选择的肽或溶剂系统,在研究中可以发现很多变化,一致的发现是大约在配体 15–34 区域存在稳定的 α–螺旋结构,而 N–末端部分倾向于更随机,并且形成 α–螺旋结构倾向较小[33–37]。已经提出 N–末端和 C–末端结构域之间三级相互作用的可能性,例如,已经检测到亮氨酸 15 和色氨酸 23之间的相互作用[35–37],但是其他研究未能证实这种域间折叠接触[38]。在 PTH 和 PTHrP 中,15–34 结构域中的 C–末端 α–螺旋被认为具有两性性质,即相对的疏水面和亲水面。对 PTH 中该区域的突变分析显示,螺旋疏水面上的残基,特别是色氨酸 23、亮氨酸 24 和亮氨酸 28 在与受体结合中起到特别重要的作用[39,40];配体–受体复合体的直接结构研究有力地证实了这些发现,如下文的进一步讨论。对 PTH 肽 N–末端部分的其他突变和肽替换进行分析,揭示了第 2 位的缬氨酸在诱导受体活化中具有特别重要的作用;因此,用具有庞大侧链的氨基酸(例如,色氨酸或精氨酸)替代该缬氨酸,可以使配体与受体充分结合,但其刺激 cAMP 形成的能力显著不足,因此可以起到 N–末端完整的 PTH 受体拮抗剂的作用[40–42]。虽然缬氨酸 2 是不同物种的 PTH 和 PTHrP 配体中最保守的残基之一,很可能通过与受体形成直接接触有助于受体激活,详见下文的讨论。此残基与残基 1 一起可能有助于稳定肽结构的活性,因为在溶液相 NMR 研究中,PTH 肽中残基 1 和 2 的缺失可以导致 N–末端 α–螺旋的损失[37]。

关于 PTH 肽和类似物及其生物功能的研究开始于 1971 年,Potts 及其同事首先合成 PTH(1–34),并进行了深入且广泛的研究,包括上面强调的研究及这里没有提及的许多其他研究,均提供了一个坚实的框架来阐明配体特异性结合 PTH 受体和激发信号转导过程的具体分子机制的高阶问题。关于下一阶段的研究是以下部分的重点。

PTH1R 克隆、基因表征和进化

1991 年，通过首次克隆编码受体的 cDNA，实现了将 PTH 受体鉴定为特异性分子实体的长期目标。从负鼠肾细胞系 OK1 或大鼠骨肉瘤细胞系 ROS-17/2.8[2] 制备 cDNA 文库，转染单个 COS-7 细胞，使之具有结合 ^{125}I-PTH(1-34)的能力，通过显微检查来鉴定 cDNA。DNA 序列分析显示该受体含有 GPCR 类的典型的 7 个疏水跨膜结构域基序(图 4.3)，但是该序列与当时鉴定的大多数 GPCR 不具有直接同源性，如 β_2-肾上腺素能受体。相反，PTHR 显示与新鉴定的分泌素和降钙素受体具有相似性，因此，认识到这些受体形成了不同的 GPCR 亚群，此后称之为 B 家族 GPCR[43,44]。现在已知 B 家族 GPCR 亚群由 15 种不同的受体组成，每种受体结合一种肽激素配体，除了 PTH、降钙素和分泌素之外，还包括胰高血糖素、胰高血糖素样肽-1(GLP-1)、促肾上腺皮质激素释放因子(CRF)等。相关的 B 家族 GPCR 中的序列同源性，预示其作用模式至少有一些相似性，实际上各自结合一条长度为 30~40 个氨基酸的中等大小的单链多肽配体。明显的特殊例外是 PTHR，可结合稍长的 PTH(84 个氨基酸)和 PTHrP(141 个氨基酸)，但是其中配体的 1-34 部分可以保持完全结合和信号活性。

在人类，编码 PTH1R 的基因位于染色体 3p 上，由 14 个编码外显子组成。成熟 mRNA 编码一个 593 个氨基酸的蛋白质，包括一条 22 个氨基酸的 N-末端信号肽，其在胞内加工过程中被切除。蛋白质拓扑结构包括一个相对较大的约 165 个氨基酸的氨基末端胞外结构域(ECD)、含 7 个跨膜螺旋和连接环的跨膜结构域(TMD)区域，以及约 130 个氨基酸的羧基末端尾(图 4.3)。PTH1R 的 ECD 含有一个由独立外显子(E2)编码的约 40 个氨基酸的片段，其被切除后不影响功能，在另一个 B 家族受体中未发现此结构。

在进化方面，PTH1R 的直系同源物可以在遥远的物种即鱼和鸟类中检测到[45-48]，海鞘的基因组中发现与人类 PTH1R 约 50% 的氨基酸序列具有同一性[49]。PTH2R 是一个明显的 PTH1R 的旁系同源物，存在于从人类到鱼类的脊椎动物中，但在鸟类中不存在[46]。体外研究表明，PTH2R 可以结合并响应 PTH 配体，但不响应 PTHrP 配体；事实上，PTH2R 的预期配体是一种不同的 39 个氨基酸多肽，称为 TIP39，与 PTH 和PTHrP 具有一些同源性。小鼠的基因操控研究表明，TIP39 是生殖细胞发育所必需的[50]，而鱼类中的表达模式则表明其在脑、心脏和其他组织中具有更广泛的发育/生理作用[46]。第三个旁系同源 PTH 受体，称为 PTH3R，可以在鸟类和鱼类中发现，但不存在于哺乳动物中，它与 PTH1R 的相关性较 PTH2R 更为密切，但并不知道其功能或预期配体[46,51]。

15 个不同的 B 家族 GPCR 之间的氨基酸序列同源性较低，约为 35%，但有几个具有保守性的标志性特征，包括 8 个细胞外半胱氨酸：6 个在 ECD 中，1 个在细胞外环(ECL)-1 中，1 个在 ECL-2 中，以及分散在 ECD 和 TMD 区域的少量其他残基。这些保守残基可能有助于明确受体的整体蛋白折叠，从而有助于明确共同的作用机制。

PTH1R 的结构特征和配体结合模式

应用生物化学和突变方法研究各种突变受体和变化的配体类似物，可以得知 PTH1R 的配体结合和激活的方式。这些研究在机制方面已经取得了相当大的见解，提出了所谓的 PTH-PTHR 相互作用“双位点”结合模式。因此，通过此模型，代表主要结合域的 PTH(1-34) 片段的 C-末端部分与受体的 N-末端 ECD 区域接触，建立初始对接的相互作用。然后含有信号主要决定簇的配体 N-末端部分与受体的 TMD 部分相互作用，以诱导受体活化和 G 蛋白偶联的构象变化（图 4.4)。一些早期研究发现，这种结合模式通过对 ECD 区的鉴定，确定了大鼠和人类 C-末端 PTH 片段即 PTH(7-34)片段结合亲和力的不同。相似的基于突变的研究表明，精氨酸 2-PTH(1-34)类似物在负鼠和大鼠受体上表现出的可变的激动剂/拮抗剂性质，可以位于 TMD 区域，特别是 TMD 螺旋中的残基 5[42]。新提出的双位点模型通过光亲和交联方法获得了进一步的支持，使用光反应性氨基酸，如对苯甲酰基-L-苯丙氨酸(BPA)，可以修饰配体类似物的特定位点，使用此配体类似物可以在配体和受体之间直接建立特定的物理接近度[53]。例如，经 BPA 修饰 23 位的 PTH 和 PTHrP 配体类似物可以与受体 ECD 氨基末端附近的位点交联[54]，而 BPA1 和 BPA2 修饰的类似物与螺旋 6 细胞外末端的甲硫氨酸 425 交联[55-57]。

虽然交联数据通常支持双位点模型，但也提示更高的复杂性[58]，例如，二苯甲酮修饰 27 位的配体可以与 TMD 区的第一细胞外环交联[59]。尽管如此，高度简化的模型在很大程度上得到了其他关于 PTH1R 突变和生

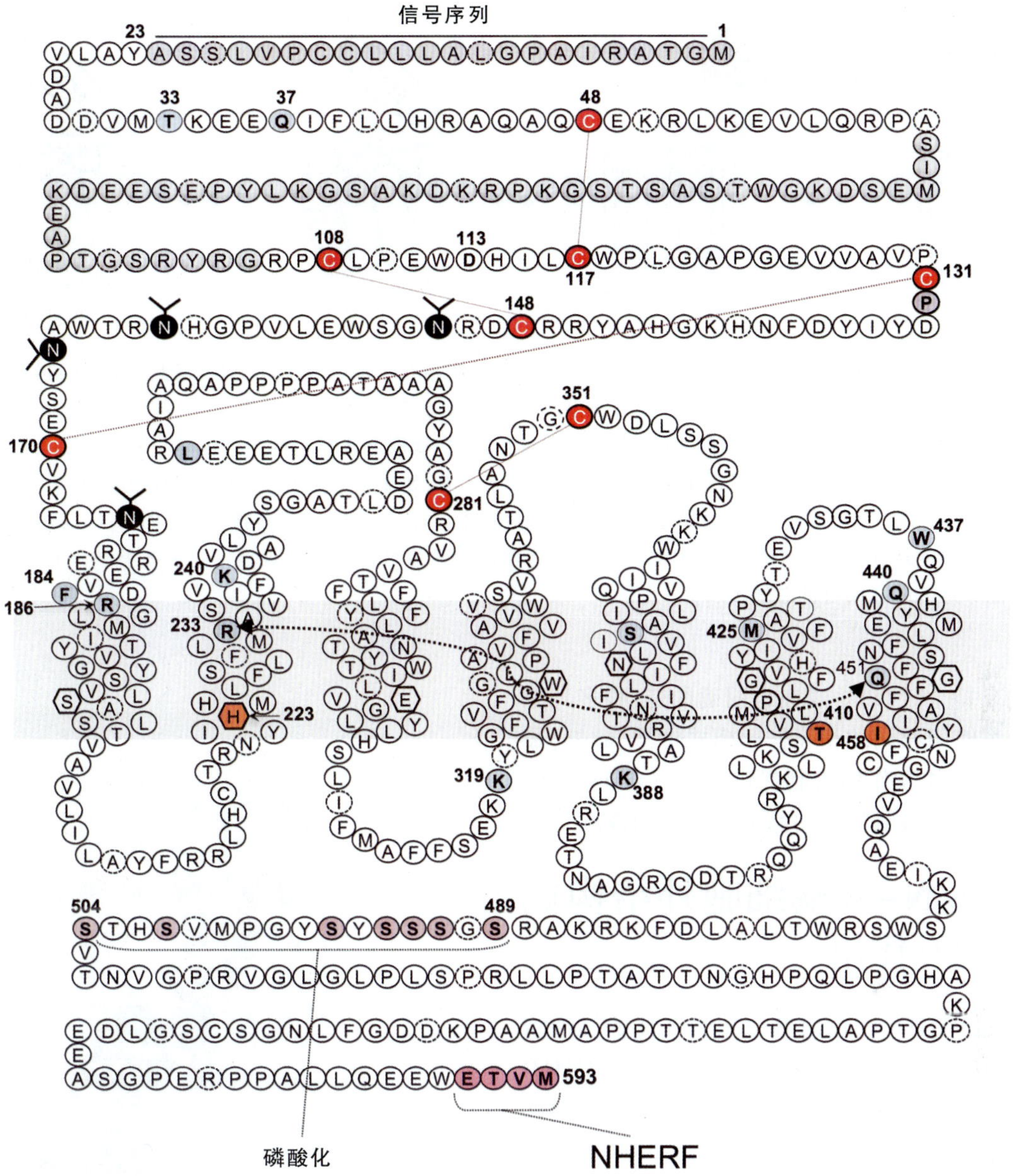

图 4.3　1 型 PTH 受体。人类 PTH1R 的这个“蛇”图说明受体 593 个氨基酸的总体拓扑排列，鉴定了参与介导 PTH 受体结构和(或)功能，或者 B 家族 GPCR 中高度保守的关键残基。因此，受体具有约 160 个氨基酸的相对较大的氨基酸胞外结构域(ECD)(减去 N-末端信号序列的 22 个氨基酸，但包括外显子 E2 编码的 45 个非必需氨基酸片段，每个使用灰色阴影显示)，可以介导初始的配体结合。一个由 7 个跨膜螺旋及细胞内环和细胞外环(ICL 和 ECL)组成的跨膜结构域(TMD)区域，介导激动剂诱导的受体激活和信号转导，一个约 130 个氨基酸的 C-末端尾含有涉及配体诱导的受体内化和信号终止的位点，包括在激动剂激活和介导 β-抑制蛋白募集时磷酸化的 7 个丝氨酸(S)残基[5,107-110]，以及介导与钠氢交换调节因子(NHERF)家族蛋白质相互作用的 C-末端 ETVM 序列[161,117,123,124]。其他特异性氨基酸包括 4 对细胞外半胱氨酸(C)残基，可形成 B 家族 GPCR 中保守的稳定二硫键网络[69,82]；ECD 中的四糖基化天冬酰胺(N)残基；苏氨酸 33 和谷氨酰胺 37，调节与配体中色氨酸 23 的相互作用[54,79]；苯丙氨酸 184 和精氨酸 186，介导赖氨酸 13 处或附近的配体残基的相互作用[26,92]；ECL-1 中的亮氨酸 261，是与 PTH 中赖菌酸 27 交联的位点[59]；丝氨酸 370、甲硫氨酸 425、色氨酸 437 和谷氨酰胺 440，可调节缬氨酸 2 处或附近的配体残基的相互作用，并且可能在受体活化中起作用[42,55-57,60]；精氨酸 233 和谷氨酰胺 451，参与可能有助于调节受体活化的螺旋间相互作用网络(虚连接体)[85,94]；ECD 中的脯氨酸 132，是 Blomstrand 软骨发育不良中的失活突变(亮氨酸)的位点[78]；组氨酸 223、苏氨酸 410 和异亮氨酸 458，分别位于 TMD 螺旋 2、6 和 7 中，是 Jansen 软骨发育不良中的激活突变的位点[140]；ICL-2 中的赖氨酸 319 介导通过 Gαs/Gαq 的信号通路，ICL-3 中的赖氨酸 388 介导通过 Gαq 的信号转导[105,106]。在 B 家族 GPCR 中，最保守的每个跨膜螺旋中的残基被包围在六边形中[141]。

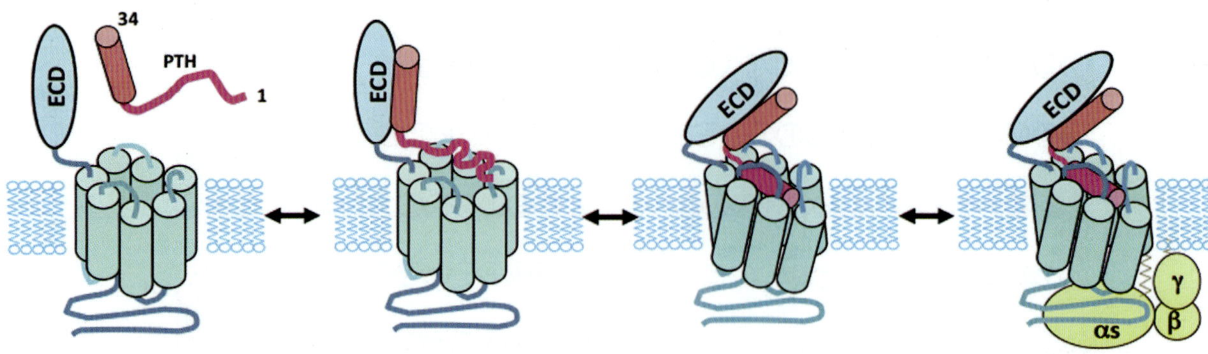

图 4.4 PTH/PTH1R 相互作用机制的双位点模型。表明 PTH 和 PTH1R 相互作用的双位点机制，据此，PTH(1-34)的 C-末端部分呈α-螺旋构象，首先与 PTH1R 的氨基末端细胞外结构域(ECD)相互作用，然后配体 N-末端部分与受体的跨膜结构域(TMD)区域结合，导致受体激活和异源三聚体 G 蛋白偶联相关的构象变化。在 G 蛋白偶联之前显示的中间配体-受体状态，反映了所提出的 R^0 PTH1R 构象，其对于与 G 蛋白偶联无关的某些 PTH 配体表现出高亲和力，如文中所述[126,129]。本方案还显示，尽管 PTH(1-34)C-末端部分作为预先形成的α-螺旋与配体的 N-末端部分结合，在结合过程中要经历卷曲-螺旋转换，天然 PTH(1-14)肽缺乏可变结构，活性较弱，而具有螺旋稳定替代物的 PTH(1-14)类似物具有显著增加的效力可提示上述观点。这种折叠协调性可能有助于配体与 PTH1R[23]以及其他 B 族 GPCR 结合的总体亲和力。

物化学研究的支持[25-27,58,60-65]。现在也明确的是，很多其他 B 家族 GPCR 都使用相同的相互作用模式[66-68]。此外，最近直接结构分析为相互作用机制提供了进一步的支持，并且揭示了一些特定接触位点的高清晰度的图像。

配体与受体 N-末端细胞外结构域(ECD)的相互作用

虽然完整的 PTH1R 和任何 B 家族 GPCR 的三维结构尚未确定，但是最近的几项进展填补了关于 PTH1R 如何构成及其与肽配体 PTH 和 PTHrP 相互作用的知识空白。一个重要的突破是 Pioszak 和 Xu 于 2008 年鉴定的 X 射线晶体结构，PTH1R 的 ECD 区域与配体即 PTH(12-34)肽主要结合域的肽片段形成复合物[69](图 4.5)。使用细菌表达系统和促进二硫键形成的纯化程序过程生成 ECD。自从先前的突变研究明确以后，采用这种方法发现，ECD 中保留 6 个半胱氨酸的进化保守模式对功能至关重要，可能形成分子内二硫键网络[70]。除了 PTH1R，使用 X 射线晶体学或 NMR 方法可以发现几个其他 B 家族 GPCR 的独立 ECD 区域的三维结构，包括胃抑制性多肽受体(GIPR)[71]、CRF-R1[72-74]、CRF-R2[75]和垂体腺苷酸环化酶活化多肽受体(PACAPR1)[76]。每个 ECD 可以观察到 ECD 的常见蛋白质折叠，6 个保守的半胱氨酸形成 3 个分子内二硫键网络，以支持折叠结构。折叠形式的特征是存在所谓的“寿司”结构域，即许多细胞外蛋白质的结构性支架单元，包括补体系统

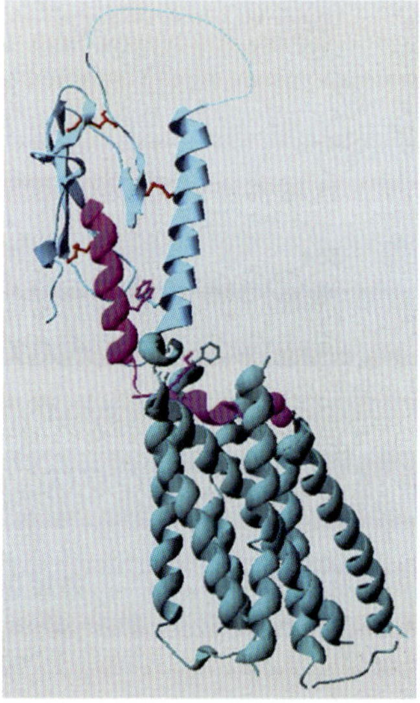

图 4.5 PTH (1-34)-PTH1R复合物的分子模型。显示的是 PTH(1-34)(洋红)结合 PTH1R(蓝/蓝-绿)的模型。该模型显示 X 线晶体结构，包括受体的氨基末端细胞外结构域（ECD）与 PTH (15-34)片段[69]、用作 PTH1R TMD 序列模板的 CRFR1[85]相关的 TMD 区域。呈α-螺旋构象的 PTH （1-14）片段人工对接到 TMD 区域上，然后 ECD-PTH （15-34）组分定位在 TMD-PTH (1-14)组分上。显示蛋白质主链呈带状，还显示可能参与分子内相互作用的几个选定残基的侧链，包括配体残基缬氨酸 2(空间填充格式)、赖氨酸 13 和色氨酸 23，以及受体残基谷氨酰胺 37(邻近色氨酸 23)和苯丙氨酸 184(与赖氨酸 13 相邻)。ECD 中的 3 个二硫键显示为红色，外显子 E2 编码的 ECD 中的片段在 ECD 晶体结构中不存在，用虚线连接线表示。

蛋白,以及某些跨膜蛋白的胞外部分[77]。正如在其他 B 家族 GPCR 中所见,PTH1R 的 ECD 具有突出的中央核心,包括两对反平行 β 链和一个突出的中央环、一个长的侧翼 N-末端 α-螺旋片段和 3 个二硫键网络,用于连接不同的二级结构元件，以保持整个蛋白质的折叠(图 4.5)。

ECD 的中心环包含 ECD 中几种最保守的残基,如天冬氨酸 113,而 β 链-3 含有脯氨酸 132(PTH1R 点突变的位点)，即 P132L，与 Blomstrand 软骨发育不良相关,这是一种高骨量的纯合新生儿致死状况;体外评估时,P132L 突变与 PTH1R 功能不相容[78]。沿着 ECD 核心的中心形成疏水沟,可以容纳 PTH 配体的主要结合域。因此，在复合物中,PTH 的 15-34 片段形成 α-螺旋,并沿着中心沟的长度走行(图 4.5)。侧链形成配体的疏水面,色氨酸 23、亮氨酸 24 和亮氨酸 28 等疏水残基位于中央沟的底部和侧壁,侧链之间存在广泛接触。色氨酸 23 侧链也非常接近 N-末端 α-螺旋中的残基,包括谷氨酰胺 37(图 4.5),这与先前的交联和突变形成的研究数据完全一致[54,79]。结合模式证实了 PTH 的 15-34 区域两性 α-螺旋的疏水面在激素与受体结合中的重要性[39,40,80]。

与 PTHrP 结合域片段形成复合物的 ECD 晶体结构也已经确定,结果与以前的功能研究相一致,显示尽管存在序列差异,PTH 和 PTHrP 肽仍与受体的重叠位点结合[32,81]。共晶体结构显示 PTHrP 结构域的结合方式与 PTH 类似，苯丙氨酸 23、亮氨酸 24 和异亮氨酸 28 与 PTHrP 之间形成关键的疏水相互作用[82]。然而,PTHrP 螺旋在位置-27 处的轻微弯曲,导致两个配体的螺旋 C-末端部分与受体接触的分离。对于两个配体,高度保守和功能上起关键作用的精氨酸 20 向胍侧链伸展[83,84],使得其与沟近端处形成“插座”的一组受体残基有广泛的极性接触[69,82]。其他 B 家族 GPCR ECD 的三维结构反映了 PTH1R ECD 的三维结构,代表整个双分子相互作用的不完全观点。但是,仍然提出了一种机制,即配体的 C-末端螺旋结构域与 ECD 的结合使得配体的 N-末端部分可以与受体跨膜螺旋的细胞外环和(或)细胞外末端结合，从而诱导受体激活和跨膜信号转导的分子事件。

PTH1R 跨膜结构域(TMD)区域、结构和作用模式

与 ECD 内发生的相互作用相比,配体与含有 7 个跨膜螺旋(TM)和连接环的受体 TMD 区域发生相互作用更加不确定,在很大程度上是由于 PTH1R 中无此区域的晶体结构。然而,最近实现了一个重大突破,确定了两个其他 B 家族 GPCR[CRF 受体-1[85]和胰高血糖素受体(GlucR)]的 TMD 区域的 X 射线晶体结构[86]。与近来关于 β_2-肾上腺素能受体和其他 A 家族 GPCR 的结晶学研究一样[87,88],通过加入热稳定蛋白修饰使两种 B 家族 GPCR 的结晶化具有可行性。例如，将稳定的 T4 溶菌酶插入第二个细胞内环(ICL-2),并在螺旋区和环区的不同位置添加 12 个稳定点突变[85]。这些新的 B 家族 TMD 结构可用于获得 PTH1R TMD 区域的可靠模型(图 4.5)。

B 家族 TMD 区域的晶体结构显示 7 个螺旋结构域的结构与 β_2-肾上腺素能受体和其他 A 家族 GPCR 叠加，尽管在 B 家族受体中螺旋束的细胞外表面开口比在 A 家族中更宽,可能反映结合的配体较大,因此前一种受体所需的接触面更大。事实上，最近一项对 CR-FR1 TMD 推定配体结合区域的遗传和交联分析发现，145 个靶向受体残基中不少于 35 个与肽配体形成交联接触,在细胞外环(ECL)2、ECL3 及除 TM4 之外的每个 TM 螺旋的细胞外末端发生紧密接触[89]。在 TMD 晶体结构中,B 家族受体 TM 螺旋的细胞内末端更接近于 A 家族 GPCR 的那些结构,可能反映了 G 蛋白、β-抑制蛋白和其他与受体胞质面相互作用的信号调节蛋白的结构重叠[86]。尽管连接环大部分结构缺乏,但在 ECL-1 中可观察到 α-螺旋片段，这与 Mierke 及其同事先前的 NMR 研究一致，其在溶液中分离了 PTH1R 的 ECL1 肽[90]。另一个螺旋片段在 TMD1 细胞外末端。这个所谓的“柄”部分延伸大约 3 个螺旋,用于将 TMD 部分连接至 ECD,并且可能在配体结合过程期间起到铰链功能[86,89]。实际上,关于 PTH1R 交联和突变的研究表明，由残基缬氨酸 171 至谷氨酰胺 182 组成的柄区与 PTH(1-34)中间部分的残基相互作用[58,91,92]。

两个 B 家族 TMD 区域的晶体结构在各自处于与拮抗剂结合的非活性状态下获得，显示由弱氢键和静电相互作用组成的许多螺旋间相互作用，其可能有助于调节螺旋结构域的相对定位和移动，以及受体在无活性和活性构象之间的异构化。这些相互作用中至少有一些类似于在 A 家族 GPCR 中形成“离子锁”的相互作用,其主要参与 TM3 的保守精氨酸与 TM6 的天冬氨酸或谷氨酰胺的静电相互作用，控制激活过程中这两个螺旋的移动[88]。在 B 家族 GPCR 中,没有发现与形成离子锁的残基直接同源的残基。然而,突变研究使用锌

螯合方法来定位激动剂诱导的激活所需的螺旋间相互作用和移动[93]，为PTH1R TM3和TM6之间的这种动态关系提供了证据。通过突变方法鉴定的另一种螺旋间相互作用，有效参与了发生在TM2中的精氨酸233和TM7中的谷氨酰胺451之间的受体激活，此处突变可调节PTH(1-34)激动剂配体的结合，而非PTH(3-34)拮抗剂[94](图4.3)。精氨酸233与谷氨酰胺451之间的相互作用是CRFR1 TMD区域晶体结构同源残基的直接证据[85]。可能参与PTH1R激活过程的PTH1R TMD区域中的其他残基，包括TM2中高度保守的组氨酸223、TM6中的苏氨酸410及TM7中的精氨酸458，其突变在Jansen软骨发育不良患者中被鉴定，显示导致配体独立(组成型)的PTH1R信号转导[95](图4.3)。

配体诱导的激活

虽然尚未得到在PTH配体和受体的TMD区域之间形成复合物的直接三维结构信息，但其相互作用已经通过突变和光亲和交联方法得到了广泛分析。如上所述，交联方法建立了配体赖氨酸13与TMD1细胞外末端柄片段精氨酸186之间[92]，以及位于配体残基1和2与TM6细胞外末端甲硫氨酸425之间的亲近性[55,56,96]。此外，亮氨酸替代甲硫氨酸425转变了其对含Bpa2的PTH配体的功能响应，此配体用于从拮抗作用到部分激动的交联研究[57]。同样，早期的突变研究证实了丝氨酸370和异亮氨酸371位于TMD5的细胞外末端，此处为拮抗剂的关键决定簇，而含第2位精氨酸的PTH类似物在不同物种(大鼠与负鼠)的PTH1R上显示激动剂属性[42]。因此，配体中高度保守的缬氨酸2与TMD5和TMD6细胞外末端处或附近的受体残基相互作用，从而在诱导受体活化中起关键作用。可能参与受体激活的其他配体残基包括异亮氨酸5和甲硫氨酸8。通过对PTH1R-delNT衍生物的突变研究发现，PTH(1-9)片段通过四残基甘氨酸链接，相连到TMD1的细胞外末端，该结构表现出高的基础信号转导活性，但是缬氨酸2、异亮氨酸5或甲硫氨酸8被丙氨酸替换，该活性则明显减弱[24]。因此，PTH中的这三个残基似乎包含配体的主要激动剂药效团。

如上所述，与M-PTH(1-14)甚至M-PTH(1-11)同样短的、修饰的N-末端PTH肽，在表达PTH1R-delNT结构的细胞中表现出相同的高cAMP信号效力，如同作用于完整的PTH1R[23-28](图4.2)。通过NMR方法观察发现，这些最小化的N-末端PTH类似物在溶液中是高度螺旋的，而天然PTH(1-14)在很大程度上是非结构化的[97]。因此，综合数据表明，PTH的N-末端1-14部分与一些α-螺旋结构结合至PTH1R TMD螺旋的细胞外环和细胞外末端形成的口袋或槽，使得关键的药效决定簇即缬氨酸2、异亮氨酸5和甲硫氨酸8可以使诱导受体活化所需的关键分子接触[27,65,98-103]。N-末端配体螺旋与TMD区域结合的类似模式也可能适用于大多数其他B家族GPCR[89]。

关于总体相互作用的关键问题，包括PTH配体和TMD区域N-末端部分使用的特异性结合模式和接触位点，以及相互作用的ECD组分与TMD组分之间的空间关系。据推测，在配体-受体复合物中，ECD组分的N-末端配体结构域易进入位于受体TMD部分中的结合口袋，正如先前的交联和突变研究所提出的[59,99,100,104]。因此，必须认识到PTH1R与配体结合和活化的整个过程远未得到很好的理解，并且可能比通常认为的上述“双位点”模式更为复杂。因此，需要使用新的方法和工具进一步研究，以便更清楚地阐明作用于PTH1R的配体结合和激活机制中的这些关键步骤。

信号转导和信号调节机制

到目前为止，仅部分阐明了活化的PTH1R与G蛋白偶联，以及通过内化过程终止信号转导的分子机制。当突变导致G蛋白偶联改变时，可以鉴定出暴露于胞质结构域的受体部分的几个残基（图4.3)。例如，ICL-2中赖氨酸319替换谷氨酰胺的突变导致Gαq介导的PLC信号特异性缺损，同时保持Gαs介导的cAMP信号[105]，ICL-3中赖氨酸388替换丙氨酸的突变则导致Gαs和Gαq信号均减弱[106]。一组位于受体胞质尾中间区域的7个丝氨酸残基是配体诱导的受体磷酸化位点，用于调节活化的PTH1R与抑制蛋白的相互作用，并介导信号终止和受体内化[5,107-111]。

如上所述，配体激活的PTH1R与β-抑制蛋白的相互作用也可以通过ERK1/2(MAP-激酶)途径激活非G蛋白依赖信号转导，在介导骨中某些PTH配体的合成代谢功效中起作用[112,113]。最近，基于细胞的FRET和影像研究的证据表明，PTH1R和β-抑制蛋白的耦合可导致Gαs介导的cAMP信号延长而非终止[114,115]。虽然关于PTH1R[114]非典型信号的发现需要进一步探索，但很明显多个信号调节蛋白可以与PTH1R的胞质面相互作用。另外一个胞质相互作用是与钠氢调节因子(NHERF)家族蛋白发生的相互作用，涉及受体C-末端尾的最后5个残基与PDZ结构域的相互作用(图

4.3)[116-118]。这种与 NHERF 蛋白的相互作用似乎可以通过 EZRIN 接头蛋白调节受体与肌动蛋白细胞骨架的对接，从而动态调节配体激活的受体在细胞内和质膜之间的运输和再循环[119-124]。

PTH1R 构象变化和延长信号的机制

相对于大多数 GPCR,PTH1R 可能存在不同的蛋白质构象，其由相互作用的配体类型或胞质信号蛋白的类型确定。最近,使用药物和(或)生物物理学方法的研究,提供了关于 PTH1R 改变的构象状态的性质及其与生物学作用相关性的一些线索。虽然大多数 GPCR,如 β_2-肾上腺素能受体,通常被认为是在与 G 蛋白分开时以低亲和力配体结合状态存在，仅在与 G 蛋白偶联时转换为高亲和力状态[125],最近的研究表明,PTH1R 即使在没有 G 蛋白偶联的情况下也可能与某些配体,包括 PTH(1-34),形成高亲和力的复合物。该复合物在 GTPγS 存在下保持稳定,GTPγS 是诱导受体和 G 蛋白解离的鸟嘌呤核苷酸类似物[126,127]。相比之下,其他激动剂配体,如 PTHrP(1-36)或 M-PTH(1-14)形成的复合物更像是与 β_2-肾上腺素能受体形成的复合物，在 GTPγS 存在下可以快速解离。根据这些观察结果提出假设,PTH1R 可以形成独特的高亲和力的构象,称为 R^0[128],其独立于 G 蛋白偶联。因此,虽然 PTH(1-34)可以与 R^0 形成稳定的复合物,但其他配体如 M-PTH(1-14)和 PTHrP(1-36)仅与 G 蛋白偶联构象以高亲和力结合,称为 RG[129]。

尽管与 R^0 的稳定结合似乎不需要直接与 G 蛋白偶联,但是这种结合的结果是延长 cAMP 信号反应,这一发现表明 R^0 复合物可以异构化为 RG 构象，并且可能在不与结合激动剂配体解离的情况下反复进行这种异构化[129]。事实上,使用动力学 FRET 方法已证实了 PTH(1-34)与 PTH1R 的稳定结合,以及配体结合的受体与具有持续 cAMP 信号应答的 Gαs 持续偶联[127]。随后，鉴定出其他修饰的 PTH 类似物，当应用于表达 PTH1R 的细胞时，可对 R^0 显示出高度的结合亲和力,以及显著延长的 cAMP 信号反应，甚至在注入小鼠时呈现显著延长的高钙血症和低磷酸化反应[111,130]。一种特别长效的类似物，称为 LA-PTH，是一种独特的 M-PTH(1-14)/PTHrP(15-36)杂合肽,单次皮下注射后引起小鼠血清钙升高持续近 24 小时,而注射 PTH(1-34)后反应仅持续 2~4 小时(图 4.6)[111]。这些类似物在体内的延长反应似乎不能通过血液中肽的半衰期延长来解释,因此,与骨和肾靶细胞中的 PTH1R(R^0 构象)持续结合被认为是更可能的机制。由于其在体内的延长作用,这种 R^0 选择性类似物可能是甲状旁腺功能减退症患者的新疗法的基础[131,132]。

对不同 PTH 和 PTHrP 类似物的信号反应持续时间存在差异的亚细胞机制和途径尚待阐明，但对转染的 HEK-293 细胞进行荧光共聚焦显微镜研究则提供了一些初步的线索。因此，长效配体被认为可以诱导稳定复合物的形成,复合物由配体、受体、G 蛋白和腺苷酸环化酶组成,即使它们进入内体结构域仍然具有相关性[127]。这些发现增加了以下可能性,除了受体磷酸化和抑制蛋白依赖性内化以外，减敏和再循环过程对 PTH1R 作用的调节有重要作用[5,93,102,110,133,134]。某些 PTH 配体可以引起一种新机制,即配体-受体复合物在内体囊泡中保持功能活性[127]。很多近期的研究表明,随着这种含 PTH1R 的囊泡在内体途径的后期逐渐成熟,最终达到与某些转运体分拣逆转运复合体蛋白结合的阶段,这种结合与信号终止相一致[114,115]。在调节PTH-PTHR 复合物稳定性的 PTH 配体中，决定簇及复合物与 Gαs 和内体中其他信号蛋白持续对接，这些在成熟过程中逐渐酸化的结构目前尚不明确。然而,这些决定簇的阐明可能使人们更好地了解 PTH 和 PTHrP 配体如何结合 PTH1R,从而实现其生物学任务。此外,通过配体模拟设计方法调控这些决定簇，可能为 PTH 配体类似物的发展开辟新途径,以改善疾病治疗的功效,如甲状旁腺功能减退症,甚至骨质疏松症。

PTHR 的小分子配体

开发口服的活性小分子配体作为 PTH1R 的有效激动剂已成为一个研究热点,但这种配体尚未被报道。已经鉴定出 PTH1R 的几种小分子配体,其中大部分为弱拮抗剂[135,136],仅有一种称为 AH-3960 的复合物显示出激动剂活性,但与 PTH(1-34)的低纳摩尔效力相比,其刺激细胞中 cAMP 形成的效力在微摩尔范围内[137]。迄今为止,对于 PTH1R 复合物配体的作用机制的鉴定尚未确定，因此不清楚它们是否与 PTH 肽配体使用受体的相同位点结合，或作用于其他某些位点作为变构调节剂[138]。然而,通过筛选抑制修饰的 PTH(1-14)放射性配体类似物与 PTH1R 结合的能力，发现了一种称为 SW106 的拮抗剂复合物，该复合物可能与 PTH 激动剂配体 N-末端药效团所使用的相同 TMD 受体位点结合[136]。因此,SW106 的发现表明,在 PTH1R 的 TMD

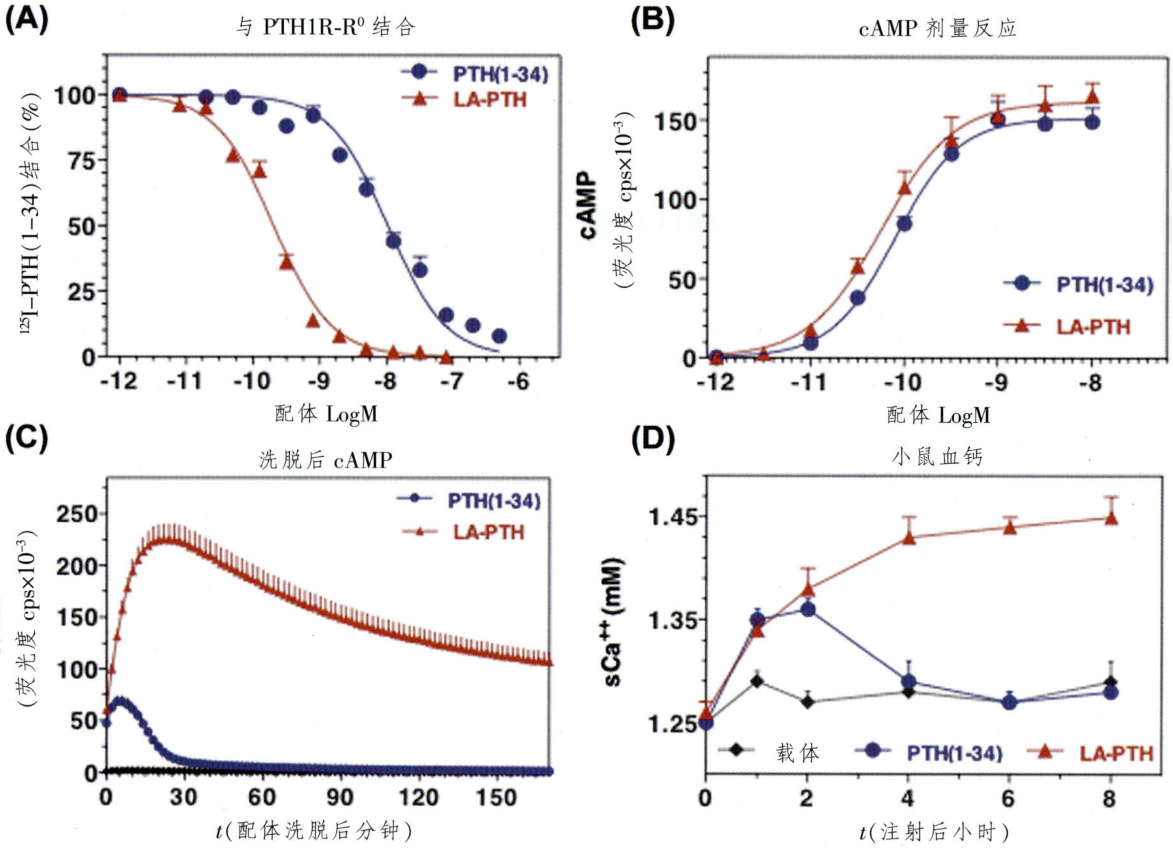

图 4.6 长效 PTH 类似物的特性。显示长效类似物 LA-PTH 的能力,LA-PTH 是一种杂合肽,包括与修饰的 PTHrP(15–36)片段连接的修饰的 M-PTH(1–14)片段,以高亲和力结合到 R^0 PTH1R 构象,从而介导细胞和动物中持久的信号反应。将类似物与 PTH(1–34)进行比较:(A) 与处于 G 蛋白非依赖性构象 R^0 的 PTH1R 结合;(B) 在表达大鼠 PTH1R 和基于荧光素酶的 Glosensor cAMP 报告物的 HEK-293 细胞诱导剂量依赖性 cAMP 信号应答;(C)在初始使用配体(0.3nM/15 分钟)并随后洗脱未结合的配体(在 $t = 0'$)的相同细胞中维持 cAMP 反应的能力;(D)小鼠注射溶剂 50nmol/kg、PTH(1–34)50nmol/kg 或 LA-PTH 10nmol/kg,刺激血液离子钙的反应。未显示 LA-PTH 结合 G 蛋白偶联 PTH1R 构象、RG,亲和力仅比 PTH(1–34)高 3 倍;对 RG 的相似亲和力可以解释 cAMP 剂量–反应测定中观察到的相似效力,而与 R^0 PTH1R 构象结合的巨大差异可以解释细胞中持久的 cAMP 反应和动物中的升血钙反应。(Adapted from [111])。

区域中肽激动剂结合位点,至少一部分容易被小分子配体接近。目前为止,鉴定 PTH1R 的有效小分子激动剂的筛选方法明显失败的原因尚不清楚,但是随着复合物库的生成和筛选方法的发展和改进,可能更接近于达到这一重要目标[139]。

(王珂雨 李金茹 张平 译)

参考文献

1. Jüppner H, Abou-Samra A-B, Freeman M, Kong X-F, Schipani E, Richards J, et al. A G protein-linked receptor for parathyroid hormone and parathyroid hormone-related peptide. *Science* 1991;**254**:1024–6.
2. Abou-Samra AB, Jüppner H, Force T, Freeman M, Kong XF, Schipani E, et al. Expression cloning of a common receptor for parathyroid hormone and parathyroid hormone-related peptide from rat osteoblast-like cells: a single receptor stimulates intracellular accumulation of both cAMP and inositol triphosphates and increases intracellular free calcium. *Proc Natl Acad Sci USA* 1992;**89**:2732–6.
3. Singh AT, Gilchrist A, Voyno-Yasenetskaya T, Radeff-Huang JM, Stern PH. G{α}12/G{α}13 subunits of heterotrimeric G proteins mdiate parathyroid hormone activation of phospholipase D in UMR-106 osteoblastic cells. *Endocrinology* 2005;**146**:2171–5.
4. Sneddon WB, Yang Y, Ba J, Harinstein LM, Friedman PA. Extracellular signal-regulated kinase activation by parathyroid hormone in distal tubule cells. *Am J Physiol Renal Physiol* 2007;**292**(3):F1028–34.
5. Rey A, Manen D, Rizzoli R, Caverzasio J, Ferrari SL. Proline-rich motifs in the parathyroid hormone (PTH)/PTH-related protein receptor C terminus mediate scaffolding of c-Src with beta-arrestin2 for ERK1/2 activation. *J Biol Chem* 2006;**281**(50):38181–8.
6. Syme CA, Friedman PA, Bisello A. Parathyroid hormone recep-

tor trafficking contributes to the activation of extracellular signal-regulated kinases but is not required for regulation of cAMP signaling. *J Biol Chem* 2005;**280**(12):11281–8.

7. Gesty-Palmer D, Chen M, Reiter E, Ahn S, Nelson CD, Wang S, et al. Distinct beta-arrestin- and G protein-dependent pathways for parathyroid hormone receptor-stimulated ERK1/2 activation. *J Biol Chem* 2006;**281**(16):10856–64.
8. Vortkamp A, Lee K, Lanske B, Segre G, Kronenberg H, Tabin C. Regulation of rate of cartilage differentiation by indian hedgehog and PTH-related protein. *Science* 1996;**273**:613–22.
9. Lanske B, Karaplis A, Lee K, Luz A, Vortkamp A, Pirro A, et al. PTH/PTHrP receptor in early development and indian hedgehog-regulated bone growth. *Science* 1996;**273**:663–6.
10. Collip JB. Extraction of a parathyroid hormone which will prevent or control parathyroid tetany and which regulates the level of blood calcium. *J Biol Chem* 1925;**63**:395–438.
11. Aurbach GD. Isolation of parathyroid hormone after extraction with phenol. *J Biol Chem* 1959;**234**:3179.
12. Niall HD, Keutmann HT, Sauer RT, Hogan ML, Dawson BF, Aurbach GD, et al. The amino-acid sequence of bovine parathyroid hormone I. *Hoppe-Seyler's Z Physiol Chem* 1970;**351**:1586–8.
13. Brewer Jr HB, Ronan R. Bovine parathyroid hormone: amino acid sequence. *Proc Natl Acad Sci* 1970;**67**:1862.
14. Potts Jr JT, Tregear GW, Keutmann HT, Niall HD, Sauer R, Deftos LJ, et al. Synthesis of a biologically active N-terminal tetratriacontapeptide of parathyroid hormone. *Proc Natl Acad Sci USA* 1971; **68**:63–7.
15. Kronenberg HM, McDevitt BE, Majzoub JA, Nathans J, Sharp PA, Potts Jr JT, et al. Cloning and nucleotide sequence of DNA coding for bovine preproparathyroid hormone. *Proc Natl Acad Sci USA* 1979;**76**:4981–5.
16. Tregear GW, Van Rietschoten J, Greene E, Keutmann HT, Niall HD, Reit B, et al. Bovine parathyroid hormone: minimum chain length of synthetic peptide required for biological activity. *Endocrinology* 1973;**93**:1349–53.
17. Goltzman D, Peytremann A, Callahan E, Tregear GW, Potts Jr JT. Analysis of the requirements for parathyroid hormone action in renal membranes with the use of inhibiting analogues. *J Biol Chem* 1975;**250**:3199–203.
18. Rosenblatt M, Callahan EN, Mahaffey JE, Pont A, Potts Jr JT. Parathyroid hormone inhibitors: design, synthesis, and biologic evaluation of hormone analogues. *J Biol Chem* 1977;**252**:5847.
19. Segre GV, Rosenblatt M, Reiner BL, Mahaffey JE, Potts Jr JT. Characterization of parathyroid hormone receptors in canine renal cortical plasma membranes using a radioiodinated sulfur-free hormone analogue. Correlation of binding with adenylate cyclase activity. *J Biol Chem* 1979;**254**(15):6980–6.
20. Horiuchi N, Holick MF, Potts Jr JT, Rosenblatt M. A parathyroid hormone inhibitor *in vivo*: design and biologic evaluation of a hormone analog. *Science* 1983;**220**:1053–5.
21. Rosenblatt M, Segre GV, Tyler GA, Shepard GL, Nussbaum SR, Potts Jr JT. Identification of a receptor-binding region in parathyroid hormone. *Endocrinology* 1980;**107**:545–50.
22. Nussbaum SR, Rosenblatt M, Potts Jr JT. Parathyroid hormone/renal receptor interactions: demonstration of two receptor-binding domains. *J Biol Chem* 1980;**255**:10183–7.
23. Shimizu N, Guo J, Gardella T. Parathyroid hormone (1–14) and (1–11) analogs conformationally constrained by {α} aminoisobutyric acid mediate full agonist responses via the Juxtamembrane region of the PTH 1 receptor. *J Biol Chem* 2001;**276**:49003–12.
24. Shimizu M, Carter P, Gardella T. Autoactivation of type 1 parathyroid hormone receptors containing a tethered ligand. *J Biol Chem* 2000;**275**(26):19456–60.
25. Shimizu M, Carter P, Khatri A, Potts J, Gardella T. Enhanced activity in parathyroid hormone (1–14) and (1–11): novel peptides for probing the ligand-receptor interaction. *Endocrinology* 2001;**142**:3068–74.
26. Carter P, Juppner H, Gardella T. Studies of the N-terminal region of a parathyroid hormone-related peptide(1–36) analog: receptor subtype-selective agonists, antagonists and photochemical cross-linking agents. *Endocrinology* 1999;**140**:4972–81.
27. Shimizu M, Potts JJ, Gardella T. Minimization of parathyroid hormone: novel amino-terminal parathyroid hormone fragments with enhanced potency in activating the type-1 parathyroid hormone receptor. *J Biol Chem* 2000;**275**:21836–43.
28. Shimizu N, Dean T, Tsang JC, Khatri A, Potts Jr JT, Gardella TJ. Novel parathyroid hormone (PTH) antagonists that bind to the juxtamembrane portion of the PTH/PTH-related protein receptor. *J Biol Chem* 2005;**280**(3):1797–807.
29. Suva LJ, Winslow GA, Wettenhall RE, Hammonds RG, Moseley JM, Diefenbach JH, et al. A parathyroid hormone-related protein implicated in malignant hypercalcemia: cloning and expression. *Science* 1987;**237**(4817):893–6.
30. Nissenson RA, Diep D, Strewler GJ. Synthetic peptides comprising the amino-terminal sequence of a parathyroid hormone-like protein from human malignancies. Binding to parathyroid hormone receptors and activation of adenylate cyclase in bone cells and kidney. *J Biol Chem* 1988;**263**(26):12866–71.
31. Kemp BE, Mosely JM, Rodda CP, Ebeling PR, Wettenhall REH, Stapleton D, et al. Parathyroid hormone-related protein of malignancy: active synthetic fragments. *Science* 1987;**238**:1568–70.
32. Caulfield MP, McKee RL, Goldman ME, Duong LT, Fisher JE, Gay CT, et al. The bovine renal parathyroid hormone (PTH) receptor has equal affinity for two different amino acid sequences: the receptor binding domains of PTH and PTH-related protein are located within the 14–34 region. *Endocrinology* 1990;**127**:83–7.
33. Barden JA, Kemp BE. Stabilized NMR structure of the hypercalcemia of malignancy peptide PTHrP[Ala-26](1–34)amide. *Biochim Biophys Acta* 1994;**1208**:256–62.
34. Barden JA, Kemp BE. Evidence that the PTH receptor binding site on PTHrP(1–34) can hinge at Arg19/Arg20. *Biochem Biophys Res Commun* 1996;**220**:431–6.
35. Chen Z, Xu P, Barbier J-R, Willick G, Ni F. Solution structure of the osteogenic 1–31 fragment of the human parathyroid hormone. *Biochemistry* 2000;**39**:12766–77.
36. Marx U, Adermann K, Bayer P, Forssmann W, Rosch P. Solution structures of human parathyroid hormone fragments hPTH(1 34) and hPTH(1 39) and bovine parathyroid hormone fragment bPTH(1 37). *Biochem Biophys Res Commun* 2000;**267**(1):213–20.
37. Marx U, Adermann K, Bayer P, Meyer M, Forssmann W, Rosch P. Structure activity relation of NH2 terminal human parathyroid hormone fragments. *J Biol Chem* 1998;**273**(8):4308–16.
38. Pellegrini M, Royo M, Rosenblatt M, Chorev M, Mierke D. Addressing the tertiary structure of human parathyroid hormone-(1–34). *J Biol Chem* 1998;**273**:10420–7.
39. Gardella TJ, Wilson AK, Keutmann HT, Oberstein R, Potts Jr JT, Kronenberg HM, et al. Analysis of parathyroid hormone's principal receptor-binding region by site directed mutagenesis and analog design. *Endocrinology* 1993;**132**(5):2024–30.
40. Oldenburg KR, Epand RF, D'Orfani A, Vo K, Selick H, Epand RM. Conformational studies on analogs of recombinant parathyroid hormone and their interactions with phospholipids. *J Biol Chem* 1996;**271**(29):17582–91.
41. Gardella TJ, Axelrod D, Rubin D, Keutmann HT, Potts Jr JT, Kronenberg HM, et al. Mutational analysis of the receptor-activating region of human parathyroid hormone. *J Biol Chem* 1991;**266**:13141–6.
42. Gardella TJ, Jüppner H, Wilson AK, Keutmann HT, Abou-Samra AB, Segre GV, et al. Determinants of [Arg2]PTH-(1–34) binding and signaling in the transmembrane region of the parathyroid hormone receptor. *Endocrinology* 1994;**135**:1186–94.
43. Barwell J, Gingell JJ, Watkins HA, Archbold JK, Poyner DR, Hay DL. Calcitonin and calcitonin receptor-like receptors: common themes with family B GPCRs? *Br J Pharmacol* 2012;**166**(1):51–65.
44. Couvineau A, Laburthe M. The family B1 GPCR: structural

aspects and interaction with accessory proteins. *Curr Drug Targets* 2012;**13**(1):103–15.

45. Cardoso JC, Pinto VC, Vieira FA, Clark MS, Power DM. Evolution of secretin family GPCR members in the metazoa. *BMC Evol Biol* 2006;**6**:108.
46. Bhattacharya P, Yan YL, Postlethwait J, Rubin DA. Evolution of the vertebrate pth2 (tip39) gene family and the regulation of PTH type 2 receptor (pth2r) and its endogenous ligand pth2 by hedgehog signaling in zebrafish development. *J Endocrinol* 2011;**211**(2):187–200.
47. Suzuki N, Danks JA, Maruyama Y, Ikegame M, Sasayama Y, Hattori A, et al. Parathyroid hormone 1 (1–34) acts on the scales and involves calcium metabolism in goldfish. *Bone* 2011;**48**(5):1186–93.
48. Pinheiro PL, Cardoso JC, Power DM, Canario AV. Functional characterization and evolution of PTH/PTHrP receptors: insights from the chicken. *BMC Evol Biol* 2012;**12**(1):110.
49. Kamesh N, Aradhyam GK, Manoj N. The repertoire of G protein-coupled receptors in the sea squirt Ciona intestinalis. *BMC Evol Biol* 2008;**8**:129.
50. Usdin TB, Paciga M, Riordan T, Kuo J, Parmelee A, Petukova G, et al. Tuberoinfundibular peptide of 39 residues is required for germ cell development. *Endocrinology* 2008;**149**(9):4292–300.
51. Rubin DA, Jüppner H. Zebrafish express the common parathyroid hormone/parathyroid hormone-related peptide (PTH1R) and a novel receptor (PTH3R) that is preferentially activated by mammalian and fugufish parathyroid hormone-related peptide. *J Biol Chem* 1999;**84**:28185–90.
52. Jüppner H, Schipani S, Bringhurst F, McClure L, Keutmann H, Potts J, et al. The extracellular, amino-terminal region of the PTH/PTHrP receptor determines the binding affinity for carboxyl-terminal fragments of PTH(1–34). *Endocrinology* 1994;**134**:879–84.
53. Nakamoto C, Behar V, Chin KR, Adams AE, Suva LJ, Rosenblatt M, et al. Probing the bimolecular interactions of parathyroid hormone with the human parathyroid hormone/parathyroid hormone-related protein receptor. 1. Design, synthesis and characterization of photoreactive benzophenone-containing analogs of parathyroid hormone. *Biochemistry* 1995;**34**(33):10546–52.
54. Mannstadt M, Luck MD, Gardella TJ, Juppner H. Evidence for a ligand interaction site at the amino-terminus of the parathyroid hormone (PTH)/PTH-related protein receptor from cross-linking and mutational studies. *J Biol Chem* 1998;**273**(27):16890–6.
55. Bisello A, Adams AE, Mierke D, Pellegrini M, Rosenblatt M, Suva L, et al. Parathyroid hormone-receptor interactions identified directly by photocross-linking and molecular modeling studies. *J Biol Chem* 1998;**273**:22498–505.
56. Behar V, Bisello A, Bitan G, Rosenblatt M, Chorev M. Photoaffinity cross-linking identifies differences in the interactions of an agonist and an antagonist with the parathyroid hormone/parathyroid hormone-related protein receptor. *J Biol Chem* 2000;**275**(1):9–17.
57. Gensure R, Carter P, Petroni B, Juppner H, Gardella T. Identification of determinants of inverse agonism in a constitutively active parathyroid hormone/parathyroid hormone related peptide receptor by photoaffinity cross linking and mutational analysis. *J Biol Chem* 2001;**276**(46):42692–9.
58. Wittelsberger A, Corich M, Thomas BE, Lee BK, Barazza A, Czodrowski P, et al. The mid-region of parathyroid hormone (1–34) serves as a functional docking domain in receptor activation. *Biochemistry* 2006;**45**(7):2027–34.
59. Greenberg Z, Bisello A, Mierke D, Rosenblatt M, Chorev M. Mapping the bimolecular interface of the parathyroid hormone (PTH) PTH1 receptor complex: spatial proximity between Lys(27) (of the hormone principal binding domain) and Leu(261) (of the first extracellular loop) of the human PTH1 receptor. *Biochemistry* 2000;**39**(28):8142–52.
60. Lee C, Luck M, Jüppner H, Potts J, Kronenberg H, Gardella T. Homolog-scanning mutagenesis of the parathyroid hormone receptor reveals PTH-(1–34)-binding determinants in the third
61. Turner PR, Bambino T, Nissenson RA. Mutations of neighboring polar residues on the second transmembrane helix disrupt signaling by the parathyroid hormone receptor. *Mol Endocrinol* 1996;**10**(2):132–9.
62. Bergwitz C, Gardella TJ, Flannery MR, Potts JTJ, Kronenberg HM, Goldring SR, et al. Full activation of chimeric receptors by hybrids between parathyroid hormone and calcitonin: evidence for a common pattern of ligand-receptor interaction. *J Biol Chem* 1996;**271**:26469–72.
63. Bergwitz C, Jusseaume S, Luck M, Jüppner H, Gardella T. Residues in the membrane-spanning and extracellular loop regions of the PTH-2 receptor determine signaling selectivity for PTH and PTH-related peptide. *J Biol Chem* 1997;**272**:28861–8.
64. Hoare S, Gardella T, Usdin T. Evaluating the signal transduction mechanism of the parathyroid hormone 1 receptor: effect of receptor-G-protein interaction on the ligand binding mechanism and receptor conformation. *J Biol Chem* 2001;**276**:7741–53.
65. Gensure RC, Gardella TJ, Juppner H. Parathyroid hormone and parathyroid hormone–related peptide, and their receptors. *Biochem Biophys Res Commun* 2005;**328**(3):666–78.
66. Dong M, Koole C, Wootten D, Sexton PM, Miller LJ. Structural and functional insights into the juxtamembranous amino-terminal tail and extracellular loop regions of class B GPCRs. *Br J Pharmacol* 2014;**171**(5):1085–101.
67. Parthier C, Reedtz-Runge S, Rudolph R, Stubbs MT. Passing the baton in class B GPCRs: peptide hormone activation via helix induction? *Trends Biochem Sci* 2009;**34**(6):303–10.
68. Fortin JP, Zhu Y, Choi C, Beinborn M, Nitabach MN, Kopin AS. Membrane-tethered ligands are effective probes for exploring class B1 G protein-coupled receptor function. *Proc Natl Acad Sci USA* 2009;**106**(19):8049–54.
69. Pioszak AA, Xu HE. Molecular recognition of parathyroid hormone by its G protein-coupled receptor. *Proc Natl Acad Sci USA* 2008;**105**(13):5034–9.
70. Lee C, Gardella T, Abou-Samra A-B, Nussbaum S, Segre G, Potts J, et al. Role of the extracellular regions of the parathyroid hormone (PTH)/PTH-related peptide receptor in hormone binding. *Endocrinology* 1994;**135**(4):1488–95.
71. Parthier C, Kleinschmidt M, Neumann P, Rudolph R, Manhart S, Schlenzig D, et al. Crystal structure of the incretin-bound extracellular domain of a G protein-coupled receptor. *Proc Natl Acad Sci USA* 2007;**104**(35):13942–7.
72. Grace CR, Perrin MH, DiGruccio MR, Miller CL, Rivier JE, Vale WW, et al. NMR structure and peptide hormone binding site of the first extracellular domain of a type B1 G protein-coupled receptor. *Proc Natl Acad Sci USA* 2004;**101**(35):12836–41.
73. Grace CR, Perrin MH, Gulyas J, Digruccio MR, Cantle JP, Rivier JE, et al. Structure of the N-terminal domain of a type B1 G protein-coupled receptor in complex with a peptide ligand. *Proc Natl Acad Sci USA* 2007;**104**(12):4858–63.
74. Pioszak AA, Parker NR, Suino-Powell K, Xu HE. Molecular recognition of corticotropin-releasing factor by its G-protein-coupled receptor CRFR1. *J Biol Chem* 2008;**283**(47):32900–12.
75. Perrin MH, Grace CR, Riek R, Vale WW. The three-dimensional structure of the N-terminal domain of corticotropin-releasing factor receptors: sushi domains and the B1 family of G protein-coupled receptors. *Ann N Y Acad Sci* 2006;**1070**:105–19.
76. Sun C, Song D, Davis-Taber RA, Barrett LW, Scott VE, Richardson PL, et al. Solution structure and mutational analysis of pituitary adenylate cyclase-activating polypeptide binding to the extracellular domain of PAC1-RS. *Proc Natl Acad Sci USA* 2007;**104**(19):7875–80.
77. Lehtinen MJ, Meri S, Jokiranta TS. Interdomain contact regions and angles between adjacent short consensus repeat domains. *J Mol Biol* 2004;**344**(5):1385–96.
78. Zhang P, Jobert AS, Couvineau A, Silve C. A homozygous inactivating mutation in the parathyroid hormone/parathyroid hormone-related peptide receptor causing Blomstrand chondro-

dysplasia. *J Clin Endocrinol Metab* 1998;**83**(9):3365–8.
79. Mann R, Wigglesworth MJ, Donnelly D. Ligand-receptor interactions at the parathyroid hormone receptors: subtype binding selectivity is mediated via an interaction between residue 23 on the ligand and residue 41 on the receptor. *Mol Pharmacol* 2008;**74**(3):605–13.
80. Epand RM, Epand RF, Hui SW, He NB, Rosenblatt M. Formation of water-soluble complex between the 1–34 fragment of parathyroid hormone and dimyristoylphosphotidyl choline. *Int J Peptide Protein Res* 1985;**25**:594–600.
81. Jüppner H, Abou-Samra AB, Uneno S, Gu WX, Potts Jr JT, Segre GV. The parathyroid hormone-like peptide associated with humoral hypercalcemia of malignancy and parathyroid hormone bind to the same receptor on the plasma membrane of ROS 17/2.8 cells. *J Biol Chem* 1988;**263**:8557–60.
82. Pioszak AA, Parker NR, Gardella TJ, Xu HE. Structural basis for parathyroid hormone-related protein binding to the parathyroid hormone receptor and design of conformation-selective peptides. *J Biol Chem* 2009;**284**(41):28382–91.
83. Barbier J, MacLean S, Whitfield J, Morley P, Willick G. Structural requirements for conserved arginine of parathyroid hormone. *Biochemistry* 2001;**40**(30):8955–61.
84. Dean T, Khatri A, Potetinova Z, Willick G, Gardella TJ. Role of amino acid side chains in the (17–31) domain of parathyroid hormone in binding to the PTH receptor. *J Biol Chem* 2006;**281**(43):32485–95.
85. Hollenstein K, Kean J, Bortolato A, Cheng RK, Dore AS, Jazayeri A, et al. Structure of class B GPCR corticotropin-releasing factor receptor 1. *Nature* 2013;**499**(7459):438–43.
86. Siu FY, He M, de Graaf C, Han GW, Yang D, Zhang Z, et al. Structure of the human glucagon class B G-protein-coupled receptor. *Nature* 2013;**499**(7459):444–9.
87. Kobilka BK. Structural insights into adrenergic receptor function and pharmacology. *Trends Pharmacol Sci* 2011;**32**(4):213–8.
88. Granier S, Kobilka B. A new era of GPCR structural and chemical biology. *Nat Chem Biol* 2012;**8**(8):670–3.
89. Coin I, Katritch V, Sun T, Xiang Z, Siu FY, Beyermann M, et al. Genetically encoded chemical probes in cells reveal the binding path of urocortin-i to CRF class B GPCR. *Cell* 2013;**155**(6):1258–69.
90. Piserchio A, Bisello A, Rosenblatt M, Chorev M, Mierke D. Characterization of parathyroid hormone/receptor interactions: structure of the first extracellular loop. *Biochemistry* 2000;**39**(28):8153–60.
91. Carter P, Shimizu M, Luck M, Gardella T. The hydrophobic residues phenylalanine 184 and leucine 187 in the type-1 parathyroid hormone (PTH) receptor functionally interact with the amino-terminal portion of PTH (1–34). *J Biol Chem* 1999;**274**:31955–60.
92. Adams A, Bisello A, Chorev M, Rosenblatt M, Suva L. Arginine 186 in the extracellular N-terminal region of the human parathyroid hormone 1 receptor is essential for contact with position 13 of the hormone. *Molecular Endocrinology* 1998;**12**:1673–83.
93. Vilardaga J, Frank M, Krasel C, Dees C, Nissenson R, Lohse M. Differential conformational requirements for activation of G proteins and regulatory proteins, arrestin and GRK in the G protein coupled receptor for parathyroid hormone (PTH)/PTH related protein. *J Biol Chem* 2001;**31**:31.
94. Gardella T, Luck M, Fan M, Lee C. Transmembrane residues of the parathyroid hormone (PTH)/PTH-related peptide receptor that specifically affect binding and signaling by agonist ligands. *J Biol Chem* 1996;**271**:12820–5.
95. Calvi L, Schipani E. The PTH/PTHrP receptor in Jansen's metaphyseal chondrodysplasia. *J Endocrinol Invest* 2000;**23**(8):545–54.
96. Gensure R, Gardella T, Juppner H. Multiple sites of contact between the carboxyl terminal binding domain of PTHrP (1 36) analogs and the amino terminal extracellular domain of the PTH/PTHrP receptor identified by photoaffinity cross linking. *J Biol Chem* 2001;**276**(31):28650–8.
97. Tsomaia N, Pellegrini M, Hyde K, Gardella TJ, Mierke DF. Toward parathyroid hormone minimization: conformational studies of cyclic PTH(1–14) analogues. *Biochemistry* 2004;**43**(3):690–9.
98. Piserchio A, Shimizu N, Gardella T, Mierke D. Residue 19 of parathyroid hormone: structural consequences. *Biochemistry* 2002;**41**:13217–23.
99. Shimizu M, Shimizu N, Tsang J, Petroni B, Khatri A, Potts J, et al. Residue 19 of parathyroid hormone (PTH) modulates ligand interaction with the juxtamembrane region of the PTH-1 receptor. *Biochemistry* 2002;**41**:13224–33.
100. Gensure RC, Shimizu N, Tsang J, Gardella TJ. Identification of a contact site for residue 19 of parathyroid hormone (PTH) and PTH-related protein analogs in transmembrane domain two of the type 1 PTH receptor. *Mol Endocrinol* 2003;**17**(12):2647–58.
101. Monticelli L, Mammi S, Mierke D. Molecular characterization of a ligand tethered parathyroid hormone receptor. *Biophys Chem* 2002;**95**(2):165–72.
102. Bisello A, Chorev M, Rosenblatt M, Monticelli L, Mierke DF, Ferrari SL. Selective ligand-induced stabilization of active and desensitized parathyroid hormone type 1 receptor conformations. *J Biol Chem* 2002;**277**(41):38524–30.
103. Vilardaga JP, Bunemann M, Krasel C, Castro M, Lohse MJ. Measurement of the millisecond activation switch of G protein-coupled receptors in living cells. *Nat Biotechnol* 2003;**21**(7):807–12.
104. Wittelsberger A, Lee B, Barazza A, Yacobi R, Czodrowski P, Mierke D, et al. Abstract—Interactions between the mid-region of PTH-(1–34) and the receptor orient the hormone for receptor activation. *J Bone Min* 2003;**18**: SA456.
105. Iida-Klein A, Guo J, Takemura M, Drake MT, Potts Jr JT, Abou-Samra A, et al. Mutations in the second cytoplasmic loop of the rat parathyroid hormone (PTH)/PTH-related protein receptor result in selective loss of PTH-stimulated phospholipase C activity. *J Biol Chem* 1997;**272**(11):6882–9.
106. Huang Z, Chen Y, Pratt S, Chen T-H, Bambino T, Nissenson R, et al. The N-terminal region of the third intracellular loop of the parathyroid hormone (PTH)/PTH-related peptide receptor is critical for coupling to cAMP and inositol phosphate/Ca^{2++} signal transduction pathways. *J Biol Chem* 1996;**271**:33382–9.
107. Malecz N, Bambino T, Bencsik M, Nissenson R. Identification of phosphorylation sites in the G protein-coupled receptor for parathyroid hormone receptor phosphorylation is not required for agonist-induced internalization. *Mol Endocrinol* 1998;**12**:1846–56.
108. Qian F, Leung A, Abou-Samra A. Agonist-dependent phosphorylation of the parathyroid hormone/parathyroid hormone-related peptide receptor. *Biochemistry* 1998;**37**:6240–6.
109. Vilardaga J, Krasel C, Chauvin S, Bambino T, Lohse M, Nissenson R. Internalization determinants of the parathyroid hormone receptor differentially regulate beta arrestin/receptor association. *J Biol Chem* 2002;**277**(10):8121–9.
110. Tawfeek HA, Qian F, Abou-Samra AB. Phosphorylation of the receptor for PTH and PTHrP is required for internalization and regulates receptor signaling. *Mol Endocrinol* 2002;**16**(1):1–13.
111. Maeda A, Okazaki M, Baron DM, Dean T, Khatri A, Mahon M, et al. Critical role of parathyroid hormone (PTH) receptor-1 phosphorylation in regulating acute responses to PTH. *Proc Natl Acad Sci USA* 2013;**110**(15):5864–9.
112. Gesty-Palmer D, Yuan L, Martin B, Wood 3rd WH, Lee MH, Janech MG, et al. beta-Arrestin-selective G protein-coupled receptor agonists engender unique biological efficacy in vivo. *Mol Endocrinol* 2013;**27**(2):296–314.
113. Gesty-Palmer D, Flannery P, Yuan L, Corsino L, Spurney R, Lefkowitz RJ, et al. A beta-arrestin-biased agonist of the parathyroid hormone receptor (PTH1R) promotes bone formation independent of G protein activation. *Sci Transl Med* 2009;**1**(1):1. ra.
114. Vilardaga JP, Gardella TJ, Wehbi VL, Feinstein TN. Non-canonical signaling of the PTH receptor. *Trends Pharmacol Sci* 2012;**33**(8):423–31.
115. Feinstein TN, Wehbi VL, Ardura JA, Wheeler DS, Ferrandon S,

Gardella TJ, et al. Retromer terminates the generation of cAMP by internalized PTH receptors. *Nat Chem Biol* 2011;**7**(5):278–84.

116. Mahon M, Donowitz M, Yun C, Segre G. Na(+)/H(+) exchanger regulatory factor 2 directs parathyroid hormone 1 receptor signalling. *Nature* 2002;**417**(6891):858–61.
117. Mahon MJ, Cole JA, Lederer ED, Segre GV. Na+/H+ exchanger-regulatory factor 1 mediates inhibition of phosphate transport by parathyroid hormone and second messengers by acting at multiple sites in opossum kidney cells. *Mol Endocrinol* 2003;**17**(11):2355–64.
118. Sneddon WB, Syme CA, Bisello A, Magyar CE, Rochdi MD, Parent JL, et al. Activation-independent parathyroid hormone receptor internalization is regulated by NHERF1 (EBP50). *J Biol Chem* 2003;**278**(44):43787–96.
119. Wheeler D, Sneddon WB, Wang B, Friedman PA, Romero G. NHERF-1 and the cytoskeleton regulate the traffic and membrane dynamics of G protein-coupled receptors. *J Biol Chem* 2007;**282**(34):25076–87.
120. Wang B, Bisello A, Yang Y, Romero GG, Friedman PA. NHERF1 regulates parathyroid hormone receptor membrane retention without affecting recycling. *J Biol Chem* 2007;**282**(50):36214–22.
121. Wheeler D, Garrido JL, Bisello A, Kim YK, Friedman PA, Romero G. Regulation of PTH1R dynamics, traffic, and signaling by the Na+/H+ exchanger regulatory factor-1 (NHERF1) in rat osteosarcoma ROS 17/2.8 cells. *Mol Endocrinol* 2008;**22**(5):1163–70.
122. Wang B, Yang Y, Abou-Samra AB, Friedman PA. NHERF1 regulates parathyroid hormone receptor desensitization: interference with beta-arrestin binding. *Mol Pharmacol* 2009;**75**(5):1189–97.
123. Ardura JA, Wang B, Watkins SC, Vilardaga JP, Friedman PA. Dynamic Na+-H+ exchanger regulatory factor-1 association and dissociation regulate parathyroid hormone receptor trafficking at membrane microdomains. *J Biol Chem* 2011;**286**(40):35020–9.
124. Mamonova T, Kurnikova M, Friedman PA. Structural basis for NHERF1 PDZ domain binding. *Biochemistry* 2012;**51**(14):3110–20.
125. De Lean A, Stadel J, Lefkowitz R.A Ternary complex model explains the agonist-specific binding properties of the adenylate cyclase-coupled b-adrenergic receptor. *J Biol Chem* 1980;**255**: 7108–17.
126. Dean T, Linglart A, Mahon MJ, Bastepe M, Juppner H, Potts Jr JT, et al. Mechanisms of ligand binding to the PTH/PTHrp receptor: selectivity of a modified PTH(1–15) radioligand for G{α}S-coupled receptor conformations. *Mol Endocrinol* 2006;**20**:931–42.
127. Ferrandon S, Feinstein TN, Castro M, Wang B, Bouley R, Potts JT, et al. Sustained cyclic AMP production by parathyroid hormone receptor endocytosis. *Nat Chem Biol* 2009;**5**(10):734–42.
128. Hoare SR, Sullivan SK, Pahuja A, Ling N, Crowe PD, Grigoriadis DE. Conformational states of the corticotropin releasing factor 1 (CRF1) receptor: detection, and pharmacological evaluation by peptide ligands. *Peptides* 2003;**24**(12):1881–97.
129. Dean T, Vilardaga JP, Potts Jr JT, Gardella TJ. Altered selectivity of parathyroid hormone (PTH) and PTH-related protein (PTHrP) for distinct conformations of the PTH/PTHrP receptor. *Mol Endocrinol* 2008;**22**(1):156–66.
130. Okazaki M, Ferrandon S, Vilardaga JP, Bouxsein ML, Potts Jr JT, Gardella TJ. Prolonged signaling at the parathyroid hormone receptor by peptide ligands targeted to a specific receptor conformation. *Proc Natl Acad Sci USA* 2008;**105**(43):16525–30.
131. Shimizu M, Ichikawa F, Noda H, Okazaki M, Nakagawa C, Tamura T, et al. A new long-acting PTH/PTHrP hybrid analog that binds to a distinct PTHR conformation has superior efficacy in a rat model of hypoparathyroidism. *J Bone Min Res* 2008;**23**(S1):S128 (Abstract).
132. Mannstadt M, Clarke B, Vokes T, Brandi M-L, Ranganath L, Fraser W, et al. Efficacy and safety of recombinant human parathyroid hormone (1–84) in hypoparathyroidism (REPLACE): a double-blind, placebo-controlled, randomised, phase 3 study. *Lancet Diabetes & Metab* 2013;**1**(4):275–83.
133. Tawfeek HA, Abou-Samra AB. Important role for the V-type H(+)-ATPase and the Golgi apparatus in the recycling of PTH/PTHrP receptor. *Am J Physiol Endocrinol Metab* 2004;**286**(5):E704–10.
134. Ferrari S, Bisello A. Cellular distribution of constitutively active mutant parathyroid hormone (PTH)/PTH related protein receptors and regulation of cyclic adenosine 3′,5′ monophosphate signaling by beta arrestin2. *Mol Endocrinol* 2001;**15**(1):149–63.
135. McDonald IM, Austin C, Buck IM, Dunstone DJ, Gaffen J, Griffin E, et al. Discovery and characterization of novel, potent, non-peptide parathyroid hormone-1 receptor antagonists. *J Med Chem* 2007;**50**(20):4789–92.
136. Carter PH, Liu RQ, Foster WR, Tamasi JA, Tebben AJ, Favata M, et al. Discovery of a small molecule antagonist of the parathyroid hormone receptor by using an N-terminal parathyroid hormone peptide probe. *Proc Natl Acad Sci USA* 2007;**104**(16):6846–51.
137. Rickard DJ, Wang FL, Rodriguez-Rojas AM, Wu Z, Trice WJ, Hoffman SJ, et al. Intermittent treatment with parathyroid hormone (PTH) as well as a non-peptide small molecule agonist of the PTH1 receptor inhibits adipocyte differentiation in human bone marrow stromal cells. *Bone* 2006;**39**(6):1361–72.
138. Hoare SR. Allosteric modulators of class B G-protein-coupled receptors. *Curr Neuropharmacol* 2007;**5**(3):168–79.
139. Gardella TJ. Mimetic ligands for the PTHR1: approaches developments, and considerations. IBMS BoneKEy—on line. *IBMS BoneKEy* 2009;**6**:71–85.
140. Schipani E, Langman C, Hunzelman J, Le Merrer M, Loke K, Dillon MJ, et al. A novel parathyroid hormone (PTH)/PTH-related peptide receptor mutation in jansen's metaphyseal chondrodysplasia. *J Clin Endocrinol Metab* 1999;**84**(9):3052–7.
141. Wootten D, Simms J, Miller LJ, Christopoulos A, Sexton PM. Polar transmembrane interactions drive formation of ligand-specific and signal pathway-biased family B G protein-coupled receptor conformations. *Proc Natl Acad Sci USA* 2013;**110**(13):5211–6.

第 5 章

甲状旁腺激素相关蛋白受体与信号的相互作用

Christopher S. Kovacs

引言

过量的 PTH 或 PTHrP 会引起相同的临床症状和生物学效应吗?

在甲状旁腺激素相关蛋白(PTHrP)被发现之前,推测其与甲状旁腺激素(PTH)对甲状旁腺激素受体的作用相同。Fuller Albright 及其同事首次提出了类癌综合征,即我们现在所称的恶性肿瘤体液性高钙血症(HHM),该病具有很多原发性甲状旁腺功能亢进症的特征[1,2]。

原发性甲状旁腺功能亢进症和 HHM 都以高钙血症、血清磷接近或者低于正常低限、高钙尿症、高磷酸盐尿症、骨吸收增加为特征[3,4]。两种情况下,骨骼的影像学缺乏明确的病灶,提示广泛性骨吸收的原因在于循环因素,相比之下,灶状吸收发生在局部溶骨性高钙血症(多发性骨髓瘤)的转移灶周围。

因此,从 20 世纪中期开始,人们通常认为原发性甲状旁腺功能亢进症和 HHM 在生物化学方面是相同的。目前公认的这两种病症的唯一临床区别是,原发性甲状旁腺功能亢进症会出现一个或多个甲状旁腺增大,HHM 则不会出现甲状旁腺增大,但会出现恶性肿瘤。切除异常的甲状旁腺组织或者癌组织可以逆转临床表现,证实每种病症是由一种体液因素所致。放射免疫分析法证实,血清 PTH 在原发性甲状旁腺功能亢进症时增加,在 HHM 时很低或者检测不到[5,6],HHM 患者的肿瘤提取物以剂量依赖的方式吸收骨[6]。甲状旁腺激素基因随后被克隆出来[7],证实非甲状旁腺癌很少通过异位表达 PTH 而导致高钙血症。所有这些发现进一步表明 HHM 是由与甲状旁腺激素功能相似而免疫原性不同的激素所致。

20 世纪 80 年代,从伴有 HHM 显著临床表现患者的肿瘤中分离和克隆出一种独特的因子[8-10]。此因子被称为甲状旁腺激素相关蛋白或者甲状旁腺激素样激素,此基因被称为 *PTHLH*,这些名称的由来是观察到 PTHrP 与 PTH 生物学功能相似。通过特异性放射免疫分析法的应用,人们发现 PTHrP 循环水平增加是 HHM 另一个重要特征[11,12]。

大量研究表明,PTH 主要的生物学作用发生于 PTH 的氨基酸 84 结构的 N-末端或者前 34 个氨基酸残基。PTH 和 PTHrP 共享前 13 个氨基酸中的 8 个,而且前 34 个氨基酸结构相似。临床、动物和细胞培养研究发现,PTH 和 PTHrP 的 N-末端具有难以区分的生物学作用,从而证实了 PTHrP 模拟 PTH 作用的这种早期推测。

过量的 PTH 或者 PTHrP 不会导致相同的临床症状或生物学作用

前文简要总结了被广泛接受的关于 HHM 和 PTHrP 的学说。然而,此学说忽略了一个陈旧的但是十分重要的线索:PTH 和 PTHrP 的功能不一样,因为原发性甲状旁腺功能亢进症和 HHM 具有不同的临床和生物化学特征(表 5.1)。肠道的钙吸收在原发性甲状旁腺功能亢进症增加,但是在 HHM 减少[6,13,14]。血清骨化三醇水平在原发性甲状旁腺功能亢进症升高,但是在 HHM 正常或者降低[13,15,16]。原发性甲状旁腺功能亢进症可以导致轻微的高氯血症性代谢性酸中毒伴肾脏碳酸氢盐丢失,然而 HHM 以低氯血症性代谢性碱中毒伴尿碳酸氢盐排泄减少为特征[17]。HHM 的高钙血症和高钙尿症通常比原发性甲状旁腺功能亢进症严重。HHM 的

表 5.1 原发性甲状旁腺功能亢进症与恶性肿瘤体液性高钙血症的临床特征

原发性甲状旁腺功能亢进症	恶性肿瘤体液性高钙血症
高循环 PTH	高 PTHrP 和低 PTH
甲状旁腺肿大	恶性肿瘤;甲状旁腺受压
高钙血症	更严重的高钙血症
高氯血症代谢性酸中毒	低氯血症代谢性碱中毒
尿碳酸氢盐增加	尿碳酸氢盐降低
骨化三醇增加	骨化三醇正常或降低
肠的钙吸收增加	肠的钙吸收降低
骨形成增加	骨形成受抑制
骨吸收增加	骨吸收增加更明显
骨转换同步	骨转换不同步;骨量缺失明显
尿钙增加	尿钙增加更明显

骨吸收比原发性甲状旁腺功能亢进症增加更多，然而成骨细胞的功能在 HHM 中被抑制,但是在原发性甲状旁腺功能亢进症中被上调[15,18-20]。这些意味着骨的吸收和形成在 HHM 是非同步的,而在原发性甲状旁腺功能亢进症是同步的。

因为特异性的临床和生物化学特征可以区分过量 PTHrP 和过量 PTH 的影响,从逻辑上可以得出结论,PTHrP 和 PTH 的生物学作用不同。本章将介绍 PTHrP 与 PTH 的生物学作用的相对差异,并通过其不同的 N-末端结构和受体的相互作用，以及 PTHrP 的中段、细胞核和 C-末端部分的生物学作用进行解释。因此,当恶性肿瘤分泌过多 PTHrP 时,PTHrP 作用于 1 型 PTH 受体（PTH1R）的功能与 PTH 的功能不完全相同,PTHrP 的分子中段、细胞核和 C-末端形式具有 PTH 不具备的作用。

PTHrP 基因、mRNA 和肽的结构

人类 PTHrP 由位于 12 号染色体短臂上的 *PTHLH* 基因编码[8-10]。*PTH* 基因结构简单,其形成一条单链 mRNA 和长度为 84 个氨基酸的成熟蛋白质,与 *PTH* 基因简单结构不同,*PTHLH* 具有复杂的结构,包含多个启动子(图 5.1)。这两种基因编码前原蛋白序列的外显子/内含子的结构是完全相同的,编码前 13 个氨基酸的区域高度同源,编码 14-34 位氨基酸的区域是相似的。在这些区域之外,*PTH* 和 *PTHLH* 明显不同。外显子/内含子组成和基因序列的相似导致下列说法:*PTH* 和 *PTHLH* 衍生于同一祖基因的复制(图 5.2)[21]。另外,一些物种的 PTH-L 和 TIP39 基因出现同源性，可能衍生于相同的祖基因(图 5.3)[21-23]。然而,PTH 的表达几乎仅局限在甲状旁腺主细胞(小鼠胎盘呈低水平表达[24]),*PTHLH* 在胚胎、胎儿、成人多种不同组织中表达[25-34]。

PTHLH 的三个不同的启动子和可变剪接使得其形成三个不同的亚型,PTHrP(1-139)、PTHrP(1-141)和 PTHrP(1-173),它们的前 139 个氨基酸是相同的(图 5.1)[35]。啮齿类动物只有一条 mRNA 编码的 PTHrP(1-139)[35]。其成熟的肽与 PTH 前 13 个氨基酸的 8 个相同,与 PTH 的前 34 个氨基酸有相似的二级结构。PTHrP 与 PTH 在中段和 C-末端区域没有相似的氨基酸序列和二级结构。在人类、大鼠、小鼠、鸡和犬类,PTHrP 的前 111 个氨基酸序列高度保存,这表明此区域具有重要的功能[23]。

PTHrP 的前原构型包含一个位于氨基酸 88-91 和氨基酸 102-106 中段的[36]双向核定位信号(NLS),以及一个位于 N-末端的具有信号肽功能的 36 个氨基酸序列(图 5.1)。前原 PTHrP 的翻译后过程可以产生多种分泌肽,包括全长、N-末端[PTHrP(1-36)、PTHrP(1-86)等]、中段和 C-末端肽(图 5.1)[35]。这些 PTHrP 的 N-末端、中段和 C-末端形式,在不同的靶细胞和靶组织中均有内分泌和旁分泌(主要)/自分泌功能,类似作用于不同的受体。信号肽引导 PTHrP 的全长和 N-末端结构至分泌途径。NLS 引导 PTHrP 的全长和中段至细胞核与核仁,这些肽可能具有胞内分泌功能。

根据其如何形成、分泌与内化,全长 PTHrP 本质上是一种具有多种能力和作用的多能激素或多细胞因子。PTHrP 的所有形式在 HHM 患者的循环中似乎都分泌过量。然而,起始于氨基酸 38 的中段形式的循环浓度高于其他 PTHrP 形式,并且远远超过 N-末端和羧基末端形式的血清水平[37]。这可能是因为不同结构肽的清除率不同,以非中段形式的合成和分泌为主。

N-末端 PTHrP 及受体

经典的 1 型 PTH 受体(PTH1R)

PTH、全长 PTHrP 及 PTHrP 的 N-末端可以与 PTH1R 结合。PTH1R 是一种 G 蛋白偶联受体,大量表达于肾、骨(成骨细胞和骨细胞)和胎盘(滋养层细胞和胚胎内的卵黄囊)[34,38-40]。PTH1R 是 G 蛋白偶联跨膜受体 B 家族的一员,其家族包括分泌素、血管活性肠肽、胰高血糖素、胰高血糖素样肽、促肾上腺皮质激素释放

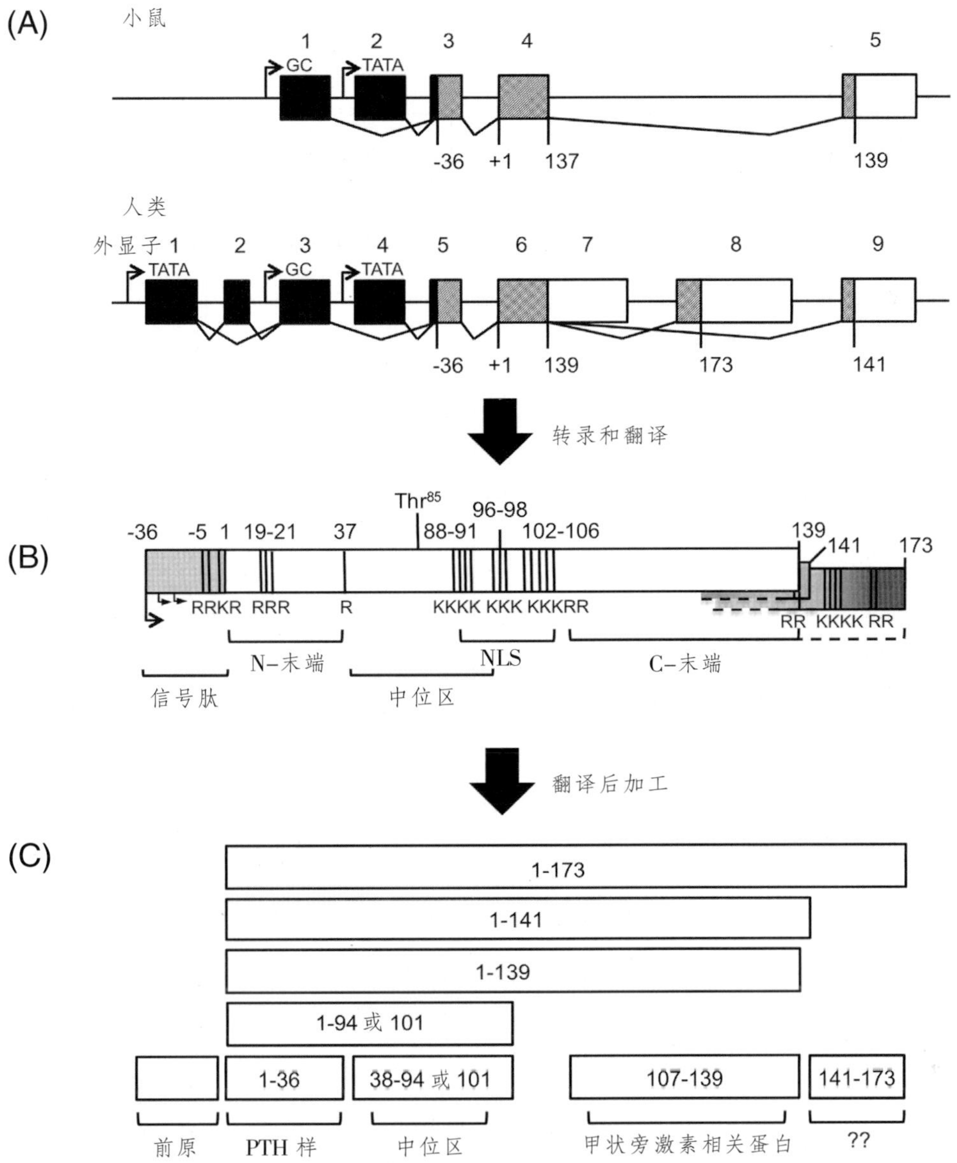

图 5.1　PTHrP 基因(*PTHLH*)及其翻译后异构体的示意图。(A)所示更简单的小鼠(上)和更复杂的人类(下)PTHrP 基因的结构。外显子表示为盒,非编码区为黑色,编码区为阴影,白色为 3'非翻译区。小鼠 PTHrP 有两个不同的启动子,而人类 PTHrP 具有三个(箭头)。在人类 PTHrP 中,外显子 1 和 2 包含 5'非翻译区,而外显子 3 包含大部分信号肽–原肽区。两个基因中的潜在可变剪接由连接外显子的斜线指示(在人类基因中,这导致 139、141 和 173 个氨基酸的异构体),而小鼠具有一条 139 个氨基酸的形式(由于稍长的外显子 4,大鼠为 141 个氨基酸)。(B)所示由翻译产生的最初的三个 PTHrP 异构体,139、141 和 173 个氨基酸长度的异构体依次向上排列。垂直线上小的数字表示多碱基氨基酸(精氨酸或赖氨酸),作为原激素转化酶位点或 NLS。需要注意的是,较长的异构体在它们各自的 C–末端区域中具有额外的多碱基区域。大箭头显示了经典的翻译起始位点,较小的箭头是信号肽中可能的翻译起始位点。苏氨酸 85 的磷酸化是经由输入蛋白 β 以抑制分子的核靶向性的关键。NLS 与 PTHrP 中段区域重叠。(C)所示多碱基的内源蛋白水解位点的翻译后过程导致肽的多个成熟的分泌形式,其中一些在此处表示,包括全长、PTH 样的 N–末端形式、中段区域形式及 C–末端肽。值得注意的是,大多数商业可用的放射免疫测定法检测含有 PTHrP(1–86)的结构,但其循环形式并不丰富。前原区的信号肽使得分子分泌至细胞外。信号肽中的可变翻译起始位点使蛋白避免分泌途径而保留在胞质内。然后,这种保留蛋白由双向核定位序列(氨基酸 88–106)靶向进入细胞核或核仁。

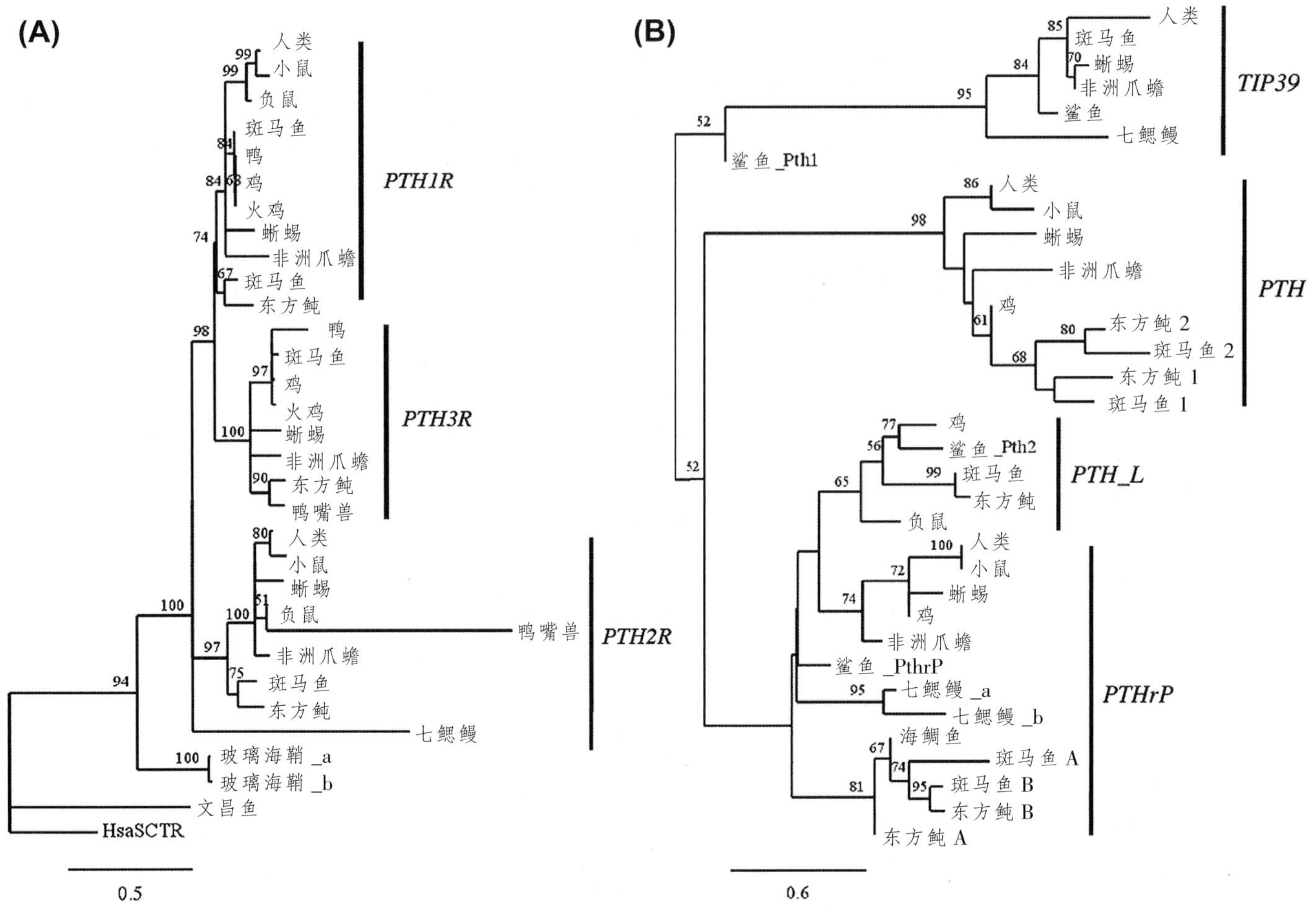

图 5.2 (A)PTH1R 和(B)PTH 家族肽的系统发育树。(A)从多个物种的 PTH1R 基因的成熟蛋白序列推导的 31 个分类的根树。需要注意的是,PTH2R(应答 PTH 和 TIP39,但不应答 PTHrP)存在于人类,而 PTH3R(仅应答 PTHrP)不存在于人类。(B)从 35 个分类中推导的 PTH 家族成员的成熟前体序列的无根树。需要注意的是,PTH-LH 与 PTHrP 相关,但不存在于人类。(Reproduced from[21], with permission.)

因子、生长激素释放激素、降钙素及其他因子的受体[38,41,42]。PTH1R 是迄今唯一克隆的 PTHrP 的受体。

前面章节详细描述了 PTH 与 PTH1R 结合并激活 PTH1R,引起 PTH1R 的结构和构型的改变、内化和信号转导。本节内容将比较 PTH 和 PTHrP 与 PTH1R 结合及激活 PTH1R 的异同点。

活化的 PTH1R 主要通过激动异三聚体 G 蛋白 Gs 进行信号转导，其通过激活腺苷酸环化酶增加 cAMP 的合成,从而激活蛋白激酶 A[38,41]。不同细胞类型之间的表达可能不同,PTH1R 也可以通过另外的信号通路如 Gq/11 激活磷酸酯酶 C-β (PLCβ), 使细胞内三磷酸肌醇、细胞内自由钙和二酰甘油增加[41]。也有不依赖 PLCβ 的 PKC 活化[41,42]。在其他组织,PTH1R 信号通过丝裂原激活蛋白激酶 (MAPK) 和 Na/H 交换调节因子 (NHERF)1 或 2 进行信号转导[41]。

PTHrP(1-36)和 PTH(1-34)的同源 N-末端结构可以使 PTHrP 结合并活化 PTH1R[38]。在大多数体外测定系统中,PTHrP(1-36)和 PTH(1-34)具有相对同等的效力。这些短肽的 C-末端一半(即 15-34 氨基酸)与受体的细胞外结构域结合,而 N-末端的几个起始氨基酸通过与受体跨膜结构域相互作用启动信号转导[41,43]。配体的残基 23(PTH 中的色氨酸和 PTHrP 中的苯丙氨酸)是决定亲和力的关键因素。PTH 残基亮氨酸 24、亮氨酸 28 和缬氨酸 31 也对高亲和力结合 PTH1R 至关重要[41]。配体残基 2 是受体活化的关键因素;它与 PTH1R 跨膜结构域(TM)6 的细胞外部末端和第 3 环内的受体残基蛋氨酸 425 和苏氨酸 427 进行特异性相互作用。配体残基 5(PTH 中的异亮氨酸和 PTHrP 中的组氨酸)与细胞外结构域 TM3、TM5 或者 TM7 发生相互作用。与 PTH1R 的 TM5 或 TM6 的细胞外环的接触是确保其与

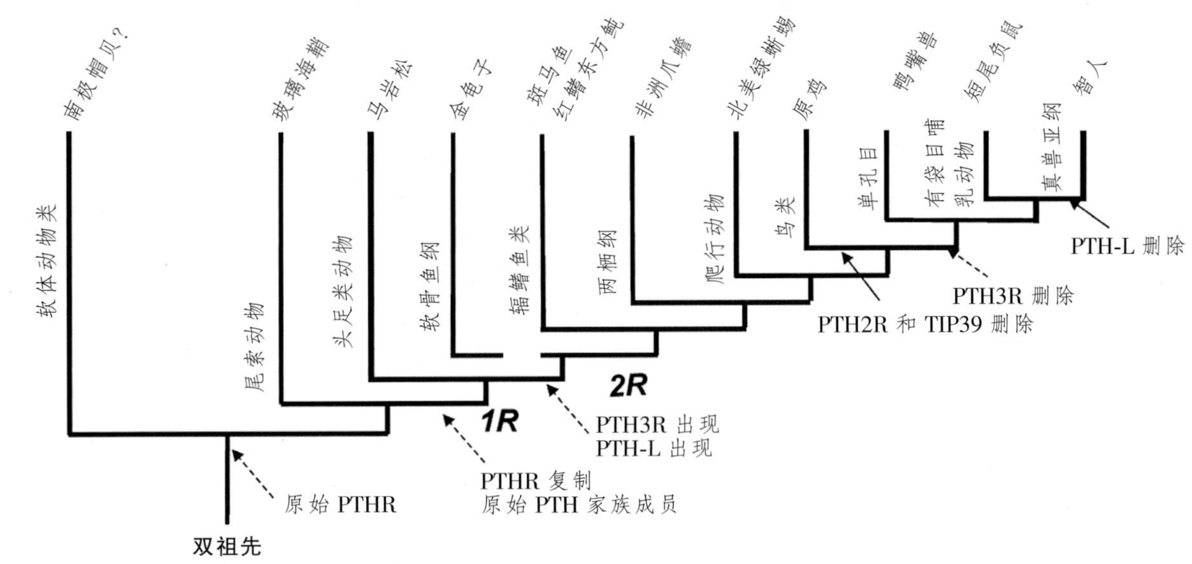

图 5.3 脊索动物 PTH 家族成员及其受体的进化模型。图示影响脊椎动物辐射(1R 和 2R)的基因组事件。虚线箭头指示 PTH/PTHrP 系统内的基因复制事件。“？”指示基因未确定。需要注意的是，向智人的进化包括 PTH3R 删除，以及随后的 PTH-LH 删除。(Reproduced from[21], with permission.)

Gs 相互作用和激活 cAMP 和 PKA 信号通路的必要步骤[41,42,44]。PTHrP 或 PTH 的前 2~6 个氨基酸去除可以形成 PTH1R 拮抗剂，其不能刺激 cAMP 的产生。

系统性分析确定了 PTH 或者 PTHrP 激活 PTH1R 所需的最小长度，包括对 PTH N-末端 9 或 11 个氨基酸替换 PTH1R 最大 N-末端结构域的研究。结果是前 9 个氨基酸被使用时，PTH1R 自动激活，细胞内 cAMP 水平增加 10 倍；当前 11 个氨基酸被替代时，细胞内 cAMP 水平增加了 50 倍（精氨酸 11 被天然亮氨酸 11 替代）[45]。另外的分析表明，缬氨酸 2、异亮氨酸 5 和甲硫氨酸 8 对自动激活十分重要，而谷氨酸 6 和组氨酸 9 无此功能[45]。

PTH 和 PTHrP 与 PTH1R 结合及对信号通路的不同影响

如上文所述，在体外，PTH(1–34)和 PTHrP(1–36)片段对 PTH1R 的结合和活化通常没有区别，这些发现强调了这种说法：PTHrP 精确复制了 PTH 的功能。但是如前所述，这种推理依然存在问题，因为与原发性甲状旁腺功能亢进症相比，HHM 有不同的临床和生物化学特征。关于 PTHrP 的研究几乎全部以 PTHrP(1–34)或 PTHrP(1–36)形式而非全长结构进行，大多数体外实验测定的是对 PTH1R 结合与信号转导的短期影响。全长 PTHrP 的二级和三级结构是否可以改变它结合和激活 PTH1R 的能力，在体内还未充分验证。全长 PTH 和 PTHrP 的生物学作用也未充分比较过。只是最近的临床研究表明，PTHrP 和 PTH 在体内的功能不同，尤其在二者都持续高水平的情况下。

为了模拟 HHM 患者持续高水平的 PTHrP，在一项临床研究中持续静脉注射 PTHrP(1–36)或 PTH(1–34) 2 天和 4 天，剂量范围为 8~22pmol/(kg·h)。这复制了原发性 HHM 症状的一方面，特别是在刺激骨化三醇产生时，PTHrP 的功效比 PTH 低[46,47]。与 PTH(1–34)相比，PTHrP(1–36)导致的血钙增加较少，可能是因为较低的骨化三醇意味着肠道钙吸收增加量不如高 PTH 时增加得多[46,47]。PTHrP(1–36)和 PTH(1–34)可引起相等的骨吸收标志物 CTX 的增加和骨形成标志物 P1NP 的下降[47]。作者进一步研究发现，在低剂量范围 2~4pmol/(kg·h)内，PTHrP(1–36)或 PTH(1–34)持续注射 7 天，两种肽均未造成骨化三醇增加，而应答 PTHrP(1–36)时骨化三醇显著降低[48]。两种肽都增加骨吸收标志物 CTX 和 NTX，并抑制骨形成标志物 P1NP[48]。这些发现支持这种观点：在刺激 1α-羟化酶促进人体骨化三醇生成方面，PTHrP 的功效比 PTH 低。与 PTH 相比较，这些研究中 PTHrP 具有较低的升高血钙的作用，这与在 HHM 和原发性甲状旁腺功能亢进症中观察到的结果相反，可能反映了肿瘤的负担，以及 HHM 患者 PTHrP 的生成显著超过良性甲状旁腺腺瘤患者 PTH 的生成。

PTHrP 和 PTH 在低剂量和间歇性治疗时都具有刺激成骨细胞生成的能力，在高剂量和持续使用时刺激破骨和骨吸收。然而，有迹象表明，PTHrP 每日给药可能只是单纯的合成代谢，而 PTH 每日给药则引起显著的骨吸收。每日皮下注射 PTHrP(1-36)400μg，持续治疗 3 个月，与安慰剂组相比，骨钙素增加，腰椎骨密度(BMD)增加 4.7%；对骨吸收标志物 CTX 和 DPD 没有影响[49]。一项最新的研究发现，间歇性皮下注射 PTHrP(1-36)，每日 750μg，持续治疗 3 周，与安慰剂组相比，骨形成标志物骨钙素和 P1NP 增加，但是没有激活骨吸收标志物 CTX 和 NTX[50]。作者得出结论：PTHrP 仅仅是参与合成代谢，其较 PTH 更能促进 BMD 的增加。然而，这些研究不包含一个注射 PTH 的对照标准。PTHrP 引起 BMD 增加更多的意义不依赖于匹配对照，而要与发表的 PTH 类似物治疗的数据进行比较。

这些和其他的临床发现推动了对 PTH 和 PTHrP 与 PTH1R 结合的进一步研究，发现的显著不同可以解释这些分子在体内的不同功能。在表达 PTH1R 的细胞，PTHrP(1-36)结合受体的速度慢于 PTH(1-34)，解离的速度快于 PTH(1-34)[51]。与 PTH(1-34)处理的细胞相比，PTHrP 处理后的细胞 cAMP 信号效应的衰减快 2 倍[51]。每个配体的残基 5，即 PTH 上的异亮氨酸和 PTHrP 上的组氨酸，是这两个肽显示不同的结合、激活与解离应答的一个关键决定因素[51]。当 PTH 结合到 PTH1R 时，细胞处于 G^0 构象状态，允许受体在很长一段时间内保持激活状态，从而产生更多的 cAMP。相比之下，PTHrP 结合到 PTH1R 时，可形成更多不稳定的 RG 构象状态，很快释放 PTHrP，从而引起短期的信号转导[42,51]。

PTH(1-34)、PTHrP(1-36)和 PTH1R 的三维晶体结构预示，PTH 和 PTH1R 结合比 PTHrP 更具亲和力，因此可引起长久的信号转导[52]。PTH(1-34)和 PTHrP(1-36)的同源二级结构可产生相似的兼性分子螺旋结构，使每个肽都能结合到 PTH1R 细胞外结构域的疏水口袋。然而，与 PTHrP(1-36)形成的弧形、轻微松散的螺旋相比，PTH(1-34)产生的螺旋促进其形成紧密、长期的结合(图 5.4)。受体通过转换疏水口袋里的亮氨酸 45 和异亮氨酸 115 的侧链以适应改变的结合状态。亮氨酸 41 适应 PTH 和 PTHrP 的不同序列，异亮氨酸 115 适应 PTHrP 形成的弧形螺旋结构。其他研究使用了替代 PTH 和 PTHrP 结合域的新配体，证实结合域的特异性决定了 PTH1R 的构象状态，特别是 PTH 结合域对结合和信号转导的影响更大[52]。

这些简单的研究至少在某种程度上可以解释，与注射 PTHrP 相比，人类注射 PTH 可以引起 1α-羟化酶和循环骨化三醇显著上调。相应的，这也可以解释为什么原发性甲状旁腺功能亢进症的血清骨化三醇和肠道钙吸收增加，但是在 HHM 不增加。不排除 PTHrP 的全长结构对其结合与激活 PTH1R 能力存在其他影响。

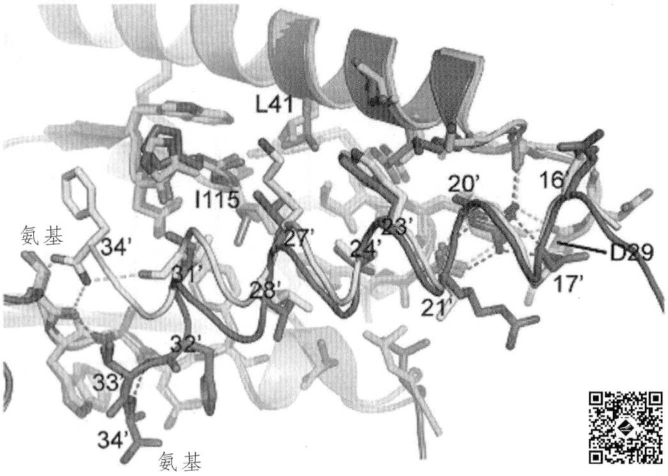

图 5.4 PTHrP 和 PTH 与 PTH1R 结合的三维模型。PTHrP（品红）或 PTH(黄色)结合至 PTH1R 的疏水口袋。PTHrP 结合的细胞外结构域(ECD)为蓝色，而 PTH 结合的 ECD 为绿色。数字表示每个肽的氨基酸。选定的侧链被画为棒，PTHrP-ECD 复合物的氢键为红色破折号，PTH-ECD 复合物的氢键为绿色破折号。结合口袋内的两个肽的螺旋与氨基酸 16-28 相同，之后其进行分支。PTH 的长螺旋更紧密地插入到结合口袋内。(Reprouduced from [52], with permission. The American Society for Biochemistry and Molecular Biology.)

2 型 PTH 受体(PTH2R)和 3 型 PTH 受体(PTH3R)

PTHrP 有其他 N-末端受体吗？撰写此文章时，在人类中还没有发现。

据描述，PTH 可以结合和激活一种同源 PTH2R，但是 PTHrP 不可以[53,54]。每个配体(见上文)的残基 5 决定 PTH 激活 PTH2R 的能力，然而 PTHrP 不可以[41]。TIP39 似乎是这种受体的内源性配体[54]。

一种结合 PTHrP 但是不结合 PTH 的 3 型受体在石斑鱼中被发现，但是不存在于人类中[55,56]。如果人类存在其他 PTHrP 的 N-末端受体，它们一定不具有 PTH1R 的同源结构，因为它们必须通过发现 PTH2R 和 PTH3R 的 PCR 方法来确定。

其他 N-末端受体的功能性证据

在包括角质形成细胞、胰岛素瘤细胞、淋巴细胞、鳞状细胞癌细胞系在内的多种细胞类型中，具有存在 PTHrP 的新型 N-末端受体的功能性证据[57,58]。PTH(1-34)和 PTHrP(1-36)主要通过 cAMP 和 PKA 的激活及细胞内钙的小幅升高进行信号转导。但是在角质形成细胞和源自鳞状细胞癌的细胞系均不表达 PTH1R，N-末端 PTH 和 PTHrP 都可以刺激细胞内钙的大幅增加，但 cAMP 并不增加[57]。这表明一种新型 N-末端受体的存在，但是这些数据已获得近 20 年，推定的受体仍未被确定。也有可能是 PTH1R 在那些细胞内表达水平很低，这样的表达可以解释应答 PTH 和 PTHrP 的异常信号转导。培养的血管平滑肌细胞内的 Gaq 蛋白短暂表达表明，可以将低水平表达的 PTH1R 转换为一种主要通过增加细胞内钙而不是 cAMP/PKA 进行信号转导的受体[59]。

也有功能性证据证明存在一种可应答 PTHrP 而非 PTH 的 N-末端受体。大脑脑室 PTHrP 给药，可以刺激大鼠视上核增加血管升压素 mRNA 的表达，导致剂量依赖的血浆血管升压素增加 4 倍。PTH(1-34)和PTHrP(7-34)不能刺激血管升压素 mRNA 或蛋白。然而，PTHrP(7-34)预处理可以有效阻断血管升压素 mRNA 的表达增加和血浆血管升压素的增加，但是 PTH(1-34)不能阻断 PTHrP(1-36)的作用[60]。这些发现符合存在一个独有的 N-末端受体，但是其尚未被鉴定。

中段分子 PTHrP 及其受体

PTHrP 中段区域形式

预测 PTHrP 翻译后加工，可以生成一些包含全长蛋白质的中段分子区域的结构片段。这些包括 PTHrP(38-94)、PTHrP(38-95)和 PTHrP(38-101)[61,62]。这个区域包括的结构域可以调节肾碳酸氢盐的处理，刺激胎盘血钙的运输和改变特异性细胞内信号转导。分子的此部分还包括 NLS，将在下文描述[63]。这些中段的结构缺少一些类似于 PTH 和 PTHrP 的 N-末端区域，不能结合或激活 PTH1R。因此，如果中段 PTHrP 具有生物学作用，必须通过不同的受体发挥作用。

中段 PTHrP 不是一个预测翻译后加工的理论结构，而是真实的实体结构。放射免疫分析法证明它存于人类胎儿、妊娠期和哺乳期女性及 HHM 患者的循环中[37,64]。它也可由培养的角质形成细胞、鳞状上皮细胞癌细胞、肾细胞癌和大鼠胰岛素瘤细胞系产生[62,65,66]。进一步的研究表明，它被包裹在分泌颗粒里，与高尔基体分泌的 N-末端 PTHrP 不同[62]。

肾碳酸氢盐排泄

PTHrP 中段区域的功能之一是调节肾碳酸氢盐排泄。离体灌注大鼠肾脏模型的实验证实了中段的作用，低剂量的全长 PTHrP(1-141)和 PTHrP(1-108)对肾碳酸氢盐排泄有影响，而 N-末端 PTH 和 PTHrP 不具有此功能[67]。特殊的是，PTHrP(1-141)和 PTHrP(1-108)在注射早期短暂刺激肾碳酸氢盐排泄，然后显著减少至其标准基线以下。高浓度的 PTH(1-34)、PTH(1-84)和 PTHrP(1-34)仅刺激肾碳酸氢盐排泄。这些实验中没有直接检测 PTHrP 中段肽，因为只有包含中段肽的那些肽才可以减少肾碳酸氢盐排泄，说明中段肽是必需的[67]。

N-末端 PTH 或 PTHrP 可以刺激肾碳酸氢盐排泄，中段分子 PTHrP 可以抑制碳酸氢盐排泄，这些相反的作用可以解释长期以来的观察：原发性甲状旁腺功能亢进症可以引起轻微的高氯血症性代谢性酸中毒[68-70]，恶性肿瘤体液性高钙血症可以引起低氯血症性代谢性碱中毒伴肾碳酸氢盐排泄减少[17,70]。一些研究证实，N-末端 PTH 外源性给药可以抑制肾碳酸氢盐重吸收，从而增加其向尿中的排泄[71,72]。碳酸氢盐的损失和随后的酸平衡可以解释为什么一些患者的原发性甲状旁腺功能亢进症与轻微的远端肾小管性酸中毒有关。PTHrP 外源性给药对人类肾脏碳酸氢盐调控的影响尚未被验证。然而，当从患者中提取的 PTHrP 分泌肿瘤被植入小鼠而复制出 HHM 时，小鼠不仅具有高钙血症，而且还有代谢性碱中毒[73]。用人工抗 PTHrP 抗体对这些小鼠进行治疗，可恢复血钙和反转代谢性碱中毒[73]。这些发现表明，过量的 PTHrP 引起代谢性碱中毒的能力是真实的，这与过量的 PTH 引起的代谢性酸中毒作用相反。

胎盘钙的转运

PTHrP 的中段结构在胎羊可刺激胎盘钙的转运。在最初的研究中，胎羊的甲状旁腺被切除并用甲状旁腺激素治疗。几天之后，胎羊被移除，而胎盘保留在原位并与半闭式回路连接。将自体血液或替代品通过脐动脉(流入)输入胎盘，从胎盘返回的血液被从脐静脉采集。妊娠母羊经静脉给药 ^{45}Ca 和 ^{51}Cr-EDTA，胎盘回路同位素的出现(根据来自母体循环同位素的消失进行调整）使得能够计算出胎盘钙的转运速率。^{51}Cr-EDTA 作为一种可以扩散的标志物，用来标记成对的妊娠母羊和羔羊之间血流的不同。在之前切除甲状旁腺的胎羊中,流出回路出现 ^{45}Ca 与 ^{51}Cr-EDTA 的比例显著减少[74,75],注射来自完整胎羊的自体血可以缓解[74]。这表明胎儿甲状旁腺的一些产物负责上调胎盘钙的转运。流入回路进行 PTHrP(1-141)、PTHrP(1-86)和 PTHrP(67-86)给药,增加了流出回路出现 ^{45}Ca 与 ^{51}Cr-EDTA 的比例,但是 PTHrP(1-34)和 PTH(1-34)无此作用[76-78]。随后的研究表明,PTHrP(38-94)是机体内 PTHrP 的一个有效循环形式,然而 PTHrP(1-34)不是,这些研究使用 PTHrP(38-94)进行重复性实验。研究发现,PTHrP 的中段结构在切除甲状旁腺的胎羊中对于刺激胎盘钙的转运有很大的作用[79]。

这些发现推动了胎鼠胎盘钙转运的测量,胎鼠中编码 PTHrP 的基因进行了基因消融(*Pthrp* 缺失胎鼠)[80]。孕鼠心内注射 ^{45}Ca 与 ^{51}Cr-EDTA,在完整胎鼠内同位素的积累表明在胎鼠基因型之间胎盘钙转运的相对速率。与同窝野生型和 $Pthrp^{+/-}$ 相比,*Pthrp* 缺失胎鼠 $^{45}Ca/^{51}Cr$-EDTA 比率在 5 分钟内降低 25%,在 30 分钟内降低 40%[81]。胎鼠内 PTHrP(1-86)和 PTHrP(67-86)的注射增加了 ^{45}Ca 的积累,然而 PTH(1-84)和 PTHrP(1-34)无此功能[81]。这些结果与之前在胎羊的发现一致,即 PTHrP 的中段分子形式刺激胎盘钙的转运。与同窝野生型相比,*Pthrp* 缺失胎鼠胎盘上 Ca^{2+}-ATP 酶和钙结合蛋白 D_{9k} 的 mRNA 和蛋白水平降低[34],因此,PTHrP 可能通过刺激 Ca^{2+}-ATP 酶和钙结合蛋白 D_{9k} 调控胎盘钙的运输。然而,钙如何通过胎盘主动转运的很多机制还未被阐明。

缺少 PTH1R 编码基因的胎鼠(*Pth1r* 缺失胎鼠)[82] PTHrP 和 PTH 的循环水平很高[83]。与同窝野生型相比,*Pthrp* 缺失胎鼠 $^{45}Ca/^{51}Cr$-EDTA 转运率降低。与此相反,*Pth1r* 缺失胎鼠 $^{45}Ca/^{51}Cr$-EDTA 积累率高 50%[81]。因为 *Pth1r* 缺失胎鼠缺少应答 PTH 或 PTHrP N-末端的受体,PTHrP 的高水平可能会通过中段分子作用于受体从而刺激胎盘钙转运[81,83]。综合考虑,*Pthrp* 缺失胎鼠胎盘钙转运的减少率和 *Pth1r* 缺失胎鼠胎盘钙转运的增加率均与 PTHrP 中段刺激胎盘钙转运的功能相一致。

PTHrP 中段的其他影响

PTHrP 中段被证明在其他细胞类型也可以发挥作用。在鳞状上皮细胞癌细胞系,PTHrP(67-86)中段呈剂量依赖性地刺激细胞内钙和磷脂酶 C,但是对 cAMP 没有影响。它也刺激纤维粘连蛋白分泌入条件培养基。这些作用与抑制性 PTH(1-34)类似物无竞争,PTHrP(67-86)也和这些抑制类似物结合无竞争[84]。因此,PTHrP(67-86)的作用与 PTHrP(1-34)的作用非常不同,表明了这种肽的新型受体的存在[84]。然而,这种受体尚未被证实。

总的来说,有重要的证据表明 PTHrP 中段的生物活性与此蛋白的 N-末端结构形式存在不同。因为 PTHrP 的这些结构形式不激活 PTH1R,解释这些功能需要用到 PTHrP 的中段受体。然而,到目前为止,这些受体尚未被证实,但是还不清楚是否有其他科研团队正在积极地寻找这些受体。

细胞核/核仁 PTHrP 及其受体

核靶向的机制

与其他肽类激素相似,PTH 和 PTHrP 是从源细胞分泌的。它们分别通过作用于细胞表面表达 PTH1R 的相邻细胞或者远距靶细胞行使自分泌/旁分泌和内分泌功能。PTH 或 PTHrP 与 PTH1R 结合可以促进配体结合的受体内化。但是,PTHrP 除了可以与细胞表面受体结合还有其他功能,这是 PTH 不具备的功能。研究者首先提到,在特殊情况下,某些细胞类型的核和(或)核仁呈现显著的 PTHrP 免疫组织化学染色。最终明确 PTHrP 具有其他的转归,可以使其免于分泌途径而保留在源细胞的细胞质内,然后转运至核或核仁内。在那些位置,它可能会影响细胞的命运、生长/分化等。

PTHrP 的这种核命运开始于可变的 PTHLH 翻译起始位点,可以绕过信号肽,从而将 PTHrP 从分泌途径移除[63,85]。保留在细胞质内、位于氨基酸 84-93 的 NLS 使 PTHrP 可以进出细胞核[63,85]。细胞周期调控的细胞周期蛋白依赖性激酶,$p34^{cdc2}$ 和 $p33^{cdk2}$ 可以使 PTHrP 在苏氨酸 85 磷酸化,此磷酸化步骤可以将入核的 PTHrP 移出[63]。此外,PTHrP-PTH1R 复合体从细胞表面内化后,PTHrP 的这种形式也可以被转运至细胞核发挥作用[85]。因此,PTHrP 的独特结构使它能够被分泌(发挥旁分泌、自分泌、内分泌作用)或者保存在细胞内并转移至细胞核(直接影响 DNA 或 RNA)。

核运输机制的详细研究表明 PTHrP 残基 66-94 和输入蛋白 β(而非输入蛋白 α)之间存在相互作用,PTHrP 转运至细胞核或核仁需要与蛋白 GTP-Ran 结合[63,86,87]。细胞周期蛋白依赖性激酶对组氨酸 85 的磷酸化或者核转运因子 NTF2 的增加,均可以将 PTHrP 从核移出[86,88]。一个位于残基 87-107 的 NLS 可以抑制凋亡[36,89],然而,PTH 出核时需要残基 109-139 或更窄的

126–137[90]。研究证明，与全长 PTHrP 相比，PTHrP(1–108)进入细胞核较少；删除富含亮氨酸的残基 126–136，可以引起相同的入核减少[90]。一旦进入核内，PTHrP 可以通过细胞核输出受体染色体区域稳定蛋白 1(CRM1)通路再次输出；应用莱普霉素 B 处理，可以阻断核输出，导致 PTHrP 在核内积累[91]。

PTHrP 的核功能在细胞增殖和细胞存活的证据

PTHrP 到达核或核仁发挥什么作用是一些实验室正在研究的课题。PTHrP 可以通过核仁靶信号独特的基序与 RNA 结合[92]，也可以控制 RNA 转运、核糖体动员和蛋白质翻译[63,85]。在一些细胞培养模型中，PTHrP 的核功能与结合到细胞表面 PTH1R 的分泌型 PTHrP 的功能相反。例如，在一些细胞系(乳腺、前列腺、结肠)，核 PTHrP 刺激细胞增殖并抑制凋亡，然而分泌型 PTHrP 抑制增殖并促进凋亡[93–95]。在人类结肠细胞，与野生型相比，删除 NLS 的 PTHrP 过表达可以引起肽的高分泌率，而信号肽的删除则引起更高的核 PTHrP 水平[94]。

在血管平滑肌细胞，核 PTHrP 通过促进 c-myc 和 skp2 的表达及减少 p27 的表达来刺激细胞增殖；分泌型 PTHrP 与此作用相反[96,97]。对 A10 血管平滑肌细胞的系统性研究证明，NLS 的删除可以阻止 PTHrP 入核，并减少细胞增殖，然而 C–末端的删除可以减少增殖但不影响 PTHrP 的核转位。PTHrP 的 N–末端对核定位或增殖没有影响，缺失 NLS 的 PTHrP 中段也是如此[89]。这些发现表明，不仅仅是 NLS，PTHrP 的 C–末端部分，也是 PTHrP 的核转运及影响细胞增殖所必需的。

在肾的系膜细胞，PTHrP 的核仁功能也与其分泌型功能相反[98]。全长 PTHrP 转染细胞可以通过激活 cAMP/PKA 和 PI3-K/AKt 通路来增加细胞增殖和细胞存活。删除信号肽可以增加细胞增殖而不改变凋亡，然而删除 NLS 可以减少凋亡而不改变增殖。PTHrP (1–36)或 PTHrP(1–34)不改变系膜细胞增殖，但确实改善了系膜细胞的存活[98]。

同样的，在某些乳腺癌细胞(MCF-7 和 MDA-MB231)，当 NLS 存在时，PTHrP 可以促进生长；当 NSL 缺失时，则没有促进有丝分裂的作用[99]。PTHrP 的核定位序列可能是一个抑制乳腺癌细胞增长的靶点。

PTHrP 刺激细胞增殖和抑制凋亡的核功能，这一问题在相同细胞类型被不同实验室研究时还没有一致的发现。例如，其他研究人员发现，PTHrP(38–94)在体外可以抑制增殖和浸润，并引起显著的毒性和加速细胞死亡；最灵敏的应答细胞是 MDA-MB231，其肿瘤生成基因在体内实验被减弱[100–102]。应答 PTHrP(38–94)治疗时，可以观察到 DNA 片段和基因的表达改变[100–102]。PTHrP 的核定位及其与转录因子样 DNA 结合的能力被认为对杀死细胞起到重要作用[100]。另一方面，在 8707-BC 乳腺癌细胞，同一作者发现 PTHrP(67–86)仅有中度的生长抑制作用，并且促进了细胞侵袭，而 PTHrP(34–68)没有影响[103]。因此，作为抗肿瘤剂用于治疗时，需要更好地了解 PTHrP 的核功能，因为对于 PTHrP 的核功能是否刺激或抑制增殖和凋亡，已发表的研究还没有一致的结论。

靶向 PTHrP NLS 的小鼠模型

核 PTHrP 在体内的可能作用已通过两个独立建立的小鼠模型进行研究，模型的 NLS 和 PTHrP 的 C–末端部分均被删除[104,105]。两个模型被敲入 PTHrP(1–84)[104]或 PTHrP(1–66)[105]，替代全长 PTHrP 及其 NLS、中段和 C–末端区域。因此，这些模型有些缺陷，因为其表型被 PTHrP 中段和 C–末端的功能缺失所干扰。这些小鼠显示多种异常，包括生长障碍、过早骨质疏松症、成骨细胞的增殖减少和凋亡增加、造血减少、能量代谢改变及两周龄过早的死亡。多个细胞类型表现出增殖减少和凋亡率增加，衰老标志物 p21 和 p16INK4a 的表达增加，干细胞稳定标志物 Bmi-1 表达减少[104,105]。PTHrP(1–66)的敲入表现出更严重的表型，以及对祖细胞及其晚期定向细胞系的影响，但是 PTHrP 中段区域功能的缺失好像使这种模型比 PTHrP(1–84)敲入更复杂。这些体内发现与前述数据一致，即核 PTHrP 似乎控制细胞增殖和凋亡，并且具有调控干细胞稳定和更新的功能。然而，依旧不确定这些小鼠表型的哪些方面只是因为 PTHrP 核功能的丢失。这些研究至少证实 PTHrP 的很多功能不是因为 N–末端，因为尽管保留了 PTHrP 的 PTH 样末端，这些异常还是出现了。

PTHrP 的核受体?

PTHrP 的这些核和核仁功能是否需要专门的核受体？这点还不明确。可以想象，一旦 PTHrP 进入核或核仁，它可能表现得像一个转录因子，其序列里的不同基序对于靶向核功能很重要。但是，它是否具有核受体，类似于结合类固醇的核受体，如骨化三醇(即维生素 D 受体)，依然需要阐明。然而，需要注意的是，使用免疫组织化学和原位杂交的研究证实 PTH1R 在核内表达[106]。PTH1R 的存在表明核转运的 PTHrP 可以部分通过 PTH1R 介导的 N–末端功能来调控核的活动。它可能还表明 PTH1R 配体复合物在内化后可以到达核。人类 PTH1R 的细胞质内 C–末端尾部残基 471–487 被证实是一个核转位信号[106];在大鼠和小鼠的 PTH1R 出现几乎相同的序列。如果 N–末端 PTH1R 在核内表达,那么推定的中段和 C–末端区域的受体可能也在此表达。

C–末端 PTHrP 及其受体

骨形成抑制素和 C–末端结构

预测 PTHrP 的翻译后加工可以引起包括氨基酸 107–138 和 109–138 的 C–末端肽的释放。这些都可以在体内和细胞培养模型中检测到。小的 107–111 C–末端抗原决定簇被称为骨形成抑制素,因为其被证明可以抵消 N–末端 PTH 或 PTHrP 刺激破骨细胞的作用[61]。然而,骨形成抑制素还被广泛地用于解释任何包括此区域的 PTHrP 的 C–末端形式。很多最新的研究表明,这些肽不仅仅抑制破骨细胞的功能,还影响成骨细胞的增殖。核磁共振波谱已经证明骨形成抑制素的结构与 N–末端 PTH 或 PTHrP 非常不同,并且它不可能结合到 PTH1R,解释这些 C–末端肽的生物学作用需要用到特定的受体[107]。

C–末端受体可以通过蛋白激酶 C 进行信号转导,因为在大鼠成骨样细胞、淋巴细胞和角质形成细胞,PTHrP(107–111)和 PTHrP(107–139)都可以刺激膜结合 PKC,但是无 cAMP 积累[108–110]。在 ROS17/2 细胞,PTHrP(107–111)在刺激膜结合 PKC 时比 PTHrP(1–34)更有效[110]。

其他研究表明这些肽的信号转导特点不同于 N–末端 PTH 或 PTHrP,证明其功能不是由 PTH1R 介导的。在 UMR-106 细胞,PTHrP(107–139)刺激细胞内钙,这种作用可以被钙通道阻滞剂(维拉帕米或硝苯地平)消除,但是它不能被磷酸酯酶 C、Gi 或 PKC 的抑制剂阻断[111]。PTHrP(107–111)、PTHrP(107–139)和 PTHrP(1–139)在这些细胞均表现出抗增殖的作用。这似乎是通过 PKC 而非 cAMP 介导的;使用抗 PTHrP 的抗体治疗可以消除对细胞生长的抑制作用[112]。

PTHrP(107–139)还可增加血管内皮生长因子(VEGF)的表达,与 PTHrP(1–34)作用相似,但是这两种肽同时给予时没有叠加效应[113]。PTHrP(107–139)的作用可以被 PKC 抑制剂而非 PKA 抑制剂阻断[113]。PTHrP(107–139)和 PTHrP(107–111)还可以增加 VEGFR2 及成骨细胞样细胞内的 ERK 和 Akt 的表达和磷酸化[114]。这些作用可以被 VEGFR2 和 Src 激酶抑制剂抑制,证明骨形成抑制素需要 Src 激酶来发挥其功能。

C–末端 PTHrP 的生物学作用的证据

除了对这些信号转导的研究之外,骨形成抑制素还被证明具有一些生物学作用。在细胞培养基中,它可以抑制人类皮肤角质形成细胞[109]、大鼠骨肉瘤(成骨细胞样)细胞[112]和 8701-BC 乳腺癌细胞[103]的增殖。在 UMR-106 细胞,PTHrP(107–111)、PTHrP(107–139)和 PTHrP (1–139) 均表现出抗增殖作用,可以通过抗 PTHrP 抗体治疗来阻断[112]。其在 8701-BC 细胞的抗增殖作用与 N–末端PTHrP 的作用相似,但是它还可以微弱刺激这些细胞的侵袭行为[103]。8701-BC 细胞可以分泌 PTHrP 的 N–末端、中段区域和 C–末端至条件培养基[103],因此,PTHrP 引起的净生物学作用可能取决于存在的每种肽段的相对数量。

一些研究者发现,骨形成抑制素是体外骨重吸收的一种强效抑制剂,但是它在体内的作用依然不能确定[115–117]。在一个细胞系统,PTHrP(107–139)可以抑制基础的和 PTH 刺激的骨吸收长达 144 小时,而降钙素的作用则在 49~72 小时内消失[118]。PTHrP(107–139)似乎还可以抑制破骨细胞的招募,因为 PTHrP(107–139)治疗可以延迟多核细胞数目降低,与无此作用的降钙素[118]相反。颅骨上方皮下注射 PTHrP(107–139)可以减少破骨细胞的数目、周长和其他骨吸收指数[117]。

PTHrP(107–139)和 PTHrP(107–111)还可以抑制鸡离体破骨细胞的基础骨重吸收[119]。奇怪的是,当成骨细胞也存在时,这些作用显著减弱或者消失[116,119]。在鸡破骨细胞和成骨细胞的共培养基中,3 倍剂量的 PTHrP(107–139)也可以抑制 hPTH(1–34)刺激的骨吸收[119]。PTHrP 的一个反转形式可以作为另外一种对照,以证明短肽序列具有特异性的破骨细胞抑制效应[115,119]。在啮齿类动物和人类的破骨细胞,PTHrP 可以快速高效抑制 TRAP 并引起破骨细胞回缩,在形态上不同于降钙素的作用[120]。

间歇性皮下注射 PTHrP(107–139)2、4 或 8 周,可以使正在接受糖皮质激素治疗或者卵巢切除小鼠的长骨的骨丢失减慢[121,122]。它可以抑制骨吸收标志物(包括 RNAKL)和增加 OPG 的表达,还可以刺激成骨细胞的功能,表现为骨钙素、碱性磷酸酶、Runx2 和成骨细胞特异性转录因子 osterix 的增加，以及 Sost、Dkk1 的抑制[121,122]。与假手术和卵巢切除的小鼠相比，净作用是PTHrP(107-139)可以增加骨量和改善微结构参数，这些作用很多都与PTHrP(1-36)的作用相似[121,122]。因此，间歇性注射PTHrP(107-139)也可能通过Wnt信号通路来刺激骨形成，与简单的抑制骨吸收相反[121,122]。

C-末端PTHrP具有增加VEGF表达的能力，其生物学作用是通过人体成骨细胞中VEGFR2介导的[123,124]。在人成骨样细胞，PTHrP(107-139)呈剂量依赖性抑制地塞米松或依托泊苷诱导的细胞死亡，这一作用可以被VEGFR2抑制剂消除。它还呈剂量依赖性增加VEGFR2酪氨酸磷酸化、细胞外信号调节激酶(ERK)1/2活化、Akt活化和Runx2。一个Runx2阴性结构域的结构消除了PTHrP(107-139)的促生存效应，证实PTHrP(107-139)可以部分通过Runx2活化促进成骨细胞存活。

无论PTHrP(107-139)是刺激还是抑制成骨样细胞增殖，均可能依赖于治疗的剂量和疗程[124]。在UMR-106细胞或人骨肉瘤MG-63细胞，间歇性给予PTHrP(107-139)可以刺激碱性磷酸酶、Runx2、骨钙素和骨保护素，但是抑制RNAKL，这些作用取决于ERK和PKC信号。使用PTHrP(107-139)连续治疗超过24小时，对成骨细胞功能的这些标志物具有相反的作用，增殖被抑制。同样的，在大鼠UMR-106细胞和人成骨样细胞，使用PTHrP(107-139)连续治疗可以抑制增殖、分化和碱性磷酸酶活性[125,126]；这些作用在使用PKC抑制剂后消失[126]。

大鼠卵巢切除1个月后每日皮下注射PTHrP(107-139)，持续13天，股骨的干重、灰重、钙含量及股骨的骨密度均显著增加。改善程度与使用PTHrP(1-34)治疗时类似。PTHrP(107-139)的主要作用在皮质骨上可以看到，而PTHrP(1-34)的作用在皮质骨和骨小梁上均可以看到[127]。在使用甲泼尼龙处理以引起骨丢失和骨细胞凋亡的小鼠中，也可以看到相同的作用[121]。糖皮质激素处理的小鼠具有可预测的骨骼影响，包括骨形成减少、硬骨素阳性细胞数量减少、成骨细胞基因的表达减少及μCT显示骨小梁结构缺失。PTHrP(1-34)或PTHrP(107-139)隔天皮下注射，在预防这些变化方面具有中等但同等的效力。这是一个重要的发现，因为这两种肽具有不同的结构。未使用非PTHrP肽作为对照，因此不能排除非特异性治疗效果。

将骨形成抑制素置于成骨细胞样细胞的陶瓷层培养基中，证实它可以刺激细胞增长和成骨细胞基因(碱性磷酸酶、骨钙素、胶原蛋白、骨保护素、RNAKL和VEGF)的表达[128]。置于兔子的骨缺损处，可以加速愈合[129,130]。在链脲佐菌素引起的糖尿病小鼠体内进行预防性治疗时，证实C-末端PTHrP肽还可以预防或逆转一些骨髓消融对骨结构的有害作用[131]。

C-末端PTHrP在非骨细胞的生物学作用

C-末端PTHrP的作用在其他一些非骨细胞已经得到证实。通过研究两个小鼠远系繁殖株发现，一株(Thr)对癌发生抵抗，一株(Pro)对癌发生易感，将PTHrP基因中的苏氨酸→脯氨酸的多形性定位至成熟蛋白(骨形成抑制素)的130位置。与转染含苏氨酸等位基因和对照组(未转染)的小鼠相比，将包含脯氨酸等位基因的人类NCI-H520鳞状细胞癌细胞转染至裸鼠体内，可以引起更快的肿瘤生长[132]。这意味着PTHrP C-末端区域的多形性可能影响肿瘤细胞增殖和生长。

在培养的大鼠心肌细胞，PTHrP(107-111)可以增加肌酸激酶BB的活性，这种作用可被MAP激酶抑制剂消除。它还可以激活p42 MAP激酶、增加蛋白合成、导致细胞肥大。一种PKC抑制剂可以防止骨形成抑制素引起的p42 MAP激酶的活化和蛋白合成增加，表明骨形成抑制素通过PKC活化发挥作用[133]。如果这些作用发生在体内，则表示PTHrP参与心肌肥大和心力衰竭。

骨形成抑制素与PTHrP(1-36)对间充质干细胞命运的相反作用

PTHrP(107-139)支持间充质干细胞(MSC)向脂肪细胞分化和远离成骨细胞系。它可以暂时性抑制MSC内Runx2的表达和成骨分化，当MSC在成脂培养基生长时，可以刺激脂肪细胞生成[134]。相反，当使用刺激成骨细胞基因的剂量时，N-末端PTH和PTHrP抑制成脂基因。尽管在成脂培养基中，PTHrP(1-36)抑制间充质干细胞向脂肪细胞分化，促进早期成骨标志物的表达[134]。当PTHrP(1-36)和PTHrP(107-139)同时处理MSC时，净作用是抑制成脂分化和促进成骨细胞分化，表明PTHrP的N-末端对MSC的作用超过C-末端的作用[134]。同样的，全长PTHrP的过表达或者N-末端肽的给药可以在3T3-L1前脂肪细胞系促进成骨和抑制成脂分化[135]。在C3H10T1/2多能间充质干细胞，PTHrP(1-34)通过PKC的信号转导促进成骨(引起碱性磷酸酶、Ⅰ型胶原蛋白和骨钙素的表达)和抑制成脂分化[136]。因此，N-末端PTHrP驱动多能干细胞朝向成骨细胞分化，而C-末端PTHrP驱动MSC以相反方向向脂肪细胞分化。

就像早期提出的，至少在A10血管平滑肌中，骨形成抑制素可以调节中段分子NLS的作用。C-末端的删除对核定位没有明显的影响，但是显著减少增殖。因此，在血管平滑肌细胞，骨形成抑制素并非PTHrP的核定位所必需的，而是增殖所必需的[99]。

关于骨形成抑制素具有争议和冲突的资料

并非所有的C-末端PTHrP的推定作用都能够被研究者可靠地再现。Dempster无法复制骨形成抑制素的破骨细胞抑制作用，而其他人已在离体大鼠和鸡的破骨细胞中证实了这种作用[137]。Fenton发现，骨形成抑制素在抑制破骨细胞数目和功能方面比降钙素更有效[129]，但是Dempster发现骨形成抑制素无作用，而降钙素对破骨细胞的抑制为100%[137]。其他团队发现，PTHrP(107-111)对基础的或者激动剂刺激的^{45}Ca释放或大鼠颅骨破骨细胞的数目均无影响，但是降钙素可以有效减少这两个参数[138]。Clemens的团队测试了一些关于PTHrP部分结构在UMR-106细胞和大鼠动脉平滑肌细胞提高细胞内钙或刺激cAMP积累的能力。PTHrP(107-111)、PTHrP(107-138)、PTHrP(67-86)或PTHrP(38-64)对这些参数没有任何影响，但是N-末端PTH和PTHrP均在UMR-106细胞内刺激cAMP和细胞内钙，也均刺激平滑肌细胞内的cAMP[139]。

虽然有与发现具有一致性或再现性的文章，结果的优势表明PTHrP的C-末端区域具有的生物学作用不仅局限于骨细胞。还必须要考虑的是早期提到的两个PTHrP敲入模型，此模型PTHrP的中段部分和C-末端部分被删除[104,105]。删除导致严重的异常，一些异常可能是由PTHrP的C-末端功能缺失造成的。到目前为止，没有小鼠模型被专门用于检测只删除PTHrP的C-末端区域的影响。

证据总结

此部分描述的结果表明，C-末端PTHrP连续给药可抑制骨形成和重吸收，并驱动前体细胞远离成骨细胞系而朝向脂肪细胞。这些作用可能会参与HHM的骨形成抑制，不同于在原发性甲状旁腺功能亢进症时会促进骨形成并保持与骨吸收同步。还有证据表明，C-末端PTHrP间歇性给药可能会促进成骨细胞增殖和细胞存活，因此其可以补充N-末端PTHrP的作用来达到相同的作用。

总的来说，多种研究方法表明，C-末端PTHrP的生物学作用是确实的，一种新型的C-末端受体用来介导其作用。正如此部分的讨论，还有证据表明C-末端PTHrP的信号转导机制与N-末端PTHrP不同。然而，就像PTHrP中段区域和核/核仁PTHrP，C-末端PTHrP的受体尚待确定。

结论

PTHrP是一种可以产生多种循环结构的多激素或者多细胞因子，每种因子均具有特定的功能，并可能具有自己特定的受体(表5.2)。迄今为止，只有PTHrP(和PTH)的N-末端受体已被证实。PTHrP的中段区域、NLS和C-末端区域的受体依然有待证实，但是需要大量的资料支持这些受体的存在。

考虑到上文总结的资料，包括体外和体内实验中的N-末端受体相互作用、信号转导和生物学作用的证据，可以解释原发性甲状旁腺功能亢进症和HHM的临床表现不同(表5.3)。

在原发性甲状旁腺功能亢进症，单腺瘤或者甲状旁腺增生可以产生过量的PTH。这些N-末端PTH可

表5.2 PTHrP区域已知作用总结

N-末端	• 刺激成骨细胞功能(间歇性或脉动给药)
	• 抑制成骨细胞凋亡
	• 促进骨髓间充质干细胞向成骨细胞谱系定向
	• 刺激破骨细胞(持续高水平)
	• 刺激1α-羟化酶形成骨化三醇
	• 排出碳酸氢盐
	• 肾小管中钙的重吸收
中段	• 肾碳酸氢盐重吸收
	• 胎盘钙转运
	• 在特异性细胞类型，刺激细胞内钙离子和磷脂酶C，但不刺激cAMP
	• 刺激纤维粘连蛋白
核靶向	• 某些细胞类型，刺激增殖和抑制凋亡
	• 不同条件下相同的细胞类型，抑制增殖和诱导细胞死亡
	• 结合DNA和(或)RNA
C-末端	• 根据细胞类型和研究条件，刺激或抑制细胞增殖
	• 抑制破骨细胞功能和招募
	• 连续给药时，抑制成骨细胞增殖和存活
	• 间歇性给药时，刺激成骨细胞增殖和功能
	• 刺激骨髓间充质干细胞向脂肪细胞谱系定向

表 5.3　解释原发性甲状旁腺功能亢进症和恶性肿瘤体液性高钙血症临床与生物化学差异的潜在分子基础

原发性甲状旁腺功能亢进症	恶性肿瘤体液性高钙血症	机制
高循环 PTH	高 PTHrP 和低 PTH	甲状旁腺腺瘤和恶性肿瘤分别生成的 PTH 与 PTHrP 的作用
甲状旁腺肿大	恶性肿瘤;甲状旁腺受压	
高钙血症	更严重的高钙血症	更大的肿瘤负担和更明显的骨吸收增加
高氯血症代谢性酸中毒	低氯血症代谢性碱中毒	PTH 促进碳酸氢盐排出,PTHrP 抑制碳酸氢盐排出
尿碳酸氢盐增加	尿碳酸氢盐降低	
骨化三醇增加	骨化三醇正常或降低	PTH1R 的快速释放,PTHrP 微弱刺激 1α-羟化酶
肠的钙吸收增加	肠的钙吸收降低	
骨形成增加	骨形成抑制	PTHrP 中段、核和 C-末端作用可以抑制成骨细胞的功能和驱动骨髓间充质干细胞向脂肪细胞分化,由于 PTHrP 高肿瘤负荷,导致骨吸收过度
骨吸收增加	骨吸收增加更明显	
骨转换同步	骨转换不同步,明显丢失	
尿钙增加	尿钙增加更明显	HHM 不同步和显著的骨吸收

以刺激成骨细胞、破骨细胞和肾 1α-羟化酶,抑制肾碳酸氢盐重吸收。N-末端 PTH 的作用可以增加骨化三醇,促进肠道钙吸收的上调。由于骨吸收和肠道钙吸收增加,高钙血症发生。骨形成和骨吸收保持同步。碳酸氢盐的排泄增加可以促进一些患者轻微代谢性酸中毒的发展。

与原发性甲状旁腺功能亢进症分泌的 PTH 相比,HHM 的肿瘤可以导致相对增高的 PTHrP 分泌。生成了多种循环种类的 PTHrP;在循环血液中,中段区域和 C-末端片段与 N-末端肽相比有较长的半衰期。高钙血症的出现主要是因为过量的骨吸收;尽管 N-末端 PTHrP 的升钙作用比 PTH 更小,高水平的 PTHrP 可以促进更多的骨吸收。N-末端 PTHrP 对 PTH1R 的短期结合和活化可以导致对 1α-羟化酶的刺激较少,以及骨化三醇水平正常或稍低,从而导致肠道钙吸收正常或下调。PTHrP 的中段区域可以促进肾小管重吸收碳酸氢盐,引起轻微的代谢性碱中毒。PTHrP 的中段区域和核功能可以抑制成骨细胞的增殖,而持续高水平的 C-末端 PTHrP 可以抑制前体细胞分化为成骨细胞,还可以抑制成骨细胞的功能,并增加成骨细胞的死亡。所以,N-末端 PTHrP 可以促进骨吸收,而 PTHrP 的中段区域、核和 C-末端的联合作用可以抑制骨形成。结果是骨吸收与骨形成不同步,促进骨的净丢失更多,以及血钙和尿钙增加更多。

(郑伟伟　李金茹　张平　译)

参考文献

1. Albright F. Case 27461. *New Engl J Med* 1941;**225**:789–91.
2. Gellhorn A, Plimpton CH. Hypercalcemia in malignant disease without evidence of bone destruction. *Am J Med* 1956;**21**:750–9.
3. Silverberg SJ, Bilezikian JP. Primary hyperparathyroidism. In: Rosen CJ, editor. *Primer on the Metabolic Bone Diseases and Disorders of Mineral Metabolism*. 7th ed. Washington, DC: ASBMR Press; 2008. pp. 302–6.
4. Horwitz MJ, Hodak SP, Stewart AF. Non-parathyroid hypercalcemia. In: Rosen CJ, editor. *Primer on the Metabolic Bone Diseases and Disorders of Mineral Metabolism*. 7th ed. Washington, DC: ASBMR Press; 2008. pp. 307–12.
5. Riggs BL, Arnaud CD, Reynolds JC, Smith LH. Immunologic differentiation of primary hyperparathyroidism from hyperparathyroidism due to nonparathyroid cancer. *J Clin Invest* 1971;**50**:2079–83.
6. Powell D, Singer FR, Murray TM, Minkin C, Potts Jr JT. Nonparathyroid humoral hypercalcemia in patients with neoplastic diseases. *N Engl J Med* 1973;**289**:176–81.
7. Kronenberg HM, Roberts BE, Habener JF, Potts Jr JT, Rich A. DNA complementary to parathyroid mRNA directs synthesis of pre-proparathyroid hormone in a linked transcription-translation system. *Nature* 1977;**267**:804–7.
8. Mangin M, Webb AC, Dreyer BE, Posillico JT, Ikeda K, Weir EC, et al. Identification of a cDNA encoding a parathyroid hormone-like peptide from a human tumor associated with humoral hypercalcemia of malignancy. *Proc Natl Acad Sci USA* 1988;**85**:597–601.
9. Suva LJ, Winslow GA, Wettenhall RE, Hammonds RG, Moseley JM, Diefenbach-Jagger H, et al. A parathyroid hormone-related protein implicated in malignant hypercalcemia: cloning and expression. *Science* 1987;**237**:893–6.
10. Strewler GJ, Stern PH, Jacobs JW, Eveloff J, Klein RF, Leung SC, et al. Parathyroid hormonelike protein from human renal carcinoma cells. Structural and functional homology with parathyroid hormone. *J Clin Invest* 1987;**80**:1803–7.
11. Burtis WJ, Brady TG, Orloff JJ, Ersbak JB, Warrell Jr RP, Olson BR, et al. Immunochemical characterization of circulating parathyroid hormone-related protein in patients with humoral hypercalcemia of cancer. *N Engl J Med* 1990;**322**:1106–12.

12. Grill V, Ho P, Body JJ, Johanson N, Lee SC, Kukreja SC, et al. Parathyroid hormone-related protein: elevated levels in both humoral hypercalcemia of malignancy and hypercalcemia complicating metastatic breast cancer. *J Clin Endocrinol Metab* 1991;**73**:1309–15.
13. Stewart AF, Horst R, Deftos LJ, Cadman EC, Lang R, Broadus AE. Biochemical evaluation of patients with cancer-associated hypercalcemia: evidence for humoral and nonhumoral groups. *N Engl J Med* 1980;**303**:1377–83.
14. Coombes RS, Ward MK, Greenberg PB, Hillyard CJ, Tulloch BR, Morrison R, et al. Calcium metabolism in cancer. Studies using calcium isotopes and immunoassays for parathyroid hormone and calcitonin. *Cancer* 1976;**38**:2111–20.
15. Nakayama K, Fukumoto S, Takeda S, Takeuchi Y, Ishikawa T, Miura M, et al. Differences in bone and vitamin D metabolism between primary hyperparathyroidism and malignancy-associated hypercalcemia. *J Clin Endocrinol Metab* 1996;**81**:607–11.
16. Godsall JW, Burtis WJ, Insogna KL, Broadus AE, Stewart AF. Nephrogenous cyclic AMP, adenylate cyclase-stimulating activity, and the humoral hypercalcemia of malignancy. *Recent Prog Horm Res* 1986;**42**:705–50.
17. Grill V, Martin TJ. Hypercalcemia of malignancy. *Rev Endocr Metab Disord* 2000;**1**:253–63.
18. Ralston SH, Boyce BF, Cowan RA, Gardner MD, Fraser WD, Boyle IT. Contrasting mechanisms of hypercalcemia in patients with early and advanced humoral hypercalcemia of malignancy. *J Bone Miner Res* 1989;**4**:103–11.
19. Stewart AF, Vignery A, Silverglate A, Ravin ND, LiVolsi V, Broadus AE, et al. Quantitative bone histomorphometry in humoral hypercalcemia of malignancy: uncoupling of bone cell activity. *J Clin Endocrinol Metab* 1982;**55**:219–27.
20. Parisien M, Silverberg SJ, Shane E, de la Cruz L, Lindsay R, Bilezikian JP, et al. The histomorphometry of bone in primary hyperparathyroidism: preservation of cancellous bone structure. *J Clin Endocrinol Metab* 1990;**70**:930–8.
21. Pinheiro PL, Cardoso JC, Power DM, Canario AV. Functional characterization and evolution of PTH/PTHrP receptors: insights from the chicken. *BMC Evol Biol* 2012;**12**:110.
22. Wysolmerski JJ. Parathyroid hormone-related protein: an update. *J Clin Endocrinol Metab* 2012;**97**:2947–56.
23. McCauley LK, Martin TJ. Twenty-five years of PTHrP progress: from cancer hormone to multifunctional cytokine. *J Bone Miner Res* 2012;**27**:1231–9.
24. Simmonds CS, Karsenty G, Karaplis AC, Kovacs CS. Parathyroid hormone regulates fetal-placental mineral homeostasis. *J Bone Miner Res* 2010;**25**:594–605.
25. Beck F, Tucci J, Senior PV. Expression of parathyroid hormone-related protein mRNA by uterine tissues and extraembryonic membranes during gestation in rats. *J Reprod Fertil* 1993;**99**:343–52.
26. Burton PB, Moniz C, Quirke P, Malik A, Bui TD, Jüppner H, et al. Parathyroid hormone-related peptide: expression in fetal and neonatal development. *J Pathol* 1992;**167**:291–6.
27. Chen X, Macica CM, Dreyer BE, Hammond VE, Hens JR, Philbrick WM, et al. Initial characterization of PTH-related protein gene-driven lacZ expression in the mouse. *J Bone Miner Res* 2006;**21**:113–23.
28. Dunne FP, Ratcliffe WA, Mansour P, Heath DA. Parathyroid hormone related protein (PTHrP) gene expression in fetal and extra-embryonic tissues of early pregnancy. *Hum Reprod* 1994;**9**:149–56.
29. Karperien M, Lanser P, de Laat SW, Boonstra J, Defize LH. Parathyroid hormone related peptide mRNA expression during murine postimplantation development: evidence for involvement in multiple differentiation processes. *Int J Dev Biol* 1996;**40**:599–608.
30. Lee K, Deeds JD, Segre GV. Expression of parathyroid hormone-related peptide and its receptor messenger ribonucleic acids during fetal development of rats. *Endocrinology* 1995;**136**:453–63.
31. Senior PV, Heath DA, Beck F. Expression of parathyroid hormone-related protein mRNA in the rat before birth: demonstration by hybridization histochemistry. *J Mol Endocrinol* 1991;**6**:281–90.
32. van de Stolpe A, Karperien M, Lowik CW, Jüppner H, Segre GV, Abou-Samra AB, et al. Parathyroid hormone-related peptide as an endogenous inducer of parietal endoderm differentiation. *J Cell Biol* 1993;**120**:235–43.
33. Ferguson JE, Gorman JV, Bruns DE, Weir EC, Burtis WJ, Martin TJ, et al. Abundant expression of parathyroid hormone-related protein in human amnion and its association with labor. *Proc Natl Acad Sci USA* 1992;**89**:8384–8.
34. Kovacs CS, Chafe LL, Woodland ML, McDonald KR, Fudge NJ, Wookey PJ. Calcitropic gene expression suggests a role for intraplacental yolk sac in maternal–fetal calcium exchange. *Am J Physiol Endocrinol Metab* 2002;**282**:E721–32.
35. Orloff JJ, Reddy D, de Papp AE, Yang KH, Soifer NE, Stewart AF. Parathyroid hormone-related protein as a prohormone: post-translational processing and receptor interactions. *Endocr Rev* 1994;**15**:40–60.
36. Henderson JE, Amizuka N, Warshawsky H, Biasotto D, Lanske BM, Goltzman D, et al. Nucleolar localization of parathyroid hormone-related peptide enhances survival of chondrocytes under conditions that promote apoptotic cell death. *Mol Cell Biol* 1995;**15**:4064–75.
37. Burtis WJ, Dann P, Gaich GA, Soifer NE. A high abundance midregion species of parathyroid hormone-related protein: immunological and chromatographic characterization in plasma. *J Clin Endocrinol Metab* 1994;**78**:317–22.
38. Juppner H, Abou-Samra AB, Freeman M, Kong XF, Schipani E, Richards J, et al. A G protein-linked receptor for parathyroid hormone and parathyroid hormone-related peptide. *Science* 1991;**254**:1024–6.
39. Karperien M, van Dijk TB, Hoeijmakers T, Cremers F, Abou-Samra AB, Boonstra J, et al. Expression pattern of parathyroid hormone/parathyroid hormone related peptide receptor mRNA in mouse postimplantation embryos indicates involvement in multiple developmental processes. *Mech Dev* 1994;**47**:29–42.
40. Lee K, Deeds JD, Bond AT, Jüppner H, Abou-Samra AB, Segre GV. In situ localization of PTH/PTHrP receptor mRNA in the bone of fetal and young rats. *Bone* 1993;**14**:341–5.
41. Gensure RC, Gardella TJ, Juppner H. Parathyroid hormone and parathyroid hormone-related peptide, and their receptors. *Biochem Biophys Res Commun* 2005;**328**:666–78.
42. Vilardaga JP, Romero G, Friedman PA, Gardella TJ. Molecular basis of parathyroid hormone receptor signaling and trafficking: a family B GPCR paradigm. *Cell Mol Life Sci: CMLS* 2011;**68**:1–13.
43. Vilardaga JP, Gardella TJ, Wehbi VL, Feinstein TN. Non-canonical signaling of the PTH receptor. *Trends Pharmacol Sci* 2012;**33**:423–31.
44. Clemens TL, Cormier S, Eichinger A, Endlich K, Fiaschi-Taesch N, Fischer E, et al. Parathyroid hormone-related protein and its receptors: nuclear functions and roles in the renal and cardiovascular systems, the placental trophoblasts and the pancreatic islets. *Br J Pharmacol* 2001;**134**:1113–36.
45. Shimizu M, Carter PH, Gardella TJ. Autoactivation of type-1 parathyroid hormone receptors containing a tethered ligand. *J Biol Chem* 2000;**275**:19456–60.
46. Horwitz MJ, Tedesco MB, Sereika SM, Hollis BW, Garcia-Ocana A, Stewart AF. Direct comparison of sustained infusion of human parathyroid hormone-related protein-(1–36). *J Clin Endocrinol Metab* 2003;**88**:1603–9.

47. Horwitz MJ, Tedesco MB, Sereika SM, Syed MA, Garcia-Ocana A, Bisello A, et al. Continuous PTH and PTHrP infusion causes suppression of bone formation and discordant effects on 1,25$(OH)_2$ vitamin D. *J Bone Miner Res* 2005;**20**:1792–803.
48. Horwitz MJ, Tedesco MB, Sereika SM, Prebehala L, Gundberg CM, Hollis BW, et al. A 7-day continuous infusion of PTH or PTHrP suppresses bone formation and uncouples bone turnover. *J Bone Miner Res* 2011;**26**:2287–97.
49. Horwitz MJ, Tedesco MB, Gundberg C, Garcia-Ocana A, Stewart AF. Short-term, high-dose parathyroid hormone-related protein as a skeletal anabolic agent for the treatment of postmenopausal osteoporosis. *J Clin Endocrinol Metab* 2003;**88**:569–75.
50. Horwitz MJ, Tedesco MB, Garcia-Ocana A, Sereika SM, Prebehala L, Bisello A, et al. Parathyroid hormone-related protein for the treatment of postmenopausal osteoporosis: defining the maximal tolerable dose. *J Clin Endocrinol Metab* 2010;**95**:1279–87.
51. Dean T, Vilardaga JP, Potts Jr JT, Gardella TJ. Altered selectivity of parathyroid hormone (PTH) and PTH-related protein (PTHrP) for distinct conformations of the PTH/PTHrP receptor. *Mol Endocrinol* 2008;**22**:156–66.
52. Pioszak AA, Parker NR, Gardella TJ, Xu HE. Structural basis for parathyroid hormone-related protein binding to the parathyroid hormone receptor and design of conformation-selective peptides. *J Biol Chem* 2009;**284**:28382–91.
53. Usdin TB, Gruber C, Bonner TI. Identification and functional expression of a receptor selectively recognizing parathyroid hormone, the PTH2 receptor. *J Biol Chem* 1995;**270**:15455–8.
54. Usdin TB, Wang T, Hoare SR, Mezey E, Palkovits M. New members of the parathyroid hormone/parathyroid hormone receptor family: the parathyroid hormone 2 receptor and tuberoinfundibular peptide of 39 residues. *Front Neuroendocrinol* 2000;**21**:349–83.
55. Rubin DA, Juppner H. Zebrafish express the common parathyroid hormone/parathyroid hormone-related peptide receptor (PTH1R) and a novel receptor (PTH3R) that is preferentially activated by mammalian and fugufish parathyroid hormone-related peptide. *J Biol Chem* 1999;**274**:28185–90.
56. Hoare SR, Rubin DA, Juppner H, Usdin TB. Evaluating the ligand specificity of zebrafish parathyroid hormone (PTH) receptors: comparison of PTH, PTH-related protein, and tuberoinfundibular peptide of 39 residues. *Endocrinology* 2000;**141**:3080–6.
57. Orloff JJ, Kats Y, Urena P, Schipani E, Vasavada RC, Philbrick WM, et al. Further evidence for a novel receptor for amino-terminal parathyroid hormone-related protein on keratinocytes and squamous carcinoma cell lines. *Endocrinology* 1995;**136**:3016–23.
58. Gaich G, Orloff JJ, Atillasoy EJ, Burtis WJ, Ganz MB, Stewart AF. Amino-terminal parathyroid hormone-related protein: specific binding and cytosolic calcium responses in rat insulinoma cells. *Endocrinology* 1993;**132**:1402–9.
59. Maeda S, Wu S, Juppner H, Green J, Aragay AM, Fagin JA, et al. Cell-specific signal transduction of parathyroid hormone (PTH)-related protein through stably expressed recombinant PTH/PTHrP receptors in vascular smooth muscle cells. *Endocrinology* 1996;**137**:3154–62.
60. Yamamoto S, Morimoto I, Zeki K, Ueta Y, Yamashita H, Kannan H, et al. Centrally administered parathyroid hormone (PTH)-related protein(1–34) but not PTH(1–34) stimulates arginine-vasopressin secretion and its messenger ribonucleic acid expression in supraoptic nucleus of the conscious rats. *Endocrinology* 1998;**139**:383–8.
61. Philbrick WM, Wysolmerski JJ, Galbraith S, Holt E, Orloff JJ, Yang KH, et al. Defining the roles of parathyroid hormone-related protein in normal physiology. *Physiol Rev* 1996;**76**:127–73.
62. Soifer NE, Dee KE, Insogna KL, Burtis WJ, Matovcik LM, Wu TL, et al. Parathyroid hormone-related protein. Evidence for secretion of a novel mid-region fragment by three different cell types. *J Biol Chem* 1992;**267**:18236–43.
63. Jans DA, Thomas RJ, Gillespie MT. Parathyroid hormone-related protein (PTHrP): a nucleocytoplasmic shuttling protein with distinct paracrine and intracrine roles. *Vitam Horm* 2003;**66**:345–84.
64. Bucht E, Rong H, Bremme K, Granberg B, Rian E, Torring O. Mid-molecular parathyroid hormone-related peptide in serum during pregnancy, lactation and in umbilical cord blood. *Eur J Endocrinol* 1995;**132**:438–43.
65. Yang KH, dePapp AE, Soifer NE, Dreyer BE, Wu TL, Porter SE, et al. Parathyroid hormone-related protein: evidence for isoform- and tissue-specific posttranslational processing. *Biochemistry* 1994;**33**:7460–9.
66. Plawner LL, Philbrick WM, Burtis WJ, Broadus AE, Stewart AF. Cell type-specific secretion of parathyroid hormone-related protein via the regulated versus the constitutive secretory pathway. *J Biol Chem* 1995;**270**:14078–84.
67. Ellis AG, Adam WR, Martin TJ. Comparison of the effects of parathyroid hormone (PTH) and recombinant PTH-related protein on bicarbonate excretion by the isolated perfused rat kidney. *J Endocrinol* 1990;**126**:403–8.
68. Coe FL. Magnitude of metabolic acidosis in primary hyperparathyroidism. *Arch Intern Med* 1974;**134**:262–5.
69. Hulter HN, Peterson JC. Acid-base homeostasis during chronic PTH excess in humans. *Kidney Int* 1985;**28**:187–92.
70. Wills MR. Value of plasma chloride concentration and acid-base status in the differential diagnosis of hyperparathyroidism from other causes of hypercalcaemia. *J Clin Pathol* 1971;**24**:219–27.
71. Jaeger P, Jones W, Kashgarian M, Segre GV, Hayslett JP. Parathyroid hormone directly inhibits tubular reabsorption of bicarbonate in normocalcaemic rats with chronic hyperparathyroidism. *Eur J Clin Invest* 1987;**17**:415–20.
72. McKinney TD, Myers P. PTH inhibition of bicarbonate transport by proximal convoluted tubules. *Am J Physiol* 1980;**239**:F127–34.
73. Sato K, Onuma E, Yocum RC, Ogata E. Treatment of malignancy-associated hypercalcemia and cachexia with humanized anti-parathyroid hormone-related protein antibody. *Semin Oncol* 2003;**30**:167–73.
74. Care AD, Caple IW, Abbas SK, Pickard DW. The effect of fetal thyroparathyroidectomy on the transport of calcium across the ovine placenta to the fetus. *Placenta* 1986;**7**:417–24.
75. Weatherley AJ, Ross R, Pickard DW, Care AD. The transfer of calcium during perfusion of the placenta and intact and thyroparathyroidectomized sheep. *Placenta* 1983;**4**:271–7.
76. Rodda CP, Kubota M, Heath JA, Ebeling PR, Moseley JM, Care AD, et al. Evidence for a novel parathyroid hormone-related protein in fetal lamb parathyroid glands and sheep placenta: comparisons with a similar protein implicated in humoral hypercalcaemia of malignancy. *J Endocrinol* 1988;**117**:261–71.
77. Abbas SK, Pickard DW, Rodda CP, Heath JA, Hammonds RG, Wood WI, et al. Stimulation of ovine placental calcium transport by purified natural and recombinant parathyroid hormone-related protein (PTHrP) preparations. *Q J Exp Physiol* 1989;**74**:549–52.
78. Care AD, Abbas SK, Pickard DW, Barri M, Drinkhill M, Findlay JB, et al. Stimulation of ovine placental transport of calcium and magnesium by mid-molecule fragments of human parathyroid hormone-related protein. *Exp Physiol* 1990;**75**:605–8.
79. Wu TL, Vasavada RC, Yang K, Massfelder T, Ganz M, Abbas SK, et al. Structural and physiologic characterization of the mid-region secretory species of parathyroid hormone-related protein. *J Biol Chem* 1996;**271**:24371–81.

80. Karaplis AC, Luz A, Glowacki J, Bronson RT, Tybulewicz VL, Kronenberg HM, et al. Lethal skeletal dysplasia from targeted disruption of the parathyroid hormone-related peptide gene. *Genes Dev* 1994;**8**:277–89.
81. Kovacs CS, Lanske B, Hunzelman JL, Guo J, Karaplis AC, Kronenberg HM. Parathyroid hormone-related peptide (PTHrP) regulates fetal-placental calcium transport through a receptor distinct from the PTH/PTHrP receptor. *Proc Natl Acad Sci USA* 1996;**93**:15233–8.
82. Lanske B, Karaplis AC, Lee K, Luz A, Vortkamp A, Pirro A, et al. PTH/PTHrP receptor in early development and Indian hedgehog-regulated bone growth. *Science* 1996;**273**:663–6.
83. Kovacs CS, Manley NR, Moseley JM, Martin TJ, Kronenberg HM. Fetal parathyroids are not required to maintain placental calcium transport. *J Clin Invest* 2001;**107**:1007–15.
84. Orloff JJ, Ganz MB, Nathanson MH, Moyer MS, Kats Y, Mitnick M, et al. A midregion parathyroid hormone-related peptide mobilizes cytosolic calcium and stimulates formation of inositol trisphosphate in a squamous carcinoma cell line. *Endocrinology* 1996;**137**:5376–85.
85. Fiaschi-Taesch NM, Stewart AF. Minireview: parathyroid hormone-related protein as an intracrine factor—trafficking mechanisms and functional consequences. *Endocrinology* 2003;**144**: 407–11.
86. Lam MH, Briggs LJ, Hu W, Martin TJ, Gillespie MT, Jans DA. Importin beta recognizes parathyroid hormone-related protein with high affinity and mediates its nuclear import in the absence of importin alpha. *J Biol Chem* 1999;**274**:7391–8.
87. Cingolani G, Bednenko J, Gillespie MT, Gerace L. Molecular basis for the recognition of a nonclassical nuclear localization signal by importin beta. *Mol Cell* 2002;**10**:1345–53.
88. Lam MH, House CM, Tiganis T, Mitchelhill KI, Sarcevic B, Cures A, et al. Phosphorylation at the cyclin-dependent kinases site (Thr85) of parathyroid hormone-related protein negatively regulates its nuclear localization. *J Biol Chem* 1999;**274**:18559–66.
89. de Miguel F, Fiaschi-Taesch N, Lopez-Talavera JC, Takane KK, Massfelder T, Helwig JJ, et al. The C-terminal region of PTHrP, in addition to the nuclear localization signal, is essential for the intracrine stimulation of proliferation in vascular smooth muscle cells. *Endocrinology* 2001;**142**:4096–105.
90. Pache JC, Burton DW, Deftos LJ, Hastings RH. A carboxyl leucine-rich region of parathyroid hormone-related protein is critical for nuclear export. *Endocrinology* 2006;**147**:990–8.
91. Lam MH, Henderson B, Gillespie MT, Jans DA. Dynamics of leptomycin B-sensitive nucleocytoplasmic flux of parathyroid hormone-related protein. *Traffic (Copenhagen, Denmark)* 2001;**2**:812–9.
92. Aarts MM, Levy D, He B, Stregger S, Chen T, Richard S, et al. Parathyroid hormone-related protein interacts with RNA. *J Biol Chem* 1999;**274**:4832–8.
93. Park SI, McCauley LK. Nuclear localization of parathyroid hormone-related peptide confers resistance to anoikis in prostate cancer cells. *Endocr-Relat Cancer* 2012;**19**:243–54.
94. Bhatia V, Saini MK, Falzon M. Nuclear PTHrP targeting regulates PTHrP secretion and enhances LoVo cell growth and survival. *Regul Pept* 2009;**158**:149–55.
95. Shen X, Qian L, Falzon M. PTH-related protein enhances MCF-7 breast cancer cell adhesion, migration, and invasion via an intracrine pathway. *Exp Cell Res* 2004;**294**:420–33.
96. Fiaschi-Taesch N, Takane KK, Masters S, Lopez-Talavera JC, Stewart AF. Parathyroid-hormone-related protein as a regulator of pRb and the cell cycle in arterial smooth muscle. *Circulation* 2004;**110**:177–85.
97. Sicari BM, Troxell R, Salim F, Tanwir M, Takane KK, Fiaschi-Taesch N. c-myc and skp2 coordinate p27 degradation, vascular smooth muscle proliferation, and neointima formation induced by the parathyroid hormone-related protein. *Endocrinology* 2012;**153**:861–72.
98. Hochane M, Raison D, Coquard C, Imhoff O, Massfelder T, Moulin B, et al. Parathyroid hormone-related protein is a mitogenic and a survival factor of mesangial cells from male mice: role of intracrine and paracrine pathways. *Endocrinology* 2013;**154**:853–64.
99. Kumari R, Robertson JF, Watson SA. Nuclear targeting of a midregion PTHrP fragment is necessary for stimulating growth in breast cancer cells. *Int J Cancer* 2006;**119**:49–59.
100. Luparello C. Midregion PTHrP and human breast cancer cells. *Sci World J* 2010;**10**:1016–28.
101. Luparello C, Romanotto R, Tipa A, Sirchia R, Olmo N, Lopez de Silanes I, et al. Midregion parathyroid hormone-related protein inhibits growth and invasion in vitro and tumorigenesis in vivo of human breast cancer cells. *J Bone Miner Res* 2001;**16**:2173–81.
102. Luparello C, Sirchia R. Lo Sasso B. Midregion PTHrP regulates Rip1 and caspase expression in MDA-MB231 breast cancer cells. *Breast Cancer Res Treat* 2008;**111**:461–74.
103. Luparello C, Burtis WJ, Raue F, Birch MA, Gallagher JA. Parathyroid hormone-related peptide and 8701-BC breast cancer cell growth and invasion in vitro: evidence for growth-inhibiting and invasion-promoting effects. *Mol Cell Endocrinol* 1995;**111**:225–32.
104. Miao D, Su H, He B, Gao J, Xia Q, Zhu M, et al. Severe growth retardation and early lethality in mice lacking the nuclear localization sequence and C-terminus of PTH-related protein. *Proc Natl Acad Sci USA* 2008;**105**:20309–14.
105. Toribio RE, Brown HA, Novince CM, Marlow B, Hernon K, Lanigan LG, et al. The midregion, nuclear localization sequence, and C terminus of PTHrP regulate skeletal development, hematopoiesis, and survival in mice. *FASEB J* 2010;**24**:1947–57.
106. Watson PH, Fraher LJ, Hendy GN, Chung UI, Kisiel M, Natale BV, et al. Nuclear localization of the type 1 PTH/PTHrP receptor in rat tissues. *J Bone Miner Res* 2000;**15**:1033–44.
107. Cuthbertson RM, Kemp BE, Barden JA. Structure study of osteostatin PTHrP[Thr107](107–139). *Biochim Biophys Acta* 1999;**1432**:64–72.
108. Whitfield JF, Isaacs RJ, Chakravarthy BR, Durkin JP, Morley P, Neugebauer W, et al. C-terminal fragments of parathyroid hormone-related protein, PTHrP-(107–111) and (107–139), and the N-terminal PTHrP-(1–40) fragment stimulate membrane-associated protein kinase C activity in rat spleen lymphocytes. *J Cell Physiol* 1994;**158**:518–22.
109. Whitfield JF, Isaacs RJ, Jouishomme H, MacLean S, Chakravarthy BR, Morley P, et al. C-terminal fragment of parathyroid hormone-related protein, PTHrP-(107–111), stimulates membrane-associated protein kinase C activity and modulates the proliferation of human and murine skin keratinocytes. *J Cell Physiol* 1996;**166**:1–11.
110. Gagnon L, Jouishomme H, Whitfield JF, Durkin JP, MacLean S, Neugebauer W, et al. Protein kinase C-activating domains of parathyroid hormone-related protein. *J Bone Miner Res* 1993;**8**: 497–503.
111. Valin A, Guillen C, Esbrit P. C-terminal parathyroid hormone-related protein (PTHrP) (107–139) stimulates intracellular Ca(2+) through a receptor different from the type 1 PTH/PTHrP receptor in osteoblastic osteosarcoma UMR 106 cells. *Endocrinology* 2001;**142**:2752–9.
112. Valin A, Garcia-Ocana A, De Miguel F, Sarasa JL, Esbrit P. Antiproliferative effect of the C-terminal fragments of parathyroid hormone-related protein, PTHrP-(107–111) and (107–139), on osteoblastic osteosarcoma cells. *J Cell Physiol* 1997;**170**:209–15.
113. Esbrit P, Alvarez-Arroyo MV, De Miguel F, Martin O, Martinez ME, Caramelo C. C-terminal parathyroid hormone-related protein increases vascular endothelial growth factor in human osteoblastic cells. *J Am Soc Nephrol* 2000;**11**:1085–92.

114. Garcia-Martin A, Acitores A, Maycas M, Villanueva-Penacarrillo ML, Esbrit P. Src kinases mediate VEGFR2 transactivation by the osteostatin domain of PTHrP to modulate osteoblastic function. *J Cell Biochem* 2013;**114**:1404–13.
115. Fenton AJ, Kemp BE, Hammonds Jr RG, Mitchelhill K, Moseley JM, Martin TJ, et al. A potent inhibitor of osteoclastic bone resorption within a highly conserved pentapeptide region of parathyroid hormone-related protein; PTHrP[107–111]. *Endocrinology* 1991;**129**:3424–6.
116. Fenton AJ, Kemp BE, Kent GN, Moseley JM, Zheng MH, Rowe DJ, et al. A carboxyl-terminal peptide from the parathyroid hormone-related protein inhibits bone resorption by osteoclasts. *Endocrinology* 1991;**129**:1762–8.
117. Cornish J, Callon KE, Nicholson GC, Reid IR. Parathyroid hormone-related protein-(107–139) inhibits bone resorption in vivo. *Endocrinology* 1997;**138**:1299–304.
118. Fenton AJ, Martin TJ, Nicholson GC. Long-term culture of disaggregated rat osteoclasts: inhibition of bone resorption and reduction of osteoclast-like cell number by calcitonin and PTHrP[107–139]. *J Cell Physiol* 1993;**155**:1–7.
119. Fenton AJ, Martin TJ, Nicholson GC. Carboxyl-terminal parathyroid hormone-related protein inhibits bone resorption by isolated chicken osteoclasts. *J Bone Miner Res* 1994;**9**:515–9.
120. Zheng MH, McCaughan HB, Papadimitriou JM, Nicholson GC, Wood DJ. Tartrate resistant acid phosphatase activity in rat cultured osteoclasts is inhibited by a carboxyl terminal peptide (osteostatin) from parathyroid hormone-related protein. *J Cell Biochem* 1994;**54**:145–53.
121. de Castro LF, Lozano D, Dapia S, Portal-Nunez S, Caeiro JR, Gomez-Barrena E, et al. Role of the N- and C-terminal fragments of parathyroid-hormone-related protein as putative therapies to improve bone regeneration under high glucocorticoid treatment. *Tissue Eng Part A* 2010;**16**:1157–68.
122. de Castro LF, Lozano D, Portal-Nunez S, Maycas M, De la Fuente M, Caeiro JR, et al. Comparison of the skeletal effects induced by daily administration of PTHrP (1–36) and PTHrP (107–139) to ovariectomized mice. *J Cell Physiol* 2012;**227**:1752–60.
123. Alonso V, de Gortazar AR, Ardura JA, Andrade-Zapata I, Alvarez-Arroyo MV, Esbrit P. Parathyroid hormone-related protein (107–139) increases human osteoblastic cell survival by activation of vascular endothelial growth factor receptor-2. *J Cell Physiol* 2008;**217**:717–27.
124. de Gortazar AR, Alonso V, Alvarez-Arroyo MV, Esbrit P. Transient exposure to PTHrP (107–139) exerts anabolic effects through vascular endothelial growth factor receptor 2 in human osteoblastic cells in vitro. *Calcif Tissue Int* 2006;**79**:360–9.
125. Martinez ME, Garcia-Ocana A, Sanchez M, Medina S, del Campo T, Valin A, et al. C-terminal parathyroid hormone-related protein inhibits proliferation and differentiation of human osteoblast-like cells. *J Bone Miner Res* 1997;**12**:778–85.
126. Valin A, de Miguel F, Garcia-Ocana A, Esbrit P. Parathyroid hormone-related protein (107–139) decreases alkaline phosphatase in osteoblastic osteosarcoma cells UMR 106 by a protein kinase C-dependent pathway. *Calcif Tissue Int* 1999;**65**:148–51.
127. Rouffet J, Coxam V, Gaumet N, Barlet JP. Preserved bone mass in ovariectomized rats treated with parathyroid-hormone-related peptide (1–34) and (107–111) fragments. *Reprod Nutr Dev* 1994;**34**:473–81.
128. Lozano D, Manzano M, Doadrio JC, Salinas AJ, Vallet-Regi M, Gomez-Barrena E, et al. Osteostatin-loaded bioceramics stimulate osteoblastic growth and differentiation. *Acta Biomater* 2010;**6**:797–803.
129. Trejo CG, Lozano D, Manzano M, Doadrio JC, Salinas AJ, Dapia S, et al. The osteoinductive properties of mesoporous silicate coated with osteostatin in a rabbit femur cavity defect model. *Biomaterials* 2010;**31**(33):8564–73.
130. Lozano D, Trejo CG, Gomez-Barrena E, Manzano M, Doadrio JC, Salinas AJ, et al. Osteostatin-loaded onto mesoporous ceramics improves the early phase of bone regeneration in a rabbit osteopenia model. *Acta Biomater* 2012;**8**:2317–23.
131. Lozano D, Fernandez-de-Castro L, Portal-Nunez S, Lopez-Herradon A, Dapia S, Gomez-Barrena E, et al. The C-terminal fragment of parathyroid hormone-related peptide promotes bone formation in diabetic mice with low-turnover osteopaenia. *Br J Pharmacol* 2011;**162**:1424–38.
132. Manenti G, Peissel B, Gariboldi M, Falvella FS, Zaffaroni D, Allaria B, et al. A cancer modifier role for parathyroid hormone-related protein. *Oncogene* 2000;**19**:5324–8.
133. Schluter KD, Weber M, Piper HM. Effects of PTH-rP(107–111) and PTH-rP(7–34) on adult cardiomyocytes. *J Mol Cell Cardiol* 1997;**29**:3057–65.
134. Casado-Diaz A, Santiago-Mora R, Quesada JM. The N- and C-terminal domains of parathyroid hormone-related protein affect differently the osteogenic and adipogenic potential of human mesenchymal stem cells. *Exp Mol Med* 2010;**42**(2):87–98.
135. Chan GK, Deckelbaum RA, Bolivar I, Goltzman D, Karaplis AC. PTHrP inhibits adipocyte differentiation by down-regulating PPAR gamma activity via a MAPK-dependent pathway. *Endocrinology* 2001;**142**:4900–9.
136. Chan GK, Miao D, Deckelbaum R, Bolivar I, Karaplis A, Goltzman D. Parathyroid hormone-related peptide interacts with bone morphogenetic protein 2 to increase osteoblastogenesis and decrease adipogenesis in pluripotent C3H10T 1/2 mesenchymal cells. *Endocrinology* 2003;**144**:5511–20.
137. Murrills RJ, Stein LS, Dempster DW. Lack of significant effect of carboxyl-terminal parathyroid hormone-related peptide fragments on isolated rat and chick osteoclasts. *Calcif Tissue Int* 1995;**57**:47–51.
138. Sone T, Kohno H, Kikuchi H, Ikeda T, Kasai R, Kikuchi Y, et al. Human parathyroid hormone-related peptide-(107–111) does not inhibit bone resorption in neonatal mouse calvariae. *Endocrinology* 1992;**131**:2742–6.
139. Wu S, Pirola CJ, Green J, Yamaguchi DT, Okano K, Jueppner H, et al. Effects of N-terminal, midregion, and C-terminal parathyroid hormone-related peptides on adenosine 3′,5′-monophosphate and cytoplasmic free calcium in rat aortic smooth muscle cells and UMR-106 osteoblast-like cells. *Endocrinology* 1993;**133**:2437–44.

第 6 章

关键生理调节因素对甲状旁腺激素分泌的调控

Edward M. Brown

引言

本章的目的是讨论关键生理离子[例如,细胞外钙离子(Ca_o^{2+})、磷酸盐],以及激素[例如,1,25-二羟维生素 D[$1,25(OH)_2D_3$ 和成纤维细胞生长因子 23(FGF23)]对 PTH 分泌的调控。这对于维持细胞外钙和磷酸盐的稳态十分重要。讨论不仅包括预先形成的储存 PTH 的快速调节,而且还包括应答上述因素的影响整体甲状旁腺分泌功能其他方面的生理调控。这些机制在表 6.1 中列出。除了储存的 PTH 的快速释放,PTH(1-84)的生物合成和降解的改变,以及对甲状旁腺细胞增殖(可能还有凋亡)的调控,也可以影响任何时期全部甲状旁腺细胞的 PTH 分泌的整体水平。在描述这些主题时,本章有部分内容和其他章节重复。然而,下文将介绍一种整体调控 PTH 分泌的独立疗法。

体内 PTH 维持无机离子稳态的重要性

图 6.1 和图 6.2 分别表明 PTH 在调控钙离子和磷酸盐稳态的调节系统中的作用。钙离子稳态的情况是,任何个体中 Ca_o^{2+}均维持在一个非常小的范围内,为平均值的±(1%~2%),尽管人群总体正常值范围是 8.5~10.5mg/dL,即约±10%。血清的磷酸盐水平在一个较宽泛的范围,即 2.5~4.5mg/dL(例如,约±30%)内变化。当这两种无机离子高于或低于正常范围时,会发生严重的临床后果,因此稳态系统维持各自循环水平在正常范围内是至关重要的。

表 6.1 正常甲状旁腺整体分泌水平的调节变量

1. 预先形成 PTH 即刻分泌的改变
2. PTH 降解速度的改变
3. PTH 基因表达水平的改变
4. 甲状旁腺细胞增殖的改变
5. 甲状旁腺细胞凋亡的改变
6. 甲状旁腺活化和非活化分泌细胞比例的改变

图 6.1 表明 Ca_o^{2+}稳态系统对低钙血症的反应。本系统的一个核心要素是甲状旁腺细胞能够感受 Ca_o^{2+}与正常水平的微小偏差(1%~2%),引起甲状旁腺激素(PTH)分泌发生适当变化,以恢复正常血钙浓度。甲状旁腺对 Ca_o^{2+}变化的显著敏感性是 PTH 释放和 Ca_o^{2+}之间陡峭的反 S 形曲线关系的结果,此关系可以确保 Ca_o^{2+}与正常水平有微小的变化时,PTH 有显著变化(图 6.3)。

PTH 的主要作用是作为升高 Ca_o^{2+}的关键激素,作用和 $1,25(OH)_2D_3$ 一样。在此情况下,PTH 恢复正常血钙浓度的功能有四个重要的作用[1-3]:①增加肾皮质升支粗段和远曲小管对钙离子的重吸收。②增加近端小管由 $25(OH)D_3$ 合成 $1,25(OH)_2D_3$,增加肠道经过不同的转运系统吸收钙离子和磷酸盐。③直接刺激钙离子和磷酸盐在骨中净释放。PTH 参与钙离子稳态的骨骼行为可能包含骨转换的快速变化(例如,骨形成的抑制和骨重吸收的刺激)和(或)骨表面可溶无机离子池的动员[4,5]。④最后,PTH 促进肾磷酸盐的排泄,可以导致因胃肠道吸收和(或)骨的净释放增加而形成过量的磷酸盐排泄。在甲状旁腺功能亢进症和甲状旁腺功能减退症患者中可以分别发现低磷酸盐血症和高磷酸盐血症[3,6],说明 PTH 在维持磷酸盐稳态时的相关生理作用。

除了为期 1~2 小时的简单的成熟 PTH 的快速释放,甲状旁腺对低钙血症还表现出一些适应性反应,这些反应增强了其分泌能力[7,8],正常血钙的恢复并非是通过如前述的事件顺序来实现的。这些机制在表 6.1 中

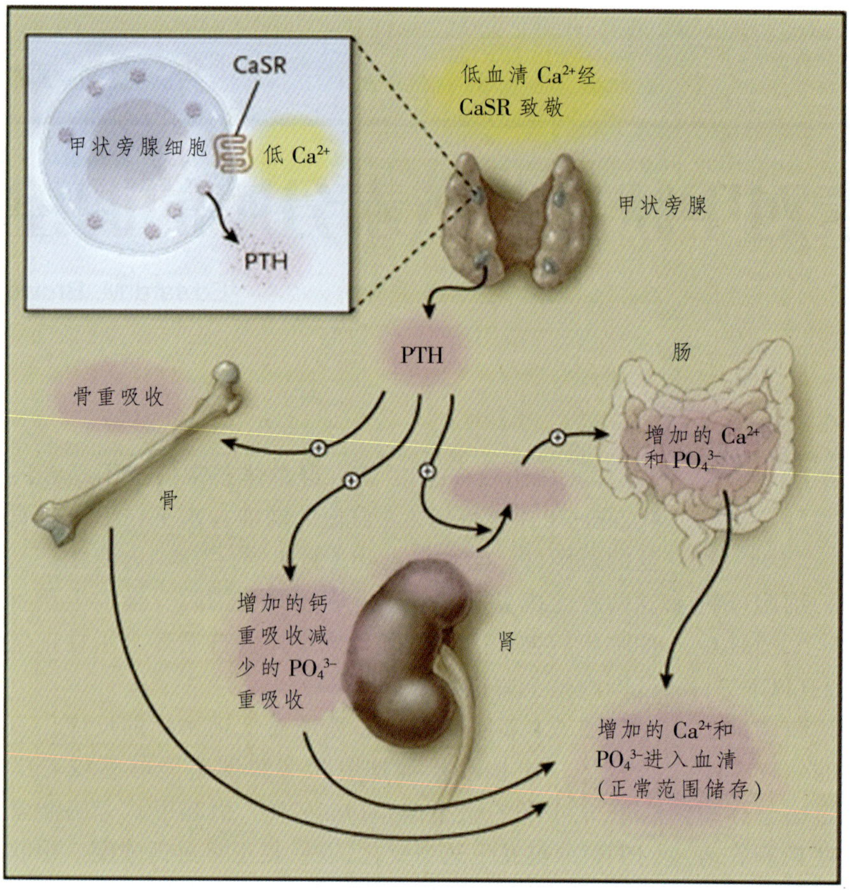

图 6.1 图示参与细胞外钙离子稳态（Ca_o^{2+}）的主要激素和组织。为了防御低钙血症，甲状旁腺分泌更多 PTH，作用于肾脏促进磷酸盐排泄，刺激钙离子吸收，增加 $1,25(OH)_2D_3$ 合成。后者增加小肠对钙离子和磷酸盐的吸收。$1,25(OH)_2D_3$ 和 PTH 共同作用刺激骨的钙离子的净释放，包括钙离子流出、流入骨的快速改变，这独立于 PTH 和维生素 D 而参与钙的稳态。增加钙离子从小肠和骨进入细胞外液（ECF），减少钙离子排泄，功能是使 Ca_o^{2+} 恢复正常。详见正文。(From [3] with permission.)

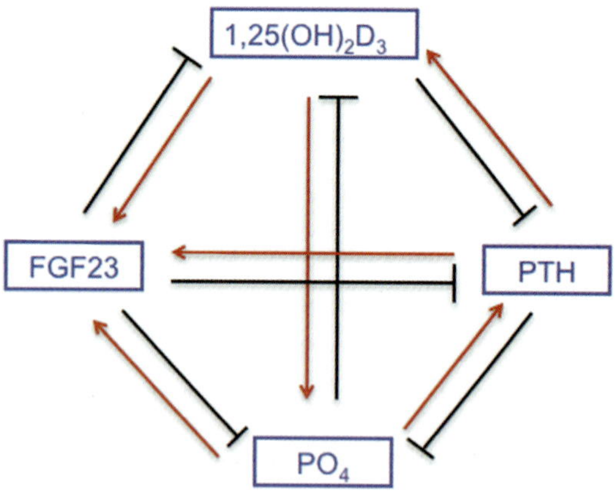

图 6.2 图示细胞外磷酸盐及其调节激素之间的相互作用，参与维持磷酸盐稳态。红色箭指示增加激素或磷酸盐水平的作用在箭头处。末端有垂直短线的黑线，表明降低激素或磷酸盐水平的作用。本调节系统相互作用，维持 Ca_o^{2+} 稳态，需通过 PTH 对肾脏磷酸盐的排泄、$1,25(OH)_2D_3$ 和 FGF23 的形成的直接作用，FGF23 对 PTH 和 $1,25(OH)_2D_3$ 的直接作用，$1,25(OH)_2D_3$ 对 PTH 的直接作用。详见正文。

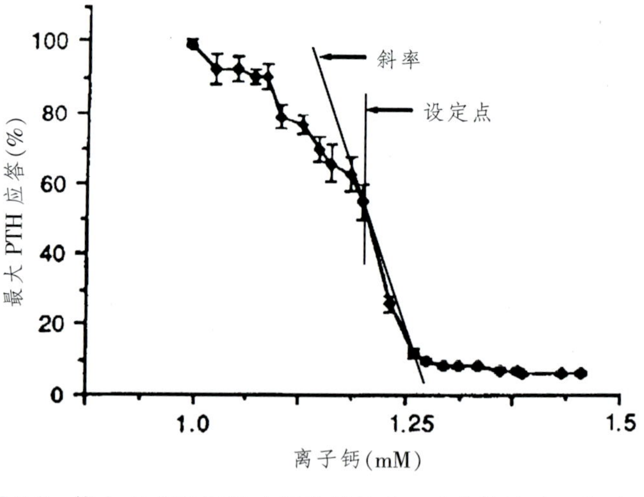

图 6.3 体内 Ca_o^{2+} 和 PTH 之间陡峭的反 S 形曲线关系。分别注入钙或乙二胺四乙酸（EDTA），在正常受试者可引起高钙血症和低钙血症，测量血清 PTH。显示在体内正常情况下，根据设定点（血清钙离子引起 PTH 的半最大抑制，参与“设定”血清钙离子水平），曲线的陡峭斜坡（slope）有助于维持一个几乎恒定的 Ca_o^{2+} 水平。图中另外两个参数（未显示）分别是血清钙离子低或高时的 PTH 最高和最低水平。详见正文。(Reproduced in modified form with permission from[37].)

列出，并于示意图 6.4 中显示，说明其发挥作用的大致时间过程，包括预先合成的储存 PTH 在几秒到几分钟内的最初分泌，PTH 的细胞内降解（在细胞出现高 Ca_o^{2+}的 20 分钟后开始）减少[9-12]，因此增强了完全 PTH (1-84) 的有效性[9]，并且增加 PTH mRNA 的水平（在 1 小时或更短时间内发生，持续 1 周或更久）[13]，以及甲状旁腺细胞的增殖（在2 天内开始，持续时间与低钙血症持续时间一致）[1,13-15]。在慢性低钙血症情况下，即所谓的继发性甲状旁腺功能亢进症（SHPT），特别是患有慢性肾功能不全的患者，正常甲状旁腺的体积可增加 10~100 倍或更多。这些适应性变化的时间过程从几秒至无限期，确保有一个即时应答，还包括因需要而持续的反应，无“窗口期”。窗口期是指增强分泌反应不存在的时期。例如，预先合成的激素被耗尽时，PTH 降解减少，以确保更多的 PTH（1-84）可利用，直至 preproPTH 基因的表达增加，以及之后的甲状旁腺细胞增殖的激活。

然而，在过去的 10 年，人们发现了另一个稳态系统，其对于维持磷酸盐稳态和一定程度上维持钙离子稳态非常重要。这个机制的核心是在骨形成过程中包埋于骨内的骨细胞和成骨细胞分泌的利尿降磷素，即成纤维细胞生长因子 23（FGF23）[16]。图 6.2 是 FGF23 参与磷酸盐稳态的主要途径的简化表示。然而，与本章相关的是，FGF23 也和参与 Ca_o^{2+}稳态的激素[例如，PTH 和 $1,25(OH)_2D_3$]相互作用。磷酸盐负载可以刺激 FGF23 生成，应答此磷酸盐负载时发生了一系列的稳态事件。FGF23 主要通过其对肾的有效降尿磷作用，促进血清磷酸盐水平恢复正常[17]。FGF23 也抑制肾生成 $1,25(OH)_2D_3$，从而分别减少来自肠道的吸收和骨的释放。因为 $1,25(OH)_2D_3$ 刺激 FGF23 的生成，$1,25(OH)_2D_3$ 和 FGF23 的相互作用组成了一个负反馈环。高 FGF23 水平抑制 $1,25(OH)_2D_3$ 的生成，这又趋向于进一步抑制 FGF23 的产生。因为高磷酸盐血症和 $1,25(OH)_2D_3$ 减少可刺激甲状旁腺功能（见下文）[18]，所以 PTH 的增加和 FGF23 水平的提高可以进一步增加肾磷酸盐丢失。如图 6.2 所示，不仅显示了 FGF23 和 $1,25(OH)_2D_3$ 的关系，实际上还包括 FGF23、磷酸盐、PTH 和 $1,25(OH)_2D_3$ 在构成负反馈相互关系中的每个作用。例如，高磷酸盐血症抑制 $1,25(OH)_2D_3$ 的生成，可以减少磷酸盐的胃肠道吸收和骨释放，因此使磷酸盐水平降低，以缓解对 $1,25(OH)_2D_3$ 生成的抑制。高磷酸盐血症还刺激 FGF23 和 PTH 的生成[14,19,20]，它们都可以通过降尿磷行为促进负性磷酸盐平衡。磷酸盐水平下降可以减少 FGF23 和 PTH 的生成。在过去的 10 年间已经明确，FGF23 和 PTH 之间存在重要的直接和间接相互作用[21]，这将在后面章节详细阐述。

决定 PTH 整体分泌速度的常规机制

含 PTH 的分泌囊泡的生物学

PTH 的分泌是通过含激素分泌囊泡的胞吐方式进

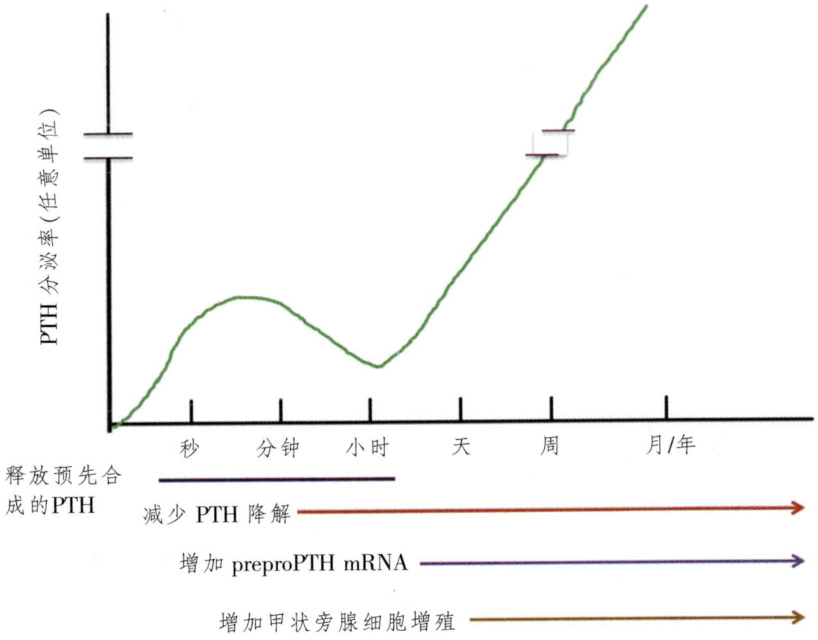

图 6.4　示意图时间表显示应答低钙血症的 PTH 分泌速度逐步提高的事件顺序，时间从几秒到几个月或几年。初始升高是储存 PTH 的分泌，约 90 分钟后减弱。20~30 分钟时，PTH 细胞内降解开始减少，PTH 分泌维持在高于基线的水平，从 90 分钟直至激素分泌进一步增加，这归因于 preproPTH mRNA 水平升高和甲状旁腺细胞增殖刺激引起的激素合成增加。其他调节甲状旁腺功能的关键调节因素，磷酸盐增加和 $1,25(OH)_2D_3$ 减少，均可升高 preproPTH 的水平及增强甲状旁腺增生，而 FGF23 减少可以在几分钟之内增加 PTH 分泌，40 分钟至 1 小时内可以提高 preproPTH 的水平。详见正文。

行，PTH 分泌的整体调节需要囊泡生成（和下文提到囊泡内 PTH 的降解发生变化）及借助囊泡与质膜融合的 PTH 释放速度发生变化。因此，关于 PTH 生成、包装为分泌囊泡，以及释放或降解将在本章其余部分进行讨论。

随着编码 preproPTH 的信使 RNA（mRNA）生成和转运到细胞质，pre 片段引导新生 preproPTH 肽链进入粗面内质网腔，伴随一段时间超过 10~15 分钟的 pre 片段裂解（图 6.5），proPTH 留在内质网内[12,22]。proPTH 随后在 10~15 分钟内经过高尔基器，在此期间 proPTH 经过 Furin 蛋白酶作用转化为 PTH。新形成的 PTH 最初存在于所谓的前分泌颗粒或幼稚颗粒里，缺乏在电子显微镜下可见的成熟分泌颗粒的致密中心[22]。新产生的 PTH 可以在 preproPTH 合成起始的 20~30 分钟内开始分泌。新合成和包装的 PTH 有三种可能的去向——分泌、降解或者转换至 PTH 贮存池内[12]。储存的 PTH 大概位于分泌颗粒的致密中心。这些过程发生的半时长为几个小时。储存形式的 PTH 可以保留在分泌颗粒，或者同新形成的 PTH 一样分泌或者降解。无论是新形成的还是贮存池的 PTH，降解均可导致最初形成的 PTH 损失 70%~80%——一个看似浪费的过程[12]。然而，就像将要在后文讨论的关于整体 PTH 生成的调控一样，PTH(1-84)降解的调节及完整激素分泌的相关改变提供了一个有效的调节机制。

什么因素控制新合成的 PTH 和 PTH 存贮池的 PTH 分泌？分散甲状旁腺细胞的制备[23,24]使得研究 Ca_o^{2+}和其他因子控制 PTH 分泌的细胞机制成为可能。这些研究表明，激活腺苷酸环化酶的制剂，如 β-肾上腺素能激动剂，可以促进 PTH 单纯从激素贮存池释放[11,25]。无论在体内还是体外，这种制剂引起的激素释放都是自限性的，持续 20~30 分钟[8,10]，此后分泌速度恢复至激动剂添加之前的水平[10]。在体内，低钙血症的诱发还可以促进 PTH 分泌速度增加 4~7 倍，持续 1~2 小时[7]。随后，分泌速度降低至较低水平，但是依然高于低血钙刺激之前的水平 2~3 倍（图 6.4）[7]。与制剂激活腺苷酸环化酶相比，低钙血症的诱发可以动员新合成的 PTH 和贮存池的 PTH[11]。

本章其余的内容将会进一步介绍应答关键生理调节因素变化时控制 PTH 整体分泌速度的机制，以适应人体的生理需要。首先讨论表 6.1 和图 6.4 所示的应答 Ca_o^{2+}变化的适应机制的细胞和分子基础，讨论按照 PTH 随时间变化所需的动员时间顺序进行。其余的讨论将介绍应答其他关键生理调节因素[（1，25（OH）$_2$D$_3$、磷酸盐和 FGF23]的 PTH 分泌及其作用机制（例如，PTH 分泌、合成及甲状旁腺细胞增殖的急性改变）的相对重要性。

Ca_o^{2+}调节 PTH 分泌的生理学机制

细胞外钙离子浓度（Ca_o^{2+}）和 PTH 释放之间呈陡峭的反 S 形曲线关系，可以用四种参数描述：PTH 分泌的最大速度和最小速度，曲线的中点或设定点，以及曲线的倾斜度（图 6.3）[26]。设定点与体内设定的血钙浓度水平密切相关，虽然后者 Ca_o^{2+}水平往往为最大值的 25%，而不是设定点本身[26]。这为甲状旁腺细胞提供大量的分泌储备，用来应答低血钙的压力。在 PTH 依赖型高钙血症，设定点右移是形成高钙血症的一个关键因素[26]。相

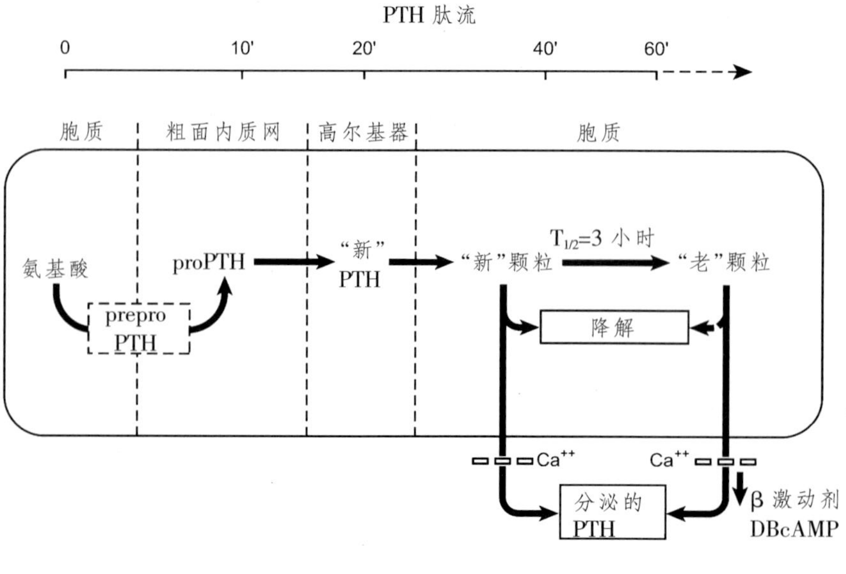

图 6.5 图示 PTH 肽的合成过程，初始合成的完整 preproPTH 在内质网转换为 proPTH，在高尔基器转化为 PTH（1-84），完整 PTH 包装为"新"的分泌颗粒，具有三种可能的去向：分泌、降解或转换为"老"的颗粒。后者腔室中的 PTH 可能降解、分泌或保留在贮存池内。Ca_o^{2+}减少引起 PTH 从新池和老池释放，而升高 cAMP 的制剂，如 β-肾上腺素能激动剂仅增加老贮存池的分泌。详见正文。(Reproduced from[12], with permission.)

反，当甲状旁腺细胞对钙离子过度敏感时，如钙敏感受体或与之偶联的 G 蛋白(G_{11})下游片段的激活突变引起的一种甲状旁腺功能亢进症，可以发生设定点左移[1,27]。此曲线陡峭的斜率可以确保在应答 Ca_o^{2+} 变动很小时 PTH 发生很大的变化，因此对于体内 Ca_o^{2+} 维持在很小范围具有重要作用。

在人体实验中，血钙浓度可以通过改变 Ca_o^{2+}的水平及 Ca_o^{2+}变化的速度和方向来调控，说明钙离子对分泌的调控比最初的认识更加复杂。例如，当血钙充分降低，造成 PTH 接近最大的分泌速度，接着通过注射钙恢复到 PTH 分泌至正常水平，在 Ca_o^{2+}的下降和上升相，Ca_o^{2+}和 PTH 的相关曲线不同；当血清钙降低时，无论 Ca_o^{2+}在任何水平，PTH 均升高[28,29]。这种行为被称为滞后作用。这种应答形式的目的是确保在低钙血症诱发时期有更多的 PTH 分泌，这种更有力的反应有助于血钙恢复至正常水平，当高钙血症对 PTH 需求少的时候则生成较少的 PTH。应该注意的是，在日常生活中血钙发生的生理性相关变化更慢，并且比实验中的变化范围更窄。

刚刚描述的滞后作用至少可以解释为，通过以不同速度改变体内血钙，揭示 PTH 的分泌依赖血钙的变化速度。例如，逐步诱发低钙血症(以两个不同的速度到达一个新的稳定水平)，可以促进强大的初始反应，以快速到达稳定的钙水平[30]。正如前文描述的滞后反应一样，这种速度依赖性可以确保当血钙快速下降时，会产生一种生理性的适当的、更强大的分泌应答。然而，在体内正常条件下，Ca_o^{2+}出现的更小、更慢的变化与这种机制的相关性还不清楚，进一步理解 Ca_o^{2+}调控 PTH 分泌的一些意想不到的复杂性，可能会为详细了解甲状旁腺细胞如何感受和应答 Ca_o^{2+}变化提供有用的线索。

钙离子调控决定 PTH 总体释放速度的甲状旁腺功能不同方面的细胞和分子机制

钙离子敏感的分子基础

此部分将介绍钙敏感受体(CaSR)介导大多数 Ca_o^{2+}对甲状旁腺功能作用的分子机制[31-33]。对 CaSR 分子及其如何作用的一些认识对理解 Ca_o^{2+}如何调节甲状旁腺细胞十分重要。1993 年，CaSR 第一次从牛甲状旁腺克隆出来[34]。在 CaSR 克隆之前，大量的间接证据支持 G 蛋白偶联受体介导一些 Ca_o^{2+}对甲状旁腺作用的观点[35-37]。例如，分散的牛甲状旁腺细胞暴露于升高的 Ca_o^{2+}，可以激活磷酸酯酶 C(PLC)，伴随由细胞内存储钙离子释放(经 PLC 形成的 IP_3) 和细胞外钙内流所致的胞浆内钙离子浓度(Ca_i^{2+})增加[33,38]。这种形式与已知 G 蛋白偶联受体(GPCR)活化十分类似，GPCR 可以通过百日咳毒素不敏感 G 蛋白、G_q 和 G_{11} 激活 PLC。此外，高 Ca_o^{2+}也产生一种百日咳毒素敏感的腺苷酸环化酶抑制剂，类似于其他 GPCR 通过 G 蛋白、G_i 抑制腺苷酸环化酶的作用[37,39]。这些证据推动了应用从非洲爪蟾卵母细胞的表达来克隆 G 蛋白偶联的 Ca_o^{2+}敏感受体[34]。CaSR 属于 GPCR 的 C 家族[40]，除了 CaSR，此家族还包括 8 个代谢型谷氨酸受体(mGLuR)、2 个 $GABA_B$ 受体及味觉和信息素受体(在啮齿动物)[40]。推测人类 CaSR 的蛋白结构特征为一个大的 612 个氨基酸的细胞外结构域(ECD)[41]，连接着一个包含 7 个跨膜螺旋的 250 个氨基酸跨膜结构域(TMD)，此为 GPCR 超家族的特点，最后是一个 216 个氨基酸的羧基末端(C)尾。

CaSR 在细胞表面发挥作用，作为一个二聚体，通过每个单体上的半胱氨酸 129 和半胱氨酸 131 的非共价键疏水性相互作用，以及细胞间二硫键形成连接[42,43]。至少在甲状旁腺细胞，重复暴露于升高的 Ca_o^{2+}，细胞表面 CaSR 发生轻微的功能脱敏。最近的一项研究表明，不存在 Ca_o^{2+}诱导的相对较快的基线速度（$T_{1/2}$ 约 15 分钟)的 CaSR 内化增加[44]，但是第二项研究发现高 Ca_o^{2+}显著增加内化速度，这个差异需要被解决[45]。值得注意的是，两项研究均使用 CaSR 转染的 HEK293 细胞作为一种模型系统，能或者不能模仿在真正的甲状旁腺细胞发生的反应。在 CaSR 向细胞表面运输的调控机制方面，第一项研究描述了一个称为激动剂驱动插入信号(ADIS)的新机制，可促进激动剂依赖性(应答高 Ca_o^{2+})的细胞内 CaSR 向细胞表面运输，而非远离细胞表面，因此，实际上增加了细胞表面的 CaSR[44]。这种机制可以确保 CaSR 在细胞表面持续存在，使其能够持续监控 Ca_o^{2+}。

分子模型有力地表明，CaSR ECD 的每个单体都是双叶捕蝇草结构(VFT)或者蛤壳样结构，在两个叶之间有一个裂缝(图 6.6)[46,47]。CaSR 在与钙离子结合时表现出显著的正向协调性，这可能是因为二聚体 CaSR 的每个单体上都存在几个 Ca_o^{2+}结合位点[47]。一个关键的 Ca_o^{2+}结合位点存在于每个 VFT 两叶之间的缝隙中[47,48]。依据 mGluR ECD 谷氨酸释放和结合形成的已知结构，推测 CaSR 相应的裂缝在激活剂缺乏时打

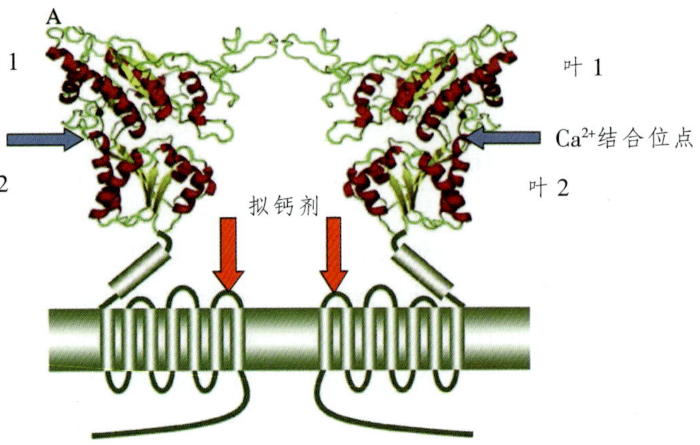

图 6.6 人类 CaSR 结构模型。描述的是受体的两个单体,每个单体包括两叶,由每个半胱氨酸 129 和 131 形成的二硫键相连。单体的两叶是一个双叶捕蝇草结构(VFT),激动剂结合时关闭,从而激活信号转导。图下方表明 GPCR 的 7 个跨膜螺旋特征,通过激活 Ca_o^{2+}受体启动受体 G 蛋白和各种细胞内效应系统的信号转导。受体 ECD 的红色片段表示 α-螺旋。图中表明每个单体两叶之间的关键钙结合位点的位置,每个单体的拟钙剂的单独的结合位点,在受体的跨膜结构域内结合。详见正文。(Reproduced in modified form from[52],with permission.)

开,在与 Ca_o^{2+}结合时关闭。因此 Ca_o^{2+}结合可能促进 CaSR ECD 的不活跃形式转化为活跃的构象,随后促进受体 TMD 和细胞内结构域的构象改变,被认为可以启动信号转导,但是尚未阐述清楚。与 Ca_o^{2+}相比,这种变构的拟钙剂 CaSR 激动剂(如西那卡塞)可以结合到 CaSR TMD,将在下文讨论。

结合 Ca_o^{2+}的 CaSR 可以刺激 G 蛋白、$G_{q/11}$、G_i 和 $G_{12/13}$,分别激活磷脂酶 C(PLC)、抑制腺苷酸环化酶和刺激 Rho 激酶[33,38]。除了直接通过 G_i 抑制腺苷酸环化酶,CaSR 还可以通过提高 Ca_i^{2+}水平间接减少 cAMP 水平,因此减少了腺苷酸环化酶 Ca^{2+}抑制形式的活性和(或)激活磷酸二酯酶[49]。此受体控制多种其他细胞内信号通路,包括丝裂原活化蛋白激酶(MAPK)[例如,细胞外信号调节激酶 1/2 (ERK1/2)、p38MAPK 和 c-jun N-末端激酶(JNK)]、磷酸酯酶 A_2 和 D,以及表皮生长因子(EGF)受体,最近已被综述[33,38]。如下文所述,一些通路与通过 Ca_o^{2+}调控 CaSR 介导的 PTH 分泌相关。

通过Ca_o^{2+}变化调控 CaSR 介导的 PTH 分泌

CaSR 的克隆可以明确证明甲状旁腺功能通过 Ca_o^{2+}调控的哪些方面是由 CaSR 介导的。CaSR 特异性钙敏感受体激活剂,例如,二代的钙敏感受体激动剂 NPS R-467 或 R-568 和三代药物西那卡塞,可以在体内和体外快速抑制(几分钟内)PTH 分泌,这些示例证实了 CaSR 在 Ca_o^{2+}调控 PTH 分泌过程中的介导作用[50]。钙敏感受体激动剂是一种小分子量的 CaSR 的变构激活剂,可以使受体对 Ca_o^{2+}敏感,但是在钙缺乏时不能发挥作用[51]。除了快速使受体对 Ca_o^{2+}敏感外,作为一种"药物伴侣蛋白",钙敏感受体激动剂还可以增加野生型受体在细胞表面的表达[52],并且隐藏天然失活突变体的 CaSR(见下文)[53]。西那卡塞已得到 FDA 批准用于治疗严重的继发性甲状旁腺功能亢进症患者,这些患者因慢性肾脏病接受了透析治疗。西那卡塞还被批准用于治疗患有甲状旁腺癌或严重的原发性甲状旁腺功能亢进症不宜手术患者的高钙血症和高磷酸血症[51]。钙敏感受体激动剂对 PTH 分泌的作用太快,因而不能通过 PTH 合成或降解的变化来计算。此外,钙敏感受体激动剂失活突变的杂合子[一种称为家族性低尿钙性高钙血症(FHH)的情况]或者纯合子[称为新生儿重度甲状旁腺功能亢进症(NSHPT)]的个体分别有轻微至中度或严重的高钙血症,由于 Ca_o^{2+}调节 PTH 分泌的功能失调,导致对 Ca_o^{2+}的"抵抗"[1]。最后,受体 ECD 外显子 5 上失活的 FHH 和 NSHPT 的小鼠模型显示与相应的人类疾病非常类似的表型[54],进一步支持了 CaSR 在人和小鼠模型中通过 Ca_o^{2+}调节 PTH 分泌障碍的作用。

CaSR 调节 PTH 分泌的分子机制和信号通路依然不清楚。在小鼠模型敲除主要功能为激活磷酸酯酶 C 的 G 蛋白 G_q 和 G_{11}[55],可以导致 NSHPT 的表型出现[54]。此外,最近的研究表明 $G\alpha_{11}$ 失活突变的杂合子可以产生一种 FHH,称为 2 型 FHH(FHH2)[27]。因此,这两个或者一个 G 蛋白必定是调控 PTH 分泌的 CaSR 下游关键效应因子,可能通过激活磷酸酯酶 C 和调节介导 Ca_o^{2+}反向调控 PTH 分泌的主要细胞内信号系统水平。这些信号系统是什么?通过磷酸酯酶 A_2 生成的花生四烯酸产物被认为是一种 Ca_o^{2+}诱导的 PTH 分泌抑制的中介物[56],可能凭借其向 12-磷酸酯酶和 15-磷酸酯酶通路产物转换[57]。其他研究揭示了至少在病理性甲状旁腺中高 Ca_o^{2+}诱导的 ERK1/2 活化和 CaSR 介导的 PTH 分泌抑制[58]。高 Ca_o^{2+}抑制而不是刺激 PTH 分泌,其机制可能是：尽管 Ca_o^{2+}增加，但是甲状旁腺缺乏 SNAP-25[59], SNAP-25 在正常情况下会促进呈 Ca_o^{2+}依赖性的分泌颗粒和质膜融合(例如,应答高 Ca_o^{2+}情况下甲状旁腺细胞 Ca_i^{2+}增加)。高水平 Ca_o^{2+}时还表现出在分散的牛甲状旁腺细胞质膜下显著聚合基于肌动蛋白的细胞骨架，在这些情况下可能形成胞吐的一个物理阻断，因为包含 PTH 的囊泡似乎被固定于膜下的聚合细胞骨架内[60]。

CaSR 介导的非钙离子变化依赖性 PTH 分泌调节

CaSR 有可能被活化而不增加 Ca_o^{2+}。例如,尽管伴随着钙离子的减少,钙敏感受体激动剂通过使 CaSR 对 Ca_o^{2+}敏感及增加其表达来抑制 PTH 释放[61,62]。类似的,细胞因子白细胞介素-1β[63]和白细胞介素-6[64]可以上调 CaSR 的表达，在一些严重疾病或炎症状态可能导致低钙血症[65]。因为 CaSR 的活化可以提高其自身基因和 VDR 基因的表达[62,66],VDR 的激活可以增强其自身和 CaSR 的表达,VDR 和 CaSR 可以发生协调的相互作用以调控靶组织。

CaSR 的激活剂不仅仅是 Ca_o^{2+}和钙敏感受体激动剂。聚阳离子激动剂包括其他二价(例如,Mg^{2+})和三价的阳离子及其他聚阳离子,如新霉素,被称为 1 型激动剂[31]。它们甚至可以在细胞外 Ca^{2+}缺乏时激活受体，并结合到 CaSR 的 ECD(钙敏感受体激动剂与之相反，被称为 2 型变构激活剂,可以与 CaSR TMD 结合)。细胞外高浓度 Mg^{2+}，可通过激活甲状旁腺和肾的 CaSR 来抑制 PTH 的分泌和刺激肾钙的排泄,并出现伴随的低钙血症和高钙尿,如在治疗女性子痫前期或子痫时注射镁离子期间[67]。在这种情况下,正是 Mg_o^{2+}而不是 Ca_o^{2+}激活了 CaSR。除了钙敏感受体激动剂,多种 L-氨基酸,尤其是芳香族氨基酸[68,69]也可以作为 CaSR 的 2 型变构激活剂。它们的结合位点靠近 ECD 两叶之间的缝隙内 Ca_o^{2+}主要结合位点,与该位点结合后,使受体对 Ca_o^{2+}敏感，因此可以在任何 Ca_o^{2+}水平增强 CaSR 的信号。芳香族氨基酸是蛋白质饮食的消化产物[68],是胃肠道过程的有效激活因素，如胃泌素和胃酸的分泌，以及胆囊收缩素的产生 [68]。因此，这些氨基酸作为 CaSR 在胃肠道的关键激活剂,使 CaSR 对两种关键营养物质如无机离子(例如,Ca_o^{2+}和 Mg_o^{2+})和氨基酸/蛋白质敏感。

Ca_o^{2+}和 CaSR 介导的 PTH 降解的调节

PTH 存在于循环中,是一种由完整 PTH(1-84)和多种羧基(C)末端片段组成的复杂的复合物[70]。大多数 PTH 的 C-末端片段在氨基末端的氨基酸残基 34[PTH(34-84)]和 37[PTH(37-84)]截短[9,71-73]。在正常血钙情况下,占全部循环 PTH 免疫活性的 70%~75%[74]。因为它们缺少 PTH(1-84)的 N-末端大部分,这些 C-末端片段不能被双抗体整体 PTH 分析法检测到，这种检测法开发于 20 世纪 80 年代,已被广泛用于临床,被视为第二代免疫放射分析法[75,76]。这些分析法需要 C-末端和接近氨基酸 34 的 N-末端抗原表位才能被探测到。最近，在体内循环中可以识别若干种具有更短程度的 N-末端截短的 PTH，包括具有 N-末端氨基酸 4[PTH(4-84)]、7[PTH(7-84)]、8[PTH(8-84)]和 15[PTH(15-84)]的肽,其中 PTH(7-84)是最主要的种类[70]。这些大的 PTH 的 C-末端片段可以使用 PTH 第二代免疫放射分析法识别，但是不能被最近开发的第三代分析法识别,第三代分析法使用针对 PTH(1-84)N-末端的 N-末端抗体,可显著改善对 PTH(1-84)的特异性[76]。在正常情况下，大的 N-末端截短的 PTH 片段占总循环 PTH 的 5%左右,其中大多数为较短的 C-末端片段,如上文描述的 PTH(34-84)和 PTH(37-84)。在基线条件下,完整的 PTH(1-84)占总循环 PTH 的 20%~25%;PTH(1-84)的比例在低钙血症时增加，在高钙血症时减少[74]。PTH 的 N-末端截短片段的种类，包括那些 N-末端含有 PTH 前 10 个氨基酸的种类或者短的 C-末端片段，均不能刺激骨和肾的 1 型 PTH 受体(PTH1R)[77]。

血液中 PTH 的不同 C-末端片段可以部分由甲状旁腺产生,来自分泌颗粒的 PTH(1-84)的酶裂解,可能被半胱氨酸蛋白酶类裂解,如组织蛋白酶 D 和 H[12,77]。体内研究表明,PTH 的裂解分别生成 N-末端残基为 34 和 37 的激素片段[73],Ca_o^{2+}调控甲状旁腺细胞内 PTH(1-84)的降解,高 Ca_o^{2+}时降解较多,低 Ca_o^{2+}时降解较少[9,71,72]。在体外,高 Ca_o^{2+}时甲状旁腺细胞释放的片段增加,发生于 Ca_o^{2+}改变 20 分钟后[10,12]。低 Ca_o^{2+}时,PTH 的降解减少,可能会导致 PTH 分泌更低但是更持久地增加,这是由于体内低钙血症引起细胞内 PTH 储存的消耗[78,79],先于此条件下的 preproPTH 基因表达增加从而引起 PTH 合成增加(见下文)。正常受试者诱发低钙血症和高钙血症期间的完整 PTH(1-84)占总免疫活性 PTH [PTH(1-84)和它的所有 C-末端片段]的比例不同(分别约为 33%和 10%)，证明了 Ca_o^{2+}对 PTH 降解调节的影响[74]。因此，与分泌的全部免疫活性PTH 相比，高钙血症时完整 PTH 的分泌减少不成比例，可进一步调节生物活性循环 PTH(1–84)的水平[70,71]。CaSR 介导 Ca_o^{2+}改变对甲状旁腺细胞 PTH 降解的作用，因为钙敏感受体激动剂、西那卡塞类似于高 Ca_o^{2+}，可以增加体内 PTH 的片段与 PTH(1–84)的比率[80]。

Ca_o^{2+}和 CaSR 对 PTH 基因表达的控制

除了对 PTH 分泌的影响，钙敏感受体激动剂可以降低编码 preproPTH 的 mRNA 水平[81]，证明 CaSR 在调控此过程中的作用。Silver、Naveh-Many 及同事们的研究表明，Ca_o^{2+}诱导的 preproPTH 基因表达的改变是因为改变了 preproPTH mRNA 的稳定性而不是其转录，与 1,25 $(OH)_2D_3$ 对 preproPTH 基因表达的转录调控相反(见下文)。编码 preproPTH 的 mRNA 的 3’ 非翻译区(UTR)有一个保守元素，即一个富含腺苷尿苷(AUR)的序列，这赋予 mRNA 具有通过与适宜伴侣蛋白相互作用来调节稳定性的能力[19](图 6.7)。从低血钙大鼠中提取的细胞质蛋白与富含 AU 的元素(ARE)结合，可以稳定 mRNA，增加 preproPTH 的 mRNA 水平。提取物中的两种蛋白，当结合到 3’URT 元素时，可以增强 preproPTH mRNA 的稳定性，这两种蛋白是富含 AU 的因子(AUF-1)和一种被称为 N-ras(Unr)上游的蛋白[19]。接下来的研究表明，一种 mRNA 衰减启动蛋白，即

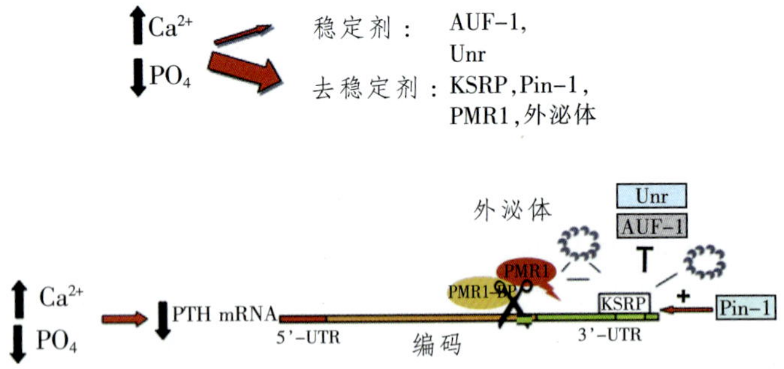

图 6.7 Ca_o^{2+}通过 CaSR 减少 preproPTH mRNA 的表达的作用机制。低 Ca_o^{2+}时，富含 AU 的因子(AUF)和被称为 N-ras(Unr)上游的蛋白与 preproPTH 基因 3’UTR 的 ARE 结合，增强 mRNA 的稳定性。mRNA 的一个关键去稳定剂是 KSRP，在高 Ca_o^{2+}情况下，KSRP 可以取代 AUF，和 PTH 基因 3’非翻译区的相同位点结合。肽基脯氨酰异构酶 Pin-1 可以激活 KSRP，后者招募核酸内切酶 PMR1 和外泌体，内部裂解 mRNA。详见正文。(Reproduced in modified form from[82]，with permission.)

KH 型剪接调节蛋白(KSPR)可以结合到 ARE 上，导致 AUF-1 从 ARE 解离，从而使 preproPTH 的稳定性降低。肽基脯氨酰异构酶 Pin-1 可以激活 KSRP，后者招募核酸内切酶 PMR1 和外泌体，内部裂解 mRNA[19,82]。在钙敏感受体激动剂诱导实验性肾功能不全大鼠 CaSR 的活化期间，发现了另外一种机制，即调钙素(CaM)和蛋白磷酸酯酶 2B 的刺激引起 AUF-1 的翻译后修饰，可以减少其与 ARE 的结合，从而降低 preproPTH mRNA 的稳定性和表达水平[83]。持久的低 Ca_o^{2+}对甲状旁腺细胞的刺激或高 Ca_o^{2+}对甲状旁腺细胞的抑制，分别增加或减少合成 PTH 和所有其他蛋白的细胞器，如 ER、高尔基器等[84,85]。甲状旁腺细胞如何感受到增强生物合成能力(例如，更多的 ER 和高尔基器)的需要，而不仅仅是 preproPTH 的 mRNA 增加，这方面还不清楚。

Ca_o^{2+}和 CaSR 对甲状旁腺细胞增殖的调节

甲状旁腺细胞数目的增加及 preproPTH 表达的增加，将会增加甲状旁腺的总体分泌能力。这被认为可以使 Ca_o^{2+}和 PTH 相关的 S 形曲线逐步上升，导致在当时 Ca_o^{2+}水平，PTH 分泌会增加[26]。如果细胞表面CaSR 的密度和信号转导能力不变，会出现一个新的稳定状态，这时血钙不会改变，因为细胞数目、腺体体积和分泌能力充分增加可以保持 PTH 水平以维持正常血钙浓度，尽管在系统中存在稳态的压力(例如，维生素 D 缺乏)。

人类甲状旁腺显著增大和小鼠 CaSR 基因失活的纯合子[54,86]，以及继发性 HPT 大鼠模型中钙敏感受体激动剂对甲状旁腺生长的抑制作用[87]，证实了 CaSR 在 Ca_o^{2+}诱导的甲状旁腺细胞增殖改变中起介导作用。此外，具有正常甲状旁腺细胞功能特性的甲状旁腺细胞系的缺乏，阻碍了阐明调节甲状旁腺功能的各方面尤其是细胞增殖的机制。

关于 CaSR 抑制甲状旁腺增殖的机制，很多数据来源于甲状旁腺增生的实验模型，尤其是实验性诱导肾损伤大鼠的高磷酸盐饮食所致[88]，因为在正常情况下甲状旁腺细胞分裂很少。在此条件下，细胞增殖的增加被认为与包含转化生长因子-α(TGF-α)及其受体、表皮生长因子受体(EGFR)的自分泌/旁分泌环有关[89](图 6.8)。TGF-α-EGFR 通过刺激细胞周期蛋白 D1 和细胞周期蛋白依赖激酶的抑制物，尤其是 p21 之间的相互拮抗来控制 G_1 到 S 的进展[90]。细胞周期蛋白 D1 的增加

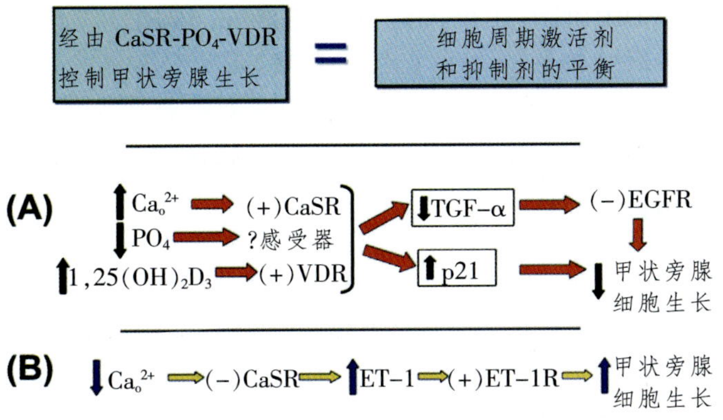

图 6.8　Ca_o^{2+}、磷酸盐和 $1,25(OH)_2D_3$ 调节甲状旁腺细胞增殖的机制。(A)高(通过 CaSR 发挥作用)、低磷酸盐(通过不能确定的磷酸盐敏感机制发挥作用)和 $1,25(OH)_2D_3$(通过 VDR 发挥作用)可以减少 TGF-α 的表达,表皮生长因子受体前导增殖的激活因子,减少细胞周期蛋白依赖性激酶抑制因子(p21)。(B)除了(A)中所示 Ca_o^{2+}的作用,低 Ca_o^{2+} 还可以增强内皮素-1(ET-1)的表达,内皮素-1 可以刺激内皮素受体(ET-1R),激活细胞增殖。(+)位于受体前(例如,CaSR、VDR 或 EGFR)描述的是该受体的活性增强,(-)描述受体的活性减弱。详见正文。

可以增强进入有丝分裂,抑制物的增加则减少有丝分裂。然而,正常甲状旁腺内有多少 EGFR 信号发生尚不清楚,因为正常甲状旁腺细胞表达 EGFR 但是不表达 TGF-α 或 EGF[91]。EGFR 刺激 MAPK、ERK1/2,增加上述大鼠模型的细胞周期蛋白 D1 的表达[92]。此外,EGFR 还可以激活细胞周期蛋白 D1 基因[93]。EGFR 似乎可以介导甲状旁腺细胞增殖的相关刺激,因为 EGFR 酪氨酸激酶抑制物(Erlotinib)可以抑制增强的甲状旁腺生长及 5/6 肾切除的高磷酸盐饮食大鼠甲状旁腺增殖细胞的核抗原(PCNA)和 TGF-α 水平[92,94]。

在 5/6 肾切除的大鼠,高 Ca_o^{2+}饮食可以增加 p21 的表达并减少高磷酸盐诱导的 TGF-α 的升高(图 6.8)[90,95]。高 Ca_o^{2+}诱发的 TGF-α 抑制,使人联想到由高 Ca_o^{2+}引起的、CaSR 介导的 PTH 分泌抑制,提示 CaSR 可能具有介导高 Ca_o^{2+}对 TGF-α 表达的作用。接下来的研究表明,在继发性 HPT 发展期间 TGF-α 和 EGFR 协同升高,经由此通路进一步增加 TGF-α 水平的信号增加,从而提供一个正反馈环[92]。

内皮素-1(ET-1)是另一种旁分泌调节因子,可能参与 Ca_o^{2+}调控甲状旁腺细胞增殖的机制(图 6.8)。大鼠以低钙饮食饲养 8 周,通过免疫染色增殖细胞核抗原(PCNA),显示甲状旁腺细胞增殖的数目显著增加,并伴有 ET-1 免疫组织化学染色增加[94]。从低钙饮食开始,给予内皮素受体拮抗剂波生坦,可以阻止甲状旁腺细胞增殖的增加,支持 ET-1 在低 Ca_o^{2+}诱导甲状旁腺增生的重要作用。

CaSR 调节甲状旁腺细胞的凋亡吗?

除了通过改变细胞增殖来改变细胞数目,细胞程序性死亡(凋亡)也可以改变细胞数目。这是一个存在已久的临床观察:通过可逆的原因(例如,维生素 D 缺乏、磷酸盐蓄积或者通过肾移植改善的肾功能不全)引发的甲状旁腺增生,会自发出现缓慢且不完全消失[2]。因此,甲状旁腺细胞凋亡不是一种清除非必需甲状旁腺细胞和减少整体分泌能力的有效方法[96]。近期研究发现,在不同的甲状旁腺功能失调模型中使用钙敏感受体激动剂激活 CaSR 获得的数据与各种量化细胞凋亡方法获得的数据存在冲突。例如,一项研究表明,在大鼠实验性继发性甲状旁腺功能亢进症中,西那卡塞对甲状旁腺细胞凋亡没有影响[97]。使用一个类似的实验模型,另一小组研究发现在不清楚生理相关性的高浓度(10^{-4}M)时,NPS R-568 可增强凋亡[98]。在各种形式的甲状旁腺功能亢进症中,钙敏感受体激动剂和其他制剂促进凋亡的治疗重要性尚需要进一步研究。

非活跃和活跃甲状旁腺细胞相关比例的变化

一些研究人员表明,生物合成活跃和非活跃甲状旁腺细胞相关数目的变化,可能涉及甲状旁腺细胞在活跃状态和非活跃状态之间的循环[99],这是调控甲状旁腺整体活性的另一个机制。与甲状旁腺细胞由于细胞增殖或凋亡的变化净增加或减少相比,活跃细胞和非活跃细胞在腺体分布的变化也具有调节作用。器官培养甲状旁腺的研究表明,高的细胞外钙离子浓度导致一种超微结构表现,与减少的生物合成和分泌能力一致[100]。这种甲状旁腺细胞的适应性反应反映了整体分泌能力的适当改变,相比正常的甲状旁腺细胞,可能导致甲状旁腺腺瘤患者的正常甲状旁腺分散甲状旁腺细胞的功能受到抑制[101]。粗面内质网和高尔基器数目方面的形态学改变显示整体功能能力的改变,如何与 Ca_o^{2+}诱导PTH 分泌、合成和降解的改变及甲状旁腺细胞增殖的改变耦合尚不清楚。此外,目前仍不清楚到什么程度会有一个自发改变的细胞活性周期,与功能需求的关系或者这些变化初始是否需要一个刺激(例如,低钙血症)也尚不清楚。

$1,25(OH)_2D_3$ 对整体甲状旁腺功能的调控

$1,25(OH)_2D_3$ 调节 PTH 分泌吗?

正如下文所述,$1,25(OH)_2D_3$ 诱导 PTH 基因转录的抑制,主要导致 $1,25(OH)_2D_3$ 引起的 PTH 分泌减少。然而,$1,25(OH)_2D_3$ 对甲状旁腺细胞的作用快速,如激活磷酸肌酸反转[102]及增加胞浆内钙离子浓度[103],这大概是由细胞表面受体介导,类似于 CaSR 介导的产物。因此,$1,25(OH)_2D_3$ 的快速作用可能参与 $1,25(OH)_2D_3$ 诱导的 PTH 分泌抑制,尽管这并非快速分泌调控的公认机制。应该注意的是,在体内,$1,25(OH)_2D_3$ 对 PTH 基因表达和甲状旁腺细胞增殖的影响好像不仅是由于肾脏产生的 $1,25(OH)_2D_3$ 的作用,还因为甲状旁腺细胞 1-羟化酶引起的激素产生的局部作用。后者可以使 25-羟维生素 D_3 转化成 $1,25(OH)_2D_3$,从而在局部发挥作用[104]。

$1,25(OH)_2D_3$ 对 PTH 基因表达的作用

大约 30 年前,Silver 和同事们发现 $1,25(OH)_2D_3$ 可以降低分散的牛甲状旁腺细胞的 PTH mRNA 水平[105]。这些研究者随后在大鼠体内证明了此发现[106],表明 $1,25(OH)_2D_3$ 给药可以明显降低 PTH 基因的转录并且不伴有血钙浓度改变。正如预期的一样,甲状旁腺和肾脏一样表达高水平的维生素 D 受体 (VDR),$1,25(OH)_2D_3$ 可以上调 VDR 水平[107]。进行体内研究时,$1,25(OH)_2D_3$ 对 preproPTH mRNA 水平的抑制作用比高 Ca_o^{2+}浓度的作用强[13,106]。

CaSR 通过改变 preproPTH mRNA 的稳定性发挥作用。与 CaSR 不同,$1,25(OH)_2D_3$ 通过与维生素 D 受体结合,然后与 preproPTH 基因 5'非翻译区的负性维生素 D 反应元素(nVDRE)相互作用,对 preproPTH 基因表达发挥转录作用[108]。最近的研究已经阐明,$1,25(OH)_2D_3$ 对 PTH 基因进行负调控的分子机制[109]。转录抑制可通过 VDR 的异质二聚体和维 A 酸 X 受体 (RXR) 介导,但是并非通过异质二聚体与人类 preproPTH 基因 5'非翻译区内的 nVDRE 直接结合。相反,VDR/RXR 与其他蛋白即 VDR 相互作用阻遏物 (VDIR)结合,后者与 nVDRE 结合。反过来,VDIR 招募组蛋白去乙酰化酶-2(HDAC-2)作为一种共阻遏物介导 hPTH 基因的抑制[109]。在VDR/RXR 异质二聚体缺乏时,VDIR 似乎在很大程度上维持 preproPTH 基因的基本表达水平,并且它仅作为与 VDR/RXR 结合的阻遏物。

$1,25(OH)_2D_3$ 对甲状旁腺细胞增殖的调节

许多研究表明[110-112],在体外[111]或继发性甲状旁腺功能亢进症伴尿毒症模型的体内研究中[110,112],$1,25(OH)_2D_3$ 可以抑制甲状旁腺细胞增殖。Dusso 等使用早期描述的高磷酸饮食致肾功能不全诱发甲状旁腺增生的大鼠实验模型来研究 $1,25(OH)_2D_3$ 抑制甲状旁腺细胞增殖的机制[112]。正如早期提到的,在这种环境下增强甲状旁腺细胞增殖须通过 TGF-α 及其受体 EGFR [89]。在此情况下,$1,25(OH)_2D_3$ 治疗是通过增加 p21 表达和减弱 TGF-α 表达的升高来发挥其对甲状旁腺细胞增殖的抑制作用(图 6.8)[90,95]。

$1,25(OH)_2D_3$ 调节甲状旁腺细胞的凋亡吗?

除了抑制甲状旁腺细胞增殖,$1,25(OH)_2D_3$ 还可能通过促进凋亡来缓解甲状旁腺功能亢进症。在增生的人甲状旁腺体内注射[113]或者肾次全切的大鼠甲状旁腺体内注射高浓度维生素 D 类似物可引起凋亡[114],使用 100nM 的 $1,25(OH)_2D_3$ 体内治疗伴有继发性增生的大鼠甲状旁腺时,没有这些效果[115]。在其他研究中,使用 $1,25(OH)_2D_3$ 分别体外孵育来自甲状旁腺腺瘤患者和继发性甲状旁腺功能亢进症尿毒症患者的病变甲状旁腺,没有效果或者不能抑制凋亡[110]。因此,直接注射维生素 D 类似物至患者的病变甲状旁腺以诱发凋亡的方法仍不清楚,在很多情况下体内维生素 D 调节甲状旁腺凋亡的作用尚不确定。

尽管证据表明,在体内和体外,外源性 $1,25(OH)_2D_3$ 可以减少 PTH 基因表达和甲状旁腺增殖(见上文),近期的研究使用 VDR 全部基因敲除 ($VDR^{-/-}$)(例如,所有组织)[116]或者只有甲状旁腺 VDR 基因敲除的小鼠模型[117],引起了人们对这个问题的重新审视。$VDR^{-/-}$小鼠在断乳后,显现出低钙血症、低磷酸盐血症、高 PTH 水平和甲状旁腺增生,伴有严重的佝偻病[118]。然而,当使用一种含高钙、高磷酸盐和乳糖的恢复饮食时,血清无机离子水平、PTH 及甲状旁腺的体积均正常,并且可以完全预防佝偻病。因此,这些发现表明,维生素 D 治疗佝偻病的重要机制是间接的,只是通过确保正常的循环无机物水平刺激骨的矿化,而不是依赖骨内 VDR 介导

的直接细胞作用。提高血钙浓度对甲状旁腺和骨的有益作用部分是通过 CaSR 的关键作用介导的，CaSR 的作用在于：①阻止甲状旁腺增生和相应的甲状旁腺功能亢进症。②作用于软骨细胞和成骨细胞，促进软骨和骨的形成。有趣的是，不依赖 VDR 的 $1,25(OH)_2D_3$ 的作用有助于抑制甲状旁腺生长，正如 VDR、1α-25 羟化酶基因或者二者都失活的老鼠所示[119]。

Meir 等进行了一项关于此问题的研究，他仅敲除了甲状旁腺上的 VDR[117]。使用这种方法可以将 VDR 在甲状旁腺上的作用从 VDR 在其他组织中无机离子动态平衡的作用中分离出来。例如，如果 VDR 在肾脏或者肠道缺失时，将会出现无机离子动态失衡。甲状旁腺特异性的 VDR 敲除小鼠存在 PTH 中等(约 30%)增加，但是增殖的甲状旁腺细胞数目没有发生变化，并且血钙浓度正常。因此，在体内和体外实验中，$1,25(OH)_2D_3$ 可以明显减少 PTH 基因转录和抑制甲状旁腺细胞增殖，在正常生理情况下，它似乎对甲状旁腺生理仅具有有限作用。然而，这些发现并不意味着 $1,25(OH)_2D_3$ 在治疗上没有重要的作用，尤其在继发性 HPT 尿毒症的治疗中。

磷酸盐对甲状旁腺整体分泌功能的调控

磷酸盐敏感的分子基础

虽然磷酸盐是 preproPTH 基因表达和甲状旁腺细胞增殖的调节因素，但是没有鉴定出类似于 CaSR 的磷酸盐敏感受体，发挥其可能类似于 Ca_o^{2+}通过 CaSR 调节甲状旁腺的功能[120]。

细胞外磷酸盐调节 PTH 的分泌吗?

据报道，细胞外磷酸盐浓度的变化可以调节花生四烯酸的代谢和 MAPK 的活性[121-123]。然而，高磷酸盐血症刺激 PTH 分泌是 PTH 分泌本身变化的作用，还是 preproPTH 基因表达的重要改变还不清楚。在一项有关 PTH 分泌的体外高磷酸盐刺激研究中，观察到高磷酸盐(实验组 4mM，对照组 1mM)在 1 小时的时间点能够刺激 PTH 释放，但是更短的时间点并未报道[122]。在另一项研究中，应答高细胞外磷酸盐浓度的 PTH 分泌增加，仅在大约 3 个小时后可被测量[124]，例如，比 Ca_o^{2+} 变化调控 PTH 分泌所需时间更长。此外，山羊或者绵羊的甲状旁腺体内灌注含磷酸盐的介质，不能刺激 PTH 的快速分泌[125]。因此，在慢性磷酸盐负荷实验中，磷酸盐诱导的循环 PTH 水平的变化，可能反映了同时发生的磷酸盐对 preproPTH 基因表达的刺激(见下文)。当通过口服磷酸盐改变体内血清磷酸盐时，甲状旁腺功能的其他关键调节因素[$1,25(OH)_2D_3$、Ca_o^{2+}、FGF23]保持不变是一个挑战，所有这些其他调节因素均可以直接或间接通过高磷酸血症或低磷酸血症调节。

磷酸盐对 PTH 基因表达的调节

与高 Ca_o^{2+}类似，低磷酸盐浓度可以通过减少 AUF-1 与 preproPTH mRNA 的 3'UTR 结合来降低preproPTH mRNA 的稳定性[83]。与高 Ca_o^{2+}的情况一样，随后出现 RNA 稳定因子 AUF-1 与 preproPTH mRNA 的 3'UTR 解离，KSRP 结合至空置的 ARE。接着肽基脯氨酰异构酶 Pin-1 激活 KSRP，后者招募核酸内切酶 PMR1 并切断 mRNA 的外泌体(图 6.7)。高磷酸盐浓度有相反的影响，通过增加 AUF-1 和 Unr 与 ARE 的结合来稳定 preproPTH mRNA，被认为在慢性肾功能不全继发甲状旁腺功能亢进症的发病机制中发挥重要的作用[123,126]。

磷酸盐对甲状旁腺细胞增殖的调节

对于慢性肾脏病晚期的患者，磷酸盐的蓄积长期以来被认为可以显著地刺激甲状旁腺细胞增殖。在实验性诱导肾功能不全的大鼠中，两天内甲状旁腺出现明显生长，在两周内增加到 2 倍[14]。在这些研究者随后用动物模型进行的实验中，磷酸盐调节 TGF-α-EGFR 信号转导和 p21 的表达，类似于其在甲状旁腺细胞增殖的作用方式(图 6.8)[90,95]。在 5/6 肾切除的大鼠，高磷酸盐饮食可以提高 TGF-α 的含量[95]，增强细胞增殖；而低磷酸盐饮食可以增加 p21，从而抑制细胞增殖(图 6.8)[90]。

FGF23 对甲状旁腺整体功能的影响

"降磷素"FGF23 这一里程碑式的发现，为控制无机离子动态平衡提供了一个新窗口，尤其是磷酸盐的代谢[127,128]。这个主要来源于骨细胞的激素最初被认为是肾磷酸盐丢失综合征的原因，在被发现后不久，明确了 FGF23 不仅影响磷酸盐，而且影响钙的稳态。例如，如前文提及，一个 FGF23 和 $1,25(OH)_2D_3$ 之间的反馈环被确立，其中 $1,25(OH)_2D_3$ 可以刺激 FGF23 的合成，FGF23 的过多合成随后反向抑制这种刺激作用，形成一个负反馈系统[129]。在下文讨论的FGF23对PTH的分泌和合成[130],以及可能对甲状旁腺细胞增殖的抑制作用，表明对钙和磷酸盐代谢综合调节的理解的又一进步。因为PTH可以刺激FGF23[131],随后抑制甲状旁腺的功能,甲状旁腺PTH的生成和骨细胞FGF23生成之间的相互作用是另一个负反馈环。

FGF23对PTH分泌和PTH基因表达的影响

FGF23可以通过FGF受体1c(FGFR1c)和Klotho蛋白之间的一个异构复合体发挥其生物学作用,Klotho蛋白最初被称为抗衰老因子[132,133]。FGFR1c与Klotho结合产生一个受体,相对于其他成纤维细胞生长因子,此受体对FGF23特异性增加。Klotho基因[134]和klotho-FGFR1复合体[130]在甲状旁腺(Klotho组织分布非常有限,主要在肾、甲状旁腺、窦房结和脉络丛)表达的这一发现,提高了甲状旁腺可能是FGF23信号的靶器官的可能性。实际上，将FGF23注射入大鼠，可减少PTH分泌和PTH基因表达[130]。FGF23注射后10分钟对PTH分泌影响明显，而注射后40分钟才出现PTH mRNA减少，这有力地证明PTH分泌减少不仅仅是PTH mRNA减少的结果。Ben-Dov等还证明FGF23可以激活MAPK激酶通路[130]。此外,静脉注射FGF23的小鼠甲状旁腺局部加入MAPK抑制剂U0126，这些研究者发现MAPK的抑制阻止了FGF23引起的PTH减少,证明了MAPK的介导作用。考虑到MAPK可能参与CaSR调控PTH分泌(见上文),此研究将确定MAPK抑制剂对高钙血症PTH释放的抑制作用。与上文提及的25-羟维生素D_3对1-羟化反应的抑制作用相比，FGF23增加了牛甲状旁腺细胞1-羟化酶的活性[135]。这种作用通过增加甲状旁腺局部1,25(OH)$_2$D$_3$的生成，增强了FGF23对甲状旁腺功能的抑制作用，因此可以通过前文描述的机制减少preproPTH基因表达,也可能抑制甲状旁腺细胞的增殖(见下文)。在Klotho基因失活小鼠的研究中，其作为甲状旁腺FGF23共受体而行使一种抑制剂功能，表明它可能也作为PTH分泌的一种正向调节[136]。然而,在上文所述Silver及其同事的研究中,FGF23通过其在甲状旁腺细胞上的受体发挥抑制作用,在这些研究使用的条件下显然占主导地位。

FGF23抑制甲状旁腺细胞增殖吗?

虽然没有直接证据表明FGF23调节甲状旁腺细胞的增殖，但是下文所述的大量直接证据仍支持这种可能。尽管FGF23水平显著提高,慢性肾脏病患者还可能患有严重的继发性甲状旁腺功能亢进症[137],希望回答为什么高FGF23水平不能抑制甲状旁腺功能。一些研究表明，慢性肾脏病患者增生甲状旁腺的FGFR1和Klotho水平降低,证明了这些腺体抵抗FGF23的作用[138,139]。虽然这些研究不能解释FGF23对甲状旁腺细胞增殖的直接影响,但是在慢性肾功能不全条件下,FGF23抵抗可能导致甲状旁腺增殖。类似于CaSR对PTH分泌、PTH基因表达和甲状旁腺细胞增殖的抑制行为,以及在慢性肾脏病中CaSR表达减少的影响,FGF23信号可能抑制甲状旁腺功能相同的这三个方面；反之,失调是因为慢性肾脏病中的FGF抵抗。FGF23抵抗的一个结果可能是减少1,25(OH)$_2$D$_3$的局部形成,这将有效促进增加的甲状旁腺细胞增殖。

结论

本章的论述大部分着重于个体甲状旁腺细胞的关键调节物——Ca_o^{2+}、1,25(OH)$_2$D$_3$、磷酸盐及FGF23,以及影响决定任意时间内整体分泌速度的甲状旁腺功能的各个方面。例如,预先合成储存PTH的释放、PTH的细胞内降解、PTH的重新合成、甲状旁腺细胞增殖和凋亡。然而,在体内,除Ca_o^{2+}变化通过Ca_o^{2+}和CaSR结构域对预先合成存储PTH的快速影响外,preproPTH的mRNA改变也可以通过这四种调控物质调控。此外,Ca_o^{2+}、1,25(OH)$_2$D$_3$、磷酸盐和(或)FGF23在甲状旁腺功能各方面的相对影响在不同的环境下可能有所不同。例如,简单的营养物质维生素D缺乏和慢性肾功不全1,25(OH)$_2$D$_3$生成减少的影响会因为这两种情况下病理生理学的不同而不同,即前者是磷酸盐缺乏,后者是磷酸盐蓄积。此处所讨论的这四种调节因子在不同的生理或病理生理条件下对体内甲状旁腺功能不同方面的影响,很多情况下还不是很清楚。随着时间的推移,对本领域过去、现在和将来文献探求的读者,将不仅关注于此处总结的独立成分,还会尝试综合考虑各种调节因素的相互作用及其在影响PTH总体分泌率的甲状旁腺功能不同方面的作用。

(郑伟伟 李金茹 张平 译)

参考文献

1. Brown EM. Clinical lessons from the calcium-sensing receptor. *Nat Clin Pract Endocrinol Metab* 2007;**3**:122–33.
2. Bringhurst FR, Demay MB, Kronenberg HM. Hormones and disor-

ders of mineral metabolism. In: Wilson JD, Foster DW, Kronenberg HM, Larsen PR, editors. *Williams Textbook of Endocrinology*. 9th ed. Philadelphia: W.B. Saunders; 1998. pp. 1155–209.
3. Shoback D. Clinical practice. Hypoparathyroidism. *N Engl J Med* 2008;**359**:391–403.
4. Huan J, Martuseviciene G, Olgaard K, Lewin E. Calcium-sensing receptor and recovery from hypocalcaemia in thyroparathyroidectomized rats. *Eur J Clin Invest* 2007;**37**:214–21.
5. Neuman WF. Blood: bone equilibrium. *Calcif Tiss Int* 1982;**34**: 117–20.
6. Ward BK, Magno AL, Walsh JP, Ratajczak T. The role of the calcium-sensing receptor in human disease. *Clin Biochem* 2012;**45**:943–53.
7. Schwarz P, Sorensen HA, McNair P, Transbol I. Cica-clamp technique: a method for quantifying parathyroid hormone secretion: a sequential citrate and calcium clamp study. *Eur J Clin Invest* 1993;**23**:546–53.
8. Jung A, Mayer GP, Hurst JG, Neer R, Potts Jr JT. Model for parathyroid hormone secretion and metabolism in calves. *Am J Physiol* 1982;**242**:R141–50.
9. Morrissey JJ, Hamilton JW, MacGregor RR, Cohn DV. The secretion of parathormone fragments 34–84 and 37–84 by dispersed porcine parathyroid cells. *Endocrinology* 1980;**107**:164–71.
10. Brown EM, Leombruno R, Thatcher J, Burrowes M. The acute secretory response to alterations in the extracellular calcium concentration and dopamine in perifused bovine parathyroid cells. *Endocrinology* 1985;**116**:1123–32.
11. Morrissey JJ, Cohn DV. Regulation of secretion of parathormone and secretory protein protein-I from separate intracellular pools by calcium, dibutyryl cyclic AMP, and (l)-isoproterenol. *J Cell Biol* 1979;**82**:93–102.
12. Morrissey JJ, Cohn DV. Secretion and degradation of parathormone as a function of intracellular maturation of hormone pools. Modulation by calcium and dibutyryl cyclic AMP. *J Cell Biol* 1979;**83**:521–8.
13. Naveh-Many T, Friedlaender MM, Mayer H, Silver J. Calcium regulates parathyroid hormone messenger ribonucleic acid (mRNA), but not calcitonin mRNA in vivo in the rat. Dominant role of 1,25-dihydroxyvitamin D. *Endocrinology* 1989;**125**:275–80.
14. Denda M, Finch J, Slatopolsky E. Phosphorus accelerates the development of parathyroid hyperplasia and secondary hyperparathyroidism in rats with renal failure. *Am J Kidney Dis* 1996;**28**:596–602.
15. Goodman WG, Quarles LD. Development and progression of secondary hyperparathyroidism in chronic kidney disease: lessons from molecular genetics. *Kidney Int* 2008;**74**:276–88.
16. Schaffler MB, Cheung WY, Majeska R, Kennedy O. Osteocytes: master orchestrators of bone. *Calcif Tissue Int* 2014;**94**:5–24.
17. Hu MC, Shiizaki K, Kuro-o M, Moe OW. Fibroblast growth factor 23 and Klotho: physiology and pathophysiology of an endocrine network of mineral metabolism. *Annu Rev Physiol* 2013;**75**:503–33.
18. Demay MB. Physiological insights from the vitamin D receptor knockout mouse. *Calcif Tissue Int* 2013;**92**:99–105.
19. Silver J, Naveh-Many T. Phosphate and the parathyroid. *Kidney Int* 2009;**75**(9):898–905.
20. Silver J, Rodriguez M, Slatopolsky E. FGF23 and PTH—double agents at the heart of CKD. *Nephrol Dial Transplant* 2012;**27**:1715–20.
21. Lavi-Moshayoff V, Wasserman G, Meir T, Silver J, Naveh-Many T. PTH increases FGF23 gene expression and mediates the high-FGF23 levels of experimental kidney failure: a bone parathyroid feedback loop. *Am J Physiol Renal Physiol* 2010;**299**:F882–9.
22. Habener JF, Amherdt M, Ravazzola M, Orci L. Parathyroid hormone biosynthesis. Correlation of conversion of biosynthetic precursors with intracellular protein migration as determined by electron microscope autoradiography. *J Cell Biol* 1979;**80**:715–31.
23. Morrissey JJ, Cohn DV. The effects of calcium and magnesium on the secretion of parathormone and parathyroid secretory protein by isolated porcine parathyroid cells. *Endocrinology* 1978;**103**:2081–90.
24. Brown EM, Hurwitz S, Aurbach GD. Preparation of viable isolated bovine parathyroid cells. *Endocrinology* 1976;**99**:1582–8.
25. Brown EM, Gardner DG, Windeck RA, Hurwitz S, Brennan MF, Aurbach GD. β-Adrenergically stimulated adenosine 3′,5′-monophosphate accumulation in and parathyroid hormone release from dispersed human parathyroid cells. *J Clin Endocrinol Metab* 1979;**48**:618–26.
26. Brown EM. Four parameter model of the sigmoidal relationship between parathyroid hormone release and extracellular calcium concentration in normal and abnormal parathyroid tissue. *J Clin Endocrinol Metab* 1983;**56**:572–81.
27. Nesbit MA, Hannan FM, Howles SA, et al. Mutations affecting G-protein subunit alpha11 in hypercalcemia and hypocalcemia. *N Engl J Med* 2013;**368**:2476–86.
28. Conlin PR, Fajtova VT, Mortensen RM, LeBoff MS, Brown EM. Hysteresis in the relationship between serum ionized calcium and intact parathyroid hormone during recovery from induced hyper- and hypocalcemia in normal humans. *J Clin Endocrinol Metab* 1989;**69**:593–9.
29. Cunningham J, Altmann P, Gleed J, Butter K, Marsh F, O'Riordan J. Effect of direction and rate of change of calcium on parathyroid hormone secretion in uremia. *Nephrol Dial Transplant* 1989;**4**:339–44.
30. Grant FD, Conlin PR, Brown EM. Rate and concentration dependence of parathyroid hormone dynamics during stepwise changes in serum ionized calcium in normal humans. *J Clin Endocrinol Metab* 1990;**71**:370–8.
31. Brown EM, MacLeod RJ. Extracellular calcium sensing and extracellular calcium signaling. *Physiol Rev* 2001;**81**:239–97.
32. Magno AL, Ward BK, Ratajczak T. The calcium-sensing receptor: a molecular perspective. *Endocr Rev* 2011;**32**:3–30.
33. Conigrave AD, Ward DT. Calcium-sensing receptor (CaSR): pharmacological properties and signaling pathways. *Best Pract Res Clin Endocrinol Metab* 2013;**27**:315–31.
34. Brown EM, Gamba G, Riccardi D, et al. Cloning and characterization of an extracellular Ca(2+)-sensing receptor from bovine parathyroid. *Nature* 1993;**366**:575–80.
35. Nemeth E, Scarpa A. Rapid mobilization of cellular Ca^{2+} in bovine parathyroid cells by external divalent cations. *J Biol Chem* 1987;**202**:5188–96.
36. Shoback DM, Chen TH, Lattyak B, King K, Johnson RM. Effects of high extracellular calcium and strontium on inositol polyphosphates in bovine parathyroid cells. *J Bone Miner Res* 1993;**8**:891–8.
37. Brown EM. Extracellular Ca2+ sensing, regulation of parathyroid cell function, and role of Ca2+ and other ions as extracellular (first) messengers. *Physiol Rev* 1991;**71**:371–411.
38. Chakravarti B, Chattopadhyay N, Brown EM. Signaling through the extracellular calcium-sensing receptor (CaSR). *Adv Exp Med Biol* 2012;**740**:103–42.
39. Chen C, Barnett J, Congo D, Brown E. Divalent cations suppress 3′,5′-adenosine monophosphate accumulation by stimulating a pertussis toxin-sensitive guanine nucleotide-binding protein in cultured bovine parathyroid cells. *Endocrinology* 1989;**124**:233–9.
40. Brauner-Osborne H, Wellendorph P, Jensen AA. Structure, pharmacology and therapeutic prospects of family C G-protein coupled receptors. *Curr Drug Targets* 2007;**8**:169–84.
41. Garrett JE, Capuano IV, Hammerland LG, Hung BC, Brown EM, Hebert SC, et al. Molecular cloning and functional expression of human parathyroid calcium receptor cDNAs. *J Biol Chem* 1995;**270**:12919–25.
42. Fan GF, Ray K, Zhao XM, Goldsmith PK, Spiegel AM. Mutational analysis of the cysteines in the extracellular domain of the human Ca2+ receptor: effects on cell surface expression, dimerization and signal transduction. *FEBS Lett* 1998;**436**:353–6.
43. Pidasheva S, Grant M, Canaff L, Ercan O, Kumar U, Hendy GN. Calcium-sensing receptor dimerizes in the endoplasmic reticulum: biochemical and biophysical characterization of CASR

mutants retained intracellularly. *Hum Mol Genet* 2006;**15**:2200–9.
44. Grant MP, Stepanchick A, Cavanaugh A, Breitwieser GE. Agonist-driven maturation and plasma membrane insertion of calcium-sensing receptors dynamically control signal amplitude. *Sci Signal* 2011;**4**. ra78.
45. Nesbit MA, Hannan FM, Howles SA, Reed AA, Cranston T, Thakker CE, et al. Mutations in AP2S1 cause familial hypocalciuric hypercalcemia type 3. *Nat Genet* 2013;**45**:93–7.
46. Hu J, Spiegel AM. Naturally occurring mutations in the extracellular Ca2+-sensing receptor: implications for its structure and function. *Trends Endocrinol Metabol* 2003;**14**:282–8.
47. Huang Y, Zhou Y, Castiblanco A, Yang W, Brown EM, Yang JJ. Multiple Ca(2+)-binding sites in the extracellular domain of the Ca(2+)-sensing receptor corresponding to cooperative Ca(2+) response. *Biochemistry* 2009;**48**:388–98.
48. Silve C, Petrel C, Leroy C, Bruel H, Mallet E, Rognan D, et al. Delineating a Ca2+ binding pocket within the venus flytrap module of the human calcium-sensing receptor. *J Biol Chem* 2005;**280**:37917–23.
49. Geibel J, Sritharan K, Geibel R, Geibel P, Persing JS, Seeger A, et al. Calcium-sensing receptor abrogates secretagogue-induced increases in intestinal net fluid secretion by enhancing cyclic nucleotide destruction. *Proc Natl Acad Sci USA* 2006;**103**:9390–7.
50. Fox J, Lowe SH, Petty BA, Nemeth EF. NPS R-568: a type II calcimimetic compound that acts on parathyroid cell calcium receptor of rats to reduce plasma levels of parathyroid hormone and calcium. *J Pharmacol Exp Ther* 1999;**290**:473–9.
51. Nemeth EF, Steffey ME, Hammerland LG, Hung BC, Van Wegenen BC, DelMar EG, et al. Calcimimetics with potent and selective activity on the parathyroid calcium receptor. *Proc Natl Acad Sci USA* 1998;**95**:4040–5.
52. Huang Y, Breitwieser GE. Rescue of calcium-sensing receptor mutants by allosteric modulators reveals a conformational checkpoint in receptor biogenesis. *J Biol Chem* 2007;**282**:9517–25.
53. Leach K, Wen A, Cook AE, Sexton PM, Conigrave AD, Christopoulos A. Impact of clinically relevant mutations on the pharmacoregulation and signaling bias of the calcium-sensing receptor by positive and negative allosteric modulators. *Endocrinology* 2013;**154**:1105–16.
54. Ho C, Conner DA, Pollak MR, Ladd DJ, Kifor O, Warren HB, et al. A mouse model of human familial hypocalciuric hypercalcemia and neonatal severe hyperparathyroidism [see comments]. *Nat Genet* 1995;**11**:389–94.
55. Wettschureck N, Lee E, Libutti SK, Offermanns S, Robey PG, Spiegel AM. Parathyroid-specific double knockout of Gq and G11 alpha-subunits leads to a phenotype resembling germline knockout of the extracellular Ca2+-sensing receptor. *Mol Endocrinol* 2007;**21**:274–80.
56. Bourdeau A, Souberbielle J-C, Bonnet P, Herviaux P, Sachs C, Lieberherr M. Phospholipase-A2 action and arachidonic acid metabolism in calcium-mediated parathyroid hormone secretion. *Endocrinology* 1992;**130**:1339–44.
57. Bourdeau A, Moutahir M, Souberbielle JC, Bonnet P, Herviaux P, Sachs C, et al. Effects of lipoxygenase products of arachidonate metabolism on parathyroid hormone secretion. *Endocrinology* 1994;**135**:1109–12.
58. Corbetta S, Lania A, Filopanti M, Vincentini L, Ballare E, Spada A. Mitogen-activated protein kinase cascade in human normal and tumoral parathyroid cells. *J Clin Endocrinol Metab* 2002;**87**:2201–5.
59. Lu M, Forsberg L, Höög A, Juhlin CC, Vukojević V, Larsson C, et al. Heterogeneous expression of SNARE proteins SNAP-23, SNAP-25, Syntaxin1 and VAMP in human parathyroid tissue. *Mol Cell Endocrinol* 2008;**287**:72–80.
60. Quinn SJ, Kifor O, Kifor I, Butters Jr RR, Brown EM. Role of the cytoskeleton in extracellular calcium-regulated PTH release. *Biochem Biophys Res Commun* 2007;**354**:8–13.
61. Nemeth EF, Shoback D. Calcimimetic and calcilytic drugs for treating bone and mineral-related disorders. *Best Pract Res Clin Endocrinol Metab* 2013;**27**:373–84.
62. Mendoza FJ, Lopez I, Canalejo R, Almaden Y, Martin D, Aguilera-Tejero E, et al. Direct upregulation of parathyroid calcium-sensing receptor and vitamin D receptor by calcimimetics in uremic rats. *Am J Physiol Renal Physiol* 2009;**296**:F605–13.
63. Nielsen PK, Rasmussen AK, Butters R, Feldt-Rasmussen U, Bendtzen K, Diaz R, et al. Inhibition of PTH secretion by interleukin-1 beta in bovine parathyroid glands in vitro is associated with an upregulation of the calcium- sensing receptor mRNA. *Biochem Biophys Res Commun* 1997;**238**:880–5.
64. Canaff L, Zhou X, Hendy GN. The proinflammatory cytokine, interleukin-6, up-regulates calcium-sensing receptor gene transcription via Stat1/3 and Sp1/3. *J Biol Chem* 2008;**283**:13586–600.
65. Murphey ED, Chattopadhyay N, Bai M, Kifor O, Harper D, Traber DL, et al. Up-regulation of the parathyroid calcium-sensing receptor after burn injury in sheep: a potential contributory factor to postburn hypocalcemia. *Crit Care Med* 2000;**28**:3885–90.
66. Maiti A, Beckman MJ. Extracellular calcium is a direct effecter of VDR levels in proximal tubule epithelial cells that counterbalances effects of PTH on renal vitamin D metabolism. *J Steroid Biochem Mol Biol* 2007;**103**:504–8.
67. Cholst I, Steinberg S, Tropper P, Fox H, Segre G. The influence of hypermagnesemia on serum calcium and parathyroid hormone levels in human subjects. *N Engl J Med* 1984;**310**:1221–5.
68. Conigrave AD, Mun HC, Brennan SC. Physiological significance of L-amino acid sensing by extracellular Ca(2+)-sensing receptors. *Biochem Soc Trans* 2007;**35**:1195–8.
69. Conigrave AD, Mun HC, Lok HC. Aromatic L-amino acids activate the calcium-sensing receptor. *J Nutr* 2007;**137**:1524S–7S. discussion 1548S.
70. D'Amour P. Circulating PTH molecular forms: what we know and what we don't. *Kidney Int Suppl* 2006:S29–33.
71. Mayer GP, Keaton JA, Hurst JG, Habener JF. Effects of plasma calcium concentration on the relative proportion of hormone and carboxyl fragments in parathyroid venous blood. *Endocrinology* 1979;**104**:1778–84.
72. Hanley D, Takatsuki K, Sultan J, Schneider A, Sherwood L. Direct release of parathyroid hormone fragments from functioning bovine parathyroid glands in vitro. *J Clin Invest* 1978;**62**:1247–54.
73. Segre GV, Niall HD, Sauer RT, Potts Jr JT. Edman degradation of radioiodinated parathyroid hormone: application to sequence analysis and hormone metabolism in vivo. *Biochemistry* 1977;**16**:2417–27.
74. D'Amour P, Rakel A, Brossard JH, Rousseau L, Albert C, Cantor T. Acute regulation of circulating parathyroid hormone (PTH) molecular forms by calcium: utility of PTH fragments/PTH(1–84) ratios derived from three generations of PTH assays. *J Clin Endocrinol Metab* 2006;**91**:283–9.
75. Nussbaum SR, Zahradnik RJ, Lavigne JR, Brennan GL, Nozawa-Ung K, Kim LY, et al. A highly sensitive two-site immunoradiometric assay for parathyroid hormone (PTH) and its clinical utility in the evaluation of patients with hypercalcemia. *Clin Chem* 1987;**33**:1364–7.
76. Gao P, Scheibel S, D'Amour P, John MR, Rao SD, Schmidt-Gayk H, et al. Development of a novel immunoradiometric assay exclusively for biologically active whole parathyroid hormone 1–84: implications for improvement of accurate assessment of parathyroid function. *J Bone Miner Res* 2001;**16**:605–14.
77. Friedman PA, Goodman WG. PTH(1–84)/PTH(7–84): a balance of power. *Am J Physiol Renal Physiol* 2006;**290**:F975–84.
78. Schwarz P, Sorensen HA, Transbol I, McNair P. Regulation of acute parathyroid hormone release in normal humans: combined calcium and citrate clamp study. *Am J Physiol* 1992;**263**:E195–8.
79. Jung A, Mayer GP, Hurst JG, Neer R, Potts Jr JT. Model for parathyroid hormone secretion and metabolism in calves. *Am J Physiol* 1982;**242**:R141–50.
80. Valle C, Rodriguez M, Santamaría R, Almaden Y, Rodriguez ME, Cañadillas S, et al. Cinacalcet reduces the set point of the PTH-

calcium curve. *J Am Soc Nephrol* 2008;**19**:2430–6.

81. Nechama M, Ben-Dov IZ, Silver J, Naveh-Many T. Regulation of PTH mRNA stability by the calcimimetic R568 and the phosphorus binder lanthanum carbonate in CKD. *Am J Physiol Renal Physiol* 2009;**296**:F795–800.
82. Nechama M, Peng Y, Bell O, Briata P, Gherzi R, Schoenberg DR, et al. KSRP-PMR1-exosome association determines parathyroid hormone mRNA levels and stability in transfected cells. *BMC Cell Biol* 2009;**10**:70.
83. Levi R, Ben-Dov IZ, Lavi-Moshayoff V, Dinur M, Martin D, Naveh-Many T, et al. Increased parathyroid hormone gene expression in secondary hyperparathyroidism of experimental uremia is reversed by calcimimetics: correlation with posttranslational modification of the trans acting factor AUF1. *J Am Soc Nephrol* 2006;**17**:107–12.
84. Raisz L. Regulation by calcium of parathyroid growth and secretion in vitro. *Nature* 1965;**44**:103–10.
85. Roth SI, Raisz LG. The course and reversibility of the calcium effect on the ultrastructure of the rat parathyroid gland in organ culture. *Lab Invest* 1966;**15**:1187–211.
86. Egbuna OI, Brown EM. Hypercalcaemic and hypocalcaemic conditions due to calcium-sensing receptor mutations. *Best Pract Res Clin Rheumatol* 2008;**22**:129–48.
87. Wada M, Furuya Y, Sakiyama J, Kobayashi N, Miyata S, Ishii H, et al. The calcimimetic compound NPS R-568 suppresses parathyroid cell proliferation in rats with renal insufficiency. *J Clin Invest* 1997;**100**:2977–83.
88. Finch JL, Lee DH, Liapis H, Ritter C, Zhang S, Suarez E, et al. Phosphate restriction significantly reduces mortality in uremic rats with established vascular calcification. *Kidney Int* 2013;**84**:1145–53.
89. Arcidiacono MV, Sato T, Alvarez-Hernandez D, Yang J, Tokumoto M, Gonzalez-Suarez I, et al. EGFR activation increases parathyroid hyperplasia and calcitriol resistance in kidney disease. *J Am Soc Nephrol* 2008;**19**:310–20.
90. Dusso AS, Pavlopoulos T, Naumovich L, Lu Y, Finch J, Brown AJ, et al. p21(WAF1) and transforming growth factor-alpha mediate dietary phosphate regulation of parathyroid cell growth. *Kidney Int* 2001;**59**:855–65.
91. Gogusev J, Duchambon P, Stoermann-Chopard C, Giovannini M, Sarfati E, Drueke TB. De novo expression of transforming growth factor-alpha in parathyroid gland tissue of patients with primary or secondary uraemic hyperparathyroidism. *Nephrol Dial Transplant* 1996;**11**:2155–62.
92. Cozzolino M, Lu Y, Sato T, Yang J, Suarez IG, Brancaccio D, et al. A critical role for enhanced TGF-alpha and EGFR expression in the initiation of parathyroid hyperplasia in experimental kidney disease. *Am J Physiol Renal Physiol* 2005;**289**:F1096–102.
93. Lin SY, Makino K, Xia W, Matin A, Wen Y, Kwong KY, et al. Nuclear localization of EGF receptor and its potential new role as a transcription factor. *Nat Cell Biol* 2001;**3**:802–8.
94. Kanesaka Y, Tokunaga H, Iwashita K, Fujimura S, Naomi S, Tomita K. Endothelin receptor antagonist prevents parathyroid cell proliferation of low calcium diet-induced hyperparathyroidism in rats. *Endocrinology* 2001;**142**:407–13.
95. Cozzolino M, Lu Y, Finch J, Slatopolsky E, Dusso AS. p21WAF1 and TGF-alpha mediate parathyroid growth arrest by vitamin D and high calcium. *Kidney Int* 2001;**60**:2109–17.
96. Wang Q, Palnitkar S, Parfitt AM. Parathyroid cell proliferation in the rat: effect of age and of phosphate administration and recovery. *Endocrinology* 1996;**137**:4558–62.
97. Colloton M, Shatzen E, Miller G, Stehman-Breen C, Wada M, Lacey D, et al. Cinacalcet HCl attenuates parathyroid hyperplasia in a rat model of secondary hyperparathyroidism. *Kidney Int* 2005;**67**:467–76.
98. Mizobuchi M, Ogata H, Hatamura I, Saji F, Koiwa F, Kinugasa E, et al. Activation of calcium-sensing receptor accelerates apoptosis in hyperplastic parathyroid cells. *Biochem Biophys Res Commun* 2007;**362**:11–6.
99. Roth SI. Recent advances in parathyroid gland pathology. *Am J Med* 1971;**50**:612–22.
100. Roth SI, Raisz LG. The course and reversibility of calcium effect on the ultrastructure of the rat parathyroid gland in organ culture. *Lab Invest* 1966;**15**:1187–211.
101. Brown EM, Wilson RE, Thatcher JG, Marynick SP. Abnormal calcium-regulated PTH release in normal parathyroid tissue from patients with adenoma. *Am J Med* 1981;**71**:565–70.
102. Bourdeau A, Atmani F, Grosse B, Lieberherr M. Rapid effects of 1,25-dihydroxyvitamin D3 and extracellular Ca2+ on phospholipid metabolism in dispersed porcine parathyroid cells. *Endocrinology* 1990;**127**:2738–43.
103. Sugimoto T, Ritter C, Ried I, Morrissey J, Slatopolsky E. Effect of 1,25-dihydroxyvitamin D3 on cytosolic calcium in dispersed parathyroid cells. *Kidney Int* 1988;**33**:850–4.
104. Segersten U, Correa P, Hewison M, Hellman P, Dralle H, Carling T, et al. 25-Hydroxyvitamin D(3)-1alpha-hydroxylase expression in normal and pathological parathyroid glands. *J Clin Endocrinol Metab* 2002;**87**:2967–72.
105. Silver J, Russell J, Sherwood LM. Regulation by vitamin D metabolites of messenger ribonucleic acid for preproparathyroid hormone in isolated bovine parathyroid cells. *Proc Natl Acad Sci USA* 1985;**82**:4270–3.
106. Silver J, Naveh-Many T, Mayer H, Schmelzer HJ, Popovtzer MM. Regulation by vitamin D metabolites of parathyroid hormone gene transcription in vivo in the rat. *J Clin Invest* 1986;**78**:1296–301.
107. Naveh-Many T, Marx R, Keshet E, Pike JW, Silver J. Regulation of 1,25-dihydroxyvitamin D3 receptor gene expression by 1,25-dihydroxyvitamin D3 in the parathyroid gland in vivo. *J Clin Invest* 1990;**86**:1969–75.
108. Okazaki T, Igarashi T, Kronenberg HM. 5′-flanking region of the parathyroid hormone gene mediates negative regulation by 1,25-(OH)2 vitamin D3. *J Biol Chem* 1988;**263**:2203–8.
109. Kim MS, Fujiki R, Murayama A, Kitagawa H, Yamaoka K, Yamamoto Y, et al. 1Alpha,25(OH)2D3-induced transrepression by vitamin D receptor through E-box-type elements in the human parathyroid hormone gene promoter. *Mol Endocrinol* 2007;**21**:334–42.
110. Canalejo A, Almadén Y, Torregrosa V, Gomez-Villamandos JC, Ramos B, Campistol JM, et al. The in vitro effect of calcitriol on parathyroid cell proliferation and apoptosis. *J Am Soc Nephrol* 2000;**11**:1865–72.
111. Kremer R, Bolivar I, Goltzman D, Hendy GN. Influence of calcium and 1,25-dihydroxycholecalciferol on proliferation and proto-oncogene expression in primary cultures of bovine parathyroid cells. *Endocrinology* 1989;**125**:935–41.
112. Dusso A, Cozzolino M, Lu Y, Sato T, Slatopolsky E. 1,25-Dihydroxyvitamin D downregulation of TGFalpha/EGFR expression and growth signaling: a mechanism for the antiproliferative actions of the sterol in parathyroid hyperplasia of renal failure. *J Steroid Biochem Mol Biol* 2004;**89–90**:507–11.
113. Shiizaki K, Negi S, Mizobuchi M, Hatamura I, Narukawa N, Sakaguchi T, et al. Effect of percutaneous calcitriol injection therapy on secondary hyperparathyroidism in uraemic patients. *Nephrol Dial Transplant* 2003;**18**(Suppl. 3):iii42–6.
114. Shiizaki K, Hatamura I, Negi S, Sakaguchi T, Saji F, Imazeki I, et al. Highly concentrated calcitriol and its analogues induce apoptosis of parathyroid cells and regression of the hyperplastic gland—study in rats. *Nephrol Dial Transplant* 2008;**23**:1529–36.
115. Mizobuchi M, Saji F, Shiizaki K, Sato T, Shibata M, Negi S, et al. Apoptosis: a possible mechanism of suppressing parathyroid hyperplasia by calcimimetics. *Clin Calcium* 2005;**15**(Suppl. 1):56–8. discussion 58–9.
116. Li YC, Amling M, Pirro AE, Priemel M, Meuse J, Baron R, et al. Normalization of mineral ion homeostasis by dietary means prevents hyperparathyroidism, rickets, and osteomalacia, but not alopecia in vitamin D receptor-ablated mice. *Endocrinology* 1998;**139**:4391–6.

117. Meir T, Levi R, Lieben L, Libutti S, Carmeliet G, Bouillon R, et al. Deletion of the vitamin D receptor specifically in the parathyroid demonstrates a limited role for the receptor in parathyroid physiology. *Am J Physiol Renal Physiol* 2009;**297**:F1192–8.
118. Demay MB. Mechanism of vitamin D receptor action. *Ann NY Acad Sci* 2006;**1068**:204–13.
119. Panda DK, Miao D, Bolivar I, Li J, Huo R, Hendy GN, et al. Inactivation of the 25-hydroxyvitamin D 1alpha-hydroxylase and vitamin D receptor demonstrates independent and interdependent effects of calcium and vitamin D on skeletal and mineral homeostasis. *J Biol Chem* 2004;**279**:16754–66.
120. Silver J, Dranitzki-Elhalel M. Sensing phosphate across the kingdoms. *Curr Opin Nephrol Hypertens* 2003;**12**:357–61.
121. Canalejo A, Canadillas S, Ballesteros E, Rodriguez M, Almaden Y. Importance of arachidonic acid as a mediator of parathyroid gland response. *Kidney Int Suppl* 2003:S10–3.
122. Almaden Y, Canalejo A, Ballesteros E, Anon G, Canadillas S, Rodriguez M. Regulation of arachidonic acid production by intracellular calcium in parathyroid cells: effect of extracellular phosphate. *J Am Soc Nephrol* 2002;**13**:693–8.
123. Slatopolsky E, Brown A, Dusso A. Role of phosphorus in the pathogenesis of secondary hyperparathyroidism. *Am J Kidney Dis* 2001;**37**:S54–7.
124. Slatopolsky E, Finch J, Denda M, Ritter C, Zhong M, Dusso A, et al. Phosphorus restriction prevents parathyroid gland growth. High phosphorus directly stimulates PTH secretion in vitro. *J Clin Invest* 1996;**97**:2534–40.
125. Care AD, Sherwood LM, Potts Jr JT, Aurbach GD. Perfusion of the isolated parathyroid gland of the goat and sheep. *Nature* 1966;**209**:55–7.
126. Silver J, Levi R. Cellular and molecular mechanisms of secondary hyperparathyroidism. *Clin Nephrol* 2005;**63**:119–26.
127. Shimada T, Mizutani S, Muto T, Yoneya T, Hino R, Takeda S, et al. Cloning and characterization of FGF23 as a causative factor of tumor-induced osteomalacia. *Proc Natl Acad Sci USA* 2001;**98**:6500–5.
128. ADHR Consortium. Autosomal dominant hypophosphataemic rickets is associated with mutations in FGF23. *Nat Genet* 2000;**26**:345–8.
129. Shimada T, Hasegawa H, Yamazaki Y, Muto T, Hino R, Takeuchi Y, et al. FGF-23 is a potent regulator of vitamin D metabolism and phosphate homeostasis. *J Bone Miner Res* 2004;**19**:429–35.
130. Ben-Dov IZ, Galitzer H, Lavi-Moshayoff V, Goetz R, Kuro-o M, Mohammadi M, et al. The parathyroid is a target organ for FGF23 in rats. *J Clin Invest* 2007;**117**:4003–8.
131. Kawata T, Imanishi Y, Kobayashi K, Miki T, Arnold A, Inaba M, et al. Parathyroid hormone regulates fibroblast growth factor-23 in a mouse model of primary hyperparathyroidism. *J Am Soc Nephrol* 2007;**18**:2683–8.
132. Berndt T, Kumar R. Novel mechanisms in the regulation of phosphorus homeostasis. *Physiology (Bethesda)* 2009;**24**:17–25.
133. Juppner H. Novel regulators of phosphate homeostasis and bone metabolism. *Ther Apher Dial* 2007;**11**(Suppl. 1):S3–22.
134. Takeshita K, Fujimori T, Kurotaki Y, Honjo H, Tsujikawa H, Yasui K, et al. Sinoatrial node dysfunction and early unexpected death of mice with a defect of klotho gene expression. *Circulation* 2004;**109**:1776–82.
135. Krajisnik T, Olauson H, Mirza MA, Hellman P, Akerström G, Westin G, et al. Parathyroid Klotho and FGF-receptor 1 expression decline with renal function in hyperparathyroid patients with chronic kidney disease and kidney transplant recipients. *Kidney Int* 2010;**78**:1024–32.
136. Nabeshima Y. The discovery of alpha-Klotho and FGF23 unveiled new insight into calcium and phosphate homeostasis. *Cell Mol Life Sci* 2008;**65**:3218–30.
137. Komaba H, Fukagawa M. The role of FGF23 in CKD—with or without Klotho. *Nat Rev Nephrol* 2013;**8**:484–90.
138. Galitzer H, Ben-Dov IZ, Silver J, Naveh-Many T. Parathyroid cell resistance to fibroblast growth factor 23 in secondary hyperparathyroidism of chronic kidney disease. *Kidney Int* 2010;**77**:211–8.
139. Komaba H, Goto S, Fujii H, Hamada Y, Kobayashi A, Shibuya K, et al. Depressed expression of Klotho and FGF receptor 1 in hyperplastic parathyroid glands from uremic patients. *Kidney Int* 2010;**77**:232–8.

第 7 章

甲状旁腺激素的分子作用

Leila Revollo, Roberto Civitelli

引言

在过去的10年，我们对PTH分子作用的认识已经广泛拓展了关于PTH活化的两个主要信号系统[cAMP/蛋白激酶A(PKA)和Ca^{2+}/蛋白激酶C(PKC)]的经典观点。实际上，PTH可以活化多种相互联系的信号系统，导致大量调节靶细胞分化、功能、增殖和存活的下游效应[1]。本章回顾了目前关于PTH对这些过程的分子作用的认识，集中于激素活化成骨细胞系细胞的多个信号通路之间的相互作用。

PTH信号转导

哺乳动物至少有两种已知的PTH受体，即PTH1R和PTH2R[2,3]。PTH1R是一种B型7个跨膜G蛋白偶联的受体，已被广泛表征，而人们对PTH2R则知之甚少[4]。在经典模式中，PTH通过两个经典的G蛋白激动网络——cAMP/PKA和Ca^{2+}/PKC进行信号转导。在cAMP/PKA信号通路，PTH和PTH1R结合导致Gsα的活化并刺激腺苷酸环化酶(AC)，从而使cAMP生成和PKA活化(图7.1)[5]。与此类似，Ca^{2+}/PKC信号通路是通过Gq的活化刺激磷酸酯酶C(PLC)及自4,5-二磷酸磷脂酰肌醇生成三磷酸肌醇(IP_3)和甘油二酯(DAG)。IP_3随后诱导细胞内存储的Ca^{2+}释放，而DAG则激活PKC(图7.1)。PTH还可以用PLC非依赖的方式激活PKC，分子机制尚不清楚[6,7]。尽管通路激活条件的机制和调控尚未完全清楚，已经明确支架蛋白Na^+/H^+交换调节因子(NHERF)可以和PTH1R形成复合体。因此，与cAMP/PKA相比，更易于Ca^{2+}/PKC的活化[8]。很多PTH涉及cAMP/PKA信号级联，而PLC/PKC信号通路对于PTH的整体效应也非常重要，选择性去除PLC/PKC而不是cAMP/PKA信号通路的PTH1R突变，使得PTH诱导的软骨细胞增生延迟[9]，PTH对成骨细胞周期蛋白D1表达和增殖的刺激减弱[10]。此外，通路效应因子的基因消融可以负性影响骨和肾内PTH的下游效应[11,12]。

近几年，人们发现Wnt系统是PTH信号的一个重要成分[13]。低密度脂蛋白受体相关蛋白6(Lrp6)与PTH1R、PTH形成一个三聚体复合物，类似于其与Fzl、Wnt的相互作用方式(图7.1)[14]；已经证明这个三聚体的形成对激活β-连环蛋白和cAMP/PKA信号级联十分重要[14-16]。因为Lrp/β-连环蛋白系统是成骨细胞分化和骨形成的一个有效的刺激因素[13]，这些相互作用被认为是PTH合成代谢功能的有效机制[17,19]。实际上，体内过表达Lrp5/6受体拮抗剂Dkk1或硬骨素引起的Wnt信号抑制，或者Lrp6基因的基因消融，可以极大减弱PTH诱导新骨形成的能力[20-22]。根据PKA基于PTH/PTH1R/Lrp6复合体形成而磷酸化Lrp6这一发现，提出了PTH可以激活经典Wnt信号的其他机制。利用此机制，PKA可以招募Axin到细胞表面，最终稳定β-连环蛋白并绕过Lrp5/6/Fzl的相互作用[14]。另一方面，PTH可以不依赖Lrp6而活化cAMP/PKA和β-连环蛋白交点的下游。一项研究表明，在应答PTH时，PTH1R可以直接与Dvl相互作用，导致β-连环蛋白稳定和下游信号转导[23]。此外，在应答PTH时，PKA可以直接与β-连环蛋白相互作用并磷酸化β-连环蛋白的C-末端位点，这不同于酪蛋白激酶1(CK1)和糖原合成激酶3β(GSK3β)磷酸化靶结构、稳定蛋白质并导致淋巴增强子结合因子(Tcf/Lef)活化介导的转录[20]。当PTH刺激时，PKA可以磷酸化CSK3β，引起β-连环蛋白失活，破坏复合体和β-连环蛋白的稳定性[24]。因此，GSK3β通过PKA磷酸化残基的突变，可以减少PTH诱导β-连环蛋白的活化和下游基因的转录。据此，通过PKA使β-连环蛋白磷酸化而直接活化，

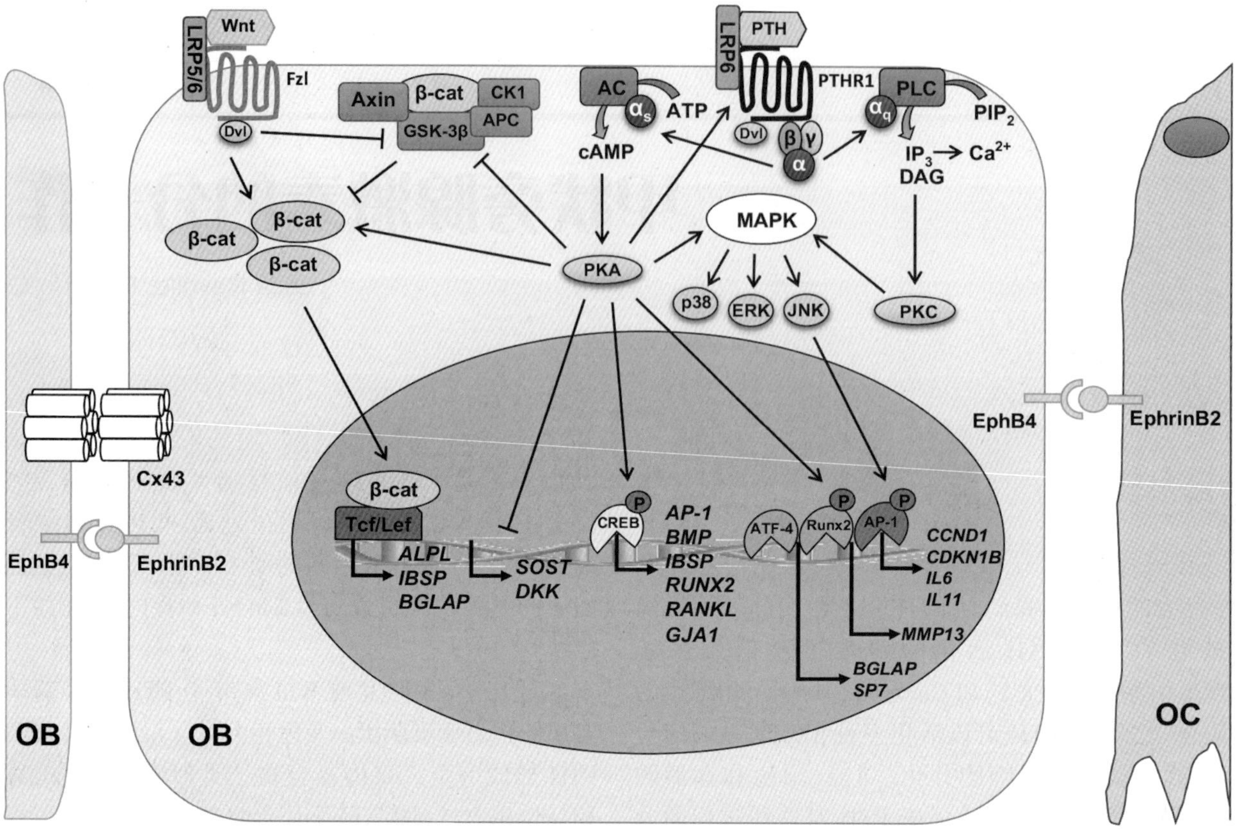

图 7.1 成骨细胞 PTH/PTH1R 信号网络示意图。缩写：ATF-4，激活转录因子 4；AP-1，活化蛋白 1；AC，腺苷酸环化酶；APC，结肠腺瘤样息肉基因；ATP，三磷酸腺苷；ALPL，碱性磷酸酶；BMP，骨形态发生蛋白；CK1，酪蛋白激酶 1；β-cat，β-连环蛋白；Ca^{2+}，钙离子；JNK，c-Jun 氨基端激酶；MMP13，胶原酶 3；GJA1，Cx43，连接蛋白 43；cAMP，环腺苷酸；CREB，cAMP 反应元件结合蛋白；CCND1，细胞周期蛋白 D1；CDKN1B，p27，细胞周期蛋白依赖性激酶抑制因子 1B；DAG，甘油二酯；DKK，Dickkopf 相关蛋白；Dvl，蓬松蛋白；EphB4，肝配蛋白 B 型受体 4；ERK，细胞外信号调节激酶；Fzl，卷曲蛋白；GSK3β，糖原合成酶激酶 3β；IP_3，三磷酸肌醇；ISBP，整合素结合涎蛋白；IL-6，白细胞介素-6；IL-11，白细胞介素-11；Lrp5/6，低密度脂蛋白受体相关蛋白 5/6；MAPK，丝裂原激活蛋白激酶；p38，丝裂原激活蛋白激酶 p38；OB，成骨细胞；BGLAP，骨钙蛋白；OC，破骨细胞；SP7，成骨相关转录因子；PIP_2，4，5-二磷酸磷脂酰肌醇；PLC，磷脂酶 C；PTH，甲状旁腺激素；PTH1R，甲状旁腺激素受体 1 型；PKA，蛋白激酶 A；PKC，蛋白激酶 C；RANKL，核因子 κB 受体活化因子配体；RUNX2，Runx2，runt 相关转录因子；SOST，硬骨素；Tcf/Lef，转录因子/淋巴增强子结合因子。

通过 GSK3β 失活间接稳定 β-连环蛋白，是 PTH 不依赖 Lrp6 刺激 β-连环蛋白信号的补充机制。因此，cAMP/PKA 和 Lrp5/6/β-连环蛋白信号系统在不同水平互相交叉并通过 PTH 刺激的多个机制例证了 PTH 信号转导的复杂性(图 7.1)。

有趣的是，Lrp6/PTH1R 相互作用是否也影响其他 PTH 诱导的信号通路，尤其是 Ca^{2+}/PKC 或者 MAPK，目前还未确定。同样的，PKC 信号是否参与 PTH 诱导的 β-连环蛋白的调节，这方面的报道还存在争议。然而在一项研究中，在 MC3T3-E1 细胞，PKC 的化学性抑制或活化可以分别抑制或者增加 β-连环蛋白的稳定性[25]，其他人在 UMR106 细胞内使用专门激活 PKC 的 PTH 片段时，未能观察到对 Tcf/Lef 翻译的刺激[26]。经由 PTH 调节 Wnt 信号通路的另一个机制是 SOST[27,28]和 DKK1[20]的表达下调，这是一个由 Gsα/cAMP/PKA 信号介导的行为[27,29]。

MAPK 信号通路也是 PTH 分子效应的一部分，在此情况下，这种机制通过与其他信号系统的相互作用而变得复杂。多项研究表明，PTH 可以依赖细胞的分化或增殖状态，通过 cAMP/PKA 和 Ca^{2+}/PKC[30-32]激活或者抑制细胞外信号调控的激酶 1/2(ERK1/2)[30,33-36]。甲状旁腺激素还可以通过抑制蛋白来激活 ERK1/2 信号[37]。GPCR/抑制蛋白信号的经典模式是基于 G 蛋白偶联的受体激酶使 GPCR 磷酸化，然后在细胞表面招募抑制蛋白，形成一个 GPCR/抑制蛋白复合体[38]。通过结合 GPCR 胞质尾或者通过内陷小凹诱导其内化使受体脱敏，抑制蛋白可以使 GPCR 信号无效。另一方面，抑制蛋白可以作为支架蛋白限制一些因子进入一个信号复合体，促进信号网络的活化。实际上，应答 PTH、抑制蛋白可以促进 ERK1/2 活化或延长 cAMP 基因生成[32,39]。因此，根据细胞环境和（或）同时发生的激素活化的信号机制，抑制蛋白可以负性或者正性调控 PTH 信号。PTH 还可以通过改变其磷酸化状态使得 p38-MAPK 激活或者失活[40,41]，是一种通过丝裂原活化蛋白激酶磷酸酶-1（MKP-1）的调控来介导的功能。因此，通过调节活化 MKP-1 的水平，PTH 可以调节 MAPK 反应的时间和强度。此外，通过远离 β-连环蛋白解离复合体并参与 Axin 招募的 Lrp6 残基的磷酸化，MAPK 信号可以活化 β-连环蛋白[42]。MAPK 通路的成员也可以直接磷酸化 β-连环蛋白的残基，使得 β-连环蛋白从黏附的连接处释放[43]。这两个原因造成胞质 β-连环蛋白水平升高，最终激活下游信号（图 7.1）。

PTH 还通过两个不同的机制刺激细胞-细胞间的直接联系。一个是肝配蛋白（Ephrin）介导的两个相邻细胞间的旁分泌交流[44]。EphrinB2 是一种膜配体，与称作 EphB4 的 Ephrin 受体络氨酸激酶相互作用[45]。EphB4/EphrinB2 相互作用导致两个相邻细胞之间的两种信号通路，这是现在被认可的参与骨骼发育和稳态的一种机制[46]。EphrinB2/EphB4 在成骨细胞之间交流的抑制，可以减少成骨细胞标志物的表达和矿化[44]。PTH 诱导成骨细胞 EphrinB2 mRNA 和蛋白的表达[47]，Ephrin 介导的两个成骨细胞间的交流可能有助于 PTH 对骨形成的刺激。此外，EphrinB2 在破骨细胞中表达，与成骨细胞的 EphB4 一起，增强成骨细胞分化，抑制破骨细胞分化[48]。实际上，抑制 EphrinB2/EphB4 的相互作用，同时进行 PTH 间歇性治疗，可以增强骨的重吸收，从而抵消了 PTH 的合成代谢作用[49]。因此，调控成骨细胞和破骨细胞之间 EphrinB2/EphB4 介导的细胞-细胞交流，是一种调控骨重塑两个方面的新机制（图 7.1）。PTH 影响细胞-细胞间的直接交流的另一个机制是通过缝隙连接。连接蛋白六聚体组成的跨膜通道，允许细胞-细胞间离子和小分子包括第二信使直接扩散[50,51]。连接蛋白43（Cx43）是骨细胞中主要的缝隙连接蛋白，PTH 被证明可以通过增强缝隙连接通道的活性和 cAMP/PKA 介导的 Cx43 表达来增强缝隙连接细胞-细胞间的交流[52,53]。尽管 PTH 刺激通过缝隙连接进行信号交换的性质还不清楚，体内和体外实验数据表明，Cx43 参与很多 PTH 效应，包括体外矿化的刺激[54]、破骨细胞生成[55]、成骨细胞存活[56]和骨合成代谢作用[57]。

基因转录的 PTH 调控

通过配体-受体结合激活的信号转导后的下游事件集中于基因转录的调控。通常，信号级联调控特异性转录因子和靶基因调控元件的结合。例如，cAMP/PKA 通路的活化，可以导致 cAMP 反应元件结合蛋白（CREB）磷酸化，与特异性靶基因启动子上的 cAMP 反应元件结合[58,59]。通过 CREB 磷酸化，PTH 调节参与成骨细胞分化和功能的因子的表达，这些因子包括 Runt 相关转录因子 2（Runx2）[60]、骨钙蛋白[61]、骨涎蛋白（BSP）[62]和骨形态发生蛋白 2（BMP2）[63]；PTH 也是破骨细胞分化的一种关键调节因素，即调节核因子 κB 受体活化因子配体（RANKL）和骨保护素[64]。CREB 磷酸化还可以诱导转录因子活化蛋白 1（AP-1）家族的表达，例如 c-fos[59,65,66]、c-Jun[67]和 JunB[68,69]。MAPK 介导的磷酸化可以进一步增强 AP-1 的活化，表明 PTH 通过多重机制调控 AP-1 的活化。通过上调细胞周期蛋白 D1[35]和 p27[71]，PTH 经 AP-1 调控细胞增殖。通过增加破骨细胞发生细胞因子 IL-6[72,73]、IL-11[74]和胶原酶 3（MMP13）（一种胶原降解需要的基质金属肽酶）[75]，PTH 还经 AP-1 刺激骨的重吸收。

Runx2，也被称为核心结合因子亚单位 α-1（CBF-α-1），是 runt 域基因家族的一员，它是一种主要的成骨细胞调节因子[76,77]，是 PTH 的合成代谢作用所必需的[60]。Cbfa1/Runx2 的突变与锁骨颅骨发育不全疾病相关。与研究 PTH 合成代谢作用所需功能的工作相反，其他人发现体内 Runx2 的过表达可能会实际上减弱 PTH 的合成代谢作用[78]。这种 Runx2 的矛盾作用可能与突变小鼠的高水平表达和（或）与其他抑制成骨细胞功能的因子的相互作用有关。实际上，Runx2 有多重功能；除了直接的 DNA 结合以外，它还具有作为其他转录因子支架的功能，拓展了其调节非规范 Runx2 反应元件的基因启动子的功能[79]。例如，应答甲状旁腺激素的 MMP13 表达增强，需要 AP-1 和 Runx2 之间的相互作用[80,81]。因为 Runx2 活化依赖 PKA 磷酸化[82]，AP-1 通过 MAPK 介导的磷酸化进一步活化，所以 PTH 调节 MMP13 的表达依赖 cAMP/PKA 和 MAPK 信号（图 7.1）。在 PTH 刺激下[84]，Runx2 还与激活转录因子 4（ATF4）[83]相互作用。ATF4 又称为 CREB2，是一个基础亮氨酸拉链转录因子，属于 ATF/CREB 家族的一员[85]。与 Runx2 相似，ATF4 控制成骨细胞增殖、分化和存活[86,87]，是 PTH 合成代谢所必需的[88]。因为 Runx2 还可以通过 ERK 依赖的磷酸化被激活，使得 PTH 作用于 Runx2 的下游的影响更加复杂[89-91]。虽然依然缺少直接证据，但是 MAPK 信号可能参与 PTH 对 Runx2 的调控。

与 PTH 对 LRP6/β-连环蛋白的刺激作用一致，在体内和体外，PTH 的使用可以增加 Tcf/Lef 的转录活性[20,22,92]。在 MC3T3-E1 细胞，虽然 β-连环蛋白沉默对 PTH 上调的碱性磷酸盐、骨涎蛋白、骨钙蛋白和 Runx2 发挥负性影响[93]，如前文所述，PTH 不是直接的 Wnt 刺激因素；因此，在 PTH 作用中，规范的 Tcf/Lef 转录反应的生物学重要性依然没有被确认。

PTH 对细胞增殖和存活的调节

PTH 对细胞增殖和细胞周期调节的作用已经被大范围地研究，根据细胞类型及其分化阶段，已经报道了刺激或抑制细胞增殖[17]。例如，PTH 刺激早期成骨细胞增殖，是通过一个依赖 PKA 和 MAPK 的机制，与细胞周期蛋白 D1 和 Cdk1 表达增加及 p27 表达减少相关。有趣的是，间歇性或持续性使用 PTH 可以上调细胞内的细胞周期蛋白 D1[35]。Cdk1 水平的增加和转录因子 E2F 的活化已经被证明与 PTH 诱导的骨祖细胞增殖有关[94]。Cdk4/细胞周期蛋白 D1 聚合体靶向作用于 Runx2，引起泛素介导的蛋白降解，从而抑制成骨细胞分化。因此，在骨祖细胞，PTH 发挥了促有丝分裂的作用从而减慢了分化。在体内和体外，分化的成骨细胞中 PTH 通过刺激 MKP-1 和 p21 的表达，阻止细胞分裂周期由 G_1 期向 S 期的转化[95]。MKP-1 通过使 ERK 去磷酸化，阻断 G_1 期向 S 期的进程，依次减少细胞周期蛋白 D1 的表达，抑制细胞周期蛋白 D1/Ddk4 复合体的形成[96]。MKP-1 表达的调节依赖 PKA 和 PKC 信号[36]。此外，PTH 通过增加 p27 水平以 PKA 依赖的方式抑制 S 期进程，导致 Cdk2/p27 的相互作用增加和 Cdk2 的活性减少[94]。PTH 对不同成骨细胞不同分化阶段的有丝分裂发生发挥相反作用的机制依然未被证实。

除了其对细胞增殖的影响，PTH 可通过促进促凋亡因子和 Bcl-2-相关死亡启动子(Bad)的失活，并通过 PKA 介导的磷酸化[97]和 B 细胞淋巴瘤 2(Bcl-2)的上调来控制细胞存活，Bcl-2 是一种通过阻止细胞色素从线粒体释放阻断凋亡的促细胞存活因子[97]。PTH 刺激的 Bcl-2 转录由 CREB 和 Runx2 介导，增强了 Runx2 在 PTH 生物学的核心作用。然而，在体内，Bcl-2 对 PTH 合成代谢反应的作用依然存在争议。Bcl-2 缺乏的老鼠过早死亡，很少可以存活至 14 周[98,99]，因此，进行 PTH 代谢合成的研究非常困难。尽管如此，4 日龄 Bcl-2 缺乏小鼠进行 9 天的短期 PTH 治疗，出现应答 PTH 的骨量增加，主要是因为破骨细胞凋亡的增加，但成骨细胞的功能不受影响[98]。此外，其他人使用Bcl-2 敲除小鼠和表达一种 Bim 突变等位基因的小鼠杂交，可以消除促凋亡反应，因而挽回了 Bcl-2 删除的早期死亡率[99]。对这些双重变异的小鼠给予间歇性 PTH 治疗 4 周，可以减弱 PTH 诱导的骨形成，而破骨细胞的功能正常。这些发现存在冲突的原因可能与 PTH 使用的不同时间阶段、治疗时长或小鼠的不同基因背景有关。

PTH 对离子转运的调节

PTH 的主要生理功能之一是调控肾小管的钙离子和磷酸盐的转运[100]。PTH 通过促进网格蛋白介导的内吞作用和两个钠依赖性磷酸盐共同转运体（NaPi-Ⅱa 和 NaPi-Ⅱc)的降解来减少磷酸盐的重吸收[101,102]。根据信号是位于肾小管的细胞顶部还是基底侧面的细胞膜[103]，此作用通过 PKA 或者 PKC 信号介导。实际上，PKC 信号看似单独在管腔面的膜上起作用，PKA 和 PKC 信号通过基底侧面的细胞膜发挥对磷酸盐转运的重要作用。两个信号级联都汇集在 ERK1/2 上[104]，表明 MAPK 通路可能也参与 PTH 调节的钠/磷酸盐共同转运。重要的是，NaPi-Ⅱa 和 NaPi-Ⅱc 与支架蛋白 NHERF1 形成一个聚合体而稳定于膜上[105]。通过 NHERF1 磷酸化和 NHERF1/NaPi 复合体解离，PTH 可以刺激网格蛋白介导的磷酸盐共同转运体的内吞作用[106]。

PTH 通过激活瞬时受体电位香草酸受体 5(TRPV5，一种钙通道的成分）控制远端小管的钙的重吸收[11]。PTH 的这种调控功能通过 PKC 信号介导，可以抑制内陷小凹介导的 TRPV5 内吞作用，因此允许 TRPV5 保留在细胞表面，促进钙重吸收入血。PTH 还通过刺激钠-钙交换体(Na^+-Ca^{2+}交换体或 NCX1)的表达来调节钙排泄[107,108]。NCX1 活化依赖于钠和钾激活的腺苷 5'-三磷酸酶(Na^+-K^+-ATP 酶)[109]，PTH 经 ERK 介导的 PKC 活化进行负性调节，抑制 Na^+-K^+-ATP 酶的磷酸化[110]。因此，尽管 PTH 对 Na^+-K^+-ATP 酶的这些作用是否最终影响钠稳态和血压还不清楚，但是 PTH 对 NCX1 具有正性和负性双重效应。

（郑伟伟 李金茹 张平 译）

参考文献

1. Datta NS, Abou-Samra AB. PTH and PTHrP signaling in osteoblasts. *Cell Signal* 2009;**21**:1245–54.
2. Wu M, Deng L, Zhu G, Li YPG. Protein and its signaling pathway in bone development and disease. Landmark, editor. *Front Biosci* 2010;**15**:957–85.
3. Pal K, Melcher K, Xu HE. Structure and mechanism for recognition of peptide hormones by Class B G-protein-coupled receptors. *Acta Pharmacol Sin* 2012;**33**:300–11.
4. Mannstadt M, Juppner H, Gardella TJ. Receptors for PTH and PTHrP: their biological importance and functional properties. *Am J Physiol* 1999;**277**:F665–75.
5. Vilardaga JP, Romero G, Friedman PA, Gardella TJ. Molecular basis of parathyroid hormone receptor signaling and trafficking: a family B GPCR paradigm. *Cell Mol Life Sci.* 2011;**68**:1–13.
6. Takasu H, Guo J, Bringhurst FR. Dual signaling and ligand selectivity of the human PTH/PTHrP receptor. *J Bone Min Res* 1999;**14**:11–20.
7. Yang D, Guo J, Divieti P. Bringhurst, FR. Parathyroid hormone activates PKC-delta and regulates osteoblastic differentiation via a PLC-independent pathway. *Bone* 2006;**38**:485–96.
8. Mahon MJ, Donowitz M, Yun CC, Segre GV. Na(+)/H(+) exchanger regulatory factor 2 directs parathyroid hormone 1 receptor signalling. *Nature* 2002;**417**:858–61.
9. Guo J, Chung UI, Kondo H, Bringhurst FR, Kronenberg HM. The PTH/PTHrP receptor can delay chondrocyte hypertrophy in vivo without activating phospholipase C. *Develop Cell* 2002;**3**:183–94.
10. Guo J, Liu M, Yang D, Bouxsein ML, Thomas CC, Schipani E, et al. Phospholipase C signaling via the parathyroid hormone (PTH)/PTH-related peptide receptor is essential for normal bone responses to PTH. *Endocrinology* 2010;**151**:3502–13.
11. Cha SK, Wu T, Huang CL. Protein kinase C inhibits caveolae-mediated endocytosis of TRPV5. *Am J Physiol Renal Physiol* 2008;**294**:F1212–21.
12. Lederer ED, Sohi SS, McLeish KR. Parathyroid hormone stimulates extracellular signal-regulated kinase (ERK) activity through two independent signal transduction pathways: role of ERK in sodium-phosphate cotransport. *J Am Soc Nephrol* 2000;**11**:222–31.
13. Baron R, Kneissel M. WNT signaling in bone homeostasis and disease: from human mutations to treatments. *Nat Med* 2013;**19**:179–92.
14. Wan M, Yang C, Li J, Wu X, Yuan H, Ma H, et al. Parathyroid hormone signaling through low-density lipoprotein-related protein 6. *Gene Devel* 2008;**22**:2968–79.
15. Wan M, Li J, Herbst K, Zhang J, Yu B, Wu X, et al. LRP6 mediates cAMP generation by G protein-coupled receptors through regulating the membrane targeting of Galpha(s). *Sci Signal* 2011;**4**: ra15.
16. Shi C, Li J, Wang W, Cao W, Cao X, Wan M. Antagonists of LRP6 regulate PTH-induced cAMP generation. *Ann NY Acad Sci* 2011;**1237**:39–46.
17. Jilka RL. Molecular and cellular mechanisms of the anabolic effect of intermittent PTH. *Bone* 2007;**40**:1434–46.
18. Greenfield EM. Anabolic effects of intermittent PTH on osteoblasts. *Curr Mol Pharmacol* 2012;**5**:127–34.
19. Aslan D, Andersen MD, Gede LB, de Franca TK, Jorgensen SR, Schwarz P, et al. Mechanisms for the bone anabolic effect of parathyroid hormone treatment in humans. *Scand J Clin Lab Invest* 2012;**72**:14–22.
20. Guo J, Liu M, Yang D, Bouxsein ML, Saito H, Galvin RJ, et al. Suppression of Wnt signaling by Dkk1 attenuates PTH-mediated stromal cell response and new bone formation. *Cell Metab* 2010;**11**: 161–71.
21. Kramer I, Loots GG, Studer A, Keller H, Kneissel M. Parathyroid hormone (PTH)-induced bone gain is blunted in SOST overexpressing and deficient mice. *J Bone Min Res* 2010;**25**:178–89.
22. Li C, Xing Q, Yu B, Xie H, Wang W, Shi C, et al. Disruption of LRP6 in osteoblasts blunts the bone anabolic activity of PTH. *J Bone Min Res* 2013;**28**:2094–108.
23. Romero G, Sneddon WB, Yang Y, Wheeler D, Blair HC, Friedman PA. Parathyroid hormone receptor directly interacts with dishevelled to regulate beta-catenin signaling and osteoclastogenesis. *J Biol Chem* 2010;**285**:14756–63.
24. Suzuki A, Ozono K, Kubota T, Kondou H, Tachikawa K, Michigami T. PTH/cAMP/PKA signaling facilitates canonical Wnt signaling via inactivation of glycogen synthase kinase-3beta in osteoblastic Saos-2 cells. *J Cell Biochem* 2008;**104**:304–17.
25. Tobimatsu T, Kaji H, Sowa H, Naito J, Canaff L, Hendy GN, et al. Parathyroid hormone increases beta-catenin levels through Smad3 in mouse osteoblastic cells. *Endocrinology* 2006;**147**:2583–90.
26. Kulkarni NH, Halladay DL, Miles RR, Gilbert LM, Frolik CA, Galvin RJ, et al. Effects of parathyroid hormone on Wnt signaling pathway in bone. *J Cell Biochem* 2005;**95**:1178–90.
27. Keller H, Kneissel M. SOST is a target gene for PTH in bone. *Bone* 2005;**37**:148–58.
28. O'Brien CA, Plotkin LI, Galli C, Goellner JJ, Gortazar AR, Allen MR, et al. Control of bone mass and remodeling by PTH receptor signaling in osteocytes. *PLoS One* 2008;**3**: e2942.
29. Yao GQ, Wu JJ, Troiano N, Insogna K. Targeted overexpression of Dkk1 in osteoblasts reduces bone mass but does not impair the anabolic response to intermittent PTH treatment in mice. *J Bone Miner Metab* 2011;**29**:141–8.
30. Verheijen MH, Defize LH. Parathyroid hormone activates mitogen-activated protein kinase via a cAMP-mediated pathway independent of Ras. *J Biol Chem* 1997;**272**:3423–9.
31. Cole JA. Parathyroid hormone activates mitogen-activated protein kinase in opossum kidney cells. *Endocrinology* 1999;**140**:5771–9.
32. Gesty-Palmer D, Chen M, Reiter E, Ahn S, Nelson CD, Wang S, et al. Distinct beta-arrestin- and G protein-dependent pathways for parathyroid hormone receptor-stimulated ERK1/2 activation. *J Biol Chem* 2006;**281**:10856–64.
33. Swarthout JT, Doggett TA, Lemker JL, Partridge NC. Stimulation of extracellular signal-regulated kinases and proliferation in rat osteoblastic cells by parathyroid hormone is protein kinase C-dependent. *J Biol Chem* 2001;**276**:7586–92.
34. Higuchi C, Myoui A, Hashimoto N, Kuriyama K, Yoshioka K, Yoshikawa H, et al. Continuous inhibition of MAPK signaling promotes the early osteoblastic differentiation and mineralization of the extracellular matrix. *J Bone Min Res* 2002;**17**:1785–94.
35. Datta NS, Pettway GJ, Chen C, Koh AJ, McCauley LK. Cyclin D1 as a target for the proliferative effects of PTH and PTHrP in early osteoblastic cells. *J Bone Min Res* 2007;**22**:951–64.
36. Datta NS, Kolailat R, Fite A, Pettway G, Abou-Samra AB. Distinct roles for mitogen-activated protein kinase phosphatase-1 (MKP-1) and ERK-MAPK in PTH1R signaling during osteoblast proliferation and differentiation. *Cell Signal* 2010;**22**:457–66.
37. Bohinc BN, Gesty-Palmer D. beta-arrestin-biased agonism at the parathyroid hormone receptor uncouples bone formation from bone resorption. *Endocr Metab Immune Disord Drug Targets* 2011;**11**:112–9.
38. Luttrell LM, Lefkowitz RJ. The role of beta-arrestins in the termination and transduction of G-protein-coupled receptor signals. *J Cell Sci* 2002;**115**:455–65.
39. Vilardaga JP, Gardella TJ, Wehbi VL, Feinstein TN. Non-canonical signaling of the PTH receptor. *Trends Pharmacol Sci* 2012;**33**:423–31.
40. Rey A, Manen D, Rizzoli R, Ferrari SL, Caverzasio J. Evidences for a role of p38 MAP kinase in the stimulation of alkaline phosphatase and matrix mineralization induced by parathyroid hormone in osteoblastic cells. *Bone* 2007;**41**:59–67.
41. Mahalingam CD, Sampathi BR, Sharma S, Datta T, Das V, Abou-Samra AB, et al. MKP1-dependent PTH modulation of bone matrix mineralization in female mice is osteoblast maturation stage specific and involves P-ERK and P-p38 MAPKs. *J Endocrinol* 2013;**216**:315–29.

42. Cervenka I, Wolf J, Masek J, Krejci P, Wilcox WR, Kozubik A, et al. Mitogen-activated protein kinases promote WNT/beta-catenin signaling via phosphorylation of LRP6. *Mol Cell Biol* 2011;**31**:179–89.
43. Krejci P, Aklian A, Kaucka M, Sevcikova E, Prochazkova J, Masek JK, et al. Receptor tyrosine kinases activate canonical WNT/beta-catenin signaling via MAP kinase/LRP6 pathway and direct beta-catenin phosphorylation. *PLoS One* 2012;**7**: e35826.
44. Martin TJ, Allan EH, Ho PW, Gooi JH, Quinn JM, Gillespie MT, et al. Communication between ephrinB2 and EphB4 within the osteoblast lineage. *Adv Exp Med Biol* 2010;**658**:51–60.
45. Lorenzo J. Ephs and ephrins: a new way for bone cells to communicate. *J Bone Min Res* 2008;**23**:1168–9.
46. Sims NA, Gooi JH. Bone remodeling: multiple cellular interactions required for coupling of bone formation and resorption. *Semin Cell Develop Biol* 2008;**19**:444–51.
47. Allan EH, Hausler KD, Wei T, Gooi JH, Quinn JM, Crimeen-Irwin B, et al. EphrinB2 regulation by PTH and PTHrP revealed by molecular profiling in differentiating osteoblasts. *J Bone Min Res* 2008;**23**:1170–81.
48. Zhao C, Irie N, Takada Y, Shimoda K, Miyamoto T, Nishiwaki T, et al. Bidirectional ephrinB2-EphB4 signaling controls bone homeostasis. *Cell Metab* 2006;**4**:111–21.
49. Takyar FM, Tonna S, Ho PW, Crimeen-Irwin B, Baker EK, Martin TJ, et al. EphrinB2/EphB4 inhibition in the osteoblast lineage modifies the anabolic response to parathyroid hormone. *J Bone Min Res* 2013;**28**:912–25.
50. Saez JC, Berthoud VM, Branes MC, Martinez AD, Beyer EC. Plasma membrane channels formed by connexins: their regulation and functions. *Physiol Rev* 2003;**83**:1359–400.
51. Stains JP, Civitelli R. Cell-to-cell interactions in bone. *Biochem Biophys Res Commun* 2005;**328**:721–7.
52. Schiller PC, Roos BA, Howard GA. Parathyroid hormone up-regulation of connexin 43 gene expression in osteoblasts depends on cell phenotype. *J Bone Min Res* 1997;**12**:2005–13.
53. Civitelli R, Ziambaras K, Warlow PM, Lecanda F, Nelson T, Harley J, et al. Regulation of connexin43 expression and function by prostaglandin E2 (PGE2) and parathyroid hormone (PTH) in osteoblastic cells. *J Cell Biochem* 1998;**68**:8–21.
54. Schiller PC, D'Ippolito G, Balkan W, Roos BA, Howard GA. Gap-junctional communication mediates parathyroid hormone stimulation of mineralization in osteoblastic cultures. *Bone* 2001;**28**:38–44.
55. Matemba SF, Lie A, Ransjo M. Regulation of osteoclastogenesis by gap junction communication. *J Cell Biochem* 2006;**99**:528–37.
56. Bivi N, Lezcano V, Romanello M, Bellido T, Plotkin LI. Connexin43 interacts with β-arrestin: a pre-requisite for osteoblast survival induced by parathyroid hormone. *J Cell Biochem* 2011;**112**:2920–30.
57. Chung DJ, Castro CH, Watkins M, Stains JP, Chung MY, Szejnfeld VL, et al. Low peak bone mass and attenuated anabolic response to parathyroid hormone in mice with an osteoblast-specific deletion of connexin43. *J Cell Sci* 2006;**119**:4187–98.
58. Gonzalez GA, Yamamoto KK, Fischer WH, Karr D, Menzel P, Biggs 3rd W, et al. A cluster of phosphorylation sites on the cyclic AMP-regulated nuclear factor CREB predicted by its sequence. *Nature* 1989;**337**:749–52.
59. Pearman AT, Chou WY, Bergman KD, Pulumati MR, Partridge NC. Parathyroid hormone induces c-fos promoter activity in osteoblastic cells through phosphorylated cAMP response element (CRE)-binding protein binding to the major CRE. *J Biol Chem* 1996;**271**:25715–21.
60. Krishnan V, Moore TL, Ma YL, Helvering LM, Frolik CA, Valasek KM, et al. Parathyroid hormone bone anabolic action requires Cbfa1/Runx2-dependent signaling. *Mol Endocrinol* 2003;**17**:423–35.
61. Boguslawski G, Hale LV, Yu XP, Miles RR, Onyia JE, Santerre RF, et al. Activation of osteocalcin transcription involves interaction of protein kinase A- and protein kinase C-dependent pathways. *J Biol Chem* 2000;**275**:999–1006.
62. Araki S, Mezawa M, Sasaki Y, Yang L, Li Z, Takai H, et al. Parathyroid hormone regulation of the human bone sialoprotein gene transcription is mediated through two cAMP response elements. *J Cell Biochem* 2009;**106**:618–25.
63. Zhang R, Edwards JR, Ko SY, Dong S, Liu H, Oyajobi BO, et al. Transcriptional regulation of BMP2 expression by the PTH-CREB signaling pathway in osteoblasts. *PLoS One* 2011;**6**: e20780.
64. Fu Q, Manolagas SC, O'Brien CA. Parathyroid hormone controls receptor activator of NF-kappaB ligand gene expression via a distant transcriptional enhancer. *Mol Cell Biol* 2006;**26**:6453–68.
65. McCauley LK, Koh AJ, Beecher CA, Rosol TJ. Proto-oncogene c-fos is transcriptionally regulated by parathyroid hormone (PTH) and PTH-related protein in a cyclic adenosine monophosphate-dependent manner in osteoblastic cells. *Endocrinology* 1997;**138**:5427–33.
66. Tyson DR, Swarthout JT, Partridge NC. Increased osteoblastic c-fos expression by parathyroid hormone requires protein kinase A phosphorylation of the cyclic adenosine 3′,5′-monophosphate response element-binding protein at serine 133. *Endocrinology* 1999;**140**:1255–61.
67. Clohisy JC, Scott DK, Brakenhoff KD, Quinn CO, Partridge NC. Parathyroid hormone induces c-fos and c-jun messenger RNA in rat osteoblastic cells. *Mol Endocrinol* 1992;**6**:1834–42.
68. Perez-Albuerne ED, Schatteman G, Sanders LK, Nathans D. Transcriptional regulatory elements downstream of the JunB gene. *Proc Natl Acad Sci USA* 1993;**90**:11960–4.
69. Koe RC, Clohisy JC, Tyson DR, Pulumati MR, Cook TF, Partridge NC. Parathyroid hormone versus phorbol ester stimulation of activator protein-1 gene family members in rat osteosarcoma cells. *Calcified Tissue Int* 1997;**61**:52–8.
70. Shaulian E, Karin M. AP-1 as a regulator of cell life and death. *Nat Cell Biol* 2002;**4**:E131–6.
71. Calvo N, Gentili C, de Boland AR. Parathyroid hormone and the regulation of cell cycle in colon adenocarcinoma cells. *Biochim Biophys Acta* 2011;**1813**:1749–57.
72. Sanders JL, Stern PH. Protein kinase C involvement in interleukin-6 production by parathyroid hormone and tumor necrosis factor-alpha in UMR-106 osteoblastic cells. *J Bone Min Res* 2000;**15**:885–93.
73. Nagy Z, Radeff J, Stern PH. Stimulation of interleukin-6 promoter by parathyroid hormone, tumor necrosis factor alpha, and interleukin-1beta in UMR-106 osteoblastic cells is inhibited by protein kinase C antagonists. *J Bone Min Res* 2001;**16**:1220–7.
74. Kuriwaka-Kido R, Kido S, Miyatani Y, Ito Y, Kondo T, Omatsu T, et al. Parathyroid hormone (1–34) counteracts the suppression of interleukin-11 expression by glucocorticoid in murine osteoblasts: a possible mechanism for stimulating osteoblast differentiation against glucocorticoid excess. *Endocrinology* 2013;**154**:1156–67.
75. Porte D, Tuckermann J, Becker M, Baumann B, Teurich S, Higgins T, et al. Both AP-1 and Cbfa1-like factors are required for the induction of interstitial collagenase by parathyroid hormone. *Oncogene* 1999;**18**:667–78.
76. Ducy P, Zhang R, Geoffroy V, Ridall AL, Karsenty G. Osf2/Cbfa1: a transcriptional activator of osteoblast differentiation. *Cell* 1997;**89**:747–54.
77. Komori T, Yagi H, Nomura S, Yamaguchi A, Sasaki K, Deguchi K, et al. Targeted disruption of Cbfa1 results in a complete lack of bone formation owing to maturational arrest of osteoblasts. *Cell* 1997;**89**:755–64.
78. Merciris D, Marty C, Collet C, de Vernejoul MC, Geoffroy V. Overexpression of the transcriptional factor Runx2 in osteoblasts abolishes the anabolic effect of parathyroid hormone in vivo. *Am J Pathol* 2007;**170**:1676–85.
79. Franceschi RT, Ge C, Xiao G, Roca H, Jiang D. Transcriptional regulation of osteoblasts. *Ann NY Acad Sci* 2007;**1116**:196–207.
80. Hess J, Porte D, Munz C, Angel P. AP-1 and Cbfa/runt physically interact and regulate parathyroid hormone-dependent MMP13 expression in osteoblasts through a new osteoblast-specific element 2/AP-1 composite element. *J Biol Chem* 2001;**276**:20029–38.

81. D'Alonzo RC, Selvamurugan N, Karsenty G, Partridge NC. Physical interaction of the activator protein-1 factors c-Fos and c-Jun with Cbfa1 for collagenase-3 promoter activation. *J Biol Chem* 2002;**277**:816–22.
82. Selvamurugan N, Pulumati MR, Tyson DR, Partridge NC. Parathyroid hormone regulation of the rat collagenase-3 promoter by protein kinase A-dependent transactivation of core binding factor alpha1. *J Biol Chem* 2000;**275**:5037–42.
83. Xiao G, Jiang D, Ge C, Zhao Z, Lai Y, Boules H, et al. Cooperative interactions between activating transcription factor 4 and Runx2/Cbfa1 stimulate osteoblast-specific osteocalcin gene expression. *J Biol Chem* 2005;**280**:30689–96.
84. Yu S, Franceschi RT, Luo M, Zhang X, Jiang D, Lai Y, et al. Parathyroid hormone increases activating transcription factor 4 expression and activity in osteoblasts: requirement for osteocalcin gene expression. *Endocrinology* 2008;**149**:1960–8.
85. St-Arnaud R, Hekmatnejad B. Combinatorial control of ATF4-dependent gene transcription in osteoblasts. *Ann NY Acad Sci* 2011;**1237**:11–8.
86. Yang X, Karsenty G. ATF4, the osteoblast accumulation of which is determined post-translationally, can induce osteoblast-specific gene expression in non-osteoblastic cells. *J Biol Chem* 2004;**279**:47109–14.
87. Zhang X, Yu S, Galson DL, Luo M, Fan J, Zhang J, et al. Activating transcription factor 4 is critical for proliferation and survival in primary bone marrow stromal cells and calvarial osteoblasts. *J Cell Biochem* 2008;**105**:885–95.
88. Yu S, Franceschi RT, Luo M, Fan J, Jiang D, Cao H, et al. Critical role of activating transcription factor 4 in the anabolic actions of parathyroid hormone in bone. *PLoS One* 2009;**4**: e7583.
89. Xiao G, Jiang D, Thomas P, Benson MD, Guan K, Karsenty G, Franceschi RT. MAPK pathways activate and phosphorylate the osteoblast-specific transcription factor, Cbfa1. *J Biol Chem* 2000;**275**:4453–9.
90. Ge C, Xiao G, Jiang D, Franceschi RT. Critical role of the extracellular signal-regulated kinase–MAPK pathway in osteoblast differentiation and skeletal development. *J Cell Biol* 2007;**176**: 709–18.
91. Ge C, Xiao G, Jiang D, Yang Q, Hatch NE, Roca H, Franceschi RT. Identification and functional characterization of ERK/MAPK phosphorylation sites in the Runx2 transcription factor *J Biol Chem* 2009;**284**:32533–43.
92. Bedi B, Li JY, Tawfeek H, Baek KH, Adams J, Vangara SS, et al. Silencing of parathyroid hormone (PTH) receptor 1 in T cells blunts the bone anabolic activity of PTH. *Proc Natl Acad Sci USA* 2012;**109**:E725 33.
93. Tian Y, Xu Y, Fu Q, He M. Parathyroid hormone regulates osteoblast differentiation in a Wnt/beta-catenin-dependent manner. *Mol Cell Biochem* 2011;**355**:211–6.
94. Onishi T, Hruska K. Expression of p27Kip1 in osteoblast-like cells during differentiation with parathyroid hormone. *Endocrinology* 1997;**138**:1995–2004.
95. Qin L, Li X, Ko JK, Partridge NC. Parathyroid hormone uses multiple mechanisms to arrest the cell cycle progression of osteoblastic cells from G1 to S phase. *J Biol Chem* 2005;**280**:3104–11.
96. Brondello JM, McKenzie FR, Sun H, Tonks NK, Pouyssegur J. Constitutive MAP kinase phosphatase (MKP-1) expression blocks G1 specific gene transcription and S-phase entry in fibroblasts. *Oncogene* 1995;**10**:1895–904.
97. Bellido T, Ali AA, Plotkin LI, Fu Q, Gubrij I, Roberson PK, et al. Proteasomal degradation of Runx2 shortens parathyroid hormone-induced anti-apoptotic signaling in osteoblasts. A putative explanation for why intermittent administration is needed for bone anabolism. *J Biol Chem* 2003;**278**:50259–72.
98. Yamashita J, Datta NS, Chun YH, Yang DY, Carey AA, Kreider JM, et al. Role of Bcl2 in osteoclastogenesis and PTH anabolic actions in bone. *J Bone Min Res* 2008;**23**:621–32.
99. Nagase Y, Iwasawa M, Akiyama T, Ogata N, Kadono Y, Nakamura M, et al. Antiapoptotic molecule Bcl-2 is essential for the anabolic activity of parathyroid hormone in bone. *Ann NY Acad Sci* 2010;**1192**:330–7.
100. Lee M, Partridge NC. Parathyroid hormone signaling in bone and kidney. *Curr Opin Nephrol Hypertens* 2009;**18**:298–302.
101. Bacic D, Lehir M, Biber J, Kaissling B, Murer H, Wagner CA. The renal Na+/phosphate cotransporter NaPi-IIa is internalized via the receptor-mediated endocytic route in response to parathyroid hormone. *Kidney Int* 2006;**69**:495–503.
102. Segawa H, Yamanaka S, Onitsuka A, Tomoe Y, Kuwahata M, Ito M, et al. Parathyroid hormone-dependent endocytosis of renal type IIc Na-Pi cotransporter. *Am J Physiol Renal Physiol* 2007;**292**:F395–403.
103. Traebert M, Volkl H, Biber J, Murer H, Kaissling B. Luminal and contraluminal action of 1–34 and 3–34 PTH peptides on renal type IIa Na-P(i) cotransporter. *Am J Physiol Renal Physiol* 2000;**278**:F792–8.
104. Bacic D, Schulz N, Biber J, Kaissling B, Murer H, Wagner CA. Involvement of the MAPK-kinase pathway in the PTH-mediated regulation of the proximal tubule type IIa Na+/Pi cotransporter in mouse kidney. *Pflugers Arch* 2003;**446**:52–60.
105. Deliot N, Hernando N, Horst-Liu Z, Gisler SM, Capuano P, Wagner CA, et al. Parathyroid hormone treatment induces dissociation of type IIa Na+-P(i) cotransporter-Na+/H+ exchanger regulatory factor-1 complexes. *Am J Physiol Cell Physiol* 2005;**289**:C159–67.
106. Capuano P, Bacic D, Roos M, Gisler SM, Stange G, Biber J, et al. Defective coupling of apical PTH receptors to phospholipase C prevents internalization of the Na+-phosphate cotransporter NaPi-IIa in Nherf1-deficient mice. *Am J Physiol Cell Physiol* 2007;**292**:C927–34.
107. Bouhtiauy I, Lajeunesse D, Brunette MG. The mechanism of parathyroid hormone action on calcium reabsorption by the distal tubule. *Endocrinology* 1991;**128**:251–8.
108. van Abel M, Hoenderop JG, van der Kemp AW, Friedlaender MM, van Leeuwen JP, Bindels RJ. Coordinated control of renal Ca(2+) transport proteins by parathyroid hormone. *Kidney Int* 2005;**68**:1708–21.
109. Ghijsen WE, De Jong MD, Van Os CH. Kinetic properties of Na+/Ca2+ exchange in basolateral plasma membranes of rat small intestine. *Biochim Biophys Acta* 1983;**730**:85–94.
110. Khundmiri SJ, Dean WL, McLeish KR, Lederer ED. Parathyroid hormone-mediated regulation of Na+-K+-ATPase requires ERK-dependent translocation of protein kinase Calpha. *J Biol Chem* 2005;**280**:8705–13.

第 8 章

PTH 的细胞作用：成骨细胞、破骨细胞和骨细胞

Barbara C. Silva, Stavroula Kousteni

引言

甲状旁腺激素(PTH)是由甲状旁腺细胞合成的一种具有 84 个氨基酸的肽激素，通过对骨和肾的直接作用和对胃肠道的间接作用来维持钙稳态十分必要。PTH 直接作用于骨骼可促进钙离子从骨释放，直接作用于肾脏可增强钙离子的重吸收。在胃肠道，PTH 通过增加 25-羟维生素 D 转化成 1,25-二羟维生素 D 来发挥作用，以利于钙的吸收[1]。

PTH 以昼夜动态和随机脉冲两种方式释放。甲状旁腺主细胞上的钙敏感受体(CaSR)控制 PTH 的合成与分泌[2]。在细胞外钙离子浓度增加的情况下，CaSR 被活化，进而增加甲状旁腺细胞内的钙离子浓度，并抑制 PTH 的分泌和合成。由此产生的 PTH 浓度降低导致骨的钙离子动员减少，肾的钙重吸收减少，并且通过减少骨化三醇(维生素 D 的活化形式)的生成来减少饮食钙的吸收。另一方面，低血钙信号减少细胞外钙，因而刺激 PTH 的释放，PTH 会作用于骨、肾，间接通过骨化三醇作用于胃肠道来恢复钙离子水平。这种精细的机制使得 PTH 可以维持血清钙离子浓度在很小的范围内。

PTH 还是一种主要的磷酸盐代谢调节因素[3]。在肾脏，磷酸盐的重吸收 80%发生在近端小管，10%发生在远端小管。PTH 强烈抑制磷酸盐在近端和远端小管的重吸收，而在近端小管的作用是最重要的[4]。因此，PTH 的这种作用可以降低血清磷酸盐水平[4]。磷酸盐水平的增加可以直接或者通过钙离子浓度的减少来增强 PTH 的分泌[4]。PTH 的循环水平增加可以增强高磷酸盐尿，恢复磷酸盐和钙离子的浓度。

细胞对 PTH 的反应通过靶细胞(骨的成骨细胞和破骨细胞以及肾小管细胞)上表达的 G 蛋白偶联受体(PTH1R)介导[4-6]。关于 PTH 信号机制和 PTH 的生理作用包括其骨骼、肾和心血管作用的详细解释，将在本文其他部分介绍。本章主要介绍 PTH 对骨骼的细胞作用。

PTH 对骨细胞的作用

在过去 30 年间，小鼠基因模型的出现结合大量的体外研究，获得了关于 PTH 对骨细胞的作用及机制的大量数据。PTH 直接作用于成骨细胞和骨细胞，并且通过其对成骨细胞和骨细胞的作用间接作用于破骨细胞。PTH 对骨细胞的综合作用可以促进骨形成和骨重吸收，对骨量的最终影响无论是合成代谢或分解代谢，将依赖于 PTH 信号的剂量和周期性(见第 15 章)。持续性使用高剂量的 PTH 可以引起大量的骨重吸收，而间歇性使用低剂量 PTH 可以引起骨量的净增加[7]。阐述 PTH 对不同的骨细胞的直接和间接作用方面的进步，有助于增强我们对此激素的药理学和生理学作用，以及 PTH 对骨的不同作用的理解。

PTH 对成骨细胞的作用

在前成骨细胞、成骨细胞、骨被覆细胞和骨细胞中可以发现 PTH 受体[4]。PTH 的一些作用可以调节这些细胞的活性和数量。从使用 PTH 的临床前和临床研究获得的证据表明，间歇性增加 PTH 的循环浓度可以刺激骨形成[8-12]。实际上，动物和人类的组织学研究表明，间歇性使用 PTH 可以快速增加松质骨的表面矿化和矿物质沉积率，表明 PTH 对成骨细胞的数量和功能有刺激作用[13-16]。由于矿物质沉积率的增加比表面矿化的变化大，至少在啮齿类动物，这与成骨细胞增加有关，因此提出了 PTH 具有增加成骨细胞数量导致骨形成的特性[17]。这种骨合成代谢作用依赖于 PTH 增加成骨细胞发生、减少成骨细胞凋亡、激活静止的被覆细胞或者这

些事件组合的能力[16-18]。

成骨细胞增殖

当PTH刺激成骨细胞发生时，这种作用可以通过成骨细胞分化增加而不是增殖来解释。啮齿类动物的研究表明，在松质骨，PTH不影响未定向成骨细胞祖细胞的复制，但可能抑制定向骨祖细胞的增殖。在生长期大鼠，短期使用PTH可以抑制源于初级松质骨的成骨细胞的增殖[19,20]。在成年大鼠使用标记分裂细胞的胸腺苷[^{3}H-]，PTH治疗可以增加成骨细胞数量，但是不影响源自标记成骨细胞祖细胞的成骨细胞的百分比，表明成骨细胞数量的增加不伴有成骨细胞的增殖[21]。成年或老年小鼠每日使用PTH测量离体股骨骨髓的成骨细胞集落形成单位(CUF-OB)的数量，发现PTH不影响间充质干细胞数量[22,23]。与此发现一致，与对照组动物相比，SAMP6小鼠具有应答PTH的合成代谢作用，SAMP6小鼠是一种具有低CUF-OB的品系[22]。

在细胞水平，存在一些PTH抑制增殖的机制。在成骨细胞系、原代培养的骨细胞及PTH治疗的啮齿动物的骨中，PTH可以减少细胞周期进程需要的细胞周期蛋白D1的表达，减少细胞周期标志物组蛋白H4和拓扑异构酶Ⅱα，以及增加细胞周期抑制因子$p27^{Kip1}$和$p21^{Cip1}$的表达[19,20,24,25]。在UMR-106细胞，PTH阻断细胞进入细胞周期的S期，因而增加G_1期细胞的数量[24]。在本研究中，细胞增殖被抑制是$p27^{Kip1}$增加的结果。Wang等[26]也验证了PTH对转基因小鼠颅顶细胞融合前培养基内成骨细胞增殖的影响，转基因小鼠在3.6kb Ⅰ型胶原蛋白启动子控制下表达绿荧光蛋白(GFP)。GFP标记的出现标志着这些小鼠骨祖细胞向前成骨细胞的转换。融合前培养基短暂使用PTH，可以减少S期细胞的比例，但是增加G_0/G_1和G_2+M期细胞的比例，表明短暂使用PTH对全能祖细胞的复制没有影响，似乎增强其定向于成骨[26]。

与短暂使用PTH的抗有丝分裂作用相反，PTH的增殖作用也被报道过。体内研究表明，PTH促进颅顶来源的成骨细胞的增殖[27-29]。然而，这些延长PTH治疗的研究可以代表激素持续性而不是间歇性使用的作用。其他数据显示了PTH对骨膜细胞的增殖作用[30]及体内实验模型骨髓来源基质细胞的异位骨形成[25]。实际上，PTH对成骨细胞增殖的作用可能在骨室或者成骨细胞的分化/发育阶段具有特异性，因为PTH的增殖作用在成骨细胞分化的早期被增强而在晚期被抑制[16,20,25,31,32]。与这些数据一致，Ogita等[33]发现，周期性PTH治疗具有先促进随后抑制骨膜成骨祖细胞增殖的双重作用。最后，PTH的增殖作用可能在其他情况下是需要的，正如间歇性使用PTH可以促进啮齿类动物骨折修复早期阶段间充质细胞的增殖一样[34]。

成骨细胞分化

PTH在成骨发生早期阶段增强增殖但抑制分化成骨细胞的增殖，与此观察一致，PTH可能首先诱导细胞定向于成骨细胞系，随后通过诱导退出细胞周期而促进其分化。此外，PTH可以刺激成骨细胞分化和成骨细胞系定向，不依赖于其对细胞周期的影响[33,35,36]。

一些体内和体外实验证明了PTH促进成骨细胞分化的能力。通常，周期性PTH治疗会增加骨髓和骨膜细胞内的成骨细胞系定向[28,35,37]。间歇性PTH治疗的卵巢切除大鼠骨髓来源的成骨细胞形成矿化结节的能力更强[38]。周期性PTH治疗还可以促进骨膜来源间充质祖细胞分化为成骨细胞[33]。在年轻的生长期大鼠中，单独注射PTH，6~24小时内分别上调Ⅰ型胶原的表达和增加骨基质的合成[19,39]。与此类似，在体内或体外实验中[35,36,41,42]，PTH增加骨形成信号的基因表达。例如，成骨细胞特异性转录因子Runx2和骨钙素、碱性磷酸盐[40]和1型胶原蛋白α1。PTH还可以刺激小鼠成骨细胞系的一种新型骨形成相关因子Tmem119[43]。最后，与PTH增强骨髓基质细胞向成骨细胞系分化的能力一致，间歇性PTH治疗有利于免疫功能不全小鼠植入的骨髓基质细胞的骨发育[44]。

与周期性或间歇性使用PTH增加细胞定向于成骨细胞系的作用相反，在体内延长PTH的使用似乎可以减弱成骨细胞的分化：在分化的成骨细胞内使用PTH，无论是几个小时还是几天，均可以抑制基质蛋白的合成和表达，包括Ⅰ型胶原、骨钙蛋白和碱性磷酸酶的活性[45-47]。成年大鼠持续注射PTH，可以出现骨骼异常，与慢性原发性甲状旁腺功能亢进症患者的骨骼改变类似，包括骨小梁周围骨髓纤维化和局灶骨重吸收，而非新的骨基质[13]。体内实验中，在大鼠骨测定了间歇性和持续性使用PTH的转录特征[42-48]。这两种PTH的使用方式以调节不同的基因组或者以持续性或间歇性的方式影响相同的基因组，这可能决定PTH是否会作为骨骼合成代谢或分解代谢制剂发挥作用。

PTH影响成骨细胞发生的中介物

已经提出了PTH诱导成骨细胞分化的一些机制。Yu等[49]最近证明一种骨形态发生蛋白(BMP)信号可以介导 PTH 诱导的骨髓基质细胞分化为成骨细胞。在此研究中,小鼠单独注射 PTH,注射后 30 分钟,骨髓细胞中 BMP 刺激的 Smad1 磷酸化增加。PTH 处理培养的骨原细胞证实了此发现,表明是由 PTH 诱导的 PTH/LRP6 复合体的内吞介导的。进一步实验表明,PTH 增强的 BMP 信号可以刺激基质细胞定向分化为成骨细胞[49]。

间歇性使用 PTH,可能也通过下调转录因子 PPARγ 来促进成骨细胞生成。PPARγ 以成骨细胞系为代价,通过促进间充质细胞分化为脂肪细胞系来发挥抑制成骨细胞分化的作用。在体外,对人类间充质干细胞短暂使用 PTH,可以在生脂培养基中抑制脂肪细胞形成[50]。在体内,间歇性 PTH 的合成代谢作用与骨髓中脂肪细胞的减少有关[51]。PTH 对脂肪细胞生成的调节可能依赖于治疗时长,因为在持续性 PTH 处理的细胞中并未发现激素的抗脂肪生成作用[51]。

临床前研究也表明,PTH 上调基质降解蛋白的表达,如基质金属蛋白酶和 ADAMTS-1。应答 PTH 时,ADAMTS-1 可以通过Ⅰ型胶原蛋白过程增加人原代成骨细胞的三维生长,Ⅰ型胶原蛋白过程包括减少成骨细胞在平面底部的迁移,而增加在胶原蛋白支架的生长[52]。

胰岛素样生长因子 1(IGF1),是一种由 70 个氨基酸构成的肽,可以通过促进细胞存活、增殖和分化来刺激细胞生长[53],还可以作为自分泌/旁分泌因子来介导 PTH 对成骨细胞的作用[54,55]。PTH 刺激 IGF1 的骨骼表达,可能在 PTH 诱导的骨形成中发挥主要作用。在 IGF1 缺陷小鼠[56]和传递 IGF1 受体信号的胰岛素受体底物适应分子删除的小鼠,周期性使用 PTH 的骨合成代谢作用减弱[57]。此外,在成熟的成骨细胞特异性删除 IGF1 受体,可以减弱 PTH 诱导的初级松质骨的松质骨体积及皮质骨骨形成、矿化和皮质厚度的增加[54]。在细胞水平,IGF1 受体删除可以减弱 PTH 刺激骨祖细胞增殖和分化的能力,这是通过 PTH 处理的骨髓间充质干细胞培养基中表达碱性磷酸酶的克隆数量和矿化结节的数量来衡量的[54]。

最后,PTH 可以通过下调骨细胞增强骨形成的硬骨素来增加成骨细胞分化。这些发现将会在下文回顾。

成骨细胞存活

剂量-反应研究指出,间歇性使用 PTH 可以降低成年小鼠成骨细胞凋亡的发生率。在每日注射 PTH 的小鼠股骨和椎骨中,可以观察到 PTH 对成骨细胞的抗凋亡作用[58]。该研究中成骨细胞凋亡的发生率与血清骨钙蛋白、骨形成率和成骨细胞数量呈负相关,表明 PTH 的抗凋亡作用至少可以部分解释此激素的骨合成代谢作用[58]。在相同的报道中,持续注射 PTH 6 天或用钙缺乏饮食增加内源性 PTH 分泌 2 天,并不影响成骨细胞凋亡。在具有活化 PTH 受体(PTH1R)的成骨细胞系,成骨细胞凋亡减少并伴有大量的成骨细胞增殖[59]。

与这些报道相反,小鼠间歇性使用 PTH 可以增加初级松质骨的成骨细胞凋亡[60]。然而,这种增加是暂时的,且与包含初级和次级松质骨的股骨干骺端中含半胱氨酸的天冬氨酸蛋白水解酶(caspase)2、3、7 活性降低相矛盾。应答 PTH 的初始反应期间,年轻大鼠干骺端的增殖细胞和骨细胞表现为短暂的凋亡增加[60]。值得注意的是,针对间歇性 PTH 治疗的绝经后女性的髂嵴骨活检的研究也表明松质骨的成骨细胞凋亡增加[61]。凋亡成骨细胞的数目与增加的骨形成率呈正相关。这种相悖的结论可能是由于评估的骨骼位点或者成骨细胞亚群对激素的敏感性不同。例如,在 Chen[40]等的研究中,PTH(1-34)可以刺激融合后 C3H10T1/2 成骨细胞系的凋亡,而在融合前细胞,PTH(1-34)可以保护其免受地塞米松诱导的凋亡。然而大量的动物实验表明间歇性使用 PTH 可以减少成骨细胞凋亡,在人类受试者中进行进一步研究对证明这些结论十分必要。

与动物研究得出的结论一致,一些体外研究也表明短期使用 PTH 可以保护大鼠、小鼠和人的成骨细胞免受不同的促凋亡刺激[58,62]。不同成骨细胞的 PTH 周期性治疗可以阻止过氧化氢、依托泊苷、紫外线放射和营养缺乏的促凋亡作用[58,63]。PTH 抗凋亡的作用是通过 PKA 活化介导的,包括促凋亡蛋白 Bad 的磷酸化和失活、存活基因 Bcl-2 的表达增加,以及 Runx2 表达增加[58]。此外,在 PTH 处理的成骨细胞,凋亡诱导剂细胞周期和凋亡调节蛋白(CARP-1)的下调可以导致激素的抗凋亡效应[64]。最终,在处于极度代谢压力下培养的成骨细胞,PTH 处理可以通过增加 DNA 修复来延长细胞存活,PTH 还可以通过另一种机制来抑制成骨细胞凋亡[63]。

PTH 对被覆细胞的作用

PTH 增加成骨细胞的数量也可以解释为其增强被覆细胞分化为活化的成骨细胞的能力。Leaffer 等[65]报道,在每日注射 PTH 的卵巢切除大鼠,骨表面成骨细胞数量增加伴被覆细胞部分减少,但是总的细胞数量不变。停止使用激素后,成骨细胞数量减少,而被覆细胞数量增加。类似的，在 Dobnig 等[21]的研究中，间歇性 PTH 治疗的大鼠骨表面出现成骨细胞数量增加，但没有破骨细胞增殖增加的迹象。以此间接证据为基础，提出了间歇性 PTH 治疗可以导致被覆细胞恢复至成骨细胞表型，因此可以充分解释应答 PTH 时静止骨表面成骨细胞快速出现的现象。

近期使用一种诱导基因系统进行的谱系示踪研究进一步证明被覆细胞可以转化为活化的成骨细胞[18]。在这项研究中，小鼠成熟的成骨细胞被标记，然后追踪使用 PTH 时这些细胞的命运。标记的立方形细胞（活化的成骨细胞）可以在 PTH 治疗动物的骨膜表面检测到，然而溶剂组小鼠的标记细胞呈扁平状。相对于基线，PTH 治疗可以使颅骨成骨细胞后代的厚度增加 50%。胫骨骨膜的成骨细胞中有类似的发现，这些结果通过电子显微镜分析被证实[18]。

PTH 对破骨细胞的作用

PTH 增强骨表面的骨重吸收和钙离子释放。在体内，PTH 诱导骨重吸收是通过增加破骨细胞活性介导的，现有证据表明破骨细胞不表达 PTH 受体。相应的，体外研究表明，PTH 不能增加培养基中破骨细胞样细胞的活性，除非破骨细胞和基质细胞或成骨细胞样细胞共培养或者使用来自先前 PTH 处理的成骨细胞的条件培养基培养[66-68]。近期的数据还表明，骨细胞可以介导 PTH 诱导的骨重吸收[69]。与体外使用 PTH 不能刺激破骨细胞功能和数量的发现相反，Dempster 等[70]证明，源于外周血单核细胞的人类破骨细胞可以在 mRNA 和蛋白水平表达 PTH 受体 PTH1R。Langub 等[71]还证明，在慢性肾脏病继发性甲状旁腺功能亢进症患者的破骨细胞中表达 PTH1R。因此初步结论是：PTH 通过其对成骨细胞和骨细胞的作用间接激活破骨细胞，以增强骨重吸收。

骨重吸收时 PTH 作用的中介物

OPG/RANKL/RANK 系统

核因子 κB 受体活化因子配体（RANKL）及其可溶性诱饵受体骨保护素（OPG）在破骨细胞发生中发挥重要作用[72-75]。RANKL，TNF 家族的一个成员，可以结合到核因子 κB 受体活化因子（RANK）上，二者均位于破骨细胞造血前体细胞表面，有利于细胞分化和存活，并完全形成破骨细胞和刺激其活性。OPG 结合至 RANKL，从而阻止 RANKL 接近其受体 RANK，妨碍 RANKL 的骨重吸收作用。RANKL 和 OPG 浓度之间的平衡是破骨细胞发生的决定性因素[76]。

在基质和成骨细胞系细胞及骨细胞中，PTH 调节 RANKL 和 OPG 的表达，因此调控破骨细胞发生[77-80]。在临床前研究中，在原代小鼠成骨细胞和大鼠的骨中持续注射 PTH，可以增加编码 RANKL 的 mRNA，减少编码 OPG 的 mRNA[77,78,81]。PTH 的这些作用导致 RANKL/OPG 的比例增加，这可能是 PTH 增强破骨细胞发生和骨重吸收的主要机制。体外研究数据表明，PTH 通过 cAMP/PKA-CREB 通路的活化直接增强编码 RANKL 的 mRNA 表达，并通过 PKA-CREB-AP-1 通路抑制编码 OPG 的 mRNA 表达[82-84]。PTH 对 OPG 和 RANKL 表达的相互调控，在原代骨髓细胞多于颅骨来源的原代成骨细胞或 MC3T3.E1 细胞，先于 PTH 对破骨细胞形成的作用 18~23 小时[77]。Fu[85]等在体内实验中使用编码 RANKL 的 *Tnfsf11* 基因远端转录增强子缺陷小鼠，而 RANKL 决定着对 PTH 的应答，证实了 PTH 对 RANKL 表达和破骨细胞发生的直接作用。在这些动物，通过钙缺乏饮食诱发的 PTH 内源性水平增加不能上调 RANKL 在骨的表达。此外，对于原代培养来源于突变小鼠的骨髓细胞，PTH 不能刺激破骨细胞形成。

人体实验数据也证明 RANKL 是 PTH 分解代谢作用的一种关键中介物。原发性甲状旁腺功能亢进症是一种与持续升高的 PTH 浓度相关的疾病，29 例轻度 PHPT 患者的 RANKL 循环水平增加，并且与骨重吸收标志物和总股骨骨丢失率呈正相关[86]。在另一项研究中，甲状旁腺成功切除的 PHPT 患者在甲状旁腺手术前（n=24）和术后 1 年（n=21），通过髂嵴骨活检的 mRNA 分析确定，PHPT 可以减少 RANKL/OPG 的比率[87]。此外，甲状旁腺切除术后 1 年观察到术前 RANKL/OPG 比率直接与骨量的增加相关。最后，Szymczak[88]等的近期研究表明，PHPT 患者的 RANKL、OPG 的循环水平和 RANKL/OPG 的比率高于对照组，并且 PHPT 患者在甲状旁腺切除术或阿仑膦酸钠治疗 1 年后，RANKL/OPG 比率相比基准线降低[88]。

除了持续性使用 PTH 使 RANKL/OPG 比率增加，间歇性使用 PTH 可以上调 RANKL。Li 等[48]验证了 PTH 间歇性（合成代谢）或持续性（分解代谢）使用 14 天的大鼠骨的基因表达。作为合成代谢作用的结果，编码 RANKL 的 mRNA 表达增加了 5 倍。虽然在间歇性使用 PTH 时编码 OPG 的 mRNA 表达也增加，但是严重滞后于 RANKL 的增加，形成 RANKL/OPG 比率短暂增加，与合成代谢中观察到的 RANKL/OPG 比率持续增加相反[48]。这种 RANKL/OPG 比率的短暂上调和破骨细胞活性增加可能参与间歇性 PTH 的合成代谢行为。此外，RANKL 可能也刺激破骨细胞分泌成骨细胞发生因子[89]。

最后，尽管证据支持 PTH 通过调控成骨细胞 RANKL 表达来影响破骨细胞发生的观点，最近的研究表明，在体内，骨细胞而非成骨细胞可能是参与破骨细胞发生的 RANKL 的主要生成者[90,91]。这些研究的细节将在本章随后讨论。

单核细胞趋化因子蛋白-1(MCP-1)

单核细胞趋化因子蛋白-1(MCP-1)是一种有效的单核细胞和巨噬细胞趋化因子。小鼠单核细胞系 RAW264.7 和小鼠骨髓的研究表明，MCP-1 可促进前破骨细胞的趋化作用，增强 RANKL 诱导的破骨细胞发生和融合，并参与骨重吸收的增加[92]。PTH 可以通过 PKA 通路增加 MCP-1 在大鼠成骨细胞和间歇性或持续性 PTH 治疗大鼠股骨的表达[92]。然而，PTH 持续使用时，MCP-1 mRNA 的上调程度中等，但持续存在于分解代谢，有利于骨重吸收增加超过骨形成。此研究的结果[92]被最近另一项实验证实[93]，MCP-1 表达增加是暂时的，在合成代谢过程中比在分解代谢过程中更加明显，表明骨重吸收的短暂增加可能是增强骨形成所必需的。

β-连环蛋白/Wnt 信号

就像之前不被重视的 β-连环蛋白在破骨细胞发生的功能一样，PTH 对 Wnt 信号的作用可能参与 PTH 对破骨细胞发生的作用。破骨细胞 β-连环蛋白获得性功能突变的小鼠表现为骨重吸收减少，是 OPG 表达增加和 RANKL 表达减少的结果[94]。此外，小鼠单核脾细胞和成骨细胞共培养时，Wnt/β-连环蛋白信号的激活可以下调 RANKL mRNA 和蛋白的表达，并抑制破骨细胞发生[95]。现已证实 PTH 与 Wnt 信号成分的相互作用，PTH 很可能通过调控 Wnt/β-连环蛋白介导转录的 RANKL 和(或)OPG 的作用来促进破骨细胞发生。

骨细胞的 PTH 调控

现在普遍认为破骨细胞是 PTH 作用的重要效应细胞[80,96]。体内实验表明，PTH 受体在骨细胞中表达[6,71]。此外，有证据表明骨细胞可以表达 PTH 作用于骨重塑的重要中介物。临床前研究显示骨细胞特异性 PTH 受体的功能获得或丢失可以调控骨重塑，证明骨细胞是 PTH 作用于骨形成和骨重吸收的主要中介物。实际上，一些研究已表明 PTH 对骨重塑的作用依赖于其调控骨细胞的硬骨素和 RANKL/OPG 表达的能力。

硬骨素是一种主要由骨细胞表达的 SOST 基因的产物，是一种分泌型糖蛋白，其功能是骨形成的关键负调节因子[97,98]。导致硬骨素浓度和(或)活性降低的SOST 功能丢失变异是人类 van Buchem 病和硬化性骨化病的基础[99-101]。这些基因疾病的特征是骨的广泛性、进行性过度生长和骨骼硬化[99-101]。与此类似，Sost 敲除的小鼠具有高骨量，而过度表达 Sost 的转基因小鼠出现骨质疏松症[102-103]。此外，啮齿类动物和人类受试者应用抗硬骨素治疗可表现出骨量的增加[104-108]。

一些临床前和临床研究证实 PTH 对硬骨素信号的调节作用[103,109-114]。实际上，PTH 可以下调骨细胞的 Sost/硬骨素，PTH 对硬骨素的调节在此激素诱导的骨形成中发挥关键作用[103,109-114]。在体外，PTH 通过刺激 PTH1R 的 cAMP 下游的信号通路来减少 Sost mRNA 水平[109,111,115]。类似的，持续性或间歇性 PTH 治疗的啮齿类动物，Sost/硬骨素水平降低[109,111]。对小鼠持续注射 PTH 4 天，可以使椎骨和骨细胞内 Sost/硬骨素表达减少 80%~90%[109]。相反，单次注射 PTH 2 小时后，可观察到 Sost mRNA 暂时下降 50%。PTH 持续注射 4 天对 Sost mRNA 或者硬骨素的表达没有影响[109]。骨骼成熟的大鼠单独皮下注射 PTH 6 小时后，皮质骨的 Sost mRNA 表达减少，证明了 PTH 对 SOST 的快速调节[111]。进一步支持这种观点的是，在骨细胞持续过表达激活的PTH1R 转基因小鼠，具有与特异性的稳定骨骼中 Sost 表达减少相关的高骨量表型[103]。在这些小鼠中，同时发生的骨细胞 Sost 的过度表达可以消除骨皮质区域、骨膜骨形成和松质骨骨量的增加。这些结果支持 PTH 合成代谢需要骨细胞内硬骨素下调这一观点[103]。与这些数据一致，选择性骨细胞 PTH1R 敲除小鼠的骨小梁数量和厚度减少，与骨内 Sost 和硬骨素表达增加相关[110]。

与这些临床前研究一致，与正常组相比，PHPT 患者血清硬骨素水平更低，与绝经后女性的 PTH 水平呈负相关[113,114,116]。因此，一种横向分析法证明，与 74 例因 PHPT 病史行甲状旁腺切除术的患者相比，60 例活跃 PHPT 患者的循环硬骨素更低[117]。与此类似，在 27 例 PHPT 患者甲状旁腺切除后 12 个月的纵向随访中，循环硬骨素水平术后 10 天恢复正常，并且在整个随访期间都保持正常[117]。最后，绝经后女性间歇性 PTH 治疗也可以减少循环硬骨素水平[112]，健康成人应答快速注射 PTH 时，血清硬骨素水平在 6 小时内下降[118]。这些发现表明，硬骨素下调也参与人类 PTH 的骨合成代谢作用。

正如本章前文所述，在成骨细胞系细胞，PTH 调节 RANKL 和 OPG 的表达，因此增强破骨细胞诱导的骨重吸收。然而，体外数据表明 PTH 可以增加 RANKL 在成骨细胞的表达，而小鼠成骨细胞的耗尽不能阻止 PTH

诱导的RANKL或破骨细胞发生的增加[119,120]。两项独立研究解决了这个矛盾现象，研究表明骨细胞而非成骨细胞可能是体内破骨细胞发生所需RANKL的主要生成来源[90,91]。这些研究的数据表明，小鼠骨细胞条件性删除编码RANKL的*Tnfsf11*基因，虽然出生时正常，但随着年龄增长骨量会增加，与破骨细胞数量和骨重吸收的循环标志物减少相关[90,91]。在更成熟成骨细胞缺乏RANKL的小鼠中也可以观察到骨质疏松症，野生型小鼠肥大软骨细胞的强RANKL免疫染色在基因敲除的动物中消失，表明这些动物模型的骨硬化表型是因为软骨细胞内而非成骨细胞内缺乏RANKL[91]。实际上，小鼠4个月龄后从成骨细胞内删除RANKL，生长板大幅减少，破骨细胞数量和骨量保持不变[91]。

研究表明，骨细胞特异性PTH受体的功能获得或丢失分别导致更多的RANKL生成和骨重塑[103,121]，或与高骨量相关的骨RANKL表达减少[96]，进一步证实PTH通过刺激骨细胞生成RANKL来调控骨重吸收。骨细胞来源的RANKL以膜包形式通过骨细胞树突状突起接近破骨细胞前体，正如通过破骨细胞前体和骨细胞包埋入胶原凝胶的共培养系统的体外分析结果所证明[122]。

最后，还表明PTH可通过骨细胞调节成纤维细胞生长因子23(FGF23)的生成。实际上，成骨细胞和骨细胞是降磷素FGF23的重要来源，FGF23在磷酸盐稳态中起到重要作用[123-125]。PTH可以增加骨的FGF23表达，并且似乎对肾衰竭时增加的FGF23水平十分必要，因为在肾功能不全大鼠模型中甲状旁腺切除术可以消除FGF23的增加(见第10章)[126]。此外，在PHPT小鼠模型中，FGF23 mRNA在骨的表达增加[127]，正如Jansen干骺端发育不良患者的FGF23血清浓度增加一样，Jansen干骺端发育不良是PTH1R突变引起PTH1R持续活跃的一种疾病[128]。这些观察结论表明，PTH促进肾磷酸盐排泄的作用，不仅通过其对肾脏的直接作用，还通过作用于骨细胞来增加FGF23的分泌。

结论

PTH作用于成骨细胞、骨细胞和破骨细胞的行为，是骨重建的一个中心调节因素。PTH对骨细胞的作用包括促进骨形成和骨重吸收，最终对骨量起到合成还是分解代谢的作用取决于PTH信号的剂量和周期性。

PTH的骨合成代谢取决于其增加成骨细胞发生、减少成骨细胞凋亡、激活静态被覆细胞或者综合以上事件的能力。已经阐述了PTH增加成骨细胞发生的一些机制，其中PTH诱导骨细胞中SOST/硬骨素的下调，在激素诱导骨形成中起关键作用。相反，PTH对骨骼的分解代谢作用是由骨重吸收增加导致的，主要由作用于成骨细胞和骨细胞增加RANKL/OPG比率来介导，从而促进破骨细胞发生。

因此，目前认为PTH在分解代谢(OPG/RANKL/RANK)和合成代谢(SOST/硬骨素)通路中均发挥作用。在生理情况下，PTH具有平衡的骨骼合成和分解代谢的双重作用。相反，缓慢的PTH水平升高极有可能导致RANKL诱发的骨丢失，间歇性使用PTH可以导致骨形成增加，至少一定程度上是通过硬骨素介导的。临床前研究的其他证据(见第14章)表明，在骨合成代谢中存在非硬骨素依赖性的PTH作用。还有证据表明，持续性或间歇性使用PTH，一些信号通路以相同的方式调节，在不同的骨骼位点的骨量增加或者减少可以在同样的研究对象或条件下并存。更多的数据可能会阐明PTH调控骨的细胞信号通路的方法，因此PTH的骨骼作用是最大限度地合成代谢。

(郑伟伟 李金茹 张平 译)

参考文献

1. Hanley DA, Watson PH, Hodsman AB, Dempster DW. Pharmacological mechanisms of therapeutics: parathyroid hormone. In: Bilezikian J, Raisz LG, Martin TJ, editors. *Principles of Bone Biology*. 3rd ed. Elsevier; 2008. pp. 1661–95.
2. Egbuna OI, Brown EM. Hypercalcaemic and hypocalcaemic conditions due to calcium-sensing receptor mutations. *Best Pract Res Clin Rheumatol* 2008;**22**:129–48.
3. Civitelli R, Ziambaras K. Calcium and phosphate homeostasis: concerted interplay of new regulators. *J Endocrinol Invest* 2011;**34**:3–7.
4. Bringhurst FR, Demay MB, Kronenberg HM. Hormones and disorders of mineral metabolism. In: Kronenberg HM, Melmed S, Polonsky KS, Larsen PR, editors. *Williams Textbook of Endocrinology*. 11th ed. Philadelphia: Saunders Elsevier; 2008. pp. 1203–68.
5. Datta NS, Abou-Samra AB. PTH and PTHrP signaling in osteoblasts. *Cell Signal* 2009;**21**:1245–54.
6. Fermor B, Skerry TM. PTH/PTHrP receptor expression on osteoblasts and osteocytes but not resorbing bone surfaces in growing rats. *J Bone Miner Res*. 1995;**10**:1935–43.
7. Silva BC, Costa AG, Cusano NE, Kousteni S, Bilezikian JP. Catabolic and anabolic actions of parathyroid hormone on the skeleton. *J Endocrinol Invest* 2011;**34**:801–10.
8. Greenspan SL, Bone HG, Ettinger MP, Hanley DA, Lindsay R, Zanchetta JR, et al. Effect of recombinant human parathyroid hormone (1–84) on vertebral fracture and bone mineral density in postmenopausal women with osteoporosis: a randomized trial. *Ann Intern Med* 2007;**146**:326–39.
9. Neer RM, Arnaud CD, Zanchetta JR, Prince R, Gaich GA, Regin-

ster JY, et al. Effect of parathyroid hormone (1–34) on fractures and bone mineral density in postmenopausal women with osteoporosis. *N Engl J Med* 2001;**344**:1434–41.
10. Shen V, Dempster DW, Birchman R, Xu R, Lindsay R. Loss of cancellous bone mass and connectivity in ovariectomized rats can be restored by combined treatment with parathyroid hormone and estradiol. *J Clin Invest* 1993;**91**:2479–87.
11. Wronski TJ, Yen CF, Qi H, Dann LM. Parathyroid hormone is more effective than estrogen or bisphosphonates for restoration of lost bone mass in ovariectomized rats. *Endocrinology* 1993;**132**:823–31.
12. Iwaniec UT, Moore K, Rivera MF, Myers SE, Vanegas SM, Wronski TJ. A comparative study of the bone-restorative efficacy of anabolic agents in aged ovariectomized rats. *Osteoporos Int* 2007;**18**:351–62.
13. Dobnig H, Turner RT. The effects of programmed administration of human parathyroid hormone fragment (1–34) on bone histomorphometry and serum chemistry in rats. *Endocrinology* 1997;**138**:4607–12.
14. Lindsay R, Cosman F, Zhou H, Bostrom MP, Shen VW, Cruz JD, et al. A novel tetracycline labeling schedule for longitudinal evaluation of the short-term effects of anabolic therapy with a single iliac crest bone biopsy: early actions of teriparatide. *J Bone Miner Res* 2006;**21**:366–73.
15. Ma YL, Zeng Q, Donley DW, Ste-Marie LG, Gallagher JC, Dalsky GP, et al. Teriparatide increases bone formation in modeling and remodeling osteons and enhances IGF-II immunoreactivity in postmenopausal women with osteoporosis. *J Bone Miner Res* 2006;**21**:855–64.
16. Kousteni S, Bilezikian J. Cellular actions of parathyroid hormone. In: Bilezikian J, Raisz LG, Martin TJ, editors. *Principles of Bone Biology*. 3rd edition Elsevier; 2008. pp. 639–56.
17. Jilka RL. Molecular and cellular mechanisms of the anabolic effect of intermittent PTH. *Bone* 2007;**40**:1434–46.
18. Kim SW, Pajevic PD, Selig M, Barry KJ, Yang JY, Shin CS, et al. Intermittent parathyroid hormone administration converts quiescent lining cells to active osteoblasts. *J Bone Miner Res* 2012;**27**:2075–84.
19. Onyia JE, Bidwell J, Herring J, Hulman J, Hock JM. In vivo, human parathyroid hormone fragment (hPTH 1–34) transiently stimulates immediate early response gene expression, but not proliferation, in trabecular bone cells of young rats. *Bone* 1995;**17**:479–84.
20. Qin L, Li X, Ko JK, Partridge NC. Parathyroid hormone uses multiple mechanisms to arrest the cell cycle progression of osteoblastic cells from G1 to S phase. *J Biol Chem* 2005;**280**:3104–11.
21. Dobnig H, Turner RT. Evidence that intermittent treatment with parathyroid hormone increases bone formation in adult rats by activation of bone lining cells. *Endocrinology* 1995;**136**:3632–8.
22. Jilka RL, Weinstein RS, Bellido T, Roberson P, Parfitt AM, Manolagas SC. Increased bone formation by prevention of osteoblast apoptosis with parathyroid hormone. *J Clin Invest* 1999;**104**:439–46.
23. Knopp E, Troiano N, Bouxsein M, Sun BH, Lostritto K, Gundberg C, et al. The effect of aging on the skeletal response to intermittent treatment with parathyroid hormone. *Endocrinology* 2005;**146**:1983–90.
24. Onishi T, Hruska K. Expression of p27Kip1 in osteoblast-like cells during differentiation with parathyroid hormone. *Endocrinology* 1997;**138**:1995–2004.
25. Datta NS, Pettway GJ, Chen C, Koh AJ, McCauley LK. Cyclin D1 as a target for the proliferative effects of PTH and PTHrP in early osteoblastic cells. *J Bone Miner Res* 2007;**22**:951–64.
26. Wang YH, Liu Y, Rowe DW. Effects of transient PTH on early proliferation, apoptosis, and subsequent differentiation of osteoblast in primary osteoblast cultures. *Am J Physiol Endocrinol Metab* 2007;**292**:E594–603.
27. Cornish J, Callon KE, Lin C, Xiao C, Moseley JM, Reid IR. Stimulation of osteoblast proliferation by C-terminal fragments of parathyroid hormone-related protein. *J Bone Miner Res* 1999;**14**:915–22.
28. Miao D, Tong XK, Chan GK, Panda D, McPherson PS, Goltzman D. Parathyroid hormone-related peptide stimulates osteogenic cell proliferation through protein kinase C activation of the Ras/mitogen-activated protein kinase signaling pathway. *J Biol Chem* 2001;**276**:32204–13.
29. Swarthout JT, Doggett TA, Lemker JL, Partridge NC. Stimulation of extracellular signal-regulated kinases and proliferation in rat osteoblastic cells by parathyroid hormone is protein kinase C-dependent. *J Biol Chem* 2001;**276**:7586–92.
30. Scutt A, Duvos C, Lauber J, Mayer H. Time-dependent effects of parathyroid hormone and prostaglandin E2 on DNA synthesis by periosteal cells from embryonic chick calvaria. *Calcified Tissue Int* 1994;**55**:208–15.
31. Datta NS, Kolailat R, Fite A, Pettway G, Abou-Samra AB. Distinct roles for mitogen-activated protein kinase phosphatase-1 (MKP-1) and ERK-MAPK in PTH1R signaling during osteoblast proliferation and differentiation. *Cell Signal* 2010;**22**:457–66.
32. Lombardi G, Di Somma C, Rubino M, Faggiano A, Vuolo L, Guerra E, et al. The roles of parathyroid hormone in bone remodeling: prospects for novel therapeutics. *J Endocrinol Invest* 2011;**34**:18–22.
33. Ogita M, Rached MT, Dworakowski E, Bilezikian JP, Kousteni S. Differentiation and proliferation of periosteal osteoblast progenitors are differentially regulated by estrogens and intermittent parathyroid hormone administration. *Endocrinology* 2008;**149**:5713–23.
34. Nakazawa T, Nakajima A, Shiomi K, Moriya H, Einhorn TA, Yamazaki M. Effects of low-dose, intermittent treatment with recombinant human parathyroid hormone (1–34) on chondrogenesis in a model of experimental fracture healing. *Bone* 2005;**37**:711–9.
35. Locklin RM, Khosla S, Turner RT, Riggs BL. Mediators of the biphasic responses of bone to intermittent and continuously administered parathyroid hormone. *J Cell Biochem* 2003;**89**:180–90.
36. Ishizuya T, Yokose S, Hori M, Noda T, Suda T, Yoshiki S, et al. Parathyroid hormone exerts disparate effects on osteoblast differentiation depending on exposure time in rat osteoblastic cells. *J Clin Invest* 1997;**99**:2961–70.
37. Midura RJ, Su X, Morcuende JA, Tammi M, Tammi R. Parathyroid hormone rapidly stimulates hyaluronan synthesis by periosteal osteoblasts in the tibial diaphysis of the growing rat. *J Biol Chem* 2003;**278**:51462–8.
38. Valenta A, Roschger P, Fratzl-Zelman N, Kostenuik PJ, Dunstan CR, Fratzl P, et al. Combined treatment with PTH (1–34) and OPG increases bone volume and uniformity of mineralization in aged ovariectomized rats. *Bone* 2005;**37**:87–95.
39. Onyia JE, Miles RR, Yang X, Halladay DL, Hale JR, Glasebrook A, et al. In vivo demonstration that human parathyroid hormone 1–38 inhibits the expression of osteoprotegerin in bone with the kinetics of an immediate early gene. *J Bone Miner Res* 2000;**15**:863–71.
40. Chen HL, Demiralp B, Schneider A, Koh AJ, Silve C, Wang CY, et al. Parathyroid hormone and parathyroid hormone-related protein exert both pro- and anti-apoptotic effects in mesenchymal cells. *J Biol Chem* 2002;**277**:19374–81.
41. Krishnan V, Moore TL, Ma YL, Helvering LM, Frolik CA, Valasek KM, et al. Parathyroid hormone bone anabolic action requires Cbfa1/Runx2-dependent signaling. *Mol Endocrinol* 2003;**17**:423–35.
42. Onyia JE, Helvering LM, Gelbert L, Wei T, Huang S, Chen P, et al. Molecular profile of catabolic versus anabolic treatment regimens of parathyroid hormone (PTH) in rat bone: an analysis by DNA microarray. *J Cell Biochem* 2005;**95**:403–18.
43. Hisa I, Inoue Y, Hendy GN, Canaff L, Kitazawa R, Kitazawa S, et al. Parathyroid hormone-responsive Smad3-related factor, Tmem119, promotes osteoblast differentiation and interacts with

the bone morphogenetic protein-Runx2 pathway. *J Biol Chem* 2011;**286**:9787–96.
44. Pettway GJ, Schneider A, Koh AJ, Widjaja E, Morris MD, Meganck JA, et al. Anabolic actions of PTH (1–34): use of a novel tissue engineering model to investigate temporal effects on bone. *Bone* 2005;**36**:959–70.
45. Bogdanovic Z, Huang YF, Dodig M, Clark SH, Lichtler AC, Kream BE. Parathyroid hormone inhibits collagen synthesis and the activity of rat col1a1 transgenes mainly by a cAMP-mediated pathway in mouse calvariae. *J Cell Biochem* 2000;**77**:149–58.
46. Kousteni S, Bilezikian JP. The cell biology of parathyroid hormone in osteoblasts. *Curr Osteoporos Rep* 2008;**6**:72–6.
47. Tetradis S, Nervina JM, Nemoto K, Kream BE. Parathyroid hormone induces expression of the inducible cAMP early repressor in osteoblastic MC3T3-E1 cells and mouse calvariae. *J Bone Miner Res* 1998;**13**:1846–51.
48. Li X, Liu H, Qin L, Tamasi J, Bergenstock M, Shapses S, et al. Determination of dual effects of parathyroid hormone on skeletal gene expression in vivo by microarray and network analysis. *J Biol Chem* 2007;**282**:33086–97.
49. Yu B, Zhao X, Yang C, Crane J, Xian L, Lu W, et al. Parathyroid hormone induces differentiation of mesenchymal stromal/stem cells by enhancing bone morphogenetic protein signaling. *J Bone Miner Res* 2012;**27**:2001–14.
50. Chan GK, Deckelbaum RA, Bolivar I, Goltzman D, Karaplis AC. PTHrP inhibits adipocyte differentiation by down-regulating PPAR gamma activity via a MAPK-dependent pathway. *Endocrinology* 2001;**142**:4900–9.
51. Rickard DJ, Wang FL, Rodriguez-Rojas AM, Wu Z, Trice WJ, Hoffman SJ, et al. Intermittent treatment with parathyroid hormone (PTH) as well as a non-peptide small molecule agonist of the PTH1 receptor inhibits adipocyte differentiation in human bone marrow stromal cells. *Bone* 2006;**39**:1361–72.
52. Rehn AP, Birch MA, Karlstrom E, Wendel M, Lind T. ADAMTS-1 increases the three-dimensional growth of osteoblasts through type I collagen processing. *Bone* 2007;**41**:231–8.
53. Tahimic CG, Wang Y, Bikle DD. Anabolic effects of IGF-1 signaling on the skeleton. *Front Endocrinol* 2013;**4**:6.
54. Wang Y, Nishida S, Boudignon BM, Burghardt A, Elalieh HZ, Hamilton MM, et al. IGF-I receptor is required for the anabolic actions of parathyroid hormone on bone. *J Bone Miner Res* 2007;**22**:1329–37.
55. Lombardi G, Di Somma C, Vuolo L, Guerra E, Scarano E, Colao A. Role of IGF-I on PTH effects on bone. *J Endocrinol Invest* 2010;**33**:22–6.
56. Yakar S, Bouxsein ML, Canalis E, Sun H, Glatt V, Gundberg C, et al. The ternary IGF complex influences postnatal bone acquisition and the skeletal response to intermittent parathyroid hormone. *J Endocrinol* 2006;**189**:289–99.
57. Yamaguchi M, Ogata N, Shinoda Y, Akune T, Kamekura S, Terauchi Y, et al. Insulin receptor substrate-1 is required for bone anabolic function of parathyroid hormone in mice. *Endocrinology* 2005;**146**:2620–8.
58. Bellido T, Ali AA, Plotkin LI, Fu Q, Gubrij I, Roberson PK, et al. Proteasomal degradation of Runx2 shortens parathyroid hormone-induced anti-apoptotic signaling in osteoblasts. A putative explanation for why intermittent administration is needed for bone anabolism. *J Biol Chem* 2003;**278**:50259–72.
59. Calvi LM, Sims NA, Hunzelman JL, Knight MC, Giovannetti A, Saxton JM, et al. Activated parathyroid hormone/parathyroid hormone-related protein receptor in osteoblastic cells differentially affects cortical and trabecular bone. *J Clin Invest* 2001;**107**:277–86.
60. Stanislaus D, Devanarayan V, Hock JM. In vivo comparison of activated protein-1 gene activation in response to human parathyroid hormone (hPTH)(1–34) and hPTH(1–84) in the distal femur metaphyses of young mice. *Bone* 2000;**27**:819–26.
61. Lindsay R, Zhou H, Cosman F, Nieves J, Dempster DW, Hodsman AB. Effects of a one-month treatment with PTH(1–34) on bone formation on cancellous, endocortical, and periosteal surfaces of the human ilium. *J Bone Miner Res* 2007;**22**:495–502.
62. Jilka RL, Weinstein RS, Bellido T, Parfitt AM, Manolagas SC. Osteoblast programmed cell death (apoptosis): modulation by growth factors and cytokines. *J Bone Miner Res* 1998;**13**:793–802.
63. Schnoke M, Midura SB, Midura RJ. Parathyroid hormone suppresses osteoblast apoptosis by augmenting DNA repair. *Bone* 2009;**45**:590–602.
64. Sharma S, Mahalingam CD, Das V, Jamal S, Levi E, Rishi AK, et al. Cell cycle and apoptosis regulatory protein (CARP)-1 is expressed in osteoblasts and regulated by PTH. *Biochem Biophys Res Commun* 2013;**436**:607–12.
65. Leaffer D, Sweeney M, Kellerman LA, Avnur Z, Krstenansky JL, Vickery BH, et al. Modulation of osteogenic cell ultrastructure by RS-23581, an analog of human parathyroid hormone (PTH)-related peptide-(1–34), and bovine PTH-(1–34). *Endocrinology* 1995;**136**:3624–31.
66. Chambers TJ, Fuller K, McSheehy PM, Pringle JA. The effects of calcium regulating hormones on bone resorption by isolated human osteoclastoma cells. *J Pathol* 1985;**145**:297–305.
67. McSheehy PM, Chambers TJ. Osteoblastic cells mediate osteoclastic responsiveness to parathyroid hormone. *Endocrinology* 1986;**118**:824–8.
68. Kaji H, Sugimoto T, Kanatani M, Fukase M, Chihara K. Involvement of dual signal transduction systems in the stimulation of osteoclast-like cell formation by parathyroid hormone and parathyroid hormone-related peptide. *Biochem Biophys Res Commun* 1993;**194**:157–62.
69. Xiong J, O'Brien CA. Osteocyte RANKL: new insights into the control of bone remodeling. *J Bone Miner Res* 2012;**27**:499–505.
70. Dempster DW, Hughes-Begos CE, Plavetic-Chee K, Brandao-Burch A, Cosman F, Nieves J, et al. Normal human osteoclasts formed from peripheral blood monocytes express PTH type 1 receptors and are stimulated by PTH in the absence of osteoblasts. *J Cell Biochem* 2005;**95**:139–48.
71. Langub MC, Monier-Faugere MC, Qi Q, Geng Z, Koszewski NJ, Malluche HH. Parathyroid hormone/parathyroid hormone-related peptide type 1 receptor in human bone. *J Bone Miner Res* 2001;**16**:448–56.
72. Simonet WS, Lacey DL, Dunstan CR, Kelley M, Chang MS, Lüthy R, et al. Osteoprotegerin: a novel secreted protein involved in the regulation of bone density. *Cell* 1997;**89**:309–19.
73. Fuller K, Wong B, Fox S, Choi Y, Chambers TJ. TRANCE is necessary and sufficient for osteoblast-mediated activation of bone resorption in osteoclasts. *J Exp Med* 1998;**188**:997–1001.
74. Yasuda H, Shima N, Nakagawa N, Yamaguchi K, Kinosaki M, Mochizuki S, et al. Osteoclast differentiation factor is a ligand for osteoprotegerin/osteoclastogenesis-inhibitory factor and is identical to TRANCE/RANKL. *Proc Natl Acad Sci USA* 1998;**95**:3597–602.
75. Khosla S. Minireview: the OPG/RANKL/RANK system. *Endocrinology* 2001;**142**:5050–5.
76. Kearns AE, Khosla S, Kostenuik PJ. Receptor activator of nuclear factor kappaB ligand and osteoprotegerin regulation of bone remodeling in health and disease. *Endocr Rev* 2008;**29**:155–92.
77. Lee SK, Lorenzo JA. Parathyroid hormone stimulates TRANCE and inhibits osteoprotegerin messenger ribonucleic acid expression in murine bone marrow cultures: correlation with osteoclast-like cell formation. *Endocrinology* 1999;**140**:3552–61.
78. Ma YL, Cain RL, Halladay DL, Yang X, Zeng Q, Miles RR, et al. Catabolic effects of continuous human PTH (1–38) in vivo is associated with sustained stimulation of RANKL and inhibition of osteoprotegerin and gene-associated bone formation. *Endocrinology* 2001;**142**:4047–54.
79. Kanzawa M, Sugimoto T, Kanatani M, Chihara K. Involvement of osteoprotegerin/osteoclastogenesis inhibitory factor in the stimulation of osteoclast formation by parathyroid hormone in mouse

bone cells. *Eur J Endocrinol* 2000;**142**:661–4.
80. O'Brien CA, Nakashima T, Takayanagi H. Osteocyte control of osteoclastogenesis. *Bone* 2013;**54**:258–63.
81. Huang JC, Sakata T, Pfleger LL, Bencsik M, Halloran BP, Bikle DD, et al. PTH differentially regulates expression of RANKL and OPG. *J Bone Miner Res* 2004;**19**:235–44.
82. Fu Q, Jilka RL, Manolagas SC, O'Brien CA. Parathyroid hormone stimulates receptor activator of NFkappa B ligand and inhibits osteoprotegerin expression via protein kinase A activation of cAMP-response element-binding protein. *J Biol Chem* 2002;**277**:48868–75.
83. Kondo H, Guo J, Bringhurst FR. Cyclic adenosine monophosphate/protein kinase A mediates parathyroid hormone/parathyroid hormone-related protein receptor regulation of osteoclastogenesis and expression of RANKL and osteoprotegerin mRNAs by marrow stromal cells. *J Bone Miner Res* 2002;**17**:1667–79.
84. Lee SK, Lorenzo JA. Regulation of receptor activator of nuclear factor-kappa B ligand and osteoprotegerin mRNA expression by parathyroid hormone is predominantly mediated by the protein kinase a pathway in murine bone marrow cultures. *Bone* 2002;**31**:252–9.
85. Fu Q, Manolagas SC, O'Brien CA. Parathyroid hormone controls receptor activator of NF-kappaB ligand gene expression via a distant transcriptional enhancer. *Mol Cell Biol* 2006;**26**:6453–68.
86. Nakchbandi IA, Lang R, Kinder B, Insogna KL. The role of the receptor activator of nuclear factor-kappaB ligand/osteoprotegerin cytokine system in primary hyperparathyroidism. *J Clin Endocrinol Metab* 2008;**93**:967–73.
87. Stilgren LS, Rettmer E, Eriksen EF, Hegedus L, Beck-Nielsen H, Abrahamsen B. Skeletal changes in osteoprotegerin and receptor activator of nuclear factor-kappab ligand mRNA levels in primary hyperparathyroidism: effect of parathyroidectomy and association with bone metabolism. *Bone* 2004;**35**:256–65.
88. Szymczak J, Bohdanowicz-Pawlak A. Osteoprotegerin, RANKL, and bone turnover in primary hyperparathyroidism: the effect of parathyroidectomy and treatment with alendronate. *Hormone Metab Res* 2013;**45**:759–64.
89. Martin TJ, Sims NA. Osteoclast-derived activity in the coupling of bone formation to resorption. *Trends Mol Med* 2005;**11**:76–81.
90. Nakashima T, Hayashi M, Fukunaga T, Kurata K, Oh-Hora M, Feng JQ, et al. Evidence for osteocyte regulation of bone homeostasis through RANKL expression. *Nat Med* 2011;**17**:1231–4.
91. Xiong J, Onal M, Jilka RL, Weinstein RS, Manolagas SC, O'Brien CA. Matrix-embedded cells control osteoclast formation. *Nat Med* 2011;**17**:1235–41.
92. Li X, Qin L, Bergenstock M, Bevelock LM, Novack DV, Partridge NC. Parathyroid hormone stimulates osteoblastic expression of MCP-1 to recruit and increase the fusion of pre/osteoclasts. *J Biol Chem* 2007;**282**:33098–106.
93. Tamasi JA, Vasilov A, Shimizu E, Benton N, Johnson J, Bitel CL, et al. Monocyte chemoattractant protein-1 is a mediator of the anabolic action of parathyroid hormone on bone. *J Bone Miner Res* 2013;**28**:1975–86.
94. Glass 2nd DA, Bialek P, Ahn JD, Starbuck M, Patel MS, Clevers H, et al. Canonical Wnt signaling in differentiated osteoblasts controls osteoclast differentiation. *Develop Cell* 2005;**8**:751–64.
95. Spencer GJ, Utting JC, Etheridge SL, Arnett TR, Genever PG. Wnt signalling in osteoblasts regulates expression of the receptor activator of NFkappaB ligand and inhibits osteoclastogenesis in vitro. *J Cell Sci* 2006;**119**:1283–96.
96. Bellido T, Saini V, Pajevic PD. Effects of PTH on osteocyte function. *Bone* 2013;**54**:250–7.
97. Poole KE, van Bezooijen RL, Loveridge N, Hamersma H, Papapoulos SE, Löwik CW, et al. Sclerostin is a delayed secreted product of osteocytes that inhibits bone formation. *FASEB J* 2005;**19**:1842–4.
98. Costa AG, Bilezikian JP. Sclerostin: therapeutic horizons based upon its actions. *Curr Osteoporos Rep* 2012;**10**:64–72.
99. Balemans W, Ebeling M, Patel N, Van Hul E, Olson P, Dioszegi M, et al. Increased bone density in sclerosteosis is due to the deficiency of a novel secreted protein (SOST). *Hum Mol Genet* 2001;**10**:537–43.
100. Balemans W, Patel N, Ebeling M, Van Hul E, Wuyts W, Lacza C, et al. Identification of a 52 kb deletion downstream of the SOST gene in patients with van Buchem disease. *J Med Genet* 2002;**39**:91–7.
101. Loots GG, Kneissel M, Keller H, Baptist M, Chang J, Collette NM, et al. Genomic deletion of a long-range bone enhancer misregulates sclerostin in Van Buchem disease. *Genome Res* 2005;**15**:928–35.
102. Li X, Ominsky MS, Niu QT, Sun N, Daugherty B, D'Agostin D, et al. Targeted deletion of the sclerostin gene in mice results in increased bone formation and bone strength. *J Bone Miner Res* 2008;**23**:860–9.
103. Rhee Y, Allen MR, Condon K, Lezcano V, Ronda AC, Galli C, et al. PTH receptor signaling in osteocytes governs periosteal bone formation and intracortical remodeling. *J Bone Miner Res* 2011;**26**:1035–46.
104. Li X, Ominsky MS, Warmington KS, Morony S, Gong J, Cao J, et al. Sclerostin antibody treatment increases bone formation, bone mass, and bone strength in a rat model of postmenopausal osteoporosis. *J Bone Miner Res* 2009;**24**:578–88.
105. Li X, Warmington KS, Niu QT, Asuncion FJ, Barrero M, Grisanti M, et al. Inhibition of sclerostin by monoclonal antibody increases bone formation, bone mass, and bone strength in aged male rats. *J Bone Miner Res* 2010;**25**:2647–56.
106. Padhi D, Jang G, Stouch B, Fang L, Posvar E. Single-dose, placebo-controlled, randomized study of AMG 785, a sclerostin monoclonal antibody. *J Bone Miner Res* 2011;**26**:19–26.
107. McColm J, Hu L, Womack T, Tang CC, Chiang AY. Single- and multiple-dose randomized studies of blosozumab, a monoclonal antibody against sclerostin, in healthy postmenopausal women. *J Bone Miner Res* 2013;**29**:935–43.
108. Padhi D, Allison M, Kivitz AJ, Gutierrez MJ, Stouch B, Wang C, et al. Multiple doses of sclerostin antibody romosozumab in healthy men and postmenopausal women with low bone mass: a randomized, double-blind, placebo-controlled study. *J Clin Pharmacol* 2013.
109. Bellido T, Ali AA, Gubrij I, Plotkin LI, Fu Q, O'Brien CA, et al. Chronic elevation of parathyroid hormone in mice reduces expression of sclerostin by osteocytes: a novel mechanism for hormonal control of osteoblastogenesis. *Endocrinology* 2005;**146**:4577–83.
110. Powell Jr WF, Barry KJ, Tulum I, Kobayashi T, Harris SE, Bringhurst FR, et al. Targeted ablation of the PTH/PTHrP receptor in osteocytes impairs bone structure and homeostatic calcemic responses. *J Endocrinol* 2011;**209**:21–32.
111. Keller H, Kneissel M. SOST is a target gene for PTH in bone. *Bone* 2005;**37**:148–58.
112. Drake MT, Srinivasan B, Mödder UI, Peterson JM, McCready LK, Riggs BL, et al. Effects of parathyroid hormone treatment on circulating sclerostin levels in postmenopausal women. *J Clin Endocrinol Metab* 2010;**95**:5056–62.
113. Mirza FS, Padhi ID, Raisz LG, Lorenzo JA. Serum sclerostin levels negatively correlate with parathyroid hormone levels and free estrogen index in postmenopausal women. *J Clin Endocrinol Metab* 2010;**95**:1991–7.
114. van Lierop AH, Witteveen JE, Hamdy NA, Papapoulos SE. Patients with primary hyperparathyroidism have lower circulating sclerostin levels than euparathyroid controls. *Eur J Endocrinol* 2010;**163**:833–7.
115. Kramer I, Keller H, Leupin O, Kneissel M. Does osteocytic SOST suppression mediate PTH bone anabolism? *Trends Endocrinol Metab* 2010;**21**:237–44.
116. Costa AG, Cremers S, Rubin MR, McMahon DJ, Sliney Jr J, Lazaretti-Castro M, et al. *Circulating sclerostin levels in disorders of parathyroid function: primary hyperparathyroidism (PHPT) and*

hypoparathyroidism (HypoPT). ASBMR 2010 Annual Meeting; 2010. S158 (abstract).

117. Ardawi MS, Al-Sibiany AM, Bakhsh TM, Rouzi AA, Qari MH. Decreased serum sclerostin levels in patients with primary hyperparathyroidism: a cross-sectional and a longitudinal study. *Osteoporos Int* 2012;**23**:1789–97.
118. Yu EW, Kumbhani R, Siwila-Sackman E, Leder BZ. Acute decline in serum sclerostin in response to PTH infusion in healthy men. *J Clin Endocrinol Metab* 2011;**96**:E1848–51.
119. Galli C, Fu Q, Wang W, Olsen BR, Manolagas SC, Jilka RL, et al. Commitment to the osteoblast lineage is not required for RANKL gene expression. *J Biol Chem* 2009;**284**:12654–62.
120. Corral DA, Amling M, Priemel M, Loyer E, Fuchs S, Ducy P, et al. Dissociation between bone resorption and bone formation in osteopenic transgenic mice. *Proc Natl Acad Sci USA* 1998;**95**:13835–40.
121. O'Brien CA, Plotkin LI, Galli C, Goellner JJ, Gortazar AR, Allen MR, et al. Control of bone mass and remodeling by PTH receptor signaling in osteocytes. *PloS One* 2008;**3**. e2942.
122. Honma M, Ikebuchi Y, Kariya Y, Hayashi M, Hayashi N, Aoki S, et al. RANKL subcellular trafficking and regulatory mechanisms in osteocytes. *J Bone Miner Res* 2013;**28**:1936–49.
123. Feng JQ, Ward LM, Liu S, Lu Y, Xie Y, Yuan B, et al. Loss of DMP1 causes rickets and osteomalacia and identifies a role for osteocytes in mineral metabolism. *Nat Genet* 2006;**38**:1310–5.
124. Yoshiko Y, Wang H, Minamizaki T, Ijuin C, Yamamoto R, Suemune S, et al. Mineralized tissue cells are a principal source of FGF23. *Bone* 2007;**40**:1565–73.
125. Yuan B, Takaiwa M, Clemens TL, Feng JQ, Kumar R, Rowe PS, et al. Aberrant Phex function in osteoblasts and osteocytes alone underlies murine X-linked hypophosphatemia. *J Clin Invest* 2008;**118**:722–34.
126. Lavi-Moshayoff V, Wasserman G, Meir T, Silver J, Naveh-Many T. PTH increases FGF23 gene expression and mediates the high-FGF23 levels of experimental kidney failure: a bone parathyroid feedback loop. *Am J Physiol Renal Physiol* 2010;**299**:F882–9.
127. Kawata T, Imanishi Y, Kobayashi K, Miki T, Arnold A, Inaba M, et al. Parathyroid hormone regulates fibroblast growth factor-23 in a mouse model of primary hyperparathyroidism. *J Am Soc Nephrol: JASN* 2007;**18**:2683–8.
128. Brown WW, Jüppner H, Langman CB, Price H, Farrow EG, White KE, et al. Hypophosphatemia with elevations in serum fibroblast growth factor 23 in a child with Jansen's metaphyseal chondrodysplasia. *J Clin Endocrinol Metab* 2009;**94**:17–20.

第 9 章

PTH 的生理作用:对骨骼的作用

David Goltzman

引言

在整个生命过程中，骨骼的变化由两个主要过程引导:重塑和塑形,均是对一系列内分泌、自分泌、旁分泌和细胞内分泌的信号产生应答。在骨重塑期间,通过重吸收和骨形成的协调过程增加骨转换，这发生在相同的骨骼表面，并且和内部的基础多细胞单位(BMU)紧密偶联。重塑周期从破骨性重吸收开始,随后成骨性填充重吸收腔隙。骨重塑发生在整个生命过程中,对于修复由重复小压力造成的骨骼局部损伤(微损伤)十分必要,可以阻止过量旧骨的积累。这些旧骨会失去弹性变得脆弱，同时还能在必要时及时通过重吸收多于形成而动员钙离子和磷酸盐。在骨的重吸收和骨形成之间,倾向吸收的失衡,会减少骨量并改变骨的质量。与重塑相反,完整板状皮质骨的塑形可以使骨骼生长,并提供骨骼适应超负荷的机制，以调整形状和尺寸来增强其机械能力[1]。在塑形时,骨形成不像在重塑时那样与骨重吸收紧密耦合;成骨细胞和破骨细胞功能独立,可能作用于不同的表面,导致骨量、微观结构、结构和位置改变。虽然认为塑形在骨骼生长完成时停止,但是在成人髂嵴骨活检样本中发现成熟松质骨中存在“微塑形”[2]。此外,应用新影像技术如定量计算机断层扫描(QCT)[3] 或高分辨率外周定量计算机断层扫描(HRpQCT)[4]进行的研究还表明,在成人长骨中依然可以发生塑形。在衰老的过程中,如果过量的骨从骨内膜表面移除,新骨可以出现在骨外膜表面,因此尽管骨量减少,依然可以增加骨的直径和保持骨的机械强度。

甲状旁腺激素(PTH)通过影响这些细胞的行为来影响骨骼完整性。原发性甲状旁腺功能亢进症(PHPT)很长时间内被认为是通过 PTH 对骨的分解代谢作用而产生高血钙[5],正如持续提高甲状旁腺提取物的浓度可以从骨骼中动员钙离子，与 PHPT 的骨重吸收作用一致。这些及随后的许多观察结论最终确立了 PTH 作为钙稳态系统中心的概念。细胞外钙离子下降可以通过钙敏感受体刺激甲状旁腺产生和释放 PTH，分泌的激素可以直接激活破骨细胞的骨吸收，直接增强钙从肾小管的重吸收，通过刺激肾生成活化形式的维生素 D 间接增加肠道对钙离子的吸收[6]。这些反应的净效果是将细胞外钙离子的浓度恢复至正常，并且关闭 PTH 进一步释放的信号,因而形成一个新的稳定状态。尽管如此,很多年前关于甲状旁腺提取物的研究还证明,甲状旁腺提取物的间歇性使用，可以通过增加成骨细胞发挥对松质骨的主要合成代谢作用[7],与通过破骨细胞的重吸收作用相反。

随着 PTH 的提纯及其氨基酸序列的测定[8],很明显，PTH(1–84)是激素的主要腺内形式和主要循环生物活性形式。随后的结构–功能研究表明，一个完整氨基(NH_2)末端序列对其生物活性的重要性[9,10],并且这些全蛋白的所有主要生物功能存在于 NH_2–末端的 34 个氨基酸[PTH(1–34)]。虽然小的具有生物活性的 NH_2–末端 PTH 片段通常不出现在血液循环，但是合成和重组 PTH(1–34)(特立帕肽)是探索 PTH(1–84)功能的一种有用的药理学工具。应用 PTH(1–84)和 PTH(1–34),表明大鼠间歇性使用 PTH 对骨小梁具有主要的合成代谢作用,但是持续性注射则表现为破坏性[11]。这些观察最终导致 PTH(1–34)用于低骨量的合成代谢治疗的临床研究，随后证实了其在绝经后骨质疏松症患者的有效性[12]。当明确 PTH 在骨骼的直接靶细胞是成骨细胞[13]和成骨细胞系的其他细胞[14],包括骨细胞[15],而非破骨细胞时，关于 PTH 的骨骼作用的研究取得了进一步进展。PTH 刺激成骨细胞的能力似乎是通过刺激 cAMP 的生成介导的[16],PTH 受体的克隆[17,18]为 PTH 与成骨细胞系细胞的相互作用提供了一种分子基础。这还为随后发现的 PTH 相关蛋白(PTHrP)[19-21]与骨骼之间的相互作用提供了分子基础,PTHrP 与 PTH 基因相关,在具有生物活性的 NH_2-末端结构域与 PTH 具有同源氨基酸序列[22]。

PTH 与骨骼的生理学、药理学和病理学相互作用

关于 PTH 生理学作用的线索来自 PTH 缺乏对骨骼影响的动物和人的研究评估、对过量的循环内源性 PTH 的后果检测,以及对药理学使用外源性激素的作用分析。

合成代谢作用

对 PTH 基因靶向敲除小鼠(PTH 敲除小鼠)的研究表明,PTH 的缺乏导致胎鼠或新生小鼠干骺端成骨细胞减少和松质骨减少。这些结论与 PTH 促进胎儿和新生儿骨骼发育及骨合成代谢的重要生理功能相一致[23]。这种在早期发育过程的合成代谢功能可以出现在随后的生命过程中,事实证明内源性 PTH 对小鼠的最佳骨折愈合很重要[24]。也有报道指出,外源性 PTH 可以增加动物骨折修复[25],其作用可能通过内源性激素水平调节[24]。

尽管动物实验的有力证据表明 PTH 可以改善正常骨折修复,但在人类中依然未被证明。两项应用 PTH(1-34)和 PTH(1-84)的对照临床试验,即粉碎性腕骨骨折[26]和骨盆支骨折[27],报道了令人鼓舞的结果,表明正常骨折修复加速。但是两项试验都存在技术缺陷,目前不能得出 PTH 作为药物制剂治疗骨折修复的作用的确切结论[28]。

据报道,在甲状旁腺功能减退症患者中,可以通过骨密度来测量松质骨的不同作用[29]。与 PTH 维持松质骨的重要性相一致,有报道指出在甲状旁腺功能减退症患者中,提示椎骨脆弱性的亚临床型椎骨骨折的患病率增加[30]。然而,关于甲状旁腺功能减退症患者的骨折修复研究还未被报道。

在原发性甲状旁腺功能亢进症患者中,尽管 PTH 的循环浓度升高,骨密度测定表明松质骨如椎骨保持不变。这些发现可以通过微型计算机断层扫描(微 CT)对骨活检样本的分析确认。总结果是松质骨体积比平均值更大,在很多 PHPT 患者松质骨的微观结构保持正常,正如对骨小梁的数目、连接性和分离性的分析中所提到的[31-35]。

将外源性 PTH(1-34)[36]或者 PTH(1-84)[37]给予骨质疏松症患者的临床研究表明,两个分子均可以改善骨密度和骨微观结构。骨密度增加主要发生在松质骨丰富的区域,如椎骨。松质骨体积、与小梁的连接性和数量的改善,以及板状结构相对于棒状结构增加,已被髂嵴活检的微 CT 分析记录下来[38,39]。报道指出,在髂嵴活检中,PTH(1-34)可以增加骨小梁、骨内膜和骨外膜表面的骨形成率。在骨外膜表面的骨形成增加,表明 PTH 可以引起骨的直径增加。PTH(1-84)和 PTH(1-34)对松质骨的主要作用是减少椎骨骨折[36]。PTH(1-34)还可以减少椎骨外骨折,可能是由于其增加了骨外膜外加性生长,导致骨外膜宽度增大,因而提高了长骨的强度。

总的来说,内源性 PTH 缺乏或过量,以及使用外源性 PTH 的人和动物研究都提供了令人信服的证据,PTH 对正常松质骨的数量和质量尤其重要,并且可以显著增加骨外膜的外加性生长,这可能是有益处的(图 9.1)。

甲状旁腺激素相关蛋白(PTHrP)与 PTH 紧密相关,最初是在寻找一种可以导致恶性肿瘤高钙血症的 PTH 样因子时发现的[40,41]。与缺少 PTH 的基因敲除小鼠的轻度胎鼠表型相比,PTHrP 靶向删除可以在新生儿四肢骨形成严重的畸形特征,因为 PTHrP 在生长板的正常发育中起关键作用[42,43]。因此,尽管 PTHrP 和PTH 都被认为是溶骨的钙离子调节激素,但这些研究表明二者都具有合成代谢作用,PTHrP 对生长板的正常发育十分重要,PTH 对骨的合成代谢非常重要。在 PTH 和 PTHrP 敲除小鼠的不同骨骼表型中,令人惊讶的发现是 PTH 和 PTHrP 都可以通过同源 N-末端结构域与共同的 G 蛋白偶联受体(GPCR)即 1 型 PTH/PTHrP 受体(PTH1R)相互作用,引起细胞信号传导[44]。然而,PTH 和 PTHrP 在发育期间的表达时间和部位不同,每个激素与其受体结合的持续时间不同,外加 PTHrP 的细胞内分泌信号,所有这些都可能参与这两种相关激素的不同作用[45,46]。3 个月龄 PTHrP 靶向断裂的杂合子小鼠呈现出骨体积减小,以及提示骨减少的骨骼微观结构改变[47]。成骨细胞特异性靶向删除 PTHrP 的小鼠重现了这种表型,并且外源性 PTH 的合成代谢作用可以因内源性 PTHrP 的存在或消失而改变[48]。成骨细胞PTHrP 也可能通过转导机械力参与维持骨量[49]。最后,在人类中,编码 PTHrP 的基因功能丢失的杂合突变与 E 型短指和身材矮小相关[50];在年轻男性中,PTHrP 基因多形性与达到的峰值骨量相关[51];特异性等位基因变异体与骨密度减少相关[52],表明骨骼合成代谢活性对成年人也非常重要。

这些和其他的观察结论[53,54]表明，循环 PTH 本质上与 PTHrP 协同，执行骨的生理性合成代谢作用。在骨质疏松临床试验中，证明了 PTHrP(1–36)是一种有效的合成代谢制剂，可以提高确定了最优类似物和剂量的 PTHrP 的 NH_2–末端形式的有效性[55]。PTH 用于骨骼合成代谢治疗被认为是尝试部分复制 PTHrP 的局部骨骼合成代谢作用[56]。

分解代谢作用

尽管 PTH 发挥生理作用来维持胎儿和新生儿松质骨的骨量，但是 4 个月龄正常饮食 PTH 缺失小鼠出现骨量的增加而不是减少，尤其是在皮质骨[57]。这与正常情况下 PTH 通过减少骨重吸收来维持正常血钙一致。因此，在稍大龄动物的产后环境中，细胞外钙离子来源与胎儿和新生儿不同，钙稳态的调控也不同，PTH 似乎通过增加骨重吸收超过骨形成来抵抗血清钙离子的减少。

在甲状旁腺功能减退症患者中，也可以通过骨密度测量观察到皮质骨增加[58]。相反，PHPT 患者体内过量 PTH 循环，通过骨密度测量和微 CT 分析骨活检样本发现，与松质骨相比，皮质骨优先减少，因而可以观察到大量 PHPT 患者的皮质厚度减少且皮质孔隙度增加(图 9.1)。因此，骨密度丢失可能主要发生在增加的皮质骨区域，如桡骨远端 1/3，而在髋关节丢失的程度较轻[31-35]。通常，更严重形式的 PHPT 患者可能存在腰椎骨密度减少[59]和松质骨结构异常(包括骨小梁体积密度减少、数目减少和骨小梁间距增大)[60]。在前文的例子中，可以发生广泛的骨丢失及局部的棕色瘤(纤维囊性骨炎)、骨囊肿和指骨与远端锁骨的骨外膜下吸收，所有均与骨重塑的显著增加相符合。在更严重形式的 PHPT 患者中，出现骨折的风险可能增加，但骨折的增加是否以更轻微的形式发生还不清楚。

因此，总的来说，上述研究及其他[61]动物和人类研究提供了大量的证据，表明 PTH 对松质骨和皮质骨组分有独立的作用（图 9.1)，即保留松质骨和减少皮质骨，至少当循环中 PTH 浓很高的时候，会引发更广泛的骨重吸收而从骨骼中释放钙离子。

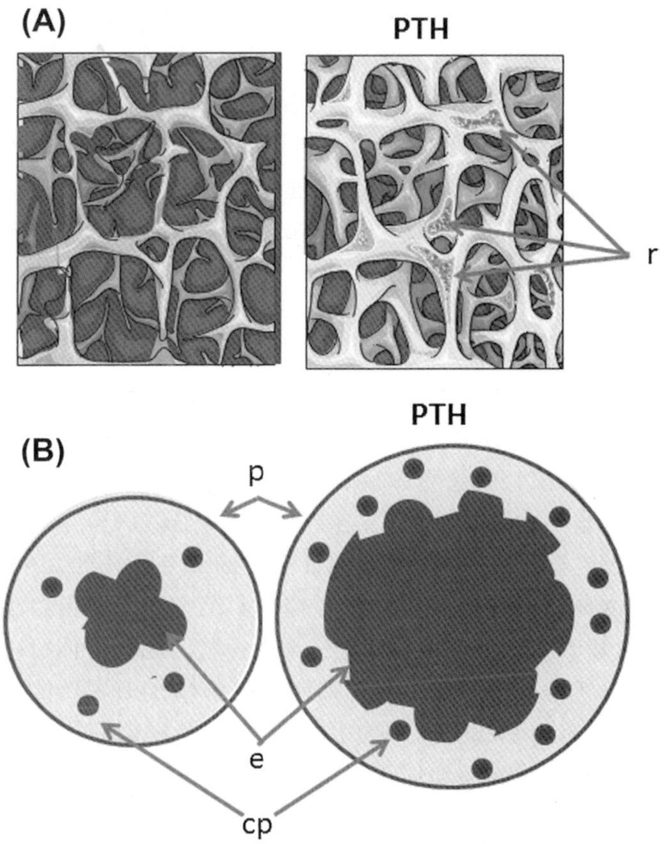

图 9.1　PTH 对松质骨和皮质骨的作用。(A)在松质骨，PTH(图右部)可以增加骨形成，导致骨小梁数目、厚度和连接性增加，尽管骨吸收(r)也可能增加。(B)在皮质骨，PTH(图右部)能够增加骨的骨外膜(p)外加性生长，导致皮质直径增加，但是也可能增加骨内膜(e)重吸收和皮质孔隙度(cp)。

作用的分子和细胞机制

PTH 受体相互作用和初始信号事件

内源性 PTH(1–84)的 NH_2–末端结构域与 PTH1R 即一个经典的 B 家族 (Ⅱ型)GPCR 相互作用[17,18,62]。PTH 的 NH_2–末端结构域与受体的细胞外结构域和近膜区域相互作用[63]。这种受体也转导 PTHrP 信号，因为 PTHrP 的 NH_2–末端区域与 PTH 具有相当大的氨基酸序列同源性。不过，体外实验表明，两种配体之间与 PTH1R 的相互作用的开/关动力学不同，导致下游信号的不同[64]。

PTH 与受体结合可以引起受体构象的改变，促进与异三聚体 G 蛋白 (Gαβγ) 偶联、GDP 的释放，以及 GTP 与 G 蛋白 α 亚基结合。这种交换引起了 α 亚基的构象变化，导致其从 βγ 二聚体解体。PTH1R 偶联一些 G 蛋白亚型，包括 Gs、Gq/11 和 G12/13，这导致很多通路被激活，其中最好的研究是腺苷酸环化酶(AC)和磷酸激酶 C-β(PLC)通路。因此，Gs 的 Gαs 活化 AC，导致 cAMP 合成、蛋白激酶 A 活化(PKA)和环腺苷酸反应元件结合蛋白(CREB)的磷酸化。Gq 和 G11 的 Gαq 和

Gα11 可以分别活化 PLC，将磷酸酯肌醇 4,5-二磷酸(PIP_2)分解为甘油二酯(DAG)和肌醇 1,4,5-三磷酸(IP_3)。IP_3 通过细胞质扩散，激活内质网膜的 IP_3 门控钙离子通道，导致储存的钙离子释放进入细胞质。胞质内钙离子的增加，可以促进蛋白激酶 C(PKC)转移至胞膜，而后被 DAG 激活。Gα12/Gα13 活化磷酸酯酶 D[63,65]。从 Gα 亚基释放的 βγ 聚合体也具有重要的信号转导作用，可以调节 AC 的特异性构型，激活 PLC，打开钾通道[66]。

PTH 与 PTH1R 受体结合后，使 PTH1R 的 COOH-末端细胞内尾的丝氨酸磷酸化，通过 G 蛋白偶联受体激酶(GRK)，引起受体脱敏内化的过程[67,68]。因此，将 β 抑制素与这些磷酸化位点结合可以使受体从异三聚体 G 蛋白解偶联，并且终止 PTH 介导的 G 蛋白信号。PTH 和受体复合体随后内化至 β 抑制素结合的网格蛋白小凹，接着进入早期内吞囊泡。至少一些内化的受体可以经历快速循环至细胞。β 抑制素也可以作为多功能支架蛋白连接 PTH1R，独立于经典的 G 蛋白偶联第二信使依赖通路来传递信号[69]。因此，β 抑制素可能也作为适配子在内化的 PTH1R 和信号蛋白之间组成复合体来活化 MAPK 通路。或者，AC 和 Gs 可能被内化至 PTH/PTH1R/β 抑制素复合体。在早期核内体内，PTH1R、Gs 和 AC 之间的功能相互作用可以使细胞内 cAMP 持久生成。

不同的 PTH 类似物（“偏受体激动剂”）可以稳定 PTH1R 的不同活化构象，然后与不同的 G 蛋白或 β 抑制素选择性相互作用。因此，PTH 刺激物的密度、刺激物的运输及其与支架蛋白的相关性可能全部参与决定 PTH1R 与细胞内信号蛋白的相互作用。

在骨内，PTH1R 可以在包括血管细胞、免疫细胞和成骨细胞的多种细胞内发现。PTH 对骨的主要作用是通过与成骨细胞系[14,70](包括骨祖细胞、成骨细胞和骨细胞)的 PTH1R 结合实现的。

PTH 直接对骨发挥合成代谢和分解代谢作用的主要机制是 PKA 通路[70,71]。尽管如此，PTH 激活 PKC 和细胞内钙离子信号通路也可能对骨有重要的作用，正如表达 PTH1R 的小鼠可以刺激 AC 但不刺激 PLC 信号形成低松质骨量[72]。然而，在某些情况下，PLC-PKC 系统的 PTH1R 活化可能被抑制[73]。因此，一些早期信号可能介导多效性通路，导致 PTH 以复合体内相互作用的形式发挥作用。

PTH 的合成代谢作用的细胞内外介质

细胞内的成骨细胞介质

PTH 的间歇性增加可以增强免疫功能低下小鼠植入的骨髓间充质干细胞向听小骨的分化，与那些骨髓来源的基质细胞定向增加直至通过活化成骨细胞增强骨形成一致[74]。就这一点而言，其他研究也表明，PTH 可以增强骨髓基质细胞定向于成骨细胞系[75,76]，至少部分通过与骨形态发生蛋白(BMP)2 相互作用，增强成骨细胞和骨外膜成骨细胞祖细胞的增殖[77]，以及成骨细胞分化和活化[78]。通过激活静止的骨被覆细胞[79]，抑制成骨细胞和骨细胞的凋亡，从而增加其寿命[80,81]。最终结果将会是活化骨细胞池增大，成骨细胞新骨基质生成增加，以及矿化骨增加。很多体外和体内实验模型提供这种证据，在骨骼发育、生长和修复的每个阶段，并非所有导致活化成骨细胞池增加的细胞活动同时由 PTH 激活。

从机制上讲，PTH 增加活化成骨细胞池，是直接通过增加在成骨细胞内发挥作用的因子的基因表达，以及通过调控成骨细胞系生成和(或)分泌的以细胞内分泌/旁分泌机制作用于成骨细胞的因子。PTH 还可以作用于骨髓微环境的其他细胞从而调控骨骼活动。

PTH 诱导的增殖和(或)分化可能涉及基质细胞和成骨细胞内环腺苷酸诱导的转录因子 c-fos 的表达[82]，以及导致成骨细胞增殖增加的 MAPK 通路的刺激[83,84]。runx2(Cbfa1)是成骨细胞分化的一种必要的早期转录调节因子，PTH 刺激环腺苷酸生成可以活化 runx2 的启动子，导致成骨细胞内 runx2 mRNA 和蛋白增加[85]。此外，PTH 可以增加 Smad3 相关因子 Tmem119，其与骨形态生成蛋白(BMP)-Runx2 通路相互作用，促进成骨细胞分化[86]。PTH 诱导的成骨细胞分化的刺激，也可以通过增加细胞周期退出而发生，这是由细胞周期进程所需蛋白即周期蛋白 D1 的表达减少，以及细胞周期抑制因子 $p27^{Kip1}$ 和 $p21^{Cip1}$ 的表达增加引起的[87-89]。PTH 的抗凋亡作用可以通过环腺苷酸机制导致促凋亡因子 Bad 的磷酸化和失活，从而增加存活因子 Bcl 的表达[90]，还可能涉及 PTH 诱导的 DNA 修复增加[91]。

PTH 也可能增强成骨细胞内的 Wnt 信号。规范的 Wnt/β-连环蛋白信号通路是调控成骨细胞发育的重要信号通路[92-94]。分泌的 Wnt 糖蛋白分子可以结合 Frizzled 家族的 7 个螺旋受体之一，以及共受体、低密度脂蛋白(LDL)受体相关蛋白(LRP)4、5 或 6 之一。在 Wnt 缺乏时,细胞内蛋白 Axin 和其他蛋白包括腺瘤性息肉病蛋白(APC)、糖原合成酶激酶 3β(GSK3β)、酪蛋白激酶 1α、蛋白磷酸酶激酶 2A 和 β-连环蛋白形成破坏性复合体,通过 GSK3β 导致 β-连环蛋白的磷酸化及随后的蛋白酶降解。Wnt 和其受体结合导致胞质内受体结构域的构象变化,然后招募 Axin2,破坏性复合体解体。这可以阻止 β-连环蛋白通过 GSK3β 磷酸化,稳定 β-连环蛋白,其在胞质积累并转位至细胞核。应答 Wnt 信号通路时,β-连环蛋白在细胞核积累,与 LEF1/TCF 家族的蛋白结合并取代抑制因子 Groucho,因此激活 Wnt 靶基因包括一些成骨细胞基因的转录[95-97]。PTH 诱导的 Wnt/β-连环蛋白信号激活可通过包括 GSK3β 在内的几个机制来稳定 β-连环蛋白,并通过 PTH/PTH1R/Lrp6 复合体的形成导致破坏性复合体的解体;因此,PTH 对缺乏 LRP6 的小鼠的成骨细胞合成代谢作用减少[98-101]。成骨细胞内的 Wnt 信号还可能增加骨保护素,从而减少破骨细胞活性[102]。

细胞外的成骨细胞介质

PTH 的 NH_2-末端结构域对成骨细胞的影响,也可能调节以旁分泌/自分泌方式在细胞外作用于成骨细胞的因子的生成,导致合成代谢活性增加。

因此,PTH 可以增加成骨性胰岛素样生长因子 1(IGF1)的基因表达和释放[103],通过成骨性 IGF1 受体发挥作用来增加骨祖细胞增殖和分化。在 IGF1[104]、IGF1 受体[105]和胰岛素受体底物适配子 1(传递 IGF1 受体信号)[106] 无效突变的突变小鼠,PTH 的合成代谢作用减少。这些研究大部分应用处于骨骼生长期的 IGF 主要形式为 IGF1 的小鼠模型,在人类骨骼中 IGF1 调节 PTH 作用的功能仍须确定;然而,与安慰剂组相比,骨形成增加的经 PTH 治疗的绝经后女性,局部 IGF2 水平更高,IGF2 是人类 IGF 的一种主要形式[107]。

PTH 诱导成骨细胞释放成纤维细胞生长因子(FGF)2,发挥对成骨细胞祖细胞的增殖和抗凋亡作用[108],间歇性使用 PTH 的合成代谢作用在 FGF2 删除的小鼠中减弱[109]。

骨细胞因子硬骨素不仅是一种分泌型糖蛋白,还是骨形成的一种重要的负性调节因子[110,111]。假设硬骨素可正常通过骨细胞小管接近骨表面的成骨细胞,并结合到成骨细胞的 LRP(Wnt 生长因子受体 Frizzled的共受体)。这种硬骨素的结合将会抑制规范 Wnt/β-连环蛋白信号通路。其他研究表明,LRP5 不能作为 Wnt 共受体发挥功能,可能存在不同的 LRP 作用机制[112,113]。然而,很明确的是,硬骨素是骨生长的一种重要的负性调节因子。van Buchem 病和硬化性骨化病,两种伴有硬骨素浓度和(或)活性降低的人类基因疾病,导致全身性进展性的骨过度生长和骨骼的硬化[114-116]。表达无效突变的编码硬骨素的 Sost 基因小鼠也具有高骨量[117]。已经表明 PTH 可以减少硬骨素的产生[118]。这种 PTH 诱导的抑制可能是环腺苷酸介导的,具有抑制编码硬骨素的 SOST 基因的远程增强子 MEF2 的作用[119]。PTH 诱导的对硬骨素作用能力的干扰,通常被认为可以导致成骨细胞分化的增强和抑制成骨细胞的凋亡[120]。过度表达硬骨素的转基因小鼠证明外源性 PTH 的有效性减弱[121],骨细胞特异性过度表达持续活跃 PTH1R 的转基因小鼠,Sost 表达减少和骨量增加[122]。在这些小鼠中,伴随的骨细胞 Sost 过表达可以消除皮质骨区域,并增加骨外膜骨形成率和松质骨体积,支持关于 PTH 的分解代谢作用需要骨细胞硬骨素下调的假说。在体外和持续性或者间歇性 PTH 治疗的啮齿类动物中,PTH 可以减少 Sost mRNA 水平[118,123]。据报道,同样在人类受试者中,与对照组相比,PHPT 患者的血清硬骨素水平较低,并且循环硬骨素与 PTH 呈负相关[124,125]。此外,绝经后女性间歇性使用 PTH 可以减少循环血清硬骨素水平,与人类硬骨素下调参与 PTH 骨合成代谢作用的观念一致[126]。然而,虽然硬骨素的抑制有利于促进 PTH 诱导的骨增益,PTH 的合成代谢作用在 Sost 无效突变的小鼠并未完全缺失,表明 PTH 的作用可能存在其他机制[127]。因此,硬骨素的下调不能充分解释 PTH 诱导的骨增长,其他的通路似乎也决定了 PTH 对骨的合成代谢作用的结果[128,129]。

Dickkopf 蛋白(例如,Dkk1)也是 Wnt 信号的内源性抑制因子。导致高骨量表型的 LRP5 突变不仅减少 LRP5 与硬骨素的结合,还减少与 Dkk1 的结合[130]。在 Dkk1 过度表达[131]或缺失[132]的小鼠,骨量分别减少或者增加,证明 Dkk1 在骨量的调控中具有重要作用。有报道指出,PTH 还可以抑制 Dkk1 的表达[133]。

骨髓微环境中其他细胞介导的 PTH 合成代谢作用

T 细胞

T 细胞表达 PTH 受体,可能参与 PTH 通过 CD40 配体的合成代谢作用。CD40 配体是活化 T 细胞的表面分子,可以诱发基质细胞的 CD40 信号[134]。然而,人类间歇性 PTH 治疗可以有效增加糖皮质激素诱导骨质疏松的骨密度,T细胞有可能减少。在PTH的合成代谢作用中,T细胞的精确功能还有待证明[135]。

血管细胞

在大鼠的研究中,间歇性PTH(1-84)治疗表明,尽管此激素不是血管源性的,但它以一种VEGF依赖性方式迁移至靠近新骨形成位点的血管。这可能提供一种支持生长的微环境[136]。因此,PTH(1-84)被认为可以通过VEGF相关机制发挥骨合成代谢作用。

因此,在合成代谢作用方面,PTH似乎对增殖、分化和凋亡多个阶段成骨细胞系的细胞发挥多种作用;然而,不同的机制可能在骨骼生长和发育的不同阶段占主导地位。

PTH分解代谢作用的介质

成骨细胞介质

成骨细胞系的细胞包括骨细胞,产生一些生长因子和细胞因子[例如,巨噬细胞集落刺激因子(M-CSF)],可以刺激破骨细胞,但是最重要的因子之一是TNF相关细胞因子,即核因子κB受体活化因子配体(RANKL),它是破骨细胞生成和作用的一种重要刺激因子。成骨细胞也可能产生可溶性的RANKL诱饵受体骨保护素(OPG),结合并抑制RANKL的活性[137]。RANKL/RANK系统可以促进破骨细胞发生的各个方面,包括造血单核细胞前体增殖、破骨细胞祖细胞分化、细胞融合和多核破骨细胞的活化[138]。当刺激成骨细胞系细胞时,PTH还增强RANKL的产生和抑制OPG的产生,导致破骨细胞的骨重吸收增加[139,140]。骨重吸收可以导致骨基质主要无机成分羟基磷灰石的降解而释放钙离子和磷酸基团,还可以释放大量的基质成分至循环中,这些可以作为监测PTH诱导骨重吸收的骨标志物。此外,成骨细胞生长因子如转化生长因子β(TGFβ)、BMP、FGF和IGF在骨形成时和胶原蛋白排列在一起,可以在基质降解发生时释放,并刺激成骨细胞,从而增加成骨细胞池活化[141,142]。从破骨细胞到成骨细胞的直接信号似乎也存在。例如,据报道,EphrinB2与成骨细胞Eph4结合,通过抑制小GTP酶RhoA[143]和破骨因子来刺激成骨细胞前体分化,破骨因子(如趋化因子鞘氨醇1-磷酸和BMP6)由骨细胞产生并直接招募成骨细胞至重吸收位点[144,145]。

虽然增加成骨细胞偶联的破骨细胞释放因子的分子性质依然存在很多问题,但是PTH增强破骨细胞活化的结果将会刺激骨重建的过程;即重吸收腔的形成会进一步增加与活化成骨细胞池的关联,活跃的成骨细胞汇入重吸收腔来启动骨形成。PTH循环浓度很高时,间充质骨祖细胞可能显著增加,但是成骨细胞完全成熟可能延迟或者受阻,可通过活化Wnt系统导致重吸收腔充满纤维病变,如纤维囊性骨炎。

骨髓微环境中其他细胞介质的PTH分解代谢作用

缺少T细胞的小鼠持续性注射PTH不能诱导破骨细胞形成、骨重吸收和皮质骨减少[146]。T细胞可以通过CD40配体(CD40L)使间充质基质细胞(MSC)对PTH敏感,基质细胞的CD40信号可以增强基质细胞内PTH诱导的RANKL和抑制基质细胞内PTH诱导的OPG。持续性注射PTH还可以刺激T细胞生成TNF[147],进一步增加MSC内RANKL的产生,并且上调CD40在MSC内的表达,从而增加其对T细胞表达CD40L的应答。PTH增加T细胞生成TNF,不仅需要T细胞的直接PTH信号,还需要其他细胞产生的细胞因子对T细胞的刺激[148]。

由于其增加合成代谢和分解代谢活动的能力,PTH可以刺激骨的细胞活化,导致骨形成的净增加或骨重吸收的净增加。很可能因为PTH的快速降解,骨微环境中PTH的低波动浓度不能达到破骨细胞形成、活化及随后骨重吸收所需的增加RANKL/OPG比率的阈值,然而PTH更高的稳定状态的浓度可以更快诱导RANKL/OPG增加,引起破骨细胞骨重吸收。然而,还不能确定这些可能导致PTH在骨骼不同部位的离散作用。在松质骨中,相比骨吸收,骨形成是主导;在皮质骨中,相比骨形成,重吸收是主导[61]。

对骨骼的塑形和重塑的贡献

塑形和重塑中PTH增强骨形成的作用

骨质疏松症患者间歇性使用PTH时,通过循环骨形成和骨吸收标志物的时间模式分析,表明有一个骨形成不伴骨吸收的早期刺激,随后是骨吸收的刺激[149-152]。在应答PTH的骨重塑开始以后,过量骨形成可能会持续一段时间,因此少量的骨依然在形成,但是骨形成的增加最终因破骨细胞骨吸收的增强而受限,发生一个平顶曲线效应。此时期的PTH骨形成作用与骨吸收相比最大,称为“合成代谢窗”[153]。髂嵴骨活检[154]的组织形态学分析支持PTH刺激骨形成不伴前期骨吸收的观点。据估计，在间歇性 PTH(1–34)治疗的早期，基于塑形的骨形成可能占松质骨和皮质骨内侧新骨形成的 20%以上；延长使用时间，骨重塑被激活，塑形可能占新骨形成的 10%以下。PTH 诱导的骨形成不但发生在静止的骨表面，而且发生在重塑区域，由于骨形成多于骨吸收，导致重吸收腔内过度填充(图 9.2)[155–157]。因此，PTH 诱导的重塑单位活化频率的增加可能增强其骨形成效应。在动物研究中，松质骨和皮质骨内侧表面的骨形成是由 Wnt 驱动的成骨细胞数量和重吸收依赖的破骨细胞活性增加共同导致的[158]。在动物研究中，在骨外膜表面由骨细胞 PTH 受体信号诱导的骨形成依赖于 Wnt 信号而非骨吸收[158]，表明在间歇性 PTH 治疗的骨外膜新骨形成反映了主要的塑形作用。

破骨细胞活性变化对 PTH 刺激合成代谢作用的影响

破骨细胞活性的增加可通过直接和间接机制增加成骨细胞池；相反，破骨细胞活性的减少将会减少成骨细胞池和减弱 PTH 刺激的骨形成。靶向删除 RANK 的小鼠，破骨细胞缺乏，PTH 发挥合成代谢作用的能力减弱但是未被消除。这些结果表明 PTH 合成代谢不严格需要破骨细胞，基于塑形的骨形成仍可发生。然而，PTH 合成代谢反应的规模似乎依赖于重塑空间的程度，这由骨表面破骨细胞的活性和数目决定[159]。这种观点与此结论一致：在使用双膦酸盐治疗[160]或破骨细胞发生所需 c-fos 原癌基因靶向删除后，PTH 发挥其合成代谢作用的能力被降低[161]。在卵巢切除小鼠的研究中，使用两种机制不同的抗重吸收制剂，如双膦酸盐和 OPG，每种抗重吸收制剂均可通过对重吸收的抑制大于对形成的抑制来增加股骨和腰椎的骨密度。当小鼠使用 PTH 和一种抗重吸收制剂联合治疗时，可以观察到股骨骨密度额外增加，腰椎骨密度额外增加更多[162]。这与之前的研究相一致，大鼠联合使用 PTH(1–34)和 OPG 比单独使用一种时骨密度和骨强度增加更多[163]。然而，如果动物在接受 PTH 治疗之前首先使用一种抗重吸收制剂，则 PTH 的合成代谢作用减弱(而不是消除)[164]。因

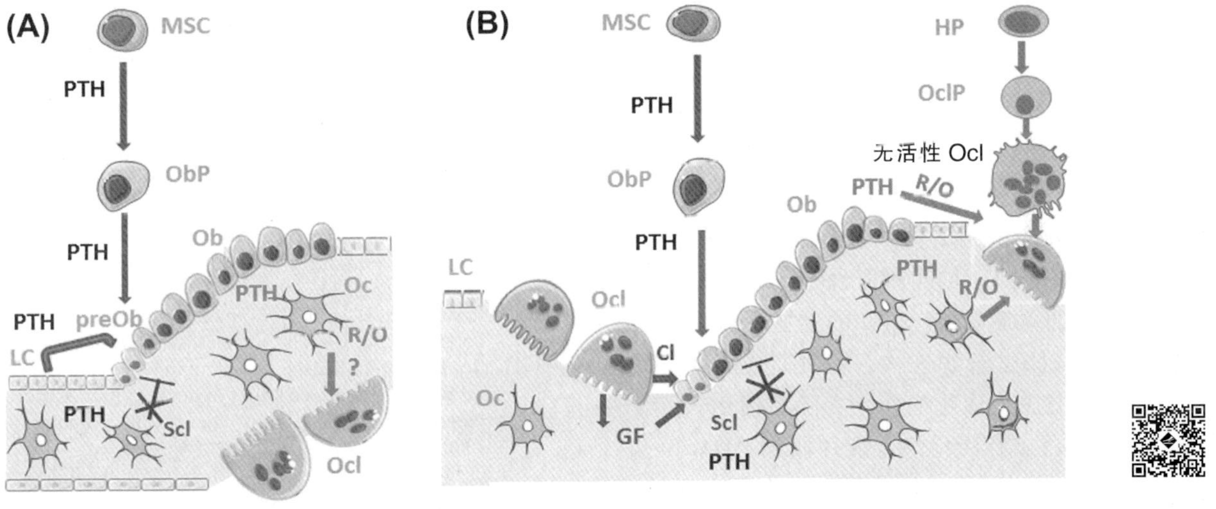

图 9.2　PTH 在骨塑形(A)和重塑(B)时的合成代谢作用。PTH 可以增加成熟的骨形成成骨细胞，通过刺激成骨细胞发生的各个阶段，包括间充质基质细胞(MSC)定向于成骨祖细胞(ObP)，成骨祖细胞增殖和分化为前成骨细胞(preOb)，随后分化为成熟的成骨细胞(Ob)。PTH 可以刺激骨被覆细胞(LC)分化为成骨细胞，并通过抑制成骨细胞凋亡增加成骨细胞池。PTH 还可以作用于骨细胞(Oc)抑制硬骨素(Scl)释放，因此促进成骨细胞数目和活性增加。(A)在骨塑形过程中，增加的成骨细胞于表面由 PTH 激活，不伴有前期的破骨细胞骨吸收，即骨形成不与骨重吸收紧密偶联，造成骨增加。成骨细胞骨形成和破骨细胞骨重吸收发生在不同的骨表面。(B)在骨重塑中，破骨细胞骨重吸收启动骨重建周期，随后是重吸收腔的成骨细胞填充。骨形成成骨细胞池可以通过破骨细胞释放的破骨因子(Cl)和(或)骨基质破骨细胞降解释放的生长因子(GF)而增加。PTH 可能进一步增强活化的成骨细胞池(Ob)，导致重吸收腔的过度填充和净骨形成。PTH 刺激成骨细胞和骨细胞，引起生成的 RANKL 和骨保护素比例(R/O)增加，导致刺激破骨细胞发生的每一步骤，包括造血祖细胞(HP)和单核破骨细胞前体(OclP)的刺激、融合形成无活性的多核破骨细胞(无活性 Ocl)，这些细胞的激活形成活化的骨重吸收破骨细胞(Ocl)。因此，破骨细胞重吸收可以限制 PTH 刺激的骨增长量。PTH 刺激的骨细胞生成是否可以增加骨塑形中 RANKL 与骨保护素的比例(R/O)尚未确定。蓝色箭头和字母表示成骨细胞的刺激的步骤。红色箭头和字母表示破骨细胞的刺激的步骤。

此,使用抗重吸收制剂提前治疗这些动物时,通过减少破骨细胞也能消耗间充质成骨细胞前体的细胞池[165]。相反,在联合治疗模式中,PTH诱导的成骨细胞激活先于因破骨细胞减少造成的成骨细胞池的减少,PTH诱导的骨形成可能被延长,比破骨细胞的重吸收作用的起始要早。这可能会促进合成代谢窗的延长。

正如动物研究一样,骨质疏松女性使用双膦酸盐预治疗可以减弱PTH的合成代谢反应[166]。然而,使用PTH和抗重吸收制剂联合治疗的研究是冲突的。因此,在男性[167]和女性[168]骨质疏松症患者中,PTH(1–34)和阿仑膦酸钠的联合治疗不产生额外的或协同的效应,而使用PTH(1–34)和唑来膦酸盐联合治疗,脊椎和髋部骨密度则出现最大幅度和最快速的增加[169]。此外,PTH(1–34)和RANKL抑制抗体(狄诺塞麦)联合使用比单独使用一种时骨密度增加更多[170]。因此,与抗重吸收制剂相比,PTH的使用时机似乎很重要。在使用PTH之前,抗重吸收制剂的使用时间越长(因而破骨细胞减少更多),PTH发挥其全部合成代谢作用的能力越弱。因此,当破骨细胞丰富时,可能通过其重吸收作用限制PTH刺激的骨增长;但是,当破骨细胞缺乏时,通过减少成骨细胞池至少可以部分地限制PTH的合成代谢作用。

结论

细胞和分子机制的体外研究及使用基因修饰小鼠的能力,是研究PTH的生理学及PTH与局部和全身因子相互作用的关键。关于PTH的生物学作用,相当多的见解来源于PHPT等病理状态的研究或药理学研究,最初研究甲状旁腺提取物的作用,随后使用天然PTH序列PTH(1–84)或者活化的合成片段如PTH(1–34)。已有证据表明PTH维持钙稳态的中心作用和保持骨骼完整性的必要性。不断增加的证据也表明PTH促进骨形成的重要生理学作用。对介导或协调这些过程的分子和细胞机制的理解取得了很大进步,但是仍有很多问题需要被发现。尽管如此,PTH合成代谢作用的知识已经用于临床,对于PTH合成代谢与破骨细胞活性的相互作用及可以改变这种相互作用的分子因素的更新的理解正被逐渐阐明,新的PTH类似物得到开发,生理学功能将会毫无疑问地用于改善患者治疗。

(郑伟伟 李金茹 张平 译)

参考文献

1. Frost HM. Skeletal structural adaptations to mechanical usage (SATMU)1. *Redefining Wolff's law: the bone modeling problem. Anat Rec* 1990;**226**:403–13.
2. Kobayashi S, Takahashi HE, Ito A, Saito N, Nawata M, Horiuchi H, et al. Trabecular minimodeling in human iliac bone. *Bone* 2003;**32**:163–9.
3. Lauretani F, Bandinelli S, Griswold ME, Maggio M, Semba R, Guralnik JM, et al. Longitudinal changes in BMD and bone geometry in a population-based study. *J Bone Miner Res* 2008:23400–8.
4. Macdonald HM, Nishiyama KK, Kang J, Hanley DA, Boyd SK. Age-related patterns of trabecular and cortical bone loss differ between sexes and skeletal sites: a population-based HR-pQCT study. *J Bone Miner Res* 2011;**26**:50–62.
5. Albright F. A page out of the history of hyperparathyroidism. *J Clin Endocrinol Metab* 1948;**8**:637–57.
6. Brown EM. The pathophysiology of primary hyperparathyroidism. *J Bone Miner Res* 2002:17. Suppl. 2:N24–9.
7. Selye H. Histological evidence proved that parathyroid extract stimulates bone formation. *Endocrinology* 1932;**16**:547–58.
8. Potts Jr JT. A short history of parathyroid hormone, its biological role, and pathophysiology of hormone excess. *J Clin Densitom* 2013;**16**:4–7.
9. Tregear GW, Van Rietschoten J, Greene E, Keutmann HT, Niall HD, Reit B, et al. Bovine parathyroid hormone: minimum chain length of synthetic peptide required for biological activity. *Endocrinology* 1973;**93**:1349–53.
10. Goltzman D, Peytremann A, Callahan E, Tregear GW, Potts Jr JT. Analysis of the requirements for parathyroid hormone action in renal membranes with the use of inhibiting analogues. *J Biol Chem* 1975;**250**:3199–203.
11. Tam CS, Heersche JN, Murray TM, Parsons JA. Parathyroid hormone stimulates the bone apposition rate independently of its resorptive action: differential effects of intermittent and continuous administration. *Endocrinology* 1982;**110**:506–12.
12. Reeve J, Meunier PJ, Parsons JA, Bernat M, Bijvoet OL, Courpron P, et al. Anabolic effect of human parathyroid hormone fragment on trabecular bone in involutional osteoporosis: a multicentre trial. *Br Med J* 1980;**280**:1340–4.
13. Rodan GA, Martin TJ. Role of osteoblasts in hormonal control of bone resorption—a hypothesis. *Calcif Tissue Int* 1981;**33**:349–51.
14. Rouleau MF, Mitchell J, Goltzman D. In vivo distribution of parathyroid hormone receptors in bone: evidence that a predominant osseous target cell is not the mature osteoblast. *Endocrinology* 1988;**123**:187–91.
15. O'Brien CA, Plotkin LI, Galli C, Goellner JJ, Gortazar AR, Allen MR, et al. Control of bone mass and remodeling by PTH receptor signaling in osteocytes. *PLoS One* 2008;**3**. e2942.
16. Rodan SB, Rodan GA. The effect of parathyroid hormone and thyrocalcitonin on the accumulation of cyclic adenosine 3′:5′-monophosphate in freshly isolated bone cells. *J Biol Chem* 1974;**249**:3068–74.
17. Jüppner H, Abou-Samra AB, Freeman M, Kong XF, Schipani E, Richards J, et al. A G protein-linked receptor for parathyroid hormone and parathyroid hormone-related peptide. *Science* 1991;**254**:1024–6.
18. Abou-Samra AB, Jüppner H, Force T, Freeman MW, Kong XF, Schipani E, et al. Expression cloning of a common receptor for parathyroid hormone and parathyroid hormone-related peptide from rat osteoblast-like cells: a single receptor stimulates intracellular accumulation of both cAMP and inositol trisphosphates and increases intracellular free calcium. *Proc Natl Acad Sci USA* 1992;**89**:2732–6.
19. Burtis WJ, Wu T, Bunch C, Wysolmerski JJ, Insogna KL, Weir

EC, et al. Identification of a novel 17,000-dalton parathyroid hormone-like adenylate cyclase-stimulating protein from a tumor associated with humoral hypercalcemia of malignancy. *J Biol Chem* 1987;**262**:7151–6.

20. Strewler GJ, Stern PH, Jacobs JW, Eveloff J, Klein RF, Leung SC, et al. Parathyroid hormone-like protein from human renal carcinoma cells. Structural and functional homology with parathyroid hormone. *J Clin Invest* 1987;**80**:1803–7.
21. Suva LJ, Winslow GA, Wettenhall REH, Hammonds RG, Moseley JM, Diefenbach-Jagger H, et al. A parathyroid hormone-related protein implicated in malignant hypercalcemia: cloning and expression. *Science* 1987;**237**:893–7.
22. Yasuda T, Banville D, Hendy GN, Goltzman D. Characterization of the human parathyroid hormone-like peptide gene. Functional and evolutionary aspects. *J Biol Chem* 1989;**264**:7720–5.
23. Miao D, He B, Karaplis AC, Goltzman D. Parathyroid hormone is essential for normal fetal bone formation. *J Clin Invest* 2002;**109**:1173–82.
24. Ren Y, Liu B, Feng Y, Shu L, Cao X, Karaplis A, et al. Endogenous PTH deficiency impairs fracture healing and impedes the fracture-healing efficacy of exogenous PTH(1–34). *PLoS One* 2011;**6**. e23060.
25. Andreassen TT, Ejersted C, Oxlund H. Intermittent parathyroid hormone (1–34) treatment increases callus formation and mechanical strength of healing rat fractures. *J Bone Miner Res* 1999;**14**:960–8.
26. Aspenberg , Genant HK, Johansson T, Nino AJ, See K, Krohn K, et al. Teriparatide for acceleration of fracture repair in humans: a prospective, randomized, double-blind study of 102 postmenopausal women with distal radial fractures. *J Bone Miner Res* 2010;**25**:404–14.
27. Peichl P, Holzer LA, Maier R, Holzer G. Parathyroid hormone 1–84 accelerates fracture-healing in pubic bones of elderly osteoporotic women. *J Bone Joint Surg (Am)* 2011;**93**:1583–7.
28. Aspenberg P. Parathyroid hormone and fracture healing. *Acta Orthopaedica* 2013;**84**:4–6.
29. Duan Y, De Luca V, Seeman E. Parathyroid hormone deficiency and excess; similar effects on trabecular bone but differing effects on cortical bones. *J Clin Endocr Metab* 1999;**84**:718–22.
30. Mendonça ML, Pereira FA, Nogueira-Barbosa MH, Monsignore LM, Teixeira SR, Watanabe PC, et al. Increased vertebral morphometric fracture in patients with postsurgical hypoparathyroidism despite normal bone mineral density. *BMC Endocr Disord* 2013;**13**:1.
31. Silverberg SJ, Shane E, de la Cruz L, Dempster DW, Feldman F, Seldin D, et al. Skeletal disease in primary hyperparathyroidism. *J Bone Miner Res* 1989;**4**:283–91.
32. Dempster DW, Müller R, Zhou H, Kohler T, Shane E, Parisien M, et al. Preserved three-dimensional cancellous bone structure in mild primary hyperparathyroidism. *Bone* 2007;**41**:19–24.
33. Parisien M, Mellish RW, Silverberg SJ, Shane E, Lindsay R, Bilezikian JP, et al. Maintenance of cancellous bone connectivity in primary hyperparathyroidism: trabecular strut analysis. *J Bone Miner Res* 1992;**7**:913–9.
34. Parisien M, Cosman F, Mellish RW, Schnitzer M, Nieves J, Silverberg SJ, et al. Bone structure in postmenopausal hyperparathyroid, osteoporotic, and normal women. *J Bone Miner Res* 1995;**10**:1393–9.
35. Uchiyama T, Tanizawa T, Ito A, Endo N, Takahashi HE. Microstructure of the trabecula and cortex of iliac bone in primary hyperparathyroidism patients determined using histomorphometry and node-strut analysis. *J Bone Miner Metab* 1999;**17**:283–8.
36. Neer RM, Arnaud CD, Zanchetta JR, Prince R, Gaich GA, Reginster JY, et al. Effect of parathyroid hormone (1–34) on fractures and bone mineral density in postmenopausal women with osteoporosis. *N Engl J Med* 2001;**344**:1434–41.
37. Greenspan SL, Bone HG, Ettinger MP, Hanley DA, Lindsay R, Zanchetta JR, et al. Treatment of Osteoporosis with Parathyroid Hormone Study Group. Effect of recombinant human parathyroid hormone (1–84) on vertebral fracture and bone mineral density in postmenopausal women with osteoporosis: a randomized trial. *Ann Intern Med* 2007;**146**:326–39.
38. Dempster DW, Cosman F, Kurland ES, Zhou H, Nieves J, Woelfert L, et al. Effects of daily treatment with parathyroid hormone on bone microarchitecture and turnover in patients with osteoporosis: a paired biopsy study. *J Bone Miner Res* 2001;**16**:1846–53.
39. Recker RR, Bare SP, Smith SY, Varela A, Miller MA, Morris SA, et al. Cancellous and cortical bone architecture and turnover at the iliac crest of postmenopausal osteoporotic women treated with parathyroid hormone 1–84. *Bone* 2009;**44**:113–9.
40. Stewart AF, Horst R, Deftos LJ, Cadman EC, Lang R, Broadus AE. Biochemical evaluation of patients with cancer-associated hypercalcemia: evidence for humoral and nonhumoral groups. *N Engl J Med* 1980;**303**:1377–83.
41. Stewart AF, Insogna KL, Goltzman D, Broadus AE. Identification of adenylate cyclase-stimulating activity and cytochemical glucose-6-phosphate dehydrogenase-stimulating activity in extracts of tumors from patients with humoral hypercalcemia of malignancy. *Proc Natl Acad Sci USA* 1983;**80**:1454–8.
42. Amizuka N, Warshawsky H, Henderson JE, Goltzman D, Karaplis AC. Parathyroid hormone-related peptide-depleted mice show abnormal epiphyseal cartilage development and altered endochondral bone formation. *J Cell Biol* 1994;**126**:1611–23.
43. Karaplis AC, Luz A, Glowacki J, Bronson RT, Tybulewicz VLJ, Kronenberg HM, et al. Lehal skeletal dysplasia from targeted disruption of the parathyroid hormone-related peptide gene. *Genes Dev* 1994;**8**:277–89.
44. Datta NS, Abou-Samra AB. PTH and PTHrP signaling in osteoblasts. *Cell Signal* 2009;**21**:1245–54.
45. Miao D, Su H, He B, Gao J, Xia Q, Zhu M, et al. Severe growth retardation and early lethality in mice lacking the nuclear localization sequence and C-terminus of PTH-related protein. *Proc Natl Acad Sci USA* 2008;**105**:20309–14.
46. Toribio RE, Brown HA, Novince CM, Marlow B, Hernon K, Lanigan LG, et al. The midregion, nuclear localization sequence and C terminus of PTHrP regulate skeletal development, hematopoiesis, and survival in mice. *FASEB J* 2010;**24**:1947–57.
47. Amizuka N, Karaplis AC, Henderson JE, Warshawsky H, Lipman ML, Matsuki Y, et al. Haploinsufficiency of parathyroid hormone-related peptide (PTHrP) results in abnormal postnatal bone development. *Dev Biol* 1996;**175**:166–76.
48. Miao D, He B, Jiang Y, Kobayashi T, Soroceanu MA, Zhao J, et al. Osteoblast-derived PTHrP is a potent endogenous bone anabolic agent that modifies the therapeutic efficacy of administered PTH 1–34. *J Clin Invest* 2005;**115**:2402–11.
49. Chen X, Macica CM, Ng KW, Broadus AE. Stretch-induced PTH-related protein gene expression in osteoblasts. *J Bone Miner Res* 2005;**20**:1454–61.
50. Klopocki E, Hennig BP, Dathe K, Koll R, de Ravel T, Baten E, et al. Deletion and point mutations of PTHLH cause brachydactyly type E. *Am J Hum Genet* 2010;**86**:434–9.
51. Gupta A, Välimäki VV, Välimäki J, Löyttyniemi M, Richard E, Bukka MLP, et al. Variable number of tandem repeats polymorphism in parathyroid hormone-related protein as predictor of peak bone mass in young healthy Finnish males. *Eur J Endocrinol* 2008;**158**:755–64.
52. Berndt SI, Gustafsson S, Mägi R, Ganna A, Wheeler E, Feitosa MF, et al. Genome-wide meta-analysis identifies 56 bone mineral density loci and reveals 14 loci associated with risk of fracture. *Nat Genet* 2012;**44**:491–501.
53. Miao D, Li J, Xue Y, Su H, Karaplis AC, Goltzman D. Parathyroid hormone-related peptide is required for increased trabecular bone volume in parathyroid hormone-null mice. *Endocrinology* 2004;**145**:3554–62.
54. Zhu Q, Zhou X, Zhu M, Wang Q, Goltzman D, Karaplis A, et al. Endogenous parathyroid hormone-related protein compensates for the absence of parathyroid hormone in promoting bone accrual in vivo in a model of bone marrow ablation. *J Bone Miner Res* 2013;**28**:1898–911.

55. Horwitz MJ, Augustine M, Kahn L, Martin E, Oakley CC, Carneiro RM, et al. A comparison of parathyroid hormone-related protein (1–36) and parathyroid hormone (1–34) on markers of bone turnover and bone density in postmenopausal women: the PrOP study. *J Bone Miner Res* 2013;**28**:2266–76.
56. McCauley LK, Martin TJ. Twenty-five years of PTHrP progress: from cancer hormone to multifunctional cytokine. *J Bone Miner Res* 2012;**27**:1231–9.
57. Miao D, He B, Lanske B, Bai XY, Tong XK, Hendy GN, et al. Skeletal abnormalities in Pth-null mice are influenced by dietary calcium. *Endocrinology* 2004;**145**:2046–53.
58. Duan Y, De Luca V, Seeman E. Parathyroid hormone deficiency and excess; similar effects on trabecular bone but differing effects on cortical bones. *J Clin Endocr Metab* 1999;**84**:718–22.
59. Silverberg SJ, Locker FG, Bilezikian JP. Vertebral osteopenia: a new indication for surgery in primary hyperparathyroidism. *J Clin Endocrinol Metab* 1996;**81**:4007–12.
60. Hansen S, Beck Jensen JE, Rasmussen L, Hauge EM, Brixen K. Effects on bone geometry, density, and microarchitecture in the distal radius but not the tibia in women with primary hyperparathyroidism: a case-control study using HR–pQCT. *J Bone Miner Res* 2010;**25**:1941–7.
61. Yan J, Sun W, Zhang J, Goltzman D, Miao D. Bone marrow ablation demonstrates that excess endogenous parathyroid hormone plays distinct roles in trabecular and cortical bone. *Am J Pathol* 2012;**181**:234–44.
62. Vilardaga JP, Romero G, Friedman PA, Gardella TJ. Molecular basis of parathyroid hormone receptor signaling and trafficking: a family B GPCR paradigm. *Cell Mol Life Sci* 2011;**68**: 1–13.
63. Singh AT, Gilchrist A, Voyno-Yasenetskaya T, Radeff-Huang JM, Stern PH. G alpha12/G alpha13 subunits of heterotrimeric G proteins mediate parathyroid hormone activation of phospholipase D in UMR-106 osteoblastic cells. *Endocrinology* 2005;**146**:2171–5.
64. Dean T, Vilardaga JP, Potts Jr JT, Gardella TJ. Altered selectivity of parathyroid hormone (PTH) and PTH-related protein (PTHrP) for distinct conformations of the PTH/PTHrP receptor. *Mol Endocrinol* 2008;**22**:156–66.
65. Radeff JM, Nagy Z, Stern PH. Rho and Rho kinase are involved in parathyroid hormone-stimulated protein kinase C alpha translocation and IL-6 promoter activity in osteoblastic cells. *J Bone Miner Res* 2004;**19**:1882–927.
66. Khan SM, Sleno R, Gora S, Zylbergold P, Laverdure JP, Labbé JC, et al. The expanding roles of Gβγ subunits in G protein-coupled receptor signaling and drug action. *Pharmacol Rev* 2013;**65**:545–77.
67. Ferrari SL, Behar V, Chorev M, Rosenblatt M, Bisello A. Endocytosis of ligand-human parathyroid hormone receptor 1 complexes is protein kinase C-dependent and involves beta- arrestin 2. Real-time monitoring by fluorescence microscopy. *J Biol Chem* 1999;**274**:29968–75.
68. Maeda A, Okazaki M, Baron DM, Dean T, Khatri A, Mahon M, et al. Critical role of parathyroid hormone (PTH) receptor-1 phosphorylation in regulating acute responses to PTH. *Proc Natl Acad Sci USA* 2013;**110**:5864–9.
69. Bohinc BN, Gesty-Palmer D. β-Arrestin-biased agonism at the parathyroid hormone receptor uncouples bone formation from bone resorption. *Endocr Metab Immune Disord Drug Targets* 2011;**11**:112–9.
70. Li X, Liu H, Qin L, Tamasi J, Bergenstock M, Shapses S, et al. Determination of dual effects of parathyroid hormone on skeletal gene expression in vivo by microarray and network analysis. *J Biol Chem* 2007;**282**:33086–97.
71. Yang D, Singh R, Divieti P, Guo J, Bouxsein ML, Bringhurst FR. Contributions of parathyroid hormone (PTH)/PTH-related peptide receptor signaling pathways to the anabolic effect of PTH on bone. *Bone* 2007;**40**:1453–61.
72. Guo J, Liu M, Yang D, Bouxsein ML, Thomas CC, Schipani E, et al. Phospholipase C signaling via the parathyroid hormone (PTH)/PTH-related peptide receptor is essential for normal bone responses to PTH. *Endocrinology* 2010;**151**:3502–13.
73. Ogata N, Shinoda Y, Wettschureck N, Offermanns S, Takeda S, Nakamura K, et al. G alpha(q) signal in osteoblasts is inhibitory to the osteoanabolic action of parathyroid hormone. *J Biol Chem* 2011;**286**:13733–40.
74. Pettway GJ, Schneider A, Koh AJ, Widjaja E, Morris MD, Meganck JA, et al. Anabolic actions of PTH (1–34): use of a novel tissue engineering model to investigate temporal effects on bone. *Bone* 2005;**36**:959–70.
75. Chan GK, Miao D, Deckelbaum R, Bolivar I, Karaplis A, Goltzman D. Parathyroid hormone-related peptide interacts with bone morphogenetic protein 2 to increase osteoblastogenesis and decrease adipogenesis in pluripotent C3H10T 1/2 mesenchymal cells. *Endocrinology* 2003;**144**:5511–20.
76. Davies J, Chambers TJ. Parathyroid hormone activates adhesion in bone marrow stromal precursor cells. *J Endocrinol* 2004;**180**:505–13.
77. Ogita M, Rached MT, Dworakowski E, Bilezikian JP, Kousteni S. Differentiation and proliferation of periosteal osteoblast progenitors are differentially regulated by estrogens and intermittent parathyroid hormone administration. *Endocrinology* 2008;**149**:5713–23.
78. Carpio L, Gladu J, Goltzman D, Rabbani SA. Induction of osteoblast differentiation indexes by PTHrP in MG-63 cells involves multiple signaling pathways. *Am J Physiol Endocrinol Metab* 2001;**281**:E489–99.
79. Dobnig H, Turner RT. Evidence that intermittent treatment with parathyroid hormone increases bone formation in adult rats by activation of bone lining cells. *Endocrinology* 1995;**136**:363–8.
80. Jilka RL, Weinstein RS, Bellido T, Roberson P, Parfitt AM, Manolagas SC. Increased bone formation by prevention of osteoblast apoptosis with parathyroid hormone. *J Clin Invest* 1999;**104**:439–46.
81. Stanislaus D, Yang X, Liang J, Wolfe J, Cain R, Onyia J, et al. In vivo regulation of apoptosis in metaphyseal trabecular bone of young rats by synthetic human parathyroid hormone (1–34) fragment. *Bone* 2000;**27**:209–18.
82. McCauley LK, Koh AJ, Beecher CA, Rosol TJ. Proto-oncogene c-fos is transcriptionally regulated by parathyroid hormone (PTH) and PTH-related protein in a cyclic adenosine monophosphate-dependent manner in osteoblastic cells. *Endocrinology* 1997;**138**:5427–33.
83. Swarthout JT, Doggett TA, Lemker JL, Partridge NC. Stimulation of extracellular signal-regulated kinases and proliferation in rat osteoblastic cells by parathyroid hormone is protein kinase C-dependent. *J Biol Chem* 2001;**276**:7586–92.
84. Miao D, Tong X, Chan G, Panda D, McPherson P, Goltzman D. Parathyroid hormone-related peptide stimulates osteogenic cell proliferation through protein kinase C activation of the Ras/mitogen-activated protein kinase signaling pathway. *J Biol Chem* 2001;**276**:32204–12.
85. Krishnan V, Moore TL, Ma YL, Helvering LM, Frolik CA, Valasek KM, et al. Parathyroid hormone bone anabolic action requires Cbfa1/Runx2-dependent signaling. *Mol Endocrinol* 2003;**17**:423–35.
86. Hisa I, Inoue Y, Hendy GN, Canaff L, Kitazawa R, Kitazawa S, et al. Parathyroid hormone-responsive Smad3-related factor, Tmem119, promotes osteoblast differentiation and interacts with the bone morphogenetic protein-Runx2 pathway. *J Biol Chem* 2011;**286**:9787–96.
87. Qin L, Li X, Ko JK, Partridge NC. Parathyroid hormone uses multiple mechanisms to arrest the cell cycle progression of osteoblastic cells from G1 to S phase. *J Biol Chem* 2005;**280**:3104–11.
88. Onishi T, Hruska K. Expression of p27Kip1 in osteoblast-like cells during differentiation with parathyroid hormone. *Endocrinology* 1997;**138**:1995–2004.
89. Datta NS, Kolailat R, Fite A, Pettway G, Abou-Samra AB. Distinct roles for mitogen-activated protein kinase phosphatase-1 (MKP-

1) and ERK-MAPK in PTH1R signaling during osteoblast proliferation and differentiation. *Cell Signal* 2010;**22**:457–66.
90. Jilka RL, Weinstein RS, Bellido T, Roberson P, Parfitt AM, Manolagas SC. Increased bone formation by prevention of osteoblast apoptosis with parathyroid hormone. *J Clin Invest* 1999;**104**:439–46.
91. Schnoke M, Midura SB, Midura RJ. Parathyroid hormone suppresses osteoblast apoptosis by augmenting DNA repair. *Bone* 2009;**45**:590–602.
92. Liu F, Kohlmeier S, Wang CY. Wnt signaling and skeletal development. *Cell Signal* 2008;**20**:999–1009.
93. Piters E, Boudin E, Van Hul W. Wnt signaling: a win for bone. *Arch Biochem Biophys* 2008;**473**:112–6.
94. Day TF, Guo X, Garrett-Beal L, Yang Y. Wnt/beta-catenin signaling in mesenchymal progenitors controls osteoblast and chondrocyte differentiation during vertebrate skeletogenesis. *Dev Cell* 2005;**8**:739–50.
95. MacDonald BT, Tamai K, He X. Wnt/B-catenin signaling: components, mechanisms, and diseases. *Dev Cell* 2009;**17**:9–26.
96. Glass 2nd DA, Bialek P, Ahn JD, Starbuck M, Patel MS, Clevers H, et al. Canonical Wnt signaling in differentiated osteoblasts controls osteoclast differentiation. *Dev Cell* 2005;**8**:751–64.
97. Holmen SL, Zylstra CR, Mukherjee A, Sigler RE, Faugere MC, Bouxsein ML, et al. Essential role of B-catenin in postnatal bone acquisition. *J Biol Chem* 2005;**280**:21162–8.
98. Suzuki A, Ozono K, Kubota T, Kondou H, Tachikawa K, Michigami T. PTH/cAMP/PKA signaling facilitates canonical Wnt signaling via inactivation of glycogen synthase kinase-3beta in osteoblastic Saos-2 cells. *J Cell Biochem* 2008;**104**:304–17.
99. Tobimatsu T, Kaji H, Sowa H, Naito J, Canaff L, Hendy GN, et al. Parathyroid hormone increases β-catenin levels through Smad3 in mouse osteoblastic cells. *Endocrinology* 2006;**147**:2583–90.
100. Wan M, Yang C, Li J, Wu X, Yuan H, Ma H, et al. Parathyroid hormone signaling through low-density lipoprotein-related protein 6. *Genes Dev* 2008;**22**:2968–79.
101. Li C, Xing Q, Yu B, Xie H, Wang W, Shi C, et al. Disruption of LRP6 in osteoblasts blunts the bone anabolic activity of PTH. *J Bone Miner Res* 2013;**28**:2094–108.
102. Glass 2nd DA, Bialek P, Ahn JD, Starbuck M, Patel MS, Clevers H, et al. Canonical Wnt signaling in differentiated osteoblasts controls osteoclast differentiation. *Dev Cell* 2005;**8**:751–64.
103. McCarthy TL, Centrella M, Canalis E. Parathyroid hormone enhances the transcript and polypeptide levels of insulin-like growth factor I in osteoblast-enriched cultures from fetal rat bone. *Endocrinology* 1989;**124**:1247–53.
104. Miyakoshi N, Kasukawa Y, Linkhart TA, Baylink DJ, Mohan S. Evidence that anabolic effects of PTH on bone require IGF-I in growing mice. *Endocrinology* 2001;**142**:4349–56.
105. Wang Y, Nishida S, Boudignon BM, Burghardt A, Elalieh HZ, Hamilton MM, et al. IGF-I receptor is required for the anabolic actions of parathyroid hormone on bone. *J Bone Miner Res* 2007;**22**:1329–37.
106. Yamaguchi M, Ogata N, Shinoda Y, Akune T, Kamekura S, Terauchi Y, et al. Insulin receptor substrate-1 is required for bone anabolic function of parathyroid hormone in mice. *Endocrinology* 2005;**146**:2620–8.
107. Ma YL, Zeng Q, Donley DW, Ste-Marie LG, Gallagher JC, Dalsky GD, et al. Teriparatide increases bone formation in modeling and remodeling osteons and enhances IGF-II immunoreactivity in postmenopausal women with osteoporosis. *J Bone Miner Res* 2006;**21**:855–64.
108. Hurley MM, Tetradis S, Huang YF, Hock J, Kream BE, Raisz LG, et al. Parathyroid hormone regulates the expression of fibroblast growth factor-2 mRNA and fibroblast growth factor receptor mRNA in osteoblastic cells. *J Bone Miner Res* 1999;**14**:776–83.
109. Hurley MM, Okada Y, Xiao L, Tanaka Y, Ito M, Okimoto N, et al. Impaired bone anabolic response to parathyroid hormone in Fgf2−/− and Fgf2+/− mice. *Biochem Biophys Res Commun* 2006;**341**:989–94.
110. van Bezooijen RL, Roelen BA, Visser A, van der Wee-Pals L, de Wilt E, Karperien M, et al. Sclerostin is an osteocyte-expressed negative regulator of bone formation, but not a classical BMP antagonist. *J Exp Med* 2004;**199**:805–14.
111. Keller H, Kneissel M. SOST is a target gene for PTH in bone. *Bone* 2005;**37**(2):148–58.
112. Yadav VK, Ryu JH, Suda N, Tanaka KF, Gingrich JA, Schütz G, et al. Lrp5 controls bone formation by inhibiting serotonin synthesis in the duodenum. *Cell* 2008;**135**:825–37.
113. Goltzman D. LRP5, serotonin, and bone: complexity, contradictions, and conundrums. *J Bone Miner Res* 2011;**26**:1997–2001.
114. Balemans W, Ebeling M, Patel N, Van Hul E, Olson P, Dioszegi M, et al. Increased bone density in sclerosteosis is due to the deficiency of a novel secreted protein (SOST). *Hum Mol Genet* 2001;**10**:537–43.
115. Balemans W, Patel N, Ebeling M, Van Hul E, Wuyts W, Lacza C, et al. Identification of a 52 kb deletion downstream of the SOST gene in patients with van Buchem disease. *J Med Genet* 2002;**39**:91–7.
116. Loots GG, Kneissel M, Keller H, Baptist M, Chang J, Collette NM, et al. Genomic deletion of a long-range bone enhancer misregulates sclerostin in Van Buchem disease. *Genome Res* 2005;**15**:928–35.
117. Li X, Ominsky MS, Niu QT, Sun N, Daugherty B, D'Agostin D, et al. Targeted deletion of the sclerostin gene in mice results in increased bone formation and bone strength. *J Bone Miner Res* 2008;**23**:860–9.
118. Keller H, Kneissel M. SOST is a target gene for PTH in bone. *Bone* 2005;**37**:148–58.
119. Leupin O, Kramer I, Collette NM, Loots GG, Natt F, Kneissel M, et al. Control of the SOST bone enhancer by PTH using MEF2 transcription factors. *J Bone Miner Res* 2007;**22**:1957–67.
120. Sutherland MK, Geoghegan JC, Yu C, Turcott E, Skonier JE, Winkler DG, et al. Sclerostin promotes the apoptosis of human osteoblastic cells: a novel regulation of bone formation. *Bone* 2004;**35**:828–35.
121. Kramer I, Loots GG, Studer A, Keller H, Kneissel M. Parathyroid hormone (PTH)-induced bone gain is blunted in SOST overexpressing and deficient mice. *J Bone Miner Res* 2010;**25**:178–89.
122. Rhee Y, Allen MR, Condon K, Lezcano V, Ronda AC, Galli C, et al. PTH receptor signaling in osteocytes governs periosteal bone formation and intracortical remodeling. *J Bone Miner Res* 2011;**26**:1035–46.
123. Bellido T, Ali AA, Gubrij I, Plotkin LI, Fu Q, O'Brien CA, et al. Chronic elevation of parathyroid hormone in mice reduces expression of sclerostin by osteocytes: a novel mechanism for hormonal control of osteoblastogenesis. *Endocrinology* 2005;**146**:4577–83.
124. Mirza FS, Padhi ID, Raisz LG, Lorenzo JA. Serum sclerostin levels negatively correlate with parathyroid hormone levels and free estrogen index in postmenopausal women. *J Clin Endocrinol Metab* 2010;**95**:1991–7.
125. van Lierop AH, Witteveen JE, Hamdy NA, Papapoulos SE. Patients with primary hyperparathyroidism have lower circulating sclerostin levels than euparathyroid controls. *Eur J Endocrinol* 2010;**163**:833–7.
126. Drake MT, Srinivasan B, Mödder UI, Peterson JM, McCready LK, Riggs BL, et al. Effects of parathyroid hormone treatment on circulating sclerostin levels in postmenopausal women. *J Clin Endocrinol Metab* 2010;**95**:5056–62.
127. Kramer I, Loots GG, Studer A, Keller H, Kneissel M. Parathyroid hormone (PTH)-induced bone gain is blunted in SOST overexpressing and deficient mice. *J Bone Miner Res* 2010;**25**:178–89.
128. Sims NA. Building bone with a SOST–PTH partnership. *J Bone Miner Res* 2010;**25**:175–7.
129. Kramer I, Keller H, Leupin O, Kneissel M. Does osteocytic SOST suppression mediate PTH bone anabolism? *Trends Endocrinol Metab* 2010;**21**:237–44.
130. Boyden LM, Mao J, Belsky J, Mitzner L, Farhi A, Mitnick MA, et al. High bone density due to a mutation in LDL-receptor-related pro-

tein 5. *N Engl J Med* 2002;**346**:1513–21.
131. Li J, Sarosi I, Cattley RC, Pretorius J, Asuncion F, Grisanti M, et al. Dkk1-mediated inhibition of Wnt signaling in bone results in osteopenia. *Bone* 2006;**39**:754–66.
132. Morvan F, Boulukos K, Clément-Lacroix P, Roman Roman S, Suc-Royer I, et al. Deletion of a single allele of the Dkk1 gene leads to an increase in bone formation and bone mass. *J Bone Miner Res* 2006;**21**:934–45.
133. Guo J, Liu M, Yang D, Bouxsein ML, Saito H, Galvin RJ, et al. Suppression of Wnt signaling by Dkk1 attenuates PTH-mediated stromal cell response and new bone formation. *Cell Metab* 2010;**11**:161–71.
134. Pacifici R. Role of T cells in the modulation of PTH action: physiological and clinical significance. *Endocrine* 2013;**44**:576–82.
135. Saag KG, Shane E, Boonen S, Marín F, Donley DW, Taylor KA, et al. Teriparatide or alendronate in glucocorticoid-induced osteoporosis. *N Engl J Med* 2007;**357**:2028–39.
136. Prisby R, Guignandon A, Vanden-Bossche A, Mac-Way F, Linossier MT, Thomas M, et al. Intermittent PTH(1-84) is osteoanabolic but not osteoangiogenic and relocates bone marrow blood vessels closer to bone-forming sites. *J Bone Miner Res* 2011;**26**:2583–96.
137. Boyce BF. Advances in the regulation of osteoclasts and osteoclast functions. *J Dent Res* 2013;**92**:860.
138. Boyle WJ, Simonet WS, Lacey DL. Osteoclast differentiation and activation. *Nature* 2003;**423**:337–42.
139. Lee S-K, Lorenzo J. Parathyroid hormone stimulates TRANCE and inhibits osteoprotegerin messenger ribonucleic acid expression in murine bone marrow cultures: correlation with osteoclast-like cell formation. *Endocrinology* 1999;**140**:3552–61.
140. Locklin RM, Khosla S, Turner RT, Riggs BL. Mediators of the biphasic responses of bone to intermittent and continuously administered parathyroid hormone. *J Cell Biochem* 2003;**89**:180–90.
141. Mundy GR. The effects of TGF-beta on bone. *Ciba Found Symp* 1991;**157**:137–43.
142. Tang Y, Wu X, Lei W, Pang L, Wan C, Shi Z, et al. TGF-beta1-induced migration of bone mesenchymal stem cells couples bone resorption with formation. *Nat Med* 2009;**15**:757–65.
143. Zhao C, Irie N, Takada Y, Shimoda K, Miyamoto T, Nishiwaki T, et al. Bidirectional ephrinB2-EphB4 signaling controls bone homeostasis. *Cell Metab* 2006;**4**:111–21.
144. Pederson L, Ruan M, Westendorf JJ, Khosla S, Oursler MJ. Regulation of bone formation by osteoclasts involves Wnt/BMP signaling and the chemokine sphingosine-1-phosphate. *Proc Natl Acad Sci USA* 2008;**105**:20764–9.
145. Ryu J, Kim HJ, Chang EJ, Huang H, Banno Y, Kim HH. Sphingosine 1-phosphate as a regulator of osteoclast differentiation and osteoclast-osteoblast coupling. *EMBO J* 2006;**25**:5840–51.
146. Gao Y, Wu X, Terauchi M, Li JY, Grassi F, Galley S, et al. T cells potentiate PTH induced cortical bone loss through CD40L signaling. *Cell Metab* 2008;**8**:132–45.
147. Tawfeek H, BediB Li JY, Adams J, Kobayashi T, Weitzmann MN, et al. Disruption of PTH receptor 1 in T cells protects against PTH-induced bone loss. *PLoS One* 2010;**5**. e12290.
148. Zhang N, Bevan MJ. CD8(+) T cells: foot soldiers of the immune system. *Immunity* 2011;**35**:161–8.
149. Dobnig H, Sipos A, Jiang Y, Fahrleitner-Pammer A, Ste-Marie LG, Gallagher JC, et al. Early changes in biochemical markers of bone formation correlate with improvements in bone structure during teriparatide therapy. *J Clin Endocrinol Metab* 2005;**90**:3970–7.
150. Lane NE, Sanchez S, Genant HK, Jenkins DK, Arnaud CD. Short-term increases in bone turnover markers predict parathyroid hormone-induced spinal bone mineral density gains in post-menopausal women with glucocorticoid-induced osteoporosis. *Osteoporos Int* 2000;**11**:434–42.
151. Kurland ES, Cosman F, McMahon DJ, Rosen CJ, Lindsay R, Bilezikian JP. Parathyroid hormone as a therapy for idiopathic osteoporosis in men: effects on bone mineral density and bone markers. *J Clin Endocrinol Metab* 2000;**85**:3069–76.
152. Rubin MR, Bilezikian JP. Parathyroid hormone as an anabolic skeletal therapy. *Drugs* 2005;**65**:2481–98.
153. Girotra M, Rubin MR, Bilezikian JP. The use of parathyroid hormone in the treatment of osteoporosis. *Rev Endocr Metab Disord* 2006;**7**:113–21.
154. Lindsay R, Cosman F, Zhou H, Bostrom MP, Shen VW, Cruz JD, et al. A novel tetracycline labeling schedule for longitudinal evaluation of the short-term effects of anabolic therapy with a single iliac crest bone biopsy: early actions of teriparatide. *J Bone Miner Res* 2006;**21**:366–73.
155. Compston JE. Skeletal actions of intermittent parathyroid hormone: effects on bone remodelling and structure. *Bone* 2007;**40**:1447–52.
156. Lindsay R, Zhou H, Cosman F, Nieves J, Dempster DW, Hodsman AB. Effects of a one-month treatment with PTH(1–34) on bone formation on cancellous, endocortical, and periosteal surfaces of the human ilium. *J Bone Miner Res* 2007;**22**:495–502.
157. Zanchetta JR, Bogado CE, Cisari C, Aslanidis S, Greisen H, Fox J, et al. Treatment of postmenopausal women with osteoporosis with PTH(1–84) for 36 months: treatment extension study. *Curr Med Res Opin* 2010;**26**:2627–33.
158. Rhee Y, Lee EY, Lezcano V, Ronda AC, Condon KW, Allen MR, et al. Resorption controls bone anabolism driven by PTH receptor signaling in osteocytes. *J Biol Chem* 2013;**288**:29809–20.
159. Pierroz DD, Bonnet N, Baldock PA, Ominsky MS, Stolina M, Kostenuik PJ, et al. Are osteoclasts needed for the bone anabolic response to parathyroid hormone? A study of intermittent parathyroid hormone with denosumab or alendronate in knock-in mice expressing humanized RANKL. *J Biol Chem* 2010;**285**:28164–73.
160. Gasser JA, Kneissel M, Thomsen JS, Mosekilde L. PTH and interactions with bisphosphonates. *J Musculoskelet Neuronal Interact* 2000;**1**:53–6.
161. Demiralp B, Chen HL, Koh AJ, Keller ET, McCauley LK. Anabolic actions of parathyroid hormone during bone growth are dependent on c-fos. *Endocrinology* 2002;**143**:4038–47.
162. Samadfam R, Xia Q, Goltzman D. Co-treatment of PTH with osteoprotegerin or alendronate increases its anabolic effect on the skeleton of oophorectomized mice. *J Bone Miner Res* 2007;**22**:55–63.
163. Kostenuik PJ, Capparelli C, Morony S, Adamu S, Shimamoto G, Shen V, et al. OPG and PTH-(1–34) have additive effects on bone density and mechanical strength in osteopenic ovariectomized rats. *Endocrinology* 2001;**142**:4295–304.
164. Samadfam R, Xia Q, Goltzman D. Pretreatment with anticatabolic agents blunts but does not eliminate the skeletal anabolic response to parathyroid hormone in oophorectomized mice. *Endocrinology* 2007;**148**:2778–87.
165. Drake MT, Srinivasan B, Mdder UI, Ng AC, Undale AH, Roforth MM, et al. Effects of intermittent parathyroid hormone treatment on osteoprogenitor cells in postmenopausal women. *Bone* 2011;**49**:349–55.
166. Black DM, Greenspan SL, Ensrud KE, Palermo L, McGowan JA, Lang TF, et al. The effects of parathyroid hormone and alendronate alone or in combination in postmenopausal osteoporosis. *N Engl J Med* 2003;**349**:1207–15.
167. Finkelstein JS, Hayes A, Hunzelman JL, Wyland JJ, Lee H, Neer RM. The effects of parathyroid hormone, alendronate, or both in men with osteoporosis. *N Engl J Med* 2003;**349**:1216–26.
168. Finkelstein JS, Wyland JJ, Lee H, Neer RM. Effects of teriparatide, alendronate, or both in women with postmenopausal osteoporosis. *J Clin Endocrinol Metab* 2010;**95**:1838–45.
169. Recknor Cosman F, Eriksen EF, Recknor C, Miller PD, Guañabens N, Kasperk C, et al. Effects of intravenous zoledronic acid plus subcutaneous teriparatide [rhPTH(1–34)] in postmenopausal osteoporosis. *J Bone Miner Res* 2011;**26**:503–11.
170. Tsai JN, Uihlein AV, Lee H, Kumbhani R, Siwila-Sackman E, McKay EA, et al. Teriparatide and denosumab, alone or combined, in women with postmenopausal osteoporosis: the DATA study randomised trial. *Lancet* 2013;**382**:50–6.

第 10 章

PTH 的生理作用：对肾脏的作用

Peter A. Friedman

引言

肾脏是 PTH 作用的主要靶器官，在肾脏，PTH 调节磷酸盐和钙离子的转运、维生素 D 的生物合成和降解，以及中间代谢。我们所认识的很多 PTH 的直接肾脏作用来源于马萨诸塞州总医院的 Fuller Albright 及其同事们长期的、有见解的观察研究。利用在血浆和尿液中测量钙离子和磷酸盐的技术，他们确定 PTH 的主要作用就是快速提高磷酸盐的排泄；血浆钙离子升高得越慢，在甲状旁腺激素提取物停止后维持的时间就越持久。这些无机离子平衡的基础研究作为后续大量研究工作的基础，使我们现在对这些现象中存在的细胞和分子机制有了更深刻的认识。

PTH 作用的肾单位位点

PTH 作用在空间上沿着肾单位分开。PTH 的作用点最早通过巧妙的实验研究发现。这项研究在前文已经总结[1]，此处不再赘述。尽管这些技术具有的间接性特征现在看来陈旧而原始，但它们正确地表明 PTH 抑制近端小管对磷酸盐的重吸收[2]和刺激远端小管对钙离子的恢复[3]。这些作用在随后的近端和远端小管样本的微创实验中被证实[4,5]。PTH 作用于磷酸盐和钙转运的细节通过使用离体微灌注肾单位各段的研究得到证实[6-9]。这些结果提前准确地预测出 PTH 受体（PTH1R）在肾脏的表达位点（图 10.1）。

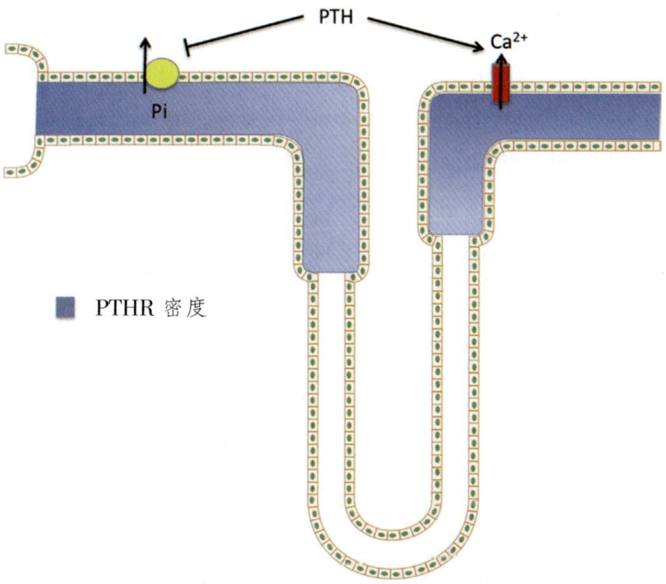

图 10.1　PTH 受体沿肾单位的定位和无机离子转运的位点。PTH1R 密度用阴影表示，从起始近端小管的高密度至近端小管直部末端的低密度。在人体，PTH1R 沿升支粗段再次表达，特别是皮质粗段，在远端和末端远端小管达到最高。值得注意的是，在近端小管，PTH1R 在基底面和腔面的细胞膜表达；在粗段和远端小管，PTH1R 完全在基底面和侧面细胞膜表达。PTH 调节磷酸盐（Pi）转运完全在近端小管进行；PTH 刺激的钙离子吸收主要限制在皮质粗段和远端小管。

对不同物种的肾脏进行微细解剖，可在单个肾单位节段中检测 PTH 刺激的 cAMP 积累，进一步明确了 PTH1R 的肾单位定位。随着 PTH1R 的分子克隆[10,11]，其沿着大鼠肾单位的定位首次通过 mRNA 原位杂交技术对应起来[12-14]。这些研究指出，PTH1R mRNA 位于肾小球足细胞、近端曲部和直部小管、升支粗段皮质部分及远端曲部小管。髓质粗段缺乏受体信息，肾单位终末段也是如此，尽管 Riccardi 等[13]指出受体在皮质集合管表达。相反，Yang 等检测到 PTH1R 在髓质和皮质升支粗段而非集合管表达[14]。PTH1R 蛋白表达的研究证明了这些定位，尤其是在近端曲部和直部小管、远端曲部小管和连接小管[15-17]。这些发现在表 10.1 中进行了总结和比较，并且得出一些结论。尽管有些物种的表达方式不同，但不同技术得到的结果大致相同。结果明确了

表 10.1 使用不同方法的 PTH1R 的肾单位位点

肾单位的节段	PTH 刺激的 cAMP	PTH	PTH1R mRNA	PTH1R 蛋白
PCT	++++	+	+,+,+	+
PST	+	+	+,+,+	+
MAL	–	–	–,–,+	ND
CAL	++++	+	+,+,+	ND
DCT	++++	+	+,+,+	ND
CCD	+	+	–,+,–	ND
MCD	–	ND	–,–,–	+
参考文献	119–121	122	12–14	15

所有结果除 PTH1R 蛋白是小鼠的，其他均是大鼠的。PCT，近端小管曲部；PST，近端小管直部；MTA，髓袢的髓质升支粗段；CTAL，髓袢的皮质升支粗段。腺苷酸环化酶活性按下面比例表示：–，无作用；+，<100；++，100~300；+++，300~500；++++，>500mol/mm 30min^{-1}×10^{-15}。ND，未测定。

PTH1R 的主要定位和 PTH 在近端和远端小管各段的作用。

近端小管出现独特的顶部细胞膜和基底侧面细胞膜的 PTH1R 表达[15,18,19]。一些显而易见的 PTH 空间配体差别，即 PTH 在顶部细胞膜和基底侧面细胞膜之间的不同作用已被描述[20,21]。在这些研究中，当在已经分化好的负鼠肾细胞（一种近端肾单位或鼠类近端小管的模型）的顶部或基底侧面使用完全激动剂 PTH（1–34）时，可以等价抑制 Npt2a 介导的无机磷酸盐（Pi）的吸收。而且，当在基底侧面使用时，抑制 Pi 转运的 PTH（1–34）是 5×10^{-10}M kD，但是在顶部细胞膜使用时则低两个数量级，是 5×10^{-12}M（图 10.2）。这些腺苷酸环化酶和磷酸酯酶 C 活化的半最大作用的不同，表明在细胞顶部表面 PTH 主要通过 PLC 和蛋白激酶 C（PKC）通路抑制 Npt2a，而在基底侧面 PTH 主要通过 cAMP 和蛋白激酶 A（PKA）通路发挥作用。部分激动剂 PTH（3–34）同样抑制负鼠肾细胞的 Npt2a，对小鼠小管的顶部或基底侧面的抑制需要使用更高浓度的 PTH（3–34），并且完全通过 PLC-PKC 通路发挥作用。在离体的小鼠近端小管，PTH（3–34）只在管腔表面活化，使用浆膜浸泡溶液时没有作用。因此，体外实验显示，在近端小管上皮细胞，双侧的 PTH1R 表达与不同的生物学功能相关。顶部细胞膜 PTH 受体似乎不能与腺苷酸环化酶紧密偶

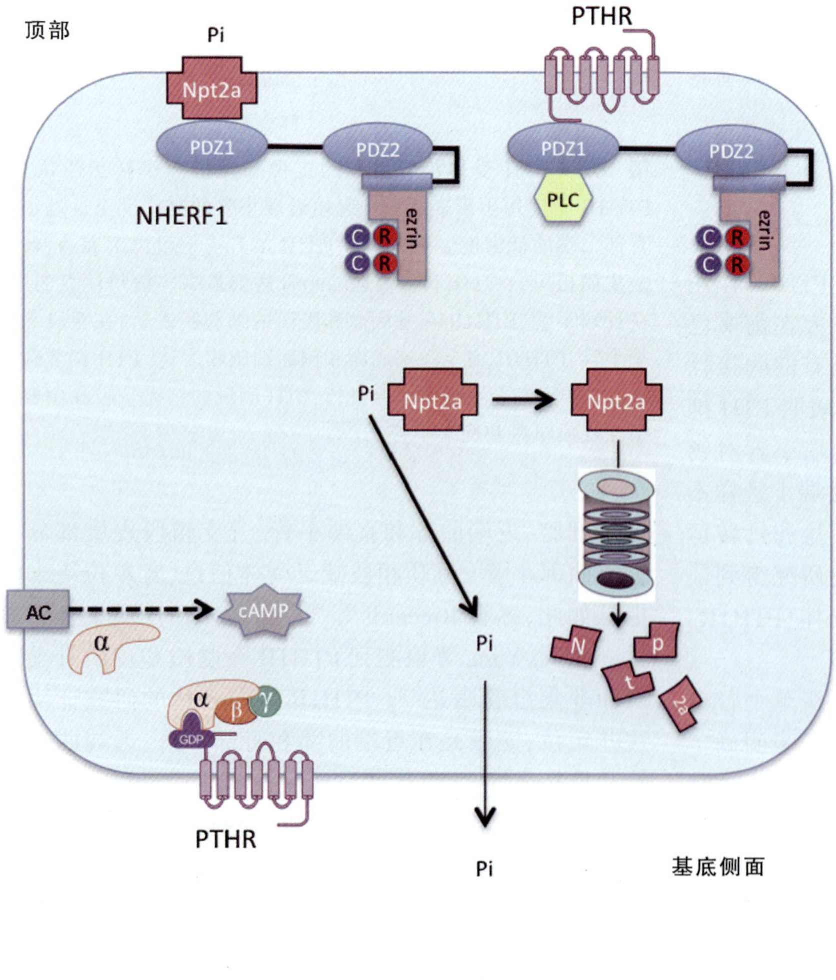

图 10.2 PTH 抑制近端小管无机磷酸盐（Pi）转运的模型。PTH1R 在顶部和基底侧面细胞膜表达。虽然有争议，但是认为钠磷共转运体 Npt2a 的顶部调节主要通过磷脂酶 C（PLC）→PKC 途径进行，而基底侧面的刺激主要通过腺苷酸环化酶（AC）→cAMP→PKA 通路发挥作用[19–23]。此方案与 PDZ 蛋白 NHERF1 的顶部定位共存，NHERF1 能够和 Npt2a 和 ezrin 形成三元复合体。在顶部细胞膜，NHERF1 通过 PKC[44,45]在丝氨酸 77 和苏氨酸 95 磷酸化，随后释放 Npt2a 共转运体，被内吞并下调，从而减少磷酸盐的吸收率。一个相同的过程可能发生于基底侧面的 PTH1R 活化，但是主要涉及 PKA 和 NHERF1 的其他磷酸基。

联[22,23]。进一步复杂化这个图像，由多功能内吞清除受体 megalin 介导的一个高容量的顶部肽摄取机制[16]，可以限制滤过的生物活性 PTH 肽到达顶部 PTH 受体。

体外实验关于顶部 PTH 作用的引人注目的发现和 PTH1R 在细胞顶部表面表达的有力证据，共同质疑近端小管腔液中 PTH 肽的存在和生物学功能。全长 PTH(1–84)是一个分子质量近似 10kDa 的球蛋白。溶解结构分析表明，这种蛋白通过一些次级球形构型[24]可以降低筛分，允许球蛋白过滤。肾小球滤过系数可测量肾小球屏障对 PTH(1–84)的整体选择性，为 0.6~0.8[25–27]。这比预期的要低，并且低于相似大小和电荷的其他蛋白的预期肾小球滤过系数[28]。这种差异可能是由于 PTH在酸性溶液中具有更大的表观尺寸，PTH 为一种近似 20kDa 的高度不对称的构象[29]。与这些理论推测一致，PTH 片段可以在尿液中检测到[16,28,30,31]。近端小管腔液中的 PTH 实际浓度似乎大于排出尿液的浓度，是因为 PTH 在经过肾单位时存在明显的代谢作用[16,32]，以及细胞对尿液 PTH 的选择性摄取和积累[26]。因此，与基底侧面 PTH1R 介导的作用相比，似乎 PTH 通过腔面顶部 PTH1R 来发挥特异性作用。对这些作用的进一步研究发现，交换蛋白交互作用于一个膜上或其他膜上的 PTH1R，并且修改其信号、运输和作用，这些将在下文介绍。最后，值得注意的是，近端小管上皮细胞上的 PTH1R 双向极化靶向的特殊机制还不清楚。目前可以确定的是，单一形式的 PTH1R 在肾近端和远端小管表达，尽管其在这两个位点的膜定位不同(图 10.3)。

PTH1R 有 14 种编码外显子，包括编码信号序列的外显子。PTH1R 转录可以从一些包括特异性转录因子识别的基序的上游启动子区域起始[33,34]。这些发现表明 PTH1R 表达的调节可能以一种组织特异性方式调控[33,34]。

对 PTH1R cDNA 的详细分析发现其模式为通过可变拼接编码受体形式，其中外显子 1 从成熟 RNA 排出，外显子 S 直接拼接至外显子 2（S-E2）或者拼接到内含 N3 的可变接受位点(S-N3-E2)[35]。值得注意的是，外显子 1 是细胞表面表达所需要的[36]。尽管 S-E2 和 S-N3-E2 蛋白亚型没有在细胞表面确认，但这些蛋白的功能可能主要是全长 PTH1R 的负性调节因子。因此，值得相信的是，PTH1R 的表达在胚胎起源不同的近端小管和远端小管的调控有所不同[33]，近端小管起源于后肾间充质，而远端小管起源于输尿管芽。由此，可能不同的 PTH 启动子元件直接转录定向至膜表面或者其他近端小管。

在肾单位的不同位点，PTH 对无机离子的吸收作用不同。PTH 抑制磷酸盐转运仅发生在近端小管曲部和近端小管直部。相反，PTH 刺激钙吸收局限在远端肾单位节段，包括皮质升支、远曲小管和连接小管。正如下文所述，后者作用的肾单元的位置在不同物种间有所不同。此外，在近端小管，非 PTH 依赖性钙转运主要发生在基底面，而磷酸盐吸收则以跨细胞途径通过侧面细胞间隙。鉴于钙离子和磷酸盐有形成不可溶产物

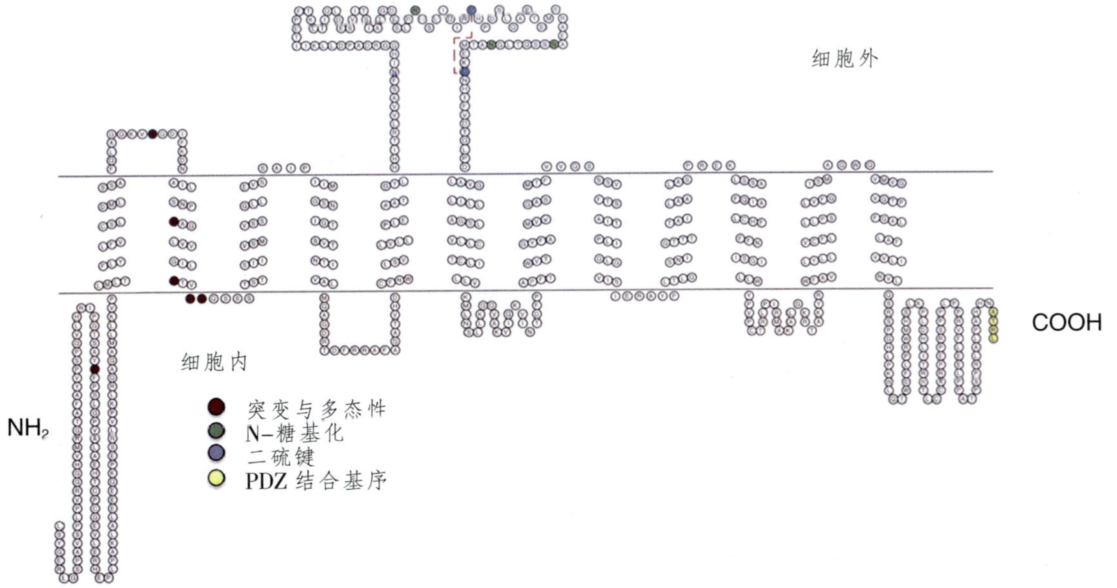

图 10.3　Npt2a 钠磷共转运体的结构组成。显示选择性突变和单核苷酸多态性、N–末端糖基化、二硫键和羧基末端 PDZ 结合域。应用 Hidden Markov 模型进行拓扑预测构建的模型：http://www.sacs.ucsf.edu/cgi-bin/hmmtop.py[124]。

的倾向，肾脏转运的分散位点和途径的存在明显代表进化优势。已经介绍了肾脏PTH的肾单位作用位点和PTH受体的定位，下面我们将介绍PTH对离子转运和新陈代谢的影响。

PTH对离子转运的影响

磷酸盐

PTH促进钙和镁的吸收，而抑制磷酸盐、碳酸氢盐、钠和钾的吸收。已经确认，在肾中PTH最主要和最先发挥的功能是抑制磷酸盐的吸收。有关我们对PTH功能的大部分认识，Fuller Albright进行了很多开创性的研究。这些研究包括注射甲状旁腺提取物至特发性甲状旁腺功能减退症患者[37]。Albright提出，尿磷酸盐排泄迅速增加并且先于血钙的升高。移除甲状旁腺后出现相反的作用。基于这些观察，Albright得出结论，PTH主要影响磷酸盐而非钙离子的排泄。此外，因为血钙无初始变化，在延迟一段时间后增加，然后突然升高，Albright提出钙离子的增加继发于血清钙磷酸盐的减少，导致骨的溶解和钙离子的释放。这些发现和相关解释为我们现在所理解的细胞和分子作用机制的发展奠定了基础。

肾磷酸盐运输基本限制在近端小管，两个钠偶联转运体NPT2a(SLC34A1)[1]和NPT2c(SLC34A3)介导磷酸盐从腔液中吸收。PTH通过细胞内吞回收和代谢下调刷状缘的NPT2a和NPT2c(程度较小)，抑制肾磷酸盐转运。近期发现指出，持续性使用PTH不仅下调Npt2a的表达，还降低Npt2a mRNA的稳定性[38]。刷状缘(顶部)的Npt2a表达需要最后三个氨基酸(苏氨酸、精氨酸和亮氨酸)，而PTH诱导的内化需要位于细胞内环的二元赖氨酸-精氨酸基序。尽管NPT2c/Npt2c缺乏苏氨酸-精氨酸-亮氨酸基序，但仍位于顶部细胞膜。顶部细胞膜固定的Npt2c结构决定簇尚未确定。此外，尽管在Npt2c缺乏一个确定的固定元素，但在PTH使用后，其内吞回收延迟明显长于Npt2a存在时所观察到的[39]。重要的是基底侧面磷酸盐排出的特性、机制和可能的调节还未被确定。

在分化的OK细胞和离体肾小管，PTH可促进Npt2a和Npt2c的内吞。值得注意的是，PTH的顶部作用更倾向于由磷酸酯酶C(PLC)和蛋白激酶C(PKC)信号机制介导，而基底侧面PTH作用似乎主要通过腺苷酸环化酶和蛋白激酶A(PKA)通路进行[21]。与此观点一致，在顶部NHERF1缺乏的近端小管，PTH1R与PLC偶联不足，出现PTH诱导的Npt2a内化减少[19]。PTH1R的信号转导通过Gs偶联腺苷酸环化酶的活化和Gq/11偶联的PLC活化，与PTH1R相比，多巴胺受体1(DRD1/Drd1a)只偶联Gs。在小鼠近端小管，PKA的阻断可以消除多巴胺抑制的磷酸盐转运[40]。因此，对于PTH对磷酸盐转运的快速作用，PKA活化被认为是十分必要的[41]。使用具有仅通过PKA通路发挥作用信号选择性PTH1R的小鼠，确定持续低磷血症需要PLC/PKC作用[42]。尽管启动Npt2a内吞对PKA/PKC作用有明确的需求，转运体自身的磷酸盐状态似乎不受PTH治疗影响[43]。PTH促进NHERF1的靶向磷酸化，随后释放大量Npt2a来启动内化进而抑制磷酸盐转运[44-46]。磷酸化结构和PTH对Npt2c的作用没有被表征。仍然需要确定从PTH1R活化发出的顶部和基底侧面信号是如何整合以允许磷酸盐转运的时空协调性。

正如之前提到的，顶部刷状缘Npt2a的定位依赖于PDZ蛋白NHERF1/EBP50。NHERF1缺乏时，顶部Npt2a表达随着胞质蛋白积累的增加而减少，并且伴随着相应的尿磷酸盐排泄增多[47]。通过NHERF1调节磷酸盐转运的机制比之前所认为的更加复杂。最近的研究表明，NHERF1和Npt2a、ezrin组成一个三元复合体[46]。这个大分子结构的突变、截短和其他破裂可以损害或阻止PTH依赖的Npt2a[46,48]抑制，并导致持续的尿磷酸盐丢失[49,50]。

PTH对近端小管磷酸盐吸收的抑制依赖于PKA功能。PTH的这种作用需要cAMP的生物合成，cAMP从细胞释放，大部分出现在尿液[51]。尽管血管升压素和大量其他Gs偶联的G蛋白偶联受体在肾单位中表达，如果可能，在生理浓度时，其对cAMP排泄的影响很小。因此，尿或者肾源性cAMP实际上是PTH1R在近端小管作用的一种真实反映；并且肾源性cAMP被认为是一种可靠的甲状旁腺功能指标。

钙离子

钙离子可以通过大多数肾单位节段吸收，实际上，钙离子回收主要发生在近端小管。然而，PTH对钙吸收的严格激素调节限制在肾单位的远端位点，包括皮质升支粗段、远曲小管和连接小管。关于集合管调节钙吸收的可能性的观点存在冲突。

从热力学角度来看，钙在近端小管的转运主要是被动的，通过侧面细胞间隙或所谓的细胞旁通路进行。通过产生一种对水吸收的渗透驱动力，主动的钠运输依靠产生一种钙弥散的浓度梯度或者通过对流/溶剂牵拉来驱动细胞旁钙运动。实验性去除被动钙运动的驱动力揭示了部分跨细胞途径的钙吸收[52]。与近端小管的被动钙转运相反，远端小管的钙吸收完全是跨细胞途径的和活跃的。皮质升支粗段代表一种杂合的状态，基底钙转运通过紧密连接被动进行，通过激活钠转运形成腔内正电压建立的一种电化学梯度来驱动此过程。PTH 通过细胞转运机制刺激活化钙吸收。值得注意的是，在近端小管和升支粗段，钙和钠的吸收同时发生，钠运动的增加伴随着钙转运的升高。相反，钠转运的减少时，如使用髓袢利尿剂丁尿酸或者呋塞米，钙吸收同时减少。这与远端小管中钠和钙移动呈反向相关不同。在此处，依据噻嗪类利尿剂的使用或者 Gitelman 综合征中 NaCl 共转运体 SLC12A3 突变的出现，钠吸收的减少与钙吸收提高有关。这是 Gitelman 综合征的部分高钙血症特征。因此，在皮质升支粗段，近段和远段远曲小管的钙主动转运是一个通过 PTH 刺激的细胞通路。值得注意的是，在人类肾脏，PTH 受体活化集中在近段远曲小管，在远段部分功能更低[53]。在小鼠，PTH 受体活化好像主要位于皮质升支和近段远曲小管，而在远段远曲小管或者皮质集合小管其活性几乎可以忽略[54]。

远段远曲小管和集合小管钙离子通过顶端膜进入细胞，是由 TrpV5 介导的[55]。小鼠的 TrpV5 敲除可以导致钙排泄增加数倍[56]。出乎预料的是，近端小管盐和水的吸收明显减少，导致远端小管钙转运大幅增加和显著多尿。依赖于转运负荷的远端小管钙转运，在超负荷的情况下很可能导致由于 TrpV5 丢失造成的一部分甚至大部分钙的丢失。

尽管有显著的尿钙丢失，血钙和 PTH 水平仍可以维持良好，1,25$(OH)_2D$ 的血清水平升高。在骨骼钙离子消耗时，血钙代偿性升高。PTH 调节 TrpV5 介导钙流入的机制显然是间接的，涉及钙敏感蛋白钙调蛋白。通过 TrpV5 的钙流入可以诱导快速通道失活，阻止钙的过量吸收。这种失活通过钙敏感蛋白钙调蛋白与通道 C-末端的最后约 30 个残基结合来介导。PTH 活化 cAMP-PKA 通路可以导致 TrpV5 的 C-末端的 709 位点苏氨酸磷酸化。此磷酸化阻断钙调蛋白的结合，增加通道打开概率并伴有大量钙流入[57]。这些发现表明，至少在远段远曲小管，PKA 活化是刺激钙通道进入所必需的。Gesek 等提出一种略有不同的机制，他指出 PTH 刺激近段远曲小管细胞的钙进入需要 PKA 和 PKC 的活化，并且归因于激素诱导的顶部细胞膜超极化和异聚体电压敏感钙通道的刺激[58-60]。这些差异表明，PTH 依赖的顶部钙进入的其他机制依然需要被确定。

净钙吸收要求钙离子一旦进入远端小管，必须通过基底侧面细胞膜。细胞膜钙 ATP 酶(PMCA、ATP2B1)和 Na/Ca 交换体(NCX1、SLC8A1)参与此过程。依据我们的观点，$PMCA_{1b/4a}$ 对钙流出的静息电位水平起作用，而 NCX1 介导钙生电性外排参与 PTH 诱导细胞超极化[61,62]。相反的观点认为，PTH 增加 TrpV5 进入通道和 NCX1 介导的排出[63]。目前尚不清楚一个转录依赖系统如何能够充分、快速应答以获得 PTH 对肾钙离子保护的迅速作用。

钠

在实验动物中，PTH 对部分钠排泄或者增加利尿没有明显影响。类似的，即使存在无症状高钙血症，原发性甲状旁腺功能亢进症与明显的体液或电解质代谢紊乱无关。尽管如此，一些报道描述了 PTH 对近端小管 Na/H 交换的显著作用。11 种人类 NHE 亚型已被确认，并且大多数在肾的特异性小管节段表达[64,65]。3 型 Na/H 亚型(NHE3，SLC9A3)是近端小管顶部细胞膜 Na^+/H^+交换体的最多形式，并且代表钠在近端小管的主要吸收途径。下文将讨论它独特地被 PTH 抑制，此唯一的亚型具有一个羟基末端 PDZ 识别基序。关于此主题的很多旧信息最近被综述[66]，在此将不再赘述。两个有趣的事实表明两个明显的悖论，即 PTH 减少净钙排泄，并减少 NHE3 的活性和近端小管钙离子的吸收。这种抑制作用源于近端小管中钠和钙运动的平行偶联。PTH 抑制近端小管 Na/H 交换，导致钠和碳酸氢盐的吸收减少。丢失的钠在下游肾单位的位点回收时，碳酸氢盐到达远端小管。转运到远端小管的碳酸氢盐增加和腔内 pH 值的升高可刺激钙离子的转运。碳酸氢盐最终被肾单位终末节段吸收，此为尿液酸化的一部分[67]。

PTH 对 NHE3 的快速抑制包括 PKA 介导的磷酸化和动力蛋白依赖的内吞作用[68,69]。胰蛋白酶 NHE3 片段的磷酸肽图位至少揭示了 PTH 治疗后的 7 个丝氨酸或苏氨酸残基的磷酸化[69]。接下来的研究表明，丝氨酸 552 和丝氨酸 605 的磷酸化均不影响 NHE3 的活性[70]。

如上文所述，NHE3 拥有一个可介导其与 NHERF1 相互作用的 PDZ 结合基序，NHERF1 是 1 型 Na/H 交换调控因子，也被认为是 50kD ezrin 结合蛋白(EBP50)。NHERF1 是一种支架蛋白，可以组装多个分子信号复合体。其在上皮细胞的顶部细胞膜上尤为丰富。在缺乏 NHERF1 的实验动物或者存在突变的患者，与肾磷酸盐丢失有关，尽管钠稳态或者酸碱平衡没有明显的偏差[47,49]。

在 Npt2a 存在的情况下，PTH 诱导的磷酸化可以从 NHERF1 释放蛋白[46]，我们可以设想 NHE3 也有类似的过程，并且在后续的重新定位和内化中占据一定比例。PTH 对 NHE3 的缓慢抑制涉及额外的调节过程，包括通过 mRNA 稳定性和启动子活化的降低导致蛋白表达减少[71,72]。

碳酸氢盐

大量研究证明 PTH 抑制近曲小管和近直小管的碳酸氢盐转运[73]。此作用的精确机制还存在一些争议。近端小管碳酸氢盐的吸收主要是由于 NHE3 介导的 H^+分泌，因为阻断 Na/H 交换或者 NHE3 基因敲除可以减少 60%的碳酸氢盐吸收，其余大部分被巴佛洛霉素抑制，巴佛洛霉素可以阻断小泡 H^+-ATP 酶[74]。因此，现在广泛认为 PTH 通过其对 NHE3 的抑制作用来抑制碳酸氢盐转运。

PTH 对新陈代谢的影响

除了对离子转运的影响，PTH 在控制新陈代谢方面发挥一系列的作用，包括对 Cyp27b1、25-羟维生素 D 1α-羟化酶的刺激作用，以及对氨生成和糖异生的影响。

维生素 D

人类和其他哺乳动物维生素 D 的生物活性形式是 1,25-二羟维生素 D_3[1,25$(OH)_2D_3$；骨化三醇]。简单地说，它通过肝脏 25-维生素 D 羟化酶（CYP2R1）和肾脏 25-羟维生素 D_3 1α-羟化酶（CYP27B1）连续羟化而形成。后一步骤发生在近端小管，并受 PTH 高度调控。有关光生物学和中间合成步骤的详尽讨论可参考其他文献[75]。1,25$(OH)_2D_3$ 通过由 1,25$(OH)_2D_3$-24 羟化酶（CYP24A1）介导的侧链氧化降解成无活性的代谢产物 24,25$(OH)_2D_3$，此过程在远端小管和近端小管同样受 PTH 的调控[76]。1,25$(OH)_2D_3$ 的水平不仅被 PTH 调控，而且受 FGF23、钙和磷酸盐饮食调节，通过抑制 1α-羟化酶[77]的 1,25$(OH)_2D_3$，以一种严格调节的负反馈循环来诱导 CYP24 和抑制 PTH 转录[78]（图 10.4）。

很多研究指出，cAMP 和 PKA 介导 PTH 对 1α-羟化酶的刺激作用。cAMP 通过 cAMP 反应元件结合蛋白（CREB）的磷酸化及其与 cAMP 反应元件（CRE）的结合

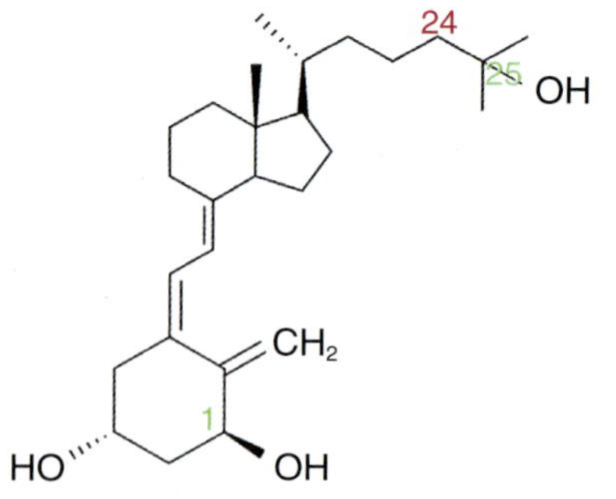

图 10.4　1,25-二羟维生素 D_3。绿色 1 和 25 的标号是描述刺激的关键结构位点，红色 24 表示抑制羟化的关键结构位点。

来调控 1α-羟化酶基因表达[79-81]。正如上文提到的，PTH1R 刺激能够激活 PKC，后者的通路还参与 1α-羟化酶的调节。然而，有报道指出，PKC 可以减少[82-84]和增加[85]1α-羟化酶的活性。这种矛盾的发现可能因为磷酸化过程十分复杂，包括 PKC 磷酸化 CREB 或者通过 PKC 作用于 24-羟化酶以减少 1,25$(OH)_2D_3$，反过来影响 PTH 敏感性。

除了对 1α-羟化酶的刺激作用，PTH 还可下调维生素 D 受体（VDR）的表达[86]。PTH 介导肾 VDR 的下调可能分别阻断 1,25 $(OH)_2D_3$ 对 1α-羟化酶的抑制和 24-羟化酶的诱导，从而增加血清 1,25$(OH)_2D_3$ 水平。

氨生成

酸碱平衡依赖于肾的氨（NH_3）代谢。在生物体液中，大多数 9.2pKa 的氨是质子化的，并且以氨根离子（NH^+_4）形式存在。近端小管细胞谷氨酰胺代谢产生等量的 NH^+_4 和 HCO_3^-。NH^+_4 通过顶部细胞膜 NHE3 Na^+/H^+交换体分泌至腔液中。有关 PTH 对氨排泄的作用存在自相矛盾的数据，早期的研究[87]表明 PTH 抑制氨排泄，后来其他研究人员报道[88-90]PTH 增加氨排泄。细胞内 NH_3 和 NH^+_4 的增加会通过单纯的化学梯度机制增加顶部氨的净分泌。这可以解释 PTH 抑制顶部 NHE3，而增加近端小管氨生成。不依赖于氨产物变化的皮质和髓质内氨含量升高，表明对氨转运机制的作用。如果 PTH 抑制近端小管 NHE3 和碳酸氢盐吸收，可以推测将刺激远端肾单位增加净酸分泌。实际上，PTH 可以增加髓袢和集合管中碳酸氢盐吸收和质子分泌[91]。长期 PTH使用或者原发性甲状旁腺功能亢进症通过增大铵排泄增加尿液酸化，而快速 PTH 可以提高碳酸氢盐排泄，这是一个长期观察的结论。后者的影响是血管舒张和 GFR 升高的继发性和暂时性结果。铵是尿液的主要酸性成分和排出质子的主要代谢产物。铵由近端小管细胞合

成,分泌至近端小管液中。在髓质升支粗段重吸收,并且在髓质间质积累,最终分泌到髓质集合管。NH_3 和 NH^+_4 都不经过含脂质的细胞膜扩散。然而,NH^+_4 的水化半径和 K^+相似,NH^+_4 可以通过所有的 K^+转运体转运,还可以通过 NHE3 Na^+/H^+交换体和钠离子交换[92]。后者的机制好像不适用于 PTH 对铵排泄的作用,因为 PTH 可以抑制 NHE3 介导的铵分泌而不是增加它的排泄。PTH 对铵排泄的影响看起来好像是因为氨合成的增强[88]。

糖异生

尽管肝脏通常被认为是糖异生的唯一部位,正常情况下肾的葡萄糖生成可能占血液葡萄糖的 20%~25%[93],并且在极端情况下可能会更多[94]。肾脏和肝脏的糖异生所需的底物不同。仅在近端小管,葡萄糖优先从 α-酮戊二酸、丙酮酸、谷氨酰胺和谷氨酸形成[95]。总的来说,在人体内,乳酸、甘油、谷氨酰胺和丙氨酸占肾糖异生的 90%[96]。主要的糖异生酶(葡萄糖-6-磷酸酶、果糖 1-6-二磷酸酶和磷酸烯醇式丙酮酸羟激酶)被发现主要存在于啮齿类动物和人类肾脏的近曲小管和近直小管[97,98]。

除了促进从谷氨酰胺生成氨的功能外,PTH 还刺激糖异生[99]。糖异生可能与氨生成有关,均依赖于谷氨酰胺作为共同的底物[100]。PTH 增强早期(S1 和 S2)肾皮质近端小管而不是近髓小管从 α-酮戊二酸合成葡萄糖[95],与皮质的糖异生和髓质的糖酵解一致[101]。然而,不同物种的糖异生的底物是不同的。在人类中,乳糖、谷氨酰胺、丙氨酸和甘油是主要的葡萄糖前体。此外,人体近端小管可以从生理浓度的谷氨酰胺和乳酸产生葡萄糖[98]。

PTH 的糖异生功能是通过 cAMP 和 PKA 通路以一种钙依赖方式介导的[102,103]。外源性 cAMP 类似物以非钙依赖方式刺激小管葡萄糖生成,具体原因还不清楚。

PTH 通过肾代谢

除了在肾脏的靶向作用,PTH 本身也通过肾脏代谢。肾脏及肝脏是 PTH 代谢为一些无活性片段的主要部位。早期对循环 PTH 片段的识别导致了其外周代谢的发现[104]。值得注意的是,氨基末端和羧基末端 PTH 片段可出现显著不同的半衰期,氨基末端片段即结合和活化 1 型 PTH1R 分子的部分具有几分钟的半衰期。相反,羧基末端 PTH 片段在循环中存在数小时。尽管认为羧基末端片段只通过外周代谢产生,接下来的研究证明甲状旁腺可以生成全长 PTH (1-84)、氨基截短 PTH (7-84)及许多更短的氨基截短肽。大量的氨基截短 PTH 片段及其与 PTH(1-84)的比率被高度调控[105]。其他文献有关于循环 PTH 片段的源头的全面综述[106-108]。

在肾功能不全和肾切除的动物,血清 PTH 免疫反应性下降很慢。这些发现提示肾脏对 PTH 代谢的直接作用。最近的一项研究确定近端小管刷状缘蛋白 megalin 在 PTH 的吸收和降解中作为一种内吞的糖蛋白。megalin 缺乏小鼠可出现 PTH 分解代谢障碍,并伴有相应的 PTH 片段排出升高[16]。管腔 PTH 的 megalin 依赖性移除可能解释早期实验中 PTH 从顶部表面的选择性消失[26]。megalin 结合特异性 PTH 片段的能力非常独特。羟基末端 PTH 片段不与 megalin 结合,而 PTH(1-84)和氨基完整的肽表现出微摩尔的亲和力[16]。奇特的是,PTH(1-34)(特立帕肽)表现出很低的亲和力,低于循环 PTH 水平,因此质疑 megalin 是否可以延长这种片段的治疗作用。应该认识到 PTH 可以与同源受体结合并内化[109]。

在核内体酸性环境中,PTH 可以从 PTH1R 分离。正常情况下,PTH1R 循环至细胞膜,PTH 在溶酶体降解[115]。此时无法估计 PTH1R 正常转运参与肾 PTH 代谢的程度。然而,Yamaguchi 等在研究中测量了使用静止期 OK 细胞或者 PTH1R 下调的细胞时 PTH 的消失情况[116]。

除了 megalin 介导的 PTH 肾内吞摄取和代谢,膜内肽酶可以水解 PTH 从而使之失活[16]。这些过程的最终结果是人或者实验动物的尿液中通常出现极少的 PTH[16,117]。值得注意的是,PTH 消失过程不伴有 PTH1R 水平的明显改变。

使用离体灌注肾脏技术清楚表明,与管腔 PTH 降解的主要作用相比,非滤过肾脏 PTH 的降解作用微不足道[26,27]。尽管使用生长在固体基质上的近端小管样OK 细胞的实验不能区分在基底侧面或顶部细胞膜的吸收或降解过程,但前文的发现表明顶部细胞膜对 PTH 排出和水解过程的主要作用,这个发现的解释与管腔 PTH 的移除和水解一致[118]。

Dent 病

Dent 病(OMIM#300009)是一种伴低分子量尿蛋白、高钙血症和肾结石的 X 染色体连锁遗传病,它也和磷酸盐尿和氨基酸尿有关[110]。Dent 病是由 Cl^-/H^+交换体

CLCN5或者眼脑肾-1(ORCL1)基因的失活变异引起。CLCN5在近端小管大量表达，存在于顶部内体中[111]。CLCN5的失活变异导致近端小管严重的转运障碍，与刷状缘膜megalin下调有关[112,113]。megalin在维生素D稳态[114]和PTH代谢的作用正如上文所述，Clcn5缺失小鼠表现的症状与缺乏megalin动物类似。实际上，clcn5敲除的小鼠表现出小管PTH降解减少，这与增强Npt2a内化、提高磷酸盐排泄、显著减少25(OH)D和1,25$(OH)_2D_3$的血清水平有关[112]。Dent病患者可出现类似的情况，这可以解释患者(尤其是男性)肾钙质沉着症和肾结石的发病率[28]。

总而言之，PTH对肾的主要作用是调节磷酸盐和钙转运。此调节是沿着肾单位在空间上分布，可以避免磷酸钙在小管或者肾实质的沉淀。PTH其他的转运功能尽管不显著，但对酸碱平衡的调节仍起作用。PTH对中间代谢的作用在疾病状态或压力下可能变得很重要，肾脏糖异生对维持葡萄糖动态平衡非常重要。最后，肾脏从循环中选择性去除PTH的特异性机制，可以导致循环PTH水平快速减少，PTH的间歇性脉动模式对骨合成代谢和骨骼修复与转换十分重要。

致谢

原创工作由NIH基金DK05417和DK069998支持。非常感谢I. David Weiner博士的批评建议。

(郑伟伟 李金茹 张平 译)

参考文献

1. Bisello A, Friedman PA. PTH and PTHrP actions on kidney and bone. In: Bilezikian JP, Raisz LG, Martin TJ, editors. *Principles of Bone Biology*. 3rd ed. San Diego: Academic Press; 2008. pp. 665–712.
2. Lambert PP, Vanderveiken F, Dekoster JP, Kahn RJ, Demyttenaere M. Study of phosphate excretion by the stop-flow technique. Effects of parathyroid hormone. *Nephron* 1964;**204**:103–17.
3. Widrow SH, Levinsky NG. The effect of parathyroid extract on renal tubular calcium reabsorption in the dog. *J Clin Invest* 1962;**41**:2151–9.
4. Brunette MG, Taleb L, Carriere S. Effect of parathyroid hormone on phosphate reabsorption along the nephron of the rat. *Am J Physiol* 1973;**225**:1076–81.
5. Sutton RAL, Dirks JH. The renal excretion of calcium: a review of micropuncture data. *Can J Physiol Pharmacol* 1975;**53**:979–88.
6. Dennis VW, Bello-Reuss E, Robinson RR. Response of phosphate transport to parathyroid hormone in segments of rabbit nephron. *Am J Physiol* 1977;**233**:F29–38.
7. Rocha AS, Magaldi JB, Kokko JP. Calcium and phosphate transport in isolated segments of rabbit Henle's loop. *J Clin Invest* 1977;**59**:975–83.
8. Bourdeau JE, Burg MB. Effect of PTH on calcium transport across the cortical thick ascending limb of Henle's loop. *Am J Physiol* 1980;**239**:F121–6.
9. Suki WN, Rouse D, Ng RCK, Kokko JP. Calcium transport in the thick ascending limb of Henle. Heterogeneity of function in the medullary and cortical segments. *J Clin Invest* 1980;**66**:1004–9.
10. Jüppner H, Abou-Samra AB, Freeman M, Kong XF, Schipani E, Richards J, et al. A G protein-linked receptor for parathyroid hormone and parathyroid hormone-related peptide. *Science* 1991;**254**:1024–6.
11. Abou-Samra AB, Jüppner H, Force T, Freeman MW, Kong XF, Schipani E, et al. Expression cloning of a common receptor for parathyroid hormone and parathyroid hormone-related peptide from rat osteoblast-like cells: a single receptor stimulates intracellular accumulation of both cAMP and inositol trisphosphates and increases intracellular free calcium. *Proc Natl Acad Sci USA* 1992;**89**:2732–6.
12. Lee KC, Brown D, Ureña P, Ardaillou N, Ardaillou R, Deeds J, et al. Localization of parathyroid hormone parathyroid hormone-related peptide receptor mRNA in kidney. *Am J Physiol* 1996;**270**:F186–91.
13. Riccardi D, Lee WS, Lee K, Segre GV, Brown EM, Hebert SC. Localization of the extracellular Ca^{2+}-sensing receptor and PTH/PTHrP receptor in rat kidney. *Am J Physiol* 1996;**271**:F951–6.
14. Yang TX, Hassan S, Huang YNG, Smart AM, Briggs JP, Schnermann JB. Expression of PTHrP, PTH/PTHrP receptor, and Ca^{2+}-sensing receptor mRNAs along the rat nephron. *Am J Physiol* 1997;**272**:F751–8.
15. Amizuka N, Lee HS, Kwan MY, Arazani A, Warshawsky H, Hendy GN, et al. Cell-specific expression of the parathyroid hormone (PTH)/PTH-related peptide receptor gene in kidney from kidney-specific and ubiquitous promoters. *Endocrinology* 1997;**138**:469–81.
16. Hilpert J, Nykjaer A, Jacobsen C, Wallukat G, Nielsen R, Moestrup SK, et al. Megalin antagonizes activation of the parathyroid hormone receptor. *J Biol Chem* 1999;**274**:5620–5.
17. Lupp A, Klenk C, Rocken C, Evert M, Mawrin C, Schulz S. Immunohistochemical identification of the PTHR1 parathyroid hormone receptor in normal and neoplastic human tissues. *Eur J Endocrinol* 2010;**162**:979–86.
18. Ba J, Brown D, Friedman PA. CaSR regulation of PTH-inhibitable proximal tubule phosphate transport. *Am J Physiol Renal Physiol* 2003;**285**:F1233–43.
19. Capuano P, Bacic D, Roos M, Gisler SM, Stange G, Biber J, et al. Defective coupling of apical PTH receptors to phospholipase C prevents internalization of the Na^+-phosphate cotransporter NaPi-IIa in Nherf1-deficient mice. *Am J Physiol Cell Physiol* 2007;**292**:C927–34.
20. Reshkin SJ, Forgo J, Murer H. Apical and basolateral effects of PTH in OK cells: transport inhibition, messenger production, effects of pertussis toxin, and interaction with a PTH analog. *J Membr Biol* 1991;**124**:227–37.
21. Traebert M, Völkl H, Biber J, Murer H, Kaissling B. Luminal and contraluminal action of 1–34 and 3–34 PTH peptides on renal type IIa Na-P_i cotransporter. *Am J Physiol Renal Physiol* 2000;**278**:F792–8.
22. Shlatz LJ, Schwartz IL, Kinne-Saffran E, Kinne R. Distribution of parathyroid hormone-stimulated adenylate cyclase in plasma membranes of cells of the kidney cortex. *J Membr Biol* 1975;**24**:131–44.
23. Kaufmann M, Muff R, Stieger B, Biber J, Murer H, Fischer JA. Apical and basolateral parathyroid hormone receptors in rat renal cortical membranes. *Endocrinology* 1994;**134**:1173–8.
24. Gronwald W, Schomburg D, Harder MPF, Mayer H, Paulsen J, Wingender E, et al. Structure of recombinant human parathyroid hormone in solution using multidimensional NMR spectroscopy. *Biol Chem Hoppe-Seyler* 1996;**377**:175–86.
25. Hruska KA, Kopelman R, Rutherford WE, Klahr S, Slatopolsky E, Greenwalt A, et al. Metabolism in immunoreactive parathyroid hormone in the dog. The role of the kidney and the effects of

chronic renal disease. *J Clin Invest* 1975;**56**:39–48.
26. Kau ST, Maack T. Transport and catabolism of parathyroid hormone in isolated rat kidney. *Am J Physiol* 1977;**233**:F445–54.
27. Daugaard H. Peripheral metabolism of parathyroid hormone—studies with isolated perfused kidneys and livers from normal and uremic rats. *Danish Medical Bulletin* 1996;**43**:203–15.
28. Norden AG, Lapsley M, Lee PJ, Pusey CD, Scheinman SJ, Tam FW, et al. Glomerular protein sieving and implications for renal failure in Fanconi syndrome. *Kidney Int* 2001;**60**:1885–92.
29. Cohn DV, Macgregor RR, Sinha D, Huang DW, Edelhoch H, Hamilton JW. The migration behavior of proparathyroid hormone, parathyroid hormone, and their peptide fragments during gel filtration. *Arch Biochem Biophys* 1974;**164**:669–73.
30. Fujita T, Morii H, Ibayashi H, Takahashi Y, Okinaka S. Assay of parathyroid hormone in human urine using 32P excretion in parathyroidectomized rats. *Acta Endocrinol (Copenh)* 1961;**38**:321–9.
31. Bethune JE, Chakmakjian ZH, Turpin RA. Urinary parathyroid hormone-like activity in patients with uremia. *Arch Intern Med* 1969;**124**:423–5.
32. Bachmann S, Schlichting U, Geist B, Mutig K, Petsch T, Bacic D, et al. Kidney-specific inactivation of the megalin gene impairs trafficking of renal inorganic sodium phosphate cotransporter (NaPi-IIa). *J Am Soc Nephrol* 2004;**15**:892–900.
33. McCuaig KA, Lee HS, Clarke JC, Assar H, Horsford J, White JH. Parathyroid hormone/parathyroid hormone related peptide receptor gene transcripts are expressed from tissue-specific and ubiquitous promoters. *Nucleic Acids Res* 1995;**23**:1948–55.
34. Joun H, Lanske B, Karperien M, Qian F, Defize L, Abou-Samra A. Tissue-specific transcription start sites and alternative splicing of the parathyroid hormone (PTH)/PTH-related peptide (PTHrP) receptor gene: a new PTH/PTHrP receptor splice variant that lacks the signal peptide. *Endocrinology* 1997;**138**:1742–9.
35. Jobert AS, Fernandes I, Turner G, Coureau C, Prie D, Nissenson RA, et al. Expression of alternatively spliced isoforms of the parathyroid hormone (PTH)/PTH-related peptide receptor messenger RNA in human kidney and bone cells. *Mol Endocrinol* 1996;**10**:1066–76.
36. Lee C, Gardella TJ, Abou-Samra AB, Nussbaum SR, Segre GV, Potts Jr JT, et al. Role of the extracellular regions of the parathyroid hormone (PTH)/PTH-related peptide receptor in hormone binding. *Endocrinology* 1994;**135**:1488–95.
37. Albright F, Ellsworth R. Studies on the physiology of the parathyroid glands: I. Calcium and phosphorus studies on a case of idiopathic hypoparathyroidism. *J Clin Invest* 1929;**7**:183–201.
38. Murray R, Holthouser K, Clark BJ, Salyer SA, Barati MT, Khundmiri SJ, et al. Parathyroid hormone (PTH) decreases sodium–phosphate cotransporter type IIa (NpT2a) mRNA stability. *Am J Physiol Renal Physiol* 2013;**304**:F1076–85.
39. Lanzano L, Lei T, Okamura K, Giral H, Caldas Y, Masihzadeh O, et al. Differential modulation of the molecular dynamics of the type IIa and IIc sodium phosphate cotransporters by parathyroid hormone. *Am J Physiol Cell Physiol* 2011;**301**:C850–61.
40. Bacic D, Capuano P, Baum M, Zhang J, Stange G, Biber J, et al. Activation of dopamine D1-like receptors induces acute internalization of the renal Na+/phosphate cotransporter NaPi-IIa in mouse kidney and OK cells. *Am J Physiol Renal Physiol* 2005;**288**:F740–7.
41. Nagai S, Okazaki M, Segawa H, Bergwitz C, Dean T, Potts Jr JT, et al. Acute down-regulation of sodium-dependent phosphate transporter NPT2a involves predominantly the cAMP/PKA pathway as revealed by signaling-selective parathyroid hormone analogs. *J Biol Chem* 2011;**286**:1618–26.
42. Guo J, Song L, Liu M, Segawa H, Miyamoto KI, Bringhurst FR, et al. Activation of a non-cAMP/PKA signaling pathway downstream of the PTH/PTHrP receptor is essential for a sustained hypophosphatemic response to PTH infusion in male mice. *Endocrinology* 2013;**154**:1680–9.
43. Deliot N, Hernando N, Horst-Liu Z, Gisler SM, Capuano P, Wagner CA, et al. Parathyroid hormone treatment induces dissociation of type IIa Na^+-P_i cotransporter-Na^+/H^+ exchanger regulatory factor-1 complexes. *Am J Physiol Cell Physiol* 2005;**289**:C159–67.
44. Weinman EJ, Biswas RS, Peng Q, Shen L, Turner CL, E X, et al. Parathyroid hormone inhibits renal phosphate transport by phosphorylation of serine 77 of sodium-hydrogen exchanger regulatory factor-1. *J Clin Invest* 2007;**117**:3412–20.
45. Weinman EJ, Steplock D, Zhang Y, Biswas R, Bloch RJ, Shenolikar S. Cooperativity between the phosphorylation of Thr95 and Ser77 of NHERF-1 in the hormonal regulation of renal phosphate transport. *J Biol Chem* 2010;**285**:25134–8.
46. Wang B, Means CK, Yang Y, Mamonova T, Bisello A, Altschuler DL, et al. Ezrin-anchored PKA coordinates phosphorylation-dependent disassembly of a NHERF1 ternary complex to regulate hormone-sensitive phosphate transport. *J Biol Chem* 2012;**287**:24148–63.
47. Shenolikar S, Voltz JW, Minkoff CM, Wade JB, Weinman EJ. Targeted disruption of the mouse NHERF-1 gene promotes internalization of proximal tubule sodium-phosphate cotransporter type IIa and renal phosphate wasting. *Proc Natl Acad Sci USA* 2002;**99**:11470–5.
48. Khundmiri SJ, Ahmad A, Bennett RE, Weinman EJ, Steplock D, Cole J, et al. Novel regulatory function for NHERF-1 in Npt2a transcription. *Am J Physiol Renal Physiol* 2008;**294**:F840–9.
49. Karim Z, Gerard B, Bakouh N, Alili R, Leroy C, Beck L, et al. NHERF1 mutations and responsiveness of renal parathyroid hormone. *N Engl J Med* 2008;**359**:1128–35.
50. Courbebaisse M, Leroy C, Bakouh N, Salaun C, Beck L, Grandchamp B, et al. A new human NHERF1 mutation decreases renal phosphate transporter NPT2a expression by a PTH-independent mechanism. *PLoS One* 2012;**7**:e34764.
51. Kaminsky NI, Broadus AE, Hardman JG, Jones Jr DJ, Ball JH, Sutherland EW, et al. Effects of parathyroid hormone on plasma and urinary adenosine 3′,5′-monophosphate in man. *J Clin Invest* 1970;**49**:2387–95.
52. Ullrich KJ, Rumrich G, Kloss S. Active Ca^{2+} reabsorption in the proximal tubule of the rat kidney. Dependence on sodium- and buffer transport. *Pflugers Arch* 1976;**364**:223–8.
53. Chabardès D, Gagnan-Brunette M, Imbert-Teboul M, Gontcharevskaia O, Montégut M, Clique A, et al. Adenylate cyclase responsiveness to hormones in various portions of the human nephron. *J Clin Invest* 1980;**65**:439–48.
54. Brunette MG, Chabardes D, Imbert-Teboul M, Clique A, Montégut M, Morel F. Hormone-sensitive adenylate cyclase along the nephron of genetically hypophosphatemic mice. *Kidney Int* 1979;**15**:357–69.
55. Dimke H, Hoenderop JG, Bindels RJ. Molecular basis of epithelial Ca^{2+} and Mg^{2+} transport: insights from the TRP channel family. *J Physiol (Lond)* 2011;**589**:1535–42.
56. Hoenderop JG, van Leeuwen JP, van der Eerden BC, Kersten FF, van der Kemp AW, Mérillat AM, et al. Renal Ca^{2+} wasting, hyperabsorption, and reduced bone thickness in mice lacking TRPV5. *J Clin Invest* 2003;**112**:1906–14.
57. de Groot T, Kovalevskaya NV, Verkaart S, Schilderink N, Felici M, van der Hagen EA, et al. Molecular mechanisms of calmodulin action on TRPV5 and modulation by parathyroid hormone. *Mol Cell Biol* 2011;**31**:2845–53.
58. Gesek FA, Friedman PA. On the mechanism of parathyroid hormone stimulation of calcium uptake by mouse distal convoluted tubule cells. *J Clin Invest* 1992;**90**:749–58.
59. Friedman PA, Coutermarsh BA, Kennedy SM, Gesek FA. Parathyroid hormone stimulation of calcium transport is mediated by dual signaling mechanisms involving PKA and PKC. *Endocrinology* 1996;**137**:13–20.
60. Barry ELR, Gesek FA, Yu ASL, Lytton J, Friedman PA. Distinct calcium channel isoforms mediate parathyroid hormone and chlorothiazide-stimulated calcium entry in transporting epithelial cells. *J Membr Biol* 1998;**161**:55–64.
61. Magyar CE, White KE, Rojas R, Apodaca G, Friedman PA. Plasma membrane Ca^{2+}-ATPase and NCX1 Na^+/Ca^{2+} exchanger expression in distal convoluted tubule cells. *Am J Physiol Renal Physiol*

2002;**283**:F29–40.
62. Friedman PA. Codependence of renal calcium and sodium transport. *Annu Rev Physiol* 1998;**60**:179–97.
63. van Abel M, Hoenderop JG, van der Kemp AW, Friedlaender MM, van Leeuwen JP, Bindels RJ. Coordinated control of renal Ca^{2+} transport proteins by parathyroid hormone. *Kidney Int* 2005;**68**:1708–21.
64. Carraro-Lacroix LR, Malnic G. Acid-base transport by the renal distal nephron. *J Nephrol* 2010;**23**(Suppl. 16):S19–27.
65. Bobulescu IA, Moe OW. Luminal Na^+/H^+ exchange in the proximal tubule. *Pflugers Arch* 2009;**458**:5–21.
66. Alexander RT, Dimke H, Cordat E. Proximal tubular NHEs: sodium, protons and calcium? *Am J Physiol Renal Physiol* 2013;**305**:F229–36.
67. Wagner CA, Devuyst O, Bourgeois S, Mohebbi N. Regulated acid-base transport in the collecting duct. *Pflugers Arch* 2009;**458**:137–56.
68. Zhao H, Wiederkehr MR, Fan L, Collazo RL, Crowder LA, Moe OW. Acute inhibition of Na/H exchanger NHE-3 by cAMP. Role of protein kinase a and NHE-3 phosphoserines 552 and 605. *J Biol Chem* 1999;**274**:3978–87.
69. Collazo R, Fan LZ, Hu MC, Zhao H, Wiederkehr MR, Moe OW. Acute regulation of Na^+/H^+ exchanger NHE3 by parathyroid hormone via NHE3 phosphorylation and dynamin-dependent endocytosis. *J Biol Chem* 2000;**275**:31601–8.
70. Kocinsky HS, Dynia DW, Wang T, Aronson PS. NHE3 phosphorylation at serines 552 and 605 does not directly affect NHE3 activity. *Am J Physiol Renal Physiol* 2007;**293**:F212–8.
71. Girardi AC, Titan SM, Malnic G, Reboucas NA. Chronic effect of parathyroid hormone on NHE3 expression in rat renal proximal tubules. *Kidney Int* 2000;**58**:1623–31.
72. Bezerra CN, Girardi AC, Carraro-Lacroix LR, Reboucas NA. Mechanisms underlying the long-term regulation of NHE3 by parathyroid hormone. *Am J Physiol Renal Physiol* 2008;**294**:F1232–7.
73. Hamm LL, Alpern RJ, Preisig PA. Cellular mechanisms of renal tubular acidification. In: Alpern RJ, Moe OW, Caplan M, editors. *Seldin and Giebisch's The Kidney Physiology and Pathophysiology*. 5th ed. San Diego: Academic Press; 2013. pp. 1917–78.
74. Wang T, Yang CL, Abbiati T, Schultheis PJ, Shull GE, Giebisch G, et al. Mechanism of proximal tubule bicarbonate absorption in NHE3 null mice. *Am J Physiol Renal Physiol* 1999;**277**:F298–302.
75. Horst RL, Reinhardt TA, Reddy GS. Vitamin D metabolism. In: Pike JW, Glorieux FH, editors. *Vitamin D*. 2nd ed. San Diego: Elsevier Academic Press; 2005. pp. 15–36.
76. Yang W, Friedman PA, Siu-Caldera M-L, Reddy GS, Kumar R, Christakos S. Expression of $25(OH)D_3$ 24-hydroxylase in the distal nephron: coordinate regulation by 1,25(OH)2D3 and or PTH. *Am J Physiol* 1999;**276**:E793–805.
77. Brenza HL, DeLuca HF. Regulation of 25-hydroxyvitamin D_3 1α-hydroxylase gene expression by parathyroid hormone and 1,25-dihydroxyvitamin D_3. *Arch Biochem Biophys* 2000;**381**:143–52.
78. Kim MS, Fujiki R, Murayama A, Kitagawa H, Yamaoka K, Yamamoto Y, et al. $\alpha,25(OH)_2D_3$-induced transrepression by vitamin D receptor through E-box-type elements in the human parathyroid hormone gene promoter. *Mol Endocrinol* 2007;**21**:334–42.
79. Pearman AT, Chou WY, Bergman KD, Pulumati MR, Partridge NC. Parathyroid hormone induces c-Fos promoter activity in osteoblastic cells through thosphorylated cAMP response element (CRE)-binding protein binding to the major CRE. *J Biol Chem* 1996;**271**:25715–21.
80. Brenza HL, Kimmel-Jehan C, Jehan F, Shinki T, Wakino S, Anazawa H, et al. Parathyroid hormone activation of the 25-hydroxyvitamin D_3-1α-hydroxylase gene promoter. *Proc Natl Acad Sci USA* 1998;**95**:1387–91.
81. Armbrecht HJ, Hodam TL, Boltz MA. Hormonal regulation of 25-hydroxyvitamin D3-1alpha-hydroxylase and 24-hydroxylase gene transcription in opossum kidney cells. *Arch Biochem Biophys* 2003;**409**:298–304.
82. Henry HL, Luntao EM. Interactions between intracellular signals involved in the regulation of 25-hydroxyvitamin D_3 metabolism. *Endocrinology* 1989;**124**:2228–34.
83. Mandla S, Boneh A, Tenenhouse HS. Evidence for PKC involvement in the regulation of renal 25-hydroxyvitamin D_3-24-hydroxylase. *Endocrinology* 1990;**127**:2639–47.
84. Weaver VM, Franks DJ, Welsh J. Activation of PKC modulates dihydroxycholecalciferol synthesis in rat renal tubules. *Cell Signal* 1992;**4**:293–301.
85. Janulis M, Wong MS, Favus MJ. Structure-function requirements of parathyroid hormone for stimulation of 1,25-dihydroxyvitamin D_3 production by rat renal proximal tubules. *Endocrinology* 1993;**133**:713–9.
86. Healy KD, Vanhooke JL, Prahl JM, DeLuca HF. Parathyroid hormone decreases renal vitamin D receptor expression in vivo. *Proc Natl Acad Sci USA* 2005:0501312102.
87. Hellman DE, Au WY, Bartter FC. Evidence for a direct effect of parathyroid hormone on urinary acidification. *Am J Physiol* 1965;**209**:643–50.
88. Chobanian MC, Hammerman MR. Parathyroid hormone stimulates ammoniagenesis in canine renal proximal tubular segments. *Am J Physiol* 1988;**255**:F847–52.
89. Bichara M, Mercier O, Borensztein P, Paillard M. Acute metabolic acidosis enhances circulating parathyroid hormone, which contributes to the renal response against acidosis in the rat. *J Clin Invest* 1990;**86**:430–43.
90. Chen WY, Chen A, Rodrigues M, Hu MS, Capparelli AW, Lee DB, et al. Role of parathyroid hormone in rat remnant kidney ammonium metabolism. *Miner Electrolyte Metab* 1991;**17**:46–51.
91. Paillard M, Bichara M. Peptide hormone effects on urinary acidification and acid-base balance: PTH, ADH and glucagon. *Am J Physiol* 1989;**256**:F973–85.
92. Weiner ID, Verlander JW. Role of NH^3 and NH^{4+} transporters in renal acid-base transport. *Am J Physiol Renal Physiol* 2011;**300**:F11–23.
93. Meyer C, Gerich JE. Role of the human kidney in glucose homeostasis. *Curr Opin Endocrinol Diab Obes* 2000;**7**:19–24.
94. Owen OE, Felig P, Morgan AP, Wahren J, Cahill Jr GF. Liver and kidney metabolism during prolonged starvation. *J Clin Invest* 1969;**48**:574–83.
95. Wang M-S, Kurokawa K. Renal gluconeogenesis: axial and internephron heterogeneity and the effect of parathyroid hormone. *Am J Physiol* 1984;**246**:F59–66.
96. Meyer C, Stumvoll M, Dostou J, Welle S, Haymond M, Gerich J. Renal substrate exchange and gluconeogenesis in normal postabsorptive humans. *Am J Physiol Endocrinol Metab* 2002;**282**:E428–34.
97. Guder WG, Ross BD. Enzyme distribution along the nephron. *Kidney Int* 1984;**26**:101–11.
98. Conjard A, Martin M, Guitton J, Baverel G, Ferrier B. Gluconeogenesis from glutamine and lactate in the isolated human renal proximal tubule: longitudinal heterogeneity and lack of response to adrenaline. *Biochem J* 2001;**360**:371–7.
99. Schoolwerth AC, Smith BC, Culpepper RM. Renal gluconeogenesis. *Miner Electrolyte Metab* 1988;**14**:347–61.
100. Vercoutere B, Durozard D, Baverel G, Martin G. Complexity of glutamine metabolism in kidney tubules from fed and fasted rats. *Biochem J* 2004;**378**:485–95.
101. Friedman PA, Torretti J. Regional glucose metabolism in the cat kidney in vivo. *Am J Physiol* 1978;**234**:F415–23.
102. Yanagawa N, Jo OD. Possible role of calcium in parathyroid hormone actions in rabbit renal proximal tubules. *Am J Physiol* 1986;**250**:F942–8.
103. Zablocki K, Michalik M, Bryla J. Substrate-dependent effect of 1–34 human parathyroid hormone fragment, dibutyryl cAMP and cAMP on gluconeogenesis in rabbit renal tubules. *Biochim Biophys Acta* 1986;**886**:483–90.
104. Martin KJ, Hruska KA, Freitag JJ, Klahr S, Slatopolsky E. The peripheral metabolism of parathyroid hormone. *N Engl J Med* 1979;**301**:1092–8.

105. D'Amour P. Effects of acute and chronic hypercalcemia on parathyroid function and circulating parathyroid hormone molecular forms. *Eur J Endocrinol* 2002;**146**:407–10.
106. Murray TM, Rao LG, Divieti P, Bringhurst FR. Parathyroid hormone secretion and action: evidence for discrete receptors for the carboxyl-terminal region and related biological actions of carboxyl-terminal ligands. *Endocr Rev* 2005;**26**:78–113.
107. D'Amour P. Circulating PTH molecular forms: what we know and what we don't. *Kidney Int* 2006:S29–33.
108. D'Amour P. Acute and chronic regulation of circulating PTH: significance in health and in disease. *Clin Biochem* 2012;**45**:964–9.
109. Ferrari SL, Behar V, Chorev M, Rosenblatt M, Bisello A. Endocytosis of ligand-human parathyroid hormone receptor 1 complexes is PKC-dependent and involves β-arrestin2. Real-time monitoring by fluorescence microscopy. *J Biol Chem* 1999;**274**:29968–75.
110. Devuyst O, Thakker RV. Dent's disease. *Orphanet J Rare Dis* 2010;**5**:28.
111. Günther W, Lüchow A, Cluzeaud F, Vandewalle A, Jentsch TJ. ClC-5, the chloride channel mutated in Dent's disease, colocalizes with the proton pump in endocytotically active kidney cells. *Proc Natl Acad Sci USA* 1998;**95**:8075–80.
112. Piwon N, Gunther W, Schwake M, Bosl MR, Jentsch TJ. CIC-5 Cl^--channel disruption impairs endocytosis in a mouse model for Dent's disease. *Nature* 2000;**408**:369–73.
113. Christensen EI, Devuyst O, Dom G, Nielsen R, Van der Smissen P, Verroust P, et al. Loss of chloride channel ClC-5 impairs endocytosis by defective trafficking of megalin and cubilin in kidney proximal tubules. *Proc Natl Acad Sci USA* 2003;**100**:8472–7.
114. Nykjaer A, Dragun D, Walther D, Vorum H, Jacobsen C, Herz J, et al. An endocytic pathway essential for renal uptake and activation of the steroid 25-(OH) vitamin D_3. *Cell* 1999;**96**:507–15.
115. Brown RC, Silver AC, Woodhead JS. Binding and degradation of NH_2-terminal parathyroid hormone by opossum kidney cells. *Am J Physiol* 1991;**260**:E544–52.
116. Yamaguchi T, Arao M, Fukase M. Parathyroid hormone degradation by opossum kidney cells via receptor-mediated endocytosis and lysosomal hydrolysis. *Acta Endocrinol (Copenh)* 1992;**127**:267–70.
117. Bethune JE, Turpin RA. A study of urinary excretion of parathyroid hormone in man. *J Clin Invest* 1968;**47**:1583–9.
118. Yamaguchi T, Fukase M, Nishikawa M, Fujimi T, Fujita T. Parathyroid hormone degradation by chymotrypsin-like endopeptidase in the opossum kidney cell. *Endocrinology* 1988;**123**:2812–7.
119. Morel F, Chabardès D, Imbert-Teboul M, Le Bouffant F, Hus-Citharel A, Montégut M. Multiple hormonal control of adenylate cyclase in distal segments of the rat kidney. *Kidney Int* 1982;**21**(Suppl. 11):S-55–62.
120. Morel F, Doucet A. Hormonal control of kidney functions at the cell level. *Physiol Rev* 1986;**66**:377–468.
121. Kawashima H, Torikai S, Kurokawa K. Localization of 25-hydroxyvitamin D_3 1α-hydroxylase and 24-hydroxylase along the rat nephron. *Proc Natl Acad Sci USA* 1981;**78**:1199–203.
122. Rouleau MF, Warshawsky H, Goltzman D. Parathyroid hormone binding in vivo to renal, hepatic, and skeletal tissues of the rat using a radioautographic approach. *Endocrinology* 1986;**118**:919–31.
123. Traebert M, Roth J, Biber J, Murer H, Kaissling B. Internalization of proximal tubular type II Na-P_i cotransporter by PTH: immunogold electron microscopy. *Am J Physiol* 2000;**278**:F148–54.
124. Tusnady GE, Simon I. The HMMTOP transmembrane topology prediction server. *Bioinformatics* 2001;**17**:849–50.

第 11 章

PTH 和 PTHrP 的生理作用：软骨内成骨

Marian Dejaeger, Christa Maes

软骨内成骨

尽管脊椎动物骨架中不同骨骼的形状和尺寸多种多样，但胚胎发育过程中的骨形成只有两种不同的机制，即膜内成骨和软骨内成骨。膜内成骨主要形成颅骨的扁平骨和部分下颌骨及锁骨，通过间充质前体直接分化为成骨细胞而生成。相比之下，中轴骨(椎骨和肋骨)和四肢骨(四肢)的所有长骨都源于软骨内骨化的软骨板。在此过程中，矿化骨的形成是通过骨基质的沉积，由位于软骨细胞首先合成的支架软骨框架顶端的分化的成骨细胞介导[1-3]。

如图 11.1 所示，胚胎中软骨内骨发育始于骨原基的形成，骨原基由未分化的间充质细胞聚集而成。这些间充质细胞聚集团的位置、形状和大小预示着未来的骨骼成分。软骨细胞聚集团内的细胞分化为软骨细胞，此过程需要至关重要的软骨转录因子 Sox9、L-Sox5 和 Sox6，然后开始合成和分泌典型的软骨基质蛋白，如Ⅱ型胶原蛋白(Col2)和特异性蛋白多糖。在小鼠中，虽然骨骼中不同骨的发育时间各异，但这些骨的软骨雏形大约出现在胚胎期(E)第 12 天。一般来说，在四肢骨(即从臀部到脚趾、从肩部到手指)，软骨分化和骨形成的进程是沿着近端到远端的顺序，中轴骨是从头部到尾部。骨原基的初始生长取决于软骨细胞和软骨膜内细胞的增殖和基质沉积，软骨膜是围绕软骨结构的结缔组织鞘。软骨雏形中的软骨细胞沿着纵轴从两端向中心部位逐渐成熟。当到达骨骼雏形的中间部分时，软骨细胞停止增殖，急剧增大，并分泌一种含有 X 型胶原蛋白(Col10)的不同基质，然后逐渐钙化。在此阶段，即在小鼠胚胎期第 14 天，软骨雏形中心的细胞已经成为终末分化的肥大软骨细胞。与此同时，软骨膜的细胞已经开始分化为成骨细胞，并且围绕软骨雏形中部沉积为矿化骨基质鞘，称为骨领(后期皮质骨的原始状态)(图 11.1)。

软骨细胞肥大通常随后是血管侵入软骨。这一过程代表一个真正的新生血管过程，由于未成熟软骨细胞可以生成强大的血管生成抑制因子，使得软骨自然发育为一个缺血性组织。相比之下，肥大的软骨细胞开始生成有效的血管生成刺激因子，即血管内皮生长因子(VEGF)，转基因小鼠的研究充分显示，这是血管侵袭过程的主要触发因素[4]。由于软骨的 VEGF 信号诱导血管从软骨膜侵入肥大的软骨中心，此区域成为一个意义深远而不可逆转的位点。事实上，新生血管的过程伴随着中央软骨的衰变，很可能是因为终末的肥大软骨细胞触发并经历凋亡(尽管对肥大的软骨细胞，或者其中部分细胞，其分化为成骨细胞的能力存在争论)，而钙化的软骨基质被同样侵入该区域的破骨细胞(来源于造血细胞系的大的多核细胞)吸收。骨祖细胞(成熟的分化的成骨细胞前体)来源于软骨膜，也可侵入骨雏形的中间部位，特别与血管密切关联[5]。这些细胞将填充该区域，保持为未分化的基质细胞或分化为骨形成的成骨细胞[5]。后者细胞在残余的钙化软骨部位沉积矿化骨基质，从而在骨干内生成原始骨小梁。骨髓腔通过连续的破骨细胞活动而增大，造血前体从胎儿肝脏迁移至此，建立基于骨髓的造血系统。因此，最终的结果是软骨雏形的中部被骨、血管和骨髓成分所取代，统称为初级骨化中心(POC)(图 11.1)。

由于微型软骨内骨的基本结构已经确定，其后各阶段的特征主要是沿纵轴快速而强劲地生长。这最初是由生长板驱动的，生长板实际是长骨两端保留的软骨区域。充分的骨延长绝对依赖于生长板软骨细胞精确调控的增殖、分化及基质生成。细胞分布在定义明确的水平区带，沿骨的纵轴排列，水平区带为典型的软骨发生形态学和分化阶段(图 11.2)：在紧邻骨的关节端，

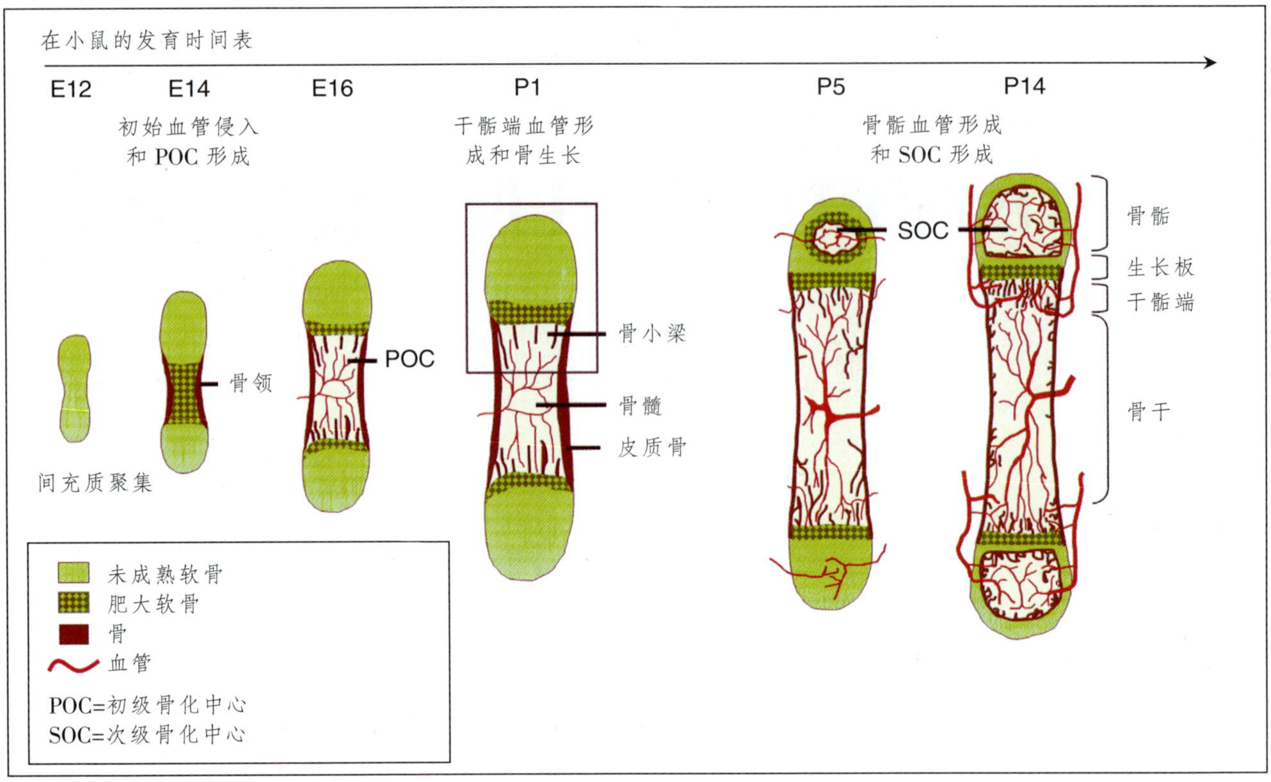

图 11.1 通过软骨内骨化的长骨发育的逐步示意图。在小鼠胚胎期(E)第12天,间充质祖细胞密集并分化为软骨细胞以形成软骨原基,这预示着未来的长骨。中央的软骨细胞变得肥大,而周围软骨膜内的细胞则分化为成骨细胞,形成骨领,即临时皮质骨。肥大软骨核心区随后被血管、骨祖细胞和破骨细胞侵入,并被骨和骨髓侵蚀和取代初级骨化中心(POC)。在干骺端,生长软骨的肥大软骨连续被骨小梁取代,这一过程依赖干骺端血管化,并介导长骨生长[见产后(P)1天]。产后约5天,骨骺血管侵入骨末端的无血管软骨,形成次级骨化中心(SOC)。残留软骨细胞层在骨骺和干骺端骨化中心之间形成生长板,以支持产后长骨的进一步生长。最终(在人类中),生长板关闭,生长停止。图11.2提供了围生期骨结构的详细介绍(显示于P1的框)。(Reproduced from Maes C,Kronenberg H. Bone development and remodeling. In: De Groot L,Jameson J. editors. Endocrinology,Chapter 59. Elsevier,2010. *p*. 1111–35,with permission.)

软骨细胞小且圆;随后是一层扁平的软骨细胞,细胞快速增殖排列呈柱状;接下来,在最靠近干骺端的骨中心,细胞进一步成熟为前肥大和最终非常大的肥大软骨细胞(图11.2,见底部左侧)。随后,在干骺端边界,血管侵入终末行肥大软骨细胞,伴随破骨细胞重吸收和软骨转换(图11.2,见底部右侧)。这一过程还需要VEGF驱动的血管生成,介导干骺端毛细血管朝向肥大软骨的定向生长,并与破骨细胞来源的吸收酶基质金属蛋白酶(MMP)-9以相互强化环路发挥作用[6,7]。增加的破骨细胞活性,包括MMP-9介导的软骨基质降解,从肥大软骨细胞层释放更多的埋入基质的VEGF,从而引导更多的血管到此区域;这再次与破骨细胞的招募增加相关[4]。在许多其他因素中,由VEGF共调节的成骨细胞招募和分化的同步发生[8],是矿化骨逐渐替换软骨支架的进一步需求。在肥大软骨细胞留下的钙化基质的纵向(垂直)小隔上方,分化的成骨细胞分布于Ⅰ型胶原蛋白(Col1)为主的骨基质(“类骨质”),随后类骨质矿化。其特征是初级松质骨的松质骨,随后将被破骨细胞和成骨细胞的波浪状活动进一步改建为不包含软骨残留物的成熟骨小梁(见下文)。因此,在骨延长期间,发生在软骨-骨交界处的过程基本概括了POC最初形成时的软骨内骨形成过程的起始阶段。在软骨内成骨时期,这些过程的正确协调包括从血管侵入至成熟,以及和软骨细胞、破骨细胞、成骨细胞活性的严格对接,这由大量的信号分子调控,包括局部生长因子、细胞因子和循环激素。本章将进一步讨论甲状旁腺激素相关蛋白(PTHrP)和甲状旁腺激素(PTH)信号通过其共同受体[PTH/PTHrP受体1(PTH1R)]在软骨内成骨的每一关键步骤发挥重要作用,包括发育期间和出生后生活期间。

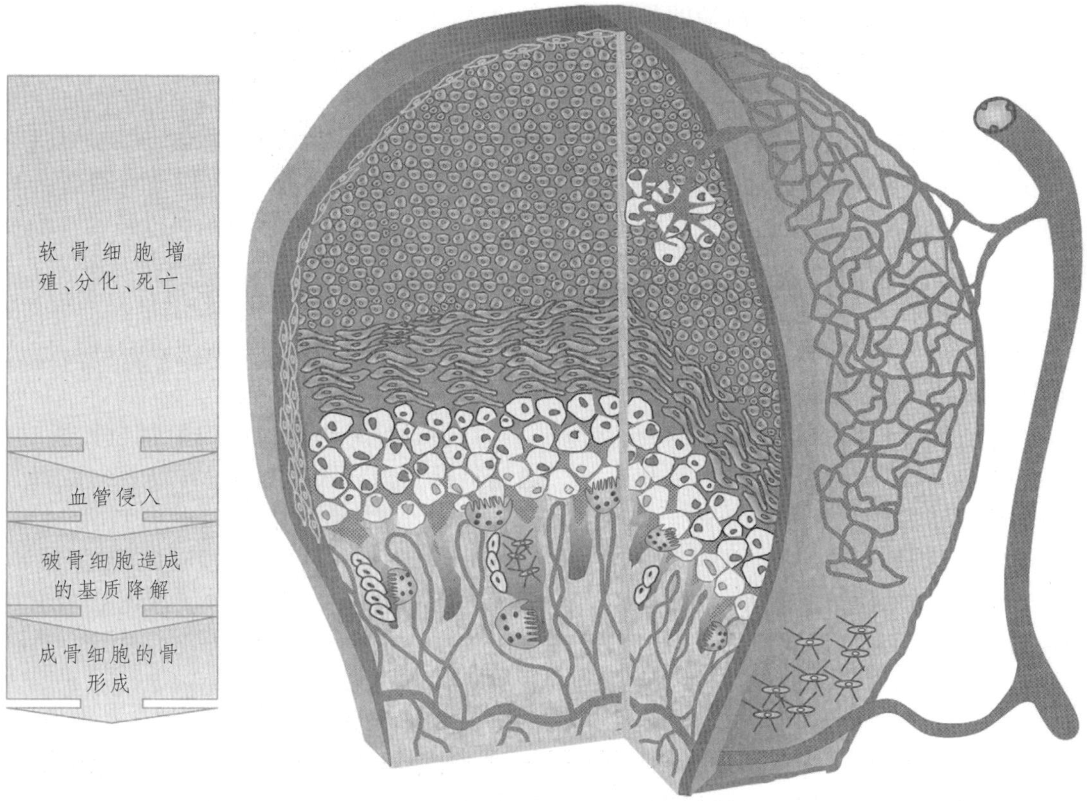

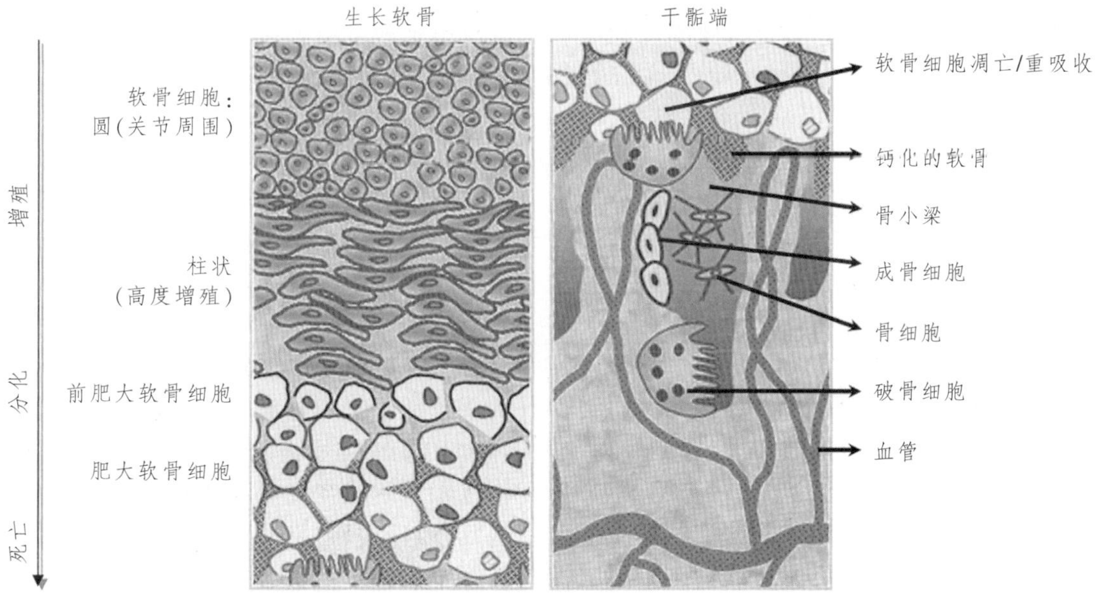

图 11.2　发育中长骨的细胞结构示意图。骨骺由软骨细胞组成，细胞朝向骨干排列为增生(圆形的关节旁和扁柱状的增殖细胞)层、逐步分化(前肥大和肥大软骨细胞)层和细胞死亡(凋亡)层。无血管的软骨由覆盖其表面的骨骺血管网供应。在干骺端，血管侵入终末肥大软骨细胞，破骨细胞重吸收软骨，成骨细胞在软骨残留上构建骨，所有这些协调一致作用以骨和骨髓替代软骨。(Reproduced from Maes C, Kronenberg H. Bone development and remodeling. In: De Groot L, Jameson J. editors. Endocrinology, Chapter 59. Elsevier, 2010. *p*. 1111–35, with permission.)

出生后，软骨内成骨过程继续，在骨两端的骨骺形成次级骨化中心，通过前肥大软骨位点无血管软骨的血管侵入再次启动(图 11.1 和图 11.2)。进一步骨延长持续至青春期。此时，限制在干骺端和骨骺(初级和次级)骨中心之间的独立水平区域的残留生长板关闭，至少在人类，在雌激素的作用下，生长停止。骨骼也发生加宽，尽管与显著的增长相比其程度较小，并且主要由称为外加生长的过程介导。外加骨化表明，通过骨外膜成骨细胞的骨形成(在皮层外侧)联合骨内膜破骨细胞的骨吸收(皮质骨内侧面，朝向骨髓腔)实现了骨干径向生长。成熟皮质骨的特征是紧密的板层结构，为长骨提供最大的强度和刚度；在人类，皮质骨的细胞和基质排列为围绕中央血管的哈弗斯系统。这些细胞大多为骨细胞，完全分化的成骨细胞系的细胞最终埋入基质，并通过走行于陷窝小管内的细胞突起网络互相连接。

骨结构的成熟包含骨干深部初级松质骨的编织骨被替换为更加成熟的板层骨小梁（“次级松质骨”)，排列为蜂窝状板层结构。这种骨转换是通过破骨细胞和成骨细胞的作用完成的。事实上，在整个成年阶段，骨骼以持续的骨重塑过程保持自我更新，以确保骨骼对机械要求的最佳适应，并通过钙离子和磷酸盐的累积和释放维持无机离子的稳态。骨改建意味着，为应答各种激素、因子和物理受力，骨局部被破骨细胞吸收，随后被成骨细胞形成的新骨替代。只要此过程的两方面保持平衡，就可以维持净骨量。然而，由于骨形成和重吸收之间的失衡引起的一些病理变化，通常与破骨细胞的过度活动相关。此种骨骼疾病包括骨质疏松症，这是一种低骨量疾病，常见于绝经后女性。

生长板中的 PTHrP——印度刺猬蛋白通路

如上所述，软骨内成骨需要多种细胞过程的精确协调。在生长板，软骨细胞的增殖和分化经调控形成典型复层排列的小而圆的关节周围软骨细胞、扁柱状软骨细胞、前肥大软骨细胞和肥大软骨细胞(图 11.2 和图 11.3)。由于这些阶段的软骨细胞发育是实际骨发育和生长的驱动力，此过程由大量局部信号分子严格调控则不足为奇，最典型的是 PTHrP 和印度刺猬蛋白(Ihh)、骨形态发生蛋白(BMP)、成纤维细胞生长因子(FGF)(图 11.3)[1,2,9-11]。事实反映了这些调控分子的重要性，其受体基因突变可以导致严重的人类矮化状况，如 Jansen 干骺端软骨发育不良[12-15]和 Blomstrand 软骨发育不全[16-20]中的 PTH/PTHrP 受体(PTH1R)的突变，以及人类软骨发育不全和致死性骨发育不全[21-25]中的组成型活化 FGF 受体 3(FGFR3)的突变。对这些人类遗传性疾病的基因基础的解释，以及对选择性突变导致软骨发育不全和(或)异常软骨内骨化的转基因小鼠的了解，使得我们对骨发育和生长的细胞及分子调控的理解取得了重要进展。这些方法和研究结果将在后面章节中详细讨论。在此，我们将首先简要概述目前关于 PTHrP/Ihh 信号通路调控生长板软骨细胞增殖与分化的基本机制的观点。

在通过软骨内骨化形成的骨生长板中，PTHrP/Ihh 通路负反馈调节软骨细胞的成熟(图 11.3)。邻近骨关节端的软骨细胞分泌 PTHrP。PTHrP 作用于其受体 PTH1R，PTH1R 在柱状增殖软骨细胞低水平表达，在前肥大软骨细胞高水平表达。通过此 PTHrP 信号，软骨细胞保持增殖状态，而其向肥大软骨细胞的进一步分化则延迟。这确保了软骨细胞在退出细胞周期及继续向终末分化、转换之前进行充分的分裂。然而，当与骨末端的距离变得足够大时，细胞摆脱 PTHrP 介导的分化阻断而成为(前)肥大软骨细胞。生长软骨的前肥大软骨细胞和早期肥大软骨细胞可以生成 Ihh，这是刺猬蛋白保守家族的成员之一，此家族还包含音速刺猬蛋白(Shh)和沙漠刺猬蛋白(Dhh)。Ihh 信号作用于靠近骨关节端的软骨细胞，直接作用于这些细胞以刺激 PTHrP 的表达。介导 Ihh 信号传递的机制尚未完全阐明，但涉及通过由补丁蛋白(Ptc)和平滑蛋白(Smo)组成的受体复合物的信号(见下文“印度刺猬蛋白在骨发育期间的作用”)。Ptc 也是 Ihh 信号的下游靶点，在邻近 Ihh 表达域的结构域表达，包括软骨膜的细胞、增殖的软骨细胞和成骨细胞(图 11.3)。由于 Ihh 生成增加导致 PTHrP 信号增加，因此软骨细胞进一步分化为 Ihh 生成细胞的速度放慢；这将转而降低 PTHrP 的生成。因此，PTHrP 和 Ihh 通过负反馈信号通路相互调节，以控制生长板细胞分化的动态过程[26-28]。

此外，突变小鼠模型显示，Ihh 在非 PTHrP 依赖性软骨内骨生长的调控中发挥关键作用，将在下文的“印度刺猬蛋白在骨发育期间的作用”中讨论。简而言之，Ihh 直接刺激软骨细胞增殖和诱导软骨膜细胞向成骨细胞转化，从而确定骨领形成的部位(图 11.3)[29-33]。软骨膜细胞转化为成骨细胞系受到 Ihh 刺激的 runt 相关转录因子 2(Runx2)表达的影响，Runx2 是诱导成骨细胞分化的绝对必要的主转录因子[34]。Runx2 也在生长板表达，促进软骨细胞表达 Ihh 及细胞的进一步肥大性分化[35-37]。

此外，一些影响生长板软骨细胞成熟的信号分子与 PTHrP/Ihh 通路相互作用[38-40]。例如,FGF 信号和 BMP 信号均调节 Ihh 生成。事实上,这些通路均利用多种机制相互交流,调节软骨细胞和成骨细胞分化。一般来说,FGF 和 BMP 通路在调节软骨细胞分化时相互拮抗(图 11.3)[41]。BMP 是属于 TGFβ 超家族的分泌蛋白,通过丝氨酸/苏氨酸激酶受体(由Ⅰ型和Ⅱ型 BMP 受体亚型组成的同源或异源复合体)进行信号转导,导致 Smad 家族的细胞内蛋白活化，从而将 BMP 信号传递给细胞核的靶基因[2,42]。到目前为止,大约 20 个 BMP 家族成员已确定。几个不同的 BMP 配体、BMP 受体和 BMP 拮抗体可以在软骨细胞、软骨膜细胞和成骨细胞中表达。利用转基因小鼠模型的研究表明,在生长板软骨细胞,BMP 信号通过Ⅰ型受体刺激软骨细胞增殖和存活，同时延迟向终末肥大软骨细胞分化的转换（图 11.3)[41],这些发现证实了先前肢体培养获得的结果[38-40]。值得注意的是,在发育中的骨,BMP 在肢体成形和骨骼形态发生的最早期阶段特别重要，在决定间充质细胞聚集团的大小和形状及聚集的间充质细胞向软骨细胞转化时发挥作用[43-45]。但是 BMP 也在软骨发生和骨发生的后续过程及后期骨损伤修复中发挥作用[46]。

FGF 通路同样涉及参与调节骨骼发育的多个配体和受体，配体 FGF18 和 FGF9 及其激活的受体 FGFR3 调节软骨发生的功能最显著[11,47-49]。如上文所述,人类 FGFR3 基因的激活突变可以导致显性遗传性矮化软骨营养不良,这是由软骨细胞增殖受损所致[21]。的确,FGFR3 在增殖的软骨细胞表达,主要阻断软骨细胞增殖。该机制涉及 FGFR3 介导的 STAT1 活化,激活细胞周期抑制因子 $p21^{Waf1/Cip1}$ [50]。因此,小鼠 FGFR3 基因失活,可以增加软骨细胞的增殖和延长生长[51,52]。FGF 信号对软骨细胞分化的影响尚不清楚。在体外,FGF 信号可以加速软骨细胞肥大的最后步骤[38],但是突变小鼠模型有力说明体内 FGFR3 信号可以抑制软骨细胞的肥大性分化[21,53,54]。复杂性可能部分是由于以下事实:软骨细胞直接信号只是部分调节 FGFR3 的作用,部分间接调节可以通过 FGF 调节 Ihh/PTHrP/BMP 信号通路的表达来进行。的确，小鼠 FGFR3 活化突变可以减少 Ihh、Ptc 和 BMP4 的表达,而在 FGFR3 缺乏小鼠,这些基因的表达上调[53,55]。

除了胚胎发育,软骨细胞的 Ihh 和 PTH1R 信号通路在调节和维持生长板,以及维持产后骨生长和骨健康方面仍然是必不可少的[56-58],将进一步讨论(见下文"Ihh、PTHrP 和 PTH1R 在出生后骨骼中的作用")。

PTHrP 在骨发育过程中的作用

PTHrP 最初被认为是在许多恶性肿瘤中发生高钙血症综合征的致病因子[59]。PTHrP 在许多不同细胞类型中合成，其主要作为旁分泌因子发挥作用；在肿瘤细胞,PTHrP 合成可以极度上调,因此 PTHrP 能够分泌进入血液循环，通过其在肾脏和骨骼的作用引起高钙血症。在肾脏,PTHrP 可以刺激钙离子重吸收；在骨骼,PTHrP 可以诱导骨吸收。后者的发生通过间接机制,由于 PTHrP 可以激活成骨细胞产生核因子 κB 受体活化因子配体(RANKL),RANKL 对于破骨细胞前体分化为成熟的吸收骨的破骨细胞非常重要（见下文"Ihh、PTHrP 和 PTH1R 在出生后骨骼中的作用")。在恶性肿瘤的高钙血症,PTHrP 对两个靶器官的作用共同导致了血清钙离子水平大幅增高。

这一发现引起人们进一步研究 PTHrP 的生理作用。除了许多其他功能,PTHrP 在软骨内成骨过程中,调节软骨细胞增殖和分化的作用最显著。如上文所述,在胎儿,PTHrP 由关节周围软骨细胞和邻近生长板末端的相邻软骨膜细胞合成和分泌。PTHrP 作为旁分泌因子，可以与柱状软骨细胞和前肥大软骨细胞的 PTH1R 受体结合[60]。增殖的软骨细胞表达少量受体,但是在停止增殖并成为前肥大软骨细胞的软骨细胞中受体数量大量增加。PTHrP 信号可以使柱状软骨细胞保持增殖状态,从而调节柱状区域的长度,减慢软骨细胞终末分化至有丝分裂后的肥大软骨细胞[1,26]。

通过对许多突变小鼠模型表型的详细分析,推导出了 PTHrP 的作用模式(表 11.1)。PTHrP 缺失小鼠出生后因为呼吸衰竭立即死亡,继发于肋骨形成受损[61]。它们表现为生长严重减缓,来自软骨内成骨的所有骨发育受损。具体来说,$PTHrP^{-/-}$小鼠生长板的特点是细胞增殖区减少,肥大软骨细胞成熟加速启动[61]。对小鼠编码 PTH1R 基因的靶向阻断可以导致比 PTHrP 缺失更严重的表型,而在胎儿生长板的表现明显相同。PTH1R 缺失小鼠死亡更早,在妊娠期,显示侏儒的表型伴生长板的增殖软骨细胞区缺如,而软骨细胞肥大成熟加速启动,最终导致过度骨形成[27]。PTHrP 缺失小鼠与 PTH1R 缺失小鼠生长板改变的相似性为 PTH1R 受体介导生长板中 PTHrP 作用的概念提供了遗传支持。此外,在包含缺失 PTH1R 基因的嵌合细胞亚群的嵌合体小鼠，表明生长板特异性突变的软骨细胞比正常配对小鼠［野生型

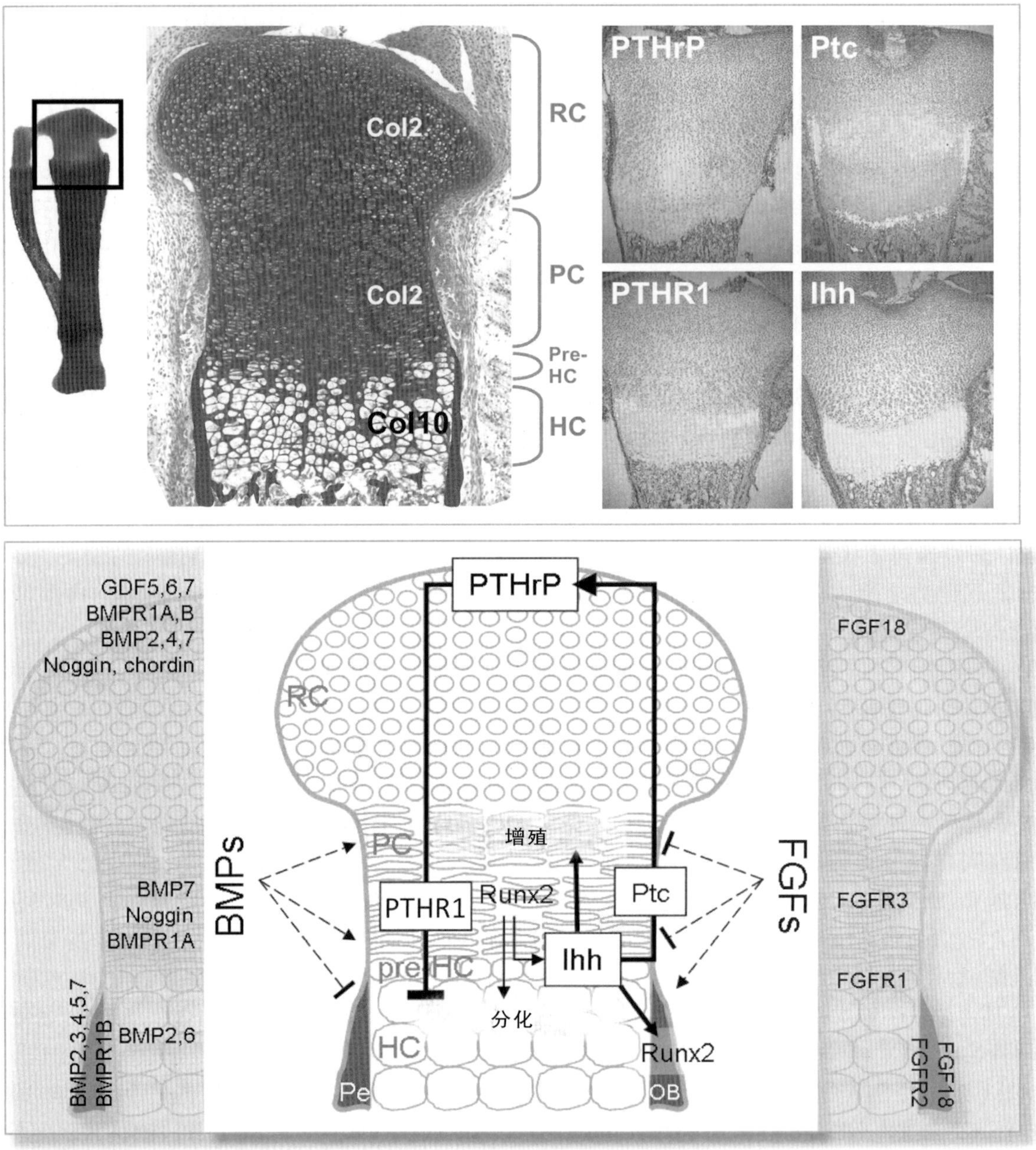

图 11.3 PTHrP/Ihh 通路对软骨细胞增殖和分化的调控。(上图)新生鼠的胫骨近端生长板的形态学,以及标记基因和 PTHrP/Ihh 通路成分的表达模式。(左图)新生鼠的胫骨应用阿利新蓝和茜素红染色,分别显示软骨和骨。下图用一个黑色方形表示。(中图)通过近端胫骨生长板行切片和甲苯胺蓝染色,显示关节周围圆形软骨细胞(RC)区域,活跃增殖的柱状软骨细胞(PC)及前肥大和肥大的软骨细胞[(pre-)HC]。Ⅱ型胶原蛋白(Col2)除了在肥大软骨细胞中表达,还在整个生长板中表达。当细胞变得肥大时,它们会突然降低或停止 Col2 的表达。所有肥大软骨细胞中除外最成熟的,均表达 X 型胶原蛋白(Col10)。软骨膜的骨领骨化和干骺端骨小梁片段呈现伪红色。(左图)原位杂交的图像,用于检测新生鼠生长板切片中 PTHrP、PTH1R、Ptc 和 Ihh 的 mRNA 表达,放射性信号呈现伪黄色。PTHrP mRNA 在邻近骨末端的关节周围软骨细胞中强烈表达。PTH/PTHrP 受体(PTH1R)mRNA 在增殖的软骨细胞低水平表达,在前肥大软骨细胞强烈表达,前肥大软骨细胞位于柱状软骨细胞和肥大软骨细胞之间。Ihh mRNA 表达与 PTH1R mRNA 表达呈部分重叠,这也扩展到更成熟的肥大软骨细胞。Ihh 受体和转录的靶点补丁蛋白(Ptc)在增殖的软骨细胞、软骨膜细胞和成骨细胞中表达。(下图)骨骺的示意图,描述的是中心的 PTHrP/Ihh 负反馈回路。接近于骨关节末端的细胞可以分泌 PTHrP,在细胞从增殖状态向后增殖状态转换时,PTHrP 可以通过软骨细胞表达的 PTH1R 发挥作用,以保持细胞增殖并延迟分化。这可以确保增殖软骨细胞柱具有足够长度,进一步增殖受自身 Ihh 的刺激,而不依赖于 PTHrP。通过防止过早的肥大性分化,PTHrP 还能减慢生成 Ihh 的细胞的产生。当与骨末端的距离变得足够大时,细胞就会摆脱分化阻滞,成为表达 Ihh 的(前)肥大软骨细胞。Ihh 信号通过 Ptc 传递,刺

(待续)

(WT)]分化为肥大细胞更快,无论其是否被 WT 细胞包围[62]。这些实验证明,PTH1R 在软骨细胞内自主作用于细胞,是减缓其肥大性分化的必要因素[62]。在人体中,Blomstrand 软骨发育不全在子宫内是致命的,原因为突变导致 PTH1R 受体缺失或缺陷。该病以短肢、矮身材和过早的软骨内骨化为特征[16-20],在 PTH1R 和 PTHrP 功能缺失小鼠模型中观察到相同的表现。

人类的另一种侏儒症称为 Jansen 干骺端软骨发育不良,是由 PTH1R 基因突变导致的,可使受体组成型活化,甚至发生在无配体的情况下[12-15]。这种情况与生长板软骨细胞延迟肥大性分化相关,可导致生长受损及进行性干骺端改变,后者以不规则和片状骨化及高钙血症和低磷血症为特征。在发现该病的遗传原因后,人们制备了一个 PTH1R 功能获得小鼠模型[63]。转基因小鼠在 Co12 基因启动子的控制下表达组成型活化 PTH1R,表现为软骨细胞向肥大软骨细胞转化减慢、血管侵入延迟和矿化延迟,模拟 Jansen 软骨发育不良患者的表型[63]。类似的,软骨细胞(在 Col2 启动子驱动转基因小鼠模型)PTHrP 的过表达,可以导致因软骨内骨化延迟所致的短肢侏儒症。这些小鼠出生时具有软骨性的软骨内骨架,几乎完全由增殖的软骨细胞组成,是由于软骨分化和骨领形成延迟造成的 [64](表 11.1)。此外,当这些 PTHrP 过表达小鼠与 PTHrP 缺失小鼠杂交时,可以防止 PTHrP 缺失小鼠的新生鼠死亡,表明致死性是由骨骼异常引起的[63,65]。

这些发现共同确立了 PTHrP 和 PTH1R 在调节软骨细胞成熟速度方面的关键作用。

值得注意的是,虽然非常相似,但是 PTHrP 缺失和 PTH1R 缺失小鼠的表型并不完全相同。对 PTH1R$^{-/-}$和 PTHrP$^{-/-}$小鼠模型表型的详细比较分析显示,与 PTHrP$^{-/-}$小鼠不同,PTH1R$^{-/-}$小鼠具有独特的骨骼表型[66]:在早期,PTH1R$^{-/-}$缺失小鼠软骨膜和骨外膜区增厚,伴类骨质沉积增加,软骨原基血管侵入受阻。后期发育中,小鼠显示出软骨内骨的骨干皮质骨增加,而原始松质骨中骨小梁形成显著下降[66]。一些差异可以解释为甲状旁腺激素补偿 PTHrP$^{-/-}$小鼠的 PTHrP 缺失的能力,但不发生在 PTH1R$^{-/-}$小鼠。另一方面,在 PTH1R$^{-/-}$小鼠中未发现的 PTHrP$^{-/-}$小鼠的一个特异性特征是胎盘钙离子转运的缺陷;PTHrP 确实具有促进钙离子通过胎盘从母体转移至胎儿的作用[67]。

PTH 和 PTHrP 与 7 个跨膜 G 蛋白偶联 Ⅰ 型 PTH/PTHrP 受体 PTH1R 以相等的亲和力结合[68]。通常,G 蛋白偶联受体(GPCR)的信号转导发生如下:由配体激活,GPCR 经历了构象变化,导致细胞质内异三聚体 G 蛋白激活。这些 G 蛋白由三个亚基即 Gα、Gβ 和 Gγ 组成,功能是作为分子开关。当 Gα 亚基与鸟嘌呤三磷酸(GTP)结合,为活跃状态;当 Gα 亚基与鸟嘌呤二磷酸(GDP)结合,则为不活跃状态。活化的 GPCR 作为鸟嘌呤核苷酸交换因子,可促进 G 蛋白 α 亚基上结合的 GDP 交换为 GTP。GTP 的结合导致三聚 G 蛋白 (不活跃)从受体释放,解离为 Gβ/Gγ 二聚体和 GTP-Gα 亚基(活跃)。这些活跃的亚基随后自由并作用于其下游效应因子,导致一系列下游事件。在信号传导之后,Gα-GTP 的 GTP 被水解为 GDP,Gα 成为不活跃状态(Gα-GDP),导致其与 Gβ/Gγ 二聚体再结合而形成不活跃的异三聚体复合体。一个特定 G 蛋白及其作用的细胞内信号通路的特异性作用在不同细胞类型有所不同,可以进一步受到邻近细胞和基质蛋白信号的影响。

两者中任一配体(PTH 和 PTHrP)与 PTH1R GPCR 结合,均可导致刺激异三聚体 G 蛋白(Gs)和 Gq 家族异三聚体 G 蛋白 (每个配体激活 PTH1R 的时间/构象差异见第 4 章)的激活。经由 Gs 的信号可以造成腺苷酸环化酶的活化及 cAMP 和蛋白激酶 A(PKA)的二次活化。经由 Gq 的信号可以导致蛋白激酶 C(PKC)和钙/磷酸肌醇的活化。在人类,编码刺激 G 蛋白 α 亚基(Gsα)的 GNAS1 基因的一个拷贝功能缺失突变,可以导致 Albright 遗传性骨营养不良(AHO)[69]。患有这种遗传性疾病的患者表现出一种骨骼表型,包括短指症和生长板过早闭合。两篇文章报道了 PTHrP 基因失活、杂合突变的家族,表明 PTHrP 杂合性可以导致 E 型短指症,与

激 PTHrP 的表达,从而再次增加肥大性分化阻滞。因此,PTHrP 和 Ihh 通过控制生长板细胞分化动力学的负反馈信号通路来互相调节。不依赖 PTHrP 生成的调控,Ihh 通过诱导细胞内 runt 相关转录因子 2(Runx2)的表达,直接刺激软骨细胞增殖,使软骨膜(Pe)内的细胞转化为成骨细胞(OB)。因此,Ihh 确定了骨领的形成位点。Runx2 也表达于软骨细胞,Runx2 可以促进 Ihh 表达和肥大软骨细胞分化。(左图和右图)调节软骨细胞增殖和分化的其他通路与 PTHrP/Ihh 通路互相作用协同配合。例如,一些骨形态发生蛋白(BMP)和成纤维细胞生长因子(FGF)在生长软骨中起作用,在调节软骨细胞增殖、Ihh 表达和终末肥大软骨细胞分化时有很大的拮抗作用。(Bottom panel: Reproduced from Maes C, Kronenberg H. Bone development and remodeling. In: De Groot L, Jameson J. editors. Endocrinology, Chapter 59. Elsevier, 2010. *p*. 1111–35, with permission.)

表 11.1 基因修饰的小鼠模型用于研究 PTH/PTHrP 和 Ihh 通路在骨骼发育、出生后骨骼生长及骨稳态的作用

遗传模式	启动子	表型	参考文献
PTHrP/PTH			
$PTHrP^{-/-}$	/	出生时致命(呼吸衰竭)。侏儒症-软骨内骨发育不全:软骨细胞增殖区减少,软骨细胞肥大成熟加速启动	61
PTHrP Tg	Col2a1	短肢侏儒症。出生时伴软骨化的软骨内骨骼几乎全部由增殖的软骨细胞组成,是由软骨细胞的成熟和骨领形成的延迟所致	64
$PTHrP^{+/-}$(Het)	/	出生时表现正常。3个月龄:低骨量,小梁的厚度和连接性减少,骨髓中脂肪细胞的数量异常增高	140
PTHrP cKO	Col1-Cre	骨质疏松表型。骨形成受损,是由于成骨细胞分化受损和成骨细胞凋亡增加所致。破骨细胞的数量减少	143
PTH KO	/	软骨基质矿化减少,新血管化减少,干骺端成骨细胞和松质骨减少。成鼠骨小梁骨量增加	141,142
PTH1R			
$PTH1R^{-/-}$	/	妊娠期间致命。侏儒症-软骨内骨发育不全:软骨细胞增殖区缺失,软骨细胞肥大成熟加速启动	27
嵌合 $PTH1R^{-/-}$;WT	/	生长板中特异性 PTH1R 缺乏的软骨细胞的异位/过早肥大性分化。在邻近突变细胞的软骨膜形成异位骨领	62
CA-PTH1R Tg	Col2a1	软骨细胞成熟延迟、血管侵入延迟和矿化延迟	63
PTH1R i-cKO (Tam at P3)	Col2a1-Cre-ERt	侏儒表型。软骨细胞分化加速,生长板过早闭合(消失)	56
CA-PTH1R-Tg	DMP1	骨量和骨重塑增加,骨细胞和成骨细胞的数量增多,RANKL 表达增加,骨硬化蛋白表达减少	145
PTH1R cKO	DMP1-Cre	骨密度增加,成骨细胞和破骨细胞活性降低,对 PTH 的应答钝化(无 RANKL 诱导和骨硬化蛋白抑制)	146
PTH1R i-cKO (Tam at P3-P21)	DMP1-Cre-ERt	轻度骨质疏松伴骨小梁减少,骨硬化蛋白表达增加,对低钙饮食的反应钝化	147
IHH			
$Ihh^{-/-}$	/	出生时致命(呼吸衰竭)。软骨内软骨发育不全:在错误位点软骨细胞过度肥大性分化,软骨细胞增殖减少,软骨内骨的成骨细胞分化和骨化缺失,血管侵入延迟和受损	90,103
Ihh cKO	Col2a1-Cre	出生后不久致命。软骨内骨发育受损:软骨细胞增殖减少,软骨细胞异位/过早肥大,软骨内骨的成骨细胞发育不良,血管侵入延迟或阻滞	91
Ihh-cKO; CA-PTH1R	Col2a1-Cre; Col2a1	CA-PTH1R 逆转 Ihh 缺失软骨细胞的异位/过早软骨细胞肥大	92
Ihh-i-cKO (Tam at P0)	Col2a1-Cre-Ert	侏儒表型。软骨细胞分化加速,生长板过早闭合(消失)	58
Ihh-i-cKO; CA-PTH1R(Tam-at-P0)	Col2a1-Cre-Ert; Col2a1	CA-PTH1R 逆转 Ihh 缺失软骨细胞的加速分化;不改善受损的软骨细胞增殖	57
嵌合 $Ihh^{-/-}$;$PTHRP1^{-/-}$		生长板的双突变软骨细胞的异位/过早肥大性分化。在邻近的软骨膜内无异位骨领形成	30
Ihh Tg	Col2a1	新生儿致命。在生长板软骨细胞增殖增强	29
Ihh 下游信号组件			
Smo cKO	Col2a1-Cre	出生后数天内致命。长骨较短。软骨细胞分化正常,但是软骨细胞增殖减少	29
CA-Smo Tg	Col2a1	新生儿致命。生长板软骨细胞增殖增强	29
$Gli1^{-/-}$	/	无骨骼表型	117

(待续)

表 11.1　（续）

遗传模式	启动子	表型	参考文献
$Gli2^{-/-}$	/	出生时死亡。骨骼异常，短肢。软骨内骨发育缺损：生长板长度增加，血管侵入延迟，骨化减少	113，114
$Gli3^{-/-}$	/	手腕/脚踝水平的正常发育，但严重多指	109
PTH1R 下游信号组件			
嵌合 $Gs\alpha^{-/-}$；WT	/	特异性突变（Gsα 缺失）的软骨细胞停止增殖，过早肥大化	72
Gsα cKO	Col2a1-Cre	出生时死亡。生长板缺陷：增殖区缩短和软骨细胞肥大性分化加速	73
Gsα cKO	Osx-Cre：GFP	骨形成受损。出生时严重的骨质疏松症伴骨折	148
Gsα cKO	Col1-Cre	正常的胚胎发育。在生命后期，骨小梁减少，皮质骨增厚	149
不能激活 Gq 的突变 PTH1R（KI 模型）	/	软骨内骨发育异常，包括骨化延迟和软骨细胞增殖增加	76

缩写：$^{-/-}$，全敲除或缺乏小鼠；$^{+/-}$，杂合普遍敲除小鼠；cKO，使用 Cre-LoxP 重组策略常规敲除小鼠；i-cKO，诱导型 cKO；Tg，转基因系；CA，结构性激活；KI，敲入模型；Tam，他莫昔芬；P，出生后天数。

AHO 表型非常类似[70,71]。

在实验小鼠模型，人们通过嵌合体首先揭示了Gsα作为生长板中 PTH1R 的主要中介因子的功能，嵌合体包含正常软骨细胞、编码 Gsα 的 Gnas 基因外显子 2 缺失的软骨细胞及其他基因产物[72]。在这些嵌合体中，突变（$GnasE2^{-/-}$）软骨细胞停止增殖，过早变得肥大[72]，在含有缺失 PTH1R 基因的 $PTH1R^{-/-}$软骨细胞（见上文）的类似嵌合体小鼠中也观察到相似的表型[62]。导入一种表达 Gsα 的转基因，可以防止 $GnasE2^{-/-}$软骨细胞的过早肥大[72]。这些发现表明，PTH1R 保持软骨细胞增殖和防止软骨细胞肥大性分化的作用是经由 Gsα 激活进行传递的。同样，软骨缺乏 Gsα 的条件性基因敲除（Col2-Cre-介导）小鼠具有严重的生长板缺陷，其特征是生长板软骨细胞的增殖区缩短和肥大性分化加速；这些小鼠在出生后几分钟内死亡[73]。

进一步的基因分析表明，Gs 活化的下游即细胞周期蛋白/Cdk 抑制子 p57 被抑制，从而增加了增殖软骨细胞池。在体内，PTHrP 能降低软骨细胞 p57 的表达[74]，p57 基因失活可以导致软骨细胞增殖增加和分化延迟[75]。因此，Gs 活化介导 PTHrP 的作用以维持软骨细胞增殖。为了确定 Gq 在介导 PTH1R 活化中的功能，制备了携带突变 PTH1R 的小鼠，其可以正常激活 Gs，但不能激活 Gq。这些小鼠在胚胎软骨内骨发育过程中表现异常，包括骨化延迟和软骨细胞增殖增加，这表明 Gq 活化可以轻度加速软骨细胞分化[76]。因此，PTH1R 在软骨细胞激活 Gs 和 Gq，导致了似乎相互对立的作用。

PTHrP 保持软骨细胞处于增殖状态的作用，似乎是通过 p57 的抑制进行介导的，介导其延缓软骨细胞分化作用的下游机制的中心是 PTHrP 诱导的 Runx2 表达的抑制[26]。Runx2 是成骨细胞分化必需的转录因子；Runx2 缺陷小鼠完全缺乏成骨细胞，将发育为完全软骨骨架，而无任何骨形成[77,78]。此外，Runx2 还表达于生长板的前肥大软骨细胞和肥大软骨细胞，转录调节几个肥大化的相关基因，包括 Col10[79]。Runx2 缺失小鼠在某些骨缺乏肥大软骨细胞，如肱骨和股骨，在其他骨显示细胞肥大化的启动延迟，如桡骨/尺骨[35,77,80]。反之，在非肥大软骨细胞靶向表达 Runx2，可以加速其分化和成熟，甚至可以发生在正常情况下不会肥大化的软骨细胞[36,81]。这些观察表明，Runx2 是肥大软骨细胞分化的有效刺激因子。

PTHrP 对软骨细胞从成熟至肥大的抑制作用，至少部分是通过抑制 Runx2 mRNA 的表达来介导的。几种通路似乎可以促进 Runx2 表达抑制。首先，PTHrP 通过 Gs 激活 PKA 依赖通路，导致转录因子 Sox9 磷酸化，间接抑制 Runx2 表达[82,83]。Sox9 在一个正性反馈回路中反过来刺激 PTHrP 表达[84]。其次，在软骨细胞，PTHrP 诱导的细胞周期蛋白 D1 表达的刺激可以影响 Runx2 表达，对细胞周期蛋白 D1 缺失小鼠的分析表明，在缺乏细胞周期蛋白 D1 的软骨细胞，PTHrP 不能下调 Runx2的表达[85]。第三，PTHrP 对 Runx2 表达的抑制可能涉及Zfp521（一种锌指蛋白转录共调节因子），被证实是 Runx2 的一种抑制子[86]。最近的研究表明，PTHrP 可以在前肥大软骨细胞诱导 Zfp521 表达。此外，软骨细胞特异性敲除 Zfp521 小鼠的生长板与 PTHrP 缺失小鼠和软骨细胞特异性敲除 PTH1R 小鼠的生长板非常相似，所有实例的特征是软骨细胞增殖和早期肥大化过度减少，生长板厚度减小[87]。在软骨细胞,Zfp521的缺失可以减少细胞周期蛋白D1的表达,增加Runx2的表达[87]。这些数据有力提示,Zfp521至少部分介导PTHrP对软骨细胞增殖、Runx2表达及软骨细胞肥大性分化的作用。基因证据支持此机制，最近的发现，从携带组成型活化PTH1R的软骨细胞敲除Zfp521，可以通过恢复生长板中软骨细胞的分化，部分缓解这些小鼠的Jansen样干骺端软骨发育不良的表型[88]。值得注意的是,Guo等将Runx2$^{-/-}$小鼠、PTHrP$^{-/-}$小鼠与双纯合子型Runx2$^{-/-}$、PTHrP$^{-/-}$小鼠进行比较，结论是PTHrP引起的软骨细胞肥大化延迟也是由Runx2非依赖通路介导的[89]。所有这些通路相互作用的精确机制，以及其应答PTHrP而调节生长板软骨细胞分化速度的相对重要性,仍然需要充分解释。

印度刺猬蛋白在骨发育期间的作用

如上文“生长板中的PTHrP——印度刺猬蛋白通路”中所述,由前肥大软骨细胞和肥大软骨细胞分泌的Ihh是发育的软骨内骨中PTHrP表达的主要调节因子。此外,Ihh/PTHrP通路形成负反馈回路，控制肥大性分化的速度(图11.3)[26]。使用鸡胚肢体培养物进行的一系列实验,最早发现了这一关键的调节机制。首先,胎肢外植体中Ihh的异位过表达,使得因软骨细胞分化受阻而导致肥大软骨细胞缺失[28],这是一种与PTHrP缺失小鼠相反的表型[61]。而且,培养的过表达Ihh的肢体外植体表现为PTHrP表达显著上调 [28]。这些发现表明,Ihh和PTHrP可能在一个共同的通路起作用。在第二个实验中,将Shh(具有相似活性的Ihh同源物)导入WT及PTHrP$^{-/-}$或PTH1R$^{-/-}$肢体外植体内。Shh阻断了WT外植体内软骨细胞的肥大性分化，而缺乏PTHrP或PTH1R的肢体外植体对Shh的作用具有抵抗性,因此,Shh通过刺猬蛋白信号调节软骨细胞肥大性分化需要完整的PTHrP信号[27]。总之,这些发现表明,Ihh通过PTHrP和PTH1R调节软骨细胞肥大性分化的启动。

在使用Ihh突变小鼠模型的大量后续实验中,进一步证实了生长板中Ihh/PTHrP作用的负反馈模式（表11.1)。首先制备传统的Ihh缺失小鼠,发现其显示出严重短肢侏儒症，且伴有肢体的异常软骨细胞成熟和PTHrP mRNA表达缺如[90]。大多数Ihh$^{-/-}$小鼠出生时因呼吸衰竭而死亡,这是肋骨的发育缺陷造成的[90]。尽管在Ihh$^{-/-}$小鼠长骨中最初是软骨细胞的成熟延迟，但在晚期阶段可以观察到过度的软骨细胞肥大性分化[90]。特别是在邻近骨两端可以发现肥大软骨细胞，在PTHrP缺失小鼠中也可以观察到这种表型[61]。软骨细胞Ihh选择性消融的条件性敲除小鼠(Col2-Cre模型)表现出相似的表型;这些小鼠也在出生后不久死亡,表现为四肢生长畸形和延迟(其他特征见下文),并伴有邻近骨两端的异位软骨细胞肥大化[91]。最后,在生长板中强制表达组成型活化PTH1R,在胚胎发生期[92]及出生后早期,可改善Ihh缺失型软骨细胞的异位/过早软骨细胞肥大化,正如可诱导的条件性小鼠模型中所见(见下文“Ihh、PTHrP和PTH1R在出生后骨骼中的作用”)[57]。

上文提到的小鼠模型支持Ihh经由PTHrP发挥作用以调控软骨细胞肥大性分化的速度,但这些Ihh突变体的特征在PTHrP或PTH1R敲除小鼠中并未观察到,或不能被组成型活化PTH1R改善。因此,这些特征表明,Ihh在软骨内骨生长调节中起作用并不依赖于PTHrP信号。这些作用包括:Ihh信号刺激软骨细胞增殖的直接作用,以及Ihh诱导作用于软骨膜以控制骨领形成的直接作用[90-92]。事实上,在Ihh缺失小鼠中,软骨细胞增殖减少,可以通过BrdU标记(用于标记活跃增殖细胞并通过免疫组织化学检测的方法)定量;Ihh$^{-/-}$小鼠(与WT相比)增殖软骨细胞区的长度及该区域BrdU阳性细胞的百分比显著减少[90]。值得注意的是,这种增殖指数在软骨细胞缺乏Smo(刺猬蛋白的信号受体,也见于进一步介绍)的小鼠同样明显减少,而在软骨细胞具有组成型活化Smo或Ihh的小鼠模型中，软骨细胞增殖增加[29]。因此,对软骨细胞增殖的调节代表软骨细胞中Ihh信号的直接作用，可能由Ihh直接或间接作用介导以促进细胞周期蛋白D1的转录[29]。Ihh还可以加速圆形的关节周围软骨细胞转化为扁柱状软骨细胞[32]。

此外,Ihh$^{-/-}$小鼠软骨膜成骨细胞分化明显缺乏,骨领形成完全缺如[90]。通过原位杂交检测Runx2 mRNA可以证实。Ihh缺失骨骼的肥大软骨细胞可以保持Runx2的表达，但在突变型的软骨膜中无法检测此信号。在Ihh$^{-/-}$小鼠,成熟成骨细胞的标志物骨钙蛋白无表达,这一现象与WT小鼠相反,WT小鼠在骨领区明显表达Runx2和骨钙蛋白[90]。随后的研究表明,Ihh信号是成骨细胞分化直接所需:来自软骨膜细胞的Smo条件性失活可以阻止正常骨领形成。分析由WT和Smo$^{-/-}$细胞组成的嵌合体胚胎发现,Smo$^{-/-}$软骨膜细胞未能提供成骨细胞至骨领或初级松质骨,但可以产生异位软骨细胞[93]。

软骨膜细胞被认为是具有双向分化潜能的成骨-软骨祖细胞;Runx2、SP7/Osterix(Osx)和规范的β-连环蛋白介导的Wnt信号对于间充质前体细胞定向分化为成骨细胞系至关重要[94]。定向的骨祖细胞或前成骨细胞分化为成熟的成骨细胞，表达包括 Col1、骨桥蛋白和骨钙蛋白在内的骨基质蛋白增加，骨基质矿化增加。在软骨内骨化期间，软骨膜被认为是成骨细胞的主要来源[5,95]。Runx2$^{-/-}$和 Osx$^{-/-}$小鼠[78,96,97]及 β-连环蛋白条件性敲除[98,99]均显示软骨内成骨细胞发生受阻且初级骨化缺如。

有趣的是，使用含有 PTH1R$^{-/-}$细胞或 PTH1R$^{-/-}$的实验表明，Ihh$^{-/-}$双突变细胞的嵌合体只有在其表达 Ihh 的情况下，异位骨领片段紧邻异位肥大软骨细胞而形成[30,62]。因此，Ihh 通过局部信号引导成骨细胞的分化位点从前肥大/肥大软骨细胞的位点至邻近软骨膜[3,30-33]。通过启动 Runx2 表达，软骨膜细胞应答并依赖于 Ihh[90,93,100]。软骨细胞来源的 Ihh 对 Runx2 的转录上调似乎由 Gli 蛋白介导，Gli 蛋白是可以转导 Ihh 信号的转录调节因子（参见进一步的介绍）[101]。因此，骨领形成的调控由 Ihh 诱导的对软骨膜细胞的直接作用所介导。软骨膜细胞可能是一种具有双向分化潜能的成骨-软骨祖细胞，在 Ihh 刺激 Runx2 表达的作用下，可分化为成骨细胞系。软骨膜细胞通过分泌调节软骨细胞增殖和分化的信号分子，如 BMP、FGF18 和 PTHrP（见前文）来控制软骨的模式[102]。值得注意的是，在所有情况下，成骨细胞分化似乎不需要 Ihh。例如，Ihh$^{-/-}$小鼠表现为软骨内骨骼的骨完全缺如，但颅骨骨骼的膜内骨化似乎更少受到 Ihh 缺失的影响[90]。

由此可见，Ihh 是软骨内骨发育的主要调节因子。在邻近软骨膜的位置，Ihh 可以协调软骨细胞增殖、软骨细胞成熟和成骨细胞分化的时间和空间耦合。此外，Ihh 的作用是使这些过程与软骨内骨的血管化同步，这是后续骨形成的先决条件（见上文"软骨内成骨"）[4,103]。除了上述所有特征之外，Ihh 缺失小鼠还表现为发育中骨板的血管侵入受阻，初级骨化中心未形成，出生后即死亡[90,103]。这种现象并不能解释为固有内皮细胞 Ihh 缺乏的潜在后果，因为仅在表达 Col2-Cre 的细胞 Ihh 失活的条件性敲除模型中[91]显示出相同的表型，甚至小鼠出生后可存活。因此，软骨细胞来源的 Ihh 似乎是介导软骨性骨支架中血管侵入的必要条件。正如上文"软骨内成骨"所述，软骨新血管形成由 VEGF 驱动，VEGF 由肥大的软骨细胞高水平表达，是软骨内骨生长所必需的。由于 Ihh 决定了终末分化肥大软骨细胞的时间，它可能间接决定了这些细胞 VEGF 的表达，这对于允许血管侵入软骨是至关重要的。然而，尽管在 Ihh 突变体小鼠模型中软骨细胞分化在早期阶段被延迟，但在后期阶段出现了肥大软骨细胞，并表达终末分化的标志物，包括基质金属蛋白酶（MMP）-13、骨桥蛋白及 VEGF[91,103]。因此，Ihh$^{-/-}$软骨可以生成新血管化所必需的信号。Ihh 缺陷软骨血管侵入严重受损的原因仍然在很大程度上是令人困惑的。Ihh 对软骨膜可能起作用，离体培养去除软骨膜的骨外植体显示不能发育为初级骨化中心[95]。通常，在发育四肢骨的肥大软骨细胞的核心区血管侵入之前，骨干中段软骨膜发生一系列事件，包括软骨膜内层成骨细胞分化、骨领沉积及血管侵入和积聚。在 Ihh 缺失小鼠，这些事件中的每一个均严重受损或阻断[90,103]。在 Ihh$^{-/-}$胚胎（第 12.5 天胚胎）的早期阶段，已经观察到软骨膜发育不良，如软骨膜薄、结构紊乱及血管化延迟[103]。值得注意的是，Ihh 首先在第 11~12 天胚胎肢体原基的间充质细胞聚集团中表达，早于其在发育生长板的前肥大和肥大软骨细胞中表达（第 14.5 天胚胎）[104]。在后期阶段，Ihh$^{-/-}$小鼠成骨细胞分化和骨领形成缺乏；同时，软骨雏形仍未被侵入[90,103]。与之相反，在实验中，软骨中 Ihh 基因错误表达，在异位 Ihh 产生位点附近形成了异位骨领片段（见前文），这似乎与不成熟软骨的多位点异位血管侵入有关[30]。最近的研究显示，发育骨骼的血管侵入与软骨膜中形成的成骨细胞前体一个亚群的共同侵入相关，一些细胞像周细胞一样包绕在血管的内皮周围；这些细胞至少一部分可在新的骨化腔内成为真正的成骨细胞[5]。在 Ihh$^{-/-}$小鼠，骨骼组分从不骨化[90,103]。

总而言之，这些研究确定了 Ihh 信号在调控软骨细胞发育及调控肥大软骨细胞成熟如何与软骨内发育和软骨新血管化时空一致中起到了核心作用。正在进行进一步的研究，以充分揭示这些相互交织的过程及其分子控制。这些研究包括阐明 Ihh 表达的调节及解释介导 Ihh 各种作用的下游机制。

如上所述，Ihh 的主要作用是刺激 Runx2 在软骨细胞膜中的表达，从而诱导成骨细胞分化（见上文）。Runx2 也在软骨细胞中表达，并且其表达似乎不受 Ihh 缺失的影响[90]。相反，软骨细胞中的 Runx2 可以调节这些软骨细胞中的 Ihh 表达[35-37]。Runx2 在非肥大软骨细胞中的组成型表达可以诱导肥大性分化、Ihh 表达及软骨内成骨[36]。研究发现，可以调节软骨细胞 Ihh 表达的另一种转录因子是 Atf4。体外测定表明，在软骨细胞内，Atf4 可以与 Ihh 启动子结合，作为 Ihh 的转录激活因子发挥作用[105]。小鼠 Atf4 消融会导致严重的骨骼缺陷，包括身材矮小、短肢伴软骨细胞肥大化加速和骨化延迟；这些异常与 Ihh 的表达和信号减少相关[105,106]。当

Atf4$^{-/-}$小鼠软骨细胞中的 Atf4 选择性过表达时，身材矮小、生长板缺陷和 Ihh 表达减少均被校正。令人惊讶的是，软骨细胞来源的 Atf4 还恢复了 Atf4$^{-/-}$小鼠的成骨细胞表型和骨发生缺陷，而这似乎是由 Ihh 介导的[106]。

Ihh 和哺乳动物基因组(即 Shh 和 Dhh)编码的其他刺猬蛋白一样，通过由刺猬蛋白细胞表面受体 Ptc 和 Smo 组成的受体复合物进行信号转导，Smo 是一种推定为 G 蛋白偶联的 7 个跨膜结构域蛋白。在不存在配体的情况下，Ptc 抑制 Smo 的活性；当刺猬蛋白与 Ptc 结合时，Ptc 对 Smo 的抑制被释放。Smo 经过构象变化，通过 Gli 蛋白的去抑制和活化来激活信号活性。因此，转录调节因子(哺乳动物中被称为 Gli1、Gli2 和 Gli3 的三个相关转录因子）的 Gli 家族代表了 Ihh 信号的关键细胞内转导因子，通过转位到细胞核来控制 Ihh 靶基因的转录。Gli3 和更短的 Gli2 可以被蛋白水解为短的阻遏蛋白[107,108]。在缺乏 Gli 蛋白的突变体小鼠中可见骨骼异常[3]。在软骨细胞中，Gli3 似乎主要作为 Ihh 信号的强阻遏物发挥作用。在小鼠中，Gli3 的丢失会引起严重的多指(趾)畸形[109]，但是在 Ihh$^{-/-}$突变体中，其恢复了软骨细胞增殖的缺陷，可以延缓肥大性分化的加速启动[110,111]。此外，在 Ihh$^{-/-}$;Gli3$^{-/-}$突变体中，Ihh 靶基因 Ptch 和 PTHrP 的表达被再激活[111]。因此，Gli3 阻遏物的去抑制被认为是 Ihh 控制软骨细胞增殖和成熟的主要下游机制。相比之下，Gli2 似乎主要作为激动子发挥作用，可以诱导骨组织中 Ihh 靶基因的表达[112]。Gli2 突变体小鼠表现为骨骼异常，包括短肢伴软骨内骨化延迟[113,114]。对于 Ihh 信号，Gli2 的加工被抑制，全长蛋白可以作为转录激动子发挥作用。在间充质细胞系中，Gli2 通过与 Runx2 相关联刺激其表达和功能 [101]，并且通过诱导 BMP-2 表达[115]来介导 Ihh 诱导的成骨细胞分化。此外，体内研究发现，单独的 Gli2 激动子足以诱导 Ihh 缺失小鼠肥大软骨的血管化，但是需要同时去除 Gli3 以恢复成骨细胞分化[112,116]。 Gli1 基本功能似乎是多余的，尽管 Gli1 也可能参与了 Ihh 的成骨反应[117]。可以影响 Gli 作用的刺猬蛋白信号的其他下游调节因子为融合抑制子(Sufu)和 Kif7[118]，两者均由生长板软骨细胞表达[119]。

基质可能对 Ihh 信号有额外影响。例如，Ihh 可以通过硫酸软骨素侧链与蛋白聚糖结合，这些侧链的硫酸化似乎是小鼠生长板中正常 Ihh 信号所需的[120]。最后，对于正确的 Ihh 信号，一个完整的初级纤毛也是必要的[121]。

Ihh、PTHrP 和 PTH1R 在出生后骨骼中的作用

应用功能丧失和功能获得突变小鼠模型（表 11.1），发现了 Ihh、PTHrP 和 PTH1R 在软骨内骨发育中的关键作用。然而，这些功能大部分在胚胎期或围生期阶段是致命的，因此排除了这些信号分子在出生后生长、骨形成和骨重塑中的潜在作用的研究。在过去几十年中，Cre-LoxP 系统已经被广泛用于小鼠的条件性基因操作[122]，如上文所述。虽然这使得突变限制于通过选择启动子驱动 Cre 表达来确定的一种细胞类型或组织，但是在许多情况下所获得的条件性突变小鼠仍然存在早期死亡(见上文)。为了避免此问题并研究生命后期的相关基因功能，开发了诱导突变模型，其越来越多地用于解释 PTHrP、Ihh 和 PTH 在软骨内成骨中的作用（见下文和表 11.1）。在第一种方法即 Cre-ERt 系统中，Cre 蛋白与修饰的雌激素受体结合元件(ERt)共价偶联，ERt 可以在无配体的情况下将融合蛋白限制于细胞的细胞质中。在选定的时刻对小鼠进行他莫昔芬实验性给药，他莫昔芬可以与 ERt 配体结合，驱动蛋白复合物入核，从而使 Cre 酶与基因组 LoxP 序列重组。他莫昔芬的作用受时间限制；其从生物体清除后，Cre-ERt 复合物会恢复至无活性的细胞质状态[123]。在体内，该系统可以对 Cre 的表达和功能进行时空控制。在第二种方法中，通过使用 tet-OFF 或 tet-ON 系统来实现突变的时间调节。tet 系统依赖于两个组分，即四环素控制的反式激动子（tTA）和 tTA 依赖性启动子，控制下游(c) DNA 序列表达。在 tet-OFF 系统中，四环素或其衍生物之一，如多西环素，可防止 tTA 与靶点结合并使系统失活。tet-ON 系统则以相反的方式发挥作用，可以通过对转基因小鼠给予多西环素进行诱导（通过食物或饮用水）[122]。

据报道，对幼鼠的微解剖生长板进行基因表达研究发现，在出生后，Ihh、Ptc1、Smo、Gli1、Gli2、Gli3、PTHrP 和 PTH1R 在与胚胎发育时期类似的区域中表达[124]。如前文所述，人类 PTHrP 基因的失活、杂合突变可以导致一种与 AHO 表型类似的短指形式，通常与生长过早停止相关；这些观察结果也表明了 PTHrP 在出生后生长板中的作用[70,71]。

最近，应用 Cre-ERt 系统评估了 Ihh 和经由 PTH1R 的信号在出生后生长板中的功能。将携带 Col2 启动子控制的 Cre-ERt 构建体的小鼠与携带 Ihh[58]或 PTH1R[56] floxed 等位基因的小鼠杂交，在出生后早期应用他莫昔芬以诱导软骨细胞重组。在幼鼠中，任一基因失活均可导致一种矮化的表型，以软骨细胞分化加速和生长板过早闭合（消失）为特征[56,58]。此外，在 Col2-Cre-ERt;Ihh（lox/lox）幼鼠的生长板中，诱导的组成型活化 PTH1R 表达可以缓解 Ihh 缺陷型出生后软骨细胞的加速肥大性分化（而非其受损的增殖）[57]，这与发育过程中的情况一致[92]。这些发现表明，Ihh 和 PTH1R 在维持出生后生长板和骨骼生长方面持续发挥作用。出生后生长板中，Ihh 发挥持续的 PTH1R 依赖性和非依赖性作用。

值得注意的是，对小鼠应用刺猬蛋白拮抗剂，也可以观察到生长板闭合[125]。用 Smo 抑制因子 HhAntag 对幼鼠进行短暂处理，可以抑制软骨细胞增殖，促进软骨细胞分化，从而导致肥大软骨细胞区显著扩大；其次是生长板的过早融合和骨生长的永久性缺陷[125]。用 PTHrP 和 HHAntag 同时处理并不能防止生长板的过早融合[126]。鉴于刺猬蛋白通路是治疗几种癌症的潜在靶点（包括基底细胞癌和髓母细胞瘤的一个亚型），刺猬蛋白拮抗剂正在临床试验中[127]，潜在的骨骼副作用得到了关注；特别是生长板的过早闭合可能会限制这些药物在成长期儿童中的使用。

有趣的是，出生后软骨细胞中的 Ihh 失活也会导致骨小梁减少，表明软骨细胞来源的 Ihh 具有在出生后维持骨小梁的作用[128]。出生后，在骨重塑过程中，骨骼持续进行骨转换以确保骨的不断更新。被称为骨重塑单位（BRU）或骨多细胞单位（BMU）的骨块持续经历这种骨移除和骨替换的动态过程。这可以确保骨骼能够适应不断变化的机械需求，修复微裂纹，并通过钙离子和磷酸盐的沉积与释放来保持矿物质稳态。骨重建过程中的主要参与细胞是成骨细胞和破骨细胞，成骨细胞形成骨，破骨细胞是来自造血前体的多核巨细胞，具有吸收矿化骨的独特能力。在成年骨中，骨细胞是数量最多的细胞类型，是协调其他组分活动的管理细胞，骨细胞来源于成骨细胞并包埋于骨基质中。骨细胞的作用是深入研究的对象，包括机械力的传感、骨形成和吸收的调节，以及钙离子和磷酸盐稳态的调节[129,130]。骨重塑周期中，骨吸收与骨形成之间微妙平衡的紊乱会导致病变，如骨质疏松症。骨质疏松症是由于骨吸收多于骨形成引起的常见的低骨量情况，典型特征是骨密度降低、骨小梁和皮层骨孔隙化，骨折发生率高。

作为调节钙稳态的激素，PTH 在产后骨骼的重塑中具有重要的作用。破骨细胞骨吸收可促进骨中钙离子释放量以增加血清钙离子水平。PTH 调节该过程是通过作用于成骨细胞来增加 RANKL 生成，从而有效地激活破骨细胞发生[131]。当 PTH 水平持续升高时，PTH 的这种作用占主导。然而，当间歇性使用 PTH 时，其可以通过促进成骨细胞数量、功能和存活而引起骨合成代谢，增加骨量[132,134]。最近的一项体内细胞系追踪研究显示，间歇性使用 PTH 也能够使非活化被覆细胞转化为成熟的成骨细胞，促进 PTH 诱导的成骨细胞数量增加[135]。通过对成骨细胞系细胞的这些作用，间歇性 PTH 可以增加松质骨表面、皮质骨内表面和骨外膜骨表面的骨形成，这已成为一种有价值的治疗骨质疏松症的临床合成代谢治疗策略[136]。本书其他章节更详细地介绍了骨骼中 PTH 的内分泌功能和生理作用及其治疗用途（见第 8~9 章和第 58~63 章）。在此，我们将讨论限于软骨内成骨中的 Ihh、PTHrP 和 PTH1R 信号的生理功能，重点是最近通过研究靶向成骨细胞系细胞中各自基因的条件性和（或）诱导性突变小鼠模型所获得的见解（表 11.1）。

在成年骨稳定期间，刺猬蛋白信号在成骨细胞系细胞中的作用并不是很明确。通过对受体 Ptc 或 Smo 进行突变，对分化的成骨细胞内的刺猬蛋白信号进行基因破坏，将导致小鼠出生后骨量增加及老龄小鼠骨丢失减少，这归因于破骨细胞分化受到抑制[137]。其内在机制可能是成熟成骨细胞内的刺猬蛋白信号可以上调成骨细胞的 PTHrP 表达，促进 RANKL 表达，从而间接诱导破骨细胞分化。因此，刺猬蛋白信号可以在骨重塑过程中对破骨细胞和成骨细胞的活性进行微妙的控制[137]。

PTHrP、PTH 和 PTH1R 在骨形成和骨重建中的作用已被深入研究。PTH1R 在成骨细胞系细胞中表达，在分化后期有较高表达；因此，特别是成熟的成骨细胞和骨细胞被认为对 PTHrP 和 PTH 信号反应最敏感[138]。PTH 本质上作为循环激素起作用，应答低血钙信号而分泌，而 PTHrP 的主要功能是局部生成旁分泌调节因子。PTHrP 在成骨细胞系细胞中表达；在细胞系的早期细胞中表达最强，在成骨细胞分化的后期阶段表达减少[139]。

实验观察到 PTHrP 单倍体小鼠（$PTHrP^{+/-}$小鼠）发育正常，但是在 3 个月龄时显示低骨量表型，伴小梁厚度减少和骨髓中脂肪细胞数量增加，从而早期提出 PTHrP 信号在出生后骨形成中的重要性[140]。PTH 缺失小鼠由于 PTH 诱导的破骨细胞形成减少而表现为骨小梁骨量增加[141]。当 $PTHrP^{+/-}$小鼠与成年 PTH 缺失小鼠杂交时，形成的双突变体（$PTH^{-/-}$;$PTHrP^{+/-}$）小鼠仍然表现为骨小梁骨量减少[142]。这些发现表明,PTHrP在骨环境中发挥局部作用以刺激成骨细胞的骨形成。为了进一步研究成骨细胞中PTHrP的作用,制备了一种成骨细胞特异性PTHrP条件性敲除小鼠,通过使用Col1-Cre驱动品系针对成熟的成骨细胞[143]。与PTHrP单倍体不足的PTHrP小鼠相似,这些小鼠显示骨质疏松表型,以骨形成受损为特征。进一步分析显示,成骨细胞来源的PTHrP缺乏可以导致定向的成骨细胞(表达PTH1R)进一步分化受损及成骨细胞凋亡增加。此外,当PTHrP被条件性敲除时,由于成骨细胞生成RANKL减少,导致破骨细胞的数量减少[143]。这些发现确定了PTHrP是骨重塑的重要生理调节因子[144]。

近期研究表明,骨细胞中的PTH1R信号可能参与骨吸收和骨形成的控制。在骨细胞中表达组成型活化形式PTH1R的转基因小鼠(使用DMP1启动子,可能包括一些成熟成骨细胞和被覆细胞,以及主要靶细胞即骨细胞的靶点),显示骨量和骨重塑增加。破骨细胞和成骨细胞数量升高,与RANKL增加和骨硬化蛋白的表达降低相关,骨硬化蛋白是骨细胞来源的Wnt信号通路抑制因子,可以强烈促进成骨细胞分化[145]。相反,使用DMP1-Cre小鼠条件性失活骨细胞中的PTH1R,可以导致成骨细胞和破骨细胞活性降低,使得对合成代谢和分解代谢的PTH使用方案的反应钝化,即PTH未能抑制这些小鼠的骨硬化蛋白表达或诱导RANKL表达[146]。类似的,他莫昔芬诱导的骨细胞中PTH1R缺失(通过使用DMP1-Cre-ERt小鼠模型获得,见前文),可以增加骨硬化蛋白表达和轻度骨质疏松,伴骨小梁数量减少[147]。当这些小鼠接受低钙饮食(诱导PTH的生理释放和继发性甲状旁腺功能亢进症)时,其不能将血钙水平维持在正常值,而WT小鼠可以将血钙水平维持在正常值[147]。这些发现强调了基质包埋的骨细胞可以通过影响骨表面的成骨细胞和破骨细胞在调节骨重建中发挥重要作用,表明这些细胞可能是PTH信号的合成代谢作用和钙离子调节作用的重要中介物。

参与转导软骨细胞内PTH1R下游信号的细胞内G蛋白亚基Gsα(见上文"PTHrP在骨发育过程中的作用"),也在成骨细胞系细胞中发挥重要作用。在早期成骨细胞系(细胞表达Osx,一种重要的成骨细胞发生转录因子),条件性敲除Gsα会造成骨形成受损,导致在生命早期出现严重的骨质疏松表型;小鼠出生时就出现骨折[148]。通过应用Col1-Cre小鼠,使小鼠成骨细胞系中更成熟细胞的Gsα条件性失活,在生命后期发育为以骨转换减少导致骨小梁骨量减少和皮质骨增厚为特征的骨表型[149]。

结论

在本章中,我们重点介绍了PTHrP、经由PTH和PTHrP共同受体PTH1R的信号及Ihh的作用,这些因素通过其依赖性和非依赖性作用在软骨内成骨中发挥关键作用。PTHrP被广泛表达,在几种组织内作为旁分泌调节因子发挥作用;其在骨骼中的生理作用,在胚胎发育及产后生长和整个成年生活中至关重要。在骨骼发育中,软骨内骨是通过控制矿化骨、骨髓和血管成分对支架软骨结构的替换而形成的。此过程以软骨细胞增殖和分化的精确时间和空间调节为特征。PTHrP和Ihh在负反馈回路中相互作用,对于调节软骨细胞分化的速度至关重要。此外,Ihh具有独立于PTHrP而调控软骨细胞增殖和成骨细胞分化的作用。总之,过去20年来,对大量转基因小鼠的分析极大地增加了我们对软骨内成骨关键方面,即软骨细胞增殖和分化、软骨新血管形成和吸收,以及成骨细胞分化之间如何通过PTHrP、Ihh及与其相互作用的许多其他信号通路进行协同调节的了解。近年来,小鼠基因操作的先进方法也开始用于研究Ihh、PTHrP、PTH和PTH1R信号的更多作用,即其在控制出生后长骨生长及在整个成人生命中维持骨骼健康和矿物质稳态的动态而精细的骨重塑过程中的作用。骨的分子和遗传学研究的进一步进展,包括骨骼内外的通路和细胞之间的整合交流,将继续为开发治疗骨骼疾病新的更好的疗法提供机会和靶点。

(张诗琪 李金茹 张平 译)

参考文献

1. Kronenberg HM. Developmental regulation of the growth plate. *Nature* 2003;**423**:332–6.
2. Karsenty G, Kronenberg HM, Settembre C. Genetic control of bone formation. *Annu Rev Cell Develop Biol* 2009;**25**:629–48.
3. Long F. Building strong bones: molecular regulation of the osteoblast lineage. *Nat Rev Mol Cell Biol* 2012;**13**:27–38.
4. Maes C. Role and regulation of vascularization processes in endochondral bones. *Calcif Tissue Int* 2013;**92**:307–23.
5. Maes C, Kobayashi T, Selig MK, Torrekens S, Roth SI, Mackem S, et al. Osteoblast precursors, but not mature osteoblasts, move into developing and fractured bones along with invading blood vessels. *Dev Cell* 2010;**19**:329–44.
6. Vu TH, Shipley JM, Bergers G, Berger JE, Helms JA, Hanahan D, et al. MMP-9/gelatinase B is a key regulator of growth plate angiogenesis and apoptosis of hypertrophic chondrocytes. *Cell* 1998;**93**:411–22.

7. Gerber HP, Vu TH, Ryan AM, Kowalski J, Werb Z, Ferrara N. VEGF couples hypertrophic cartilage remodeling, ossification and angiogenesis during endochondral bone formation. *Nat Med* 1999;**5**:623–8.
8. Dirckx N, Van Hul M, Maes C. Osteoblast recruitment to sites of bone formation in skeletal development, homeostasis, and regeneration. *Birth Defects Res C Embryo Today* 2013;**99**:170–91.
9. Karimian E, Chagin AS, Savendahl L. Genetic regulation of the growth plate. *Front Endocrinol (Lausanne)* 2011;**2**:113.
10. Pogue R, Lyons K. BMP signaling in the cartilage growth plate. *Curr Top Dev Biol* 2006;**76**:1–48.
11. Degnin CR, Laederich MB, Horton WA. FGFs in endochondral skeletal development. *J Cell Biochem* 2010;**110**:1046–57.
12. Schipani E, Langman C, Hunzelman J, Merrer ML, Loke K, Dillon M, et al. A novel parathyroid hormone (PTH)/PTH-related peptide receptor mutation in Jansen's metaphyseal chondrodysplasia. *J Clin Endo Metab* 1999;**84**:3052–7.
13. Schipani E, Jensen G, Pincus J, Nissenson R, Gardella T, Jüppner H. Constitutive activation of the cAMP signaling pathway by PTH/PTHrP receptors mutated at the two loci for Jansen's metaphyseal chondrodysplasia. *Mol Endocrinol* 1997;**11**:851–8.
14. Schipani E, Langman CB, Parfitt AM, Jensen GS, Kikuchi S, Kooh SW, et al. Constitutively activated receptors for parathyroid hormone and parathyroid hormone-related peptide in Jansen's metaphyseal chondrodysplasia. *N Engl J Med* 1996;**335**:708–14.
15. Schipani E, Kruse K, Jüppner H. A constitutively active mutant PTH-PTHrP receptor in Jansen-type metaphyseal chondrodysplasia. *Science* 1995;**268**:98–100.
16. Oostra RJ, van der Harten JJ, Rijnders WP, Scott RJ, Young MP, Trump D. Blomstrand osteochondrodysplasia: three novel cases and histological evidence for heterogeneity. *Virchows Arch* 2000;**436**:28–35.
17. Karperien M, van der Harten HJ, van Schooten R, Farih-Sips H, den Hollander NS, Kneppers SL, et al. A frame-shift mutation in the type I parathyroid hormone (PTH)/PTH-related peptide receptor causing Blomstrand lethal osteochondrodysplasia. *J Clin Endocrinol Metab* 1999;**84**:3713–20.
18. Zhang P, Jobert AS, Couvineau A, Silve C. A homozygous inactivating mutation in the parathyroid hormone/parathyroid hormone-related peptide receptor causing Blomstrand chondrodysplasia. *J Clin Endocrinol Metab* 1998;**83**:3365–8.
19. Karaplis AC, Hen B, Nguyen MTA, Young ID, Semeraro D, Ozawa H, et al. Inactivating mutation in the human parathyroid hormone receptor type 1 gene in Blomstrand chondrodysplasia. *Endocrinology* 1998;**139**:5255–8.
20. Jobert AS, Zhang P, Couvineau A, Bonventure J, Roume J, LeMerrer M, et al. Absence of functional receptors for parathyroid hormone and parathyroid hormone-related peptide in Blomstrand chondrodysplasia. *J Clin Invest* 1998;**102**:34–40.
21. Foldynova-Trantirkova S, Wilcox WR, Krejci P. Sixteen years and counting: the current understanding of fibroblast growth factor receptor 3 (FGFR3) signaling in skeletal dysplasias. *Human Mutation* 2012;**33**:29–41.
22. Su WC, Kitagawa M, Xue N, Xie B, Garofalo S, Cho J, et al. Activation of Stat1 by mutant fibroblast growth-factor receptor in thanatophoric dysplasia type II dwarfism. *Nature* 1997;**386**:288–92.
23. Naski MC, Wang Q, Xu J, Ornitz DM. Graded activation of fibroblast growth factor receptor 3 by mutations causing achondroplasia and thanatophoric dysplasia. *Nat Genet* 1996;**13**:233–7.
24. Bellus GA, McIntosh I, Smith EA, Aylsworth AS, Kaitila I, Horton WA, et al. A recurrent mutation in the tyrosine kinase domain of fibroblast growth factor receptor 3 causes hypochondroplasia. *Nat Genet* 1995;**10**:357–9.
25. Shiang R, Thompson LM, Zhu YZ, Church DM, Fielder TJ, Bocian M, et al. Mutations in the transmembrane domain of FGFR3 cause the most common genetic form of dwarfism, achondroplasia. *Cell* 1994;**78**:335–42.
26. Kronenberg HM. PTHrP and skeletal development. *Ann NY Acad Sci* 2006;**1068**:1–13.
27. Lanske B, Karaplis AC, Lee K, Luz A, Vortkamp A, Pirro A, et al. PTH/PTHrP receptor in early development and Indian hedgehog-regulated bone growth. *Science* 1996;**273**:663–6.
28. Vortkamp A, Lee K, Lanske B, Segre GV, Kronenberg HM, Tabin CJ. Regulation of rate of cartilage differentiation by Indian hedgehog and PTH-related protein. *Science* 1996;**273**:613–22.
29. Long F, Zhang XM, Karp S, Yang Y, McMahon AP. Genetic manipulation of hedgehog signaling in the endochondral skeleton reveals a direct role in the regulation of chondrocyte proliferation. *Development* 2001;**128**:5099–108.
30. Chung UI, Schipani E, McMahon AP, Kronenberg HM. Indian hedgehog couples chondrogenesis to osteogenesis in endochondral bone development. *J Clin Invest* 2001;**107**:295–304.
31. Karp SJ, Schipani E, St Jacques B, Hunzelman J, Kronenberg H, McMahon AP. Indian hedgehog coordinates endochondral bone growth and morphogenesis via parathyroid hormone related-protein-dependent and -independent pathways. *Development* 2000;**127**:543–8.
32. Kobayashi T, Soegiarto DW, Yang Y, Lanske B, Schipani E, McMahon AP, et al. Indian hedgehog stimulates periarticular chondrocyte differentiation to regulate growth plate length independently of PTHrP. *J Clin Invest* 2005;**115**:1734–42.
33. St Jacques B, Hammerschmidt M, McMahon AP. Indian hedgehog signaling regulates proliferation and differentiation of chondrocytes and is essential for bone formation. *Genes Dev* 1999;**13**:2072–86.
34. Komori T. Regulation of bone development and extracellular matrix protein genes by RUNX2. *Cell Tissue Res* 2010;**339**:189–95.
35. Kim IS, Otto F, Zabel B, Mundlos S. Regulation of chondrocyte differentiation by Cbfa1. *Mech Dev* 1999;**80**:159–70.
36. Takeda S, Bonnamy JP, Owen MJ, Ducy P, Karsenty G. Continuous expression of Cbfa1 in nonhypertrophic chondrocytes uncovers its ability to induce hypertrophic chondrocyte differentiation and partially rescues Cbfa1-deficient mice. *Genes Dev* 2001;**15**:467–81.
37. Yoshida CA, Yamamoto H, Fujita T, Furuichi T, Ito K, Inoue K, et al. Runx2 and Runx3 are essential for chondrocyte maturation, and Runx2 regulates limb growth through induction of Indian hedgehog. *Genes Dev* 2004;**18**:952–63.
38. Minina E, Kreschel C, Naski MC, Ornitz DM, Vortkamp A. Interaction of FGF, Ihh/Pthlh, and BMP signaling integrates chondrocyte proliferation and hypertrophic differentiation. *Dev Cell* 2002;**3**:439–49.
39. Minina E, Wenzel HM, Kreschel C, Karp S, Gaffield W, McMahon AP, et al. BMP and Ihh/PTHrP signaling interact to coordinate chondrocyte proliferation and differentiation. *Development* 2001;**128**:4523–34.
40. Pathi S, Rutenberg JB, Johnson RL, Vortkamp A. Interaction of Ihh and BMP/Noggin signaling during cartilage differentiation. *Dev Biol* 1999;**209**:239–53.
41. Yoon BS, Pogue R, Ovchinnikov DA, Yoshii I, Mishina Y, Behringer RR, et al. BMPs regulate multiple aspects of growth-plate chondrogenesis through opposing actions on FGF pathways. *Development* 2006;**133**:4667–78.
42. Shi Y, Massague J. Mechanisms of TGF-beta signaling from cell membrane to the nucleus. *Cell* 2003;**113**:685–700.
43. Pizette S, Niswander L. BMPs are required at two steps of limb chondrogenesis: formation of prechondrogenic condensations and their differentiation into chondrocytes. *Dev Biol* 2000;**219**:237–49.
44. Yoon BS, Ovchinnikov DA, Yoshii I, Mishina Y, Behringer RR, Lyons KM. Bmpr1a and Bmpr1b have overlapping functions and are essential for chondrogenesis in vivo. *Proc Natl Acad Sci USA* 2005;**102**:5062–7.
45. Tsumaki N, Nakase T, Miyaji T, Kakiuchi M, Kimura T, Ochi T, et al. Bone morphogenetic protein signals are required for cartilage formation and differently regulate joint development during skeletogenesis. *J Bone Miner Res* 2002;**17**:898–906.
46. Lowery JW, Pazin D, Intini G, Kokabu S, Chappuis V, Capelo LP,

et al. The role of BMP2 signaling in the skeleton. *Crit rev eukaryot gene expr* 2011;**21**:177–85.
47. Liu Z, Xu J, Colvin JS, Ornitz DM. Coordination of chondrogenesis and osteogenesis by fibroblast growth factor 18. *Genes Dev* 2002;**16**:859–69.
48. Liu Z, Lavine KJ, Hung IH, Ornitz DM. FGF18 is required for early chondrocyte proliferation, hypertrophy and vascular invasion of the growth plate. *Dev Biol* 2007;**302**:80–91.
49. Hung IH, Yu K, Lavine KJ, Ornitz DM. FGF9 regulates early hypertrophic chondrocyte differentiation and skeletal vascularization in the developing stylopod. *Dev Biol* 2007;**307**:300–13.
50. Sahni M, Ambrosetti DC, Mansukhani A, Gertner R, Levy D, Basilico C. FGF signaling inhibits chondrocyte proliferation and regulates bone development through the STAT-1 pathway. *Genes Dev* 1999;**13**:1361–6.
51. Deng C, Wynshaw-Boris A, Zhou F, Kuo A, Leder P. Fibroblast growth factor receptor 3 is a negative regulator of bone growth. *Cell* 1996;**84**:911–21.
52. Colvin JS, Bohne BA, Harding GW, McEwen DG, Ornitz DM. Skeletal overgrowth and deafness in mice lacking fibroblast growth factor receptor 3. *Nat Genet* 1996;**12**:390–7.
53. Naski MC, Colvin JS, Coffin JD, Ornitz DM. Repression of hedgehog signaling and BMP4 expression in growth plate cartilage by fibroblast growth factor receptor 3. *Development* 1998;**125**:4977–88.
54. Wang Y, Spatz MK, Kannan K, Hayk H, Avivi A, Gorivodsky M, et al. A mouse model for achondroplasia produced by targeting fibroblast growth factor receptor 3. *Proc Natl Acad Sci USA* 1999;**96**:4455–60.
55. Chen L, Li C, Qiao W, Xu X, Deng C. A Ser(365)→Cys mutation of fibroblast growth factor receptor 3 in mouse downregulates Ihh/PTHrP signals and causes severe achondroplasia. *Hum Mol Genet* 2001;**10**:457–65.
56. Hirai T, Chagin AS, Kobayashi T, Mackem S, Kronenberg HM. Parathyroid hormone/parathyroid hormone-related protein receptor signaling is required for maintenance of the growth plate in postnatal life. *Proc Natl Acad Sci USA* 2011;**108**:191–6.
57. Maeda Y, Schipani E, Densmore MJ, Lanske B. Partial rescue of postnatal growth plate abnormalities in Ihh mutants by expression of a constitutively active PTH/PTHrP receptor. *Bone* 2010;**46**:472–8.
58. Maeda Y, Nakamura E, Nguyen MT, Suva LJ, Swain FL, Razzaque MS, et al. Indian hedgehog produced by postnatal chondrocytes is essential for maintaining a growth plate and trabecular bone. *Proc Natl Acad Sci USA* 2007;**104**:6382–7.
59. Suva LJ, Winslow GA, Wettenhall RE, Hammonds RG, Moseley JM, Diefenbach-Jagger H, et al. A parathyroid hormone-related protein implicated in malignant hypercalcemia: cloning and expression. *Science* 1987;**237**:893–6.
60. Lee K, Lanske B, Karaplis AC, Deeds JD, Kohno H, Nissenson RA, et al. Parathyroid hormone-related peptide delays terminal differentiation of chondrocytes during endochondral bone development. *Endocrinology* 1996;**137**:5109–18.
61. Karaplis AC, Luz A, Glowacki J, Bronson RT, Tybulewicz VL, Kronenberg HM, et al. Lethal skeletal dysplasia from targeted disruption of the parathyroid hormone-related peptide gene. *Genes Dev* 1994;**8**:277–89.
62. Chung UI, Lanske B, Lee K, Li E, Kronenberg H. The parathyroid hormone/parathyroid hormone-related peptide receptor coordinates endochondral bone development by directly controlling chondrocyte differentiation. *Proc Natl Acad Sci USA* 1998;**95**:13030–5.
63. Schipani E, Lanske B, Hunzelman J, Luz A, Kovacs CS, Lee K, et al. Targeted expression of constitutively active receptors for parathyroid hormone and parathyroid hormone-related peptide delays endochondral bone formation and rescues mice that lack parathyroid hormone-related peptide. *Proc Natl Acad Sci USA* 1997;**94**:13689–94.
64. Weir EC, Philbrick WM, Amling M, Neff LA, Baron R, Broadus AE. Targeted overexpression of parathyroid hormone-related peptide in chondrocytes causes chondrodysplasia and delayed endochondral bone formation. *Proc Natl Acad Sci USA* 1996;**93**:10240–5.
65. Philbrick WM, Dreyer BE, Nakchbandi IA, Karaplis AC. Parathyroid hormone-related protein is required for tooth eruption. *Proc Natl Acad Sci USA* 1998;**95**:11846–51.
66. Lanske B, Amling M, Neff L, Guiducci J, Baron R, Kronenberg HM. Ablation of the PTHrP gene or the PTH/PTHrP receptor gene leads to distinct abnormalities in bone development. *J Clin Invest* 1999;**104**:399–407.
67. Kovacs CS, Lanske B, Hunzelman JL, Guo J, Karaplis AC, Kronenberg HM. Parathyroid hormone-related peptide (PTHrP) regulates fetal-placental calcium transport through a receptor distinct from the PTH/PTHrP receptor. *Proc Natl Acad Sci USA* 1996;**93**:15233–8.
68. Juppner H, Abou-Samra AB, Freeman M, Kong XF, Schipani E, Richards J, et al. A G protein-linked receptor for parathyroid hormone and parathyroid hormone-related peptide. *Science* 1991;**254**:1024–6.
69. Pattern JL, Johns DR, Valle D, Eil C, Gruppuso PA, Steele G, et al. Mutation in the gene encoding the stimulatory G protein of adenylate cyclase in Albright's hereditary osteodystrophy. *N Engl J Med* 1990;**322**(20):1412–9.
70. Maass PG, Wirth J, Aydin A, Rump A, Stricker S, Tinschert S, et al. A cis-regulatory site downregulates PTHLH in translocation t(8;12)(q13;p11.2) and leads to brachydactyly type E. *Human Molecular Genetics* 2010;**19**:848–60.
71. Klopocki E, Hennig BP, Dathe K, Koll R, de Ravel T, Baten E, et al. Deletion and point mutations of PTHLH cause brachydactyly type E. *Am J Hum Genet* 2010;**86**:434–9.
72. Bastepe M, Weinstein LS, Ogata N, Kawaguchi H, Juppner H, Kronenberg HM, et al. Stimulatory G protein directly regulates hypertrophic differentiation of growth plate cartilage in vivo. *Proc Natl Acad Sci USA* 2004;**101**:14794–9.
73. Sakamoto A, Chen M, Kobayashi T, Kronenberg HM, Weinstein LS. Chondrocyte-specific knockout of the G protein G(s)alpha leads to epiphyseal and growth plate abnormalities and ectopic chondrocyte formation. *J Bone Miner Res* 2005;**20**:663–71.
74. MacLean HE, Guo J, Knight MC, Zhang P, Cobrinik D, Kronenberg HM. The cyclin-dependent kinase inhibitor p57(Kip2) mediates proliferative actions of PTHrP in chondrocytes. *J Clin Invest* 2004;**113**:1334–43.
75. Zhang P, Liegeois NJ, Wong C, Finegold M, Hou H, Thompson JC, et al. Altered cell differentiation and proliferation in mice lacking p57KIP2 indicates a role in Beckwith-Wiedemann syndrome. *Nature* 1997;**387**:151–8.
76. Guo J, Chung UI, Kondo H, Bringhurst FR, Kronenberg HM. The PTH/PTHrP receptor can delay chondrocyte hypertrophy in vivo without activating phospholipase C. *Dev Cell* 2002;**3**:183–94.
77. Komori T, Yagi H, Nomura S, Yamaguchi A, Sasaki K, Deguchi K, et al. Targeted disruption of Cbfa1 results in a complete lack of bone formation owing to maturational arrest of osteoblasts. *Cell* 1997;**89**:755–64.
78. Otto F, Thornell AP, Crompton T, Denzel A, Gilmour KC, Rosewell IR, et al. Cbfa1, a candidate gene for cleidocranial dysplasia syndrome, is essential for osteoblast differentiation and bone development. *Cell* 1997;**89**:765–71.
79. Lefebvre V, Smits P. Transcriptional control of chondrocyte fate and differentiation. *Birth Defects Res C Embryo Today* 2005;**75**:200–12.
80. Inada M, Yasui T, Nomura S, Miyake S, Deguchi K, Himeno M, et al. Maturational disturbance of chondrocytes in Cbfa1-deficient mice. *Dev Dyn* 1999;**214**:279–90.
81. Ueta C, Iwamoto M, Kanatani N, Yoshida C, Liu Y, Enomoto-Iwamoto M, et al. Skeletal malformations caused by overexpression of Cbfa1 or its dominant negative form in chondrocytes. *J Cell Biol* 2001;**153**:87–100.

82. Huang W, Zhou X, Lefebvre V, de Crombrugghe B. Phosphorylation of SOX9 by cyclic AMP-dependent protein kinase A enhances SOX9's ability to transactivate a Col2a1 chondrocyte-specific enhancer. *Mol Cell Biol* 2000;**20**:4149–58.
83. Yamashita S, Andoh M, Ueno-Kudoh H, Sato T, Miyaki S, Asahara H. Sox9 directly promotes Bapx1 gene expression to repress Runx2 in chondrocytes. *Exp Cell Res* 2009;**315**:2231–40.
84. Amano K, Hata K, Sugita A, Takigawa Y, Ono K, Wakabayashi M, et al. Sox9 family members negatively regulate maturation and calcification of chondrocytes through up-regulation of parathyroid hormone-related protein. *Mol Biol Cell* 2009;**20**:4541–51.
85. Zhang M, Xie R, Hou W, Wang B, Shen R, Wang X, et al. PTHrP prevents chondrocyte premature hypertrophy by inducing cyclin-D1-dependent Runx2 and Runx3 phosphorylation, ubiquitylation and proteasomal degradation. *J Cell Sci* 2009;**122**:1382–9.
86. Wu M, Hesse E, Morvan F, Zhang JP, Correa D, Rowe GC, et al. Zfp521 antagonizes Runx2, delays osteoblast differentiation in vitro, and promotes bone formation in vivo. *Bone* 2009;**44**:528–36.
87. Correa D, Hesse E, Seriwatanachai D, Kiviranta R, Saito H, Yamana K, et al. Zfp521 is a target gene and key effector of parathyroid hormone-related peptide signaling in growth plate chondrocytes. *Dev Cell* 2010;**19**:533–46.
88. Seriwatanachai D, Densmore MJ, Sato T, Correa D, Neff L, Baron R, et al. Deletion of Zfp521 rescues the growth plate phenotype in a mouse model of Jansen metaphyseal chondrodysplasia. *Faseb J* 2011;**25**:3057–67.
89. Guo J, Chung UI, Yang D, Karsenty G, Bringhurst FR, Kronenberg HM. PTH/PTHrP receptor delays chondrocyte hypertrophy via both Runx2-dependent and -independent pathways. *Dev Biol* 2006;**292**:116–28.
90. St-Jacques B, Hammerschmidt M, McMahon AP. Indian hedgehog signaling regulates proliferation and differentiation of chondrocytes and is essential for bone formation. *Genes Dev* 1999;**13**:2072–86.
91. Razzaque MS, Soegiarto DW, Chang D, Long F, Lanske B. Conditional deletion of Indian hedgehog from collagen type 2alpha1-expressing cells results in abnormal endochondral bone formation. *J Pathol* 2005;**207**:453–61.
92. Karp SJ, Schipani E, St-Jacques B, Hunzelman J, Kronenberg H, McMahon AP. Indian hedgehog coordinates endochondral bone growth and morphogenesis via parathyroid hormone related-protein-dependent and -independent pathways. *Development* 2000;**127**:543–8.
93. Long F, Chung UI, Ohba S, McMahon J, Kronenberg HM, McMahon AP. Ihh signaling is directly required for the osteoblast lineage in the endochondral skeleton. *Development* 2004;**131**:1309–18.
94. Komori T. Signaling networks in RUNX2-dependent bone development. *J Cell Biochem* 2011;**112**:750–5.
95. Colnot C, Lu C, Hu D, Helms JA. Distinguishing the contributions of the perichondrium, cartilage, and vascular endothelium to skeletal development. *Dev Biol* 2004;**269**:55–69.
96. Komori T, Yagi H, Nomura S, Yamaguchi A, Sasaki K, Deguchi K, et al. Targeted disruption of Cbfa1 results in a complete lack of bone formation owing to maturational arrest of osteoblasts. *Cell* 1997;**89**:755–64.
97. Nakashima K, Zhou X, Kunkel G, Zhang Z, Deng J, Behringer R, et al. The novel zinc finger-containing transcription factor osterix is required for osteoblast differentiation and bone formation. *Cell* 2002;**108**:17–29.
98. Day T, Guo X, Garrett-Beal L, Yang Y. Wnt/beta-catenin signaling in mesenchymal progenitors controls osteoblast and chondrocyte differentiation during vertebrate skeletogenesis. *Dev Cell* 2005;**8**:739–50.
99. Hill T, Spater D, Taketo M, Birchmeier W, Hartmann C. Canonical Wnt/betacatenin signaling prevents osteoblasts from differentiating into chondrocytes. *Dev Cell* 2005;**8**:727–38.
100. Tu X, Joeng KS, Long F. Indian hedgehog requires additional effectors besides Runx2 to induce osteoblast differentiation. *Dev Biol* 2012;**362**:76–82.
101. Shimoyama A, Wada M, Ikeda F, Hata K, Matsubara T, Nifuji A, et al. Ihh/Gli2 signaling promotes osteoblast differentiation by regulating Runx2 expression and function. *Mol Biol Cell* 2007;**18**:2411–8.
102. Kronenberg HM. The role of the perichondrium in fetal bone development. *Ann NY Acad Sci* 2007;**1116**:59–64.
103. Colnot C, de la Fuente L, Huang S, Hu D, Lu C, St Jacques B, et al. Indian hedgehog synchronizes skeletal angiogenesis and perichondrial maturation with cartilage development. *Development* 2005;**132**:1057–67.
104. Bitgood MJ, McMahon AP. Hedgehog and Bmp genes are coexpressed at many diverse sites of cell-cell interaction in the mouse embryo. *Develop Biol* 1995;**172**:126–38.
105. Wang W, Lian N, Li L, Moss HE, Wang W, Perrien DS, et al. Atf4 regulates chondrocyte proliferation and differentiation during endochondral ossification by activating Ihh transcription. *Development* 2009;**136**:4143–53.
106. Wang W, Lian N, Ma Y, Li L, Gallant RC, Elefteriou F, et al. Chondrocytic Atf4 regulates osteoblast differentiation and function via Ihh. *Development* 2012;**139**:601–11.
107. Wuelling M, Vortkamp A. Transcriptional networks controlling chondrocyte proliferation and differentiation during endochondral ossification. *Pediatr Nephrol* 2010;**25**:625–31.
108. Ehlen HW, Buelens LA, Vortkamp A. Hedgehog signaling in skeletal development. *Birth Defects Res C Embryo Today* 2006;**78**:267–79.
109. Hui CC, Joyner AL. A mouse model of greig cephalopolysyndactyly syndrome: the extra-toesJ mutation contains an intragenic deletion of the Gli3 gene. *Nat Genet* 1993;**3**:241–6.
110. Hilton MJ, Tu X, Cook J, Hu H, Long F. Ihh controls cartilage development by antagonizing Gli3, but requires additional effectors to regulate osteoblast and vascular development. *Development* 2005;**132**:4339–51.
111. Koziel L, Wuelling M, Schneider S, Vortkamp A. Gli3 acts as a repressor downstream of Ihh in regulating two distinct steps of chondrocyte differentiation. *Development* 2005;**132**:5249–60.
112. Joeng KS, Long F. The Gli2 transcriptional activator is a crucial effector for Ihh signaling in osteoblast development and cartilage vascularization. *Development* 2009;**136**:4177–85.
113. Mo R, Freer AM, Zinyk DL, Crackower MA, Michaud J, Heng HH, et al. Specific and redundant functions of Gli2 and Gli3 zinc finger genes in skeletal patterning and development. *Development* 1997;**124**:113–23.
114. Miao D, Liu H, Plut P, Niu M, Huo R, Goltzman D, et al. Impaired endochondral bone development and osteopenia in Gli2-deficient mice. *Exp Cell Res* 2004;**294**:210–22.
115. Zhao M, Qiao M, Harris SE, Chen D, Oyajobi BO, Mundy GR. The zinc finger transcription factor Gli2 mediates bone morphogenetic protein 2 expression in osteoblasts in response to hedgehog signaling. *Mol Cell Biol* 2006;**26**:6197–208.
116. Kesper DA, Didt-Koziel L, Vortkamp A. Gli2 activator function in preosteoblasts is sufficient to mediate Ihh-dependent osteoblast differentiation, whereas the repressor function of Gli2 is dispensable for endochondral ossification. *Dev Dyn* 2010;**239**:1818–26.
117. Park HL, Bai C, Platt KA, Matise MP, Beeghly A, Hui CC, et al. Mouse Gli1 mutants are viable but have defects in SHH signaling in combination with a Gli2 mutation. *Development* 2000;**127**:1593–605.
118. Kise Y, Morinaka A, Teglund S, Miki H. Sufu recruits GSK3beta for efficient processing of Gli3. *Biochem Biophys Res Commun* 2009;**387**:569–74.
119. Hsu SH, Zhang X, Cheng S, Wunder JS, Hui CC, Alman BA. Suppressor of fused (Sufu) mediates the effect of parathyroid hormone-like hormone (Pthlh) on chondrocyte differentiation in the growth plate. *J Biol Chem* 2012;**287**:36222–8.

120. Cortes M, Baria AT, Schwartz NB. Sulfation of chondroitin sulfate proteoglycans is necessary for proper Indian hedgehog signaling in the developing growth plate. *Development* 2009;**136**:1697–706.
121. Koyama E, Young B, Nagayama M, Shibukawa Y, Enomoto-Iwamoto M, Iwamoto M, et al. Conditional Kif3a ablation causes abnormal hedgehog signaling topography, growth plate dysfunction, and excessive bone and cartilage formation during mouse skeletogenesis. *Development* 2007;**134**:2159–69.
122. Elefteriou F, Yang X. Genetic mouse models for bone studies—strengths and limitations. *Bone* 2011;**49**:1242–54.
123. Nakamura E, Nguyen MT, Mackem S. Kinetics of tamoxifen-regulated Cre activity in mice using a cartilage-specific CreER(T) to assay temporal activity windows along the proximodistal limb skeleton. *Dev Dyn* 2006;**235**:2603–12.
124. Chau M, Forcinito P, Andrade AC, Hegde A, Ahn S, Lui JC, et al. Organization of the Indian hedgehog—parathyroid hormone-related protein system in the postnatal growth plate. *J Mol Endocrinol* 2011;**47**:99–107.
125. Kimura H, Ng JM, Curran T. Transient inhibition of the hedgehog pathway in young mice causes permanent defects in bone structure. *Cancer Cell* 2008;**13**:249–60.
126. Brechbiel JL, Ng JM, Curran T. PTHrP treatment fails to rescue bone defects caused by hedgehog pathway inhibition in young mice. *Toxicol Pathol* 2011;**39**:478–85.
127. LoRusso PM, Rudin CM, Reddy JC, Tibes R, Weiss GJ, Borad MJ, et al. Phase I trial of hedgehog pathway inhibitor vismodegib (GDC-0449) in patients with refractory, locally advanced or metastatic solid tumors. *Clin Cancer Res* 2011;**17**:2502–11.
128. Maeda Y, Nakamura E, Nguyen MT, Suva LJ, Swain FL, Razzaque MS, et al. Indian hedgehog produced by postnatal chondrocytes is essential for maintaining a growth plate and trabecular bone. *Proc Natl Acad Sci USA* 2007;**104**:6382–7.
129. Boyce BF, Rosenberg E, de Papp AE. Duong le T. The osteoclast, bone remodelling and treatment of metabolic bone disease. *Eur J Clin Invest* 2012;**42**:1332–41.
130. Henriksen K, Karsdal MA, John Martin T. Osteoclast-derived coupling factors in bone remodeling. *Calcif Tissue Int* 2014;**94**:88–97.
131. Huang J, Sakata T, Pfleger L, Bencsik M, Halloran B, Bikle D, et al. PTH differentially regulates expression of RANKL and OPG. *J Bone Miner Res* 2004;**19**:235–44.
132. Jilka RL. Molecular and cellular mechanisms of the anabolic effect of intermittent PTH. *Bone* 2007;**40**:1434–46.
133. Potts JT, Gardella TJ. Progress, paradox, and potential: parathyroid hormone research over five decades. *Ann NY Acad Sci* 2007;**1117**:196–208.
134. Kousteni S, Bilezikian JP. The cell biology of parathyroid hormone in osteoblasts. *Curr Osteoporos Rep* 2008;**6**:72–6.
135. Kim SW, Pajevic PD, Selig M, Barry KJ, Yang JY, Shin CS, et al. Intermittent parathyroid hormone administration converts quiescent lining cells to active osteoblasts. *J Bone Min Res* 2012;**27**:2075–84.
136. Girotra M, Rubin MR, Bilezikian JP. The use of parathyroid hormone in the treatment of osteoporosis. *Rev Endocr Metab Disord* 2006;**7**:113–21.
137. Mak KK, Bi Y, Wan C, Chuang PT, Clemens T, Young M, et al. Hedgehog signaling in mature osteoblasts regulates bone formation and resorption by controlling PTHrP and RANKL expression. *Developmental Cell* 2008;**14**:674–88.
138. Fermor B, Skerry TM. PTH/PTHrP receptor expression on osteoblasts and osteocytes but not resorbing bone surfaces in growing rats. *J Bone Min Res* 1995;**10**:1935–43.
139. Suda N, Gillespie MT, Traianedes K, Zhou H, Ho PW, Hards DK, et al. Expression of parathyroid hormone-related protein in cells of osteoblast lineage. *J Cell Physiol* 1996;**166**:94–104.
140. Amizuka N, Karaplis AC, Henderson JE, Warshawsky H, Lipman ML, Matsuki Y, et al. Haploinsufficiency of parathyroid hormone-related peptide (PTHrP) results in abnormal postnatal bone development. *Dev Biol* 1996;**175**:166–76.
141. Miao D, He B, Karaplis AC, Goltzman D. Parathyroid hormone is essential for normal fetal bone formation. *J Clin Invest* 2002;**109**:1173–82.
142. Miao D, Li J, Xue Y, Su H, Karaplis AC, Goltzman D. Parathyroid hormone-related peptide is required for increased trabecular bone volume in parathyroid hormone-null mice. *Endocrinology* 2004;**145**:3554–62.
143. Miao D, He B, Jiang Y, Kobayashi T, Soroceanu MA, Zhao J, et al. Osteoblast-derived PTHrP is a potent endogenous bone anabolic agent that modifies the therapeutic efficacy of administered PTH 1-34. *J Clin Invest* 2005;**115**:2402–11.
144. Martin TJ, Sims NA. Osteoclast-derived activity in the coupling of bone formation to resorption. *Trends Mol Med* 2005;**11**:76–81.
145. O'Brien CA, Plotkin LI, Galli C, Goellner JJ, Gortazar AR, Allen MR, et al. Control of bone mass and remodeling by PTH receptor signaling in osteocytes. *PLoS One* 2008;**3**:e2942.
146. Saini V, Marengi DA, Barry KJ, Fulzele KS, Heiden E, Liu X, et al. Parathyroid hormone (PTH)/PTH-related peptide type 1 receptor (PPR) signaling in osteocytes regulates anabolic and catabolic skeletal responses to PTH. *J Biol Chem* 2013;**288**:20122–34.
147. Powell Jr WF, Barry KJ, Tulum I, Kobayashi T, Harris SE, Bringhurst FR, et al. Targeted ablation of the PTH/PTHrP receptor in osteocytes impairs bone structure and homeostatic calcemic responses. *J Endocrinol* 2011;**209**:21–32.
148. Wu JY, Aarnisalo P, Bastepe M, Sinha P, Fulzele K, Selig MK, et al. Gsalpha enhances commitment of mesenchymal progenitors to the osteoblast lineage but restrains osteoblast differentiation in mice. *J Clin Invest* 2011;**121**:3492–504.
149. Sakamoto A, Chen M, Nakamura T, Xie T, Karsenty G, Weinstein LS. Deficiency of the G-protein alpha-subunit G(s)alpha in osteoblasts leads to differential effects on trabecular and cortical bone. *J Biol Chem* 2005;**280**:21369–75.

第 12 章

PTH 和 PTHrP 的生理作用：脉管、心血管和中枢神经系统的生物学

Dwight A. Towler

引言

所有的促骨激素均具有促血管作用[1]。这种简洁的事实陈述对于 PTH 和 PTHrP 最为正确。人们知道 PTH 的心血管作用已达 90 年，在 Collip 和 Clark 给予麻醉犬静脉注射甲状旁腺提取物和记录降压作用时首次确认了这种作用[2,3]；由于这种血管反应，PTH 被命名为“低血压素”[2,3]。此外，随着骨骼发育的需要，PTH 使得毛细血管血流和营养供应的共同参与成为可能，此为骨–血管相互作用的一种表现[4]。PTH1R 信号也控制动脉硬化钙化，这是一个关于更广泛的促骨和促血管关系的完美例子，其发生与心血管健康相关[5]。在脊椎动物心脏和瓣膜发育及疾病中，PTH/PTHrP 受体(PTH1R)发挥的关键作用，已经开始引起了心血管研究团队的关注[6]。因此，对 PTH/PTHrP 生物学的基本理解必须包括更好地了解其对心血管系统内外的作用。

本章概述了 PTH/PTHrP 在脉管系统中的生物学，强调了心血管生物学和病理生物学方面的关系。简要评论了中枢 PTHrP 和 TIP39 作用影响心血管生理学的功能，例证了尚未充分探究的 CNS 调节的复杂性。随后介绍了慢性肾脏病–矿物质和骨骼疾病(CKD-MBD)，其作为心脏代谢风险的一个“完美风暴”，在很大程度上来自扰动的 PTH1R 信号，此讨论作为一个框架强调在新生骨–血管轴内的重要的生理性相互联系[7-9]。读者可以参考早期版本的《甲状旁腺》，该章是对心血管生物学和医学中 PTH/PTHrP 信号的综合性历史回顾。

心血管发育中的 PTH/PTHrP 生物学

PTH/PTHrP 信号可能有助于心血管发育的一些早期证据来自 Strewler 等的研究，他们鉴定了鸡胚心脏及其他中胚层衍生组织中 PTHrP 的表达[10]。在大鼠的其他研究中发现，间充质 PTH1R 表达与上皮或内皮来源的 PTH1R 相邻[11]。原位杂交研究显示，诱导性即旁分泌上皮–间充质信号是空间关系的关键。在犬中，PTH1R 也在心脏和主动脉中早期表达，尽管水平远低于肾脏和骨骼[12]。然而，PTH/PTHrP 在心血管发育和疾病中的重要作用并未被真正认可，直至 Kronenberg、Clemens 和同事开始系统分析为什么 PTH1R 敲除小鼠会出现产前致死性[13]。他们证实 PTH1R 信息在发育的小鼠心肌细胞中大量表达，随后又证实缺乏 PTH1R 的小鼠由于大量心肌细胞凋亡，在胚胎第 11.5~12.5 天突然死亡[13]。心肌 PTH1R 缺乏可引起心肌细胞线粒体形态和泵功能原发性异常，随后发生继发性肝损伤和组织坏死。PTH1R 信号调节线粒体代谢以预防心肌细胞中凋亡细胞死亡的机制尚未得到充分研究。在软骨细胞中，PTHrP[14]诱导抗凋亡蛋白 Bcl2[14]，但是此过程通过下文讨论的细胞内分泌/核 PTHrP 作用来介导[15]。然而，已经证明经典的 PTH1R 激活可以抑制其他情况下的细胞凋亡，包括用糖皮质激素处理的成骨细胞[16]和 TNF 处理的软骨细胞[17]。因此，PTH1R 表达和信号转导代表心血管形态发生所必需的心肌细胞生理学的基本成分。更好地了解心脏中 PTH1R 信号的促存活机制，可能有助于选择缺血性心脏病的治疗方法(见下文)。

近年来，使用其他脊椎动物模型的研究有力地证实了 PTH/PTHrP 信号在心血管发育中的重要作用。在斑马鱼中，表达三种 PTH 受体（*pth1r*、*pth2r*、*pth3r*），三种受体均应答 PTH[18]。*pth1r* 或 *pth1r/pth2r* 配体 *pthrp* 敲除可以导致斑马鱼形态突变，表现为主动脉缩窄缺陷。由于 *notch* 基因完整性在哺乳动物主动脉瓣发育中的重要作用[19]，Chico 及其同事研究了 *notch* 信号是否可能受到干扰，并且确实证明在 *pth1r* 靶向基因突变体中，*notch* 信号恢复可以防止主动脉发育缺陷[18]。据推测，在致命 Blomstrand 软骨发育不良（人类 PTH1R[20] 功能丧失突变引起的罕见疾病）中，导管前主动脉缩窄的可变外显率可能与 *notch* 信号共调节通路的部分代偿性变化有关。值得注意的是，*notch* 信号和 Smad1/5 可以应答于顶端细胞前体生成的 Dll4，在血管发生期间的茎细胞分化和 VEGF 敏感性中发挥特别重要的作用[21]。鉴于 PTH1R 和 *notch* 信号在血管生物学和骨骼生物学中的重要作用，在应答 PTH 合成代谢作用时，这些形态发生信号系统之间的相互作用可能引起基本多细胞单位（BMU）骨形成位点旁的血管供应[4]。

动脉生物学中的 PTHR 信号：血管平滑肌细胞和内皮对 PTH 和 PTHrP 的应答

在一些关于激素生理反应的早期研究中，人们认识到 PTH 给药的急性血管舒张作用[2]。在 Collip 和Clark 的引导下，Pang 等证实牛 PTH（1-34）可以降低麻醉犬和大鼠的血压[22]。同年，Imai 证实了应答 PTH 而引起的冠状动脉血管舒张作用[23]。在体外研究中，人和牛中脑动脉也显示血管扩张[24]。研究的快速进展表明，其在多种脊椎动物组织床中表现出相似的反应，但具有不同的效力和有效性[25,26]。1986 年，报道了 PTH 在心肌缺血临床前模型中的有益作用；增强的侧支血流被认为是有益作用的主要机制（见下文）[27]。然而，如上所述，PTH1R 信号在胎儿发育期的心肌细胞内发挥直接抗凋亡作用——这也可能有助于产后缺血情况下 PTH1R 的作用。

Nickols、Barthelmebs、Helwig 及其同事们继续证实 PTHrP 的广泛血管扩张反应[28,29]。内皮细胞 NO 的生成非常有助于 PTH/PTHrP 的作用，VSMC 中 PTH1R 直接信号转导似乎足以介导多种有益作用。然而，这可能还会随着血管床而变化。Prisby 等最近得出结论，在股骨主要营养动脉的研究中，内皮对于 PTH 增强血液流向骨骼的作用至关重要[30]。血管对压力敏感性的年龄依赖性增加与改变的营养动脉内皮 PTH1R 信号是否共同影响骨骼健康尚待充分探讨[8]。

Bilezikian 等首先确定 PTH 和 PTHrP 信号在离体灌注心脏中发挥急性收缩作用，这些心脏也在很大程度上依赖冠状动脉血管扩张，而与直接的心律改变无关[31]。在心脏中，内皮本身是旁分泌 PTHrP 的重要来源，可以保持心肌功能。Schlüter 及其同事证实，冠状动脉内皮细胞在缺血条件下生成 PTHrP，并增强心肌收缩力（收缩速度）和变松效应（松弛速度）[32,33]。其他人提出，PTHrP 作为诱导拉伸的旁分泌血管扩张剂，对于通过血管紧张性控制组织灌注的 PTH1R 信号的稳态作用非常重要[34-36]。Clemens 等首先确定增加局部 PTHrP/PTH1R 信号可能会影响血压和血管收缩力；他们发现，应用表达 PTHrP 或 PTH1R 的新型血管平滑肌细胞特异性转基因小鼠，血压持续降低和血流量依赖性肾组织灌注增加[37]。此外，通过 VSMC PTH1R 激活，血管紧张素Ⅱ的加压反应显著降低。鉴于野生型 PTH1R 激活呈配体依赖性，这些数据表明内源性旁分泌 PTHrP 生成受机械、炎症和内分泌调节，有助于局部调节血管舒张并维持组织灌注[37]。

2013 年，Barthelmebs、Karaplis 及同事在肾血管灌注的研究中确认了旁分泌 PTHrP 信号的工作模式[38]。使用具有 floxed PTHrP 等位基因的小鼠和他莫昔芬诱导 Cre 重组酶的转基因平滑肌细胞，条件性删除 VSMC PTHrP，可以评估对肾血流的影响。相比对照组小鼠[未经处理的 ERT2-Cre；PTHrP（flox/flox）、Cre-阴性 PTHrP（flox/flox）、VSMC PTHrP 敲除小鼠（平滑肌 ERT2-Cre；他莫昔芬处理的 PTHrP（flox/flox）]，其表现出肾血管阻力增加伴随灌注和肾小球滤过率减少[38]。此外，肾血管灌注对盐水体积膨胀（SVE）机械性刺激的应答也受损。应答 SVE 时，正常小鼠肾血流增加和多尿，此为血管舒张指数。如图 12.1 所示，缺乏 VSMC PTHrP 的小鼠则无法出现这些变化。有趣的是，尽管药理学剂量的 PTHrP 可以在增加肾血流量的同时降低血压，但全身血压并无明显变化[38]。因此，内源性 VSMC PTHrP 可以通过应答机械压力来调节肾灌注。

在原发性甲状旁腺功能亢进症（PHPT）和继发性 HPT 伴慢性肾脏病（CKD），即高血压、动脉硬化、瓣膜和血管钙化，以及心血管病死亡率增加的情况下，上述生理反应与血管疾病负担的背景存在矛盾[39-47]。然而，应答持续 PTH 或 PTHrP 暴露时，脉管系统对于 PTH1R

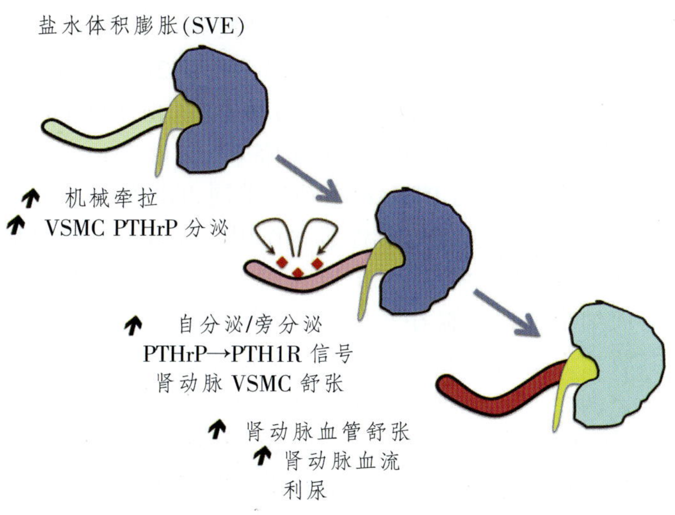

图 12.1 盐水体积膨胀(SVE)诱导的机械牵拉激活 PTHrP 血管舒张作用以调节肾血流量。Barthelmebs、Karaplis 和同事近来证明，应答盐水体积膨胀时的肾血流量增加需要 VSMC PTHrP 表达[38]。不同于上述野生型小鼠模型，在他莫昔芬处理的 VSMC ERT2-Cre，条件性删除 PTHrP;PTHrP(flox/flox)以防止应答 SVE 的肾血管灌注增加和利尿。有趣的是，尽管药理学剂量的 PTHrP 可以在增加肾脏血流量的同时降低血压，但全身血压没有变化。

信号迅速变得耐受[48]。通过体外研究去甲肾上腺素(NE)引起的大鼠股动脉段的收缩，Brickman 及其同事们证实，在暴露于 PTH1R 配体即 PTHrP 或 PTH 40 分钟之后，PTHrP 或 PTH 的血管扩张反应明显减弱(>50%)(图 12.2)。与此类似，通过应用 cAMP 生成分析 PTH1R 信号，表明在暴露 30 分钟内离体大鼠 VSMC 出现相同的快速耐受[48]。值得注意的是，在离体灌注的兔肾脏模型中，独立观察到肾血管对 PTH 的快速耐受[49]。因此，原发性和继发性 HPT 的血管病变可能部分与动脉对重要旁分泌 PTHrP 依赖性血管紧张度和细胞功能调节的脱敏相关[48]。由此看来，持续暴露于 PTH 和拮抗性 PTH 降解片段可以下调对血管健康起保护作用的血管 PTH1R 信号[8,50]。

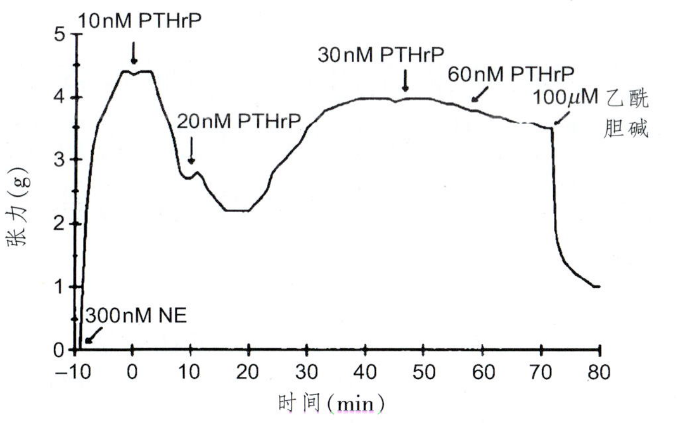

图 12.2 离体大鼠股动脉段内 PTHrP 血管扩张作用的脱敏。Brickman 及其同事证实，在压力因子去甲肾上腺素(NE)引起的最大收缩后，10nM PTHrP (1–34) 处理引起的血管舒张对随后的 PTHrP 快速失去应答。对其他血管扩张因子的应答保持完整，如保留的乙酰胆碱的血管扩张作用。PTH(1–34)可以引起相同的应答。(Reprinted with permission from The Endocrine Society [48].)

2010 年，本小组开始研究 PTH1R 活化在糖尿病动脉硬化中的潜在益处。我们通过制备转基因小鼠进行实验，转基因小鼠使用 SM22 启动子作为传送模块，在 $LDLR^{-/-}$小鼠的血管平滑肌中表达持续性活化 PTH1R 转基因，即 PTH1R(H223R)[5]。PTH1R(H223R) Jansen 干骺端软骨发育不良变异体为非配体依赖性，因此并不进行同源脱敏[51]。在饮食诱导的糖尿病动脉硬化的 LDLR 缺陷小鼠模型中，我们证实了 VSMC PTH1R(H223R)转基因可以显著减少主动脉钙化和纤维化，从而维持动脉的顺应性[5]。此过程部分通过 PTH1R 依赖性抑制 VSMC 内的动脉促硬化 Wnt 信号和动脉氧化应激来实现。此外，PTH(1–34)间断给药也显示可以减少血管骨发生过程、矿化和氧化应激[5,52,53]。在相关的研究方面，Friedman 随后表明 PTH(1–34)间歇性给药可以减少尿毒症大鼠的血管钙化[54]。值得注意的是，Morii 等应用 PTHrP 处理培养的 VSMC 报道了类似的作用[55]。

在血管平滑肌细胞和骨骼成骨细胞中，鉴定出 PTHrP 作用的新颖的细胞内信号系统，其与经典的 PTH1R 信号明显不同。PTHrP 基因可以编码转录本，由此翻译产生缺少分泌信号肽的 N–末端截短[56]。PTHrP内的核定位序列将蛋白质靶向引导至细胞核，其中 $p27^{Kip1}$ 表达的抑制可以促进细胞增殖和新内膜形成[57–61]。与旁分泌(分泌的)PTHrP/PTH1R 信号转导引起的作用相比，这种细胞内分泌 PTHrP/$p27^{Kip1}$ 抑制途径发挥的作用截然相反。介导这些反应的核蛋白复合物的范围是未知的，但与视网膜母细胞瘤调节的 E2F 转录途径相关[59,62]。

因此，选择性保护旁分泌 PTHrP/PTH1R 途径的功能预计将在增强组织灌注、减少动脉硬化钙化和血管僵硬，以及限制新内膜增殖方面发挥心血管作用的益处。总之，这些保护了动脉结构、心脏泵功能和组织灌注。因此，除循环磷酸钙水平的变化外，直接心血管 PTH1R 信号的生理学和相关的“药代动力学–药效学”(PK-PD)相关性也值得充分考虑。这个概念是非常重要的，因为我们需要在原发性 HPT 和 CKD 情况下，寻求更好地界定对抗心血管疾病的医疗和外科手术策略[63]。然而,没有简便的或临床验证的方法可以确定建立或监测健康心血管 PTH1R 信号的"设定点"。这是很困难的,因为旁分泌 PTHrP 信号的有益作用会受到内分泌 PTH 量和循环抑制性片段的影响,循环抑制性片段会伴随肾功能下降而累积[50]。此外,因为可变的翻译后氧化发生于完整 PTH 的残基甲硫氨酸 8 和甲硫氨酸 18,从而改变其生物活性,确立这些在某些疾病状态(CKD、糖尿病)中的关系可能需要最近提出的新一代 PTH 测定法的实施[64]。

TIP39 血管药理学及 CNS TIP39 和 PTHrP 的心血管药物作用

正如 Usdin 所发现的,TIP39 主要表达于中枢神经系统(CNS)的后丘脑(下旁束区)和侧脑室(旁丘核内侧),以及下丘脑的神经元突起(视前内侧、室周、室旁和弓状核)[65]。催乳素分泌、生长激素加工、促皮质激素释放激素应激反应、精氨酸加压素(AVP)抑制和棕色脂肪组织介导的产热均对应下丘脑 TIP39/PTH2R 的生物活性[65-67]。最近的研究表明,蓝斑内的 TIP39/PTH2R 信号可以控制神经后损伤异常性疼痛/感觉过敏的阈值[68]。

与 PTHrP 和 PTH 相比,人们对 TIP39 信号和心血管生理学和功能知之甚少。与心血管生理学相关的内源性 TIP39 的作用很可能通过 CNS 介导;TIP39 蛋白在周边组织中的产生尚未明确,尽管通过 RT-PCR 可以在肾内动脉和主动脉中检测到 TIP39 mRNA[69]。与此概念一致,脑室内注射 TIP39 确实导致大鼠血压下降,但这种自主神经反应尚未得到深入细致的研究[67]。下丘脑谷氨酸自主释放的突触前增强[65,66]和(或)精氨酸血管紧张素释放(见下文)可能是重要的。

TIP39 的药物作用已被用来研究外周血 PTH2R 对心血管的生理学作用。和 PTH1R 一样,PTH2R 在内皮细胞、平滑肌细胞和心肌细胞中表达[70,71]。在 Langendorff 灌注分离的大鼠心脏模型中,研究了由 TIP39/PTH2R 信号调节的冠状动脉血流储备[72]。TIP39 在经去氧肾上腺素预收缩的血管中几乎不发挥作用;预收缩后用 PTH1R 选择性激动剂 PTHrP 进行预处理和脱敏,使其能够应答 TIP39/PTH2R 活化进行血管扩张反应[72]。以类似的方式,先前的心脏缺血可以提供足够的刺激,使得可以从心脏中持续释放内源性 PTHrP,从而通过 TIP39 应答 PTH2R 的激活,随后引起血管扩张。拮抗性 PTH1R-PTH2R 串扰的机制尚未完全阐明。然而,由于 TIP39 介导的扩张需要诱导型氧化亚氮合酶活性,所以冠状动脉内皮很可能介导这种复杂的药物相互作用[72]。由于在人体 PTH 是 PTH1R 和 PTH2R 的激动剂,预计甲状旁腺功能亢进症可以抑制由 PTH1R 或 PTH2R 支持的冠状动脉血流储备(下文讨论)。

有趣的是,与 PTH1R 激动剂不同,TIP39 可能通过 PTH2R 表现出直接的负性肌力作用,从而被内皮细胞的 NO 释放部分掩盖。TIP39 可以大幅降低培养的离体心肌细胞的收缩能力[71]。与 PTHrP 和 PTH 的作用相反,其收缩力增强并依赖于内皮细胞的 NO 释放[31,73]。值得注意的是,冠状动脉血管扩张仅部分依赖于内皮细胞的 NO 释放,因为冠状动脉 VSMC 中 PTHrP/PTH1R 信号的直接作用可以驱动血管舒张;后者取决于 cAMP 介导的细胞溶质钙的减少[48,74]。

人类 PTH 作为 PTH1R 和 PTH2R 激动剂的复杂的相互作用尚未与 PTH1R 脱敏的动力学相整合;这一整合对于在心血管健康和疾病情况下为 PTH1R 信号的"PK-PD"提供统一模型是必要的[8]。此外,TIP39 的中枢作用与外周 PTH/PTHrP 生物学之间的潜在关系尚未详细探讨。重要的是,应强调 PTHrP[75]和 TIP39[67]中枢给药分别调节 AVP 释放(前者增加,后者减少)。此外,与外周作用相反,PTHrP 的中枢作用可提供依赖于 CNS 调节的交感神经流的加压反应[76]。TIP39 的类似 CNS 给药可以降低血压[67]。值得注意的是,AVP 可以增强对支持血管紧张度、血浆量调节和心脏收缩力的交感神经信号的应答[77]。由于 PTHrP 和 TIP39 在 CNS 中的作用不同,这有力地表明 CNS PTH1R 和 PTH2R 传递最终将会聚集于 AVP,并成为心血管疾病生理学的重要组成部分,包括充血性心力衰竭[78]。

甲状旁腺功能亢进症对心血管疾病死亡率、冠状动脉血流储备、血管硬化的影响:心血管内分泌学的新关注点

甲状旁腺流行病学和审计研究(PEARS)是一项回顾性的、基于人群的结果研究,调查了 1997—2006 年苏格兰 Tayside 地区诊断为轻度原发性甲状旁腺功能亢进症(PHPT)的患者[47]。许多观察性研究支持 PHPT 与心血管疾病相关[46];然而,在这项年随访 299 万人的大型研究中,5735 例轻度 PHPT 患者为其病理生理关系提供了临床上令人信服的流行病学数据。在 1683 例具有轻度 PHPT 的受试者(2/3 女性)中,年龄和性别相

关的心血管疾病死亡率增加了 2.7 倍，肾衰竭增加了 8.4 倍 [47]。健康人员队列研究集中于 Memphis 地区和 Pittsburgh 地区的个体,证实 PTH 升高可以导致心血管疾病死亡率升高。PTH 升高可以使患病风险增加 1.8 倍,与血钙和 25-羟维生素 D 水平无关[79]。如上所述,评估 PTH/PTHrP 作用的临床前模型早已证明心血管系统作为生理相关靶点的作用。与疾病生物学相关的机制研究在转基因动物中快速发展[5,38]。然而,在过去几年中，人类受试者的生理学研究已经以重要的方式证实和扩展了这些观察结果，可能改变我们应用 PTH 对其他“无症状”患者的治疗[43]。

大血管顺应性和管道功能被称为 Windkessel 生理学[80,81],其可以被 HPT 改变[42,44,82]。每一次心跳、每次收缩跳动的动能的一部分作为势能存储在管道血管的弹性内。在心脏舒张期,释放能量可为冠状动脉、心肌和远端组织提供平缓灌注[8]。此外,伴随动脉硬化,在血管分支点产生的反射逆行脉搏波行进更快，并与收缩晚期的脉搏波后面部分汇合以增加收缩压[80,81,83]。因此,随着动脉硬化,舒张期灌注不仅变得更加不稳定,而且由于收缩期高血压引起心脏负担增加。Silverberg、Bilezikian 及同事们认为,在轻度 HPT 患者中动脉硬化实际上增加了。通过使用增强指数(AIx),一种描述血管硬化和增加收缩压逆行波反射的测量方法,他们发现在调整心率、身高、性别、血压、年龄、糖尿病、吸烟和高脂血症后,PTH 与 AIx 之间存在正性线性相关[42]。重要的是,Smith 及其同事在较小的患者队列研究中报道了类似的反应[84]。在心血管异常的患者中,甲状旁腺切除术可以改善心血管硬化指数[85]。

冠状动脉血流储备(CFR)是心外膜管道功能的生理指标;CFR 可以评估任何冠状动脉狭窄存在的意义和下游微血管功能障碍。当心肌氧需求变化时,管道动脉段下游不能通过血管舒张来满足，则认为 CFR 受损[86]。重要的是,CFR 减少意味着男性和女性具有不良的心血管疾病结局和健康[87,88]。CFR 最初在血管造影时进行评估[88],在此之前应在冠状动脉内注射血管扩张剂进行多普勒成像。然而,作为不伴血管造影的非侵入性评估 CFR 的机制，现在已经于外周腺苷给药时实施经胸廓多普勒超声心动检查[89,90]。

2012 年,Osto 及其同事对 100 例原发性 HPT 伴孤立性腺瘤患者腺瘤切除前后的情况进行了非常重要的纵向分析,与 50 例性别和年龄匹配的对照组比较[91]。在这项具有里程碑意义的研究中,他们确定 PTH、年龄和心率是改变 CFR 的唯一主要变量,CFR 与血钙无关。此外,具有明显异常 CFR(腺苷输注后≤2.5)的 27 例 PHPT 患者在腺瘤切除后 CFR 均表现正常 (>2.5)(图 12.3)[91]。Marini 及其同事们使用完全独立的评估方法(即核灌注成像) 也证明了接受手术治疗的 PHPT 患者 CFR 改善[92]。这两项研究以临床上重要的方式帮助确认和扩展了 Kosch 等人 10 年前报道的前期工作。这些研究人员发现,肱动脉血流介导的血管舒张(为内皮功能和 NOS 活化的指标指数)在 PHPT 受损,但在手术治疗后逆转[93]。因此,PHPT 与外科手术改善的冠状动脉和外周动脉内皮功能的可逆变化密切相关。在考虑其他因素的同时,HPT 术后 CFR 能否改善，对于评估无症状的甲状旁腺功能亢进症患者进行甲状旁腺切除术的风险与益处比具有重要意义。

慢性肾脏病(CKD)的继发性甲状旁腺功能亢进症；心血管疾病风险的代谢“完美风暴”

CKD 是一种非常重要的心血管疾病危险因素，与糖尿病协同，可以使发病率和死亡率至少增加 5~10 倍[94,95]。尽管降胆固醇治疗有影响,可减少 20%的 CKD 非透析患者的非致命性心血管事件,但 CKD 透析患者应用此

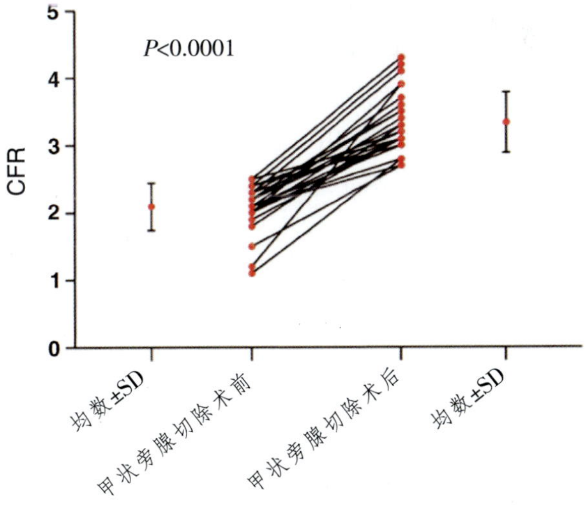

图 12.3 原发性甲状旁腺功能亢进症患者腺瘤切除术后冠状动脉血流储备(CFR)改善。在其具有里程碑意义的研究中,Osto 及其同事们证实,无症状甲状旁腺功能亢进症患者的左前降支冠状动脉微血管因单发腺瘤而发生病变。腺瘤切除后 CFR 恢复正常。(Reprinted with permission from Lippincott Williams & Wilkins[91].)

措施时心血管疾病死亡率并没有明显降低[96,97]。这种情况的发生似乎在很大程度上是因为扰乱的磷酸钙代谢对心血管疾病风险的作用[98]。实际上,CKD-MBD的命名也不尽完美,只是部分体现了这一临床情况发生的机制[99,100]。

在CKD的情况下,血清磷酸盐可以逐步增加心血管疾病死亡率[101]。血管毒性部分通过动脉钙化介导[102],心血管疾病死亡率与血管矿化的存在和程度相关[103-105]。VSMC中磷酸盐依赖性磷酸钠共转运蛋白(PiT)信号的激活,可以驱动骨发生的矿化进程[106]和促凋亡反应,从而扰乱矿化基质囊泡的清除率,增加血管钙离子负荷[107-109]。然而,在肾功能的每个水平,血清磷酸盐均是心血管疾病的危险因素[110-111],PTH是防止高磷酸盐血症的关键因素[112]。肾功能完全时,PTH直接诱导肾磷酸盐排泄,招募成骨细胞来源的FGF23,有助于其高磷酸盐尿作用并维持骨形成,甚至在发生CKD的情况下,这是一种对PTH的可变的骨骼抵抗状态[113-115]。因此,当肾功能完全和正常骨转换维持时,PTH与FGF一起在减轻磷酸盐依赖性血管毒性方面发挥重要作用[113-115]。在CKD的情况下,极端的骨转换即过高或过低可能对血清磷酸盐稳态产生负面影响[113,116,117]。然而,骨形成(潜在功能是作为减弱血管磷酸盐毒性的缓冲剂)、伴随肾功能下降的PTH变化,以及血清磷酸盐稳态健康指标维持的血管生理学之间的具体关系尚未确立[98,118]。

Gerard London及其同事对于在CKD情况下,PTH、动脉钙化和骨形成之间的关系提供了最重要的见解[113]。应用一种基于超声的方法,在颈总动脉、腹主动脉、髂股轴和下肢进行钙化评分,其小组将动脉钙化程度与动态组织形态学评估细胞骨化功能和循环PTH相关联。在这项重要的研究中,他们确定了PTH水平最低(先前有或无甲状旁腺手术史)的患者出现低转换骨病和最广泛的血管钙化(图12.4)[113]。随后,其他人证实了低PTH值和冠状动脉钙化增加的关系[119]。Chertow及其同事进行了类似的观察,比较了应用含钙的磷酸盐结合剂和司维拉姆(不含钙)治疗的患者骨密度、血管钙负荷和PTH水平之间的相关性[120]。在给予含钙的磷酸盐结合剂的受试者中,PTH水平的抑制与较低的骨量和增加的血管钙负荷有关。

基础量的PTH最有可能通过维持骨形成来发挥有益作用[133]。如讨论[7,8,121,122]所述,已经越来越清楚造血的骨骼维持、钙磷交换的调节和降磷素(如FGF23)的产生在血管健康中发挥重要的作用。手术是严重的原发性和重度继发性/三发性甲状旁腺功能亢进症的治疗

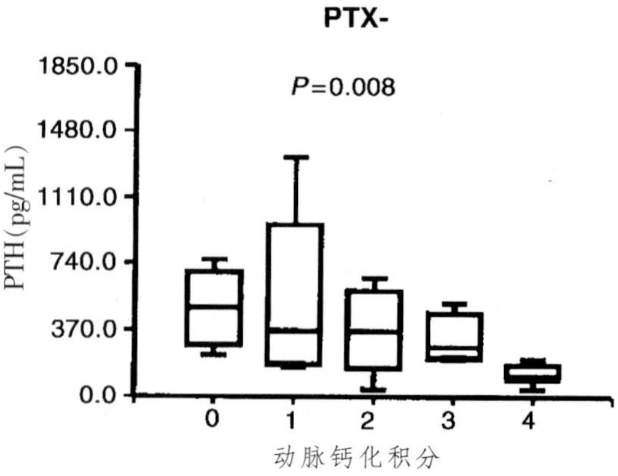

图12.4 在血液透析的CKD患者中,血清PTH水平与钙化程度呈反比关系。Gerard London及其同事确定,在血液透析至少1年的非糖尿病CKD患者中,PTH水平与动脉钙化之间存在相互促进关系。骨的成骨细胞功能(由动态和静态组织形态学评估)与PTH含量成比例,并与动脉钙化程度成正比。PTX,先前未做过甲状旁腺手术。(Reprinted with permission from The American Society of Nephrology [113].)

标准[43]。然而,手术并不是绝大多数CKD伴明显继发性甲状旁腺功能亢进症患者的首选治疗方法,因为临床上需要"滴定"以维持骨形成的PTH水平[113]。在尿毒症患者中,循环PTH片段和尿毒症毒素可引起对PTH的骨骼抵抗[50]。基于对CKD透析患者的动态组织形态学测定,在此情况下,PTH水平在150~300pg/mL与正常骨转换的维持有关。然而,在开始肾替代治疗之前,CKD患者尚未进行类似的分析。此外,用于确立治疗目标的特异性PTH测定已不再适用,先前的指南与当前新一代的PTH测定之间的匹配受到质疑。因此,目前的KDIGO指南建议推荐的PTH水平为任何已有分析法正常上限的2~9倍,尽管不是严格地与骨骼或心血管健康指标相匹配[123]。然而,力求达到定义的骨骼"设定点"似乎也改善了心血管疾病的风险,而且在CKD的情况下,首先确立了HPT药物治疗的心血管益处。采用注射用骨化三醇或帕立骨化醇治疗,可以将PTH水平维持在正常上限的2~4倍,以降低心血管疾病死亡率[124,125],并再次指出在这种情况下矿物质代谢是心血管疾病的重要原因。

作为具有短半衰期的Ⅱ型钙敏感受体模拟物,西那卡塞可以成功降低循环PTH水平,并使得简易滴定法达到目标。西那卡塞治疗原发性和继发性甲状旁腺功能亢进症非常有效,但仍然存在对心血管疾病和骨折的风险[126]。四项研究的荟萃分析表明,西那卡塞可以降低髋骨骨折和心血管疾病住院率[127]。在盐酸西那卡塞治疗降低心血管事件的评估(EVOLVE)中,一项对

CKD5 透析患者继发性 HPT 的前瞻性研究显示，西那卡塞未能在未校正的意向治疗分析中明显降低心血管疾病死亡率(P=0.11)[128]。然而，CKD5 和透析的环境代表了心血管疾病的代谢“完美风暴”；在此情况下，继发性甲状旁腺功能亢进症只是必须解决的一个重要因素[129]。因此，在 EVOLVE 中，在调整其他基准临床特征后，初级复合终点(死亡或首次心肌梗死的风险，不稳定型心绞痛、心力衰竭或外周血管事件的入院治疗)的相对危险比为 0.88 (95% CI，0.79~0.97；P=0.008)[128]。在 ADVANCE 队列(一项随机的血管钙化研究以评价西那卡塞的作用) 研究中，应用西那卡塞和低剂量维生素 D 治疗的患者冠状动脉钙化进展下降[130]。进一步研究显示，针对评估减轻心血管风险的 PTH 生物学的策略必须前瞻性包含 CKD 的多因素高危代谢和遗传环境。

值得注意的是，骨转换、PTH 和血管风险之间的关系可能不存在于钙化防御综合征，又称为小动脉钙化尿毒症[102]。这种独特的临床实例涉及真皮脂肪、肺和肠系膜中小直径小动脉的纤维增生性钙化，最常见于华法林抗凝治疗的肥胖型糖尿病伴 CKD 患者，可能与严重的甲状旁腺功能亢进症相关[131,132]。事实上，近来的报道表明，在 PTH(1-34)治疗后应用华法林的 CKD 患者中可能出现钙化防御[133]。人们对这个重要实例的病理生理学仍然知之甚少。

PTH 和甲状旁腺功能亢进症对钙化性主动脉瓣疾病(CAVD)的影响：一个硬化的难题

另一种受到甲状旁腺信号不同程度影响的血管结构是主动脉瓣[41]。60 岁以上人口中大约有 2%会患钙化性主动脉瓣疾病(CAVD)，其中半数伴有先前未被重视的二尖瓣主动脉瓣[134,135]。对于患有瓣膜狭窄和症状的患者，需要进行外科手术以减轻这种情况下非常高的心血管疾病死亡率。几项流行病学研究表明，甲状旁腺功能亢进症与 CAVD 相关[41,136,137]，PTH 基因的遗传变异被认为参与此病的发生[138,139]。此外，升高的 PTH 和高血压是 CKD 患者 CAVD 临床进展加速相关的危险因素[140]。因为心脏瓣膜环富含软骨细胞和软骨细胞祖细胞 [141](软骨内骨骼中 PTH1R 信号的细胞靶点[142,143])，主动脉瓣对 PTH1R 信号的应答可能相当复杂，在某些情况下更类似于软骨内骨的组织应答[135,141]。事实上，在晚期 CAVD 中，13%的标本可以观察到真正的异位编织骨(充满骨髓成分和破骨细胞依赖性的骨重塑)形成[144]。目前，对于 PTH/PTHrP 信号在心脏瓣膜生理学的作用知之甚少，尚待进一步研究。

心血管疾病中的慢性 PTH1R 激活和肾素-血管紧张素-醛固酮(RAA)轴：一种前馈恶性循环

如上所述，甲状旁腺功能亢进症和高血压之间的关系得到了认可[145]。在其他健康成人，PTH 单次给药可以降低血压，PTH 持续给药 12 天实际上可以增加人类血压[146]。除外上述 PTH1R 脱敏机制[48]，即减弱旁分泌 PTHrP 介导的血管舒张[38,147]，PTH 还可能对醛固酮生物合成有直接作用[145]。然而，球旁复合体中的 PTH1R 依赖性信号也支持肾素的生成[148,149]。HPT 患者进行外科手术后，肾素和醛固酮水平下降[150]，尽管血压和心脏肥大有不同程度的改善[150-155]。相反，近来更加明确，血管紧张素Ⅱ可以部分通过醛固酮/盐皮质激素受体信号通路增加人类循环 PTH 水平[156]。因此，在失调的 PTH 和 RAA 轴之间可能存在“前馈”恶性循环，促进由衰老代谢紊乱、肾功能下降和 HPT 引起的心血管疾病[6]。值得注意的是，在日本主动脉瓣狭窄研究中，CAVD 进展的风险与疾病早期阶段没有进行血管紧张素受体阻滞剂治疗有关[157]。虽然没有评估 PTH 水平，但是可以推测调节促硬化的 PTH-RAA 的双因素可能有助于缓解衰老和尿毒症的 CAVD 风险[135]。这种潜在的关系尚未在临床前或临床研究中进行测试。

PTH/PTHrP 信号和骨-血管轴

正如 Bilezikian 及其同事在大约 20 年前所提到的，在离体灌注大鼠心脏，PTHrP 和 PTH 均可以发挥变力作用，这在很大程度上是通过增强的冠状动脉血流量来介导的[31]。与此一致，Feola 等证明在心肌缺血开始 30 分钟后使用 PTH(1-34)可以保留左心室功能，并阻止心肌梗死犬模型中的心源性休克[27]。其他人报道了使用离体心肌细胞的 PTH(1-34)的直接变力作用[158]。然而，正如 Scadden、Kronenberg 及其同事已经确定的，PTH1R 通过其促骨作用调控骨髓造血位点的大小[159,160]。这是一个特别重要的概念，尤其要考虑在 CKD-MBD 的情况下；循环造血祖细胞和来源于骨髓微环境的内皮祖细胞有助于远端场所的健康和病理损伤反应（图

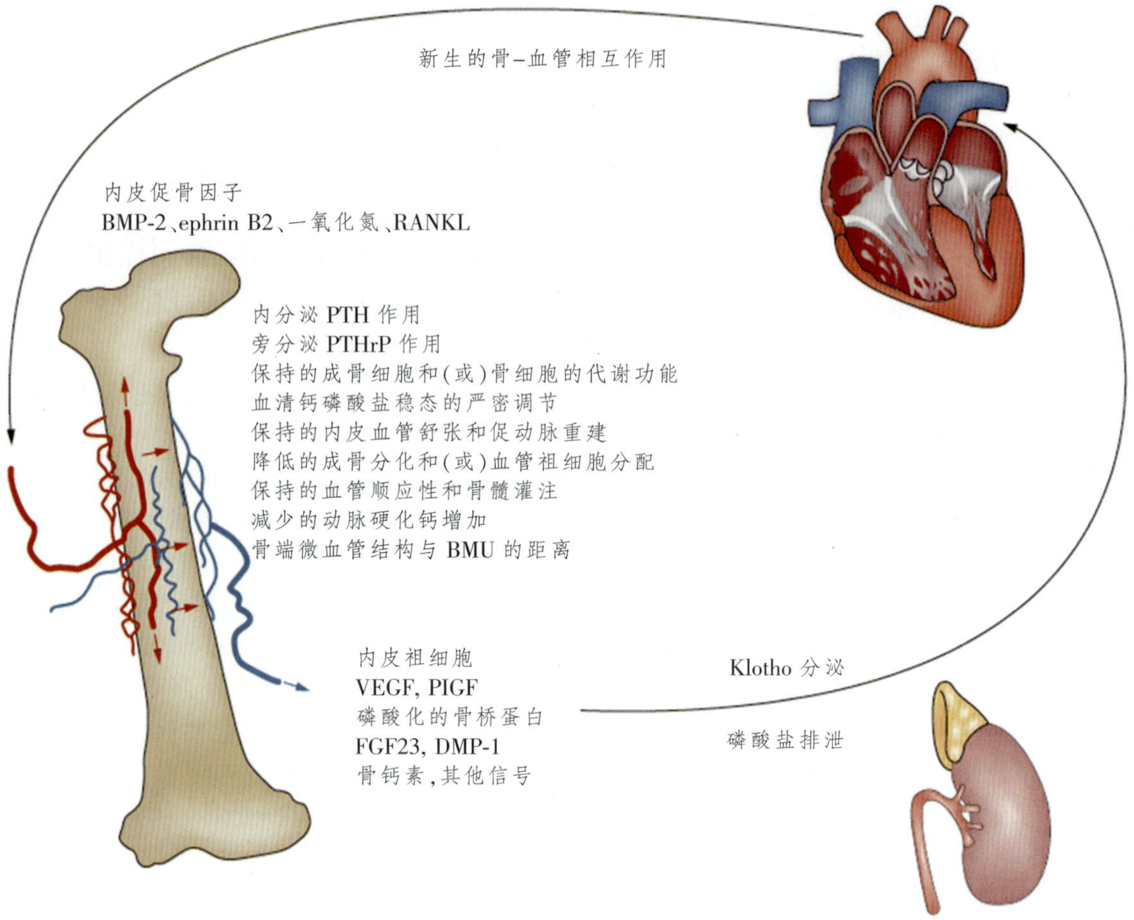

图 12.5 在心血管健康和疾病情况下，一个新发现的骨-血管轴由钙离子、磷酸盐、激素和细胞信号联系在一起。骨骼是一种由 PTH1R 调节激素、电解质和细胞成分的来源和贮存场所，对心血管健康有深远的影响。肾脏通过调节磷酸盐的排泄和提供额外激素传递，在调节此轴的过程中发挥重要作用。这个轴的扰乱可以导致 CKD 矿物质和骨骼改变(详见正文)。(Reprinted with permission from Nature Pub. Group [8].)

12.5)[7,161,162]。

认识到这一点，Zaruba 等[163,164]和 Napoli 及其同事[165]分别研究了 PTH(1-34)在心肌和关键肢体缺血模型中的影响。Zaruba 发现，缺血后给予 PTH(1-34)，小鼠左前降支动脉闭塞的生存率从 40%提高到 60%。虽然没有对血管舒张、血管生成和细胞凋亡的相关作用进行检查，但生存率与 PTH (1-34) 诱导的心肌 VEGF 表达、新血管形成、CD31$^+$和 CD34$^+$/CD45$^+$细胞的增加相关[164]。边界区心肌细胞凋亡减少，心排出量随之改善。Napoli 等应用单侧股动脉结扎来模拟关键肢体缺血，证实缺血后骨髓祖细胞 G-GSF 动员以后，PTH (1-34) 的结扎前给药可以同时增加肢体血流量和活力，以及增加缺血性肢体骨骼肌 CD34$^+$干细胞招募和毛细血管密度[165]。

因此，已经提出一个新的骨-血管轴，其中依赖于 PTH1R 生物活性的循环祖细胞可以对心血管健康产生有利的影响。由于循环 ePC 亚型在患有外周动脉疾病、冠状动脉综合征或糖尿病的患者中有差异改变[166,167]，ePC 性质和特征需要重点关注[168](图 12.5)。是否可以有效地了解这个轴，并且有效地利用 PTH/PTHrP 信号来影响人类的心血管疾病负担，还有待进一步探索。

结论和未来展望

人们认识到 PTH 的心血管作用已近一个世纪[2]。然而，除了严重高钙血症和钙化防御的极度过量情况，改变的 PTH/PTHrP 信号对心血管内分泌学的临床和药理学意义被人们忽视。除了轻度原发性甲状旁腺功能亢进症之外，与年龄增长和(或)肾功能下降相关的继发性甲状旁腺功能亢进症越来越普遍。除了 CKD 的尿毒症环境[50]，血脂异常至少在骨骼[169,170]和脉管系统中可以导致 PTH/PTHrP 抵抗的状态。因此，PTH/PTHrP 生理学的紊乱正成为当今影响人类健康和医疗保健的最普遍的内分泌疾病之一。心脏疾病仍然是世界范围内致死率的首要原因，并带来越来越沉重的负担[171]。虽然 PTH/PTHrP 信号在心血管健康和疾病中的作用，以及老年人群 PTH/PTHrP 信号扰乱普遍存在，但是令人惊叹的是，我们对脉管系统内 PTH/PTHrP 的生物学基础科学知之甚少。在 VSMC、内皮细胞和间质/外膜细胞群中，传导 PTH1R/PTH2R 作用的特异性蛋白质-蛋白质相互作用和信号级联反应，需要对每一个相关的血管床进行界定；冠状动脉、肾脏、主动脉瓣和外周血管系统可能提示与心血管和代谢性骨疾病最具临床相关性。控制 PTHrP 自分泌和细胞内分泌生物活性的机制尚未明确，其与机械和神经内分泌因素整合共同协调组织灌注。也许最重要的是，生物标志物和分子/功能成像方法需要量化组织特异性的 PTH/PTHrP 作用，这是建立脉管系统信号和动力学健康“设定点”的第一步。因为翻译后修饰和(或)代谢异常可以诱导 PTH/PTHrP 抵抗，在心血管健康方面最具临床意义[8,121]，单个循环 PTH 值或离子钙水平的测定可能证明其含量不足。此外，手术是原发性甲状旁腺功能亢进症的一种标准治疗，能够减少髋骨骨折风险、肾脏疾病和高钙血症危象[43,172]。但是，甲状旁腺手术对心血管疾病发病率和死亡率的影响在轻度或无症状病变尚未确定。然而，在重要的心血管参数，如血管僵硬度[85]和冠状动脉血流储备[91]方面，手术治疗的有益变化确实令人鼓舞。辅助治疗策略可能需要[6,145]，目前还不清楚外科手术介入治疗和药物介入治疗 HPT 在骨骼和心血管方面的功能是否相同。正如在胆固醇控制史上发生的一样，显著有效的药物治疗的发现和实施非常重要[173]。显然，对 PTH 超家族调节的心血管生理学的详细研究将会继续产生重要的新见解，并且有必要制订新的治疗策略以便更好地治疗 HPT、CKD 和心脏代谢疾病患者。

致谢

D.A.T 由美国国立卫生研究院、圣福德-伯翰医学研究所和佛罗里达医院翻译研究所基金 HL069229、HL081138 和 HL114806 资助。

（张诗琪 李金茹 张平 译）

参考文献

1. Thompson B, Towler DA. Arterial calcification and bone physiology: role of the bone-vascular axis. *Nat Rev Endocrinol* 2012;**8**:529–43.
2. Collip JB, Clark EP. Further studies on the physiological action of a parathyroid hormone. *J Biol Chem* 1925;**64**:485–507.
3. Rambausek M, Ritz E, Rascher W, Kreusser W, Mann JF, Kreye VA, et al. Vascular effects of parathyroid hormone (PTH). *Adv Exp Med Biol* 1982;**151**:619–32.
4. Prisby R, Guignandon A, Vanden-Bossche A, Mac-Way F, Linossier MT, Thomas M, et al. Intermittent PTH(1–84) is osteoanabolic but not osteoangiogenic and relocates bone marrow blood vessels closer to bone-forming sites. *J Bone Min Res* 2011. 2011;26:2583–96.
5. Cheng SL, Shao JS, Halstead LR, Distelhorst K, Sierra O, Towler DA. Activation of vascular smooth muscle parathyroid hormone receptor inhibits Wnt/beta-catenin signaling and aortic fibrosis in diabetic arteriosclerosis. *Circ Res* 2010;**107**:271–82.
6. Tomaschitz A, Ritz E, Pieske B, Rus-Machan J, Kienreich K, Verheyen N, et al. Aldosterone and parathyroid hormone interactions as mediators of metabolic and cardiovascular disease. *Metabolism* 2014;**63**:20–31.
7. Fadini GP, Rattazzi M, Matsumoto T, Asahara T, Khosla S. Emerging role of circulating calcifying cells in the bone–vascular axis. *Circulation* 2012;**125**:2772–81.
8. Thompson B, Towler DA. Arterial calcification and bone physiology: role of the bone–vascular axis. *Nat Rev Endocrinol* 2012;**8**:529–43.
9. Towler DA. Skeletal anabolism, PTH, and the bone–vascular axis. *J Bone Min Res* 2011;**26**:2579–82.
10. Schermer DT, Chan SD, Bruce R, Nissenson RA, Wood WI, Strewler GJ. Chicken parathyroid hormone-related protein and its expression during embryologic development. *J Bone Min Res* 1991;**6**:149–55.
11. Lee K, Deeds JD, Segre GV. Expression of parathyroid hormone-related peptide and its receptor messenger ribonucleic acids during fetal development of rats. *Endocrinology* 1995;**1995**(13): 453–63.
12. Smock SL, Vogt GA, Castleberry TA, Lu B, Owen TA. Molecular cloning and functional characterization of the canine parathyroid hormone/parathyroid hormone related peptide receptor (PTH1). *Mol Biol Rep* 2001;**28**:235–43.
13. Qian J, Colbert MC, Witte D, Kuan CY, Gruenstein E, Osinska H, et al. Midgestational lethality in mice lacking the parathyroid hormone (PTH)/PTH-related peptide receptor is associated with abrupt cardiomyocyte death. *Endocrinology* 2003;**144**:1053–61.
14. Amling M, Neff L, Tanaka S, Inoue D, Kuida K, Weir E, et al. Bcl-2 lies downstream of parathyroid hormone-related peptide in a signaling pathway that regulates chondrocyte maturation during skeletal development. *J Cell Biol* 1997;**136**:205–13.
15. Okoumassoun LE, Russo C, Denizeau F, Averill-Bates D, Henderson JE. Parathyroid hormone-related protein (PTHrP) inhibits mitochondrial-dependent apoptosis through CK2. *J Cell Physiol* 2007;**212**:591–9.
16. O'Brien CA, Plotkin LI, Galli C, Goellner JJ, Gortazar AR, Allen MR, et al. Control of bone mass and remodeling by PTH receptor signaling in osteocytes. *PloS One* 2008;**3**:e2942.
17. Okoumassoun L, Averill-Bates D, Denizeau F, Henderson JE. Parathyroid hormone related protein (PTHrP) inhibits TNFalpha-induced apoptosis by blocking the extrinsic and intrinsic pathways. *J Cell Physiol* 2007;**210**:507–16.
18. Gray C, Bratt D, Lees J, daCosta M, Plant K, Watson OJ, et al. Loss of function of parathyroid hormone receptor 1 induces Notch-dependent aortic defects during zebrafish vascular development. *Arterioscler Thromb Vasc Biol* 2013;**33**:1257–63.

19. van den Akker NM, Caolo V, Molin DG. Cellular decisions in cardiac outflow tract and coronary development: an act by VEGF and NOTCH. *Differentiation* 2012;**84**:62–78.
20. Hoogendam J, Farih-Sips H, Wynaendts LC, Lowik CW, Wit JM, Karperien M. Novel mutations in the parathyroid hormone (PTH)/PTH-related peptide receptor type 1 causing Blomstrand osteochondrodysplasia types I and II. *J Clin Endocrinol Metab* 2007;**92**:1088–95.
21. Moya IM, Umans L, Maas E, Pereira PN, Beets K, Francis A, et al. Stalk cell phenotype depends on integration of Notch and Smad1/5 signaling cascades. *Dev Cell* 2012;**22**:501–14.
22. Pang PK, Tenner Jr TE, Yee JA, Yang M, Janssen HF. Hypotensive action of parathyroid hormone preparations on rats and dogs. *Proc Natl Acad Sci USA* 1980;**77**:675–8.
23. Hashimoto K, Nakagawa Y, Shibuya T, Satoh H, Ushijima T, Imai S. Effects of parathyroid hormone and related polypeptides on the heart and coronary circulation of dogs. *J Cardiovasc Pharmacol* 1981;**3**:668–76.
24. Suzuki Y, Lederis K, Huang M, LeBlanc FE, Rorstad OP. Relaxation of bovine, porcine and human brain arteries by parathyroid hormone. *Life Sci* 1983;**33**:2497–503.
25. Crass 3rd MF, Jayaseelan CL, Darter TC. Effects of parathyroid hormone on blood flow in different regional circulations. *Am J Physiol* 1987;**253**:R634–9.
26. Nickols GA, Metz MA, Cline Jr WH. Vasodilation of the rat mesenteric vasculature by parathyroid hormone. *J Pharmacol Exp Ther* 1986;**236**:419–23.
27. Feola M, Crass 3rd MF. Parathyroid hormone reduces acute ischemic injury of the myocardium. *Surg Gynecol Obstet* 1986;**163**:523–30.
28. Musso MJ, Plante M, Judes C, Barthelmebs M, Helwig JJ. Renal vasodilatation and microvessel adenylate cyclase stimulation by synthetic parathyroid hormone-like protein fragments. *Eur J Pharmacol* 1989;**174**:139–51.
29. Roca-Cusachs A, DiPette DJ, Nickols GA. Regional and systemic hemodynamic effects of parathyroid hormone-related protein: preservation of cardiac function and coronary and renal flow with reduced blood pressure. *J Pharmacol Exp Ther* 1991;**256**:110–8.
30. Prisby R, Menezes T, Campbell J. Vasodilation to PTH (1–84) in bone arteries is dependent upon the vascular endothelium and is mediated partially via VEGF signaling. *Bone* 2013;**54**:68–75.
31. Ogino K, Burkhoff D, Bilezikian JP. The hemodynamic basis for the cardiac effects of parathyroid hormone (PTH) and PTH-related protein. *Endocrinology* 1995;**136**:3024–30.
32. Lutteke D, Ross G, Abdallah Y, Schafer C, Piper HM, Schluter KD. Parathyroid hormone-related peptide improves contractile responsiveness of adult rat cardiomyocytes with depressed cell function irrespectively of oxidative inhibition. *Basic Res Cardiol* 2005;**100**:320–7.
33. Schluter K, Katzer C, Frischkopf K, Wenzel S, Taimor G, Piper HM. Expression, release, and biological activity of parathyroid hormone-related peptide from coronary endothelial cells. *Circ Res* 2000;**86**:946–51.
34. Noda M, Katoh T, Takuwa N, Kumada M, Kurokawa K, Takuwa Y. Synergistic stimulation of parathyroid hormone-related peptide gene expression by mechanical stretch and angiotensin II in rat aortic smooth muscle cells. *J Biol Chem* 1994;**269**:17911–7.
35. Pirola CJ, Wang HM, Strgacich MI, Kamyar A, Cercek B, Forrester JS, et al. Mechanical stimuli induce vascular parathyroid hormone-related protein gene expression in vivo and in vitro. *Endocrinology* 1994;**134**:2230–6.
36. Takahashi K, Inoue D, Ando K, Matsumoto T, Ikeda K, Fujita T. Parathyroid hormone-related peptide as a locally produced vasorelaxant: regulation of its mRNA by hypertension in rats. *Biochem Biophys Res Commun* 1995;**208**:447–55.
37. Noonan WT, Qian J, Stuart WD, Clemens TL, Lorenz JN. Altered renal hemodynamics in mice overexpressing the parathyroid hormone (PTH)/PTH-related peptide type 1 receptor in smooth muscle. *Endocrinology* 2003;**144**:4931–8.
38. Raison D, Coquard C, Hochane M, Steger J, Massfelder T, Moulin B, et al. Knockdown of parathyroid hormone related protein in smooth muscle cells alters renal hemodynamics but not blood pressure. *Am J Physiol Renal Physiol* 2013;**305**:F333–42.
39. Carrelli AL, Walker MD, Di Tullio MR, Homma S, Zhang C, McMahon DJ, et al. Endothelial function in mild primary hyperparathyroidism. *Clin Endocrinol (Oxf)* 2013;**78**:204–9.
40. Fitzpatrick LA, Bilezikian JP, Silverberg SJ. Parathyroid hormone and the cardiovascular system. *Curr Osteoporos Rep* 2008;**6**:77–83.
41. Iwata S, Walker MD, Di Tullio MR, Hyodo E, Jin Z, Liu R, et al. Aortic valve calcification in mild primary hyperparathyroidism. *J Clin Endocrinol Metab* 2012;**97**:132–7.
42. Rubin MR, Maurer MS, McMahon DJ, Bilezikian JP, Silverberg SJ. Arterial stiffness in mild primary hyperparathyroidism. *J Clin Endocrinol Metab* 2005;**90**:3326–30.
43. Silverberg SJ, Lewiecki EM, Mosekilde L, Peacock M, Rubin MR. Presentation of asymptomatic primary hyperparathyroidism: Proceedings of the Third International Workshop. *J Clin Endocrinol Metab* 2009;**94**:351–65.
44. Walker MD, Fleischer J, Rundek T, McMahon DJ, Homma S, Sacco R, et al. Carotid vascular abnormalities in primary hyperparathyroidism. *J Clin Endocrinol Metab* 2009;**94**:3849–56.
45. Walker MD, Fleischer JB, Di Tullio MR, Homma S, Rundek T, Stein EM, et al. Cardiac structure and diastolic function in mild primary hyperparathyroidism. *J Clin Endocrinol Metab* 2010;**95**:2172–9.
46. Walker MD, Silverberg SJ. Cardiovascular aspects of primary hyperparathyroidism. *J Endocrinol Invest* 2008;**31**:925–31.
47. Yu N, Donnan PT, Flynn RW, Murphy MJ, Smith D, Rudman A, et al. Increased mortality and morbidity in mild primary hyperparathyroid patients. The Parathyroid Epidemiology and Audit Research Study (PEARS). *Clin Endocrinol (Oxf)* 2010;**73**:30–4.
48. Nyby MD, Hino T, Berger ME, Ormsby BL, Golub MS, Brickman AS. Desensitization of vascular tissue to parathyroid hormone and parathyroid hormone-related protein. *Endocrinology* 1995;**136**:2497–504.
49. Massfelder T, Stewart AF, Endlich K, Soifer N, Judes C, Helwig JJ. Parathyroid hormone-related protein detection and interaction with NO and cyclic AMP in the renovascular system. *Kidney Int* 1996;**50**:1591–603.
50. Friedman PA, Goodman WG. PTH(1–84)/PTH(7–84): a balance of power. *Am J Physiol Renal Physiol* 2006;**290**:F975–84.
51. Schipani E, Kruse K, Juppner H. A constitutively active mutant PTH-PTHrP receptor in Jansen-type metaphyseal chondrodysplasia. *Science* 1995;**268**:98–100.
52. Shao JS, Cheng SL, Charlton-Kachigian N, Loewy AP, Towler DA. Teriparatide (human parathyroid hormone (1–34)) inhibits osteogenic vascular calcification in diabetic low density lipoprotein receptor-deficient mice. *J Biol Chem* 2003;**278**:50195–202.
53. Shao JS, Cheng SL, Pingsterhaus JM, Charlton-Kachigian N, Loewy AP, Towler DA. Msx2 promotes cardiovascular calcification by activating paracrine Wnt signals. *J Clin Invest* 2005;**115**:1210–20.
54. Sebastian EM, Suva LJ, Friedman PA. Differential effects of intermittent PTH(1–34) and PTH(7–34) on bone microarchitecture and aortic calcification in experimental renal failure. *Bone* 2008;**43**:1022–30.
55. Jono S, Nishizawa Y, Shioi A, Morii H. Parathyroid hormone-related peptide as a local regulator of vascular calcification. Its inhibitory action on in vitro calcification by bovine vascular smooth muscle cells. *Arterioscler Thromb Vasc Biol* 1997;**17**:1135–42.
56. Wysolmerski JJ. Parathyroid hormone-related protein: an update. *J Clin Endocrinol Metab* 2012;**97**:2947–56.
57. Fiaschi-Taesch N, Sicari B, Ubriani K, Cozar-Castellano I, Takane KK, Stewart AF. Mutant parathyroid hormone-related protein, devoid of the nuclear localization signal, markedly inhibits arte-

rial smooth muscle cell cycle and neointima formation by coordinate up-regulation of p15Ink4b and p27kip1. *Endocrinology* 2009;**150**:1429–39.
58. Fiaschi-Taesch N, Sicari BM, Ubriani K, Bigatel T, Takane KK, Cozar-Castellano I, et al. Cellular mechanism through which parathyroid hormone-related protein induces proliferation in arterial smooth muscle cells: definition of an arterial smooth muscle PTHrP/p27kip1 pathway. *Circ Res* 2006;**99**:933–42.
59. Fiaschi-Taesch N, Takane KK, Masters S, Lopez-Talavera JC, Stewart AF. Parathyroid-hormone-related protein as a regulator of pRb and the cell cycle in arterial smooth muscle. *Circulation* 2004;**110**:177–85.
60. Fiaschi-Taesch NM, Stewart AF. Minireview: parathyroid hormone-related protein as an intracrine factor—trafficking mechanisms and functional consequences. *Endocrinology* 2003;**144**:407–11.
61. Massfelder T, Dann P, Wu TL, Vasavada R, Helwig JJ, Stewart AF. Opposing mitogenic and anti-mitogenic actions of parathyroid hormone-related protein in vascular smooth muscle cells: a critical role for nuclear targeting. *Proc Natl Acad Sci USA* 1997;**94**:13630–5.
62. MacLean HE, Guo J, Knight MC, Zhang P, Cobrinik D, Kronenberg HM. The cyclin-dependent kinase inhibitor p57(Kip2) mediates proliferative actions of PTHrP in chondrocytes. *J Clin Invest* 2004;**113**:1334–43.
63. Shroff R. Dysregulated mineral metabolism in children with chronic kidney disease. *Curr Opin Nephrol Hypertens* 2011;**20**:233–40.
64. Hocher B, Armbruster FP, Stoeva S, Reichetzeder C, Gron HJ, Lieker I, et al. Measuring parathyroid hormone (PTH) in patients with oxidative stress—do we need a fourth generation parathyroid hormone assay? *PLoS One* 2012;**7**:e40242.
65. Dobolyi A, Dimitrov E, Palkovits M, Usdin TB. The neuroendocrine functions of the parathyroid hormone 2 receptor. *Front Endocrinol (Lausanne)* 2012;**3**:121.
66. Dimitrov EL, Kim YY, Usdin TB. Regulation of hypothalamic signaling by tuberoinfundibular peptide of 39 residues is critical for the response to cold: a novel peptidergic mechanism of thermoregulation. *J Neurosci* 2011;**31**:18166–79.
67. Sugimura Y, Murase T, Ishizaki S, Tachikawa K, Arima H, Miura Y, et al. Centrally administered tuberoinfundibular peptide of 39 residues inhibits arginine vasopressin release in conscious rats. *Endocrinology* 2003;**144**:2791–6.
68. Dimitrov EL, Kuo J, Kohno K, Usdin TB. Neuropathic and inflammatory pain are modulated by tuberoinfundibular peptide of 39 residues. *Proc Natl Acad Sci USA* 2013;**110**:13156–61.
69. Eichinger A, Fiaschi-Taesch N, Massfelder T, Fritsch S, Barthelmebs M, Helwig JJ. Transcript expression of the tuberoinfundibular peptide (TIP)39/PTH2 receptor system and non-PTH1 receptor-mediated tonic effects of TIP39 and other PTH2 receptor ligands in renal vessels. *Endocrinology* 2002;**143**: 3036–43.
70. Potthoff SA, Janus A, Hoch H, Frahnert M, Tossios P, Reber D, et al. PTH-receptors regulate norepinephrine release in human heart and kidney. *Regul Pept* 2011;**171**:35–42.
71. Ross G, Engel P, Abdallah Y, Kummer W, Schluter KD. Tuberoinfundibular peptide of 39 residues: a new mediator of cardiac function via nitric oxide production in the rat heart. *Endocrinology* 2005;**146**:2221–8.
72. Ross G, Heinemann MP, Schluter KD. Vasodilatory effect of tuberoinfundibular peptide (TIP39): requirement of receptor desensitization and its beneficial effect in the post-ischemic heart. *Peptides* 2007;**28**:878–86.
73. Schreckenberg R, Wenzel S, da Costa Rebelo RM, Rothig A, Meyer R, Schluter KD. Cell-specific effects of nitric oxide deficiency on parathyroid hormone-related peptide (PTHrP) responsiveness and PTH1 receptor expression in cardiovascular cells. *Endocrinology* 2009;**150**:3735–41.
74. Ishikawa M, Ouchi Y, Han SZ, Akishita M, Kozaki K, Toba K, et al. Parathyroid hormone-related protein reduces cytosolic free Ca2+ level and tension in rat aortic smooth muscle. *Eur J Pharmacol* 1994;**269**:311–7.
75. Yamamoto S, Morimoto I, Zeki K, Ueta Y, Yamashita H, Kannan H, et al. Centrally administered parathyroid hormone (PTH)-related protein(1–34) but not PTH(1–34) stimulates arginine-vasopressin secretion and its messenger ribonucleic acid expression in supraoptic nucleus of the conscious rats. *Endocrinology* 1998;**139**:383–8.
76. Nagao S, Seto S, Kitamura S, Akahoshi M, Kiriyama T, Yano K. Central pressor effect of parathyroid hormone-related protein in conscious rats. *Brain Res* 1998;**785**:75–9.
77. Hasser EM, Bishop VS, Hay M. Interactions between vasopressin and baroreflex control of the sympathetic nervous system. *Clin Exp Pharmacol Physiol* 1997;**24**:102–8.
78. Chatterjee K. Neurohormonal activation in congestive heart failure and the role of vasopressin. *Am J Cardiol* 2005;**95**:8B–13B.
79. Kritchevsky SB, Tooze JA, Neiberg RH, Schwartz GG, Hausman DB, Johnson MA, et al. 25-Hydroxyvitamin D, parathyroid hormone, and mortality in black and white older adults: the health ABC study. *J Clin Endocrinol Metab* 2012;**97**:4156–65.
80. Safar ME, Boudier HS. Vascular development, pulse pressure, and the mechanisms of hypertension. *Hypertension* 2005;**46**: 205–9.
81. Westerhof N, Lankhaar JW, Westerhof BE. The arterial Windkessel. *Med Biol Eng Comput* 2009;**47**:131–41.
82. Briet M, Pierre B, Laurent S, London GM. Arterial stiffness and pulse pressure in CKD and ESRD. *Kidney Int* 2012;**82**:388–400.
83. Soldatos G, Jandeleit-Dahm K, Thomson H, Formosa M, D'Orsa K, Calkin AC, et al. Large artery biomechanics and diastolic dysfunctionin patients with type 2 diabetes. *Diabet Med* 2011;**28**:54–60.
84. Smith JC, Page MD, John R, Wheeler MH, Cockcroft JR, Scanlon MF, et al. Augmentation of central arterial pressure in mild primary hyperparathyroidism. *J Clin Endocrinol Metab* 2000;**85**:3515–9.
85. Walker MD, Rundek T, Homma S, DiTullio M, Iwata S, Lee JA, et al. Effect of parathyroidectomy on subclinical cardiovascular disease in mild primary hyperparathyroidism. *Eur J Endocrinol* 2012;**167**:277–85.
86. Bianco JA, Alpert JS. Physiologic and clinical significance of myocardial blood flow quantitation: what is expected from these measurements in the clinical ward and in the physiology laboratory? *Cardiology* 1997;**88**:116–26.
87. Cortigiani L, Rigo F, Gherardi S, Bovenzi F, Molinaro S, Picano E, et al. Coronary flow reserve during dipyridamole stress echocardiography predicts mortality. *JACC Cardiovasc Imaging* 2012;**5**:1079–85.
88. Pepine CJ, Anderson RD, Sharaf BL, Reis SE, Smith KM, Handberg EM, et al. Coronary microvascular reactivity to adenosine predicts adverse outcome in women evaluated for suspected ischemia results from the National Heart, Lung and Blood Institute WISE (Women's Ischemia Syndrome Evaluation) study. *J Am Coll Cardiol* 2010;**55**:2825–32.
89. Caiati C, Montaldo C, Zedda N, Bina A, Iliceto S. New noninvasive method for coronary flow reserve assessment: contrast-enhanced transthoracic second harmonic echo Doppler. *Circulation* 1999;**99**:771–8.
90. Montisci R, Chen L, Ruscazio M, Colonna P, Cadeddu C, Caiati C, et al. Non-invasive coronary flow reserve is correlated with microvascular integrity and myocardial viability after primary angioplasty in acute myocardial infarction. *Heart* 2006;**92**:1113–8.
91. Osto E, Fallo F, Pelizzo MR, Maddalozzo A, Sorgato N, Corbetti F, et al. Coronary microvascular dysfunction induced by primary hyperparathyroidism is restored after parathyroidectomy. *Circulation* 2012;**126**:1031–9.
92. Marini C, Giusti M, Armonino R, Ghigliotti G, Bezante G, Vera L, et al. Reduced coronary flow reserve in patients with primary hyperparathyroidism: a study by G-SPECT myocardial perfusion imaging. *Eur J Nucl Med Mol Imaging* 2010;**37**:2256–63.

93. Kosch M, Hausberg M, Vormbrock K, Kisters K, Gabriels G, Rahn KH, Barenbrock M. Impaired flow-mediated vasodilation of the brachial artery in patients with primary hyperparathyroidism improves after parathyroidectomy. *Cardiovasc Res* 2000;**47**:813–8.
94. Chang YT, Wu JL, Hsu CC, Wang JD, Sung JM. Diabetes and end-stage renal disease synergistically contribute to increased incidence of cardiovascular events: a nation-wide follow-up study during 1998–2009. *Diabetes Care* 2014;**37**:277–85.
95. Debella YT, Giduma HD, Light RP, Agarwal R. Chronic kidney disease as a coronary disease equivalent—a comparison with diabetes over a decade. *Clin J Am Soc Nephrol* 2011;**6**:1385–92.
96. Baigent C, Landray MJ, Reith C, Emberson J, Wheeler DC, Tomson C, et al. The effects of lowering LDL cholesterol with simvastatin plus ezetimibe in patients with chronic kidney disease (Study of Heart and Renal Protection): a randomised placebo-controlled trial. *Lancet* 2011;**377**:2181–92.
97. Baigent C, Landry M. Study of Heart and Renal Protection (SHARP). *Kidney Int Suppl* 2003:S207–10.
98. Block GA, Ix JH, Ketteler M, Martin KJ, Thadhani RI, Tonelli M, et al. Phosphate homeostasis in CKD: report of a scientific symposium sponsored by the National Kidney Foundation. *Am J Kidney Dis* 2013;**62**:457–73.
99. Kidney Disease: Improving Global Outcomes. KDIGO clinical practice guideline for the diagnosis, evaluation, prevention, and treatment of Chronic Kidney Disease-Mineral and Bone Disorder (CKD-MBD). *Kidney Int Suppl* 2009:S1–130.
100. Moe SM, Drueke T, Lameire N, Eknoyan G. Chronic kidney disease-mineral-bone disorder: a new paradigm. *Adv Chronic Kidney Dis* 2007;**14**:3–12.
101. Eddington H, Hoefield R, Sinha S, Chrysochou C, Lane B, Foley RN, et al. Serum phosphate and mortality in patients with chronic kidney disease. *Clin J Am Soc Nephrol* 2010;**5**:2251–7.
102. Shao JS, Cheng SL, Sadhu J, Towler DA. Inflammation and the osteogenic regulation of vascular calcification: a review and perspective. *Hypertension* 2010;**55**:579–92.
103. Blacher J, Guerin AP, Pannier B, Marchais SJ, London GM. Arterial calcifications, arterial stiffness, and cardiovascular risk in end-stage renal disease. *Hypertension* 2001;**38**:938–42.
104. London GM. Cardiovascular calcifications in uremic patients: clinical impact on cardiovascular function. *J Am Soc Nephrol* 2003;**14**:S305–9.
105. London GM, Guerin AP, Marchais SJ, Metivier F, Pannier B, Adda H. Arterial media calcification in end-stage renal disease: impact on all-cause and cardiovascular mortality. *Nephrol Dial Transplant* 2003;**18**:1731–40.
106. Liu L, Sanchez-Bonilla M, Crouthamel M, Giachelli C, Keel S. Mice lacking the sodium-dependent phosphate import protein, PiT1 (SLC20A1), have a severe defect in terminal erythroid differentiation and early B cell development. *Exp Hematol* 2013;**41**: 432–43. e437.
107. Shroff R, Long DA, Shanahan C. Mechanistic insights into vascular calcification in CKD. *J Am Soc Nephrol* 2013;**24**:179–89.
108. Shroff RC, McNair R, Figg N, Skepper JN, Schurgers L, Gupta A, et al. Dialysis accelerates medial vascular calcification in part by triggering smooth muscle cell apoptosis. *Circulation* 2008;**118**:1748–57.
109. Shroff RC, McNair R, Skepper JN, Figg N, Schurgers LJ, Deanfield J, et al. Chronic mineral dysregulation promotes vascular smooth muscle cell adaptation and extracellular matrix calcification. *J Am Soc Nephrol* 2010;**21**:103–12.
110. Tonelli M, Curhan G, Pfeffer M, Sacks F, Thadhani R, Melamed ML, et al. Relation between alkaline phosphatase, serum phosphate, and all-cause or cardiovascular mortality. *Circulation* 2009;**120**: 1784–92.
111. Tonelli M, Sacks F, Pfeffer M, Gao Z, Curhan G, Cholesterol and Recurrent Events Trial Investigators. Relation between serum phosphate level and cardiovascular event rate in people with coronary disease. *Circulation* 2005;**112**:2627–33.
112. Martin KJ, Gonzalez EA. Prevention and control of phosphate retention/hyperphosphatemia in CKD-MBD: what is normal, when to start, and how to treat? *Clin J Am Soc Nephrol* 2011;**6**: 440–6.
113. London GM, Marty C, Marchais SJ, Guerin AP, Metivier F, de Vernejoul MC. Arterial calcifications and bone histomorphometry in end-stage renal disease. *J Am Soc Nephrol* 2004;**15**:1943–51.
114. Martin A, David V, Quarles LD. Regulation and function of the FGF23/klotho endocrine pathways. *Physiol Rev* 2012;**92**:131–55.
115. Quarles LD. A systems biology preview of the relationships between mineral and metabolic complications in chronic kidney disease. *Semin Nephrol* 2013;**33**:130–42.
116. Barreto DV, de Barreto FC, Carvalho AB, Cuppari L, Draibe SA, Dalboni MA, et al. Association of changes in bone remodeling and coronary calcification in hemodialysis patients: a prospective study. *Am J Kidney Dis* 2008;**52**:1139–50.
117. Goodman WG. The consequences of uncontrolled secondary hyperparathyroidism and its treatment in chronic kidney disease. *Semin Dial* 2004;**17**:209–16.
118. Maeda H, Tokumoto M, Yotsueda H, Taniguchi M, Tsuruya K, Hirakata H, et al. Two cases of calciphylaxis treated by parathyroidectomy: importance of increased bone formation. *Clin Nephrol* 2007;**67**:397–402.
119. Kim SC, Kim HW, Oh SW, Yang HN, Kim MG, Jo SK, et al. Low iPTH can predict vascular and coronary calcifications in patients undergoing peritoneal dialysis. *Nephron Clin Pract* 2011;**117**:c113–9.
120. Raggi P, James G, Burke SK, Bommer J, Chasan-Taber S, Holzer H, et al. Decrease in thoracic vertebral bone attenuation with calcium-based phosphate binders in hemodialysis. *J Bone Min Res* 2005;**20**:764–72.
121. Demer L, Tintut Y. The bone–vascular axis in chronic kidney disease. *Curr Opin Nephrol Hypertens* 2010;**19**:349–53.
122. Zoppellaro G, Faggin E, Puato M, Pauletto P, Rattazzi M. Fibroblast growth factor 23 and the bone–vascular axis: lessons learned from animal studies. *Am J Kidney Dis* 2012;**59**:135–44.
123. London G, Coyne D, Hruska K, Malluche HH, Martin KJ. The new kidney disease: improving global outcomes (KDIGO) guidelines—expert clinical focus on bone and vascular calcification. *Clin Nephrol* 2010;**74**:423–32.
124. Teng M, Wolf M, Lowrie E, Ofsthun N, Lazarus JM, Thadhani R. Survival of patients undergoing hemodialysis with paricalcitol or calcitriol therapy. *N Engl J Med* 2003;**349**:446–56.
125. Teng M, Wolf M, Ofsthun MN, Lazarus JM, Hernan MA, Camargo Jr CA, et al. Activated injectable vitamin D and hemodialysis survival: a historical cohort study. *J Am Soc Nephrol* 2005;**16**:1115–25.
126. Verheyen N, Pilz S, Eller K, Kienreich K, Fahrleitner-Pammer A, Pieske B, et al. Cinacalcet hydrochloride for the treatment of hyperparathyroidism. *Expert Opin Pharmacother* 2013;**14**:793–806.
127. Cunningham J, Danese M, Olson K, Klassen P, Chertow GM. Effects of the calcimimetic cinacalcet HCl on cardiovascular disease, fracture, and health-related quality of life in secondary hyperparathyroidism. *Kidney Int* 2005;**68**:1793–800.
128. Trial Investigators EVOLVE, Chertow GM, Block GA, Correa-Rotter R, Drueke TB, Floege J, et al. Effect of cinacalcet on cardiovascular disease in patients undergoing dialysis. *N Engl J Med* 2012;**367**:2482–94.
129. Towler DA. Chronic kidney disease: the "perfect storm" of cardiometabolic risk illuminates genetic diathesis in cardiovascular disease. *J Am Coll Cardiol* 2013;**62**:799–801.
130. Raggi P, Chertow GM, Torres PU, Csiky B, Naso A, Nossuli K, et al. The ADVANCE study: a randomized study to evaluate the effects of cinacalcet plus low-dose vitamin D on vascular calcification in patients on hemodialysis. *Nephrol Dial Transplant* 2011;**26**:1327–39.
131. Matsuoka S, Tominaga Y, Uno N, Goto N, Sato T, Katayama A, et al. Calciphylaxis: a rare complication of patients who required

parathyroidectomy for advanced renal hyperparathyroidism. *World J Surg* 2005;**29**:632–5.
132. Rogers NM, Teubner DJ, Coates PT. Calcific uremic arteriolopathy: advances in pathogenesis and treatment. *Semin Dial* 2007;**20**:150–7.
133. Spanakis EK, Sellmeyer DE. Nonuremic calciphylaxis precipitated by teriparatide [rhPTH(1–34)] therapy in the setting of chronic warfarin and glucocorticoid treatment. *Osteoporos Int* 2014;**25**:1411–4.
134. Rajamannan NM. Bicuspid aortic valve disease: the role of oxidative stress in Lrp5 bone formation. *Cardiovasc Pathol* 2011;**20**:168–76.
135. Rajamannan NM, Evans FJ, Aikawa E, Grande-Allen KJ, Demer LL, Heistad DD, et al. Calcific aortic valve disease: not simply a degenerative process: A review and agenda for research from the National Heart and Lung and Blood Institute Aortic Stenosis Working Group. Executive summary: calcific aortic valve disease—2011 update. *Circulation* 2011;**124**:1783–91.
136. Linhartova K, Veselka J, Sterbakova G, Racek J, Topolcan O, Cerbak R. Parathyroid hormone and vitamin D levels are independently associated with calcific aortic stenosis. *Circ J* 2008;**72**:245–50.
137. Stefenelli T, Abela C, Frank H, Koller-Strametz J, Globits S, Bergler-Klein J, et al. Cardiac abnormalities in patients with primary hyperparathyroidism: implications for follow-up. *J Clin Endocrinol Metab* 1997;**82**:106–12.
138. Gaudreault N, Ducharme V, Lamontagne M, Guauque-Olarte S, Mathieu P, Pibarot P, et al. Replication of genetic association studies in aortic stenosis in adults. *Am J Cardiol* 2011;**108**:1305–10.
139. Schmitz F, Ewering S, Zerres K, Klomfass S, Hoffmann R, Ortlepp JR. Parathyroid hormone gene variant and calcific aortic stenosis. *J Heart Valve Dis* 2009;**18**:262–7.
140. Iwata S, Hyodo E, Yanagi S, Hayashi Y, Nishiyama H, Kamimori K, et al. Parathyroid hormone and systolic blood pressure accelerate the progression of aortic valve stenosis in chronic hemodialysis patients. *Int J Cardiol* 2013;**163**:256–9.
141. Lincoln J, Lange AW, Yutzey KE. Hearts and bones: shared regulatory mechanisms in heart valve, cartilage, tendon, and bone development. *Devel Biol* 2006;**294**:292–302.
142. Hirai T, Chagin AS, Kobayashi T, Mackem S, Kronenberg HM. Parathyroid hormone/parathyroid hormone-related protein receptor signaling is required for maintenance of the growth plate in postnatal life. *Proc Natl Acad Sci USA* 2011;**108**:191–6.
143. Kronenberg HM. PTHrP and skeletal development. *Ann NY Acad Sci* 2006;**1068**:1–13.
144. Mohler 3rd ER, Gannon F, Reynolds C, Zimmerman R, Keane MG, Kaplan FS. Bone formation and inflammation in cardiac valves. *Circulation* 2001;**103**:1522–8.
145. Tomaschitz A, Ritz E, Pieske B, Fahrleitner-Pammer A, Kienreich K, Horina JH, et al. Aldosterone and parathyroid hormone: a precarious couple for cardiovascular disease. *Cardiovasc Res* 2012;**94**:10–9.
146. Hulter HN, Melby JC, Peterson JC, Cooke CR. Chronic continuous PTH infusion results in hypertension in normal subjects. *J Clin Hypertens* 1986;**2**:360–70.
147. Maeda S, Sutliff RL, Qian J, Lorenz JN, Wang J, Tang H, et al. Targeted overexpression of parathyroid hormone-related protein (PTHrP) to vascular smooth muscle in transgenic mice lowers blood pressure and alters vascular contractility. *Endocrinology* 1999;**140**:1815–25.
148. Saussine C, Judes C, Massfelder T, Musso MJ, Simeoni U, Hannedouche T, Helwig JJ. Stimulatory action of parathyroid hormone on renin secretion in vitro: a study using isolated rat kidney, isolated rabbit glomeruli and superfused dispersed rat juxtaglomerular cells. *Clin Sci (Lond)* 1993;**84**:11–9.
149. Saussine C, Massfelder T, Parnin F, Judes C, Simeoni U, Helwig JJ. Renin stimulating properties of parathyroid hormone-related peptide in the isolated perfused rat kidney. *Kidney Int* 1993;**44**:764–73.
150. Kovacs L, Goth MI, Szabolcs I, Dohan O, Ferencz A, Szilagyi G. The effect of surgical treatment on secondary hyperaldosteronism and relative hyperinsulinemia in primary hyperparathyroidism. *Eur J Endocrinol* 1998;**138**:543–7.
151. Agarwal G, Nanda G, Kapoor A, Singh KR, Chand G, Mishra A, et al. Cardiovascular dysfunction in symptomatic primary hyperparathyroidism and its reversal after curative parathyroidectomy: results of a prospective case control study. *Surgery* 2013;**154**:1394–404.
152. Broulik PD, Broulikova A, Adamek S, Libansky P, Tvrdon J, Broulikova K, et al. Improvement of hypertension after parathyroidectomy of patients suffering from primary hyperparathyroidism. *Int J Endocrinol* 2011;**2011**:309068.
153. Ishay A, Herer P, Luboshitzky R. Effects of successful parathyroidectomy on metabolic cardiovascular risk factors in patients with severe primary hyperparathyroidism. *Endocr Pract* 2011;**17**:584–90.
154. Persson A, Bollerslev J, Rosen T, Mollerup CL, Franco C, Isaksen GA, et al. Effect of surgery on cardiac structure and function in mild primary hyperparathyroidism. *Clin Endocrinol (Oxf)* 2011;**74**:174–80.
155. Vazquez-Diaz O, Castillo-Martinez L, Orea-Tejeda A, Orozco-Gutierrez JJ, Asensio-Lafuente E, Reza-Albarran A, et al. Reversible changes of electrocardiographic abnormalities after parathyroidectomy in patients with primary hyperparathyroidism. *Cardiol J* 2009;**16**:241–5.
156. Brown JM, Williams JS, Luther JM, Garg R, Garza AE, Pojoga LH, et al. Human interventions to characterize novel relationships between the renin-angiotensin-aldosterone system and parathyroid hormone. *Hypertension* 2014;**63**:273–80.
157. Yamamoto K, Yamamoto H, Yoshida K, Kisanuki A, Hirano Y, Ohte N, et al. Prognostic factors for progression of early- and late-stage calcific aortic valve disease in Japanese: the Japanese Aortic Stenosis Study (JASS) Retrospective Analysis. *Hypertens Res* 2010;**33**:269–74.
158. Tastan I, Schreckenberg R, Mufti S, Abdallah Y, Piper HM, Schluter KD. Parathyroid hormone improves contractile performance of adult rat ventricular cardiomyocytes at low concentrations in a non-acute way. *Cardiovasc Res* 2009;**82**:77–83.
159. Adams GB, Martin RP, Alley IR, Chabner KT, Cohen KS, Calvi LM, et al. Therapeutic targeting of a stem cell niche. *Nat Biotechnol* 2007;**25**:238–43.
160. Calvi LM, Adams GB, Weibrecht KW, Weber JM, Olson DP, Knight MC, et al. Osteoblastic cells regulate the haematopoietic stem cell niche. *Nature* 2003;**425**:841–6.
161. Eghbali-Fatourechi GZ, Lamsam J, Fraser D, Nagel D, Riggs BL, Khosla S. Circulating osteoblast-lineage cells in humans. *N Engl J Med* 2005;**352**:1959–66.
162. Eghbali-Fatourechi GZ, Modder UI, Charatcharoenwitthaya N, Sanyal A, Undale AH, Clowes JA, et al. Characterization of circulating osteoblast lineage cells in humans. *Bone* 2007;**40**:1370–7.
163. Brunner S, Zaruba MM, Huber B, David R, Vallaster M, Assmann G, et al. Parathyroid hormone effectively induces mobilization of progenitor cells without depletion of bone marrow. *Exp Hematol* 2008;**36**:1157–66.
164. Zaruba MM, Huber BC, Brunner S, Deindl E, David R, Fischer R, et al. Parathyroid hormone treatment after myocardial infarction promotes cardiac repair by enhanced neovascularization and cell survival. *Cardiovasc Res* 2008;**77**:722–31.
165. Napoli C, William-Ignarro S, Byrns R, Balestrieri ML, Crimi E, Farzati B, et al. Therapeutic targeting of the stem cell niche in experimental hindlimb ischemia. *Nat Clin Pract Cardiovasc Med* 2008;**5**:571–9.
166. Flammer AJ, Gossl M, Li J, Matsuo Y, Reriani M, Loeffler D, et al. Patients with an HbA1c in the prediabetic and diabetic range have higher numbers of circulating cells with osteogenic and endothelial progenitor cell markers. *J Clin Endocrinol Metab* 2012;**97**:4761–8.
167. Flammer AJ, Gossl M, Widmer RJ, Reriani M, Lennon R, Loeffler D, et al. Osteocalcin positive CD133+/CD34−/KDR+ progenitor cells as an independent marker for unstable atherosclerosis. *Eur Heart J* 2012;**33**:2963–9.

168. Gossl M, Modder UI, Gulati R, Rihal CS, Prasad A, Loeffler D, et al. Coronary endothelial dysfunction in humans is associated with coronary retention of osteogenic endothelial progenitor cells. *Eur Heart J* 2010;**31**:2909–14.
169. Li X, Garcia J, Lu J, Iriana S, Kalajzic I, Rowe D, et al. Roles of parathyroid hormone (PTH) receptor and reactive oxygen species in hyperlipidemia-induced PTH resistance in preosteoblasts. *J Cell Biochem* 2014;**115**:179–88.
170. Sage AP, Lu J, Atti E, Tetradis S, Ascenzi MG, Adams DJ, et al. Hyperlipidemia induces resistance to PTH bone anabolism in mice via oxidized lipids. *J Bone Min Res* 2011;**26**:1197–206.
171. Gaziano T, Reddy KS, Paccaud F, Horton S, Chaturvedi V. Cardiovascular Disease. In: Jamison DT, Breman JG, Measham AR, Alleyne G, Claeson M, Evans DB, et al., editors. *Disease Control Priorities in Developing Countries*. 2nd ed. Washington, DC: World Bank Publications; 2006.
172. VanderWalde LH, Liu IL, O'Connell TX, Haigh PI. The effect of parathyroidectomy on bone fracture risk in patients with primary hyperparathyroidism. *Arch Surg* 2006;**141**:885–9; discussion 889–91.
173. Steinberg D. Thematic review series: the pathogenesis of atherosclerosis. An interpretive history of the cholesterol controversy. Part V: The discovery of the statins and the end of the controversy. *J Lipid Res* 2006;**47**:1339–51.

第 13 章

PTH 和 PTHrP 的生理作用:表皮、乳腺、生殖和胰腺组织

John J. Wysolmerski

引言

甲状旁腺激素相关蛋白(PTHrP)是一个蛋白家族中的一员，该蛋白家族还包括甲状旁腺激素 (PTH)和39 个氨基酸的结节漏斗肽(TIP-39)。这些肽可以与特异性 G 蛋白偶联受体相互作用以调节全身性钙代谢和其他生物功能,如经典的 1 型 PTH/PTHrP(PTH1R)受体。PTH 由甲状旁腺分泌并发挥全身性激素作用。与 PTH 不同,PTHrP 在很多不同的组织中表达,作为自分泌、旁分泌或细胞内分泌因子发挥局部作用。正如第 11 章所述,PTHrP 最重要的功能之一是在骨骼发育过程中调节软骨细胞分化，而在其他组织中它还具有很多功能。在有关 PTHrP 生理活动章节中,我们将回顾其在几个非骨骼部位发挥功能的数据资料。首先阐述的是 PTHrP 在皮肤中所发挥的功能，接下来讨论其在生殖组织中的功能,如乳腺、子宫、胎盘。最后,我们还将简要阐述其对胰腺内分泌组织的作用。

皮肤

PTHrP 和 PTHrP 受体表达

正常的人类角质形成细胞是第一个被证明能产生 PTHrP 的非恶性细胞[1]。后来许多研究证实,人工培养的啮齿类动物和人类的角质形成细胞可以表达和分泌具有生物活性的 PTHrP[2]。通过使用免疫组织化学和原位杂交技术,可以在人体皮肤中检测到 *PTHLH*(PTHrP 的正式基因符号)mRNA 的表达。在小鼠和大鼠的胎儿发育期间,*Pthlh* mRNA 主要表达于正在发育的毛囊上皮细胞(图 13.1C)[3,4]。在成熟皮肤,*Pthlh* 基因也在毛囊中显著表达，并且 mRNA 水平似乎伴随毛发生长周期而变化。Cho 及其同事发现,*Pthlh* 在小鼠外根鞘和生长期晚期毛囊的峡部中表达增加。在毛发退行期和休止期,*Pthlh* 在峡部的转录充分,但是在生长期早期表达下调[5]。除毛囊外,在毛囊间表皮从基底层至颗粒层也可以发现 *Pthlh* 的低水平表达。一些研究表明,PTHrP 在基底层上部的角质形成细胞有更高的表达[6,7],尽管不

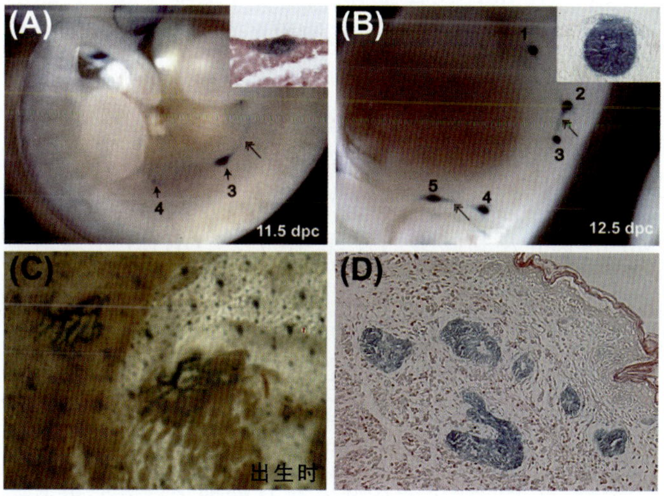

图 13.1 胚胎乳腺和皮肤内 PTHrP 的表达，正如在 PTHrP *lacZ* 基因敲入小鼠中所述。(A)在胚胎第 11.5 天,PTHrP 表达(染蓝色)于乳腺线(双箭头)及形成中的乳腺基板内(箭头)。插图显示通过乳腺基板的切片。(B)在胚胎第 12.5 天,PTHrP 表达于乳腺芽(插图)及向形成中的乳腺芽迁移的细胞内(双箭头)。(C)出生时,PTHrP 表达于新生儿乳腺的分支导管树，也在皮肤形成中的毛囊内表达(点状模式)。(D)新生儿皮肤的切片显示,PTHrP 表达于乳腺导管上皮细胞内。(Reproduced with permission from [50].)

是所有研究的结果都相同[8,9]。应用培养的角质形成细胞,发现很多因子可以调节 PTHrP 的生成[2]。例如,糖皮质激素、1,25(OH)$_2$D 可以抑制 PTHrP 的生成,而胎牛血清、基底凝胶、Toll 样受体 2(TLR2)激动剂、脂磷壁酸,以及培养的成纤维细胞分泌的尚未确定的因子可以增强 PTHrP 生成[2,10]。成纤维细胞条件培养基能够上调 PTHrP 的生成,PTHrP 又反过来作用于真皮成纤维细胞,提示 PTHrP 可能在角质形成细胞和真皮成纤维细胞的旁分泌调节环路中发挥作用[11,13]。最后,在体内,豚鼠愈合伤口边缘的 *Pthlh* 表达上调[12]。有趣的是,在成肌纤维细胞和巨噬细胞中也可以检测到 PTHrP,提示角质形成细胞可能不是皮肤内 PTHrP 的唯一来源。

在皮肤,1 型 PTH/PTHrP 受体(PTH1R)在真皮成纤维细胞中呈最大量表达[4,14,15]。PTHrP 与皮肤成纤维细胞结合,可引起各种生物学反应[11,13,16]。此外,在胎儿皮肤进行的原位杂交技术研究证实,真皮层中的 PTH1R mRNA 含量丰富,尤其是与角质形成细胞相邻的那些细胞[3,4,17]。有关在更加成熟的皮肤内 PTH1R 表达模式的数据较少,但是与胎鼠皮肤相比,成鼠真皮成纤维细胞中 *Pth1r* mRNA 的相对含量减少[5]。与PTHrP 一样,在邻近毛囊峡部的结缔组织中,*Pth1r* 基因的表达呈现毛发生长周期依赖性变化,但是与 *Pthlh* mRNA 不同,*Pth1r* mRNA 在生长期早期含量最丰富[5]。除成纤维细胞之外,近期的研究使用了基于灵敏 PCR 的检测方法。尽管这些研究使用的是培养的细胞,也报道了角质形成细胞中 *Pth1r* mRNA 的表达[10,18,19]。研究还表明,通过引发钙瞬变,培养的角质形成细胞可结合并应答 PTHrP,提示 PTHrP 受体的存在[15]。有意思的是,Muehleisen 及其同事们发现,用 1,25(OH)$_2$D 处理培养的角质形成细胞可导致 *Pth1r* mRNA 上调 10 倍,这种作用与维生素 D 对 *Pthlh* mRNA 的作用相反[10]。但是,体内角质形成细胞是否表达 PTH1R 还不完全清楚。应用原位杂交技术的研究提示,*Pth1r* mRNA 在表皮中并不存在[3,4,17]。然而,这些结果可能受到技术相对不够灵敏的影响,这个问题可能在维生素 D 处理之后需要更灵敏的技术来重新进行研究。总之,现在假定 PTHrP 作用于 PTH1R,在皮肤中主要发挥旁分泌功能,但是最近的数据表明旁分泌和自分泌的功能可能同样重要。

PTHrP 的功能

几项研究表明,PTHrP 参与毛发生长的调节。正如先前提到的,在胚胎皮肤,*PTHLH* 在发育的毛囊中表达最为突出,而且在转基因小鼠中,皮肤基底角质形成细胞 PTHrP 的过表达可以导致胚胎发育期间腹侧毛囊形态发育受到严重抑制[20]。这好像是 PTHrP、BMP 和Wnt 信号通路相互作用的结果,它们在正常的情况下可调节乳腺间充质的模式,并且导致乳头周围毛囊发育的侧方抑制(见下文“乳腺”)[21,22]。然而,与 PTHrP 对毛囊的形态发育至关重要不同,*Pthlh* 或者 *Pth1r* 基因的破坏并不会影响小鼠毛囊的形成或模式,除了邻近乳头的区域[23-25]。

研究还表明 PTHrP 可能参与毛发周期的调节。小鼠全身性或局部性给予 PTH1R 拮抗剂,可能通过过早结束休止期、延长生长期的生长、抑制退行期来扰乱正常的毛发周期[26,27]。小鼠基底角质形成细胞(K14-PTHrP 小鼠)PTHrP 的过表达延迟了背侧毛发的出现,毛发较短并且提前约 2 天进入退行期[5,28]。这些结果与生长期毛母质的低增殖率和毛囊周围脉管系统发育不良有关。这些研究还表明 PTHrP 可能调控从生长期转换至退行期,表现为通过推进生长毛囊进入生长停滞状态或者毛囊周期的退行期/休止期来发挥抑制毛囊生长的作用。如果这个假说正确,人们可以预料 PTHrP 敲除小鼠应该与 PTH1R 拮抗剂处理的小鼠表现相似。然而,似乎并不是如此。在皮肤缺少 PTHrP 的小鼠中,毛发周期是正常的[23]。事实上,与促进毛发生长相反,随着时间的推移,这些小鼠的皮毛变薄。这些矛盾的结果在这一点上很难调和,表明虽然 PTHrP 可能对毛发生长周期的调节起作用,但是并非此过程的正常进展所必需的。

PTHrP 也参与了角质形成细胞的增殖和(或)分化的调节。体外研究数据表明 PTHrP 促进角质形成细胞分化[2],但是体内研究表明 PTHrP 抑制角质形成细胞分化[23]。仔细比较 PTHrP 缺失和 PTHrP 过表达皮肤的组织学,证明了相应的变化。PTHrP 缺乏,表现为角质形成细胞分化加速,然而在 PTHrP 过表达的皮肤中,角质形成细胞的分化似乎比较迟缓[23]。因此,在生理环境下,PTHrP 似乎减慢了角质形成细胞分化的速度,从而维持增殖的基底层。值得注意的是,角质形成细胞分化速度的这些改变恰好类似于 PTHrP 过表达小鼠与 PTHrP 和 PTH1R 缺失小鼠的生长板软骨细胞分化的比较[24,25,29]。

如第 5 章所述,除了从细胞分泌,PTHrP 还可以保留在给定细胞内,并借助位于氨基酸 84 和氨基酸 93 之间的经典氨基酸核定位信号(NLS)进入细胞核[30]。最近,两个研究小组制备了生成缺乏 NLS 和 C-末端区域的截短形式 PTHrP(1-84)和 PTHrP(1-66)的转基因小鼠[31,32]。Turibio 及其同事们制备了 PTHrP(1-66)敲入小鼠,报道指出 PTHrP 的核运输缺失导致皮肤角化过度，这可能也反映了角质形成细胞分化的异常[32]。目前，关于 PTHrP 对角质形成细胞分化作用的所有资料很难完全整合。但是对转基因小鼠的研究表明，PTHrP 通过自分泌/旁分泌或细胞内分泌途径参与了体内角质形成细胞增殖的复杂调控，但需要进一步的研究来了解其确切的作用。

最后，近期研究提出了 PTHrP 在保护免受细菌感染的先天性皮肤免疫中的作用。Muehleisein 及其同事们提出，PTHrP 信号通过角质形成细胞中的 PTH1R 与维生素 D 相互作用，以诱导组织蛋白酶抑制素生成，防止 A 族链球菌实验性皮肤感染[10]。如如前文所述，在此项研究中，作者表明 1,25 维生素 D 信号可以诱导角质形成细胞中 PTH1R 的表达。此外，他们还指出，接触细菌产物和 TLR2 激动剂（即脂磷壁酸）可以诱导角质形成细胞表达 PTHrP。这些结果表明，应答 TLR 活化的 PTHrP 局部生成可以触发局部抗微生物肽的生成，并且维生素 D 可以通过上调 PTH1R 表达来增强该调节环的敏感性。这些都是有趣的发现，如果得到证实，可能会增加 PTHrP/PTH1R 信号更广泛地调节先天性免疫的可能性。

皮肤中 PTHrP 的病理生理学

迄今为止，PTHrP 尚未被证明能够直接促进皮肤的任何疾病。有人认为，在缓解的 PTHrP 缺失小鼠中，皮肤及皮肤附属器的缺陷会使人联想到一系列统称为外胚层发育不良的疾病[23]，但是 *PTHLH* 基因尚未与这些疾病有任何正式的联系。还有人指出，银屑病皮肤可能会下调 PTHrP 表达，而一项局部给予 PTH 的小型试验表明，刺激 PTH1R 可能会改善银屑病斑块的组织学异常[33]。然而，这些潜在的令人兴奋的结果尚未在较大的试验中得到证实。初步研究还表明，局部应用 PTH1R 拮抗剂可能有助于刺激毛发生长，尽管没有数据表明 PTHrP 参与脱发的病理发生[27]。这些原始观察结果可以追溯到很多年前，但没有进一步的证据可以证明 PTHrP/PTH1R 信号的操控是否为脱发的有效治疗方法。此外，最近的一项研究表明，在化疗引起脱发的情况下，PTH1R 激动剂而非拮抗剂可以刺激毛发再生[34]。通过 PTHrP 分泌引起恶性肿瘤体液性高钙血症（HHM）的最常见肿瘤是鳞状细胞来源，但这些肿瘤很少来自皮肤角质形成细胞。事实上，最常见的皮肤肿瘤即基底细胞癌不会过表达 PTHrP，因此与高钙血症并不相关[2]。尽管 PTHrP 似乎参与了皮肤的正常生理，然而它是否参与皮肤病理目前并不清楚。

乳腺

在 PTHrP 被发现后不久就有报道指出它可以在乳腺组织中表达，并分泌至乳汁[35,36]。随后的研究表明，在整个生命过程中，PTHrP 对于乳腺的正常发育和功能至关重要。此外，PTHrP 被认为是乳腺癌生物学行为的重要调节因子。乳腺在几个独立的阶段发育，仅在妊娠期和哺乳期间达到完全分化的状态。PTHrP 似乎在乳腺发育的不同阶段发挥不同的功能；因此，讨论将围绕乳腺发育的三个主要阶段进行：胚胎发育、青春期生长、妊娠和哺乳。关于 PTHrP 功能的数据主要来自对小鼠和大鼠的研究，因此将概述啮齿类动物的每个阶段的相关发育事件。接下来将讨论 PTHrP 和 PTHrP 受体表达的定位和调节。最后，阐述乳腺中 PTHrP 的功能。

胚胎的乳腺发育

在小鼠中，胚胎的乳腺发育有两个阶段。第一个是形成称为“乳腺线”的隆起表皮嵴，在胚胎的每侧肢芽之间伸出。乳腺线内的细胞生成 5 对乳腺基板，内陷形成乳腺芽，每一个乳腺芽由球形的上皮细胞团和周围称为乳腺间充质的几层特殊的成纤维细胞组成[37,38]。这些乳腺芽形成后，小鼠的乳腺发育显示出性别二形性的特征模式。在雄性胚胎中，应答雄激素，乳腺间质破坏上皮芽，雄性小鼠则不会形成乳腺或乳头[37,38]。然而，在雌性胚胎中，乳腺芽保持静止直至胚胎第 16 天（E16），此时进入胚胎发育的第二阶段，基本导管树形成。这个过程包括乳腺芽的伸长，其从真皮伸出进入一个称为乳腺脂肪垫的特定基质小区，以及导管分支形态发生的启动。在出生时，腺体由一个简单的上皮导管树组成，包含脂肪基质内的 15~20 个分支导管[37,38]。这种初始模式持续至青春期，此时由循环激素调节（稍后讨论），通过第二轮分支形态发生形成成熟的处女腺。

PTHrP 表达开始于乳腺发育的最早阶段。使用 *Pthlh* 基因座敲入 *lacZ* 基因（PTHrP$^{lacZ/+}$）的转基因小鼠，在胚胎第 11.5 天（E11.5）首先观察到 *Pthlh* 基因表达于形成中的乳腺基板，其沿着邻近上皮细胞的“尾”，从每个基板的一侧向外伸出（图 13.1）。此外，在发育中基板之间的乳腺线内可以观察到微弱的 *lacZ* 表达[39]。这种模式表明，*Pthlh* 基因的表达首先在乳腺线的细胞内被激活，当这些细胞聚集成发育中上皮基板时可能被上调。随后，*Pthlh* 基因特定表达于乳腺芽的上皮细胞内。

在首轮分支形态发生期间，芽生长至特定的乳腺脂肪垫中并开始分支，此时 *Pthlh* mRNA 继续定位于乳腺上皮细胞[17,40,41]。在出生后的某个时刻，*Pthlh* 基因表达被限制在生长中导管系统内的肌上皮细胞和末端芽的帽细胞内[40]。与 *Pthlh* 基因相反，*Pth1r* 基因似乎可以在乳腺间充质中表达，但其表达更广泛。*Pth1r* 基因的转录本可以在乳腺间充质内发现，也可以在整个发育真皮内找到[41,42]。PTH1R 何时第一次表达于表皮下间充质尚不清楚。然而，当乳腺芽开始形成时，PTH1R 已经存在，并且受体在整个胚胎发育过程中连续表达[41]。小鼠胚胎内 PTHrP 和 PTH1R 表达得到了仔细研究，在人类胎儿胚胎乳腺芽中也记录到上皮 PTHrP 表达和间充质 PTH1R 表达的相同模式[43,44]。

在胚胎乳腺内诱导 PTHrP 和 PTH1R 表达的信号通路尚未被广泛研究。然而，近期研究表明，*Pthlh* 基因转录可以被外异蛋白(Eda)上调，与其野生型(WT)对照动物相比，K14-Eda 转基因小鼠乳腺芽显示更高的 *Pthlh* 基因表达[45]。此外，IkBαΔN$^{-/-}$小鼠乳腺芽内的*Pthlh* 基因表达减少，不能激活 Eda 信号下游的 NF-κB。因此，通过 NF-κB 起作用的 Eda 信号是促进胚胎乳腺芽内 PTHrP 表达激活的一个通路[45]。

在啮齿类动物，PTHrP 信号是乳腺形成所必需的。PTHrP$^{-/-}$和 PTH1R$^{-/-}$胚胎内 5 对基板通常在适当位置形成。然而，当 *Pthlh* 或 *Pth1r* 基因被破坏时，随后的乳腺发育严重受损[38,41]。来自 PTHrP$^{-/-}$和 PTH1R$^{-/-}$胚胎的乳腺芽稍小，包绕上皮芽的乳腺间充质密度明显降低。乳腺间充质特征性分子标志物，如 Lef1、β-连环蛋白、R-spondin 1、细胞黏合素 C、钙黏蛋白 11、雄激素受体和雌激素受体的表达严重降低或完全消失，表明在 PTHrP 信号缺乏时特异性乳腺间充质的特化失败[21,22,41,46]。基底角质形成细胞中 PTHrP 过表达可以导致相反的表型，以及相同的分子标志物在腹侧真皮间充质内的异位诱导[21,22,46]。PTHrP 对间充质的作用是间充质分化的上皮性诱导的一个例子，因为 PTHrP 和 PTH1R 缺失在乳腺间充质分化中可以产生类似的缺陷。如前所述，PTHrP 由上皮细胞生成，受体在间充质中表达。由于乳腺芽陷入间充质，乳腺上皮细胞产生的 PTHrP 与邻近上皮芽的未成熟间充质细胞的 PTH1R 短距离间相互作用，并触发这些细胞分化为乳腺间充质。近期的研究证实，PTHrP 至少部分通过促进间充质细胞内特异性 Wnt 和 BMP 信号的局部激活来实现这一过程[21,22]。经由 PTHrP 信号发动的分化过程对于乳腺特异性基质引导上皮的进一步形态发生，以及抑制邻近发育中乳头的毛囊发育的能力至关重要。在此信号缺失的情况下，间充质不再能够引发乳腺芽的生长和分支形态发生的启动[38]。虽然上述模型是从小鼠研究中开发的，但是 PTHrP 对于人类胎儿乳腺组织的形成也是至关重要的。Blomstrand 软骨发育不良是由 PTH1R 基因的无效突变引起的，是一种致命形式的侏儒症[47,48]。受累的胎儿骨骼异常，与小鼠 *Pthlh* 和 *Pth1r* 基因缺失引起的表现类似。此外，胎儿还缺乏乳腺组织或乳头[44]。在正常人类胎儿中，*PTHLH* 基因在乳腺上皮芽内表达，PTH1R 基因在周围的间充质内表达[43,44]。因此，与在小鼠中一样，上皮 PTHrP 和间充质 PTH1R 信号是人类胚胎乳腺形成所必需的。

青春期乳腺发育

出生后，小鼠乳腺直至青春期才开始发育。在这一点上，主要是应答雌激素和生长激素循环水平的增加，乳腺导管的远端形成特化结构，称为末端芽(TEB)。这些结构在生长活跃期作为细胞增殖和分化的部位，产生成熟处女腺的分支导管系统[49]。一旦形成，导管树保持相对不变，直至妊娠时另一轮激素刺激诱导产生乳汁的腺泡单位形成。

青春期和成年处女乳腺的结构比胚胎乳腺的结构更复杂，有关 PTHrP 和 PTH1R 的定位有相互矛盾的数据。小鼠原位杂交研究发现，在出生后，乳腺导管内 *Pthlh* 基因表达的总体水平会降低，除了青春期的 TEB[40]。在这些结构中，可以在位于外周的帽细胞中检测到大量的 *Pthlh* mRNA。而在腺体的其他部分，*Pthlh* 的特异性杂交极少(如果有)。最近使用 PTHrP *lacZ* 敲入小鼠的研究表明，*Pthlh* 基因继续在 TEB 的帽细胞和肌上皮细胞中表达，而不在成熟导管的腔细胞中表达[50]。相反，通过免疫组织化学技术研究人类和犬类成熟乳腺发现，PTHrP 可以在整个导管的腔上皮细胞和肌上皮细胞内发现[9,51]。此外，使用培养细胞的研究表明，PTHrP 可以由正常腺体的离体腔上皮和肌上皮细胞产生[52–54]。关于出生后乳腺中 PTH1R 表达定位的报道很少，但是与胚胎发育时相似，它在乳腺基质中表达。原位杂交研究发现，在青春期，末端芽周围基质中的 *Pth1r* mRNA 浓度最高[40]。同一研究发现，在脂肪垫基质内，通常分布着较低水平的 *Pth1r* mRNA，但是在更成熟导管周围的致密基质中极少表达。此外，这些研究者没有在新鲜分离的上皮细胞中发现 *Pth1r* mRNA 的证据[40]。相比之下，其他研究表明 PTH1R 可以在培养的导管上皮和肌上皮细胞内[53,55]，以及培养的乳腺癌细胞系内表达[56]。总之，在青春期,PTHrP 及其受体主要出现在末端芽内，PTHrP 定位于上皮的帽细胞,PTH1R 位于基质内。而成熟导管的肌上皮细胞中表达了较低水平的 PTHrP,目前尚不清楚正常腺体中的一些上皮细胞是否也表达低水平的 PTH1R。

在转基因小鼠中使用 K14 启动子使乳腺肌上皮细胞过表达 PTHrP,可以导致导管分支形态受损[57]。其缺陷有两个方面。首先,终末芽通过乳腺脂肪垫的进展速度比正常明显缓慢。其次,导管树的分支复杂性显著降低。使用四环素调节的 K14-PTHrP 转基因改变乳腺内 PTHrP 过表达的时机和持续时间的实验表明，这种青春期表型的两个方面似乎代表了 PTHrP 的独立功能。分支(或模式)缺陷来自胚胎的 PTHrP 过表达,而导管延长缺陷是青春期 PTHrP 过表达的作用[58]。然而,所有上皮细胞或特异性肌上皮细胞内的 *Pthlh* 基因的乳腺特异性破坏，并没有在处女腺内产生任何导管延长或增加分支复杂性[50]。因此,虽然 PTHrP 可能调节上皮和间充质的相互作用,参与青春期的导管延长或分支,但是在 PTHrP 缺失的情况下,导管正常形成。与胚胎发育不同,PTHrP 并非产后导管发育绝对必需的。

妊娠和哺乳

乳腺上皮细胞仅在哺乳期才能达到完全分化的状态。在妊娠期间,循环激素刺激大量的上皮细胞增殖和形态发生,形成末端的导管和腺泡单位。在妊娠后期，上皮细胞经过分泌分化，然后在哺乳期间开始分泌乳汁。哺乳期开始时,乳腺的脂肪基质几乎完全被活跃分泌的腺泡所替代。在完成哺乳后,分化的上皮细胞广泛凋亡,腺体自身重塑,恢复至类似于处女动物的导管系统[49]。

在人类、啮齿类动物和奶牛中的定位研究都表明,在妊娠和哺乳期间,乳腺内上皮细胞是 PTHrP 的来源[51,54,55,59]。基于对整个腺体 RNA 的评估,在局部和全身因素的控制下,*Pthlh* 基因表达似乎在哺乳开始时上调[2,36,60–62]。这些观察结果已经在 PTHrP *lacZ* 敲入小鼠中得到验证,此外,这些研究还表明腔/腺泡上皮细胞仅在哺乳期间表达 *Pthlh* 基因[50]。Thiede 和 Rodan[36,61]最初报道了大鼠 PTHrP 表达依赖于哺乳和血清催乳素浓度。然而,催乳素很有可能作为一个允许因素,因为更多的研究表明哺乳反应是局部反应,PTHrP 仅在泌乳腺中上升[62]。此外,整个 *Pthlh* 基因表达在哺乳过程中逐渐增加,在晚期阶段,其表达不依赖于血清催乳素水平[60]。很显然,在哺乳期间生成的大部分 PTHrP 最终进入乳汁中，乳汁内 PTHrP 的水平要比正常个体循环中的 PTHrP 高 10 000 倍,比患有恶性肿瘤体液性高钙血症的患者高 1000 倍[2,35,60]。乳汁中的 PTHrP 浓度通常反映腺体中的 RNA 水平,在哺乳期间增加,并且伴随哺乳快速升高[62–65]。此外,有证据表明乳汁中 PTHrP 水平可能会随着乳汁的钙含量而变化[63–67]。在小鼠中,钙敏感受体(CaSR)在哺乳期乳腺上皮细胞的基底侧面表达,调节 PTHrP 的生成。因此,增加对乳腺的钙流入可以降低 PTHrP 的生成和分泌至乳汁的量[68–71]。相反,哺乳期乳腺上皮细胞内 CaSR 的选择性敲除，可以导致乳腺 PTHrP 的生成增加并提高乳汁中的 PTHrP 水平[69]。

与 PTHrP 相反,对妊娠和哺乳期间 PTH1R 表达或调控的研究很少。在妊娠早期,*Pth1r* 基因低水平表达于发育中腺泡单位周围的基质[40]。使用整个腺体 RNA 的研究证明了 *Pth1r* 和 *Pthlh* mRNA 水平之间的相互关系。也就是说,在哺乳期间,随着 *Pthlh* 基因表达的升高,*Pth1r* mRNA 水平会降低；在退化早期，随着 *Pthlh* mRNA 水平下降,*Pth1r* 基因表达增加至其先前的水平。这可能代表 PTHrP 对受体的活性下调,或者可以简单地反映在这些不同阶段腺体内基质的变化量。然而,在哺乳期大鼠离体细胞的研究中,上皮细胞及基质细胞表达了该受体[55],因此在妊娠和哺乳期间 PTH1R 表达的调节可能是复杂的。

乳汁的生成需要大量的钙，从而为乳腺提供足够的钙供应，但这也使母体的骨骼和矿物质代谢承受了压力[66,72]。乳汁中所需的一些钙来自食物,哺乳可促进食欲,增加钙的摄入量[73]。此外,在哺乳期间,肾脏对钙的重吸收增加,从而减少了尿液中钙的损失。最后,输送至乳汁的钙很大一部分来自母体骨骼。哺乳期间总骨转换率升高,但是骨吸收超过骨形成,因此骨量迅速下降。哺乳女性平均 6 个月后骨量损失 5%~10%,而啮齿类动物在哺乳 21 天后骨量损失达 1/3[72,74]。哺乳期骨骼的钙动员不依赖于已确定的钙调节激素、PTH 或 1,25(OH)$_2$D[66,75]。小鼠实验表明,骨吸收的增加在很大程度上归因于全身雌二醇浓度降低和 PTHrP 循环水平升高,尽管在处女小鼠中实验性再现这种组合并不能完全复制哺乳期间骨丢失的程度[76,77]。哺乳直接抑制下丘脑 GnRH 分泌，并诱导低促性腺激素性性功能减退症[73]。哺乳女性骨丢失与闭经持续时间相关,哺乳小鼠中骨吸收率与雌二醇水平呈反比关系。此外,哺乳小鼠的雌激素替代可以减少 60%的骨丢失[77]。许多研究证明，哺乳期人类和啮齿类动物中循环 PTHrP 水平升高[66]。在哺乳小鼠,PTHrP 水平与骨吸收的生物化学标志物直接相关，而与骨量成反比[77]。此外，在哺乳期，人类循环 PTHrP 水平与骨密度变化相关[78]。特异性破坏小鼠哺乳乳腺中的 *Pthlh* 基因时，循环 PTHrP 水平下降，乳汁中的 PTHrP 变得不可测量，骨吸收率降低，骨丢失率降低了 50%[74]。这些数据都证明了哺乳乳腺分泌的 PTHrP 可以同时进入乳汁和循环中。在哺乳期间，乳腺分泌的全身性 PTHrP 与雌激素缺乏共同发挥作用，刺激骨吸收，引起骨质流失。如前文所述，乳腺上皮细胞中的钙敏感受体可以刺激哺乳乳腺以减少 PTHrP 的生成[68,69,71]。因此，如图 13.2所示，在哺乳期间，骨和乳腺之间形成一个典型的内分泌反馈回路。事实上，乳腺作为"附属"甲状旁腺发挥功能，它利用 PTHrP 而非 PTH 以确保充足的钙从母体骨骼中进入乳汁。如果输送给腺体的钙量减少，乳腺上皮细胞则会产生更多的 PTHrP，刺激骨吸收的增加。从骨骼向乳腺输送更多的钙，可以刺激 CaSR 并降低 PTHrP 的生成。

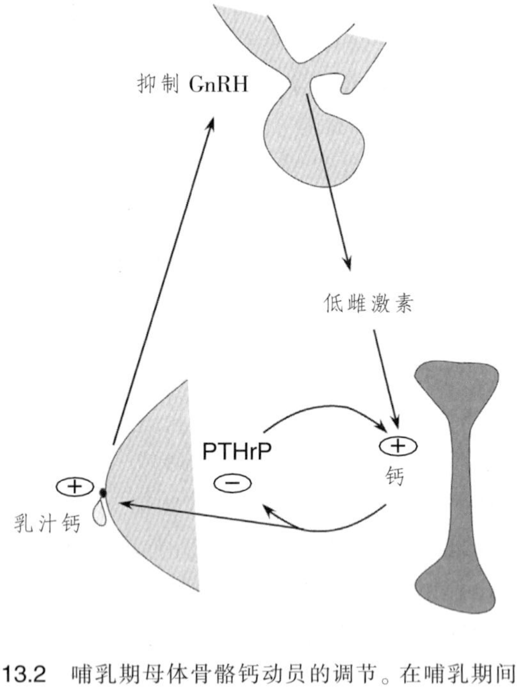

图 13.2 哺乳期母体骨骼钙动员的调节。在哺乳期间，骨骼钙通过有力的骨吸收进行动员。这一结果部分是由中央性腺功能减退与循环 PTHrP 过量结合所致。哺乳影响下丘脑，抑制 GnRH 分泌，导致性腺功能减退和低雌激素水平。与此同时，乳腺上皮细胞分泌 PTHrP 进入血液循环。低雌激素水平和高 PTHrP 水平协同作用，促进骨吸收，释放钙至血液循环。在乳腺内，PTHrP 释放至血液循环受钙敏感受体(CaSR)调节，因此钙输送至腺体的增加可以抑制 PTHrP 的生成，然后反过来降低骨吸收和骨骼的钙释放。因此认为，在哺乳期间，钙、CaSR 和 PTHrP 是乳房和骨之间的典型的内分泌反馈回路。

从乳腺中基因敲除 PTHrP 不会改变乳汁的钙水平，与野生型乳腺上皮细胞相比，PTHrP 缺失乳腺上皮细胞能够在体外以相同的速率转运钙[74]。因此，与胎盘不同(见下文)，PTHrP 不参与乳腺中上皮钙转运的调节。事实上，研究表明，由于 CaSR 刺激钙但抑制 PTHrP 分泌至乳汁，使得乳汁中 PTHrP 与钙水平呈反比关系[69,79]。乳汁中 PTHrP 的确切功能尚不清楚。近期的实验证明，小鼠乳汁中的 PTHrP 水平与新生儿骨灰钙含量呈现一种剂量反应性反比关系[69]。CaSR 基因消融可以导致乳汁中钙减少，PTHrP 增加，新生儿骨灰钙含量减少。相反，在哺乳小鼠中增加膳食钙会导致乳汁中 PTHrP 水平降低，但乳汁中钙和新生儿骨量增加。乳汁中 PTHrP 调节新生儿钙和(或)骨代谢的机制仍然未知。然而，由于 PTHrP 水平与母体钙供应量和乳汁中钙含量呈反比变化，这些观察结果表明，PTHrP 可能以某种方式作为乳汁中的代谢信使调节新生儿骨和矿物质代谢，以及母亲在乳汁中提供钙的能力[69]。

PTHrP 在哺乳期的另一个潜在功能是对血管和(或)肌上皮细胞张力的调节。已经证明 PTHrP 可以调节各种器官中的平滑肌细胞张力，包括作为血管扩张剂的血管树。与此作用一致，研究表明 PTHrP 在哺乳期可以增加乳腺的血流量[80]。乳腺中的肌上皮细胞在某些方面与血管平滑肌细胞相似，被认为可以通过应答催产素进行收缩来控制射乳[49]。因此，培养的肌上皮细胞可以表达 PTH1R，并通过细胞内 cAMP 的升高来应答 PTHrP[53,55]。此外，反映 PTHrP 作用于内皮素诱导的血管平滑肌收缩的作用，在肌上皮细胞中 PTHrP 可以阻断应答催产素正常引起的细胞内钙升高[53]。

乳腺中 PTHrP 的病理生理学

有几个关于 PTHrP 可能参与人类乳腺病理生理的实例。首先，患有 Blomstrand 软骨发育不良的胎儿缺少乳头和乳腺组织[44]。其次，据报道一些哺乳期高钙血症病例与 PTHrP 循环水平升高相关[81,82]。其中 1 例是由乳腺大量增生引起，减乳成形术后患者的高钙血症和升高的 PTHrP 水平均得到解决[75]。最后，对人体健康影响最大的是 PTHrP 生成与乳腺癌的关系。这本身就是一个话题，在此仅简要回顾。

有证据表明许多原发性乳腺癌可产生 PTHrP，有时会导致典型的恶性肿瘤体液性高钙血症[83]。潜在的更广泛的作用可能与 PTHrP 在乳腺癌骨营养中的作用相关[84]。动物模型提示，乳腺肿瘤细胞的 PTHrP 生成对其形成骨转移的能力是非常重要的[85,86]。这些研究表明，应答骨微环境时，转移至骨骼的乳腺癌细胞比原发性肿瘤细胞生成的 PTHrP 要高[84,86]。骨吸收部位释放的转化生长因子-β(TGF-β)经由涉及转录因子 Gli2 的信号通路可以上调 PTHrP 的产生[87]。PTHrP 依次增加 RANKL 的生成，减少 OPG 的生成，增加破骨细胞的数量和活性[84]。这在 PTHrP 生成和骨吸收之间建立了前馈回路，导致骨质溶解的恶性循环。此外，与正常乳腺细胞不同，乳腺癌细胞中的 CaSR 信号刺激 PTHrP 产生，可以与 TGF-β 协同作用[88,89]。最后，骨组织的机械刚度也可能增加 PTHrP 的产生[90]。因此，骨微环境的几个方面可以增加骨骼转移中的 PTHrP 生成。然而，原发性乳腺癌的 PTHrP 生成是否预示患者的骨转移，目前的证据还存在争议[91,92]。最大型和最精心控制的研究表明，原发性肿瘤的 PTHrP 生成实际上是骨转移的阴性预测因子，而不是阳性预测因子[92]。相比之下，最近对 125 例乳腺癌和长期临床随访患者的研究表明，原发性肿瘤的 PTHrP 染色可以预测骨转移[93]。此外，Washam 及其同事们发现，人类乳腺癌患者的循环中存在 PTHrP(12-48)提示骨转移[94]。结合动物和临床资料提出一个假说：PTHrP 生成并非肿瘤细胞进入骨骼所必需的，但是一旦存在，肿瘤细胞上调骨微环境内 PTHrP 生成的能力，对于其诱导足够的骨溶解以允许转移物生长是非常重要的。

PTHrP 在原发性乳腺肿瘤中的功能不如其在骨转移中的功能那么清楚。在培养的乳腺癌细胞系进行的研究、动物研究和临床研究显示完全不同的结果[95,96]。一些病例表明 PTHrP 表达预示着更积极的临床进程[91,93,97]。然而，一项大型的控制良好的研究提出了恰好相反的观点。Henderson 及其同事们研究了 526 例乳腺癌连续病例，发现 PTHrP 表达是更为良性临床病程的独立预测因子[92]。为了进一步探讨，近期的一些大范围全基因组关联研究(GWAS)已经将 *PTHLH* 基因作为乳腺癌的易感基因座[98-100]。在两项使用乳腺癌转基因模型的研究中也报道了相互矛盾的结果。Fleming 及其同事们证实，在 MMTV-Neu 小鼠中，*Pthlh* 基因的乳腺特异性破坏可以增加肿瘤发生率[101]。相比之下，Li 及其同事们使用相同的遗传方法，发现 *Pthlh* 基因的破坏可以极大延长肿瘤的潜伏期，减慢肿瘤生长，减少因转基因过表达瘤中间 T 抗原(MMTV-PyMT 小鼠)所致的骨转移[102]。这两项研究的相反结果表明，转化的分子背景对于确定 PTHrP 的作用至关重要，这可能有助于解释临床观察中的可变性。PTHrP 对乳腺癌的影响显然是复杂的，需要更多的研究来充分了解其在乳腺癌发病机制中的作用。尽管如此，最近的 GWAS 研究并没有解释具体机制，而是强调了 PTHrP 对乳腺上皮细胞转化的作用在临床上可能很重要这一事实。

生殖组织

PTHrP 和 PTH1R 在女性生殖管道的组织中广泛表达。本领域的大多数研究集中于 PTHrP 在子宫和胎盘中的作用，因此讨论将集中在这些方面。与本章讨论的其他组织一样，大多数研究是分析啮齿类动物中 PTHrP 的作用，但是如果可能，将会强调在人类中的发现。

子宫

PTHrP 和 PTHrP 受体表达

大鼠和人类子宫的子宫肌层和子宫内膜细胞均表达 *PTHLH* 基因，产生 PTHrP 蛋白[103,104]。最初显示，在妊娠期，子宫肌层中 *Pthlh* 基因表达增加，在大鼠分娩前约 48 小时达到峰值[104,105]。PTHrP 的表达取决于子宫角的胎儿发育，随后胎儿胎盘单位扩张子宫肌层并引起机械拉伸。拉伸未孕大鼠的子宫可以引起类似的 *Pthlh* 基因表达增加[105]。类固醇激素可以通过子宫肌层单独和组合调节 PTHrP 的表达；雌激素可以增加 *Pthlh* 基因表达，同时应用糖皮质激素治疗可以钝化雌激素的作用[2,103,106]。虽然对子宫内膜表达的 PTHrP 水平存在一些分歧，但是几项研究表明，基因和蛋白在妊娠期定位于子宫内膜表面和子宫内膜腺体中的上皮细胞。Martin 实验室的研究表明，*Pthlh* mRNA 和蛋白由子宫内膜的立方上皮细胞表达，随着妊娠进展，其表达呈下降趋势[103,106]。相反，Beck 及其同事们的原位杂交研究表明，植入部位的柱状抗子宫内膜的上皮细胞可以诱导 *Pthlh* mRNA 的表达[107,108]。此外，他们还发现，随着植入进展，*Pthlh* mRNA 的表达转移至植入胚泡周围的蜕膜细胞。这些研究者发现，将玉米油注入假孕大鼠的子宫内可以诱导 *Pthlh* 基因表达，与通过此程序制造的人造蜕膜瘤的表达模式类似。这些不同的表达模式尚未得到解决，而 PTHrP 在植入部位的表达与对蜕膜化的潜在影响一致(见下文)。

有关子宫中 PTH1R 表达的数据较少。Paspaliaris 及其同事们证实，*Pth1r* 基因在卵巢切除大鼠的子宫内表达，雌激素替代在这些动物中可以降低 *Pth1r* mRNA 水平[103]。Tucci 和 Beck 研究了妊娠早期 *Pth1r* 基因的表达，并证实了妊娠开始后在强烈的诱导下，上皮下基质细胞内受体大量表达[108]。他们发现在非经产小鼠子宫内缺乏 *Pth1r* 基因表达。有趣的是，随后细胞内受体表达下调，获得了蜕膜表型。最近的研究证明，*Pth1r* mRNA 在人类子宫成纤维细胞中表达，但是培养时通过实验性诱导蜕膜化可以增加受体表达水平[109]。

PTHrP 的功能

PTHrP 似乎可以调节包括子宫在内的许多器官的平滑肌张力[2]。如上文所述，子宫的机械拉伸可以诱导 PTHrP 表达，几项研究证明 PTHrP 可以放松子宫平滑肌细胞[110-115]。体外应用 PTHrP 处理大鼠、狒狒和人类子宫肌层，可以导致等长张力下降，并抑制自发性和电诱发的收缩[111,112,114]。雌激素处理可以增强这些作用，甚至可以抑制 PTH1R 的表达[103,106,113]。尽管如此，在这些实验中只有 PTHrP 的氨基末端部分是有效的，表明这些作用是由该受体介导的。与此观察结果相一致，与无动情周期大鼠的子宫角相比，具有动情周期的大鼠在发情前和发情期子宫角均显示出对 PTHrP 更强的反应性。此外，在狒狒的子宫肌层中，PTHrP 可以对抗催产素诱导子宫收缩的作用。这些观察结果表明，PTHrP 可能导致子宫逐渐松弛以适应胎儿胎盘单位的生长和(或)抑制早产。有趣的是，PTHrP 对子宫肌层收缩力的影响随着大鼠妊娠的进程而减弱，PTHrP 在分娩开始后的大鼠或人类离体子宫肌层内无效[103,106,112,113]。此外，妊娠大鼠腹腔注射人类 PTHrP(1–34)，可以导致妊娠后期子宫肌层中连接蛋白–43(mRNA 和蛋白)和催产素受体 mRNA 上调延迟（两者均为分娩所必需的），但不影响子宫分娩的开始或分娩时机[112]。此外，一旦分娩开始，PTHrP 治疗再也不能阻断连接蛋白或催产素的表达，甚至持续表达 PTH1R。因此，分娩的开始似乎与子宫肌层对 PTHrP 的反应性丧失有关。此作用的机制尚不清楚，然而它似乎不是由 *Pth1r* mRNA 表达丧失所致[112]。有趣的是，Paspaliaris 及其同事们发现糖皮质激素可以抑制子宫肌层对 PTHrP 的反应性，皮质醇水平在分娩开始时升高[113]。此外，Mitchell 及其同事们提出，孕期结束时黄体酮水平降低，PTHrP 可能延迟分娩，黄体酮也可抑制连接蛋白的表达[112]。因此，为应答机械力和激素水平变化，子宫肌层似乎产生并应答 PTHrP。然而，目前尚不清楚这些变化对于允许子宫适应胎儿生长和(或)参与抑制早产的重要性。不幸的是，在此领域的研究活动减少，没有关于子宫肌层特异性破坏 PTHrP 或 PTH1R 后果的报道可以帮助回答这些问题。

PTHrP 和 PTH1R 在妊娠早期表达的模式提示 PTHrP 信号可以调节植入和(或)蜕膜化。Nowak 等[116]关于 PTHrP 在植入过程中的功能的进一步证据显示，PTHrP 和 TGF-β 是体外培养的小鼠胚泡滋养层生长的有效刺激因子。他们认为 TGF-β 的作用是由 PTHrP 介导的。Sherafat-Kazemzadeh 报道，PTHrP 经由人类子宫成纤维细胞中的 PTH1R 发挥作用，抑制培养时的蜕膜化[109]。用靶向 PTHrP siRNA 或 PTH1R 拮抗剂处理这些细胞，会增加形态学变化及标志物的表达，如 IGF-BP-1、催乳素、lefty 和 FOXO1，这些代表蜕膜反应。阻断 PTHrP 信号也降低了培养细胞的凋亡率。这些发现与体内研究一致，表明使用 PTH1R 拮抗剂对妊娠大鼠进行子宫内治疗，可以导致子宫过度蜕膜化，并减少蜕膜细胞的凋亡，可能有助于反应的扩大[117]。

胎盘和羊膜

PTHrP 和 PTHrP 受体表达

在大鼠和人类胎盘中的细胞滋养层和合体滋养层，可以检测到 *PTHLH* mRNA 和 PTHrP 蛋白[118-120]。羊膜中的立方形细胞也表达 PTHrP，水平高于细胞滋养层或合体滋养层。此外，与对侧羊膜相比，覆盖胎盘的羊膜中 PTHrP 水平较高。羊膜内的细胞可能是羊水中发现的 PTHrP 的来源。研究表明，随着妊娠进展，羊膜和羊水中 PTHrP 水平升高，但随着分娩的开始和胎膜的破裂而下降。Hellman 及其同事们证明，培养的人类细胞滋养层细胞生成 PTHrP 受 CaSR 的调节[120]。与正常乳腺上皮细胞相似，这些细胞中 CaSR 的活化可以抑制 PTHrP 的生成。培养的羊膜细胞生成 PTHrP 受催乳素、人类胎盘乳糖、TGF-β、胰岛素、胰岛素样生长因子和表皮生长因子的调节[121]。

已经证实在大鼠[122]、小鼠[123]、人类胎盘[124]、融入 PTHrP(1–34)的离体人类胎盘小叶中，PTH1R mRNA 可以刺激 cAMP 的产生[125]。在羊膜和绒毛膜中也注意到了 PTH1R 表达[108,117,126,127]。与 PTHrP 表达不同，PTH1R 表达在妊娠过程中似乎没有改变；与胎盘相比，羊膜内的 PTH1R 表达没有显著增加[108,126]。总之，关于调控这些组织中 PTH1R 表达的研究较少。最后，如下文所述，中间区域 PTHrP 可以调节胎盘钙运输，表明存在着一种不同的、针对此部分肽的特异性 PTHrP 受体。然而，迄今为止，这种受体没有被分离或表征。

PTHrP 的功能

PTHrP 可以抑制鼠胎盘外植体细胞的增殖和凋亡,并促进其向滋养层巨细胞分化[128,129]。此外,其可以诱导刺激巨细胞形成的转录因子(Stra13 和 AP-2γ)的表达,并通过抑制滋养层祖细胞和海绵滋养层促进因子(Eomes、Mash2 和 mSNA)来抑制其他滋养层细胞类型的形成[128,129]。PTHrP 还可以调节细胞滋养层培养物中的表皮生长因子受体表达[130],这是与胎盘发育相关的事件。然而,滋养层细胞是胎儿起源的,尽管这些胎儿比同一窝的 WT 胎儿稍小,但未见 $PTHrP^{-/-}$小鼠胎盘出现严重异常的报道[24,127]。这可能是由于 PTHrP 并非胎盘的滋养层形成所绝对必需的,或者反映了来自胎盘母体部分的可溶性 PTHrP 可以自由接近发育中的滋养层细胞的事实。

PTHrP 的另一个潜在功能是调节胎盘血流量。胎儿胎盘血循环充足对于胎儿生长的营养需求至关重要,体液和局部因素在其调控中可能都非常重要。在血栓素 A_2 模拟物预处理的离体人类胎盘子叶中,血管反应性的研究显示,PTHrP 是非常有效的血管扩张剂[131]。血管扩张发生在狭窄的浓度范围内,PTHrP 反复输注则失去作用。此外,血管紧张素Ⅱ是人类胎盘外植体生成 PTHrP 的强力增强剂[132]。最后,用 PTH1R 拮抗剂[PTHrP(7-34)]处理妊娠大鼠,可以引起宫内发育迟缓(胎儿重量和胎盘重量减轻)和胎盘内细胞凋亡[133]。因此,存在功能性证据支持 PTHrP 在调节胎盘血流和胎儿生长中的作用。

PTHrP 和胎盘钙运输

关于胎盘中 PTHrP 的研究最充分的部分是其参与钙转运。几乎所有的钙,以及从母体转运至胎儿的大部分无机磷酸盐(85%)和镁(70%)都与胎儿骨骼的发育和矿化有关[127,134]。在妊娠晚期,大部分钙在相对较短的间隔内通过胎盘转运。例如,96%的母体-胎儿钙转运发生在大鼠妊娠的最后 5 天,80%发生在人类妊娠的第三孕期[127,134]。这时胎儿血循环中的总钙和离子钙浓度都高于其在母体血循环中的浓度,表明钙通过胎盘运输需要克服上升的浓度梯度,它需要一个主动的过程。

首先提到的 PTHrP 生理功能之一是刺激从母体至胎儿的钙运输[135]。在羔羊的胎儿血循环中存在 PTH 样生物活性,但是免疫反应性 PTH 水平较低[127],表明在胎儿血循环中存在另一种 PTH 受体配体。此外,Rodda 及其同事们证明,胎羊的甲状旁腺切除术可以导致母体与胎儿之间存在的钙梯度丧失及骨矿化受损,表明甲状旁腺可以产生刺激胎盘钙转运的物质[135]。当 PTHrP 被确定后,胎鼠和人脐带血的研究表明循环 PTHrP 水平在胎儿血循环中升高,并证实 PTH 水平较低[66,127,136]。此外,发现胎羊甲状旁腺形成之初,免疫反应性 PTHrP 即可在甲状旁腺内检出,在早期胎盘中也可以发现 PTHrP,表明后一种组织也可能是妊娠早期促进钙转运的 PTHrP 来源[137]。给予 PTHrP,而非不含免疫反应性 PTHrP 的 PTH 或母体甲状旁腺提取物,可以恢复甲状旁腺切除胎羊的母体-胎儿钙梯度[135]。PTHrP 负责调节钙转运的部分似乎位于残基 67-86,因为 PTHrP 氨基末端不能刺激绵羊的胎盘钙转运[138]。因此,在羔羊中,PTHrP 中间区域似乎是胎儿甲状旁腺的活性成分,负责维持胎儿钙水平和抑制胎儿 PTH 水平。

研究证明 $PTHrP^{-/-}$胎儿的胎盘钙转运受损,支持了 PTHrP 的这一功能[136]。在 PTHrP 基因敲除的纯合子小鼠中,胎儿血浆钙和母体-胎儿钙梯度显著降低。当在胎儿子宫内注射 PTHrP 或 PTH 片段时,通过 $^{45}Ca^{++}$从母体至胎儿的转运进行评估,应用不能刺激 PTH1R 的中分子 PTHrP 肽进行处理,可以显著恢复钙转运。此外,与对照组相比,$PTHrP^{-/-}$胎儿中的胎盘钙转运增加,血浆 PTHrP 水平高 10 倍[139,140]。胎鼠中的循环 PTHrP 被认为来自肝脏和胎盘。其他研究证实缺乏甲状旁腺的小鼠循环 PTHrP 没有变化,胎盘钙转运也未减少,尽管与 PTHrP 缺失相比,胎儿 PTH 的缺失与母体-胎儿钙梯度的更大逆转相关[139,140]。随后对 $PTH^{-/-}$小鼠的研究证实,PTH 为维持胎儿血循环中循环钙水平所必需[127,139,141]。$PTH^{-/-}$胎儿显示甲状旁腺功能减退症的生物化学指标,如严重的低钙血症、高磷血症和低镁血症。此外,他们表现为羊水的钙和镁浓度减少,以及骨骼矿化受损。PTH 在胎盘和胎儿甲状旁腺内表达,而 $PTH^{-/-}$胎儿与 WT 胎儿相比,胎盘的钙转运基线没有差异。使用 PTH(1-84)可以快速增加钙转运至这些胎儿[127,139,141]。这些研究结果表明,PTH 和 PTHrP 参与胎盘矿物质运输和胎儿矿物质代谢的调控。PTH 似乎主要作用于胎儿骨骼和肾脏,以防止胎儿低钙血症,而 PTHrP 的主要作用是刺激跨胎盘钙转运,并增加胎儿钙水平至高于母体循环的钙水平,从而导致胎儿血循环中 PTH 的典型抑制。与此模型相一致,胎儿 PTH 水平可以应答循环钙水平,而胎儿 PTHrP 生成因未应答胎儿低钙血症而增加[127,141]。奇怪的是,近期的一项研究使用原位胎盘灌注的方案评估了 $PTHrP^{-/-}$胎儿的胎盘钙转运,发现在无 PTHrP 的情况下,直接的母体-胎儿钙转运增加而非减少[142]。然而，这些研究者也证实了通常升高的母体-胎儿钙梯度出现显著降低。这些结果似乎是违反直觉的，作者没有充分解释为什么他们的结果与以前的研究不同。这些差异可能简单地反映了用于测量钙转运的不同技术，但是它们可能指向PTHrP调节跨胎盘钙转运机制中的有趣微妙之处。

PTHrP显然对跨胎盘钙转运具有显著作用，但是其机制尚未明确。如前文所述，PTHrP负责调节胎盘钙转运的部分位于分子的中间区域，在残基67和86之间[136,138]。然而，尽管这些关于中间区域PTHrP的另一种受体的资料是最令人信服的，但应答的受体尚未得到表征。虽然认为合体滋养层细胞对于钙转运至胎儿至关重要，但细胞滋养层细胞（分化形成合胞体）被认为是钙敏感细胞，可以提高细胞外钙浓度，并抑制培养的这些细胞释放PTHrP[120]。然而，体内低钙血症并不会刺激胎盘*Pthlh*基因转录增加[141]。CaSR定位于人类胎盘的细胞滋养层[143]，Kovacs等证明其与胎盘钙运输密切关联[144]。但是，CaSR和PTHrP如何相互作用以调节胎盘钙处理仍然不清楚。PTHrP可以刺激胎盘中钙结合蛋白9K的生成[123,142]。这是一种细胞质钙结合蛋白，与几种不同组织的细胞间钙转运相关。此外，一种钙网蛋白样的钙结合蛋白可以从滋养层细胞中分离出来，用PTHrP（67-84）而非N-末端PTHrP处理可使其表达增加[145]。因此，PTHrP刺激钙转运的一种可能机制是增加钙通过细胞质的穿梭能力。目前尚没有数据表明中间区域PTHrP是否是刺激细胞摄入钙或从细胞中泵出钙，以及与跨细胞钙转运相关的其他必要步骤。

子宫和胎盘中PTHrP的病理生理学

目前，没有数据表明PTHrP在子宫和（或）胎盘的任何特异性疾病中具有重要的病理生理作用。虽然有一小部分文献表明PTHrP水平改变与先兆子痫和宫内生长迟缓相关，但是没有研究证明PTHrP直接参与这些病症的病理生理学[124,146,147]。正如在其他组织中，这些器官的肿瘤（包括子宫内膜癌、子宫肌瘤、绒毛膜癌和葡萄胎）可以分泌PTHrP，引起恶性肿瘤体液性高钙血症[148-151]。此外，一些报道指出妊娠期间高钙血症与PTHrP水平升高相关，升高的PTHrP水平在分娩后得到恢复[148-153]。其中一些女性有较大的子宫肌瘤，有人指出妊娠会增加这些肿瘤的PTHrP分泌。在其他情况下，子宫肌瘤不存在，胎盘被认为是PTHrP的来源。

内分泌胰腺

PTHrP和PTHrP受体表达

PTHrP在1987年被发现，不久后在胰岛中也观察到PTHrP。*Pthlh* mRNA被证明存在于离体胰岛RNA中[154]，Asa等[155]证实PTHrP存在于所有四种胰岛细胞类型（α、β、δ和PP细胞）中。Gaich和合作者证实了这些发现，他们还指出PTHrP在胰腺导管上皮细胞中表达[156]。成年人的胰腺外分泌细胞中不存在PTHrP。Plawner及其同事们证明，PTHrP与胰岛素共同定位于培养的β细胞系的高尔基体和分泌颗粒中，并在去极化后与胰岛素一同从这些细胞分泌[157]。近期研究反复验证了这些早期发现，在原代组织培养中，啮齿类动物胰岛细胞及人胰岛细胞可以产生PTHrP[158-162]。

很多已知的有关PTHrP转录后大范围加工的认识来源于对大鼠胰岛素瘤细胞系RIN-1038的研究[163-165]。用PTHrP表达构建体转染的RIN细胞可以分泌PTHrP（1-36）、PTHrP（38-94）、PTHrP（38-95）及PTHrP（38-101）。此外，RIN 1038细胞分泌一种可以被PTHrP（109-138）放射免疫分析识别的PTHrP形式[164]，以及另一种可以被PTHrP（139-173）放射免疫分析识别的形式[166]。由于存在其他细胞类型，目前还不清楚这些相同的肽是否由体内胰岛细胞产生。迄今为止，这种大范围的PTHrP加工的生物学意义尚未得到解释。

胰岛细胞也表达PTH1R，提示自分泌/旁分泌信号系统的可能性。早期研究表明，PTHrP在β细胞内引起信号反应。例如，Gaich等证实剂量低至10^{-12}M时，PTHrP（1-36）可以刺激细胞内存储钙的释放[156]。随后的研究表明啮齿类动物胰岛细胞在体外和体内均表达这种受体[160,167,168]。此外，如下文所述，近期研究表明PTHrP在胰岛中的大部分生物学作用由PTH1R信号介导。最后，Guthalu-Kondegowda及其同事们证实培养的人β细胞中存在PTH1R，氨基末端PTHrP通过该受体发挥作用，足以介导这些细胞中PTHrP的功能[160]。Wu等的研究表明，PTHrP（38-94）也可以刺激RIN细胞中的细胞内钙释放[169]。然而，尚未确定中间区域PTHrP的受体，现有数据表明PTH1R是PTHrP在胰岛中发挥作用的主要中介物质。

几乎没有资料描述在胰岛中如何调节PTHrP或PTH1R表达及表达程度。下文将会明确PTHrP和PTH1R参与胰岛细胞更新和生理过程，这意味着这些蛋白的水平很可能受到生理调节,但是这一领域仍未被探索。

PTHrP 的功能

啮齿类动物的胰腺发育开始于胚胎第 9~10 天,至胚胎第 18~19 天,β 细胞团开始聚集并形成未成熟的胰岛[170]。在生产后的 1 周内,这些胰岛细胞团中 β 细胞的数量、大小和密度都不断增加,随后 β 细胞经过一波 β 细胞凋亡而数量急剧下降[171]。一系列研究表明,在啮齿类动物中,随后的 β 细胞增殖可以支持出生后生长、生殖周期和对损伤的反应。体外和体内研究也显示人 β 细胞可以在出生后增殖。

近期研究证明,PTHrP 可以刺激小鼠和人的发育期及成年胰腺中的胰腺 β 细胞增殖[158,160,167,168]。Vasavada 及其合作者制备了在大鼠胰岛素Ⅱ启动子(RIP)控制下过表达 PTHrP 的转基因小鼠[158,172]。与同窝出生的对照组相比,RIP-PTHrP 小鼠显示胰岛增生程度(图 13.3)、胰岛数量,以及单个胰岛的大小增加。胰岛重量增加与高胰岛素血症和低血糖相关。有趣的是,RIP-PTHrP 小鼠也对 β 细胞毒素即链脲佐菌素的致糖尿病作用具有抵抗性。使用链脲佐菌素后,正常小鼠容易发展为糖尿病,但是 RIP-PTHrP 小鼠不发展为糖尿病或仅发展为轻度高血糖[172]。这些小鼠中 β 细胞数量增加是增殖增加和凋亡减少的结果。PTHrP 对 β 细胞增殖的作用已经在啮齿类动物和人胰岛细胞进行了进一步的体外研究[159,160,167]。PTHrP 的氨基末端部分可以诱导增殖,其依赖于 PTH1R 的活化及经由 PKC-ζ、细胞周期蛋白 E 和 cdk2 活化的下游信号[161,167]。PTHrP 诱导的增殖与 β 细胞分化的任何变化无关,实际上,在培养的 β 细胞和完整小鼠中使用氨基末端 PTHrP 进行急性处理,可以改善葡萄糖刺激的胰岛素分泌[160,161,167]。在培养的啮齿类动物胰岛细胞内,胰岛素表达和分泌增加似乎是由 MAPK 相关磷酸酶活性改变和 C-Jun NH_2–末端激酶(JNK)的抑制介导的[164]。引人注目的是,成年小鼠每日皮下注射 PTHrP(1–36)可以增加体内胰岛 β 细胞的增殖,改善葡萄糖耐量,提示 PTHrP 给药可能在维持胰岛细胞数量和治疗糖尿病方面起作用[161]。

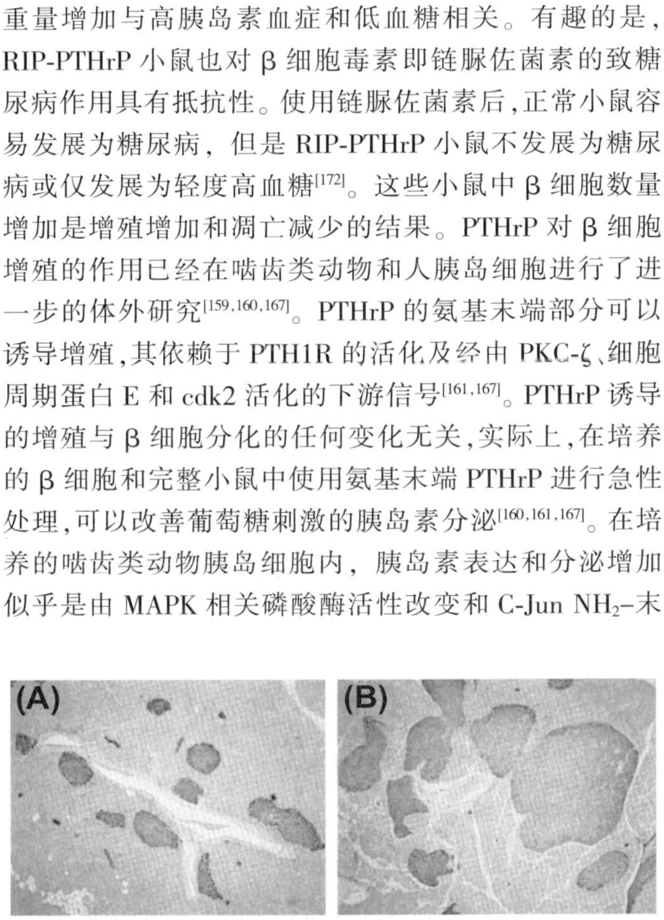

图 13.3 胰岛内 PTHrP 的过表达引起胰岛增生。(A)正常小鼠胰腺和(B)RIP-PTHrP 转基因胰腺的胰岛素免疫组织化学染色(深染)。显示 β 细胞的 PTHrP 过表达可以引起胰岛的数量和大小明显增加。(Reproduced with permission from [172].)

当然,在体内正常情况下,过表达研究的结果并不能证明 PTHrP 可以增加体内 β 细胞的总量或功能。事实上,在 $PTHrP^{-/-}$ 和 $PTH1R^{-/-}$ 胎儿中,胰岛的发育都是正常的[24,25]。然而,这些小鼠在分娩后立即死亡,所以无法得知在缺少 PTHrP 信号的情况下出生后的胰岛的功能或发育。迄今为止,没有关于特异性破坏胰岛细胞 PTHrP 或 PTH1R 基因后果的报道。这些实验将是必要的,可以评估 PTHrP 是否对 β 细胞正常生理功能具有影响,或者是否主要参与应答代谢应激或损伤所致的胰岛扩张或胰岛再生。

胰腺中 PTHrP 的病理生理学

PTHrP 至少参与一些胰岛肿瘤的病理生理学。多位研究者报道,PTHrP 过度表达与胰岛细胞恶性肿瘤体液性高钙血症的发展有关[155,173,174]。在恶性肿瘤相关性高钙血症的唯一大型系列中,根据组织学完全细分的肿瘤类型[174],胰岛细胞癌并不特别常见,其与非常常见的肿瘤胰腺腺癌一样可以引起恶性肿瘤体液性高钙血症。从历史上看,PTHrP 生物活性首先在胰岛肿瘤中确定[173,175]。此外,通过放射免疫分析或免疫放射测定法可以确定胰岛细胞癌患者的循环 PTHrP 增加。当通过免疫组织化学方法评估时,这些肿瘤也显示 PTHrP 染色增加[154,155]。PTHrP 表达对胰岛肿瘤发生的重要性是未知的。然而,鉴于 PTHrP 刺激正常胰岛细胞增殖的有力作用,推测 PTHrP 表达的上调可能促进胰岛细胞肿瘤的发生或进展。

结论

小鼠遗传学和转基因技术的进步是生理学研究的一个福音。在 PTHrP 领域的情况的确如此,基因改变小鼠为研究在自然环境以外发现的蛋白的生理作用提供了一个起点。本章概述了 PTHrP 在皮肤、乳腺、胎盘、子宫和胰腺中的生理作用的现状。这些信息中的绝大部分(尽管不是全部)来自对各种基因改变小鼠进行的研究。这些研究表明,PTHrP 对这些器官的发育和生理功能都非常重要。然而,在这一点上,我们仍然存在许多问题,需要进行更多的实验才能理解 PTHrP 对这些器官作用的所有细微差别。不幸的是,尽管进行了一系列有前途的早期观察,但是很多非骨骼部位 PTHrP 正常生理学的研究仍没有进展，从而限制了我们的理解。希望未来几年对于 PTHrP 的非骨骼作用的研究能够取得新的进展。

致谢

本章有很大一部分内容来自以前的版本，作者在此对以前的共同作者 Andrew Stewart 和 Christopher Kovacs 表示感谢。这部分的工作得到国家健康研究院支持(CDK55501 和 CA153702)。

(张诗琪　李金茹　张平　译)

参考文献

1. Merendino JJ, Insogna KL, Milstone LM, Stewart AF. Cultured human keratinocytes produce parathyroid hormone-like protein. *Science* 1986:231.
2. Philbrick WM, Wysolmerski JJ, Galbraith S, Holt EH, Orloff JJ, Yang KH, et al. Defining the roles of parathyroid hormone-related protein in normal physiology. *Physiol Rev* 1996;**76**:127–73.
3. Karmali R, Schiffman SN, Vanderwinden J-M, Hendy GF, Nys-DeWolf N, Corvilain J, et al. Expression of mRNA of parathyroid hormone-related peptide in fetal bones of the rat. *Cell Tissue Res* 1992;**270**:597–600.
4. Lee K, Deeds JD, Segre GV. Expression of parathyroid hormone-related peptide and its receptor messenger ribonucleic acids during fetal development in rats. *Endocrinology* 1995;**136**:453–63.
5. Cho YM, Woodard GL, Dunbar M, Gocken T, Jimenez JA, Foley J. Hair-cycle-dependent expression of parathyroid hormone-related protein and its type I receptor: evidence for regulation at the anagen to catagen transition. *J Invest Dermatol* 2003;**120**:715–27.
6. Hayman JA, Danks JA, Ebeling PR, Moseley JM, Kemp BE, Martin TJ. Expression of parathyroid hormone related protein in normal skin and in tumours of skin and skin appendages. *J Pathol* 1989;**158**:293–6.
7. Danks JA, Ebeling PR, Hayman J, Chou ST, Moseley JM, Dunlop J, et al. Parathyroid hormone-related protein: immunohistochemical localization in cancers and in normal skin. *J Bone Miner Res* 1989;**4**:273–8.
8. Atillasoy EJ, Burtis WJ, Milstone LM. Immunohistochemical localization of parathyroid hormone-related protein (PTHRP) in normal human skin. *J Invest Dermatol* 1991;**96**:277–80.
9. Grone A, Werkmeister JR, Steinmeyer CL, Capen CC, Rosol TJ. Parathyroid hormone-related protein in normal and neoplastic canine tissues: immunohistochemical localization and biochemical extraction. *Vet Pathol* 1994;**31**:308–15.
10. Muehleisen B, Bikle DD, Aguilera C, Burton DW, Sen GL, Deftos LJ, et al. PTH/PTHrP and vitamin D control antimicrobial peptide expression and susceptibility to bacterial skin infection. *Sci Transl Med* 2012;**4**. 135ra166.
11. Blomme EA, Sugimoto Y, Lin YC, Capen CC, Rosol TJ. Parathyroid hormone-related protein is a positive regulator of keratinocyte growth factor expression by normal dermal fibroblasts. *Mol Cell Endocrinol* 1999;**152**:189–97.
12. Blomme EA, Zhou H, Kartsogiannis V, Capen CC, Rosol TJ. Spatial and temporal expression of parathyroid hormone-related protein during wound healing. *J Invest Dermatol* 1999;**112**:788–95.
13. Shin JH, Ji C, Casinghino S, McCarthy TL, Centrella M. Parathyroid hormone-related protein enhances insulin-like growth factor-I expression by fetal rat dermal fibroblasts. *J Biol Chem* 1997;**272**:23498–502.
14. Hanafin NM, Chen TC, Heinrich G, Segre GV, Holick MF. Cultured human fibroblasts and not cultured human keratinocytes express a PTH/PTHrP receptor mRNA. *J Invest Dermatol* 1995;**105**:133–7.
15. Orloff JJ, Kats Y, Urena P, Schipani E, Vasavada R, Philbrick WM, et al. Further evidence for a novel receptor for amino-terminal parathyroid hormone-related protein on keratinocytes and squamous carcinoma cell lines. *Endocrinology* 1995;**136**:3016–23.
16. Wu T, Insogna KL, Milstone LM, Stewart AF. Skin-derived fibroblasts respond to human PTH-like adenylate cyclase-stimulating proteins. *J Clin Endocrinol Metab* 1987;**65**:105–9.
17. Dunbar ME, Dann PR, Robinson GW, Hennighausen L, Zhang JP, Wysolmerski JJ. Parathyroid hormone-related protein signaling is necessary for sexual dimorphism during embryonic mammary development. *Development* 1999;**126**:3485–93.
18. Errazahi A, Bouizar Z, Lieberherr M, Souil E, Rizk-Rabin M. Functional type I PTH/PTHrP receptor in freshly isolated newborn rat keratinocytes: identification by RT-PCR and immunohistochemistry. *J Bone Miner Res* 2003;**18**:737–50.
19. Errazahi A, Lieberherr M, Bouizar Z, Rizk-Rabin M. PTH-1R responses to PTHrP and regulation by vitamin D in keratinocytes and adjacent fibroblasts. *J Steroid Biochem Mol Biol* 2004;**89–90**:381–5.
20. Wysolmerski JJ, Broadus AE, Zhou J, Fuchs E, Milstone LM, Philbrick WM. Overexpression of parathyroid hormone-related protein in the skin of transgenic mice interferes with the hair follicle development. *Proc Natl Acad Sci USA* 1994;**91**:1133–7.
21. Hens JR, Dann P, Zhang JP, Harris S, Robinson GW, Wysolmerski J. BMP4 and PTHrP interact to stimulate ductal outgrowth during embryonic mammary development and to inhibit hair follicle induction. *Development* 2007;**134**:1221–30.
22. Hiremath M, Dann P, Fischer J, Butterworth D, Boras-Granic K, Hens J, et al. Parathyroid hormone-related protein activates Wnt signaling to specify the embryonic mammary mesenchyme. *Development* 2012;**139**:4239–49.
23. Foley J, Longely BJ, Wysolmerski JJ, Dreyer BE, Broadus AE, Philbrick WM. PTHrP regulates epidermal differentiation in adult mice. *J Invest Dermatol* 1998;**111**:1122–8.
24. Karaplis AC, Luz A, Glowacki J, Bronson RT, Tybulewicz VL, Kronenberg HM, et al. Lethal skeletal dysplasia from targeted disruption of the parathyroid hormone-related peptide gene. *Genes Dev* 1994;**8**:277–89.
25. Lanske B, Karaplis AC, Lee K, Luz A, Vortkamp A, Pirro A, et al. PTH/PTHrP receptor in early development and Indian hedgehog-regulated bone growth. *Science* 1996;**273**:663–6.
26. Schilli MB, Ray S, Paus R, Obi-Tabot E, Holick MF. Control of hair growth with parathyroid hormone (7–34). *J Invest Dermatol* 1997;**108**:928–32.
27. Safer JD, Ray S, Holick MF. A topical parathyroid hormone/parathyroid hormone-related peptide receptor antagonist stimulates hair growth in mice. *Endocrinology* 2007;**148**:1167–70.
28. Diamond AG, Gonterman RM, Anderson AL, Menon K, Offutt CD, Weaver CH, et al. Parathyroid hormone hormone-related protein and the PTH receptor regulate angiogenesis of the skin. *J Invest Dermatol* 2006;**126**:2127–34.
29. Weir EC, Philbrick WM, Amling M, Niff LA, Baron R, Broadus AE. Targeted overexpression of parathyroid hormone-related peptide in chondrodysplasia and delayed endochondrial bone formation. *Proc Natl Acad Sci USA* 1996;**93**:10240–5.
30. Wysolmerski JJ. Parathyroid hormone-related protein: an update. *J Clin Endocrinol Metab* 2012;**97**:2947–56.
31. Miao D, Su H, He B, Gao J, Xia Q, Zhu M, et al. Severe growth retardation and early lethality in mice lacking the nuclear localization sequence and C-terminus of PTH-related protein. *Proc Natl Acad Sci USA* 2008;**105**:20309–14.
32. Toribio RE, Brown HA, Novince CM, Marlow B, Hernon K, Lanigan LG, et al. The midregion, nuclear localization sequence, and C terminus of PTHrP regulate skeletal development, hematopoiesis, and survival in mice. *Faseb J* 2010;**24**:1947–57.

33. Holick MF, Chimeh FN, Ray S. Topical PTH (1–34) is a novel, safe and effective treatment for psoriasis: a randomized self-controlled trial and an open trial. *Br J Dermatol* 2003;**149**:370–6.
34. Katikaneni R, Ponnapakkam T, Suda H, Miyata S, Sakon J, Matsushita O, Gensure RC. Treatment for chemotherapy-induced alopecia in mice using parathyroid hormone agonists and antagonists linked to a collagen binding domain. *Int J Cancer* 2012;**131**:E813–21.
35. Budayr AA, Halloran BP, King JC, Diep D, Nissenson RA, Strewler GJ. High levels of a parathyroid hormone-like protein in milk. *Proc Natl Acad Sci USA* 1989;**86**:7183–5.
36. Thiede MA, Rodan GA. Expression of a calcium-mobilizing parathyroid hormone-like peptide in lactating mammary tissue. *Science* 1988;**242**:278–80.
37. Cowin P, Wysolmerski J. Molecular mechanisms guiding embryonic mammary gland development. *Cold Spring Harb Perspect Biol* 2010;**2**. a003251.
38. Hiremath M, Wysolmerski J. Parathyroid hormone-related protein specifies the mammary mesenchyme and regulates embryonic mammary development. *J Mammary Gland Biol Neoplasia* 2013;**18**:171–7.
39. Boras-Granic K, Vanhouten J, Hiremath M, Wysolmerski J. Parathyroid hormone-related protein is not required for normal ductal or alveolar development in the post-natal mammary gland. *PLoS One* 2011;**6**:e27278.
40. Dunbar ME, Young P, Zhang JP, McCaughern-Carucci J, Lanske B, Orloff JJ, et al. Stromal cells are critical targets in the regulation of mammary ductal morphogenesis by parathyroid hormone-related protein. *Dev Biol* 1998;**203**:75–89.
41. Wysolmerski JJ, Philbrick WM, Dunbar ME, Lanske B, Kronenberg H, Broadus AE. Rescue of the parathyroid hormone-related protein knockout mouse demonstrates that parathyroid hormone-related protein is essential for mammary gland development. *Development* 1998;**125**:1285–94.
42. Dunbar ME, Wysolmerski JJ. Parathyroid hormone-related protein: a developmental regulatory molecule necessary for mammary gland development. *J Mammary Gland Biol Neoplasia* 1999;**4**:21–34.
43. Cormier S, Delezoide AL, Silve C. Expression patterns of parathyroid hormone-related peptide (PTHrP) and parathyroid hormone receptor type 1 (PTHR1) during human development are suggestive of roles specific for each gene that are not mediated through the PTHrP/PTHR1 paracrine signaling pathway. *Gene Expr Patterns* 2003;**3**:59–63.
44. Wysolmerski JJ, Cormier S, Philbrick WM, Dann P, Zhang JP, Roume J, et al. Absence of functional type 1 parathyroid hormone (PTH)/PTH-related protein receptors in humans is associated with abnormal breast development and tooth impaction. *J Clin Endocrinol Metab* 2001;**86**:1788–94.
45. Voutilainen M, Lindfors PH, Lefebvre S, Ahtiainen L, Fliniaux I, Rysti E, et al. Ectodysplasin regulates hormone-independent mammary ductal morphogenesis via NF-κB. *Proc Natl Acad Sci USA* 2012;**109**:5744–9.
46. Foley J, Dann P, Hong J, Cosgrove J, Dreyer B, Rimm D, et al. Parathyroid hormone-related protein maintains mammary epithelial fate and triggers nipple skin differentiation during embryonic breast development. *Development* 2001;**128**:513–25.
47. Jobert AS, Zhang P, Couvineau A, Bonaventure J, Roume J, Le Merrer M, et al. Absence of functional receptors for parathyroid hormone and parathyroid hormone-related peptide in Blomstrand chondrodysplasia. *J Clin Invest* 1998;**102**:34–40.
48. Karaplis AC, He B, Nguyen MT, Young ID, Semeraro D, Ozawa H, et al. Inactivating mutation in the human parathyroid hormone receptor type 1 gene in Blomstrand chondrodysplasia. *Endocrinology* 1998;**139**:5255–8.
49. Daniel CW, Silberstein GB. *Postnatal Development of the Rodent Mammary Gland*. New York: Plenum; 1987.
50. Boras-Granic K, VanHouten J, Hiremath M, Wysolmerski J. Parathyroid hormone-related protein is not required for normal ductal or alveolar development in the post-natal mammary gland. *PLoS One* 2011;**6**. e27278.
51. Liapis H, Crouch EC, Roby J, Rader JS. In situ localization of parathyroid hormone-like protein and mRNA in intraepithelial neoplasia and invasive carcinoma of the uterine cervix. *Hum Pathol* 1993;**24**:1058–66.
52. Ferrari SL, Rizzoli R, Bonjour JP. Parathyroid hormone-related protein production by primary cultures of mammary epithelial cells. *J Cell Physiol* 1992;**150**:304–11.
53. Seitz PK, Cooper KM, Ives KL, Ishizuka J, Townsend Jr CM, Rajaraman S, et al. Parathyroid hormone-related peptide production and action in a myoepithelial cell line derived from normal human breast. *Endocrinology* 1993;**133**:1116–24.
54. Wojcik SF, Schanbacher FL, McCauley LK, Zhou H, Kartsogiannis V, Capen CC, et al. Cloning of bovine parathyroid hormone-related protein (PTHrP) cDNA and expression of PTHrP mRNA in the bovine mammary gland. *J Mol Endocrinol* 1998;**20**:271–80.
55. Wojcik SF, Capen CC, Rosol TJ. Expression of PTHrP and the PTH/PTHrP receptor in purified alveolar epithelial cells, myoepithelial cells, and stromal fibroblasts derived from the lactating rat mammary gland. *Exp Cell Res* 1999;**248**:415–22.
56. Birch MA, Carron JA, Scott M, Fraser WD, Gallagher JA. Parathyroid hormone (PTH)/PTH-related protein (PTHrP) receptor expression and mitogenic responses in human breast cancer cell lines. *Br J Cancer* 1995;**72**:90–5.
57. Wysolmerski JJ, McCaughern-Carucci JF, Daifotis AG, Broadus AE, Philbrick WM. Overexpression of parathyroid hormone-related protein or parathyroid hormone in transgenic mice impairs branching morphogenesis during mammary gland development. *Development* 1995;**121**:3539–47.
58. Dunbar ME, Dann P, Brown CW, Van Houton J, Dreyer B, Philbrick WP, et al. Temporally regulated overexpression of parathyroid hormone-related protein in the mammary gland reveals distinct fetal and pubertal phenotypes. *J Endocrinol* 2001;**171**:403–16.
59. Rakopoulos M, Vargas SJ, Gillespie MT, Ho PW, Diefenbach-Jagger H, Leaver DD, et al. Production of parathyroid hormone-related protein by the rat mammary gland in pregnancy and lactation. *Am J Physiol* 1992;**263**:E1077–85.
60. Bucht E, Carlqvist M, Hedlund B, Bremme K, Torring O. Parathyroid hormone-related peptide in human milk measured by a mid-molecule radioimmunoassay. *Metabolism* 1992;**41**:11–6.
61. Thiede MA. The mRNA encoding a parathyroid hormone-like peptide is produced in mammary tissue in response to elevations in serum prolactin. *Mol Endocrinol* 1989;**3**:1443–7.
62. Thompson GE, Ratcliffe WA, Hughes S, Abbas SK, Care AD. Local control of parathyroid hormone-related protein secretion by the mammary gland of the goat. *Comp Biochem Physiol Comp Physiol* 1994;**108**:485–90.
63. Yamamoto M, Duong LT, Fisher JE, Thiede MA, Caulfield MP, Rosenblatt M. Suckling-mediated increases in urinary phosphate and 3′,5′-cyclic adenosine monophosphate excretion in lactating rats: possible systemic effects of parathyroid hormone-related protein. *Endocrinology* 1991;**129**:2614–22.
64. Law FM, Moate PJ, Leaver DD, Diefenbach-Jagger H, Grill V, Ho PW, et al. Parathyroid hormone-related protein in milk and its correlation with bovine milk calcium. *J Endocrinol* 1991;**128**:21–6.
65. Goff JP, Reinhardt TA, Lee S, Hollis BW. Parathyroid hormone-related peptide content of bovine milk and calf blood assessed by radioimmunoassay and bioassay. *Endocrinology* 1991;**129**:2815–9.
66. Kovacs CS, Kronenberg HM. Maternal-fetal calcium and bone metabolism during pregnancy, puerperium, and lactation. *Endocr Rev* 1997;**18**:832–72.
67. Uemura H, Yasui T, Yoneda N, Irahara M, Aono T. Measurement of N- and C-terminal-region fragments of parathyroid hormone-related peptide in milk from lactating women and investigation

of the relationship of their concentrations to calcium in milk. *J Endocrinol* 1997;**153**:445–51.
68. Vanhouten JN, Wysolmerski JJ. The calcium-sensing receptor in the breast. *Best Pract Res Clin Endocrinol Metab* 2013;**27**:403–14.
69. Mamillapalli R, VanHouten J, Dann P, Bikle D, Chang W, Brown E, et al. Mammary-specific ablation of the calcium-sensing receptor during lactation alters maternal calcium metabolism, milk calcium transport, and neonatal calcium accrual. *Endocrinology* 2013;**154**:3031–42.
70. Ardeshirpour L, Dann P, Pollak M, Wysolmerski J, VanHouten J. The calcium-sensing receptor regulates PTHrP production and calcium transport in the lactating mammary gland. *Bone* 2006;**38**:787–93.
71. VanHouten J, Dann P, McGeoch G, Brown EM, Krapcho K, Neville M, et al. The calcium-sensing receptor regulates mammary gland parathyroid hormone-related protein production and calcium transport. *J Clin Invest* 2004;**113**:598–608.
72. Wysolmerski JJ. Interactions between breast, bone, and brain regulate mineral and skeletal metabolism during lactation. *Ann NY Acad Sci* 2010;**1192**:161–9.
73. Smith MS, Grove KL. Integration of the regulation of reproductive function and energy balance: lactation as a model. *Front Neuroendocrinol* 2002;**23**:225–56.
74. VanHouten JN, Dann P, Stewart AF, Watson CJ, Pollak M, Karaplis AC, et al. Mammary-specific deletion of parathyroid hormone-related protein preserves bone mass during lactation. *J Clin Invest* 2003;**112**:1429–36.
75. Kovacs CS. The role of vitamin D in pregnancy and lactation: insights from animal models and clinical studies. *Annu Rev Nutr* 2012;**32**:97–123.
76. Ardeshirpour L, Brian S, Dann P, VanHouten J, Wysolmerski J. Increased PTHrP and decreased estrogens alter bone turnover but do not reproduce the full effects of lactation on the skeleton. *Endocrinology* 2010;**151**:5591–601.
77. VanHouten JN, Wysolmerski JJ. Low estrogen and high parathyroid hormone-related peptide levels contribute to accelerated bone resorption and bone loss in lactating mice. *Endocrinology* 2003;**144**:5521–9.
78. Sowers MF, Hollis BW, Shapiro B, Randolph J, Janney CA, Zhang D, et al. Elevated parathyroid hormone-related peptide associated with lactation and bone density loss. *Jama* 1996;**276**:549–54.
79. Shu L, Ji J, Zhu Q, Cao G, Karaplis A, Pollak MR, et al. The calcium-sensing receptor mediates bone turnover induced by dietary calcium and parathyroid hormone in neonates. *J Bone Miner Res* 2011;**26**:1057–71.
80. Davicco MJ, Rouffet J, Durand D, Lefaivre J, Barlet JP. Parathyroid hormone-related peptide may increase mammary blood flow. *J Bone Miner Res* 1993;**8**:1519–24.
81. Khosla S, van Heerden JA, Gharib H, Jackson IT, Danks J, Hayman JA, et al. Parathyroid hormone-related protein and hypercalcemia secondary to massive mammary hyperplasia. *N Engl J Med* 1990;**322**:1157.
82. Reid IR, Wattie DJ, Evans MC, Budayr AA. Post-pregnancy osteoporosis associated with hypercalcaemia. *Clin Endocrinol (Oxf)* 1992;**37**:298–303.
83. Isales C, Carcangiu ML, Stewart AF. Hypercalcemia in breast cancer. Reassessment of the mechanism. *Am J Med* 1987;**82**:1143–7.
84. Akhtari M, Mansuri J, Newman KA, Guise TM, Seth P. Biology of breast cancer bone metastasis. *Cancer Biol Ther* 2008;**7**:3–9.
85. Guise TA, Yin JJ, Taylor SD, Kumagai Y, Dallas M, Boyce BF, et al. Evidence for a causal role of parathyroid hormone-related protein in the pathogenesis of human breast cancer-mediated osteolysis. *J Clin Invest* 1996;**98**:1544–9.
86. Yin JJ, Selander K, Chirgwin JM, Dallas M, Grubbs BG, Wieser R, et al. TGF-beta signaling blockade inhibits PTHrP secretion by breast cancer cells and bone metastases development. *J Clin Invest* 1999;**103**:197–206.
87. Johnson RW, Nguyen MP, Padalecki SS, Grubbs BG, Merkel AR, Oyajobi BO, et al. TGF-beta promotion of Gli2-induced expression of parathyroid hormone-related protein, an important osteolytic factor in bone metastasis, is independent of canonical Hedgehog signaling. *Cancer Res* 2011;**71**:822–31.
88. Mamillapalli R, VanHouten J, Zawalich W, Wysolmerski J. Switching of G-protein usage by the calcium-sensing receptor reverses its effect on parathyroid hormone-related protein secretion in normal versus malignant breast cells. *J Biol Chem* 2008;**283**:24435–47.
89. Sanders JL, Chattopadhyay N, Kifor O, Yamaguchi T, Butters RR, Brown EM. Extracellular calcium-sensing receptor expression and its potential role in regulating parathyroid hormone-related peptide secretion in human breast cancer cell lines. *Endocrinology* 2000;**141**:4357–64.
90. Ruppender NS, Merkel AR, Martin TJ, Mundy GR, Sterling JA, Guelcher SA. Matrix rigidity induces osteolytic gene expression of metastatic breast cancer cells. *PLoS One* 2010;**5**:e15451.
91. Bundred NJ, Walls J, Ratcliffe WA. Parathyroid hormone-related protein, bone metastases and hypercalcaemia of malignancy. *Ann R Coll Surg Engl* 1996;**78**:354–8.
92. Henderson MA, Danks JA, Slavin JL, Byrnes GB, Choong PF, Spillane JB, et al. Parathyroid hormone-related protein localization in breast cancers predict improved prognosis. *Cancer Res* 2006;**66**:2250–6.
93. Takagaki K, Takashima T, Onoda N, Tezuka K, Noda E, Kawajiri H, et al. Parathyroid hormone-related protein expression, in combination with nodal status, predicts bone metastasis and prognosis of breast cancer patients. *Exp Ther Med* 2012;**3**:963–8.
94. Washam CL, Byrum SD, Leitzel K, Ali SM, Tackett AJ, Gaddy D, et al. Identification of PTHrP(12–48) as a plasma biomarker associated with breast cancer bone metastasis. *Cancer Epidemiol Biomarkers Prev* 2013;**22**:972–83.
95. Shen X, Qian L, Falzon M. PTH-related protein enhances MCF-7 breast cancer cell adhesion, migration, and invasion via an intracrine pathway. *Exp Cell Res* 2004;**294**:420–33.
96. Luparello C, Sirchia R, Lo Sasso B. Midregion PTHrP regulates Rip1 and caspase expression in MDA-MB231 breast cancer cells. *Breast Cancer Res Treat* 2008;**111**:461–74.
97. Hoey RP, Sanderson C, Iddon J, Brady G, Bundred NJ, Anderson NG. The parathyroid hormone-related protein receptor is expressed in breast cancer bone metastases and promotes autocrine proliferation in breast carcinoma cells. *Br J Cancer* 2003;**88**:567–73.
98. Ghoussaini M, Fletcher O, Michailidou K, Turnbull C, Schmidt MK, Dicks E, et al. Genome-wide association analysis identifies three new breast cancer susceptibility loci. *Nat Genet* 2012;**44**:312–8.
99. Garcia-Closas M, Couch FJ, Lindstrom S, Michailidou K, Schmidt MK, Brook MN, et al. Genome-wide association studies identify four ER negative-specific breast cancer risk loci. *Nat Genet* 2013;**45**:392–8. 398e391–2.
100. Michailidou K, Hall P, Gonzalez-Neira A, Ghoussaini M, Dennis J, Milne RL, et al. Large-scale genotyping identifies 41 new loci associated with breast cancer risk. *Nat Genet* 2013;**45**:353–61. 361e351–2.
101. Fleming NI, Trivett MK, George J, Slavin JL, Murray WK, Moseley JM, et al. Parathyroid hormone-related protein protects against mammary tumor emergence and is associated with monocyte infiltration in ductal carcinoma in situ. *Cancer Res* 2009;**69**:7473–9.
102. Li J, Karaplis AC, Huang DC, Siegel PM, Camirand A, Yang XF, et al. PTHrP drives breast tumor initiation, progression, and metastasis in mice and is a potential therapy target. *J Clin Invest* 2011;**121**:4655–69.
103. Paspaliaris V, Vargas SJ, Gillespie MT, Williams ED, Danks JA, Moseley JM, et al. Oestrogen enhancement of the myometrial response to exogenous parathyroid hormone-related protein

(PTHrP), and tissue localization of endogenous PTHrP and its mRNA in the virgin rat uterus. *J Endocrinol* 1992;**134**:415–25.
104. Thiede MA, Daifotis AG, Weir EC, Brines ML, Burtis WJ, Ikeda K, et al. Intrauterine occupancy controls expression of the parathyroid hormone-related peptide gene in preterm rat myometrium. *Proc Natl Acad Sci USA* 1990;**87**:6969–73.
105. Daifotis AG, Weir EC, Dreyer BE, Broadus AE. Stretch-induced parathyroid hormone-related peptide gene expression in the rat uterus. *J Biol Chem* 1992;**267**:23455–8.
106. Williams ED, Leaver DD, Danks JA, Moseley JM, Martin TJ. Effect of parathyroid hormone-related protein (PTHrP) on the contractility of the myometrium and localization of PTHrP in the uterus of pregnant rats. *J Reprod Fertil* 1994;**102**:209–14.
107. Beck F, Tucci J, Senior PV. Expression of parathyroid hormone-related protein mRNA by uterine tissues and extraembryonic membranes during gestation in rats. *J Reprod Fertil* 1993;**99**:343–52.
108. Tucci J, Beck F. Expression of parathyroid hormone-related protein (PTHrP) and the PTH/PTHrP receptor in the rat uterus during early pregnancy and following artificial deciduoma induction. *J Reprod Fertil* 1998;**112**:1–10.
109. Sherafat-Kazemzadeh R, Schroeder JK, Kessler CA, Handwerger S. Parathyroid hormone-like hormone (PTHLH) represses decidualization of human uterine fibroblast cells by an autocrine/paracrine mechanism. *J Clin Endocrinol Metab* 2011;**96**:509–14.
110. Barri ME, Abbas SK, Care AD. The effects in the rat of two fragments of parathyroid hormone-related protein on uterine contractions in situ. *Exp Physiol* 1992;**77**:481–90.
111. Dalle M, Dauprat-Dalle P, Barlet JP. Parathyroid hormone-related peptide inhibits oxytocin-induced rat uterine contractions in vitro. *Arch Int Physiol Biochim Biophys* 1992;**100**:251–4.
112. Mitchell JA, Ting TC, Wong S, Mitchell BF, Lye SJ. Parathyroid hormone-related protein treatment of pregnant rats delays the increase in connexin 43 and oxytocin receptor expression in the myometrium. *Biol Reprod* 2003;**69**:556–62.
113. Paspaliaris V, Petersen DN, Thiede MA. Steroid regulation of parathyroid hormone-related protein expression and action in the rat uterus. *J Steroid Biochem Mol Biol* 1995;**53**:259–65.
114. Pitera AE, Smith GC, Wentworth RA, Nathanielsz PW. Parathyroid hormone-related peptide (1 to 34) inhibits in vitro oxytocin-stimulated activity of pregnant baboon myometrium. *Am J Obstet Gynecol* 1998;**179**:492–6.
115. Thiede MA, Harm SC, Hasson DM, Gardner RM. In vivo regulation of parathyroid hormone-related peptide messenger ribonucleic acid in the rat uterus by 17 beta-estradiol. *Endocrinology* 1991;**128**:2317–23.
116. Nowak RA, Haimovici F, Biggers JD, Erbach GT. Transforming growth factor-beta stimulates mouse blastocyst outgrowth through a mechanism involving parathyroid hormone-related protein. *Biol Reprod* 1999;**60**:85–93.
117. Williams ED, Major BJ, Martin TJ, Moseley JM, Leaver DD. Effect of antagonism of the parathyroid hormone (PTH)/PTH-related protein receptor on decidualization in rat uterus. *J Reprod Fertil* 1998;**112**:59–67.
118. Bowden SJ, Emly JF, Hughes SV, Powell G, Ahmed A, Whittle MJ, et al. Parathyroid hormone-related protein in human term placenta and membranes. *J Endocrinol* 1994;**142**:217–24.
119. Germain AM, Attaroglu H, MacDonald PC, Casey ML. Parathyroid hormone-related protein mRNA in avascular human amnion. *J Clin Endocrinol Metab* 1992;**75**:1173–5.
120. Hellman P, Ridefelt P, Juhlin C, Akerstrom G, Rastad J, Gylfe E. Parathyroid-like regulation of parathyroid-hormone-related protein release and cytoplasmic calcium in cytotrophoblast cells of human placenta. *Arch Biochem Biophys* 1992;**293**:174–80.
121. Dvir R, Golander A, Jaccard N, Yedwab G, Otremski I, Spirer Z, et al. Amniotic fluid and plasma levels of parathyroid hormone-related protein and hormonal modulation of its secretion by amniotic fluid cells. *Eur J Endocrinol* 1995;**133**:277–82.
122. Urena P, Kong XF, Abou-Samra AB, Juppner H, Kronenberg HM, Potts Jr JT, et al. Parathyroid hormone (PTH)/PTH-related peptide receptor messenger ribonucleic acids are widely distributed in rat tissues. *Endocrinology* 1993;**133**:617–23.
123. Kovacs CS, Chafe LL, Woodland ML, McDonald KR, Fudge NJ, Wookey PJ. Calcitropic gene expression suggests a role for the intraplacental yolk sac in maternal-fetal calcium exchange. *Am J Physiol Endocrinol Metab* 2002;**282**:E721–32.
124. Curtis NE, King RG, Moseley JM, Ho PW, Rice GE, Wlodek ME. Intrauterine expression of parathyroid hormone-related protein in normal and pre-eclamptic pregnancies. *Placenta* 1998;**19**:595–601.
125. Williams JM, Abramovich DR, Dacke CG, Mayhew TM, Page KR. Parathyroid hormone-(1–34) peptide activates cyclic adenosine 3′,5′-monophosphate in the human placenta. *Exp Physiol* 1991;**76**:297–300.
126. Curtis NE, Thomas RJ, Gillespie MT, King RG, Rice GE, Wlodek ME. Parathyroid hormone-related protein (PTHrP) mRNA splicing and parathyroid hormone/PTHrP receptor mRNA expression in human placenta and fetal membranes. *J Mol Endocrinol* 1998;**21**:225–34.
127. Simmonds CS, Kovacs CS. Role of parathyroid hormone (PTH) and PTH-related protein (PTHrP) in regulating mineral homeostasis during fetal development. *Crit Rev Eukaryot Gene Expr* 2010;**20**:235–73.
128. El-Hashash AH, Esbrit P, Kimber SJ. PTHrP promotes murine secondary trophoblast giant cell differentiation through induction of endocycle, upregulation of giant-cell-promoting transcription factors and suppression of other trophoblast cell types. *Differentiation* 2005;**73**:154–74.
129. El-Hashash AH, Kimber SJ. PTHrP induces changes in cell cytoskeleton and E-cadherin and regulates Eph/Ephrin kinases and RhoGTPases in murine secondary trophoblast cells. *Dev Biol* 2006;**290**:13–31.
130. Alsat E, Haziza J, Scippo ML, Frankenne F, Evain-Brion D. Increase in epidermal growth factor receptor and its mRNA levels by parathyroid hormone (1–34) and parathyroid hormone-related protein (1-34) during differentiation of human trophoblast cells in culture. *J Cell Biochem* 1993;**53**:32–42.
131. Macgill K, Moseley JM, Martin TJ, Brennecke SP, Rice GE, Wlodek ME. Vascular effects of PTHrP (1–34) and PTH (1–34) in the human fetal-placental circulation. *Placenta* 1997;**18**:587–92.
132. Li X, Shams M, Zhu J, Khalig A, Wilkes M, Whittle M, et al. Cellular localization of AT1 receptor mRNA and protein in normal placenta and its reduced expression in intrauterine growth restriction. Angiotensin II stimulates the release of vasorelaxants. *J Clin Invest* 1998;**101**:442–54.
133. Thota CS, Reed LC, Yallampalli C. Effects of parathyroid hormone like hormone (PTHLH) antagonist, PTHLH(7–34), on fetoplacental development and growth during midgestation in rats. *Biol Reprod* 2005;**73**:1191–8.
134. Dilworth MR, Sibley CP. Review: transport across the placenta of mice and women. *Placenta* 2013;**34**(Suppl):S34–9.
135. Rodda CP, Kubota M, Heath JA, Ebeling PR, Moseley JM, Care AD, et al. Evidence for a novel parathyroid hormone-related protein in fetal lamb parathyroid glands and sheep placenta: comparisons with a similar protein implicated in humoral hypercalcaemia of malignancy. *J Endocrinol* 1988;**117**:261–71.
136. Kovacs CS, Lanske B, Hunzelman JL, Guo J, Karaplis AC, Kronenberg HM. Parathyroid hormone-related peptide (PTHrP) regulates fetal-placental calcium transport through a receptor distinct from the PTH/PTHrP receptor. *Proc Natl Acad Sci USA* 1996;**93**:15233–8.
137. MacIsaac RJ, Heath JA, Rodda CP, Moseley JM, Care AD, Martin TJ, et al. Role of the fetal parathyroid glands and parathyroid hormone-related protein in the regulation of placental transport of calcium, magnesium and inorganic phosphate. *Reprod Fertil Dev* 1991;**3**:447–57.
138. Care AD, Abbas SK, Pickard DW, Barri M, Drinkhill M, Findlay JB, et al. Stimulation of ovine placental transport of calcium and magnesium by mid-molecule fragments of human parathyroid hormone-related protein. *Exp Physiol* 1990;**75**:605–8.
139. Kovacs CS, Chafe LL, Fudge NJ, Friel JK, Manley NR. PTH reg-

ulates fetal blood calcium and skeletal mineralization independently of PTHrP. *Endocrinology* 2001;**142**:4983–93.
140. Kovacs CS, Manley NR, Moseley JM, Martin TJ, Kronenberg HM. Fetal parathyroids are not required to maintain placental calcium transport. *J Clin Invest* 2001;**107**:1007–15.
141. Simmonds CS, Karsenty G, Karaplis AC, Kovacs CS. Parathyroid hormone regulates fetal-placental mineral homeostasis. *J Bone Miner Res* 2010;**25**:594–605.
142. Bond H, Dilworth MR, Baker B, Cowley E, Requena Jimenez A, Boyd RD, et al. Increased maternofetal calcium flux in parathyroid hormone-related protein-null mice. *J Physiol* 2008;**586**:2015–25.
143. Bradbury RA, Sunn KL, Crossley M, Bai M, Brown EM, Delbridge L, et al. Expression of the parathyroid Ca(2+)-sensing receptor in cytotrophoblasts from human term placenta. *J Endocrinol* 1998;**156**:425–30.
144. Kovacs CS, Ho-Pao CL, Hunzelman JL, Lanske B, Fox J, Seidman JG, et al. Regulation of murine fetal–placental calcium metabolism by the calcium-sensing receptor. *J Clin Invest* 1998;**101**:2812–20.
145. Hershberger ME, Tuan RS. Placental 57-kDa Ca(2+)-binding protein: regulation of expression and function in trophoblast calcium transport. *Dev Biol* 1998;**199**:80–92.
146. Halhali A, Wimalawansa SJ, Berentsen V, Avila E, Thota CS, Larrea F. Calcitonin gene- and parathyroid hormone-related peptides in preeclampsia: effects of magnesium sulfate. *Obstet Gynecol* 2001;**97**:893–7.
147. Maioli E, Fortino V, Pacini A. Parathyroid hormone-related protein in preeclampsia: a linkage between maternal and fetal failures. *Biol Reprod* 2004;**71**:1779–84.
148. Deftos LJ, Burton DW, Brandt DW, Pinar H, Rubin LP. Neoplastic hormone-producing cells of the placenta produce and secrete parathyroid hormone-related protein. Studies by immunohistology, immunoassay, and polymerase chain reaction. *Lab Invest* 1994;**71**:847–52.
149. Khan A, Khan Y, Raza S, Akbar G, Khan M, Diwan N, et al. Functional parathyroid cyst: a rare cause of malignant hypercalcemia with primary hyperparathyroidism—a case report and review of the literature. *Case Rep Med* 2012;**2012**:851941.
150. Tarnawa E, Sullivan S, Underwood P, Richardson M, Spruill L. Severe hypercalcemia associated with uterine leiomyoma in pregnancy. *Obstet Gynecol* 2011;**117**:473–6.
151. Dagdelen S, Kalan I, Gurlek A. Humoral hypercalcemia of benignancy secondary to parathyroid hormone-related protein secreting uterine leiomyoma. *Am J Med Sci* 2008;**335**:407–8.
152. Eller-Vainicher C, Ossola MW, Beck-Peccoz P, Chiodini I. PTHrP-associated hypercalcemia of pregnancy resolved after delivery: a case report. *Eur J Endocrinol* 2012;**166**:753–6.
153. Sato K. Hypercalcemia during pregnancy, puerperium, and lactation: review and a case report of hypercalcemic crisis after delivery due to excessive production of PTH-related protein (PTHrP) without malignancy (humoral hypercalcemia of pregnancy). *Endocr J* 2008;**55**:959–66.
154. Drucker DJ, Asa SL, Henderson J, Goltzman D. The parathyroid hormone-like peptide gene is expressed in the normal and neoplastic human endocrine pancreas. *Mol Endocrinol* 1989;**3**:1589–95.
155. Asa SL, Henderson J, Goltzman D, Drucker DJ. Parathyroid hormone-like peptide in normal and neoplastic human endocrine tissues. *J Clin Endocrinol Metab* 1990;**71**:1112–8.
156. Gaich G, Orloff JJ, Atillasoy EJ, Burtis WJ, Ganz MB, Stewart AF. Amino-terminal parathyroid hormone-related protein: specific binding and cytosolic calcium responses in rat insulinoma cells. *Endocrinology* 1993;**132**:1402–9.
157. Plawner LL, Philbrick WM, Burtis WJ, Broadus AE, Stewart AF. Cell type-specific secretion of parathyroid hormone-related protein via the regulated versus the constitutive secretory pathway. *J Biol Chem* 1995;**270**:14078–84.
158. Vasavada RC, Cavaliere C, D'Ercole AJ, Dann P, Burtis WJ, Madlener AL, et al. Overexpression of parathyroid hormone-related protein in the pancreatic islets of transgenic mice causes islet hyperplasia, hyperinsulinemia, and hypoglycemia. *J Biol Chem* 1996;**271**:1200–8.
159. Fujinaka Y, Sipula D, Garcia-Ocana A, Vasavada RC. Characterization of mice doubly transgenic for parathyroid hormone-related protein and murine placental lactogen: a novel role for placental lactogen in pancreatic beta-cell survival. *Diabetes* 2004;**53**:3120–30.
160. Guthalu Kondegowda N, Joshi-Gokhale S, Harb G, Williams K, Zhang XY, Takane KK, et al. Parathyroid hormone-related protein enhances human ss-cell proliferation and function with associated induction of cyclin-dependent kinase 2 and cyclin E expression. *Diabetes* 2010;**59**:3131–8.
161. Williams K, Abanquah D, Joshi-Gokhale S, Otero A, Lin H, Guthalu NK, et al. Systemic and acute administration of parathyroid hormone-related peptide(1–36) stimulates endogenous beta cell proliferation while preserving function in adult mice. *Diabetologia* 2011;**54**:2867–77.
162. Sawada Y, Kameya T, Aizama T, Izumi T, Takeuchi T. Proprotein-processing endoprotease furin and its substrate parathyroid hormone-related protein are coexpressed in insulinoma cells. *Endocr Pathol* 2000;**11**:31–9.
163. Soifer NE, Dee KE, Insogna KL, Burtis WJ, Matovcik LM, Wu TL, et al. Parathyroid hormone-related protein. Evidence for secretion of a novel mid-region fragment by three different cell types. *J Biol Chem* 1992;**267**:18236–43.
164. Yang KH, dePapp AE, Soifer NE, Dreyer BE, Wu TL, Porter SE, et al. Parathyroid hormone-related protein: evidence for isoform- and tissue-specific posttranslational processing. *Biochemistry* 1994;**33**:7460–9.
165. Wu TL, Soifer NE, Burtis WJ, Milstone LM, Stewart AF. Glycosylation of parathyroid hormone-related peptide secreted by human epidermal keratinocytes. *J Clin Endocrinol Metab* 1991;**73**:1002–7.
166. Burtis WJ, Fodero JP, Gaich G, Debeyssey M, Stewart AF. Preliminary characterization of circulating amino- and carboxy-terminal fragments of parathyroid hormone-related peptide in humoral hypercalcemia of malignancy. *J Clin Endocrinol Metab* 1992;**75**:1110–4.
167. Vasavada RC, Wang L, Fujinaka Y, Takane KK, Rosa TC, Mellado-Gil JM, et al. Protein kinase C-zeta activation markedly enhances beta-cell proliferation: an essential role in growth factor mediated beta-cell mitogenesis. *Diabetes* 2007;**56**:2732–43.
168. Zhang B, Hosaka M, Sawada Y, Torii S, Mizutani S, Ogata M, et al. Parathyroid hormone-related protein induces insulin expression through activation of MAP kinase-specific phosphatase-1 that dephosphorylates c-Jun NH2-terminal kinase in pancreatic beta-cells. *Diabetes* 2003;**52**:272030.
169. Wu TL, Vasavada RC, Yang K, Massfelder T, Ganz M, Abbas SK, et al. Structural and physiologic characterization of the mid-region secretory species of parathyroid hormone-related protein. *J Biol Chem* 1996;**271**:24371–81.
170. Raducanu A, Lickert H. Understanding pancreas development for beta-cell repair and replacement therapies. *Curr Diab Rep* 2012;**12**:481–9.
171. Finegood DT, Scaglia L, Bonner-Weir S. Dynamics of beta-cell mass in the growing rat pancreas. Estimation with a simple mathematical model. *Diabetes* 1995;**44**:249–56.
172. Porter SE, Sorenson RL, Dann P, Garcia-Ocana A, Stewart AF, Vasavada RC. Progressive pancreatic islet hyperplasia in the islet-targeted, parathyroid hormone-related protein-overexpressing mouse. *Endocrinology* 1998;**139**:3743–51.
173. Stewart AF, Insogna KL, Burtis WJ, Aminiafshar A, Wu T, Weir EC, et al. Frequency and partial characterization of adenylate cyclase-stimulating activity in tumors associated with humoral hypercalcemia of malignancy. *J Bone Miner Res* 1986;**1**:267–76.
174. Skrabanek P, McPartlin J, Powell D. Tumor hypercalcemia and "ectopic hyperparathyroidism." *Medicine (Baltimore)* 1980;**59**:262–82.
175. Wu TJ, Lin CL, Taylor RL, Kvols LK, Kao PC. Increased parathyroid hormone-related peptide in patients with hypercalcemia associated with islet cell carcinoma. *Mayo Clin Proc* 1997;**72**:1111–5.

第 14 章

PTH 和 T 细胞生物学

Roberto Pacifici

PTH 在骨中的作用

PTH 在钙的新陈代谢中起着关键的调节作用。当血清离子钙轻度减少时可以刺激 PTH 分泌，这种激素可以防止低血钙，部分是通过刺激骨吸收从而使骨骼释放钙离子。除了调节血钙水平的功能之外，PTH 在一些临床病症中也发挥了作用。正和所有的慢性甲状旁腺激素过量一样，继发性甲状旁腺功能亢进症与老年性骨质疏松症[1]有关，而原发性甲状旁腺功能亢进症与骨质流失加速[2]和骨质疏松症[3]有关。原发性甲状旁腺功能亢进症，即使无症状，也是加速骨转换的一个重要原因[4]和骨折的一个独立危险因素。此外，原发性甲状旁腺功能亢进症是出现骨吸收增加导致的额外骨骼表现的一个原因，如高钙血症、复发性肾结石、肾衰竭、消化性溃疡和精神改变[3]。原发性甲状旁腺功能亢进症可以通过渗透泵连续输注 PTH 建模。这种治疗方式被称为连续性 PTH(cPTH)治疗。

相反，采用每日注射的方式时，则被称为间歇性 PTH(iPTH)治疗，激素可以显著刺激松质骨和皮质骨的形成。虽然这种骨形成的活动受到骨吸收刺激因素的拮抗，但是 iPTH 治疗的净作用是骨微细结构的改进和强度的增加[5,6]。因此，PTH(1–34)片段间歇性治疗是 FDA 批准的用于绝经后女性骨质疏松症的治疗方法[7]。

尽管进行了广泛的研究，但是 PTH 调节骨稳态的机制仍未完全清楚。连续性和间歇性 PTH 治疗提高骨转换，可以通过形态计量学、吸收和形成生物化学标志物的升高来证明[5]。然而，iPTH 导致的净骨合成代谢作用是由于优先刺激骨形成所致[7,8]。反之，cPTH 治疗导致皮质骨损失是由于过度的吸收超过形成所致[4]。虽然严重的甲状旁腺功能亢进症可能会导致松质骨损失，但是轻度甲状旁腺功能亢进症往往会表现出松质骨增加的特征[4,9]。

原发性甲状旁腺功能亢进症和 cPTH 治疗对皮质骨的主要影响是通过增加破骨细胞的形成和活性来刺激骨吸收[10]。其对松质骨的影响更加复杂，如原发性甲状旁腺功能亢进症和 cPTH 治疗既可以刺激骨小梁的吸收又可以刺激骨小梁的形成。根据 PTH 水平，净作用是一个适度的合成代谢作用或分解代谢活动[11–15]。

PTH 的分解代谢和合成代谢活动是由于其与骨髓(BM)基质细胞及成骨细胞后代表达的 1 型 PTH/PTH 相关蛋白(PTHrP)受体(PPR 或 PTH1R)结合所致[5,16]。同源重组消融 PPR 的小鼠在胚胎发育期松质骨减少，皮质骨厚度增加[17]。反之，成骨细胞组成型活化 PPR 的表达，可以增加松质骨和密质骨的破骨细胞数量，提高松质骨和骨内膜区的成骨细胞的功能，减少骨外膜成骨细胞(破骨细胞)的活动[16]。这些活动的净作用是长骨中松质骨体积大幅度增加和皮质骨的厚度减少[16]。

PTH 的分解代谢作用在某种程度上是通过基质细胞和成骨细胞的 RANKL 和 M-CSF 生成增强及 OPG 生成减少介导的[18–20]。其他研究表明其对于成骨细胞生成 IL-6 的作用[21,22]，尽管最近的研究结论是 IL-6 对于伴随 PTH 持续升高的破骨细胞形成和骨损失是非必需的[23]。PTH 也被证明能够促进成骨细胞系的细胞生成 TNF-α(肿瘤坏死因子)[24]，但是这些细胞因子在体内介导 PTH 分解代谢作用的功能仍有待确定。

iPTH 通过增加成骨细胞的数量刺激骨形成[9,25,26]，这种现象是通过激活静息的被覆细胞[27]、增加成骨细胞增殖[28,29]和分化[28,30,31]、减少成骨细胞凋亡[32–35]和骨细胞的信号转导[36]来实现的。然而，其中每一种作用对于 PTH 的整体合成代谢活动的具体贡献仍然存在争议。

iPTH 引起的成骨细胞池的扩张起始于 TGF-β、IGF1 和其他生长因子从处于吸收状态的骨基质释放，从而招募基质细胞至骨重塑区[37-40]。后续过程主要由成骨细胞的 Wnt 信号激活所驱动[41]。Wnt 信号激活可以诱导成骨细胞增殖[42]和分化[41,43],防止成骨细胞凋亡[34,35,44],并增强成骨细胞生成 OPG,从而削弱骨吸收[45]。Wnt 蛋白通过与卷曲家族的受体和 LRP5/6 共受体结合启动规范信号级联,从而稳定细胞质 β-连环蛋白。Wnt 蛋白也通过与 Src/ERK 和 Pi3K/Akt 级联相关的非规范通路进行信号转导[34]。

PTH 是典型的 Wnt 信号的激动剂，可以增加成骨细胞中的 β-连环蛋白水平[46]。PTH 一旦与 PPR 结合，也能够与 LRP6 形成复合物，导致 LRP6 信号转导和 β-连环蛋白激活[47]。因此,PTH 通过 Wnt 配体依赖性和 Wnt 配体非依赖性机制激活成骨细胞中的 Wnt 信号。此外,PTH 下调了硬骨素的生成,硬骨素是骨细胞来源的 *SOST* 基因编码的 Wnt 拮抗剂,可通过与 LRP5 和 LRP6 的结合阻断 Wnt 信号转导[48,49]。有证据表明,骨细胞中 PTH 受体的信号和直接调节硬骨素蛋白的结果在 PTH 的合成代谢活动中发挥非常重要的作用[36]。在以连续过度生成 PTH 为特征的甲状旁腺功能亢进症的模型而非 iPTH 治疗的小鼠模型中,描述了 Wnt 系统的其他作用。例如,cPTH 治疗可以调节 Wnt 拮抗剂 Dkk1[46,50]和 Wnt 受体 LRP6[47],而 iPTH 无此作用。

PTH 抑制硬骨素生成的能力[48,49,51]、健康女性的硬骨素血清水平与 PTH 水平呈负相关[52],以及特立帕肽[PTH(1-34)]治疗的女性血清硬骨素蛋白水平降低[53],引出了一个假说,即 *SOST* 基因抑制可以导致硬骨素生成抑制,这是 iPTH 作用的关键机制[54]。Sost 过表达的转基因小鼠和全身 $Sost^{-/-}$小鼠的研究表明,硬骨素在 iPTH 诱导的合成代谢中起着重要但非排他性的作用[55-57]。iPTH 存在非硬骨素依赖性作用得到了以下发现的支持:在野生型和 Sost 过表达的转基因小鼠,iPTH 可以均等增加骨形成和骨吸收[55]。此外,在 Sost 缺失小鼠,iPTH 可以诱导骨小梁厚度和矿物质沉积率显著增加,从而证明 iPTH 刺激骨形成也不依赖于硬骨素的抑制[55]。

PTH 通过调节基质细胞和成骨细胞的促破骨细胞生成因子和抗破骨细胞生成因子的产生来刺激骨吸收的观点主要来自实验研究。研究表明,当分离的成骨细胞置于纯化的破骨细胞附近时,PTH 可增加骨吸收[22,58-60]。然而,大多数研究使用富含 BM 巨噬细胞的整体 BM 或 BM 组分来分析 PTH 对破骨细胞形成的影响[19,20]。这是相关的,因为 3%~8%存在于 BM 中的单个核细胞是 T 细胞[61],T 细胞是现在已知的通过分泌促破骨细胞生成因子和抗破骨细胞生成因子来调节骨稳态的细胞系[62-72]。然而,另外的 BM 细胞可能有助于体内 PTH 的分解代谢活动。其中包括活化的 T 细胞,其是现在已知的通过分泌促破骨细胞生成因子和抗破骨细胞生成因子来调节骨稳态的细胞系。

T 细胞亚群及其在骨稳态中的作用

T 细胞在炎性关节炎[62]、牙周骨疾病[64]和卵巢切除术[67-70]相关的骨质流失中发挥关键作用。静息 T 细胞抑制破骨细胞形成[73],活化 T 细胞上调破骨细胞形成并通过生成 TNF[67-70]和 RANKL[62-64,66,73]导致骨质流失。活化的 T 细胞还生成 IFNβ 和 IFNγ,以调节 RANKL 和 TNF 的作用[69,71,72]。T 细胞可以在细胞表面表达 αβ 或 γδ T细胞受体(TCR),这些受体负责识别各种抗原[74]。大多数成熟的 αβ T 细胞表达 CD4 或 CD8，但大部分 γδ T 细胞缺乏 CD4 和 CD8 的表达,其功能在很大程度上仍然未知[75]。γδ T 细胞可能不介导 PTH 诱导的骨丢失,因为这种细胞系通常表现在 $TCR\alpha^{-/-}$和 $TCR\beta^{-/-}$的小鼠,此为抵抗 PTH 分解代谢作用的品系。T 细胞的另一个小的亚群(小鼠中,小于总 T 细胞的 1%)被称为自然杀伤 T(NKT)细胞,其可以通过 NK 标志物 NK1.1 和 αβ TCR 的表达来界定[76]。大多数 NKT 细胞表达半突变体 αβ TCR，识别由 MHC-Ⅰ类相关分子 CD1d 呈递的微生物来源的糖脂 α-半乳糖神经酰胺。NKT 细胞在胸腺中发育，其发育需要 CD1d 的表达。虽然 NKT 细胞数量很少,但可以产生大量的细胞因子,并且参与各种免疫反应,包括自身免疫、移植排斥反应和对病原体的应答[76]。

根据生成的细胞因子类型,CD4 辅助 T 细胞也可以分类,分为 Th1(IFNγ)、Th2(IL-4)和 Th17(IL-17)亚群。其中,Th17 被认为是一种破骨细胞发生相关的 Th 细胞,通过生成 IL-17[77]将 T 细胞活化和骨吸收联系起来。IL-17 是一种细胞因子，可以诱导基质细胞生成 RANKL,并在体外促进破骨细胞生成[78]。

Th17 细胞是 T 细胞中最多的破骨细胞发生相关亚群,可以产生高水平的 IL-17、RANKL 和 TNF,以及低水平的 IFNγ[77,79]。TGF-β、IL-1 和 IL-6 可以促进 Th17 的发育,IL-21 和 IL-23 可以稳定并进一步扩充 Th17 细胞。IL-17 和 IL-23 参与各种炎性关节炎模型的骨病理[80]。在胶原蛋白诱导的关节炎中,阻断 IL-17 或 IL-23 可降低疾病发生率,其中 IL-17 缺陷型小鼠对关节炎具有抵抗性。此外,IL-17 可诱导巨噬细胞生成 TNF 和 IL-1β,并与 IL-1β 和 TNF 协同以增加促炎效应因子的合成。因此,IL-17A 和与之相关的促炎细胞因子在 RA 和其他骨破坏性疾病中具有很强的骨破坏能力。

初始 $CD4^+$ T 细胞也可以分化为调节性 T 细胞(Tregs)。此细胞系的定义是基于转录因子 FoxP3 的表达。Tregs 可以减轻免疫反应,其缺乏或抑制则会导致自身免疫的发生[81,82]。目前已明确 Tregs 可以在健康和疾病状况下调节骨转换[83-85]。例如,研究表明,在卵巢切除诱导的骨丢失中和分泌抗破骨细胞发生因子所致的类风湿关节炎模型中,Tregs 可以抑制骨吸收[83-85]。Tregs 生成的抑制效应 T 细胞的细胞因子还具有强大的抗破骨细胞发生的作用。

活体显微镜研究揭示了 Tregs 并非随机分布在 BM 中,而是分布在靠近骨内膜表面和破骨细胞处[86]。破骨细胞可以招募 $CD8^+$ Tregs 的特异性亚群[87,88]。破骨细胞可以招募表达 CD25 和 FoxP3 的 CD8 T 细胞，因此被定义为破骨细胞诱导的调节性 CD8 T 细胞[89]。$CD8^+$ Tregs 是否如 $CD4^+$ Tregs 优先归巢至骨目前尚不清楚。总之,这些研究表明存在一种新的调节环路,即破骨细胞诱导 Tregs,Tregs 减弱破骨细胞的骨吸收。

在人类和小鼠中,BM 拥有功能完全的成熟 T 细胞。活化的 T 细胞在 BM 中的比例明显高于其他次级淋巴器官，并且这一特征由细胞因子和抗原驱动[90,91]。因此,BM 是除胸腺以外增殖 T 细胞比例最高和数量最多的淋巴器官[92]。

BM T 细胞的另一个显著特征是高比例的记忆 T 细胞。后者反映了 BM 是诱导记忆 T 细胞稳态增殖的细胞因子(IL-7 和 IL-15)的主要来源[93]。

BM 很长时间被公认为初级淋巴器官，但现在明确 BM 也是次级淋巴器官,通过启动和调节适应性免疫在免疫应答中发挥关键作用。BM 可以作为初始 T 细胞反应的起始位点[94,95]和 CD8 记忆 T 细胞的储存库[61]。事实上，归巢至 BM 的记忆 T 细胞数量明显高于初始 T 细胞[96]。随着衰老,BM 中的衰老记忆 T 细胞逐渐积累[97]。这些 T 细胞产生大量的 TNF，对自身肽和外源抗原的反应性增加[96]。这可能是衰老淋巴细胞积累与骨折发生率增加相关的一个原因[97]。应答抗原时,BM 的记忆 CD4 和 CD8 T 细胞可以产生效应细胞因子[96,98]。值得注意的是，存在于包括 BM 在内的淋巴器官中的许多 T 细胞克隆都对自身抗原发生反应。这些克隆在胸腺经阴性选择存活，因为它们所应答的自身抗原并不能在胸腺中表达[99-102]。在 BM 和其他淋巴器官中,自身抗原可呈递给 T 细胞,诱导低级 T 细胞活化,通常不会造成任何自身免疫病变[103]。因此,MHC Ⅱ 和 MHC Ⅰ 分子呈递自身和外来肽给 $CD4^+$细胞和 $CD8^+$细胞，在健康人和啮齿动物中可以生理性存在少量活化的 T 细胞[104]。这种自身反应的应答可能是有益的,可以促进免疫细胞的存活和增殖[105],并提高成熟 T 细胞对外来抗原的敏感性[106,107]。

T 细胞和 PTH 诱导的骨丢失

T 淋巴细胞表达功能性 PPR[108],而 PTH 刺激 T 细胞增殖及激活细胞内钙信号[109]。Hory 等[110]首先提出 T 细胞与 PTH 之间的联系,他们的报道指出,将原发性甲状旁腺功能亢进症患者的甲状旁腺碎片移植到裸鼠(缺乏大多数 T 细胞的种系),并不能刺激破骨细胞的形成和骨吸收。与 Hory 等的报道形成鲜明对比的是[110],早期的研究显示，移植可生成 PTH/PTHrP 的肿瘤至裸鼠将导致高钙血症并增加骨吸收，尽管受者体内无 T 细胞[110-112]。这种明显差异的原因是,与移植增生性甲状旁腺组织相比,当移植可生成 PTH/PTHrP 的肿瘤时,则可造成高剂量的 PTH 或 PTHrP 循环水平。

这些观察结果促使人们更深入地研究 T 细胞作为 cPTH 治疗的促重吸收作用中介物的功能。这些研究表明,在缺乏 T 细胞的小鼠中,输注 cPTH 模拟甲状旁腺功能亢进症并不能诱导破骨细胞的形成、骨吸收及皮质骨的丢失[113]。相比之下,在 T 细胞充足和 T 细胞缺陷小鼠中,cPTH 同样刺激骨形成。这些研究进一步揭示了 T 细胞和基质细胞之间存在由 CD40L/CD40 信号系统介导的串扰(图 14.1)。T 细胞通过 CD40L 促使成骨细胞对 PTH 敏感,CD40L 是活化 T 细胞的表面分子,可以诱导成骨细胞和基质细胞中 CD40 信号转导。鉴于 CD40L 的相关性，缺乏 T 细胞或 T 细胞表达的 CD40L 的小鼠具有的成骨细胞在应答 PTH 时 RANKL 能力更低,抑制 OPG 分泌产生减少。因此,在体内和体外,来自 T 细胞缺陷小鼠的成骨细胞具有较低的促进破骨细胞形成的能力[113]。此外,cPTH 也可以刺激 T 细胞生成 TNF[114]。TNF 可以进一步增加 RANKL 的 SC 生成并上调基质细胞中 CD40 的表达,从而增加其对 T 细胞表达的 CD40L 的反应。鉴于与 T 细胞生成的 TNF 的相关性，在 T 细胞 TNF 生成特异性缺乏的小鼠,cPTH 不能诱导骨丢失,也不能刺激骨吸收[114]。重要的是,T 细胞中 PTH 受体 PPR 的条件性沉默可以降低由 cPTH 诱导刺激的骨吸收而不影响骨形成,从而阻断皮质骨丢失,并将松质骨中 cPTH 的作用从分解代谢转为合成代谢[114]。这些发现表明在 T 细胞中直接 PPR 信号的关键相关性。

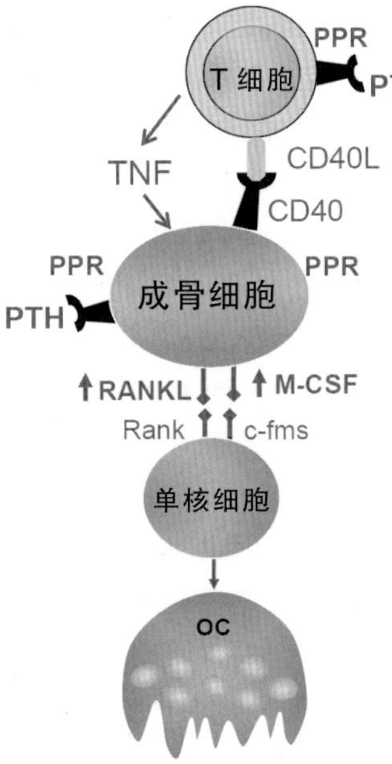

图 14.1 cPTH 诱导骨丢失机制中的 T 细胞作用示意图。PTH 与 T 细胞 PPR 结合可以刺激 TNF 的产生。这种细胞因子可以增加基质细胞的 CD40 表达。CD40 与 T 细胞表达的 CD40L 结合可以在应答 PTH 时增加 SC 对 PTH 的敏感性，导致 RANKL 的 SC 生成增强，OPG 分泌减少。T 细胞产生的 TNF 通过其对成熟破骨细胞前体的直接作用进一步刺激破骨细胞形成。箭头代表 T 细胞内 PPR 信号活化诱导的主要变化。(Reproduced with permission from [114].)

现在已知，初始 T 细胞和一些记忆 T 细胞的存活需要与结合 MHC 分子的不同自身 Ag 进行连续接触[115,116]。

与 T 细胞存活的需求一致，cPTH 在缺乏 Ⅰ 型 MHC-T 细胞或 Ⅱ 型 MHC-T 细胞受体(TCR)相互作用的小鼠中并不能诱导骨丢失[117]。然而，cPTH 不增加 MHC-TCR 相互作用，因此表明 cPTH 活性需要 T 细胞和与自身肽结合的 MHC 复合物的相互作用。cPTH 虽然可以刺激 TNF 释放，但不增加 T 细胞活化。在活化标志物表达没有增强的情况下，生成 TNF 是 T 细胞“旁观活化”的一个特性，这是由其他细胞产生的细胞因子介导的过程[118]。因此，T 细胞生成 TNF 可能不仅需要 T 细胞中的直接 PPR 信号，还需要由其他细胞产生的细胞因子对 T 细胞的刺激[118]。

T 细胞存活和功能所需的第二组信号是通过抗原呈递细胞上的共刺激分子与 T 细胞表达的相应受体(如 CD28)的相互作用来提供的。用于测试共刺激作用的药理学方法由阿巴西普提供，这是经批准用于治疗类风湿关节炎的制剂。使用这种共刺激抑制剂可以阻止由 PTH 引起的骨丢失[117]。这些发现进一步证明了免疫系统和 PTH 作用机制之间的新的调节联系。

T 细胞在 iPTH 治疗的合成代谢活动中的作用

Pettway 等[119]首次提出 T 细胞可能在 iPTH 的合成代谢反应中起作用的假说，他研究了每日注射 PTH (7 周)对裸鼠异位植入的“小骨”生长的影响。这项研究显示，iPTH 可以增加植入的 WT 小骨 (一种包含正常 BM 结构)的骨量，但不能在宿主裸鼠中诱导椎骨生长[119]。

在这些研究之后，我们还研究了 T 细胞是否有助于 iPTH 的合成代谢反应。在 T 细胞缺陷小鼠中进行的研究表明，缺乏 T 细胞的小鼠应答 iPTH 时，表现出骨形成及松质骨体积增加迟钝[108]。此外，将 T 细胞移植至 T 细胞缺陷小鼠，则对 iPTH 的反应可恢复正常。研究发现，T 细胞可以增加 iPTH 改善松质骨而非皮质骨结构的能力。虽然这种选择性的原因是未知的，因为 T 细胞可以通过血管和再循环进出 BM 到达骨内膜和骨外膜的骨表面，所以 T 细胞不能进入皮质表面并非一个合理的解释[120]。

在 T 细胞缺如的情况下，iPTH 对骨量的影响和通过 μCT 测量的骨强度指标是钝化的，而并未消除。相比之下，通过四点弯曲直接测量骨强度显示 iPTH 改善骨强度的能力完全取决于 T 细胞的存在。虽然这种差异的原因是未知的，但是改善骨成分性质可能需要 T 细胞。还应注意，虽然在 T 细胞缺陷小鼠中 iPTH 引起的骨形成刺激被严重钝化，但是 T 细胞并未提高 cPTH 刺激骨形成的能力。这个关键差异的原因仍有待确定。

关于 T 细胞增强 iPTH 的骨合成代谢活性机制的研究显示，在无 T 细胞的情况下，iPTH 不能增加基质细胞向成骨细胞系的定向分化，诱导成骨细胞增殖和分化，以及减轻成骨细胞凋亡。研究发现，PTH 的这些作用都取决于 T 细胞激活成骨细胞 Wnt 信号的能力[108]。尽管已经确认 Wnt 激活是 iPTH 扩大成骨细胞池的关键机制，但是在成骨细胞中激活 Wnt 信号所需的 Wnt 配体的性质和来源尚不清楚。我们发现，PTH 可以刺激 BM $CD8^+$ T 细胞生成大量的 Wnt10b[108]，从而增加成骨细胞的增殖、分化和寿命。Wnt10b 是一种 Wnt 蛋白，可以激活基质细胞和成骨细胞中的 Wnt 信号。iPTH 治疗也可以导致 BM $CD4^+$ 细胞生成的 Wnt10b 小幅增加。Ⅰ 型 $MHC^{-/-}$小鼠是一种缺乏 $CD8^+$ 细胞的品系。在 Ⅰ 型 $MHC^{-/-}$小鼠中，iPTH 无法促进骨的合成代谢，证明了 CD8⁺ 细胞的相关性[108]。其他研究表明，在 CD4⁺ 细胞重建的 T 细胞缺陷小鼠，iPTH 不能改善骨结构，但在已移植 CD8⁺ 细胞的小鼠中却可以改善骨结构[108]。在全身 Wnt10b 缺如小鼠[121]和 Wnt10b$^{-/-}$ T 细胞重建的 T 细胞缺如小鼠[108]中，iPTH 对骨量的阻碍作用揭示了 T 细胞生成的 Wnt10b 的关键作用。

综合这些数据表明，CD8⁺ T 细胞通过 Wnt10b 的分泌来增强 PTH 的合成代谢活性，Wnt10b 是在成骨细胞中激活 Wnt 信号所需的关键 Wnt 配体。因此，在无 CD8⁺细胞的情况下，PTH 对成骨细胞的刺激由于缺乏关键 Wnt 配体不足以引起最大程度的 Wnt 活化（图 14.2）。在 T 细胞缺陷小鼠中观察到的骨 PTH 合成代谢活性可能是由于非配体依赖性的 LRP6 激活[47]和硬骨素的生成抑制[36,48,49]。在 T 细胞中，PPR 条件性沉默可以钝化 iPTH 诱导 T 细胞生成 Wnt10b、活化成骨细胞 Wnt 信号、扩大成骨细胞池，以及增加骨转换、骨密度和松质骨骨量的能力[121]。因此，T 细胞中 PPR 直接信号通过促进 T 细胞生成 Wnt10b 从而在 PTH 诱导的骨合成代谢中发挥重要作用，表明 T 细胞可能为骨合成代谢提供药理学靶点。有趣的是，在 T 细胞缺乏 PPR 信号的幼鼠中，iPTH 增加松质骨骨量的能力虽然减少，但并未完全消除。相比之下，在 T 细胞缺乏 PPR 信号的成鼠中，iPTH 的合成代谢活性被完全阻断[121]。这些发现表明，T 细胞对 iPTH 活性的作用随着年龄增长而增加。总之，细胞是 PTH 的直接靶点，在 iPTH 的成骨细胞生成应答中发挥关键作用。

有趣的是，我们的数据显示 cPTH 治疗诱导 T 细胞 PPR 的持续激活对于骨吸收是必需的，但并非骨形成所必需的[114]。cPTH 引起的骨转换的变化反映了 T 细胞中连续激活的 PPR 增加 TNF 而非 Wnt10b 生成的能力[114]。相比之下，激素完全刺激骨形成和骨吸收需要通过 iPTH 间歇性激活 T 细胞表达的 PPR。此外，间歇性激活 T 细胞表达的 PPR 可以诱导 T 细胞生成 Wnt10b 而非 TNF[121]。因此，在 T 细胞中间歇性或连续性 PPR 信号引起的 PTH 的细胞自主作用，在 PTH 对骨作用的整体机制中起到了关键作用。

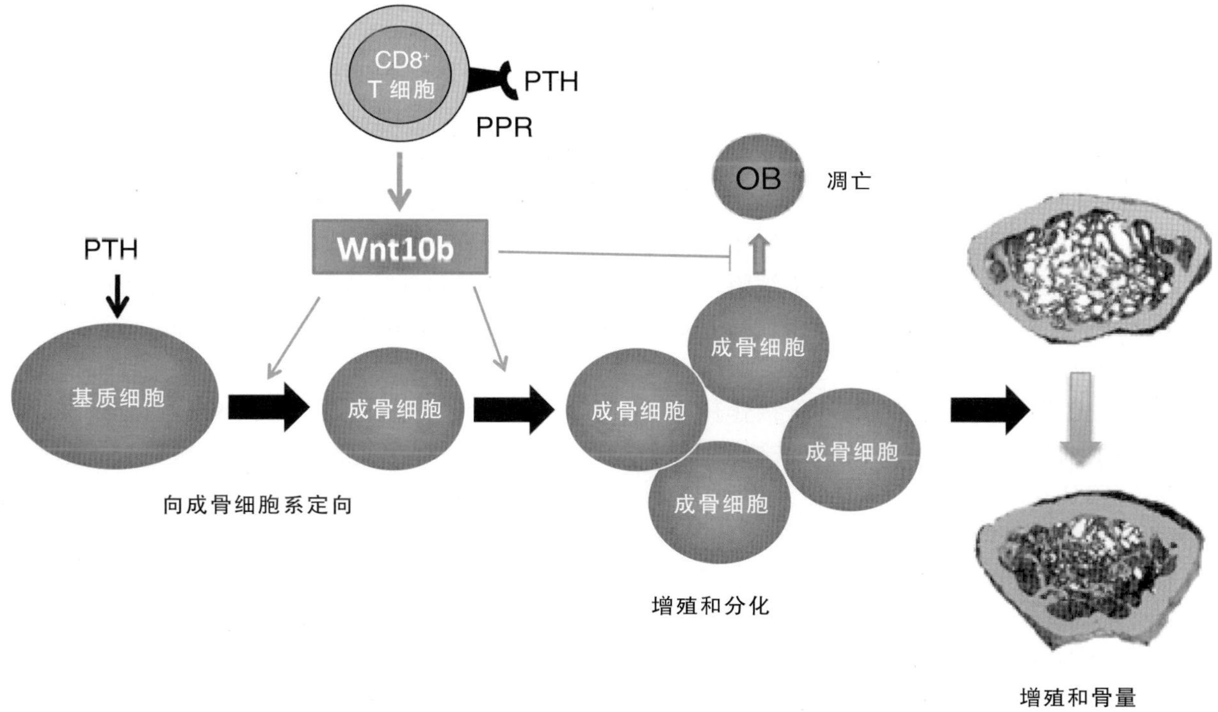

图 14.2　iPTH 治疗刺激骨形成机制中 T 细胞作用的示意图。PTH 刺激 T 细胞分泌 Wnt10b，这是一种在基质细胞和成骨细胞激活 Wnt 信号所必需的 Wnt 配体。在 T 细胞产物 Wnt10b 存在情况下，PTH 对成骨细胞的刺激可以引起 Wnt 信号通路的激活。这一事件导致了间充质干细胞向成骨细胞系定向分化增加，成骨细胞的增殖和分化增加，成骨细胞凋亡减少。(Reproduced with permission from [121].)

T细胞对PTH诱导的造血干细胞扩充的作用

PTH对造血系统有重要影响。PTH可以扩充造血干细胞(HSC)池,并调节HSC微环境的活性[122],这是维持HSP的特异微环境。因此,原发性甲状旁腺功能亢进症患者的外周血中循环骨髓来源HSC的数量增加[123]。而且,一些PTH方案可以增加随后可被G-CSF动员迁移的细胞群[124],而另一些PTH方案则可以模拟G-CSF的作用,诱导祖细胞从BM动员迁移进入外周循环[125]。由于这些特性,PTH已被证明为潜在的治疗剂,可以增强HSC的动员迁移[126]。

PTH的关键作用是通过对HSC微环境的调节从而扩充HSC池。HSC微环境包含多种细胞,如基质细胞和成骨细胞[127]。早期研究将PTH活性与其增加成骨细胞表达Notch配体即Jagged1(在体内引起HSC中Notch信号激活)的能力相关联[122]。

虽然已经明确iPTH可以扩充HSC,但iPTH调节的特异性HSC细胞群至今仍然未知。HSC至少包含两个主要细胞群。第一个是最原始的HSPC长期重建亚群(LT-HSPC)。第二个是HSPC的短期重建亚群(ST-HSPC),这是由LT-HSPC产生并具有有限的自我更新能力的细胞群。因此,研究旨在确定由iPTH调控的HSPC的细胞群。此外,由于iPTH仅在T细胞存在时调节骨细胞[108,121],因此更多的实验设计是为了确定PTH扩充HSPC是否需要T细胞。比较PTH处理的T细胞充足小鼠和T细胞缺陷小鼠,表明iPTH可以特异性扩充ST-HSC,而且仅在具有T细胞的小鼠中进行扩充[128]。

为了确定扩充HSC是否需要iPTH直接作用于T细胞,使用全部T细胞内PPR沉默的小鼠进行研究[114]。这些研究表明iPTH在对照小鼠中可以扩充ST-HSPC,但是在T细胞缺乏PPR信号的小鼠中并不扩充ST-HSPC[128]。为了确定iPTH对HSPC的刺激作用是否与BM有关,进行移植研究以确定iPTH是否能增加BM移植的受辐射照射小鼠的存活率。三项研究均表明,只有在T细胞存在的情况下,经iPTH治疗后供体或受体小鼠的存活率提高了约3倍。

已知HSPC和BM基质细胞中Wnt信号的激活是HSPC扩充所必需的。基于此做出假设:通过iPTH刺激T细胞生成的Wnt10b增加,可以引起Wnt激活和HSC扩充。实际上,研究表明iPTH通过T细胞中PTH受体信号来激活基质细胞中的Wnt信号。

Wnt信号的激活与基质细胞中Jagged1表达的上调有关。通过基质细胞Jagged1的表达增加是iPTH扩增HSPC的潜在机制[122]。研究表明,iPTH可以增加对照小鼠基质细胞中Jagged1的表达。相比之下,在缺乏T细胞或T细胞Wnt10b生成的小鼠,iPTH没有增加基质细胞中Jagged1的表达。总之,这些研究结果表明,T细胞及其生成的Wnt10b是iPTH在基质细胞中激活Wnt信号并上调Jagged1表达所必需的。

鉴于Wnt10b的相关性,在T细胞特异性敲除Wnt10b的小鼠中,iPTH不能扩充ST-HSPC。此外,在Wnt10b缺陷小鼠进行BM移植后,iPTH也不能促进HSC植入。另外的实验显示,iPTH也对BM移植的Wnt10b缺陷小鼠的存活没有影响。因此,iPTH激活HSP中的Wnt信号,增加BM移植后的存活需要T细胞和Wnt10b。总之,T细胞中的直接PTH受体信号及生成的Wnt10b在iPTH扩充ST-HSC的机制中起到了关键作用。

结论

在了解健康和疾病的情况下T细胞如何参与调节骨重塑和造血干细胞微环境的方面取得了显著进展。认识到T细胞在PTH影响骨骼和造血功能方面,以及在普通和临床相关骨丢失(如原发性甲状旁腺功能亢进症)中发挥了意想不到的作用。但仍然有许多工作要做,特别是如何将实验动物中观察到的数据转化到人类研究中。作为新疗法的基础,利用T细胞/骨细胞的相互作用的策略也有待开发。

(张诗琪 李金茹 张平 译)

参考文献

1. Riggs BL, Melton LJ. Medical progress: involutional osteoporosis. *N Eng J Med* 1986;**314**:1676–84.
2. Grey AB, Stapleton JP, Evans MC, Reid IR. Accelerated bone loss in post-menopausal women with mild primary hyperparathyroidism. *Clin Endocrinol (Oxf)* 1996;**44**:697–702.
3. Potts J. Primary hyperparathyroidism. In: Avioli LV, Krane S, editors. 3rd ed. *Metabolic Bone Diseases*, **vol. 1**. San Diego: Academic Press; 1998. p. 411–42.
4. Parisien M, Dempster DW, Shane E, Bilezikian JP. Histomorphometric analysis of bone in primary hyperparathyroidism. In: *The Parathyroids. Basic and Clinical Concepts*. San Diego: Academic Press; 2001. p. 423–36.
5. Qin L, Raggatt LJ, Partridge NC. Parathyroid hormone: a double-edged sword for bone metabolism. *Trends Endocrinol Metab* 2004;**15**:60–5.
6. Zaidi M. Skeletal remodeling in health and disease. *Nat Med*

2007;**13**:791–801.
7. Neer RM, Arnaud CD, Zanchetta JR, Prince R, Gaich GA, Reginster JY, et al. Effect of parathyroid hormone (1–34) on fractures and bone mineral density in postmenopausal women with osteoporosis. *N Engl J Med* 2001;**344**:1434–41.
8. Dempster DW, Cosman F, Parisien M, Shen V, Lindsay R. Anabolic actions of parathyroid hormone on bone. *Endocr Rev* 1993;**14**:690–709.
9. Dobnig H, Turner RT. The effects of programmed administration of human parathyroid hormone fragment (1–34) on bone histomorphometry and serum chemistry in rats. *Endocrinology* 1997;**138**:4607–12.
10. Guo CY, Thomas WE, al-Dehaimi AW, Assiri AM, Eastell R. Longitudinal changes in bone mineral density and bone turnover in postmenopausal women with primary hyperparathyroidism. *J Clin Endocrinol Metab* 1996;**81**:3487–91.
11. Uzawa T, Hori M, Ejiri S, Ozawa H. Comparison of the effects of intermittent and continuous administration of human parathyroid hormone(1–34) on rat bone. *Bone* 1995;**16**:477–84.
12. Hock JM, Gera I. Effects of continuous and intermittent administration and inhibition of resorption on the anabolic response of bone to parathyroid hormone. *J Bone Miner Res* 1992;**7**:65–72.
13. Zhou H, Shen V, Dempster DW, Lindsay R. Continuous parathyroid hormone and estrogen administration increases vertebral cancellous bone volume and cortical width in the estrogen-deficient rat. *J Bone Miner Res* 2001;**16**:1300–7.
14. Dempster DW, Parisien M, Silverberg SJ, Liang XG, Schnitzer M, Shen V, et al. On the mechanism of cancellous bone preservation in postmenopausal women with mild primary hyperparathyroidism. *J Clin Endocrinol Metab* 1999;**84**:1562–6.
15. Iida-Klein A, Lu SS, Kapadia R, Burkhart M, Moreno A, Dempster DW, et al. Short-term continuous infusion of human parathyroid hormone 1–34 fragment is catabolic with decreased trabecular connectivity density accompanied by hypercalcemia in C57BL/J6 mice. *J Endocrinol* 2005;**186**:549–57.
16. Calvi LM, Sims NA, Hunzelman JL, Knight MC, Giovannetti A, Saxton JM, et al. Activated parathyroid hormone/parathyroid hormone-related protein receptor in osteoblastic cells differentially affects cortical and trabecular bone. *J Clin Invest* 2001;**107**:277–86.
17. Lanske B, Amling M, Neff L, Guiducci J, Baron R, Kronenberg HM. Ablation of the PTHrP gene or the PTH/PTHrP receptor gene leads to distinct abnormalities in bone development. *J Clin Invest* 1999;**104**:399–407.
18. Weir EC, Lowik CW, Paliwal I, Insogna KL. Colony stimulating factor-1 plays a role in osteoclast formation and function in bone resorption induced by parathyroid hormone and parathyroid hormone-related protein. *J Bone Miner Res* 1996;**11**:1474–81.
19. Lee SK, Lorenzo JA. Parathyroid hormone stimulates TRANCE and inhibits osteoprotegerin messenger ribonucleic acid expression in murine bone marrow cultures: correlation with osteoclast-like cell formation. *Endocrinology* 1999;**140**:3552–61.
20. Locklin RM, Khosla S, Turner RT, Riggs BL. Mediators of the biphasic responses of bone to intermittent and continuously administered parathyroid hormone. *J Cell Biochem* 2003; **89**:180–90.
21. Grey A, Mitnick MA, Masiukiewicz U, Sun BH, Rudikoff S, Jilka RL, et al. A role for interleukin-6 in parathyroid hormone-induced bone resorption in vivo. *Endocrinology* 1999;**140**:4683–90.
22. Greenfield EM, Shaw SM, Gornik SA, Banks MA. Adenyl cyclase and interleukin 6 are downstream effectors of parathyroid hormone resulting in stimulation of bone resorption. *J Clin Invest* 1995;**96**:1238–44.
23. O'Brien CA, Jilka RL, Fu Q, Stewart S, Weinstein RS, Manolagas SC. IL-6 is not required for parathyroid hormone stimulation of RANKL expression, osteoclast formation, and bone loss in mice. *Am J Physiol Endocrinol Metab* 2005;**289**:E784–93.
24. Grey A, Mitnick MA, Shapses S, Ellison A, Gundeberg C, Insogna K. Circulating levels of interleukin-6 and tumor necrosis factor α are elevated in primary hyperparathyroidism and correlate with markers of bone resorption. *J Clin Endo Metab* 1996;**81**:3450–68.
25. Lindsay R, Cosman F, Zhou H, Bostrom MP, Shen VW, Cruz JD, et al. A novel tetracycline labeling schedule for longitudinal evaluation of the short-term effects of anabolic therapy with a single iliac crest bone biopsy: early actions of teriparatide. *J Bone Miner Res* 2006;**21**:366–73.
26. Ma YL, Zeng Q, Donley DW, Ste-Marie LG, Gallagher JC, Dalsky GP, et al. Teriparatide increases bone formation in modeling and remodeling osteons and enhances IGF-II immunoreactivity in postmenopausal women with osteoporosis. *J Bone Miner Res* 2006;**21**:855–64.
27. Dobnig H, Turner RT. Evidence that intermittent treatment with parathyroid hormone increases bone formation in adult rats by activation of bone lining cells. *Endocrinology* 1995;**136**:3632–8.
28. Nishida S, Yamaguchi A, Tanizawa T, Endo N, Mashiba T, Uchiyama Y, et al. Increased bone formation by intermittent parathyroid hormone administration is due to the stimulation of proliferation and differentiation of osteoprogenitor cells in bone marrow. *Bone* 1994;**15**:717–23.
29. Pettway GJ, Meganck JA, Koh AJ, Keller ET, Goldstein SA, McCauley LK. 2007 Parathyroid hormone mediates bone growth through the regulation of osteoblast proliferation and differentiation. *Bone* 2007;**42**:806–18.
30. Meng XW, Liang XG, Birchman R, Wu DD, Dempster DW, Lindsay R, et al. Temporal expression of the anabolic action of PTH in cancellous bone of ovariectomized rats. *J Bone Miner Res* 1996;**11**:421–9.
31. Schmidt IU, Dobnig H, Turner RT. Intermittent parathyroid hormone treatment increases osteoblast number, steady state messenger ribonucleic acid levels for osteocalcin, and bone formation in tibial metaphysis of hypophysectomized female rats. *Endocrinology* 1995;**136**:5127–34.
32. Jilka RL, Weinstein RS, Bellido T, Roberson P, Parfitt AM, Manolagas SC. Increased bone formation by prevention of osteoblast apoptosis with parathyroid hormone. *J Clin Invest* 1999;**104**:439–46.
33. Bellido T, Ali AA, Plotkin LI, Fu Q, Gubrij I, Roberson PK, et al. Proteasomal degradation of Runx2 shortens parathyroid hormone-induced anti-apoptotic signaling in osteoblasts. A putative explanation for why intermittent administration is needed for bone anabolism. *J Biol Chem* 2003;**278**:50259–72.
34. Almeida M, Han L, Bellido T, Manolagas SC, Kousteni S. Wnt proteins prevent apoptosis of both uncommitted osteoblast progenitors and differentiated osteoblasts by beta-catenin-dependent and -independent signaling cascades involving Src/ERK and phosphatidylinositol 3-kinase/AKT. *J Biol Chem* 2005;**280**:41342–51.
35. Tobimatsu T, Kaji H, Sowa H, Naito J, Canaff L, Hendy GN, et al. Parathyroid hormone increases beta-catenin levels through Smad3 in mouse osteoblastic cells. *Endocrinology* 2006;**147**:2583–90.
36. O'Brien CA, Plotkin LI, Galli C, Goellner JJ, Gortazar AR, Allen MR, et al. Control of bone mass and remodeling by PTH receptor signaling in osteocytes. *PLoS One* 2008;**3**:e2942.
37. Wu X, Pang L, Lei W, Lu W, Li J, Li Z, et al. Inhibition of Sca-1-positive skeletal stem cell recruitment by alendronate blunts the anabolic effects of parathyroid hormone on bone remodeling. *Cell Stem Cell* 2010;**7**:571–80.
38. Tang Y, Wu X, Lei W, Pang L, Wan C, Shi Z, et al. TGF-beta1-induced migration of bone mesenchymal stem cells couples bone resorption with formation. *Nat Med* 2009;**15**:757–65.
39. Bikle DD, Sakata T, Leary C, Elalieh H, Ginzinger D, Rosen CJ, et al. Insulin-like growth factor I is required for the anabolic actions of parathyroid hormone on mouse bone. *J Bone Miner Res* 2002;**17**:1570–8.
40. Yamaguchi M, Ogata N, Shinoda Y, Akune T, Kamekura S, Terauchi Y, et al. Insulin receptor substrate-1 is required for bone anabolic function of parathyroid hormone in mice. *Endocrinology* 2005;**146**:2620–8.

41. Jilka RL. Molecular and cellular mechanisms of the anabolic effect of intermittent PTH. *Bone* 2007;**40**:1434–46.
42. Kato M, Patel MS, Levasseur R, Lobov I, Chang BH, Glass 2nd DA, et al. Cbfa1-independent decrease in osteoblast proliferation, osteopenia, and persistent embryonic eye vascularization in mice deficient in Lrp5, a Wnt coreceptor. *J Cell Biol* 2002;**157**:303–14.
43. Bodine PV, Komm BS. Wnt signaling and osteoblastogenesis. *Rev Endocr Metab Disord* 2006;**7**:33–9.
44. Bodine PV, Billiard J, Moran RA, Ponce-de-Leon H, McLarney S, Mangine A, et al. The Wnt antagonist secreted frizzled-related protein-1 controls osteoblast and osteocyte apoptosis. *J Cell Biochem* 2005;**96**:1212–30.
45. Glass 2nd DA, Bialek P, Ahn JD, Starbuck M, Patel MS, Clevers H, et al. Canonical Wnt signaling in differentiated osteoblasts controls osteoclast differentiation. *Dev Cell* 2005;**8**:751–64.
46. Kulkarni NH, Halladay DL, Miles RR, Gilbert LM, Frolik CA, Galvin RJ, et al. Effects of parathyroid hormone on Wnt signaling pathway in bone. *J Cell Biochem* 2005;**95**:1178–90.
47. Wan M, Yang C, Li J, Wu X, Yuan H, Ma H, et al. Parathyroid hormone signaling through low-density lipoprotein-related protein 6. *Genes Dev* 2008;**22**:2968–79.
48. Bellido T, Ali AA, Gubrij I, Plotkin LI, Fu Q, O'Brien CA, et al. Chronic elevation of parathyroid hormone in mice reduces expression of sclerostin by osteocytes: a novel mechanism for hormonal control of osteoblastogenesis. *Endocrinology* 2005;**146**:4577–83.
49. Keller H, Kneissel M. SOST is a target gene for PTH in bone. *Bone* 2005;**37**:148–58.
50. Guo J, Liu M, Yang D, Bouxsein ML, Saito H, Galvin RJ, et al. Suppression of Wnt signaling by Dkk1 attenuates PTH-mediated stromal cell response and new bone formation. *Cell Metab* 2010;**11**:161–71.
51. Silvestrini G, Ballanti P, Leopizzi M, Sebastiani M, Berni S, Di Vito M, et al. Effects of intermittent parathyroid hormone (PTH) administration on SOST mRNA and protein in rat bone. *J Mol Histol* 2007;**38**:261–9.
52. Mirza FS, Padhi ID, Raisz LG, Lorenzo JA. Serum sclerostin levels negatively correlate with parathyroid hormone levels and free estrogen index in postmenopausal women. *J Clin Endocrinol Metab* 2010;**95**:1991–7.
53. Drake MT, Srinivasan B, Modder UI, Peterson JM, McCready LK, Riggs BL, et al. Effects of parathyroid hormone treatment on circulating sclerostin levels in postmenopausal women. *J Clin Endocrinol Metab* 2010;**95**:5056–62.
54. Kramer I, Keller H, Leupin O, Kneissel M. Does osteocytic SOST suppression mediate PTH bone anabolism? *Trends Endocrinol Metab* 2010;**21**:237–44.
55. Kramer I, Loots GG, Studer A, Keller H, Kneissel M. Parathyroid hormone (PTH)-induced bone gain is blunted in SOST overexpressing and deficient mice. *J Bone Miner Res* 2010;**25**:178–89.
56. Sims NA. Building bone with a SOST-PTH partnership. *J Bone Miner Res* 2010;**25**:175–7.
57. Robling AG, Kedlaya R, Ellis SN, Childress PJ, Bidwell JP, Bellido T, et al. Anabolic and catabolic regimens of human parathyroid hormone 1–34 elicit bone- and envelope-specific attenuation of skeletal effects in sost-deficient mice. *Endocrinology* 2011;**152**:2963–75.
58. McSheehy PM, Chambers TJ. Osteoblastic cells mediate osteoclastic responsiveness to parathyroid hormone. *Endocrinology* 1986;**118**:824–8.
59. McSheehy PM, Chambers TJ. Osteoblast-like cells in the presence of parathyroid hormone release soluble factor that stimulates osteoclastic bone resorption. *Endocrinology* 1986;**119**:1654–9.
60. Evely RS, Bonomo A, Schneider HG, Moseley JM, Gallagher J, Martin TJ. Structural requirements for the action of parathyroid hormone-related protein (PTHrP) on bone resorption by isolated osteoclasts. *J Bone Miner Res* 1991;**6**:85–93.
61. Di Rosa F, Pabst R. The bone marrow: a nest for migratory memory T cells. *Trends Immunol* 2005;**26**:360–6.
62. Kong YY, Feige U, Sarosi I, Bolon B, Tafuri A, Morony S, et al. Activated T cells regulate bone loss and joint destruction in adjuvant arthritis through osteoprotegerin ligand. *Nature* 1999;**402**:304–9.
63. Horwood NJ, Kartsogiannis V, Quinn JM, Romas E, Martin TJ, Gillespie MT. Activated T lymphocytes support osteoclast formation in vitro. *Biochem Biophys Res Commun* 1999;**265**:144–50.
64. Teng YT, Nguyen H, Gao X, Kong YY, Gorczynski RM, Singh B, et al. Functional human T-cell immunity and osteoprotegerin ligand control alveolar bone destruction in periodontal infection. *J Clin Invest* 2000;**106**:59–67.
65. Grcevic D, Lee SK, Marusic A, Lorenzo JA. Depletion of CD4 and CD8 T lymphocytes in mice in vivo enhances 1,25-dihydroxyvitamin D(3)-stimulated osteoclast-like cell formation in vitro by a mechanism that is dependent on prostaglandin synthesis. *J Immunol* 2000;**165**:4231–8.
66. Weitzmann MN, Cenci S, Rifas L, Haug J, Dipersio J, Pacifici R. T cell activation induces human osteoclast formation via receptor activator of nuclear factor kappaB ligand-dependent and -independent mechanisms. *J Bone Miner Res* 2001;**16**:328–37.
67. Cenci S, Weitzmann MN, Gentile MA, Aisa MC, Pacifici R. M-CSF neutralization and egr-1 deficiency prevent ovariectomy-induced bone loss. *J Clin invest* 2000;**105**:1279–87.
68. Roggia C, Gao Y, Cenci S, Weitzmann MN, Toraldo G, Isaia G, et al. Up-regulation of TNF-producing T cells in the bone marrow: a key mechanism by which estrogen deficiency induces bone loss in vivo. *Proc Natl Acad Sci USA* 2001;**98**:13960–5.
69. Cenci S, Toraldo G, Weitzmann MN, Roggia C, Gao Y, Qian WP, et al. Estrogen deficiency induces bone loss by increasing T cell proliferation and lifespan through IFN-gamma-induced class II transactivator. *Proc Natl Acad Sci USA* 2003;**100**:10405–10.
70. Gao Y, Qian WP, Dark K, Toraldo G, Lin AS, Guldberg RE, et al. Estrogen prevents bone loss through transforming growth factor beta signaling in T cells. *Proc Natl Acad Sci USA* 2004;**101**:16618–23.
71. Takayanagi H, Ogasawara K, Hida S, Chiba T, Murata S, Sato K, et al. T-cell-mediated regulation of osteoclastogenesis by signalling cross-talk between RANKL and IFN-gamma. *Nature* 2000;**408**:600–5.
72. Takayanagi H, Kim S, Matsuo K, Suzuki H, Suzuki T, Sato K, et al. RANKL maintains bone homeostasis through c-Fos-dependent induction of interferon-beta. *Nature* 2002;**416**:744–9.
73. Grcevic D, Lee SK, Marusic A, Lorenzo JA. Depletion of CD4 and CD8 T lymphocytes in mice in vivo enhances 1,25-dihydroxyvitamin D(3)-stimulated osteoclast-like cell formation in vitro by a mechanism that is dependent on prostaglandin synthesis [In Process Citation]. *J Immunol* 2000;**165**:4231–8.
74. Mak TW, Ferrick DA. The gammadelta T-cell bridge: linking innate and acquired immunity. *Nat Med* 1998;**4**:764–5.
75. Haas W, Pereira P, Tonegawa S. Gamma/delta cells. *Annu Rev Immunol* 1993;**11**:637–85.
76. Godfrey DI, MacDonald HR, Kronenberg M, Smyth MJ, Van Kaer L. NKT cells: what's in a name? *Nat Rev Immunol* 2004;**4**:231–7.
77. Sato K, Suematsu A, Okamoto K, Yamaguchi A, Morishita Y, Kadono Y, et al. Th17 functions as an osteoclastogenic helper T cell subset that links T cell activation and bone destruction. *J Exp Med* 2006;**203**:2673–82.
78. Kotake S, Udagawa N, Takahashi N, Matsuzaki K, Itoh K, Ishiyama S, et al. IL-17 in synovial fluids from patients with rheumatoid arthritis is a potent stimulator of osteoclastogenesis. *J Clin Invest* 1999;**103**:1345–52.
79. Polanczyk MJ, Carson BD, Subramanian S, Afentoulis M, Vandenbark AA, Ziegler SF, et al. Cutting edge: estrogen drives expansion of the CD4+CD25+ regulatory T cell compartment. *J Immunol* 2004;**173**:2227–30.
80. Basu R, Hatton RD, Weaver CT. The Th17 family: flexibility follows function. *Immunol Rev* 2013;**252**:89–103.
81. Kim JM, Rasmussen JP, Rudensky AY. Regulatory T cells prevent

catastrophic autoimmunity throughout the lifespan of mice. *Nat Immunol* 2007;**8**:191–7.
82. Lahl K, Loddenkemper C, Drouin C, Freyer J, Arnason J, Eberl G, et al. Selective depletion of Foxp3+ regulatory T cells induces a scurfy-like disease. *J Exp Med* 2007;**204**:57–63.
83. Zaiss MM, Axmann R, Zwerina J, Polzer K, Guckel E, Skapenko A, et al. Treg cells suppress osteoclast formation: a new link between the immune system and bone. *Arthritis Rheum* 2007;**56**:4104–12.
84. Zaiss MM, Frey B, Hess A, Zwerina J, Luther J, Nimmerjahn F, et al. Regulatory T cells protect from local and systemic bone destruction in arthritis. *J Immunol* 2010;**184**:7238–46.
85. Zaiss MM, Sarter K, Hess A, Engelke K, Bohm C, Nimmerjahn F, et al. Increased bone density and resistance to ovariectomy-induced bone loss in FoxP3-transgenic mice based on impaired osteoclast differentiation. *Arthritis Rheum* 2010;**62**:2328–38.
86. Fujisaki J, Wu J, Carlson AL, Silberstein L, Putheti P, Larocca R, et al. In vivo imaging of Treg cells providing immune privilege to the haematopoietic stem-cell niche. *Nature* 2011;**474**:216–9.
87. Kiesel J, Miller C, Abu-Amer Y, Aurora R. Systems level analysis of osteoclastogenesis reveals intrinsic and extrinsic regulatory interactions. *Dev Dyn* 2007;**236**:2181–97.
88. Li H, Hong S, Qian J, Zheng Y, Yang J, Yi Q. Cross talk between the bone and immune systems: osteoclasts function as antigen-presenting cells and activate CD4+ and CD8+ T cells. *Blood* 2010;**116**:210–7.
89. Buchwald ZS, Kiesel JR, DiPaolo R, Pagadala MS, Aurora R. Osteoclast activated FoxP3+ CD8+ T-cells suppress bone resorption in vitro. *PLoS One* 2012;**7**:e38199.
90. Clark P, Normansell DE. Phenotype analysis of lymphocyte subsets in normal human bone marrow. *Am J Clin Pathol* 1990;**94**:632–6.
91. Di Rosa F, Santoni A. Bone marrow CD8 T cells are in a different activation state than those in lymphoid periphery. *Eur J Immunol* 2002;**32**:1873–80.
92. Westermann J, Pabst R. Distribution of lymphocyte subsets and natural killer cells in the human body. *Clin Invest* 1992;**70**:539–44.
93. Becker TC, Coley SM, Wherry EJ, Ahmed R. Bone marrow is a preferred site for homeostatic proliferation of memory CD8 T cells. *J Immunol* 2005;**174**:1269–73.
94. Feuerer M, Beckhove P, Garbi N, Mahnke Y, Limmer A, Hommel M, et al. Bone marrow as a priming site for T-cell responses to blood-borne antigen. *Nat Med* 2003;**9**:1151–7.
95. Tripp RA, Topham DJ, Watson SR, Doherty PC. Bone marrow can function as a lymphoid organ during a primary immune response under conditions of disrupted lymphocyte trafficking. *J Immunol* 1997;**158**:3716–20.
96. Di Rosa F, Santoni A. Memory T-cell competition for bone marrow seeding. *Immunology* 2003;**108**:296–304.
97. Effros RB. Replicative senescence of CD8 T cells: effect on human ageing. *Exp Gerontol* 2004;**39**:517–24.
98. Mazo IB, Honczarenko M, Leung H, Cavanagh LL, Bonasio R, Weninger W, et al. Bone marrow is a major reservoir and site of recruitment for central memory CD8+ T cells. *Immunity* 2005;**22**:259–70.
99. Robey EA, Ramsdell F, Gordon JW, Mamalaki C, Kioussis D, Youn HJ, et al. A self-reactive T cell population that is not subject to negative selection. *Int Immunol* 1992;**4**:969–74.
100. Tanchot C, Rocha B. Peripheral selection of T cell repertoires: the role of continuous thymus output. *J Exp Med* 1997;**186**:1099–106.
101. Grossman Z. Cellular tolerance as a dynamic state of the adaptable lymphocyte. *Immunol Rev* 1993;**133**:45–73.
102. Ahmed R, Gray D. Immunological memory and protective immunity: understanding their relation. *Science* 1996;**272**:54–60.
103. Rammensee HG, Falk K, Rotzschke O. Peptides naturally presented by MHC class I molecules. *Annu Rev Immunol* 1993;**11**:213–44.
104. Grossman Z, Paul WE. Self-tolerance: context dependent tuning of T cell antigen recognition. *Semin Immunol* 2000;**12**:197–203: discussion 257–344.
105. Tanchot C, Lemonnier FA, Perarnau B, Freitas AA, Rocha B. Differential requirements for survival and proliferation of CD8 naive or memory T cells. *Science* 1997;**276**:2057–62.
106. Kondo T, Cortese I, Markovic-Plese S, Wandinger KP, Carter C, Brown M, et al. Dendritic cells signal T cells in the absence of exogenous antigen. *Nat Immunol* 2001;**2**:932–8.
107. Stefanova I, Dorfman JR, Germain RN. Self-recognition promotes the foreign antigen sensitivity of naive T lymphocytes. *Nature* 2002;**420**:429–34.
108. Terauchi M, Li JY, Bedi B, Baek KH, Tawfeek H, Galley S, et al. T lymphocytes amplify the anabolic activity of parathyroid hormone through Wnt10b signaling. *Cell Metab* 2009;**10**:229–40.
109. Stojceva-Taneva O, Fadda GZ, Smogorzewski M, Massry SG. Parathyroid hormone increases cytosolic calcium of thymocytes. *Nephron* 1993;**64**:592–9.
110. Hory BG, Roussanne MC, Rostand S, Bourdeau A, Drueke TB, Gogusev J. Absence of response to human parathyroid hormone in athymic mice grafted with human parathyroid adenoma, hyperplasia or parathyroid cells maintained in culture. *J Endocrinol Invest* 2000;**23**:273–9.
111. Guise TA, Chirgwin JM, Favarato G, Boyce BF, Mundy GR. Chinese hamster ovarian cells transfected with human parathyroid hormone-related protein cDNA cause hypercalcemia in nude mice. *Lab Invest* 1992;**67**:477–85.
112. Mehdizadeh S, Alaghband-Zadeh J, Gusterson B, Arlot M, Bradbeer JN, Loveridge N. Bone resorption and circulating PTH-like bioactivity in an animal model of hypercalcaemia of malignancy. *Biochem Biophys Res Commun* 1989;**161**:1166–71.
113. Gao Y, Wu X, Terauchi M, Li JY, Grassi F, Galley S, et al. T cells potentiate PTH-induced cortical bone loss through CD40L signaling. *Cell Metab* 2008;**8**:132–45.
114. Tawfeek H, Bedi B, Li JY, Adams J, Kobayashi T, Weitzmann MN, et al. Disruption of PTH receptor 1 in T cells protects against PTH-induced bone loss. *PLoS One* 2010;**5**:e12290.
115. Surh CD, Sprent J. Homeostasis of naive and memory T cells. *Immunity* 2008;**29**:848–62.
116. Ernst B, Lee DS, Chang JM, Sprent J, Surh CD. The peptide ligands mediating positive selection in the thymus control T cell survival and homeostatic proliferation in the periphery. *Immunity* 1999;**11**:173–81.
117. Bedi B, Li JY, Grassi F, Tawfeek H, Weitzmann MN, Pacifici R. Inhibition of antigen presentation and T cell costimulation blocks PTH-induced bone loss. *Ann NY Acad Sci* 2010;**1192**:215–21.
118. Zhang N, Bevan MJ. CD8(+) T cells: foot soldiers of the immune system. *Immunity* 2011;**35**:161–8.
119. Pettway GJ, Schneider A, Koh AJ, Widjaja E, Morris MD, Meganck JA, et al. Anabolic actions of PTH (1–34): use of a novel tissue engineering model to investigate temporal effects on bone. *Bone* 2005;**36**:959–70.
120. Di Rosa F. T-lymphocyte interaction with stromal, bone and hematopoietic cells in the bone marrow. *Immunol Cell Biol* 2008;**87**:20–9.
121. Bedi B, Li JY, Tawfeek H, Baek KH, Adams J, Vangara SS, et al. Silencing of parathyroid hormone (PTH) receptor 1 in T cells blunts the bone anabolic activity of PTH. *Proc Natl Acad Sci USA* 2012;**109**:E725–33.
122. Calvi LM, Adams GB, Weibrecht KW, Weber JM, Olson DP, Knight MC, et al. Osteoblastic cells regulate the haematopoietic stem cell niche. *Nature* 2003;**425**:841–6.
123. Brunner S, Theiss HD, Murr A, Negele T, Franz WM. Primary hyperparathyroidism is associated with increased circulating bone marrow-derived progenitor cells. *Am J Physiol Endocrinol Metab* 2007;**293**:E1670–5.
124. Adams GB, Martin RP, Alley IR, Chabner KT, Cohen KS, Calvi LM, et al. Therapeutic targeting of a stem cell niche. *Nat Biotechnol* 2007;**25**:238–43.
125. Brunner S, Zaruba MM, Huber B, David R, Vallaster M, Assmann G, et al. Parathyroid hormone effectively induces mobilization of progenitor cells without depletion of bone marrow. *Exp Hematol*

2008;**36**:1157–66.
126. Ballen KK, Shpall EJ, Avigan D, Yeap BY, Fisher DC, McDermott K, et al. Phase I trial of parathyroid hormone to facilitate stem cell mobilization. *Biol Blood Marrow Transplant* 2007;**13**:838–43.
127. Mendez-Ferrer S, Michurina TV, Ferraro F, Mazloom AR, Macarthur BD, Lira SA, et al. Mesenchymal and haematopoietic stem cells form a unique bone marrow niche. *Nature* 2010;**466**:829–34.
128. Li JY, Adams J, Calvi LM, Lane TF, DiPaolo R, Weitzmann MN, et al. PTH expands short-term murine hemopoietic stem cells through T cells. *Blood* 2012;**120**:4352–62.

第 15 章

甲状旁腺激素影响骨骼的合成代谢和分解代谢途径

Barbara C. Silva, John P. Bilezikian

引言

甲状旁腺激素(PTH)是一种由甲状旁腺细胞合成的具有 84 个氨基酸的肽类激素。PTH 的释放受基础分泌率、昼夜节律和随机脉动的控制[1]。PTH 直接作用于骨骼促进钙释放，直接作用于肾脏增强肾小管对钙的重吸收，这对于调节钙稳态至关重要。它还通过增加 25-羟维生素 D 向 1,25-二羟维生素 D 的代谢转化间接促进肠的钙吸收[2]。PTH 的合成和分泌受甲状旁腺主细胞表达的钙敏感受体(CaSR)控制[3]。细胞外钙离子浓度增加可以激活 CaSR，从而抑制 PTH 分泌和合成；细胞外钙离子浓度降低可以刺激 PTH 释放。这种精细调节的机制允许 PTH 波动，并通过作用于骨、肾和胃肠道来维持血钙浓度。

与钙稳态相关的关键调节机制之一是 PTH 激活骨转换的能力，部分原因是其对骨骼的分解代谢作用。PTH 的分解代谢作用以 PTH 过量的典型病症，即原发性甲状旁腺功能亢进症(PHPT)为最佳代表。PHPT 患者连续暴露于过量的循环 PTH 中，可能导致骨质流失[4,5]。现在大多数国家常见的是，即使在此疾病的无症状形式中骨质流失不太明显，仍可以发生在骨骼的松质骨和皮质骨[6-12]。相反，在 20 世纪 90 年代，PTH 在其他情况下可以发挥主要骨合成代谢作用的概念被提出。Dobnig 等[13]在大鼠的研究表明，PTH 发挥分解代谢或合成代谢作用取决于激素的使用方式。虽然大鼠连续 24 小时暴露于 PTH 可以导致预期的分解代谢作用，但是在每日一次(即间歇性)低剂量 PTH 治疗的动物中可以观察到其对骨骼的合成代谢作用。这些发现证实，在人类受试者中，PTH 的前端短氨基末端片段，特立帕肽[PTH(1-34)]和随后的全长激素[PTH(1-84)]以低剂量每日一次治疗骨质疏松症时，可表现为骨骼的合成代谢作用[14,15]。

在细胞水平上，体内和体外、连续性和间歇性 PTH 使用的基因表达谱分析表明，PTH 的两种使用模式可以调节不同的基因组，首先有利于骨吸收，其次有利于骨形成[16,17]。PTH 通过增加破骨细胞的招募、分化和活性，以及其对成骨细胞和骨细胞的间接作用来诱导骨吸收。PTH 诱导骨形成的机制部分是通过其对成骨细胞的直接作用，从而引起成骨细胞数量和活性增加。此外，PTH 对骨细胞产生重要影响，骨细胞目前被认为是 PTH 的骨代谢作用的主要中介物。这些数据在以下章节中进行了详细介绍，而且还回顾了 PTH 引起骨骼分解代谢和合成代谢双重作用的细胞学和分子学机制。

PTH 信号

PTH 作用由其受体(PTHR)介导，它是一种 G 蛋白偶联受体，存在于靶细胞如骨的成骨细胞和骨细胞、肾的小管细胞中[18,19]。PTH 与 PTH1R 的结合至少刺激三种不同的信号过程[20]。最重要的是 Gαs 介导的腺苷酸环化酶的激活，进而促进 cAMP 的产生和随后的蛋白激酶 A(PKA)激活。该通路调控 PTH 诱导的骨吸收和骨形成的关键基因的表达[21,22]。PTH1R 也与 Gαq 介导的磷脂酶和蛋白激酶 C(PKC)的活化有关[23,24]。cAMP/PKA 信号似乎是 PTH 增加骨重塑的主要机制，PKC 信号不是必需的，其或者可能是 PTH 骨合成代谢作用的抑制物[25,26]。PTH 与其受体相互作用后，通过 PKA 和 PKC 的信号部分受 PTH1R 内化的调节[27]。最后，PTH1R 的刺激也可以将 β 抑制蛋白转位至细胞膜[28]。β 抑制蛋白的激活可以下调 PTH 诱导的 cAMP 活化，并刺激 ERK1/ERK2 信号级联[18]。对小鼠的研究表明，PTH 诱导 β 抑制蛋白招募至细胞膜，这有助于 PTH 对骨的合成代谢作用，其不依赖于经典的 G 蛋白信号[29]。

PTH 促进骨吸收增加的作用：分解代谢

PTH 最常见的分解代谢作用是增加骨吸收。在体内，由 PTH 引起的骨吸收通过增加破骨细胞活性来介导。然而，体外研究表明，培养的破骨细胞样细胞不被 PTH 直接激活；当用基质或成骨细胞样细胞共培养或加入先前用 PTH 处理的成骨细胞的条件培养基后，仅用 PTH 处理细胞时，破骨细胞活性增加[30-32]。此外，近期数据支持骨细胞参与 PTH 诱导的骨吸收[33]。尽管在体外观察到破骨细胞不受 PTH 的刺激，但 Langub 等[34]研究显示，慢性肾功能不全的继发性甲状旁腺功能亢进症患者的破骨细胞表达 PTH 受体 PTH1R。Demp 等[35]也证实人类破骨细胞在 mRNA 和蛋白水平表达 PTH1R，破骨细胞来源于外周血单个核细胞。这些观察结果表明破骨细胞可能表达 PTH1R，而有证据表明 PTH 通过其对成骨细胞和骨细胞的作用间接激活破骨细胞，以增强骨吸收。

OPG-RANKL-RANK 途径

核因子κB 受体活化因子配体（RANKL）是细胞因子 TNF 超家族的成员，其可溶性诱饵受体骨保护素（OPG）在控制破骨细胞发生和破骨细胞作用方面发挥基本作用[36-39]。RANKL 与破骨细胞造血前体表面的核因子 κB 受体活化因子（RANK）结合，促进其分化和存活。RANKL 还直接刺激完全形成的破骨细胞。RANKL 的骨吸收作用被 OPG 抑制，OPG 与 RANKL 结合，阻止 RANKL 接近其受体 RANK。RANKL 和 OPG 浓度之间的平衡是破骨细胞发生程度的决定因素[40]。以往的研究表明，PTH 在成骨细胞中调节 RANKL 和 OPG 的表达，从而调节破骨细胞被招募和激活的过程[41-43]。在原代鼠类成骨细胞和大鼠骨中，连续性使用 PTH 可以增加编码 RANKL 的 mRNA，降低编码 OPG 的 mRNA[41,42,44]。Fu 等[21]的研究表明，在体外，PTH 通过激活 PKA-CREB 通路直接增加鼠基质/成骨细胞中的 RANKL 表达，并通过 PKA-CREB-AP-1 通路来抑制 OPG 表达。这些 PTH 作用可以造成 RANKL/OPG 比率增加，这似乎是 PTH 增强破骨细胞发生和骨吸收的主要机制。

虽然体外数据表明 PTH 增加成骨细胞中的 RANKL 表达，但小鼠中成熟成骨细胞的消除并不能防止 PTH 诱导的 RANKL 或破骨细胞发生的增加[45,46]。实际上，两个研究组独立证实骨细胞而非成骨细胞可能是体内破骨细胞发生所需 RANKL 的主要来源[47,48]。在这些研究中，骨细胞中编码 RANKL 的 *Tnfsf11* 基因条件性敲除的小鼠在出生时正常，随着年龄增长骨量增加，其与破骨细胞数量和骨吸收的循环标志物减少相关[47,48]。使用破骨细胞前体和埋入胶原凝胶中的骨细胞的新型共培养系统的体外测定证实，骨细胞来源的 RANKL 似乎通过骨细胞树状突起以膜包形式到达破骨细胞前体[49]。研究表明，特异性骨细胞 PTH 受体的功能获得或功能丧失分别导致 RANKL 产生和骨重塑增加[50,51]。骨的 RANKL 表达降低伴高骨量[52]，证明 PTH 通过刺激骨细胞中的 RANKL 生成来控制骨吸收。

临床研究还探讨了在人类受试者中 RANKL 作为 PTH 分解代谢作用的关键中间分子的作用。在 29 例轻度 PHPT 患者中，RANKL 的循环水平升高，与骨吸收标志物和总股骨骨丢失率呈正相关[53]。在另一项针对 24 例 PHPT 患者进行的研究中，甲状旁腺手术前（n=24）和 1 年后（n=21）骨活检的 mRNA 分析确定，甲状旁腺切除术可以造成 RANKL/OPG 比率下降[54]。此外，甲状旁腺切除术后 1 年骨量增加与术前 RANKL/OPG 比率呈正相关。最后，Szymczak 等证实，PHPT 患者的 RANKL、OPG 循环水平和 RANKL/OPG 比率高于对照组，甲状旁腺切除术（n=29）或阿仑膦酸钠治疗（n=33）1 年后 PHPT 受试者的 RANKL/OPG 比率与基线相比减少[55]。

单核细胞趋化蛋白-1（MCP-1）

单核细胞趋化蛋白-1（MCP-1）是单核细胞和巨噬细胞的有效趋化因子，可以促进破骨细胞的化学吸引，增强 RANKL 诱导的破骨细胞发生和融合，从而促进骨吸收的增加[56]。Li 等[56]证明，PTH 可以通过 PKA 途径增加大鼠成骨细胞，以及连续性（分解代谢方案）或间歇性（合成代谢方案）输注 PTH 的大鼠股骨中 MCP-1 的表达。在分解代谢方案中，MCP-1 mRNA 水平的上调缓和而持续，有利于在连续性使用 PTH 时骨吸收增加超过骨形成。值得注意的是，与分解代谢方案相比，合成代谢方案中 MCP-1 表达增加短暂而显著，表明骨吸收的短暂增加可能是骨形成增强所必需的[56,57]。

PTH 促进骨形成增加的作用：合成代谢

临床前和临床研究表明，间歇性 PTH 治疗可以促进骨形成[14,15,58–60]。这一发现使得成功开发了对骨质疏松症治疗有效果的具有生物活性的 PTH 前端短片段，即 PTH(1–34)和全长激素[PTH(1–84)][14,15]。事实上，PTH 是目前唯一可以用于此疾病的骨合成代谢治疗方法。

与连续性 PTH 暴露相似，间歇性 PTH 治疗可以导致骨转换增加。然而，药代动力学是不同的，这有助于定义骨合成代谢作用。PTH 的间歇性给药伴随着骨形成的早期刺激，随后骨转换增加。对骨形成的早期作用（骨塑形作用）和骨转换（骨重塑作用）的普遍增加之间的双重动力学导致出现了“合成代谢窗口”的概念，即 PTH 最大限度合成代谢的时期[15,61–63]。这一概念得到了 PTH 治疗患者骨标志物动力学研究[15,62,63]及髂骨嵴骨活检动态组织形态学分析[64–66]的支持。使用标准双标记和新型四重标记技术的组织形态学研究表明，PTH(1–34)治疗最初可以刺激骨形成而无须先前的骨吸收，即基于塑形的事件[65]。在基础条件下，人类骨骼的塑形通常在成年人中不易鉴别，PTH 暴露早期则显而易见[64]。与合成代谢窗口的概念一致，在无先前骨吸收的情况下，PTH 诱导的骨形成似乎在治疗早期阶段更为显著，因为基于塑形的骨形成的比例随着治疗过程的进展而减少[67]。PTH 引起的基于塑形的骨形成，不仅可以发生在静止骨表面，还可能发生在重塑的区域，此处骨形成扩展超出吸收腔的边缘，从而过度填充骨吸收小凹[64–66]。PTH 引起骨合成代谢作用的细胞学和分子学机制将在下文进行描述。

PTH 对成骨细胞形成、分化和存活的作用

PTH 的骨合成代谢作用取决于其增加成骨细胞数量的能力，成骨细胞数量是一个细胞事件，其发生是通过成骨细胞生成增加、成骨细胞凋亡减少、静止被覆细胞再激活或上述三种事件的组合[68–70]。PTH 诱导的成骨细胞发生，最有可能是成骨细胞分化增加而非增殖增加的结果。在正常情况下，细胞分化需要从细胞周期退出，因此随着分化的发生，增殖减弱[69]。因此，PTH 促进其合成代谢作用的机制之一是阻止成骨细胞的细胞周期进程，并增加向成骨细胞分化[71]。事实上，研究发现，PTH 在成骨细胞系、培养的原代细胞和用 PTH 处理的啮齿类动物中的抗增殖作用，是细胞周期进程所需的细胞周期蛋白 D1 表达减弱，以及细胞周期抑制因子 $p27^{Kip1}$ 和 $p21^{Cip1}$ 的表达增加的结果[72–74]。PTH 对成骨细胞增殖的抑制可能特异性发生于成骨细胞的分化/发育阶段，因为 PTH 抑制定向骨祖细胞的增殖，但不影响或增加非定向成骨细胞祖细胞的复制[69,72,74,75]。与这些数据一致，Ogita 等[76]研究表明，周期性 PTH 处理可以促进骨外膜来源的间充质祖细胞向成骨细胞分化，并具有增强然后抑制骨外膜成骨细胞祖细胞增殖的双相作用。

PTH 还刺激成骨细胞分化，以及原代成骨细胞、骨髓来源细胞和骨外膜细胞定向分化为成骨细胞系，不依赖于其对细胞周期的作用[17,76,77]。体外和体内研究表明，PTH 增加骨形成典型信号的基因表达，如成骨细胞特异性转录因子 Runx2、骨钙蛋白、碱性磷酸酶[78]和 I 型胶原 α1 (COL1A1)[16,17,77,79]。在小鼠成骨细胞系中，PTH 还刺激 Tmem119，这是一种新型的骨形成相关因子[80]。PTH 诱导的骨形成还依赖于 PTH 增强骨髓基质细胞向成骨细胞系分化的能力，正如之前的研究所示，间歇性 PTH 治疗可以增强免疫功能低下小鼠植入的骨髓基质细胞中小骨的发育[81]。最近，Yu 等[82]发现 PTH 诱导的骨髓基质细胞向成骨细胞的分化是由骨形态发生蛋白(BMP)信号介导的。在本研究中，单次注射 PTH 的小鼠在注射 30 分钟后，骨髓细胞中骨形成蛋白(BMP)刺激的 Smad1 磷酸化增强。使用 PTH 处理成骨细胞系时证实了此发现，表明信号是由 PTH 诱导的 PTH/LRP6 复合物的内吞介导的。进一步的实验表明，PTH 可增强 BMP 信号刺激的基质细胞向成骨细胞定向分化[82]。

除增加成骨细胞发生外，PTH 还可以减少成骨细胞凋亡。在每日注射 PTH 治疗的小鼠的股骨和椎骨切片中，观察到 PTH 对成骨细胞的抗凋亡作用[83]。该发现似乎至少部分解释了 PTH 的骨合成代谢作用，因为成骨细胞凋亡率与血清骨钙蛋白、骨形成率和成骨细胞数量之间存在负相关[83]。在体外，对不同成骨细胞的PTH 处理均可以预防依托泊苷、地塞米松、过氧化氢诱导的氧化应激、紫外线照射、血清撤除和营养剥夺的促凋亡作用[78,83,84]。PTH 的抗凋亡作用是由 PKA 激活介导的，包括促凋亡蛋白 Bad 的磷酸化和失活、生存基因如 Bcl-2 的表达增加和 Runx2 的表达增加[83]。此外，Sharma 等[85]最近表明，PTH 在成骨细胞中下调细胞凋亡诱导因子细胞周期和凋亡调节蛋白(CARP-1)，这可能有助于 PTH 的抗凋亡作用。最后，对在极端代谢应激下培养的成骨细胞给予 PTH 治疗，可以通过增加

DNA 修复来延长细胞存活，这是 PTH 抑制成骨细胞凋亡的另一种机制[84]。

实验表明间歇性 PTH 可以通过使被覆细胞分化为活化成骨细胞来增加成骨细胞数量。一项研究提供了这项发现的间接证据，显示在间歇性 PTH 治疗的大鼠骨表面成骨细胞数量增加，但无迹象表明成骨细胞增殖增加[86]。同样，Leaffer 等[87]观察发现卵巢切除大鼠每日注射 PTH，其骨表面成骨细胞数量增加与被覆细胞比例降低相关，但细胞总数没有变化。近期一项使用可诱导基因系统的细胞系追踪研究为被覆细胞可以转化为活化成骨细胞提供了进一步证据[70]。此研究中成熟成骨细胞被标记，在 PTH 使用后追踪这些细胞的命运。标记后，在 PTH 处理的动物的骨外膜表面可以检测到立方形细胞（活化成骨细胞），在溶酶处理的小鼠中，标记的细胞显示为扁平。此外，与基线相比，PTH 治疗使得颅骨中成骨细胞厚度增加 50%。在胫骨骨外膜成骨细胞中证实了类似的观察，电子显微镜分析也证实了这些结果[70]。这些观察资料有助于解释PTH 的骨合成代谢作用在很大程度上涉及刺激骨塑形。

PTH 作用于骨形成的中介物：硬骨素

硬骨素是一种主要由骨细胞表达的 *SOST* 基因的产物，它是一种分泌型糖蛋白，其功能是骨形成的关键负调节因子[88,89]。在人类中，硬骨素浓度和（或）活性降低可以导致两种遗传疾病，称为 van Buchem 病和硬化性骨化病。这些罕见疾病的特征是骨的广泛性、进行性过度生长，以及骨骼硬化[90-92]。通过敲除小鼠 *Sost* 基因可以复制对应动物。*Sost* 敲除可以导致高骨量，而 *Sost* 过表达的小鼠则表现为骨质疏松症[51,93]。啮齿类动物的临床前研究和人类受试者的早期研究表明，抗硬骨素抗体具有骨合成代谢作用[94-99]。

硬骨素抑制骨形成的机制尚未完全清楚，但是研究表明其通过拮抗 Wnt 信号通路来发挥作用。Wnt/β-连环蛋白信号通过控制成骨细胞增殖、分化和存活及破骨细胞诱导的骨吸收来增加骨量[100-102]。当 Wnt 配体与卷曲（Fzd）受体和 LDL 受体相关蛋白（Lrp）5 或 6 形成的二聚体受体复合物结合时，可以刺激典型 Wnt/β-连环蛋白信号。硬骨素与 Lrp5/6 结合可阻止 Wnt 配体-受体复合物形成，从而抑制典型 Wnt/β-连环蛋白信号[22,103-105]。此外，最近通过分析缺失 Sost（$Sost^{-/-}$）、Lrp5（$Lrp5^{-/-}$）或两者（$Sost^{-/-}$;$Lrp5^{-/-}$）的小鼠获得了 Sost 和 Lrp5 基因相互作用的证据[106]。在双重基因敲除动物（$Sost^{-/-}$;$Lrp5^{-/-}$）中，Sost 缺乏诱导的高骨量被削弱，$Lrp5^{-/-}$骨质减少表型得到充分缓解。有趣的是，在双重基因敲除（$Sost^{-/-}$;$Lrp5^{-/-}$）和 Sost 缺陷型（$Sost^{-/-}$）小鼠，Lrp6 活性的药理学抑制完全阻断了高骨量表型，表明 Lrp6 诱导的 Wnt/β-连环蛋白信号是硬骨素在体内发挥功能的主要途径[106]。虽然 Lrp5 作为成骨细胞 Wnt 共受体的功能受到质疑[107]，但是在骨细胞 Lrp5 功能获得的小鼠模型中，确实通过典型 Wnt 信号导致高骨量[108]。

骨细胞表达 PTH1R 的发现支持骨细胞来源的骨硬化蛋白可能是 PTH 骨骼合成代谢作用的中介物这一假说[19]。事实上，在体外、动物和人类的几项研究证实，PTH 下调 SOST/硬骨素，PTH 调节硬骨素在该激素诱导的骨形成中具有关键作用[51,109-114]。在体外，PTH 通过刺激 PTH1R 下游的 cAMP 信号通路降低 Sost mRNA 水平[22,109,111]。同样，连续性或间歇性 PTH 处理的啮齿类动物的 Sost/硬骨素水平降低[109,111]。此外，在骨细胞过度表达组成型活化 PTH1R 的转基因小鼠中，可以观察到与骨量增加相关的 Sost 表达降低[51]。在这些小鼠中，当骨细胞 Sost 过表达时，皮质骨面积、骨外膜骨形成率和松质骨骨量的增加被消除。此发现支持 PTH 的合成代谢作用需要骨细胞中硬骨素下调的假说[51]。这些数据反映了骨细胞选择性 PTH1R 敲除小鼠的松质骨骨量减少、骨小梁数量和厚度减少，与骨内 Sost 和硬骨素表达增加相关[110]。

与这些临床前研究表明的 PTH 抑制硬骨素一致，PHPT 患者的血清硬骨素水平低于健康对照组，循环硬骨素和 PTH 水平呈负相关[113,115]。实际上，在健康男性，应答急性 PTH 输注时，血清硬骨素水平在 6 小时内下降[116]。此外，横向和纵向分析表明，PHPT 患者甲状旁腺切除术后硬骨素水平升高[117]。60 例活跃的 PHPT 患者的循环硬骨素水平低于 74 例因先前 PHPT 病史行甲状旁腺切除术的患者。类似的，在甲状旁腺切除术后纵向随访 12 个月的 27 例 PHPT 患者中，手术后 10 天循环硬骨素水平正常，并且在整个随访期间均保持正常[117]。最后，硬骨素下调参与人类 PTH 的合成代谢作用，绝经后女性间歇性 PTH 治疗可降低循环硬骨素水平，这些均支持了上述观点[112]。

PTH 作用于骨形成的中介物：Dickkopf1（Dkk1）

Dikkop1（Dkk1）与硬骨素一样是 Wnt 信号的内源性抑制因子[118,119]。它是一种在成骨细胞系细胞中表达的分泌蛋白，与 Lrp5/6 相互作用，干扰 Wnt 结合，并且负性调节骨形成。Kulkarni 等[120]在培养的成骨细胞、原代成骨细胞，以及连续性 PTH(1-38)治疗 1、3、6 和 24 小时的甲状旁腺切除大鼠中检测了 PTH 对 Dkk1 的影响。在成骨细胞和连续性 PTH(1-38)处理的大鼠股骨中，PTH 以时间依赖性方式降低 Dkk1 mRNA 水平。因此，PTH 作用于成骨细可以导致稳定的 β-连环蛋白和功能性激化典型的 Wnt 通路[120]。PTH 的急性应用能够降低骨外植体中的 Dkk1 mRNA 水平，证实了此项发现[121]。为了评估体内经典 Wnt 信号是否介导 PTH 的作用，将只在成骨细胞中过表达 Dkk1 的转基因小鼠制备成三种不同的甲状旁腺功能亢进症模型。虽然 Dkk1 的过表达使这些动物中 PTH 诱导的骨形成削弱，但并不能阻止 Wnt 信号在骨中的活化[121]。Yao 等[122]使用合成代谢性 PTH 方案表明，与溶酶处理的动物相比，PTH(1-34)每日注射处理的小鼠骨中 Dkk1 mRNA 水平也降低了。然而，Dkk1 水平的降低并非 PTH 的合成代谢作用所必需的，间歇性使用 PTH 处理野生型和成骨细胞选择性过表达 Dkk1 的转基因小鼠，二者骨量同样增加，证明了此观点[121]。与临床前研究相反，在间歇性 PTH 治疗的绝经后女性和患 PHPT 的绝经后女性中可以观察到循环 Dkk1 水平增高[123,124]。虽然这些数据一直表明 PTH 和 Wnt 信号之间的相互作用，但是仍然需要进一步的研究以便更好地了解 Dkk1 作为 PTH 发挥作用的中介物的意义。

PTH 作用于骨形成的中介物：胰岛素样生长因子 1

胰岛素样生长因子 1(IGF1)是一个含 70 个氨基酸的肽，可通过促进细胞存活、增殖和分化来刺激细胞生长，在成骨细胞中作为促分化和促生存因子起作用[125]。PTH 刺激 IGF1 的骨骼表达，IGF1 作为自分泌/旁分泌因子介导 PTH 对成骨细胞的作用[126,127]。事实上，动物研究表明，IGF1 在 PTH 诱导的骨形成中发挥主要作用。在 IGF1 缺陷小鼠中，PTH 对皮质骨的合成代谢作用被削弱[128]。同样，在小鼠中，胰岛素受体底物适应分子-1(其传递 IGF1 受体信号）的缺失可以减弱间歇性 PTH 给药的合成代谢反应[129]。此外，与对照组动物相比，在使用 PTH 的动物中可以发现，成熟成骨细胞中特异性敲除 IGF1 受体会减弱 PTH 诱发的初级松质骨骨量，以及骨形成、矿化和皮层骨皮质厚度的增加[126]。细胞水平上，IGF1 受体缺失会降低 PTH 刺激骨祖细胞增殖和分化的能力，这可以通过 PTH 处理的骨髓来源基质细胞的培养物中表达碱性磷酸酶的克隆和矿化结节的数量来判断[126]。

分解代谢和合成代谢 PTH 方案中的基因谱

体外和体内研究比较了 PTH 的两种给药模式，即间歇性与连续性给药，以便鉴定更可能介导 PTH 对骨骼的合成代谢或分解代谢作用的基因[16,17,130]。Locklin 等[17]表明，当小鼠骨髓细胞间歇性暴露于 PTH(1-34)治疗达 96 小时，骨分化标志物 Runx2 和 IGF1 mRNA 水平增高。相比之下，连续性 PTH 处理可以导致 RANKL/OPG 比率显著增加。此外，两项独立研究使用微阵列分析来测定间歇性(合成代谢方案)或连续性(分解代谢方案)输注 PTH 达 7 天[16]和 14[130]天时大鼠骨中的基因表达。Onyia 等[16]发现，在 PTH 处理 7 天后，一组基因同样受到分解代谢和合成代谢方案的调节。此外，每个 PTH 方案调整了一组独特的基因（图 15.1 和图 15.2)。由分解代谢方案唯一调节的基因数量大于由合成代谢方案调节的基因数量及两个方案共同调节的基因数量。Li 等[130]还表明，在 PTH(1-34)处理 14 天的大鼠中，合成代谢方案唯一调节 1154 个基因，而分解代谢方案诱导 1342 个独特的基因表达谱。675 个基因由两种 PTH 方案调节。值得注意的是，使用实时 PCR，在合成代谢方案中可以观察到针对编码 RANKL 的 mRNA 强烈且周期性的刺激，中度且连续的刺激则与连续性输注 PTH 相关。间歇性使用 PTH 时，编码 OPG 的 mRNA 也增加，其落后于 RANKL 的增加，导致 RANKL/OPG 比率瞬时增加，与分解代谢方案中 RANKL/OPG 比率的中度且持续增加相反[130]。这些数据表明，两种 PTH 方案(合成代谢或分解代谢)调节不同组的基因，或者以不同的方式影响同一组基因。这些在基因水平上的影响有助于解释 PTH 对骨骼的合成代谢和分解代谢作用，但在这方面需要更多的信息。

T 细胞对 PTH 合成和分解代谢作用的作用

成骨细胞、骨细胞和骨髓基质细胞是 PTH 在骨中的主要靶点，而 T 淋巴细胞也表达 PTH1R，似乎在 PTH 诱导的骨重塑中起作用[131](见第 14 章)。实际上，一些研究表明 T 细胞参与 PTH 的骨合成代谢和分解代谢作用[132]。Pacifici 等研究证明，T 细胞中的 PTH 信号在PTH 诱导的骨丢失中起重要作用[133]。在缺乏 T 细胞的小鼠中，连续性 PTH 治疗未能增加破骨细胞形成、骨吸收和

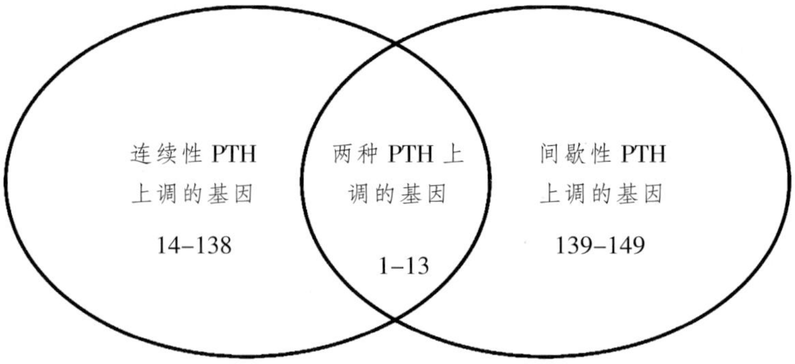

图 15.1 大鼠连续性 PTH、间歇性 PTH 或者两种 PTH 方案上调的基因产物。维恩图中的每个数字代表下面描述的一个基因产物。基因产物按其分子功能分组，基因受 PTH 调控，这里包括所有的已知功能。附着：1—N-钙黏蛋白；14—骨膜蛋白；15—骨调蛋白；16—血小板应答蛋白；17—纤维粘连蛋白。结合：18—网钙结合蛋白 1；19—表皮生长因子样结构域复合体 3；20—逆转诱导的 LIM 蛋白；12—Nedd4 WW 结合蛋白 A4；22—分区缺陷 3 同源物；23—Follastatin 样 1；24—RIKEN cDNA A430107P09；t—网素；25—S100 钙结合蛋白 A4；26—脂质运载蛋白 1-相互作用膜受体蛋白；27—G 蛋白 α 亚基 1；28—紧密连接蛋白 1；29—网钙结合蛋白；30—软骨相关蛋白；31—盘的大同源物 4；32—Serpmine 结合蛋白；33—尿调节素；139—IGF 结合蛋白 6；140—Persephin。催化作用：2—羧肽酶 Z；34—谷胱甘肽过氧化物酶 7；35—抗凝血素；D—氨基酸氧化酶；36—细胞色素 P4501b1；37—组织非特异性碱性磷酸酶；38—维生素 K 依赖的 γ-谷氨酰羧化酶；39—磷脂酶 A2 组 V；40—脂肪酸辅酶 A 连接酶长链 3；41—胚胎骨骼肌肌球蛋白重多钛链 3；42—细胞色素 P450IIA1；43—核糖核酸酶 4；44 —Ras 同源物 9；45—β-位点 APP 裂解酶；46—Cab/钙调素依赖性丝氨酸蛋白激酶；47—组织蛋白酶 K；48—岩藻糖基转移酶 1；49—UDP-半乳糖-4-异构酶；50—神经前体细胞表达的发育下调 4；51—鸟氨酸转氨酶；52—血浆谷氨酸羧肽酶；53—蛋白酪氨酸激酶 9；54—舌脂肪酶；141—羧肽酶 E；142—钙离子依赖的非溶酶体蛋白酶的钙激活蛋白酶家族。伴侣：55—肿瘤排斥抗原 1。细胞周期：56—细胞生长调节基因 11。细胞因子：57—PDGFα；58—PDGFα 受体；59—骨保护素。死亡：60—β-半乳糖苷结合凝集素 1；61—淀粉前体样蛋白 2；62—PRKC 凋亡 WT1 调节因子。发育：63—Podoplanin。酶的调节：64—WAP 四硫化物核心域 1；65—PCKδ 结合蛋白；66—纤溶酶原激活物抑制因子 1；67—微管连接蛋白。免疫反应：68—嗜酸性粒细胞相关的核糖核酸酶 1；69—干扰素 γ 诱导 GTP 酶；70—免疫球蛋白 κ 链可变区 1~9；143—CD8 抗原 α 链；144—淋巴细胞抗原 CD5；145—细胞内黏附分子 2。基质相关：3—骨钙蛋白；4—胶原蛋白 Ⅰ α1；5—胶原蛋白 Ⅰ α2；6—胶原蛋白=α2；7—核心蛋白多糖；8—丝氨酸蛋白酶抑制剂分支 H；9—骨连接蛋白；10—金属蛋白酶 1 组织抑制因子；71—赖氨酰氧化酶；72—胶原蛋白 3α1；73—明胶酶 A；74—胶原蛋白 5α1；75—胶原蛋白 11α1；76—促胶原 C 蛋白酶增强子；77—基质金属蛋白酶 14；78—基质金属蛋白酶 23；79—胶原蛋白 12α1；80—胶原蛋白 8α1；81—赖氨酰氧化样；82—脯氨酸 4-羟化酶 α 亚基；83—光蛋白聚糖；84—前胶原-2 赖氨酸酮戊二酸 5-双加氧酶；85—膜联蛋白 V；86—基质金属蛋白酶 13；87—基质金属蛋白酶 2 组织抑制因子。运动：88—原肌球蛋白家族成员；89—自体驱化素；90—原肌球蛋白 1α；91—肌球蛋白轻链 1；92—富含半胱氨酸的蛋白 2。动力：11—肌球蛋白重多肽链；93—肌球蛋白。核酸结合：12—同源盒转录因子 5；94—联会；95—叉头蛋白 3；96—RNA 结合基序蛋白 9；97—神经母细胞瘤候选区域抑制致瘤性 1。信号转导：13—蛋白酪氨酸磷酸酶受体-ζ 型多肽 1；98—磷脂酶 Cδ1；99—FGF 受体 1；100—分泌的卷曲相关蛋白 4；101—前原神经节肽；磷脂酰肌醇蛋白聚糖 1；102—骨形态发生蛋白 3；103—甲状旁腺激素受体；104—促甲状腺激素释放激素受体；105—盘状结构域受体 2；106—四个半 LIM 域 2；107—前列腺素 F2α 受体调节蛋白；108—多配体蛋白聚糖-2；109—Crk-相关底物；110—受体样酪氨酸激酶；111—卷曲的同源物 2；112—淀粉样 β 前体蛋白结合 B 家族成员 1；113—OX2 膜糖蛋白；114—无翼型 MMTV 整合位点家族成员 5a；115—淀粉样 β 前体蛋白结合家族 B 成员 1；116—CD9 抗原；117—内皮分化溶血磷脂酸 G 蛋白偶联受体 2；118—Fyn 原癌基因；119—生长激素释放激素；146—嗅觉受体 50。应激：120—杀伤细胞凝集素样受体亚族 B 成员 1B。结构：121—转胶蛋白；整合素结合唾液蛋白；147—细胞外基质蛋白质 2。运输：122—发动蛋白 1；123—高尔基器蛋白 1；124—囊泡相关蛋白 1；148—CI-B17 NADH-泛醌亚基的氧化还原酶(复合体 1)；149—Huntingtin 蛋白。转运体活动：125—神经元-特异性基因 1；126—COPI ζ2 亚基；127—孤儿转运体 v73；128—钙通道 α1G 亚基；129—NaflKfl 转运 ATP 酶的 α1 亚基；130—溶质载体家族 8 成员 3；131—钙通道亚基 β3。转录调节：132—Max 二聚蛋白 4；133—Jun 二聚蛋白 2；134—短小同源盒 2；135—成对中胚层同源盒 1；136—Kruppel 样因子 4；137—核蛋白 1；138—转录的信号转导因子和激活因子。(Adapted from Onyia et al [16].)

皮质骨丢失[123]。这些研究数据表明，CD40 配体是活化 T 细胞的表面分子，可以在基质细胞中诱导 CD40 信号，从而增加 RANKL/OPG 生成比率，并增加破骨细胞发生[133,134]。T 细胞或 T 细胞表达的 CD40 配体的缺失，可以通过减少骨髓基质细胞数、RANKL/OPG 生成比率和破骨细胞活性来减弱 PTH 诱导的骨吸收[134]。最后，T

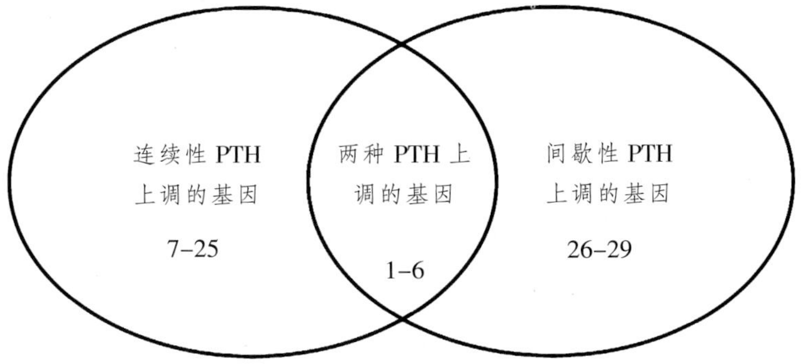

图 15.2 大鼠中由连续性、间歇性或两种类型 PTH 疗法下调的基因产物。维恩图中的每个数字代表下面描述的一个基因产物。基因产物按其分子功能分组。基因受 PTH 调控，这里包括所有的已知功能。附着：松果体特异性 PG25 蛋白。结合：26—核孔蛋白 p54；27—核受体结合蛋白；28—前胶原蛋白（Ⅲ型）N-内肽酶。催化：1—磷酸丝氨酸转氨酶；7—黄素包含单氧酶 1；8—细胞分裂周期 34；9—DEAD/H-盒多肽 1；10—α2-巨球蛋白；11—谷氨酸丙酮酸；29—信号肽酶复合物 18kDa 转氨酶；12—精氨琥珀酸合成酶 1；13—磺基转移酶家族 1A 苯酚优选 1。伴侣：2—热休克 70kDa 蛋白 9B。细胞周期：14—c-myc 诱导的核蛋白；15—细胞周期蛋白依赖性激酶抑制因子 1B。死亡：16—B 细胞转位基因 2；17—Caspase2。酶调控：18—MAP 激酶激活的死亡域；19—激肽原。核酸结合：3—真核生物翻译起始因子 4E 结合蛋白；4—生发组蛋白 H4；5—8-氧鸟嘌呤 DNA 糖基化酶 1；20—组蛋白 mRNA 的 3’ 茎环结合蛋白。信号转导：6—血管紧张肽源；21—乳腺癌 1；22—维 A 酸受体 α。转运体活动：23—N 核孔糖蛋白 p62；24—水孔蛋白 3；25—溶质载体家族 28 成员 2。（Adapted from Onyia et al[16].）

细胞中 PTH1R 的缺失也阻断了连续性 PTH 诱导的骨丢失和破骨细胞扩张[135]。

T 细胞在间歇性 PTH 的合成代谢作用中也发挥了许可作用。间歇性 PTH 治疗可以使 T 细胞生成 Wnt10b 增加，Wnt10b 可以作用于骨髓基质细胞和成骨细胞以刺激成骨细胞发生[131]。因此，在 T 细胞缺陷小鼠和特异性破坏 T 细胞生成 Wnt10b 的小鼠中，PTH 诱导的骨形成被削弱[131]。更重要的是，在 T 细胞条件性删除 PTH1R 的小鼠中，间歇性 PTH 诱导的 T 细胞生成 Wnt10b 减少，与成骨细胞发生和骨形成增加相关的骨量增加[136]。

骨吸收对 PTH 诱导骨合成代谢的影响

既往针对人类受试者和基因敲除小鼠的研究表明，破骨细胞骨吸收为 PTH 的骨代谢作用所必需[137,138]。Tamasi 等[57]最近的研究表明，当强效破骨细胞激活因子 MCP-1[56]缺失的小鼠每日注射 PTH 治疗时，与用相同 PTH 方案治疗的野生型小鼠相比，松质骨骨密度和骨量减少。PTH 合成代谢作用减弱的原因可能是 MCP-1 缺失小鼠中破骨细胞数量减少和破骨细胞活性缺乏[57]。然而，根据 Rhee 等[139]的研究，骨吸收可能根据骨位置结构对骨形成发挥不同的影响。在这项研究中，骨细胞活化 PTH 受体信号的转基因小鼠与过表达 Wnt 拮抗剂 Sost/硬骨素硬化蛋白的小鼠杂交，可以特异性抑制骨形成，或用阿仑膦酸钠处理可以阻断吸收依赖性的骨形成，从而造成骨量增加。他们观察发现，抑制骨吸收并会不影响皮质骨的骨外膜表面上的 PTH 诱导的骨形成，而 Wnt 驱动的骨形成与骨吸收依赖性成骨细胞活化的结合可以影响皮质骨内表面的骨形成。这些结果表明，骨细胞中的 PTH 受体信号可以通过基于骨塑形或骨重塑的骨形成机制并根据骨位置结构来调节骨量[139]。

近期关于绝经后女性的研究表明，狄诺塞麦（一种有效的 RANKL 抑制剂）与 PTH(1–34)的组合比单独使用一种能更有效地增加骨量，支持了 PTH 诱导的骨形成可能独立于骨吸收而发生的观点[140]。12 个月时，狄诺塞麦和特立帕肽组合组（n=30；9.1%）与单独使用特立帕肽组（n=31；6.2%，P=0.014）或单独使用狄诺塞麦组（n=33；5.5%，P=0.0005）相比，腰椎的骨密度增加更多。在髋部观察到类似的发现。这些结果可能由以下事实来解释：狄诺塞麦可以阻断 RANKL-OPG-RANK 信号通路，这是 PTH 增加骨吸收的主要机制。因此，PTH 将优先通过合成代谢 Wnt/β-连环蛋白信号通路增加 PTH 诱导的骨形成。

结论

骨骼通过骨重塑的动态过程不断地被更新，骨重塑由骨吸收和骨形成两个正常平衡的时相组成。此过程中的失衡可以有利于骨吸收或骨形成，分别对骨量产生分解或合成的净作用。PTH对骨骼的影响是复杂的，它可以增加骨吸收和骨形成，并且最终影响骨量。分解代谢或合成代谢都取决于PTH暴露的持续时间和周期。

在机制上，PTH暴露的两种形式(连续性或间歇性)将作用于成骨细胞系的细胞，以调节不同组的基因，或者以持续或瞬时的方式影响同一组基因。这种反应决定了PTH将会导致骨的获得或者损失。虽然已经描述了许多信号通路可以介导PTH对骨量的影响，但是RANKL-OPG-RANK和Sost/硬骨素通路似乎在PTH诱导的骨重建中起主要作用。

尽管在阐明PTH对骨骼的作用机制方面有所进展，但是对PTH的不同骨骼反应尚未完全了解。未来的研究可能阐明由PTH调控的分子通路的手段，以便利用该激素的合成代谢作用。

(张诗琪 李金茹 张平 译)

参考文献

1. Silva BC, Costa AG, Cusano NE, Kousteni S, Bilezikian JP. Catabolic and anabolic actions of parathyroid hormone on the skeleton. *J Endocrinol Invest* 2011;**34**:801–10.
2. Hanley DA, Watson PH, Hodsman AB, Dempster DW. Pharmacological mechanisms of therapeutics: parathyroid hormone. In: Bilezikian J, Raisz LG, Martin TJ, editors. *Principles of Bone Biology*. 3rd ed. Elsevier; 2008. pp. 1661–95.
3. Egbuna OI, Brown EM. Hypercalcaemic and hypocalcaemic conditions due to calcium-sensing receptor mutations. *Best Practice Res Clin Rheumatol* 2008;**22**:129–48.
4. Cope O. The study of hyperparathyroidism at the Massachusetts General Hospital. *N Engl J Med* 1966;**274**:1174–82.
5. Dauphine RT, Riggs BL, Scholz DA. Back pain and vertebral crush fractures: an unemphasized mode of presentation for primary hyperparathyroidism. *Ann Intern Med* 1975;**83**:365–7.
6. Parisien M, Cosman F, Mellish RW, Schnitzer M, Nieves J, Silverberg SJ, et al. Bone structure in postmenopausal hyperparathyroid, osteoporotic, and normal women. *J Bone Miner Res* 1995;**10**:1393–9.
7. Parisien M, Silverberg SJ, Shane E, de la Cruz L, Lindsay R, Bilezikian JP, et al. The histomorphometry of bone in primary hyperparathyroidism: preservation of cancellous bone structure. *J Clin Endocrinol Metab* 1990;**70**:930–8.
8. Rubin MR, Bilezikian JP, McMahon DJ, Jacobs T, Shane E, Siris E, et al. The natural history of primary hyperparathyroidism with or without parathyroid surgery after 15 years. *J Clin Endocrinol Metab* 2008;**93**:3462–70.
9. Silverberg SJ, Shane E, de la Cruz L, Dempster DW, Feldman F, Seldin D, et al. Skeletal disease in primary hyperparathyroidism. *J Bone Miner Res* 1989;**4**:283–91.
10. Silverberg SJ, Shane E, Jacobs TP, Siris E, Bilezikian JP. A 10-year prospective study of primary hyperparathyroidism with or without parathyroid surgery. *N Engl J Med* 1999;**341**:1249–55.
11. Hansen S, Beck Jensen JE, Rasmussen L, Hauge EM, Brixen K. Effects on bone geometry, density, and microarchitecture in the distal radius but not the tibia in women with primary hyperparathyroidism: a case-control study using HR-pQCT. *J Bone Miner Res* 2010;**25**:1941–7.
12. Stein EM, Silva BC, Boutroy S, Zhou B, Wang J, Udesky J, et al. Primary hyperparathyroidism is associated with abnormal cortical and trabecular microstructure and reduced bone stiffness in postmenopausal women. *J Bone Miner Res* 2013;**28**:1029–40.
13. Dobnig H, Turner RT. The effects of programmed administration of human parathyroid hormone fragment (1–34) on bone histomorphometry and serum chemistry in rats. *Endocrinology* 1997;**138**:4607–12.
14. Neer RM, Arnaud CD, Zanchetta JR, Prince R, Gaich GA, Reginster JY, et al. Effect of parathyroid hormone (1–34) on fractures and bone mineral density in postmenopausal women with osteoporosis. *N Engl J Med* 2001;**344**:1434–41.
15. Greenspan SL, Bone HG, Ettinger MP, Hanley DA, Lindsay R, Zanchetta JR, et al. Effect of recombinant human parathyroid hormone (1–84) on vertebral fracture and bone mineral density in postmenopausal women with osteoporosis: a randomized trial. *Ann Intern Med* 2007;**146**:326–39.
16. Onyia JE, Helvering LM, Gelbert L, Wei T, Huang S, Chen P, et al. Molecular profile of catabolic versus anabolic treatment regimens of parathyroid hormone (PTH) in rat bone: an analysis by DNA microarray. *J Cell Biochem* 2005;**95**:403–18.
17. Locklin RM, Khosla S, Turner RT, Riggs BL. Mediators of the biphasic responses of bone to intermittent and continuously administered parathyroid hormone. *J Cell Biochem* 2003;**89**:180–90.
18. Datta NS, Abou-Samra AB. PTH and PTHrP signaling in osteoblasts. *Cell Signal* 2009;**21**:1245–54.
19. Fermor B, Skerry TM. PTH/PTHrP receptor expression on osteoblasts and osteocytes but not resorbing bone surfaces in growing rats. *J Bone Miner Res* 1995;**10**:1935–43.
20. Nissenson RA, Jüppner H. Parathyroid hormone. In: Rosen CJ, editor. *Primer on the Metabolic Bone Diseases and Disorders of Mineral Metabolism*. 8th ed. John Wiley & Sons, Inc; 2013. pp. 208–14.
21. Fu Q, Jilka RL, Manolagas SC, O'Brien CA. Parathyroid hormone stimulates receptor activator of NFkappa B ligand and inhibits osteoprotegerin expression via protein kinase A activation of cAMP-response element-binding protein. *J Biol Chem* 2002;**277**:48868–75.
22. Kramer I, Keller H, Leupin O, Kneissel M. Does osteocytic SOST suppression mediate PTH bone anabolism? *Trends Endocrinol Metab* 2010;**21**:237–44.
23. Kousteni S, Bilezikian JP. The cell biology of parathyroid hormone in osteoblasts. *Curr Osteoporos Rep* 2008;**6**:72–6.
24. Potts JT. Parathyroid hormone: past and present. *J Endocrinol* 2005;**187**:311–25.
25. Ogata N, Shinoda Y, Wettschureck N, Offermanns S, Takeda S, Nakamura K, et al. Gαq signal in osteoblasts is inhibitory to the osteoanabolic action of parathyroid hormone. *J Biol Chem* 2011;**286**:13733–40.
26. Yang D, Singh R, Divieti P, Guo J, Bouxsein ML, Bringhurst FR. Contributions of parathyroid hormone (PTH)/PTH-related peptide receptor signaling pathways to the anabolic effect of PTH on bone. *Bone* 2007;**40**:1453–61.
27. Datta NS, Samra TA, Mahalingam CD, Datta T, Abou-Samra AB. Role of PTH1R internalization in osteoblasts and bone mass using a phosphorylation-deficient knock-in mouse model. *J Endocrinol* 2010;**207**:355–65.
28. Vilardaga JP, Frank M, Krasel C, Dees C, Nissenson RA, Lohse MJ. Differential conformational requirements for activation of G proteins and the regulatory proteins arrestin and G protein-coupled receptor kinase in the G protein-coupled receptor for parathyroid hormone (PTH)/PTH-related protein. *J Biol Chem* 2001;**276**:33435–43.
29. Gesty-Palmer D, Flannery P, Yuan L, Corsino L, Spurney R, Lefkowitz RJ, et al. A beta-arrestin-biased agonist of the parathyroid hormone receptor (PTH1R) promotes bone formation inde-

pendent of G protein activation. *Sci Trans Med* 2009;**1**:1ra.
30. Chambers TJ, Fuller K, McSheehy PM, Pringle JA. The effects of calcium regulating hormones on bone resorption by isolated human osteoclastoma cells. *J Pathol* 1985;**145**:297–305.
31. McSheehy PM, Chambers TJ. Osteoblastic cells mediate osteoclastic responsiveness to parathyroid hormone. *Endocrinology* 1986;**118**:824–8.
32. Kaji H, Sugimoto T, Kanatani M, Fukase M, Chihara K. Involvement of dual signal transduction systems in the stimulation of osteoclast-like cell formation by parathyroid hormone and parathyroid hormone-related peptide. *Biochem Biophys Res Commun* 1993;**194**:157–62.
33. Xiong J, O'Brien CA. Osteocyte RANKL: new insights into the control of bone remodeling. *J Bone Miner Res* 2012;**27**:499–505.
34. Langub MC, Monier-Faugere MC, Qi Q, Geng Z, Koszewski NJ, Malluche HH. Parathyroid hormone/parathyroid hormone-related peptide type 1 receptor in human bone. *J Bone Miner Res* 2001;**16**:448–56.
35. Dempster DW, Hughes-Begos CE, Plavetic-Chee K, Brandao-Burch A, Cosman F, Nieves J, et al. Normal human osteoclasts formed from peripheral blood monocytes express PTH type 1 receptors and are stimulated by PTH in the absence of osteoblasts. *J Cell Biochem* 2005;**95**:139–48.
36. Simonet WS, Lacey DL, Dunstan CR, Kelley M, Chang MS, Lüthy R, et al. Osteoprotegerin: a novel secreted protein involved in the regulation of bone density. *Cell* 1997;**89**:309–19.
37. Fuller K, Wong B, Fox S, Choi Y, Chambers TJ. TRANCE is necessary and sufficient for osteoblast-mediated activation of bone resorption in osteoclasts. *J Exp Med* 1998;**188**:997–1001.
38. Yasuda H, Shima N, Nakagawa N, Yamaguchi K, Kinosaki M, Mochizuki S, et al. Osteoclast differentiation factor is a ligand for osteoprotegerin/osteoclastogenesis-inhibitory factor and is identical to TRANCE/RANKL. *Proc Natl Acad Sci USA* 1998;**95**:3597–602.
39. Khosla S. Minireview: the OPG/RANKL/RANK system. *Endocrinology* 2001;**142**:5050–5.
40. Kearns AE, Khosla S, Kostenuik PJ. Receptor activator of nuclear factor kappaB ligand and osteoprotegerin regulation of bone remodeling in health and disease. *Endocr Rev* 2008;**29**:155–92.
41. Lee SK, Lorenzo JA. Parathyroid hormone stimulates TRANCE and inhibits osteoprotegerin messenger ribonucleic acid expression in murine bone marrow cultures: correlation with osteoclast-like cell formation. *Endocrinology* 1999;**140**:3552–61.
42. Ma YL, Cain RL, Halladay DL, Yang X, Zeng Q, Miles RR, et al. Catabolic effects of continuous human PTH (1–38) in vivo is associated with sustained stimulation of RANKL and inhibition of osteoprotegerin and gene-associated bone formation. *Endocrinology* 2001;**142**:4047–54.
43. Kanzawa M, Sugimoto T, Kanatani M, Chihara K. Involvement of osteoprotegerin/osteoclastogenesis inhibitory factor in the stimulation of osteoclast formation by parathyroid hormone in mouse bone cells. *Eur J Endocrinol* 2000;**142**:661–4.
44. Huang JC, Sakata T, Pfleger LL, Bencsik M, Halloran BP, Bikle DD, et al. PTH differentially regulates expression of RANKL and OPG. *J Bone Miner Res* 2004;**19**:235–44.
45. Galli C, Fu Q, Wang W, Olsen BR, Manolagas SC, Jilka RL, et al. Commitment to the osteoblast lineage is not required for RANKL gene expression. *J Biol Chem* 2009;**284**:12654–62.
46. Corral DA, Amling M, Priemel M, Loyer E, Fuchs S, Ducy P, et al. Dissociation between bone resorption and bone formation in osteopenic transgenic mice. *Proc Natl Acad Sci USA* 1998;**95**:13835–40.
47. Nakashima T, Hayashi M, Fukunaga T, Kurata K, Oh-Hora M, Feng JQ, et al. Evidence for osteocyte regulation of bone homeostasis through RANKL expression. *Nat Med* 2011;**17**:1231–4.
48. Xiong J, Onal M, Jilka RL, Weinstein RS, Manolagas SC, O'Brien CA. Matrix-embedded cells control osteoclast formation. *Nat Med* 2011;**17**:1235–41.
49. Honma M, Ikebuchi Y, Kariya Y, Hayashi M, Hayashi N, Aoki S, et al. RANKL subcellular trafficking and regulatory mechanisms in osteocytes. *J Bone Miner Res* 2013;**28**:1936–49.
50. O'Brien CA, Plotkin LI, Galli C, Goellner JJ, Gortazar AR, Allen MR, et al. Control of bone mass and remodeling by PTH receptor signaling in osteocytes. *PLoS One* 2008;**3**.e2942.
51. Rhee Y, Allen MR, Condon K, Lezcano V, Ronda AC, Galli C, et al. PTH receptor signaling in osteocytes governs periosteal bone formation and intracortical remodeling. *J Bone Miner Res* 2011;**26**:1035–46.
52. Bellido T, Saini V, Pajevic PD. Effects of PTH on osteocyte function. *Bone* 2013;**54**:250–7.
53. Nakchbandi IA, Lang R, Kinder B, Insogna KL. The role of the receptor activator of nuclear factor-kappaB ligand/osteoprotegerin cytokine system in primary hyperparathyroidism. *J Clin Endocrinol Metab* 2008;**93**:967–73.
54. Stilgren LS, Rettmer E, Eriksen EF, Hegedus L, Beck-Nielsen H, Abrahamsen B. Skeletal changes in osteoprotegerin and receptor activator of nuclear factor-kappab ligand mRNA levels in primary hyperparathyroidism: effect of parathyroidectomy and association with bone metabolism. *Bone* 2004;**35**:256–65.
55. Szymczak J, Bohdanowicz-Pawlak A. Osteoprotegerin, RANKL, and bone turnover in primary hyperparathyroidism: the effect of parathyroidectomy and treatment with alendronate. *Hormone Metab Res* 2013;**45**:759–64.
56. Li X, Qin L, Bergenstock M, Bevelock LM, Novack DV, Partridge NC. Parathyroid hormone stimulates osteoblastic expression of MCP-1 to recruit and increase the fusion of pre/osteoclasts. *J Biol Chem* 2007;**282**:33098–106.
57. Tamasi JA, Vasilov A, Shimizu E, Benton N, Johnson J, Bitel CL, et al. Monocyte chemoattractant protein-1 is a mediator of the anabolic action of parathyroid hormone on bone. *J Bone Miner Res* 2013;**28**:1975–86.
58. Shen V, Dempster DW, Birchman R, Xu R, Lindsay R. Loss of cancellous bone mass and connectivity in ovariectomized rats can be restored by combined treatment with parathyroid hormone and estradiol. *J Clin Invest* 1993;**91**:2479–87.
59. Wronski TJ, Yen CF, Qi H, Dann LM. Parathyroid hormone is more effective than estrogen or bisphosphonates for restoration of lost bone mass in ovariectomized rats. *Endocrinology* 1993;**132**:823–31.
60. Iwaniec UT, Moore K, Rivera MF, Myers SE, Vanegas SM, Wronski TJ. A comparative study of the bone-restorative efficacy of anabolic agents in aged ovariectomized rats. *Osteoporos Int* 2007;**18**:351–62.
61. Rubin MR, Bilezikian JP. Parathyroid hormone as an anabolic skeletal therapy. *Drugs* 2005;**65**:2481–98.
62. Lane NE, Sanchez S, Genant HK, Jenkins DK, Arnaud CD. Short-term increases in bone turnover markers predict parathyroid hormone-induced spinal bone mineral density gains in postmenopausal women with glucocorticoid-induced osteoporosis. *Osteoporosis Int* 2000;**11**:434–42.
63. Kurland ES, Cosman F, McMahon DJ, Rosen CJ, Lindsay R, Bilezikian JP. Parathyroid hormone as a therapy for idiopathic osteoporosis in men: effects on bone mineral density and bone markers. *J Clin Endocrinol Metab* 2000;**85**:3069–76.
64. Compston JE. Skeletal actions of intermittent parathyroid hormone: effects on bone remodelling and structure. *Bone* 2007;**40**:1447–52.
65. Lindsay R, Cosman F, Zhou H, Bostrom MP, Shen VW, Cruz JD, et al. A novel tetracycline labeling schedule for longitudinal evaluation of the short-term effects of anabolic therapy with a single iliac crest bone biopsy: early actions of teriparatide. *J Bone Miner Res* 2006;**21**:366–73.
66. Lindsay R, Zhou H, Cosman F, Nieves J, Dempster DW, Hodsman AB. Effects of a one-month treatment with PTH(1–34) on bone formation on cancellous, endocortical, and periosteal surfaces of the human ilium. *J Bone Miner Res* 2007;**22**:495–502.
67. Ma YL, Zeng Q, Donley DW, Ste-Marie LG, Gallagher JC, Dalsky GP, et al. Teriparatide increases bone formation in model-

ing and remodeling osteons and enhances IGF-II immunoreactivity in postmenopausal women with osteoporosis. *J Bone Miner Res* 2006;**21**:855–64.
68. Jilka RL. Molecular and cellular mechanisms of the anabolic effect of intermittent PTH. *Bone* 2007;**40**:1434–46.
69. Kousteni S, Bilezikian J. Cellular actions of parathyroid hormone. In: Bilezikian J, Raisz LG, Martin TJ, editors. *Principles of Bone Biology*. 3rd ed. Elsevier; 2008. pp. 639–56.
70. Kim SW, Pajevic PD, Selig M, Barry KJ, Yang JY, Shin CS, et al. Intermittent parathyroid hormone administration converts quiescent lining cells to active osteoblasts. *J Bone Miner Res* 2012;**27**: 2075–84.
71. Wang YH, Liu Y, Rowe DW. Effects of transient PTH on early proliferation, apoptosis, and subsequent differentiation of osteoblast in primary osteoblast cultures. *Am J Physiol Endocrinol Metab* 2007;**292**:E594–603.
72. Qin L, Li X, Ko JK, Partridge NC. Parathyroid hormone uses multiple mechanisms to arrest the cell cycle progression of osteoblastic cells from G1 to S phase. *J Biol Chem* 2005;**280**:3104–11.
73. Onishi T, Hruska K. Expression of p27Kip1 in osteoblast-like cells during differentiation with parathyroid hormone. *Endocrinology* 1997;**138**:1995–2004.
74. Datta NS, Kolailat R, Fite A, Pettway G, Abou-Samra AB. Distinct roles for mitogen-activated protein kinase phosphatase-1 (MKP-1) and ERK-MAPK in PTH1R signaling during osteoblast proliferation and differentiation. *Cell Signal* 2010;**22**:457–66.
75. Datta NS, Pettway GJ, Chen C, Koh AJ, McCauley LK. Cyclin D1 as a target for the proliferative effects of PTH and PTHrP in early osteoblastic cells. *J Bone Miner Res* 2007;**22**:951–64.
76. Ogita M, Rached MT, Dworakowski E, Bilezikian JP, Kousteni S. Differentiation and proliferation of periosteal osteoblast progenitors are differentially regulated by estrogens and intermittent parathyroid hormone administration. *Endocrinology* 2008;**149**: 5713–23.
77. Ishizuya T, Yokose S, Hori M, Noda T, Suda T, Yoshiki S, et al. Parathyroid hormone exerts disparate effects on osteoblast differentiation depending on exposure time in rat osteoblastic cells. *J Clin Invest* 1997;**99**:2961–70.
78. Chen HL, Demiralp B, Schneider A, Koh AJ, Silve C, Wang CY, et al. Parathyroid hormone and parathyroid hormone-related protein exert both pro- and anti-apoptotic effects in mesenchymal cells. *J Biol Chem* 2002;**277**:19374–81.
79. Krishnan V, Moore TL, Ma YL, Helvering LM, Frolik CA, Valasek KM, et al. Parathyroid hormone bone anabolic action requires Cbfa1/Runx2-dependent signaling. *Mol Endocrinol* 2003;**17**:423–35.
80. Hisa I, Inoue Y, Hendy GN, Canaff L, Kitazawa R, Kitazawa S, et al. Parathyroid hormone-responsive Smad3-related factor, Tmem119, promotes osteoblast differentiation and interacts with the bone morphogenetic protein-Runx2 pathway. *J Biol Chem* 2011;**286**:9787–96.
81. Pettway GJ, Schneider A, Koh AJ, Widjaja E, Morris MD, Meganck JA, et al. Anabolic actions of PTH (1–34): use of a novel tissue engineering model to investigate temporal effects on bone. *Bone* 2005;**36**:959–70.
82. Yu B, Zhao X, Yang C, Crane J, Xian L, Lu W, et al. Parathyroid hormone induces differentiation of mesenchymal stromal/stem cells by enhancing bone morphogenetic protein signaling. *J Bone Miner Res* 2012;**27**:2001–14.
83. Bellido T, Ali AA, Plotkin LI, Fu Q, Gubrij I, Roberson PK, et al. Proteasomal degradation of Runx2 shortens parathyroid hormone-induced anti-apoptotic signaling in osteoblasts. A putative explanation for why intermittent administration is needed for bone anabolism. *J Biol Chem* 2003;**278**:50259–72.
84. Schnoke M, Midura SB, Midura RJ. Parathyroid hormone suppresses osteoblast apoptosis by augmenting DNA repair. *Bone* 2009;**45**:590–602.
85. Sharma S, Mahalingam CD, Das V, Jamal S, Levi E, Rishi AK, et al. Cell cycle and apoptosis regulatory protein (CARP)-1 is expressed in osteoblasts and regulated by PTH. *Biochem Biophys Res Commun* 2013;**436**:607–12.
86. Dobnig H, Turner RT. Evidence that intermittent treatment with parathyroid hormone increases bone formation in adult rats by activation of bone lining cells. *Endocrinology* 1995;**136**:3632–8.
87. Leaffer D, Sweeney M, Kellerman LA, Avnur Z, Krstenansky JL, Vickery BH, et al. Modulation of osteogenic cell ultrastructure by RS-23581, an analog of human parathyroid hormone (PTH)-related peptide-(1–34), and bovine PTH-(1–34). *Endocrinology* 1995;**136**:3624–31.
88. Poole KE, van Bezooijen RL, Loveridge N, Hamersma H, Papapoulos SE, Löwik CW, et al. Sclerostin is a delayed secreted product of osteocytes that inhibits bone formation. *FASEB J* 2005;**19**: 1842–4.
89. Costa AG, Bilezikian JP. Sclerostin: therapeutic horizons based upon its actions. *Curr Osteoporos Rep* 2012;**10**:64–72.
90. Balemans W, Ebeling M, Patel N, Van Hul E, Olson P, Dioszegi M, et al. Increased bone density in sclerosteosis is due to the deficiency of a novel secreted protein (SOST). *Hum Mol Genet* 2001;**10**:537–43.
91. Balemans W, Patel N, Ebeling M, Van Hul E, Wuyts W, Lacza C, et al. Identification of a 52 kb deletion downstream of the SOST gene in patients with van Buchem disease. *J Med Genet* 2002;**39**:91–7.
92. Loots GG, Kneissel M, Keller H, Baptist M, Chang J, Collette NM, et al. Genomic deletion of a long-range bone enhancer misregulates sclerostin in Van Buchem disease. *Genome Res* 2005;**15**:928–35.
93. Li X, Ominsky MS, Niu QT, Sun N, Daugherty B, D'Agostin D, et al. Targeted deletion of the sclerostin gene in mice results in increased bone formation and bone strength. *J Bone Miner Res* 2008;**23**:860–9.
94. Li X, Ominsky MS, Warmington KS, Morony S, Gong J, Cao J, et al. Sclerostin antibody treatment increases bone formation, bone mass, and bone strength in a rat model of postmenopausal osteoporosis. *J Bone Miner Res* 2009;**24**:578–88.
95. Li X, Warmington KS, Niu QT, Asuncion FJ, Barrero M, Grisanti M, et al. Inhibition of sclerostin by monoclonal antibody increases bone formation, bone mass, and bone strength in aged male rats. *J Bone Miner Res* 2010;**25**:2647–56.
96. Padhi D, Jang G, Stouch B, Fang L, Posvar E. Single-dose, placebo-controlled, randomized study of AMG 785, a sclerostin monoclonal antibody. *J Bone Miner Res* 2011;**26**:19–26.
97. McColm J, Hu L, Womack T, Tang CC, Chiang AY. Single- and multiple-dose randomized studies of blosozumab, a monoclonal antibody against sclerostin, in healthy postmenopausal women. *J Bone Miner Res* 2013;**29**:935–43.
98. Padhi D, Allison M, Kivitz AJ, Gutierrez MJ, Stouch B, Wang C, et al. Multiple doses of sclerostin antibody romosozumab in healthy men and postmenopausal women with low bone mass: a randomized, double-blind, placebo-controlled study. *J Clin Pharmacol* 2014;**54**(2):168-78.
99. McClung MR, Grauer A, Boonen S, Bolognese MA, Brown JP, Diez-Perez A, et al. Romosozumab in postmenopausal women with low bone mineral density. *N Engl J Med* 2014;**370**:412–20.
100. Kramer I, Halleux C, Keller H, Pegurri M, Gooi JH, Weber PB, et al. Osteocyte Wnt/beta-catenin signaling is required for normal bone homeostasis. *Mol Cell Biol* 2010;**30**:3071–85.
101. Glass DA 2nd, Bialek P, Ahn JD, Starbuck M, Patel MS, Clevers H, et al. Canonical Wnt signaling in differentiated osteoblasts controls osteoclast differentiation. *Developmental Cell* 2005;**8**:751–64.
102. Holmen SL, Zylstra CR, Mukherjee A, Sigler RE, Faugere MC, Bouxsein ML, et al. Essential role of beta-catenin in postnatal bone acquisition. *J Biol Chem* 2005;**280**:21162–8.
103. Semenov M, Tamai K, He X. SOST is a ligand for LRP5/LRP6 and a Wnt signaling inhibitor. *J Biol Chem* 2005;**280**:26770–5.
104. Li X, Zhang Y, Kang H, Liu W, Liu P, Zhang J, et al. Sclerostin binds to LRP5/6 and antagonizes canonical Wnt signaling. *J Biol Chem* 2005;**280**:19883–7.
105. Holdsworth G, Slocombe P, Doyle C, Sweeney B, Veverka V,

Le Riche K, et al. Characterization of the interaction of sclerostin with the low density lipoprotein receptor-related protein (LRP) family of Wnt co-receptors. *J Biol Chem* 2012;**287**:26464–77.

106. Chang MK, Kramer I, Keller H, Gooi JH, Collett C, Jenkins D, et al. Reversing LRP5-dependent osteoporosis and SOST-deficiency induced sclerosing bone disorders by altering WNT signaling activity. *J Bone Miner Res* 2014;**29**:29–42.
107. Yadav VK, Ryu JH, Suda N, Tanaka KF, Gingrich JA, Schütz G, et al. Lrp5 controls bone formation by inhibiting serotonin synthesis in the duodenum. *Cell* 2008;**135**:825–37.
108. Cui Y, Niziolek PJ, MacDonald BT, Zylstra CR, Alenina N, Robinson DR, et al. Lrp5 functions in bone to regulate bone mass. *Nat Med* 2011;**17**:684–91.
109. Bellido T, Ali AA, Gubrij I, Plotkin LI, Fu Q, O'Brien CA, et al. Chronic elevation of parathyroid hormone in mice reduces expression of sclerostin by osteocytes: a novel mechanism for hormonal control of osteoblastogenesis. *Endocrinology* 2005;**146**:4577–83.
110. Powell WF Jr, Barry KJ, Tulum I, Kobayashi T, Harris SE, Bringhurst FR, et al. Targeted ablation of the PTH/PTHrP receptor in osteocytes impairs bone structure and homeostatic calcemic responses. *J Endocrinol* 2011;**209**:21–32.
111. Keller H, Kneissel M. SOST is a target gene for PTH in bone. *Bone* 2005;**37**:148–58.
112. Drake MT, Srinivasan B, Mödder UI, Peterson JM, McCready LK, Riggs BL, et al. Effects of parathyroid hormone treatment on circulating sclerostin levels in postmenopausal women. *J Clin Endocrinol Metab* 2010;**95**:5056–62.
113. Mirza FS, Padhi ID, Raisz LG, Lorenzo JA. Serum sclerostin levels negatively correlate with parathyroid hormone levels and free estrogen index in postmenopausal women. *J Clin Endocrinol Metab* 2010;**95**:1991–7.
114. van Lierop AH, Witteveen JE, Hamdy NA, Papapoulos SE. Patients with primary hyperparathyroidism have lower circulating sclerostin levels than euparathyroid controls. *Eur J Endocrinol* 2010;**163**:833–7.
115. Costa AG, Cremers S, Rubin MR, McMahon DJ, Sliney J Jr, Lazaretti-Castro M, et al. Circulating sclerostin levels in disorders of parathyroid function: primary hyperparathyroidism (PHPT) and hypoparathyroidism (HypoPT). *ASBMR 2010 Annual Meeting* 2010:S158 (abstract).
116. Yu EW, Kumbhani R, Siwila-Sackman E, Leder BZ. Acute decline in serum sclerostin in response to PTH infusion in healthy men. *J Clin Endocrinol Metab* 2011;**96**:E1848–51.
117. Ardawi MS, Al-Sibiany AM, Bakhsh TM, Rouzi AA, Qari MH. Decreased serum sclerostin levels in patients with primary hyperparathyroidism: a cross-sectional and a longitudinal study. *Osteoporos Int* 2012;**23**:1789–97.
118. Mason JJ, Williams BO. SOST and DKK: Antagonists of LRP family signaling as targets for treating bone disease. *J Osteoporos* 2010:2010.
119. Baron R, Hesse E. Update on bone anabolics in osteoporosis treatment: rationale, current status, and perspectives. *J Clin Endocrinol Metab* 2012;**97**:311–25.
120. Kulkarni NH, Halladay DL, Miles RR, Gilbert LM, Frolik CA, Galvin RJ, et al. Effects of parathyroid hormone on Wnt signaling pathway in bone. *J Cell Biochem* 2005;**95**:1178–90.
121. Guo J, Liu M, Yang D, Bouxsein ML, Saito H, Galvin RJ, et al. Suppression of Wnt signaling by Dkk1 attenuates PTH-mediated stromal cell response and new bone formation. *Cell Metab* 2010;**11**:161–71.
122. Yao GQ, Wu JJ, Troiano N, Insogna K. Targeted overexpression of Dkk1 in osteoblasts reduces bone mass but does not impair the anabolic response to intermittent PTH treatment in mice. *J Bone Miner Metab* 2011;**29**:141–8.
123. Anastasilakis AD, Polyzos SA, Avramidis A, Toulis KA, Papatheodorou A, Terpos E. The effect of teriparatide on serum Dickkopf-1 levels in postmenopausal women with established osteoporosis. *Clin Endocrinol (Oxf)* 2010;**72**:752–7.
124. Viapiana O, Fracassi E, Troplini S, Idolazzi L, Rossini M, Adami S, et al. Sclerostin and DKK1 in primary hyperparathyroidism. *Calcified Tissue Int* 2013;**92**:324–9.
125. Tahimic CG, Wang Y, Bikle DD. Anabolic effects of IGF-1 signaling on the skeleton. *Front Endocrinol* 2013;**4**:6.
126. Wang Y, Nishida S, Boudignon BM, Burghardt A, Elalieh HZ, Hamilton MM, et al. IGF-I receptor is required for the anabolic actions of parathyroid hormone on bone. *J Bone Miner Res* 2007;**22**:1329–37.
127. Lombardi G, Di Somma C, Vuolo L, Guerra E, Scarano E, Colao A. Role of IGF-I on PTH effects on bone. *J Endocrinol Invest* 2010;**33**:22–6.
128. Yakar S, Bouxsein ML, Canalis E, Sun H, Glatt V, Gundberg C, et al. The ternary IGF complex influences postnatal bone acquisition and the skeletal response to intermittent parathyroid hormone. *J Endocrinol* 2006;**189**:289–99.
129. Yamaguchi M, Ogata N, Shinoda Y, Akune T, Kamekura S, Terauchi Y, et al. Insulin receptor substrate-1 is required for bone anabolic function of parathyroid hormone in mice. *Endocrinology* 2005;**146**:2620–8.
130. Li X, Liu H, Qin L, Tamasi J, Bergenstock M, Shapses S, et al. Determination of dual effects of parathyroid hormone on skeletal gene expression in vivo by microarray and network analysis. *J Biol Chem* 2007;**282**:33086–97.
131. Terauchi M, Li JY, Bedi B, Baek KH, Tawfeek H, Galley S, et al. T lymphocytes amplify the anabolic activity of parathyroid hormone through Wnt10b signaling. *Cell Metab* 2009;**10**: 229–40.
132. Pacifici R. Role of T cells in the modulation of PTH action: physiological and clinical significance. *Endocrine* 2013;**44**:576–82.
133. Pacifici R. T cells: critical bone regulators in health and disease. *Bone* 2010;**47**:461–71.
134. Gao Y, Wu X, Terauchi M, Li JY, Grassi F, Galley S, et al. T cells potentiate PTH-induced cortical bone loss through CD40L signaling. *Cell Metab* 2008;**8**:132–45.
135. Tawfeek H, Bedi B, Li JY, Adams J, Kobayashi T, Weitzmann MN, et al. Disruption of PTH receptor 1 in T cells protects against PTH-induced bone loss. *PLoS One* 2010;**5**:e12290.
136. Bedi B, Li JY, Tawfeek H, Baek KH, Adams J, Vangara SS, et al. Silencing of parathyroid hormone (PTH) receptor 1 in T cells blunts the bone anabolic activity of PTH. *Proc Natl Acad Sci USA* 2012;**109**:E725–33.
137. Black DM, Greenspan SL, Ensrud KE, Palermo L, McGowan JA, Lang TF, et al. The effects of parathyroid hormone and alendronate alone or in combination in postmenopausal osteoporosis. *N Engl J Med* 2003;**349**:1207–15.
138. Koh AJ, Demiralp B, Neiva KG, Hooten J, Nohutcu RM, Shim H, et al. Cells of the osteoclast lineage as mediators of the anabolic actions of parathyroid hormone in bone. *Endocrinology* 2005;**146**:4584–96.
139. Rhee Y, Lee EY, Lezcano V, Ronda AC, Condon KW, Allen MR, et al. resorption controls bone anabolism driven by parathyroid hormone (PTH) receptor signaling in osteocytes. *J Biol Chem* 2013;**288**:29809–20.
140. Tsai JN, Uihlein AV, Lee H, Kumbhani R, Siwila-Sackman E, McKay EA, et al. Teriparatide and denosumab, alone or combined, in women with postmenopausal osteoporosis: the DATA study randomised trial. *Lancet* 2013;**382**:50–6.

第 16 章

甲状旁腺激素的代谢和测量

Pierre D'Amour

有关循环甲状旁腺激素(PTH)的悖论

PTH(1–84)是大多数物种甲状旁腺细胞的主要合成产物[1]。其氨基末端结构即前 34 个氨基酸[2],可以通过 1 型 PTH/PTHrP 受体活化靶组织中蛋白激酶 A 和 C 通路,行使激素对骨和肾的生物活性作用[3]。PTH(1–84)的羧基末端(C)序列,即最后的 50 个氨基酸,没有已知的对受体的直接作用或影响[5,6]。这种生物学现象很难反映人类和动物中循环的 PTH 分子,这种分子主要是由 C-PTH 片段组成的[7,8]。这构成了一个主要的矛盾,而现在才刚刚开始解决。C-PTH 片段和 PTH(1–84)的量都受到快慢速两个时相的充分调节[9],这表明某种生物活性可能与 C-PTH 片段相关。因为可能有尚未确认的 C-PTH 片段的受体参与,这些生物学作用很难被发现[10]。因此,我们将在本章中阐述这一新概念。

第一代 PTH 检测法:循环 PTH 的免疫异质性

1963 年首次描述了 PTH 的放射免疫分析(RIA)[11]。第一代 PTH 检测法使用的多种抗体可以抗来自各种物种的甲状旁腺提取物、不同纯度的 PTH(1–84)制备物、代表各种物种的 PTH 分子的合成片段。这些检测识别的抗原表位主要位于羧基末端和羧基中段,很少位于氨基末端。在最复杂的分析中,示踪剂从纯化的 ^{125}I-bPTH(1–84)扩展至区域特异性的 ^{125}I–合成片段[12,13]。这些检测的主要贡献在于描述了 PTH 的免疫异质性[14]。在我们的 PTH RIA 中,循环 PTH 的基本组成为 20% 的 PTH(1–84)和 80% 的缺乏氨基末端结构的羧基末端片段[15]。从 ^{125}I-bPTH(1–84)获得的片段,其组成开始于位点 34、37、40 和 43[16],但是从 hPTH(1–84)获得的那些片段则是在位点 34、37、38 和 45 开始[17]。

这些检测方法鉴别原发性甲状旁腺功能亢进症与恶性肿瘤相关性高钙血症的能力受到了限制,因为恶性肿瘤相关性高钙血症与 C-PTH 片段形成的增加相关[18]。

第二代 PTH 检测法:放射免疫定量检测(IRMA)

PTH IRMA 于 1987 年由 Nichols 研究所第一次使用[19]。这种三明治样检测法使用羧基末端抗体捕获PTH 分子及标记的 ^{125}I–氨基末端抗体,以检测那些完整的 hPTH(1–84)。该测定不与缺乏完整 N–末端结构的小羧基末端片段反应[19]。最初认为其仅与 hPTH(1–84)反应,直到我们证实含有部分保守氨基末端结构的大的羧基末端片段,即所谓的非(1–84)PTH 片段的存在[20]。它们的结构开始于位点 4、7、10 和 15,主要片段是从位点 7 开始[21]。这些片段占可以被第二代检测法检测到的循环 PTH 的 20%,但仅有 5%的免疫反应性可以被第一代检测法检测到[22]。从 hPTH(1–84)分离这些片段必须使用 HPLC[9]。由于这些片段代表 5%的循环 PTH,因此必须将 hPTH(1–84)的含量减至 15%~20%[20]。

第三代 PTH 检测法:改进的 IRMA

第三代 PTH 检测法,即改进的 IRMA 于 1999 年被首次描述[23],并于 2001 年被进一步描述[24]。该检测法的 N–末端表位是 1–4 区域,而且该分析法并不与含有部分保守氨基末端结构的非(1–84)PTH 片段发生反应[23,24]。通过更复杂的 HPLC 梯度,迁移至 PTH(1–84)前端的 PTH(1–84)的第二种形式被发现。在一些 I-PTH 检测中,15-20区域由于修饰具有较少的免疫反应性[25]。这种PTH的新分子形式被认为是在丝氨酸17位点的磷酸化[26]。在正常血钙个体中,其占由第二代PTH IRMA检测到的循环PTH的7%~8%,但仅占通过C-PTH检测法检测到的总循环PTH的2%[22]。

首先描述此PTH分子形式的过度表达[26]是在原发性和继发性甲状旁腺功能亢进症患者中,包括1例严重的原发性甲状旁腺功能亢进症伴纤维囊性骨炎患者[27]、2例严重的甲状旁腺增生症伴尿毒症患者[28,29]、7例原发性甲状旁腺功能亢进症患者[30],以及1例甲状旁腺癌患者[31-33]。该分子的确切作用虽然尚不清楚,但在几例患者术后观察到PTH分泌恢复正常[27-31]。

循环PTH分子形式的来源

不同的PTH分子形式可以由甲状旁腺分泌[15,21,34],或者由肝脏(主要是Kupffer细胞)的PTH外周代谢产生[35]。在preproPTH mRNA充足情况下,甲状旁腺可以最大比例合成PTH(1-84)[1]。离子钙和1,25$(OH)_2$D的细胞外浓度对preproPTH mRNA的生成量具有负性影响,而磷酸盐的浓度则发挥正性影响[36,37]。1,25$(OH)_2$D可以通过维生素D受体来调节甲状旁腺细胞中的PTH基因转录[38],钙和磷酸盐可以刺激抑制或增强preproPTH mRNA降解的蛋白[37]。

钙浓度也会影响PTH(1-84)的结局。在低钙血症情况下,大多数新合成的PTH(1-84)保持完整;相比之下,大多数PTH(1-84)在高钙血症情况下会被降解[39]。PTH(1-84)降解依赖于两种不同的机制:第一种是分泌颗粒与溶酶体连接,可能导致蛋白质完全降解;第二种是连接到含有半胱氨酸蛋白酶的囊泡,可能产生C-PTH片段[40]。但仍然不确定哪种方法有助于形成C-PTH片段。

肝脏中的PTH(1-84)以不依赖钙的方式生成小的C-PTH片段和大的C-PTH片段[16,34,41],而肾脏可能降解滤过的PTH(1-84)和C-PTH片段[42]。在晚期肾衰竭中,小的C-PTH片段[42]和大的C-PTH片段[20]的积累进一步证明了这一假说。

循环PTH分子形式的调控

在牛犊中,血浆钙可以急性影响甲状旁腺静脉血流中的PTH(1-84)和C-PTH片段的比例;高钙血症有利于形成高C-PTH片段/PTH(1-84)比例,低钙血症则主要刺激PTH(1-84)分泌而形成低C-PTH片段/PTH(1-84)比例[43]。在牛犊中,钙和甲状旁腺激素分泌速率之间呈S形关系[44],PTH分泌非抑制性分数主要是由C-PTH片段组成[45]。

在维持低钙和维生素D缺乏饮食的犬中,PTH(1-84)的分泌会增加,C-PTH片段的分泌则会减少[46]。两年后,这些动物的甲状旁腺功能增加了5倍,但C-PTH片段/PTH(1-84)比例略有下降[47]。钙充足饮食,补充1,25$(OH)_2$D每次0.25μg,每日两次,1个月后,血钙水平恢复至正常值,1,25$(OH)_2$D保持升高,PTH(1-84)降低到正常值,C-PTH水平保持升高,C-PTH片段/PTH(1-84)比例则高达14.8[47]。饮食正常,补充维生素D,这一情况在接下来的22个月仍然保持不变。这些犬通过降低其PTH刺激的设定点并通过维持高C-PTH片段/PTH(1-84)比例,从而使自身适应其新状态[47]。给予犬小剂量1,25$(OH)_2$D,不会影响其钙浓度,当I-PTH降低40%时,对C-PTH水平无任何影响,因此可以增加C-PTH片段/PTH(1-84)比例[48]。犬的甲状旁腺半切除术具有相反的作用,减少的I-PTH比C-PTH片段少,因而降低了C-PTH片段/PTH(1-84)的比例[48]。这一结论如图16.1所示。

与特定临床病症相关的PTH分子形式

原发性甲状旁腺功能亢进症

原发性甲状旁腺功能亢进症的特征是PTH分泌的设定点错误,从而增加了抑制PTH分泌的血钙水平[49]。钙敏感性"向右"移位的原因仍然不确定[49]。在低钙血症或高钙血症中,C-PTH/I-PTH比例保持正常,但设定点水平比较高[49]。在某些情况下,设定点错误与细胞外钙敏感受体的表达降低相关,而极少数原发性甲状旁腺功能亢进症患者存在增殖缺陷。在此情况下,设定点正常,但类似非甲状旁腺高钙血症,PTH的分泌增加,并仅局限于PTH分泌中不受抑制的片段,C-PTH/I-PTH比例较高[49,50]。

维生素D缺乏症表现为低循环水平的25(OH)D,可以发生于原发性甲状旁腺功能亢进症患者[51-59],并与较大的甲状旁腺肿瘤相关[60]。这可能与维生素D供应不足及25(OH)D降解增加有关,25(OH)D降解增加是由于高钙血症和高1,25$(OH)_2$D水平对24-羟化酶活性的刺激作用所致[61]。此外,维生素D缺乏会影响原发

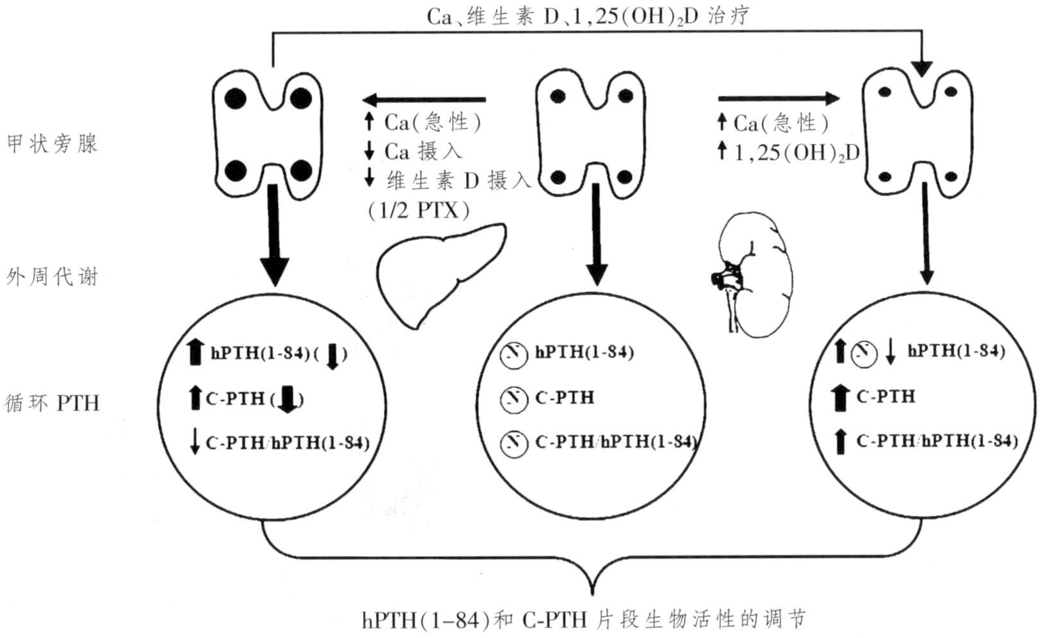

图 16.1 循环 PTH 分子形式的调节：PTH 生物学的一种新概念。

性甲状旁腺功能亢进症骨骼的组织形态学特征[62]，并且骨密度也随着维生素 D 补充而增加[63]。

非甲状旁腺高钙血症

非甲状旁腺高钙血症的特征是 I-PTH 水平与正常血钙个体接近但出现急性高钙血症，以及无肾衰竭情况下 C-PTH 水平升高[49]。当存在肾衰竭时，这一比例进一步升高[49]。可以观察到患者以增加 C-PTH 片段形成的方式来适应慢性高钙血症[49]。大多数 C-PTH 测定可以观察到轻度原发性甲状旁腺功能亢进症和非甲状旁腺高钙血症病例中 C-PTH 值重叠的现象[64,65]。

维生素 D 缺乏相关的继发性甲状旁腺功能亢进症

Kawahara 等通过 PT-r 甲状旁腺细胞系中 1α-羟化酶活性的存在，证实了是 25(OH)D 而不是 1,25$(OH)_2$D 参与了 PTH mRNA 的负性调控[66]。在一项有关维生素 D 和 PTH 的大型回顾性研究中，Björkmanet 等在 6290 例患者中发现，PTH 对维生素 D 补充的应答不仅由 PTH 基线水平和维生素 D 状态变化决定，还取决于患者的年龄和活动能力[67]。此外，在任何给定的 25(OH)D 基线水平，维生素 D 补充导致 PTH 呈线性减少[68]。这与一些包括最大规模临床试验和最新实验的文献报道相一致[69]，并与表明 PTH 分泌和 25(OH)D 之间不存在平台关系的研究相一致[70]。

肾衰竭

随着肾衰竭的进展，血液循环中积累了小的羧基末端片段和大的羧基末端片段[20,34,42]。肾脏是主要影响器官，因为在正常生理状态下其主要功能是处理 C-PTH 片段，而这在肾衰竭终末期是不存在的[16]。在肾衰竭终末期，小的 C-PTH 片段和大的 C-PTH 片段占循环 PTH 的 95%，而占 PTH(1–84)的比例少于 5%[71]。如图 16.2 所示，使用三代 PTH 检测法对正常个体和肾衰竭患者进行比较。随着肾衰竭的进展，循环中 PTH 分子的组成发生了变化；在严重继发性甲状旁腺功能亢进症的低钙血症患者中，C-PTH 片段/PTH(1–84)比例小于轻度继发性甲状旁腺功能亢进症患者，反映了即使在晚期肾衰竭中仍然存在对低钙血症的适应现象[20]。一项研究成功地通过 PTH (1–84)/大 C-PTH 片段比例评估了终末期肾病患者的骨转换率[72]，但在另一项研究中却没有成功[73]。在最后一项研究中，34 例患者中的 4 例患者缺乏相关关系[73]。其主要问题是进行分析测定所选择的变量即 PTH(1–84)/大 C-PTH 片段比例的变化[74]。肾衰竭中 C-PTH 片段的积累与 PTH(1–84)生物活性降低相关[75]。第二代和第三代 PTH 测定在肾衰竭诊断中的作用是相同的[76]。

Nichols 研究所的快速 Allegro 完整 PTH 检测法应用于肾衰竭患者 PTH 值测定得到了 K/DOQI 临床实践指南的认可[77]。此检测法目前已被其他类似的检测法

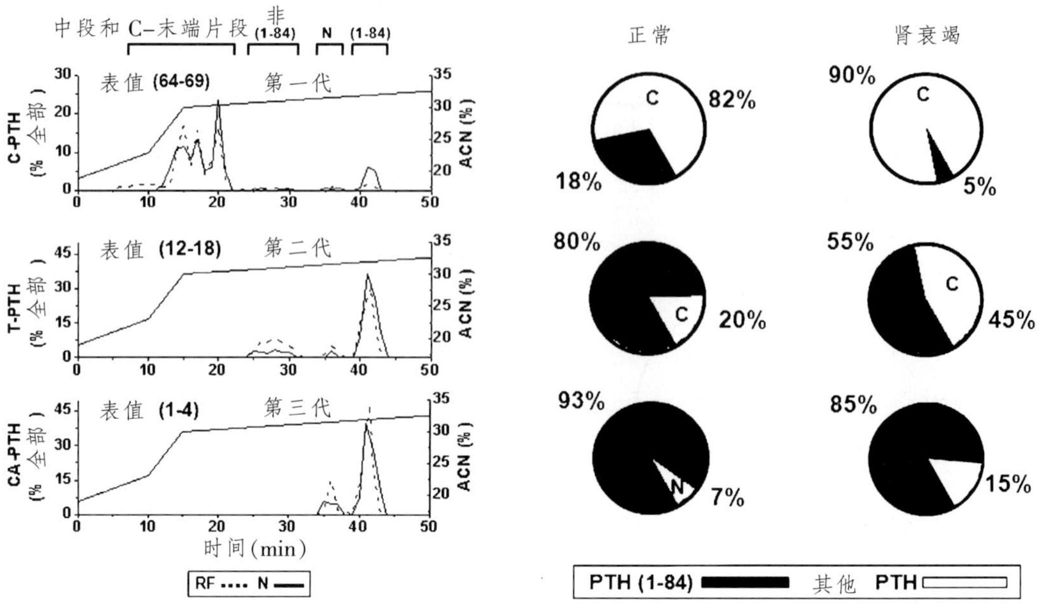

图 16.2 PTH 分子形式在正常个体和肾衰竭患者中的演进过程。

所取代。Souberbielle 比较了各种 PTH 检测法，证明第二代 Elecsys PTH 检测法在很大范围内非常类似于 Nichols Allegro 完整 PTH 检测法 [78]。我们已经证明，Elecsys 法的特异性不同于 Nichols 法；Elecsys 法是与对应的 N-PTH 残基 26-32 表位发生反应，而 Allegro 法则是与 13-20 表位发生反应。因此，Elecsys 法可以检测出肾衰竭终末期患者的 PTH 值大约高 15%[79]。

C-PTH 片段发挥与 PTH(1-84)相反的生物学作用

PTH(1-84)和 C-PTH 片段在急性和慢性状态下均被严密调控，这表明 C-PTH 片段可能具有自身的生物学作用。

C-PTH 受体

C-PTH 受体的存在有据可查[10]。首次使用 ^{125}I-[亮氨酸 8,18 酪氨酸 34]hPTH(1-84)的实验显示，示踪剂可以与稳定表达的重组 1 型 PTH/PTHrP 受体结合，可以与大鼠甲状旁腺(PTH-r3)细胞和 ROS 17/2.8 克隆细胞的 C-PTH 受体结合[80]。观察发现，PTH(1-84)、[亮氨酸 8,18 酪氨酸 34]PTH(1-84)和[酪氨酸 34]PTH(19-84)可以形成示踪剂的高亲和力位移，而 PTH(39-84)的亲和力要低 10~20 倍[80]。另一项研究使用 ^{125}I-[酪氨酸 34] hPTH(19-84)作为示踪剂，并且从 1 型 PTH/PTHrP 受体靶向消融纯合小鼠的骨中获取骨细胞样细胞[81]。同样，hPTH(1-84)、hPTH(19-84)和 hPTH(24-84)可以引起示踪剂的高亲和力位移，而 hPTH(39-84)的影响效力则低 10 倍[81]。这表明 PTH(1-84)和具有部分保守 N-末端结构的大的 C-PTH 片段可以与 C-PTH 受体结合且具有较高的亲和力，高于那些缺乏完整 N-末端结构的比较小的 C-PTH 片段如 hPTH(39-84)。但这些较小的片段与较大的 C-PTH 片段相比丰富 10~15 倍，使得其在生物学上与较大的 C-PTH 片段一样重要。PTH(1-84) 分子的特异性区域对于与 C-PTH 受体结合更为关键，包括精氨酸 25-赖氨酸 26-赖氨酸 27、赖氨酸 53、赖氨酸 54 和 Arn57、赖氨酸 65 和赖氨酸 72[82]。在软骨细胞[83]和骨细胞[84]中，hPTH(52-84)的相互作用[53-84]或与 C-PTH 受体的相互作用可以增加细胞内的钙离子浓度。hPTH(7-84)不会在克隆细胞中通过 C-PTH 受体诱导环腺苷酸生成[75,85]。配体结合和生物活性在不同细胞类型中有很大差别[82,83,86]。

C-PTH 片段的生物学作用

C-PTH 片段或多或少代表了循环 C-PTH 片段，被用于研究 C-PTH 片段的生物学活性。hPTH(53-84)是否可以代表较小的 C-PTH 片段并不确定[87]，但 hPTH(7-84)[21]存在于循环中，并且 hPTH(38-84)几乎与合成的 hPTH(39-84)相同[27]。体内研究使用甲状旁腺切除大鼠伴[88]或不伴[75,85]肾衰竭，并给予高剂量 hPTH(7-84)[75,85,88]。我们使用 C-PTH 片段混合物 [10%的 hPTH(7-84)、45%的 hPTH(39-84)和 hPTH(53-84)]，更能代表循环 PTH[85]。hPTH(7-84)可以使尿磷酸盐排泄降低[75],而与 C-PTH 片段混合物相比,hPTH(7–84)使钙离子和磷酸盐浓度降低的更多[75,85]。此外,hPTH(1–84)和 hPTH(1–34)对血钙的作用可以相互拮抗[75,85],与此类似,hPTH(1–84)引起骨转换增加[85],hPTH(1–84)或低钙血症诱导 1,25(OH)$_2$D 合成[89]。1 型 PTH/PTHrP 受体并不参与这些生物学作用，其通过不同的 C-PTH 受体发挥作用(图 16.3)[75,85]。

体外研究已经揭示了与 C-PTH 片段相关的各种生物学作用。合成的 C-PTH 片段可以增加碱性磷酸酶活性[90],成骨细胞样细胞中骨钙蛋白和碱性磷酸酶 mRNA 也有所增加[91]。破骨细胞样细胞的形成和破骨细胞活性也增加[92],小鼠胚胎牙胚的碱性磷酸酶活性[93]和软骨细胞中的胶原表达同样增加[94]。hPTH(7–84)及更高浓度的 hPTH(39–84)可引起各种物质减少,从而抑制骨重吸收[95]。破骨细胞发生可以被 hPTH(7–84)抑制[81],合成的 C-PTH 肽也可以促进骨细胞凋亡[81,82]。

未观察到合成的 C-PTH 片段与 1 型 PTH/PTHrP 受体的结合[80,96,97]。不同细胞中 1 型 PTH/PTHrP 受体的特异性示踪剂未被 hPTH(7–84)或[酪氨酸 34]hPTH(19–84)所替代[80,85]。1 型 PTH/PTHrP 受体的内化可以发生于远端小管而非近端小管，而通过 C-PTH 受体的作用,NHERF1 表达于近端小管而非远端小管细胞[98,99]。1 型 PTH/PTHrP 受体的表达和生物活性可以通过与靶细胞中 NHERF1 表达相关的非(1–84)PTH 片段来控制。

C-PTH 片段在健康人群中的作用是很难推断的。当钙离子浓度高时,可以观察到较高的 C-PTH 片段/hPTH(1–84)比例。这可以预防钙离子浓度进一步增加,并且减少 1,25(OH)$_2$D 的合成[89]。与继发性甲状旁腺功能亢进症一样[20],在晚期肾衰竭患者中,C-PTH 片段积累可能导致低钙血症[20]、1,25(OH)$_2$D 的合成减少[89]及磷酸盐的早期增加[20]。

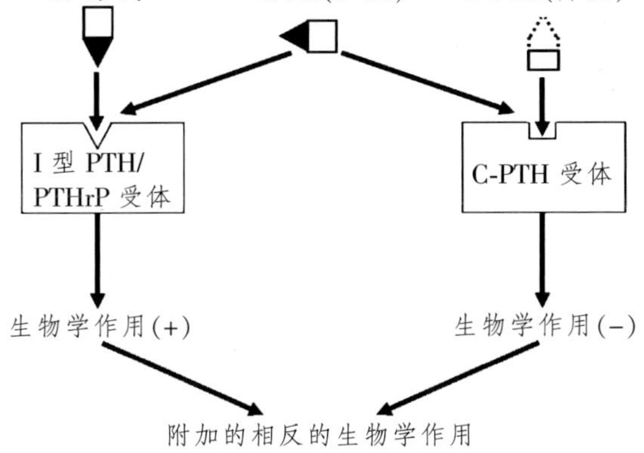

图 16.3　PTH 生物学的一种新概念。

结论

甲状旁腺激素生物学:C-PTH 片段的作用

PTH(1–84)和 PTH(1–34)会发挥与 C-PTH 片段相反的生物学作用[75,85,88,90,93]。C-PTH 片段通过一个尚未确定的 C-PTH 受体发挥作用[80–84]。PTH(1–84)与此受体结合,可通过 C-PTH 受体发挥相反的生物学作用。不能认为循环 PTH 免疫异质性是非生物学过程;但 C-PTH 片段在 PTH 生物学中的重要性仍然难以评估。通过增加 C-PTH 片段/PTH(1–84)的比例可以预防餐后高钙血症,降低骨对钙浓度的影响有可能是通过相同的机制[9]。缺失 N–末端结构的小的 C-PTH 片段的比例是具有 N–末端结构的大的 C-PTH 片段的 15 倍[9]。这意味着即使生物活性降低 10~15 倍，它们仍然是 C-PTH 片段生物活性非常重要的部分。未来仍需要更多的研究来证明此系统在生理学上的意义。

(张诗琪　李金茹　张平　译)

参考文献

1. Habener JF, Rosenblatt M, Potts Jr JT. Parathyroid hormone: biochemical aspects of biosynthesis, secretion, action, and metabolism. *Physiol Rev* 1984;**64**:985–1053.
2. Tregear GW, Van Rietschoten J, Greene E, Keutmann HT, Niall HD, Reit B, et al. Bovine parathyroid hormone: minimum chain length of synthetic peptide required for biological activity. *Endocrinology* 1973;**93**:1349–53.
3. Jüppner H, Abou-Samra AB, Freeman M, Kong XF, Schipani E, Richards J, et al. A G protein-linked receptor for parathyroid hormone and parathyroid hormone-related peptide. *Science* 1991;**254**:1024–6.
4. Abou-Samra AB, Jüppner H, Force T, Freeman MW, Kong XF, Schipani E, et al. Expression cloning of a common receptor for parathyroid hormone and parathyroid hormone-related peptide from rat osteoblast-like cells: a single receptor stimulates intracellular accumulation of both cAMP and inositol trisphosphates and increases intracellular free calcium. *Proc Natl Acad Sci USA* 1992;**89**:2732–6.
5. Rosenblatt M, Segre GV, Tregear GW, Shepard GL, Tyler GA, Potts Jr JT. Human parathyroid hormone: synthesis and chemical, biological, and immunological evaluation of the carboxyl-terminal region. *Endocrinology* 1978;**103**:978–84.
6. Pines M, Adams AE, Stueckle S, Bessalle R, Rashti-Behar V, Chorev M, et al. Generation and characterization of human kidney cell lines stably expressing recombinant human PTH/PTHrP receptor: lack of interaction with a C-terminal human PTH peptide. *Endocrinology* 1994;**135**:1713–6.
7. Habener JF, Segre GV, Powell D, Murray TM, Potts Jr JT. Immuno-

reactive parathyroid hormone in circulation of man. *Nat New Biol* 1972;**238**:152–4.
8. Segre GV, Habener JF, Powell D, Tregear GW, Potts JT. Parathyroid hormone in human plasma: immunochemical characterization and biological implications. *J Clin Invest* 1972;**51**:3163–72.
9. D'Amour P, Räkel A, Brossard JH, Rousseau L, Albert C, Cantor T. Acute regulation of circulating parathyroid hormone (PTH) molecular forms by calcium: utility of PTH fragments/PTH(1–84) ratios derived from three generations of PTH assays. *J Clin Endocrinol Metab* 2006;**91**:283–9.
10. Murray TM, Rao LG, Divieti P, Bringhurst FR. Parathyroid hormone secretion and action: evidence for discrete receptors for the carboxyl-terminal region and related biological actions of carboxyl-terminal ligands. *Endocr Rev* 2005;**26**:78–113.
11. Berson SA, Yalow RS, Aurbach GD, Potts JT. Immunoassay of bovine and human parathyroid hormone. *Proc Natl Acad Sci USA* 1963;**49**:613–7.
12. Segre GV, Tregear GW, Potts Jr JT. Development and application of sequence-specific radioimmunoassay for analysis of the metabolism of parathyroid hormone. *Methods Enzymol* 1975;**37**:38–66.
13. D'Amour P, Labelle F, Lazure C. Comparison of four different carboxyl-terminal tracers in a radioimmunoassay specific to the 68–84 region of human parathyroid hormone. *J Immunoassay* 1984;**5**:183–204.
14. Berson SA, Yalow RS. Immunochemical heterogeneity of parathyroid hormone in plasma. *Clin Endocrinol Metab* 1968;**28**:1037–47.
15. D'Amour P, Labelle F, Lecavalier L, Plourde V, Harvey D. Influence of serum Ca concentration on circulating molecular forms of PTH in three species. *Am J Physiol* 1986;**251**:E680–7.
16. Segre BV, D'Amour P, Potts JT. Metabolism of radioiodinated bovine parathyroid hormone in the rat. *Endocrinology* 1976;**99**:1645–52.
17. Zhang CX, Weber BV, Thammavong J, Grover TA, Wells DS. Identification of carboxyl-terminal peptide fragments of parathyroid hormone in human plasma at low-picomolar levels by mass spectrometry. *Anal Chem* 2006;**78**:1636–43.
18. Raisz LG, Yajnik CH, Bockman RS, Bower BF. Comparison of commercially available parathyroid hormone immunoassays in the differential diagnosis of hypercalcemia due to primary hyperparathyroidism or malignancy. *Ann Intern Med* 1979;**91**:739–40.
19. Nussbaum SR, Zahradnik RJ, Lavigne JR, Brennan GL, Nozawa-Ung K, Kim LY, et al. Highly sensitive two-site immunoradiometric assay of parathyrin, and its clinical utility in evaluating patients with hypercalcemia. *Clin Chem* 1987;**33**:1364–7.
20. Brossard JH, Cloutier M, Roy L, Lepage R, Gascon-Barré M, D'Amour P. Accumulation of a non-(1–84) molecular form of parathyroid hormone (PTH) detected by intact PTH assay in renal failure: importance in the interpretation of PTH values. *J Clin Endocrinol Metab* 1996;**81**:3923–9.
21. D'Amour P, Brossard JH, Rousseau L, Nguyen-Yamamoto L, Nassif E, Lazure C, et al. Structure of non-(1–84) PTH fragments secreted by parathyroid glands in primary and secondary hyperparathyroidism. *Kidney Int* 2005;**68**:998–1007.
22. D'Amour P. Acute and chronic regulation of circulating PTH: significance in health and in disease. *Clin Biochem* 2012;**45**:964–9.
23. John MR, Goodman WG, Gao P, Cantor TL, Salusky IB, Jüppner H. A novel immunoradiometric assay detects full-length human PTH but not amino-terminally truncated fragments: implications for PTH measurements in renal failure. *J Clin Endocrinol Metab* 1999;**84**:4287–90.
24. Gao P, Scheibel S, D'Amour P, John MR, Rao SD, Schmidt-Gayk H, et al. Development of a novel immunoradiometric assay exclusively for biologically active whole parathyroid hormone 1–84: implications for improvement of accurate assessment of parathyroid function. *J Bone Miner Res* 2001;**16**:605–14.
25. D'Amour P, Brossard JH, Rousseau L, Roy L, Gao P, Cantor T. Amino-terminal form of parathyroid hormone (PTH) with immunologic similarities to hPTH(1–84) is overproduced in primary and secondary hyperparathyroidism. *Clin Chem* 2003;**49**:2037–44.
26. Rabbani SA, Kremer R, Bennett HP, Goltzman D. Phosphorylation of parathyroid hormone by human and bovine parathyroid glands. *J Biol Chem* 1984;**259**:2949–55.
27. Räkel A, Brossard JH, Patenaude JV, Albert C, Nassif E, Cantor T, et al. Overproduction of an amino-terminal form of PTH distinct from human PTH(1–84) in a case of severe primary hyperparathyroidism: influence of medical treatment and surgery. *Clin Endocrinol* 2005;**62**:721–7.
28. Tanaka M, Itoh K, Matsushita K, Matsushita K, Fujii H, Fukagawa M. Normalization of reversed bio-intact-PTH(1–84)/intact-PTH ratio after parathyroidectomy in a patient with severe secondary hyperparathyroidism. *Clin Nephrol* 2005;**64**:69–72.
29. Arakawa T, D'Amour P, Rousseau L, Brossard JH, Sakai M, Kasumoto H, et al. Overproduction and secretion of a novel amino-terminal form of parathyroid hormone from a severe type of parathyroid hyperplasia in uremia. *Clin J Am Soc Nephrol* 2006;**1**:525–31.
30. Boudou P, Ibrahim F, Cormier C, Sarfati E, Souberbielle JC. Unexpected serum parathyroid hormone profiles in some patients with primary hyperparathyroidism. *Clin Chem* 2006;**52**:757–60.
31. Rubin MR, Silverberg SJ, D'Amour P, Brossard JH, Rousseau L, Sliney J Jr, et al. An N-terminal molecular form of parathyroid hormone (PTH) distinct from hPTH(1–84) is overproduced in parathyroid carcinoma. *Clin Chem* 2007;**53**:1470–6.
32. Caron P, Maiza JC, Renaud C, Cormier C, Barres BH, Souberbielle JC. High third generation/second generation PTH ratio in a patient with parathyroid carcinoma: clinical utility of third generation/second generation PTH ratio in patients with primary hyperparathyroidism. *Clin Endocrinol* 2009;**70**:533–8.
33. Cavalier E, Daly AF, Betea D, Pruteanu-Apetrii PN, Delanaye P, Stubbs P, et al. The ratio of parathyroid hormone as measured by third- and second-generation assays as a marker for parathyroid carcinoma. *J Clin Endocrinol Metab* 2010;**95**:3745–9.
34. Nguyen-Yamamoto L, Rousseau L, Brossard JH, Lepage R, Gao P, Cantor T, et al. Origin of parathyroid hormone (PTH) fragments detected by intact-PTH assays. *Eur J Endocrinol* 2002;**147**:123–31.
35. Bringhurst FR, Segre GV, Lampman GW, Potts Jr JT. Metabolism of parathyroid hormone by Kupffer cells: analysis by reverse-phase high-performance liquid chromatography. *Biochemistry* 1982;**21**:4252–8.
36. Silver J, Russell J, Sherwood LM. Regulation by vitamin D metabolites of messenger ribonucleic acid for preproparathyroid hormone in isolated bovine parathyroid cells. *Proc Natl Acad Sci USA* 1985;**82**:4270–3.
37. Kilav R, Silver J, Naveh-Many T. A conserved cis-acting element in the parathyroid hormone 3′-untranslated region is sufficient for regulation of RNA stability by calcium and phosphate. *J Biol Chem* 2001;**276**:8727–33.
38. Wecksler WR, Ross FP, Mason RS, Posen S, Norman AW. Biochemical properties of the 1 alpha, 25-dihydroxyvitamin D3 cytoplasmic receptors from human and chick parathyroid glands. *Arch Biochem Biophys* 1980;**201**:95–103.
39. Setoguti T, Inoue Y, Shin M. Electron-microscopic studies on the threshold value of calcium concentration for the release of storage granules and the acceleration of their degradation in the rat parathyroid gland. *Cell Tissue Res* 1988;**251**:531–9.
40. Hashizume Y, Waguri S, Watanabe T, Kominami E, Uchiyama Y. Cysteine proteinases in rat parathyroid cells with special reference to their correlation with parathyroid hormone (PTH) in storage granules. *Histochem Cytochem* 1993;**41**:273–82.
41. D'Amour P, Segre GV, Roth SI, Potts Jr JT. Analysis of parathyroid hormone and its fragments in rat tissues: chemical identification and microscopical localization. *J Clin Invest* 1979;**63**:89–98.
42. Segre GV, D'Amour P, Hultman A, Potts Jr JT. Effects of hepatectomy, nephrectomy, and nephrectomy/uremia on the metabolism of parathyroid hormone in the rat. *J Clin Invest* 1981;**67**:439–48.
43. Mayer GP, Keaton JA, Hurst JG, Habener JF. Effects of plasma calcium concentration on the relative proportion of hormone and carboxyl fragments in parathyroid venous blood. *Endocrinology*

1979;**104**:1778–84.
44. Mayer GP, Hurst JG. Sigmoidal relationship between parathyroid hormone secretion rate and plasma calcium concentration in calves. *Endocrinology* 1978;**102**:1036–42.
45. Mayer GP, Habener JF, Potts Jr JT. Parathyroid hormone secretion in vivo. Demonstration of a calcium-independent nonsuppressible component of secretion. *J Clin Invest* 1976;**57**:678–83.
46. Cloutier M, D'Amour P, Gascon-Barré M, Hamel L. Low calcium diet in dogs causes a greater increase in parathyroid function measured with an intact hormone than with a carboxylterminal assay. *Bone Miner* 1990;**9**:179–88.
47. Cloutier M, Gascon-Barré M, D'Amour P. Chronic adaptation of dog parathyroid function to a low-calcium-high-sodium-vitamin D-deficient diet. *J Bone Miner Res* 1992;**7**:1021–8.
48. Cloutier M, Gagnon Y, Gascon-Barré M, Brossard JH, D'Amour P. Adaptation of parathyroid function to intravenous 1,25-dihydroxyvitamin D_3 or partial parathyroidectomy in normal dogs. *J Endocrinol* 1997;**155**:133–41.
49. Brossard JH, Whittom S, Lepage R, D'Amour P. Carboxyl-terminal fragments of parathyroid hormone are not secreted preferentially in primary hyperparathyroidism as they are in other hypercalcemic conditions. *J Clin Endocrinol Metab* 1993;**77**:413–9.
50. D'Amour P, Weisnagel J, Brossard JH, Ste-Marie LG, Rousseau L, Lepage R. Functional evidence for two types of parathyroid adenoma. *Clin Endocrinol* 1998;**48**:593–601.
51. Grey A, Lucas J, Horne A, Gamble G, Davidson JS, Reid IR. Vitamin D repletion in patients with primary hyperparathyroidism and coexistent vitamin D insufficiency. *J Clin Endocrinol Metab* 2005;**90**:2122–6.
52. Beyer TD, Chen EL, Nilubol N, Prinz RA, Solorzano CC. Short-term outcomes of parathyroidectomy in patients with or without 25-hydroxy vitamin D insufficiency. *J Surg Res* 2007;**143**:145–50.
53. Untch BR, Barfield ME, Dar M, Dixit D, Leight Jr GS, Olson Jr JA. Impact of 25-hydroxyvitamin D deficiency on perioperative parathyroid hormone kinetics and results in patients with primary hyperparathyroidism. *Surgery* 2007;**142**:1022–6.
54. Silverberg SJ. Vitamin D deficiency and primary hyperparathyroidism. *J Bone Miner Res* 2007;**22**:V100–4.
55. Grubbs EG, Rafeeq S, Jimenez C, Feng L, Lee JE, Evans DB, et al. Preoperative vitamin D replacement therapy in primary hyperparathyroidism: safe and beneficial? Surgery 2008;144: 852–858.
56. Isidro ML, Ruano B. Biochemical effects of calcifediol supplementation in mild, asymptomatic, hyperparathyroidism with concomitant vitamin D deficiency. *Endocrine* 2009;**36**: 305–10.
57. Tucci JR. Vitamin D therapy in patients with primary hyperparathyroidism and hypovitaminosis D. *Eur J Endocrinol* 2009;**161**: 189–93.
58. Wagner D, Xia Y, Hou R. Safety of vitamin D replacement in patients with primary hyperparathyroidism and concomitant vitamin D deficiency. *Endocr Pract* 2013;**19**:420–5.
59. Souberbielle JC, Bienaimé F, Cavalier E, Cormier C. Vitamin D and primary hyperparathyroidism (PHPT). *Ann Endocrinol (Paris)* 2012;**73**:165–9.
60. Rao DS, Honasoge M, Divine GW, Phillips ER, Lee MW, Ansari MR, et al. Effect of vitamin D nutrition on parathyroid adenoma weight: pathogenetic and clinical implications. *J Clin Endocrinol Metab* 2000;**85**:1054–8.
61. Bollerslev J, Marcocci C, Sosa M, Nordenström J, Bouillon R, Mosekilde L. Current evidence for recommendation of surgery, medical treatment and vitamin D repletion in mild primary hyperparathyroidism. *Eur J Endocrinol* 2011;**165**:851–64.
62. Stein EM, Dempster DW, Udesky J, Zhou H, Bilezikian JP, Shane E, et al. Vitamin D deficiency influences histomorphometric features of bone in primary hyperparathyroidism. *Bone* 2011;**48**:557–61.
63. Kantorovich V, Gacad MA, Seeger LL, Adams JS. Bone mineral density increases with vitamin D repletion in patients with coexistent vitamin D insufficiency and primary hyperparathyroidism. *J Clin Endocrinol Metab* 2000;**85**:3541–3.
64. Benson Jr RC, Riggs BL, Pickard BM, Arnaud CD. Radioimmunoassay of parathyroid hormone in hypercalcemic patients with malignant disease. *Am J Med* 1974;**56**:821–6.
65. Lufkin EG, Kao PC, Heath 3rd H. Parathyroid hormone radioimmunoassays in the differential diagnosis of hypercalcemia due to primary hyperparathyroidism or malignancy. *Ann Intern Med* 1987;**106**:559–60.
66. Kawahara M, Iwasaki Y, Sakaguchi K, Taguchi T, Nishiyama M, Nigawara T, et al. Predominant role of 25OHD in the negative regulation of PTH expression: clinical relevance for hypovitaminosis D. *Life Sci* 2008;**82**:677–83.
67. Björkman M, Sorva A, Tilvis R. Responses of parathyroid hormone to vitamin D supplementation: a systematic review of clinical trials. *Arch Gerontol Geriatr* 2009;**48**:160–6.
68. Lips P. Vitamin D deficiency and secondary hyperparathyroidism in the elderly: consequences for bone loss and fractures and therapeutic implications. *Endocr Rev* 2001;**22**:477–501.
69. Björkman M, Sorva A, Risteli J, Tilvis R. Vitamin D supplementation has minor effects on parathyroid hormone and bone turnover markers in vitamin D-deficient bedridden older patients. *Age Ageing* 2008;**37**:25–31.
70. Vieth R, Ladak Y, Walfish PG. Age-related changes in the 25-hydroxyvitamin D versus parathyroid hormone relationship suggest a different reason why older adults require more vitamin D. *J Clin Endocrinol Metab* 2003;**88**:185–91.
71. Brossard JH, Lepage R, Cardinal H, Roy L, Rousseau L, Dorais C, et al. Influence of glomerular filtration rate on non-(1–84) parathyroid hormone (PTH) detected by intact PTH assays. *Clin Chem* 2000;**46**:697–703.
72. Monier-Faugere MC, Geng Z, Mawad H, Friedler RM, Gao P, Cantor TL, et al. Improved assessment of bone turnover by the PTH-(1–84)/large C-PTH fragments ratio in ESRD patients. *Kidney Int* 2001;**60**:1460–8.
73. Salusky IB, Goodman WG, Kuizon BD, Lavigne JR, Zahranik RJ, Gales B, et al. Similar predictive value of bone turnover using first- and second-generation immunometric PTH assays in pediatric patients treated with peritoneal dialysis. *Kidney Int* 2003;**63**:1801–8.
74. Koller H, Zitt E, Staudacher G, Neyer U, Mayer G, Rosenkranz AR. Variable parathyroid hormone(1–84)/carboxyl-terminal PTH ratios detected by 4 novel parathyroid hormone assays. *Clin Nephrol* 2004;**61**:337–43.
75. Slatopolsky E, Finch J, Clay P, Martin D, Sicard G, Singer G, et al. A novel mechanism for skeletal resistance in uremia. *Kidney Int* 2000;**58**:753–61.
76. D'Amour P. Lessons second and third generation PTH assays in patients with renal failure. *J Endocrinol Invest* 2008;**31**:459–62.
77. National Kidney Foundation. K/DOQI Clinical Practice Guidelines for Bone Metabolism and Disease in Chronic Kidney Disease. *Am J Kidney Dis* 2003;**42**:S1–202.
78. Souberbielle JC, Boutten A, Carlier MC, Chevenne D, Coumaros G, Lawson-Body E, et al. Inter-method variability in PTH measurement: implication for the care of CKD patients. *Kidney Int* 2006;**70**: 345–50.
79. D'Amour P, Brossard JH, Räkel A, Rousseau L, Albert C, Cantor T. Evidence that the amino-terminal composition of non-(1–84) parathyroid hormone fragments starts before position 19. *Clin Chem* 2005;**51**:169–76.
80. Inomata N, Akiyama M, Kubota N, Jüppner H. Characterization of a novel parathyroid hormone (PTH) receptor with specificity for the carboxyl-terminal region of PTH-(1–84). *Endocrinology* 1995;**136**:4732–40.
81. Divieti P, Inomata N, Chapin K, Singh R, Jüppner H, Bringhurst FR. Receptors for the carboxyl-terminal region of PTH(1–84) are highly expressed in osteocytic cells. *Endocrinology* 2001;**142**:

916–25.
82. Divieti P, Geller AI, Suliman G, Jüppner H, Bringhurst FR. Receptors specific for the carboxyl-terminal region of parathyroid hormone on bone-derived cells: determinants of ligand binding and bioactivity. *Endocrinology* 2005;**146**:1863–70.
83. Erdmann S, Burkhardt H, von der Mark K, Müller W. Mapping of a carboxyl-terminal active site of parathyroid hormone by calcium-imaging. *Cell Calcium* 1998;**23**:413–21.
84. Selim AA, Mahon M, Juppner H, Bringhurst FR, Divieti P. Role of calcium channels in carboxyl-terminal parathyroid hormone receptor signaling. *Am J Physiol Cell Physiol* 2006;**291**:C114–21.
85. Nguyen-Yamamoto L, Rousseau L, Brossard JH, Lepage R, D'Amour P. Synthetic carboxyl-terminal fragments of parathyroid hormone (PTH) decrease ionized calcium concentration in rats by acting on a receptor different from the PTH/PTH-related peptide receptor. *Endocrinology* 2001;**142**:1386–92.
86. Takasu H, Baba H, Inomata N, Uchiyama Y, Kubota N, Kumaki K, et al. The 69–84 amino acid region of the parathyroid hormone molecule is essential for the interaction of the hormone with the binding sites with carboxyl-terminal specificity. *Endocrinology* 1996;**137**:5537–43.
87. Gao P, D'Amour P. Evolution of the parathyroid (PTH) assay: importance of circulating immunoheterogeneity and of its regulation. *Clin Lab* 2005;**51**:21–9.
88. Langub MC, Monier-Faugere MC, Wang G, Williams JP, Koszewski NJ, Malluche HH. Administration of PTH-(7–84) antagonizes the effects of PTH-(1–84) on bone in rats with moderate renal failure. *Endocrinology* 2003;**144**:1135–8.
89. Usatii M, Rousseau L, Demers C, Petit JL, Brossard JH, Gascon-Barré M, et al. Parathyroid hormone fragments inhibit active hormone and hypocalcemia-induced 1,25(OH)2D synthesis. *Kidney Int* 2007;**72**:1330–5.
90. Nakamoto C, Baba H, Fukase M, Nakajima K, Kimura T, Sakakibara S, et al. Individual and combined effects of intact PTH, amino-terminal, and a series of truncated carboxyl-terminal PTH fragments on alkaline phosphatase activity in dexamethasone-treated rat osteoblastic osteosarcoma cells, ROS 17/2.8. *Acta Endocrinol* 1993;**128**:367–72.
91. Sutherland MK, Rao LG, Wylie JN, Gupta A, Ly H, Sodek J, et al. Carboxyl-terminal parathyroid hormone peptide (53–84) elevates alkaline phosphatase and osteocalcin mRNA levels in SaOS-2 cells. *J Bone Miner Res* 1994;**9**:453–8.
92. Kaji H, Sugimoto T, Kanatani M, Miyauchi A, Kimura T, Sakakibara S, et al. Carboxyl-terminal parathyroid hormone fragments stimulate osteoclast-like cell formation and osteoclastic activity. *Endocrinology* 1994;**134**:1897–904.
93. Tsuboi T, Togari A. Comparison of the effects of carboxyl-terminal parathyroid hormone peptide[53–84] and aminoterminal peptide[1–34] on mouse tooth germ in vitro. *Arch Oral Biol* 1998;**43**:335–9.
94. Erdmann S, Müller W, Bahrami S, Vornehm SI, Mayer H, Bruckner P, et al. Differential effects of parathyroid hormone fragments on collagen gene expression in chondrocytes. *J Cell Biol* 1996;**135**:1179–91.
95. Divieti P, John MR, Jüppner H, Bringhurst FR. Human PTH-(7–84) inhibits bone resorption in vitro via actions independent of the type 1 PTH/PTHrP receptor. *Endocrinology* 2002;**143**:171–6.
96. Pines M, Adams AE, Stueckle S, Bessalle R, Rashti-Behar V, Chorev M, et al. Generation and characterization of human kidney cell lines stably expressing recombinant human PTH/PTHrP receptor: lack of interaction with a C-terminal human PTH peptide. *Endocrinology* 1994;**135**:1713–6.
97. Segre GV, Rosenblatt M, Reiner BL, Mahaffey JE, Potts Jr JT. Characterization of parathyroid hormone receptors in canine renal cortical plasma membranes using a radioiodinated sulfur-free hormone analogue. Correlation of binding with adenylate cyclase activity. *J Biol Chem* 1979;**254**:6980–6.
98. Sneddon WB, Syme CA, Bisello A, Magyar CE, Rochdi MD, Parent JL, et al. Activation-independent parathyroid hormone receptor internalization is regulated by NHERF1 (EBP50). *J Biol Chem* 2003;**278**:43787–96.
99. Sneddon WB, Magyar CE, Willick GE, Syme CA, Galbiati F, Bisello A, et al. Ligand-selective dissociation of activation and internalization of the parathyroid hormone (PTH) receptor: conditional efficacy of PTH peptide fragments. *Endocrinology* 2004;**145**:2815–23.

第 2 部分

原发性甲状旁腺功能亢进症临床特征

第 17 章

甲状旁腺的生长：正常和异常情况

Sudhaker D. Rao, Sanjay Kumar Bhadada, A. Michael Parfitt

引言和背景

为什么研究甲状旁腺生长？

内分泌腺的功能是在每个连续的时间段内将适当数量的激素分子释放到血液循环中。总的激素分泌是每个细胞的分泌量总和，因此它不仅取决于每个细胞的平均分泌量，还取决于功能性细胞的数量。细胞数量调节与单个细胞行为调节应该受到同等重视，但实际上几乎完全被忽略。在反馈关系描述中，细胞数量从未被清楚地阐述。这种忽视有几个原因：正常发育规则会确保每个器官成长到正确大小[1]，使成年细胞数量变化只有 2~3 倍的范围。相比之下，许多内分泌腺的激素分泌可以在多达 100 倍的范围内急剧变化，这必须反映在单个细胞的功能上。另一个原因是内分泌腺通常是最小的器官。

忽略腺体的大小涉及忽视几个有趣的科学问题。为什么甲状旁腺比其他内分泌腺小很多？为什么鸡的甲状旁腺总重量与体重的比值（大约 10mg/kg）比大鼠的（大约 1mg/kg）[2]要大得多？这些问题属于进化生物学范畴，但它们的答案可能提供与医学科学相关的信息。更实际的情况是，甲状旁腺激素分泌的短期变化比其他腺体的变化小，而且不能无限地持续；长期变化，无论是适应性表现还是疾病情况，总是既需要细胞数量又需要个体细胞功能发生变化。本书中讨论的每一种甲状旁腺异常都涉及功能性甲状旁腺细胞的数量发生特征性变化，或者至少与之相关。了解甲状旁腺细胞数量改变的机制不仅对于充分理解发病机制是必需的，而且与药物和手术治疗都相关。

细胞数量、增殖和功能衰老消退

甲状旁腺在妊娠第 5 周突然出现[3]，在出生时重约 4mg，相当于约 4.3×10^6 个细胞[2]。基于对少量数据的整理分析[2]，在生命第一年，或受孕后长达 92 周的时间里，甲状旁腺的发育呈 S 形曲线。出生后约 20 周，其绝对重量增加最快，虽然胎龄约 16 周时相对重量增加最快。甲状旁腺按出生后第一年底所确立的生长速度（每年 2.5~3.0mg）继续生长。因数据太少无法显示甲状旁腺在青春期时第二次迅速生长，但是在获得足够数据的其他所有器官和组织都发现了青春期迅速发育的情况[4]，因此甲状旁腺发生第二次迅速发育的推测也是合理的（图 17.1）。其后，甲状旁腺生长逐渐变慢，直到约 30 岁时达到成熟的实质重量[2,5]。白人甲状旁腺总成熟重量约 90mg，相当于总细胞数为 95×10^6，变异系数 [CV=(SD/平均)×100] 约 30%[5]，但随年龄增长没有明显的进一步变化，男女之间差异亦无统计学意义[5]。单个腺体大小的频率分布显著偏向右侧[6]。不论男性和女性，黑人的甲状旁腺重量通常明显高于白人，超出了可以通过体重差异来解释的程度。同时，与白人不同，黑人成熟期后甲状旁腺重量似乎有很大变化，在两性中均会在 41~60 岁达到峰值[5]。

假设甲状旁腺发育过程中不存在细胞凋亡，因为没有细胞凋亡发生的证据或明显需要，发育曲线的一阶导数或生长速度，提供了对与生长有关的有丝分裂的绝对频率的估计，其在生命的第一年比在任何其他时间高 5 倍左右（图 17.1），并可能在青春期出现第二个发育小高峰。峰值（3400%/年）发生在约 16 周时，这时每个细胞约每 10 天分裂一次，群体倍增时间刚刚超过 1 周（图 17.2）。特定增长率在出生时迅速下降了 10

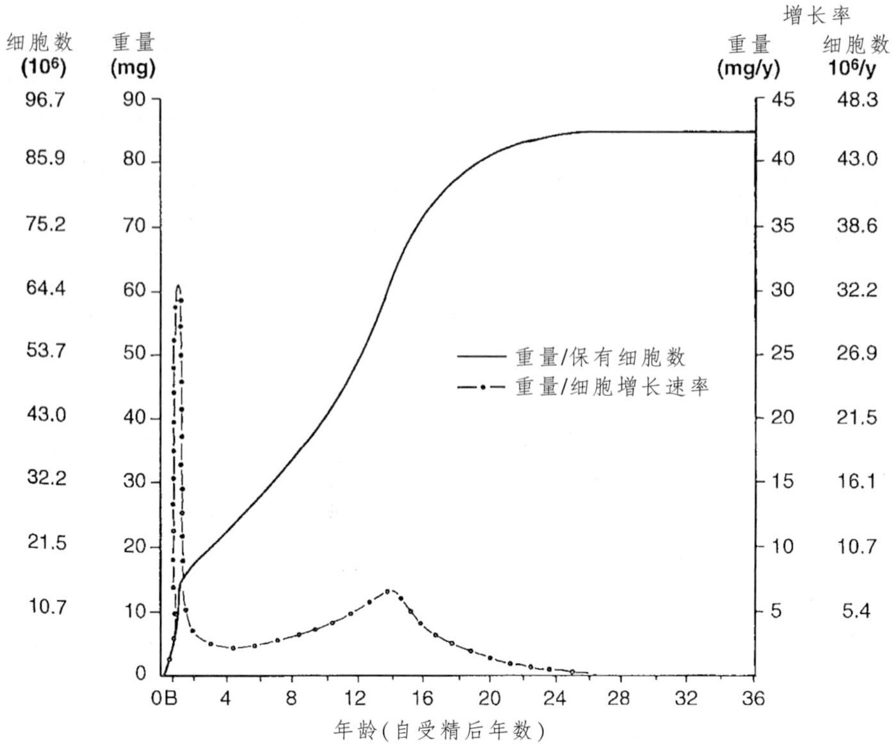

图 17.1 甲状旁腺发育和速度曲线，从出生(B)到 36 岁。总实质重量和细胞数，假设 1mg 组织含有 1.074×10^6 个细胞进行计算[14]，以受孕后的年龄(以年数计)绘制函数曲线(左侧刻度)。连续曲线由参考文献[3,16,22]中的数据构成。假设有一个以年龄 14 岁为中心的青春期迅速发育期。虚线是增长曲线的一阶导数，显示绝对增益或速率，作为概念年龄的函数(右侧的比例)。需要注意甲状旁腺的终身发育曲线由两个连续的 S 形曲线组成，第二个在两个轴向上放大。

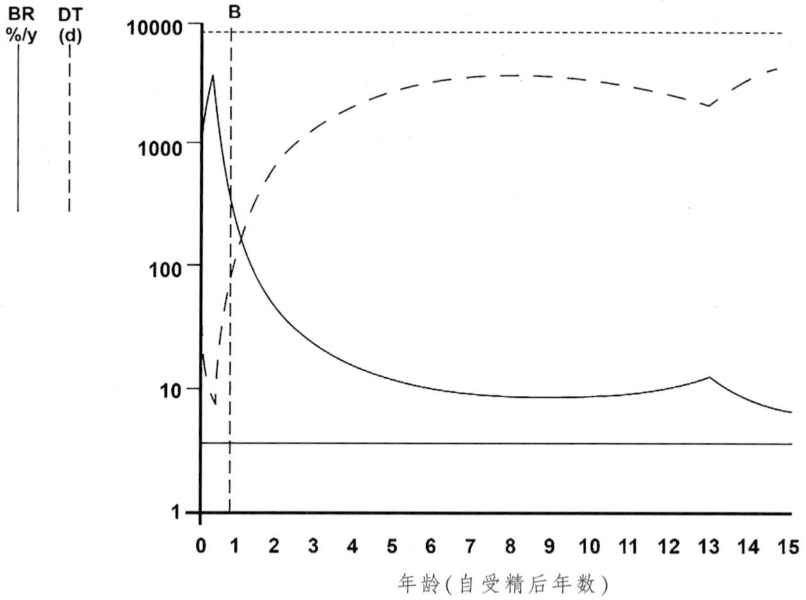

图 17.2 甲状旁腺相对生长和推断倍增时间，从出生(B)到 15 岁。从图 17.1 所示的连续曲线得出，以细胞出生率(BR;%/年)和倍增时间(DT,天)的对数绘制受孕后的年龄(以年数计)的函数图。这些数值只是基于发育，不考虑细胞更新。两个变量之间的关系为 DT(天)= log 2/BR(%/年)×100×365。其关系是线性关系上的双曲线，但对数关系上是镜像曲线。实线直线表示成人腺体的正常更新率，虚线表示相应的倍增时间。

倍(约为 300%/年)，倍增时间延长至 3 个月，而在 9 岁时持续下降至 8%/年，倍增时间则约为 8 年。在青春期，特定增长率有所增加，倍增时间减少。此后增长率下降，倍增时间逐渐增加至成人水平，成人期仅仅是细胞更新，发育停止。

从细胞更新的角度来看，甲状旁腺是身体中最少被研究的组织；在各类文献中均没有被提及[7]。对 35~50 天豚鼠胚胎有丝分裂率的测量数据支持胚胎发育期间甲状旁腺的快速生长率的推测[8]。假设有丝分裂持续时间为 45 分钟 [9]，$22.2/10^4$ 细胞的平均值对应于约 10 天的群体倍增时间，非常接近于推测出的 7 天的人类值。有丝分裂率在出生后稳定下降，尽管小鼠出生后 3 周可出现短暂的有丝分裂突增。抗 Ki-67 的 MIB-1 抗体已经被应用于测量成年甲状旁腺的细胞更新，假定的细胞周期为 24 小时[2]。对于大鼠，年平均值(%/年，标准差)在 8~14 周时为 53.2(1.95)，22 周时为 39.7(2.23)[10]。在

18~76 岁人群中,该值为 5.24%(2.54),没有年龄、性别或种族的差异[11]。在大鼠和人两个物种中,处于有丝分裂循环周期中的细胞随机分布,没有证据表明有单独的干细胞群体。这些结果强力支持成人甲状旁腺是进行不连续复制或有条件地更新的组织[7],同时证实了基于间接证据的结论[2],大鼠的平均细胞寿命为 2~3 年,而人类大约为 20 年。如果平均率 5.24%/年的细胞分裂在时间上符合泊松分布,则在成熟后的 50 年内,约 7%的细胞根本不分裂,只有 5%会分裂超过 5 次,没有细胞的分裂频率会超过每 3 年分裂一次。

即使细胞更新率非常低,它也构成了一生中超过 75%的甲状旁腺有丝分裂数(图 17.3)。假设与细胞更新相关的有丝分裂在整个生命中以相同的速率发生,其累积速率将随着大小的增加而增加,成年人在 30 岁时达到最大斜率。生长相关的有丝分裂严格遵守生长曲线并在生命早期明显占主导地位,但是当生长停止时不再发生,所以细胞更新相关的有丝分裂在 45 岁以后占主导地位,并随着年龄的增长而逐渐占更大比例。在 80 岁的生命期内,生长相关的有丝分裂中位时间出现在 9.5 岁,细胞更新相关的有丝分裂中位时间出现在 44.5 岁,任何种类的甲状旁腺有丝分裂中位时间出现在 35 岁(图 17.3)。由于成人甲状旁腺细胞数不变,细胞增殖速度非常慢,必须通过相应地减慢细胞消亡率来平衡。事实上,如果不是这样,甲状旁腺大小将在 30~70岁

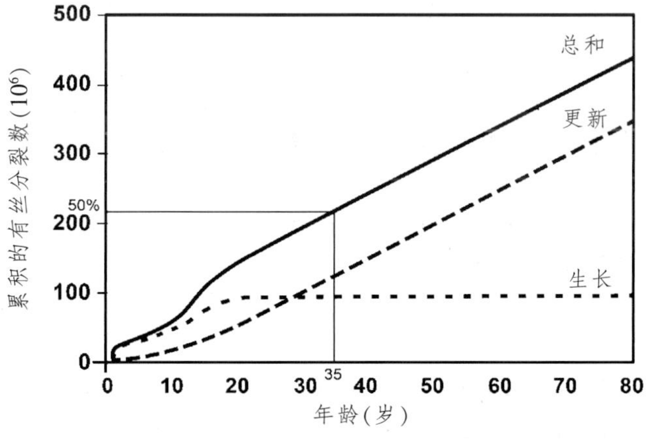

图 17.3 生命期中甲状旁腺的有丝分裂。累积的有丝分裂数与年龄函数图,生长相关(短虚线),更新相关(长虚线)和二者(总合,实线)。注意生长相关的有丝分裂在前 20 年占主导地位,但在 45 岁以后,细胞更新相关的有丝分裂占主导地位。直角实线表示,在 80 岁的生命期中,甲状旁腺有丝分裂中位时间出现在 35 岁。生长相关的有丝分裂中位时间发生在 9.5 岁,更新相关的有丝分裂中位时间发生在 44.5 岁。

增加约 7 倍(1.05^{40}=7.04)。尽管在正常甲状旁腺中没有直接证据表明细胞凋亡的发生,这个过程的持续时间非常短暂使得其像有丝分裂一样很难被发现[12]。与许多其他组织和器官类似[4],细胞消亡可能是首要事件,甲状旁腺细胞有时会从 G_0 期触发至 G_1 期,以保持稳定的细胞数量。这种补偿反应发生在下丘脑或垂体控制下的所有内分泌腺体中[2],但其发生在没有已知刺激激素[4]的腺体中更难理解。也许垂死的细胞所发出的信号可以诱导相邻细胞分裂。

甲状旁腺发育的生理影响因素

对于甲状腺、肾上腺和生殖腺,调控其发育的重要结构位于垂体[2];相关激素不仅具有靶向性,还有营养性,下丘脑对垂体的控制也是如此[4]。甲状旁腺和胰岛二者缺乏营养激素,它们控制的变量(分别为钙和葡萄糖)影响其发育和激素分泌。通过对半量切除的反应可以说明存在和不存在营养激素之间的差异。在甲状腺中,代偿性增生可以迅速启动,2 天内有丝分裂率增加 15 倍。然而,在甲状旁腺中,有丝分裂反应缓慢且幅度要小得多,增加不超过 2 倍[13],并且代偿性增生明确出现还可能需要同时限制钙的摄入。

营养刺激发生增生反应之前通常是腺体肥大[13],以及超微结构显示分泌活性增加[14]。甲状旁腺激素(PTH)分泌增加、细胞肥大、DNA 合成增加及有丝分裂增加这一系列的反应在全肾切除术后的第一个 48 小时内已被证明[2,15],但这可能是甲状旁腺发育反应的特征模式。总激素分泌的细胞数量也可以通过改变分泌活动和静止的相对持续时间来增加[16]。甲状旁腺分泌周期的概念最初是基于主细胞内暗和亮的超微结构区分[17],几年前被认为是人为划分的[18],但现在已经被通过反向溶血斑块法研究[19]分离细胞和利用大泡囊细胞核限制 PTH mRNA 在主细胞中的表达而证实[20]。一些细胞不能释放 PTH 以应对低钙血症并不是由于合成或储存中的任何缺陷[21]。这个概念对研究甲状旁腺发育有几个意义。对 PTH 需求增加的反应包括在相继较长的时间内发生的级联机制[16]:存储激素的释放,激素细胞内降解减少,增加激素合成,以及减少分泌静止持续时间。只有这些机制都无法满足需求时才能发生腺体增生。这些机制的前三个方法是增加单个激素分泌细胞的分泌,但最后两个是增加激素分泌细胞的数量,代表甲状旁腺通过结合整体调控和部分及附加调控的方式来满足大部分短期需求[22]。

细胞分泌活动和静止状态的交替也为甲状旁腺发

育调节的中心悖论提供了解释。除了少数例外情况，一个细胞或者执行分化功能或者执行分裂功能，但是不能同时进行[23]。结果是，当对PTH分泌的刺激最强烈时，一些细胞将不得不忽略刺激，停止释放PTH，准备分裂。然而，如果分泌是周期性的，总是会有一些细胞能够对增殖刺激做出反应而不中断分泌。在每个静止期结束时，细胞可以选择恢复分泌或进入细胞周期（图17.4）。与具有长内部周期的其他组织类似，这种选择的频率决定了细胞分裂和组织更新率。

低钙血症刺激甲状旁腺生长的概念有很长的历史，并深深融入病理生理学的现代概念中，但是增生和肥大的发生已经受到质疑[24,25]。在组织学上最完善的研究中，限制低龄大鼠的饮食钙引起甲状旁腺体积增加，主要是由肥大而非增生造成的[25]。对这些实验的解释由于大鼠适应低钙摄入通过非PTH依赖机制大大增加骨化三醇产生的能力而复杂化[26,27]。骨化三醇具有独立于钙抑制甲状旁腺细胞增殖的作用[2,28]，这可能掩盖低钙血症引起的增殖反应[27]。相反，长期骨化三醇缺乏可能会增加甲状旁腺细胞增殖及激素分泌[29]。因此，如果同时诱导维生素D和钙缺乏，可能难以确定低钙血症和骨化三醇缺乏对甲状旁腺增生的相对贡献。然而，另一项研究中限制膳食钙导致中度低钙血症，尽管伴随血清骨化三醇升高，但也明显增加了进入细胞周期细胞的比例[30]。在实验性肾衰竭的在体研究中，根据体重增加和蛋白质/DNA比例不变情况推测，甲状旁腺增生也与血清骨化三醇水平升高同时发生[10]。给予大鼠磷酸盐，使甲状旁腺细胞产生率提高了4倍，导致可直接测量的增生，伴血清PTH增加6倍，血清骨化三醇增加2.5倍[28]。尽管低钙血症是激素分泌和细胞增殖最有可能的刺激因素，二者可以直接或间接对高磷酸盐血症有影响[29]，这些将在尿毒症性继发性甲状旁腺功能亢进症（SHPT）章节进一步讨论（见第44章）。

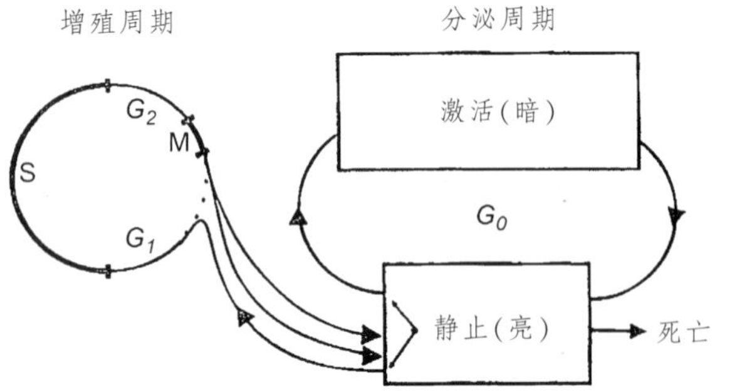

图17.4 增生周期和分泌周期在甲状旁腺细胞中的整合。主要细胞在具有特征性超微结构外观[17]的分泌活动和分泌静止期间[19]交替；为了简化说明，省略了分泌循环中的其他阶段。分泌静止期结束时，细胞可以选择恢复分泌或从G_0切换到G_1进入增殖周期。后一种选择在正常情况下很少行使，但是存在不能通过进一步增加静态分泌活动的持续时间来满足的需求时是可及的。

体内骨化三醇生物合成改变引起的混杂效应可以通过体外研究来规避，但培养细胞的主要问题是其生长速度快，甚至比体内胚胎时的峰值速度快得多，倍增时间只有1~2天[2,31]。由于不具有正常组织结构产生的增殖限制，不管何种组织来源，培养细胞都会被驱动增殖直到相互聚集汇合[32]。因此，钙刺激甲状旁腺细胞生长[4]的反常作用不太可能与生理情况相关。最有说服力的结果是通过器官培养获得的，较低的环境钙浓度会伴随有丝分裂[33]和氚标记的胸苷测定的S期细胞增加[34]。体内未能一致性地发现这种反应，可能反映了骨化三醇升高的抑制作用。为什么在需要更多PTH的低血钙动物体内甲状旁腺增生不能发生[25]，或更明显[28]？一种可能性是，严重的低钙血症对包括甲状旁腺在内的细胞发育具有广泛的抑制作用，因此甲状旁腺细胞数量虽然不变，但相对于体重可能增加[25,27]。另一种可能性是，伴有严重的低钙血症，分泌静止期的持续时间太短，不能允许$G_0 \rightarrow G_1$转换发生。在几项体外研究中，钙的作用是双相的，轻度的低钙血症刺激和严重的低钙血症抑制DNA合成[34]，峰值反应发生在0.5mmol/L。也许增生已经进化为防止轻度和慢性而不是严重和急性的低钙血症的防御机制，这在增长更加缓慢的老龄动物中更容易被证实。

生物学合理性和实验证据都支持低钙血症刺激甲状旁腺中细胞分裂和生长，以及高钙血症作为间接抑素抑制其细胞分裂的传统观点[35]。这种机制在抵抗轻度而不是严重的低钙血症方面具有更大的效应，例证包括对甲状旁腺半切手术[13]和妊娠情况的反应[2]，以及正常受试者血浆钙和甲状旁腺重量之间的反相关[5]。低钙血症引起增生作用的机制尚不清楚。当满足更多PTH需求的其他机制已经耗尽时，它可能是唯一的选择。激素分泌和增殖之间的联系在每个内分泌腺中可能是不同的，或者反映对相同细胞内信号传导机制的独立应答[36]。但是当细胞内激素浓度下降到临界水平以下，生物合成不能跟上释放速度时，触发细胞进入细胞周期仍然是一个有吸引力的概念[37]。在垂体的催乳素分泌细胞中[38]，有证据表明这种关系可以为所有内分泌细胞提供一种常见的适应机制。

甲状旁腺异常生长

细胞数量、激素分泌和血浆钙的关系

甲状旁腺增生是对持续 PTH 需求增加的长期最终反应，这一观点提示细胞数量与总激素分泌之间存在关系。事实上，正如我们其中一个人 40 年前所说的，"如果每个细胞的分泌行为和相关的化学环境不受细胞总数的影响……"然后 PTH 分泌一定是与参与分泌的细胞数量成正比的[39]。然而，正常个体甲状旁腺实质细胞数的变异系数（CV）为 30%[40]，而血浆游离钙推定的甲状旁腺细胞的平均分泌设定点（即单个细胞识别为正常并试图维持的血浆钙水平）CV<3%[22]。细胞总数与人群血浆游离钙之间的关系将变得模糊，因为由于某些原因，个体之间相同细胞总数的 PTH 分泌是不同的。设定点存在个体差异[22]，每个细胞的最大 PTH 分泌或分泌能力可以在很大的范围内变化[41]，并且参与分泌的细胞比例可以改变[19]。

在所有形式的甲状旁腺功能亢进症中，三个主要机制在不同程度上有助于 PTH 分泌过多。首先，提高分泌设定点[22,42,43]。其次，反映分泌活性相对持续时间的活跃细胞比例增加[44]。最后，实质细胞总数增加。后两个变化共同作用会增加任何时期激素分泌细胞的数量，从而在血浆钙的各个水平上按比例增加所有腺体的总 PTH 分泌。基于在各种甲状旁腺功能水平下血浆白蛋白调整后的钙和完整 PTH 的平均值，其关系是曲线关系，即相同的连续的 PTH 增量仅导致较小的连续的钙增量[14,22,41]。

从临床和实验[45]的观察结果可以推断，分泌细胞数量的增加对 PTH 和钙的影响小于设定点轻度提高的影响（见第 6 章）[46]。如果细胞数量增加但不提高设定点，则每个细胞的运行将越来越接近其最小能力，并且很难抵抗血浆钙升高的影响[22]。相反，如果设定点提高但不增加细胞数量，则每个细胞将越来越发挥其最大能力，并且抵抗血浆钙的运行作用下降[22]。在任何一种异常的情况下，PTH 分泌钙相关曲线的中央陡峭部分的生物学优势是不明显的[44]。和大多数原发性甲状旁腺功能亢进症患者一样，当设定点提高并且分泌细胞数量增加时，生物学优势得以恢复。

在这个理论背景下，可以对细胞数量、激素分泌和血浆钙之间的经验关系进行检验。在患者数量足够和肿瘤大小涵盖广泛的所有研究中，肿瘤重量或体积与血浆钙之间存在显著的相关性，平均 r 值约为 0.6（范围为 0.4~0.8）[2,47-51]。尽管研究相对较少，但重量（或体积）和血浆 PTH 水平，以及血浆 PTH 水平与血浆钙之间的相关性同等，甚至更显著[2,48,51,52]。响应标准低钙血症的血浆 PTH 急性增加和甲状旁腺体积之间的相关性最令人印象深刻（r=0.98）[53]。在其他研究中，回归线的发散性总是非常广泛，大约 2/3 的血浆钙水平变化不能通过对甲状旁腺重量或体积的回归分析解释。因此，虽然这种关系在生物学和病理生理学上很重要，但是外科医生若试图从术前测量中预测肿瘤的特征，这种关系实际上几乎没有什么价值[2,52]。然而，对原发性甲状旁腺功能亢进症患者的经验观察支持从理论分析得出的结论：甲状旁腺细胞越多，激素分泌速率越快，血浆钙水平越高。

原发性甲状旁腺功能亢进症：病程反应生长程度和速度？

PTH 分泌过多通常被分为继发性或原发性两种[54]。在继发性甲状旁腺功能亢进症（SHPT）中，血浆钙通常低或正常，甲状旁腺组织学显示为增生；而 PHPT 血浆钙通常较高，甲状旁腺组织学通常显示为腺瘤（见第 21 章）。然而，根据甲状旁腺功能亢进状态的起因进行分类比根据血浆钙水平或病情确认时的腺体结构进行分类更具生理学意义[2,54]。将甲状旁腺功能亢进症定义为"原发性"是指在病因方面不受限制；一些"原发性"甲状旁腺功能亢进症的病例是继发于一些遗传或环境的致病因素[55]。

PHPT 具有非常广泛的临床表现，包括严重威胁生命的高钙血症、中度症状性高钙血症伴纤维性骨炎、轻度高钙血症伴肾结石，甚至患者中偶然发现更轻微的高钙血症，其中许多人表面上无症状，没有任何明显的有害后果。在 1980 年之前的 50 年中，疾病的显性发病率逐渐增加，伴随着这些不同综合征的相对频率逐渐变化。大约 1935 年之前，几乎所有的患者都有纤维性骨炎[56]和 PHPT 的特异性骨病[57]。随后的变化分两个阶段。首先，在 Albright 等[58]的研究之后，在肾结石患者中发现了更多病例；增长幅度不确定，但可能超过 10 倍[2]。其次，在广泛采用常规多通道生物化学筛查后，在没有血浆钙测定的传统指征的患者中发现了更多病例。排除积压的未诊断患者后，增幅大约是 4 倍[59]。在这两个阶段，病例持续增加，并且诊断年龄上升而非下降[60-62]（表 17.1）。因此，呈 4 倍增长的显性发病中只有较小部分是由于同类患者在较早的年龄被截获，除了很少偶然之外[4]，大部分增长都来自未诊断过的病例[60]。

表 17.1 原发性甲状旁腺功能亢进症:诊断时的平均年龄

作者	参考文献	年份	原因	诊断时年龄(岁)
Norris	56	1947	纤维性骨炎	43
Hellstrom 和 Ivemark	61	1962	结石	49
LIoyd	47	1968	结石	48
Mallette 等	48	1974	混合型	53
Mundy 等	62	1980	偶然发现	70
Rao 等	50	2000	偶然发现	62

表 17.2 甲状旁腺腺瘤重量变化

参数	Norris[56]	Lloyd[47]	Rutledge 等[52]	Rao 等[50]
时期	1931—1945	1950—1965	1974—1984	1992—1997
数量	69[a]	98	68	148
平均年龄(岁)	43	48	56	62
平均重量(g)	6.44	1.26	0.58	0.74
对数 SD 值[b]	3.2	3.4	2.2	2.7
范围(计算值[c])	0.61~68	0.11~14.6	0.12~2.9	0.10~5.3
范围(观察值)	0.40~120	0.15~26	0.10~2.6	0.1~8.7

[a] 排除尸检诊断病例。

[b] 乘数与 SD 线性对应。

[c] 几何平均值×/÷(对数 SD)^2。

在同一时期,当疾病变得更加普遍且并不严重时,肿瘤的特征特别是大小(表 17.2)发生了变化。几何平均重量几乎减少了 10 倍,最大肿瘤重量减少了近 20 倍[47,50,52,56]。这种变化为疾病严重程度的下降提供了一个很好的解释,但是鉴于诊断年龄[60-62]在肿瘤大小下降的同时也在上升,肿瘤的平均增长率也一定会大幅下降。最初,只诊断出最快速增长和最大的肿瘤,在发现病例增加的每个阶段,患者群体因为发现肿瘤生长更慢的患者而不断扩大,尽管其病程更长,但肿瘤更小。Lloyd[47]首先详细研究了肿瘤重量与疾病进程之间的关系,他们将患者分为纤维性骨炎(1 型)组、肾结石(2 型)组和不具有这两种表现(3 型)组。该分类对应于前述导致病例发现增加的两种方法所界定的这一疾病历史的三个阶段。

使用纤维性骨炎作为分类标准经常受到批评,因为如果检查方法适当,几乎所有患者都可以发现超量 PTH 造成的骨质改变[63]。然而,骨转换增加和皮质骨丢失率增加是非特异性的,而纤维性骨炎是一种过量 PTH 分泌造成的特异性的、有本质区别的骨病[57],而且它的存在明确提示疾病已经存在了几年并达到一个特定的严重程度。令人遗憾的是,许多学者没有认识到这一重要的区别,只是一味地报道“骨病”的存在或不存在。表 17.3 比较了 1 型和 2 型的主要特征。正如前面讨论所预期的那样,除了代表肾功能受损较大的低磷血症以外,1 型的每种疾病表现都更为严重[4,47]。然而,人们第一次注意到 1 型的症状持续时间明显更短,表明它不仅仅是 2 型的更严重形式。肿瘤重量与病史之间的反比关系及肿瘤重量的实质差异,提示两种类型的根本区别在于肿瘤生长速度[47],这一推断与前述的历史上疾病表现的变化完全一致。

肿瘤生长速度是疾病进程和表现方式的主要决定因素的观念,虽然在肿瘤学上常见,但内分泌学家普遍接受缓慢,尽管其他内分泌肿瘤有几个例子。对于 PHPT,肿瘤生长较快导致更多激素分泌、更严重的高钙血症和纤维性骨炎,肿瘤生长较慢导致不严重的高钙血症,激素分泌很少达到产生纤维性骨炎所需的水平。这个想法可以进一步向两个方向发展。一些患者近期出现严重的危及生命的高钙血症,即所谓的急性 PHPT 或甲状旁腺危象[64,65](见第 26 章)。许多这样的患者先前已经有不同严重程度的长期甲状旁腺功能亢进症,经常伴有纤维性骨炎(急性附加慢性),但在其他一些患者,危象是该疾病的首次表现,病程太短而没有发展到纤维性骨炎(急性初始)。在任何一种情况下,高钙血症都是进行性的失衡改变[66],经常由并发疾病或手术引起;随之而来制动和钠耗竭引发了几个恶性循环,如不阻断将导致死亡。极度 PTH 分泌过多是其特征[64]。

发病机制复杂[2,65-67],但由于肿瘤通常较大[68,69],症

表 17.3 两种类型原发性甲状旁腺功能亢进症[a]

参数	1 型[b]	2 型[c]
病例数量	44	88
肿瘤重量(几何平均值)	3.74(2.69)[d]	0.65(2.64)[d]
范围(观察值)	0.7~26.0	0.15~3.5
范围(预测值)[e]	0.5~27.1	0.10~4.5
病程(年)	3.6(4.8)	6.7(7.2)
血浆钙(mmol/L)	3.34(0.6)	2.91(0.20)

[a] 数据来自参考文献[47]及与作者的个人交流。

[b] 表现为纤维性骨炎。

[c] 表现为肾结石。

[d] 乘数与 SD 线性对应。

[e] 几何平均值×/÷(对数 SD)^2。

状持续时间可以达几周或几个月而不是几年，甲状旁腺的生长可能异常迅速，突然加速(慢性转急性)或开始即快速进展(急性初始)。之所以强调快速生长的重要性，是因为急性甲状旁腺功能亢进症与甲状旁腺癌在疾病病程、频繁出现纤维性骨炎和肾结石(否则很少组合)、表现方式及高钙血症的严重程度等方面非常相似[64,70](见第 27 章)。另一个相似之处是两种疾病的发病率都保持稳定，总体不受 PHPT 诊断率增加的影响[64,71]。在这两种情况下，代表性病例中肿瘤几何平均重量在 4~10g[68,69,72,73]。非典型腺瘤特指类似于癌的肿瘤，其在临床表现、组织学表现[74]及不完全切除后再生长的快速程度方面均与癌类似[71]。

另一种相反的情况是，在大多数偶发性轻度高钙血症患者中，激素分泌过多和疾病严重程度的指标通常多年来一直保持稳定[75]，不出所料，在引入多通道生物化学筛查之前这种患者很少被诊断出来[60]。通过非侵入性方法对肿瘤大小进行连续测量显然是困难的，并且从未在因任何原因延迟手术治疗的 PHPT 患者中完成。然而，激素分泌的长期稳定性的最合理解释是其所有决定因素的长期稳定性，包括细胞数量。因此，疾病没有进展意味着肿瘤生长明显缓慢甚至停滞。患者在 PTH 和(或)血浆钙水平升高[75,76]的转变期很少被发现，说明大多数病例这一转变期的持续时间相当短[60]。

是我们对疾病的认识发生了变化，还是疾病本身发生了变化，这一问题相当重要。大多数观察者支持前一种观点[77]。在进行多通道筛选之前，一项大型回顾性分析发现 80%的患者有肾结石[2]；PHPT 的显性患病率增加 4 倍应该使肾结石患者的比例降低到 20%。在最近的两项研究中，肾结石比例为 18%和 22%[78,79]，表明甲状旁腺功能亢进症导致的肾结石绝对发生率并没有改变。对纤维性骨炎应用类似的计算可以发现更多问题。如果绝对发病率保持不变，与几乎所有患者都存在纤维性骨炎的时期相比，甲状旁腺功能亢进症的诊断率增加了 40 倍，那么目前临床中至少 2%的患者应该存在纤维性骨炎。亨利·福特医院的经验表明目前患病率<0.5%[80](见第 20 章)；另外两项研究中分别是大约 1%(1/97)和 1.7%(2/118)[78,79]。有人认为，由于维生素 D 营养的改善(见下文和第 20 章)，纤维性骨炎不仅相对而且绝对较以前少见[31,80]。

原发性甲状旁腺功能亢进症:生长模式及对发病机制的意义

Lloyd[47]在他的重要论文中提出了三个独立的观点：前两个观点是，不同患者的肿瘤生长率存在很大差异，而且这些差异导致临床表现各不相同，这些观点获得目前所有数据的支持并且符合临床肿瘤学原则[9,81]。第三个观点是，生长率双峰性分布是病因学基本差异的反映，这一观点更加新颖、更难证实，已经被同时代研究该病的学生们遗忘(或忽视)了。然而，新的发现支持这一观点，在大多数病情轻的患者中，肿瘤生长可能已经完全停止，这表明更为根本的差异不是生长率而是生长模式的不同(图 17.5)。这些患者的临床病程表明肿瘤生长最初是快速的，随着时间的推移，当接近肿瘤大小的渐近值时，生长逐渐减慢[82]。这种生长模式通常被称为冈珀茨模式，因为 S 形曲线可以通过冈珀茨函数描述[83]，但在本文中称为渐近生长，渐近值不同则个体间存在差异。渐近生长是许多肿瘤的特征[4]，但是这些机制很少应用于甲状旁腺，以至于认为其生长缓慢是细胞出生率降低造成的。

根据目前的肿瘤模型，大多数肿瘤起源于由于基因功能的遗传改变而获得竞争性生长优势的单个细胞，首先产生一个遗传和表型相同的细胞克隆[84,85]。遗传改变通常被认为是体细胞突变，意味着核苷酸序列发生变化[23,86]，但也可能是一个表突变[87]，指由于 DNA 甲基化模式的改变而导致基因表达的表观遗传变化[88,89]，或其他一些近期发现的异常[90]。克隆性的概念并不像通常所假定的那么简单。所有正常组织都由原始原基中单细胞产生的相邻的细胞克隆组成，因此只有当检测到的组织样本足够大、能够容纳许多这样的“克隆斑块”时，单一表型才意味着单克隆[91,92]。此外，一个克隆的创始细胞的定义可能是模糊的[84]，并且在克隆进化过程中幸存下来的群体的创始细胞[93]不一定与肿瘤起源的创始细胞(或细胞群)相同[94]。尽管比较复杂，但克隆性的概念为理解甲状旁腺异常生长提供了有用的起点。与其他良性内分泌肿瘤一样[95,96]，甲状旁腺腺瘤通常是单表型的，可能由单个遗传功能障碍的细胞形成[97,98](见第 18 章)。如果功能障碍是由突变引起的，它可能是几种遗传性基因异常的某一倾向[98,99]，或者是暴露于外部诱变剂(如治疗[2,55]或军事照射[2,100])的后果，但是大多数情况下不存在这样的因素。对于表突变的病因知之甚少，但至少一些是环境因素造成的。

假设起源自单个遗传功能障碍的细胞，则可能估计出产生给定重量的肿瘤所需的倍增数量[82]，即使倍增时间不恒定，这也是研究生长动力学第一种有用的方法。用所需的倍增数量除以肿瘤的估计年龄，可以得到倍增时间的上限，从而计算出产生肿瘤所需的最小细

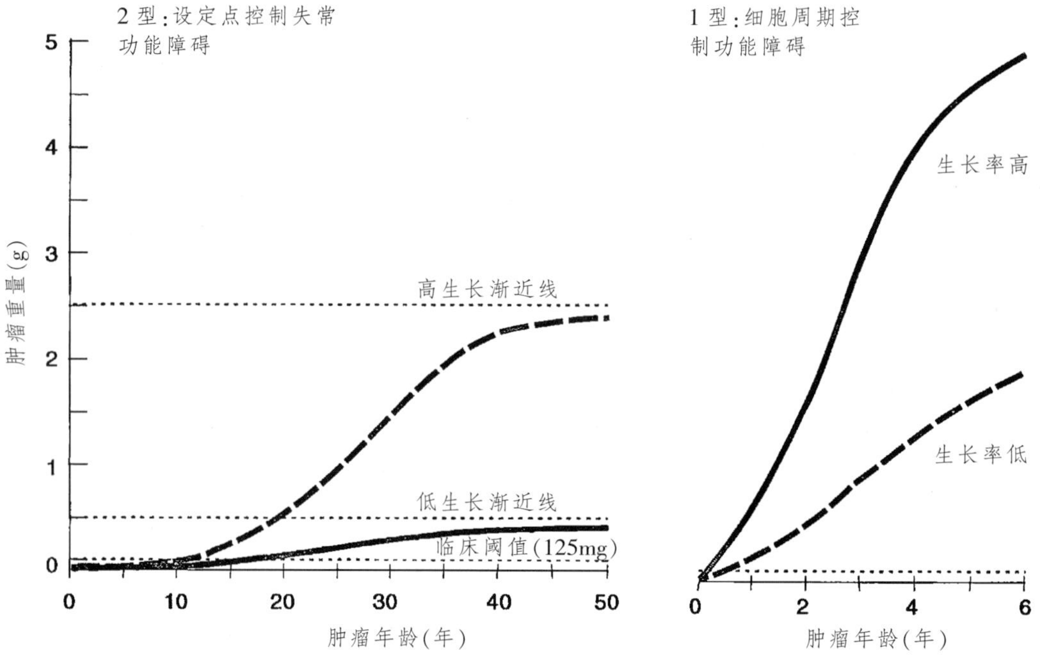

图 17.5 甲状旁腺腺瘤的假想生长曲线，对应两种遗传功能障碍。在每种类型中，实线代表更为典型的行为，虚线代表不典型行为。对于类型 2，曲线基于冈珀茨模型[83]，并且代表了生长渐近线高于或低于几何平均值的情况。临床阈值为能检测的肿瘤质量的最低值，所选择的值接近正常总重量的均值，大约相当于单个细胞倍增 27 次[9]。2 型肿瘤将几乎呈指数增长，直至达到临床阈值，之后随着渐近值接近新分泌设定点，增长将减缓；生长渐近线的水平将取决于设定点的增加。1 型肿瘤将按照与肿瘤发生信号途径相应的进展速率呈指数增长。受到与其他肿瘤相同的因素影响，最终增长将会减缓[34,37]，但很少会完全停止。

胞出生率。这个值在单个病例中没有意义，但是无论是散发性[35,82]还是辐射相关腺瘤[55]，多组病例中的平均值（表 17.4）比肿瘤切除当时的细胞出生率高 5~8 倍。三种独立的方法证明了低细胞出生率[35,55,82]。很低的细胞转换率似乎是甲状旁腺腺瘤的独有特征，在有足够数据的任何其他肿瘤中均未发现。根据冈珀茨模型，肿瘤生长期间细胞出生率下降的幅度约为 25 倍[83]，这支持了目前实践中根据疾病进程得出的结论。肿瘤的中央（大概较旧的）部分降低得更显著，其内的细胞出生率不如正常甲状旁腺组织中的细胞出生率高[35]，甲状旁腺肿瘤起源不太可能如已经在甲状腺结节中发现的那样来自具有异常高增殖潜力的细胞[102]。

上述讨论突出了甲状旁腺腺瘤发病机制的一个重要的悖论。公认的肿瘤范例指出，异常细胞累积一系列突变，每种突变赋予额外的生长优势，这一过程被称为克隆进化[93]。这个范例被广泛认为适用于一般的内分泌肿瘤，也适用于甲状旁腺腺瘤[96-98]（见第 18 章）。这些肿瘤有很大比例包括至少一种不同突变，如推定的原癌基因细胞周期蛋白 D1 的活化[103]，以及多个位点的等位基因丢失，每个位点包括一种不同的肿瘤抑制基因的丢失或失活[104]。然而，在可能导致细胞分裂率逐渐增加的过程中，速率是逐渐下降的。此外，具有最长时间累积突变的细胞呈现最低的细胞分裂速率，其速率不再显著大于正常速率[35]。另一个困难是所报道的突变的预期结果是更快速的细胞周期转换而不是激活 $G_0 \rightarrow G_1$ 开关，其与低的组织更新无关。最后，研究单个细胞而不是组织提取物发现特定突变在 70%以上的细胞中并不存在[103]，表明它不存在于任何肿瘤的初始细胞中，而且在同一细胞中没有发现一个以上的突变。尽管比较常见，这些突变可能具有不同于致瘤突变的作用。这些事实连同延长的潜伏期（辐射相关腺瘤约 40 年）（表 17.4）和恶性转化的罕见性表明，许多病例可能由非肿瘤机制引起[35,55,82]。

Lloyd[47]提出 2 型肿瘤是由对妊娠和哺乳期钙需求异常反应的细胞增生灶产生的，其详细阐述了 Albright 和 Reifenstein 早期提出的一个观点[105]。这个观点得到甲状旁腺腺瘤多表型性证据的支持，但是这些证据也可以有另一种解释，并不一定表示多克隆性[2,92]。局灶性增生的概念可以通过设定点假说由单克隆起源解释，该观点提出单细胞中的初始遗传功能障碍降低了其对周围钙浓度的敏感性，从而导致分泌设定点增加[35,55,82]。这种细胞将以与正常细胞响应于低钙浓度完全相同的方式响应于正常的细胞外液(ECF)钙浓度[22]。它将最大化其 PTH 合成和分泌速度,但仍无济于事。不久异常细胞将会分裂以应对感受到的低血钙, 新的细胞克隆将以指数级增长, 直到其足以开始提高整个腺体 PTH 分泌的速率。随着患者的细胞外液钙升高,其生长速度将减缓,当达到与新设定值相对应的值时,将不再进一步刺激生长[22]。由于设定点的增加而引起的甲状旁腺瘤,虽然描述为肿块,但并不是肿瘤,至少最初是一个灶性增生的单一腺叶。

PHPT 特征的分泌设定点的增加与甲状旁腺细胞表面的钙敏感受体(CaSR)有关,该受体(CaSR)决定了环境钙浓度变化的反应[106,107]。设定点由 CaSR 分子的数量[107,108]或其精确结构[109]决定。在甲状旁腺腺瘤中,信使 RNA[110,111]和蛋白质[112-114]都有明显的 CaSR 低表达,这可能是设定点增加的直接原因[108,114]。还没有发现 CaSR 基因突变[115,116],但几乎每个细胞中 CaSR 表达都显著降低[117],因此可能是生成细胞的起始异常。在甲状旁腺腺瘤中没有发现 CaSR 基因异常甲基化[118],但其他表观遗传学变化尚未研究[90]。类似的解释适用于维生素 D 受体表达,其在超过 90%的细胞中翻译[113,118]和转录[116]时显著降低,但没有异常甲基化[118]。由于骨化三醇增加 CaSR 表达[119],VDR 的丢失也可以解释甲状旁腺肿瘤中 CaSR 降低,可能是最初的表观遗传学异常。

表 17.4 腺瘤的年龄和甲状旁腺功能亢进症的最小细胞出生率

参数	病因 [a] 辐射	未知
患者数量	56	63
发病年龄(岁)	16.2[b](9.3)	23.3[c](6.1)
手术时年龄(岁)	55.7(9.5)	55.0(15.1)
肿瘤年龄(年)	39.5(10.6)	31.7(9.1)
肿瘤重量(mg)	819[d](2.63)[e]	827[c](2.85)[e]
倍增次数(N)[f]	29.7(1.40)	29.7(1.51)
最长的倍增时间(年)[g]	1.33(0.36)	1.07(0.33)
最低出生率(%/年)[h]	54.4[c](1.37)[e]	69.7[c](1.56)[e]
当前的细胞出生率(%/年)	6.2[c](1.8)[e]	13.7[c](2.06)[e]

[a] 标准偏差在括号内给出。辐射数据来自参考文献[55];未知病因数据来自参考文献[82]。

[b] 暴露于外部辐射时的年龄。括号内的数据是平均值。

[c] 假设遗传功能障碍具有与有丝分裂相同的年龄分布(图 17.5),所以有丝分裂中位年龄是发病年龄的最佳估计值[3]。

[d] 几何平均数。

[e] 乘以对应于线性标度的平均值。

[f] Log_e 重量(g)/Log_e2+30。

[g] 肿瘤年龄/N。

[h] $Log_e2/DT_{max}\times100$。

反对设定点假说的观点强调转基因小鼠中甲状旁腺细胞过度表达细胞周期蛋白 D1 导致早期增殖增加,并导致分泌设定点的提高[120,121],但是细胞周期蛋白 D1 诱导的增殖可以通过模拟 CaSR 设定点增加的拟钙剂完全阻止,因此这一观点被削弱[122]。显然,细胞周期蛋白 D1 表达、设定点调节和细胞增殖之间的关系尚未完全清楚。另一个困难是正常血浆钙 PHPT 的发生,它被认为是高血钙 PHPT 发展的一个阶段[123,124]。可以通过生物化学的个体差异由设定点假设进行解释[125],其承认个体之间存在血浆钙水平和分泌设定点差异, 或者部分归因于 CaSR 多态性[109]。实际上,这些血浆钙正常的患者平均血钙显著高于正常平均值。

冈珀茨模型为此假设提供了更多的支持; 从初始遗传功能障碍到第一细胞分裂的时间异常长, 几何平均值在 40~100 天,其依赖于肿瘤年龄的估计[83]。具有生长控制基因初始突变的细胞似乎不太可能在分裂之前等待这么久,而设定点假说的预测似乎更合理,这段间期是因为细胞把分裂作为最后反应手段。虽然尚未得到直接证据的支持, 但是设定点假说可以解释目前 PHPT 临床特征、PTH 分泌的主要异常、手术切除时的低细胞增殖率、肿瘤中央和周边区域细胞出生率的差异,以及所推断的渐近增长模式, 这些都通过单一机制解释[35]。

Lloyd[47]认为 1 型肿瘤是真正的肿瘤,其中生长缓慢但持续,因此在缺乏治疗的情况下,疾病根据生长率进展逐渐严重(图 17.5)。在这样的肿瘤中,生成细胞的初始变化是生长控制基因的功能障碍导致 $G_0\rightarrow G_1$ 开关被激活。视网膜母细胞瘤抑制基因的丢失,在甲状旁腺癌中频繁发生[126],也可见于少数良性但有侵袭性肿瘤中[127]。此外,还发现广泛的微卫星灶不稳定性[128]。甲状旁腺腺瘤的许多特征与前面提到的双重病因假说一致,尽管还没有确定。肿瘤的组织学特征,如细胞和细胞核的大小、形态的较大变异,以及巨型、多核和超染色质细胞核的存在,过去只在疾病严重时才能观察到[2,129],但现在只是偶尔被发现(见第 1 章)。组织化学或流式细胞术证据的多倍体和(或)非整倍体只在少数患者中出现[2,129];核直径的较大差异不能通过增殖或倍体性解释(表 17.5),表明 1 型肿瘤比 2 型肿瘤更具有肿瘤特性[130]。少数患者的肿瘤激素分泌在体外和体内都相对自主,但大多数患者通常是可抑制的[53,131]。在一大宗病例中, 血浆钙值呈双峰分布, 少数病例常见值为

3.6mmol/L,大多数病例常见值为2.8mmol/L[132]。然而,尚不清楚这是否是同样的患者在这些不同特征方面的不典型性。尽管如此,基于双重病因概念(表17.6)的分类似乎比之前较简单的设计[16,47]能更好地适应PHPT的临床和病理表现的变化,并为尝试了解其分子基础提供了框架。

前面的讨论意味着甲状旁腺细胞可以通过两种不同的方式获得生长优势:分泌设定点控制功能障碍导致呈渐近生长的增生性腺瘤,或细胞周期控制功能障碍导致持续生长的肿瘤(表17.6和图17.5)。然而,确立这一假设需要回答三个主要问题。首先,如果少数病例没有初始设定点功能障碍,为什么几乎所有病例的设定点都会增加?通常的答案是细胞快速增殖导致CaSR的低表达[132],但在肿瘤切除时测量的最快的细胞分裂速率(44%/年)[82]比在培养的甲状旁腺细胞中观察到的速率至少低300倍[133]。因此,在克隆扩张早期阶段,快速增殖可能导致设定点增加,但不能合理解释为何设定点持续增加。还存在另一种可能,即CaSR低表达可能是几乎所有甲状旁腺肿瘤中的第一个事件,无论其在诊断和切除时的行为如何。根据以前的讨论,第一个事件也可能是VDR的低表达。

第二个问题涉及如何在这种低更新组织中发生肿瘤转化。DNA在整个生命中经历持续的损伤和修复[23],但基因或染色体异常作为突变之所以能延续是有丝分裂的结果[2,134-136]。唯一的例外是在非复制细胞群体,如果错配修复系统发生功能异常,不能区分损伤和未损伤

表17.5 甲状旁腺核直径

类型	直径(μm)(SD)
正常	
二倍体[a]	5.0(3.30)
四倍体[b]	6.3
八倍体[b]	7.9
腺瘤	
类型2(*n*=45)	5.64[c]
类型1(*n*=10)	6.68[d]
癌(*n*=18)	8.11[e](1.39)

[a] 测量39个标本得到[129]。
[b] 计算得到。
[c] 与正常二倍体有显著差异($P<0.01$)。
[d] 与类型2有显著差异($P<0.001$)。
[e] 与类型1有显著差异($P<0.001$)[134]。在腺瘤中的增加太大,不能用多倍体或进入细胞周期细胞比例增加解释。

表17.6 克隆性甲状旁腺肿瘤的改良分类

因素	类型[a] 1	2和3
基因功能障碍的性质	细胞周期控制	设定点控制
生长方式	连续	渐进
表现的变异[b]	生长率	钙浓度
临床表现[c]	纤维性骨炎	肾结石(类型2)
	(其他因素)	(其他因素)
	高钙血症	偶发(类型3)

[a] 来自参考文献[47]。
[b] 相似类型肿瘤的特征可能取决于基因功能障碍造成的影响。
[c] 可能会受到环境和生活方式因素及肿瘤特征的影响。

的DNA链,有毒物质、辐照或其他外源因子所致DNA损伤可以保持未校正状态,称为非标准错配修复[137]。在连续复制的细胞群体中,微卫星灶——在多个位点复制的构成基因组很大一部分的核苷酸的短序列[138]——特别容易出现错配修复缺陷,称为微卫星灶不稳定[139]。然而,错配修复和微卫星灶不稳定对甲状旁腺腺瘤发病意义不大[140]。任何突变的绝对频率是其在每个有丝分裂发生的概率(致突变风险)和有丝分裂频率的乘积[141,142]。同一克隆内连续分裂的频率增加可能是由于减少可用于DNA修复的时间从而进一步增加了突变的风险[135,141]。虽然增加细胞增殖本身可能不是致突变性的,但其可增加由于其他因素导致突变的风险[141,143]。当某个组织如肝脏中细胞分裂的基础速率非常低时,诱导肿瘤形成的突变往往发生在细胞增殖之前。甲状旁腺具有比肝脏更低的更新率,似乎发生肿瘤转化前更需要增加细胞增殖。

正常的甲状旁腺细胞分裂的相对速率仅在受精后大约16周内接近其在快速更新组织中分裂细胞群观察到的速率(图17.2),这段时间中可能发生导致罕见的童年期甲状旁腺肿瘤的突变[144]。在其他时间出现必要的快速分裂细胞群可能是由设定点的初始非肿瘤升高引起。以冈珀茨模型[83]预测的最短初始倍增时间为21天,以及延迟的增殖速率冈珀茨下降要直到新克隆生长至正常平均甲状旁腺细胞重量(50mg)的2个标准差时才出现[40],总的甲状旁腺细胞有丝分裂在约1.5年中增加约8倍。增加倍数通常会小于此值,在大多数情况下没有突变,增长是渐近的,渐近线的值取决于设定点增加的幅度。少数情况下可发生肿瘤型突变,导致持续生长,偶尔会有导致甲状旁腺癌的进一步突变。另一种可能性是肿瘤转化反映的不是突变发生情况,而是

正常情况下细胞之间，以及细胞和基质的通信联系所赋予的增殖抑制被破坏[145,146]。

第三个与临床最相关的问题是肿瘤生长速度和疾病表现的变化是否取决于维生素 D 营养的差异，而不是发病机制的差异[50,80]。维生素 D 缺乏可以几种不同的方式影响甲状旁腺生长。在美国,腺瘤重量的对数与血清骨化二醇水平存在显著的负相关,其影响不是由血钙或血清骨化三醇介导的,很可能是间接造成的[49]。一个合理的解释是,低水平的骨化二醇是骨质局部产生骨化三醇的底物[157],其钝化了 PTH 的钙化作用,因此需要更高的肿瘤重量渐近值才能将血钙提高到新设定点[49]。骨化三醇缺乏可直接促进 PTH 分泌,而不依赖于其他因素(见第 44 章)[147];骨化三醇对甲状旁腺细胞也具有抗增殖作用[28,29],因此骨化三醇缺乏可增加肿瘤生长速度。一项研究报道,如果 PHPT 患者血清骨化二醇和骨化三醇水平低则更易患纤维性骨炎[148],而且发现血清骨化三醇水平与免疫反应性 PTH 呈正相关。11 例纤维性骨炎患者(占总体的 17%)中骨化三醇均正常或增加,其平均值往往高于肾结石患者[149]。在超过 50%的患者中,个体骨化二醇水平没有达到现代标准(<10ng/mL),但该结果未根据临床特征进行分类。

在印度，维生素 D 缺乏是地方性的，几乎所有的 PHPT 患者持续表现为大的肿瘤和纤维性骨炎[80,150],肿瘤重量明显高于美国患者通过血清骨化二醇回归得到的预测值，而腺体重量的对数与血清骨化二醇水平的负相关斜率明显增加[80]。因此,在地方性维生素 D 缺乏的情况下，甲状旁腺腺瘤的生长要远大于没有低钙血症或骨化三醇缺乏症存在的维生素 D 营养的情况。可能的解释是，维生素 D 和钙的终身缺乏将导致大部分人群甲状旁腺增生；所有四个腺体中的细胞增殖增加应该是比限制在单个细胞子代中的增殖增强更强力地诱变启动子。

大多数印度病例为单个腺瘤，不伴有其他腺体明显增大[151,152],但维生素 D 缺乏导致不对称增生,通常其中一个腺体比其他腺体更大[6]。这种腺体可能是腺瘤的前体[153]。母体维生素 D 缺乏症表现在胎儿上并可能导致新生儿佝偻病[154]。它也增加 PTH 分泌[155],几乎肯定是因为甲状旁腺细胞的增殖程度比通常的产前水平更大(图 17.1)。随后的突变发生增加可能导致印度甲状旁腺功能亢进症的发病早于美国[151,152]。同样的过程也可能导致印度甲状旁腺癌的发生率高于美国[151,152]。这个概念的直接证据是辐射诱发的甲状旁腺腺瘤在维生素 D 缺乏的大鼠中比正常大鼠中更频繁发生[156]。

根据所讨论的概念，控制设定点和控制细胞周期的基因功能障碍不是二者择一而是连续的，前者是后者的必要前提条件，除非细胞分裂被其他一些手段刺激(图 17.6),如生殖系突变[99],或通过发动 SHPT。后一种结果被称为三发性甲状旁腺功能亢进症，将在下文讨论。在 MEN1 中,多克隆增生也可能是对 *menin* 基因杂合子生殖系突变的初步反应[157,158],之后发生的控制细胞周期的突变或表观突变(例如,野生型 *menin* 等位基因的体细胞突变)导致腺体的不对称性增大[158]和最大腺体的单克隆化[159]。设定点假说的一个新颖点是,在身体的每个其他组织中，倾向于降低细胞内钙浓度的基因功能失调将抑制而非刺激生长[160],并且可能导致细胞功能障碍和细胞死亡。这种缺陷可能非常常见,但只有在甲状旁腺细胞中它们才具有临床可检测的后果。这个概念不仅说明了非肿瘤性病因的数据,而且也解释了为什么在几乎所有病例中都能发现分泌设定点增加，使导致肿瘤形成的细胞周期突变的发生与正常甲状旁腺中极低的细胞分裂率相协调，并解释了维生素 D 缺乏导致发病的原因。

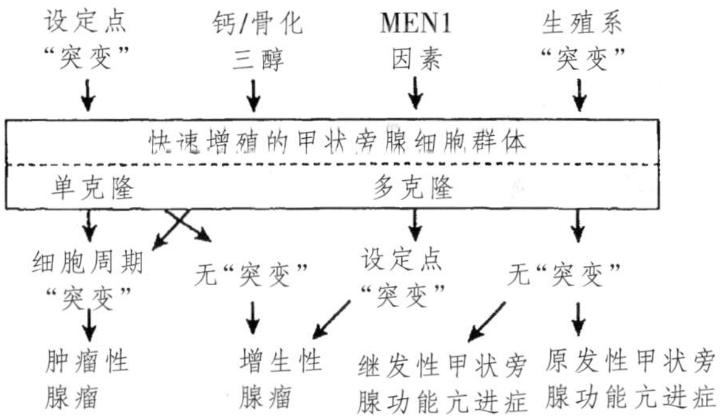

图 17.6　异常甲状旁腺生长统一模型。“突变”是指任何可遗传的基因功能障碍,无论是经典突变还是表观突变。据文中解释的原因,第一步是始终建立一个快速增殖的细胞群体,可以是设定点“突变”所致的单克隆,也可以是多克隆,如环境刺激导致的继发性甲状旁腺功能亢进症,或由 MEN1 生长因子所致,或由导致原发性增生的几种基因缺陷中的某一个所致。快速增殖的细胞增加“突变”的风险。设定点“突变”导致单克隆增殖,随后发生细胞周期“突变”,导致肿瘤性腺瘤引起的 1 型原发性甲状旁腺功能亢进症,偶尔导致甲状旁腺癌。设定点“突变”后没有进一步的“突变”,导致增生性腺瘤引起的 2 型原发性甲状腺功能亢进症。多克隆增生是不伴有“突变”的继发性甲状旁腺功能亢进的表现,导致继发性增生,弥漫性或结节性;高钙血症可能由于分泌设定点的增加而出现。弥漫性或结节性增生,随后发生任何类型“突变”,导致三发性甲状旁腺功能亢进症。

继发性和三发性甲状旁腺功能亢进症情况下甲状旁腺的生长

如上一节所述,SHPT可以发生在多种情况下[54],包括正常衰老[161]、钙营养不足或吸收不良、肾脏钙损耗、妊娠和哺乳期、Paget病、假性甲状旁腺功能减退症(见第55章)、维生素D耗竭(外源性和内源性)[162]和维生素D代谢受损[163]。在正常衰老过程中,PTH分泌量有所增加(20~90岁为40%)且没有证据表明甲状旁腺细胞数量随年龄增加[40]。在少数老年人中[161],这种增加可能是由甲状旁腺微腺瘤或偶尔发生于没有高钙血症情况下的增生性结节引起[164]。

在慢性肾衰竭中[165],PTH分泌过多和甲状旁腺增生是由低钙血症、高磷血症和骨化三醇缺乏共同引起,每种因素都能单独刺激甲状旁腺细胞增殖[29,147]。关于这些因素的相对重要性及其发展顺序目前还存在争议。最近发表的最大的临床研究[166]使用肾小球滤过率(GFR)作为疾病进展指标,发现当GFR低于80mL/min时,最早的变化是平均血浆骨化三醇水平下降。其次是PTH、磷酸盐和钙发生改变;在所有受试者中改变顺序可能不一致。在肾次全切除大鼠实验中观察约1%的常规生命期,所有三个因素对甲状旁腺增生的影响似乎都是通过转化生长因子α表达增加和细胞周期依赖性激酶抑制剂p21表达降低介导的(见第18章和第44章)[167-169]。这一结果是否同样适用于病程持续时间较长的患者目前还未知。

在能够广泛获得显著延长生命的治疗方案(1926年和1966年)发表之前,一个未经筛选的系列肾衰竭患者尸检结果显示[4],甲状旁腺增大程度相当有限;甲状旁腺总重量的个体数值呈现正态分布,几何平均值大约增加65%。甲状旁腺实质总重量与血清肌酐呈正相关,与肾重量呈负相关[164]。在以佝偻病或软骨病为主要骨骼异常的患者中,甲状旁腺重量的几何平均值与未经筛选的病例结果相当,个体数值也处于相同范围[170]。数据表明大多数慢性肾衰竭患者有轻度甲状旁腺增生[29]。在以纤维性骨炎为主要骨骼异常的患者中,结果与其他未经筛选的病例几乎没有重叠;几何平均重量增加超过30倍,平均值和范围与PHPT患者中引起纤维性骨炎的单个腺瘤大致相同(表17.3)[4,170]。在选择手术治疗的透析患者中[171],甲状旁腺重量的增加远远高于未经选择的慢性肾衰竭患者或单独骨质矿化缺陷的患者,这种差异可能是质和量上的。

由于CaSR的低表达导致PTH分泌设定点增加,少数患者会出现明显的甲状旁腺生长;异常生长可能由原发性甲状旁腺腺瘤相同的设定点功能障碍的机制驱动[172]。除需要甲状旁腺手术的患者外[174],在未选择的透析患者中分泌设定点似乎是正常的,而且不会随着甲状旁腺功能亢进症的严重程度而增加[173]。这些患者手术时获取的分散的细胞中分泌设定点增加[174],从增大腺体内的结节中获取的细胞异常更加明显[173]。在这些患者中还发现设定点的调控者CaSR表达降低[110,112]。在少数患有严重SHPT的患者中,钙受体表达降低[68,172]也为高钙血症的发生提供了合理的解释[171]。

弥漫性增生和结节性增生的组织学差异有助于进一步了解甲状旁腺生长机制(见第1章和第44章)。结节由细胞核更密集的细胞组成,同时细胞周期标志物表达更多[172,175]、通过流式细胞术可获得更多的细胞周期细胞[176]、细胞周期蛋白D1的表达更高[175]、骨化三醇受体大量减少[175]、分泌设定点更高[173],以及CaSR表达大量减少[110,112]。这些特征解释了甲状旁腺总重量显著增加,以及许多甲状旁腺自体移植物持续生长(通常是快速的)[177]。详细的细胞组织化学和免疫细胞化学研究证实了每个结节中的细胞有相似的基因表达,但结节之间存在差异[178]。每个结节可能来自不同的单个细胞,或者更可能来自一组相邻细胞,其是胚胎发育期间生长细胞的克隆后代,并且由此构成片状生长[91,92]。在这个意义上,与弥漫性增生的多克隆性和腺瘤的单克隆性相比,结节性增生是多克隆增生。

对于慢性肾衰竭,甲状旁腺生长反应分成了几个阶段。弥漫性继发性增生(多克隆)由骨化三醇缺乏引起,因为高磷酸盐血症和低钙血症而更加严重,并且在一些患者最终导致纤维性骨炎相关的严重的SHPT[170,171]。由于CaSR低表达增加甲状旁腺分泌设定点和VDR低表达降低对骨化三醇反应性的叠加作用,持续生长可导致高钙血症[171];增生变为结节状(多个克隆),腺体不对称性增大[179]。下一阶段是在一个或偶尔更多的结节中出现腺瘤[180],因为其中一个经历最快速增殖的细胞出现了遗传功能异常;在5年内积累的1.0g额外的甲状旁腺组织需要有丝分裂的频率增加50倍。这一序列被称为三发性甲状旁腺功能亢进症[2,180],该术语通常误用于高血钙性继发性甲状旁腺功能亢进症,但是实际上它是指继发性甲状旁腺功能亢进症的病因与原发性甲状旁腺功能亢进症的单克隆性相结合的疾病状态[162,180]。最终和最不常见的阶段是恶性转化导致甲状旁腺癌,其似乎在长期血液透析患者中发生频率异常[2,181,182],可能是由于DNA修复缺陷[183]及细胞增殖增加。

还有证据表明,在长期补充磷酸盐治疗的情况下,低磷血性骨软化症患者会出现三发性甲状旁腺功能亢进症[184-186],其甲状旁腺病理学改变与慢性肾衰竭患者相似,包括弥漫性增生、结节性增生和腺瘤[186]。甲状旁腺功能亢进症可能严重到引起有放射学证据的纤维性骨炎[187]。血钙正常的甲状旁腺功能亢进症比高钙血症性甲状旁腺功能亢进症更常见[187]。许多报道为三发的病例应更准确地分类为继发性高钙血症,但有些病例中发现了腺瘤。在一个病例发现了突变型 *menin* 基因[188],而其他病例则是分泌设定点增加[184]。与肾衰竭相反,血清骨化三醇水平通常正常,但相对于 PTH 水平来说偏低。在某些情况下,甲状旁腺功能亢进症的发病机制主要与低磷血症的原因相关,而与治疗无关[185,186,189]。另一种能够短期刺激 PTH 分泌的治疗方案是使用氟化钠[190]。资深作者(DSR 和 AMP)发现长期使用氟化钠的患者出现了高钙血症性甲状旁腺功能亢进症,可通过切除一个甲状旁腺腺瘤治愈,但这是不是巧合还不清楚[190]。

甲状旁腺生长的治疗意义

在原发性甲状旁腺功能亢进症中,PTH 分泌的持续下降目前只能通过消融过多的甲状旁腺组织来实现,通常采用手术切除方式(见第 36 章)。使用拟钙剂可以控制激素分泌[191,192],但是目前没有溴隐亭那样的甲状旁腺对应物,溴隐亭可以缩小许多垂体肿瘤并减少其激素分泌[193]。增长速度影响手术时间的选择,急性原发性甲状旁腺功能亢进症需要尽快手术;许多进展性疾病患者需要手术但不必立即做,可能被延迟;对于轻度非进展性疾病患者,有时是无限延迟[60]。然而,对于继发性甲状旁腺功能亢进症患者,一个长期和普遍的假设是,如果可以去除对细胞增殖的原始刺激,甲状旁腺将最终恢复到其先前的大小[2,4]。然而,尚不清楚人类甲状旁腺的非破坏性细胞损失程度。促甲状旁腺激素的缺乏可能会限制萎缩和生长的能力,但是即使在甲状腺,腺体增生的退化也比假设的少见和不完全[102]。

增生性甲状旁腺退化缓慢的第一个迹象来自肾移植后 PTH 分泌频繁的持续性[46]。在这种情况下有多种原因可导致高钙血症,但临床中最常见的原因是甲状旁腺功能亢进症。虽然有时被描述为三发性甲状旁腺功能亢进症,但在大多数患者中仅发现增生[194]。然而,高钙血症患者在肾移植前已具有较高的 PTH 水平,并且其甲状旁腺 CaSR 表达降低[195]。轻度高钙血症可以持续不变,没有缓解趋势;如果这些患者的甲状旁腺发生萎缩,其速度可能太慢以至于在长达十余年的时间里不能反映可测量的血浆钙的变化[46]。移植后持续性甲状旁腺功能亢进症的发病机制已经通过弥漫性和结节性增生之间的区别加以阐明[195]。在少数患者中,弥漫性增生腺体的平均重量仅为正常腺体的 4 倍,VDR 和 CaSR 表达几乎正常,可能因此细胞凋亡的比例大大增加。相比之下,结节性增生腺体的平均重量增加约 20 倍,VDR 和 CaSR 表达仍然很低,凋亡没有增加。遗憾的是,这一重要发现一直没有得到证实,尽管发现异常的小腺体的频率更高[196]。但是这并不会改变治疗建议,肾移植后稳定性高钙血症持续超过 1 年,则应考虑其持久性,推荐手术治疗[29,194,195]。

非移植患者生长异常的治疗意义更为复杂。在原发性甲状旁腺功能亢进症中,非腺瘤腺体的细胞出生率仅下降约 50%[35]。即使由于治疗作用肾衰竭患者的细胞出生率下降到零,细胞凋亡率加倍至每年 10%,甲状旁腺细胞数量在 5 年内下降约 40%,3.0g 的旁腺组织需要 33 年左右才能减少至 0.1g。这些非常悲观的计算具有几个重要的临床意义。首先,需要更加重视预防早期慢性肾衰竭中的甲状旁腺增生。因为对于相同的刺激,甲状旁腺增生总是比 PTH 的高分泌反应更迟一些,如果仅全段 PTH[197]的水平显著增加超过 3 个月,则基本可以假定已经发生了部分甲状旁腺增生。预防易于监测的 PTH 分泌过多,可预防目前无法在早期阶段监测的甲状旁腺增生。其次,一旦发生严重的甲状旁腺功能亢进症,若不进行肾移植,甲状旁腺细胞的数量应该不会显著降低。第 37 章和第 44 章讨论了通过非手术手段减少 PTH 分泌的最佳方法。

是否可能通过药理学手段刺激细胞凋亡从而加速甲状旁腺萎缩,这是一个重要的尚未解决的问题。如果骨化三醇是甲状旁腺抑制生长因子,那么其浓度突然大幅上升可能与阳性生长因子浓度大幅下降相同,其可以在许多内分泌组织中诱导细胞凋亡[12]。该领域仅有少数几项前瞻性对照临床试验,其中一项试验分别口服和静脉内给予相同剂量的骨化三醇,没有出现显著差异,单次注射剂量为 4μg,36 周后无论给药途径如何,超声检查甲状旁腺大小及 PTH 分泌的动态指标均没有发现明显变化[198]。但有报道称,高剂量(8μg)的骨化三醇脉冲式给药后超声发现甲状旁腺体积可能大幅度减少(约 40%),大部分萎缩发生在前 4 周[199,200]。最近,将非钙模拟物 22-氧骨化三醇直接注射到增大的腺体,发现腺体体积轻度减小[201]。这种缩小可以反映细胞大小和血管分布而不是细胞数量的减少[24],但是在少数患者中有合理的证据表明可以诱导细胞凋亡[201],随后在肾次全切除的大鼠实验中得到证实[202]。如果可以在患者中确认骨化三醇具有诱导凋亡的作用,那么治疗甲状旁腺功能亢进症的溴隐亭可能会很快面世。第44章提到了甲状旁腺无序生长对未移植患者甲状旁腺功能亢进症手术治疗的影响[29,194-196]。

甲状旁腺功能低下时甲状旁腺生长

即使是正常大小的甲状旁腺在尸检中也很难发现,对很小的甲状旁腺只有不完整的病理信息。各种形式的特发性甲状旁腺功能减退症的现有数据在第1章和第52章中进行了描述。甲状旁腺全切或次全除术后引起的甲状旁腺功能减退症几乎没有组织学检查,但是基于没有治疗的情况下甲状旁腺功能的变化可以推测出一个有趣的悖论。许多患者血浆钙的水平高于PTH完全缺失的患者[203],PTH水平虽然低但可以检测出[204],并且EDTA诱导的低钙血症也可能在一定程度上得到恢复[205]。显然,一些细胞能够分泌PTH,但功能受到抑制。因为细胞数量与血浆钙之间呈曲线关系,血浆钙的减少小于细胞数量的减少。每个细胞的激素分泌增加,并且随着细胞数量的减少,每个细胞在激素分泌方面更加接近上限[22]。在这些情况下,为什么剩下的细胞不持续增殖直到功能恢复?如前所述,钙对甲状旁腺细胞增殖的影响是双相的,对严重的低钙血症不如对轻度低钙血症有效。但是,这并不是悖论的主要解释,因为即使轻度的甲状旁腺功能低下也可以多年保持不变[203]。

除非切除所有四个腺体,这种情况在颈部手术治疗非恶性疾病时几乎不会发生,手术标本中甲状旁腺组织的数量与低钙血症的发展无关[206]。作为手术解剖和止血的结果,不是简单地切除一些甲状旁腺组织,而是干扰所有四个腺体的血液供应[207]。这种情况仅发生在极少数患者中,可能是因为甲状旁腺的精确位置和血液供应的个体差异。甲状旁腺也容易发生纤维化[208],纤维化进展可能是因为手术后明显的血钙恢复至正常后出现了迟发性甲状旁腺功能减退症[209]。甲状旁腺缺血损伤是晚年特发性甲状旁腺功能低下的一个可能的解释[210];甲状旁腺组织对缺血的敏感性表现在移植后成活的不确定性[177]、在快速生长的肿瘤内发生自发梗死[211]。甲状旁腺功能异常程度可以由小岛细胞维持,但如果被纤维组织的条带分开,其生存力将变得不确定。再生依赖于新血管生成和主细胞增殖[212],两个过程都会受到血管损伤、循环受损和持续性纤维化的影响。

甲状旁腺的生长和激素分泌的整合

增加设定点和细胞增殖:更多实例

无论是原发性还是高钙血症性继发性甲状旁腺功能亢进症,细胞增殖很大程度上由提高分泌设定点驱动,因为一个或多个原因导致了CaSR的低表达。这种关系的另外两个例子值得简要讨论——家族性低尿钙高钙血症(FHH)(见第24章)和锂诱导的高钙血症。

FHH存在CaSR基因的失活突变[107],结果导致在体测定的甲状旁腺分泌设定点增加[43],并且存在轻度和非进行性高钙血症。因为肾小管上CaSR不起作用,钙在肾小管重吸收增加;尿钙排出减低或正常,但相对于血浆水平较低。骨皮质细胞是否表达CaSR尚不清楚,但是血骨平衡在FHH中可能设定在较高水平[22]。儿童期血清PTH水平通常正常,但随着时间的推移缓慢增加,30岁以后通常高于正常水平[213]。组织学切片中甲状旁腺实质区域的几何平均值增加约3倍,而其他形式的原发性甲状旁腺增生(无论是家族性还是散发性)通常增加5倍[214]。仅报道了少数患者的甲状旁腺重量;平均值增加了约2倍,但几乎没有单个腺体重量超过75mg[215]。轻度增生是多克隆(或多个克隆)杂合子生殖系突变的表现,纯合子突变会导致新生儿严重的甲状旁腺功能亢进症[107]。就设定点假说而言,需要轻度的甲状旁腺增大以满足分泌设定点增加,因为肾小管设定点升高不依赖于PTH分泌增加[22]。双倍的突变基因或一个显性的失活突变,将导致一个较高的设定点[107],随之是细胞增殖的更大驱动。

锂盐治疗通常应用于双相情感障碍,大多数患者在几周内出现血浆PTH和钙水平的适度增加,偶尔达到产生高钙血症的程度[216-218]。即使单次剂量的碳酸锂也可以在2小时后提高全段PTH水平,不伴有离子钙的变化[216]。早期变化是可逆的,但是在约6%的长期治疗患者中发现轻度持续性高钙血症[219]。锂诱发的高钙血症的特征与FHH类似[220]。血清PTH水平未被抑制或适度升高,并且钙在肾小管再吸收增加。短期和长期临床研究都表明锂治疗增加了PTH分泌设定点[216,220],体外实验中锂对培养的牛和人类甲状旁腺细胞的作用支持这一结论[221]。正如设定点假说所预测的,锂治疗刺激甲状旁腺生长。锂暴露增加甲状旁腺腺瘤来源的培养细胞对氚标记胸腺嘧啶核苷的摄取[221],长期治疗患者超声检查发现甲状旁腺体积显著增加[218]。在需要手术治疗的严重的锂诱导的高钙血症中存在增生和腺瘤[220]。锂治疗过程中，腺瘤的发生倾向早于增生[217]，这表明锂促进正常甲状旁腺组织的增生并刺激已经存在的小腺瘤生长[220]。

钙稳态的新概念

分泌设定点升高和细胞增殖增加之间相互关联的一致性提示了一种观察血浆钙稳态的新方法。根据这一观点，受控变量不是血浆钙而是甲状旁腺分泌设定点(使用前面给出的生理学定义)与当前血浆钙水平之间的差异，该变量的目标值为零(图 17.7)。如果血浆钙低于设定点，短期反馈回路启动；基于前述的机制的层次结构[16](见上文“甲状旁腺发育的生理影响因素”[16])，全部腺体的总激素分泌增加。依赖于骨细胞和肾小管中靶细胞对 PTH 水平升高的反应[22]，血浆钙升高，消除了与设定点的偏差。如果这个过程不完全有效，PTH 需求将持续增加，从而刺激长期的反馈回路发挥作用，使一些甲状旁腺细胞从静止的 G_0 期触发到细胞周期的 G_1 期。起始信号可能是一些关键的细胞器内 PTH 浓度下降。其结果将是增加甲状旁腺细胞的数量，进而增加总激素分泌以响应相同刺激，并且使血浆钙升高趋向设定点。该周期将重复进行，直到细胞数量增加到足以将干扰信号减小到几乎无影响。

如前所述，长期反馈增加了对短期反馈均衡性和精确性的整体控制[22]。这样确保受刺激的甲状旁腺细胞不需要持续进行最大强度的激素合成和分泌，该状态下它们不能响应额外的需求，而是使其状态返回到 S 形曲线的陡峭中心，可以保持最高效率的双向反应[22]。触发长期反馈机制的控制变量，或者来自血浆钙的降低，或者是由设定点升高引起。慢性低钙血症(如果不是由甲状旁腺功能减退引起的)是 PTH 在维持正常血钙中的功效降低的结果，由于前述某种原因(见上文“继发性和三发性甲状旁腺功能亢进情况下甲状旁腺的生长”)，导致弥漫性继发性甲状旁腺增生。根据起因，分泌设定点的增加将影响不同的细胞群体，并有不同的形态学结果(表 17.7)。如果由于表突变或基因突变，只有单个细胞克隆会受到影响，将导致原发性或三发性甲状旁腺功能亢进症(图 17.6)。如果由于肾衰竭和骨化三醇的缺乏，一些细胞群可能会受到更多的影响，将导致结节性继发性增生。如果由于生殖系突变或外部因素，如锂，所有细胞将受到同等的影响，导致原发性增生(表 17.7)。无论甲状旁腺细胞增殖和激素分泌之间的联系的分子基础如何，设定点假说结合 PTH 升高血浆钙功效的变化(表 17.7)，可以解释甲状旁腺腺瘤生长减缓，伴有高钙血症的继发增生持续快速增长，以及 FHH 中小生长程度。整合控制激素分泌的短期反馈和控制细胞增殖的长期反馈，可以确保无论健康还是疾病状态下甲状旁腺都将达到完成生物学功能所需的

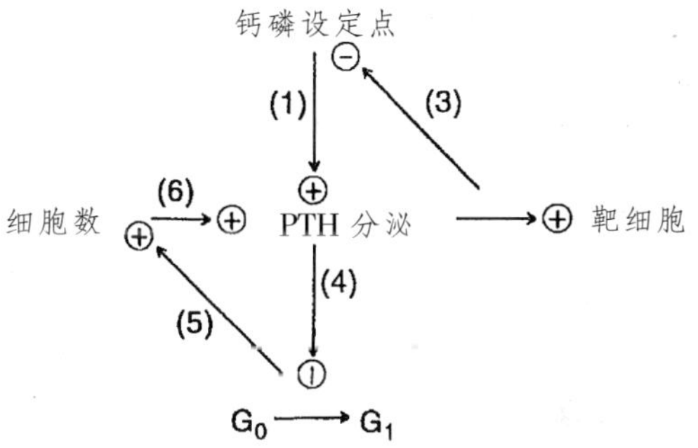

图 17.7 钙稳态的短期和长期循环。控制变量是甲状旁腺分泌设定点与当前血浆钙水平之间的差异，目标值为零。迹象表明，对于每个步骤，自变量增加引起因变量相应改变。步骤 1、2 和 3 构成短期循环，步骤 4、5 和 6 构成长期循环。由于受控变量的正值持续存在，单个细胞的 PTH 分泌过长时，发起步骤 4，但机制尚未知(详情请见文字)。

表 17.7 设定点增加的不同机制比较

	原发性腺瘤	继发性增生	FHH[a]	锂疗法
设定点机制	遗传功能障碍	骨化三醇缺乏	生发突变	直接影响细胞
影响细胞	一个克隆	结节	所有	所有
PTH 效应[b]	正常	减少[c]	增加[d]	增加[d]
细胞增加	中等	严重	温和	温和

[a] 家族性低尿钙性高钙血症；其他形式的遗传性增生情况尚不清楚。

[b] 升高血钙。

[c] 因为骨化三醇缺乏和其他肾衰竭的影响。

[d] 因为肾小管重吸收钙的增加。

大小。

致谢

感谢得克萨斯州丹尼森的 Peggy Hison 女士所做的转录和手稿准备工作，亨利·福特医院 MLIS 斯莱登图书馆的 Stephanie Steben 女士对语言搜索和引文的帮助，以及 Wendy Gill 编写了所有插图。

（何向辉 王晓宁 译）

参考文献

1. Lander AD, Gokoffski KK, Wan FYM, Nie Q, Calof AL. Cell lineages and the logic of proliferative control. *PLoS Biol* 2009;**7**:e1000015.
2. Parfitt AM. Parathyroid growth: normal and abnormal. In: Bilezikian JP, editor. *The Parathyroids: Basic and Clinical Concepts*. New York: Raven Press; 1994. pp. 373–405.
3. Norris EH. Anatomical evidence of prenatal function of the human parathyroid glands. *Anat Rec* 1946;**96**:129–41.
4. Parfitt AM. Parathyroid growth: normal and abnormal. In: Bilezikian JP, Marcus R, Levine MA, editors. *The Parathyroids: Basic and Clinical Concepts*. 2nd ed. New York: Raven Press; 2001. pp. 293–329.
5. Ghandur-Mnaymneh L, Cassady J, Hajianpour MA, Paz J, Reiss E. The parathyroid gland in health and disease. *Am J Pathol* 1986;**125**:292–9.
6. Kirkby-Bott J, El-Khatib Z, Soudan B, Caiazzo R, Arnalsteen L, Carnaille B. 25-Hydroxy vitamin D deficiency causes parathyroid incidentalomas. *Langenbecks Arch Surg* 2010;**395**:919–24.
7. Wright NA, Alison M, editors. *The Biology of Epithelial Cell Populations*. Oxford: Oxford University Press; 1984.
8. Blumenthal HT. Aging processes in the endocrine glands of the guinea pig; the influence of age, sex and pregnancy on the mitotic activity and the histologic structure of the thyroid, parathyroid and adrenal glands. *Arch Pathol (Chic)* 1945;**40**:264–9.
9. Tannock IF. Principles of cell proliferation: cell kinetics. In: DeVita VT, Hellman S, Rosenberg SA, editors. *Cancer: Principles and Practice of Oncology*. 3rd ed. Philadelphia: Lippincott; 1989. pp. 3–13.
10. Wang Q, Palnitkar S, Parfitt AM. Parathyroid cell proliferation in the rat. Effect of age, and phosphate administration and recovery. *Endocrinology* 1996;**137**:4558–62.
11. Wang Q, Palnitkar S, Parfitt AM. The basal rate of cell proliferation in normal human parathyroid tissue: implications for the pathogenesis of hyperparathyroidism. *Clin Endocrinol (Oxf)* 1997;**46**:343–9.
12. Kerr JFR, Searle J, Harmon BV, Bishop CJ. Apoptosis. In: Potten CS, editor. *Perspectives on Mammalian Cell Death*. Oxford: Oxford University Press; 1987. pp. 93–128.
13. Ladizesky M, Diaz MC, Zeni S, Romeo HE, Cardinali DP, Mautalen CA. Compensatory parathyroid hypertrophy after hemiparathyroidectomy in rats feeding a low calcium diet. *Calcif Tissue Int* 1991;**48**:63–7.
14. Capen CC, Roth SI. Ultrastructural and functional relationships of normal and pathologic parathyroid cells. In: Loachim HL, editor. *Pathobiology Annual*. New York: Appleton-Century-Crofts; 1973. pp. 129–75.
15. Hansson CG, Mathewson S, Norrby K. Parathyroid cell growth and proliferation in nephrectomised rats. *Pathol Eur* 1971;**6**:313–21.
16. Parfitt AM, Kleerekoper M. The divalent ion homeostatic system: physiology and metabolism of calcium, phosphorus, magnesium and bone. In: Maxwell M, Kleeman CR, editors. *Clinical Disorders of Fluid and Electrolyte Metabolism*. 3rd ed. New York: McGraw Hill; 1980. pp. 269–398.
17. Shannon WA, Roth SI. An ultrastructural study of acid phosphatase activity in normal, adenomatous and hyperplastic (chief cell type) human parathyroid glands. *Am J Pathol* 1974;**77**:493–506.
18. Marti R, Wild P, Schraner EM, Mueller M, Moor H. Parathyroid ultrastructure after aldehyde fixation, high-pressure freezing, or microwave irradiation. *J Histochem Cytochem* 1987;**35**:1415–24.
19. Fitzpatrick LA, Leong DA. Individual parathyroid cells are more sensitive to calcium than a parathyroid cell population. *Endocrinology* 1990;**126**:1720–7.
20. Kendall CH, Roberts PA, Pringle JH, Lauder I. The expression of parathyroid hormone messenger RNA in normal and abnormal parathyroid tissue. *J Pathol* 1991;**165**:111–8.
21. Sun F, Ritchie CK, Hassager C, Maercklein P, Fitzpatrick LA. Heterogeneous response to calcium by individual parathyroid cells. *J Clin Invest* 1993;**91**:595–601.
22. Parfitt AM. Calcium homeostasis. In: Mundy GR, Martin TJ, editors. *Physiology and Pharmacology of Bone*. Berlin: Springer-Verlag; 1993. pp. 1–65.
23. Pollard TD, Earnshaw WC, Lippincott-Schwartz J. *Cell Biology*. Philadelphia: Saunders Elsevier; 2008.
24. Kremer R, Bolivar I, Goltzman D, Hendy GN. Influence of calcium and 1,25-dihydroxycholecalciferol on proliferation and proto-oncogene expression in primary cultures of bovine parathyroid cells. *Endocrinology* 1989;**125**:935–41.
25. Wernerson A, Svensson O, Reinholt FP. Quantitative and three-dimensional aspects of the rat parathyroid gland in normo-, hypo-, and hypercalcemia. *Microsc Res Tech* 1995;**32**:129–47.
26. Trechsel U, Eisman JA, Fischer JA, Bonjour JP, Fleisch H. Calcium-dependent, parathyroid hormone-independent regulation of 1,25-dihydroxyvitamin D. *Am J Physiol* 1980;**239**:119–24.
27. Parfitt AM, Willgoss D, Parikh N, Wilson P, Lloyd HM. Long term response of rats to dietary calcium restriction: evidence for calcium dependent, parathyroid hormone independent, modulation of vitamin D metabolism [abstract 538]. *J Bone Miner Res* 1989;**4**:S252.
28. Szabo A, Merke J, Beier E, Mall G, Ritz E. 1,25(OH)2 vitamin D3 inhibits parathyroid cell proliferation in experimental uremia. *Kidney Int* 1989;**35**:1049–56.
29. Parfitt AM. The hyperparathyroidism of chronic renal failure: a disorder of growth. *Kidney Int* 1997;**52**:3–9.
30. Naveh-Many T, Rahamimov R, Livni N, Silver J. Parathyroid cell proliferation in normal and chronic renal failure rats. The effects of calcium, phosphate, and vitamin D. *J Clin Invest* 1995;**96**:1786–93.
31. Brandi ML, Fitzpatrick LA, Coon HG, Aurbach GD. Bovine parathyroid cells: cultures maintained for more than 140 population doublings. *Proc Natl Acad Sci USA* 1986;**83**:1709–13.
32. Sonnenschein C, Soto AM, editors. *The Society of Cells: Cancer and Control of Cell Proliferation*. New York: Springer; 1999.
33. Raisz LG. Regulation by calcium of parathyroid growth and secretion in vitro. *Nature* 1963;**197**:1115–6.
34. Lee MJ, Roth SI. Effect of calcium and magnesium on deoxyribonucleic acid synthesis in rat parathyroid glands in vitro. *Lab Invest* 1975;**33**:72–9.
35. Parfitt AM, Wang Q, Palnitkar S. Rates of cell proliferation in adenomatous, suppressed, and normal parathyroid tissue: implications for pathogenesis. *J Clin Endocrinol Metab* 1998;**83**:863–9.
36. Pawlikowski M. The link between secretion and mitosis in the endocrine glands. *Life Sci.* 1982;**30**:315–20.
37. Lloyd HM, Jacobi JM, Willgoss D, Kearney J, Ward P. DNA synthesis and secretory activity in parathyroid adenomas. *Acta Endocrinol (Copenh)* 1981;**96**:70–4.
38. Lloyd HM, Jacobi JM, Willgoss DA. DNA synthesis by pituitary tumours, with reference to plasma hormone levels and to effects of bromocriptine. *Clin Endocrinol (Oxf)* 1995;**43**:79–85.
39. Parfitt AM. Relation between parathyroid cell mass and plasma calcium concentration in normal and uremic subjects. A theoretical model with an analysis of the concept of autonomy, and speculations on the mechanism of parathyroid hyperplasia. *Arch*

Intern Med 1969;**124**:269–73.
40. Akerstrom G, Grimelius L, Johansson H, Lundqvist H, Pertoft H, Bergstrom R. The parenchymal cell mass in normal human parathyroid glands. *Acta Pathol Microbiol Scand A* 1981;**89**:367–75.
41. Brown EM, Gardner DG, Brennan MF, Marx SJ, Spiegel AM, Attie MF, et al. Calcium-regulated parathyroid hormone release in primary hyperparathyroidism: studies in vitro with dispersed parathyroid cells. *Am J Med* 1979;**66**:923–31.
42. Khosla S, Ebeling PR, Firek AF, Burritt MM, Kao PC, Heath H. Calcium infusion suggests a "set-point" abnormality of parathyroid gland function in familial benign hypercalcemia and more complex disturbances in primary hyperparathyroidism. *J Clin Endocrinol Metab* 1993;**76**:715–20.
43. Parfitt AM. Bone and plasma calcium homeostasis. *Bone* 1987;**8**(Suppl. 1):S1–8.
44. Kendall CH, Roberts PA, Pringle JH, Lauder I. The expression of parathyroid hormone messenger RNA in normal and abnormal parathyroid tissue. *J Pathol* 1991;**165**:111–8.
45. Gittes RF, Radde IC. Experimental hyperparathyroidism from multiple isologous parathyroid transplants: homeostatic effect of simultaneous thyroid transplants. *Endocrinology* 1966;**78**:1015–23.
46. Parfitt AM. Hypercalcemic hyperparathyroidism following renal transplantation: differential diagnosis, management, and implications for cell population control in the parathyroid gland. *Miner Electrolyte Metab* 1982;**8**:92–112.
47. Lloyd HM. Primary hyperparathyroidism: an analysis of the role of the parathyroid tumor. *Medicine (Baltimore)* 1968;**47**:53–71.
48. Mallette LE, Bilezikian JP, Heath DA, Aurbach GD. Primary hyperparathyroidism: clinical and biochemical features. *Medicine (Baltimore)* 1974;**53**:127–46.
49. Rao DS, Honasoge M, Divine GW, Phillips ER, Lee MW, Ansari MR, et al. Effect of vitamin D nutrition on parathyroid adenoma weight: pathogenetic and clinical implications. *J Clin Endocrinol Metab* 2000;**85**:1054–8.
50. Moosgaard B, Vestergaard P, Heickendorff L, Melsen F, Christiansen P, Mosekilde L. Plasma 25-hydroxyvitamin D and not 1,25-dihydroxyvitamin D is associated with parathyroid adenoma secretion in primary hyperparathyroidism: a cross-sectional study. *Eur J Endocrinol* 2006;**155**:237–44.
51. Altenahr E, Arps H, Montz R, Dorn G. Quantitative ultrastructural and radioimmunologic assessment of parathyroid gland activity in primary hyperparathyroidism. *Lab Invest* 1979;**41**:303–12.
52. Rutledge R, Stiegel M, Thomas CG, Wild RE. The relation of serum calcium and immunoparathormone levels to parathyroid size and weight in primary hyperparathyroidism. *Surgery* 1985;**98**:1107–12.
53. McCarron DA, Muther RS, Lenfesty B, Bennett WM. Parathyroid function in persistent hyperparathyroidism: relationship to gland size. *Kidney Int* 1982;**22**:662–70.
54. Parfitt AM, Kleerekoper M. Clinical disorders of calcium, phosphorus and magnesium metabolism. In: Maxwell M, Kleeman CR, editors. *Clinical Disorders of Fluid and Electrolyte Metabolism*. 3rd ed. New York: McGraw–Hill; 1980. pp. 947–1152.
55. Parfitt AM, Braunstein GD, Katz A. Radiation-associated hyperparathyroidism: comparison of adenoma growth rates, inferred from weight and duration of latency, with prevalence of mitosis. *J Clin Endocrinol Metab* 1993;**77**:1318–22.
56. Norris EH. The parathyroid adenoma; a study of 322 cases. *Surg Gynecol Obstet* 1947;**84**:1–41.
57. Parfitt AM. The actions of parathyroid hormone on bone: relation to bone remodeling and turnover, calcium homeostasis, and metabolic bone disease. Part III of IV parts; PTH and osteoblasts, the relationship between bone turnover and bone loss, and the state of the bones in primary hyperparathyroidism. *Metabolism* 1976;**25**:1033–69.
58. Albright F, Aub JC, Bauer W. Hyperparathyroidism: a common and polymorphic condition as illustrated by seventeen proved cases from one clinic. *J Am Med Assoc* 1934;**102**:1276–87.
59. Heath H, Hodgson SF, Kennedy MA. Primary hyperparathyroidism. Incidence, morbidity, and potential economic impact in a community. *N Engl J Med* 1980;**302**:189–93.
60. Parfitt AM, Rao DS, Kleerekoper M. Asymptomatic primary hyperparathyroidism discovered by multichannel biochemical screening: clinical course and considerations bearing on the need for surgical intervention. *J Bone Miner Res* 1991;**6**(Suppl. 2): S97–101.
61. Hellstrom J, Ivemark BI. Primary hyperparathyroidism. Clinical and structural findings in 138 cases. *Acta Chir Scand Suppl* 1962;(Suppl. 294):1–113.
62. Mundy GR, Cove DH, Fisken R. Primary hyperparathyroidism: changes in the pattern of clinical presentation. *Lancet* 1980;**1**:1317–20.
63. Parisien M, Silverberg SJ, Shane E, Dempster DW, Bilezikian JP. Bone disease in primary hyperparathyroidism. *Endocrinol Metab Clin North Am* 1990;**19**:19–34.
64. Fitzpatrick LA, Bilezikian JP. Acute primary hyperparathyroidism. *Am J Med* 1987;**82**:275–82.
65. Sarfati E, Desportes L, Gossot D, Dubost C. Acute primary hyperparathyroidism: experience of 59 cases. *Br J Surg* 1989;**76**:979–81.
66. Parfitt AM. Equilibrium and disequilibrium hypercalcemia new light on an old concept. *Metab Bone Dis Related Res* 1979;**1**:279–93.
67. Cundy T, Darby AJ, Berry HE, Parsons V. Bone metabolism in acute parathyroid crisis. *Clin Endocrinol (Oxf)* 1985;**22**:787–93.
68. Wang CA, Guyton SW. Hyperparathyroid crisis: clinical and pathologic studies of 14 patients. *Ann Surg* 1979;**190**:782–90.
69. Kelly TR, Zarconi J. Primary hyperparathyroidism: hyperparathyroid crisis. *Am J Surg* 1981;**142**:539–42.
70. Shane E, Bilezikian JP. Parathyroid carcinoma: a review of 62 patients. *Endocr Rev* 1982;**3**:218–26.
71. Fraker DL, Travis WD, Merendino JJ, Zimering MB, Streeten EA, Weinstein LS, et al. Locally recurrent parathyroid neoplasms as a cause for recurrent and persistent primary hyperparathyroidism. *Ann Surg* 1991;**213**:58–65.
72. Jarman WT, Myers RT, Marshall RB. Carcinoma of the parathyroid. *Arch Surg* 1978;**113**:123–5.
73. Jacobi JM, Lloyd HM, Smith JF. Nuclear diameter in parathyroid carcinomas. *J Clin Pathol* 1986;**39**:1353–4.
74. Levin KE, Galante M, Clark OH. Parathyroid carcinoma versus parathyroid adenoma in patients with profound hypercalcemia. *Surgery* 1987;**101**:649–60.
75. Rao DS, Wilson RJ, Kleerekoper M, Parfitt AM. Lack of biochemical progression or continuation of accelerated bone loss in mild asymptomatic primary hyperparathyroidism: evidence for biphasic disease course. *J Clin Endocrinol Metab* 1988;**67**:1294–8.
76. Rudnicki M, Transbol I. Increasing parathyroid hormone concentrations in untreated primary hyperparathyroidism. *J Intern Med* 1992;**232**:421–5.
77. Heath 3rd H. Clinical spectrum of primary hyperparathyroidism: evolution with changes in medical practice and technology. *J Bone Miner Res* 1991;**6**:S63–70.
78. Bilezikian JP, Silverberg SJ, Shane E, Parisien M, Dempster DW. Characterization and evaluation of asymptomatic primary hyperparathyroidism. *J Bone Miner Res* 1991;**6**(Suppl. 2):85–9.
79. Mitlak BH, Daly M, Potts JT, Schoenfeld D, Neer RM. Asymptomatic primary hyperparathyroidism. *J Bone Miner Res* 1991;**6**(Suppl. 2):103–10.
80. Rao DS, Agarwal G, Talpos GB, Phillips ER, Bandeira F, Mishra SK, et al. Role of vitamin D and calcium nutrition in disease expression and parathyroid tumor growth in primary hyperparathyroidism: a global perspective. *J Bone Miner Res* 2002;**17**(Suppl. 2):N75–80.
81. Steel GG. *Growth Kinetics of Tumours: Cell Population Kinetics in Relation to the Growth and Treatment of Cancer*. Oxford: Oxford University Press; 1977.

82. Parfitt AM, Willgoss D, Jacobi J, Lloyd HM. Cell kinetics in parathyroid adenomas: evidence for decline in rates of cell birth and tumour growth, assuming clonal origin. *Clin Endocrinol (Oxf)* 1991;**35**:151–7.
83. Parfitt AM, Fyhrie DP. Gompertzian growth curves in parathyroid tumours: further evidence for the set-point hypothesis. *Cell Prolif* 1997;**30**:341–9.
84. Woodruff MF. Tumor clonality and its biological significance. *Adv Cancer Res* 1988;**50**:197–229.
85. Fearon ER, Vogelstein B. A genetic model for colorectal tumorigenesis. *Cell* 1990;**61**:759–67.
86. DeVita Jr VT, Lawrence TS, Rosenberg SA, editors. *DeVita, Hellman, and Rosenberg's Cancer: Principles & Practice of Oncology*. 9th ed. Philadelphia: Lippincott Williams & Wilkins; 2012.
87. Holliday R. Mutations and epimutations in mammalian cells. *Mutat Res* 1991;**250**:351–63.
88. Jones PA, Laird PW. Cancer epigenetics comes of age. *Nat Genet* 1999;**21**:163–7.
89. Baylin SB, Herman JG, Graff JR, Vertino PM, Issa JP. Alterations in DNA methylation: a fundamental aspect of neoplasia. *Adv Cancer Res* 1998;**72**:141–96.
90. Skinner MK, Manikkam M, Guerrero-Bosagna C. Epigenetic transgenerational actions of environmental factors in disease etiology. *Trends Endocrinol Metab* 2010;**21**:214–22.
91. Thomas GA, Williams D, Williams ED. The clonal origin of thyroid nodules and adenomas. *Am J Pathol* 1989;**134**:141–7.
92. Garcia SB, Park HS, Novelli M, Wright NA. Field cancerization, clonality, and epithelial stem cells: the spread of mutated clones in epithelial sheets. *J Pathol* 1999;**187**:61–81.
93. Nowell PC. The clonal evolution of tumor cell populations. *Science* 1976;**194**:23–8.
94. Moore GW, Berman JJ. Cell growth simulations predicting polyclonal origins for "monoclonal" tumors. *Cancer Lett* 1991;**60**:113–9.
95. Jackson CE, Cerny JC, Block MA, Fialkow PJ. Probable clonal origin of aldosteronomas versus multicellular origin of parathyroid "adenomas." *Surgery* 1982;**92**:875–9.
96. Shimon I, Melmed S. Genetic basis of endocrine disease: pituitary tumor pathogenesis. *J Clin Endocrinol Metab* 1997;**82**:1675–81.
97. Marx SJ. Clinical review 109: contrasting paradigms for hereditary hyperfunction of endocrine cells. *J Clin Endocrinol Metab* 1999;**84**:3001–9.
98. Arnold A. Pathogenesis of endocrine tumors. In: Wilson JD, Foster DW, Kronenberg HM, Larsen PR, editors. *Williams Textbook of Endocrinology*. 9th ed. Philadelphia: Saunders; 1998. pp. 143–52.
99. Pannett AA, Thakker RV. Multiple endocrine neoplasia type 1. *Endocr Relat Cancer* 1999;**6**:449–73.
100. Takeichi N, Dohi K, Ito H, Yamamoto H, Mabuchi K, Yamamoto T, et al. Parathyroid tumors in atomic bomb survivors in Hiroshima: a review. *J Radiat Res* 1991;**32**. Suppl:189–92.
101. Clifton KH. Comments on the evidence in support of the epigenetic nature of radiogenic initiation. *Mutat Res* 1996;**350**:77–80.
102. Studer H, Derwahl M. Mechanisms of nonneoplastic endocrine hyperplasia—a changing concept: a review focused on the thyroid gland. *Endocr Rev* 1995;**16**:411–26.
103. Hsi ED, Zukerberg LR, Yang WI, Arnold A. Cyclin D1/PRAD1 expression in parathyroid adenomas: an immunohistochemical study. *J Clin Endocrinol Metab* 1996;**81**:1736–9.
104. Tahara H, Smith AP, Gas RD, Cryns VL, Arnold A. Genomic localization of novel candidate tumor suppressor gene loci in human parathyroid adenomas. *Cancer Res* 1996;**56**:599–605.
105. Albright F, Reifenstein EC. *The Parathyroid Glands and Metabolic Bone Disease*. Baltimore: Williams & Wilkins; 1948.
106. Pearce S. Extracellular "calcistat" in health and disease. *Lancet* 1999;**353**:83–4.
107. Brown EM. Physiology and pathophysiology of the extracellular calcium-sensing receptor. *Am J Med* 1999;**106**:238–53.
108. Ho C, Conner DA, Pollak MR, Ladd DJ, Kifor O, Warren HB, et al. A mouse model of human familial hypocalciuric hypercalcemia and neonatal severe hyperparathyroidism. *Nat Genet* 1995;**11**:389–94.
109. Cole DE, Peltekova VD, Rubin LA, Hawker GA, Vieth R, Liew CC, et al. A986S polymorphism of the calcium-sensing receptor and circulating calcium concentrations. *Lancet* 1999;**353**:112–5.
110. Gogusev J, Duchambon P, Hory B, Giovannini M, Goureau Y, Sarfati E, et al. Depressed expression of calcium receptor in parathyroid gland tissue of patients with hyperparathyroidism. *Kidney Int* 1997;**51**:328–36.
111. Farnebo F, Hoog A, Sandelin K, Larsson C, Farnebo LO. Decreased expression of calcium-sensing receptor messenger ribonucleic acids in parathyroid adenomas. *Surgery* 1998;**124**:1094–8.
112. Kifor O, Moore FD, Wang P, Goldstein M, Vassilev P, Kifor I, et al. Reduced immunostaining for the extracellular Ca2+-sensing receptor in primary and uremic secondary hyperparathyroidism. *J Clin Endocrinol Metab* 1996;**81**:1598–606.
113. Rao DS, Han ZH, Phillips ER, Palnitkar S, Parfitt AM. Reduced vitamin D receptor expression in parathyroid adenomas: implications for pathogenesis. *Clin Endocrinol (Oxf)* 2000;**53**:373–81.
114. Cetani F, Picone A, Cerrai P, Vignali E, Borsari S, Pardi E, et al. Parathyroid expression of calcium-sensing receptor protein and in vivo parathyroid hormone-Ca(2+) set-point in patients with primary hyperparathyroidism. *J Clin Endocrinol Metab* 2000;**85**:4789–94.
115. Hosokawa Y, Pollak MR, Brown EM, Arnold A. Mutational analysis of the extracellular Ca(2+)-sensing receptor gene in human parathyroid tumors. *J Clin Endocrinol Metab* 1995;**80**(11):3107–10.
116. Cetani F, Pinchera A, Pardi E, Cianferotti L, Vignali E, Picone A, et al. No evidence for mutations in the calcium-sensing receptor gene in sporadic parathyroid adenomas. *J Bone Miner Res* 1999;**14**:878–82.
117. Varshney S, Bhadada SK, Saikia UN, Sachdeva N, Behera A, Arya AK, et al. Simultaneous expression analysis of vitamin D receptor, calcium-sensing receptor, cyclin D1, and PTH in symptomatic primary hyperparathyroidism in Asian Indians. *Eur J Endocrinol* 2013;**169**:109–16.
118. Varshney S, Bhadada SK, Sachdeva N, Arya AK, Saikia UN, Behera A, et al. Methylation status of the CpG islands in vitamin D and calcium-sensing receptor gene promoters does not explain the reduced gene expressions in parathyroid adenomas. *J Clin Endocrinol Metab* 2013;**98**:E1631–5.
119. Brown AJ, Zhong M, Finch J, Ritter C, McCracken R, Morrissey J, et al. Rat calcium-sensing receptor is regulated by vitamin D but not by calcium. *Am J Physiol* 1996;**270**:454–60.
120. Imanishi Y, Hosokawa Y, Yoshimoto K, Schipani E, Mallya S, Papanikolaou A, et al. Primary hyperparathyroidism caused by parathyroid-targeted overexpression of cyclin D1 in transgenic mice. *J Clin Invest* 2001;**107**:1093–102.
121. Mallya SM, Gallagher JJ, Wild YK, Kifor O, Costa-Guda J, Saucier K, et al. Abnormal parathyroid cell proliferation precedes biochemical abnormalities in a mouse model of primary hyperparathyroidism. *Mol Endocrinol* 2005;**19**:2603–9.
122. Imanishi Y, Kawata T, Kenko T, Wada M, Nagano N, Miki T, et al. Cinacalcet HCl suppresses Cyclin D1 oncogene-derived parathyroid cell proliferation in a murine model for primary hyperparathyroidism. *Calcif Tissue Int* 2011;**89**:29–35.
123. Maruani G, Hertig A, Paillard M, Houillier P. Normocalcemic primary hyperparathyroidism: evidence for a generalized target-tissue resistance to parathyroid hormone. *J Clin Endocrinol Metab* 2003;**88**:4641–8.
124. Silverberg SJ, Bilezikian JP. Primary hyperparathyroidism: still evolving? *J Bone Miner Res.* 1997;**12**:856–62.
125. Pickup JF, Harris EK, Kearns M, Brown SS. Intra-individual variation of some serum constituents and its relevance to population-based reference ranges. *Clin Chem* 1977;**23**:842–50.
126. Cryns VL, Thor A, Xu HJ, Hu SX, Wierman ME, Vickery AL, et al. Loss of the retinoblastoma tumor-suppressor gene in parathyroid carcinoma. *N Engl J Med* 1994;**330**:757–61.
127. Pearce SH, Trump D, Wooding C, Sheppard MN, Clayton RN,

Thakker RV. Loss of heterozygosity studies at the retinoblastoma and breast cancer susceptibility (BRCA2) loci in pituitary, parathyroid, pancreatic and carcinoid tumours. *Clin Endocrinol (Oxf)* 1996;**45**:195–200.
128. Sarquis M, Friedman E, Boson WL, Gomez RS, Dias AF, De Marco L. Microsatellite instability in sporadic parathyroid adenoma. *J Clin Endocrinol Metab* 2000;**85**:250–2.
129. Castleman B, Roth SI. Tumors of the parathyroid glands. Fascicle 14. In: Hartmann WH, Cowan WR, editors. *Atlas of tumor pathology: Second series*. Bethesda, MD: Armed Forces Institute of Pathology; 1978.
130. Lloyd HM, Jacobi JM, Cooke RA. Nuclear diameter in parathyroid adenomas. *J Clin Pathol* 1979;**32**:1278–81.
131. Gardin JP, Patron P, Fouqueray B, Prigent A, Paillard M. Maximal PTH secretory rate and set point for calcium in normal subjects and patients with primary hyperparathyroidism. In vivo studies. *Miner Electrolyte Metab* 1988;**14**:221–8.
132. Transbol I. *Hypercalcemia: endocrine and metabolic aspects: with special reference to diagnosis and differential diagnosis*. University of Copenhagen; 1978.
133. Mithal A, Kifor O, Kifor I, Vassilev P, Butters R, Krapcho K, et al. The reduced responsiveness of cultured bovine parathyroid cells to extracellular Ca2+ is associated with marked reduction in the expression of extracellular Ca(2+)-sensing receptor messenger ribonucleic acid and protein. *Endocrinology* 1995;**136**:3087–92.
134. Cohen SM, Ellwein LB. Cell proliferation in carcinogenesis. *Science* 1990;**249**:1007–11.
135. Ames BN, Gold LS, Willett WC. The causes and prevention of cancer. *Proc Natl Acad Sci USA* 1995;**92**:5258–65.
136. Bielas JH, Heddle JA. Proliferation is necessary for both repair and mutation in transgenic mouse cells. *Proc Nat Aca Sci* 2000;**97**:11391–6.
137. Pena-Diaz J, Bregenhorn S, Ghodgaonkar M, Follonier C, Artola-Boran M, Castor D, et al. Noncanonical mismatch repair as a source of genomic instability in human cells. *Mol Cell* 2012;**47**:669–80.
138. Kovtun IV, McMurray CT. Features of trinucleotide repeat instability in vivo. *Cell Res* 2008;**18**:198–213.
139. Lawes DA, SenGupta S, Boulos PB. The clinical importance and prognostic implications of microsatellite instability in sporadic cancer. *Eur J Surg Oncol* 2003;**29**:201–12.
140. Mallya SM, Gallagher JJ, Arnold A. Analysis of microsatellite instability in sporadic parathyroid adenomas. *J Clin Endocrinol Metab* 2003;**88**:1248–51.
141. Butterworth BE, Goldsworthy TL. The role of cell proliferation in multistage carcinogenesis. *Proc Soc Exp Biol Med* 1991;**198**:683–7.
142. Farber E. Cell proliferation as a major risk factor for cancer: a concept of doubtful validity. *Cancer Res* 1995;**55**:3759–62.
143. Huang SN, Chisari FV. Strong, sustained hepatocellular proliferation precedes hepatocarcinogenesis in hepatitis B surface antigen transgenic mice. *Hepatology* 1995;**21**(3):620–6.
144. Allo M, Thompson NW, Harness JK, Nishiyama RH. Primary hyperparathyroidism in children, adolescents, and young adults. *World J Surg* 1982;**6**:771–6.
145. Prehn RT. Cancers beget mutations versus mutations beget cancers. *Cancer Res* 1994;**54**:5296–300.
146. Clark WH. The nature of cancer: morphogenesis and progressive (self)-disorganization in neoplastic development and progression. *Acta Oncol* 1995;**34**:3–21.
147. Slatopolsky E, Delmez JA. Pathogenesis of secondary hyperparathyroidism. *Am J Kidney Dis* 1994;**23**:229–36.
148. Patron P, Gardin JP, Paillard M. Renal mass and reserve of vitamin D: determinants in primary hyperparathyroidism. *Kidney Int* 1987;**31**:1174–80.
149. Thakker RV, Fraher LJ, Adami S, Karmali R, O'Riordan JL. Circulating concentrations of 1,25-dihydroxyvitamin D3 in patients with primary hyperparathyroidism. *Bone Miner* 1986;**1**:137–44.
150. Harinarayan CV, Gupta N, Kochupillai N. Vitamin D status in primary hyperparathyroidism in India. *Clin Endocrinol (Oxf)* 1995;**43**:351–8.
151. Mishra SK, Agarwal G, Kar DK, Gupta SK, Mithal A, Rastad J. Unique clinical characteristics of primary hyperparathyroidism in India. *Br J Surg* 2001;**88**:708–14.
152. Agarwal G, Prasad KK, Kar DK, Krishnani N, Pandey R, Mishra SK. Indian primary hyperparathyroidism patients with parathyroid carcinoma do not differ in clinicoinvestigative characteristics from those with benign parathyroid pathology. *World J Surg* 2006;**30**:732–42.
153. Carnaille BM, Pattou FN, Oudar C, Lecomte-Houcke MC, Rocha JE, Proye CA. Parathyroid incidentalomas in normocalcemic patients during thyroid surgery. *World J Surg* 1996;**20**:830–4. discussion 4.
154. Teotia M, Teotia SP, Nath M. Metabolic studies in congenital vitamin D deficiency rickets. *Indian J Pediatr* 1995;**62**:55–61.
155. Teotia M, Teotia SP. Nutritional and metabolic rickets. *Indian J Pediatr* 1997;**64**:153–7.
156. Wynford-Thomas V, Wynford-Thomas D, Williams ED. Experimental induction of parathyroid adenomas in the rat. *J Natl Cancer Inst* 1983;**70**:127–34.
157. Tsukada T, Nagamura Y, Ohkura N. MEN1 gene and its mutations: basic and clinical implications. *Cancer Sci* 2009;**100**: 209–15.
158. Marx SJ, Menczel J, Campbell G, Aurbach GD, Spiegel AM, Norton JA. Heterogeneous size of the parathyroid glands in familial multiple endocrine neoplasia type 1. *Clin Endocrinol (Oxf)* 1991;**35**:521–6.
159. Friedman E, Sakaguchi K, Bale AE, Falchetti A, Streeten E, Zimering MB, et al. Clonality of parathyroid tumors in familial multiple endocrine neoplasia type 1. *N Engl J Med* 1989;**321**:213–8.
160. Lu KP, Means AR. Regulation of the cell cycle by calcium and calmodulin. *Endocr Rev* 1993;**14**:40–58.
161. Eastell R, Yergey AL, Vieira NE, Cedel SL, Kumar R, Riggs BL. Interrelationship among vitamin D metabolism, true calcium absorption, parathyroid function, and age in women: evidence of an age-related intestinal resistance to 1,25-dihydroxyvitamin D action. *J Bone Miner Res* 1991;**6**:125–32.
162. Parfitt AM. Osteomalacia and related disorders. In: Avioli LV, Krane SM, editors. *Metabolic Bone Disease and Clinically Related Disorders*. 3rd ed. Philadelphia: Saunders; 1998. pp. 328–86.
163. Holick MF, Adams JS. Vitamin D metabolism and biological function. In: Avioli LV, Krane SM, editors. *Metabolic Bone Disease and Clinically Related Disorders*. 3rd ed. San Diego: Academic Press; 1998. pp. 123–64.
164. Akerstrom G, Rudberg C, Grimelius L, Bergstrom R, Johansson H, Ljunghall S, et al. Histologic parathyroid abnormalities in an autopsy series. *Hum Pathol* 1986;**17**:520–7.
165. Gilmour JR. *The Parathyroid Glands and Skeleton in Renal Disease*. London: Oxford University Press; 1947.
166. Levin A, Bakris GL, Molitch M, Smulders M, Tian J, Williams LA, et al. Prevalence of abnormal serum vitamin D, PTH, calcium, and phosphorus in patients with chronic kidney disease: results of the study to evaluate early kidney disease. *Kidney Int* 2007;**71**:31–8.
167. Dusso AS, Pavlopoulos T, Naumovich L, Lu Y, Finch J, Brown AJ, et al. p21(WAF1) and transforming growth factor-alpha mediate dietary phosphate regulation of parathyroid cell growth. *Kidney Int* 2001;**59**:855–65.
168. Cozzolino M, Lu Y, Finch J, Slatopolsky E, Dusso AS. p21WAF1 and TGF-alpha mediate parathyroid growth arrest by vitamin D and high calcium. *Kidney Int* 2001;**60**:2109–17.
169. Dusso AS, Sato T, Arcidiacono MV, Alvarez-Hernandez D, Yang J, Gonzalez-Suarez I, et al. Pathogenic mechanisms for parathyroid hyperplasia. *Kidney Int Suppl* 2006:S8–11.
170. Stanbury SW, Lumb GA. Parathyroid function in chronic renal failure. A statistical survey of the plasma biochemistry in azotaemic renal osteodystrophy. *Q J Med* 1966;**35**:1–23.

171. Lloyd HM, Parfitt AM, Jacobi JM, Willgoss DA, Craswell PW, Petrie JJ, et al. The parathyroid glands in chronic renal failure: a study of their growth and other properties made on the basis of findings in patients with hypercalcemia. *J Lab Clin Med* 1989;**114**:358–67.
172. Rodriguez M, Nemeth E, Martin D. The calcium-sensing receptor: a key factor in the pathogenesis of secondary hyperparathyroidism. *Am J Physiol Renal Physiol* 2005;**288**:F253–64.
173. Wallfelt CH, Larsson R, Gylfe E, Ljunghall S, Rastad J, Akerstrom G. Secretory disturbance in hyperplastic parathyroid nodules of uremic hyperparathyroidism: implication for parathyroid autotransplantation. *World J Surg* 1988;**12**:431–8.
174. Brown EM, Wilson RE, Eastman RC, Pallotta J, Marynick SP. Abnormal regulation of parathyroid hormone release by calcium in secondary hyperparathyroidism due to chronic renal failure. *J Clin Endocrinol Metab* 1982;**54**:172–9.
175. Tominaga Y, Tsuzuki T, Uchida K, Haba T, Otsuka S, Ichimori T, et al. Expression of PRAD1/cyclin D1, retinoblastoma gene products, and Ki67 in parathyroid hyperplasia caused by chronic renal failure versus primary adenoma. *Kidney Int* 1999;**55**:1375–83.
176. Tominaga Y, Grimelius L, Falkmer UG, Johansson H, Falkmer S. DNA ploidy pattern of parathyroid parenchymal cells in renal secondary hyperparathyroidism with relapse. *Anal Cell Pathol* 1991;**3**:325–33.
177. Ellis HA. Fate of long-term parathyroid autografts in patients with chronic renal failure treated by parathyroidectomy: a histopathological study of autografts, parathyroid glands and bone. *Histopathology* 1988;**13**:289–309.
178. Oka T, Yoshioka T, Shrestha GR, Koide T, Sonoda T, Hosokawa S, et al. Immunohistochemical study of nodular hyperplastic parathyroid glands in patients with secondary hyperparathyroidism. *Virchows Arch A Pathol Anat Histopathol* 1988;**413**:53–60.
179. Anderson TJ, Boyle IT. Autonomous nodular hyperplasia of the parathyroid glands. *J Pathol* 1971;**105**:211–4.
180. Williams ED. Pathology of the parathyroid glands. *Clin Endocrinol Metab* 1974;**3**:285–303.
181. Miki H, Sumitomo M, Inoue H, Kita S, Monden Y. Parathyroid carcinoma in patients with chronic renal failure on maintenance hemodialysis. *Surgery* 1996;**120**:897–901.
182. Boyle NH, Ogg CS, Hartley RB, Owen WJ. Parathyroid carcinoma secondary to prolonged hyperplasia in chronic renal failure and in coeliac disease. *Eur J Surg Oncol* 1999;**25**:100–3.
183. Malachi T, Zevin D, Gafter U, Chagnac A, Slor H, Levi J. DNA repair and recovery of RNA synthesis in uremic patients. *Kidney Int* 1993;**44**:385–9.
184. Rivkees SA, el-Hajj-Fuleihan G, Brown EM, Crawford JD. Tertiary hyperparathyroidism during high phosphate therapy of familial hypophosphatemic rickets. *J Clin Endocrinol Metab* 1992;**75**:1514–8.
185. Knudtzon J, Halse J, Monn E, Nesland A, Nordal KP, Paus P, et al. Autonomous hyperparathyroidism in X-linked hypophosphataemia. *Clin Endocrinol (Oxf)* 1995;**42**:199–203.
186. Schmitt CP, Mehls O. The enigma of hyperparathyroidism in hypophosphatemic rickets. *Pediatr Nephrol* 2004;**19**:473–7.
187. Makitie O, Kooh SW, Sochett E. Prolonged high-dose phosphate treatment: a risk factor for tertiary hyperparathyroidism in X-linked hypophosphatemic rickets. *Clin Endocrinol (Oxf)* 2003;**58**:163–8.
188. Sato K, Obara T, Yamazaki K, Kanbe M, Nakajima K, Yamada A, et al. Somatic mutations of the MEN1 gene and microsatellite instability in a case of tertiary hyperparathyroidism occurring during high phosphate therapy for acquired, hypophosphatemic osteomalacia. *J Clin Endocrinol Metab* 2001;**86**:5564–71.
189. Brownstein CA, Adler F, Nelson-Williams C, Iijima J, Li P, Imura A, et al. A translocation causing increased alpha-klotho level results in hypophosphatemic rickets and hyperparathyroidism. *Proc Natl Acad Sci USA* 2008;**105**:3455–60.
190. Larsen MJ, Melsen F, Mosekilde L, Christensen MS. Effects of a single dose of fluoride on calcium metabolism. *Calcif Tissue Res* 1978;**26**:199–202.
191. Gray A. Nonsurgical management of mild primary hyperparathyroidism—a reasonable option. *Clin Endocrinol* 2012;**77**:639–44.
192. Keutgen X, Buitrago D, Filicori F, Kundel A, Elemento O, Zarnegar R. Calcimimetics versus parathyroidectomy for treatment of primary hyperparathyroidism. *Ann Surg* 2012;**255**:981–5.
193. Bevan JS, Webster J, Burke CW, Scanlon MF. Dopamine agonists and pituitary tumor shrinkage. *Endocr Rev* 1992;**13**:220–40.
194. Triponez FDD, Hazzan M, Noel C, Vanhille P, Proye AG. Subtotal parathyroidectomy with thymectomy for autonomous hyperparathyroidism after renal transplantation. *Brit J Surg* 2005;**92**:1282–7.
195. Taniguchi M, Tokumoto M, Matsuo D, Motoyama K, Sugitani A, Kuroki S, et al. Persistent hyperparathyroidism in renal allograft recipients: vitamin D receptor, calcium-sensing receptor, and apoptosis. *Kidney Int* 2006;**70**:363–70.
196. Jager MD, Emmanouilidis N, Jackobs S, Kespohl H, Hett J, Musstkin D, et al. Presence of small parathyroid glands in renal transplant patients supports less-than-total parathyroidectomy to treat hypercalcemic hyperparathyroidism. *Surgery* 2014;**155**:22–32.
197. Inaba M, Nakatsuka K, Imanishi Y, Watanabe M, Mamiya Y, Ishimura E, Nishizawa Y. Technical and clinical characterization of the bio-PTH (I–84) immunochemiluminometric assay and comparison with a second-generation assay for parathyroid hormone. *Clin Chem* 2004;**2**:385–90.
198. Quarles LD, Yohay DA, Carroll BA, Spritzer CE, Minda SA, Bartholomay D, et al. Prospective trial of pulse oral versus intravenous calcitriol treatment of hyperparathyroidism in ESRD. *Kidney Int* 1994;**45**:1710–21.
199. Fukagawa M, Okazaki R, Takano K, Kaname S, Ogata E, Kitaoka M, et al. Regression of parathyroid hyperplasia by calcitriol-pulse therapy in patients on long-term dialysis. *N Engl J Med* 1990;**323**:421–2.
200. Hyodo T, Ono K, Koumi T, Ueda M, Miyagawa I, Kodani K, et al. Can oral 1,25(OH)2D, pulse therapy reduce parathyroid hyperplasia? *Nephron* 1991;**59**:171–2.
201. Shizaki K, Hatamura I, Negi S, Narukawa N, Mizobuchi M, Sakaguchi T, et al. Percutaneous maxacalcitol injection therapy regresses hyperplasia of parathyroid and induces apoptosis in uremia. *Kidney Int* 2006;**64**:992–1003.
202. Shizaki K, Hatamura I, Negi S, Sakaguchi T, Saji F, Imazeki I, et al. Highly concentrated calcitriol and its analogues induce apoptosis of parathyroid cells and regression of the hyperplastic gland—study in rats. *Nephrol Dial Transplant* 2008;**23**:1526–36.
203. Parfitt AM. The spectrum of hypoparathyroidism. *J Clin Endocrinol Metab* 1972;**34**:152–8.
204. Wilson P, Kleerekoper M, Lillich R, Parfitt AM. Immunoradiometric assay for intact parathyroid hormone in the diagnosis of hypoparathyroidism. *J Bone Miner Res* 1988;**3**:S131.
205. Parfitt AM. Study of parathyroid function in man by EDTA infusion. *J Clin Endocrinol Metab* 1969;**29**:569–80.
206. Girling JA, Murley RS. Parathroid insufficiency after thyroidectomy. *Br Med J* 1963;**1**:1323–5.
207. Wade JS, Goodall P, Deane L, Dauncey TM, Fourman P. The course of partial parathyroid insufficiency after thyroidectomy. *Br J Surg* 1965;**52**:497–503.
208. Yasmeen T, Khan S, Patel SG, Reeves WA, Gonsch FA, de Bustros A, et al. Riedel's thyroiditis: report of a case complicated by spontaneous hypoparathyroidism, recurrent laryngeal nerve injury, and Horner's syndrome. *J Clin Endocrinol Metab* 2002;**87**:3543–7.
209. Parfitt AM. Delayed recognition of postoperative hypoparathyroidism. *Med J Aust* 1967;**1**:702–8.
210. Parfitt AM. Idiopathic, surgical and other varieties of parathyroid hormone deficient hypoparathyroidism. In: DeGroot L,

editor. *Endocrinology*. 2nd ed. Philadelphia: Saunders; 1989. pp. 1049–64.

211. Nylen E, Shah A, Hall J. Spontaneous remission of primary hyperparathyroidism from parathyroid apoplexy. *J Clin Endocrinol Metab* 1996;**81**:1326–8.
212. Brandi ML. Cellular models for the analysis of paracrine communications in parathyroid tissue. *J Endocrinol Invest* 1993;**16**:303–14.
213. McMurtry CT, Schranck FW, Walkenhorst DA, Murphy WA, Kocher DB, Teitelbaum SL, et al. Significant developmental elevation in serum parathyroid hormone levels in a large kindred with familial benign (hypocalciuric) hypercalcemia. *Am J Med* 1992;**93**:247–58.
214. Thorgeirsson U, Costa J, Marx SJ. The parathyroid glands in familial hypocalciuric hypercalcemia. *Hum Pathol* 1981;**12**:229–37.
215. Law WM, Carney JA, Heath H. Parathyroid glands in familial benign hypercalcemia (familial hypocalciuric hypercalcemia). *Am J Med* 1984;**76**:1021–6.
216. Seely EW, Moore TJ, LeBoff MS, Brown EM. A single dose of lithium carbonate acutely elevates intact parathyroid hormone levels in humans. *Acta Endocrinol (Copenh)* 1989;**121**:174–6.
217. Nordenstrom J, Strigard K, Perbeck L, Willems J, Bagedahl-Strindlund M, Linder J. Hyperparathyroidism associated with treatment of manic-depressive disorders by lithium. *Eur J Surg* 1992;**158**:207–11.
218. Mallette LE, Khouri K, Zengotita H, Hollis BW, Malini S. Lithium treatment increases intact and midregion parathyroid hormone and parathyroid volume. *J Clin Endocrinol Metab* 1989;**68**:654–60.
219. Bendz H, Sjodin I, Toss G, Berglund K. Hyperparathyroidism and long-term lithium therapy—a cross-sectional study and the effect of lithium withdrawal. *J Intern Med* 1996;**240**:357–65.
220. Christiansen C, Baastrup PC, Transbol I. Development of "primary" hyperparathyroidism during lithium therapy: longitudinal study. *Neuropsychobiology* 1980;**6**:280–3.
221. Saxe AW, Gibson G. Lithium increases tritiated thymidine uptake by abnormal human parathyroid tissue. *Surgery* 1991;**110**:1067–76.

第 18 章

原发性甲状旁腺功能亢进症的分子基础

Andrew Arnold, Michael A. Levine

引言

分子肿瘤学一般原则

近年来，有关肿瘤形成的分子基础知识激增是有目共睹的。这一变革起源于对各种造血系统肿瘤的研究,但迅速在实性肿瘤发病机制的研究中展开。即便有一些可见的进展,但是与淋巴瘤、白血病、结肠癌和乳腺癌等肿瘤相比，不论是总体上的内分泌肿瘤还是具体到甲状旁腺肿瘤，其发病机制的分子基础知识仍然相对不足。也就是说,现有的信息提示肿瘤生物学中已确立的常规概念能很好地应用于甲状旁腺的肿瘤发生,尽管这些肿瘤常常是非恶性的。同时， 种在甲状旁腺肿瘤发展中起作用的分子，即细胞周期蛋白 D1(PRAD1)癌基因的发现,证明人类分子肿瘤学和基础细胞周期生物学存在广泛关联。

已经证实,癌细胞存在一系列的遗传突变,其表现出的特征对肿瘤表型至关重要[1,2]。除了 DNA 核苷酸序列上的这些基因变化外，其他通过有丝分裂可遗传的“表观遗传”改变,如 DNA 甲基化类型的改变,可能也很重要;“环境”因素,如激素对基因表达的影响、免疫系统刺激或肿瘤-基质间相互作用等,同样也很重要[2]。癌的一个重要特征是克隆(或单克隆)性质的出现;换言之,癌症几乎总是起源于这样的单个细胞:子代细胞及后代遗传了其基本的改变并具有选择性生长的优势。因此,导致临床肿瘤的肿瘤细胞通常在多个关键的生长调控基因中有一组特异的一致性 DNA 损伤,借此可以特异性地分辨出该克隆。初始克隆建立后的进一步 DNA 损伤，在不同程度上导致出现亚克隆细胞群，其可获得额外的选择优势,这一过程称为“克隆演化”。这些后来的改变可能仅发现于一部分肿瘤细胞中,这取决于每个突变发生的时间和所获得的选择优势的能力。实际上,近期大规模平行的全肿瘤外显子组或基因组测序工作明确了克隆演化可以以复杂的、极其活跃的及非线性的方式发生[3]。在那些没有赋予或者促成克隆选择优势的获得性 DNA 改变(“乘客突变”)的巨大背景中,区分出对于初始克隆增殖及后续的克隆演化很重要的基因改变(“驱动突变”)是很困难的[1,2]。也就是说,从临床可见肿瘤的视角来看,许多特异性突变普遍存在于整个肿瘤细胞群中，表明许多重要的基本遗传事件的发生早于受影响的细胞大量增殖或克隆扩增至有诊断意义。

肿瘤的克隆性也提示转化细胞所需的因素(或者能使一个细胞具有肿瘤表型的因素)的总和或累积仅偶尔发生在有大群细胞的组织中。这些大群细胞中，转化克隆的偶尔出现与某些关键限速通路中突变的偶尔发生和(或)需要在一个细胞中累积多种不同的有害DNA 改变是一致的。然而,肿瘤的克隆性并不排除场效应或具有广泛增殖效应的刺激直接作用于特定组织的重要作用,其是促进肿瘤形成的诸多因素之一。

认识分子遗传学的异质性是肿瘤恶性转化的基础这一点很重要。尽管在某些肿瘤类型中可能存在一种基因受损构成肿瘤转化的必要条件或(和)充分条件的情况,但一般规律是同一细胞内多种不同基因突变必须累积,最终使其出现肿瘤表型[1,2,4]。某些基因或许仅与一种或几种细胞类型的肿瘤有关(如 TSH 受体、RET),而其他的则与许多不同类型的肿瘤有关(如 p53、RB、细胞周期蛋白 D1)。对于大多数(或许是所有的)肿瘤类型而言,并不能证明单一的基因改变是致病的充要条件。更可能的是,某些生物化学通路的破坏可以是导致特定肿瘤发生的共同机制,突变基因的不同组合或许引起相似的细胞学改变和临床结果。有关癌基因叠加作用和协同作用的研究,以及其他功能性研究有助于解释上述问题。

有两大类的细胞基因出现克隆性的DNA损伤会导致肿瘤,它们是原癌基因和抑癌基因。原癌基因常常在细胞生长、增殖或分化的正常生理调控中起作用,其可能起作用的方式是调节蛋白磷酸化、信号转导或者基因转录等。使原癌基因转化或激活为"癌基因"的突变,常常导致过表达正常蛋白质产物或合成具有更强功能或者新功能的蛋白质(即"功能获得")。相比之下,抑癌基因的正常功能是限制细胞增殖,其功能的失活则促使肿瘤发生。能激活原癌基因的体细胞DNA重排的类型包括染色体易位或倒置、点突变、前病毒插入和基因扩增。抑癌基因失活通常是因为内在的突变或缺失,可以来自遗传或者在体细胞发生。这些类型的致癌"打击"的原因尚不完全明了。环境致癌物如电离辐射或化学物质在某些情况下可以直接作用,正常染色体重组机制的错误也可能会随机发生。某些基因改变更常发生在有丝分裂活跃的细胞;致癌物可能通过直接使DNA产生突变起作用,或者通过加速有丝分裂,进而增加产生致癌性的异常染色体的可能性。其他一些机制可以不需要高有丝分裂活性而在细胞中产生基因损伤。

甲状旁腺肿瘤中的特殊问题

虽然上述一般原则预期适用于甲状旁腺肿瘤这一具体实例,但是还是需要全面描述导致甲状旁腺肿瘤发生的分子事件,以解释甲状旁腺肿瘤所专有的许多特点。一些未解决的问题包括:颈部照射暴露增加甲状旁腺肿瘤的发病率;绝经后女性发生甲状旁腺功能亢进症的概率升高;相比常见的良性甲状旁腺肿瘤,甲状旁腺癌很少见;过度细胞增殖和钙设定点失调之间的关系,其与肿瘤细胞甲状旁腺激素(PTH)的分泌与环境钙水平相关。此外,一些不同水平的研究证据表明,许多临床上可检测到的甲状旁腺腺瘤的生长速度相当缓慢,且可能随着时间的推移而有所改变[5]。有关这些和其他特殊问题的信息正在产生,现代方法的持续应用使分子/病理生理学综合的方向发展成为可能。

甲状旁腺肿瘤的克隆性

原发性甲状旁腺功能亢进症(PHPT)的病理病因和临床病理分类存在争议和不确定性。区分甲状旁腺腺瘤和增生的一个简单标准是患者体内异常的、细胞增多的甲状旁腺的数量,单个异常的甲状旁腺被定义为"腺瘤"。另一方面,尽管不是不可能,但从组织学上区分一个正常与一个轻度细胞过多的甲状旁腺很困难;而且病理检查一个特定的细胞过多的腺体并不能发现一些特征,以准确预测它仅是单个肿瘤(即腺瘤)还是几个甲状旁腺肿瘤之一(即增生)[6,7]。多腺体性甲状旁腺疾病可以表现为非一致性及非同期性("不对称增生"),以至于初次手术仅发现一个增大的腺体时会混淆甲状旁腺增生与腺瘤的诊断。"双腺瘤"还是"多腺瘤"的存在(比如至少并存一个真正正常的甲状旁腺)是有争议的,但多数临床证据表明这种情况确实存在[8-11]。实际上,HRPT2/CDC73生殖系突变(可遗传)导致患甲状旁腺功能亢进症的遗传倾向,在这一罕见情况下(下文将详述),单个或多个腺瘤可与那些在大体上及组织学上正常的其他腺体共存,尽管这些正常腺体以后存在更高的转变为肿瘤的风险。其他外显性较低的遗传倾向或与环境相关的场效应(如射线),或许能为散发的双腺瘤病变提供合理的生物学解释。

甲状旁腺肿瘤克隆状态的早期研究致力于回答这些未解决的问题。这些研究通过6-磷酸葡萄糖脱氢酶(G6PD)蛋白多态性对X染色体失活状态进行评估,提示甲状旁腺腺瘤(单个腺体疾病)呈多克隆生长而非单克隆生长[12,13]。这些资料表明一个甲状旁腺"腺瘤"其实是高度不对称的不完全型多腺体增生,这也被用来支持甲状旁腺功能亢进症外科手术时进行常规颈部双侧探查和(或)次全甲状旁腺切除。这种甲状旁腺肿瘤来源的概念肯定不利于进行如前文所述的作为单克隆性肿瘤特征的DNA损伤类型的研究。

多年以后,甲状旁腺肿瘤的克隆状态被重新评估,还是依靠X染色体失活状态分析,但是以一种DNA多态性为基础的方法来实现的,该方法能避免蛋白质多态性方法的诸多缺陷。这些研究结果非常引人注目,证实了多数的甲状旁腺腺瘤实际上是单克隆性肿瘤,即这些腺体是单个异常细胞肿瘤性生长的结果[14]。随后的研究证实了甲状旁腺腺瘤主要为单克隆性[15-24]。该研究结果用于支持如下外科实践:如已确认的同侧甲状旁腺的大体检查和活检完全正常,则只切除明确增大的腺体(且不探查对侧颈部);或在有相应的术中PTH变化支持时,微创切除单个肿瘤。当然,在一些存在特有克隆来源的另一甲状旁腺腺瘤的情况下,这些方法的结果仍令人疑惑[8,9,11]。此外,不出意外,甲状旁腺癌是单克隆性的[21,25-27]。

即便暂不考虑一名特定患者再出现多发性腺瘤的可能性,在一个增大的甲状旁腺中发现单克隆性显然不能孤立地作为诊断单腺体疾病的依据。已证实不同形式的甲状旁腺增生似乎始于一种刺激，这种刺激能影响所有腺体并引起广泛的(多克隆性的)甲状旁腺细胞增生，随后单克隆肿瘤在一些或多个腺体中演进。例如，已报道单克隆性存在于非家族性(散发的)原发性甲状旁腺功能亢进症患者的甲状旁腺肿瘤中[28]，也存在于难治性继发(或"三发")尿毒症性甲状旁腺功能亢进症患者的大多数甲状旁腺腺体中[28]。这些情况下单克隆性的临床意义或病理生理学意义仍未明确；例如，与同一患者其他任何真正增生（多克隆性）的邻近腺体相比，这些肿瘤可能在分泌 PTH 功能上表现出更高程度的病理自主性及更快的生长速度。克隆性增殖也是多发性内分泌肿瘤综合征 1 型(MEN1)患者增大的甲状旁腺的特点[16,17,29,30]。

良性甲状旁腺肿瘤特定的基因异常

对甲状旁腺腺瘤是单克隆性肿瘤的确定引入了这样的预期：虽然这些肿瘤是良性的，但可能由一些与克隆性恶性肿瘤相同的遗传损伤类型引起[14]。前述有不同形式多腺体"增生"的患者中一部分肿瘤是单克隆性的，符合这种预期。一些基因肿瘤特异性的激活或失活导致甲状旁腺克隆性增殖，确定这些特定的基因很重要，因为对有关分子缺陷促使甲状旁腺肿瘤形成的详细了解最终可成功地进行诊断、病理分类、预防和(或)治疗。这些致病基因的确定也可能指向那些对于调节甲状旁腺细胞增殖很重要的特定生物化学通路，从而加速发现其他有相似重要性的基因。

细胞周期蛋白 D1(PRAD1 或 CCND1)和 *MEN1* 这两个基因是目前最为确切的散发性(非家族性)甲状旁腺腺瘤的驱动分子，而散发性(非家族性)甲状旁腺腺瘤是原发性甲状旁腺腺瘤中最常见的。这些驱动基因满足严格的标准：在典型的散发性甲状旁腺腺瘤中存在经常性获得性突变(分别是激活和失活)；发生改变的基因被证实在实验模型中诱发甲状旁腺肿瘤，或者在人群中有强的孟德尔遗传学证据证实。细胞周期蛋白 D1 作为最早发现的相关分子，被证实在基本细胞周期生物学及人类癌症中有非常广泛的意义，这也表明对于甲状旁腺肿瘤的研究也能产生对良性或分化程度高的肿瘤有潜在推广意义的信息。编码 p27 细胞周期蛋白依赖性激酶抑制剂(CDKI)的 *CDKN1B* 基因和其他 CDKI 基因突变对腺瘤发展的病理遗传学贡献虽然频次低，但有良好的证据支持。其他基因如 *EZH2*、*POT1* 和 *CTNNB1* 的获得性缺陷可能很少对甲状旁腺腺瘤形成起作用，对于大多数情况，它们促使甲状旁腺肿瘤发生的能力仍有待实验证实。最后，最近的信息表明 CDKI 及其他(如 *CASR* 和 *AIP*)基因中的罕见的生殖系变异可能会导致散发性甲状旁腺腺瘤发展的遗传易感性，这些基因的低外显率与这些患者没有明显的家族聚集性相一致。分子异质性的原则预示着还存在更多的甲状旁腺肿瘤基因，有研究已经指出了几乎一定含有这些基因的特定染色体区域[18-20,31,32]。

细胞周期蛋白 D1(PRAD1)癌基因的激活

以易位及相关的染色体事件为表现形式的 DNA 重排是研究最充分的克隆性致癌基因异常。这些重排常常涉及细胞原癌基因与能以细胞特异性的方式转录激活其他基因的 DNA 序列发生肿瘤特异性的毗邻并置；这可能导致原癌基因的过表达或低表达，从而将其变成一种癌基因。事实上，直接克隆紧邻染色体断裂点的 DNA 已被证实为鉴定新癌基因极其有效的方法。在 *t*(14;18) 染色体易位的滤泡淋巴瘤中发现 *Bcl-2* 癌基因就是一个例子。*Bcl-2*(位于 18 号染色体上)的"激活"和过表达是其重置于 14 号染色体上免疫球蛋白重链基因部分的结果，而后者含有负责 B 淋巴细胞中免疫球蛋白强转录活性的序列[33]。有趣的是，大多数在人类癌症中以重排方式激活的癌基因都是在血液系统肿瘤中发现的。虽然染色体易位似乎更常发生于这些细胞类型，但该情况也可能部分反映了对血液系统肿瘤进行细胞遗传学分析比对实体肿瘤进行细胞遗传学分析更有技术优势。更新的细胞遗传学和分子细胞遗传学方法，包括基于阵列和大规模平行测序的方法，使得在包括甲状旁腺肿瘤在内的实体肿瘤中发现更多的染色体易位成为可能，从而为鉴定其他的癌基因提供信息。

最初鉴定 PRAD1 的关键是观察到甲状旁腺腺瘤中肿瘤特异性 DNA 重排的分子证据[14,34]。DNA 重排的单克隆性表明其基本上存在于所有的肿瘤细胞内，因此推测其发生在成熟肿瘤的原始克隆祖细胞并获得了选择性生长优势。DNA 重排将 *PTH* 基因的 5'调控区和非编码外显子 1 与该基因的编码区分离，并将不同的非 PTH DNA 置于邻近每一个 *PTH* 基因片段（图 18.1 和图 18.2）。此外，肿瘤内的每一个细胞均有完整的 PTH 基因，这似乎是腺瘤产生 *PTH* 的来源。虽然具有此结构的 DNA 重排能以几种可能的方式成瘤，但目前的假设是与免疫球蛋白/Bcl-2 模型类似，可强力促进甲状旁腺细胞特异性基因表达的 *PTH* 基因调控区可通过

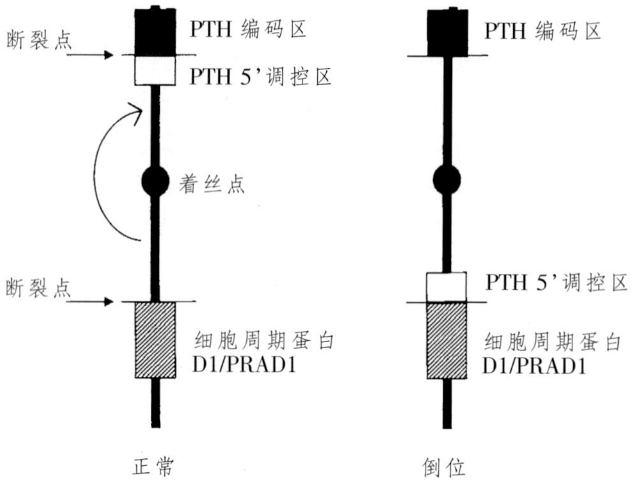

图 18.1 示意图说明了在甲状旁腺腺瘤的一个亚组中，涉及PTH/细胞周期蛋白 D1(PRAD1)基因的 DNA 重排。染色体倒位事件被演绎为与该 DNA 重排的分子细节相一致的最简单的细胞遗传学机制。(Modified from[193].)

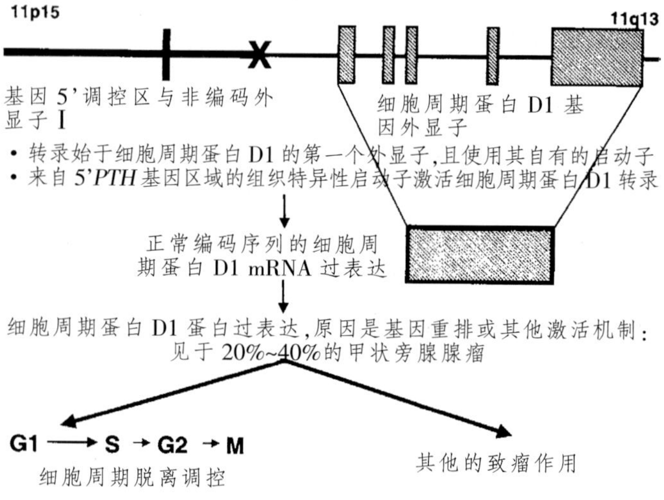

图 18.2 图示为 PTH/细胞周期蛋白 D1(PRAD1)DNA 重排的直观的分子结构及其功能结果。(Modified from[193].)

重排激活受其影响的原癌基因表达。实际上，这一种 DNA 重排被证实是肿瘤特异性的 11 号染色体近着丝点倒位(图 18.1)。来自 *PTH* 基因断裂点处的基因被克隆，并发现其在肿瘤中显著过表达，并由序列分析鉴定为一个先前未被发现的基因，该基因起初被称为 *PRAD1*，即甲状旁腺腺瘤病 1[35]，后称为细胞周期蛋白 D1(*CCND1*)。后来又在其他不相关的甲状旁腺腺瘤中发现相似的基因重排断裂点，并且也存在细胞周期蛋白 D1 的过表达。由 *PRAD1* 编码的蛋白，其序列由 295 个氨基酸组成且与"周期蛋白框"同源，后者是在所有已知的细胞周期蛋白中最为保守的、包含 100~150 个氨基酸的结构域，即来自酵母、蛤、海星、海胆、果蝇和人类的细胞周期蛋白 A 和 B 结构。这些序列的比照表明 *PRAD1* 编码一个新的周期蛋白[35]，这随即被 *PRAD1* 基因产物的功能研究所支持，该周期蛋白因此被命名为细胞周期蛋白 D1，此后多年的无数研究证实了这一发现。

细胞周期包括 G_1 期、S 期 (DNA 合成)、G_2 期和 M 期(有丝分裂)。细胞周期的演进由两个关键检查点调控：G_2/M 边界点和一个位于 G_1 期内的检查点，通过检查后，细胞周期就可以由 G_1/S 期继续演进[36,37]。每一个作为调控亚基的细胞周期蛋白与被称为细胞周期依赖激酶(cdk)的配体催化亚基结合，从而激活细胞周期进程所必需的全酶激酶复合体，而细胞周期蛋白 D1 被证实为第一个已知的哺乳动物 G_1 期细胞周期蛋白[37]。此外，多种 cdk 被鉴定出，并且许多已经匹配到了特异的配体。例如，依据分化细胞的类型，细胞周期蛋白 D1 的主要 cdk 配体是 cdk4 或 cdk6。视网膜母细胞瘤基因 RB 的产物 pRB 是已知的细胞周期蛋白 D-cdk4/6 复合物主要的磷酸化底物。RB 蛋白是 G_1 期进程的一个关键调控物，并且是与诸如视网膜母细胞瘤、骨肉瘤、乳腺癌和肺癌等很多肿瘤相关的一个典型的人类肿瘤抑制物。在几乎每一种人类癌症中，细胞周期蛋白 D1-cdk4/6-p16-Rb 通路似乎整体上都存在异常，突显该通路与 p53 基因通路都是肿瘤发生需要脱离调控的靶点[38]。

细胞周期蛋白 D1 的发现也导致对一类与抑制 cdk 活性的细胞周期蛋白-cdk 复合体[37-40]存在物理相关的蛋白的鉴定。这些细胞周期依赖激酶抑制剂(CDKI)包括能阻断细胞周期蛋白 D-cdk4/6 激酶活性且具很高特异性的 p16。重要的是，p16 基因已经被确认为人类抑癌基因，在诸如黑色素瘤和鳞状细胞癌等多种肿瘤中起作用。然而，和细胞周期蛋白 D1 不同，p16 似乎并不参与甲状旁腺细胞肿瘤形成，这意味着细胞周期蛋白 D1 的过表达通过不与 p16 失活相同或类似的途径促进甲状旁腺肿瘤形成。然而，其他 CDKI 直接涉及驱动或者诱发啮齿动物和人类的多发性内分泌肿瘤综合征、散发性的人类甲状旁腺腺瘤[41-43]。

细胞周期蛋白 D1 是唯一被严格确认为人类癌基因的细胞周期蛋白[37,44]。因为包括其他细胞周期蛋白及大多数 cdk 抑制剂在内的许多其他 G_1~S 调节物的基因异常显然不会赋予细胞选择性优势(即不被看作是克隆/驱动的改变)，所以有关人类疾病中细胞周期蛋白 D1 的致瘤性究竟是通过缩短还是加速细胞周期的 G_1 期来实现的问题仍有待证实。实际上，许多证据表明细胞周期蛋白 D1 过表达的致瘤性是通过不同于或超出其激活 cdk4 和使 pRb 磷酸化的能力的机制实现的[45,46]。换言之，不存在其他疾病的患者的肿瘤形成是一个高度复杂的过程，该过程并不能由细胞培养充分模拟，而且细胞周期蛋白 D1 仅通过 D1-cdk4-p16-Rb 通路起作用的假设可能过于简单。在考虑到甲状旁腺肿瘤一般为良性且生长缓慢时，这一提醒似乎特别合适。希望新的细胞周期蛋白 D1 驱动的甲状旁腺肿瘤动物模型能对这些机制做进一步阐明。

正常染色体的 *PRAD1*/细胞周期蛋白 D1 基因[47]定位于 11q13，其转录方向由着丝粒向端粒，该基因跨距约 15kb，包含 5 个外显子和 4 个内含子。在含有典型 *PTH*/细胞周期蛋白 D1 重排的甲状旁腺腺瘤中，11q13 断裂点发生于细胞周期蛋白 D1 外显子 1 上游 1~15kb 范围，而其外显子区和最邻近的启动子完好（图 18.2）。在这些重排中，包含非编码外显子 1 在内的 *PTH* 基因 5’调控区附着于细胞周期蛋白 D1 结构基因（图 18.2）。细胞周期蛋白 D1 的表达在这些甲状旁腺肿瘤中显著上调，似乎是由通常发现于该上游 *PTH* 基因附近的 DNA 序列驱动的。实际上，这些重排提供了初始证据，强有力地证明 *PTH* 基因的组织特异性增强子定位于其 5’调控区[48]，后者是这些序列常见但非通用的定位区。*PTH* 基因的组织特异性增强子通过在小鼠甲状旁腺组织成功诱导细胞周期蛋白 D1 基因靶向表达而被定位[49]。

因为人类肿瘤中细胞周期蛋白 D1 癌基因可以通过许多机制激活，基因重排只是其中之一，目前评价细胞周期蛋白 D1 参与甲状旁腺发生的频率的最佳方法是在蛋白水平评估细胞周期蛋白 D1 的表达。许多研究都通过免疫组织化学来检测这一共性的发病机制（图 18.3），结果表明细胞周期蛋白 D1 在 20%~40%的甲状旁腺腺瘤中过表达[50-52]。

PTH/细胞周期蛋白 D1 重排或其他类型的细胞周期蛋白 D1 重排引起细胞周期蛋白 D1 过表达的甲状旁腺腺瘤所占的比例仍不确定，因为与 B 细胞淋巴瘤细胞周期蛋白 D1 过表达相关的 11q13 上的基因重排断裂点常发生于细胞周期蛋白 D1 基因上游 100kb 以远[53]，而且也观察到了基因重排断裂点位于细胞周期蛋白 D1 基因上游约 60kb 处和 200kb 以远的甲状旁腺腺瘤；而这些重排会在以前的筛检中丢失，以前的筛检表明至少有 8%的腺瘤存在 PTH/细胞周期蛋白 D1 重排[32,54]。在一些甲状旁腺腺瘤中，细胞周期蛋白 D1 表达也可能因与 PTH 基因以外的其他有转录活性的基因发生重排而失调。要更好地了解甲状旁腺肿瘤中细胞周期蛋白 D1 基因重排导致细胞周期蛋白 D1 肿瘤蛋白表达失调发生的比例，就需要更为全面的研究方法。

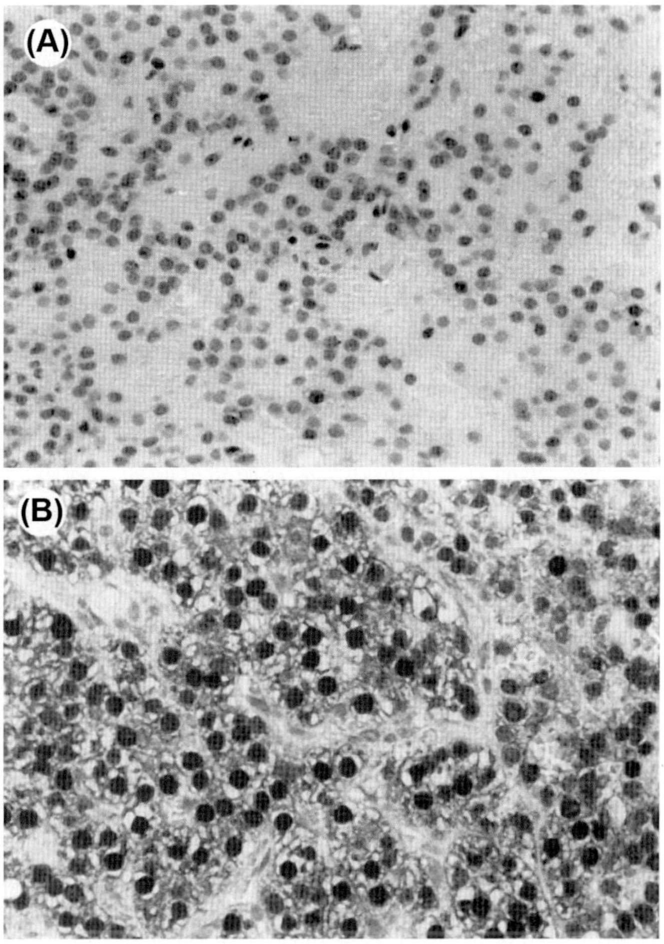

图 18.3　细胞周期蛋白 D1 阳性的甲状旁腺腺瘤的实例（抗细胞周期蛋白 D1 免疫过氧化物酶染色）。(A) 正常甲状旁腺，缺乏免疫反应性。(B) 同一患者的甲状旁腺腺瘤，在大部分细胞中呈现出强烈的核免疫反应。（Reprinted from[50].）

细胞周期蛋白 D1 在其他人类肿瘤中的作用

细胞周期蛋白 D1 目前是公认的更为重要的人类癌基因之一，其参与许多类型肿瘤的发生[38,44]。在套细胞 B 细胞淋巴瘤，上游细胞周期蛋白 D1 基因区与14 号染色体上的免疫球蛋白重链基因增强子重排。*t*(11;14) 易位导致细胞周期蛋白 D1 的过表达，该方式类似于其他类型的 B 细胞淋巴瘤癌基因 c-MYC 和 Bcl-2 易位到免疫球蛋白区引起它们的表达下调[53,55-57]。多发性骨髓瘤内已发现涉及细胞周期蛋白 D1 和免疫球蛋白位点上不同部分的肿瘤易位断裂点[58,59]。细胞周期蛋白 D1 重排或过表达的检测成为病理诊断实验室鉴别 B 细胞肿瘤亚型的手段之一。

细胞周期蛋白D1也与许多其他类型的人类肿瘤有关,包括乳腺癌、头颈部及食管鳞状细胞癌、膀胱癌等。在15%的乳腺癌和高达40%的鳞状细胞癌中,染色体11q13上的一大段DNA出现扩增(表现为额外的拷贝数),这意味着至少存在一个关键基因或者"驱动癌基因",其扩增使细胞具有选择性生长优势。尽管在该区的扩增模式似乎有一定的复杂性,但细胞周期蛋白D1是主要的11q13"扩增子"中的唯一明确的驱动癌基因[60,61]。重要的是,在转基因鼠中乳腺靶向的细胞周期蛋白D1过表达导致了乳腺癌[62];在11q13扩增子中,没有其他的潜在癌基因被证实在体内有这种致癌能力。

进一步的研究提出了一个有趣的可能性:细胞周期蛋白D1可能部分或全部通过非cdk依赖通路发挥其致瘤性[38,45,46,63]。这些日益增多的信息强化了须对有关细胞周期蛋白D1诱发甲状旁腺肿瘤的机制持开放态度的观念。这些知识对于在未来发现针对细胞周期蛋白D1致瘤通路最有效的治疗方法是很重要的。

MEN1抑癌基因的失活

多发性内分泌腺瘤综合征1型(MEN1)

1988年,MEN1肿瘤易感综合征的相关基因通过连锁分析被定位到11号染色体长臂上,在位于11q13的肌磷酸化酶(PYGM)基因附近[64]。这一位点的发现引发了在该区域内寻找特异性"MEN1基因"的大量研究(见第23章)。对MEN1最有意义的标志物位于细胞周期蛋白D1远上游区(着丝粒区),可能相隔数百万个碱基对[55,60,65-67]。MEN1是一种少见的常染色体显性遗传病,突变基因携带者易患甲状旁腺和其他内分泌肿瘤;类似于家族性视网膜母细胞瘤和Li-Fraumeni综合征(这两种疾病分别与RB和p53基因的失活突变遗传相关),曾经假设MEN1可能由抑癌基因的生殖系突变所致[68]。因此,在MEN1患者的肿瘤中进行了遗传物质缺失检测,以期发现可以与假定的MEN1基因遗传或生殖系"一次打击"突变互补的"二次打击"。在患MEN1的两兄弟的胰岛素瘤中首先发现11号染色体上多态性DNA标志物杂合性缺失,意味着该区的"等位基因缺失",支持了上述的假设[64]。随后大量的MEN1相关甲状旁腺肿瘤研究也得到了类似结果[16,17,29,30,69,70],表明这是常见的肿瘤形成机制。表现为等位基因缺失的11号染色体不同部位的标志物数量在肿瘤间差异很大,但是这些缺失的重叠区域与连锁分析发现的MEN1区域一致。而且,当肿瘤特异性体细胞丢失的等位基因的亲体起源被确认来源于无临床表现的双亲时[17,29],预期的模式是保留的染色体含可遗传的突变的抑癌基因(图18.4)。

1997年,MEN1的定位克隆[71]支持其基因产物具有肿瘤抑制功能,并表明遗传性MEN1突变将使其编码的menin蛋白失去功能(见第23章)。因此,一个等位基因的遗传性功能缺失突变与残留的(正常的)MEN1等位基因获得性缺失一起将会导致受影响的细胞产生无功能的menin蛋白,从而导致患者甲状旁腺或其他肿瘤的发生。虽然基因型-表型研究目前没能发现任何有意义的相关性,但某些遗传(或新发的生殖系)的错义突变可能会导致严重程度不同的表型[72]。

值得注意的是,尽管MEN1患者的所有肿瘤(和正常组织)都携带相同的MEN1生殖系突变,但许多肿瘤存在11号染色体上特异性的等位基因缺失(二次打击),表明这些MEN1相关的甲状旁腺肿瘤是单克隆性肿瘤。因此,MEN1患者除了常见的多腺体受累("增生")外,其甲状旁腺肿瘤也常常(或总是)是克隆性的,在组织病理表现上难以与散发性甲状旁腺腺瘤区分(见下文)。实际上,明显是散发性甲状旁腺腺瘤的患者罕见含有MEN1生殖系突变的[73]。需谨记的是,MEN1患者中出现具有临床意义的甲状旁腺肿瘤还需要其他基因位点的关键性获得性DNA损伤。需要进一步的研究来确定单一MEN1突变拷贝的出现是否能赋予甲状旁腺细胞增值表型,并出现广泛真性增生的前期状态。最后,分析没有其他MEN1临床表现的家族性孤立性PHPT患者的*MEN1*基因,发现一些患者具有特征性的MEN1生殖系突变,表明这些特殊患者可能是顿挫型或不全表现的MEN1亚型[74-80]。

散发性甲状旁腺腺瘤

在已阐明的*RB*抑癌基因模型中,与家族性视网膜母细胞瘤相对照的散发性(非家族性)视网膜母细胞瘤是由于前体细胞克隆中两个*RB*等位基因(最初正常)发生体细胞失活/缺失而产生。因此,合理的假设是:一些散发性甲状旁腺腺瘤可能来源于这样一个细胞,该细胞中MEN1抑癌基因的两个拷贝都通过体细胞机制而失活(图18.4)。

大样本散发性甲状旁腺腺瘤的研究发现,25%~40%的肿瘤发生了11号染色体标志物等位性缺失[17,19,20,70]。对一个信息量丰富的患者标本进行11号染色体上多态性标志物检查,发现其腺瘤中每一个等位基因的标志物都缺失,意味着体细胞层面上染色体的整个拷贝从肿瘤基因组中删除[15]。基因剂量分析确认了这一删除

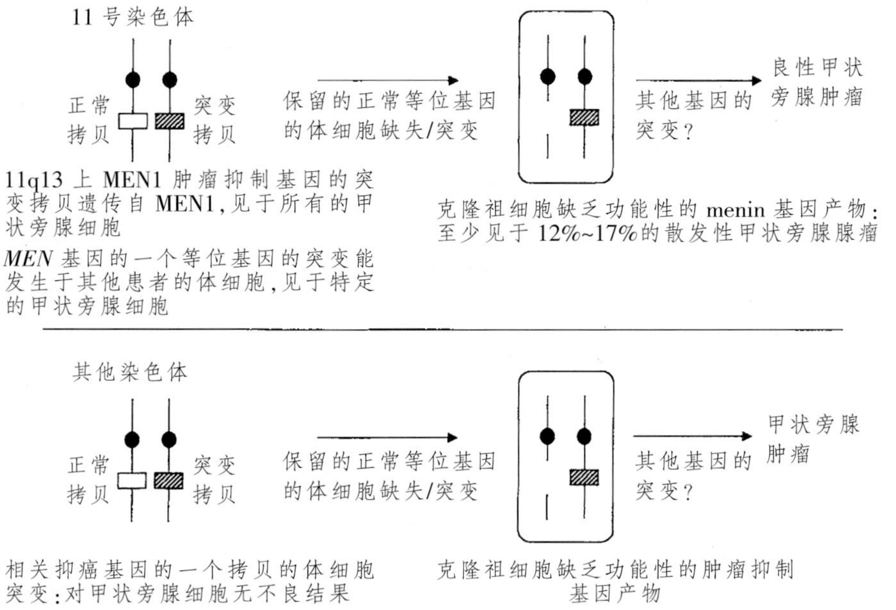

图 18.4　示意图说明 *MEN1* 基因沉默在甲状旁腺肿瘤中起典型的肿瘤抑制作用。(Modified from[193].)

的存在，且不伴剩余染色体的复制，这表明 11 号染色体单体可见于甲状旁腺细胞中，也表明腺瘤中每一细胞的单个 *PTH* 基因拷贝足以使 PTH 过量合成[15]。这些结论随后被比较基因组杂交证实[20]。

考虑到大部分(并非全部)11 号染色体上等位基因丢失区域包含与 *MEN1* 基因紧密相连的标志物位点，在这些肿瘤未删除的 *MEN1* 等位基因中应该能检测到失活性体细胞突变，这也与其具有典型肿瘤抑制作用的假设相一致(图 18.4)。后来的 *MEN1* 克隆成功使得此假设能被检验。有趣的是，在大多数研究中，12%~20%的甲状旁腺腺瘤存在两个 *MEN1* 等位基因的获得性失活[22-24,81,82]，占含有 11q 缺失的腺瘤的一半，尽管两项小样本研究存在更高的比例[80,81]。这些结果确定了 *MEN1* 基因失活在 12%~20%的甲状旁腺腺瘤中的重要性。然而，很大比例的腺瘤存在 11q 缺失，但没有检测到未删除的 *MEN1* 等位基因突变，提示在这些腺瘤中增殖表型可能是该染色体区域内其他抑癌基因失活的结果。*AIP* 基因就是一个可能的基因，它定位于 11q13 上且距 *MEN1* 基因 2.6Mb 远，编码芳香烃受体相互作用蛋白。*AIP* 的生殖系改变使人易患垂体肿瘤；一位未检测出 *MEN1* 突变的患者却患垂体肿瘤和甲状旁腺增生[83]。然而，132 例散发性甲状旁腺腺瘤患者中仅 2 例存在 AIP 突变(均是生殖系突变)，1 例伴正常等位基因的缺失，1 例没有典型的散发性甲状旁腺腺瘤的病程。该患者术后出现了持续性甲状旁腺功能亢进症，符合多腺体性疾病[84]。最后，*AIP* 失活的动物模型中没有诱发甲状旁腺功能亢进症的报道[85]。

有很多关于 *MEN1* 失活参与内分泌/甲状旁腺肿瘤形成机制的研究，但目前仍无明确的答案。*MEN1* 基因的蛋白产物 menin 与 JunD 相关，这支持 menin 在转录调控中起作用[86]。menin 也与混合谱系白血病蛋白 1(MLL1，一种组蛋白 H3 赖氨酸 4 甲基转移酶)相作用，且作为致癌辅因子上调基因转录从而促进 MLL1 融合蛋白诱发的白血病形成[87]。最近有报道 menin 能使 MLL1 与染色质结合因子晶状体上皮源生长因子(LEDGF)接合，这表明 menin 是一种协调多种蛋白功能的分子接头[88]。事实上，*MEN1* 表达很广泛，不限于易患 *MEN1* 相关肿瘤的组织[86,89]。据报道，存在 *MEN1* 突变的散发性腺瘤比没有 *MEN1* 异常的散发性腺癌具有稍高的等位基因丢失率和染色体失衡率。虽然这些差异没有统计学意义，但是提示 *MEN1* 可能在维持染色体稳定上起作用[90]，这在之前的研究中曾被提及[91,92]。细胞周期蛋白 D1 和 menin 在散发性和(或)*MEN1* 相关甲状旁腺肿瘤中的可能关系或协同作用也有待进一步研究解答。

最后，*MEN1* 失活诱发其他类型的散发性甲状旁腺肿瘤的可能性很小。11q13 等位基因缺失存在于 2%~3%的尿毒症相关甲状旁腺肿瘤中[31,93,94]，而含 *MEN1* 突变者仅为其亚组。这些资料强化了这样的观念：不同类型的甲状旁腺肿瘤可能有不同的分子病理起源。

散发性甲状旁腺肿瘤的其他基因异常

有强有力的证据表明，除了细胞周期蛋白 D1 和

*MEN1*基因外，还有其他基因参与散发性甲状旁腺腺瘤的形成。高度复发的克隆等位基因缺失常常能很好地突出抑癌基因的基因组位置，在散发性甲状旁腺腺瘤的分子等位基因研究中，这些缺失见于1、6、11和15号染色体[18-20]。也见于如9号和13号等其他染色体，虽然这些染色体相应缺失率较低。通过比较基因组杂交(一种分子细胞遗传学方法)对散发性腺瘤的研究大体上确认了获得性基因缺失的常见区域，也鉴别了那些可能预示存在新的甲状旁腺癌基因的染色体增益区域[20,21,32,39]。相比之下，目前传统的细胞遗传学分析对鉴定染色体靶区进而集中寻找新的甲状旁腺癌基因或抑癌基因的帮助不大。

已在甲状旁腺腺瘤中检测了一些特定的候选基因的克隆缺陷，其中一些基因映射到频发等位基因缺失的区域或者与家族性甲状旁腺功能亢进症相关。这些候选基因编码RAS[95]、p53[96-98]、钙敏感受体[99,100]、维生素D受体[101]、RET[102-104]、HRPT2/CDC73[105]、RAD51[106]和RAD54[107]。意味着这些候选基因在典型散发性腺瘤中作为癌基因或抑癌基因的必要的复发性肿瘤特异性突变还没有被发现，而如果存在的话，也一定相当罕见。特别是在那些目前已知甲状旁腺功能亢进症的遗传易感基因中，只有*MEN1*参与同源性散发疾病的发生。由此或许可以推测，获得性RET或CASR突变在通常情况下不会赋予正常的甲状旁腺细胞以重要的选择性优势。然而，强调细胞周期调控通路在甲状旁腺肿瘤中的重要性，使得在细胞周期蛋白依赖激酶抑制剂(CDKI)类别中寻找候选基因的成果颇丰。

在细胞周期蛋白D1成为第一个真正确定的甲状旁腺癌基因后，其在细胞周期调控中的CDKI结合物也被认为可能在甲状旁腺肿瘤形成中起作用。早期有关腺瘤的小样本研究表明CDKI结合物不在甲状旁腺肿瘤形成中起作用，但在大鼠多发性内分泌肿瘤综合征中发现编码$p27^{kip1}$ CDKI的cdkn1b基因突变可导致甲状旁腺功能亢进症之后，这个问题又被重提[108,109]。人类家族性MEN1也可由CDKN1B突变引起[109,110]，这一发现引起了对于大量散发性腺瘤的再检测，实际上，体细胞性和更常见的生殖系点突变都被低频检测出[42]。有报道指出，在甲状旁腺肿瘤的RNA[111]及蛋白中，p27表达减少[112,113]。人类散发性甲状旁腺腺瘤内发现体细胞突变及cdkn1B突变在啮齿动物中能导致甲状旁腺功能亢进症，提供强有力证据支持CDKN1B为良性甲状旁腺肿瘤的直接驱动基因。

在散发性甲状旁腺肿瘤中研究了其他6个CDKI基因，其中3个鉴别出了突变：编码p21的CDKN1A，编码p15的CDKN2B，编码p18的CDKN2C[43]。大多数突变是生殖系突变，有一个p18突变为体细胞突变；大多数序列变异致病性的功能证据被证实。CDKN2A和CDKN2C的超甲基化也被报道存在于甲状旁腺肿瘤中[114]。能检测到的CDKN1A、CDKN2B和CDKN2C突变/变异通过体细胞突变或生殖系易患倾向而致甲状旁腺肿瘤发生，这些基因在被破坏和至少联合实验情况下能诱发甲状旁腺肿瘤的证据加强了上述认识[115,116]。CDKI的研究引出了令人关注的可能性——即便只是可能性，低外显率的基因变异即使不足以引起明显的家族聚集，也能影响实性甲状旁腺腺瘤散发性典型表现[117,118]。

其他几个基因的体细胞突变，尽管频率很低，在典型的良性散发性甲状旁腺腺瘤中也被发现。目前在实验模型系统中还没有发现这些基因突变可以导致甲状旁腺功能亢进症，包括编码β-连环蛋白的CTNNB1[119-124]、EZH2[81]和POT1[82]。

甲状旁腺癌的分子发病机制

甲状旁腺癌是一种罕见病，其高侵袭性具有临床意义。由于其与良性甲状旁腺腺瘤有许多相同的组织病理学表现，因此在初次手术切除时可能难以诊断。甲状旁腺癌可能在更晚的时期才能做出诊断，即周围组织的局部侵犯和(或)远处转移的明显诊断标准出现时。此外，被称为不典型腺瘤的甲状旁腺肿瘤与甲状旁腺癌具有相同的组织学特征(非特异性)，如纤维束、侵及被膜或小梁结构。因为一些病理学家使用不一致或不同的标准，所以不典型腺瘤可能被误诊为甲状旁腺癌。因此，当评价甲状旁腺癌的分子学研究及判定临床相关性时，了解病例的诊断标准至关重要。

一个很重要的问题是，甲状旁腺癌是不是以类似于结肠癌和乳腺癌的方式由已有的典型良性腺瘤通过基因异常进一步累积引起[2,125,126]。甲状旁腺癌的肿瘤进展模型预测良性腺瘤中存在的获得性DNA改变将至少同样出现于甲状旁腺癌中，伴随可能为甲状旁腺癌所特有的其他基因改变。这种情况下，最常见且经验证的基因损伤即11q DNA克隆丢失(通常而并非总是伴有检测到的*MEN1*突变)发现于35%的良性甲状旁腺腺瘤中。然而，这些基因缺失即便能在严格意义上的甲状旁腺癌中出现，也是很罕见的[21,27,90,127]，这强烈地提示甲状旁腺癌一般通过完全不同的分子发病途径重新出现，尽管个别报道表明甲状旁腺癌确诊于腺瘤或增生的甲状旁腺内且明显由后两者发展而来[128-133]。此外，典型的甲状旁腺腺瘤相比真正的甲状旁腺癌有非常高的患病率，这提示由临床上明显的典型腺瘤进展为甲状旁腺癌一定是罕见事件。

导致甲状旁腺恶性肿瘤发生的一个值得注意的例外是 HRPT2(又名 CDC73)基因生殖系突变。这些突变导致甲状旁腺功能亢进症-颌骨肿瘤综合征(HPT-JT)，一种常染色体显性遗传病，患者易患甲状旁腺、肾、子宫和颌骨部位的肿瘤，其颌骨肿瘤为骨化纤维瘤，不同于严重的甲状旁腺功能亢进症引起的棕色瘤。这些患者确实出现由已有的良性或不典型腺瘤进展而来的甲状旁腺癌，这或许能解释那些有关腺瘤显著进展为癌的罕见报道。除了这种家族性疾病外，大多数散发性甲状旁腺癌有 HRPT2 获得性的失活突变[26]；相比之下，发生该类突变的典型散发性腺瘤十分罕见[105,134-136]。HRPT2 的蛋白产物为旁纤素(parafibromin)，其在大多数真正的甲状旁腺癌的免疫组织化学中表达缺失，但在腺瘤中一般都有表达[137-139]。因此，除了 HRPT2 生殖系突变的情况外，旁纤素的免疫组织化学分析被认为可能有助于诊断临床可疑病例的甲状旁腺癌[137,138,140-146]。然而，可能因为技术及生物学因素，单独的旁纤素染色未被批准作为甲状旁腺癌的确定性诊断标志物[147]。

重要的是，散发性和非综合征性甲状旁腺癌患者的一个亚组存在可遗传的 HRPT2 生殖系突变，因此可能是 HPT-JT 新病例或一种表型变异的先证者[26]。这个意外发现打开了 DNA 诊断性检测新的适应证的大门，该检测的主要意义是患者和家庭的临床管理[26,136,145,148]。正如图 18.5 所示，家族性或散发性 HRPT2 突变全部散布于该基因的 17 个外显子，尽管外显子 1、2 和 7 有无法解释的过高比例的突变。其作为抑癌基因而有明显的作用，进一步与这相一致的是：HRPT2 的双等位基因失活常出现于家族性和散发性甲状旁腺癌中[26,134,148]。也可发生通过大的基因内删除来实现 HRPT2 失活[149-151]。

旁纤素是一个广泛表达且高度保守的含 531 个氨基酸的蛋白。旁纤素具有膜定位信号，但缺少能鉴别出功能区的同源物。将 HRPT2 命名为 CDC73 的基础是因为旁纤素的 C-末端区域序列类似于 Cdc73p，后者为酵母聚合酶相关因子 1 复合物(Paf1c)的组成部分。该复合物在转录起始及延伸中起作用，同时也作用于组蛋白修饰和诸如多聚(腺苷酸)尾修饰等的转录后事件。与大多数的酵母 Paf1c 复合物存在大量同源性的蛋白组成了人类 PAF1 复合物(hPAF1c)，这两个复合物也有相似的功能。有关旁纤素致瘤性的可能机制的观点来自对果蝇的研究。Hyrax 是旁纤素在果蝇体内的同源物，其参与 Wnt/Wingless 通路[152]，该通路在发育调控和细胞增殖中起关键作用。Wnt 信号的紊乱主要见于各种人类癌症，且 Wnt 信号能调控细胞周期蛋白 D1 癌基因的表达，这都强化了其与甲状旁腺肿瘤的关系[153-155]。此外，旁纤素本身可导致 G_1 期停滞而抑制肿瘤细胞系增殖，且细胞周期蛋白 D1 基因表达调控和其他的 Wnt 通路异常也见于甲状旁腺癌中[156-159]。

携带组成型和条件性 Hrpt2 等位基因敲除的转基因鼠还没有很好地阐明旁纤素致瘤性相关的在体功能，尽管它们的表型揭示 Hrpt2 在胚胎发育和出生后早期生长与存活中有必不可少的作用[160]。未来在体模型的研究成果将有望准确确定 Hrpt2/旁纤素表达缺失是如何导致甲状旁腺和其他相关组织的肿瘤形成的。

最后，最近有报道应用全基因组测序分析来研究同一患者的单发甲状旁腺癌和一个复发性肿瘤[161]。在许多体细胞突变的基因中，可能有意义的有：MLL2，一个推定的抑癌基因，与 MEN1 存在功能联系；mTOR，一个涉及其他癌症的基因，存在于一个能影响甲状旁腺

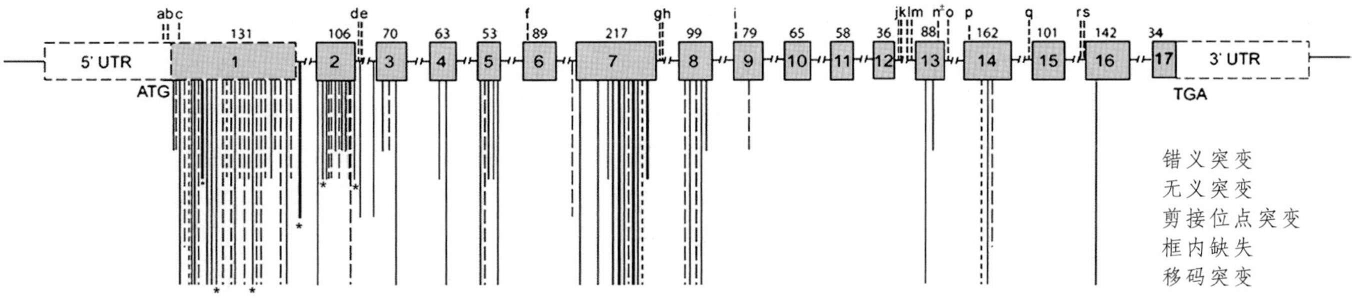

图 18.5 HRPT2(CDC73)已知突变和多态性的示意图。HRPT2 包括 17 个外显子(以方框表示)，编码区域以灰色框表示而非编码区以空白框表示。已知的突变位点以基因下方的竖直线表示。线的长度与图右侧的突变类型相对应。生殖系突变、体细胞突变、未定义的突变分别以实线、短划线、点状虚线表示。(Figure originally published in[194].)

癌基因细胞周期蛋白 D1 的通路中；THRAP3，也能调控细胞周期蛋白 D1 的表达。有趣的是，CDKN2C/p18 的一个点突变将同一密码子变成一个之前已在甲状旁腺腺瘤中鉴定出的突变[43]。也发现了一些可能产生融合蛋白的染色体重排，虽然不清楚它们是否在肿瘤中表达。鉴于只有一个病例被研究，且其他肿瘤类型的深度测序结果的特点差异很大，因此，这些结果中的哪一个（如果存在的话）将会是甲状旁腺癌的另外（除了 HRPT2 外）重要的驱动基因仍需进一步研究。最后，对这些基因和通路的鉴定无疑会丰富我们对甲状旁腺癌的分子发病机制的了解，也可能会产生新的治疗方案，包括对患有不能切除的严重疾病的患者，基于其癌症中发现的特定可控突变而进行个体化治疗的可能性。

散发性甲状旁腺腺瘤的表观遗传和基因表达的变化

DNA 表观遗传改变代表了肿瘤生物学研究的一个重要的新领域。异常的 DNA 甲基化是肿瘤发展中最广泛的表观遗传损伤。在人类肿瘤中，基因突变（核苷酸改变、重组、缺失）及细胞遗传学异常都没有 DNA 甲基化改变常见[162]。启动子 CpG 岛的超甲基化导致抑癌基因沉默，并且已被鉴定存在于许多肿瘤性病变中[163–165]。与基因修饰不同，表观遗传改变具有可逆性，这使得它们成为引人注目的治疗靶标，因为去甲基化药物能逆转甲基化所导致的基因沉默，并能恢复抑癌基因的表达[166,167]。然而，表观遗传改变在甲状旁腺肿瘤病理学中的作用还未被广泛研究。已有一些研究集中于甲状旁腺肿瘤的个体基因或一小组基因。例如，最近一项研究[168]发现，40%的散发性甲状旁腺腺瘤存在视网膜母细胞瘤相互作用锌指基因 *RIZ1* 的超甲基化，该基因属抑癌基因，其缺失与人类和实验动物的肿瘤加速进展有关[169–177]。这种超甲基化伴有 1p36 处的失杂合性，而 1p36 正是 *RIZ1* 在基因组的位置[168]。另一方面，目前仍无报道在甲状旁腺肿瘤发现 *RIZ1* 表达的异常，在一项基因工程鼠的研究中，*Riz1* 缺失并未导致甲状旁腺肿瘤的进展[178]。因此，需要有 *RIZ1* 在甲状旁腺肿瘤中起作用的其他证据来确定该基因作为抑癌基因的潜在作用。

在甲状旁腺腺瘤中另一常见的发现是 *APC* 的超甲基化。*APC* 是一种抑癌基因，其突变可以引起家族性腺瘤性息肉病（FAP）[179]。此外，有报道甲状旁腺肿瘤可发生于一些 FAP 患者中[180,181]，但仍未知这是真正的关联还是甲状旁腺功能亢进症的高患病率所致的偶发事件。尽管存在这种超甲基化，但未在甲状旁腺腺瘤中发现 *APC* 的低表达[156,157]，除非 *APC* 生殖系出现突变[181]。一些常常在其他癌症中出现表观遗传失活的基因，如 *RASSF1A*[179]和 *HIC1*[182]，也在甲状旁腺腺瘤中出现超甲基化。

Starker 等人最近对超过 14 000 个基因的甲基化状态进行了全面且无偏倚的分析[114]。与甲状旁腺腺瘤相比，正常甲状旁腺组织中 367 个基因出现显著的改变；而与甲状旁腺癌相比，正常甲状旁腺组织中 175 个基因有明显的甲基化差异，而甲状旁腺腺瘤中则有 263 个基因存在显著不同的甲基化水平。DNA 甲基化（即超甲基化）的显著增多见于那些已知的或推定的对甲状旁腺肿瘤发展很重要的基因，包括 *CDKN2B*、*CDKN2A*、*WT1*、*SFRP1*、*SFRP2* 和 *SFRP4*，这与相应的基因表达在良恶性甲状旁腺肿瘤中减少相关[114]。再者，这些异常甲基化的基因对甲状旁腺肿瘤发展的潜在意义仍需确定，但它们有助于我们对该病的了解。

甲状旁腺激素（PTH）的异位分泌

原发性甲状旁腺功能亢进症（PHPT）是一种生物化学诊断，一个罕见病因是非甲状旁腺肿瘤异位分泌 PTH。以前的文献将这种情况描述为一种因 PTH 片段测定的低特异性而造成混淆的常见诊断。甲状旁腺激素相关蛋白（PTHrP）最终被确认为恶性甲状旁腺功能亢进症的主要原因，此后真正的异位 PTH 综合征备受质疑。然而，现代高度特异性的测定全段 PTH 的免疫测定法与分子生物学方法相结合确认了该综合征的存在。

因为肿瘤可能合成激素而不释放它们以引起可诊断的临床综合征，所以已有被认可的具体标准来诊断真正的异位激素综合征[183]。这些标准在 1 例异位 PTH 综合征的诊断中得到充分满足[184]。该患者血清 PTH 水平升高（但 PTHrP 水平却不升高），四个甲状旁腺均正常，且患有卵巢癌。其卵巢癌灶的静脉 PTH 浓度增加了 7 倍，在肿瘤切除后 PTH 水平立即下降并且出现低钙血症，经培养的癌细胞产生 PTH，肿瘤组织中存在编码 PTH（但不是 PTHrP）的 mRNA，以上证明了该癌灶分泌 PTH 且是高钙血症的原因[184]。在连续超过 300 例生物化学诊断为甲状旁腺功能亢进症的患者中，该卵巢癌患者是唯一一例由非甲状旁腺肿瘤引起高钙血症的病例[184]。

除了这例卵巢癌患者,越来越多的病例描述呈现出对异位 PTH 综合征诊断的支持，虽然不能完全确定[185-192]。所涉及的肿瘤类型广泛,包括转移性小细胞癌、胸腺瘤、神经外胚层恶性肿瘤、肺鳞状细胞癌,以及肝、子宫、甲状腺、扁桃体、肾、胃和胰腺肿瘤。这些肿瘤产生 PTH mRNA 或蛋白，伴或不伴 PTHrP 的产生,且它们与未检出甲状旁腺肿瘤的高钙血症和血清 PTH 水平升高相关。

异位激素的产生被认为是基因表达的组织特异性出现异常;这常常涉及一种正常激素基因产物的失调。基因表达的组织特异性由被称为"增强子"和"沉默子"元件的 DNA 序列调控,这些序列常位于激素基因的上游调控区，且与具有该组织类型特征的 DNA 结合蛋白的特定混合物相互作用。因此,肿瘤产生异位激素可能是因为该肿瘤细胞类型的 DNA 结合蛋白环境发生了改变(激素基因的完整增强子被激活),或者激素结构基因相邻的增强子区/沉默子区发生了改变(从而赋予了对肿瘤细胞类型典型的 DNA 结合蛋白的反应性)。

在上述异位产生 PTH 的卵巢癌中,DNA 重排发生在 PTH 基因的上游调控区域(图 18.6),该基因自有的调控元件被能与卵巢细胞 DNA 结合蛋白相互作用的 DNA 序列取代,从而"不适当地"激活了 PTH 基因转录[184]。此外，该 PTH 基因及其重排的上游调控区域扩增,即在卵巢癌细胞中出现数倍的额外拷贝数,这几乎肯定提高了因 DNA 重排所致的 PTH 产生水平[184]。在 1 例异位产生 PTH 的胰腺神经内分泌肿瘤中，没有发现类似的 DNA 重排,但存在反式激活结构完整的 PTH 基因位点的证据[190]。因此,导致异位 PTH 分泌综合征的分子机制似乎是多相的。在大多数病例中,分子机制在其发展中的作用需要进一步研究。

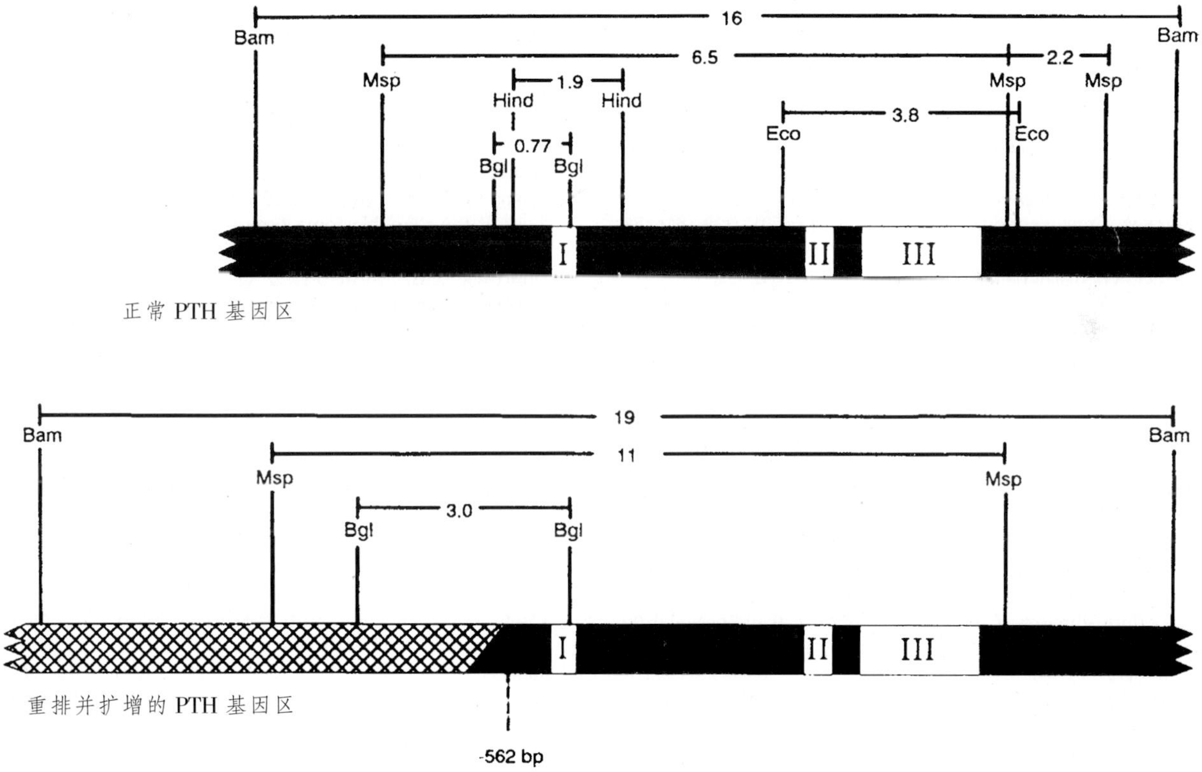

图 18.6　1 例卵巢癌异位产生 PTH 的分子病理学。文中所述分泌 PTH 的卵巢肿瘤中 PTH 基因重排和扩增区域(下图)与正常 *PTH* 基因区域(上图)的示意图和限制酶图谱[123]。PTH 外显子Ⅰ、Ⅱ、Ⅲ由空白条带表示;正常的内显子和侧翼区由实性条带表示;由肿瘤特异性重排而置于 PTH 上游的 DNA 以交叉阴影线条带表示。限制性位点已标出,片段大小以千碱基(kb)为单位。考虑到清晰性及空间有限,该图没有按比例绘制。重排的断裂点的精确位置缩窄至-562bp 处的 HindⅢ位点(在外显子Ⅰ起始处上游 562 个碱基对)和上游 150bp 处正常存在的 BgⅢ位点（未在重排基因内显示）之间的区域。Bam,BamHI;Msp,MspI;Hind,HindⅢ;Bgl,BgⅢ;Eco,EcoRI。(Reprinted from[184].)

结论

对于那些对各种形式的 PHPT 的分子基础感兴趣的人来说,这是一个令人兴奋的时刻。因涉及甲状旁腺腺瘤的发病机制而被发现的细胞周期蛋白 D1/*PRAD1* 癌基因,对肿瘤和细胞周期生物学影响广泛。*MEN1* 基因在散发性及家族性甲状旁腺功能亢进症中起重要作用,其蛋白产物的功能也是研究的热点。许多 *CDKI* 基因突变通过直接的克隆选择及可能更为常见的作为外显率低的生殖系易感等位基因来参与散发性甲状旁腺腺瘤的发展。最新证据发现其他刺激甲状旁腺肿瘤发生的基因几乎肯定存在，新工具将利于这些基因的鉴定。最后,有理由期望异常甲状旁腺细胞增殖和异常激素调控功能之间关系的分子基础及甲状旁腺疾病所特有的其他问题可能很快被阐明。

(何向辉 王义增 译)

参考文献

1. Stratton MR. Exploring the genomes of cancer cells: progress and promise. *Science* 2011;**331**:1553–8.
2. Vogelstein B, Papadopoulos N, Velculescu VE, Zhou S, Diaz Jr LA, Kinzler KW. Cancer genome landscapes. *Science* 2013;**339**:1546–58.
3. Aparicio S, Caldas C. The implications of clonal genome evolution for cancer medicine. *N Engl J Med* 2013;**368**:842–51.
4. Garraway LA, Lander ES. Lessons from the cancer genome. *Cell* 2013;**153**:17–37.
5. Parfitt AM, Wang Q, Palnitkar S. Rates of cell proliferation in adenomatous, suppressed, and normal parathyroid tissue: implications for pathogenesis. *J Clin Endocrinol Metab* 1998;**83**:863–9.
6. Black 3rd WC, Utley JR. The differential diagnosis of parathyroid adenoma and chief cell hyperplasia. *Am J Clin Pathol* 1968;**49**:761–75.
7. Castleman B, Roth SI. Tumors of the parathyroid glands. In: Hartman WH, editor. *Atlas of Tumor Pathology*. Washington, D.C.: Armed Forces Institute of Pathology; 1978.
8. Attie JN, Bock G, Auguste LJ. Multiple parathyroid adenomas: report of thirty-three cases. *Surgery* 1990;**108**:1014–9. discussion 9–20.
9. Verdonk CA, Edis AJ. Parathyroid "double adenomas:" fact or fiction? *Surgery* 1981;**90**:523–6.
10. Tezelman S, Shen W, Siperstein AE, Duh QY, Clark OH. Persistent or recurrent hyperparathyroidism in patients with double adenomas. *Surgery* 1995;**118**:1115–22. discussion 22–4.
11. Gauger PG, Agarwal G, England BG, Delbridge LW, Matz KA, Wilkinson M, et al. Intraoperative parathyroid hormone monitoring fails to detect double parathyroid adenomas: a 2-institution experience. *Surgery* 2001;**130**:1005–10.
12. Fialkow PJ, Jackson CE, Block MA, Greenawald KA. Multicellular origin of parathyroid "adenomas." *N Engl J Med* 1977;**297**: 696–8.
13. Jackson CE, Cerny JC, Block MA, Fialkow PJ. Probable clonal origin of aldosteronomas versus multicellular origin of parathyroid "adenomas." *Surgery* 1982;**92**:875–9.
14. Arnold A, Staunton CE, Kim HG, Gaz RD, Kronenberg HM. Monoclonality and abnormal parathyroid hormone genes in parathyroid adenomas. *N Engl J Med* 1988;**318**:658–62.
15. Arnold A, Kim HG. Clonal loss of one chromosome 11 in a parathyroid adenoma. *J Clin Endocrinol Metab* 1989;**69**:496–9.
16. Friedman E, Sakaguchi K, Bale AE, Falchetti A, Streeten E, Zimering MB, et al. Clonality of parathyroid tumors in familial multiple endocrine neoplasia type 1. *N Engl J Med* 1989;**321**:213–8.
17. Bystrom C, Larsson C, Blomberg C, Sandelin K, Falkmer U, Skogseid B, et al. Localization of the MEN1 gene to a small region within chromosome 11q13 by deletion mapping in tumors. *Proc Natl Acad Sci USA* 1990;**87**:1968–72.
18. Cryns VL, Yi SM, Tahara H, Gaz RD, Arnold A. Frequent loss of chromosome arm 1p DNA in parathyroid adenomas. *Genes Chromosomes Cancer* 1995;**13**:9–17.
19. Tahara H, Smith AP, Gaz RD, Cryns VL, Arnold A. Genomic localization of novel candidate tumor suppressor gene loci in human parathyroid adenomas. *Cancer Res* 1996;**56**:599–605.
20. Palanisamy N, Imanishi Y, Rao PH, Tahara H, Chaganti RS, Arnold A. Novel chromosomal abnormalities identified by comparative genomic hybridization in parathyroid adenomas. *J Clin Endocrinol Metab* 1998;**83**:1766–70.
21. Agarwal SK, Schrock E, Kester MB, Burns AL, Heffess CS, Ried T, et al. Comparative genomic hybridization analysis of human parathyroid tumors. *Cancer Genet Cytogenet* 1998;**106**:30–6.
22. Heppner C, Kester MB, Agarwal SK, Debelenko LV, Emmert-Buck MR, Guru SC, et al. Somatic mutation of the MEN1 gene in parathyroid tumours. *Nat Genet* 1997;**16**:375–8.
23. Carling T, Correa P, Hessman O, Hedberg J, Skogseid B, Lindberg D, et al. Parathyroid MEN1 gene mutations in relation to clinical characteristics of nonfamilial primary hyperparathyroidism. *J Clin Endocrinol Metab* 1998;**83**:2960–3.
24. Farnebo F, Teh BT, Kytola S, Svensson A, Phelan C, Sandelin K, et al. Alterations of the MEN1 gene in sporadic parathyroid tumors. *J Clin Endocrinol Metab* 1998;**83**:2627–30.
25. Cryns VL, Thor A, Xu HJ, Hu SX, Wierman ME, Vickery Jr AL, et al. Loss of the retinoblastoma tumor-suppressor gene in parathyroid carcinoma [see comments]. *N Engl J Med* 1994;**330**:757–61.
26. Shattuck TM, Valimaki S, Obara T, Gaz RD, Clark OH, Shoback D, et al. Somatic and germ-line mutations of the HRPT2 gene in sporadic parathyroid carcinoma. *N Engl J Med* 2003;**349**: 1722–9.
27. Costa-Guda J, Imanishi Y, Palanisamy N, Kawamata N, Phillip Koeffler H, Chaganti RS, et al. Allelic imbalance in sporadic parathyroid carcinoma and evidence for its de novo origins. *Endocrine* 2013;**44**:489–95.
28. Arnold A, Brown MF, Urena P, Gaz RD, Sarfati E, Drueke TB. Monoclonality of parathyroid tumors in chronic renal failure and in primary parathyroid hyperplasia. *J Clin Invest* 1995;**95**:2047–53.
29. Thakker RV, Bouloux P, Wooding C, Chotai K, Broad PM, Spurr NK, et al. Association of parathyroid tumors in multiple endocrine neoplasia type 1 with loss of alleles on chromosome 11. *N Engl J Med* 1989;**321**:218–24.
30. Lubensky IA, Debelenko LV, Zhuang Z, Emmert-Buck MR, Dong Q, Chandrasekharappa S, et al. Allelic deletions on chromosome 11q13 in multiple tumors from individual MEN1 patients. *Cancer Res* 1996;**56**:5272–8.
31. Farnebo F, Teh BT, Dotzenrath C, Wassif WS, Svensson A, White I, et al. Differential loss of heterozygosity in familial, sporadic, and uremic hyperparathyroidism. *Hum Genet* 1997;**99**:342–9.
32. Yi Y, Nowak NJ, Pacchia AL, Morrison C. Chromosome 11 genomic changes in parathyroid adenoma and hyperplasia: array CGH, FISH, and tissue microarrays. *Genes Chromosomes Cancer* 2008;**47**:639–48.
33. Korsmeyer SJ. Chromosomal translocations in lymphoid malignancies reveal novel proto-oncogenes. *Annu Rev Immunol* 1992;**10**:785–807.
34. Arnold A, Kim HG, Gaz RD, Eddy RL, Fukushima Y, Byers MG,

et al. Molecular cloning and chromosomal mapping of DNA rearranged with the parathyroid hormone gene in a parathyroid adenoma. *J Clin Invest* 1989;**83**:2034–40.
35. Motokura T, Bloom T, Kim HG, Juppner H, Ruderman JV, Kronenberg HM, et al. A novel cyclin encoded by a bcl1-linked candidate oncogene. *Nature* 1991;**350**:512–5.
36. Nurse P. Universal control mechanism regulating onset of M-phase. *Nature* 1990;**344**:503–8.
37. Sherr CJ. Cancer cell cycles. *Science* 1996;**274**:1672–7.
38. Casimiro MC, Velasco-Velazquez M, Aguirre-Alvarado C, Pestell RG. Overview of cyclins D1 function in cancer and the CDK inhibitor landscape: past and present. *Expert Opin Invest Drugs* 2014;**23**:295–304.
39. Pestell RG, Albanese C, Reutens AT, Segall JE, Lee RJ, Arnold A. The cyclins and cyclin-dependent kinase inhibitors in hormonal regulation of proliferation and differentiation. *Endocr Rev* 1999;**20**:501–34.
40. Sherr CJ, Roberts JM. Inhibitors of mammalian G1 cyclin-dependent kinases. *Genes Dev* 1995;**9**:1149–63.
41. Agarwal SK, Mateo CM, Marx SJ. Rare germline mutations in cyclin-dependent kinase inhibitor genes in multiple endocrine neoplasia type 1 and related states. *J Clin Endocrinol Metab* 2009;**94**:1826–34.
42. Costa-Guda J, Marinoni I, Molatore S, Pellegata NS, Arnold A. Somatic mutation and germline sequence abnormalities in CDKN1B, encoding p27Kip1, in sporadic parathyroid adenomas. *J Clin Endocrinol Metab* 2011;**96**:E701–6.
43. Costa-Guda J, Soong CP, Parekh VI, Agarwal SK, Arnold A. Germline and somatic mutations in cyclin-dependent kinase inhibitor genes CDKN1A, CDKN2B, and CDKN2C in sporadic parathyroid adenomas. *Horm Cancer* 2013;**4**:301–7.
44. Arnold A. The cyclin D1/PRAD1 oncogene in human neoplasia. *J Investig Med* 1995;**43**:543–9.
45. Bernards R. CDK-independent activities of D type cyclins. *Biochim Biophys Acta* 1999;**1424**:M17–22.
46. Ewen ME, Lamb J. The activities of cyclin D1 that drive tumorigenesis. *Trends Mol Med* 2004;**10**:158–62.
47. Motokura T, Arnold A. PRAD1/cyclin D1 proto-oncogene: genomic organization, 5′ DNA sequence, and sequence of a tumor-specific rearrangement breakpoint. *Genes Chromosomes Cancer* 1993;**7**:89–95.
48. Mallya SM, Wu HI, Saria EA, Corrado KR, Arnold A. Tissue-specific regulatory regions of the PTH gene localized by novel chromosome 11 rearrangement breakpoints in a parathyroid adenoma. *J Bone Miner Res* 2010;**25**:2606–12.
49. Imanishi Y, Hosokawa Y, Yoshimoto K, Schipani E, Mallya S, Papanikolaou A, et al. Primary hyperparathyroidism caused by parathyroid-targeted overexpression of cyclin D1 in transgenic mice. *J Clin Invest* 2001;**107**:1093–102.
50. Hsi ED, Zukerberg LR, Yang WI, Arnold A. Cyclin D1/PRAD1 expression in parathyroid adenomas—an immunohistochemical study. *J Clin Endocrinol Metab* 1996;**81**:1736–9.
51. Vasef MA, Brynes RK, Sturm M, Bromley C, Robinson RA. Expression of cyclin D1 in parathyroid carcinomas, adenomas, and hyperplasias: a paraffin immunohistochemical study. *Mod Pathol* 1999;**12**:412–6.
52. Tominaga Y, Tsuzuki T, Uchida K, Haba T, Otsuka S, Ichimori T, et al. Expression of PRAD1/cyclin D1, retinoblastoma gene products, and Ki67 in parathyroid hyperplasia caused by chronic renal failure versus primary adenoma. *Kidney Int* 1999;**55**:1375–83.
53. Williams ME, Swerdlow SH, Rosenberg CL, Arnold A. Chromosome 11 translocation breakpoints at the PRAD1/cyclin D1 gene locus in centrocytic lymphoma. *Leukemia* 1993;**7**:241–5.
54. Westin G, Bjorklund P, Akerstrom G. Molecular genetics of parathyroid disease. *World J Surg* 2009;**33**:2224–33.
55. Rosenberg CL, Wong E, Petty EM, Bale AE, Tsujimoto Y, Harris NL, et al. PRAD1, a candidate BCL1 oncogene: mapping and expression in centrocytic lymphoma. *Proc Natl Acad Sci USA* 1991;**88**:9638–42.
56. Williams ME, Densmore JJ. Biology and therapy of mantle cell lymphoma. *Curr Opin Oncol* 2005;**17**:425–31.
57. Jares P, Colomer D, Campo E. Molecular pathogenesis of mantle cell lymphoma. *J Clin Invest* 2012;**122**:3416–23.
58. Chesi M, Bergsagel PL, Brents LA, Smith CM, Gerhard DS, Kuehl WM. Dysregulation of cyclin D1 by translocation into an IgH gamma switch region in two multiple myeloma cell lines. *Blood* 1996;**88**:674–81.
59. Kuehl WM, Bergsagel PL. Molecular pathogenesis of multiple myeloma and its premalignant precursor. *J Clin Invest* 2012;**122**:3456–63.
60. Lammie GA, Fantl V, Smith R, Schuuring E, Brookes S, Michalides R, et al. D11S287, a putative oncogene on chromosome 11q13, is amplified and expressed in squamous cell and mammary carcinomas and linked to BCL-1. *Oncogene* 1991;**6**:439–44.
61. Schuuring E, Verhoeven E, Mooi WJ, Michalides RJ. Identification and cloning of two overexpressed genes, U21B31/PRAD1 and EMS1, within the amplified chromosome 11q13 region in human carcinomas. *Oncogene* 1992;**7**:355–61.
62. Wang TC, Cardiff RD, Zukerberg L, Lees E, Arnold A, Schmidt EV. Mammary hyperplasia and carcinoma in MMTV-cyclin D1 transgenic mice. *Nature* 1994;**369**:669–71.
63. Zwicker J, Brusselbach S, Jooss KU, Sewing A, Behn M, Lucibello FC, et al. Functional domains in cyclin D1: pRb-kinase activity is not essential for transformation. *Oncogene* 1999;**18**:19–25.
64. Larsson C, Skogseid B, Oberg K, Nakamura Y, Nordenskjold M. Multiple endocrine neoplasia type 1 gene maps to chromosome 11 and is lost in insulinoma. *Nature* 1988;**332**:85–7.
65. Julier C, Nakamura Y, Lathrop M, O'Connell P, Leppert M, Litt M, et al. A detailed genetic map of the long arm of chromosome 11. *Genomics* 1990;**7**:335–45.
66. Nakamura Y, Larsson C, Julier C, Bystrom C, Skogseid B, Wells S, et al. Localization of the genetic defect in multiple endocrine neoplasia type 1 within a small region of chromosome 11. *Am J Hum Genet.* 1989;**44**:751–5.
67. Larsson C, Weber G, Kvanta E, Lewis K, Janson M, Jones C, et al. Isolation and mapping of polymorphic cosmid clones used for sublocalization of the multiple endocrine neoplasia type 1 (MEN1) locus. *Hum Genet* 1992;**89**:187–93.
68. Weinberg RA. Tumor suppressor genes. *Science* 1991;**254**:1138–46.
69. Radford DM, Ashley SW, Wells Jr SA, Gerhard DS. Loss of heterozygosity of markers on chromosome 11 in tumors from patients with multiple endocrine neoplasia syndrome type 1. *Cancer Res* 1990;**50**:6529–33.
70. Friedman E, De Marco L, Gejman PV, Norton JA, Bale AE, Aurbach GD, et al. Allelic loss from chromosome 11 in parathyroid tumors. *Cancer Res* 1992;**52**:6804–9.
71. Chandrasekharappa SC, Guru SC, Manickam P, Olufemi SE, Collins FS, Emmert-Buck MR, et al. Positional cloning of the gene for multiple endocrine neoplasia-type 1. *Science* 1997;**276**:404–7.
72. Thevenon J, Bourredjem A, Faivre L, Cardot-Bauters C, Calender A, Murat A, et al. Higher risk of death among MEN1 patients with mutations in the JunD interacting domain: a Groupe d'etude des Tumeurs Endocrines (GTE) cohort study. *Hum Mol Genet* 2013;**22**:1940–8.
73. Starker LF, Akerstrom T, Long WD, Delgado-Verdugo A, Donovan P, Udelsman R, et al. Frequent germ-line mutations of the MEN1, CASR, and HRPT2/CDC73 genes in young patients with clinically non-familial primary hyperparathyroidism. *Horm Cancer* 2012;**3**:44–51.
74. Miedlich S, Lohmann T, Schneyer U, Lamesch P, Paschke R. Familial isolated primary hyperparathyroidism—a multiple endocrine neoplasia type 1 variant? *Eur J Endocrinol* 2001;**145**:155–60.
75. Villablanca A, Wassif WS, Smith T, Hoog A, Vierimaa O, Kassem M, et al. Involvement of the MEN1 gene locus in familial isolated hyperparathyroidism. *Eur J Endocrinol* 2002;**147**:313–22.
76. Cetani F, Pardi E, Giovannetti A, Vignali E, Borsari S, Golia F, et al. Genetic analysis of the MEN1 gene and HPRT2 locus in two Italian kindreds with familial isolated hyperparathyroidism. *Clin*

Endocrinol (Oxf) 2002;**56**:457–64.
77. Pannett AA, Kennedy AM, Turner JJ, Forbes SA, Cavaco BM, Bassett JH, et al. Multiple endocrine neoplasia type 1 (MEN1) germline mutations in familial isolated primary hyperparathyroidism. *Clin Endocrinol (Oxf)* 2003;**58**:639–46.
78. Warner J, Epstein M, Sweet A, Singh D, Burgess J, Stranks S, et al. Genetic testing in familial isolated hyperparathyroidism: unexpected results and their implications. *J Med Genet* 2004;**41**:155–60.
79. Isakov O, Rinella ES, Olchovsky D, Shimon I, Ostrer H, Shomron N, et al. Missense mutation in the MEN1 gene discovered through whole exome sequencing co-segregates with familial hyperparathyroidism. *Genet Res* 2013;**95**:114–20.
80. Simonds WF, James-Newton LA, Agarwal SK, Yang B, Skarulis MC, Hendy GN, et al. Familial isolated hyperparathyroidism: clinical and genetic characteristics of 36 kindreds. *Medicine (Baltimore)* 2002;**81**:1–26.
81. Cromer MK, Starker LF, Choi M, Udelsman R, Nelson-Williams C, Lifton RP, et al. Identification of somatic mutations in parathyroid tumors using whole-exome sequencing. *J Clin Endocrinol Metab* 2012;**97**:E1774–81.
82. Newey PJ, Nesbit MA, Rimmer AJ, Attar M, Head RT, Christie PT, et al. Whole-exome sequencing studies of nonhereditary (sporadic) parathyroid adenomas. *J Clin Endocrinol Metab* 2012;**97**:E1995–2005.
83. Belar O, De La Hoz C, Perez-Nanclares G, Castano L, Gaztambide S. Novel mutations in MEN1, CDKN1B and AIP genes in patients with multiple endocrine neoplasia type 1 syndrome in Spain. *Clin Endocrinol (Oxf)* 2012;**76**:719–24.
84. Pardi E, Marcocci C, Borsari S, Saponaro F, Torregrossa L, Tancredi M, et al. Aryl hydrocarbon receptor interacting protein (AIP) mutations occur rarely in sporadic parathyroid adenomas. *J Clin Endocrinol Metab* 2013;**98**:2800–10.
85. Kang BH, Xia F, Pop R, Dohi T, Socolovsky M, Altieri DC. Developmental control of apoptosis by the immunophilin aryl hydrocarbon receptor-interacting protein (AIP) involves mitochondrial import of the surviving protein. *J Biol Chem* 2011;**286**:16758–67.
86. Agarwal SK, Kennedy PA, Scacheri PC, Novotny EA, Hickman AB, Cerrato A, et al. Menin molecular interactions: insights into normal functions and tumorigenesis. *Horm Metab Res* 2005;**37**:369–74.
87. Huang J, Gurung B, Wan B, Matkar S, Veniaminova NA, Wan K, et al. The same pocket in menin binds both MLL and JUND but has opposite effects on transcription. *Nature* 2012;**482**:542–6.
88. Thiel AT, Huang J, Lei M, Hua X. Menin as a hub controlling mixed lineage leukemia. *Bioessays* 2012;**34**:771–80.
89. Bassett JH, Rashbass P, Harding B, Forbes SA, Pannett AA, Thakker RV. Studies of the murine homolog of the multiple endocrine neoplasia type 1 (MEN1) gene, men1. *J Bone Min Res: the official J Am Soc Bone and Miner Res* 1999;**14**:3–10.
90. Farnebo F, Kytola S, Teh BT, Dwight T, Wong FK, Hoog A, et al. Alternative genetic pathways in parathyroid tumorigenesis. *J Clin Endocrinol Metab* 1999;**84**:3775–80.
91. Scappaticci S, Maraschio P, del Ciotto N, Fossati GS, Zonta A, Fraccaro M. Chromosome abnormalities in lymphocytes and fibroblasts of subjects with multiple endocrine neoplasia type 1. *Cancer Genet Cytogenet* 1991;**52**:85–92.
92. Hecht F, Hecht BK. Unstable chromosomes in heritable tumor syndromes. Multiple endocrine neoplasia type 1 (MEN1). *Cancer Genet Cytogenet* 1991;**52**:131–4.
93. Tahara H, Imanishi Y, Yamada T, Tsujimoto Y, Tabata T, Inoue T, et al. Rare somatic inactivation of the multiple endocrine neoplasia type 1 gene in secondary hyperparathyroidism of uremia. *J Clin Endocrinol Metab* 2000;**85**:4113–7.
94. Imanishi Y, Tahara H, Palanisamy N, Spitalny S, Salusky IB, Goodman W, et al. Clonal chromosomal defects in the molecular pathogenesis of refractory hyperparathyroidism of uremia. *J Am Soc Nephrol: JASN* 2002;**13**:1490–8.
95. Friedman E, Bale AE, Marx SJ, Norton JA, Arnold A, Tu T, et al. Genetic abnormalities in sporadic parathyroid adenomas. *J Clin Endocrinol Metab* 1990;**71**:293–7.
96. Cryns VL, Rubio MP, Thor AD, Louis DN, Arnold A. p53 abnormalities in human parathyroid carcinoma. *J Clin Endocrinol Metab* 1994;**78**:1320–4.
97. Yoshimoto K, Iwahana H, Fukuda A, Sano T, Saito S, Itakura M. Role of p53 mutations in endocrine tumorigenesis: mutation detection by polymerase chain reaction-single strand conformation polymorphism. *Cancer Res* 1992;**52**:5061–4.
98. Hakim JP, Levine MA. Absence of p53 point mutations in parathyroid adenoma and carcinoma. *J Clin Endocrinol Metab* 1994;**78**:103–6.
99. Hosokawa Y, Pollak MR, Brown EM, Arnold A. Mutational analysis of the extracellular Ca(2+)-sensing receptor gene in human parathyroid tumors. *J Clin Endocrinol Metab* 1995;**80**:3107–10.
100. Cetani F, Pinchera A, Pardi E, Cianferotti L, Vignali E, Picone A, et al. No evidence for mutations in the calcium-sensing receptor gene in sporadic parathyroid adenomas. *J Bone Miner Res* 1999;**14**:878–82.
101. Brown SB, Brierley TT, Palanisamy N, Salusky IB, Goodman W, Brandi ML, et al. Vitamin D receptor as a candidate tumor-suppressor gene in severe hyperparathyroidism of uremia. *J Clin Endocrinol Metab* 2000;**85**:868–72.
102. Pausova Z, Soliman E, Amizuka N, Janicic N, Konrad EM, Arnold A, et al. Role of the RET proto-oncogene in sporadic hyperparathyroidism and in hyperparathyroidism of multiple endocrine neoplasia type 2. *J Clin Endocrinol Metab* 1996;**81**:2711–8.
103. Padberg BC, Schroder S, Jochum W, Kastendieck H, Roth J, Heitz PU, et al. Absence of RET proto-oncogene point mutations in sporadic hyperplastic and neoplastic lesions of the parathyroid gland. *Am J Pathol* 1995;**147**:1600–7.
104. Kimura T, Yoshimoto K, Tanaka C, Ohkura T, Iwahana H, Miyauchi A, et al. Obvious mRNA and protein expression but absence of mutations of the RET proto-oncogene in parathyroid tumors. *Eur J Endocrinol* 1996;**134**:314–9.
105. Krebs LJ, Shattuck TM, Arnold A. HRPT2 mutational analysis of typical sporadic parathyroid adenomas. *J Clin Endocrinol Metab* 2005;**90**:5015–7.
106. Carling T, Imanishi Y, Gaz RD, Arnold A. RAD51 as a candidate parathyroid tumour suppressor gene on chromosome 15q: absence of somatic mutations. *Clin Endocrinol (Oxf)* 1999;**51**:403–7.
107. Carling T, Imanishi Y, Gaz RD, Arnold A. Analysis of the RAD54 gene on chromosome 1p as a potential tumor-suppressor gene in parathyroid adenomas. *Int J Cancer* 1999;**83**:80–2.
108. Fritz A, Walch A, Piotrowska K, Rosemann M, Schaffer E, Weber K, et al. Recessive transmission of a multiple endocrine neoplasia syndrome in the rat. *Cancer Res* 2002;**62**:3048–51.
109. Pellegata NS, Quintanilla-Martinez L, Siggelkow H, Samson E, Bink K, Hofler H, et al. Germ-line mutations in p27Kip1 cause a multiple endocrine neoplasia syndrome in rats and humans. *Proc Natl Acad Sci USA* 2006;**103**:15558–63.
110. Georgitsi M, Raitila A, Karhu A, van der Luijt RB, Aalfs CM, Sane T, et al. Germline CDKN1B/p27Kip1 mutation in multiple endocrine neoplasia. *J Clin Endocrinol Metab* 2007;**92**:3321–5.
111. Buchwald PC, Akerstrom G, Westin G. Reduced p18INK4c, p21CIP1/WAF1 and p27KIP1 mRNA levels in tumours of primary and secondary hyperparathyroidism. *Clin Endocrinol (Oxf)* 2004;**60**:389–93.
112. Erickson LA, Jin L, Wollan PC, Thompson GB, van Heerden J, Lloyd RV. Expression of p27kip1 and Ki-67 in benign and malignant thyroid tumors. *Mod Pathol* 1998;**11**:169–74.
113. Tokumoto M, Tsuruya K, Fukuda K, Kanai H, Kuroki S, Hirakata H. Reduced p21, p27 and vitamin D receptor in the nodular hyperplasia in patients with advanced secondary hyperparathyroidism. *Kidney Int* 2002;**62**:1196–207.
114. Starker LF, Svedlund J, Udelsman R, Dralle H, Akerstrom G, Westin G, et al. The DNA methylome of benign and malignant parathyroid tumors. *Genes Chromosomes Cancer* 2011;**50**:735–45.
115. Franklin DS, Godfrey VL, O'Brien DA, Deng C, Xiong Y. Func-

tional collaboration between different cyclin-dependent kinase inhibitors suppresses tumor growth with distinct tissue specificity. *Mol Cell Biol* 2000;**20**:6147–58.

116. Bai F, Pei XH, Nishikawa T, Smith MD, Xiong Y. p18Ink4c, but not p27Kip1, collaborates with Men1 to suppress neuroendocrine organ tumors. *Mol Cell Biol* 2007;**27**:1495–504.
117. Bodmer W, Bonilla C. Common and rare variants in multifactorial susceptibility to common diseases. *Nat Genet* 2008;**40**:695–701.
118. Kilpivaara O, Aaltonen LA. Diagnostic cancer genome sequencing and the contribution of germline variants. *Science* 2013;**339**:1559–62.
119. Bjorklund P, Lindberg D, Akerstrom G, Westin G. Stabilizing mutation of CTNNB1/beta-catenin and protein accumulation analyzed in a large series of parathyroid tumors of Swedish patients. *Mol Cancer* 2008;**7**:53.
120. Costa-Guda J, Arnold A. Absence of stabilizing mutations of beta-catenin encoded by CTNNB1 exon 3 in a large series of sporadic parathyroid adenomas. *J Clin Endocrinol Metab* 2007;**92**:1564–6.
121. Cetani F, Pardi E, Banti C, Collecchi P, Viacava P, Borsari S, et al. Beta-catenin activation is not involved in sporadic parathyroid carcinomas and adenomas. *Endocr Relat Cancer* 2010;**17**:1–6.
122. Haglund F, Andreasson A, Nilsson IL, Hoog A, Larsson C, Juhlin CC. Lack of S37A CTNNB1/beta-catenin mutations in a Swedish cohort of 98 parathyroid adenomas. *Clin Endocrinol (Oxf)* 2010;**73**:552–3.
123. Guarnieri V, Baorda F, Battista C, Bisceglia M, Balsamo T, Gruppioni E, et al. A rare S33C mutation of CTNNB1 encoding beta-catenin in a parathyroid adenoma found in an Italian primary hyperparathyroid cohort. *Endocrine* 2012;**41**:152–5.
124. Starker LF, Fonseca AL, Akerstrom G, Bjorklund P, Westin G, Carling T. Evidence of a stabilizing mutation of beta-catenin encoded by CTNNB1 exon 3 in a large series of sporadic parathyroid adenomas. *Endocrine* 2012;**42**:612–5.
125. Lin J, Gan CM, Zhang X, Jones S, Sjoblom T, Wood LD, et al. A multidimensional analysis of genes mutated in breast and colorectal cancers. *Genome Res* 2007;**17**:1304–18.
126. Wood LD, Parsons DW, Jones S, Lin J, Sjoblom T, Leary RJ, et al. The genomic landscapes of human breast and colorectal cancers. *Science* 2007;**318**:1108–13.
127. Kytola S, Farnebo F, Obara T, Isola J, Grimelius L, Farnebo LO, et al. Patterns of chromosomal imbalances in parathyroid carcinomas. *Am J Pathol* 2000;**157**:579–86.
128. Murayama T, Kawabe K, Tagami M. A case of parathyroid carcinoma concurred with hyperplasia: an electron microscopic study. *J Urol* 1977;**118**:126–7.
129. Aldinger KA, Hickey RC, Ibanez ML, Samaan NA. Parathyroid carcinoma: a clinical study of seven cases of functioning and two cases of nonfunctioning parathyroid cancer. *Cancer* 1982;**49**:388–97.
130. Berland Y, Olmer M, Lebreuil G, Grisoli J. Parathyroid carcinoma, adenoma and hyperplasia in a case of chronic renal insufficiency on dialysis. *Clin Nephrol* 1982;**18**:154–8.
131. Haghighi P, Astarita RW, Wepsic HT, Wolf PL. Concurrent primary parathyroid hyperplasia and parathyroid carcinoma. *Arch Pathol Lab Med* 1983;**107**:349–50.
132. Desch CE, Arsensis G, Woolf PD, May AG, Amatruda JM. Parathyroid hyperplasia and carcinoma within one gland. *Am J Med* 1984;**77**:131–4.
133. Kauffmann RM, Juhlin CC, Fohn LE, Broome JT, Phay JE. Parathyroid carcinoma arising from four-gland hyperplasia. *Endocr Pract* 2011;**17**:e37–42.
134. Howell VM, Haven CJ, Kahnoski K, Khoo SK, Petillo D, Chen J, et al. HRPT2 mutations are associated with malignancy in sporadic parathyroid tumours. *J Med Genet* 2003;**40**:657–63.
135. Bradley KJ, Cavaco BM, Bowl MR, Harding B, Cranston T, Fratter C, et al. Parafibromin mutations in hereditary hyperparathyroidism syndromes and parathyroid tumours. *Clin Endocrinol (Oxf)* 2006;**64**:299–306.
136. Sulaiman L, Nilsson IL, Juhlin CC, Haglund F, Hoog A, Larsson C, et al. Genetic characterization of large parathyroid adenomas. *Endocr Relat Cancer* 2012;**19**:389–407.
137. Gill AJ, Clarkson A, Gimm O, Keil J, Dralle H, Howell VM, et al. Loss of nuclear expression of parafibromin distinguishes parathyroid carcinomas and hyperparathyroidism-jaw tumor (HPT-JT) syndrome-related adenomas from sporadic parathyroid adenomas and hyperplasias. *Am J Surg Pathol* 2006;**30**:1140–9.
138. Tan MH, Morrison C, Wang P, Yang X, Haven CJ, Zhang C, et al. Loss of parafibromin immunoreactivity is a distinguishing feature of parathyroid carcinoma. *Clin Cancer Res* 2004;**10**:6629–37.
139. Juhlin CC, Haglund F, Obara T, Arnold A, Larsson C, Hoog A. Absence of nucleolar parafibromin immunoreactivity in subsets of parathyroid malignant tumours. *Virchows Arch* 2011;**459**:47–53.
140. Juhlin CC, Nilsson IL, Johansson K, Haglund F, Villablanca A, Hoog A, et al. Parafibromin and APC as screening markers for malignant potential in atypical parathyroid adenomas. *Endocr Pathol* 2010;**21**:166–77.
141. Juhlin CC, Hoog A. Parafibromin as a diagnostic instrument for parathyroid carcinoma—lone ranger or part of the posse? *Int J Endocrinol* 2010;**2010**:324964.
142. Kim HK, Oh YL, Kim SH, Lee DY, Kang HC, Lee JI, et al. Parafibromin immunohistochemical staining to differentiate parathyroid carcinoma from parathyroid adenoma. *Head Neck* 2012;**34**:201–6.
143. Rodriguez C, Naderi S, Hans C, Badoual C. Parathyroid carcinoma: a difficult histological diagnosis. *Eur Ann Otorhinolaryngol Head Neck Dis* 2012;**129**:157–9.
144. Cetani F, Ambrogini E, Viacava P, Pardi E, Fanelli G, Naccarato AG, et al. Should parafibromin staining replace HRTP2 gene analysis as an additional tool for histologic diagnosis of parathyroid carcinoma? *Eur J Endocrinol* 2007;**156**:547–54.
145. Guarnieri V, Battista C, Muscarella LA, Bisceglia M, de Martino D, Baorda F, et al. CDC73 mutations and parafibromin immunohistochemistry in parathyroid tumors: clinical correlations in a single-centre patient cohort. *Cell Oncol (Dordr)* 2012;**35**:411–22.
146. Guarnieri V, Scillitani A, Muscarella LA, Battista C, Bonfitto N, Bisceglia M, et al. Diagnosis of parathyroid tumors in familial isolated hyperparathyroidism with HRPT2 mutation: implications for cancer surveillance. *J Clin Endocrinol Metab* 2006;**91**:2827–32.
147. DeLellis RA. Parathyroid tumors and related disorders. *Mod Pathol* 2011;**24**(Suppl. 2):S78–93.
148. Cetani F, Pardi E, Borsari S, Viacava P, Dipollina G, Cianferotti L, et al. Genetic analyses of the HRPT2 gene in primary hyperparathyroidism: germline and somatic mutations in familial and sporadic parathyroid tumors. *J Clin Endocrinol Metab* 2004;**89**:5583–91.
149. Cavaco BM, Santos R, Felix A, Carvalho D, Lopes JM, Domingues R, et al. Identification of de novo germline mutations in the HRPT2 gene in two apparently sporadic cases with challenging parathyroid tumor diagnoses. *Endocr Pathol* 2011;**22**:44–52.
150. Cascon A, Huarte-Mendicoa CV, Javier Leandro-Garcia L, Leton R, Suela J, Santana A, et al. Detection of the first gross CDC73 germline deletion in an HPT-JT syndrome family. *Genes Chromosomes Cancer* 2011;**50**:922–9.
151. Bricaire L, Odou MF, Cardot-Bauters C, Delemer B, North MO, Salenave S, et al. Frequent large germline HRPT2 deletions in a French National cohort of patients with primary hyperparathyroidism. *J Clin Endocrinol Metab* 2013;**98**:E403–8.
152. Mosimann C, Hausmann G, Basler K. Parafibromin/Hyrax activates Wnt/Wg target gene transcription by direct association with beta-catenin/Armadillo. *Cell* 2006;**125**:327–41.
153. Shtutman M, Zhurinsky J, Simcha I, Albanese C, D'Amico M, Pestell R, et al. The cyclin D1 gene is a target of the beta-catenin/LEF-1 pathway. *Proc Natl Acad Sci USA* 1999;**96**:5522–7.
154. Tetsu O, McCormick F. Beta-catenin regulates expression of cyclin D1 in colon carcinoma cells. *Nature* 1999;**398**:422–6.
155. Karim R, Tse G, Putti T, Scolyer R, Lee S. The significance of the Wnt pathway in the pathology of human cancers. *Pathology* 2004;**36**:120–8.

156. Juhlin CC, Haglund F, Villablanca A, Forsberg L, Sandelin K, Branstrom R, et al. Loss of expression for the Wnt pathway components adenomatous polyposis coli and glycogen synthase kinase 3-beta in parathyroid carcinomas. *Int J Oncol* 2009;**34**:481–92.
157. Svedlund J, Auren M, Sundstrom M, Dralle H, Akerstrom G, Bjorklund P, et al. Aberrant WNT/beta-catenin signaling in parathyroid carcinoma. *Mol Cancer* 2010;**9**:294.
158. Lin L, Zhang JH, Panicker LM, Simonds WF. The parafibromin tumor suppressor protein inhibits cell proliferation by repression of the c-myc proto-oncogene. *Proc Natl Acad Sci USA* 2008;**105**:17420–5.
159. Woodard GE, Lin L, Zhang JH, Agarwal SK, Marx SJ, Simonds WF. Parafibromin, product of the hyperparathyroidism-jaw tumor syndrome gene HRPT2, regulates cyclin D1/PRAD1 expression. *Oncogene* 2005;**24**:1272–6.
160. Wang P, Bowl MR, Bender S, Peng J, Farber L, Chen J, et al. Parafibromin, a component of the human PAF complex, regulates growth factors and is required for embryonic development and survival in adult mice. *Mol Cell Biol* 2008;**28**:2930–40.
161. Kasaian K, Wiseman SM, Thiessen N, Mungall KL, Corbett RD, Qian JQ, et al. Complete genomic landscape of a recurring sporadic parathyroid carcinoma. *J Pathol* 2013;**230**:249–60.
162. Esteller M. Aberrant DNA methylation as a cancer-inducing mechanism. *Annu Rev Pharmacol Toxicol* 2005;**45**:629–56.
163. Jones PA, Baylin SB. The fundamental role of epigenetic events in cancer. *Nat Rev Genet* 2002;**3**:415–28.
164. Baylin SB. Mechanisms underlying epigenetically mediated gene silencing in cancer. *Semin Cancer Biol* 2002;**12**:331–7.
165. Esteller M. Cancer epigenomics: DNA methylomes and histone-modification maps. *Nat Rev Genet* 2007;**8**:286–98.
166. Szyf M. Targeting DNA methylation in cancer. *Ageing Research Reviews* 2003;**2**:299–328.
167. Szyf M. DNA methylation and cancer therapy. *Drug resistance updates: reviews and commentaries in antimicrobial and anticancer chemotherapy* 2003;**6**:341–53.
168. Carling T, Du Y, Fang W, Correa P, Huang S. Intragenic allelic loss and promoter hypermethylation of the RIZ1 tumor suppressor gene in parathyroid tumors and pheochromocytomas. *Surgery* 2003;**134**:932–9. discussion 9–40.
169. Liu ZY, Wang JY, Liu HH, Ma XM, Wang CL, Zhang XP, et al. Retinoblastoma protein-interacting zinc-finger gene 1 (RIZ1) dysregulation in human malignant meningiomas. *Oncogene* 2013;**32**:1216–22.
170. Dong SW, Li D, Xu C, Sun P, Wang YG, Zhang P. Alteration in gene expression profile and oncogenicity of esophageal squamous cell carcinoma by RIZ1 upregulation. *World J Gastroenterol* 2013;**19**:6170–7.
171. Dong SW, Zhang P, Liu YM, Cui YT, Wang S, Liang SJ, et al. Study on RIZ1 gene promoter methylation status in human esophageal squamous cell carcinoma. *World J Gastroenterol* 2012;**18**:576–82.
172. Zhang C, Li H, Wang Y, Liu W, Zhang Q, Zhang T, et al. Epigenetic inactivation of the tumor suppressor gene RIZ1 in hepatocellular carcinoma involves both DNA methylation and histone modifications. *J Hepatol* 2010;**53**:889–95.
173. Shadat NM, Koide N, Khuda II , Dagvadorj J, Tumurkhuu G, Naiki Y, et al. Retinoblastoma protein-interacting zinc finger 1 (RIZ1) regulates the proliferation of monocytic leukemia cells via activation of p53. *Cancer Invest* 2010;**28**:806–12.
174. Rossi V, Staibano S, Abbondanza C, Pasquali D, De Rosa C, Mascolo M, et al. Expression of RIZ1 protein (retinoblastoma-interacting zinc-finger protein 1) in prostate cancer epithelial cells changes with cancer grade progression and is modulated in vitro by DHT and E2. *J Cell Physiol* 2009;**221**:771–7.
175. Piao GH, Piao WH, He Y, Zhang HH, Wang GQ, Piao Z. Hypermethylation of RIZ1 tumor suppressor gene is involved in the early tumorigenesis of hepatocellular carcinoma. *Histol Histopathol* 2008;**23**:1171–5.
176. Lal G, Padmanabha L, Smith BJ, Nicholson RM, Howe JR, O'Dorisio MS, et al. RIZ1 is epigenetically inactivated by promoter hypermethylation in thyroid carcinoma. *Cancer* 2006;**107**:2752–9.
177. Du Y, Carling T, Fang W, Piao Z, Sheu JC, Huang S. Hypermethylation in human cancers of the RIZ1 tumor suppressor gene, a member of a histone/protein methyltransferase superfamily. *Cancer Res* 2001;**61**:8094–9.
178. Steele-Perkins G, Fang W, Yang XH, Van Gele M, Carling T, Gu J, et al. Tumor formation and inactivation of RIZ1, an Rb-binding member of a nuclear protein-methyltransferase superfamily. *Genes Dev* 2001;**15**:2250–62.
179. Juhlin CC, Kiss NB, Villablanca A, Haglund F, Nordenstrom J, Hoog A, et al. Frequent promoter hypermethylation of the APC and RASSF1A tumour suppressors in parathyroid tumours. *PLoS One* 2010;**5**:e9472.
180. Sakai Y, Koizumi K, Sugitani I, Nakagawa K, Arai M, Utsunomiya J, et al. Familial adenomatous polyposis associated with multiple endocrine neoplasia type 1-related tumors and thyroid carcinoma: a case report with clinicopathologic and molecular analyses. *Am J Surg Pathol* 2002;**26**:103–10.
181. Andreasson A, Sulaiman L, do Vale S, Martins JM, Ferreira F, Miltenberger-Miltenyi G, et al. Molecular characterization of parathyroid tumors from two patients with hereditary colorectal cancer syndromes. *Fam Cancer* 2012;**11**:355–62.
182. Svedlund J, Koskinen Edblom S, Marquez VE, Akerstrom G, Bjorklund P, Westin G. Hypermethylated in cancer 1 (HIC1), a tumor suppressor gene epigenetically deregulated in hyperparathyroid tumors by histone H3 lysine modification. *J Clin Endocrinol Metab* 2012;**97**:E1307–15.
183. Sherwood LM. Ectopic hormone syndromes. In: DeGroot LJ, editor. *Endocrinology*. 2nd ed. Philadelphia: Saunders; 1989. pp. 2550–99.
184. Nussbaum SR, Gaz RD, Arnold A. Hypercalcemia and ectopic secretion of parathyroid hormone by an ovarian carcinoma with rearrangement of the gene for parathyroid hormone. *N Engl J Med* 1990;**323**:1324–8.
185. Yoshimoto K, Yamasaki R, Sakai H, Tezuka U, Takahashi M, Iizuka M, et al. Ectopic production of parathyroid hormone by small cell lung cancer in a patient with hypercalcemia. *J Clin Endocrinol Metab* 1989;**68**:976–81.
186. Iguchi H, Miyagi C, Tomita K, Kawauchi S, Nozuka Y, Tsuneyoshi M, et al. Hypercalcemia caused by ectopic production of parathyroid hormone in a patient with papillary adenocarcinoma of the thyroid gland. *J Clin Endocrinol Metab* 1998;**83**:2653–7.
187. Nielsen PK, Rasmussen AK, Feldt-Rasmussen U, Brandt M, Christensen L, Olgaard K. Ectopic production of intact parathyroid hormone by a squamous cell lung carcinoma in vivo and in vitro. *J Clin Endocrinol Metab* 1996;**81**:3793–6.
188. Rizzoli R, Pache JC, Didierjean L, Burger A, Bonjour JP. A thymoma as a cause of true ectopic hyperparathyroidism. *J Clin Endocrinol Metab* 1994;**79**:912–5.
189. Strewler GJ, Budayr AA, Clark OH, Nissenson RA. Production of parathyroid hormone by a malignant nonparathyroid tumor in a hypercalcemic patient. *J Clin Endocrinol Metab* 1993;**76**:1373–5.
190. VanHouten JN, Yu N, Rimm D, Dotto J, Arnold A, Wysolmerski JJ, et al. Hypercalcemia of malignancy due to ectopic transactivation of the parathyroid hormone gene. *J Clin Endocrinol Metab* 2006;**91**:580–3.
191. Nakajima K, Tamai M, Okaniwa S, Nakamura Y, Kobayashi M, Niwa T, et al. Humoral hypercalcemia associated with gastric carcinoma secreting parathyroid hormone: a case report and review of the literature. *Endocr J* 2013;**60**:557–62.
192. Mahoney EJ, Monchik JM, Donatini G, De Lellis R. Life-threatening hypercalcemia from a hepatocellular carcinoma secreting intact parathyroid hormone: localization by sestamibi single-photon emission computed tomographic imaging. *Endocr Pract* 2006;**12**:302–6.
193. Arnold A. Genetic basis of endocrine disease 5. Molecular genetics of parathyroid gland neoplasia. [Review]. *J Clin Endocrinol Metab* 1993;**77**:1108–12.
194. Newey PJ, Bowl MR, Cranston T, Thakker RV. Cell division cycle protein 73 homolog (CDC73) mutations in the hyperparathyroidism-jaw tumor syndrome (HPT-JT) and parathyroid tumors. *Hum Mutat* 2010;**31**:295–307.

第 19 章

原发性甲状旁腺功能亢进症的流行病学

Robert A. Wermers, Bart L. Clarke

引言

传统上，流行病学研究主要是调查一种疾病对人群的影响，进而明确研究的重点并为疾病的病因提供多种假说[1]。然而，原发性甲状旁腺功能亢进症（PHPT）的流行病学研究还揭示了医学进步对该病的发病率与临床特征的影响。事实上，PHPT的大量临床相关参数，包括发病率、临床特征与PHPT的治疗方法已经与50年前大不相同，这在很大程度上归因于诊断技术的进步以及对代谢性骨病的治疗。

发病率与患病率

PHPT以前是一种不常见的疾病，通常在患者长期患病并出现较重的症状时才能做出诊断。在20世纪初，考虑到纤维囊性骨炎的病例很少，PHPT可能是不常见的[2]。然而，1934年，Fuller Albright报道的17例PHPT中有3例没有代谢性骨病相关的证据[3]。我们从这些研究可以得出结论：PHPT可能比以前认为得更为常见，其临床表现多种多样，泌尿系统受累比骨骼系统受累更为多见[3]。这一重大发现至关重要，由此改变了对该病的流行病学认识。基于血清钙的检测筛查，特别是针对肾结石的患者，PHPT的诊断率明显提高[2,4]。

早期以人群为基础的血清钙筛查的研究影响深远，导致PHPT流行病学研究相关的一系列发现。常规血清钙分析能够筛查出无症状高钙血症的个体，初步估计PHPT的患病率是每10万人中有100~200例[5–7]。与此类似，瑞典一项持续10.25年的包含血清钙检测的健康筛查显示，无症状高钙血症的患病率更高，除了口服噻嗪类药物的患者，6%的成人受检者经过重复检验证明患有高钙血症[8]。近期的患病率概算来自挪威，1994—1995年通过老年女性的生物化学指标获得的资料表明，PHPT的患病率达3.6%~13.9%[9]。该研究强调生物化学指标诊断PHPT的重要性，以及研究人群的数量确定其患病率。因此，血清钙水平和PTH阈值降低、女性及高龄都与PHPT患病率高有关。

除实验室生物化学筛查之外，PHPT的患病率也可通过甲状旁腺的病理学检查进行评估。瑞典一项422例不包括严重肾病（平均年龄65岁）患者的尸检报告显示，组织检测7%的患者存在甲状旁腺增生，2.4%的患者存在腺瘤[10]。该研究表明，病理性甲状旁腺疾病可能要比生物化学检测出的甲状旁腺功能亢进症更为常见，并且组织学PHPT的早期形式可能仅表现为钙标志物轻度异常。

美国第一个以人群为基础的来自明尼苏达州罗切斯特市的PHPT评估表明，自动生物化学检测中常规测定血清钙导致该病的发病率增加4倍[11]。该项研究通过罗切斯特流行病学项目的支持，回顾性分析确定目标，进而通过医疗记录确定具有潜在风险的患者，并进行随访跟踪获得最终确诊[12]。在梅奥医学中心，自动血清化学检测项目能检测12项生物化学指标，包括血清钙，被广泛用于多种疾病的筛查。在1974年6月30日之前，PHPT的平均年发病率是7.8/10万，但应用自动血清化学检测项目后，发病率高达51.1/10万。与之类似，从1974年的头6个月到后半年期间，明尼苏达州罗切斯特市的PHPT患病率由每年24.0/10万增至129.4/10万，这也是明尼苏达州罗切斯特市的观察峰值[13]。在初始筛查发现既往存在的病例之后，在其后1.5年的时间里，发病率已降至27.7/10万，这被认为是在自动血清钙检测情况下的真实发病率[11]。相似的激增与速降现象也出现在1959年罗切斯特市应用血糖检测来筛查糖尿病的发病情况[14]。在应用自动血清化学检测发现既往存在的病例之后，罗切斯特市的PHPT发病率与当时瑞典及英国所估计的发病率相近[15,16]。较高的发病率归因于对无症状的高钙血症个体的更全面的检查[7,11,15,17-22]。

在 20 世纪 80 年代，罗切斯特市的 PHPT 发病率平稳下降，到 1992 年，发病率已经降至 4/10 万，表明该病的流行病学发生本质性改变(图 19.1)[23]。1983—1992年，性别年龄调整后的总发病率是每年 20.8/10 万[13]。而且，尽管通过能发现高钙血症的实验室检查和临床诊断提高了监测水平，发病率仍在下降。尽管其他研究也表明发病率降低，但这些数据来源于手术病例而不是以人群为基础的评估[21,24-26]。这段时期发病率降低的原因尚不清楚。因为 20%的罗切斯特市民每年都接受血清钙检查，发病率的降低与血清钙检测的频度降低没有关系。雌激素替代治疗的改变也不能解释 PHPT 发病率的意外下降，因为含雌激素的药物在该期间使用量并没有减少[27]，而且在 PHPT 男性患者中也有明显下降趋势[13]。

20 世纪 90 年代的大多数时间，PHPT 的发病率一直比较低[23]。尽管这期间除了临床诊断外还依据血清钙水平升高或 PTH 升高对病例进行全面评估，但 PHPT 发病率仍保持在较低水平。1993—2001 年，年龄与性别校正后的年发病率为 21.6/10 万，低于 1982—1992 年的年发病率 (29.1/10 万)，同时也低于 1974 年 7 月至 1982 年的年发病率(82.5/10 万)。尽管罗切斯特市的 PHPT 发病率持续较低，但甲状旁腺切除的数量相对稳定，每年为 230~300 例(图 19.2)[23]，表明血清钙检测仍然相对频繁。1996 年 6 月 13 日，明尼苏达州罗切斯特市做出了重要调整，不再常规应用自动化学检测项目，而根据需要个体化地进行血清钙检测。尽管这种变化使

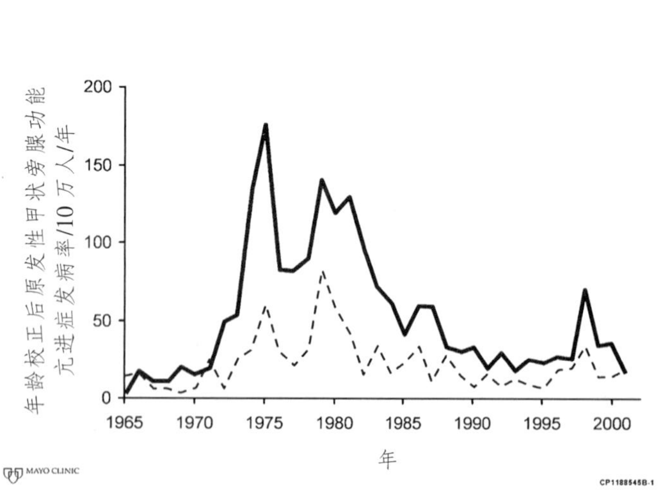

图 19.1 明尼苏达州罗切斯特市确诊与疑似原发性甲状旁腺功能亢进症(2000 例美国白人)的年龄校正后发病率(10 万人/年)，女性(实线)与男性(虚线)，1965—2001 年。(Reprinted from Ref. 23, with permission.)

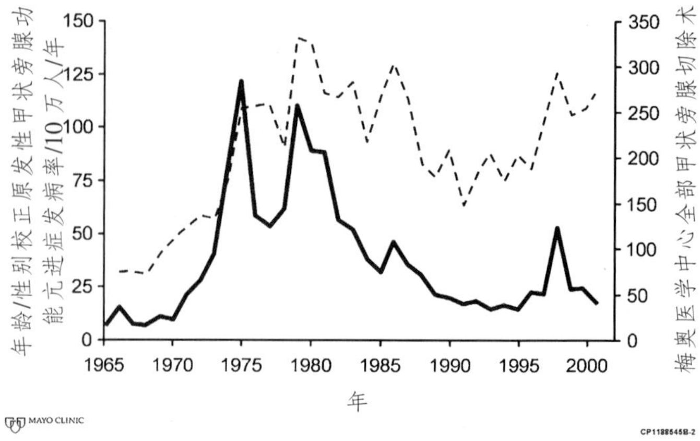

图 19.2 明尼苏达州罗切斯特市普通居民(实线)确诊与疑似原发性甲状旁腺功能亢进症(2000 例美国白人)的年龄与性别校正发病率(10 万人/年)与梅奥医学中心甲状旁腺切除例数，包括非本地转诊居民(虚线)的比较，1966—2001 年。(Reprinted from Ref. 23, with permission.)

血清钙的检测量下降 30%，但是没有观察到患者人群的不同，大部分患者仍然表现为无症状的轻度高钙血症[23]。然而，1998 年 PHPT 发病率有所上升，说明发病率的另一重要的变化也许出现了。

近期苏格兰、美国与丹麦的人口调查研究中发现，PHPT 的发病率比之前报道的要高，表明 2000—2010 年的发病率有所上升[28-30]。首项报道 PHPT 发病率的欧洲研究来自苏格兰泰赛德区，回顾性调查电子数据库中 1997—2006 年血清钙与临床诊断信息发现，女性的年发病率为(57.8~142.7)/10 万，男性为(22.8~79.5)/10 万[总发病率为(41.3~113.0)/10 万][28]。这项数据明显高于之前估计的欧洲 6/10 万的年发病率[31,32]。2006 年，泰赛德区 PHPT 的患病率达 672/10 万[28]。值得注意的是，研究期间每年血清钙检测数量增加 10%~15%，但每年 PHPT 的发病率没有表现出周期性变化[28]。

随后，丹麦一项研究以回顾 1977—2010 年电子病历 PHPT 诊断代码为基础，但住院记录仅从 1990 年开始，结果表明 1990—2010 年的发病率进行性增高[29]。此外，1998—2010 年发病率增加 3 倍。虽然男性与女性的发病率均有增长，但超过 50 岁的女性发病率增长最快。尽管丹麦的发病率呈增长趋势，但 2010 年的发病率为 16/10 万，仍低于同时期其他文献报道[23,28,30]。

最近北美地区进行了第二次 PHPT 发病率研究，其重要性在于研究对象为不同种族人群。Yeh 及其同事利用南加州 Kaiser Permanente 数据库对 PHPT 的发病

率与患病率进行评估，其中包括不同的种族人群（亚裔 5%，黑人 8.8%，拉美裔 26.5%，其他 23%，白人 36.7%）[30]。回顾性分析 1995—2010 年血清钙升高的资料表明，女性 PHPT 平均年龄校正的年发病率为 65.5/10 万，男性为 24.7/10 万。这些较高的发病率之所以高于之前数据，部分原因可能由于缺失对个人临床数据的回顾，仅通过电子病历数据无法排除混杂的临床因素。尽管部分 Kaiser Permanente 数据库显示，此研究期间至少一次女性血清钙检测率从 6.8%增至 12.7%，男性由 5.3%增至 8.9%，但这种检测率增加与 PHPT 的发病率没有相关性。到 2010 年，女性年龄校正的 PHPT 患病率达 232.7/10 万，男性达 85.5/10 万。

特殊人群的散发性原发性甲状旁腺功能亢进症问题

头颈部放射暴露

电离辐射可以导致甲状旁腺瘤，是已知的散发性 PHPT 的危险因素[1,33,34]。已经发现美国 20 世纪 30 年代和 40 年代应用头颈部放射治疗良性病变（如痤疮等）与 30 年后甲状旁腺瘤手术相关[35,36]。在一项前瞻性研究中，4297 例 16 岁前接受扁桃体放射治疗的患者中，32 例患者出现临床 PHPT，40 岁以下患者发病率为 18.7/10 万，而 40~60 岁患者则为 171/10 万[36]。PHPT 的发病率在以上两个年龄组中分别升高了 2.9 倍与 2.5 倍。这些个体患甲状腺肿瘤（84%）与甲状腺癌（31%）的比例也高。广岛核爆炸后的幸存者患有 PHPT 的风险增加 4 倍[37]。尽管 1951—1962 年间核试验放射性尘埃可能导致之后 PHPT 的发病率提升，但至目前为止还没有有力的证据来证明[23]。

原发性甲状旁腺功能亢进症相关的药物问题

雌激素

雌激素缺乏会引起骨外钙稳态的失衡，减少肠道钙吸收[38]并增加肾脏对钙的排泄作用[39]。其也与骨钙外流相关，这已被应用来曲唑药物治疗的女性 PTH 水平降低证实[40]，而且绝经后女性接受雌激素治疗时 PTH 水平呈升高趋势[41,42]。对于患有 PHPT 的女性而言，雌激素能够减少血清钙水平、降低骨重塑并提高骨密度[43,44]。然而，PTH 水平不因雌激素治疗而发生变化[43-45]。

噻嗪类利尿剂

噻嗪类利尿剂是一个引起高钙血症的原因，主要与减少尿钙排泄有关[46-49]。根据瑞典的一项成人血清钙检测研究（66%为女性），1034 例口服噻嗪类药物的患者中，20 例（1.9%）出现高钙血症。该组高钙血症的患病率（0.4%）估计高于未服用噻嗪类药物人群的患病率（0.1%~0.2%）[15]。至今唯一一项以人群为基础的研究发现，1992—2001 年在明尼苏达州奥姆斯特德县，噻嗪类相关高钙血症的年发病率估计为 7.7/10 万，同时 1996 年后的发病率明显升高[50]。噻嗪类药物应用平均 6 年后会出现高钙血症。噻嗪类相关高钙血症与 PHPT 类似，多出现在高龄患者（平均年龄 64 岁），尤其女性多见（94%），表现为轻度高血钙。在此队列研究中，64%已停止服用噻嗪类药物的患者存在持续性高钙血症。这些数据表明，潜在的 PHPT 在服用噻嗪类利尿剂导致的高钙血症的患者中是常见的，因为在服用噻嗪类利尿剂的情况下往往不被认为患 PHPT，噻嗪类引起的高钙血症可能使人们低估了 PHPT 的发病率与患病率。

锂盐

锂盐会对内分泌系统产生很多不利影响，包括高钙血症与甲状旁腺功能亢进症[51]。锂盐治疗开始不久，就会观察到血清钙升高，这与甲状旁腺细胞中的钙设定点升高和尿钙分泌减少有关[52,53]。短期应用锂剂治疗所引起的高钙血症可以通过停药来解决。另一方面，长期应用锂剂会导致甲状旁腺增生或 10%~15%的患者在停药后会出现顽固性高钙血症的腺瘤[52,54-56]。与经典类型的 PHPT 相比，锂盐相关的 PHPT 在年轻女性中更为常见（平均年龄 41 岁）[56]。

血清钙与甲状旁腺素正常的原发性甲状旁腺功能亢进症

在 PHPT 确诊之前，患者可能表现出钙稳态轻度异常，如早期 PHPT 可能表现为“甲状旁腺素正常”的高钙血症（PTH <正常值上限的 66%，伴有高钙血症，55%的患者随后会被确诊为 PHPT）或表现为“血钙正常”的甲状旁腺功能亢进症（PTH>正常值上限的 66%，31%的患者随后被确诊为 PHPT），都达不到 PHPT 的经典诊断标准[57]。例如，瑞典一项以人群为基础的研究对 5771 例绝经后女性进行血清钙检测，发现 230 例（4.4%）女性患者为血清钙正常高值或高钙血症但达不到明确诊断 PHPT 的生物化学标准。在随后的随访中，8 年后发现这部分女性中有 45%达到了 PHPT 的诊断标准[58]。这些研究表明早期或轻度的 PHPT 不易被发现。重要的是，应该意识到高钙血症伴有不适当的正常 PTH 水平的患者通常患有 PHPT。然而，血清钙正常型 PHPT 患者，即血清钙正常伴 PTH 增高且排除继发性因素所致的 PTH 升高的患者，很难被识别[59,60]。因此，PHPT 的发病率与患病率可能要比目前认识的更高。

使 PHPT 生物化学诊断变得复杂的另一个因素是血清钙与 PTH 水平的波动，静态监测钙-PTH 轴时可以发现这种情况[58,59]。在正常人群中，PTH 的分泌是动态的，呈现为基础分泌和间歇性脉冲的叠加[61]。再者，PTH 分泌具有昼夜节律性[62,63]，并且非稳态扰动甲状旁腺可以显著影响 PTH 的分泌[64]。对于 PHPT 而言，PTH 分泌与表达可以因多种外在因素而改变，这些因素包括血清钙的水平[65]、口服钙剂的摄入[66,67]、维生素 D 充足[68]以及维生素 D 的摄入[69]。对于女性患者而言，钙剂的摄入与女性 PHPT 的诊断呈负相关性。在护士健康Ⅰ前瞻性队列研究中，涵盖药物治疗情况的有效食物频次问卷调查结果表明，经过年龄校正后，每天较多摄入钙剂会减少 PHPT 的患病风险[70]。同时，由于甲状旁腺细胞受到活性维生素 D 的调节，其能转录性抑制 PTH 的分泌与细胞增殖[72]，维生素 D 缺失可能是甲状旁腺瘤发展的潜在危险因素[71]。然而，目前为止，还没有确切证据表明维生素 D 的摄入与 PHPT 的发生有关。

临床特征

症状

自从 20 世纪 70 年代自动化技术用于血清钙的常规检测，PHPT 的临床特征变化很大[11]。在常规血清钙检测之前，PHPT 的诊断通常依赖于并发症，如尿石症、甲状旁腺功能亢进症相关骨病、肾功能减退以及其他特异性疾病表现，包括神经精神症状、便秘、烦渴、多尿与消化道溃疡病史。在麻省总医院诊断的第一批 343 例 PHPT 患者中，57%患有尿石症，23%患有甲状旁腺骨病，8%患有消化道溃疡疾病[73]。

多项以人群为基础常规检测血清钙的健康筛查分析中，PHPT 个体在确诊时往往完全没有症状[5-8]。其中一项研究发现，PHPT 患者的平均血清钙浓度达到 11.5mg/dL，并发症包括肾结石(24%)、便秘(21%)、肌酐清除率<85mL/min(13%)以及抑郁症(21%)[74]。71%的患者没有表现出任何高钙血症的症状。在自动血清钙检测技术时代，后续研究证明大部分 PHPT 患者缺少症状或明显并发症[11,13,23,75,76]。然而，最近的评估显示，与对照组(1.6%)相比，7%经手术证实的 PHPT 患者术前行肾脏超声诊断发现无症状的肾结石 ($P<0.001$)[77]。1996 年 6 月 13 日，明尼苏达州罗切斯特市做出一项重要的调整，终止常规化学检测项目，改为根据个体需要进行血清钙检测。尽管这个调整使血清钙的检查量下降 30%，但没有观察到患者数量的变化，大部分患者仍表现为无症状的轻度高钙血症[23]。与此类似，美国严重的症状性 PHPT 很罕见，长期随访观察多年的 PHPT 患者也通常不会发展到严重的疾病状态，这表明 PHPT 的临床表现趋于温和并不完全是由于早期诊断[78]。

当前，PHPT 患者的体格检查一般不会有明显发现。然而，一些研究发现 PHPT 与体重增加及体重指数(BMI)相关[79-81]。其他报道也表明 PHPT 与腹型肥胖和胰岛素抵抗相关疾病有关，包括血脂异常、高血压与心血管疾病高发[82-87]。然而，一项病例对照研究并没有发现 PHPT 患者的体重或 BMI 与对照组有明显差异[88]，这部分归因于这些研究中包括较严重的 PHPT 患者[89-91]。较严重的高钙血症与体重下降有关[79]。肥胖症可能是 PHPT 发病的重要前期因素，但还需要更深入的研究来确定其潜在关联性[92,93]。尽管有报道称体重增加发生在 PHPT 之前，但另一种可能是，PHPT 是体重增加的独立影响因素[94]。

性别与年龄分布

与男性相比，PHPT 更常影响女性，但在女性绝经期之前，男女患病情况没有差异。事实上，男性与小于 45 岁女性的发病率是相近的，而≥45 岁女性与男性的发病比率为 2:1。年龄增长与男性和女性的发病率升高相关，但对女性的影响更为显著。PHPT 好发于 65~74 岁女性，年发病率为 99/10 万，同龄男性为 17.2/10 万[23]。与之对照，小于 45 岁的男性与女性发病率分别为 7.7/10 万与 6.0/10 万[23]。随着年龄增加，女性 PHPT 发病率较高的一个原因可能与绝经期雌激素水平突然下降相关。雌激素抑制骨重塑、抑制骨再吸收以及维持骨形成[42]。此外，雌激素缺失可能是绝经后骨丢失的主要原因，主要加速皮质骨丢失[42]，其也是 PHPT 最常累及的骨骼部位[95]。因此，绝经引起的雌激素缺失导致的钙流失可能是早期 PHPT 被发现的主要因素[40]。

种族差异

相比其他种族，PHPT 在黑人中更常见[30]。1995—

2010 年，年龄校正的 PHPT 发病率在黑人女性和男性中分别是 92/10 万与 46/10 万，白人女性与男性的发病率为 81/10 万与 29/10 万，亚洲人种女性与男性的发病率为 52/10 万与 28/10 万，拉美人种女性与男性发病率为 49/10 万与 17/10 万[30]。该研究中发病率的种族差异随着年龄增长而更为明显。事实上，报道的 PHPT 最高发病率是在黑人女性中，70~79 岁女性的患病率达 921.5/10 万。

死亡率

对 PHPT 患者死亡的风险因素存在争议。因为死亡登记的原因中往往不包括内分泌疾病，通过死亡证明准确评估 PHPT 导致的死亡是不可行的。2005 年，《国际疾病分类(ICD)第十版编码 E21.3》中只有 83 人死于甲状旁腺功能亢进症与其他疾病，大多数死亡病例没有细化到是原发性还是继发性甲状旁腺功能亢进症。据报道，美国甲状旁腺功能亢进症的粗略死亡率为 0.35/100 万[96]。北美唯一包含死亡率的数据来自北美明尼苏达州罗切斯特市。在这项以人群为基础的队列研究中，未经筛选的社区患者的总生存率没有受到不利影响，事实上，其结果还要更好(风险比=0.69；95%CI 为0.57~0.83)(图 19.3)[97]。因癌症与心血管疾病死亡的患者也低于预期。然而，严重的高钙血症是死亡的独立因素，血清钙水平≥11.2mg/dL 与明显的生存率降低有关($P<0.001$)[97]。丹麦的一项接受甲状旁腺切除术的患者的病例对照研究显示，1979—1990 年间患者的血清钙水平显著高于北美的报道，相比 1991—1997 年接受手术的病情较轻的高钙血症患者，其死亡风险增加[82]。对 1980—1984 年转诊到明尼苏达州罗切斯特市梅奥医学中心接受甲状旁腺手术的患者进行评估，没有发现术后生存率降低的情况[98]。

与北美的死亡数据相反，欧洲数据显示病情严重的 PHPT 患者术后死亡风险增加[83,99-101]。其中一项研究表明，对于 1980 年行甲状旁腺手术的轻度 PHPT 患者，其升高的死亡率在大约 5 年后恢复至正常水平[102]。然而，其他研究表明甲状旁腺术后几年死亡风险持续增加[83,103]。欧洲其他针对轻度至中度 PHPT 患者的研究也表明患者的死亡风险增加[104,105]。最近苏格兰泰赛德地区的一项以人群为基础的回顾性研究显示，1997—2006 年未经治疗的轻度 PHPT 患者(平均血清钙基线为 10.32mg/dL，血清钙最大值<11.6mg/dL)显示出较高的全因死亡率 (标准死亡比 2.62；95%CI 为 2.39~2.86)、癌症死亡率(标准死亡比 2.95；95%CI 为 2.48~3.49)与心血管死亡率 (标准死亡比 2.68；95%CI 为 2.34~3.05)[106]。PTH 的基线与死亡率升高有关，而不是血清钙[107]。同一组研究人员也证实，每例患者与其疾病诊断年份人群中 5 个同年龄、性别的人进行对比，未经治疗的轻度 PHPT 患者的死亡风险与心血管相关死亡有所升高[108]。

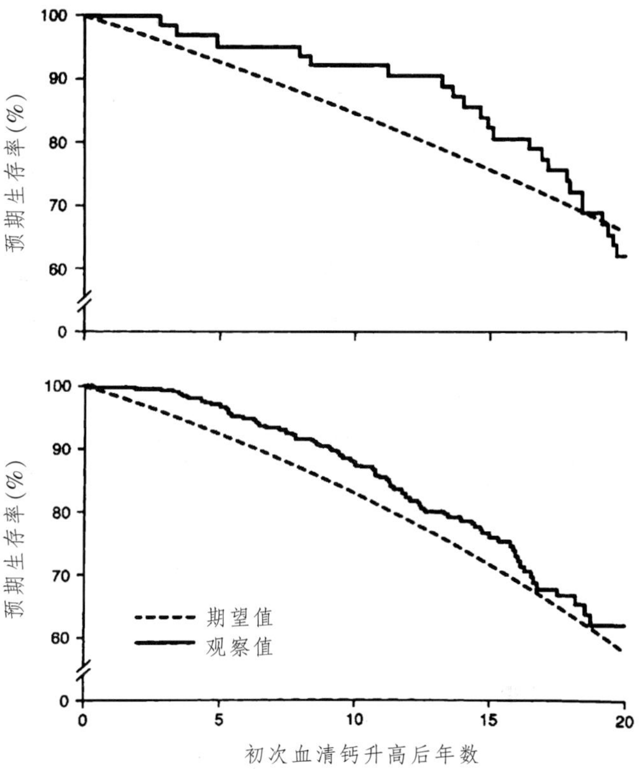

图 19.3 上图：筛查前(1965 年至 1974 年 6 月)明尼苏达州罗切斯特市原发性甲状旁腺功能亢进症居民的生存率与明尼苏达州相近年龄与性别的白种人预期值比较（观察生存率与期望生存率的差异，P=0.71)。下图：筛查后(1974 年 7 月至 1992 年)明尼苏达州罗切斯特市原发性甲状旁腺功能亢进症居民的生存率与明尼苏达州相近年龄与性别的白种人预期值比较（观察生存率与期望生存率的差异，$P<0.02$)。(Reprinted from Ref. 97, with permission.)

原发性甲状旁腺功能亢进症的治疗费用

PHPT 的诊断需要血清钙的检测与同期的血清 PTH 值。此外，人血白蛋白、肌酐与血清磷也需常规检测。因此，PHPT 的诊断是相对廉价的，采取常规血清钙筛查诊断,45 岁及以上的患者预计每人花费 110.40 美元[109]。幸运的是,严重高钙血症导致住院的病例很罕见,甲状旁腺癌与 PHPT 所致的死亡也是如此[1,96,97]。通过出院记录 PHPT ICD-9 编码 (252.0) 估计,1999 年 PHPT 患者在住院患者中的比例为 8/10 万,而 PHPT 编码中第一位的比例为 1.8/10 万[96]。值得注意的是,PHPT 的住院率稳定下降,由 1977 年的 4.7/10 万降至 1986 年的 2.9/10 万[96]。这可能部分归因于 ICD-8 到 ICD-9 的转变过程中为继发性甲状旁腺功能亢进症设立了独立 ICD 编码。然而,大部分 PHPT 患者病情相对较轻且没有严重并发症。因此,目前该病的大部分花费可能与起始病情评估与后续治疗有关。一般而言,PHPT 的花费主要用于每年筛查检测或甲状旁腺切除手术,而不是住院或死亡(表 19.1)。

一旦确诊,随访观察或行甲状旁腺切除手术是决定 PHPT 治疗费用的主要因素。基于 2009 年甲状旁腺切除手术 NIH 共识标准[110],50%~60%的 PHPT 患者初诊时就达到手术适应证的标准[76]。大约 25%无症状的 PHPT 患者超过 10 年后会有疾病进展的表现,超过 15 年进展的患者达 37%,因此需要考虑手术治疗[76,78]。在临床实践中,一部分无症状的 PHPT 患者即使未达到手术标准也可能进行了手术治疗,另一部分患者虽达到标准却不做手术[111,112]。事实上,内分泌外科医生与内分泌医生对 PHPT 患者是否应该进行手术的判断会有所不同[113]。在明确 PHPT 的诊断之后,并发症的临床评估常常包括应用双能 X 线吸光测定法来观察脊柱、髋部及非惯用手腕三个部位的骨密度,以及通过腹部和盆腔 CT、肾部超声或 KUB 平片来明确肾结石。由于 PHPT 患者中维生素 D 缺失的发生率较高[114-116],通常要检测血清 25-羟维生素 D。最终,为了鉴别 PHPT 与家

表 19.1 医疗保险与医疗补助服务中心(CMS)2013 年原发性甲状旁腺功能亢进症的患者相关服务费用表

检测项目	医疗保险与医疗补助服务中心(CMS);费用(美元)	备注
血清钙	7.09	CMS 2013 年临床诊断实验室费用;公共使用材料。"国家限制额度"使用
血清磷	6.52	
甲状旁腺素(PTH)	56.74	
人血白蛋白	6.80	
血肌酐	7.04	
25-羟维生素 D	40.70	
24 小时尿钙与肌酐	8.29	
脊柱与骨盆双能 X 线骨密度	55.01~84.65	*诊所门诊与医院门诊
桡骨双能 X 线骨密度仪	31.22~47.13	*诊所门诊与医院门诊
内分泌医生会诊费-门诊	81.40~222.65	CPT 范围 99202~99205
患者回访	79.54	CPT 99213
手术咨询	81.40~222.65	CPT 范围 99202~99205
腹部与骨盆 CT 平扫(范围)	253.87~397.86	*诊所门诊与医院门诊
肾脏超声(范围)	121.17~138.35	限制费用与全费用
肾输尿管膀胱(KUB)平片断层扫描(范围)	27.13~82.01	*诊所门诊与医院门诊 CPT 74000
甲状旁腺扫描(范围)	335.27~407.53	**诊所门诊与医院门诊
颈部超声(范围)	136.41~129.06	**诊所门诊与医院门诊
动态甲状旁腺 CT 扫描(范围)	354.60~405.54	**诊所门诊与医院门诊
甲状旁腺切除术(范围)	4344.93~6287.56	*医院门诊与医院住院

*"诊所门诊"费用来自 CMS 2013 医生费用表,2013 年 1 月发布。

"医院门诊"费用是 2013 年医生费用表专业部分与 APC 的总和。APC 费用来自 2013 年联邦注册出院患者付费系统,77 卷,221 号,2012 年 11 月 15 日条款。

**"医院门诊"费用是 2013 年医生费用表专业部分与 APC 的总和。APC 费用来自 2013 年联邦注册出院患者付费系统,77 卷,221 号,2012 年 11 月 15 日条款。

"医院住院"是 2013 年医生费用表专业部分与 DRG 627-甲状腺、甲状旁腺与甲状舌管疾病。DRG 费用来自联邦注册系统,77 卷,170 号,2012 年 8 月 31 日条款。

族性低尿钙性高钙血症，往往需要检测 24 小时尿钙与肌酐，特别是对于考虑行手术，伴有甲状旁腺功能亢进或高钙血症家族史、初次手术后出现持续性 PHPT 和(或)血清钙未达正常水平的患者。一旦决定要行手术治疗，往往需要准确定位病理性甲状旁腺。几项研究已经回顾了术前定位诊断的花费[117,118]，但最终利用何种检查手段取决于研究单位相关检查手段的敏感性与特异性。

较早的来自瑞典 1965—1979 年间的报道估计甲状旁腺切除率为每年(5~10)/10 万[21]。1999 年，大约 12 000 例美国住院患者接受甲状旁腺切除术(ICD-9 编码 06.8)，估计每年的甲状旁腺切除率为 4.4/10 万[96]。基于 1996 年美元统计，美国每年甲状旁腺切除术的花费达 2.82 亿美元[113]。在这次费用评估之后，多项创新技术用于 PHPT 手术治疗，包括术前定位诊断与术中快速甲状旁腺素检测[119,120]以及影像设备引导下甲状旁腺切除术[121]。这些技术的进步使得很多患者要求门诊微创行甲状旁腺切除术而不是传统意义上的双侧颈部探查，后者一般应用于曾行颈部手术、复发或持续性 PHPT、多腺体疾病以及术前影像学不能定位的 PHPT[122,123]。尽管这些先进技术没有提高手术的预后结果，但能够缩短手术时间与住院时间、减少了手术费用[124-126]。最近以 2005 年美元汇率和医疗保险和报销数据(除外生产力成本损失)来估计甲状旁腺手术费用，显示单腺体甲状旁腺切除术的费用是 3733 美元，多腺体切除术费用是 4433 美元，二次手术的费用最贵，为 5711 美元[120,127]。医疗保险和公共医疗补助(CMS)的临床费用统计估计最近甲状旁腺切除手术的花费高于 2013 年(表 19.1)。二次手术费用增加突显了有经验的甲状旁腺外科医生带来高治愈率的重要性。鉴于持续性 PHPT 二次手术可能发生并发症的风险较高，一些人建议第二次手术的花费应是首次手术的两倍以上[128]。幸运的是，首次甲状旁腺切除术的治愈率超过 95%，并发症发生率仅为 1%~3%[122,129-131]。

PHPT 治疗的变化对临床和财政有重要的影响。从 1977 年梅奥医学中心的临床经验估计，随访观察 5 年半后的花费会超过早期接受手术的花费[11]。与之类似，最近的成本效益分析表明，对于预期生存期超过 5 年的无症状患者，手术治疗要优于随访或药物治疗[132]。目前费用预估没有包括致残的数据，部分原因是对于轻度无症状 PHPT 缺乏长期随访观察与手术治疗效果进行对比的证据。

结论

近几十年来，PHPT 的流行病学出现了重大的变化，其部分反映了临床医学随着时间推移的不断进展。血清钙自动化学检测仪的引进使得 PHPT 成为常规筛查病种，因此提高了该病的发病率。可以肯定的是，PHPT 是目前最为常见的内分泌疾病之一，特别是针对绝经期女性。再者，该病的临床谱也发生了改变，由症状明显的复杂 PHPT 转变成初期表现为无症状的患者。在初期未诊断的患者大量被筛查出来之后，PHPT 的发病率降至较低的水平。然而，最近以人群为基础的研究表明，由于未知原因，PHPT 的发病率再次升高。

轻度无症状 PHPT 的预后仍不清楚，因为这些以人群为基础的研究得到的结果还有分歧，包括未经治疗疾病对发病率与死亡率的长期影响。这些问题需要通过对无症状的轻度 PHPT 患者进行前瞻性随机对照研究来阐明。通过对随访观察与甲状旁腺手术的成本效益分析比较，我们还需要阐明这种常见疾病的致残情况与花费相关问题。再者，进一步的研究可能会帮助我们更好地理解为什么北美与欧洲 PHPT 队列研究的临床结果有重大差异。尽管最近几十年 PHPT 的流行病学研究有很多发现，但很多问题还没有得到回答，进一步研究的条件已成熟。

致谢

感谢 Rick Rein 对表 19.1 信息的帮助。

(冯道夫 译)

参考文献

1. Melton 3rd LJ. The epidemiology of primary hyperparathyroidism in North America. *J Bone Miner Res* 2002;**17**(Suppl. 2):N12–7.
2. Keating Jr FR, Cook EN. The recognition of primary hyperparathyroidism; an analysis of 24 cases. *J Am Med Assoc* 1945;**129**:994–1002.
3. Albright FAJ, Bauer W. Hyperparathyroidism: a common and polymorphic condition as illustrated by 17 proved cases from one clinic. *JAMA* 1934;**102**:1276–87.
4. Albright FSH, Bloomberg E. Further experience in the diagnosis of hyperparathyroidism, including a discussion of cases with a minimal degree of hyperparathyroidism. *Am J M Sc* 1937;**193**:800–12.
5. Boonstra CE, Jackson CE. Serum calcium survey for hyperparathyroidism: results in 50,000 clinic patients. *Am J Clin Pathol* 1971;**55**:523–6.
6. Johansson H, Thoren L, Werner I. Hyperparathyroidism. Clinical experiences from 208 cases. *Ups J Med Sci* 1972;**77**:41–6.

7. Preisman RA, Mehnert JH. A plethora of primary hyperparathyroidism. *Arch Surg* 1971;**103**(1):12–3.
8. Christensson T, Hellstrom K, Wengle B, Alveryd A, Wikland B. Prevalence of hypercalcaemia in a health screening in Stockholm. *Acta Med Scand* 1976;**200**:131–7.
9. Jorde R, Bonaa KH, Sundsfjord J. Primary hyperparathyroidism detected in a health screening. The Tromso study. *J Clin Epidemiol* 2000;**53**:1164–9.
10. Akerstrom G, Rudberg C, Grimelius L, Bergstrom R, Johansson H, Ljunghall S, et al. Histologic parathyroid abnormalities in an autopsy series. *Hum Pathol* 1986;**17**:520–7.
11. Heath 3rd H, Hodgson SF, Kennedy MA. Primary hyperparathyroidism. Incidence, morbidity, and potential economic impact in a community. *N Engl J Med* 1980;**302**:189–93.
12. Melton 3rd LJ. History of the Rochester Epidemiology Project. *Mayo Clin Proc* 1996;**71**:266–74.
13. Wermers RA, Khosla S, Atkinson EJ, Hodgson SF, O'Fallon WM, Melton 3rd LJ. The rise and fall of primary hyperparathyroidism: a population-based study in Rochester, Minnesota, 1965–1992. *Ann Intern Med* 1997;**126**:433–40.
14. Palumbo PJ, Elveback LR, Chu CP, Connolly DC, Kurland LT. Diabetes mellitus: incidence, prevalence, survivorship, and causes of death in Rochester, Minnesota, 1945–1970. *Diabetes* 1976;**25**:566–73.
15. Stenstrom G, Heedman PA. Clinical findings in patients with hypercalcaemia. A final investigation based on biochemical screening. *Acta Med Scand* 1974;**195**:473–7.
16. Mundy GR, Cove DH, Fisken R. Primary hyperparathyroidism: changes in the pattern of clinical presentation. *Lancet* 1980;**1**:1317–20.
17. Esselstyn Jr CB, Crile Jr G. Hyperparathyroidism—epidemic or endemic? Diagnosis and treatment. *Cleve Clin Q* 1970;**37**:87–91.
18. Haff RC, Black WC, Ballinger WF. Primary hyperparathyroidism: changing clinical, surgical and pathologic aspects. *Ann Surg* 1970;**171**:85–92.
19. Aitken RE, Bartley PC, Bryant SJ, Lloyd HM. The effect of multiphasic biochemical screening on the diagnosis of primary hyperparathyroidism. *Aust NZ J Med* 1975;**5**:224–6.
20. Trigonis C, Hamberger B, Farnebo LO, Abarca J, Granberg PO. Primary hyperparathyroidism. Changing trends over fifty years. *Acta Chir Scand* 1983;**149**:675–9.
21. Palmer M, Ljunghall S, Akerstrom G, Adami HO, Bergstrom R, Grimelius L, et al. Patients with primary hyperparathyroidism operated on over a 24-year period: temporal trends of clinical and laboratory findings. *J Chronic Dis* 1987;**40**:121–30.
22. Adami S, Marcocci C, Gatti D. Epidemiology of primary hyperparathyroidism in Europe. *J Bone Miner Res* 2002;**17**(Suppl. 2):N18–23.
23. Wermers RA, Khosla S, Atkinson EJ, Achenbach SJ, Oberg AL, Grant CS, et al. Incidence of primary hyperparathyroidism in Rochester, Minnesota, 1993–2001: an update on the changing epidemiology of the disease. *J Bone Miner Res* 2006;**21**:171–7.
24. Innes A, Catto GR, Reid I, Matheson NA. The infrequency of primary hyperparathyroidism in north-east Scotland. *J R Coll Surg Edinb* 1987;**32**:263–6.
25. Waldenstrom JG. Systematic serum calcium screening—will it be necessary? *Acta Med Scand* 1973;**193**:145–6.
26. Mollerup CL, Bollerslev J, Blichert-Toft M. Primary hyperparathyroidism: incidence and clinical and biochemical characteristics. A demographic study. *Eur J Surg* 1994;**160**:485–9.
27. Derby CA, Hume AL, Barbour MM, McPhillips JB, Lasater TM, Carleton RA. Correlates of postmenopausal estrogen use and trends through the 1980s in two southeastern New England communities. *Am J Epidemiol* 1993;**137**:1125–35.
28. Yu N, Donnan PT, Murphy MJ, Leese GP. Epidemiology of primary hyperparathyroidism in Tayside, Scotland, UK. *Clin Endocrinol* 2009;**71**:485–93.
29. Abood A, Vestergaard P. Increasing incidence of primary hyperparathyroidism in Denmark. *Dan Med J* 2013;**60**. A4567.
30. Yeh MW, Ituarte PH, Zhou HC, Nishimoto S, Amy Liu IL, Harari A, et al. Incidence and prevalence of primary hyperparathyroidism in a racially mixed population. *J Clin Endocrinol Metab* 2013;**98**:1122–9.
31. Vestergaard P, Mosekilde L. Cohort study on effects of parathyroid surgery on multiple outcomes in primary hyperparathyroidism. *BMJ* 2003;**327**:530–4.
32. Richert L, Trombetti A, Herrmann FR, Triponez F, Meier C, Robert JH, et al. Age and gender distribution of primary hyperparathyroidism and incidence of surgical treatment in a European country with a particularly high life expectancy. *Swiss Med Wkly* 2009;**139**:400–4.
33. Schneider AB, Gierlowski TC, Shore-Freedman E, Stovall M, Ron E, Lubin J. Dose-response relationships for radiation-induced hyperparathyroidism. *J Clin Endocrinol Metab* 1995;**80**:254–7.
34. Tisell LE, Carlsson S, Fjalling M, Hansson G, Lindberg S, Lundberg LM, et al. Hyperparathyroidism subsequent to neck irradiation. Risk factors. *Cancer* 1985;**56**:1529–33.
35. Beard CM, Heath 3rd H, O'Fallon WM, Anderson JA, Earle JD, Melton 3rd LJ. Therapeutic radiation and hyperparathyroidism. A case-control study in Rochester, Minnesota. *Arch Intern Med* 1989;**149**:1887–90.
36. Cohen J, Gierlowski TC, Schneider AB. A prospective study of hyperparathyroidism in individuals exposed to radiation in childhood. *JAMA* 1990;**264**:581–4.
37. Fujiwara S, Sposto R, Ezaki H, Akiba S, Neriishi K, Kodama K, et al. Hyperparathyroidism among atomic bomb survivors in Hiroshima. *Radiat Res* 1992;**130**:372–8.
38. Gallagher JC, Riggs BL, Eisman J, Hamstra A, Arnaud SB, DeLuca HF. Intestinal calcium absorption and serum vitamin D metabolites in normal subjects and osteoporotic patients: effect of age and dietary calcium. *J Clin Invest* 1979;**64**:729–36.
39. Nordin BE, Horowitz M, Need A, Morris HA. Renal leak of calcium in post-menopausal osteoporosis. *Clin Endocrinol* 1994;**41**:41–5.
40. Heshmati HM, Khosla S, Robins SP, O'Fallon WM, Melton 3rd LJ, Riggs BL. Role of low levels of endogenous estrogen in regulation of bone resorption in late postmenopausal women. *J Bone Miner Res* 2002;**17**:172–8.
41. Lufkin EG, Wahner HW, O'Fallon WM, Hodgson SF, Kotowicz MA, Lane AW, et al. Treatment of postmenopausal osteoporosis with transdermal estrogen. *Ann Intern Med* 1992;**117**:1–9.
42. Khosla S, Melton 3rd LJ, Riggs BL. The unitary model for estrogen deficiency and the pathogenesis of osteoporosis: is a revision needed? *J Bone Miner Res* 2011;**26**:441–51.
43. Marcus R, Madvig P, Crim M, Pont A, Kosek J. Conjugated estrogens in the treatment of postmenopausal women with hyperparathyroidism. *Ann Intern Med* 1984;**100**:633–40.
44. Grey AB, Stapleton JP, Evans MC, Tatnell MA, Reid IR. Effect of hormone replacement therapy on bone mineral density in postmenopausal women with mild primary hyperparathyroidism. A randomized, controlled trial. *Ann Intern Med* 1996;**125**:360–8.
45. Selby PL, Peacock M. Ethinyl estradiol and norethindrone in the treatment of primary hyperparathyroidism in postmenopausal women. *N Engl J Med* 1986;**314**:1481–5.
46. Coe FL, Canterbury J, Reiss E. Hyperparathyroidism in idiopathic hypercalciuria: primary or secondary? *Trans Assoc Am Physicians* 1971;**84**:152–61.
47. Brickman AS, Massry SG, Coburn JW. changes in serum and urinary calcium during treatment with hydrochlorothiazide: studies on mechanisms. *J Clin Invest* 1972;**51**:945–54.
48. Jorgensen FS, Brunner S. The long-term effect of bendroflumethiazide on renal calcium and magnesium excretion and stone formation in patients with recurring renal stones. *Scand J Urol Nephrol* 1974;**8**:128–31.
49. Middler S, Pak CY, Murad F, Bartter FC. Thiazide diuretics and calcium metabolism. *Metabolism* 1973;**22**:139–46.
50. Wermers RA, Kearns AE, Jenkins GD, Melton 3rd LJ. Incidence

and clinical spectrum of thiazide-associated hypercalcemia. *Am J Med* 2007;**120**(911):e9–15.
51. Salata R, Klein I. Effects of lithium on the endocrine system: a review. *J Lab Clin Med* 1987;**110**:130–6.
52. Mallette LE, Eichhorn E. Effects of lithium carbonate on human calcium metabolism. *Arch Intern Med* 1986;**146**:770–6.
53. McHenry CR, Racke F, Meister M, Warnaka P, Sarasua M, Nemeth EF, et al. Lithium effects on dispersed bovine parathyroid cells grown in tissue culture. *Surgery* 1991;**110**:1061–6.
54. Larkins RG. Lithium and hypercalcaemia. *Aust NZ J Med* 1991;**21**:675–7.
55. Mallette LE, Khouri K, Zengotita H, Hollis BW, Malini S. Lithium treatment increases intact and midregion parathyroid hormone and parathyroid volume. *J Clin Endocrinol Metab* 1989;**68**:654–60.
56. McHenry CR, Lee K. Lithium therapy and disorders of the parathyroid glands. *Endocr Pract* 1996;**2**:103–9.
57. Rejnmark L, Amstrup AK, Mollerup CL, Heickendorff L, Mosekilde L. Further insights into the pathogenesis of primary hyperparathyroidism: a nested case-control study. *J Clin Endocrinol Metab* 2013;**98**:87–96.
58. Lundgren E, Hagstrom EG, Lundin J, Winnerback K, Roos J, Ljunghall S, et al. Primary hyperparathyroidism revisited in menopausal women with serum calcium in the upper normal range at population-based screening 8 years ago. *World J Surg* 2002;**26**:931–6.
59. Silverberg SJ, Bilezikian JP. "Incipient" primary hyperparathyroidism: a "forme fruste" of an old disease. *J Clin Endocrinol Metab* 2003;**88**:5348–52.
60. Lowe H, McMahon DJ, Rubin MR, Bilezikian JP, Silverberg SJ. Normocalcemic primary hyperparathyroidism: further characterization of a new clinical phenotype. *J Clin Endocrinol Metab* 2007;**92**:3001–5.
61. Samuels MH, Veldhuis J, Cawley C, Urban RJ, Luther M, Bauer R, et al. Pulsatile secretion of parathyroid hormone in normal young subjects: assessment by deconvolution analysis. *J Clin Endocrinol Metab* 1993;**77**:399–403.
62. Ledger GA, Burritt MF, Kao PC, O'Fallon WM, Riggs BL, Khosla S. Role of parathyroid hormone in mediating nocturnal and age-related increases in bone resorption. *J Clin Endocrinol Metab* 1995;**80**:3304–10.
63. Calvo MS, Eastell R, Offord KP, Bergstralh EJ, Burritt MF. Circadian variation in ionized calcium and intact parathyroid hormone: evidence for sex differences in calcium homeostasis. *J Clin Endocrinol Metab* 1991;**72**:69–76.
64. Schmitt CP, Schaefer F, Bruch A, Veldhuis JD, Schmidt-Gayk H, Stein G, et al. Control of pulsatile and tonic parathyroid hormone secretion by ionized calcium. *J Clin Endocrinol Metab* 1996;**81**:4236–43.
65. Khosla S, Ebeling PR, Firek AF, Burritt MM, Kao PC, Heath 3rd H. Calcium infusion suggests a "set-point" abnormality of parathyroid gland function in familial benign hypercalcemia and more complex disturbances in primary hyperparathyroidism. *J Clin Endocrinol Metab* 1993;**76**:715–20.
66. Insogna KL, Mitnick ME, Stewart AF, Burtis WJ, Mallette LE, Broadus AE. Sensitivity of the parathyroid hormone-1,25-dihydroxyvitamin D axis to variations in calcium intake in patients with primary hyperparathyroidism. *N Engl J Med* 1985;**313**:1126–30.
67. Tohme JF, Bilezikian JP, Clemens TL, Silverberg SJ, Shane E, Lindsay R. Suppression of parathyroid hormone secretion with oral calcium in normal subjects and patients with primary hyperparathyroidism. *J Clin Endocrinol Metab* 1990;**70**:951–6.
68. Rao DS, Honasoge M, Divine GW, Phillips ER, Lee MW, Ansari MR, et al. Effect of vitamin D nutrition on parathyroid adenoma weight: pathogenetic and clinical implications. *J Clin Endocrinol Metab* 2000;**85**:1054–8.
69. Grey A, Lucas J, Horne A, Gamble G, Davidson JS, Reid IR. Vitamin D repletion in patients with primary hyperparathyroidism and coexistent vitamin D insufficiency. *J Clin Endocrinol Metab* 2005;**90**:2122–6.
70. Paik JM, Curhan GC, Taylor EN. Calcium intake and risk of primary hyperparathyroidism in women: prospective cohort study. *BMJ* 2012;**345**:e6390.
71. Arnold A, Brown MF, Urena P, Gaz RD, Sarfati E, Drueke TB. Monoclonality of parathyroid tumors in chronic renal failure and in primary parathyroid hyperplasia. *J Clin Invest* 1995;**95**:2047–53.
72. Nygren P, Larsson R, Johansson H, Ljunghall S, Rastad J, Akerstrom G. 1,25(OH)2D3 inhibits hormone secretion and proliferation but not functional dedifferentiation of cultured bovine parathyroid cells. *Calcif Tissue Int* 1988;**43**:213–8.
73. Cope O. The study of hyperparathyroidism at the Massachusetts General Hospital. *N Engl J Med* 1966;**274**:1174–82.
74. Christensson T, Hellstrom K, Wengle B. Clinical and laboratory findings in subjects with hypercalcaemia. A study including cases with primary hyperparathyroidism detected in a health screening. *Acta Med Scand* 1976;**200**:355–60.
75. Silverberg SJ, Lewiecki EM, Mosekilde L, Peacock M, Rubin MR. Presentation of asymptomatic primary hyperparathyroidism: proceedings of the third international workshop. *J Clin Endocrinol Metab* 2009;**94**:351–65.
76. Silverberg SJ, Shane E, Jacobs TP, Siris E, Bilezikian JP. A 10-year prospective study of primary hyperparathyroidism with or without parathyroid surgery. *N Engl J Med* 1999;**341**:1249–55.
77. Suh JM, Cronan JJ, Monchik JM. Primary hyperparathyroidism: is there an increased prevalence of renal stone disease? *AJR Am J Roentgenol* 2008;**191**:908–11.
78. Rubin MR, Bilezikian JP, McMahon DJ, Jacobs T, Shane E, Siris E, et al. The natural history of primary hyperparathyroidism with or without parathyroid surgery after 15 years. *J Clin Endocrinol Metab* 2008;**93**:3462–70.
79. Bolland MJ, Grey AB, Gamble GD, Reid IR. Association between primary hyperparathyroidism and increased body weight: a meta-analysis. *J Clin Endocrinol Metab* 2005;**90**:1525–30.
80. Siilin H, Rastad J, Ljunggren O, Lundgren E. Disturbances of calcium homeostasis consistent with mild primary hyperparathyroidism in premenopausal women and associated morbidity. *J Clin Endocrinol Metab* 2008;**93**:47–53.
81. Vignali E, Viccica G, Diacinti D, Cetani F, Cianferotti L, Ambrogini E, et al. Morphometric vertebral fractures in postmenopausal women with primary hyperparathyroidism. *J Clin Endocrinol Metab* 2009;**94**:2306–12.
82. Vestergaard P, Mollerup CL, Frokjaer VG, Christiansen P, Blichert-Toft M, Mosekilde L. Cardiovascular events before and after surgery for primary hyperparathyroidism. *World J Surg* 2003;**27**:216–22.
83. Hedback G, Tisell LE, Bengtsson BA, Hedman I, Oden A. Premature death in patients operated on for primary hyperparathyroidism. *World J Surg* 1990;**14**:829–35. discussion 36.
84. Valdemarsson S, Lindblom P, Bergenfelz A. Metabolic abnormalities related to cardiovascular risk in primary hyperparathyroidism: effects of surgical treatment. *J Intern Med* 1998;**244**:241–9.
85. Ljunghall S, Palmer M, Akerstrom G, Wide L. Diabetes mellitus, glucose tolerance and insulin response to glucose in patients with primary hyperparathyroidism before and after parathyroidectomy. *Europ J Clin Invest* 1983;**13**:373–7.
86. Nilsson IL, Yin L, Lundgren E, Rastad J, Ekbom A. Clinical presentation of primary hyperparathyroidism in Europe—nationwide cohort analysis on mortality from nonmalignant causes. *J Bone Miner Res* 2002;**17**(Suppl. 2):N68–74.
87. Lind L, Jacobsson S, Palmer M, Lithell H, Wengle B, Ljunghall S. Cardiovascular risk factors in primary hyperparathyroidism: a 15-year follow-up of operated and unoperated cases. *J Intern Med* 1991;**230**:29–35.
88. Lundgren E, Ljunghall S, Akerstrom G, Hetta J, Mallmin H, Rastad J. Case-control study on symptoms and signs of "asymptomatic" primary hyperparathyroidism. *Surgery* 1998;**124**:980–5. discussion 5–6.
89. Nilsson IL, Aberg J, Rastad J, Lind L. Left ventricular systolic and

diastolic function and exercise testing in primary hyperparathyroidism-effects of parathyroidectomy. *Surgery* 2000;**128**:895–902.
90. Prager R, Schernthaner G, Kovarik J, Cichini G, Klaushofer K, Willvonseder R. Primary hyperparathyroidism is associated with decreased insulin receptor binding and glucose intolerance. *Calcif Tissue Int* 1984;**36**:253–8.
91. Roland EJ, Wierda JM, Eurin BG, Roupie E. Pharmacodynamic behaviour of vecuronium in primary hyperparathyroidism. *Can J Anaesth* 1994;**41**:694–8.
92. Bolland MJ, Grey AB, Ames RW, Horne AM, Gamble GD, Reid IR. Fat mass is an important predictor of parathyroid hormone levels in postmenopausal women. *Bone* 2006;**38**:317–21.
93. Hagag P, Revet-Zak I, Hod N, Horne T, Rapoport MJ, Weiss M. Diagnosis of normocalcemic hyperparathyroidism by oral calcium loading test. *J Endocrinol Invest* 2003;**26**:327–32.
94. Grey AB, Evans MC, Stapleton JP, Reid IR. Body weight and bone mineral density in postmenopausal women with primary hyperparathyroidism. *Ann Intern Med* 1994;**121**:745–9.
95. Silverberg SJ, Shane E, de la Cruz L, Dempster DW, Feldman F, Seldin D, et al. Skeletal disease in primary hyperparathyroidism. *J Bone Miner Res* 1989;**4**:283–91.
96. Clarke BL. Epidemiology of primary hyperparathyroidism. *J Clin Densitom* 2013;**16**:8–13.
97. Wermers RA, Khosla S, Atkinson EJ, Grant CS, Hodgson SF, O'Fallon WM, et al. Survival after the diagnosis of hyperparathyroidism: a population-based study. *Am J Med* 1998;**104**:115–22.
98. Soreide JA, van Heerden JA, Grant CS, Yau Lo C, Schleck C, Ilstrup DM. Survival after surgical treatment for primary hyperparathyroidism. *Surgery* 1997;**122**:1117–23.
99. Ronni-Sivula H. Causes of death in patients previously operated on for primary hyperparathyroidism. *Ann Chir Gynaecol* 1985;**74**:13–8.
100. Palmer M, Adami HO, Bergstrom R, Akerstrom G, Ljunghall S. Mortality after surgery for primary hyperparathyroidism: a follow-up of 441 patients operated on from 1956 to 1979. *Surgery* 1987;**102**:1–7.
101. Uden P, Tibblin S. Mortality in patients surgically treated for primary hyperparathyroidism due to solitary adenoma. *Ann Chir Gynaecol* 1990;**79**:123–8.
102. Hedback G, Oden A, Tisell LE. The influence of surgery on the risk of death in patients with primary hyperparathyroidism. *World J Surg* 1991;**15**:399–405. discussion 6–7.
103. Nilsson IL, Wadsten C, Brandt L, Rastad J, Ekbom A. Mortality in sporadic primary hyperparathyroidism: nationwide cohort study of multiple parathyroid gland disease. *Surgery* 2004;**136**:981–7.
104. Lundgren E, Lind L, Palmer M, Jakobsson S, Ljunghall S, Rastad J. Increased cardiovascular mortality and normalized serum calcium in patients with mild hypercalcemia followed up for 25 years. *Surgery* 2001;**130**:978–85.
105. Palmer M, Adami HO, Bergstrom R, Jakobsson S, Akerstrom G, Ljunghall S. Survival and renal function in untreated hypercalcaemia. Population-based cohort study with 14 years of follow-up. *Lancet* 1987;**1**:59–62.
106. Yu N, Donnan PT, Flynn RW, Murphy MJ, Smith D, Rudman A, et al. Increased mortality and morbidity in mild primary hyperparathyroid patients. The Parathyroid Epidemiology and Audit Research Study (PEARS). *Clin Endocrinol* 2010;**73**:30–4.
107. Yu N, Leese GP, Donnan PT. What predicts adverse outcomes in untreated primary hyperparathyroidism? The Parathyroid Epidemiology and Audit Research Study (PEARS). *Clin Endocrinol* 2013;**79**:27–34.
108. Yu N, Donnan PT, Leese GP. A record linkage study of outcomes in patients with mild primary hyperparathyroidism: the Parathyroid Epidemiology and Audit Research Study (PEARS). *Clin Endocrinol* 2011;**75**:169–76.
109. Salinas M, Lopez-Garrigos M, Pomares F, Lugo J, Asencio A, Lopez-Penabad L, et al. Serum calcium (S-Ca), the forgotten test: Preliminary results of an appropriateness strategy to detect primary hyperparathyroidism (pHPT). *Bone* 2013;**56**:73–6.
110. Bilezikian JP, Khan AA, Potts Jr JT. Guidelines for the management of asymptomatic primary hyperparathyroidism: summary statement from the third international workshop. *J Clin Endocrinol Metab* 2009;**94**:335–9.
111. Espiritu RP, Kearns AE, Vickers KS, Grant C, Ryu E, Wermers RA. Depression in primary hyperparathyroidism: prevalence and benefit of surgery. *J Clin Endocrinol Metab* 2011;**96**: E1737–45.
112. Wu B, Haigh PI, Hwang R, Ituarte PH, Liu IL, Hahn TJ, et al. Underutilization-of parathyroidectomy in elderly patients with primary hyperparathyroidism. *J Clin Endocrinol Metab* 2010;**95**:4324–30.
113. Sosa JA, Powe NR, Levine MA, Bowman HM, Zeiger MA, Udelsman R. Cost implications of different surgical management strategies for primary hyperparathyroidism. *Surgery* 1998;**124**:1028–35. discussion 35–6.
114. Silverberg SJ, Shane E, Dempster DW, Bilezikian JP. The effects of vitamin D insufficiency in patients with primary hyperparathyroidism. *Am J Med* 1999;**107**:561–7.
115. Moosgaard B, Vestergaard P, Heickendorff L, Melsen F, Christiansen P, Mosekilde L. Vitamin D status, seasonal variations, parathyroid adenoma weight and bone mineral density in primary hyperparathyroidism. *Clin Endocrinol* 2005;**63**:506–13.
116. Boudou P, Ibrahim F, Cormier C, Sarfati E, Souberbielle JC. Potential utility of high preoperative levels of serum type I collagen markers in postmenopausal women with primary hyperparathyroidism with respect to their short-term variations after parathyroidectomy. *J Bone Miner Metab* 2009;**27**:240–6.
117. Lubitz CC, Stephen AE, Hodin RA, Pandharipande P. Preoperative localization strategies for primary hyperparathyroidism: an economic analysis. *Ann Surg Oncol* 2012;**19**:4202–9.
118. Madorin CA, Owen R, Coakley B, Lowe H, Nam KH, Weber K, et al. Comparison of radiation exposure and cost between dynamic computed tomography and sestamibi scintigraphy for preoperative localization of parathyroid lesions. *JAMA Surg* 2013;**148**:500–3.
119. Kao PC, van Heerden JA, Taylor RL. Intraoperative monitoring of parathyroid procedures by a 15-minute parathyroid hormone immunochemiluminometric assay. *Mayo Clin Proc* 1994;**69**:532–7.
120. Morris LF, Zanocco K, Ituarte PH, Ro K, Duh QY, Sturgeon C, et al. The value of intraoperative parathyroid hormone monitoring in localized primary hyperparathyroidism: a cost analysis. *Ann Surg Oncol* 2010;**17**:679–85.
121. Norman J, Chheda H, Farrell C. Minimally invasive parathyroidectomy for primary hyperparathyroidism: decreasing operative time and potential complications while improving cosmetic results. *Am Surg* 1998;**64**:391–5. discussion 5–6.
122. Udelsman R. Six hundred fifty-six consecutive explorations for primary hyperparathyroidism. *Ann Surg* 2002;**235**:665–70. discussion 70–2.
123. Grant CS, Thompson G, Farley D, van Heerden J. Primary hyperparathyroidism surgical management since the introduction of minimally invasive parathyroidectomy: Mayo Clinic experience. *Arch Surg* 2005;**140**:472–8. discussion 8–9.
124. Goldstein RE, Blevins L, Delbeke D, Martin WH. Effect of minimally invasive radioguided parathyroidectomy on efficacy, length of stay, and costs in the management of primary hyperparathyroidism. *Ann Surg* 2000;**231**:732–42.
125. Beyer TD, Solorzano CC, Starr F, Nilubol N, Prinz RA. Parathyroidectomy outcomes according to operative approach. *Am J Surg* 2007;**193**:368–72. discussion 72–3.
126. Fahy BN, Bold RJ, Beckett L, Schneider PD. Modern parathyroid surgery: a cost-benefit analysis of localizing strategies. *Arch Surg* 2002;**137**(8):917–22. discussion 22–3.
127. Sosa JA, Powe NR, Levine MA, Udelsman R, Zeiger MA. Profile of a clinical practice: thresholds for surgery and surgical outcomes for patients with primary hyperparathyroidism: a national survey of endocrine surgeons. *J Clin Endocrinol Metab* 1998;**83**:2658–65.

128. Doherty GM, Weber B, Norton JA. Cost of unsuccessful surgery for primary hyperparathyroidism. *Surgery* 1994;**116**:954–7. discussion 7–8.
129. Bollerslev J, Marcocci C, Sosa M, Nordenstrom J, Bouillon R, Mosekilde L. Current evidence for recommendation of surgery, medical treatment and vitamin D repletion in mild primary hyperparathyroidism. *Eur J Endocrinol* 2011;**165**:851–64.
130. Irvin 3rd GL, Solorzano CC, Carneiro DM. Quick intraoperative parathyroid hormone assay: surgical adjunct to allow limited parathyroidectomy, improve success rate, and predict outcome. *World J Surg* 2004;**28**:1287–92.
131. Westerdahl J, Bergenfelz A. Unilateral versus bilateral neck exploration for primary hyperparathyroidism: five-year follow-up of a randomized controlled trial. *Ann Surg* 2007;**246**:976–80. discussion 80–1.
132. Zanocco K, Heller M, Sturgeon C. Cost-effectiveness of parathyroidectomy for primary hyperparathyroidism. *Endocr Pract* 2011;**17**(Suppl. 1):69–74.

第 20 章

原发性甲状旁腺功能亢进症的临床表现：全球视角

Francisco Bandeira, Aline Correia

引言

在世界范围内，原发性甲状旁腺功能亢进症(PHPT)的临床表现已经有所变化。这个现象首先在美国和欧洲被观察到，在这些地区，PHPT 患者往往没有明显的骨骼或者肾脏并发症。然而，在一些地区，PHPT 仍然具有传统的临床表现，即严重的骨骼累及。因此，PHPT 及其并发症的临床表现在不同的国家地区未必相同。极少情况下，神经精神系统症状或急性高钙血症可成为其主要的临床表现(图 20.1)。

20 世纪上半叶，Fullcr Albright 对 PHPT 做出了经典的描述[1]，而后大约在 40 年前，有报道指出该病的发病率在上升[2]，同时伴随着其临床表现向无症状类型转变[2-5]。对 PHPT 疾病的认识主要发生在两个阶段。第一个阶段是 20 世纪 30 年代，PHPT 被发现是肾结石的一个致病因素[6-8]，第二个阶段是 20 世纪 70 代前期，该阶段开始引入常规生物化学检查[2]。正如所料，包含血清钙检测在内的生物化学检查导致 PHPT 的临床表现出现转变，该病的诊断往往来自对无症状高钙血症的评估结果[9,10]。随后，来自明尼苏达州罗切斯特市一项报道[3]指出了 PHPT 的发病率在下降，这种现象是可以解释的，因为在生物化学检查引入后病例数骤增，而后的减少是可以预期的。

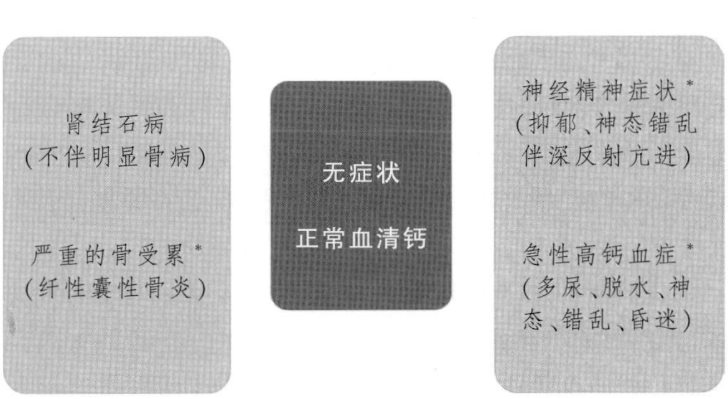

图 20.1 原发性甲状旁腺功能亢进症的临床表现。* 罕见表现。

在过去，大多数 PHPT 的患者是中年人，由于患有普遍的骨量减少及纤维囊性骨炎而产生严重的骨骼症状。脆性骨折，以至于骨骼变形和身高改变，骨痛和神经系统并发症是临床上常见的表现[1]。大多数患者患有明显的高钙血症，很快人们认识到复发性肾结石也与 PHPT 相伴。

在美国的表现

在过去 40 年中，无症状型是美国 PHPT 主要的临床类型。明显的骨骼系统临床表现是最不常见的，肾结石的发病率也下降了 17%~20%[11]。在过去 10 年间，由于采用更主动方法对骨密度降低的个体进行评估，PHPT 的另一种临床类型应运而生。对于这些个体，PTH 水平作为对低骨量广泛评估的一部分成为一个重要的测量项目。尽管血清总钙和离子钙浓度始终维持正常，但其 PTH 水平是升高的[12,13]。这些个体没有已知的引起 PTH 水平升高继发因素。在过去 10 年中，正常血清钙的 PHPT(NPHPT)这一临床类型被认为是美国 PHPT 临床表现中最显著的改变[14](见第 22 章)。

PHPT 的发病率的峰值出现在第七个 10 年，在诸如中国和巴西等国家也同样如此，在这些国家无症状病例较以往明显增加[15,16]。多数病例是女性(74%)，但是在 45 岁以下的病例中，男性和女性的发病率是相似的[17]。一份最近发表的流行病学数据显示，在种族混杂的人群,PHPT 的发病率和患病率是有本质区别的。该研究的人群包含了 1995—2010 年间南加利福尼亚凯撒医疗保健系统中的 13 327 名参加者。诊断 PHPT 的标准包括排除继发性或肾性和三发性甲状旁腺功能亢进症的病例,至少出现一次血清钙升高(>10.5mg/dL,2.6mmol/L),并且 PTH 水平升高或不正常。女性的 PHPT 年发病率为(34~120)/10 万(平均 66/10 万),男性每年为(13~36)/10 万人(平均25/10 万)。随着年龄的增长,PHPT 发病率增加且体现性别差异[50 岁以下女性和男性发病率均为(12~24)/10 万;50~59 岁的女性和男性发病率分别为 80/10 万和 36/10 万;70~79 岁的女性和男性分别为 196/10 万和 95/10 万]。PHPT 的发病率在黑人中最高(92 例女性患者;46 例男性患者,$P<0.0001$),其次是白人(81 例女性患者;29 例男性患者),而亚裔(52 例女性,28 例男性)、西班牙裔(49 例女性,17 例男性)和其他种族(25 例女性;6 例男性)的发病率要低于白人($P<0.0001$)。PHPT 的患病率在研究期内增加了 3 倍,女性从 76/10 万增长到了 233/10 万,男性从 30/10 万增长到了 85/10 万。患病率的种族差异与发病率的差异相一致[18]。

PHPT 也可能部分是遗传综合征 (见第 23 章),最常见的是 MEN1,估计患病率为(2~3)/10 万。MEN2A 或者其他罕见的遗传病类型的 PHPT 患病率目前仍无统计[19]。

在欧洲的表现

在欧洲,无症状 PHPT 也已成为 PHPT 的主要表现形式,虽然和美国相比略有不同。一项包括 16 000 例未筛选的受试者的瑞典研究显示,在 25 岁以上的个体中,有 1.07%存在连续 2 年的持续性高钙血症。这些高钙血症的病例被追踪了数十年,但是 PHPT 作为大多数高钙血症的病因,只在 16 例接受过甲状旁腺切除术的个体中得以确诊[20]。另一项瑞典的基于人群的筛查得出结论,0.3%的成年男性患有 PHPT 导致的高钙血症,而女性比例为 1.6%[21]。

一项来自英国苏格兰泰赛德区的 1997—2006 年间的研究发现截至 2006 年末共诊断出 2709 例 PHPT (70.8%为女性)。女性患者平均年龄(68 岁)的基线水平要高于男性(64 岁)。泰赛德区 PHPT 的患病率从 1997 年的 1.82‰升高到 2006 年的 6.72‰($P<0.001$)。女性的患病率较男性更高,而且随年龄增加,这种趋势更为明显。男性和女性的年患病率之比稳定在 2.5 左右,并且每 3~4 年发病率为(4.13~11.30)/10 万,呈周期性变化[22]。

一项回顾性横断面观察研究比较了年龄和体重指数(BMI)匹配的两个白种人群(美国和意大利)的 PHPT 患者的生物化学和骨骼表现。虽然在意大利人群中,男性患者的血清钙水平要显著高于女性患者,但总体来讲,意大利患者与美国患者的血清钙水平是相近的。而且,平均血清 PTH 水平无论在性别间还是在国别间均没有差异。在调整体重指数之后,美国女性患者近端髋骨的平均骨矿物质密度(BMD)要显著高于意大利女性。因此,尽管循环中 PTH 的水平相近,意大利患者受疾病的影响更为显著,体现在血清总钙的减少,以及 BMD 评估女性皮质骨显著减少[23]。这些数据或许可支持欧洲的 PHPT 与美国有所不同的这一观点。

在另一项探究 PHPT 如何影响意大利医院医疗系统的研究中,作者发现了在 2006—2011 年间,住院医疗呈现减少的趋势,在很大程度上是由于经济问题的原因。同时发现患者的年龄伴随性增加,更为显著的是,在已被确诊的 PHPT 患者中,接受甲状旁腺切除术的频率在增加[24]。

在拉丁美洲的表现

在大多数拉丁美洲国家中,有关 PHPT 的可用数据来自病例报道,或者小宗病例分析,其中多数患者是有症状的临床分型。在过去 10 年中,大宗病例连同流行病学研究已有报道,特别是在巴西[25,26]。

在我们中心,常规血清钙检查在过去 30 年间一直作为医学检查的一部分。在首个包含 124 例 PHPT 患者的大宗报道中,47%的患者表现为无症状型,然而 25%表现为严重的骨累及和纤维囊性骨炎,25%伴有肾结石而无骨累及,2%患者具有典型的神经精神症状[25]。相同的模式也发生在圣保罗市[26]。病情严重的患者的 BMD 明显降低,但在接受手术治疗后显著恢复。这些病例的血清 PTH 及骨标记物异常增高,同时有很高的比例发生维生素 D 缺乏,这些病例的甲状旁腺病灶的定位比无症状型的患者更容易。至于病因,87%经病理证实为单发的腺瘤。在一项阿根廷的研究中,87 例 PHPT 患者(78 例女性)中 38 例(44%)有肾结石的表现。大多数(83%)患者术后证实为单发甲状旁腺腺瘤[27]。

我们进行了一项流行病学研究来观察 PHPT 的发病率,观察对象为年满 18 周岁及以上的在公立和私立内分泌中心就诊个体。PHPT 的诊断标准如下:两次血清钙升高伴随血清 PTH 高于参考人群 75 百分位值(57pg/mL)。

在 4207 例患者中，PHPT 的患病率为 0.78%（95%CI 为 0.52~1.04）；其中，81.8%的患者是无症状型，男/女患者比率为 7.2:1，而 89.7%的女性为绝经后女性。患者平均年龄为(61.1±15.7)岁，平均血清钙水平为(10.63±1.33)mg/dL，血清 PTH 为(182.48±326.51)pg/mL。纤维囊性骨炎的发生率为 6.1%；肾结石为 18.2%，有神经精神症状者占 3%；51.5%的患者表现为疲劳感，而 39.3%表现为肌肉无力；63.6%出现高血压；33%患 2 型糖尿病；18.2%发生精神抑郁；6.1%患有消化性溃疡和 MEN1[16]。

我们也评估了无症状型轻度高钙血症和正常血清钙的 PHPT 之间的差异，随着 PTH 成为骨质疏松症检查中的一部分，对正常血清钙的 PHPT 的认识在我国正在增加。在一项 70 例 PHPT 患者组成的系列研究中(33 例血清钙正常，37 例轻度血清钙升高)，我们发现肾结石的发生率（正常血清钙组为 18.2%，高钙组为 18.9%，P=0.937）和早先骨折病史的发生率（正常血清钙组为 15%，高钙组为 10.8%，P=0.726）在两组间并无显著性差异[28]。

在亚洲的表现

在中国北京，在 1958—1993 年的很长一段时间里，PHPT 患者的血清钙水平[(12.4±1.1)mg/dL 对(10.7±10.7)mg/dL]要高于美国患者，血清 PTH 浓度(正常值上限的 21.4 倍对 1.86 倍)更是显著高于美国。值得注意的是，97%的北京 PHPT 患者存在骨骼病变(纤维囊性骨炎、骨质疏松症以及病理性骨折)、肾结石和其他典型 PHPT 的特征。最近，有报道显示，中国 PHPT 患者的临床类型在 2000—2010 年间也在改变[29]。在这 10 年间，来自中国 31 个省中的 17 个省的共 249 例持续性 PHPT 患者在上海接受单中心诊断和治疗。与西方国家的患者相比[15,16]，中国患者更年轻[15]且女性较少(男女比为 2.07:1 对西方国家约为 3:1)。他们的血清钙[(11.7±1.4)mmol/L]、PTH[402pg/mL(范围为 103~2700pg/mL，正常范围为 15~65pg/mL)]，以及肌酐水平显著高于西方患者，而人血白蛋白和平均 25(OH)D 浓度(13ng/mL；范围为 5.2~29.9ng/mL)则更低。60%的 PHPT 患者显示出经典的 PHPT 相关症状，如烦渴、多尿、尿石症、骨痛、疲劳等。近 6%的中国 PHPT 病例患有甲状旁腺瘤，没有发现 NPHPT[29]。

尽管有症状的 PHPT 依然很常见，然而来自上海的病例队列中无症状型 PHPT 病例从 2006 年的不到 20%大幅增加到 2007—2010 年间的约 50%。这种现象的原因是由于更为频繁的常规血清钙检查，以及评估甲状腺疾病时颈部 B 超偶然发现的甲状旁腺结节[29-31]。

与西方国家的经验类似的是，一项来自中国香港的调查研究显示，在 1973—2002 年的 30 年间[30]，诊断为 PHPT 的病例稳步增长了 7 倍，PHPT 也从伴有严重的代谢并发症向症状更轻的形式转变，通常情况下没有任何临床表现。在诸如印度、伊朗、沙特阿拉伯和泰国这些亚洲国家，有症状的 PHPT 仍然占据优势，患者有明显的骨骼和肾脏改变。无症状型 PHPT 在这些亚洲国家相当罕见(0~2.2%)[31-34]。

原发性甲状旁腺功能亢进症：骨病

典型的 PHPT 的骨病是纤维囊性骨炎，可导致骨痛、畸形和病理性骨折。由于 PTH 升高，过量的骨骼重吸收，并呈现典型的放射学表现。指骨末端骨膜下骨重吸收是最敏感的放射学特征[25]。而在中指的桡侧表现最佳。颅骨也可能产生放射学改变，被称作“胡椒盐”颅骨。长骨和骨盆的局部破坏性病变、骨囊肿和“棕色瘤”组成了该病骨骼病变的其他类型。非特异性的骨矿质丢失和前文所述的特异性的放射学表现都反映了 PTH 的骨骼分解活动。所有这些异常都与全身各部位 BMD 的显著减少息息相关(图 20.2)。在没有上述特点的情况下，非特异性的广义的骨矿盐丢失有时是甲状旁腺骨病的证据，尤其在无症状的患者中，部分表现为低 BMD，但在没有明显骨病情况下表现出临床或放射学表现[25]。

在无症状型 PHPT 中，PTH 的骨分解作用主要体现在桡骨末端 1/3 的骨皮质部分。这一点结合具有骨小梁的结构的腰椎较少受累的事实，提示无症状型 PHPT

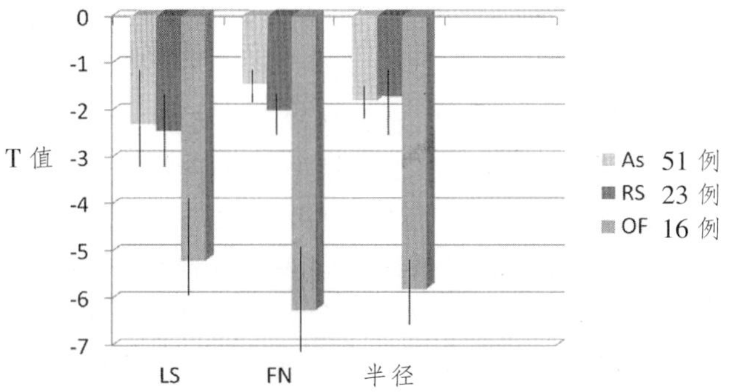

图 20.2 不同临床表现原发性甲状旁腺功能亢进症的骨矿物质密度(T 值)。As，无症状型；RS，有肾结石而无明显骨病；OF，纤维囊性骨炎。

患者的骨小梁骨可能相对地受到保护[35]。近期结合高分辨率QCT成像及其他影像获得的数据，对轻度PHPT中PTH侵蚀皮质骨的选择性提出了质疑[36-39]。接受甲状旁腺切除手术后，即使是那些具有极轻微骨脱矿质改变的患者，BMD也会增加。此外，在患有纤维囊性骨炎且骨质极度丢失的患者中，BMD在成功的甲状旁腺切除术后几乎可以完全修复[40]。

原发性甲状旁腺功能亢进症：肾结石

肾结石的发生率在不同的PHPT报道病例中变化较大，并且在近几十年已经有所下降。作为临床上很容易辨认的一个传统征象，肾结石是甲状旁腺切除术的一个毫无争议的手术指征[41]。虽然PHPT患者肾结石的发病率和骨病一样已经下降，但是肾结石仍可见到[42]。大多数系列研究所报道的全部PHPT患者发生肾结石概率为15%~20%，而无症状PHPT患者经超声评估肾结石发生率较低(7%)[41]。除了肾结石以外，肾脏也可能在其他方面受到影响。广泛沉积于肾实质的磷酸钙晶体可能导致肾钙质沉着症。肾钙质沉着症可能与明显的结石和(或)肌酐清除率降低有关，也可能无关[41,42]。

原发性甲状旁腺功能亢进症的非典型表现

PHPT可能影响到除了骨骼和肾脏以外其他系统的器官(见第32章)。

常见的虚弱和疲劳的表现与特定的神经肌肉综合征有关，组织学上表现为Ⅱ型肌纤维萎缩[43]。目前经验提示甲状旁腺功能亢进症患者的虚弱和易疲劳不再与明显的神经病学改变有关，且疲劳的患者经神经肌肉检查通常是正常的。然而，针对有关周围神经的详细的神经电图研究已经发现在一些但不是全部无症状的PHPT队列中存在亚临床的异常[43,44]。

有研究发现，PHPT患者精神类疾病的患病率要明显高于看似合适的对照组。精神失调最常见的表现是情感障碍和神经衰弱。特别是患者的疲劳感、虚弱感、焦虑感增加，还可能出现情绪波动、易怒和淡漠[45]。近期越来越多的研究证实，受体能、情绪、社会功能、身体疼痛和活力影响，患者的生活质量大幅下降[46]。甚至在血清钙正常或轻度高于正常的无症状的女性PHPT患者中，通过自评分量表也可以发现精神心理病变的存在[45,46]。

消化性溃疡以前被认为是一个常见的并发症，现在主要见于患有MEN1的患者，这部分患者可同时存在PHPT和消化性溃疡。撇开特定的联系，关于这两种常见疾病的病理生理学关联一直以来争论不休[47]。无独有偶，PHPT与急性胰腺炎之间的关联，除了与高钙血症本身有关外，还有待研究[48]。

尽管越来越多的证据表明，PHPT可能会增加心血管疾病的发病率和死亡率，然而这种关联的发病机制至今仍未阐明。各种异常都可与PHPT协同发生，包括高血压、早期动脉粥样硬化、瓣膜钙化、左心室肥大和心律失常[49,50]。Walker等发现，在轻微生物化学异常的PHPT患者中，没有证据表明左心室的质量增加或舒张功能改变。然而，对于心脏舒张功能改变且血清钙和血清PTH增加的PHPT患者，疾病的严重程度可能会决定是否出现心脏症状[51]。在另一项研究中，Iwata等指出轻度的PHPT与亚临床大动脉瓣钙化有关，而且可以通过血清PTH浓度来预测。血清PTH，而非血清钙，相比那些广泛认可的心血管风险因子，是主动脉瓣膜钙化更重要的一个预测因子[52]。

原发性甲状旁腺功能亢进症的诊断

一个或多个甲状旁腺过度分泌PTH可引起高钙血症，高钙血症是PHPT的生物化学标记。在常规生物化学检查中反复对高钙血症进行筛检是PHPT诊断的一个线索，特别是50岁以上的人群和绝经后女性[53]。约45%的血清钙结合于白蛋白，因此总钙水平应该根据公式进行校正：校正钙=血清钙测量值(mg/dL)+0.8×[4-血白蛋白(g/dL)]。离子钙的检测对某些患者可能有所帮助，如高或低蛋白血症、血小板增多症、瓦尔登斯特伦巨球蛋白血症和骨髓瘤患者。后两种情况下，可能存在高钙血症，但离子钙正常(人为高钙血症)[53,54]。

一项基于泰赛德区人口的队列研究使用了下列生物化学标准诊断PHPT：①白蛋白校正血清钙至少两次高于10.22mg/dL(参考值：8.4~10.22mg/dL)，两种不同的检测方法测得血清全段PTH高于28pg/mL(参考值：19~65pg/mL)；②白蛋白校正的血清钙仅一次高于10.22mg/dL加上血清全段PTH高于65pg/mL[22]。虽然不是所有患者用这个标准进行筛选，换句话说，高钙血症和PTH同时被纳入参考范围，且有组织学确诊，但是存在持续高钙血症和不正常的血PTH，对于诊断PHPT似乎也是合理的。

甲状腺功能亢进症的其他原因如应用噻嗪类利尿剂和锂剂、维生素D缺乏、双膦酸盐和肾衰竭应该排除在外。肾衰竭所致三发性甲状旁腺功能亢进症,以及遗传原因如家族性低尿钙性高钙血症也需要排除。其他导致高钙血症的鉴别诊断也应该考虑。血清钙正常合并血清 PTH 升高,在排除其他原因后,有助于诊断血清钙正常的 PHPT[54]。

对于肾小球滤过率在 40~60mL/min 的患者,即使未患有 PHPT,血清 PTH 水平也可能是升高的。在恶性肿瘤性病变的患者中,PTHrP 通常引起血清钙升高,可能出现高钙血症伴随血浆 PTH 极低或测不出的情况[53]。

PTH 的测定方法已经大大改进。第二代检测(称为"全段"PTH 或"总"PTH 检测)既用于测定 1-84 PTH 主要氨基酸序列(被认作具有生物学活性的全长部分),也用于测定生物学活性不确定的其他片段,如截断的 PTH(7-84)片段。这一片段除了可在 PHPT 中被发现外,也可在正常人和肾衰竭患者中被检测到。所谓的第三代或生物全段检测仅仅检测全长 PTH(1-84)分子,有助于解决这一难题。然而,有少数研究比较了二代和三代检测法的敏感度,尽管其中一些显示了后者具有优越性,其他研究并未发现差异[54,55]。

实验室检查应包括肾功能和血清 25(OH)D 检测。24 小时尿钙和血肌酐也应该测量。钙清除率/肌酐清除率低于 0.01 提示家族性低尿钙性高钙血症,但并不能确诊。在严重的病例中,血清磷水平通常降低,轻微类型的患者往往正常偏低[53]。特殊的骨形成标记物(骨钙素、骨特异性碱性磷酸酶)或骨吸收标记物(脱氧吡啶诺林、N-末端肽和C-末端肽)趋向正常高值或者轻微高于正常值[54,56]。如有肾结石病史提示,应做肾脏超声检查,即使没有症状也可以考虑行 B 超以排除肾钙质沉着症和肾结石,结果可用于指导是否行手术干预。BMD 可由双能 X 线吸收测定法(DXA)测得,所有 PHPT 患者的腰椎、股骨、桡骨末端 1/3 的 BMD 都应该测量[54,57]。

尽管维生素 D 的水平在世界范围内因纬度和肤色而异,越来越多的证据显示,即使人们生活在阳光充足的地区也可能难以获得充足的维生素 D 储备[57]。在巴西人口中,维生素 D 缺乏症的患病率较高,特别是绝经后女性和老年男性。通过几个血清维生素 D 的切点值发现,8%的绝经后女性患有维生素 D 缺乏,即测量值低于 15ng/mL(37.5nmol/L),24%的患者的测量值低于 20ng/mL(50nmol/L),而 43%的患者低于 25ng/mL(62.5nmol/L)。这一数据显示患病率与美国相似,但是明显高于加拿大和北欧国家,该数据也进一步强化了充足的阳光可能不会预防绝经后女性的维生素 D 缺乏这一观点。在严重的 PHPT 患者中,其血清 25(OH)D 值比无症状 PHPT 患者降低更多[57]。在严重受累的患者中,血清 C-末端肽(CTX)与血清 25(OH)D 高度相关,明显高于轻症 PHPT 患者[58]。

(姜若愚 译)

参考文献

1. Albright F, Reifenstein EC. *The Parathyroid Glands and Metabolic Bone Diseases: Selected Studies*. Baltimore: Williams & Wilkins; 1948. 1–393.
2. Heath HI, Hodgson SF, Kennedy MA. Primary hyperparathyroidism: incidence, morbidity, and potential economic impact in a community. *N Engl J Med* 1980;**302**:189–93.
3. Wermers RA, Khosla S, Atkinson EJ, Hodgson SF, O'Fallon WM, Melton LJI. The rise and fall of primary hyperparathyroidism: a population-based study in Rochester, Minnesota, 1965–1992. *Ann Intern Med* 1997;**126**:433–40.
4. Mundy GR, Cove DH, Fisken R. Primary hyperparathyroidism: changes in the pattern of clinical presentation. *Lancet* 1980;**1**:1317–20.
5. Rao DS. Primary hyperparathyroidism: changing patterns in presentation and treatment decisions in the eighties. *Henry Ford Hospital Med J* 1985;**33**:194–7.
6. Albright F, Aub JC, Bauer W. Hyperparathyroidism: common and polymorphic condition as illustrated by seventeen proven cases from one clinic. *JAMA* 1934;**102**:1276–87.
7. Goldman L, Gordan GS, Chambers ELJ. Changing diagnostic criteria for hyperparathyroidism. *Ann Surg* 1957;**146**:407–16.
8. Keating Jr RF. Diagnosis of primary hyperparathyroidism. *JAMA* 1961;**178**:547–55.
9. Ljunghall S, Hellman P, Rastad J, Åkerstrüm G. Primary hyperparathyroidism: epidemiology, diagnosis and clinical picture. *World J Surg* 1991;**15**:681–7.
10. Heath H. Clinical spectrum of primary hyperparathyroidism: evolution with changes in medical practice and technology. *J Bone Miner Res*. 1991;**6**:63–70.
11. Silverberg SJ, Bilezikian JP. Primary hyperparathyroidism. In: DeGroot LJ, Jameson JL, editors. Potts JT, section editor. *Endocrinology*. 6th ed. Philadelphia: Saunders-Elsevier; 2010. pp. 1176–97.
12. Silverberg SJ, Bilezikian JP. "Incipient" primary hyperparathyroidism: a "forme fruste" of an old disease. *J Clin Endocrinol Metab* 2003;**88**:5348–52.
13. Lowe H, McMahon DJ, Rubin MR, Bilezikian JP, Silverberg SJ. Normocalcemic primary hyperparathyroidism: further characterization of a new clinical phenotype. *J Clin Endocrinol Metab* 2007;**92**:3001–5.
14. Cusano NE, Silverberg SJ, Bilezikian JP. Normocalcemic primary hyperparathyroidism. *J Clin Densitom* 2013;**16**:33–9.
15. Liu J, Cusano NE, Silva BC, Zhao L, He X, Tao B, et al. Primary hyperparathyroidism: a tale of two cities revisited—New York and Shanghai. *Bone Research* (in press).
16. Eufrasino CS, Veras A, Bandeira F. Epidemiology of primary hyperparathyroidism and its nonclassical manisfestations in the city of Recife, Brazil. *Clin Med Ins Endocrinol Diabetes* 2013;**6**: 69–74.
17. Wermers RA, Khosla S, Atkinson EJ, Achenbach SJ, Oberg AL, Grant CS, et al. Incidence of primary hyperparathyroidism in Rochester, Minnesota, 1993–2001: an update on the changing epidemiology of the disease. *J Bone Miner Res* 2006;**21**:171–7.
18. Yeh MW, Ituarte PHG, Zhou HC, Nishimoto S, Liu IA, Harari A, et al. Incidence and prevalence of primary hyperparathyroidism in a racially mixed population. *J Clin Endocrinol Metab* 2013;**98**:1122–9.
19. Romei C, Pardi E, Cetani F, Elisei R. Genetic and clinical features of multiple endocrine neoplasia types 1 and 2. *J Oncol* 2012:1–15.

20. Lundgren E, Rastad J, Thurfjell E, Åkerström G, Ljunghall S. Population-based screening for primary hyperparathyroidism with serum calcium and parathyroid hormone values in menopausal women. *Surgery* 1997;**121**:287–94.
21. Palmér M, Jacobsson G, Åkerström G, Ljunghall S. Prevalence of hypercalcemia in a health survey: a 14-year follow-up study of serum calcium values. *Eur J Clin Invest* 1988;**18**:39–46.
22. Yu N, Donnan PT, Murphy MJ, Leese GP. Epidemiology of primary hyperparathyroidism in Tayside, Scotland, UK. *Clin Endocrinol* 2009;**71**:485–93.
23. De Lucia F, Minisola S, Romagnoli E, Pepe J, Cipriani C, Scillitani A, et al. Effect of gender and geographic location on the expression of primary hyperparathyroidism. *J Endocrinol Invest* 2013;**36**:123–6.
24. Cipriani C, Carnevale V, Romagnoli E, Frateloreto E, Pepe J, Piemonte S, et al. Hospital care for primary hyperparathyroidism in Italy: a six-year register-based study. *J Bone Miner Res* 2013;**28** (Suppl. 1); SU0120, S231.
25. Bandeira F, Dreyer P, Bandeira C. From mild to severe primary hyperparathyroidism: the Brazilian experience. *Arq Bras Endocrinol Metab* 2006;**50**:640–6.
26. Oliveira U, Ohe M, Santos R, Lazaretti-Castro M, Vieira J, Hauache O. Braz. Analysis of the diagnostic presentation profile, parathyroidectomy indication and bone mineral density follow-up of Brazilian patients with primary hyperparathyroidism. *Braz J Med Biol Res* 2007;**40**:519–26.
27. Spivacow F, Martinez C, Polonsky A. Hiperparatirodismo primario: evolución postoperatoria a largo plazo. *Medicina (Buenos Aires)* 2010;**70**:408–14.
28. Amaral L, Queiroz D, Marques T, Mendes M, Bandeira F. Normocalcemic versus hypercalcemic primary hyperparathyroidism: more stone than bone? *J Osteoporos* 2012;**2012**:128352.
29. Zhao L, Liu J, He X, Zhao H, Sun L, Tao B, et al. The changing clinical patterns of primary hyperparathyroidism in Chinese patients: data from 2000 to 2010 in a single clinical center. *J Clin Endocrinol Metab* 2013;**98**:721–8.
30. Lo CY, Chan WF, Kung AW, Lam KY, Tam SC, Lam KS. Surgical treatment for primary hyperparathyroidism in Hong Kong: change in clinical pattern over 3 decades. *Arch Surg* 2004;**139**:77–82.
31. Chan TB, Lee KO, Rauff A, Tan L, Gwee HM. Primary hyperparathyroidism at the Singapore general hospital. *Singapore Med J* 1986;**27**:154–7.
32. Agarwal A, Mishra SK, Gujral RB. Advanced skeletal manifestations in primary hyperparathyroidism. *Can J Surg* 1998;**41**:342–3.
33. Sridhar CB, Ram BK, Sunder AS, Bhargava SB, Prakash A, Kapoor MM, et al. Primary hyperparathyroidism—a clinical, biochemical and radiological profile with emphasis on geographical variations. *Australasian Radiol* 1973;**17**:199–204.
34. Kapur MM, Agarwal MS, Gupta A, Misra MC, Ahuja MMS. Clinical and biochemical features of primary hyperparathyroidism. *Indian J Med Res* 1985;**81**:607–12.
35. Bandeira F, Griz L, Bandeira C, Pinho J, Alencar C, Thé AC, et al. Prevalence of cortical osteoporosis in mild and severe primary hyperparathyroidism and its relationship with bone markers and vitamin D status. *J Clin Densitom* 2009;**12**:195–9.
36. Hansen S, Beck Jensen JE, Rasmussen L, Hauge EM, Brixen K. Effects on bone geometry, density, and microarchitecture in the distal radius but not the tibia in women with primary hyperparathyroidism: a case–control study using HR-pQCT. *J Bone Miner Res* 2010;**25**:1941–7.
37. Stein EM, Silva BC, Boutroy S, Zhou B, Wang J, Udesky J, et al. Primary hyperparathyroidism is associated with abnormal cortical and trabecular microstructure and reduced bone stiffness in postmenopausal women. *J Bone Miner Res* 2013;**28**:1029–40.
38. Romagnoli E, Cipriani C, Nofroni I, Castro C, Angelozzi M, Scarpiello A, et al. "Trabecular Bone Score" (TBS): an indirect measure of bone micro-architecture in postmenopausal patients with primary hyperparathyroidism. *Bone* 2013;**53**:154–9.
39. Silva BC, Boutroy S, Zhang C, McMahon DJ, Zhou B, Wang J, et al. Trabecular Bone Score (TBS)—a novel method to evaluate bone microarchitectural texture in patients with primary hyperparathyroidism. *J Clin Endocrinol Metab* 2013;**98**:1963–70.
40. Kulak CA, Bandeira C, Voss D, Bandeira F, Bilezikian J. Marked improvement in bone mass after parathyroidectomy in osteitis fibrosa cystica. *J Clin Endocrinol Metab* 1998;**83**:732–5.
41. Starup-Linde J, Waldhauer E, Rolighed L, Mosekilde L, Vestergaard P. Renal stones and calcifications in patients with primary hyperparathyroidism: associations with biochemical variables. *Eur J Endocrinol* 2012;**166**:1093–100.
42. Mallette LE, Bilezikian JP, Heath DA, Aurbach GD. Hyperparathyroidism: a review of 52 cases. *Medicine* 1974;**53**:127–47.
43. Turken SA, Cafferty M, Silverberg SJ, De La Cruz L, Cimino C, Lange DJ, et al. Neuromuscular involvement in mild, asymptomatic primary hyperparathyroidism. *Am J Med* 1989;**87**:553–7.
44. Diniz ET, Bandeira F, Lins OG, Cavalcanti E, Arruda T, Januario A, et al. Primary hyperparathyroidism is associated with subclinical peripheral neural alterations. *Endocr Pract* 2013;**19**:219–25.
45. Talpos GB, Bone HG, Kleerekoper M, Phillips ER, Alam M, Honasoge M, et al. Randomized trial of parathyroidectomy in mild asymptomatic primary hyperparathyroidism: patient description and effects on the SF-36 health survey. *Surgery* 2000;**128**:1013–20.
46. Veras A, Maia J, Mesquita P, Eufrazino C, Bandeira F. Lower quality of life in longstanding mild primary hyperparathyroidism. *Arq Bras Endocrinol Metab* 2013;**57**:139–43.
47. Linos DA, vanHeerdan JA, Abboud CF, Edis AJ. Primary hyperparathyroidism and peptic ulcer disease. *Arch Surg* 1978;**113**:384–6.
48. Bess MA, Edis AJ, vanHeerden JA. Hyperparathyroidism and pancreatitis. Chance or a causal association? *JAMA* 1980;**243**:246–7.
49. Rapado A. Arterial hypertension and primary hyperparathyroidism. *Am J Nephrol* 1986;**6**:49–50.
50. Diamond TW, Botha JR, Wing J, Meyers AM, Kalk WJ. Parathyroid hypertension. A reversible disorder. *Arch Intern Med* 1986;**146**:1709–12.
51. Walker MD, Fleischer JB, Di Tullio MR, Homma S, Rundek T, Stein EM, et al. Cardiac structure and diastolic function in mild primary hyperparathyroidism. *J Clin Endocrinol Metab* 2010;**95**:2172–9.
52. Iwata S, Walker MD, Di Tullio MR, Hyodo E, Jin Z, Liu R, et al. Aortic valve calcification in mild primary hyperparathyroidism. *J Clin Endocrinol Metab* 2012;**97**:132–7.
53. Lafferty FW. Differential diagnosis of hypercalcemia. *J Bone Miner Res* 1991;**6**:S51–9.
54. Bandeira F, Griz L, Chaves N, Carvalho NC, Borges LM, Lazaretti-Castro M, et al. Diagnosis and management of primary hyperparathyroidism: a scientific statement from the department of bone metabolism, the Brazilian Society for Endocrinology and Metabolism. *Arq Bras Endocrinol Metab* 2013;**57**:406–24.
55. Eastell R, Arnold A, Brandi ML, Brown EM, D'Amour P, Hanley DA, et al. Diagnosis of asymptomatic primary hyperparathyroidism: Proceedings of the Third International Workshop. *J Clin Endocrinol Metab* 2009;**94**:340–50.
56. Kerschan-Schindl K, Riss P, Krestan C, Rauner M, Bieglmayer C, Gleiss A, et al. Bone metabolism in patients with primary hyperparathyroidism before and after surgery. *Horm Metab Res* 2012;**44**:476–81.
57. Bandeira F, Griz L, Dreyer P, Eufrazino C, Bandeira C, Freese E. Vitamin D deficiency: a global perspective. *Arq Bras Endocrinol Metab* 2006;**50**:640–6.
58. Bandeira F, Oliveira R, Griz L, Caldas G, Bandeira C. Differences in accuracy of 99^{m} Tc-Sestamibi scanning between severe and mild forms of primary hyperparathyroidism. *J Nucl Med Technol* 2008;**36**:30–5.

第 21 章

无症状型原发性甲状旁腺功能亢进症

Shonni J. Silverberg, John P. Bilezikian

引言

原发性甲状旁腺功能亢进症(PHPT)是一种以单个或多个甲状旁腺不受调控分泌过多 PTH 为特征的常见内分泌紊乱疾病。PTH 的主要功能是溶解骨钙入血,减少尿钙排泄,间接提高肠道钙吸收,升高血清钙,导致高钙血症——PHPT 的主要特征之一。PHPT 的另一个主要特征为 PTH 浓度升高。在矿物质代谢敏感标志物评估代谢性骨病方面取得的进展使得详细评估 PHPT 临床表现不明显的患者成为可能。此外,骨密度、组织形态学和新型影像学检查可直接检测 PHPT 的重要特征。这些结果和早期 PHPT 的临床症状描述不同。因此,随着对 PHPT 认识的加深,其治疗也发生着变化。

本章主要讲述无症状 PHPT 的临床特点和历史。无症状型 PHPT 与世界其他地区的 PHPT 的临床表现不同,其他地区的 PHPT 患者通常表现为症状型,存在典型的临床症状(见第 19~20 章)[1-4]。除了讲述无症状型 PHPT 的临床表现和病程进展,本章还讲解了 PHPT 分类的演变。多次交叉引用有助于想更深入了解 PHPT 关键知识点的读者查阅本书的其他章节。

PHPT 的发病率和发病机制

20 世纪 30 年代和 40 年代,PHPT 见于以纤维囊性骨炎为特征的疾病(表 21.1)[1-4]。实际上,由于 X 线检查结果典型,因此化学检验只用于确诊。最初 PHPT 较罕见,直至 20 世纪 60 年代和 70 年代,由于多通道自动分析仪的应用,PHPT 发病率显著上升[5-8]。多通道自动分析仪在罗切斯特、明尼苏达常规使用的第一年(1974—1975 年),PHPT 的发病率上升近 5 倍。此后由于第一年的“横扫效应”,PHPT 发病率持续升高,与未使用多通道自动分析仪时代相比升高了 4 倍[9]。PHPT 真实发病率很难评估[9],但是罗切斯特、明尼苏达 27.7/10 万的年发病率与瑞典[10]、英国伯明翰基本一致[11]。根据这些数据,预估美国每年新发 PHPT 病例为 10 万。20 世纪 90 年代末,一项来自罗切斯特、明尼苏达的报道指出,新诊断的 PHPT 病例正在下降[12]。随后最近一份来自凯瑟永久医疗集团的包括 350 万人的数据库数据结果却与之相反,研究期间(1995—2010 年)PHPT 发病率升高了 3 倍,女性年发病率从 76/10 万升至 233/10 万,男性年发病率从 30/10 万升至 85/10 万[13]。PHPT 女性年发病率为 34~120/10 万,平均年发病率为 66/10

表 21.1 PHPT 的变化

症状	Cope[1](1930—1965)	Health 等[5](1965—1974)	Mallette 等[8](1965—1972)	Silverberg 等[24,25](1984—2008)
肾结石	57%	51%	37%	17%
骨病	23%	10%	14%	1.4%
高钙尿症	NR[a]	36%	40%	39%
无症状	0.6%	18%	22%	80%

[a] 未报道。

万，男性年发病率为(13~36)/10万。随着平均年龄的增长，发病率随之升高。其中黑人发病率最高，其次为白人、亚洲人、西班牙人及其他人种。值得注意的是，没有可用的流行学数据区分症状型和无症状型PHPT。而且PHPT发病率具有广泛的地域差异性（见第20章），尤其是无症状型PHPT，这可能反映了常规血清钙检测频数水平的差异。

各个年龄段都可能发生PHPT，但中年发病率最高。正如上述流行病学数据显示，女性发病率高于男性2~3倍。PHPT在女性绝经后第一个10年(50~60岁)最易发生，这可能与缺乏雌激素抵抗PTH骨效应有关。

PHPT发病的唯一危险因素是童年时期上胸部和颈部的放射病史[14,15]。^{131}I放射治疗甲状腺疾病后发生PHPT罕见[16]。

在PHPT发病过程中，两种药物值得特别关注。噻嗪类利尿药和锂剂与PHPT发病进程和表现有关，但仍不完全明确。有研究表明，这两种药物可引起新发的PTH高分泌和PHPT。其他研究表明，服用这两种药物的轻度PHPT患者易加重。如果服用噻嗪类利尿药和锂剂的患者诊断为PHPT，患者须停药并在3个月内重新检测生物化学指标。但是对于有些患者，停用锂剂可能不可取或不安全。

噻嗪类利尿药可抑制尿钙排泄而引起血清钙轻度升高，通常<0.05mmol/L。这可能导致部分患者出现高钙血症。尽管一项研究表明，停用或继续服用噻嗪类利尿药时，白蛋白调节或离子钙浓度均无明显差异，但对于PHPT患者，尽可能停用噻嗪类利尿药可能更恰当[17]。此外，虽然袢利尿剂更易引起PHPT患者脱水和加重高钙血症，但对于PHPT患者，噻嗪类利尿药可能不如更强效的袢利尿剂安全。

锂剂治疗精神障碍和PHPT发病之间的因果关系更加明确。一系列研究表明，使用锂剂治疗患者发生高钙血症型PHPT具有时间依赖性，通常治疗10年或以上[18,19]。此外，与散发性PHPT或放射治疗诱发的PHPT患者相比，锂剂治疗患者甲状旁腺切除时更易发现甲状旁腺增生或多发腺瘤[18,20]。锂治疗可刺激甲状旁腺细胞增殖、PTH分泌，长期服用后可引起高钙血症型甲状旁腺增生(如PHPT)。但服用锂治疗时，没有明确证据表明锂从本质上改变了散发腺瘤型PHPT患者疾病的病程发展。

关于PHPT分子机制将在其他章节讲述(见第18章)。PHPT的组织病理学详见第1章，罕见变异见第23章。

PHPT的临床表现：过去和现在

目前，绝大多数PHPT患者(约80%)无临床症状。Health等[5]给出最好的无症状型PHPT定义：“没有出现由高钙血症或过多PTH引起并发症或临床症状的PHPT”。

PHPT检查中最值得注意的就是体征不明显。PHPT通常没有异常的特异性体征。高血压与PHPT是否直接相关尚不明确(详见下文)。PHPT患者一个典型的体征标志是角膜中间和外侧边缘有磷酸钙沉积（带状角膜病变)，现在很少发现，并且只有在眼科裂隙灯检查下才可发现。甲状旁腺肿大只有在合并甲状旁腺癌时才可触及。过去PHPT患者经常出现神经肌肉系统的临床症状，神经系统查体较为流行，现在查体一般无异常。PHPT的症状和体征部分与高钙血症的症状与体征有关。由于大部分轻度PHPT患者血清钙浓度在正常水平上限1mg/dL以内，他们通常没有与高钙血症直接相关的症状。但PHPT仍可表现出不同的临床表现(表21.2)。尽管本章的大部分讨论主要关于无症状高钙血症型PHPT，但它属于PHPT众多分类中的一种。

表21.2 PHPT的临床表现

临床表现	无症状型：经常	无症状型：偶尔	无症状型：无
无症状型PHPT	X		
血清钙正常型PHPT		X	
症状型PHPT			X
急性PHPT			X
甲状旁腺癌		X(极少)	
家族性PHPT		X	
家族性甲状旁腺腺瘤		X(极少)	
新生儿			X

无症状型 PHPT 的诊断和生物化学特征

当多通道自动分析仪检测出高钙血症且排除钙离子平衡紊乱时一般诊断为无症状型 PHPT。然后检测 PTH 以排除其他引起高钙血症的常见病因——恶性肿瘤。在恶性肿瘤和其他非 PTH 相关的高钙血症中，PTH 通常浓度较低或被抑制，与高钙血症程度相关。通过生物化学指标检验可排除家族性低尿钙性高钙血症（FHH；见第 24 章），药物相关性 PHPT 可按上述方法评估诊断。

血清钙

高钙血症是 PHPT 的生物化学标志。在无症状型 PHPT 患者中，血清钙浓度通常在正常水平上限 1mg/dL 以内。急性 PHPT 时仍可出现危及生命的高钙血症，又称为甲状旁腺中毒或甲状旁腺危象。这种情况有明显特异的临床症状（见第 26 章）。

越来越多的 PHPT 患者表现为血清钙浓度正常，称为血清钙正常型 PHPT。这些患者不一定出现临床症状[21-23]。尽管本章不会详细讲述这类患者（见第 22 章），但值得注意的是，这类患者（不包括高钙血症患者）必须检测离子钙浓度、总血清钙和离子钙浓度都正常才能确诊，同时还须排除 SHPT。例如，PHPT 合并维生素 D 缺乏时总血清钙和离子钙浓度正常，而 PTH 增高，这是由于维生素 D 缺乏可降低血清钙浓度，导致钙处于正常水平。

PHPT 可能由甲状旁腺对周围血清钙产生反馈时发生水平重置引起。一旦发生，则通常不会恢复。很多患者的血清钙浓度经过多年观察仅表现出轻微的波动[24,25]。PHPT 患者的异常血清钙可被反馈调整，因此患者出现其他与高钙血症无关的新发疾病（如甲状腺功能亢进症或肉芽肿性疾病）时，高钙血症一般不会加重。同样 PHPT 患者在正常饮食中摄入钙对血清钙浓度无明显的不良反应[26]。但 Tohme 等[27]报道，PHPT 患者固定口服钙剂后钙浓度升高稍高于正常人，且血中 PTH 片段抑制效应减弱。然而限制 PHPT 患者在饮食中摄入钙是不明智的。限制摄入钙后可引起 SHPT，这会加重 PTH 的溶骨效应。我们课题组研究数据表明，$1,25(OH)_2D$ 正常的 PHPT 患者日常钙的摄入量可以安全放宽[26]。对于 $1,25(OH)_2D$ 增高的患者，钙的摄入量过高可引起尿钙排泄增加。

甲状旁腺切除后，血清钙和尿钙水平立即恢复至正常水平。但几种例外情况须特别注意。一是合并有严重甲状旁腺功能亢进症所致骨病的患者。这些患者术后易出现“骨饥饿综合征”。术后钙迅速沉积在矿化骨骼中。这种状况下易出现症状性低钙血症，需要静脉补钙。尽管这是典型 PHPT 患者术后一种常见的并发症，但这种状况目前在美国很少出现。二是合并维生素 D 缺乏症的 PHPT 患者术后血清钙和 PTH 浓度不恢复正常[28,29]。一旦 PHPT 治愈后，这些患者可出现低钙血症和 PTH 浓度持续升高（SHPT）。有时候单个腺体发生病变的患者出现持续性 PTH 升高和血清钙正常。通常这些患者的 PTH 水平 1 年内恢复正常。相比术后 PTH 恢复正常的患者，这类患者更不易复发。术后发生 PTH 持续升高的相关因素包括年龄和维生素 D 缺乏[28-31]。此外，PTH 稍增高可能是对骨骼再矿化反馈出现的正常生理现象。这种情况下 PTH 升高可促进骨代谢。

甲状旁腺激素

PHPT 的另一个重要生物化学指标是 PTH 循环水平升高。放射免疫和免疫化学技术不仅可以用于确诊 PHPT，还可用于排除引起高钙血症的其他原因。在美国，常规 PTH 检验发现当时 85%~90%的 PHPT 患者的 PTH 水平升高。如果随着时间推移获得更多样本，PTH 升高的发生率会更高。

最初认为第二代放射免疫化验用于检验全段 PTH 分子[32-34]。我们现在都知道除了检验全段 PTH 分子 [PTH(1-84)]外，二代化验手段还用于检测 PTH 大羧基片段。一些片段可能无生物活性，其他一些片段可能有降低血清钙或其他效应。第三代检验手段可同时识别 PTH 的氨基和羧基末端以解决此问题。这些检验只检测 PTH(1-84)。虽然部分数据表明利用这些化验手段有优势（例如，PTH 片段易聚积的肾衰竭患者），但在诊断 PHPT 方面的优势仍不确定[32-34]。

为了诊断 PHPT，PTH 升高并不是必需条件。出现高钙血症时，PTH 水平可正常，也符合 PHPT 的诊断。大多数 PTH 正常的患者的 PTH 水平处于正常范围的高值的同时，一些手术确诊的 PHPT 患者的 PTH 水平表现出中度甚至低度正常（但不是完全抑制）。

无症状型 PHPT 患者的血清钙长期稳定性研究数据发现供血 PTH 浓度也长期稳定。这可以从观察到的调定点变化以及血清钙和 PTH 合成分泌的正常反馈关系而预估到这种情况下血清钙可以长期稳定。锂治疗诱发的 PHPT 和因急性高钙危象而复杂化的轻度无症状型 PHPT 除外。

甲状旁腺切除后，PTH 水平恢复正常，但出现“骨饥饿综合征”的患者除外。“骨饥饿综合征”目前少见，但 PHPT 合并维生素 D 缺乏症常见[28-31]。PHPT 治愈后，这类患者 PTH 持续升高；维生素 D 缺乏不改善，SHPT 不会好转。

血清磷

血清磷浓度通常处于正常范围内较低水平，实际上约 25%患者低于正常值(<2.5mg/L)。无明显肾功能不全的 PHPT 患者，血清磷>3.5mg/L 的患者非常少见。

其他电解质

血氯一般>103mEq/L。过去采用血氯[35]鉴别诊断 PHPT 和其他原因引起的高钙血症，现在由于 PTH 检验的普及已很少采用。大部分 PHPT 患者的尿总钙排泄量处于正常值上限范围内。

维生素 D 代谢物

PTH 生理作用可促进 1,25(OH)$_2$D 合成，1,25(OH)$_2$D 水平一般处于正常范围内较高水平，实际上 30%~35%患者的 1,25(OH)$_2$D 水平升高[23,26]。当甲状旁腺功能亢进症患者出现明显高钙血症时，1,25(OH)$_2$D 可被抑制，与恶性肿瘤引发的高钙血症相似。这种特殊情况下，高钙血症对 1,25(OH)$_2$D 抑制作用大于 PTH 的促进作用[37]。

无症状型 PHPT 患者的 25(OH)D 水平一般处于正常范围的较低水平或低于正常值，这与正常值下限设定有关。如果正常值下限为 30ng/mL，25(OH)D 平均浓度约为 20ng/mL，可视为低水平；如果正常值下限为 20ng/mL，则可视为正常值最低水平。尽管重度维生素 D 缺乏症在美国不常见（世界其他地方常见），但是多数轻度 PHPT 患者维生素 D 缺乏。对 20 世纪 80 年代和 90 年代轻度 PHPT 患者进行的纵向研究发现，超一半患者(约 53%)的 25(OH)D 浓度低于 20ng/mL，提示维生素 D 缺乏，约 80%的患者<30ng/mL[38]。25(OH)D 浓度最低的患者的 PTH 水平最高，表明维生素 D 最缺乏的患者甲状旁腺功能亢进症越明显。这类患者的 PHPT 对生物化学指标、骨密度和骨组织形态学影响更显著。当前维生素 D 补充治疗应用普遍，PHPT 患者的 25 (OH)D 浓度会升高，就像非甲状旁腺功能亢进症患者一样也升高。值得注意的是，正常人群的 25 (OH)D 正常浓度范围仍存在争议，同样 PHPT 患者也存在。而且正常人群的维生素 D 正常的标准是否适用于 PHPT 患者仍不确定。

骨转化标志物

由于 PTH 可促进骨吸收和形成，因此骨标志物可反映 PHPT 骨状态[39-42]。成骨细胞产物(包括骨特异性碱性磷酸酶活性、骨钙蛋白和Ⅰ型胶原肽)可评估骨形成状态。PHPT 患者的这些标志物通常升高。而反映骨溶解的标志物在 PHPT 患者中一般也升高，主要包括破骨细胞产物——抗酒石酸盐酸性磷酸酶、胶原分解产物——胶原羟基吡啶交联和Ⅰ型胶原的氨基、羧基端肽[41-42]。

在 PHPT 患者纵向随访研究中，骨标志物研究较少，但结果表明甲状旁腺切除后骨转化标志物均降低[43-46]。研究还提供了甲状旁腺切除后骨吸收和骨形成变化的动力学数据。术后骨吸收标志物迅速降低，但骨形成标志物逐渐缓慢降低。骨形成标志物居高不下和骨吸收标志物迅速下降预示着术后骨代谢向矿物质形成增加方向转变。

无症状型 PHPT 的典型表现

骨骼系统表现

PHPT 累积骨骼系统表现为纤维囊性骨炎，临床表现为骨痛和骨折，影像学表现为远端指骨骨膜下骨吸收、头骨虫蚀样改变、锁骨远端 1/3 变细、骨囊肿、长骨和骨盆的“棕色瘤”。上述非特异性骨脱矿和特异性放射线表现反映了 PTH 的骨溶解效应。目前纤维囊性骨炎少见，但这并不意味着无症状型 PHPT 患者的骨骼系统不受累。应用灵敏技术检测骨骼系统可监测无症状型 PHPT 患者骨骼受累情况。

PHPT 中的骨密度测量

双能 X 线(DXA)测量骨密度是 PHPT 患者的常规检查。分别测量三个富含皮质骨(桡骨远端 1/3)、松质骨(腰椎)和两者混合(髋关节)部位的 BMD 以评估骨密度[47]。桡骨远端 1/3 处 BMD 通常最低，腰椎最高，髋关节中等。大部分结果显示轻度 PHPT 患者通常出现皮质骨 BMD 降低，而松质骨相对变化不明显。这与 PTH 首先促进骨皮质“溶解”再累及松质骨一致。PTH 这一作用特点对 PHPT 患者特别重要，因为 PHPT 对绝经后女性影响显著。绝经后女性由于雌激素减少而骨量丢失，且首先影响腰椎松质骨。PHPT 患者骨密度变化与绝经女性早期变化相反，即富含皮质骨部位(桡骨远端)的骨密度降低比富含松质骨(腰椎)部位明显。这些发现也印证了大量数据的研究结果：PTH 的生理效应对腰椎松质骨有益；PTH 可用于治疗骨质疏松症(见第 59~62 章)。

尽管绝大多数 PHPT 患者的腰椎骨密度变化不明显，但部分患者例外。在我们的纵向研究中发现约 15% 的患者的骨密度变化顺序与常规相反，表现为腰椎骨密度显著降低[48]。这些骨质减少或骨质疏松症患者在人口统计学（如性别、绝经状态）和生物化学检验结果方面存在差异；没有预示性指标可以区分这些特殊患者。这些患者甲状旁腺切除后骨密度变化很有趣(详见下文)。

短期随机对照实验结果表明轻度无症状型 PHPT 患者的骨密度在 1~2 年内保持稳定[49-51]。观察数据显示前 8~10 年 BMD 仍保持稳定[24,25]。骨组织形态学数据发现 PHPT 患者未出现年龄相关的骨小梁连接性下降，这也可解释上述 BMD 保持稳定的观察结果。因此，尽管年龄增长，但 PHPT 患者骨小梁板连接性保持良好。经过 8~10 年观察后，DXA 显示髋关节和前臂骨密度开始明显下降。这表明从未进行手术治疗的患者的长期预后来看，骨骼系统会受累及。

另一方面，短期随机对照实验和术后长达 15 年的随访观察数据均显示手术可致骨量明显增加[24,25,49-51]。甲状旁腺切除后，腰椎和股骨颈 BMD 迅速升高 10%~12%，且术后第 1 年升高幅度最明显。虽然腰椎和股骨颈的骨密度随着年龄增长而降低，但患者术后 10 年内骨密度持续增高。绝经后女性手术后腰椎和股骨颈的骨密度变化与其他患者一样。诊断时就已出现腰椎骨质减少或骨质疏松的 PHPT 患者，术后腰椎骨密度升高更明显，平均гт高 20%[48]。这些结果表明皮质骨和松质骨减少的患者应行甲状旁腺切除术。

PHPT 中的骨组织形态学

骨活检的组织形态学定量结果证实了骨密度测定结果[52-61]。骨活检结果也显示皮质骨丢失，松质骨变化不明显。测量包括骨静态、动态参数及一种新方法——骨支撑分析。骨静态参数在 PHPT 男女患者中均升高，包括类骨质表面积、体积和“虫蚀”面积。骨转化动态参数(矿化面积和骨生成率)也升高。

PTH 对皮质骨的分解代谢作用已被 PHPT 患者的骨活检结果证实。骨活检结果显示骨皮质变薄，而且 PTH 浓度与骨皮质疏松有关。另一方面，PHPT 患者的松质骨结构参数变化不明显，这与骨密度检测结果一致。这些参数包括松质骨体积、骨小梁数量、骨小梁疏密度。实际上，PHPT 患者骨小梁体积反而增大[57,58]。PHPT 患者的骨小梁板未出现典型年龄相关性变化。随着年龄增长，骨小梁板保持稳定，这也进一步表明甲状旁腺功能亢进症能够保护松质骨。通过骨支撑分析，这种受益体现在骨小梁板连续性保持稳定。

除了结构参数信息，组织形态学反映了 PHPT 患者骨骼的材料特性[62,63]。定量散射电子显像结果显示矿物质密度降低，矿物质异质性升高。矿化中的新生骨数量增加，而胶原成熟度较低，交联率较低。

手术治疗 PHPT 后，骨转化率降低，松质骨体积增多，皮质骨疏松程度降低[64,65]。骨矿化异常在手术后也会改善。总的来说，骨形态计量学研究数据显示轻度 PHPT 患者的骨骼结构和材料特性都受到影响(见第 29 章)。

PHPT 骨折发生率

多年前，全身骨质减少和骨折是 PHPT 的常见症状[2-4]。但是正如目前美国所面临的问题，关于这方面的研究数据有限且不明确。研究一般局限于无症状型 PHPT 患者。现有研究报道的解读和总结受到多个设计问题限制，包括回顾性研究设计、样本量小、患者和对照组的选择、椎体骨折定义不同等。

大多数队列研究报道，骨折风险均升高[66-69]。从位置特异性来讲，根据骨密度和组织形态学结果，脊柱骨折发生率不升高，而桡骨远端或其他皮质骨部位可能升高。有报道称前臂骨折风险升高，这与上述观点吻合[68,69]。另一方面，即使骨密度和组织形态学结果显示松质骨变化不明显，但椎体骨折发生率与骨密度和形态计量学数据结果不一致。尽管一些研究中椎体骨折风险未升高[70,71]，但大多数研究发现椎体骨折风险升高[68,69,72,73]，即使是无症状型 PHPT 患者[73]。最初认为结果差异可能与监视偏差有关，因为 PHPT 患者的骨骼系统检查更密切，且患者腰痛时更容易进行 X 线检查，因此椎体骨折发生率升高。

由于皮质骨骨量丢失，预估髋关节骨折发生率升高似乎符合逻辑。但 PHPT 不常见于髋关节骨折患者，而且髋关节骨折不是老年 PHPT 患者的主要表现[66-69]。因此，皮质骨含量更高的前臂发生骨折的概率升高符合上述预期。在一项多中心统计研究完成之前，美国 PHPT 患者的骨折发生率问题尚无定论。

甲状旁腺切除后，骨折风险降低[58,59]。一项对照研究发现，未接受手术治疗的患者服用骨吸收抑制药物后 BMD 升高，但无数据表明这类药物可以降低 PHPT 患者骨折风险[74-77]。

新型影像学技术

高分辨率外周定量 CT(HRpQCT)是一项可测量骨微结构和桡骨、胫骨远端骨密度的无创检查（像素：

82μm),并已用于PHPT患者。由于HRpQCT可单独检测骨小梁和皮质骨和通过μFEA评估骨骼强度,因此这项检查技术引人瞩目[78,79]。桡骨和胫骨远端骨小梁和皮质骨分析数据表明其与非椎体骨折风险直接相关,这与髂嵴活检数据不一致,因此可能不能直接用来评估骨折风险。

有趣的是,PHPT患者的HRpQCT数据证实了DXA预期结果,延伸了皮质骨的组织形态学的结果,而与较早的骨小梁检查方法结果不一致[80-84]。研究显示了胫骨、桡骨皮质骨的预估变化,还显示了骨小梁的异常变化[84]。与对照组相比,骨密度降低,皮质骨变薄,骨小梁更疏松。μFEA和单个骨小梁分析显示整个骨骼强度降低。甲状旁腺切除术后,HRpQCT显示状况得以迅速改善[82]。

骨小梁评分(TBS)系统可用腰椎DXA结果评估骨小梁微结构。TBS系统与骨微结构测量和骨折风险密切相关[85-88]。TBS评分越高,骨小梁分布越均匀,则骨骼强度越高,反之TBS评分越低预示着骨小梁结构更疏松及不均匀,骨强度越低。一些研究评估了轻度PHPT患者的TBS。即使按照WHO标准,PHPT患者腰椎BMD正常,但实际TBS评分要低。另一项研究中,实验组和对照组患者的BMD相似,但PHPT患者的TBS评分要低,且椎体骨折的PHPT患者的TBS评分更低[89,90]。另一项包括92例PHPT患者的研究发现,PHPT患者的TBS评分低于对照组,且与椎体骨折相关,甲状旁腺切除后TBS评分升高[91]。

总的来说,除了PHPT患者已知的皮质骨缺失,这些新型影像学技术还记录了骨小梁的异常变化。检查结果与研究数据一致,均显示PHPT患者的非椎体和椎体部位的骨折风险升高。尽管目前技术没有广泛普及,但数据也反映了一个问题:可以预估PHPT患者腰椎骨折风险的骨密度值是多少?更多详细内容见第30章。

无症状型PHPT的肾脏

肾结石是PHPT的另一个典型症状。尽管肾结石和骨病发生率已经降低,但肾结石依然可见。多数研究显示PHPT患者的肾结石发病率为15%~20%(见第31章)。虽然研究数据有限,至少一项研究表明7%无症状型PHPT患者存在无症状型肾结石[92]。因为肾结石是PHPT的一个重要并发症且PHPT是一种常见疾病,因此研究PHPT患者的肾结石发病率依然有意义。无症状型PHPT患者(无肾结石)的肾脏可能通过其他途径被累及。肾实质内的磷酸钙盐结晶沉积,即肾钙质沉着症可能发生。肾钙质沉着症可能与结石和(或)肌酐清除率降低有关,也可能无关。高钙尿症定义为尿总钙(24h)>250mg(女性)或>300mg(男性),可见于高达35%~40%的PHPT患者[88]。尽管PTH促进肾钙重吸收,但当肾脏钙负荷超过肾钙重吸收能力时即可引起高钙尿症。高钙尿症是否和肾结石有关或使患者肾结石发生风险升高将在第31章讨论。一些无肾结石、无高钙尿症、肾钙质沉着症或其他危险因素的PHPT患者的肌酐清除率降低。至少根据未治疗患者的血清肌酐、尿素氮或内源性肌酐清除率检验结果,没有证据表示轻度PHPT与进行性肾损伤有关。

肾结石是PHPT患者手术治疗的一个公认指征。在2009年关于无症状型PHPT的国际共识会议上,肌酐清除率降低(<60mL/min)也推荐作为手术指征[9]。为证明此点,最近我们发现GFR<60mL/min与骨活检动态组织形态学分析发现的异常骨溶解和重吸收相关[93]。2014年无症状型肾结石或肾钙质沉着症将成为新手术指征;将会对这些症状发生率进行首次系统性评估。

术后尿钙排泄减少。手术治疗对降低复发性肾结石发病率有益。90%以上的合并肾结石的PHPT患者术后不再有新结石形成。5%~10%患者术后仍有肾结石继续生成,这可能由治疗PHPT后仍存在其他肾结石发病因素引起。不接受手术治疗的患者存在肾结石复发和PHPT进展的风险。

无症状型PHPT的非典型表现

神经精神症状和认知表现

典型PHPT过去表现为特定神经肌肉综合征,组织学上以Ⅱ型肌肉纤维萎缩为特征[94]。当前临床经验表明甲状旁腺功能亢进症引起的偶尔无力和易疲劳不伴随明显的神经精神症状[95]。一组轻度PHPT患者(部分患者有症状,部分患者无症状)的神经系统查体和EMG结果并未发现肌肉无力或萎缩、反射亢进、步态异常、舌肌束震颤或精神状态的客观变化。

但是,很多在生物化学检验过程中发现的PHPT患者存在非特异性症状。这些症状可归类于一般神经精神症状,包括疲劳、乏力、焦虑、抑郁。由于这方面很难用定量的方法进行研究,所以这方面的研究结果不一致。某种程度上,这是由于症状特异性不足所致。

多数现有研究都集中于精神症状和生活质量上[97-102]。研究对象的缺陷包括患者合并有其他轻度或严重疾病且病情严重程度不同,即有些有症状,有些无症状。研究设计缺陷包括样本量小，缺乏对照组或对照组不合适，神经精神症状研究局限。最近苏格兰一项包括 1424 例无症状型 PHPT 患者(血清钙<12mg/dL：平均血清钙浓度为 10.5mg/dL) 的流行病学队列研究发现，虽然 PHPT 患者存在其他并发疾病，但他们的精神疾病发生风险升高 4.25 倍 (95%CI 为 2.33~7.77)[103]。多年来，大多数研究表明 PHPT 患者抑郁症风险升高。寻找明确答案的希望寄托于三项针对无症状型 PHPT 患者进行的随机研究(手术对观察)。所有研究均采用 36 题健康状况调查问卷(SF-36)研究患者的生活质量，其中一项研究也采用了综合精神病理学分级量表。三项研究均显示患者存在精神神经异常，研究结果稍倾向于支持手术治疗。但是特异性异常在各项研究中均不同，且术后改善的指标也不一致。这些研究结果表明，给定的一系列症状无法评估甲状旁腺切除术后改善情况。

另一个方法是研究 PHPT 患者的认知功能[104–111]。虽然这一领域已有公认的标准，但研究数据结果再次受限于研究样本量少且包含症状型患者，对照组设立，有限的认知检测解读和随访时间长短不一。最近一项广泛认知领域的病例对照研究发现，PHPT 患者在语言记忆和非语言抽象/模式识别测试方面(控制 PHPT 患者的焦虑和抑郁以及受教育水平和 IQ 差距)表现相比对照组较差；治疗后，实验组患者表现改善，与对照组无明显差异[108]。另一项类似研究也表明 PHPT 患者存在注意力、非语言学习、自接记忆、言语流畅性、视觉建构能力受损。甲状旁腺切除术后，视觉记忆和视觉建构能力得到改善[109]。

总的来说，PHPT 患者神经精神症状和生活质量下降非常常见。如果出现这些症状的患者被定义为症状型 PHPT，无症状型 PHPT 更少见。但这些症状严重至何种程度才归因于 PHPT 仍不明确。甲状旁腺切除术后这些症状可改善至何种程度是另一个令人头痛的难题(见第 32 章)。神经精神症状和认知功能在第四届无症状型国际会议再次未纳入手术指征[112]。

心血管的影响

典型的 PHPT 患者有明显的心血管症状，包括高血压、血管、心肌和心脏瓣膜钙化、左心室肥大、心律失常、心肌梗死和卒中死亡率增加。对于无症状型 PHPT 患者的研究数据有限，本章做简单综述(见第 32 章)。

死亡率

来自欧洲针对相对严重的 PHPT 患者的队列研究数据显示PHPT 患者死亡率升高[113,114]。这些数据结果与美国一项轻度 PHPT 的研究结果不符[115]。一项来自罗切斯特和明尼苏达长达 28 年的甲状旁腺功能亢进症人群研究显示 435 例患者的死亡率并未上升，实际心血管死亡相对风险降低(RR 0.60；0.45~0.79)。很可能是临床特征的改变导致基本无症状患者的死亡率明显降低。上述生存率研究显示，较高的血清钙浓度峰值水平是死亡的独立预测因子，这与该研究结果相符。因此，现在发现的轻度升高的血清钙浓度造成了生存率升高。一项来自苏格兰的最新流行病学研究(PEARS 研究)表明心血管和全因死亡率上升，而且血清 PTH 可预估风险[103]。但是这项队列研究的患者存在明显的合并症，因此数据可能不具有广泛适用性。

高血压

当 PHPT 合并肾功能不全或高钙血症或多发性内分泌腺瘤(MEN)(包括嗜铬细胞瘤或醛固酮)综合征时，高血压常见。一些轻度无症状型 PHPT 的队列研究显示高血压发病率高于对照组[116–118]。尽管有报道称甲状旁腺术后高血压症状有缓解，但这不是普遍现象，且研究对象包含了症状型和无症状型患者[116–120]。我们最终应用随机对照实验数据来验证这个问题。在一项纳入 116 例患者的随机对照研究中，将患者分为甲状旁腺切除组和观察组，两组患者的平均收缩压和舒张压均下降[121]。值得注意的是，这项研究发现两组患者的血脂、脂联素、瘦素或 C-反应蛋白无差异。这些研究结果表明高血压不是手术治疗的参考指标。

心脏和大血管

典型 PHPT 对心肌、心脏瓣膜和冠状动脉钙化形成影响显著。PHPT 患者心肌和瓣膜钙化比例明显高于对照组，左心室肥大普遍。甲状旁腺切除治疗后血压正常的 PHPT 患者左心室肥大好转[116]。这项针对受 PHPT 影响明显的患者的研究的结果不适用于无症状型 PHPT。没有针对无症状型 PHPT 患者心脏影响的研究数据。最近来自斯堪的纳维亚的随机对照实验 (手术组对观察组；n=49，平均血清钙为 10.6mg/dL)和几个观察研究的数据显示轻度 PHPT 患者无左心室肥大或其他心脏结构或功能性异常[122–124]。一项观察研究表明主动脉瓣钙化面积与 PTH 浓度有关[125]。没有研究发现甲状旁腺切除术后心脏指数得以改善[122–126]。

尽管脑血管疾病可见于严重 PHPT 患者，但有关无症状型 PHPT 的研究数据有限。最近针对轻度 PHPT 患者(平均血清钙为10.6mg/dL)的观察数据显示颈动脉结构异常,表现为颈动脉内膜内侧厚度增加[127]。随着主动脉、颈动脉硬化,出现功能性异常变化。尽管针对PHPT没有可行数据结果,但这些异常变化与动脉粥样硬化患者不良心血管事件相关。

PHPT的其他少见临床表现

甲状旁腺功能亢进症也可累及胃肠道。从过去来看,消化性溃疡是常见并发症,目前主要见于MEN1,且PHPT和消化性溃疡可能并存。除了这个特殊情况,消化性溃疡似乎不是轻度PHPT综合征的一部分;在典型的PHPT中,高钙血症引起的胰腺炎也不再发生[128,129]。

痛风或假性痛风可能累及PHPT患者的关节。无症状型膝盖和腕骨软骨钙化的老年患者可能有假性痛风的风险[130,131]。以红细胞和血色素正常为特征的PHPT贫血不发生在无症状型PHPT患者身上[132]。

研究人员试图将PHPT与糖耐量异常、胰岛素抵抗、2型糖尿病发病率升高关联。血清钙浓度升高可通过调节细胞内游离钙浓度刺激胰岛素升高。虽然关于甲状旁腺切除术是否会改善症状型PHPT患者的糖代谢异常的研究结果不一致,但如果无症状型PHPT患者的糖代谢异常轻微,且最近随机对照研究显示手术或未手术治疗的患者在2年的随访期中,BMI、血糖或胰岛素水平并无改变[121,133-136]。

有研究报道PHPT患者的非甲状旁腺癌发生率升高[137,138]。无症状型PHPT没有特异性,很多研究存在选择性偏差。对于生物化学检验过程中无意发现的高钙血症患者,要排除引起高钙血症最重要的原因,即恶性肿瘤相关的高钙血症。因此,研究PHPT和癌症之间关系需要更努力研究高钙血症患者。另一种可能的机制是PHPT与癌症之间的联系,源自甲状旁腺切除时颈部探查发现的无症状型甲状腺恶性肿瘤。

PHPT的过去、现在和未来

我们该如何解释在美国PHPT患者的临床表现减少,无症状型PHPT增加呢?一种观点认为,这是由于PHPT更早被诊断的缘故。随着自动分析仪应用的普及,PHPT的典型特异性症状没机会发展出现,无症状型PHPT在PHPT中占多数。如果仅仅是在早期诊断PHPT,预计患者的平均诊断年龄将会更小。但情况并非如此。此外,如果无症状型PHPT占多数单纯是由于早期诊断,那么我们可以预估未进行手术而保守治疗的很多患者将会出现明显的临床症状。但实际情况也并非如此,无症状型PHPT纵向研究表明患者并没有出现明显的典型症状[30]。这也需要其他解释。也许无症状型PHPT占多数是由于病因、环境或营养因素不同导致。维生素D缺乏症流行的国家的PHPT表现出典型的临床表现[86-89]。在维生素D缺乏症不严重的国家,无症状型PHPT发现增加,这可能与双重危险因素共存有关。还有一种可能就是随着广泛应用的诊断技术的发展,PHPT也随之发生改变。过去未常规检测血清钙也可一定程度解释无症状型PHPT现在在南美及亚洲国家被大量发现。我们是否处在PHPT进展改变过程中或我们是否正在见证当前PHPT临床症状比以前更明确,目前还都是未知。未来10年,我们对于无症状型PHPT的关键问题和血清钙正常型PHPT的理解会加深。将来会有更深入的研究证实血清钙正常型PHPT的自然病史亦不简单。相反,血清钙正常的无症状型PHPT患者形成新的PHPT亚型,就像本章描述的这类患者的临床表现和病程,而其他患者病程会有明显症状,本章暂不介绍。

(代文杰 马大坤 译)

参考文献

1. Cope O. The story of hyperparathyroidism at the Massachusetts General Hospital. *N Engl J Med* 1966;**21**:1174–82.
2. Bauer W. Hyperparathyroidism: distinct disease entity. *J Bone Joint Surg* 1933;**15**:135–41.
3. Mandl F. Therapeutiscle Versuch bei Ostitis fibrosa generalisata mittels Extirpation lines Epithelkoperchentumon. *Wien Klin Wochenschr* 1925;**50**:1343–4.
4. Albright F, Aub JC, Bauer W. Hyperparathyroidism common and polymorphic condition as illustrated by seventeen proved cases from one clinic. *J Am Med Assoc* 1934;**102**:1276–87.
5. Heath III H, Hodgson SF, Kennedy M. Primary hyperparathyroidism: incidence, morbidity and potential economic impact in a community. *N Engl J Med* 1980;**302**:189–93.
6. Mundy GR, Cove DH, Fisken R. Primary hyperparathyroidism: changes in the pattern of clinical presentation. *Lancet* 1980;**1**: 1317–20.
7. Trigonis C, Hamberger B, Farnebo LO, Abarca J, Granberg PO. Primary hyperparathyroidism. Changing trends over fifty years. *Acta Chir Scand* 1983;**149**:675–9.
8. Mallette LE, Bilezikian JP, Heath DA, Aurbach GD. Primary hyperparathyroidism: clinical and biochemical features. *Medicine (Baltimore)* 1974 Mar;**53**:127–46.
9. Melton III LJ. Epidemiology of primary hyperparathyroidism. *J Bone Miner Res* 1991;**6**:S25–30.
10. Palmer M, Jakobsson S, Akerstrom G, Ljunghall S. Prevalence of hypercalcaemia in a health survey: a 14-year followup study of serum calcium values. *Eur J Clin Invest* 1988;**18**:39–46.
11. Boonstra CE, Jackson CE. Serum calcium survey for hyperparathyroidism: Results in 50,000 clinic patients. *Am J Clin Pathol* 1971;**55**:523–6.
12. Melton LJ. The rise and fall of primary hyperparathyroidism. *Ann Intern Med* 1997;**126**:433–40.

13. Yeh MW, Ituarte PH, Zhou HC, Nishimoto S, Liu IL, Harari A, et al. Incidence and prevalence of primary hyperparathyroidism in a racially mixed population. *J Clin Endocrinol Metab* 2013;**98**:1122–9.
14. Beard CM, Heath III H, O'Fallon WM, Anderson JA, Earle JD, Melton III LJ. Therapeutic radiation and hyperparathyroidism: a case-control study in Rochester, Minn. *Arch Intern Med* 1989;**149**:1887–90.
15. Cohen J, Gierlowski TC, Schneider AB. A prospective study of hyperparathyroidism in individuals exposed to radiation in childhood. *JAMA* 1990;**264**:581–4.
16. Bondeson AG, Bondeson L, Thompson NW. Hyperparathyroidism after treatment with radioactive iodine: not only a coincidence? *Surgery* 1989;**106**:1025–7.
17. Farquhar CW, Spathis GS, Barron JL, Levin GE. Failure of thiazide diuretics to increase plasma calcium in mild primary hyperparathyroidism. *Postgrad Med J* 1990;**66**:714–6.
18. Nordenstrom J, Strigard K, Perbeck L, Willems J, Bagedahl-Strindlund M, Linder J. Hyperparathyroidism associated with treatment of manic-depressive disorders by lithium. *Eur J Surg* 1992;**158**:20–11.
19. McHenry CR, Rosen IB, Rotstein LE, Forbath N, Walfish PG. Lithiumogenic disorders of the thyroid and parathyroid glands as surgical disease. *Surgery* 1990;**108**:1001–5.
20. Krivitzky A, Bentata-Pessayre M, Sarfati E, Gardin JP, Callard P, Delzant G. Multiple hypersecreting lesions of the parathyroid glands during treatment with lithium. *Ann Med Intern* 1986;**137**:118–22.
21. Silverberg SJ, Bilezikian JP. "Incipient" primary hyperparathyroidism: a "forme fruste" of an old disease. *J Clin Endocrinol Metab* 2003;**88**:5348–52.
22. Bilezikian JP, Khan AA, Potts Jr JT. Guidelines for the management of asymptomatic primary hyperparathyroidism: summary statement from the third international workshop. *J Clin Endocrinol Metab* 2009;**94**:335–9.
23. Cusano NE, Silverberg SJ, Bilezikian JP. Normocalcemic primary hyperparathyroidism. *J Clin Densitom* 2013;**16**:33–9.
24. Silverberg SJ, Shane E, Jacobs TP, Siris E, Bilezikian JP. The natural history of treated and untreated asymptomatic primary hyperparathyroidism: a ten year prospective study. *N Engl J Med* 1999;**341**:1249–55.
25. Rubin MR, Bilezikian JP, McMahon DJ, Jacobs T, Shane E, Siris E, et al. The natural history of primary hyperparathyroidism with or without parathyroid surgery after 15 years. *J Clin Endocrinol Metab* 2008;**93**:3462–70.
26. Locker FG, Silverberg SJ, Bilezikian JP. Optimal dietary calcium intake in primary hyperparathyroidism. *Am J Med* 1997;**102**:543–50.
27. Tohme JF, Bilezikian JP, Clemens TL, Silverberg SJ, Shane E, Lindsay R. Suppression of parathyroid hormone secretion with oral calcium in normal subjects and patients with primary hyperparathyroidism. *J Clin Endocrinol Metab* 1990;**70**:951–6.
28. Carsello CB, Yen TW, Wang TS. Persistent elevation in serum parathyroid hormone levels in normocalcemic patients after parathyroidectomy: does it matter? *Surgery* 2012;**152**:575–81.
29. Wang TS, Ostrower ST, Heller KS. Persistently elevated parathyroid hormone levels after parathyroid surgery. *Surgery* 2005;**138**:1130–5.
30. Goldfarb M, Gondek S, Irvin 3rd GL, Lew JL. Normocalcemic parathormone elevation after successful parathyroidectomy; long-term analysis of parathormone variations over 10 years. *Surgery* 2011;**150**:1076–84.
31. Lang BH, Wong IY, Wong KP, Lo CY. Eucalcemic parathyroid hormone elevation after parathyroidectomy for primary sporadic hyperparathyroidism: risk factors, trend, and outcome. *Ann Surg Oncol* 2012;**19**:584–90.
32. Silverberg SJ, Brown I, LoGerfo P, Gao P, Cantor T, Bilezikian JP. Clinical utility of an immunoradiometric assay for whole PTH (1–84) in primary hyperparathyroidism. *J Clin Endocrinol Metab* 2003;**88**:4725–30.
33. John MR, Goodman WG, Gao P, Cantor TL, Salusky IB, Jüppner H. A novel immunoradiometric assay detects full-length human PTH but not amino-terminally truncated fragments: implications for PTH measurements in renal failure. *J Clin Endocrinol Metab* 1999;**84**:4287–90.
34. D'Amour P, Brossard JH, Rousseau L, Roy L, Gao P, Cantor T. Amino-terminal form of parathyroid hormone (PTH) with immunologic similarities to hPTH(1–84) is overproduced in primary and secondary hyperparathyroidism. *Clin Chem* 2003;**49**:2037–44.
35. Lind L, Ljunghall S. Serum chloride in the differential diagnosis of hypercalcemia. *Exp Clin Endocrinol* 1991;**98**:179–84.
36. Vieth R, Bayley TA, Walfish PG, Rosen IB, Pollard A. Relevance of vitamin D metabolite concentrations in supporting the diagnosis of primary hyperparathyroidism. *Surgery* 1991;**110**:1043–6.
37. Shakes JL, Krawczyk KW, Findling JW. Primary hyperparathyroidism and severe hypercalcemia with low circulating 1,25-dihydroxyvitamin D. *J Clin Endocrinol Metab* 1990;**71**:1305–9.
38. Silverberg SJ, Shane E, Dempster DW, Bilezikian JP. Vitamin D deficiency in primary hyperparathyroidism. *Am J Med* 1999;**107**:561–7.
39. Costa AG, Bilezikian JP. Bone turnover markers in primary hyperparathyroidism. *J Clin Densitom* 2013;**16**:22–7.
40. Tanaka Y, Funahashi H, Imai T, Tominga Y, Takagi H. Parathyroid function and bone metabolic markers in primary and secondary hyperparathyroidism. *Semin Surg Oncol* 1997;**13**:125–33.
41. Minisola S, Romagnoli E, Scarnecchia L, Rosso R, Pacitti MT, Scarda A, et al. Serum CITP in patients with primary hyperparathyroidism: studies in basal conditions and after parathyroid surgery. *Eur J Endocrinol* 1994;**130**:587–91.
42. Seibel MJ, Gartenberg F, Silverberg SJ, Ratcliffe A, Robins SP, Bilezikian JP. Urinary hydroxypyridinium cross-links of collagen in primary hyperparathyroidism. *J Clin Endocrinol Metab* 1992;**74**:481–6.
43. Guo CY, Thomas WE, Al-Dehaimi AW, Assiri AM, Eastell R. Longitudinal changes in bone mineral density and bone turnover in postmenopausal women with primary hyperparathyroidism. *J Clin Endocrinol Metab* 1996;**81**:3487–91.
44. Silverberg SJ, Gartenberg F, Jacobs TP, Shane E, Siris E, Staron RB, et al. Longitudinal measurements of bone density and biochemical indices in untreated primary hyperparathyroidism. *J Clin Endocrinol Metab* 1995;**80**:723–8.
45. Christiansen P, Steiniche T, Brixen K, Hessov I, Melsen F, Heickendorff L, et al. Primary hyperparathyroidism: short-term changes in bone remodeling and bone mineral density following parathyroidectomy. *Bone* 1999;**25**:237–44.
46. Guo CY, Holland PA, Jackson BF, Hannon RA, Rogers A, Harrison BJ, et al. Immediate changes in biochemical markers of bone turnover and circulating interleukin-6 after parathyroidectomy for primary hyperparathyroidism. *Eur J Endocrinol* 2000;**142**:451–9.
47. Silverberg SJ, Shane E, de la Cruz L, Dempster DW, Feldman F, Seldin D, et al. Skeletal disease in primary hyperparathyroidism. *J Bone Miner Res* 1989;**4**:283–91.
48. Silverberg SJ, Locker FG, Bilezikian JP. Vertebral osteopenia: a new indication for surgery in primary hyperparathyroidism. *J Clin Endocrinol Metab* 1996;**81**:4007–12.
49. Rao DS, Phillips ER, Divine GW, Talpos GB. Randomized controlled clinical trial of surgery versus no surgery in patients with mild asymptomatic primary hyperparathyroidism. *J Clin Endocrinol Metab* 2004;**89**:5415–22.
50. Bollerslev J, Jansson S, Mollerup CL, Nordenstrom J, Lundgren E, Torring O, et al. Medical observation, compared with parathyroidectomy, for asymptomatic primary hyperparathyroidism: a prospective, randomized trial. *J Clin Endocrinol Metab* 2007;**92**:1687–92.
51. Ambrogini E, Cetani F, Cianferotti L, Vignali E, Banti C, Viccica

G, et al. Surgery or surveillance for mild asymptomatic primary hyperparathyroidism: a prospective, randomized clinical trial. *J Clin Endocrinol Metab* 2007;**92**:3114–21.
52. Delling G. Bone morphology in primary hyperparathyroidism. A qualitative and quantitative study of 391 cases. *Appl Pathol* 1987;**55**:147–59.
53. Eriksen EF, Mosekilde L, Melsen F. Trabecular bone remodeling and balance in primary hyperparathyroidism. *Bone* 1986;**7**:213–21.
54. Parisien M, Silverberg SJ, Shane E, de la Cruz L, Lindsay R, Bilezikian JP, et al. The histomorphometry of bone in primary hyperparathyroidism; preservation of cancellous bone structure. *J Clin Endocrinol Metab* 1990;**70**:930–8.
55. Christiansen P, Steiniche T, Vesterby A, Mosekilde L, Hessov I, Melsen F. Primary hyperparathyroidism: iliac crest trabecular bone volume, structure, remodeling, and balance evaluated by histomorphometric methods. *Bone* 1992;**13**:41–9.
56. van Doorn L, Lips P, Netelenbos JC, Hackeng WH. Bone histomorphometry and serum intact PTH(1–84) in hyperparathyroid patients. *Calcif Tissue Int* 1989;**44S**:N36.
57. Parisien M, Cosman F, Mellish RW, Schnitzer M, Nieves J, Silverberg SJ, et al. Bone structure in postmenopausal hyperparathyroid, osteoporotic, and normal women. *J Bone Miner Res* 1995;**10**:1393–9.
58. Dempster DW, Parisien M, Silverberg SJ, Liang XG, Schnitzer M, Shen V, et al. On the mechanism of cancellous bone preservation in postmenopausal women with mild primary hyperparathyroidism. *J Clin Endocrinol Metab* 1999;**84**:1562–6.
59. Vogel M, Hahn M, Delling G. Trabecular bone structure in patients with primary hyperparathyroidism. *Virchows Arch* 1995;**426**:127–34.
60. Dempster DW, Müller R, Zhou H, Kohler T, Shane E, Parisien M, et al. Preserved three-dimensional cancellous bone structure in mild primary hyperparathyroidism. *Bone* 2007;**41**:19–24.
61. Brockstedt H, Christiansen P, Mosekilde L, Melsen F. Reconstruction of cortical bone remodeling in untreated primary hyperparathyroidism and following surgery. *Bone* 1995;**16**:109–17.
62. Zoehrer R, Dempster DW, Bilezikian JP, Zhou H, Silverberg SJ, Shane E, et al. Bone quality determined by Fourier transform infrared imaging analysis in mild primary hyperparathyroidism. *J Clin Endocrinol Metab* 2008;**93**:3484–9.
63. Roschger P, Dempster DW, Zhou H, Paschalis EP, Silverberg SJ, Shane E, et al. New observations on bone quality in mild primary hyperparathyroidism as determined by quantitative backscattered electron imaging. *J Bone Miner Res* 2007;**22**:717–23.
64. Christiansen P, Steiniche T, Brixen K, Hessov I, Melsen F, Heickendorff L, et al. Primary hyperparathyroidism: short-term changes in bone remodeling and bone mineral density following parathyroidectomy. *Bone* 1999;**25**:237–44.
65. Steiniche T, Christiansen P, Vesterby A, Ullerup R, Hessov I, Mosekilde LE, et al. Primary hyperparathyroidism: bone structure, balance, and remodeling before and 3 years after surgical treatment. *Bone* 2000;**26**:535–43.
66. Melton L. Risk of age-related fractures in patients with primary hyperparathyroidism. *Arch Intern Med* 1992;**152**:2269–73.
67. Kenny AM, MacGillivray DC, Pilbeam CC, Crombie HD, Raisz LG. Fracture incidence in postmenopausal women with primary hyperparathyroidism. *Surgery* 1995;**118**:109–14.
68. Khosla S, Melton LJ, Wermers RA, Crowson CS, O'Fallon WM, Riggs BL. Primary hyperparathyroidism and the risk of fracture: a population-based study. *J Bone Min Res* 1999;**14**:1700–7.
69. Vestergaard P, Mollerup CL, Frokjaer VG, Christiansen P, Blichert-Toft M, Mosekilde L. Cohort study of risk of fracture before and after surgery for primary hyperparathyroidism. *BMJ* 2000;**321**:598–602.
70. Wilson RJ, Rao DS, Ellis B, Kleerekoper M, Parfitt AM. Mild asymptomatic primary hyperparathyroidism is not a risk factor for vertebral fractures. *Ann Intern Med* 1988;**109**:959–62.
71. Kaji H, Yamauchi M, Chihara K, Sugimoto T. The threshold of bone mineral density for vertebral fractures in female patients with primary hyperparathyroidism. *Eur J Endocrinol* 2005;**153**:373–8.
72. De Geronimo S, Romagnoli E, Diacinti D, D'Erasmo E, Minisola S. The risk of fractures in postmenopausal women with primary hyperparathyroidism. *Eur J Endocrinol* 2006;**155**:415–20.
73. Vignali E, Viccica G, Diacinti D, Cetani F, Cianferotti L, Ambrogini E, et al. Morphometric vertebral fractures in postmenopausal women with primary hyperparathyroidism. *J Clin Endocrinol Metab* 2009;**94**:2306–12.
74. Rossini M, Gatti D, Isaia G, Sartori L, Braga V, Adami S. Effects of oral alendronate in elderly patients with osteoporosis and mild primary hyperparathyroidism. *J Bone Min Res: the Official Journal of the American Society for Bone and Mineral Research* 2001;**16**:113–9.
75. Parker CR, Blackwell PJ, Fairbairn KJ, Hosking DJ. Alendronate in the treatment of primary hyperparathyroid-related osteoporosis: a 2-year study. *J Clin Endocrinol Metab* 2002;**87**:4482–9.
76. Chow CC, Chan WB, Li JK, Chan NN, Chan MH, Ko GT, et al. Oral alendronate increases bone mineral density in postmenopausal women with primary hyperparathyroidism. *J Clin Endocrinol Metab* 2003;**88**:581–7.
77. Khan AA, Bilezikian JP, Kung AW, Ahmed MM, Dubois SJ, Ho AY, et al. Alendronate in primary hyperparathyroidism: a double-blind, randomized, placebo-controlled trial. *J Clin Endocrinol Metab* 2004;**89**:3319–25.
78. Seeman E, Delmas PD, Hanley DA, Sellmeyer D, Cheung AM, Shane E, et al. Microarchitectural deterioration of cortical and trabecular bone: differing effects of denosumab and alendronate. *J Bone Miner Res* 2010;**25**:1886–94.
79. Boutroy S, Van Rietbergen B, Sornay-Rendu E, Munoz F, Bouxsein ML, Delmas PD. Finite element analysis based on in vivo HR-pQCT images of the distal radius is associated with wrist fracture in postmenopausal women. *J Bone Miner Res* 2008;**23**:392–9.
80. Vilayphiou N, Boutroy S, Sornay-Rendu E, Van Rietbergen B, Munoz F, Delmas PD, et al. Finite element analysis performed on radius and tibia HR-pQCT images and fragility fractures at all sites in postmenopausal women. *Bone* 2010;**46**:1030–7.
81. Hansen S, Beck Jensen JE, Rasmussen L, Hauge EM, Brixen K. Effects on bone geometry, density, and microarchitecture in the distal radius but not the tibia in women with primary hyperparathyroidism: a case-control study using HR-pQCT. *J Bone Miner Res* 2010;**25**:1941–7.
82. Hansen S, Hauge EM, Rasmussen L, Jensen JE, Brixen K. Parathyroidectomy improves bone geometry and microarchitecture in female patients with primary hyperparathyroidism: a one-year prospective controlled study using high-resolution peripheral quantitative computed tomography. *J Bone Miner Res* 2012;**27**:1150–8.
83. Vu TD, Wang XF, Wang Q, Cusano NE, Irani D, Silva BC, et al. New insights into the effects of primary hyperparathyroidism on the cortical and trabecular compartments of bone. *Bone* 2013;**55**:57–63.
84. Stein EM, Silva BC, Boutroy S, Zhou B, Wang J, Udesky J, et al. Primary hyperparathyroidism is associated with abnormal cortical and trabecular microstructure and reduced bone stiffness in postmenopausal women. *J Bone Miner Res* 2013;**28**:1029–40.
85. Pothuaud L, Carceller P, Hans D. Correlations between grey-level variations in 2D projection images (TBS) and 3D microarchitecture: applications in the study of human trabecular bone microarchitecture. *Bone* 2008;**42**:775–87.
86. Hans D, Barthe N, Boutroy S, Pothuaud L, Winzenrieth R, Krieg MA. Correlations between trabecular bone score, measured using anteroposterior dual-energy X-ray absorptiometry acquisition, and 3-dimensional parameters of bone microarchitecture: an experimental study on human cadaver vertebrae. *J Clin Densitom* 2011;**14**:302–12.
87. Hans D, Goertzen AL, Krieg MA, Leslie WD. Bone microarchitecture assessed by TBS predicts osteoporotic fractures independent of bone density: the Manitoba study. *J Bone Min Res* 2011;**26**:2762–9.

88. Winzenrieth R, Dufour R, Pothuaud L, Hans D. A retrospective case-control study assessing the role of trabecular bone score in postmenopausal Caucasian women with osteopenia: analyzing the odds of vertebral fracture. *Calcified Tissue Int* 2010;**86**:104–9.
89. Silva BC, Zhang C, Boutroy S, McMahon DJ, Zhou B, Wang J, et al. Trabecular bone score—TBS—a novel method to evaluate bone microarchitectural texture in patients with primary hyperparathyroidism. *J Clin Endocrinol Metab* 2013;**98**:1963–70.
90. Romagnoli E, Cipriani C, Nofroni I, Castro C, Angelozzi M, Scarpiello A, et al. "Trabecular bone score" (TBS): an indirect measure of bone microstructure in postmenopausal patients with primary hyperparathyroidism. *Bone* 2013;**53**:154–9.
91. Eller-Vainicher C, Filopanti M, Palmieri S, Ulivieri FM, Morelli V, Zhukouskaya VV, et al. Bone quality, as measured by trabecular bone score, in patients with primary hyperparathyroidism. *Eur J Endocrinol* 2013;**169**:155–62.
92. Suh JM, Cronan JJ, Monchik JM. Primary hyperparathyroidism: is there an increased prevalence of renal stone disease? *Am J Roentgenol* 2008;**191**:908–11.
93. Walker MD, Dempster DW, McMahon DJ, Udesky J, Shane E, Bilezikian JP, et al. Effect of renal function on skeletal health in primary hyperparathyroidism. *J Clin Endocrinol Metab* 2012;**97**:1501–7.
94. Patten BM, Bilezikian JP, Mallette LE, Prince A, Engel WK, Aurbach GD. The neuromuscular disease of hyperparathyroidism. *Ann Intern Med* 1974;**80**:182–94.
95. Turken SA, Cafferty M, Silverberg SJ, De La Cruz L, Cimino C, Lange DJ, et al. Neuromuscular involvement in mild, asymptomatic primary hyperparathyroidism. *Am J Med* 1989;**87**:553–7.
96. Walker MD, Rubin M, Silverberg SJ. Nontraditional manifestations of primary hyperparathyroidism. *J Clin Densitom* 2013;**16**:40–7.
97. Brown GG, Preisman RC, Kleerekoper M. Neurobehavioral symptoms in mild primary hyperparathyroidism: related to hypercalcemia but not improved by parathyroidectomy. *Henry Ford Hosp Med J* 1987;**35**:211–5.
98. Burney RE, Jones KR, Christy B, Thompson NW. Health status improvement after surgical correction of primary hyperparathyroidism in patients with high and low preoperative calcium levels. *Surgery* 1999;**125**:608–14.
99. Eigelberger MS, Cheah WK, Ituarte PH, Streja L, Duh QY, Clark OH. The NIH criteria for parathyroidectomy in asymptomatic primary hyperparathyroidism: are they too limited? *Ann Surg* 2004;**239**:528–35.
100. Joborn C, Hetta J, Lind L, Rastad J, Akerstrom G, Ljunghall S. Self-rated psychiatric symptoms in patients operated on because of primary hyperparathyroidism and in patients with long-standing mild hypercalcemia. *Surgery* 1989;**105**:72–8.
101. Numann PJ, Torppa AJ, Blumetti AE. Neuropsychologic deficits associated with primary hyperparathyroidism. *Surgery* 1984;**96**:1119–23.
102. Pasieka JL, Parsons LL. Prospective surgical outcome study of relief of symptoms following surgery in patients with primary hyperparathyroidism. *World J Surg* 1998;**22**:513–8.
103. Yu N, Donnan P, Flynn R, Murphy M, Smith D, Rudman A, et al. Increased mortality and morbidity in mild primary hyperparathyroid patients. *Clin Endocrinol* 2010;**73**:30–4.
104. Prager G, Kalaschek A, Kaczirek K, Passler C, Scheuba C, Sonneck G, et al. Parathyroidectomy improves concentration and retentiveness in patients with primary hyperparathyroidism. *Surgery* 2002;**132**:930–5.
105. Roman SA, Sosa JA, Mayes L, Desmond E, Boudourakis L, Lin R, et al. Parathyroidectomy improves neurocognitive deficits in patients with primary hyperparathyroidism. *Surgery* 2005;**138**:1121–8.
106. Chiang CY, Andrewes DG, Anderson D, Devere M, Schweitzer I, Zajac JD. A controlled, prospective study of neuropsychological outcomes post parathyroidectomy in primary hyperparathyroid patients. *Clin Endocrinol (Oxf)* 2005;**62**:99–104.
107. Benge JF, Perrier ND, Massman PJ, Meyers CA, Kayl AE, Wefel JS. Cognitive and affective sequelae of primary hyperparathyroidism and early response to parathyroidectomy. *J Int Neuropsychol Soc* 2009;**15**:1002–11.
108. Walker MD, McMahon DJ, Inabnet WB, Lazar RM, Brown I, Vardy S, et al. Neuropsychological features in primary hyperparathyroidism: a prospective study. *J Clin Endocrinol Metab* 2009;**94**:1951–8.
109. Roman SA, Sosa JA, Pietrzak RH, Snyder PJ, Thomas DC, Udelsman R, et al. The effects of serum calcium and parathyroid hormone changes on psychological and cognitive function in patients undergoing parathyroidectomy for primary hyperparathyroidism. *Ann Surg* 2011;**253**:131–7.
110. Perrier ND, Balachandran D, Wefel JS, Jimenez C, Busaidy N, Morris GS, et al. Prospective, randomized, controlled trial of parathyroidectomy versus observation in patients with "asymptomatic" primary hyperparathyroidism. *Surgery* 2009;**146**:1116–22.
111. Kahal H, Aye M, Rigby AS, Sathyapalan T, England RJ, Atkin SL. The effect of parathyroidectomy on neuropsychological symptoms and biochemical parameters in patients with asymptomatic primary hyperparathyroidism. *Clin Endocrinol (Oxf)* 2012;**76**:196–200.
112. Bilezikian JP, Brandi ML, Eastell R, Silverberg SJ, Udelsman R, Marcocci C, et al. Guidelines for the management of asymptomatic primary hyperparathyroidism: summary statement from the fourth international workshop.*J Clin Endocrinol Metab* 2014 (in press).
113. Nilsson IL, Yin L, Lundgren E, Rastad J, Ekbom A. Clinical presentation of primary hyperparathyroidism in Europe—nationwide cohort analysis on mortality from nonmalignant causes. *J Bone Miner Res* 2002;**17**(Suppl. 2):N68–74.
114. Ogard CG, Engholm G, Almdal TP, Vestergaard H. Increased mortality in patients hospitalized with primary hyperparathyroidism during the period 1977–1993 in Denmark. *World J Surg* 2004;**28**:108–11.
115. Wermers RA, Khosla S, Atkinson EJ, Grant CS, Hodgson SF, O'Fallon WM, et al. Survival after the diagnosis of hyperparathyroidism: a population-based study. *Am J Med* 1998;**104**:115–22.
116. Rapado A. Arterial hypertension and primary hyperparathyroidism. *Am J Nephrol* 1986;**6**:49–50.
117. Diamond TW, Botha JR, Wing J, Meyers AM, Kalk WJ. Parathyroid hypertension. A reversible disorder. *Arch Intern Med* 1986;**146**:1709–12.
118. Sancho JJ, Rouco J, Riera-Vidal R, Sitges-Serra A. Longterm effects of parathyroidectomy for primary hyperparathyroidism on arterial hypertension. *World J Surg* 1992;**16**:732–5.
119. Lind L, Jacobsson S, Palmer M, Lithell H, Wengle B, Ljunghall S. Cardiovascular risk factors in primary hyperparathyroidism: a 15-year follow-up of operated and unoperated cases. *J Intern Med* 1991;**230**:29–35.
120. Stefenelli T, Mayr H, Bergler-Klein J, Globits S, Woloszczuk W, Niederle B. Primary hyperparathyroidism: incidence of cardiac abnormalities and partial reversibility after successful parathyroidectomy. *Am J Med* 1993;**95**:197–202.
121. Bollerslev J, Rosen T, Mollerup CL, Nordenstrom J, Baranowski M, Franco C, et al. Effect of surgery on cardiovascular risk factors in mild primary hyperparathyroidism. *J Clin Endocrinol Metab* 2009;**94**:2255–61.
122. Persson A, Bollerslev J, Rosen T, Mollerup C, Franco C, Isaksen G, et al. Effect of surgery on cardiac structure and function in mild primary hyperparathyroidism. *Clin Endocrinol* 2011;**74**:174–89.
123. Walker MD, Fleischer JB, Di Tullio MR, Homma S, Rundek T, Stein EM, et al. Cardiac structure and diastolic function in mild primary hyperparathyroidism. *J Clin Endocrinol Metab* 2010;**95**:2172–9.
124. Farahnak PRM, Caidahl K, Farnebo L, Eriksson M, Nilsson I. Cardiac function in mild primary hyperparathyroidism and the outcome after parathyroidectomy. *Eur J Endocrinol* 2010;**163**:461–7.

125. Iwata S, Walker M, Di Tullio M, Hyodo E, Jin Z, Liu R, et al. Aortic valve calcification in mild primary hyperparathyroidism. *J Clin Endocrinol Metab* 2012;**97**:132–7.
126. Walker MD, Rundek T, Homma S, DiTullio M, Iwata S, Lee JA, et al. Effect of parathyroidectomy on subclinical cardiovascular disease in mild primary hyperparathyroidism. *Eur J Endocrinol* 2012;**167**:277–85.
127. Walker MD, Fleischer J, Rundek T, McMahon DJ, Homma S, Sacco R, et al. Carotid vascular abnormalities in primary hyperparathyroidism. *J Clin Endocrinol Metab* 2009;**94**:3849–56.
128. Khoo TK, Vege SS, Abu-Lebdeh HS, Ryu E, Nadeem S, Wermers RA. Acute pancreatitis in primary hyperparathyroidism: a population-based study. *J Clin Endocrinol Metab* 2009;**94**:2115–8.
129. Silverberg SJ, Walker MD, Bilezikian JP. Asymptomatic primary hyperparathyroidism. *J Clin Densitom* 2013;**16**:14–21.
130. Bilezikian JP, Connor TB, Aptekar R, Freijanes J, Aurbach GD, Pachas WN, et al. Pseudogout after parathyroidectomy. *Lancet* 1973;**1**:445–7.
131. Geelhoed GW, Kelly TR. Pseudogout as a clue and complication in primary hyperparathyroidism. *Surgery* 1989;**106**:1036–41.
132. Mallette LE. Anemia in hypercalcemic hyperparathyroidism, renewed interest in an old observation. *Arch Intern Med* 1977;**137**:572–3.
133. Ljunghall S, Palmer M, Akerstrom G, Wide L. Diabetes mellitus, glucose tolerance and insulin response to glucose in patients with primary hyperparathyroidism before and after parathyroidectomy. *Eur J Clin Invest* 1983;**13**:373–7.
134. Valdemarsson S, Lindblom P, Bergenfelz A. Metabolic abnormalities related to cardiovascular risk in primary hyperparathyroidism: effects of surgical treatment. *J Intern Med* 1998;**244**:241–9.
135. Prager R, Schernthaner G, Niederle B, Roka R. Evaluation of glucose tolerance, insulin secretion, and insulin action in patients with primary hyperparathyroidism before and after surgery. *Calcif Tissue Int* 1990;**46**:1–4.
136. Ayturk S, Gursoy A, Bascil Tutuncu N, Ertugrul DT, Guvener Demirag N. Changes in insulin sensitivity and glucose and bone metabolism over time in patients with asymptomatic primary hyperparathyroidism. *J Clin Endocrinol Metab* 2006;**91**:4260–3.
137. Palmer M, Adami HO, Krusemo UB, Ljunghall S. Increased risk of malignant diseases after surgery for primary hyperparathyroidism—a nationwide cohort study. *Am J Epidemiol* 1988;**127**:1031–40.
138. Ogard CG, Engholm G, Almdal TP, Vestergaard H. Increased mortality in patients hospitalised with primary hyperparathyroidism during the period 1977–1993 in Denmark. *World J Surg* 2004;**28**:108–11.

第 22 章

正常血钙原发性甲状旁腺功能亢进症

Natalie E. Cusano, Shonni J. Silverberg, John P. Bilezikian

引言

在过去的 40 年里，原发性甲状旁腺功能亢进症(PHPT)的临床表现变化较大。从原来以明显的骨骼损伤、肾结石等转变为目前无明显临床症状(见第 21 章“无症状原发性甲状旁腺功能亢进症”)。随着 20 世纪 70 年代多通道自动分析仪被常规应用以来，高钙血症常被偶然发现，患者并没有特异性的临床症状[1,2]。尽管没有明显的临床表现，应用双能 X 线吸收测定法(DXA)检查可见骨密度降低，首选检查部位为桡骨远端 1/3，该部位主要由皮质骨构成[3]。即使 DXA 和骨活检组织形态学分析相对正常，高分辨率成像已经证明 PHPT 患者的皮质骨和骨小梁都受到影响(见第 30 章“原发性甲状旁腺功能亢进症的骨骼影像学”)[4-6]。骨密度特征性改变应记录在 PHPT 诊断中。骨密度的变化可能提示诊断延误，但频繁的血液生物化学监测结果不支持这个观点。这些发现更有可能证明骨形态和显微结构的变化发生在高钙血症出现之前。

在过去的 10 年间，PHPT 出现了一种新的临床类型，其特征是血清总钙与离子钙正常、PTH 持续升高，同时没有明显的继发性甲状旁腺功能亢进症的病因[7-10]。这种新的表型(正常血钙 PHPT)的患者越来越多地被发现，原因是临床医生会检测存在或者怀疑有代谢性骨病但血钙正常的患者的 PTH 水平。对正常血钙 PHPT 的认识支持 PHPT 发展过程的双时相(Biphasic Chronology)概念，这个概念最早由 Rao 等[9]提出。第一阶段，PTH 水平升高、血钙正常，直到最近仍未被认识。第二阶段已经得到公认，因为已经发展到了高钙血症。

“正常血钙”的概念值得特别关注。血钙正常范围的定义为“包括 95%正常人群血钙范围”。这里指的是人群而不是个体的正常范围。与人群血钙水平相比，给定个体的血钙水平随时间变化而保持恒定，数值在非常有限的范围内波动[11]。因此，一个血钙正常的 PHPT 个体平均血钙较其自身既往水平升高，如从 9.3mg/dL 升高至 9.9mg/dL。该个体的血钙高值仍处于人群正常范围内，但与其自身水平相比升高了。除非有充足的血钙数据，否则很难得知每个个体的血钙正常范围以早期识别甲状旁腺功能亢进状态。

2008 年，在第三届无症状原发性甲状旁腺功能亢进症诊疗指南国际研讨会上，正常血钙 PHPT 第一次被正式承认[12]。然而，关于这种代谢紊乱的流行病学、自然病史和管理仍有许多未知之处。本章将围绕这种新的表型进行文献回顾。

病理生理学

正常血钙 PHPT 的病理生理学仍然未完全明确。Maruani 等[7]提出正常血钙 PHPT 可能是由于靶器官对 PTH 活性的抵抗。他们研究了与年龄、性别以及 PTH 水平相匹配的正常血钙以及血钙升高的 PHPT 受试者。骨转换标志物、用于衡量净骨骼钙释放的空腹钙/肌酐比值、肾小管钙重吸收，在正常血钙 PHPT 患者中较低，原因是 PTH 减少肾小管磷的重吸收从而刺激 1,25-二羟维生素 D 合成。当给予口服钙负荷后，正常血钙 PHPT 组 PTH 下降 25%，认为是 PTH 抑制不足。作者引用了雌激素具有预防 PTH 导致的骨吸收作用的文献[13]，认为患有 PHPT 的绝经后女性应用雌激素替代治疗能够显著降低血钙及尿钙水平[14,15]。他们提出绝经后女性雌激素缺乏症对于高钙血症的发现发挥了一定作用。虽然这与血钙升高 PHPT 的人口统计学结果一致，发病率峰值出现在绝经后第一个 10 年内[1,2]，但这并不能解释为什么正常血钙 PHPT 最常发生在绝经后雌激素缺乏的女性中。如果 PTH 抵抗是正常血钙 PHPT 发展中的有效病理生理因素，那么雌激素对大多数个体的高钙血症的掩蔽效应将很难被解释。

Invernizzi 等[16]随后的研究对比了正常血钙 PHPT 受试者、血钙升高 PHPT 受试者以及健康对照组。他们发现，正常血钙 PHPT 受试者对口服蛋白胨（富含磷的肉类提取物）负荷的反应更像是健康对照组。与 Marutani 等[7]研究相比，他们还显示出口服钙负荷对 PTH 的抑制作用更显著。然而，由于正常血钙 PHPT 和正常受试者口服钙负荷后 PTH 都会被抑制，所以他们提出正常血钙 PHPT 受试者体内仍保留着反馈机制的理念。所有正常血钙 PHPT 受试者均无临床症状，表明其可能代表疾病的早期阶段。

诊断

绝大多数典型 PHPT 患者表现为高钙血症，但偶尔也会出现血钙正常。鉴别血钙升高 PHPT 患者偶尔的血钙正常与正常血钙 PHPT 很重要，因为后者血钙一直是正常的。之前有报道称，正常血钙 PHPT 也许是血钙升高 PHPT 患者偶尔出现的血钙正常[17]。除了经白蛋白校正的血清总钙正常以外，正常血钙 PHPT 患者的离子钙也是正常的。有报道称，血钙正常但离子钙升高的个体并不属于正常血钙 PHPT[18,19]。正常血钙 PHPT 的诊断标准应包括连续检测经白蛋白校正的血清总钙与离子钙均正常[20]。血钙在一段时间内的稳定性与以下事实不相矛盾：即作为疾病发展过程的一部分，具有正常血钙 PHPT 的个体可能会逐渐发展为高钙血症（见下文“自然史”）。

此外，在做出正常血钙 PHPT 的诊断之前，必须排除继发性甲状旁腺功能亢进症。以下为第四届国际无症状原发性甲状旁腺功能亢进症管理协作组专家诊断共识[20]：

1.维生素 D 缺乏/不足。PTH 与 25-羟维生素 D 负相关。当 25-羟维生素 D 低于阈值时，甲状旁腺分泌 PTH 增加，然而，导致 PTH 升高确切的 25-羟维生素 D 水平目前尚有争议，因为不同人群可能有所不同。国立医学研究所报道[21]没有发现明确的证据证明 25-羟维生素 D≥20ng/mL（50nmol/L）与研究人群中 PTH 水平升高有关。然而，这些研究却因缺乏对单个个体前瞻性的研究数据所困扰。鉴于正常参考范围比这些受试者的一般测定范围（10~65pg/mL）更窄，需要更多的数据建立维生素 D 充足个体 PTH 的正常范围[20,22,23]。还应该指出，尚没有导致 PHPT 患者 PTH 浓度继发性升高的特异性 25-羟维生素 D 明确浓度的数据，收集于非甲状旁腺功能亢进症个体的数据并不能直接在这里应用。25-羟维生素 D 水平应至少为 20ng/mL，最好>30ng/mL（75nmol/L），以排除由于维生素 D 缺乏引起的继发性甲状旁腺功能亢进症的可能性。此外，当 25-羟维生素 D 水平升高到 30ng/mL 以上时，具有高 PTH 水平的正常血钙患者可能会出现高钙血症，使得由维生素 D 缺乏所掩盖的典型血钙升高 PHPT 得到诊断。

2.肌酐清除率降低。Martinez 等[24-26]的研究表明，当估计肾小球滤过率（GFR）降至 60mL/min 以下时，PTH 开始上升。这些决定是基于大样本人口调查，如国民健康和营养调查（NHANES）Ⅲ，因此无法知道在某一特定情况下肌酐清除率轻度降低是否是 PTH 水平升高的原因。因此，要求 GFR 大于 60mL/min 以支持正常血钙 PHPT 的诊断似乎是合理的。值得注意的是，Walker 等[27]证实，在血钙升高 PHPT 患者中，肌酐清除率降低至< 60mL/min 与骨吸收参数的增加有关，这是通过动态骨活检组织形态计量分析得到的。

3.药物。噻嗪类利尿剂[28]和锂[29]与 PTH 升高相关，是导致药物应用者 PTH 水平升高的原因。锂可能降低甲状旁腺对钙的敏感性，也可能减少尿钙排泄[29,30]。目前对于噻嗪类利尿剂提高 PTH 水平的机制了解甚少，如果没有禁忌证，可以考虑停用或应用其他药物替代噻嗪类利尿剂，随后在 3~6 个月内重新测定血钙和 PTH。这些患者的 PTH 水平升高最有可能是由于血液钙浓度小幅下降的代偿性改变，往往是短暂性的。对于那些患有精神疾病需要锂治疗的人来说，停用锂或者改用其他等效的药物并不容易。与 PTH 水平升高相关的其他药物包括双膦酸盐和狄诺塞麦（Denosumab）。虽然双膦酸盐药物可以提高 PTH 水平，但慢性用药疗效会衰减或逆转[31-34]。狄诺塞麦临床研究表明 PTH 水平升高为剂量依赖性，在每 6 个月注射 1 次，至少治疗 7 年的病例中，可以看到 PTH 在间歇期内大约有一半的时间升高。最近的一项研究表明，使用高于正常剂量的钙和维生素 D 补充剂（分别为每日 2g 和 1600IU）阻止了狄诺塞麦治疗后 PTH 的升高[37]。然而，较高剂量的钙和维生素 D 可能不适合所有患者。基于这些信息，对于应用了噻嗪类利尿剂、锂、双膦酸盐或狄诺塞麦的患者，我们不能自信地做出正常血钙 PHPT 的诊断。

4.高钙尿症。当高钙尿症发生于原发性肾功能异常患者时，PTH 可能是继发性升高[38]。噻嗪类利尿剂可用作高钙尿症的治疗[39,40]，高钙尿症患者若应用噻嗪类利尿剂治疗后没有改善，部分学者支持将其诊断为正常血钙 PHPT[19,41]。这个建议令人困惑，然而，无论应用噻嗪类利尿药治疗高钙尿症的效果如何，都可能对甲状旁腺功能造成影响。

5. 胃肠道疾病相关钙吸收障碍[42,43]。吸收不良综合征通常是很明显的临床问题，但是，麸质敏感性肠病可能存在于没有明显胃肠道疾病症状的无症状个体中。正常血钙低值同时有维生素 D 缺乏和尿钙排泄减少，可作为诊断的线索[44]。

除此之外，患有其他代谢性骨病的患者，如 Paget 病，可以表现为 PTH 水平升高以及血钙正常。在这种病例中，Paget 病通常是非常活跃的，多处骨骼受累导致碱性磷酸酶水平明显升高[45]。然而，很少有 PHPT 与 Paget 病同时存在，这些患者通常有高钙血症[46]。

流行病学

已有针对不同人群正常血钙 PHPT 的流行病学调查研究，但不同的研究由于诊断标准不同，导致结果解释比较困难、容易混淆（表 22.1）。基于人群学研究，在排除肾脏疾病（eGFR<60mL/min）、维生素 D 缺乏症（25-羟维生素 D<20ng）或应用噻嗪类利尿剂后，≥65 岁男性的骨质疏松症（MrOS）患病率为 0.5%[47]。Lundgren 等[48]发现，在瑞典 55~75 岁的绝经后女性中，有 0.5%血清总钙和离子钙正常，而 PTH 水平升高，但这其中并没有排除维生素 D 缺乏症等甲状旁腺功能亢进症的继发性病因。一项基于人群的 NHANES 队列研究[49]，在排除肾脏疾病（GFR<60mL/min）和维生素 D 缺乏症（25-羟维生素 D <30ng/dL）后，45 岁以上男性及女性的正常血钙 PHPT 患病率估计为 1%。来自达拉斯心脏研究所的资料[47]，对 18~65 岁男性和女性的便利抽样样本，排除了肾脏疾病（eGFR<60mL/min）、维生素 D 缺乏症（25-羟维生素 D<20ng/dL）以及使用噻嗪类利尿剂和锂后，正常血钙 PHPT 患病率为 3.1%。其中许多受试者 8 年后被重新调查时，患病率下降至0.6%。Garcia-Martin 等[50]基于人群的研究，进一步描述了 100 例健康的西班牙绝经后女性的患病率为 6%。基于人群的加拿大多中心骨质疏松症研究（CaMos）[51]数据显示，当 1871 例 19~97 岁男性和女性受试者中 25-羟维生素 D 的临界值为 20ng/dL 时，有 312 例患病（患病率为 16.7%），但其中没有排除其他导致继发性甲状旁腺功能亢进症的原因。除了来自 Garcia Martin 等[50]和 Berger 等[51]的数据，正常血钙 PHPT 流行率估计值接近血钙升高 PHPT 的预计值[52]。值得注意的是，除了 Lundgren 等[48]以外，没有任何一个研究中测量了离子钙水平，因此它们将不能满足目前对于正常血钙 PHPT 更为严格的诊断标准。

临床表现

据报道，正常血钙 PHPT 主要来自转诊中心，这些患者通常在评估代谢性骨病中被发现。哥伦比亚大学代谢性骨病中心 Lowe 等[53]的研究包括 29 例绝经后女性，6 例绝经前女性和 2 例男性，年龄为（58±12）岁（范

表 22.1　不同人群正常血钙 PHPT 患病率

研究	人群	患病率	说明
Cusano 等[47]	男性，≥65 岁，美国（MrOS）	0.4%	排除肾衰竭（GFR<60mL/min），维生素 D 缺乏症（25-羟维生素 D<20ng/dL），应用噻嗪类利尿剂
Lundgren 等[48]	女性，55~75 岁，瑞典	0.5%	未排除甲状旁腺功能亢进症的继发性原因，尽管部分患者有甲状旁腺的病理学依据
Misra 等[49]	男性及女性，>45 岁，美国（NHANES）	1.0%	排除肾衰竭（GFR<60mL/min）和维生素 D 缺乏症（25-羟维生素 D <30ng/dL）
Cusano 等[7]	男性及女性，18~65 岁，美国（DHS）	3.1%（初始值） 0.6%（随访值）	排除肾衰竭（GFR<60mL/min），维生素 D 缺乏症（25-羟维生素 D<20ng/dL），使用噻嗪类利尿剂和锂剂
Garcia-Martin 等[50]	绝经后女性，西班牙	6%	排除肾脏疾病，维生素 D 缺乏症（25-羟维生素 D<30ng/dL）和营养不良
Berger 等[51]	男性及女性，19~97 岁，加拿大（CaMos）	16.7%	排除维生素 D 缺乏症（25-羟维生素 D<20ng/dL）

NHANES，国家健康和营养调查；MrOs，男性骨质疏松性骨折研究；DHS，达拉斯心脏研究；CaMos，加拿大多中心骨质疏松症研究。

围为 32~78)。所有 37 例受试者 eGFR >40mL/min，25-羟维生素 D>20ng/mL(其中 65%甚至 >30ng/mL)。没有噻嗪类利尿剂或锂的治疗史，没有明显的高钙尿症。转诊的原因包括评估中出现低骨量(n=27)、近期脆性骨折(n=4)、肾结石(n=2)或其他(n=4)原因引起甲状旁腺功能亢进症。诊断时,57%患有骨质疏松症,11%患有脆性骨折,14%患有肾结石。实验室评估显示 PTH 升高,而白蛋白校正的血钙、血磷、碱性磷酸酶活性、尿钙和 N-端肽均在正常范围内。

其他正常血钙 PHPT 相关研究[8,19,41,50,54-56,67](表22.2)。由于这些报道中包括来自转诊的患者，因此许多受试者是有症状的,这也不用感到奇怪。特别令人感兴趣的是来自 Charopoulos 等[57]的一项报道,他们应用外周定量计算机断层扫描评估具有正常血钙 PHPT 受试者的骨骼,并与血钙升高 PHPT 患者进行比较。他们所研究的 52 例绝经后女性中,24 例为正常血钙 PHPT(平均年龄为 60 岁)。影像学发现两组患者中血钙升高组骨质分解代谢更加明显。虽然骨皮质几何性质在正常血钙的 PHPT 受试者中也受到不利影响,但小梁结构得以保留。

除了上述有症状的患者外,PHPT 进展的双时相假说表明，血钙正常的无症状受试者可以通过大型社区居民群体筛查发现。Garcia-Martin 等[50]是第一批进行社区筛查来鉴定患者的。他们在排除肾脏疾病(未提供临界值)、维生素 D 缺乏症(25-羟维生素 D<30ng/dL)、营养不良患者之后，发现 100 例健康绝经后女性中有 6 例(患病率为 6%)女性 PTH 升高、经白蛋白校正的血钙正常。但他们未检测离子钙或无报道。他们将正常血钙的 PHPT 患者与继发性甲状旁腺功能亢进症女性患者进行了比较。除了继发性甲状旁腺功能亢进症患者的 25-羟维生素 D 水平较低之外，两组之间生物化学指标或临床指标无差异。此外,通过定量超声测量,两组均具有正常的骨转换标志物和骨量。

甲状旁腺偶发瘤另一个被发现的原因可能来自颈部超声检查或甲状腺手术期间意外发现的甲状旁腺病变。有趣的是,一项尸检研究发现甲状旁腺偶发瘤中腺瘤发生率为 2.4%,甲状旁腺增生发生率为 7%[58]。0.2%~4.5%的甲状腺手术中记载无意中发现了肿大的甲状旁腺[59,60]。最近,有报道称在行颈部甲状腺超声检查者中甲状旁腺偶发瘤发生率为 0.4%~1.2%[61-63]。其中,12.5%~37.5%表现为功能亢进。甲状旁腺偶发瘤的存在进一步说明甲状旁腺与其他内分泌组织一样，存在无功能但体积增大的情况[60]。

自然病程

正常血钙 PHPT 手术与否的临床过程目前数据资料有限，关于该亚型的手术治疗策略是否恰当目前的数据资料更少。由于多数纵向研究数据来自小样本的观察研究，这些研究为我们打开了研究该疾病自然病程问题的一扇窗,但我们需要更多的相关数据。

未行手术治疗

在哥伦比亚的一项队列研究中[53],在诊断时有临床症状的患者中,37 例患者中有 40%在平均 3.1 年的随访期间出现了更多的 PHPT 体征。受试者中有 19%出现高钙血症,更常见于老年人,基础血钙虽然在正常范围但处于偏高水平,基础尿钙排泄水平更高。在 Tordjman 等[41]描述的另一个有临床症状 PHPT 的队列研究中,20 例患者平均随访 4.1 年，血钙没有明显改变、高钙血症没有明显进展。Garcia-Martin 等[50]的一项队列研究中，经过 1 年随访,6 例正常血钙 PHPT 女性患者的甲状旁腺功能亢进症持续存在。这些无症状女性患者在很短的随访时间内没有一例发展为高钙血症、肾结石或骨折。

Rejnmark 等[64]研究了大约 50 000 例受试者,他们给丹麦三个大型基于人群学研究的机构提供血液样本。应用国家医学登记网,117 例受试者后来被诊断为 PHPT。他们多数肾功能正常。117 例受试者中,44 例最初血液样本血钙正常,13 例 PTH 升高。作者做出了正常血钙 PHPT 的诊断，但几乎所有人的 25-羟维生素 D<20ng/mL。

手术治疗

目前缺乏正常血钙 PHPT 手术适应证的具体数据,关于手术疗效的数据也很有限。病理学改变多数与血钙升高 PHPT 类似。Rejnmark 等[64]的队列研究中,多数手术患者为单个甲状旁腺腺瘤。Tordjman 等[41]的研究中,术前定位阳性的 12 例患者成功实施了甲状旁腺切除术,术后结果为单个甲状旁腺腺瘤或甲状旁腺增生。哥伦比亚的一项研究中[53],3 例患者发展为高钙血症，另有 4 例血钙一直正常，最终成功为他们实施了甲状旁腺切除术,手术结果为单个腺瘤或增生,PTH 术后恢复正常。关于骨密度(BMD)对于甲状旁腺切除术治疗反应的相关数据更加有限。在 Koumakis 等对于手术治疗效果的研究中[19],16 例受试者术前血清总钙、离子钙

表 22.2 不同人群正常血钙 PHPT 患病率

研究	病例数	年龄(岁)	女性(%)	骨质疏松/骨折(%)	肾结石(%)	诊断评价
基于临床症状的队列研究						
Silverberg 等[8]	22	57 ± 10	91	45/5	14	经白蛋白校正的血清总钙正常；离子钙在有数据的 8 例受试者中均正常 排除继发性甲状旁腺功能亢进症：25-羟维生素 D>20ng/mL；肾病；高钙尿症(>350mg/d)；应用噻嗪类利尿剂、锂、双膦酸盐；抗惊厥药；吸收不良；其他代谢性骨病
Tordjman 等[41]	32	61 ± 11	84	36/未提供	9	经白蛋白校正的血清总钙正常；所有受试者均未测量离子钙 排除继发性甲状旁腺功能亢进症：25-羟维生素 D>15ng/mL；高钙尿症(>300mg/d)且对氢氯噻嗪治疗无反应
Lowe 等[53]*	37	58 ± 12	95	57/11	14	经白蛋白校正的血清总钙正常；在有资料可循的 20 例受试者中，离子钙正常 排除继发性甲状旁腺功能亢进症：25-羟维生素 D>20ng/mL(65%>30ng/mL)；肾功能不足(GFR>40mL/min)；高钙血症(>350mg/d)；应用噻嗪类利尿剂或锂剂；其他代谢性骨病
Marques 等[67]	14	61 ± 15	100**	36/21	29	经白蛋白校正的血清总钙正常；未测定离子钙 排除继发性甲状旁腺功能亢进症：25-羟维生素 D>30ng/mL；肾功能不全(GFR>40mL/min)；应用噻嗪类利尿剂、锂、双膦酸盐、抗惊厥药；吸收不良；其他代谢性骨病
Amaral 等[54]	33	64 ± 14	79	未提供/15	18	全部血清总钙正常；离子钙未测量 排除继发性甲状旁腺功能亢进症：25-羟维生素 D>30ng/mL；肾功能不全(GFR>60mL/min)；高钙尿症(尿 Ca/Cr<240mg/g Cr)；应用噻嗪类利尿剂、锂、双膦酸盐、抗惊厥药使用；吸收不良；其他代谢性骨病
Cakir 等[55]	18	50 ± 8	89	47/未提供	11	经白蛋白校正血清总钙正常；未测量离子钙 排除继发性甲状旁腺功能亢进症：25-羟维生素 D>20ng/mL。目的是探讨葡萄糖和脂质代谢；患者与年龄、性别、BMI 配对的照组相比胰岛素抵抗指标无差异
Wade 等[56]	8	60(范围为 38~78)	63	25/13	25	所有患者血清总钙和离子钙均正常 没有排除继发性甲状旁腺功能亢进症的纪录，虽然几乎都有术前定位研究 手术队列
Koumakis 等[19]	39	64 ± 10	92	92/40	18	所有人血清总钙水平正常；16 例受试者离子钙正常，其余离子钙升高 排除继发性甲状旁腺功能亢进症：25-羟维生素 D 水平>20ng/mL；肾功能不全(GFR>40mL/min)；高钙尿症患者噻嗪类药物试验；没有应用噻嗪类利尿剂、锂、双膦酸盐、抗惊厥剂，没有胃肠道疾病史 手术队列

(待续)

表 22.2(续)

研究	病例数	年龄(岁)	女性(%)	骨质疏松/骨折(%)	肾结石(%)	诊断评价
基于人口抽样无症状患者的队列研究						
Garcia-Martin 等[50]	6	56 ± 3	100**	0/0	0	经白蛋白校正的血清总钙正常；离子钙未检测 排除继发性甲状旁腺功能亢进症：维生素 D 缺乏(25-羟维生素 D<30ng/dL)，肾病，营养不良

均数±标准差；BMI，体重指数；GFR，肾小球滤过率。

* 来自 Silverberg 等研究[8]。

** 研究设计。

均正常，甲状旁腺手术后 1 年股骨颈 BMD 增加 4.1%(*P*=0.044)，脊柱及胫骨 BMD 没有明显改变。

疾病管理

2008 年，第三届国际研讨会无症状 PHPT 管理指南[12]第一次正式承认正常血钙 PHPT。然而，那时专家小组认为提出正常血钙 PHPT 亚型诊治指南尚为时过早。现有数据表明，正常血钙 PHPT 没有独立的自然史，该病诊断包括有症状以及无症状的患者。正如本章开始我们提到的双时相理论，一些患者将会发展成高钙血症，还有一些患者不会发展成高钙血症。由于认识到这种情况的复杂性，2013 年第四届国际研讨会提出了正常血钙 PHPT 管理流程图[65,66](图 22.1)。

总体来说，正常血钙 PHPT 与无症状血钙升高 PHPT 监测方法相同。每年一次的血钙和 PTH 检查，以及每 1~2 年一次的 BMD 检查看起来比较合理。如果疾病进展至血钙升高 PHPT，应根据目前发表的第四届国际研讨会血钙升高 PHPT 指南管理。若疾病以其他方式进展，如骨密度降低加重、骨折、肾结石，即使此时患者血钙一直是正常的，也需要考虑更加主动的手术治疗。然而，这种治疗策略基于有限的可用数据，人们也清楚地认识到在未来的几十年内我们需要收集更多的证据从而使指南不断改进。

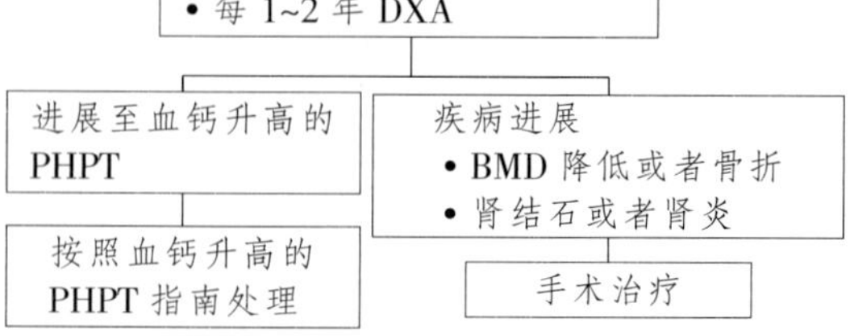

图 22.1　第四届国际研讨会关于无症状 PHPT 管理指南提出的正常血钙 PHPT 管理指南[65,66]。DXA，双能 X 线吸收测定法；BMD，骨密度。

总结与结论

PHPT 经历了两个截然不同的时代。20 世纪 70 年代多通道自动分析仪出现之前，典型的 PHPT 常表现为明显的高钙血症、骨骼改变和泌尿系结石。自 20 世纪 70 年代以来，以轻度血钙升高为特征的无症状 PHPT 受到关注。如今，正常血钙 PHPT 的出现，标志着 PHPT 第三时代的到来。血清总钙、离子钙浓度正常、PTH 持续升高的个体，往往是在代谢性骨病受试者评估中被发现。即使目前有限的数据表明这些患者有数个子群，一部分会一直保持血钙正常，一部分有发展成高钙血症的风险。但是目前还不能预测某个个体属于哪一类。还有一部分人在行颈部影像学检查或者甲状腺手术时偶然发现甲状旁腺腺瘤，这种腺瘤是无功能的偶发瘤。基于人群的研究有可能鉴别出无症状正常血钙 PHPT 个体，从而研究疾病的可能进展。

致谢

这项工作部分得到了国家卫生研究院项目 DK32333、DK074457 和 DK095944 的支持。

(陈光　王培松　薛帅　译)

参考文献

1. Bilezikian JP, Silverberg SJ. Primary Hyperparathyroidism. In: Rosen C, editor. *Primer on Metabolic Bone Diseases and Disorders of Mineral Metabolism*. 7th ed. Washington, DC: American Society for Bone and Mineral Research; 2009.
2. Bilezikian JP, Marcus R, Levine MA. *The Parathyroids: Basic and*

Clinical Concepts. 2nd ed. Academic Press; 2001.
3. Silverberg SJ, Shane E, Jacobs TP, Siris E, Bilezikian JP. A 10-year prospective study of primary hyperparathyroidism with or without parathyroid surgery. *N Engl J Med* 1999;**341**:1249–55.
4. Silverberg SJ, Shane E, de la Cruz L, Dempster DW, Feldman F, Seldin D, et al. Skeletal disease in primary hyperparathyroidism. *J Bone Miner Res* 1989;**4**:283–91.
5. Parisien M, Silverberg SJ, Shane E, de la Cruz L, Lindsay R, Bilezikian JD, et al. The histomorphometry of bone in primary hyperparathyroidism: preservation of cancellous bone structure. *J Clin Endocrinol Metab* 1990;**70**:930–8.
6. Rubin MR, Bilezikian JP, McMahon DJ, Jacobs T, Shane E, Siris E, et al. The natural history of primary hyperparathyroidism with or without parathyroid surgery after 15 years. *J Clin Endocrinol Metab* 2008;**93**:3462–70.
7. Maruani G, Hertig A, Paillard M, Houillier P. Normocalcemic primary hyperparathyroidism: evidence for a generalized target-tissue resistance to parathyroid hormone. *J Clin Endocrinol Metab* 2003;**88**:4641–8.
8. Silverberg SJ, Bilezikian JP. "Incipient" primary hyperparathyroidism: a "forme fruste" of an old disease. *J Clin Endocrinol Metab* 2003;**88**:5348–52.
9. Rao DS, Wilson RJ, Kleerekoper M, Parfitt AM. Lack of biochemical progression or continuation of accelerated bone loss in mild asymptomatic primary hyperparathyroidism: evidence for biphasic disease course. *J Clin Endocrinol Metab* 1988;**67**:1294–8.
10. Bilezikian JP, Silverberg SJ. Normocalcemic primary hyperparathyroidism. *Arq Bras Endocrinol Metabol* 2010;**54**:106–9.
11. Farquharson RF, Tibbetts DM. Studies of calcium and phosphorus metabolism: XVIII. On temporary fluctuations in the level of calcium and inorganic phosphorus in blood serum of normal individuals. *J Clin Invest* 1931;**10**:271–86.
12. Bilezikian JP, Khan AA, Potts Jr JT. Guidelines for the management of asymptomatic primary hyperparathyroidism: summary statement from the third international workshop. *J Clin Endocrinol Metab* 2009;**94**:335–9.
13. Cosman F, Shen V, Xie F, Seibel M, Ratcliffe A, Lindsay R. Estrogen protection against bone resorbing effects of parathyroid hormone infusion. Assessment by use of biochemical markers. *Ann Intern Med* 1993;**118**:337–43.
14. Gallagher JC, Nordin BE. Treatment with oestrogens of primary hyperparathyroidism in post-menopausal women. *Lancet* 1972;**1**:503–7.
15. Selby PL, Peacock M. Ethinyl estradiol and norethindrone in the treatment of primary hyperparathyroidism in postmenopausal women. *N Engl J Med* 1986;**314**:1481–5.
16. Invernizzi M, Carda S, Righini V, Baricich A, Cisari C, Bevilacqua M. Different PTH response to oral peptone load and oral calcium load in patients with normocalcemic primary hyperparathyroidism, primary hyperparathyroidism, and healthy subjects. *Eur J Endocrinol* 2012;**167**:491–7.
17. Wills MR, Pak CY, Hammond WG, Bartter FC. Normocalcemic primary hyperparathyroidism. *Am J Med* 1969;**47**:384–91.
18. Monchik JM, Gorgun E. Normocalcemic hyperparathyroidism in patients with osteoporosis. *Surgery* 2004;**136**:1242–6.
19. Koumakis E, Souberbielle JC, Sarfati E, Meunier M, Maury E, Gallimard E, et al. Bone mineral density evolution after successful parathyroidectomy in patients with normocalcemic primary hyperparathyroidism. *J Clin Endocrinol Metab* 2013; **98**:3213–20.
20. Eastell R, Brandi ML, Costa A, D'Amour P, Shoback DM, Thakker RV. *Diagnosis of Asymptomatic Primary Hyperparathyroidism: Proceedings of the Fourth International Workshop. [Under preparation for submission]*; 2014.
21. Ross AC, Taylor CL, Yaktine AL, Del Valle HB, editors. *Dietary Reference Intakes for Calcium and Vitamin D*. Washington, DC: The National Academies Press; 2011.
22. Souberbielle JC, Cormier C, Kindermans C, Gao P, Cantor T, Forette F, et al. Vitamin D status and redefining serum parathyroid hormone reference range in the elderly. *J Clin Endocrinol Metab* 2001;**86**:3086–90.
23. Souberbielle JC, Lawson-Body E, Hammadi B, Sarfati E, Kahan A, Cormier C. The use in clinical practice of parathyroid hormone normative values established in vitamin D-sufficient subjects. *J Clin Endocrinol Metab* 2003;**88**:3501–4.
24. Martinez I, Saracho R, Montenegro J, Llach F. The importance of dietary calcium and phosphorous in the secondary hyperparathyroidism of patients with early renal failure. *Am J Kidney Dis* 1997;**29**:496–502.
25. K/DOQI clinical practice guidelines for bone metabolism and disease in chronic kidney disease. *Am J Kidney Dis* 2003;**42**:S1–201.
26. KDIGO clinical practice guideline for the diagnosis. evaluation, prevention, and treatment of Chronic Kidney Disease-Mineral and Bone Disorder (CKD-MBD). *Kidney Int* 2009;**113**(Suppl.): S1–130.
27. Walker MD, Dempster DW, McMahon DJ, Udesky J, Shane E, Bilezikian JP, et al. Effect of renal function on skeletal health in primary hyperparathyroidism. *J Clin Endocrinol Metab* 2012;**97**:1501–7.
28. PaloYan E, Farland M, Pickleman JR. Hyperparathyroidism coexisting with hypertension and prolonged thiazide administration. *JAMA* 1969;**210**:1243–5.
29. Mallette LE, Khouri K, Zengotita H, Hollis BW, Malini S. Lithium treatment increases intact and midregion parathyroid hormone and parathyroid volume. *J Clin Endocrinol Metab* 1989;**68**:654–60.
30. Mallette LE, Eichhorn E. Effects of lithium carbonate on human calcium metabolism. *Arch Intern Med* 1986;**146**:770–6.
31. Greenspan SL, Holland S, Maitland-Ramsey L, Poku M, Freeman A, Yuan W, et al. Alendronate stimulation of nocturnal parathyroid hormone secretion: a mechanism to explain the continued improvement in bone mineral density accompanying alendronate therapy. *Proc Assoc Am Physicians* 1996;**108**:230–8.
32. Harris ST, Gertz BJ, Genant HK, Eyre DR, Survill TT, Ventura JN, et al. The effect of short term treatment with alendronate on vertebral density and biochemical markers of bone remodeling in early postmenopausal women. *J Clin Endocrinol Metab* 1993;**76**:1399–406.
33. Cook G. Is long-term bisphosphonate administration associated with significantly increased circulating parathormone levels in patients with multiple myeloma? *Eur J Endocrinol* 2003;**149**:467–8.
34. Landman JO, Papapoulos SE. Uninterrupted oral bisphosphonate (pamidronate) therapy of patients with osteoporosis is not associated with chronic stimulation of parathyroid hormone secretion. *Osteoporos Int* 1995;**5**:93–6.
35. Bekker PJ, Holloway DL, Rasmussen AS, Murphy R, Martin SW, Leese PT, et al. A single-dose placebo-controlled study of AMG 162, a fully human monoclonal antibody to RANKL, in postmenopausal women. *J Bone Miner Res*. 2004;**19**:1059–66.
36. Libanati C. 2013.
37. Makras P, Polyzos SA, Papatheodorou A, Kokkoris P, Chatzifotiadis D, Anastasilakis AD. Parathyroid hormone changes following denosumab treatment in postmenopausal osteoporosis. *Clin Endocrinol (Oxf)* 2013;**79**:499–503.
38. Coe FL, Canterbury JM, Firpo JJ, Reiss E. Evidence for secondary hyperparathyroidism in idiopathic hypercalciuria. *J Clin Invest* 1973;**52**:134–42.
39. Nijenhuis T, Hoenderop JG, Loffing J, van der Kemp AW, van Os CH, Bindels RJ. Thiazide-induced hypocalciuria is accompanied by a decreased expression of Ca2+ transport proteins in kidney. *Kidney Int* 2003;**64**:555–64.
40. Nijenhuis T, Vallon V, van der Kemp AW, Loffing J, Hoenderop JG, Bindels RJ. Enhanced passive Ca2+ reabsorption and reduced Mg2+ channel abundance explains thiazide-induced hypocalciuria and hypomagnesemia. *J Clin Invest* 2005;**115**:1651–8.
41. Tordjman KM, Greenman Y, Osher E, Shenkerman G, Stern N.

Characterization of normocalcemic primary hyperparathyroidism. *Am J Med* 2004;**117**:861–3.
42. Balsa JA, Botella-Carretero JI, Peromingo R, Zamarrón I, Arrieta F, Muñoz-Malo T, et al. Role of calcium malabsorption in the development of secondary hyperparathyroidism after biliopancreatic diversion. *J Endocrinol Invest* 2008;**31**:845–50.
43. Selby PL, Davies M, Adams JE, Mawer EB. Bone loss in celiac disease is related to secondary hyperparathyroidism. *J Bone Miner Res* 1999;**14**:652–7.
44. Alzahrani AS, Al Sheef M. Severe primary hyperparathyroidism masked by asymptomatic celiac disease. *Endocr Pract* 2008;**14**:347–50.
45. Siris ES, Clemens TP, McMahon D, Gordon A, Jacobs TP, Canfield RE. Parathyroid function in Paget's disease of bone. *J Bone Miner Res* 1989;**4**:75–9.
46. Gutteridge DH, Gruber HE, Kermode DG, Worth GK. Thirty cases of concurrent Paget's disease and primary hyperparathyroidism: sex distribution, histomorphometry, and prediction of the skeletal response to parathyroidectomy. *Calcif Tissue Int* 1999;**65**:427–35.
47. Cusano NE, Maalouf NM, Wang PY, Zhang C, Cremers SC, Haney EM, et al. Normocalcemic hyperparathyroidism and hypoparathyroidism in two community-based nonreferral populations. *J Clin Endocrinol Metab* 2013;**98**:2734–41.
48. Lundgren E, Rastad J, Thrufjell E, Akerstrom G, Ljunghall S. Population-based screening for primary hyperparathyroidism with serum calcium and parathyroid hormone values in menopausal women. *Surgery* 1997;**121**:287–94.
49. Misra B, McMahon DJ, Silverberg SJ, Bilezikian JP. New data on the impact of renal function on the relationship between 25-hydroxyvitamin D and parathyroid hormone. *J Bone Miner Res* 2008;(Suppl. 1):23. Available at http://www.abstractsonline.com/viewer/viewAbstractPrintFriendly.asp?CKey=%7B92EE7CFD-FD2E-481C-9F94-BF9F138416B9%7D&SKey=%7B216F4888-BDB7-464F-A534-7700513AB4F1%7D&MKey=%7BDCB70C83-5B38-431A-B0E1-9221D66718D0%7D&AKey=%7BD0C01D4F-E23B-45E2-ACD4-0AF8AC866B8B%7D.
50. Garcia-Martin A, Reyes-Garcia R, Munoz-Torres M. Normocalcemic primary hyperparathyroidism: one-year follow-up in one hundred postmenopausal women. *Endocrine* 2012;**42**:764–6.
51. Berger C, Langsetmo L, Hanley D, et al. Relative prevalence of normocalcemic and hypercalcemic hyperparathryoidism in a community-dwelling cohort. *J Bone Miner Res* 2011;(Suppl. 1):26. Available at http://www.asbmr.org/Meetings/AnnualMeeting/AbstractDetail.aspx?aid=6f4e2d52-fc9a-44db-a69a-55bda37dfa18.
52. Yeh MW, Ituarte PH, Zhou HC, Nishimoto S, Liu IL, Harari A, et al. Incidence and prevalence of primary hyperparathyroidism in a racially mixed population. *J Clin Endocrinol Metab* 2013;**98**:1122–9.
53. Lowe H, McMahon DJ, Rubin MR, Bilezikian JP, Silverberg SJ. Normocalcemic primary hyperparathyroidism: further characterization of a new clinical phenotype. *J Clin Endocrinol Metab* 2007;**92**:3001–5.
54. Amaral LM, Queiroz DC, Marques TF, Mendes M, Bandeira F. Normocalcemic versus hypercalcemic primary hyperparathyroidism: more stone than bone? *J Osteoporos* 2012;**2012**:128352.
55. Cakir I, Unluhizarci K, Tanriverdi F, Elbuken G, Karaca Z, Kelestimur F. Investigation of insulin resistance in patients with normocalcemic primary hyperparathyroidism. *Endocrine* 2012;**42**:419–22.
56. Wade TJ, Yen TW, Amin AL, Wang TS. Surgical management of normocalcemic primary hyperparathyroidism. *World J Surg* 2012;**36**:761–6.
57. Charopoulos I, Tournis S, Trovas G, Raptou P, Kaldrymides P, Skarandavos G, et al. Effect of primary hyperparathyroidism on volumetric bone mineral density and bone geometry assessed by peripheral quantitative computed tomography in postmenopausal women. *J Clin Endocrinol Metab* 2006;**91**:1748–53.
58. Akerström G, Rudberg C, Grimelius L, Bergström R, Johansson H, Ljunghall S, et al. Histologic parathyroid abnormalities in an autopsy series. *Hum Pathol* 1986;**17**:520–7.
59. Shroff P, McGrath GA, Pezzi CM. Incidentalomas of the parathyroid gland: multiple presentations, variable function, and review of the literature. *Endocr Pract* 2005;**11**:363–9.
60. Vassiliadi DA, Tsagarakis S. Endocrine incidentalomas—challenges imposed by incidentally discovered lesions. *Nat Rev Endocrinol* 2011;**7**:668–80.
61. Frasoldati A, Pesenti M, Toschi E, Azzarito C, Zini M, Valcavi R. Detection and diagnosis of parathyroid incidentalomas during thyroid sonography. *J Clin Ultrasound* 1999;**27**:492–8.
62. Kwak JY, Kim EK, Moon HJ, Kim MJ, Ahn SS, Son EJ, et al. Parathyroid incidentalomas detected on routine ultrasound-directed fine-needle aspiration biopsy in patients referred for thyroid nodules and the role of parathyroid hormone analysis in the samples. *Thyroid* 2009;**19**:743–8.
63. Ghervan C, Silaghi A, Nemes C. Parathyroid incidentaloma detected during thyroid sonography—prevalence and significance beyond images. *Med Ultrason* 2012;**14**:187–91.
64. Rejnmark L, Amstrup AK, Mollerup CL, Heickendorff L, Mosekilde L. Further insights into the pathogenesis of primary hyperparathyroidism: a nested case-control study. *J Clin Endocrinol Metab* 2013;**98**:87–96.
65. Silverberg SJ, Clarke B, Peacock M, Banderia F, Cusano NE, Minisola S, et al. *Current Issues in the Presentation of Asymptomatic Primary Hyperparathyroidism: Proceedings of the Fourth International Workshop. [Under preparation for submission]*; 2014.
66. Bilezikian JP, Brandi ML, Eastell R, Silverberg SJ, Udelsman R, Marcocci C, et al. *Summary Statement with Guidelines for the Management of Asymptomatic Primary Hyperparathyroidism: Proceedings of the Fourth International Workshop. [Under preparation for submission]*; 2014.
67. Marques TF, Vasconcelos R, Diniz E, Rego D, Griz L, Bandeira F. Normocalcemic primary hyperparathyroidism in clinical practice: an indolent condition or a silent threat? *Arq Bras Endocrinol Metabol* 2011;**55**:314–7.

第 23 章

家族遗传性原发性甲状旁腺功能亢进症

Rajesh V. Thakker

引言

原发性甲状旁腺功能亢进症(PHPT)可以作为复杂疾病综合征的一部分表现,也可以是一种独立(非综合征)的疾病。PHPT 的这些“综合征型”和“非综合征型”形式可能以遗传性(即家族性)疾病的形式出现,也可以非家族性(即散发性)疾病的形式出现[1-3]。然而,散发性 PHPT 和家族性 PHPT 之间的鉴别有时可能是困难的,因为在一些散发病例中,可能不存在家族史,因为患有该疾病的父母可能没有被调查,也可能在 PHPT 症状出现之前已经死亡;或 PHPT 可能是由于患者的新发生殖系突变造成的,这将造成家族史缺乏,但会导致患者后代中遗传性 PHPT 的风险增加[1,4]。对 PHPT 的“综合征型”和“非综合征型”患者的研究表明,超过 10%的 PHPT 患者将在 11 个基因中的 1 个基因上存在生殖系突变(表 23.1)[1,2,5-14]。本章将回顾:“综合征型”和“非综合征型”PHPT 及其遗传学;临床实践中基因检测的价值;PHPT 中突变分析的适应证;PHPT 患者基因检测的临床方法。

综合征型原发性甲状旁腺功能亢进症

PHPT 的综合征形式可以作为复杂疾病的一部分发生,如作为多发性内分泌腺瘤(MEN)综合征的一部分(表 23.2),为常染色体显性遗传(表 23.1)[1,3,4]。与复杂综合征相关的这种综合征型 PHPT 形式包括:MEN1,以甲状旁腺、胰腺和垂体前叶的肿瘤并发为特征的疾病(表 23.2)[1,4];MEN2(也被称为 MEN2a),以甲状腺髓样癌(MTC)、嗜铬细胞瘤和甲状旁腺肿瘤的并发为特征的疾病[3,14];MEN3(也被称为 MEN2b),其特征在于 MTC 和嗜铬细胞瘤的联合发生,以及甲状旁腺肿瘤少见,但是与马方综合征体征、黏膜神经瘤、髓质化角膜纤维和肠道自主神经节功能障碍导致的多发性憩室和巨结肠相关[1,3,14];MEN4 是一种以甲状旁腺和垂体前叶肿瘤与性腺、肾上腺和肾脏肿瘤相关为特征的疾病[1];甲状旁腺功能亢进症-颌骨肿瘤(HPT-JT)综合征,其特征为伴有甲状旁腺肿瘤且通常是癌,以及与子宫肿瘤、肾肿瘤和罕见胰腺腺癌、睾丸混合性生殖细胞肿瘤和 Hurthle 细胞甲状腺腺瘤有关的上颌骨骨化性纤维瘤[2,14]。这些 PHPT 的综合征是由于生殖系突变引起的(表 23.1)如下:MEN1 由 MEN1 基因的异常引起,MEN1 基因为一抑癌基因,编码参与转录调节、基因组稳定性、细胞分裂和增殖的多发性内分泌腺瘤蛋白(Menin)[1];MEN2 和 MEN3 是由于在转染期间重排的原癌基因(RET)突变,其编码酪氨酸激酶受体(TKR)[3];MEN4 是由于编码细胞周期依赖性蛋白激酶抑制剂(CDKI)p27kip1 的 CDNK1B 突变[1];HPT-JT 是由于编码 Parafibromin 的甲状旁腺功能亢进症 2 型(HRPT2)基因的突变,该基因也被称为细胞分裂周期 73(CDC73),其在与 RNA 聚合酶Ⅱ相互作用的关键转录调节复合体中起作用[2]。

多发性内分泌腺瘤 1 型

MEN1 是以甲状旁腺、胰腺和垂体前叶的肿瘤并发为特征的疾病[1,4]。此外,一些 MEN1 患者也可能患有肾上腺皮质肿瘤,以及前肠类癌、脑膜瘤、面部血管纤维瘤、胶原瘤和脂肪瘤等。已报道受影响的腺体及其病理特征(例如,甲状旁腺增生、单个或多个腺瘤)在同一家族的成员中甚至在同卵双胞胎之间是不同的[15,16]。在没有治疗的情况下,内分泌肿瘤与 MEN1 患者的早期死亡率相关。因此,未经治疗的 MEN1 患者预期寿命缩短,50 岁时死亡率为 50%,50%~70%的 MEN1 患者死

表 23.1　与原发性甲状旁腺功能亢进症(PHPT)和家族性高钙血症相关的遗传性疾病

疾病[a]	基因/蛋白	染色体的位置
MEN1	Menin	11q13
MEN2 & 3	*RET*	10q11.2
MEN4	*CDKN1B*(p27,KIP1)	12p13
HPT-JT	Parafibromin	1q31.2
FIHP	Menin,Parafibromin,CaSR,CDKN1A(p21),CDKN2B(p15)CDKN2C(p18)	11q13,1q31.2,3q21.1,6p21.2,9p21,1p32
NSHPT	CaSR	3q21.1
FHH1	CaSR	3q21.1
FHH2	GNA11	19p13
FHH3	AP2S1	19q13.2–q13.3
nsPHPT[b]	PTH	11p15.3–p15.1

MEN1、MEN2、MEN3、MEN4,多发性内分泌腺瘤 1 型、2 型、3 型和 4 型;HPT-JT,甲状旁腺功能亢进症–颌骨肿瘤综合征;FIHP,家族性孤立性甲状旁腺功能亢进症;NSHPT,新生儿重度原发性甲状旁腺功能亢进症;FHH1、FHH2、FHH3,家族性低尿钙性高钙血症 1 型、2 型和 3 型;nsPHPT,非综合征型原发性甲状旁腺功能亢进症。

[a] 所有疾病均是常染色体显性遗传,但 NSHPT 可能是隐性遗传。

[b] 1 例 PHPT 患者有无意义的 PTH 基因突变。

因通常是恶性肿瘤过程或疾病后遗症，常常源自胰腺神经内分泌肿瘤(NET)或前肠类癌[17–20]。MEN1 是一种常染色体显性遗传病，在这些家族中遗传，但有 8%~14%的 MEN1 患者可能为非家族性(即散发性),并且分子遗传学研究已在大约 10%的 MEN1 患者中证实产生了新的突变 MEN1 基因[4,21]。据估计,PHPT 患者 MEN1 的发病率为 1%~18%[4,21,22]。

甲状旁腺肿瘤

PHPT 是 MEN1 最常见的特征,约有 90%的 MEN1 患者患有 PHPT[4,21]。患者可能患有无症状性高钙血症或与高钙血症相关的模糊症状(例如,多尿、多饮、便秘、乏力或消化不良)。肾结石和纤维囊性骨炎虽不太常见,也可能发生。生物化学调查显示,高钙血症通常与循环血液中甲状旁腺激素(PTH)浓度的升高有关(表 23.3)。高钙血症通常是轻度的,严重高钙血症导致危象或甲状旁腺癌罕见。PHPT 患者中,MEN1 与非 MEN1 患者相比,其他差异包括发病年龄较早(20~25 岁对 55 岁)和男女比例相等(1:1 对 1:3)[4,21,23]。术前影像学检查（如颈部超声和应用 ^{99m}Tc 甲氧基异丁基异腈甲状旁腺显像)效果有限,因为所有甲状旁腺都可能受到影响,无论术前定位情况如何,都可能需要进行颈部探查。手术切除 MEN1 患者异常活跃的甲状旁腺是一种明确的治疗方法,但有争议的是,是行甲状旁腺次全切除(即移除 3.5 个腺体),还是行全甲状旁腺切除术及是否同时在前臂行甲状旁腺组织自体移植,以及手术是应该在早期还是后期进行[24–28]。不建议进行微创甲状旁腺手术,因为所有 4 个甲状旁腺腺体常受到多发性腺瘤或增生的影响。手术类型(即甲状旁腺次全切除或甲状旁腺全切除术,是否行甲状旁腺组织自体移植)及其时机需要仔细考虑,以及诸如手术经验、长期定期血钙监测设施的可用性、骨化三醇(或维生素 D 类似物)的可及性和患者的偏好等因素也应考虑在内[24–28]。通过钙敏感受体起作用的钙盐模拟物(例如,西那卡塞)已被用于治疗一些手术失败或手术禁忌的 PHPT 患者[29,30]。

胰腺肿瘤

胰岛细胞肿瘤属于神经内分泌肿瘤(NET),MEN1 患者的发病率在不同研究组中为 30%~80%[4,31–35]。这些肿瘤中的大多数(表 23.2)产生过量的激素[例如,胃泌素、胰岛素、胰高血糖素或血管活性肠肽(VIP)],并且与明确的临床综合征相关，尽管一些可能保持无作用或无分泌功能。这些胰岛细胞瘤在 MEN1 患者中的发病年龄早于未患 MEN1 的患者[11,36,37]。

胃泌素瘤

分泌胃泌素的肿瘤(胃泌素瘤)与显著的胃酸分泌和复发性消化性溃疡相关，该组合也被称为 Zollinger-Ellison 综合征(ZES)。胃泌素瘤更常发生于年龄超过 30 岁的 MEN1 患者，以及反复发作的严重多发性消化性溃疡(可能会穿孔)患者,而恶病质是导致高死亡率的主要原因[33]。ZES 患者还可能患有腹泻和脂肪泻。ZES 确诊通过证明空腹血清胃泌素浓度升高与基础胃酸分泌增加(表 23.3)。然而,在伴有高钙血症的 MEN1 患者中,ZES 的诊断可能很困难，因为高钙血症可能与高胃泌素血症有关。超声检查、内镜超声检查、计算机断层扫描(CT)、磁共振成像(MRI)、选择性腹部血管造影、静脉采血或生长抑素受体显像有助于术前定位肿瘤[38–40]。胃泌素瘤占 MEN1 患者所有胰腺 NET 的 50%以上,约 20%的胃泌素瘤患者患有 MEN1[31,41–43]。胃泌素瘤也可能发生在十二指肠黏膜,它是 MEN 患者发病和死亡的主要原因。大多数 MEN1 胃泌素瘤是恶性的,并且往往

表 23.2　多发性内分泌腺瘤(MEN)综合征及其特征性肿瘤和相关遗传异常

类型(染色体位置)	肿瘤(估计外显率)	基因;最常见的突变密码子
MEN1(11q13)	甲状旁腺腺瘤(90%)	*MEN1*
	胃肠胰肿瘤(30%~70%)	83/84,4-bp del(≈4%)
	• 胃泌素瘤(>50%)	119,3-bp del(≈3%)
	• 胰岛素瘤(10%~30%)	209-211,4-bp del(≈8%)
	• 无功能和 PPoma(20%~55%)	418,3-bp del(≈4%)
	• 胰高血糖素瘤(<1%)	514-516,del 或 ins(≈7%)
	• VIPoma(<1%)	内含子 4 ss(≈10%)
	垂体腺瘤(15%~50%)	
	• 催乳素瘤(60%)	
	• 生长激素瘤(25%)	
	• 促肾上腺皮质素瘤(<5%)	
	• 无功能(<5%)	
	相关肿瘤	
	• 肾上腺皮质瘤(20%~70%)	
	• 嗜铬细胞瘤(<1%)	
	• 支气管肺 NET(2%)	
	• 胸腺 NET(2%)	
	• 胃 NET(70%)	
	• 脂肪瘤(30%)	
	• 血管纤维瘤(85%)	
	• 胶原瘤(70%)	
	• 脑膜瘤(8%)	
MEN2(10cen-10q11.2)		
MEN2A	MTC(90%)	RET
	嗜铬细胞瘤(50%)	634,如 Cys→Arg(≈85%)
	甲状旁腺腺瘤(20%~30%)	
只有 MTC	MTC(100%)	*RET* 618,错义突变(>50%)
MEN2B(又称为 MEN3)	MTC(>90%)	*RET* 918,Met→Thr(>95%)
	嗜铬细胞瘤(50%)	
	相关异常(40%~50%)	
	• 黏膜神经瘤	
	• 马方综合征	
	• 髓质化角膜纤维	
	• 巨结肠	
MEN4(12p13)	甲状旁腺腺瘤*	*CDKN1B*,没有常见的突变
	垂体腺瘤*	确定日期
	生殖器官肿瘤*(如睾丸癌、宫颈神经内分泌癌)	
	? 肾上腺+肾肿瘤*	

MEN 综合征是常染色体显性遗传已经被证实。del,缺失;ins,插入;PPoma,胰多肽瘤/胰腺多肽分泌性肿瘤;VIPoma:舒血管肠肽瘤;MTC,甲状腺髓样癌。

*报道数量不足以提供患病率信息。

Reproduced from[1].

表 23.3 在 MEN1 高危人群中进行生物化学和影像学筛查建议

肿瘤	发病年龄(岁)	生物化学检查(血浆或血清)每年	影像学检查(时间间隔)
甲状旁腺	8	钙、PT	无
胰腺 NET			
胃泌素瘤	20	胃泌素类(±胃液 pH)	无
胰岛素瘤	5	空腹血糖值、胰岛素	无
其他胰腺 NET	<10	嗜铬粒蛋白 A;胰多肽、胰高血糖素、血管活性肠肽	MRI、CT、或 EUS(每年)
垂体前叶	5	催乳素、IGF-1	MRI(每 3 年)
肾上腺	<10	除非有症状或影像学上发现肿瘤和(或)肿瘤大于 1 cm	MRI 或 CT(每年和胰腺影像学)
胸腺和支气管肺	15	无	CT 或 MRI(每 1~2 年)

CT,计算机断层扫描;MRI,磁共振成像;EUS,超声成像。
Reproduced from[1].

在确诊之前会转移。MEN1 和 ZES 患者的内科治疗旨在将基础酸分泌降至 10mmol/L 以下,可通过应用壁细胞 H^+-K^+-三磷腺苷酸酶(ATPase)抑制剂(如奥美拉唑或兰索拉唑)实现,它们已被证实是有效的并成为治疗胃泌素瘤的首选药物[4]。一些患者可能还需要使用 H_2 受体拮抗剂(如西咪替丁或雷尼替丁)进行补充治疗。MEN1 患者胃泌素瘤的手术治疗作用存在争议[38,41,43-45]。手术的目标应该是降低疾病远处转移的风险并提高生存率, 位于胰腺的非转移性胃泌素瘤的理想治疗方法是手术切除胃泌素瘤[46]。然而,已有报道称,存在胃泌素瘤的 MEN1 患者的预后与肿瘤大小和肝转移灶的存在相关。据报道,肝转移的风险随着肿瘤大小而增加,25%~40%的具有大于 4cm 的胰腺 NET 的患者发生肝转移,50%~70%肿物大小为 2~3cm 的 MEN1 患者发生淋巴结转移[46,47]。据报道,胃泌素瘤大小<2.5cm 的 MEN1 患者的 15 年生存率为 100%,如果存在转移则 15 年生存率为 52%, 尽管存在淋巴结转移似乎不会对生存造成不利影响[33,46-49]。

大于 2cm 的胃泌素瘤推荐手术治疗, 因为这些患者术后的疾病相关生存率有所改善[43]。此外,在发生率更高的 MEN1 十二指肠胃泌素瘤患者中, 手术治疗已经取得了成功。然而,在大多数 MEN1 患者中,胃泌素瘤常常多发或位于胰腺外,除十二指肠胃泌素瘤外,其他胃泌素瘤手术通常不成功。例如,一项研究的结果显示,只有约 15%的 MEN1 患者手术后疾病立即治愈,并且 5 年后这个数字已经下降到约 5%;没有 MEN1 的患者相对结果更好,为 45%和 40%[47]。然而,其他研究报道,在十二指肠切除术、胰十二指肠切除术或全胰切除术后 6 个月, 高达 77%的高胃泌素 MEN1 患者的胃泌素降为正常,促胰液素激发试验阴性[38,50]。鉴于这些发现,大多数内科医生和约 50%的外科医生推荐非手术治疗 MEN1 胃泌素瘤。播散性胃泌素瘤的治疗很困难,用链脲佐星和 5-氟尿嘧啶进行化疗、奥曲肽或兰瑞肽(为人体生长抑素类似物)激素治疗、肝动脉栓塞术、人类白细胞干扰素的治疗以及切除所有可切除的肿瘤,均偶尔取得成功[4]。

胰岛素瘤

β 胰岛细胞所导致的胰岛素瘤占 MEN1 胰腺瘤的 10%~30%。患胰岛素瘤的患者出现低血糖症状(例如虚弱、头痛、出汗、视物模糊、癫痫发作以及行为改变和体重增加), 经过快速消耗后并在摄取葡萄糖后症状改善[4,21]。最可靠的检查是 72 小时饥饿试验,以监测血浆中胰岛素浓度的变化与低血糖症状的相关性(表 23.3)。循环血中 C 肽和前胰岛素原浓度的升高也提示该诊断。低血糖期间血浆和尿液中检测不到磺胺类药物是重要的线索(表 23.3)。术前通过内镜超声、CT 或腹腔干血管造影等进行定位,术前及围术期经皮肝穿刺门静脉取样,选择性动脉刺激肝静脉取样,术中直接胰腺超声检查等措施都有利于提高手术成功率[4,39]。约 10%的 MEN1 患者既患有胃泌素瘤又患有胰岛素瘤, 但两种肿瘤发生的时间不一定相同, 胰岛素瘤多发生在年龄低于 40 岁的患者,个别患者低于 20 岁,而胃泌素瘤一般发生在年龄大于 40 岁的患者[16,36,51]。约 10% MEN1 患者的首发疾病为胰岛素瘤,并且约 4%的胰岛素瘤患者将来会发展为 MEN1[4,16]。治疗方面,手术是最佳的治疗措施,而频繁地补充碳水化合物、应用二氮嗪或奥曲肽的效果总是差强人意。无论是单纯的肿瘤挖出,还是远端胰腺切除或部分胰腺切除,都表现出了很好的疗效[44]。化疗方面,使用链脲佐星、5-氟尿嘧啶、多柔比星或肝动脉栓塞已被用于治疗转移性疾病[4]。

胰多肽瘤(PPOMA)和无功能胰腺神经内分泌肿瘤

20%~55%的 MEN1 患者存在胰多肽瘤。过多分泌的多肽没有外在的病理性表现,并且这些多肽的医学意义不明。许多胰多肽瘤可能没有被诊断或划归到无功能(非分泌型)胰腺 NET,这可能是 MEN1 中最常见的胰腺

NET,并且有报道称有年龄<15 岁的无症状患者[11,52]。临床症状和特异性生物化学指标的缺乏使无功能型胰腺 NET 的诊断被延误,这也导致它比有功能的肿瘤(包括胰岛素瘤和胃泌素瘤)的预后更差[1,11,17,19,20,35,37]。无功能胰腺 NET 的最佳筛选方法及其检测时间间隔仍有待建立，目前内镜超声检查可能是检测小胰腺肿瘤最敏感的方法，同时生长抑素受体显像是检测转移性疾病最可靠的方法(表 23.3)[35,53]。对于无症状的无功能型胰腺 NET 患者的管理仍存在争议[11,37,54-57]。有人建议只要发现肿瘤,无论大小都应该手术;也有人建议肿瘤大于 1cm 才进行手术；还有人建议只有肿瘤大于 3cm 且仍在生长才进行手术。胰十二指肠切除术可以将 80%的患者的肿瘤切除，然而超过 40%的患者会发生并发症,包括糖尿病、脂肪淤积、早发或迟发的倾倒综合征和其他消化道症状[32,45]。50%~60%接受手术 5 年以上的患者的全球生活质量(QOL)评估与参照人群相似[45,55]。酪氨酸激酶受体的抑制剂（TKR）和哺乳动物西罗莫司靶标(mTOR)信号通路已被报道能够有效治疗胰腺 NET 并使无进展生存期延长一倍[59,60]。

胰高血糖素瘤

只有约 3%的 MEN1 患者在发生胰腺 NET 时会分泌胰高血糖素。临床特征性表现为皮疹(坏死性红斑)、体重减轻、贫血，但有可能不出现口腔炎。无症状的 MEN1 患者进行胰腺显像可能会发现肿瘤,出现糖耐受降低和高甘油三酯血症[4]。手术切除是胰高血糖素瘤的治疗手段之一[32,44]。然而,由于 50%~80%的患者在确诊时已经出现转移,所以治疗起来会很困难[44]。使用生长激素抑制素类似物(例如,奥曲肽或兰瑞肽)的药物治疗、使用链脲佐星和 5-氟尿嘧啶的化疗、肝动脉栓塞已经成功用于治疗远处转移[4]。

血管活性肠肽瘤(VIPoma)

只有极少数的 MEN1 患者出现了 VIPoma,症状有水样腹泻、低钾血症和胃酸缺乏症。这种临床综合征被称为 Verner-Morrison 综合征、WDHA 综合征或 VIPoma 综合征[4,44]。在排除了腹泻和利尿剂滥用后,过量粪便排出的症状(0.5~1L/d)和明显增高的血浆血管活性肠肽浓度支持该病的诊断。通过手术发现,该肿瘤大多数位于胰尾[4,44]。然而,对于肿瘤不能切除的患者,使用生长抑素类似物,如奥曲肽和兰瑞肽或链脲佐星与 5-氟尿嘧啶治疗,已被证明是有益的,并且肝动脉栓塞术已被用于治疗转移[4]。

垂体瘤

MEN1 患者垂体瘤的发生率在不同的年龄段中为 15%~50%(表 23.2)[16,61-64]。发病年龄为 55~90 岁[16,65]。女性 MEN1 垂体腺瘤的发病率高于男性，且大部分为直径大于 1cm 的巨腺瘤[64]。此外,组织学显示约有 1/3 的垂体肿瘤表现出恶性特征,如肿瘤细胞浸润到周围正常的垂体组织。但是，没有特定的组织学报道区分 MEN1 和非 MEN1 垂体肿瘤[63]。大约 60%的 MEN1 相关的垂体瘤分泌催乳素,25%以下分泌生长激素,5%分泌促肾上腺皮质激素,其余的似乎没有功能,部分分泌糖蛋白亚基(表 23.2)[61-63]。但是,来源于 MEN1 患者的垂体肿瘤对几种激素存在免疫活性,特别是生长激素乳腺瘤高发[63]。的确,MEN1 相关的垂体肿瘤比非 MEN1 相关的垂体肿瘤更容易分泌多种激素。

约 15%的 MEN1 患者首先出现泌乳素瘤，生长激素瘤更多发生在 40 岁以上的患者中,但似乎没有任何明确的基因型-表型相关性[4,16,63,64]。3%以下的 MEN1 患者发生垂体前叶肿瘤[61,66]。临床表现上,MEN1 相关性垂体瘤与散发的垂体瘤是相似的，主要取决于肿瘤大小和分泌的激素。因此，患者可能有高泌乳素血症症状(例如,女性闭经、不孕、溢乳;男性阳痿和不育),或患有肢端肥大症或库欣综合征。此外,增大的垂体瘤可能会压迫相邻的结构,如视交叉或正常垂体组织,并可能导致视力障碍和(或)垂体功能减退症。在无症状的 MEN1 患者中，确诊这些肿瘤应定期监测血清 PRL 和胰岛素样生长因子 1(IGF1)水平以及垂体的磁共振成像(表 23.3)。在结果异常的患者中,下丘脑垂体测试应该进一步鉴别病变及其对其他垂体激素分泌的影响。MEN1 相关的垂体肿瘤和非 MEN1 相关的垂体肿瘤在治疗方面大同小异,并且包括适当的药物治疗(例如,溴隐亭或卡麦角林治疗催乳素瘤;奥曲肽或兰瑞肽治疗生长激素瘤)和选择性经蝶窦腺样体切除术,放疗残留的不可切除的肿瘤组织。但是,据报道,MEN1 相关的垂体肿瘤更具有侵袭性,且药物和手术的效果较差[61,63,64,67]。

相关肿瘤

MEN1 患者也可能发生类癌、肾上腺皮质肿瘤、面部血管纤维瘤、胶质瘤和脂肪瘤[1,4]。血管纤维瘤、胶质瘤、脂肪瘤很少需要美容手术[68]。然而,类癌和肾上腺肿瘤需要治疗并进一步随访。

类癌

超过3%的MEN1患者会发生类癌(表23.2)。类癌可能发生于支气管、胃肠道、胰腺或胸腺[4,69-71]。在诊断时,大多数患者无症状,且没有临床特征类癌综合征。重要的是,在对胸腺或支气管类癌患者的连续观察中,没有发现激素或生物化学异常(例如,血浆嗜铬粒蛋白A)。因此,鉴别这些肿瘤取决于影像学检查[72]。最佳筛查方法尚未建立。据报道,虽然CT和MRI对检测胸腺和支气管肿瘤较敏感(表23.3),但存在对CT扫描的重复电磁辐射的担忧[71-73]。虽然奥曲肽闪烁扫描也可能显示一些胸腺和支气管类癌,但是目前尚无足够证据建议常规应用[71]。胃类癌中与MEN1和ZES相关的Ⅱ型胃肠嗜铬素样(ECL)细胞类癌(ECLomas),可能在应用胃镜检查消化不良的MEN1患者时偶然发现。这些肿瘤见于70%的MEN1患者,通常为多发且小于1.5cm[74]。支气管类癌主要发生在MEN1女性患者中(男性/女性比为1:4)。相反,在欧洲,胸腺类癌主要发生于MEN1男性(男性/女性比为20:1),吸烟者的风险较高;而在日本MEN1患者中,胸腺类癌的性别差异较小(男性/女性比为2:1)[4,69-71]。MEN1相关胸腺类癌具有明显的恶性倾向。据报道,它明显增加患者死亡风险,且MEN1相关胸腺类癌患者生存期的中位数为9.5年,直接造成70%患者的死亡[71]。如果外科手术可切除类癌,则可作为一种治疗选择。对于不可切除的肿瘤和转移性疾病患者,可用放射疗法或化学治疗剂治疗(例如,顺铂、依托泊苷)[75]。此外,生长抑素类似物,如奥曲肽或兰瑞肽,可改善症状且使某些肿瘤缩小。对于恶性潜能未知的胃Ⅱ型ECLomas,应用生长抑素类似物如奥曲肽或兰瑞肽进行治疗,可使肿瘤缩小[74,76,77]。

肾上腺皮质瘤

据报道,基于影像学筛查,MEN1患者中无症状肾上腺皮质瘤的发生率为20%~70%(表23.2)[39,78-80]。这些肿瘤中的绝大多数,包括皮质腺瘤、多发性腺瘤、结节性增生、囊肿或恶性肿瘤,都是没有功能的[78]。事实上,10%以下的肾上腺增大患者有激素的高分泌,其中以原发性醛固酮增多症和不依赖ACTH的库欣综合征最常见[78]。有时,肾上腺皮质癌的患者会出现高雄激素血症,而MEN1相关的嗜铬细胞瘤患者则很少出现此症状。当有症状或体征提示有功能的肾上腺肿瘤或肿瘤大于1cm时,应进行生物化学检查[例如,血浆肾素和醛固酮浓度、低剂量地塞米松抑制试验、尿儿茶酚胺和(或)肾上腺素]。据报道,MEN1患者中肾上腺癌的发病率为1%,但当肾上腺肿瘤大于1cm时,发病率上升到了10%[78]。由于大多数无功能性肾上腺皮质瘤都是良性的,因此在MEN1相关无功能性肿瘤患者的管理上尚未达成共识。然而,当肿瘤的直径大于4cm时,恶性风险会增加,但MEN1患者中确诊的肾上腺皮质癌肿瘤直径小于4cm。肾上腺肿瘤的手术指征包括:直径大于4cm、直径1~4cm但有非典型或可疑的放射学特征(例如,在CT平扫上出现增强的Hounsfield单位)或在6个月内出现了明显的生长[78-80]。有功能性(即分泌性)MEN1相关肾上腺皮脂瘤患者的治疗与非MEN1相似。

遗传学和筛查

*MEN1*基因位于染色体11q13,由10个外显子编码一个610个氨基酸的Menin蛋白质,调节转录、基因组的稳定性、细胞分裂及增殖[81-83]。遗传的*MEN1*基因生殖系突变使人易发生体细胞突变继发的肿瘤,这个体细胞突变可能是点突变(图23.1)或更常见的删除突变,其导致肿瘤DNA的杂合性缺失(LOH),与努德森二次打击假说和Menin蛋白抑癌作用一致[22,82]。*MEN1*基因的生殖系突变遍布整个1830 bp的编码区和*MEN1*基因的剪接位点。与MEN2[82]患者相比,*MEN1*基因突变与临床表型之间明显缺乏相关性(表23.2)。超过10%的*MEN1*生殖系突变一开始可以出现并遗传到下一代[52,82]。有的*MEN1*基因突变家庭可能出现甲状旁腺肿瘤是唯一内分泌病变的情况,这种情况被称为家族性单纯性甲状腺功能亢进症(FIHP)[6,52,82]。然而,5%~25%的MEN1患者可能没有生殖系突变或者*MEN1*基因缺失[82,84]。这些有MEN1相关肿瘤但没有*MEN1*基因突变的患者可能是拟表型或有其他基因的突变[85,86]。拟表型是指疾病的发生往往与特定的基因突变相关,但是由另一个病因导致。据报道,这种拟表型在5%~10%的MEN1家族中可以见到[85,86]。

这些拟表型可以发生在两种情况下。首先,在家族性MEN1的背景下,患有MEN1相关的肿瘤,如泌乳素瘤,却没有家族性突变(图23.2)[85,86];第二,临床上有两种MEN1相关肿瘤(例如,甲状旁腺腺瘤和泌乳素瘤,图23.3)的患者,没有*MEN1*基因突变,但证明有其他基因参与。这些基因包括:编码CDKI p27Kip1蛋白的*CDNK1B*基因,其突变导致MEN4(表23.1和表23.2)[87-89];编码Parafibromin蛋白的*CDC73*基因,其基因突变导致HPT-JT综合征;钙敏感受体(*CASR*),其基因突变导致家族性高钙血症1型(FHH1)[86];位于染色体

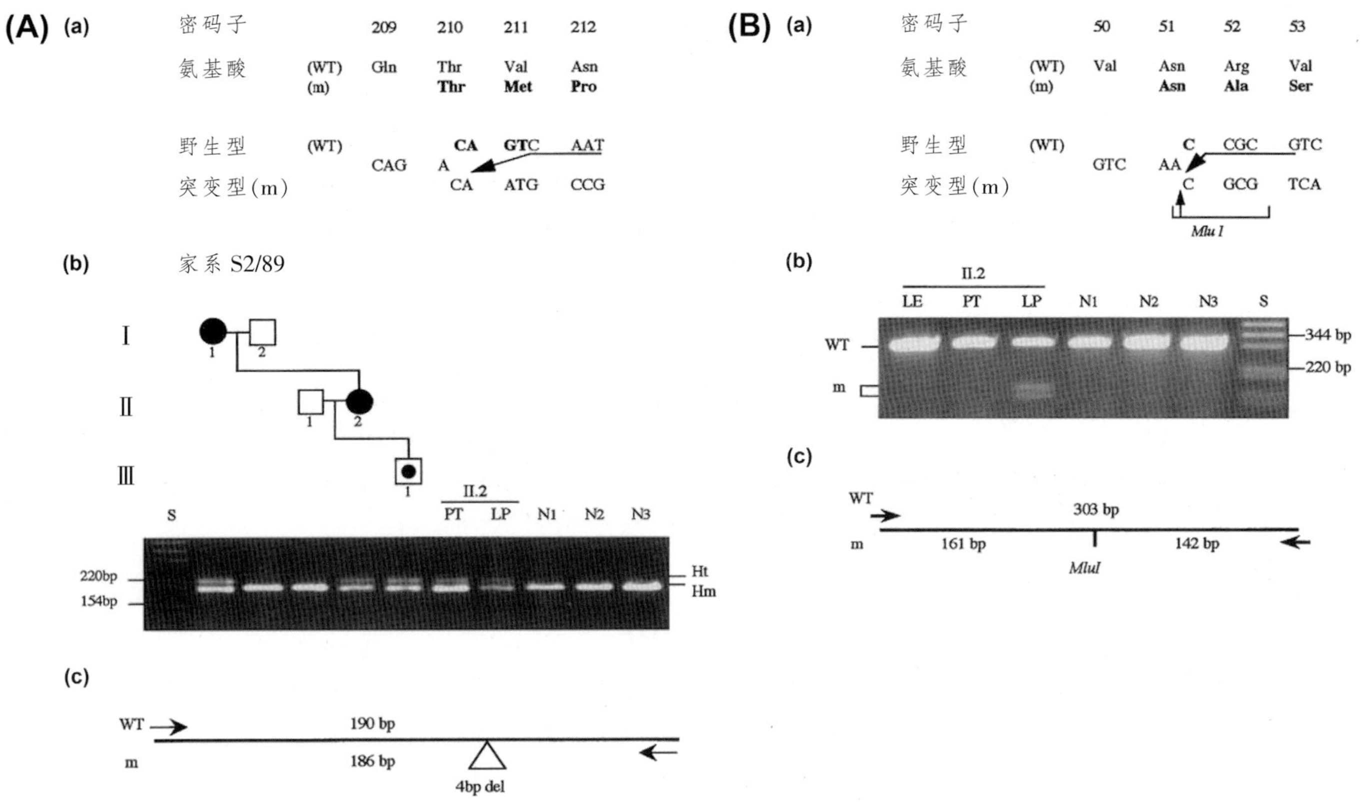

图 23.1　1 例 MEN1 患者的脂肪瘤中进行生殖系和体细胞系 MEN1 突变检测。在Ⅱ2 样本中进行的 DNA 序列检测到两个突变，一个生殖系突变(A)和一个体细胞系突变(B)。(A)生殖系突变包括一个涉及密码子 210 和 211 的 4bp 碱基缺失(CAGT)。这一突变将导致 11 个错义突变氨基酸的移码，并造成密码子 222 的过早终止(a)。经过 PCR 扩增后形成的同源双链核酸分子(Hm)和异源双链核酸分子(Ht)，可以通过琼脂糖凝胶电泳(b 和 c)来检测家族成员和样本Ⅱ2 甲状旁腺肿瘤中的基因突变。从 55 名正常人的 110 个等位基因中这 4 个碱基的缺失(见 N1~N3)，可以确认这个碱基缺失是不常见的序列多态性。(B)在个体Ⅱ2 脂肪瘤的体细胞突变(LP)包括一个密码子 55 的 1bp 碱基缺失。这个突变导致 MLuI 酶切位点的增加，从而方便了突变的检测(b 和 c)和它在 55 个正常样本和样本Ⅱ2 的白细胞与甲状旁腺肿瘤中缺失的验证(见 N1~N3)。在 PCR 扩增和 MLuI 酶消化后，在野生型中可以获得 303bp 片段的产物，而在突变型中可以获得 161bp 和 142bp 片段的产物，这可以通过琼脂糖凝胶电泳分辨(b 和 c)。Ⅰ.1 患甲状旁腺肿瘤和胃泌素瘤；Ⅱ.2 患甲状旁腺肿瘤和脂肪瘤；Ⅲ.1 为 18 岁无症状且生物化学指标正常的 *MEN1* 突变基因携带者。显示 MEN1 的年龄相关性外显率[92]。正方形，男性；原性，女性；空心符号，未受影响；实心符号，受影响的。(Reproduced with permission from[22].)

11q13 的肿瘤抑制基因，芳香烃受体相互作用蛋白(*AIP*)，其基因突变与家族性单纯性垂体腺瘤(FIPA)有关[90,91]。MEN1 拟表型的发生可能会对单个 MEN1 的诊断造成干扰，也会影响家族性 MEN1 患者中症状性患者或者有两种或多种内分泌肿瘤的特定患者为了确定 *MEN1* 突变类型而进行的基因检测。如果在一个有两种或多种内分泌肿瘤的特定患者中没有发现 *MEN1* 突变，这些患者可能是拟表型的，应该考虑临床和基因检测来确定有没有 HPT-JT、FHH、FIPA、MEN2 或者 MEN4[1]。

目前指南建议如下情况应进行 *MEN1* 基因突变分析：①两个或以上的 MEN1 相关的内分泌肿瘤(例如，甲状旁腺、胰腺、垂体肿瘤)；②已知 *MEN1* 基因突变的无症状一级亲属；③有症状、体征、生物化学或者影像学证据支持一个或多个内分泌肿瘤的 *MEN1* 基因突变携带者的一级亲属[1]。此外，在怀疑或者不典型的 MEN1 患者中也应考虑 *MEN1* 基因突变检测，包括 30 岁以下的甲状旁腺腺瘤患者及多灶性甲状旁腺肿瘤患者；任何年龄的胃泌素瘤或者多发胰腺内分泌肿瘤患者；有两个及以上 MEN1 相关肿瘤，但不是经典的甲状旁腺、胰岛和垂体前叶肿瘤三联征，如甲状旁腺肿瘤和肾上腺肿瘤[1]。那些已经确定有 *MEN1* 基因突变的家庭成员(图 23.4)，包括无症状的成员，都需要进行生物化学和影像学筛查(表 23.3)。相反，那些没有 *MEN1* 基因突变的亲属，患 MEN1 相关肿瘤的风险显著降低，作为一种常染色体显性遗传病，其风险从 1:2 下降到正常人群的 1:3000(甲状旁腺肿瘤)，1:100 000(胰岛细胞瘤)和 1:1000(垂

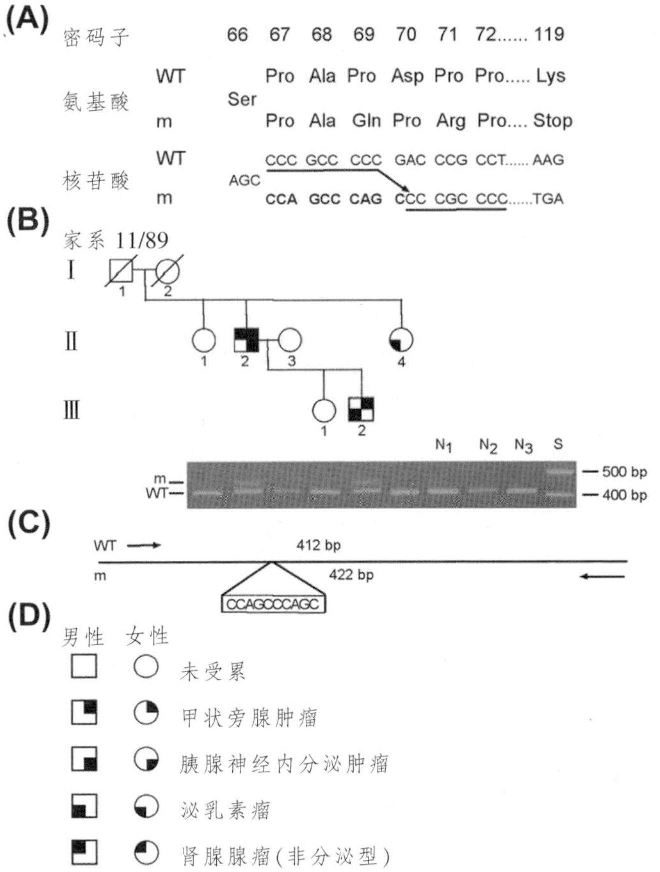

图 23.2 MEN1 家族的 MEN1 拟表型。Ⅱ.4 是 MEN1 拟表型的泌乳素瘤患者。来自 11/89 个家庭的Ⅱ.2 基因分析证实一个涉及密码子 67~70 的 10bp 复制，位于 *MEN1* 基因的第 2 外显子。这一复制将导致 51 个错义突变氨基酸的移码，并造成密码子 119 的过早终止。家族成员(B)DNA 的 PCR 扩增和琼脂糖凝胶电泳分析可以检测野生型(WT,412bp)和突变型(m 422-bp)的等位基因(C)。标准分子量标记为 100bp。55 名正常人的 110 个等位基因中存在这 10 个碱基的缺失(见 N1~N3)，可以明确这种碱基缺失是不常见的序列多态性。样本均用标记显示(D)。样本Ⅱ.2 患甲状旁腺肿瘤、胰腺神经内分泌肿瘤和肾上腺肿瘤；样本Ⅲ.2 罹患甲状旁腺肿瘤和泌乳素瘤；样本 II.4 患泌乳素瘤。样本Ⅱ.2 和Ⅲ.2 有 2 个及以上 MEN1 相关的肿瘤，是野生型和突变型的等位基因杂合子。除此之外，样本Ⅱ.4 有 1 个 MEN1 相关的肿瘤，是野生型等位基因的纯合子，并没有携带家族性的 MEN1 生殖系突变，意味着她是一个 MEN1 拟表型。(Reproduced with permission from[86].)

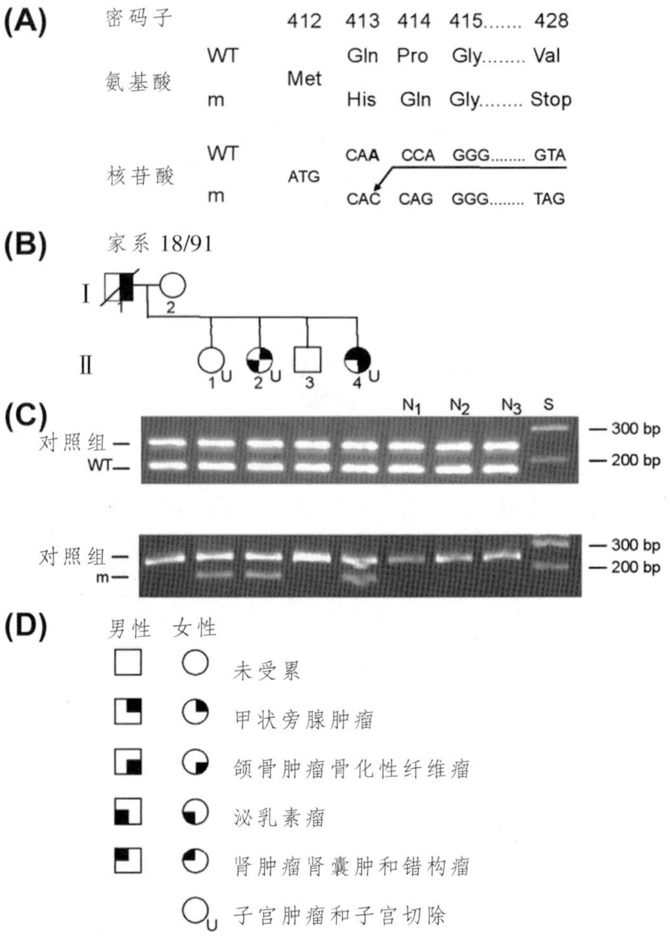

图 23.3 HPT-JT 综合征家族中 *CDC73* 突变导致的 MEN1 拟表型。样本Ⅱ.2 患原发性甲状旁腺功能亢进症和催乳素微腺瘤，临床诊断为 MEN1。然而，DNA 测序分析并没有检测到 *MEN1* 基因任何异常，但 *CDC73* 基因检测到涉及外显子 14 密码子 413 的 1 个碱基缺失(c1239delA)，这一缺失将导致 15 个错义突变氨基酸的移码，并造成密码子 428 的过早终止。家族成员(B)DNA 的 ARMS-PCR 扩增和琼脂糖凝胶电泳分析可以检测野生型(WT,179bp)和突变型(m 178bp)的等位基因(C)。内参引物在两个反应中均确认 ARMS-PCR 的扩增准确性（两块凝胶上方的 239bp 条带）。标准分子量标记为 100bp。55 名正常人的 110 个等位基因中存在这 10 个碱基的缺失(见 N1~N3)，可以明确这个碱基缺失是不常见的序列多态性。样本均用标记显示(D)。研究显示，甲状旁腺肿瘤合并下颌的骨化性纤维瘤发生于妹妹(Ⅱ.4)和父亲(Ⅰ.1)，良性的泌尿系肿瘤发生于 3 个姐妹，提示 HPT-JT 综合征。DNA 检测发现了 *CDC73* 缺失移码突变，证实了 HPT-JT 综合征的诊断。这一结果提示患 HPT-JT 综合征和泌乳素瘤的样本Ⅱ.2 是 MEN1 拟表型。(Reproduced with permission from[86].)

体前叶肿瘤)。因此，这些没有 *MEN1* 基因突变的亲属无需进一步的反复临床随访[1,21,52]。

对于无症状个体的基因突变分析(图 23.4)应尽早进行，在条件允许的情况下，可以在 10 岁前进行，因为有一些儿童在 5 岁时就出现肿瘤[1]。应该开展适当的生物化学和影像学检查(表 23.3)，旨在检测这些人群中肿瘤的发展。目前，建议高风险的 MEN1 个体(即突变基因携带者）至少每年进行一次生物化学检查，每 1~3 年进行一次基本的垂体和腹部影像检查(如 MRI 或 CT)(表 23.3)[1]。筛查应该从儿童早期开

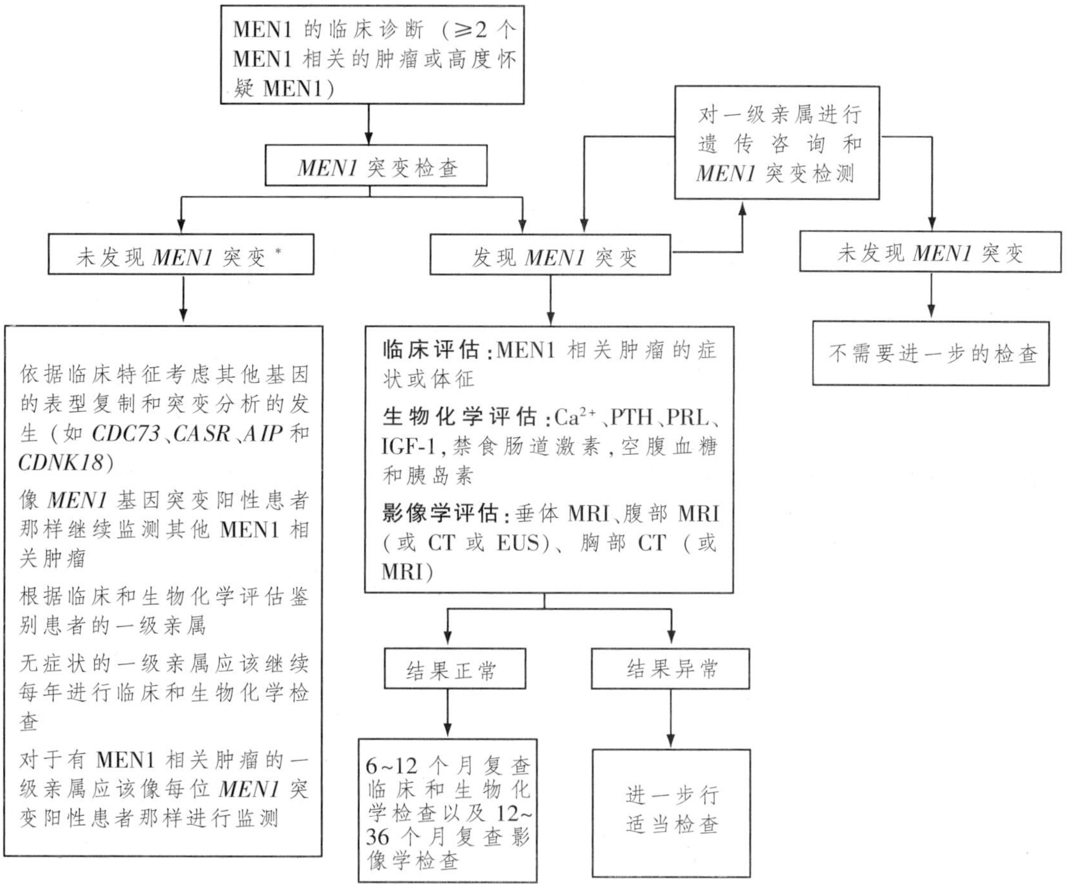

图 23.4　MEN1 筛查流程图。先证病例和高度怀疑 MEN1 的个体(例如，累及多个腺体的甲状旁腺肿瘤、甲状旁腺合并肾上腺肿瘤)，应该接受基因咨询服务和 MEN1 基因突变的检测。家族性 MEN1 患者(例如，患 MEN1 相关肿瘤的患者，已知 MEN1 基因突变的一级亲属)也应接受基因突变检测。对于 MEN1 生殖系基因突变患者，应该进行周期性的临床、生物化学和影像学检查。同时，其一级亲属应该接受遗传咨询服务和 MEN1 基因突变检测。即使没有症状，遗传 MEN1 基因突变的个体也应该接受定期筛查。没有遗传 MEN1 突变的一级亲属不需要进一步随访，并且可以消除其患 MEN1 相关肿瘤的紧张感。对于先证病例，如果包括部分或全部基因缺失检测的 MEN1 突变筛查未能确定的 MEN1 突变(星号)，有必要依据特殊的临床特点进行额外的基因检测。可以包括如下突变检测：与家族性甲状旁腺激素综合征相关基因，包括 HPT-JT 综合征相关的 CDC73 基因和 FHH 相关 CASR 基因；或 *CDNK1B* 和 *AIP* 等在临床 MEN1 中罕见的基因。约 10%的家族性 MEN1 中存在拟表型，提示精确基因检测的重要性(图 23.2 和图 23.3)。对于没有检测到 *MEN1* 突变的 MEN1 家族成员，切实的做法是对有临床症状的一级亲属进行临床、生物化学和影像学检查，对于没有症状的一级亲属每年进行临床和生物化学检查。缩写：Ca^{2+}，钙离子；PTH，甲状旁腺激素；PRL，催乳素；IGF1，胰岛素样生长因子 1；CgA，嗜铬粒蛋白 A；MRI，磁共振成像；CT，计算机体层摄影术；EUS，超声内镜。(Reproduced with permission from[1].)

始，因为一些患者在 5 岁就发病，并持续终身，而有些患者在 80 岁才发病[1]。外显率与年龄相关(即特定的年龄基因携带者表现出症状或体征的比例)已得到确认，基因突变外显率在 5 岁以下儿童并不存在年龄相关[92]。此后，突变的 *MEN1* 基因具有较高的外显率，20 岁和 40 岁人群的外显率分别超过 50%和 90%[4,92]。病史和体格检查针对引起症状和体征的高钙血症、肾结石、消化性溃疡、神经低血糖症、垂体功能低下、女性溢乳和闭经、肢端肥大症、库欣综合征和视野缺损以及皮下脂肪瘤、血管纤维瘤和胶原瘤[1,4,21]。所有人的生物化学筛查应包括血清钙、甲状旁腺素、胃肠道激素(如胃泌素、胰岛素和空腹血糖、胰高血糖素、血管活性肠肽 VIP 和胰多肽 PP)、嗜铬粒蛋白 A、催乳素和胰岛素样生长因子 1，对于有临床症状和体征的个体，应进行更具有特异性的内分泌功能检查[1]。影像学检查应包括胰腺、肾上腺、垂体的 MRI(或 CT 扫描)作为基线，且每 1~3 年复查，并进行前肠类癌的影像学筛查[1,39,7]。对无症状的 MEN1 家族成员进行 MEN1 肿瘤的生物化学筛查非常重要，因为早期的诊断和治疗可以降低该类疾病的发病率和死亡率[1]。

多发性内分泌腺瘤2型(MEN2)和3型(MEN3)

MEN2又被称为Sipple综合征,其特征为甲状腺髓样癌(MTC)、嗜铬细胞瘤和甲状旁腺肿瘤(表23.2)[1,4,93]。MEN2有3种临床变异型,即MEN2A、MEN2B和单纯型MTC。MEN2A又被称为MEN2,是最常见的类型,在MTC的基础上与嗜铬细胞瘤(50%的患者,可能是双侧的)和甲状旁腺肿瘤(20%的患者)有关。MEN2B,又称为MEN3,占所有MEN2病例的5%,其特征是发生MTC和嗜铬细胞瘤,伴有马方综合征改变,嘴唇、舌、眼睑黏膜神经瘤髓质化角膜纤维,肠自主神经节失能导致多发性憩室和巨结肠[4]。甲状旁腺肿瘤通常不发生于MEN2B[93]。单纯型MTC(FMTC)是以甲状腺髓样癌为唯一表现的类型。然而,FMTC和MEN2A之间的鉴别可能是困难的,只有在至少有4名年龄超过50岁的家庭成员患有MTC而不是嗜铬细胞瘤或PHPT[93,94]时才能考虑。所有的MEN2类型都是由于转染过程中重排的突变(*RET*)原癌基因,它编码酪氨酸激酶受体(TKR)[93-97]。此外,在*RET*基因突变和MEN2变异之间存在相关性[93-97]。因此,大约95%的MEN2A患者会发生突变,涉及编码富含半胱氨酸的细胞外结构域的密码子,密码子634的突变约占MEN2A突变的85%。FMTC患者也具有编码富含半胱氨酸的细胞外结构域的密码子突变,其中大多数突变发生在618位密码子,而大约95%的MEN2B患者具有编码细胞内酪氨酸激酶结构域的918位密码子突变(表23.2和表23.4)[3,93-97]。

甲状腺髓样癌

MTC是MEN2A和MEN2B最常见的特征,几乎发生在所有受累个体中[3,93]。MTC占所有甲状腺癌的10%,20%的MTC患者有该疾病的家族史[3]。使用*RET*突变分析鉴定有遗传性MTC风险的家族成员已将MTC的表现从有症状的肿瘤更改为预防性甲状腺切除术(表23.4)的临床前疾病,从而导致更好的预后和更高的治愈率[3,98]。然而,在没有MEN2A、FMTC或MEN2B已知家族史而未进行*RET*突变分析的患者中,MTC可能表现为颈部明显肿块,可能无症状或有15%以上的患者出现与之相关的压迫或吞咽困难的症状[3,93,94]。30%的患者可能出现循环降钙素浓度升高或肿瘤相关的血清素和前列腺素的分泌[93]。一些患者也可能存在皮肤潮红。此外,MTC相关的异位ACTH的产生可能引起库欣综合征。MTC的诊断取决于高降钙素血症的诊断(在基础状态下>90pg/mL);因为降钙素测定方法的改进及五肽胃泌素可及性的缺乏,现在很少使用静脉注射五肽胃泌素(0.5mg/kg)和(或)钙剂输注(2mg/kg)进行刺激试验[3,93,94,99]。颈部超声引导下的细针穿刺抽吸是最有用的方法。甲状腺放射性核素扫描可能显示MTC肿瘤为

表23.4 MEN2和MEN3检查和手术的建议[a]

RET突变、外显子位置、相关密码子	风险[b]	推荐进行检查/干预时间(年) RET突变分析	首次血清钙和颈部超声[c]	预防性甲状腺切除	筛选Phaeo[c]	筛选PHPT[c]
Ex13(768,790)[f];Ex14(804)[f];Ex15(891)[f]	+	<3~5	<3~5	5[d]	20	20
Ex10(609,611,618,620)[f]	++	<3~5	<3~5	<5[e]	20	20
Ex11(634,630[e])[f]	+++	<3~5	<3~5	<5	8	20
Ex15(883)[g];Ex16(918)[g]	++++	快速[h],在1年内	快速[h],在半年内	快速,在1年内	8	–

[a] 改编自美国甲状腺协会指南[3]。
[b] 早期发展转移和MTC侵袭性生长的风险:++++最高;+++高;++中间;+最低。
[c] US,超声扫描,嗜铬细胞瘤;PHPT,原发性甲状旁腺功能亢进症。
[d] 如果血清降钙素正常,则考虑在5年或更长时间进行手术,正常颈部超声检查并且有较少侵略性的家族史和家庭偏好。
[e] 考虑在5年前进行手术,或者如果血清降钙素是正常的且具有正常的颈部超声,并且具有较少的侵略性家族史和家庭偏好。
[f] 与*MEN2A*(或*FMTC*)相关的突变。
[g] 与*MEN2B*(*MEN3*)相关的突变。
[h] 不需要,因为PHPT不是*MEN2B*(*MEN3*)的特点。

“冷”结节。X 线片可能显示甲状腺相关部位内密集的不规则钙化和淋巴结转移。正电子发射断层扫描(PET)可能有助于识别 MTC 和转移灶。早期 MTC 转移通常发生在颈部淋巴结,后期发生于纵隔淋巴结、肺、肝、气管、肾上腺、食管和骨。血清降钙素浓度的升高通常是复发性疾病或病灶持续性疾病的第一个征兆,血清降钙素倍增时间对确定预后很有用[94]。MTC 存在一个侵袭性过程，大约 10%的患者具有早期转移和死亡的侵袭性病程，并且可能存在具有侵袭性 MTC 或 MEN2B 的家族史[3,93]。已确定有 *RET* 基因突变和没有 MTC 临床表现的患者应该在 1 岁以下和 5 岁时接受预防性手术，手术时机取决于 *RET* 突变及其与 MTC 早期生长、转移和侵袭性生长相关的风险(表 23.4)[3]。虽然进行中央区颈淋巴结清扫术的价值一直存在争议,但这类患者应行全甲状腺切除术，并行系统性中央区颈淋巴结清扫术以清除隐匿性淋巴结转移[3]。这种预防性甲状腺切除术联合终身甲状腺素替代疗法已经显著改善了 MEN2 和 MEN3 患者的结局，如大约 90%的具有 *RET* 基因突变的年轻患者在甲状腺切除术后 7 年没有持续性或复发性 MTC 的证据[101,102]。对于临床表现为 MTC 的患者,推荐采用全甲状腺切除术并行双侧中央切除术,如果原发性肿瘤大于 1cm 或存在中央区淋巴结转移的证据,同侧应该进行颈清淋巴结扫术。手术是治疗 MTC 的唯一方法[3,93,94]。转移性 MTC 患者的 10 年生存率约为 20%[103,104]。对于不能耐受的 MTC 或转移性疾病,酪氨酸激酶抑制剂(如凡德他尼和卡博替尼)能使患者的无进展生存期显著增加[105-113]。其他治疗(如化疗)的疗效有限,放疗可能有助于缓解局部疾病。

嗜铬细胞瘤

这些去甲肾上腺素和肾上腺素分泌肿瘤发生在大于 50%的 MEN2A 和 MEN2B 患者中,并且是其发病和死亡的主要原因[93,94,115]。患者可能有儿茶酚胺分泌的症状和体征(例如,头痛、心悸、出汗和控制不佳的高血压),或者由于有家族性 MEN2A、MEN2B 或 MTC 史,因此可能无症状且已通过生物化学筛查检测出来[93,94,115]。MEN2A 和 MEN2B 患者的双侧嗜铬细胞瘤的发生率大于 50%,而没有 MEN2A 或 MEN2B 的患者的双侧嗜铬细胞瘤发生率为 10%[93,94]。此外,MEN2A 和 MEN2B 患者的嗜铬细胞瘤与不伴 MEN2A 和 MEN2B 的患者的分布显著不同[93,94]。因此,肾上腺外嗜铬细胞瘤在没有 MEN2A 和 MEN2B 的患者中的发生率为 10%，而在有 MEN2A 和 MEN2B 患者中很少发生。同样,类似嗜铬细胞瘤的恶性肿瘤在 MEN2A 和 MEN2B 患者中大为减少。MEN2A 和 MEN2B 患者嗜铬细胞瘤的生物化学和放射学检查与非 MEN2 患者相似,包括以下方面:血浆(患者呈仰卧位)和尿游离甲基肾上腺素(即去甲肾上腺素和单独测量的肾上腺素)；计算机断层扫描或磁共振图像扫描;用碘(^{123}I 或 ^{131}I)-苄基胍(MIBG)进行放射性核素扫描;使用(^{18}F)-氟多巴胺或(^{18}F)-氟-2-脱氧-D-葡萄糖的正电子发射断层扫描(PET)[94,116-118]。建议切除嗜铬细胞瘤在手术前和手术过程中使用 α 和 β 肾上腺素受体阻滞剂。与开放式手术相比,由于内镜手术在减少术后并发症、住院时间和费用上的优势,已成为首选方法。

甲状旁腺肿瘤

MEN2A 患者的甲状旁腺肿瘤发生率在不同系列研究中为 10%~25%[93]。然而,超过 50%的患者没有高钙血症,异常增大的甲状旁腺的细胞增生,见于因 MTC正在接受甲状腺切除术的血钙正常的患者。MEN2A 高钙血症患者的生物化学筛查和治疗与 MEN1 患者相似。

遗传学和筛查

迄今为止,已报道约 50 种不同的 *RET* 突变,这些突变位于外显子 5、8、10、11、13、14、15 和 16[3]。在 MEN2A、FMTC 和 MEN2B 家族中,95%以上检测到 *RET* 种系突变,其中 Cys634Arg 在 MEN2A 中最常见,Cys618Arg 在 FMTC 中最常见,Met918Thr 在 MEN2B 中最常见(表 23.2 和表 23.4)[3]。此外,5%~10%的 MTC 或 MEN2A 相关肿瘤患者新发 *RET* 生殖系突变,约有 50%的 MEN2B 患者新发 *RET* 生殖系突变;这些新发的 *RET* 生殖系突变总是发生在父亲的等位基因上[3,93,94]。大约 5%的散发性嗜铬细胞瘤患者会发生生殖系 *RET* 突变，但这种生殖系 *RET* 突变似乎并不与散发性 PHPT 有关[119,120]。因此,建议 RET 突变分析在以下情况下进行:①所有具有 MEN2、FMTC 或 MEN3 相关肿瘤家族史的 MTC 患者,以便确诊和遗传学诊断为无症状的亲属提供检测;②所有 MTC 和嗜铬细胞瘤患者,但没有 MEN2 或MEN3 家族史；③所有 MTC 患者，但没有 MEN2、FMTC 或 MEN3 家族史，因为这些患者可能有新发的生殖系 RET 突变;④所有双侧嗜铬细胞瘤患者;⑤单侧嗜铬细胞瘤患者,尤其是伴有高钙血症的患者[3]。*RET* 生殖系突变患者应每年进行一次 MEN2/MEN2B 相关肿瘤筛查,包括:血清降钙素测定;MTC 的颈部超声波;血浆和 24 小时尿游离甲基肾上腺素筛查嗜铬细胞瘤;白蛋白校正的血清钙或离子钙与 PTH 筛查 PHPT[3,93,94]。在

MEN2A 相关 *RET* 突变的患者中，MTC 筛查应该从 3~5 岁开始；嗜铬细胞瘤筛查时间为 20 岁；PHPT 筛查从 20 岁开始（表 23.4）。

多发性内分泌腺瘤 4 型（MEN4）

已经有报道记载，MEN1 的患者如患有甲状旁腺腺瘤、垂体腺瘤和胰腺神经内分泌肿瘤，可能伴发性腺、肾上腺、肾和甲状腺肿瘤，存在 CDKI p27 kip1（*CDNK1B*）基因编码第 196 位氨基酸基因突变[87-89]。这些患有 MEN1 相关肿瘤和 *CDNK1B* 基因突变的群体被认定为患有 4 型内分泌肿瘤（MEN4）（表 23.2）。迄今为止，已有 8 种与 MEN4 相关的 *CDNK1B* 基因突变，据报道，这些突变均位于染色体 12p13，并且所有突变都与功能缺失相关[88,89,121-124]。这些 MEN4 患者可能占 MEN1 患者的 5%~10%，占不具有 MEN1 突变人群的 3%。生殖系 *CDNK1B* 突变也可能在散发性（即非家族性）的 PHPT 患者中发现，虽然很少见[125]。MEN4 相关肿瘤筛查和治疗与 MEN1 和非 MEN1 肿瘤相似。

甲状旁腺功能亢进症–颌骨肿瘤（HPT-JT）综合征

HPT-JT 是一种以甲状旁腺肿瘤发展为特征的常染色体显性遗传病，15%的患者患有恶性肿瘤和纤维骨性颌骨肿瘤（图 23.5）[2,126-129]。此外，一些患者也可能发生 Wilms 肿瘤（肾母细胞瘤）、肾囊肿、肾血肿、肾皮质腺瘤、乳头状肾细胞癌、胰腺癌、子宫肿瘤、以精原细胞瘤为主要成分的睾丸混合性生殖细胞肿瘤和 Hurthle 细胞甲状腺腺瘤[2,126,130,131]。特别值得提出的是，甲状旁腺肿瘤可能会孤立存在，并且没有任何下颌骨肿瘤证据，这可能会导致与其他遗传性高钙血症疾病，如 MEN1、FHH 和 FIHP 混淆[1]。在临床上，HPT- JT 能与 FHH 区分开来，因为 FHH 患者的血清钙水平在新生儿早期或者婴儿时期会升高，然而在 HPT-JT 中，这种升高在头 10 年不常见[6,14]。除此之外，HPT-JT 患者会出现伴随的高钙尿症，这一点不同于 FHH 患者。要想把 HPT-JT 患者和 MEN1 患者区别开来更加困难，MEN1 患者通常以高钙血症（>90%）为第一临床表现，而且容易受到手术和组织学发现以及单独发生在每种疾病上的其他特征性病变影响[14]。值得提出的是，HPT-JT 的患者通常只会出现单发的腺瘤或者恶性肿瘤，但是 MEN1 患者通常会出现多腺体的甲状旁腺疾病[1,14]。FIHP 和 HPT-JT 在颌骨肿瘤缺乏的情况下的鉴别很困难但很重要。HPT-JT 患者可能有更高的风险发展为甲状旁腺恶性肿瘤[132-135]。这些区别可能通过识别附加特征获得帮助，寻找下颌骨肿瘤、肾、胰腺、甲状腺或者睾丸病变可能会帮助识别 HPT-JT 患者。HPT-JT 患者的下颌骨肿瘤与

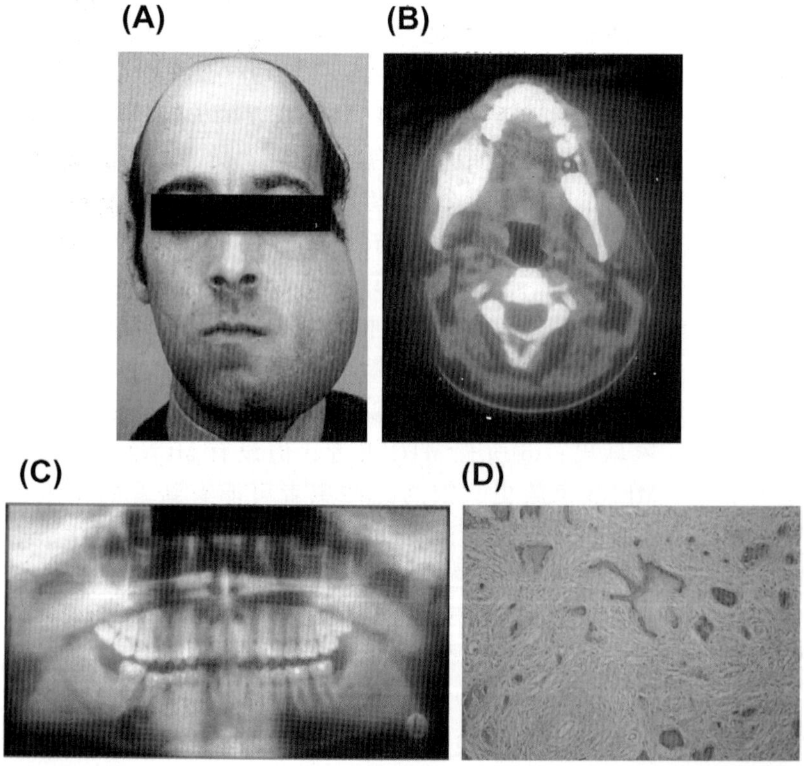

图 23.5　HPT-JT 患者纤维骨质性颌骨肿瘤的表现。（A）患者存在大的左侧颚肿瘤。（B）右侧上颌骨肿瘤的 CT 扫描。（C）口腔 X 线片，显示右下颌骨的溶解性病变。（D）典型骨化性纤维瘤的组织学表现，在丰富的纤维间质中显示未成熟骨的不规则的局灶分枝岛。（Reproduced with permission from[126，128].）

某些伴有 PHPT 患者的棕色瘤不同，并且在甲状旁腺切除之后仍然得不到解决[126]。的确，HPT-JT 患者的颌骨骨化纤维骨瘤是一个重要的鉴别特征，使其与 FIHP 患者区别开来，并且这些事件的发生可能偶尔会先于 HPT-JT 患者发展为高钙血症几十年。基因检测识别致病性突变将会有助于建立正确诊断[2]。

遗传学和筛查

导致 HPT-JT 的基因位于染色体 1q31.2，包含 17 个外显子，编码一种广泛表达和进化保守的 531 个氨基酸的蛋白质，被称为旁纤素(Parafibromin)[128,130]。*CDC73* 基因又称为 *HRPT2*(即 2 型甲状旁腺功能亢进症)。发现与 HPT-JT 相关的 *CDC73* 突变分散在整个 1593bp 的编码区，大部分(大于 80%)通过过早截短导致功能丧失。从目前分析看，基因型-表型相关性不明显[130,131,136]。在 HPT-JT 相关肿瘤中涉及染色体 lq31.2 区域 LOH 的观察表明，旁纤素可能充当肿瘤抑制因子，与 Knudson 的二次打击假说一致[126,130,131]。这得到 HPT-JT 相关肿瘤中生殖系和体细胞 *CDC73* 突变观察的支持[130,131,136-138]。在散发性甲状旁腺癌中也发现了类似的生殖细胞系和体细胞 *CDC73* 突变，并且这种突变的频率很高，为 67%~100%[138,139]，然而，散发性甲状旁腺腺瘤中 *CDC73* 突变的频率低至 0%~4%，表明 *CDC73* 突变可能赋予甲状旁腺细胞侵袭性生长潜力[130,136,138-140]。这些研究表明 *CDC73* 基因及其编码的蛋白质旁纤素在遗传性和散发性甲状旁腺癌中发挥重要作用。旁纤素与酵母 Cdc73 蛋白具有一定的序列同一性，酵母 Cdc73 蛋白是酵母聚合酶相关因子 1(PAF1)复合体的组成部分，该复合体是一种与 RNA 聚合酶 Ⅱ 直接相互作用的关键转录调控复合体[130,141,142]。对酵母和果蝇以及哺乳动物细胞中的 PAF1 复合物的研究已经揭示，作为 PAF1 复合物一部分的旁纤素是组蛋白修饰、染色质重塑、起始和延伸以及 Wnt/β-连环蛋白信号通路的关键转录事件介质[141-143]。

无症状型(孤立性)原发性甲状旁腺功能亢进症

PHPT 作为无症状性孤立性内分泌疾病，可以家族性疾病的形式出现，称为家族性孤立性甲状旁腺功能亢进症(FIHP)，或称为非家族性(散发性)疾病[1,3,7,8]。FIHP 可能是由于 *MEN1*、*CDC73*(*HRPT2*)的杂合性生殖系突变或钙敏感受体(*CASR*)基因突变造成的[1,3,7,8]。然而，导致 G 蛋白偶联受体(*CASR*)功能丧失的 CASR 突变更常导致家族性 FHH1 或新生儿严重原发性甲状旁腺功能亢进症(NSHPT)，这可能是由于纯合子或复合杂合子 *CASR* 突变所致[3,9,144]。

家族性孤立性甲状旁腺功能亢进症(FIHP)

遗传性 PHPT 在没有其他肿瘤相关的情况下发生，在超过 100 个家族中有所描述，被称为 FIHP[1,6]。除此之外，FIHP 可能代表一种综合征型，如 MEN1、FHH 或者 HPT-JT 症状的不完全临床表现[1,6,145]。已有 29 个 *MEN1*、12 个 *CDC73* 和 6 个 *CASR* 生殖系突变在 FIHP 家族中报道[7]。有趣的是，发现影响钙敏感受体(CaSR)细胞外区域的 *CASR* 突变的 PHPT 患者存在高钙血症，在去除甲状旁腺肿瘤后不太可能被纠正[7]。然而，重要的是，大多数家族的无症状型 FIHP 的遗传病因尚待阐明[146,147]，并且关于 10 个 FIHP 亲缘族的研究表明，位于染色体 2p13.3-p14 上的 *HRPT3* 基因被提及，可能参与非综合征型 FIHP 的病因学[148]。因此，导致非综合征型 FIHP 的基因及其潜在病变仍有待确定。所有遗传型的甲状旁腺肿瘤(MEN1、MEN2、MEN4、HPT-JT 和 FIHP)表现为高钙血症、血清 PTH 浓度升高以及尿钙增加或者正常[6,7]。在行甲状旁腺切除术和去除肿瘤后，血清钙恢复正常。因此，这些疾病可以与 FHH 区分开来，其高钙血症不能通过甲状旁腺切除术纠正，并且与尿钙排泄部分降低相关，因为其潜在的缺陷是由于 *CASR* 突变造成的，导致其功能丧失以至于 CaSR 设定点改变[13]。然而，5 个 FIHP 家族报道存在 *CASR* 突变[7,149]，进一步表明 FIHP 是一种异质性疾病。因此，FIHP 与其他遗传性甲状旁腺功能亢进症之间的鉴别有时很困难，特别是一些被诊断为 FIHP 后来被报道发展为 MEN1 的患者[1,6]。此外，FIHP 可能代表某些家族的 *MEN1* 等位基因变异，因为这些 FIHP 亲属有相关的 *MEN1* 基因突变[6]。因此，强调 FIHP 的诊断主要通过排除 *MEN1*、*CDC73* 和 *CASR* 的突变，因为在明显的 FIHP 亲缘族中发现任何这些基因中的突变将导致修正诊断具有不完全外显率的相关综合征之一[1]。这强调了突变分析在发现潜在缺陷方面的价值。

家族性低钙尿性高钙血症(FHH)与新生儿重度原发性甲状旁腺功能亢进症(NSHPT)

FHH是一种常染色体显性遗传疾病，其特征为终身血钙浓度升高，尿钙排泄量低(平均尿钙:肌酐清除率<0.01)，在80%的患者中循环PTH浓度正常（见第24章)。然而,20%的FHH患者的血浆PTH浓度可能升高且20%以下的FHH患者可能存在尿钙:肌酸酐清除率大于0.01,患者可能被误诊为PHPT[8,9,150]。FHH中的高钙血症通常是良性的，家族性良性高钙血症(FBH)并不能通过甲状旁腺切除术纠正,与PHPT不同。FHH是一种具有三种变体(FHH1-3)的遗传异质性疾病。FHH1是由于*CASR*(一种GPCR)的功能丧失突变引起的,包含≥65%的FHH患者。FHH2是由于编码G-α亚基11的GNA11(Gα11)的功能丧失突变造成的,占所有FHH患者的5%以下[9]。FHH3是由于衔接子相关蛋白复合物2,δ1亚基(*AP2S1*)基因的编码衔接蛋白2δ亚基(AP2α)的功能缺失突变与α、β和μ亚基形成异源四聚体,并且在网格蛋白介导的胞质膜成分如GPCR的内吞中起中心作用;*AP2S1*突变可能会发生在约20%的不伴有*CASR*突变的FHH患者中[9]。FHH1、FHH2和FHH3在临床上难以区分[9,10]。已经证明,发生在近血统FHH1家族后代的NSHPT归因于纯合的*CASR*突变[149,151,152]。然而,有报道称,散发性NSHPT患者与新发杂合性*CASR*突变相关，由此表明突变基因数量以外的因素,例如设定点异常的程度,对PTH的骨敏感性和母体细胞外钙浓度、也可能在新生儿的*CASR*突变的表型表达中起作用[151,152]。

非家族性(散发性)原发性甲状旁腺功能亢进症(PHPT)

大约10%的45岁以下患有非家族性(散发性)PHPT的患者可能存在新生生殖系*MEN1*、*CDC73*或*CASR*突变[1-3,7,12],这对他们未来的管理有一定的意义，需要筛查与特定综合征有关的肿瘤的发生以及可能遗传该生殖系突变的儿童。此外,60~90岁患有孤立性甲状旁腺腺瘤并且无甲状旁腺、MEN或其他内分泌肿瘤综合征家族史的典型PHPT的患者，可能有编码CDKI的基因的生殖系突变(表23.1),这些CDKI的罕见突变体可能是,外显率降低的易感性等位基因非家族性(散发性)PHPT的病因[5]。此外,据报道一例PHPT患者具有PTH基因的无义突变[153]。散发性甲状旁腺肿瘤也可能存在体细胞突变。因此,两项研究分析了非家族性(散发性)PHPT患者的甲状旁腺腺瘤的全外显子序列,结果显示甲状旁腺肿瘤中体细胞(即肿瘤特异性)突变的数量可能为2~110，并且35%~50%的此类甲状旁腺肿瘤将具有涉及*MEN1*基因的体细胞突变[144,154]。在甲状旁腺腺瘤中的其他体细胞异常包括：涉及11p15和11q13的染色体重排，其中5'PTH调节元件与细胞周期蛋白D1并置,导致细胞周期调节因子细胞周期蛋白D1的过度表达；稳定β-连环蛋白突变和截断受体(LRP5)激活WNT/β-连环蛋白通路,但相互排斥;甲状旁腺肿瘤中与视网膜母细胞瘤相关的锌指蛋白1(*RIZ1*)基因座或*RIZ1*启动子高甲基化区域的杂合性丢失(LOH)和慢性肾衰竭患者的甲状旁腺肿瘤中染色体Xp11的杂合性丢失(LOH)。此外,视网膜母细胞瘤(*RB*)基因的体细胞突变可见于所有甲状旁腺癌和约10%的甲状旁腺腺瘤,但要注意生殖细胞*RB*突变与甲状旁腺肿瘤无关，而是与童年发病的视网膜母细胞瘤和骨肉瘤的发生有关[14,155]。有趣的是,一例甲状旁腺癌的基因组分析报道了其他体细胞突变，包括哺乳动物西罗莫司靶标(mTOR);混合谱系白血病蛋白2(MLL2)-组蛋白赖氨酸N-甲基转移酶;细胞周期蛋白依赖性激酶4抑制剂C(CDKN2C);磷脂酰肌醇-4,5-二磷酸3-激酶催化亚基α(PIK3CA)基因[156]。此外,在从原发性甲状腺癌到复发性甲状旁腺癌进展期间观察到PIK3CA激活突变的丢失。

基因检测在PHPT患者中的临床应用

10%以上的PHPT患者的11个基因中会有一个发生突变(表23.1),PHPT患者基因突变检测在以下几个方面对临床工作有所帮助:①对临床诊断(即综合征或非综合征)的确认,以便对相关肿瘤的适当筛查可以被采用;②实施适当的治疗,如HPT-JT综合征患者的早期甲状旁腺切除术,因为甲状旁腺癌的发生率增加,通常具有多腺疾病的MEN1患者避免行微创甲状旁腺手术,患者需要行开放式颈部探查,在MEN2A/MEN2B患者中进行早期预防性甲状腺切除术,而不对FHH患者进行手术;③确定可能无症状但存在突变家族成员并进行肿瘤筛查和早期/适当治疗;④鉴定不存在家族性生殖系突变的家族成员的50%,从而减轻将来发生肿瘤的焦虑[1-3]。另一方面不能过分强调,即它有助于降低个人及其子女的医疗成本，也有助于卫生服务机构不必进行不必要的生物化学和放射性检查。

PHPT 突变分析的适应证

检测 PHPT 患者生殖系统突变的指征包括:①PHPT 发生在 45 岁以前;②多腺病;③甲状旁腺癌或非典型甲状旁腺腺瘤(例如,伴纤维性条带或囊肿);④已知突变个体的一级亲属;⑤两个或更多 MEN 综合征相关的内分泌肿瘤的先证者[1-3,11,12,14]。基因检测应该使用从白细胞、唾液细胞、皮肤细胞或毛囊(即非肿瘤细胞)获得的 DNA,因为来自甲状旁腺肿瘤的 DNA 对于确定诊断或分期无临床意义,同时肿瘤可能含有多个突变。这种基因检测的最佳临床实践包括患者的同意 (即知情同意)和专业的遗传咨询师[1]。基因检测应由获得认证的中心进行, 其中一些可通过以下链接联系:http://www.ncbi.nlm.nih.gov/sites/GeneTests/(提供加拿大、丹麦、希腊、以色列、日本和美国等地检测中心的相关细节);http://www.orpha.net/consor/cgi-bin/index.php或 www.eddnal.com(提供奥地利、比利时、丹麦、芬兰、法国、德国、荷兰、爱尔兰、意大利、挪威 、葡萄牙、西班牙、瑞典、瑞士和英国等地检测中心的相关细节)。

PHPT 患者基因检测的临床方法

无 MEN 相关肿瘤或与 HPT-JT 相关的肿瘤表现的 PHPT 患者的基因测试的临床方法如下(图 23.6)[1]。有一个高度怀疑的遗传病因的 PHPT 患者(例如发病年龄较小、多腺体病变、甲状旁腺癌、非典型甲状旁腺腺瘤)应该针对 *MEN1*、*CASR*、*AP2S1*、*GNA11*、*CDC73*(*HRPT2*)、*CDKN1A*、*CDKN1B*、*CDKN2B*、*CDKN2C*、*RET*

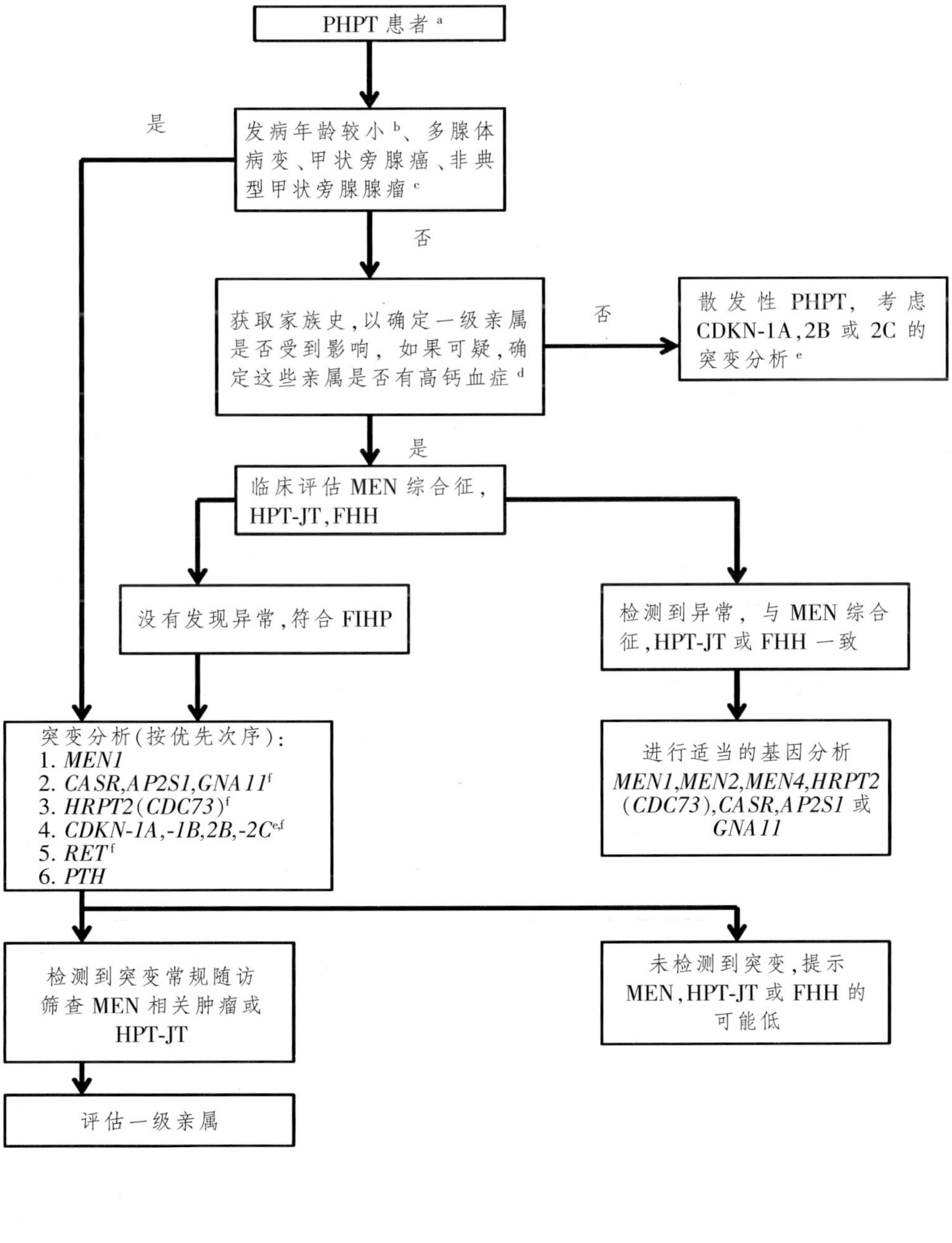

图 23.6　PHPT 患者基因检测的临床方法。缩写:PHPT,原发性甲状旁腺功能亢进症;MEN,多发性内分泌肿瘤;HPT-JT, 甲状腺功能亢进症–颌骨肿瘤综合征;FHH, 家族性低尿钙性高钙血症;FIHP,家族性孤立性原发性甲状旁腺功能亢进症;CASR,钙感受器;AP2S1,衔接蛋白 2σ 亚基 1;GNA11-G 蛋白 α11 亚基;HRPT2, 甲状旁腺功能亢进症 2 型;CDC73, 细胞分裂周期 73;CDKN, 细胞周期蛋白依赖性激酶抑制剂;RET,原癌基因重排;PTH,甲状旁腺激素。[a]无 MEN 相关肿瘤或与 HPT-JT 相关的肿瘤的表现的 PHPT。[b]MEN1 指南推荐对 30 岁以前发生 PHPT 的患者进行 MEN1 突变分析, 约 10%的年龄在 45 岁以下的 PHPT 患者具有涉及 *MEN1*、*CASR* 或 *HRPT2*(cdc73)基因的种系突变。[c]非典型甲状旁腺腺瘤可能有囊肿或纤维带。[d]PHPT 可能是约 90%MEN1 和约 95%HPT-JT 患者的最初临床表现。[e]60~90 岁人群中,<5%的非家族性(散发性)和非综合征型 PHPT 患者的孤立性甲状旁腺腺瘤可能有 *CDKN1A*、*CDKN2B* 或 *CDKN2C* 的罕见变异/突变。[f]*CASR*、*AP2S1*、*GNA11*、*HRPT2*(*CDC73*)、*CDKN1B* 和 *RET* 突变分别与 FHH1、FHH3、FHH2、HPT-JT、MEN4 和 MEN2 相关。

和*PTH*基因等进行遗传咨询和生殖系突变检测，且使用的是从非肿瘤细胞(例如，白细胞)获得的DNA[1-3,5,11,12,153]。约10%的患者可能有新发突变，或者他们存在可能没有检测到的疾病家族史[1,14]。此外，PHPT可能是约90%的MEN1和95%以上HPT-JT患者的初始临床表现，对于存在这些疾病的患者[1,2]，临床区分PHPT和FHH可能很困难[8-10,14]。此外，PHPT和家族性PHPT(即FIHP)偶发于*CASR*突变[7,157]。生殖系突变的发现应促使患者进入适当的周期性临床、生物化学和放射学筛查程序，例如，MEN和HPT-JT相关肿瘤(表23.3和表23.5)[1,2]。缺乏PHPT的遗传或综合征形式的临床表现和11个基因内的任何遗传异常将意味着发生MEN综合征、HPT-JT或FHH的可能性很低(即<5%)[1-3,14]。应确定患有生殖系突变的PHPT患者的一级亲属，并提供遗传咨询和适当的基因检测，即使无症状，也应定期筛查遗传有突变的个体[1-3,11]。未造成致病突变的一级亲属不需要进一步的随访并且可以缓解他们对于与MEN-或HPT-JT相关肿瘤的发生有关的焦虑[1,2]。对于年龄稍大的PHPT患者，应该了解其PHPT(即FIHP)、MEN综合征、HPT- JT或FHH的详细家族史，然后进行适当的临床评估和基因检测以确定PHPT的病因[1-3,8,11,153]。此外，要注意在有孤立甲状旁腺腺瘤的60~90岁非家族性(散发性)PHPT患者中，有5%以上出现生殖系突变，包括*CDKN1A*、*CDKN2B*或*CDKN2C*，意味着在其一级亲属中发展为PHPT的风险更高[5]。因此，应对其一级亲属中进行遗传评估，以确定是否存在*CDKN1A*、*CDKN2B*和*CDKN2C*的罕见变异/突变，并且那些遗传了该突变的患者应该进行定期筛查以检测高钙血症，适当进行早期治疗，旨在预防PHPT的骨骼和肾脏并发症[1,3,5,14]。

表23.5 HPT-JT筛查患者建议指南；无症状突变携带者；家族中未发现种系CDC73突变的一级和二级亲属

肿瘤[a]	检查[b]	频率[c]
甲状旁腺	血钙、PTH	6~12个月
下颌骨纤维瘤	颈部屏蔽的全下颌X射线[d]	5年
肾脏	腹部MRI[d,e]	5年
子宫	超声(经阴道或经腹)和附加成像±D&C，如果有所发现的话[f]	1年

[a] 考虑筛选最常见的HPT-JT相关肿瘤。提出对其他报道的肿瘤类型的评估(例如，胰腺癌、甲状腺癌、睾丸肿瘤)。

[b] Ca^{2+}，钙；PTH，甲状旁腺激素；MRI，磁共振成像；D&C，刮宫术。

[c] 基线测试完成后重复测试的频率。

[d] 理想情况下，应该避免X射线和涉及电离辐射的成像，以最小化产生后续突变的风险。

[e] 如果MRI不可用，建议进行超声扫描。

[f] 在获得详细的月经史后，应该考虑选择性骨盆成像。

Reproduced from[2].

结论

PHPT可能作为综合征(例如，MEN或HPT-JT)的一部分或作为非综合征性疾病而发生。更多的PHPT患者会发生涉及11个基因之一的突变。PHPT患者的常规基因检测有助于鉴别诊断PHPT的这些综合征型和非综合征型，并用于规划适当的管理和治疗。

致谢

感谢医学研究委员会(英国)的支持，并感谢Tracey Walker夫人录入手稿。

(李富新 译)

参考文献

1. Thakker RV, Newey PJ, Walls GV, Bilezikian J, Dralle H, Ebeling PR, et al. Clinical practice guidelines for multiple endocrine neoplasia type 1 (MEN1). *J Clin Endocrinol Metab* 2012;**97**:2990–3011.
2. Newey PJ, Bowl MR, Cranston T, Thakker RV. Cell division cycle protein 73 homolog (CDC73) mutations in the hyperparathyroidism-jaw tumor syndrome (HPT-JT) and parathyroid tumors. *Hum Mutat* 2010;**31**:295–307.
3. Kloos RT, Eng C, Evans DB, Francis GL, Gagel RF, Gharib H, et al. Medullary thyroid cancer: management guidelines of the American Thyroid Association. *Thyroid* 2009;**19**:565–612.
4. Thakker RV. Muliple endocrine neoplasia type 1. In: DeGroot LJ, Jameson JL, editors. *Endocrinology: Adult and Pediatric*. 6th ed. Philadelphia, Pa.; London: Saunders; 2010. p. 2719–41.
5. Costa-Guda J, Soong CP, Parekh VI, Agarwal SK, Arnold A. Germline and somatic mutations in cyclin-dependent kinase inhibitor genes CDKN1A, CDKN2B, and CDKN2C in sporadic parathyroid adenomas. *Horm Cancer* 2013;**4**:301–7.
6. Hannan FM, Nesbit MA, Christie PT, Fratter C, Dudley NE, Sadler GP, et al. Familial isolated primary hyperparathyroidism caused by mutations of the MEN1 gene. *Nat Clin Pract Endocrinol Metab* 2008;**4**:53–8.
7. Hannan FM, Nesbit MA, Christie PT, Lissens W, Van der Schueren B, Bex M, et al. A homozygous inactivating calcium-sensing receptor mutation, Pro339Thr, is associated with isolated primary hyperparathyroidism: correlation between location of mutations and severity of hypercalcaemia. *Clin Endocrinol (Oxf)* 2010;**73**:715–22.
8. Hannan FM, Nesbit MA, Zhang C, Cranston T, Curley AJ, Harding B, et al. Identification of 70 calcium-sensing receptor mutations in hyper- and hypo-calcaemic patients: evidence for clustering of extracellular domain mutations at calcium-binding

sites. *Hum Mol Genet* 2012;**21**:2768–78.
9. Nesbit MA, Hannan FM, Howles SA, Babinsky VN, Head RA, Cranston T, et al. Mutations affecting G-protein subunit alpha11 in hypercalcemia and hypocalcemia. *N Engl J Med* 2013;**368**:2476–86.
10. Nesbit MA, Hannan FM, Howles SA, Reed AA, Cranston T, Thakker CE, et al. Mutations in AP2S1 cause familial hypocalciuric hypercalcemia type 3. *Nat Genet* 2013;**45**:93–7.
11. Newey PJ, Jeyabalan J, Walls GV, Christie PT, Gleeson FV, Gould S, et al. Asymptomatic children with multiple endocrine neoplasia type 1 mutations may harbor nonfunctioning pancreatic neuroendocrine tumors. *J Clin Endocrinol Metab* 2009;**94**:3640–6.
12. Starker LF, Akerstrom T, Long WD, Delgado-Verdugo A, Donovan P, Udelsman R, et al. Frequent germ-line mutations of the MEN1, CASR, and HRPT2/CDC73 genes in young patients with clinically non-familial primary hyperparathyroidism. *Horm Cancer* 2012;**3**:44–51.
13. Thakker RV. Diseases associated with the extracellular calcium-sensing receptor. *Cell Calcium* 2004;**35**:275–82.
14. Thakker RV, Bringhurst FR, Juppner H. Genetic disorders of calcium homeostasis caused by abnormal regulation of parathyroid hormone secretion or responsivenes. In: De Groot L, Jameson JL, editors. *Endocrinology*. 6th ed. Elsevier; 2010. p. 1136–59.
15. Flanagan DE, Armitage M, Clein GP, Thakker RV. Prolactinoma presenting in identical twins with multiple endocrine neoplasia type 1. *Clin Endocrinol (Oxf)* 1996;**45**:117–20.
16. Trump D, Farren B, Wooding C, Pang JT, Besser GM, Buchanan KD, et al. Clinical studies of multiple endocrine neoplasia type 1 (MEN1). *QJM* 1996;**89**:653–69.
17. Dean PG, van Heerden JA, Farley DR, Thompson GB, Grant CS, Harmsen WS, et al. Are patients with multiple endocrine neoplasia type I prone to premature death? *World J Surg* 2000;**24**:1437–41.
18. Doherty GM, Olson JA, Frisella MM, Lairmore TC, Wells Jr SA, Norton JA. Lethality of multiple endocrine neoplasia type I. *World J Surg* 1998;**22**:581–6. discussion 6–7.
19. Geerdink EA, Van der Luijt RB, Lips CJ. Do patients with multiple endocrine neoplasia syndrome type 1 benefit from periodical screening? *Eur J Endocrinol* 2003;**149**:577–82.
20. Goudet P, Murat A, Binquet C, Cardot-Bauters C, Costa A, Ruszniewski P, et al. Risk factors and causes of death in MEN1 disease. A GTE (Groupe d'Etude des Tumeurs Endocrines) cohort study among 758 patients. *World J Surg* 2010;**34**:249–55.
21. Thakker RV. Multiple endocrine neoplasia type 1 (MEN1). In: Robertson R, Thakker RV, editors. *Translational Endocrinology and Metabolism: Neoplasia Update*. Chevy Chase: The Endocrine Society; 2011. p. 13–44.
22. Pannett AA, Thakker RV. Somatic mutations in MEN type 1 tumors, consistent with the Knudson "two-hit" hypothesis. *J Clin Endocrinol Metab* 2001;**86**:4371–4.
23. Eller-Vainicher C, Chiodini I, Battista C, Viti R, Mascia ML, Massironi S, et al. Sporadic and MEN1-related primary hyperparathyroidism: differences in clinical expression and severity. *J Bone Miner Res* 2009;**24**:1404–10.
24. Lambert LA, Shapiro SE, Lee JE, Perrier ND, Truong M, Wallace MJ, et al. Surgical treatment of hyperparathyroidism in patients with multiple endocrine neoplasia type 1. *Arch Surg* 2005;**140**:374–82.
25. Norton JA, Venzon DJ, Berna MJ, Alexander HR, Fraker DL, Libutti SK, et al. Prospective study of surgery for primary hyperparathyroidism (HPT) in multiple endocrine neoplasia-type 1 and Zollinger–Ellison syndrome: long-term outcome of a more virulent form of HPT. *Ann Surg* 2008;**247**:501–10.
26. Schreinemakers JM, Pieterman CR, Scholten A, Vriens MR, Valk GD, Rinkes IH. The optimal surgical treatment for primary hyperparathyroidism in MEN1 patients: a systematic review. *World J Surg* 2011;**35**:1993–2005.
27. Tonelli F, Marcucci T, Giudici F, Falchetti A, Brandi ML. Surgical approach in hereditary hyperparathyroidism. *Endocr J* 2009;**56**:827–41.
28. Waldmann J, Lopez CL, Langer P, Rothmund M, Bartsch DK. Surgery for multiple endocrine neoplasia type 1-associated primary hyperparathyroidism. *Br J Surg* 2010;**97**:1528–34.
29. Saponaro F, Faggiano A, Grimaldi F, Borretta G, Brandi ML, Minisola S, et al. Cinacalcet in the management of primary hyperparathyroidism: post marketing experience of an Italian multicentre group. *Clin Endocrinol (Oxf)* 2013;**79**:20–6.
30. Moyes VJ, Monson JP, Chew SL, Akker SA. Clinical use of cinacalcet in MEN1 hyperparathyroidism. *Int J Endocrinol* 2010; 2010:906163.
31. Anlauf M, Garbrecht N, Henopp T, Schmitt A, Schlenger R, Raffel A, et al. Sporadic versus hereditary gastrinomas of the duodenum and pancreas: distinct clinico-pathological and epidemiological features. *World J Gastroenterol: WJG* 2006;**12**:5440–6.
32. Dralle H, Krohn SL, Karges W, Boehm BO, Brauckhoff M, Gimm O. Surgery of resectable nonfunctioning neuroendocrine pancreatic tumors. *World J Surg* 2004;**28**:1248–60.
33. Gibril F, Venzon DJ, Ojeaburu JV, Bashir S, Jensen RT. Prospective study of the natural history of gastrinoma in patients with MEN1: definition of an aggressive and a nonaggressive form. *J Clin Endocrinol Metab* 2001;**86**:5282–93.
34. Kann PH, Balakina E, Ivan D, Bartsch DK, Meyer S, Klose KJ, et al. Natural course of small, asymptomatic neuroendocrine pancreatic tumours in multiple endocrine neoplasia type 1: an endoscopic ultrasound imaging study. *Endocr Relat Cancer* 2006;**13**:1195–202.
35. Thomas-Marques L, Murat A, Delemer B, Penfornis A, Cardot-Bauters C, Baudin E, et al. Prospective endoscopic ultrasonographic evaluation of the frequency of nonfunctioning pancreaticoduodenal endocrine tumors in patients with multiple endocrine neoplasia type 1. *Am J Gastroenterol* 2006;**101**:266–73.
36. Machens A, Schaaf L, Karges W, Frank-Raue K, Bartsch DK, Rothmund M, et al. Age-related penetrance of endocrine tumours in multiple endocrine neoplasia type 1 (MEN1): a multicentre study of 258 gene carriers. *Clin Endocrinol (Oxf)* 2007;**67**:613–22.
37. Triponez F, Dosseh D, Goudet P, Cougard P, Bauters C, Murat A, et al. Epidemiology data on 108 MEN 1 patients from the GTE with isolated nonfunctioning tumors of the pancreas. *Ann Surg* 2006;**243**:265–72.
38. Imamura M, Komoto I, Ota S, Hiratsuka T, Kosugi S, Doi R, et al. Biochemically curative surgery for gastrinoma in multiple endocrine neoplasia type 1 patients. *World J Gastroenterol* 2011;**17**:1343–53.
39. Scarsbrook AF, Thakker RV, Wass JA, Gleeson FV, Phillips RR. Multiple endocrine neoplasia: spectrum of radiologic appearances and discussion of a multitechnique imaging approach. *Radiographics* 2006;**26**:433–51.
40. Turner JJ, Wren AM, Jackson JE, Thakker RV, Meeran K. Localization of gastrinomas by selective intra-arterial calcium injection. *Clin Endocrinol (Oxf)* 2002;**57**:821–5.
41. Fendrich V, Langer P, Waldmann J, Bartsch DK, Rothmund M. Management of sporadic and multiple endocrine neoplasia type 1 gastrinomas. *Br J Surg* 2007;**94**:1331–41.
42. Gibril F, Schumann M, Pace A, Jensen RT. Multiple endocrine neoplasia type 1 and Zollinger–Ellison syndrome: a prospective study of 107 cases and comparison with 1009 cases from the literature. *Medicine (Baltimore)* 2004;**83**:43–83.
43. Norton JA, Jensen RT. Role of surgery in Zollinger–Ellison syndrome. *J Am Coll Surg* 2007;**205**:S34–7.
44. Akerstrom G, Hellman P. Surgery on neuroendocrine tumours. *Best Pract Res Clin Endocrinol Metab* 2007;**21**:87–109.
45. You YN, Thompson GB, Young Jr WF, Larson D, Farley DR,

Richards M, et al. Pancreatoduodenal surgery in patients with multiple endocrine neoplasia type 1: operative outcomes, long-term function, and quality of life. *Surgery* 2007;**142**:829–36. discussion 36 e1.
46. Norton JA. Surgical treatment and prognosis of gastrinoma. *Best Pract Res Clin Gastroenterol* 2005;**19**:799–805.
47. Norton JA, Fraker DL, Alexander HR, Venzon DJ, Doppman JL, Serrano J, et al. Surgery to cure the Zollinger–Ellison syndrome. *N Eng J Med* 1999;**341**:635–44.
48. Cadiot G, Vuagnat A, Doukhan I, Murat A, Bonnaud G, Delemer B, et al. Prognostic factors in patients with Zollinger–Ellison syndrome and multiple endocrine neoplasia type 1. Groupe d'Etude des Neoplasies Endocriniennes Multiples (GENEM and groupe de Recherche et d'Etude du Syndrome de Zollinger–Ellison (GRESZE). *Gastroenterology* 1999;**116**:286–93.
49. Norton JA, Alexander HR, Fraker DL, Venzon DJ, Gibril F, Jensen RT. Comparison of surgical results in patients with advanced and limited disease with multiple endocrine neoplasia type 1 and Zollinger–Ellison syndrome. *Ann Surg* 2001;**234**:495–505. discussion –6.
50. Tonelli F, Fratini G, Nesi G, Tommasi MS, Batignani G, Falchetti A, et al. Pancreatectomy in multiple endocrine neoplasia type 1-related gastrinomas and pancreatic endocrine neoplasias. *Ann Surg* 2006;**244**:61–70.
51. Fabbri HC, Mello MP, Soardi FC, Esquiaveto-Aun AM, Oliveira DM, Denardi FC, et al. Long-term follow-up of an 8-year-old boy with insulinoma as the first manifestation of a familial form of multiple endocrine neoplasia type 1. *Arq Bras Endocrinol Metabol* 2010;**54**:754–60.
52. Newey PJ, Thakker RV. Role of multiple endocrine neoplasia type 1 mutational analysis in clinical practice. *Endocr Pract* 2011;**17**(Suppl. 3):8–17.
53. Langer P, Kann PH, Fendrich V, Richter G, Diehl S, Rothmund M, et al. Prospective evaluation of imaging procedures for the detection of pancreaticoduodenal endocrine tumors in patients with multiple endocrine neoplasia type 1. *World J Surg* 2004;**28**:1317–22.
54. Bartsch DK, Fendrich V, Langer P, Celik I, Kann PH, Rothmund M. Outcome of duodenopancreatic resections in patients with multiple endocrine neoplasia type 1. *Ann Surg* 2005;**242**:757–64. discussion 64–6.
55. Kouvaraki MA, Shapiro SE, Cote GJ, Lee JE, Yao JC, Waguespack SG, et al. Management of pancreatic endocrine tumors in multiple endocrine neoplasia type 1. *World J Surg* 2006;**30**:643–53.
56. Lowney JK, Frisella MM, Lairmore TC, Doherty GM. Pancreatic islet cell tumor metastasis in multiple endocrine neoplasia type 1: correlation with primary tumor size. *Surgery* 1998;**124**:1043–8. discussion 8–9.
57. Triponez F, Goudet P, Dosseh D, Cougard P, Bauters C, Murat A, et al. Is surgery beneficial for MEN1 patients with small (< or =2 cm), nonfunctioning pancreaticoduodenal endocrine tumor? An analysis of 65 patients from the GTE. *World J Surg* 2006;**30**:654–62. discussion 63–4.
58. Anlauf M, Schlenger R, Perren A, Bauersfeld J, Koch CA, Dralle H, et al. Microadenomatosis of the endocrine pancreas in patients with and without the multiple endocrine neoplasia type 1 syndrome. *Am J Surg Pathol* 2006;**30**:560–74.
59. Raymond E, Dahan L, Raoul JL, Bang YJ, Borbath I, Lombard-Bohas C, et al. Sunitinib malate for the treatment of pancreatic neuroendocrine tumors. *N Engl J Med* 2011;**364**:501–13.
60. Yao JC, Shah MH, Ito T, Bohas CL, Wolin EM, Van Cutsem E, et al. Everolimus for advanced pancreatic neuroendocrine tumors. *N Engl J Med* 2011;**364**:514–23.
61. Beckers A, Betea D, Valdes Socin H, Stevenaert A. The treatment of sporadic versus MEN1-related pituitary adenomas. *J Intern Med* 2003;**253**:599–605.
62. Melmed S. Pathogenesis of pituitary tumors. *Nat Rev Endocrinol* 2011;**7**:257–66.
63. Trouillas J, Labat-Moleur F, Sturm N, Kujas M, Heymann MF, Figarella-Branger D, et al. Pituitary tumors and hyperplasia in multiple endocrine neoplasia type 1 syndrome (MEN1): a case-control study in a series of 77 patients versus 2509 non-MEN1 patients. *Am J Surg Pathol* 2008;**32**:534–43.
64. Verges B, Boureille F, Goudet P, Murat A, Beckers A, Sassolas G, et al. Pituitary disease in MEN type 1 (MEN1): data from the France-Belgium MEN1 multicenter study. *J Clin Endocrinol Metab* 2002;**87**:457–65.
65. Stratakis CA, Schussheim DH, Freedman SM, Keil MF, Pack SD, Agarwal SK, et al. Pituitary macroadenoma in a 5-year-old: an early expression of multiple endocrine neoplasia type 1. *J Clin Endocrinol Metab* 2000;**85**:4776–80.
66. Elston MS, McDonald KL, Clifton-Bligh RJ, Robinson BG. Familial pituitary tumor syndromes. *Nat Rev Endocrinol* 2009;**5**:453–61.
67. Burgess JR, Shepherd JJ, Parameswaran V, Hoffman L, Greenaway TM. Spectrum of pituitary disease in multiple endocrine neoplasia type 1 (MEN 1): clinical, biochemical, and radiological features of pituitary disease in a large MEN 1 kindred. *J Clin Endocrinol Metab* 1996;**81**:2642–6.
68. Vidal A, Iglesias MJ, Fernandez B, Fonseca E, Cordido F. Cutaneous lesions associated to multiple endocrine neoplasia syndrome type 1. *J Eur Acad Dermatol Venereol* 2008;**22**:835–8.
69. Burgess JR, Greenaway TM, Shepherd JJ. Expression of the MEN-1 gene in a large kindred with multiple endocrine neoplasia type 1. *J Intern Med* 1998;**243**:465–70.
70. Goudet P, Bonithon-Kopp C, Murat A, Ruszniewski P, Niccoli P, Menegaux F, et al. Gender-related differences in MEN1 lesion occurrence and diagnosis: a cohort study of 734 cases from the Groupe d'Etude des Tumeurs Endocrines. *Eur J Endocrinol* 2011;**165**:97–105.
71. Goudet P, Murat A, Cardot-Bauters C, Emy P, Baudin E, du Boullay Choplin H, et al. Thymic neuroendocrine tumors in multiple endocrine neoplasia type 1: a comparative study on 21 cases among a series of 761 MEN1 from the GTE (Groupe des Tumeurs Endocrines). *World J Surg* 2009;**33**:1197–207.
72. Scarsbrook AF, Ganeshan A, Statham J, Thakker RV, Weaver A, Talbot D, et al. Anatomic and functional imaging of metastatic carcinoid tumors. *Radiographics* 2007;**27**:455–77.
73. Gibril F, Chen YJ, Schrump DS, Vortmeyer A, Zhuang Z, Lubensky IA, et al. Prospective study of thymic carcinoids in patients with multiple endocrine neoplasia type 1. *J Clin Endocrinol Metab* 2003;**88**:1066–81.
74. Berna MJ, Annibale B, Marignani M, Luong TV, Corleto V, Pace A, et al. A prospective study of gastric carcinoids and enterochromaffin-like cell changes in multiple endocrine neoplasia type 1 and Zollinger–Ellison syndrome: identification of risk factors. *J Clin Endocrinol Metab* 2008;**93**:1582–91.
75. Oberg K, Jelic S. Neuroendocrine bronchial and thymic tumors: ESMO clinical recommendation for diagnosis, treatment and follow-up. *Ann Oncol* 2008;**19**(Suppl. 2): ii102–3.
76. Tomassetti P, Migliori M, Caletti GC, Fusaroli P, Corinaldesi R, Gullo L. Treatment of type II gastric carcinoid tumors with somatostatin analogues. *N Engl J Med* 2000;**343**:551–4.
77. Gibril F, Reynolds JC, Lubensky IA, Roy PK, Peghini PL, Doppman JL, et al. Ability of somatostatin receptor scintigraphy to identify patients with gastric carcinoids: a prospective study. *J Nucl Med* 2000;**41**:1646–56.
78. Gatta-Cherifi B, Chabre O, Murat A, Niccoli P, Cardot-Bauters C, Rohmer V, et al. Adrenal involvement in MEN1. Analysis of 715 cases from the Groupe d'Etude des Tumeurs Endocrines database. *Eur J Endocrinol* 2012;**166**:269–79.
79. Langer P, Cupisti K, Bartsch DK, Nies C, Goretzki PE, Rothmund M, et al. Adrenal involvement in multiple endocrine neoplasia type 1. *World J Surg* 2002;**26**:891–6.
80. Schaefer S, Shipotko M, Meyer S, Ivan D, Klose KJ, Waldmann J, et al. Natural course of small adrenal lesions in multiple endocrine neoplasia type 1: an endoscopic ultrasound imaging study.

Eur J Endocrinol 2008;**158**:699–704.

81. Chandrasekharappa SC, Guru SC, Manickam P, Olufemi SE, Collins FS, Emmert-Buck MR, et al. Positional cloning of the gene for multiple endocrine neoplasia-type 1. *Science* 1997;**276**:404–7.
82. Lemos MC, Thakker RV. Multiple endocrine neoplasia type 1 (MEN1): analysis of 1336 mutations reported in the first decade following identification of the gene. *Hum Mutat* 2008;**29**:22–32.
83. The European Consortium on MEN1. Identification of the multiple endocrine neoplasia type 1 (MEN1) gene. *Hum Mol Genet* 1997;**6**:1177–83.
84. Tham E, Grandell U, Lindgren E, Toss G, Skogseid B, Nordenskjold M. Clinical testing for mutations in the MEN1 gene in Sweden: a report on 200 unrelated cases. *J Clin Endocrinol Metab* 2007;**92**:3389–95.
85. Burgess JR, Nord B, David R, Greenaway TM, Parameswaran V, Larsson C, et al. Phenotype and phenocopy: the relationship between genotype and clinical phenotype in a single large family with multiple endocrine neoplasia type 1 (MEN 1). *Clin Endocrinol (Oxf)* 2000;**53**:205–11.
86. Turner JJ, Christie PT, Pearce SH, Turnpenny PD, Thakker RV. Diagnostic challenges due to phenocopies: lessons from Multiple Endocrine Neoplasia type1 (MEN1). *Hum Mutat* 2010;**31**:E1089–101.
87. Belar O, De la Hoz C, Perez-Nanclares G, Castano L, Gaztambide S. Novel mutations in Men1, CDKN1b and AIP genes in patients with multiple endocrine neoplasia type 1 syndrome in Spain. *Clin Endocrinol (Oxf)* 2012;**76**:719–24.
88. Molatore S, Marinoni I, Lee M, Pulz E, Ambrosio MR, degli Uberti EC, et al. A novel germline CDKN1B mutation causing multiple endocrine tumors: clinical, genetic and functional characterization. *Hum Mutat* 2010;**31**:E1825–35.
89. Pellegata NS, Quintanilla-Martinez L, Siggelkow H, Samson E, Bink K, Hofler H, et al. Germ-line mutations in p27Kip1 cause a multiple endocrine neoplasia syndrome in rats and humans. *Proc Natl Acad Sci USA* 2006;**103**:15558–63.
90. Leontiou CA, Gueorguiev M, van der Spuy J, Quinton R, Lolli F, Hassan S, et al. The role of the aryl hydrocarbon receptor-interacting protein gene in familial and sporadic pituitary adenomas. *J Clin Endocrinol Metab* 2008;**93**:2390–401.
91. Vierimaa O, Georgitsi M, Lehtonen R, Vahteristo P, Kokko A, Raitila A, et al. Pituitary adenoma predisposition caused by germline mutations in the AIP gene. *Science* 2006;**312**:1228–30.
92. Bassett JH, Forbes SA, Pannett AA, Lloyd SE, Christie PT, Wooding C, et al. Characterization of mutations in patients with multiple endocrine neoplasia type 1. *Am J Hum Genet* 1998;**62**:232–44.
93. Wohllk N, Schweizer H, Erlic Z, Schmid KW, Walz MK, Raue F, et al. Multiple endocrine neoplasia type 2. *Best Practice Res Clinical Endocrinol Metab* 2010;**24**:371–87.
94. Chen HC, Sippel RS, Pacak K. The NANETS Consensus guideline for the diagnosis and management of neuroendocrine tumors: pheochromocytoma, paraganglioma an medullary thyroid cancer. *Pancreas* 2010;**39**:775–83.
95. Hofstra RM, Landsvater RM, Ceccherini I, Stulp RP, Stelwagen T, Luo Y, et al. A mutation in the RET proto-oncogene associated with multiple endocrine neoplasia type 2B and sporadic medullary thyroid carcinoma. *Nature* 1994;**367**:375–6.
96. Mulligan LM, Eng C, Healey CS, Clayton D, Kwok JB, Gardner E, et al. Specific mutations of the RET proto-oncogene are related to disease phenotype in MEN 2A and FMTC. *Nat Genet* 1994;**6**:70–4.
97. Mulligan LM, Kwok JB, Healey CS, Elsdon MJ, Eng C, Gardner E, et al. Germ-line mutations of the RET proto-oncogene in multiple endocrine neoplasia type 2A. *Nature* 1993;**363**:458–60.
98. Elisei R, Romei C, Cosci B, Agate L, Bottici V, Molinaro E, et al. RET genetic screening in patients with medullary thyroid cancer and their relatives: experience with 807 individuals at one center. *J Clin Endocrinol Metab* 2007;**92**:4725–9.
99. Elisei R, Bottici V, Luchetti F, Di Coscio G, Romei C, Grasso L, et al. Impact of routine measurement of serum calcitonin on the diagnosis and outcome of medullary thyroid cancer: experience in 10,864 patients with nodular thyroid disorders. *J Clin Endocrinol Metab* 2004;**89**:163–8.
100. Naziat A, Karavitaki N, Thakker R, Ansorge O, Sadler G, Gleeson F, et al. Confusing genes: a patient with MEN2A and Cushing's disease. *Clin Endocrinol (Oxf)* 2013;**78**:966–8.
101. Frank-Raue K, Buhr H, Dralle H, Klar E, Senninger N, Weber T, et al. Long-term outcome in 46 gene carriers of hereditary medullary thyroid carcinoma after prophylactic thyroidectomy: impact of individual RET genotype. *Eur J Endocrinol* 2006;**155**:229–36.
102. Skinner MA, Moley JA, Dilley WG, Owzar K, Debenedetti MK, Wells Jr SA. Prophylactic thyroidectomy in multiple endocrine neoplasia type 2A. *N Engl J Med* 2005;**353**:1105–13.
103. Hundahl SA, Fleming ID, Fremgen AM, Menck HR. A National Cancer Data Base report on 53,856 cases of thyroid carcinoma treated in the U.S., 1985–1995 [see comments]. *Cancer* 1998;**83**:2638–48.
104. Machens A, Niccoli-Sire P, Hoegel J, Frank-Raue K, van Vroonhoven TJ, Roeher HD, et al. Early malignant progression of hereditary medullary thyroid cancer. *N Engl J Med* 2003;**349**:1517–25.
105. Cohen EE, Rosen LS, Vokes EE, Kies MS, Forastiere AA, Worden FP, et al. Axitinib is an active treatment for all histologic subtypes of advanced thyroid cancer: results from a phase II study. *J Clin Oncol* 2008;**26**:4708–13.
106. De Souza JA, Busaidy N, Zimrin A, Seiwert TY, Villaflor VM, Poluru KB, et al. Phase II trial of sunitinib in medullary thyroid cancer (MTC). *J Clin Oncol* 2010;**28**:5504.
107. Kurzrock R, Sherman SI, Ball DW, Forastiere AA, Cohen RB, Mehra R, et al. Activity of XL184 (Cabozantinib), an oral tyrosine kinase inhibitor, in patients with medullary thyroid cancer. *J Clin Oncol* 2011;**29**:2660–6.
108. Lam ET, Ringel MD, Kloos RT, Prior TW, Knopp MV, Liang J, et al. Phase II clinical trial of sorafenib in metastatic medullary thyroid cancer. *J Clin Oncol* 2010;**28**:2323–30.
109. Schlumberger M, Jarzab B, Cabanillas ME, Robinson B, Pacini F, Ball DW, et al. A phase II trial of the multitargeted kinase inhibitor lenvatinib (E7080) in advanced medullary thyroid cancer (MTC). *J Clin Oncol* 2012;**30**:5591.
110. Schlumberger MJ, Elisei R, Bastholt L, Wirth LJ, Martins RG, Locati LD, et al. Phase II study of safety and efficacy of motesanib in patients with progressive or symptomatic, advanced or metastatic medullary thyroid cancer. *J Clin Oncol* 2009;**27**:3794–801.
111. Schoffski P, Elisei R, Müller S, Brose MS, Shah MH, Licitra LF, et al. An international, double-blind, randomized, placebo-controlled phase III trial (EXAM) of cabozantinib (XL184) in medullary thyroid carcinoma (MTC) patients (pts) with documented RECIST progression at baseline. *J Clin Oncol* 2012;**30**:5508.
112. Wells Jr SA, Gosnell JE, Gagel RF, Moley J, Pfister D, Sosa JA, et al. Vandetanib for the treatment of patients with locally advanced or metastatic hereditary medullary thyroid cancer. *J Clin Oncol* 2010;**28**:767–72.
113. Wells Jr SA, Robinson BG, Gagel RF, Dralle H, Fagin JA, Santoro M, et al. Vandetanib in patients with locally advanced or metastatic medullary thyroid cancer: a randomized, double-blind phase III trial. *J Clin Oncol* 2012;**30**:134–41.
114. Martins RG, Rajendran JG, Capell P, Byrd DR, Mankoff DA. Medullary thyroid cancer: options for systemic therapy of metastatic disease? *J Clin Oncol* 2006;**24**:1653–5.
115. Neumann HP, Vortmeyer A, Schmidt D, Werner M, Erlic Z, Cascon A, et al. Evidence of MEN-2 in the original description of classic pheochromocytoma. *N Engl J Med* 2007;**357**:1311–5.
116. Eisenhofer G, Goldstein DS, Walther MM, Friberg P, Lenders JW, Keiser HR, et al. Biochemical diagnosis of pheochromocytoma: how to distinguish true- from false-positive test results. *J Clin Endocrinol Metab* 2003;**88**:2656–66.
117. Grossman A, Pacak K, Sawka A, Lenders JW, Harlander D, Peaston RT, et al. Biochemical diagnosis and localization of

pheochromocytoma: can we reach a consensus? *Ann NY Acad Sci* 2006;**1073**:332–47.
118. Pacak K, Eisenhofer G, Goldstein DS. Functional imaging of endocrine tumors: role of positron emission tomography. *Endocr Rev* 2004;**25**:568–80.
119. Padberg BC, Schroder S, Jochum W, Kastendieck H, Roth J, Heitz PU, et al. Absence of RET proto-oncogene point mutations in sporadic hyperplastic and neoplastic lesions of the parathyroid gland. *Am J Pathol* 1995;**147**:1600–7.
120. Pausova Z, Soliman E, Amizuka N, Janicic N, Konrad EM, Arnold A, et al. Role of the RET proto-oncogene in sporadic hyperparathyroidism and in hyperparathyroidism of multiple endocrine neoplasia type 2. *J Clin Endocrinol Metab* 1996;**81**:2711–8.
121. Agarwal SK, Mateo CM, Marx SJ. Rare germline mutations in cyclin-dependent kinase inhibitor genes in multiple endocrine neoplasia type 1 and related states. *J Clin Endocrinol Metab* 2009;**94**:1826–34.
122. Malanga D, De Gisi S, Riccardi M, Scrima M, De Marco C, Robledo M, et al. Functional characterization of a rare germline mutation in the gene encoding the cyclin-dependent kinase inhibitor p27Kip1 (CDKN1B) in a Spanish patient with multiple endocrine neoplasia-like phenotype. *Eur J Endocrinol* 2012;**166**:551–60.
123. Occhi G, Regazzo D, Trivellin G, Boaretto F, Ciato D, Bobisse S, et al. A novel mutation in the upstream open reading frame of the CDKN1B gene causes a MEN4 phenotype. *PLoS Genet* 2013;**9**. e1003350.
124. Georgitsi M, Raitila A, Karhu A, van der Luijt RB, Aalfs CM, Sane T, et al. Germline CDKN1B/p27Kip1 mutation in multiple endocrine neoplasia. *J Clin Endocrinol Metab* 2007;**92**:3321–5.
125. Costa-Guda J, Marinoni I, Molatore S, Pellegata NS, Arnold A. Somatic mutation and germline sequence abnormalities in CDKN1B, encoding p27Kip1, in sporadic parathyroid adenomas. *J Clin Endocrinol Metab* 2011;**96**:E701–6.
126. Cavaco BM, Barros L, Pannett AA, Ruas L, Carvalheiro M, Ruas MM, et al. The hyperparathyroidism-jaw tumour syndrome in a Portuguese kindred. *QJM* 2001;**94**:213–22.
127. Jackson CE, Norum RA, Boyd SB, Talpos GB, Wilson SD, Taggart RT, et al. Hereditary hyperparathyroidism and multiple ossifying jaw fibromas: a clinically and genetically distinct syndrome. *Surgery* 1990;**108**:1006–12. discussion 12–13.
128. Szabo J, Heath B, Hill VM, Jackson CE, Zarbo RJ, Mallette LE, et al. Hereditary hyperparathyroidism-jaw tumor syndrome: the endocrine tumor gene HRPT2 maps to chromosome 1q21-q31. *Am J Hum Genet* 1995;**56**:944–50.
129. Teh BT, Farnebo F, Kristoffersson U, Sundelin B, Cardinal J, Axelson R, et al. Autosomal dominant primary hyperparathyroidism and jaw tumor syndrome associated with renal hamartomas and cystic kidney disease: linkage to 1q21-q32 and loss of the wild type allele in renal hamartomas. *J Clin Endocrinol Metab* 1996;**81**:4204–11.
130. Carpten JD, Robbins CM, Villablanca A, Forsberg L, Presciuttini S, Bailey-Wilson J, et al. HRPT2, encoding parafibromin, is mutated in hyperparathyroidism-jaw tumor syndrome. *Nat Genet* 2002;**32**:676–80.
131. Bradley KJ, Hobbs MR, Buley ID, Carpten JD, Cavaco BM, Fares JE, et al. Uterine tumours are a phenotypic manifestation of the hyperparathyroidism-jaw tumour syndrome. *J Intern Med* 2005;**257**:18–26.
132. Wassif WS, Farnebo F, Teh BT, Moniz CF, Li FY, Harrison JD, et al. Genetic studies of a family with hereditary hyperparathyroidism-jaw tumour syndrome. *Clin Endocrinol (Oxf)* 1999;**50**:191–6.
133. Wassif WS, Moniz CF, Friedman E, Wong S, Weber G, Nordenskjold M, et al. Familial isolated hyperparathyroidism: a distinct genetic entity with an increased risk of parathyroid cancer. *J Clin Endocrinol Metab* 1993;**77**:1485–9.
134. Weinstein LS, Simonds WF. HRPT2, a marker of parathyroid cancer. *N Engl J Med* 2003;**349**:1691–2.
135. Williamson C, Cavaco BM, Jauch A, Dixon PH, Forbes S, Harding B, et al. Mapping the gene causing hereditary primary hyperparathyroidism in a Portuguese kindred to chromosome 1q22-q31. *J Bone Miner Res* 1999;**14**:230–9.
136. Howell VM, Haven CJ, Kahnoski K, Khoo SK, Petillo D, Chen J, et al. HRPT2 mutations are associated with malignancy in sporadic parathyroid tumours. *J Med Genet* 2003;**40**:657–63.
137. Bradley KJ, Cavaco BM, Bowl MR, Harding B, Cranston T, Fratter C, et al. Parafibromin mutations in hereditary hyperparathyroidism syndromes and parathyroid tumours. *Clin Endocrinol (Oxf)* 2006;**64**:299–306.
138. Shattuck TM, Valimaki S, Obara T, Gaz RD, Clark OH, Shoback D, et al. Somatic and germ-line mutations of the HRPT2 gene in sporadic parathyroid carcinoma. *N Engl J Med* 2003;**349**: 1722–9.
139. Cetani F, Pardi E, Ambrogini E, Lemmi M, Borsari S, Cianferotti L, et al. Genetic analyses in familial isolated hyperparathyroidism: implication for clinical assessment and surgical management. *Clin Endocrinol (Oxf)* 2006;**64**:146–52.
140. Krebs LJ, Shattuck TM, Arnold A. HRPT2 mutational analysis of typical sporadic parathyroid adenomas. *J Clin Endocrinol Metab* 2005;**90**:5015–7.
141. Rozenblatt-Rosen O, Hughes CM, Nannepaga SJ, Shanmugam KS, Copeland TD, Guszczynski T, et al. The parafibromin tumor suppressor protein is part of a human Paf1 complex. *Mol Cell Biol* 2005;**25**:612–20.
142. Yart A, Gstaiger M, Wirbelauer C, Pecnik M, Anastasiou D, Hess D, et al. The HRPT2 tumor suppressor gene product parafibromin associates with human PAF1 and RNA polymerase II. *Mol Cell Biol* 2005;**25**:5052–60.
143. Mosimann C, Hausmann G, Basler K. Parafibromin/Hyrax activates Wnt/Wg target gene transcription by direct association with beta-catenin/Armadillo. *Cell* 2006;**125**:327–41.
144. Cromer MK, Starker LF, Choi M, Udelsman R, Nelson-Williams C, Lifton RP, et al. Identification of somatic mutations in parathyroid tumors using whole-exome sequencing. *J Clin Endocrinol Metab* 2012;**97**:E1774–81.
145. Pannett AA, Kennedy AM, Turner JJ, Forbes SA, Cavaco BM, Bassett JH, et al. Multiple endocrine neoplasia type 1 (MEN1) germline mutations in familial isolated primary hyperparathyroidism. *Clin Endocrinol (Oxf)* 2003;**58**:639–46.
146. Simonds WF, James-Newton LA, Agarwal SK, Yang B, Skarulis MC, Hendy GN, et al. Familial isolated hyperparathyroidism: clinical and genetic characteristics of 36 kindreds. *Medicine (Baltimore)* 2002;**81**:1–26.
147. Simonds WF, Robbins CM, Agarwal SK, Hendy GN, Carpten JD, Marx SJ. Familial isolated hyperparathyroidism is rarely caused by germline mutation in HRPT2, the gene for the hyperparathyroidism-jaw tumor syndrome. *J Clin Endocrinol Metab* 2004;**89**:96–102.
148. Warner JV, Nyholt DR, Busfield F, Epstein M, Burgess J, Stranks S, et al. Familial isolated hyperparathyroidism is linked to a 1.7 Mb region on chromosome 2p13.3–14. *J Med Genet* 2006;**43**:e12.
149. Pearce SH, Bai M, Quinn SJ, Kifor O, Brown EM, Thakker RV. Functional characterization of calcium-sensing receptor mutations expressed in human embryonic kidney cells. *J Clin Invest* 1996;**98**:1860–6.
150. Christensen SE, Nissen PH, Vestergaard P, Heickendorff L, Brixen K, Mosekilde L. Discriminative power of three indices of renal calcium excretion for the distinction between familial hypocalciuric hypercalcaemia and primary hyperparathyroidism: a follow-up study on methods. *Clin Endocrinol (Oxf)* 2008;**69**:713–20.
151. Bai M, Pearce SH, Kifor O, Trivedi S, Stauffer UG, Thakker RV, et al. In vivo and in vitro characterization of neonatal hyperparathyroidism resulting from a de novo, heterozygous mutation in the Ca2+-sensing receptor gene: normal maternal calcium homeostasis as a cause of secondary hyperparathyroidism in familial benign hypocalciuric hypercalcemia. *J Clin Invest*

1997;**99**:88–96.
152. Pearce SH, Trump D, Wooding C, Besser GM, Chew SL, Grant DB, et al. Calcium-sensing receptor mutations in familial benign hypercalcemia and neonatal hyperparathyroidism. *J Clin Invest* 1995;**96**:2683–92.
153. Au AY, McDonald K, Gill A, Sywak M, Diamond T, Conigrave AD, et al. PTH mutation with primary hyperparathyroidism and undetectable intact PTH. *N Engl J Med* 2008;**359**:1184–6.
154. Newey PJ, Nesbit MA, Rimmer AJ, Head RA, Gorvin CM, Attar M, et al. Whole-exome sequencing studies of nonfunctioning pituitary adenomas. *J Clin Endocrinol Metab* 2013;**98**: E796–800.
155. Cryns VL, Thor A, Xu HJ, Hu SX, Wierman ME, Vickery Jr AL, et al. Loss of the retinoblastoma tumor-suppressor gene in parathyroid carcinoma. *N Engl J Med* 1994;**330**:757–61.
156. Kasaian K, Wiseman SM, Thiessen N, Mungall KL, Corbett RD, Qian JQ, et al. Complete genomic landscape of a recurring sporadic parathyroid carcinoma. *J Pathol* 2013;**230**:249–60.
157. Vierimaa O, Villablanca A, Alimov A, Georgitsi M, Raitila A, Vahteristo P, et al. Mutation analysis of MEN1, HRPT2, CASR, CDKN1B, and AIP genes in primary hyperparathyroidism patients with features of genetic predisposition. *J Endocrinol Invest* 2009;**32**:512–8.

第 24 章

家族性低尿钙性高钙血症和新生儿重度甲状旁腺功能亢进症

Ghada El-Hajj Fuleihan, Edward M. Brown

历史回顾和命名

1972 年，T.P. Foley 及其同事在“家族性良性高钙血症”(FBH)一文中描述了该综合征的主要特征：常染色体显性遗传的无症状高钙血症；血清甲状旁腺激素(PTH)水平正常，尽管血钙升高；尿钙(UCa)排泄减少；血清镁水平正常或轻度升高；磷酸盐水平正常或轻度降低；先证者的甲状旁腺病理学正常[1]。静脉输注钙的过程中，先证者血清 PTH 水平只下降了 29%。作者将该疾病的异常病理生理学解释为“需要异常高的钙离子浓度抑制甲状旁腺激素分泌的特殊现象”。几年后，美国国立卫生研究院的研究者们将同样的症状报道为“家族性低尿钙性高钙血症”(FHH)，意外发现相对于患者的高血钙，尿钙排泄量却很低[2]。早在 1966 年，Jackson 和 Boonstra 就描述过这类疾病，他们在一份常规的血钙筛查中发现了先证者[3]。患者存在高钙血症(12.1mg/dL 或 3mmol/L)和肾上腺样瘤[3]。切除肾肿瘤之后，血钙水平并未恢复正常。颈部探查发现了 4 个甲状旁腺腺体的增生，切除 3 个半甲状旁腺并未使血清钙水平恢复正常。同时，家族中发现其他 17 人患有高钙血症，并跨越三代。这种高钙血症呈常染色体显性遗传。作者将这种疾病报道为“无明确甲状旁腺功能亢进的遗传性高钙血症”，并认为它是一种不同于甲状旁腺功能亢进症的疾病：“该家族的任何高钙血症成员中，缺乏甲状旁腺激素分泌过多的证据，表明它可能是区别于其他 5 种家族性甲状旁腺功能亢进症的新的病种”。

偶尔，也用其他术语来命名该病，包括家族性甲状旁腺增生和家族性高钙血症。然而，在文献中更多地称其为“家族性良性高钙血症(FBH)”和“家族性低尿钙性高钙血症(FHH)”。1989 年，Heath 称其为“家族性良性低尿钙性高钙血症(FBHH)”，这个名称随后在多篇论文中被使用[4-6]，后来 Strewler 建议，将这类罕见的综合征统一命名，避免在文献报道中引起混淆[7]。在本章中，我们使用了目前被广泛用于描述该疾病的缩写——FHH，即“家族性低尿钙性高钙血症”。

与 FHH 密切相关的一种疾病是新生儿重度甲状旁腺功能亢进症(NSHPT)，早在 30 年前就被 Landon 描述过[8]。Philips 首先注意到一个由近亲结婚导致 NSHPT 的病例[9]，Hillman 对该家族病例进行了评论[10]。1977 年，Spiegel 等首次将该病与 FHH 联系起来，发现 1 例 NSHPT 婴儿的一些亲属被诊断为家族性低尿钙性高钙血症[11]。此后，多篇文献描述在 FHH 家系的婴儿才会发生 NSHPT 综合征[12-18]。NSHPT 的特征是严重的高钙血症、发育不良、呼吸困难以及骨骼异常。在一些病例中，全甲状旁腺切除可有效缓解症状，如果手术导致婴儿发生真性甲状旁腺功能减退，血钙会降至正常水平以下。证明甲状旁腺钙敏感受体(CaSR)基因突变可以引起 FHH 和 NSHPT 之前，研究者们提出，钙代谢中纯合基因异常可引起 NSHPT，而杂合基因异常仅出现轻度症状[12,18,19]。

通过对 FHH 和 NSHPT 的实验室病理生理学研究，它们最初被描述的 30 年和 60 年后，同时克隆和表征了 CaSR，揭示了 FHH 和 NSHPT 的分子生物学基础[20,21]。FHH 与原发性甲状旁腺功能亢进症(PHPT)相关的其他遗传性高钙血症综合征不同。这些综合征包括：多发性内分泌腺瘤病(MEN)1 型和 2A 型[22,23]、家族性孤立性原发性甲状旁腺功能亢进症[24,25]、甲状旁腺功能亢进症-颌骨肿瘤综合征[26]，尽管少数(10%~15%)家族性孤立性甲状旁腺功能亢进症患者有 CaSR 基因失活突变[27]。在多数病例中,FHH 的特点是进行甲状旁腺次全切除术后不能治愈,同时也没有其他相关的内分泌肿瘤。目前 FHH 的广泛的临床表现已被大众所熟悉,偶有一些 FHH 患者接受甲状旁腺切除术后得到了治愈(见下文)[28]。而 NSHPT 的遗传学基础也比原来想象得更为复杂,如下文所述。

FHH 的临床特征

关键特征

FHH 是一种罕见的常染色体显性遗传的高血钙综合征,男女患病无差别,其真实的发病率尚不清楚。发病率可能在 1:10 000 至 1:100 000[29,30],而不是估计的占 PHPT 的 1/1000,鉴于很多病例存在亚临床特点,其真正的发病率可能更高。该病的特点是无临床症状和伴随终身的高钙血症[1,2]。尽管有时血钙高达 12~14mg/dL(3~3.5mmol/L),但多数患者的高钙血症为轻度至中度,血钙通常<12mg/dL(<3mmol/L)[2,31-36]。美国国立卫生研究院、梅奥诊所以及其他机构的大量研究中发现,该病不影响正常寿命[31,32,34,37,38]。该综合征的主要特点包括:反常性尿钙排泄正常或降低;无肾结石;多数患者的 PTH 水平不正常(10%~20%的患者的 PTH 水平中轻度升高,少数患者反而降低);通常甲状旁腺病理学正常;甲状旁腺次全切除术不能使血清钙恢复正常[1-3,31-34,37,38]。20 世纪 70 年代,美国国立卫生研究院(NIH)统计的病例中,FHH 约占甲状旁腺手术失败例数的 9%[39],而来自丹麦的一项分析中,这一比例为 23%[40]。

症状和并发症

FHH 的特点是缺乏临床特征性表现和相关并发症。尽管有高钙血症,但患者却少有与高钙血症相关的典型症状、体征及并发症。与 FHH 相关的可能症状包括易疲劳、无力、精神问题、头痛、多饮/多尿、关节痛以及软骨钙质沉着等[31,32,34,37,41]。上述症状并不是 FHH 独有的表现,而是通过检测偏倚被发现的。

而 FHH 患者的骨代谢标志物可轻度增加[42],但对数量有限的患者使用现代化的骨细胞学标志物进行分析[32],得到了不一致的结论[43,44]。此外,FHH 患者的骨折发生率并没有增加,而且通过组织形态学、放射学以及密度计量学测定这些患者的骨骼是正常的[31-34,37,38,43,45-47]。遗憾的是,FHH 并没有对年龄相关的骨丢失具有保护作用,而老年 FHH 患者的骨质疏松症与其年龄相关的骨质疏松症之间尚无法区分。

FHH“经典”陈述的变化

几项研究报道显示,当 FHH 患者合并胰腺炎时,在某些情况下会致命[33,48-54]。然而,目前尚不清楚胰腺炎是否为该病的真正并发症,还是因确诊偏倚而产生的虚假关联(胰腺炎患者通常检测高钙血症)。Stuckey 等人分析了 10 例已发表的病例,发现 10 例中有 8 例合并潜在的干扰因素,如酗酒(5 例)和胆道疾病(3 例)[53],而 Toss 等人报道了 1 例男性非酒精依赖的患者,在甲状旁腺切除之前发生过 7 次急性胰腺炎,而手术之后再没有发生过[33]。除了高钙血症的不利影响外,FHH 患者合并胰腺炎的风险在生物学上似乎是合理的。Bruce 等人证实胰管上有 CaSR 的表达[55],该受体在调节导管内液体的组成方面起着重要作用。功能异常的 CaSR 促进胰腺导管内钙化并诱发胰腺炎。一些 FHH 家系中胰腺炎的发生率有所增加,Pearce 等人研究了 3 个类似的家系,鉴定出 CaSR 胞外域中 3 个新的杂合错义突变,而这些突变在 55 个无血缘关系的正常血钙组中不存在[56]。虽然目前尚不能给出明确的结论,但胰腺炎的风险可能与 CaSR 突变的一些潜在的基因型-表型有关(详见下文“基因型-表型相关性”)。

FHH 与典型的 PHPT 不同,通常具有组织学上正常的甲状旁腺和相对的低尿钙,并且很少发生肾脏有关的并发症。然而,有些 FHH 病例中存在甲状旁腺肿大(增生和腺瘤)和肾结石病[32-34]。Carling 等人报道了瑞典的一个大家系,发现 CaSR 的胞质尾区有一个新的突变,临床和生化特征介于 FHH 和 PHPT 之间。在 20 例受累者中,2 例患肾结石,与非受累者相比较,平均 24 小时尿钙(UCa)排泄量和钙/肌酐(Ca/Cr)清除率明显升高[28]。其中,9 例受累者接受了甲状旁腺次全切除术:其中 7 例为甲状旁腺主细胞增生,1 例为腺瘤,另外 1 例病理结果并不明确。除了 2 例受累者外,其余患者的高血钙和高尿钙在术后好转[28]。该家系的临床特征和生化表现介于 FHH 和 PHPT 之间。也许它代表了甲状旁腺和肾脏之间不同的信号耦合,这取决于 CaSR 突变的位点。这种情况下,胞质尾区的突变对肾小管重吸收钙的影响不大;被报道的家系中,尿钙排泄因钙的过滤负荷增加而升高,这与 FHH 的 CaSR 突变而出现的低尿钙不同。相同的 CaSR 突变可能会导致甲状旁腺细胞的增殖和增生。另一个 FHH 家系印证了这一假设,该家系存在一个插入的 Alu 重复序列，截断了 CaSR。接受甲状旁腺手术的 36 例携带者中，3 例存在甲状旁腺肿大[57,58]。其他有趣的现象包括骨软化症特有的临床表现以及 Oklahoma 家系中 PTH 水平比预期更高[59]。

FHH 的实验室检查

血清钙

高钙血症是 FHH 的主要特征。血清钙通常轻度至中度升高，10.0~14.6mg/dL，高于 12.5mg/dL 较少见[31-34,37,60]。众多家系中，性别分布基本上是 1:1，约50%处于明显的高血清钙状态。一些研究团队已观察到"高钙血症其实遗传"；即 FHH 家系中存在相对较高和相对较低的血清钙浓度[34,60]。然而，同一家系中也存在较大变化的血清钙值[34,60]。来自两项主要研究的受累者血清钙值分布情况如图 24.1 所示[(11.4±1.4)mg/dL 或(2.85±0.35)mmol/L]。一项研究中，5 例受累者的高钙血症程度相对较轻，后被解释为这可能与伴随的低血清蛋白有关[60]。有学者认为，FHH19$_p$(现在称为FHH 2 型或 FHH2，详见"FHH 的分子遗传学")的高钙血症是最轻的，但这一结论仅来自一个小家系[36]。两种形式的 FHH 详细情况与下面给出的 19 号染色体上的两个位点有关。FHH 的高钙血症类似于 PHPT，钙游离钙均升高，并且随年龄变化而改变[31,32,34,43,61,62]。CaSR 的特异性改变与血清钙水平的变化有关（详见下文"基因型–表型相关性"）。

血清镁

第一个被报道的 FHH 患者血清镁浓度轻度升高[1]。在随后的研究中证实了 FHH 患者的血清镁浓度在正常上限和轻度升高之间波动[31,32,34,61]，而 PHPT 患者的血清镁浓度是正常或偏低的。然而，值得注意的是两者之间血清镁浓度的重叠。在 PHPT 患者中血清钙与血清镁浓度呈显著的负相关(R=–0.32)，而 FHH 患者中两种血清离子之间呈显著的正相关(R=0.5~0.8)[31,61]，这种迹象暗示存在肾脏处理二价阳离子的共同调节机制，现在被证实为 CaSR[63-65]。

血清磷

受累者血清无机磷水平介于正常人和 PHPT 患者之间[1,2,31,32,34,43,61]，这可能是因为与正常人和 PHPT 患者相比，FHH 患者的血清 PTH 水平处于两者之间。然而，PHPT 患者血清纤维素生长因子 23(FGF23)水平可能

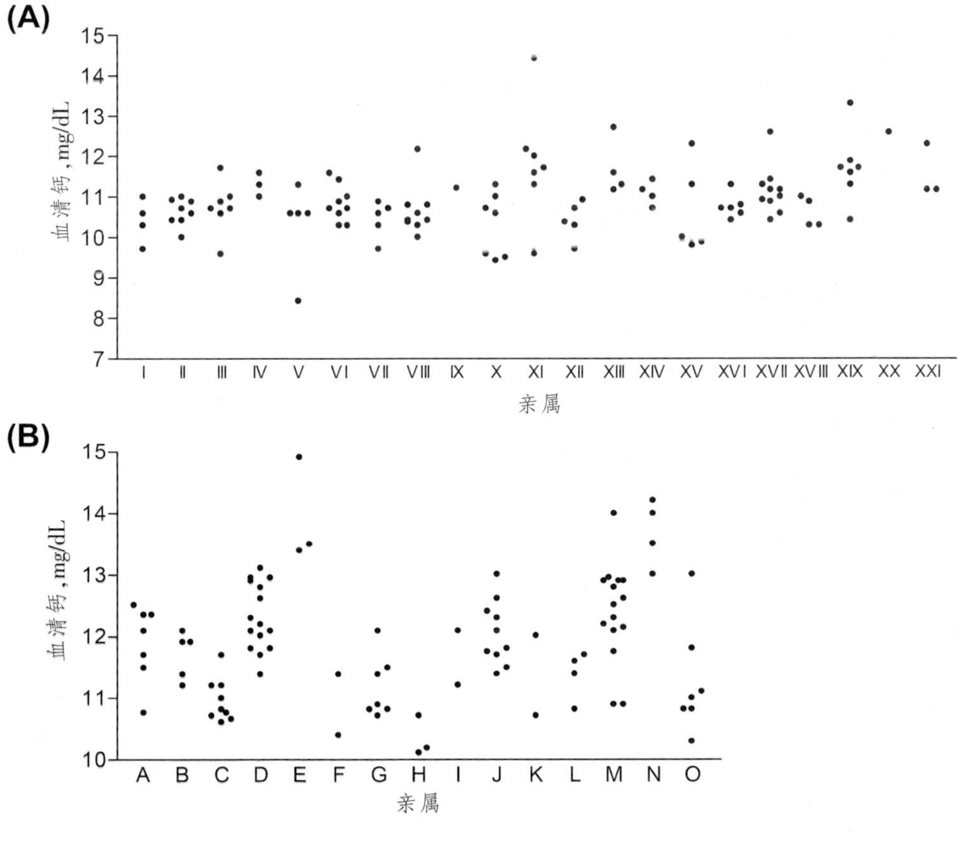

图 24.1　家族性低尿钙性高钙血症家系的血清钙浓度水平散点图。(A)来自美国国立卫生研究院的 15 个家系的数据(Adapted from[34].)。(B)来自梅奥诊所的 21 个家系的数据(Adapted from [60].)。(A) 钙水平为(12.1±1.6)mg/dL。(B)钙水平为(10.9±0.8)mg/dL；两项研究的平均血清钙水平为(11.4±1.4)mg/dL。

会升高[66,67],至少可以用高钙血症、高PTH水平以及肌酐清除率减少来解释部分原因[66],但目前尚无关于FHH患者血清FGF23水平的报道。一项大的家系调查发现,受累者血清磷含量为(3.1±0.1)mg/dL,而未受累者血清磷含量为(3.6±0.1)mg/dL[31]。

甲状旁腺功能指标

PTH水平受年龄、肾功能、营养状态(钙和维生素D)以及检测方法等的影响。事实上,旧方法使用免疫活性PTH来分析,检测完整的PTH以及N-末端和C-末端的分子片段。由于这些方法的局限性,20世纪80年代中期以前的16项独立研究发现,106例FHH患者中92例(87%)患者血清PTH水平正常[68]。FHH患者的PTH水平范围与正常受试者之间存在较大程度的重叠,但与多数PHPT患者相比较,无论采用旧的检测方法还是当前的检测方法,PTH水平明显低于PHPT患者[68-70]。例如,20例正常受试者的PTH水平为(23.4±1.7)pg/mL[(2.43±0.2)pmol/L],26例FHH受试者的PTH水平为(28.3±3.6)pg/mL[(2.98±0.4)pmol/L],12例甲状旁腺功能亢进症患者的PTH水平为(80±1.5)pg/mL[(8.4±1.6)pmol/L][71]。然而,即使在"正常"情况下,FHH患者的血清PTH水平也不"恰当",鉴于血清钙升高,而PTH没有降低或被抑制,提示存在异常的甲状旁腺钙敏感[1,30-32,49,61,62,70-72]。

即使采用第二代夹心放射免疫法,1/4的FHH患者血清完整的PTH值高于正常值的上限(图24.2)[30,62,70,71]。同样方法检测,约15%的PHPT患者PTH水平可能正常(图24.2)[70,71]。因此,存在轻度高钙血症以及正常或轻度升高的血清完整的PTH的个体,可能为PHPT患者或FHH患者,但PHPT的可能性更大。其他特征,比如家族史、钙代谢的临床和生化指标(即Ca/Cr清除率)等有助于鉴别上述两种疾病。

FHH患者的PTH水平多数正常,但Oklahoma家系(FHHOK)是个例外,其FHH特征与染色体19q13.3上的一个位点有关(现在称为FHH 3型或FHH3,请见"FHH的分子遗传学")[59,73],并且知悉完整的PTH水平显著升高,受累者(n=15)PTH水平为(65±17)pg/mL,未受累者(n=26)PTH水平为(28±4)pg/mL[6]。PTH水平在老年人中最高,尽管随着年龄增长,血清钙水平没有任何升高趋势,但PTH水平出现升高。这种PTH水平升高的病理生理学机制目前尚不清楚。

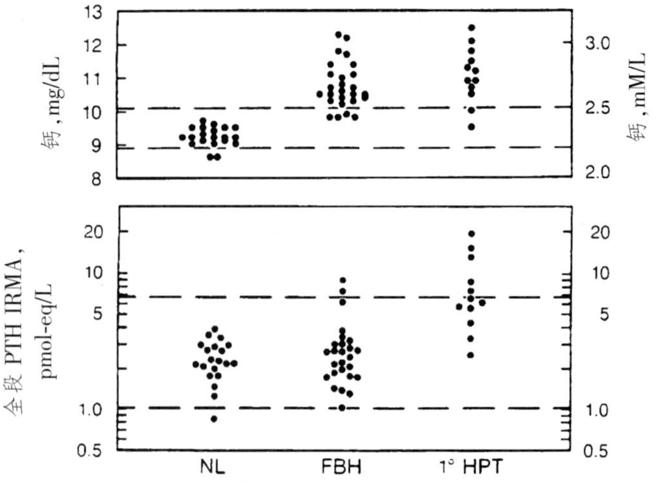

图24.2 健康成人(NL)、良性家族性高钙血症患者(FBH)以及通过手术证实的原发性甲状旁腺功能亢进症(1°HPT)患者血清钙(上限)和甲状旁腺激素(下限)浓度。PTH采用双位点免疫放射法(IRMA)测定。正常范围是由水平虚线表示的。(Reproduced as is from[71] with permission of the American Society for Bone and Mineral Research.)

肾脏指标

尿钙

早期的研究报道指出,FHH患者存在相对低尿钙,也就是说"高钙血症尚不严重",经历失败的甲状旁腺手术后,虽然血清钙可降至正常,但尿钙水平仍然较低,这些表明肾脏在FHH的病理生理学过程中承担着重要的角色[1,29,33,34,61,74-79]。大约75%的FHH患者每天尿钙排泄不足100mg[31],然而有些人却达到250mg/24h[31,34]。虽然绝对的24小时尿钙排泄量与正常情况相比可能并没有减少[31,32,77],但高钙血症也没有出现高尿钙,并且钙离子滤过负荷的增加表明了肾小管对钙离子的重新收增强。通过计算Ca/Cr清除率可以发现肾功能异常[31-34,74,78],或通过血清钙绘制尿钙排泄,也可以发现肾功能异常[76-79]。

Ca/Cr清除率或钙排泄分数按照以下方式计算:[UCa × SCr]/[SCa × UCr],UCa是尿钙浓度,SCr是血清肌酐,SCa是血清钙浓度,UCr是尿肌酐浓度,全部单位是mg/dL。当界值<0.01时,能够鉴别FHH患者和PHPT患者[34]。两项研究表明,70%~80%的FHH患者的Ca/Cr清除率低于0.01,而大多数PHPT患者的Ca/Cr清除率超过这个阈值[33,34]。然而,也有研究表明,许多

FHH 患者的 Ca/Cr 的清除率可以超过 0.01，并且 Ca/Cr 的清除率值在 FHH 和 PHPT 之间存在较大程度的重叠[5,30,74](图 24.3)。Ca/Cr 的清除率对家族性 FHH 的诊断提供了重要的依据，但对个体的 FHH 诊断意义略差。我们分析了 4 项大规模研究数据，Ca/Cr 清除率界值<0.01 时，诊断 FHH 的灵敏度为 87%，特异性为 92%，阳性预测值为 86%，阴性预测值为 93%[80]。最近，Christensen 等人通过研究 54 例 CaSR 出现突变的 FHH 患者和 97 例经手术证实的 PHPT 患者，确认上述预测。它们确认 Ca/Cr 清除率界值<0.0115 时，诊断灵敏性为 0.80，特异度为 0.88，诊断 FHH 的准确率为 65%。当阈值<0.02 时，诊断 FHH 的准确率为 98%，但其中包含了 35%的 PHPT 受试者[30,81](图 24.3B)。这说明，Ca/Cr 清除率为 0.01~0.02 是两种疾病之间的交叉区，其中包含了 35%的 FHH 和 33%的 PHPT 患者[80,81]。此外，维生素 D 缺乏状态下，PHPT 患者也可能出现较低的尿钙排泄。

钙的输注也可以鉴别 FHH 和 PHPT 患者肾脏对钙的代谢(图 24.4)[76-79,82]。PHPT 患者不断升高的钙离子会增加尿钙的排泄，而 FHH 对升高钙离子的反应不敏感(图 24.4)[78,79,82]。即使全甲状旁腺切除术后，少数 FHH 患者仍然存在肾小管对钙离子的重新收增强的现象[76,77,79]。因此，FHH 患者甲状旁腺切除术后低尿钙并不取决于 PTH，而是与肾小管对钙的吸收有关。肾小管对钙的重吸收受到依他尼酸等袢利尿剂的影响[59,75]，重吸收部位髓袢升支粗段的 Henle 环是肾钙代谢的异常部位。研究证实 CaSR 在所有肾单位中均表达，尤其是髓袢升支粗段的 Henle 环中表达最高[83]，也有研究认为 CaSR 仅在髓袢升支粗段的 Henle 环中表达。FHH

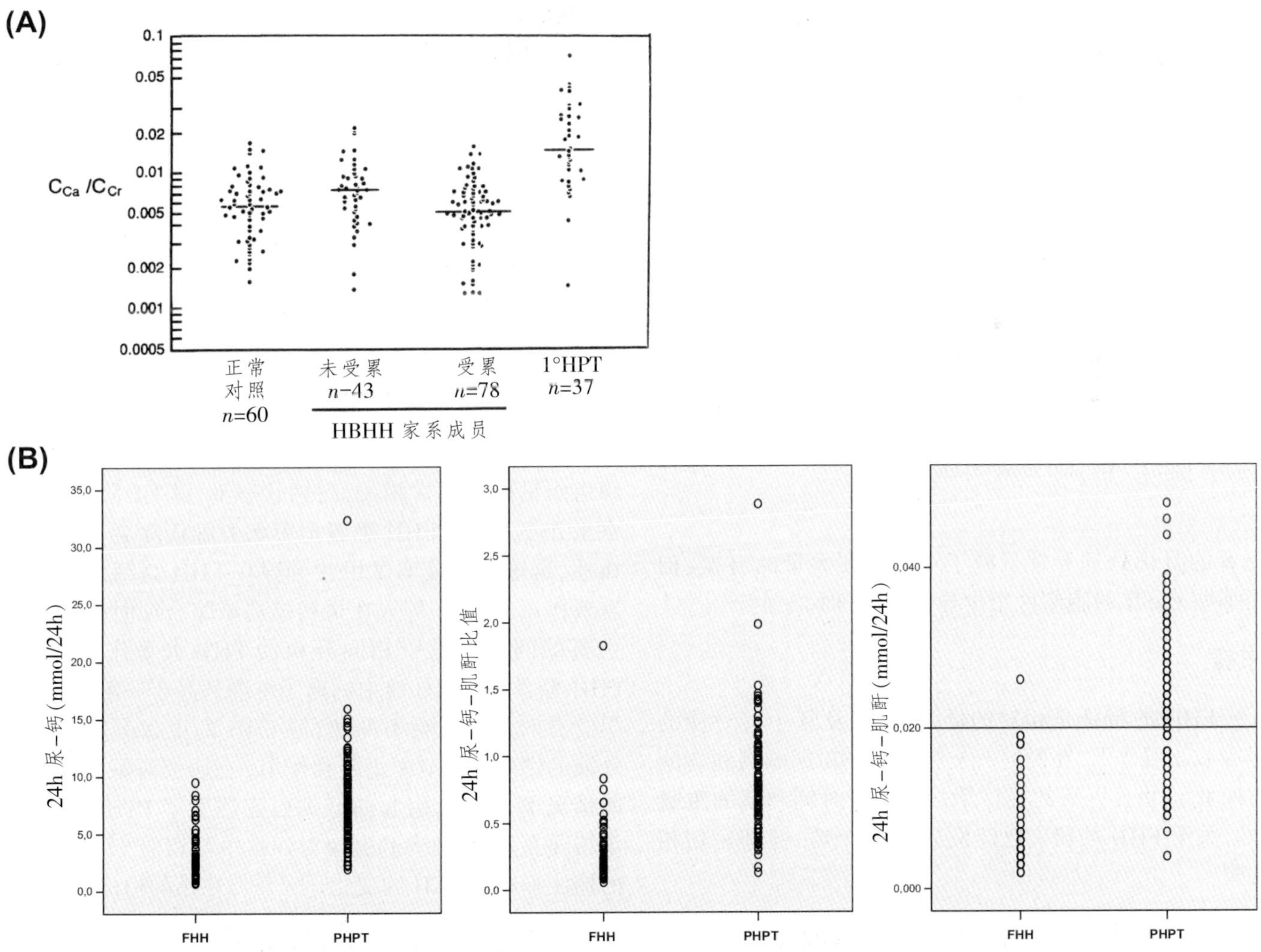

图 24.3 (A)家族性低尿钙性高钙血症患者(FHH)、未受累的家系成员、与家系无关的正常对照人群以及通过手术确认的原发性甲状旁腺功能亢进症患者(1°HPT)中，C_{Ca} 与 C_{Cr} 比值。FHH 与 1°HPT 之间有很多重叠，但是，当 C_{Ca}：C_{Cr}>0.02 时可以排除 FHH。(B)FHH 和原发性甲状旁腺功能亢进症患者(PHPT)的钙排泄指标。{(A)Reprinted with permission from[5].(B)Adapted with permission from[30].}

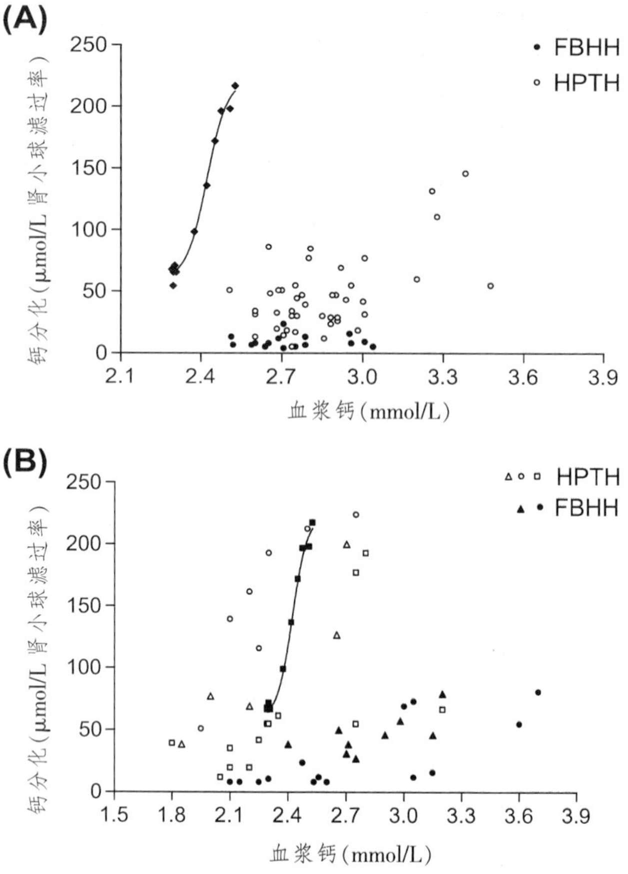

图 24.4　血清钙水平的指标–钙清除率。(A)家族性良性低尿钙性高钙血症(FBHH,实心符号)和原发性甲状旁腺功能亢进症(PHPT,空心符号)患者基础钙清除率情况。(B)2 例家族性低尿钙性高钙血症患者和 3 例甲状旁腺功能减退症患者输注氯化钙后钙清除率曲线与 8 例健康男性输注钙–PTH 时钙清除率(实曲线)比较。{(A)Adapted from[78] with permission from Blackwell Science Ltd.(B)Adapted from[78] and[82].}

患者的肾钙处理异常反映了可能存在大量的突变;但是那些 CaSR 的胞浆区很少导致低尿钙的发生[28]。

尿镁

FHH 的特征是相对的低镁尿,以及肾小管对镁的重吸收增强[60,77]。在髓袢升支粗段,CaSR 影响钙和镁的重吸收,并且失活的受体增强肾小管对钙和镁的重吸收。关于 FHH 的研究已经发现尿钙和镁的排泄密切相关[60]。

肾功能和尿液浓缩能力

FHH 患者肾功能(肌酐清除率)随着年龄的增长而降低,这与正常人的情况是一致的[32,34]。Marx 等人进行了关于 10 例 FHH 患者和 40 例 PHPT 患者经过 18~24 小时脱水后尿浓缩能力的比较,得出两者具有相似的血清钙水平和肾功能状态。与 PHPT 患者相似,FHH 患者尿浓缩能力无明显下降[84]。

其他钙调节激素

一些研究中检测了维生素 D 的代谢产物 25–羟维生素 D[25(OH)D]和 1,25–二羟维生素 D[1,25$(OH)_2$D],发现 FHH 患者中两者水平正常(图 24.5)[30,31,71,72,85–89]。这与 PHPT 患者形成了鲜明的对比,40%~60% 的 PHPT 患者的血清 1,25$(OH)_2$D 水平明显升高[30,90](图 24.5)。同样,PHPT 患者骨化三醇水平升高,会增强肠道对钙的吸收,而 FHH 患者钙的吸收却是正常的[31–33]。

FHH 患者的血清骨化三醇水平低于正常值时[89],给予补充维生素 D,2 周之后[91]血清骨化三醇水平介于正常人和 PHPT 患者之间。这或许是因为 25(OH)D 1α–羟化酶的两种主要调节剂,即血清 PTH 和磷酸盐水平,同样也介于正常人和 PHPT 患者之间。

甲状旁腺 C 细胞通常表达 CaSR,以及增加降钙素分泌,应对血清钙浓度的升高。FHH 患者出现异常的降钙素,反映了钙敏感的异常[31,32,71],这表现为钙–降钙素曲线的右移。然而,慢性 PHPT 患者的血浆基础降钙素水平是正常的,而 FHH 患者的分泌降钙素的反应也是正常的[71]。

表 24.1 总结了 FHH 和 PHPT 的主要特点。

PTH 调节的动态研究

FHH 患者的血清钙和 PHT 水平的稳定与甲状旁腺组织钙敏感异常相关,高钙状态下,其“正常”的 PTH 水平并不适当。FHH 患者全甲状旁腺切除会导致低钙血症,这进一步证明了甲状旁腺在 FHH 高钙血症中的重要作用。Foley 等人在最初描述该综合征时提出:“最主要的问题就是以相同升高的 PHT 水平作为参考,FHH 患者的细胞外液中钙离子浓度远高于一般患者”[1]。尽管有时候情况会不一致,但 FHH 的甲状旁腺在细胞外液的钙离子调节中仍起到作用。在研究对象数量有限的情况下,EDTA 引起的低钙血症诱发了 PTH 的增加,该情况在 FHH 患者和健康对照组中均相似[92,93],并且钙的输注抑制了 PTH 的变化[1,31,71,93,94]。在钙的输注研究中,与对照组相比,FHH 患者的钙与 PTH 相关回归曲线出现了右移,说明设定点发生了改变[93,94]。然而,设定点取决于 Ca/PTH 曲线,而 Ca/PTH 曲线从连续的钙值中得出,以前的研究中从未有过给予同一例患者连续输注 EDTA 和钙的情况。我们的研究小组系统地评估了

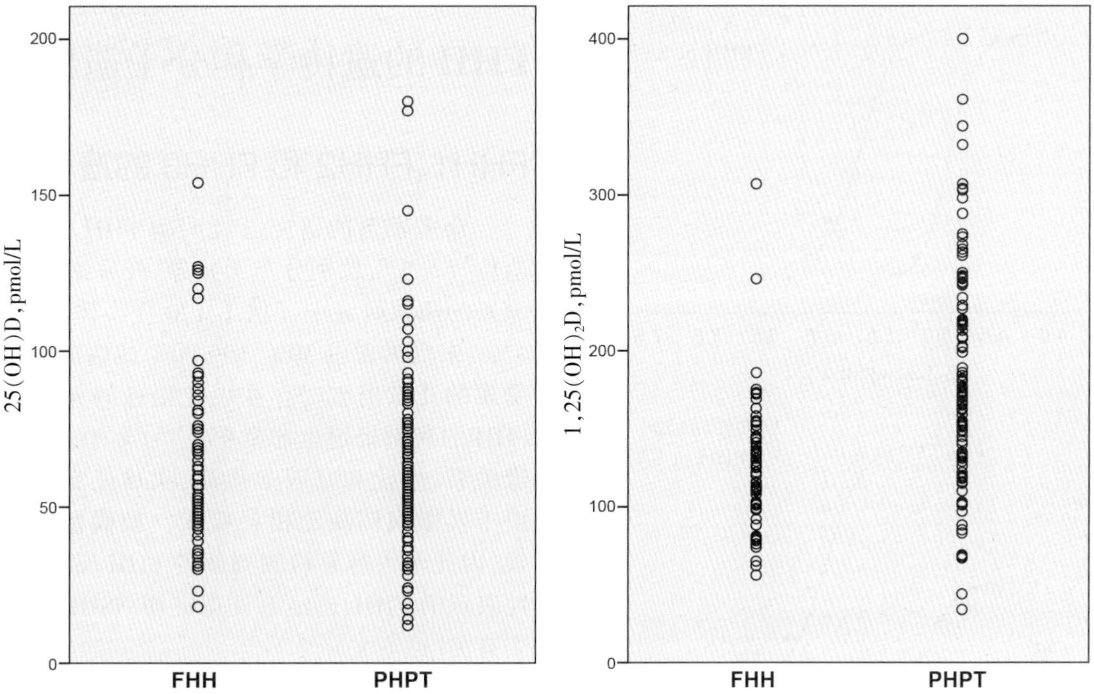

图 24.5 家族性低尿钙性高钙血症(FHH)患者及原发性甲状旁腺功能亢进症(PHPT)患者的维生素 D 代谢比较。(Adapted with permission from[30].)

表 24.1 家族性低尿钙性高钙血症(FHH)患者和原发性甲状旁腺功能亢进症(PHPT)患者的特征

变量	FHH	PHPT
发病年龄	出生时	通常>40 岁
临床症状	一般无症状	80%无症状;骨密度降低;尿路结石<20%
血清水平		
钙	升高	升高
镁	正常到升高	正常到降低
磷	正常到轻度降低	正常到显著降低
PTH	80%~85%正常	升高>80%
1,25(OH)$_2$D	正常	正常到升高
降钙素	正常	正常
尿排泄率		
钙	正常到降低	正常到升高
Ca/Cr 清除率	65%患者<0.01	65%患者>0.02
镁	正常到降低	正常到升高

FHH 患者的 PTH 动态变化，并论证了 Ca/PTH 曲线的右移(图 24.6)[95],反映了该综合征中甲状旁腺对细胞外液中钙离子浓度变化的部分抵抗。

FHH 患者的甲状旁腺

FHH 患者的甲状旁腺组织学研究存在一些争议。多数病例和单个家系报道描述了组织学改变不显著的甲状旁腺[1,3,48,74],该发现在更多的研究中得到了证实[31-33]。通过高分辨率的甲状旁腺超声检查,可以发现 FHH 患者的甲状旁腺无明显肿大，而 PHPT 患者的甲状旁腺通常肿大明显[96]。然而,对 FHH 患者的甲状旁腺进行系统的组织学检查发现，其与正常甲状旁腺之间存在一些差异[97,98]。23 例患者的 28 个腺体与 47 例对照组的 82 个腺体进行比较，发现多数 FHH 患者的腺体

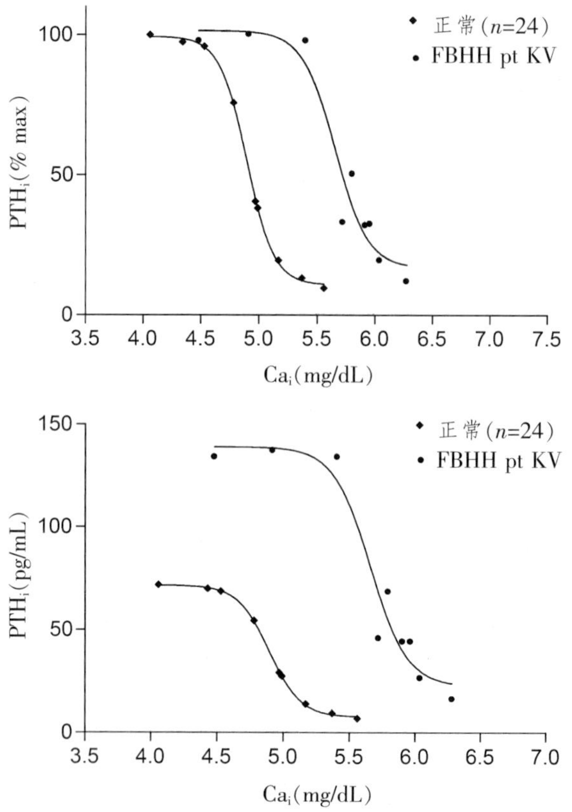

图 24.6　与 48 例健康人的 Ca/PTH 曲线相比，家族性良性低尿钙高钙血症患者 KV 连续输注枸橼酸盐和钙剂时 Ca/PTH 曲线呈反 S 型。与正常对照组比较，家族性低尿钙性高钙血症患者的 PTH 动力学存在明显的异常，Ca/PTH 曲线向右移，血清钙降低时 PTH 升高，血清钙升高时 PTH 下降。24 名青年健康对照组设定点，即 PTH 水平被抑制 50%的钙浓度为 4.89mg/dL，FHH 患者的设定点钙浓度为 5.65mg/dL。{Adapted from Haden et al.(1997 unpublished observation)and[95].}

重量超出正常腺体重量范围的 15%~20%[97]。但是，FHH 患者腺体内的实质区域略减少(62%±2%)，与正常组(71%±2%)的差异显著，而 FHH 患者的腺体中脂肪含量较高(FHH 患者 30%±3%，正常组 21%±2%)[97]。以上研究得出结论，甲状旁腺增生并不是 FHH 的特征。与此相反，另一项研究提出不同程度的甲状旁腺增生在 FHH 很常见[98]。18 例 FHH 患者的 55 个甲状旁腺组织的平均腺体实质区面积是正常受试者的 3 倍，其中 13 例患者存在 1 个或多个增大的腺体[98]。目前尚不清楚上述两项研究结果的组织学差异原因[97,98]，或许是与不同人群的研究有关，可能是 CaSR 的不同失活突变对甲状旁腺细胞周期和增殖具有不同的影响。具体来说，CaSR 的胞质尾区的变化可能会促进甲状旁细胞的增殖(详见下文“基因型–表型相关性”)。

FHH 的遗传学和分子遗传学

FHH1、FHH2 和 FHH3 的遗传学

众多家系的研究已经明确 FHH 呈常染色体显性遗传[1–4,31–34,38]，性别分布无差异，外显率超过 90%。5 个家系的两项研究中评估了 170 例个体，其中受累者占 42%，未受累者占 39%，19%的个体情况不明[35,36]。那些受累的儿童出生时存在生化指标的异常。关于新生儿 FHH 的病例报道也非常罕见[99]，没有家族遗传病史、血缘关系、生化和基因学检测，很难证实该病(见下文)。由于轻微病例缺乏相关症状，而偶发 FHH 很难被发现，因此不太容易检测到新的 FHH 突变病例。相比良性表现的 FHH，已经有证据证明 NSHPT 与新生杂合突变有关(见下文)。

FHH 综合征是一种基因异质性疾病。多数(超过 85%)FHH 的亚型与 3 号染色体的一个区域相关，即 FHH 1 型(FHH1)或 HHC 1(OMIM 145980)[36,100]。随后的调查证实，超过 90%的家系存在该亚型，适合进行基因连锁分析[36,100]。约 2/3 的 FHH 家系存在 CaSR 的失活突变(图 24.7)。其余的可能是编码区以外 CaSR 突变的家系，也许减少了其他正常 CaSR 的表达。单个家系的基因连锁分析中首次发现了 FHH 的另外两种基因型。其中，一个定位于 19 号染色体的短臂 19p13.3[36]，现被称为 FHH 2 型(FHH2)或 HHC 2(OMIM 145981)。第三种 FHH 基因型来源于 Oklahoma 家系，存在非典型特征(见下文“新生儿甲状旁腺功能亢进症的临床特征”)，定位于染色体 19q13.3(最初称为 FHHOK)[59,73]，现被称为 FHH 3 型(FHH3)或 HHC3(OMIM 600740)。FHH 三个亚型的分子基础现已被明确。

FHH1 的分子遗传学

CaSR 基因中发现的突变是 FHH1 的原因

Chou 等人首次将 FHH 特征与 3 号染色体联系起来[101]，具体来说染色体 3q21–24，这与 Brown 等人克隆的牛甲状旁腺 CaSR 相符[20]，这很快被证明与三个独立 FHH1 家系的 *CaSR* 基因的三个错义突变有关[21]。CaSR 的在线数据库(http://www.casrdb.mcgill.ca)中列出了超过 140 个失活突变(图 24.7)。这些突变沿着 *CaSR* 全长基因片段分布，尽管大多数发生在细胞外(ECD)或跨膜区(见下文)。

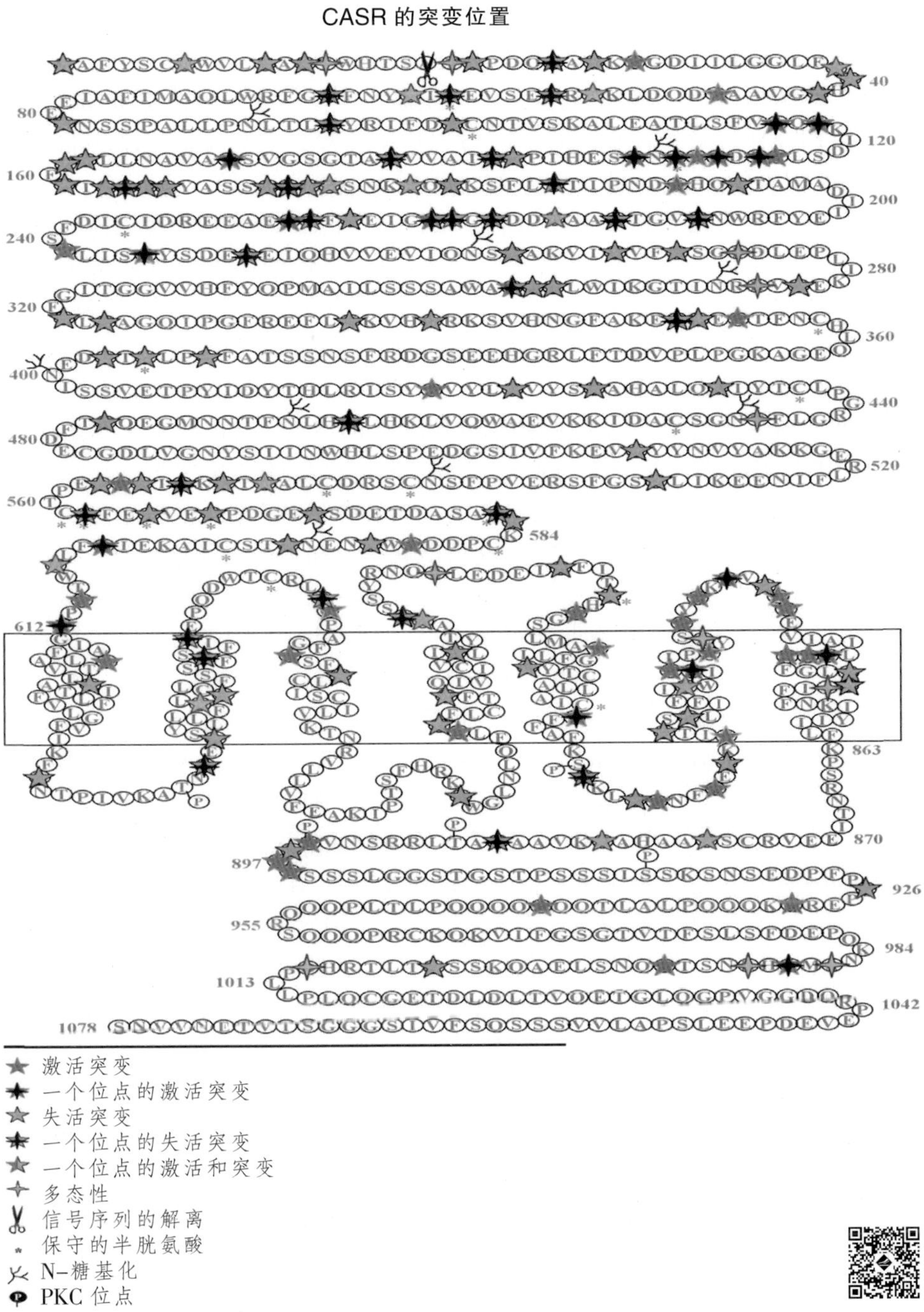

图 24.7　细胞外钙敏感受体(CaSR)的拓扑结构，显示了失活和激活突变的位置以及基因多态性。失活的突变由绿星显示，红星代表激活突变，蓝色代表多态性。FHH 中有超过 140 个失活突变。图中关键位置显示出在同一氨基酸残基存在 1 个以上失活突变或同时有失活突变和激活突变的细节以及 CaSR 受体选择性结构特征。[Reproduced in modified form and with the permission of G.N. Hendy, PhD, from CASRdb—Calcium Sensing Receptor Database(www.casrdb.mcgill.ca.)]

CaSR 的生化和功能

CaSR 有三个结构域：氨基端细胞外区(ECD)(612 个氨基酸组成)；七次跨膜区，为 G 蛋白偶联受体(GPCR)特有结构(250 个氨基酸组成)；以及胞内羧基端(216 个氨基酸组成)[64,102]。CaSR 以二聚体结构表达于细胞膜表面[103]，二硫键连接两个单体，包括半胱氨酸 129 和 131。CaSR 与代谢型谷氨酸受体(mGluR)和 G 蛋白偶联受体家族 C 其他成员，如代谢型 γ-氨基丁酸 B 型受体($GABA_B$)、信息素和味觉受体，以及密切相关的 GPRC6A 家族成员)具有适度的同源性[104]。根据 mGluR 细胞外区的 X 线衍射，发现 CaSR 的细胞外区折叠成双叶结构，类似于“捕虫夹”的结构域(VFT)，结合 Ca^{2+}后关闭[105]。CaSR 的 VFT 可能包含几个重要的 Ca^{2+}结合位点，其中 VFT 的两个裂片之间的裂隙中存在关键的 Ca^{2+}结合位点[106,107]。Ca^{2+}的结合引起 VFT 关闭进而启动信号转导。其他的 Ca^{2+}结合位点对 Ca^{2+}结合引起的正协同作用可能非常重要，它保证了 CaSR 在非常窄的 Ca^{2+}浓度范围内被激活(Ca^{2+}浓度≈1~1.5mM)[107]。FHH1 的 *CaSR* 基因许多失活突变位于 ECD，在那些 Ca^{2+}结合位点 10 埃以内，这些位点对 CaSR 的正常功能十分重要[108]。

由于 Ca^{2+} 和细胞外区的结合导致 CaSR 的跨膜区和细胞质内，包括它的细胞内尾巴在内的受体结构发生改变，进而引起细胞内信号转导[102]。这通过调控异三聚体和低分子量 G 蛋白以及其他机制，激活磷脂酶(A_2、C 和 D)，抑制或激活腺苷酸环化酶，激活多种丝裂原活化蛋白激酶和其他蛋白激酶[102,109]。最近的综述涵盖了许多关于 CaSR 不同区域结构和功能的大量信息[102,109]。

CaSR 在全身广泛表达，但在甲状旁腺组织、分泌降钙素的甲状腺滤泡旁细胞和肾脏不同区域水平最高，特别是髓袢升支粗段的表达在肾脏处理钙中起着十分重要的作用[102,109,110]。CaSR 激活抑制 PTH 分泌，促进降钙素分泌，增强肾脏对钙的排泄[110]。因此，FHH 的 CaSR 等位基因减少或丧失，降低钙敏感，出现钙-PTH 曲线右移(图 24.6)[93]，在任何血清钙水平的情况下，减少肾脏对钙的排泄(图 24.4)[79]。

CASR 突变对 CaSR 的结构和功能的影响

FHH1 单个氨基酸替换(错义突变)、插入、框内缺失、截断、移码、点突变均可导致人类 *CaSR* 基因的失活突变[108,110,111]。迄今为止，140 个以上 FHH 的 *CaSR* 基因突变被描述，其中各种类型突变的频率为错义突变 87%，截断突变 4%、移码突变 4%、框内缺失/插入突变 2%、点突变 3%(http://www.casrdb.mcgill.ca)[108]。多数突变在单个家系中被发现，尽管几个(即 p.Arg185Gln、p.Pro55Leu、p.Thr138Met，p 指受体的蛋白质序列，其后是正常受体的氨基酸，之后是密码子，最后是突变的氨基酸，三个字母编码)在两个或两个以上无相关的家系中被确认(http://www.casrdb.mcgill.ca)。这些突变主要被发现在 CaSR 的胞外或跨膜区(图 24.7)。它们通过 Ca^{2+} 在不同程度上削弱了突变受体的激活，当异源性表达时可完全抑制激活，如人胚肾 293(HEK 293)细胞[103,112,113]。

FHH1 的 CASR 突变失活机制

FHH1 的 CaSR 突变通过影响 CaSR 的生成和周期的多方面，使受体失活。例如，CaSR 信号肽的通常引导新生的受体多肽进入内质网腔内，两个信号肽突变使受体生物合成和细胞表面表达严重减少[114]。突变受体进入内质网内，但二聚体形成和进行核心糖基化受阻，无法沿着生物合成途径进展，最终导致降解(即所谓的 1 型突变)[115]。实际上，这样的突变是失活突变，它不能到达细胞表面，也不能诱发 Ca^{2+}-介导的信号。这种情况下，可能存在"单倍剂量不足"，导致了表型是由于野生型受体减少，而不是突变 CaSR 本身导致。其他突变导致受体可以到达高尔基体，正常地进行完全糖基化，但却不能很好地转移到细胞表面表达(2 型突变)[115]。

1 型和 2 型突变均可被视为蛋白质折叠的异常。有趣的是，大部分 2 型而非 1 型突变受体在使用"拟钙剂"CaSR 激动剂(可以用于治疗各种类型的甲状旁腺功能亢进症)12~24 小时后到达细胞表面[115,116]。因此，对于少数 FHH1 患者，根据其高钙血症/甲状旁腺功能亢进症的严重程度(详见"治疗")，依据体外分析结果可应用拟钙剂治疗。即拟钙剂改善了突变受体到达细胞表面，并增加了对 Ca^{2+} 的亲和力，或许患者可以从这种药物中获益。

一些到达细胞表面的突变 CaSR 的水平与野生型 CaSR 的水平相当(例如，p.Arg185Gln)[117]。这些突变 CaSR 中的一些突变涉及参与 Ca^{2+} 结合的氨基酸，或接近这些位点，这可能就是亲和力降低的原因[108]。有趣的是，两个裂片之间的裂隙中关键的 Ca^{2+} 结合位点附近的 ECD 残基突变是失活突变 p.Leu173Pro 和 p.Pro221 Gln，而位于同一密码子的 p.Leu173Phe 和 p.Pro221Len 突变致受体激活[108]。基于 CaSR ECD 结构模型，Leu173 和 Pro221 位于裂隙附近，而 Ca^{2+} 结合在每个单体两个裂片之间的裂隙中。因此，氨基酸 173 和 221 可能存在影响 Ca^{2+} 结合的受体构象敏感区，失活突变可能限制而激活突变促进 Ca^{2+} 进入裂隙。在第六跨膜区的 802 氨基酸突变，可以失活(p.Asn802Ser)或激活(p.Asn802Iso)CaSR[118]，这可能是由于 Ca^{2+} 结合后的信号转导过程中，一个或多个跨膜螺旋方向发生了改变。

失活突变对到达细胞表面的 CaSR 与 Ca^{2+} 亲和力的影响表现为野生型受体突变受体的异源二聚化功能受损削弱 Ca^{2+} 对野生型配体的激活，如 p.Arg185 Gln。这导致了一种"显性负效应"和更严重的高钙血症[103]。这种情况下，假设其他受体是 25%突变同源二聚体，以及 50%野生型突变型异源二聚体，正常功能的受体仅仅是 25%野生型同源二聚体。一些突变 CaSR 具有 G 蛋白偶联缺陷而不是 Ca^{2+} 自身结合缺陷，如 p.Arg795Trp 突变，其也发挥负显性效应[103]。

与错义突变产生全长受体相反，截断或移码突变由于突变位置不同，可使受体在产生早期终止合成。如果突变的 CaSR 由于在 ECD 内的终止而缺乏整个 TMD，那么一个全长的或截断的 ECD 将会在 ER 中被降解，或者通过分泌途径分泌到周围的细胞外液中。TMD 内的终止可能会产生一个无活性的蛋白质，因为 CaSR 的功能需要所有 7 个 TMD 和短 C-末端尾巴。C-末端尾巴的终止可能产生一个无活性(如果 C-末端太短)、活化，甚至过度活化的 CaSR，由于从 C-端的远端移除ER滞留信号，导致CaSR到细胞表面的转运增强[119,120]。

FHH2的分子遗传学

如上所述，两个与FHH1相似的高钙综合征已被证实与第19号染色体的短臂和长臂上的位点有关，分别是19p13.3[36]和19q13.3[59,73]，现在称为19p位点的FHH2和19q位点的FHH3。2013年，FHH2和FHH3的分子基础已经被阐明。在上一版中，本书预测了异三聚G蛋白、$G\alpha_{11}$、编码基因*GNA11*可作为FHH 2的候选突变基因，这取决于它的位置靠近染色体19p13.3，并且$G\alpha_{11}$(和$G\alpha q$)介导CaSR，激活磷脂酶C[64,102]。Nesbit等最近也做出了同样的预测，并对两个无相关家系的*GNA11*基因进行了测序[121]。FHH2的家系中首次鉴定到第200位的异亮氨酸发生了杂合框内缺失。第二个突变是杂合错义突变，发生在第135位氨基酸，Leu135Gln在未分类的FHH患者中被发现。生物信息学分析预测，框内缺失位于G蛋白的四肽β2~β3环，该区域可能是G蛋白与CaSR之间衔接的部分。鉴于其位置，它可能会干扰CaSR诱发的无活性GDP形式转变呈G蛋白结合的活性GTP形式的过程。第二个突变位于参与GTP转换的G蛋白区域，因此也可干扰GDP的释放[121]。

以受体介导的Ca^{2+}_i变化作为示值读数，来评估稳定表达野生型CaSR的HEK293细胞中突变体或正常$G\alpha_{11}$瞬时转染对功能的影响[121]。$G\alpha_{11}$的两种突变形式均使Ca^{2+}_o和Ca^{2+}_i之间的浓度反应曲线向右移。通过两种突变G蛋白和野生型G蛋白的联合转染，模拟这些家系受累者中G蛋白的杂合状态，得到相似的结果。这些数据提供了具有说服力的证据，*GNA11*的失活突变是FHH2的原因。迄今为止，两个FHH2家系已被报道[121]。有趣的是，这项研究描述了2例*GNA11*激活突变的患者，其表型特征与那些CaSR激活突变的患者[常染色体显性遗传低钙血症1型(ADH1)]相似，从而确认了引起ADH(ADH2)的第二个原因，是由调节PTH分泌和肾脏钙排泄的CaSR通路遗传缺陷引起。

FHH3的分子遗传学

同一研究小组发表的另一篇文章，确定了衔接蛋白2(AP2S1)的σ亚基的突变(p.Arg15Cys)，这是无亲属关系的两例FHH3患者的病因[122]。他们同时还研究了50例无亲属关系的FHH患者，没有发现CaSR突变，并评估了非CaSR突变引起的FHH患者的AP2S1的突变频率。需要附加说明的是，该研究的50例患者暂不排除*CaSR*基因非编码区的突变存在可能，因其没有对位于第3号染色体上的CaSR的关联性进行家系分析。上述50例患者中发现了11例(22%)杂合错义突变(4例p.Arg15Cys，3例p.Arg15His和4例p.Arg15Leu突变)。AP2和β-抑制素相互作用在受体激活的C-尾巴的磷酸化残基上发生结合，内化GPCR，AP2在该过程中有着重要作用[122]。AP2与β-抑制素的结合通过AP2μ2亚基发生。AP2也与网格蛋白结合，是网格蛋白包被囊泡的重要组成，受体通过它被内化。干扰AP2的正常功能，可能会影响内化。将AP2S1的野生型或Arg15Cys突变转染到稳定表达野生型CaSR的HEK293细胞株，5mM Ca^{2+}温育后28%的野生型和47%的突变型CaSR存留在细胞表面上，证实了AP2S1在CaSR内化中的重要性。

有趣的是，当用Arg15Cys、Arg15His以及Arg15 Leu突变转染稳定表达CaSR的HEK细胞时，高Ca^{2+}_o诱发Ca^{2+}_i增加的EC_{50}分别为2.90mM、2.73mM以及2.86mM，而用野生型AP2S1转染时，得到的EC_{50}为2.5，表明PLC和Ca^{2+}_i信号的活化与突变受体的偶联有所减少[122]。虽然EC_{50}的右移幅度相对较小(8%~15%)，但应该注意到FHH患者血清钙的平均增加也在该范围内。与野生型相比，用5mM Ca^{2+}温育表达突变AP2S1的细胞，CaSR的细胞表面高度表达似乎不寻常，这或许与CaSR的信号受损有关。尽管存在于细胞表面，表达突变AP2S1细胞的CaSR存在缺陷，该缺陷一方面影响了激动剂诱导下CaSR的内化能力，另一方面影响了细胞内信号激活。

基因型-表型相关性

FHH1中CaSR失活突变的几种基因型-表型关系已有所描述，但相关性相对模糊，部分原因是迄今为止发现的大多数突变是单个家系所独有。因此，很难知道在其他无关家系中是否也存在已知家系中的基因型-表型关系。

大多数FHH家系的血清Ca^{2+}水平在正常范围(10.5~11.5mg/dL)上限1mg /dL以内轻度升高。然而，CaSR特定突变相关的几个家系中也存在较高水平的血清钙浓度(12~14mg/dL)。这两个突变分别是p.Arg185 Gln和p.Arg795Trp。在突变背景下，p.Arg185Gln和p.Arg795Trp对野生型的CaSR产生显性负效应，导致血清钙浓度比其他多数突变要高[103,117]。尽管是杂合状态下,有些病例中 p.Arg185Gln 突变与明显的新生儿甲状旁腺功能亢进症有关[117]。同样,Arg25stop 和 Lys23stop 无义突变以及 Gly778Asp 错义突变与显性负效应和更严重的高钙血症有关[123]。而 Gln459Arg 突变与 几乎所有家系 Gln459Arg 杂合突变成员的正常血清 Ca^{2+}有关[124]。我们逐渐明确了不同的突变对 CaSR 的生源和细胞表面表达的影响,其实更应该明确不同的突变对 FHH 患者血清钙浓度的影响。

FHH 家系中,除了血清钙离子浓度的变化外,有些成员存在胰腺炎的风险。Pearce 等在 3 例患者中,发现了 CaSR ECD 的三种杂合错义突变[56]。研究发现胰腺导管内存在 CaSR 的表达[55,125],因此,提出了一种有趣的可能性,即特定的突变可能会增加胰腺炎的风险。此外,CaSR 的突变可能与其他基因突变相互作用,增加胰腺炎的易感性,比如胰分泌性胰蛋白酶抑制剂(SPINK1)可增加胰腺炎的风险[126]。

Carling 等人描述了在 CaSR 的细胞质 C-末端尾巴的一种新突变,其临床和生化表现类似于 PHPT,具有高尿钙和甲状旁腺增生/腺瘤[28]。CaSR 的 C-末端的两个额外突变分别是 Gln926Arg 和 Asp1005Asn,这两个突变与 FHH 的非典型高尿钙(Ca/Cr 清除率大于 0.01)有关[112]。最近,更多的甲状旁腺腺瘤患者呈现出 PHPT 的生化改变,随后被证实存在 CaSR 的失活突变[127-129]。三个突变分别是 Arg25Stop、Glu250Lys 以及 Gln926Arg[129]。就像 Carling 等人所描述的那样,一些患者在切除了甲状旁腺腺瘤后血清钙水平恢复正常,而一些患者血清钙水平有所下降,但未恢复正常。这些结果提示,高尿钙/泌尿系结石和(或)甲状旁腺增生或腺瘤的进展可能与特定的突变有关,而这些在 FHH 家系中很少被报道[32-34]。CaSR 突变(Glu354Ala、Ile686Val、Ala988Val、Arg898Gln 和 Ala988Gly)相关特发性癫痫曾被描述,但尚无突变受体相关临床细节或功能分析的报道[130]。上述突变中的三个突变发生在 C-尾巴的ER 滞留位点,这可能会促进细胞表面的表达而产生 ADH。因此,依据以上研究提供的信息,尚不能排除低钙血症对这些患者的癫痫病所造成的影响。

CaSR 的"良性"多态性

最初,在 CaSR 的 C-尾巴鉴定出(存在于 1/3 的未受累者中)三种相对常见的"良性"多态性[131]。随后,人类基因组计划提供的大量数据已明确了编码区和非编码区的超过 400 个 *CaSR* 基因单核苷酸多态性(SNP)[132](详见 http://www.ncbi.nlm.nih.gov/SNP/_and_snp.ims.utokyo.ac.jp)。然而,编码区内除了上述三个多态性(Ala986Ser、Arg990Gly 和 Gln1011Glu)以外,其余均非常罕见。而 Ala986Ser 与正常范围内血清钙浓度轻度升高和低骨密度有关[131,133-136]。然而,这些结果尚不可重复[137,138]。一项来自德国的包括 2500 余例冠心病患者的大型研究显示,S 等位基因与患者和对照组的高血清钙水平有关[139]。S 等位基因使得冠心病和心肌梗死的风险增加了 30%,心血管病总死亡率增加了 25%~48%,与血清钙均是独立的危险因素[139]。然而,并非所有的研究都得到了上述结果。最近的一项研究发现,肾脏 HEK 细胞的体外实验中,这些良性 CaSR 多态性对受体功能没有影响[138]。但其他研究表明,同一项试验中 Ar990Gly 的表达与受体激活显著相关,并增加了泌尿系结石的风险[140]。尽管如此,应该努力去发现 CaSR 的多态性与正常生理和各种疾病状态之间的关系,包括应用全基因组测序技术[141]。目前,这些多态性对 FHH 的临床和(或)生物化学特征的修饰作用尚未被进一步描述。

自身免疫性 FHH

自身免疫性 FHH 是一种类似于 FHH 的由针对 CaSR 的抗体引起的罕见综合征[142-144]。两个家系中 4 例患者被诊断为自身免疫性 FHH,其生化特征与那些 FHH 的遗传型相似[142]。4 例患者均有轻度 PTH 依赖性高钙血症,并且 PTH 水平在中等正常范围内。其中 3 例有相对的低尿钙。所有 4 例患者均患有其他自身免疫性疾病,3 例合并甲状腺炎,1 例合并口炎性腹泻。这些病例中,由于 FHH 存在抗 CaSR 抗体,干扰了钙介导的 PTH 抑制和 CaSR 介导的丝裂原活化蛋白激酶(MAPK)和磷脂酶 C(PLC)的激活。最近,Makita 等人描述了 1 例合并 FHH 临床表现的患者存在受体阻断抗体[144]。有趣的是,该抗体虽然抑制了 CaSR 诱导的 MAPK 激活,却增强了 PLC 的活化,提示 MAPK 在 CaSR 介导的抑制 PTH 分泌中具有潜在的重要作用,并证明了这些抗体能够使受体信号转导至不同通路[144]。

FHH 的诊断和处理

诊断

目前,研究已明确多数 FHH 的遗传和分子学基础。然而,对于 FHH 的诊断和处理仍然需要进行良好的临床鉴别。*CaSR* 基因的特异性分子测序技术已被广泛应用,但价格昂贵,尚不在医疗保险覆盖范围内。此外,其性价比低;至少 1/3 的 FHH 家系中,没有发现编码区的 CaSR 突变;一些已知家系中,可能存在罕见的 FHH2 或 FHH3 突变型。FHH2 和 FHH3 的常规基因检测尚未普及。自身免疫性 FHH 患者一般具有自身免疫性疾病的家族史。

对于有高钙血症家族史,并存在无症状的高钙血症患者,若存在颈部手术探查失败的家族史,正常的血清 PTH,以及尿钙排泄降低(<100mg/24h,Ca/Cr 清除率<0.01),则 FHH 的诊断非常明确。出现这种情况,对患者和家属进行良性疾病相关的宣教非常重要,可降低不必要的昂贵的监测费用,并且避免对患者及其家属进行不必要的甲状旁腺探查手术。

如果实验室检查发现 PTH 水平正常(不考虑高钙血症),Ca/Cr 清除率为 0.01~0.02,并且缺乏高钙血症家族史的背景下,FHH 和 PHPT 之间的鉴别非常困难(图 24.3)。实际上,PHPT 患者通常无症状,高达 20%的病例的 PTH 水平正常,高达 35%的病例具有低尿钙排泄(图 24.3)[80]。低钙饮食和维生素 D 缺乏可能是低尿钙的诱因;同样,使用噻嗪类和(或)锂摄入也可能导致低尿钙。在这种情况下,需要排除以上原因引起的低尿钙。纠正这些异常情况,会导致 PHPT 患者出现高尿钙。更加复杂的是,FHH 患者可能存在尿钙水平超过 100mg/24h,同时高达 33%的病例出现 0.02>Ca/Cr 的清除率>0.01 的情况(图 24.3)[28,33,80]。

在这种情况下,诊断高钙血症时的年龄以及家族史至关重要。40 岁之前发现无症状的高钙血症,诊断考虑为 FHH。在缺乏家族史的情况下,一级亲属的血清钙值具有重要价值。最后,在临床上仍无法区分上述两种情况,尤其在散发病例当中,基因检测能够帮助诊断。如果尚不能进行分子学诊断,简单地观察疾病过程即可。大多数 FHH 患者血清钙/PTH 水平通常在数年内稳定,一般不会发生严重的并发症。与上述情况不同的是,据报道,一个 FHH 的大家系,其成员血清 PTH 水平随年龄的增长而增加[6]。与 FHH 相反,约 1/3 的无症状 PHPT 患者,在长达 15 年的随访中出现了血生化或骨密度的改变[145]。

鉴于 Ca/Cr 清除率>0.02,基本上可排除 FHH,有学者建议,对于高血钙、PTH 水平正常或轻微升高,并且 Ca/Cr 清除率<0.02 的患者,可进行基因检测诊断[30,62]。然而,阴性结果并不能完全排除 FHH,假阴性率可能>30%[146]。这是因为患者可能存在在 *CaSR* 基因的编码区外显子 2~7 外突变,或者是 FHH2 和 FHH3 基因的突变。

治疗

因为 FHH 通常是一种正常寿命的良性疾病经过,一般对患者和家属进行安慰和宣教,不建议进行任何干预。但曾有一例成年 FHH 患者,反复发生胰腺炎,而无其他引起胰腺炎的病因。这种情况下,为了避免胰腺炎反复发生,进行了甲状旁腺全切除术。然而,我们必须认识到这种处理方法的证据有限。发生受体功能低下的 FHH 和新生儿甲状旁腺功能亢进症(NHPT)或 NSHPT 时,CaSR 是一种潜在的治疗靶点。拟钙剂被批准用于原发性[147]和继发性甲状旁腺功能亢进症和甲状旁腺癌,而且也被证明能够控制成人和幼儿 FHH 的血清钙水平[148-150]。但对胰腺炎的疗效目前尚不清楚。

筛查家系和宣传教育是强制性措施,避免对高钙血症成员进行不必要的手术治疗。FHH 携带者或其配偶妊娠时需要特别注意。当母亲合并 FHH 时,未受累的后代可能会出现持续 2 个月的短暂性低钙血症(母亲的高钙血症抑制了胎儿甲状旁腺)[151]。受累母亲的受累后代可能会出现更加严重的高钙血症(详见下文"新生儿重度甲状旁腺功能亢进症")。未受累的母亲和携带者父亲所生育的受累后代,子宫内发生继发性甲状旁腺功能亢进症,可能出现严重的新生儿高钙血症,但这种高钙血症可能是自限性经过。

新生儿甲状旁腺功能亢进症的临床特征

新生儿重度甲状旁腺功能亢进症

由于 NSHPT 的临床表现极其严重,认识 FHH 之前的几十年就描述过该综合征[8-11,152-156]。NSHPT 通常在出生后一周内被诊断,除非及时诊断和治疗,否则死亡率非常高。其主要的特征包括厌食、便秘、发育迟缓、肌张力降低、呼吸窘迫以及骨骼异常。身体异常可能包括胸部畸形、面部畸形、肛门阴道瘘以及直肠阴道瘘[157-159]。骨骼 X 线影像显示严重脱钙、干骺端增宽、骨折、纤维囊性骨炎,偶尔会出现佝偻病改变[12,157]。而高钙血症极其严重,血清钙范围为 14~20mg/dL(3.5~5.0mmol/L)。曾报道过血清钙含量高达 30.8mg/dL(7.7mmol/L)的情况[160]。血清镁亦升高,相对于血清钙升高,尿钙却下降。由于甲状旁腺主细胞或透明细胞的增生,血清 PTH 水平升高 5~10 倍[19],同时甲状旁腺体积增大[12,15,19,161]。目前尚未发现关于甲状旁腺腺瘤导致 NSHPT 的报道。

严重的高钙血症、骨骼疾病以及高 PTH 水平可能是因为纯合和杂合 NSHPT 中缺乏任何正常的 CaSR，而新生儿甲状旁腺功能亢进症患者中异常功能的 CaSR 对正常受体具有显性负效应。甲状旁腺腺体重量的显著增加，表明正常的 CaSR 对甲状旁腺细胞的生长和增殖具有负营养作用。该综合征的其他特征性表现，如面部畸形、肛门阴道瘘以及直肠阴道瘘等，表明 CaSR 可能对人体形态发生过程具有重要作用。

新生儿甲状旁腺功能亢进症

比 NSHPT 程度更轻的新生儿病例，且为自限性，或许可以称为 NHPT。新生儿可出现呼吸窘迫、干骺端增宽以及骨质脱钙，而纤维囊性骨炎尚未被报道[17,162-164]。随后 4~17 个月的随访中发现，血清钙的含量会下降到典型的 FHH 水平，人体能够恢复正常的生长发育，并且干骺端的增宽和骨质脱钙也得到了改善[17,162-164]。同时血清钙水平比 NSHPT(<14mg/dL 或<3.5mmol/L)更低，仅 1 例出现了高钙血症。这类症状较轻的综合征可能代表了新生儿 FHH 的一种表型表达变化，尽管还没有被基因测试证实。很明显，多数 FHH 患者妊娠和产后生活仍未改变[31]。目前还不清楚为什么 CaSR 杂合突变的婴儿会有明显的高钙血症和甲状旁腺功能亢进症的临床表现，并且一些病例是自限性的，症状得到缓解，骨骼疾病出现改善，尽管没有达到正常水平，血清钙浓度也会下降。最可能的原因是 CaSR 蛋白功能紊乱的多样性，但以下给出了几种可能的解释。

新生儿甲状旁腺功能亢进症的遗传学和分子遗传学，包括新生儿重度甲状旁腺功能亢进症

一方面，婴儿和儿童的 PTH 依赖性高钙血症患者的高钙血症程度是轻微的，由于遗传了异常基因而具有 FHH 的表现(该疾病为常染色体显性遗传，几乎100%的外显率)。而另一方面，新生儿甲状旁腺功能亢进症可能更严重(NSHPT)，其原因是遗传了纯合子或复合杂合子的两种异常的 *CaSR* 基因。

NSHPT 为 FHH 的纯合子形式

具有血缘关系的高钙血症父母的家系中，发现了许多新生儿 NSHPT，这似乎反映了 FHH 基因加倍剂量的表型表达[12,13,18,34,165]。事实上，15 个 FHH 家系中，2 个家系的 3 例孩子患有 NSHPT，这表明了有时候 NSHPT 代表 FHH 的纯合子形式[12,18,34]。这种可能性的相关证据来源于一项包含 11 个家系的研究，异常拷贝的 *CaSR* 基因定位于染色体 3q 上，其中 4 个家系的受累者近亲结婚并生育了患有 NSHPT 的孩子[165]。后来的研究证实，遗传了两份拷贝的异常 *CaSR* 基因是多数 NSHPT 的原因[57,166]。与 FHH 的无义突变只占 4%相反，NSHPT 的无义突变占 30%，这一结论的重要性尚不完全清楚。分别存在杂合无义突变导致的轻度高钙血症和 FHH 的父母，结婚后生育出 NSHPT 婴儿时，父母的原发疾病才会被发现。而多数纯合子或复合杂合子婴儿会表现出 NSHPT 的临床和生化改变，其中纯合子患儿出现中度高钙血症可能与不常见的轻度基因突变有关[124]。

NSHPT 为 FHH 的复合杂合子形式

2 例 NSHPT 是由两个不同 CaSR 突变的 FHH 父母结婚导致[108,167]。由于纯合子的 FHH 或复合杂合子的 FHH 没有正常的 *CaSR* 基因，它们通常会表现出严重的高钙血症和甲状旁腺功能亢进症，因此可能需要切除甲状旁腺来预防或逆转骨骼异常和症状性高钙血症(详见“新生儿甲状旁腺功能亢进症的诊断和治疗”)。到目前为止，尚未报道过纯合子的 FHH2、纯合子的 FHH3 或“复合杂合子”的多种基因型，如 FHH1/FHH2、FHH2/FHH3 或 FHH1/FHH3。

杂合子的 NHPT

多数杂合子 NHPT 或 NSHPT 的病例是散发性的，或者是 FHH 家系中某个受累者[11,17,162-164,168]。以下观点可以解释这些结论：

1. 子代可能来自正常的母亲和患有 FHH 的父亲。胎儿甲状旁腺设定点升高将会对正常母体的血清胎盘钙浓度做出反应，类似“低钙血症”，胎儿发生了继发性甲状旁腺功能亢进症[12,17,117]。

2. 未受累父母的后代可能存在 CaSR 的新生杂合突变[100,117]，从而胎儿体内出现相对的低钙血症，如上文所描述。

3. 子代可能经历了剩余正常等位基因上异常 *CaSR* 基因的显性负效应[117]，就像 Arg185Gln 和 Arg795 Trp 突变一样[103]。

4. 从理论上讲，子代可以从父母一方遗传变异的 CaSR，以及其他引起 FHH 的基因(如 FHH2、FHH3)，但目前尚无此类报道。

5. 一些 FHH 突变在纯合子状态下出现了轻度的

高钙血症，表明这是 NHPT 而非 NSHPT。在一例杂合子家系中，该家系近亲结婚出生的纯合子后代，常染色体隐性遗传为 NHPT 的血清钙水平几乎都正常[124]。

FHH1 和 NSHPT 的“敲除”鼠模型

Ho 等通过对小鼠基因失活的研究，发现 *CaSR* 基因在控制甲状旁腺功能以及 CaSR 失活对于诱发 FHH 的作用[169]。中断 *CaSR* 基因外显子 5 的杂合小鼠具有轻度高钙血症［(10.4±0.55)mg/dL］，并且 PTH 水平略高于正常小鼠，与正常小鼠相比，尿钙排泄减少。受累的小鼠具有正常的骨骼影像学和甲状旁腺组织学改变。而甲状旁腺和肾脏内 CaSR 蛋白的水平约为正常的 50%，这些结果支持了以下观点，FHH 的一种 *CaSR* 等位基因的全部损失（通过截断）导致了轻度高钙血症，与严重的高钙血症相比，其显性负效应机制发挥作用。

相反，纯合子小鼠的表型和生物化学特征与 NSHPT 相似[169]。由于进食情况差，小鼠生长不佳。它们有严重的高钙血症，平均血钙水平为 14.8mg/dL(3.7mmol/L)，血清 PTH 水平高于正常同窝 10 倍，血清镁水平也略升高。尽管有严重的高钙血症，尿钙排泄量仍低于正常小鼠。骨骼 X 线显示了多种异常，包括长骨脱钙及骨干弯曲。纯合子小鼠的甲状旁腺和肾脏内完全缺乏 CaSR 蛋白。多数小鼠在 2~4 周内死亡[169]。尽管这些纯合子小鼠的表型和生化特征的严重性，与婴儿的 NSHPT 非常相似，但在某些组织中，可以通过选择性剪接 CaSR 缺乏的外显子 5“拯救”一些组织，如骨骼和软骨[170]。

NHPT 和 NSHPT 的诊断和处理

NSHPT 存在明显的高钙血症和甲状旁腺功能亢进症，并且出生后就被诊断，但有些病例则不出现严重的高钙血症，且随着时间的变迁而缓和。1980 年之前报道的 NSHPT 病例预后都较差，患者通常在出生后 2~4 周内死亡[10,12,13]，而接受甲状旁腺切除术的患者预后较好[12,15,19]。进行甲状旁腺次全切除术，高钙血症复发率较高，因而需要进行再次手术[10,12]；如果选择进行全甲状旁腺切除术，会导致低钙血症，需要进行钙和维生素 D 补充治疗[11,13]。Thompson 等首次提出全甲状旁腺切除术和甲状旁腺组织自体移植术[171]，并被他人接受，该术式可能会导致一过性低钙血症，但多数患者长期保持正常血清钙[15,19,161]。自体移植术可以即时进行[15,19]或延时进行，延时进行时使用冷冻保存的甲状旁腺组织[161]。术后，儿童患者症状改善明显，即使存在持续性轻度高钙血症，骨骼病变也会迅速愈合[12,15,161]。对 NHPT 和 NSHPT 患者进行 CaSR 突变的基因学检测是合理的，尽管可能 30% 的 FHH1 患者的基因诊断有误。但这可以证明受累者 CaSR 突变的因果作用，并对其他受累成员进行筛查，还可以避免不必要的甲状旁腺手术。

自 20 世纪 80 年代以来，临床诊断的新生儿严重的甲状旁腺功能亢进症范围有所扩大，这可能与钙离子检测技术的提高以及认识该综合征的能力提升有关。即使不进行手术治疗，NHPT 和 NSHPT 的进程具有自限性，高钙血症和骨骼受损可适度好转[17,162,164]。

过去 15 年内科治疗的改进，支持对 NHPT 和 NSHPT 的所有病例采用保守治疗。对于症状明显的病例，积极进行水化，应用双膦酸盐促进骨吸收，必要时进行机械通气。双膦酸盐治疗能够纠正严重的甲状旁腺功能亢进症导致的骨软化，部分控制高钙血症，可推迟甲状旁腺手术数周，直到新生儿更加成熟[150,172,173]。对于那些积极药物治疗后仍然进展的患者应及时进行手术干预。手术包括全甲状旁腺切除术以及即时或延时甲状旁腺组织自体移植术。

基于 CaSR 的治疗方法已经在 FHH 和 NSHPT 中得到了应用[174]。因此，这样的策略在 NSHPT 和 NHPT 的治疗中非常具有吸引力，但对于拟钙剂来说，需要部分 CaSR 活性才能获得疗效。近期，治疗 1 例新生杂合 CaSR 突变的 NHPT 患者时，其 PTH 水平出现显著下降，血清钙水平恢复正常[175]。

结论

在过去 60 年间，我们描述了临床症状相关但相互独立的两种疾病：NSHPT 和 FBHH。通过患者的生化和生理学研究发现，甲状旁腺和肾脏的钙敏感出现异常，最终解释了 FHH 综合征的分子学基础。分子遗传学技术的快速发展已经明确了 CaSR 失活突变在多种类型 FHH 和 NSHPT 中的作用。FHH1 是由杂合失活突变引起，多数病例表现为甲状旁腺和肾脏对钙产生轻度到中度抵抗，并出现轻度的高钙血症和相对的低尿钙。由于 NSHPT 的 CaSR 存在杂合、复合杂合或纯合突变，导致细胞和组织对钙产生更加严重的抵抗。近期研究阐述了另外两种与 19 号染色体有关 FHH 的分子学基础，即 FHH2 和 FHH3，这是由 CaSR 信号通路中其他蛋白的突变引起。相信未来的研究会进一步揭示多种类型 FHH 的临床相关机制，进一步提高诊断相关手段，为需要药物或外科治疗的 NSHPT 和个别 FHH 患者提供最佳的诊疗方法。

致谢

作者认同 Dr. Hunter H. Heath Ⅲ及其团队对家族性低尿钙性高钙血症的描述，对其见解以及其作为合著者所做的贡献表示赞赏。感谢 Signe Engkjaer Christensen 博士分享了题为“钙和骨代谢在家族性高钙血症和原发性甲状旁腺功能亢进症”的博士论文，并允许使用某些图片；感谢 Geoffrey Hendy 博士允许使用 CaSR 的数据，以及该受体相关突变的更新数据；还要感谢贝鲁特美国大学萨博医学图书馆医疗信息专家 Aida Farha 女士在设计各种医学文献资源的综合复杂检索和根据需要提供精选文章时的建议和协助；感谢 Maya Rahme 女士对本章的准备工作，并提供了必要的文章，感谢她的辛勤工作和帮助。

（金山 译）

参考文献

1. Foley TP, Harrison HC, Arnaud CD, Harrison HE. Familial benign hyperpcalcemia. *J Pediatr* 1972;**81**:1060–7.
2. Marx SJ, Spiegel AM, Brown EM, Aurbach GD. Family studies in patients with primary parathyroid hyperplasia. *Am J Med* 1977;**62**:698–706.
3. Jackson CE, Boonstra CE. Hereditary hypercalcemia and parathyroid hyperplasia without definite hyperparathyroidism. *J Lab Clin Med* 1966;**68**:883 (Abstract 62).
4. Heath III H. Familial benign (hypocalciuric) hypercalcemia. A troublesome mimic of mild primary hyperparathyroidism. *Endocrinol Metab Clin North Am* 1989;**18**:723–40.
5. El-Hajj Fuleihan G, Brown EM, Heath III H. The familial benign hypocalciuric hypercalcemic syndromes. In: Bilezikian JP, Raisz LG, Rodan GA, editors. *Principles of Bone Biology*. San Diego, CA: Academic Press; 2007.
6. McMurtry CT, Schranck FW, Walkenhorst DA, Murphy WA, Kocher DB, Teitelbaum SL. Significant developmental elevation in serum parathyroid hormone levels in a large kindred with familial benign (hypocalciuric) hypercalcemia. *Am J Med* 1992;**93**: 247–58.
7. Strewler GJ. Familial benign hypocalciuric hypercalcemia—from the clinic to the calcium sensor. *West J Med* 1994;**160**:579–80.
8. Landon JF. Parathyroidectomy in generalized osteitis fibrosa cystica. Report of a case in child two and one half years of age. *J Pediatr* 1932;**1**:544–54.
9. Philips RN. Primary diffuse hyperplasia in an infant of four months. *Pediatrics* 1948;**2**:428–34.
10. Hillman DA, Scriver CR, Peduis S, Schragowitch I. Neonatal familial primary hyperparathyroidism. *N Engl J Med* 1964;**270**:483–90.
11. Spiegel AM, Harrison HE, Marx SJ, Brown EM, Aurbach GD. Neonatal primary hyperparathyroidism with autosomal dominant inheritance. *J Pediatr* 1977;**90**:269–72.
12. Marx SJ, Attie MF, Spiegel AM, Levine MA, Lasker RD, Fox M. An association between neonatal severe primary hyperparathyroidism and familial hypocalciuric hypercalcemia in three kindreds. *N Engl J Med* 1982;**306**:257–64.
13. Matsuo M, Okia K, Takemine H, Fujita T. Neonatal primary hyperparathyroidism in familial hypocalciuric hypercalcemia. *Am J Dis Child* 1982;**136**:728–31.
14. Lillquist K, Illum N, Jacobsen BB, Lockwood K. Primary hyperparathyroidism in infancy associated with familial hypocalciuric hyperalcemia. *Acat Paediatr Scand* 1983;**72**:625–9.
15. Cooper L, Wertheimer J, Levey R, Brown E, LeBoff M, Wilkinson R, et al. Severe primary hyperparathyroidism in a neonate with two hypercalcemic parents: management with parathyroidectomy and heterotropic autotransplantation. *Pediatrics* 1986;**78**:263–8.
16. Steinman B, Gnehm HE, Rao VH, Kind HP, Prader A. Neonatal severe primary hyperparathyroidism and alkaptonuria in a boy born to related parents with familial hypocalciuric hypercalcemia. *Helv Paediatr Acta* 1984;**39**:171–86.
17. Page LA, Haddow JE. Self-limited neonatal hyperparathyroidism in familial hypocalciuric hyperpcalcemia. *J Pediatr* 1987;**111**:261–4.
18. Marx SJ, Fraser D, Rapoport A. Familial hypocalciuric hypercalcemia. Mild expression of the gene in heterozygotes and severe expression in homozygotes. *Am J Med* 1985;**78**:5–22.
19. Fujimoto Y, Hazama H, Oku K. Severe primary hyperparathyroidism in a neonate having a parent with hypercalcemia: treatment by total parathyroidectomy and simultaneous heterotropic auto transplantation. *Surgery* 1990;**108**:933–8.
20. Brown EM, Gamba G, Riccardi D, Lombardi M, Butters R, Kifor O, et al. Cloning and characterization of an extracellular $Ca^{(2+)}$-sensing receptor from bovine parathyroid cells. *Nature* 1993;**366**:577–80.
21. Pollak MR, Brown EM, Chou YH, Hebert SC, Marx SJ, Steinmann B, et al. Mutations in the human Ca^{2+}-sensing receptor gene cause familial hypocalciuric hypercalcemia and neonatal severe hyperparathyroidism. *Cell* 1993;**75**:1297–303.
22. Gagel R. Multiple endocrine neoplasia type II. In: Bilezikian J, Marcus R, Levine M, editors. *The Parathyroids: Basic and Clinical Concepts*. 2nd ed. San Diego: Academic Press; 2001.
23. Friedman E, Larsson C, Amorosi A, Brandi ML, Bale A, Metz D, et al. Multiple endocrine neoplasia type I: pathology, pathophysiology, molecular genetics, and differential diagnosis. In: Bilezikian J, Marcus R, Levine M, editors. *The Parathyroids: Basic and Clinical Concepts*. 2nd ed. Academic Press; 2001.
24. Law Jr WM, Hodgson SF, Heath III H. Autosomal recessive inheritance of familial hyperparathyroidism. *N Engl J Med* 1983; **309**:650–3.
25. Wassif WS, Moniz CF, Friedman E, Wong S, Weber G, Nordenskjold M, et al. Familial isolated hyperparathyroidism: a distinct genetic entity with an increased risk of parathyroid cancer. *J Clin Endocrinol Metab* 1993;**77**:1485–9.
26. Szabo J, Heath B, Hill VM, Jackson CE, Zarbo RJ, Mallette LE, et al. Hereditary hyperparathyroidism-jaw tumor syndrome: the endocrine tumor gene HRPT2 maps to chromosome 1q21-q31. *Am J Hum Genet* 1995;**56**:944–50.
27. Warner J, Epstein M, Sweet A, Singh D, Burgess J, Stranks S, et al. Genetic testing in familial isolated hyperparathyroidism: unexpected results and their implications. *J Med Genet* 2004;**41**:155–60.
28. Carling T, Szabo E, Bai M, Ridefelt P, Westin G, Gustavsson P, et al. Familial hypercalcemia and hypercalciuria caused by a novel mutation in the cytoplasmic tail of the calcium receptor. *J Clin Endocrinol Metab* 2000;**85**:2042–7.
29. Gunn IR, Wallace JR. Urine calcium and serum ionized calcium, total calcium and parathyroid hormone concentrations in the diagnosis of primary hyperparathyroidism and familial benign hypercalcemia. *Ann Clin Biochem* 1992;**29**:52–8.
30. Christensen SE. *Calcium and bone metabolism in familial hypocalciuric hypercalcaemia and primary hyperparathyroidism. PhD thesis*. Aarhus, Denmark: Faculty of Health Sciences, University of Aarhus; 2009. p. 1–106.

31. Law Jr WM, Heath III H. Familial benign hypercalcemia (hypocalciuric hypercalcemia). Clinical and pathological studies in 21 families. *Ann Intern Med* 1985;**102**:511–9.
32. Menko FH, Bijvoet OL, Fronen JL, Sandler LM, Adami S, O'Riordan JL, et al. Familial benign hypercalcemia. Study of a large family. *Q J Med* 1983;**52**:120–40.
33. Toss G, Arnqvist H, Larsson L, Nilsson O. Familial hypocalciuric hypocalcemia: a study of four kindreds. *J Intern Med* 1989;**225**: 201–6.
34. Marx SJ, Attie MF, Levine MA, Spiegel AM, Downs Jr RW, Lasker RD. The hypocalciuric or benign variant of familial hypercalcemia: clinical and biochemical features in fifteen kindreds. *Medicine* 1981;**60**:397–412.
35. Heath III H, Leppert MF, Lifton RP, Penniston JT. Genetic linkage analysis in familial benign hypercalcemia using a candidate gene strategy I. Studies in four families. *J Clin Endocrinol Metab* 1992;**75**:846–51.
36. Heath III H, Jackson CE, Otterud B, Leppert MF. Genetic linkage analysis in familial benign (hypocalciuric) hypercalcemia: evidence for locus heterogeneity. *Am J Hum Genet* 1993;**53**: 193–200.
37. Heath DA. Familial benign hypercalcemia. *Trends Endocrinol Metab* 1989;**1**:6–9.
38. Heath III H. Familial benign hypercalcemia—from clinical description to molecular genetics. *West J Med* 1994;**160**:554–61.
39. Marx SJ, Stock JL, Attie MF, Downs Jr RW, Gardner DG, Brown EM, et al. Familial hypocalciuric hypercalcemia: recognition among patients referred after unsuccessful parathyroid exploration. *Ann Intern Med* 1980;**92**:351–6.
40. Nissen PH, Christensen SE, Heickendorff L, Brixen K, Mosekilde L. Molecular genetic analysis of the calcium sensing receptor gene in patients clinically suspected to have familial hypocalciuric hypercalcaemia: phenotypic variation and mutation spectrum in a Danish population. *J Clin Endocrinol Metab* 2007;**92**:4373–9.
41. Volpe A, Guerriero A, Marchetta A, Caramaschi P, Furlani L. Familial hypocalciuric hypercalcaemia revealed by chondrocalcinosis. *Joint Bone Spine* 2009;**76**:708–10.
42. Kristiansen JH, Rodbro P, Christiansen C, Johansen J, Jensen JT. Familial hypocalciuric hypercalcemia. III: Bone mineral metabolism. *Clin Endocrinol* 1987;**26**:713–6.
43. Christensen SE, Nissen PH, Vestergaard P, Heickendorff L, Rejnmark L, Brixen K, et al. Skeletal consequences of familial hypocalciuric hypercalcaemia versus primary hyperparathyroidism. *Clin Endocrinol (Oxf)* 2009;**71**:798–807.
44. Isaksen T, Nielsen CS, Christensen SE, Nissen PH, Heickendorff L, Mosekilde L. Forearm bone mineral density in familial hypocalciuric hypercalcaemia and primary hyperparathyroidism: a comparative study. *Calcif Tissue Int* 2011;**89**:285–94.
45. Alexandre C, Chappard D, Riffat G. Bone histomorphometric analysis in familial hypocalciuric hypercalcemia. *J Clin Pathol* 1983;**36**:1319–20.
46. Law Jr WM, Wahner HW, Heath III H. Bone mineral density and skeletal fractures in familial benign hypercalcemia (hypocalciuric hypercalcemia). *Mayo Clin Proc* 1984;**59**:811–5.
47. Abugassa S, Nordenstrom J, Jarhult J. Bone mineral density in patients with familial hypocalciuric hypercalcemia (FHH). *Eur J Surg* 1992;**158**:397–402.
48. Damoiseaux P, Tafforeau M, Henkinbrant A. Episode unique de pancreatite aigue revelant une hypercalcemie hypocalciurique familiale. *Acta Clin Belg* 1985;**40**:247–50.
49. Davies M, Klimiuk PS, Adams PH, Lumb GA, Large DM, Anderson DC. Familial hypocalciuric hypercalcemia and acute pancreatitis. *Br Med J Clin Res* 1981;**282**:1023–5.
50. Falko JM, Maeder MC, Conway C, Mazzafferi EL, Skillman TG. Primary hyperparathyroidism: analysis of 220 patients with special emphasis on familial hypocalciuric hypercalcemia. *Heart Lung* 1984;**13**:124–31.
51. Robinson PJ, Corrall RJ. The importance of distinguishing familial hypocalciuric hypercalcemia from asymptomatic primary hyperparathyroidism prior to neck exploration. *Clin Otolaryngol* 1990;**15**:141–6.
52. Doumith R, Ulmann A, Biclet P, Rieu M, Dubost C. Syndrome d'hypercalcemic–hypocalciurie: une cause meconnue d'hypercalcemie. *Nouv Presse Med* 1980;**9**:1157–9.
53. Stuckey BG, Gutteridge DH, Kent GN, Reed WD. Familial hypocalciuric hypercalcemia and pancreatitis: no causal link proven. *Aust NZ J Med* 1990;**20**. 718–9 and 725.
54. Van-Haeften TW, Hoogenberg K, van-Essen LH. Acute pancreatitis in a patient with familial benign hypercalcemia. *Neth J Med* 1994;**45**:110–3.
55. Bruce JI, Yang X, Ferguson CJ, Elliot AC, Steward MC, Case RM, et al. Molecular and functional identification of a Ca^{2+} (polyvalent cation sensing) receptor in rat pancreas. *J Biol Chem* 1999;**274**:20561–8.
56. Pearce SH, Wooding C, Davies M, Tollefsen SE, Whyte MP, Thakker RV. Calcium-sensing receptor mutations in familial hypocalciuric hypercalcemia with recurrent pancreatitis. *Clin Endocrinol* 1996;**45**:675–80.
57. Janicic N, Pausova Z, Cole DE, Hendy GN. Insertion of an Alu sequence in the Ca^{2+}-sensing receptor gene in familial hypocalciuric hypercalcemia and neonatal severe hyperparathyroidism. *Am J Hum Genet* 1995;**56**:880–6.
58. Cole D, Janicic N, Salisbury S, Hendy G. Neonatal severe hyperparathyroidism, secondary hyperparathyroidism, and familial hypocalciuric hypercalcemia: multiple different phenotypes associated with inactivating Alu insertion mutation of the calcium-sensing receptor gene. *Am J Med Genet* 1997;**71**:202–10.
59. Trump D, Whyte MB, Wooding C, Pang JT, Pearce SH, Kocher DB, et al. Linkage studies in a kindred from Oklahoma with familial benign (hypocalciuric) hypercalcemia (FBH) and developmental elevations in serum parathyroid hormone levels indicate a third locus for FHH. *Hum Genet* 1995;**96**:183–7.
60. Rajala MM, Heath III H. Distribution of serum calcium values in patients with familial benign hypercalcemia (hypocalciuric hypercalcemia): evidence for a discrete genetic defect. *J Clin Endocrinol Metab* 1987;**65**:1039–41.
61. Marx SJ, Spiegel AM, Brown EM, Koelhler JO, Gardner DG, Brennan MF, et al. Divalent cation metabolism. Familial hypocalciuric hypercalcemia versus primary hyperparathyroidism. *Am J Med* 1978;**65**:235–42.
62. Christensen SE, Nissen PH, Vestergaard P, Mosekilde L. Familial hypocalciuric hypercalcaemia: a review. *Curr Opin Endocrinol Diabetes Obes* 2011;**18**:359–70.
63. Brown EM, Pollak M, Seidman CE, Seidman JG, Chou YH, Riccardi D, et al. Calcium-ion-sensing cell-surface receptors. *N Engl J Med* 1995;**333**:234–40.
64. Brown EM. Clinical lessons from the calcium-sensing receptor. *Nat Clin Pract Endocrinol Metab* 2007;**3**:122–33.
65. Gunn IR, Gaffney D. Clinical and laboratory features of calcium-sensing receptor disorders: a systematic review. *Ann Clin Biochem* 2004;**41**:441–58.
66. Yamashita H, Yamashita T, Miyamoto M, Shigematsu T, Kazama JJ, Shimada T, et al. Fibroblast growth factor (FGF)-23 in patients with primary hyperparathyroidism. *Eur J Endocrinol* 2004;**151**:55–60.
67. Kobayashi K, Imanishi Y, Miyauchi A, Onoda N, Kawata T, Tahara H, et al. Regulation of plasma fibroblast growth factor 23 by calcium in primary hyperparathyroidism. *Eur J Endocrinol* 2006;**154**:93–9.
68. Law Jr WM, Bollman S, Kumar R, Heath III H. Vitamin D metabolism in familial benign hypercalcemia (hypocalciuric hypercalcemia) differs from that in primary hyperparathyroidism. *J Clin Endocrinol Metab* 1984;**58**:744–7.
69. Marx SJ, Spiegel AM, Brown EM, Windeck K, Gardner DG, Downs Jr RW, et al. Circulating parathyroid hormone activity: familial hypocalciuric hypercalcemia versus typical primary hyperpara-

thyroidism. *J Clin Endocrinol Metab* 1978;**47**:1190–7.
70. Firek AF, Kao PC, Heath III H. Plasma intact parathyroid hormone (PTH) and PTH-related peptide in familial benign hypercalcemia: greater responsiveness to endogenous PTH than in primary hyperparathyroidism. *J Clin Endocrinol Metab* 1991;**72**:541–6.
71. Rajala MM, Klee GG, Heath III H. Calcium regulation of parathyroid and C cell function in familial benign hypercalcemia. *J Bone Miner Res* 1991;**6**:117–24.
72. Davies M, Adams PH, Berry JL, Lumb GA, Klimiuk PS, Marver EB. Familial hypocalciuric hypercalcemia: observations on vitamin D metabolism and parathyroid function. *Acta Endocrinol* 1983;**104**:210–5.
73. Lloyd SE, Pannett AA, Dixon PH, Whyte MP, Thakker RV. Localization of familial benign hypercalcemia, Oklahoma variant (FBHok), to chromosome 19q13. *Am J Hum Genet* 1999;**64**:189–95.
74. Paterson CR, Gunn A. Familial benign hypercalcemia. *Lancet* 1981;**2**:61–3.
75. Watanabe H, Sutton RA. Renal calcium handling in familial hypocalciuric hypercalcemia. *Kidney Int* 1983;**24**:353–7.
76. Davies M, Adams PH, Lumb GA, Berry JL, Loveridge N. Familial hypocalciuric hypercalcemia: evidence for continued enhanced renal tubular reabsorption of calcium following total parathyroidectomy. *Acta Endocrinol* 1984;**106**:499–504.
77. Kristiansen JH, Brochner-Mortensen J, Pedersen KO. Familial hypocalciuric hypercalcemia. I: Renal handling of calcium, magnesium and phosphate. *Clin Endocrinol* 1985;**22**:103–16.
78. Stuckey BG, Kent GN, Gutteridge DH, Pullan PT, Price RI, Bhagat C. Fasting calcium excretion and parathyroid hormone together distinguish familial hypocalciuric hypercalcemia from primary hyperparathyroidism. *Clin Endocrinol* 1987;**27**:525–33.
79. Attie MF, Gill Jr JR, Stock JL, Spiegel AM, Downs Jr RW, Levine MA. Urinary calcium excretion in familial hypocalciuric hypercalcemia. Persistence of relative hypocalciuria after induction of hypoparathyroidism. *J Clin Invest* 1983;**72**:667–76.
80. El-Hajj Fuleihan G. Familial benign hypocalciuric hypercalcemia. *J Bone Miner Res* 2002;**17**(Suppl. 2):N51–6.
81. Christensen SE, Nissen PH, Vestergaard P, Heickendorff L, Brixen K, Mosekilde L. Discriminative power of three indices of renal calcium excretion for the distinction between familial hypocalciuric hypercalcaemia and primary hyperparathyroidism: a follow-up study on methods. *Clin Endocrinol (Oxf)* 2008;**69**:713–20.
82. El-Hajj Fuleihan G, Seifter J, Scott J, Brown EM. Calcium regulated renal calcium handling in healthy men: relationship to sodium handling. *J Clin Endocrinol Metab* 1998;**83**:2366–72.
83. Riccardi D, Park J, Lee W-S, Gamba G, Brown EM, Hebert SC. Cloning and functional expression of a rat kidney extracellular calcium/polyvalent cation-sensing receptor. *Proc Natl Acad Sci USA* 1995;**92**:3161–5.
84. Marx SJ, Attie MF, Stock JL, Spiegel AM, Levine MA. Maximal urine-concentrating ability: familial hypocalciuric hypercalcemia versus typical primary hyperparathyroidism. *J Clin Endocrinol Metab* 1981;**52**:736–40.
85. Gilbert F, D'Amour P, Gascon-Barre M, Boutin JM, Havramkova J, Betanger R, et al. Familial hypocalciuric hypercalcemia: description of a new kindred with emphasis on its difference from primary hyperparathyroidism. *Clin Invest Med* 1985;**8**:78–84.
86. Kristiansen JH, Rodbro P, Christiansen C, Brocher JM, Carl J. Familial hypocalciuric hypercalcemia. II: Intestinal calcium absorption and vitamin D metabolism. *Clin Endocrinol* 1985;**23**:511–5.
87. Law WM, Bollman S, Kumar R, Heath III H. Vitamin D metabolism in familial benign hypercalcemia (hypocalciuric hypercalcemia) differs from that in primary hyperparathyroidism. *J Clin Endocrinol Metab* 1984;**58**:744–7.
88. Lyons TJ, Crookes PF, Postlethwaite W, Sheridan B, Brown RC, Atkinson AB. Familial hypocalciuric hypercalcemia as a differential diagnosis of hyperparathyroidism: studies of a large kindred and a review of surgical experience in the condition. *Br J Surg* 1986;**73**:188–92.
89. Christensen SE, Nissen PH, Vestergaard P, Heickendorff L, Rejnmark L, Brixen K, et al. Plasma 25-hydroxyvitamin D, 1,25-dihydroxyvitamin D, and parathyroid hormone in familial hypocalciuric hypercalcaemia and primary hyperparathyroidism. *Eur J Endocrinol* 2008;**159**:719–27.
90. Silverberg S, Shane E, Jacobs T, Siris E, Bilezikian JA. 10-year prospective study of primary hyperparathyroidism with or without parathyroid surgery. *N Engl J Med* 1999;**341**:1249–55.
91. Bevilacqua M, Invernizzi M, Righini V, Carda S, Cisari C. Different vitamin D substrate product relationship after oral vitamin D supplementation in familial benign hypercalcaemia, primary hyperparathyroidism, and healthy controls. *Eur J Endocrinol* 2011;**164**:833–8.
92. Heath III H, Purnell DC. Urinary cyclic 3′, 5′ adenosine monophosphate responses to exogenous and endogenous parathyroid hormone in familial benign hypercalcemia and primary hyperparathyroidism. *J Lab Clin Med* 1980;**96**:974–84.
93. Auwerx J, Demedts M, Bouillon R. Altered parathyroid set point to calcium in familial hypocalciuric hypercalcemia. *Acta Endocrinol* 1984;**106**:215–8.
94. Khosla S, Ebeling PR, Firek AF, Burritt MM, Kao PC, Heath III H. Calcium infusion suggests a "set-point" abnormality of parathyroid gland function in familial benign hypercalcemia and more complex disturbances in primary hyperparathyroidism. *J Clin Endocrinol Metab* 1993;**76**:715–20.
95. Haden ST, Brown EM, Hurwitz S, Scott J, El-Hajj Fuleihan G. The effects of age and gender on parathyroid hormone dynamics. *Clin Endocrinol (Oxf)* 2000;**52**:329–38.
96. Law Jr WM, James EM, Charboneau JW, Purnell DC, Heath III H. High-resolution parathyroid ultrasonography in familial benign hypercalcemia (familial hypocalciuric hypercalcemia). *Mayo Clin Proc* 1984;**59**:153–5.
97. Law Jr WM, Carney JA, Heath III H. Parathyroid glands in familial benign hypercalcemia (familial hypocalciuric hypercalcemia). *Am J Med* 1984;**76**:1021–6.
98. Thorgeirsson U, Costa J, Marx SJ. The parathyroid glands in familial hypocalciuric hypercalcemia. *Hum Pathol* 1981;**12**:229–37.
99. Ujihara M, Sato K, Ohashi T, Tomori N, Kasono K, Tsushima T, et al. A case of hypocalciuric hypercalcemia without a family history. *Endocrinol Jpn* 1991;**38**:689–92.
100. Pearce S, Trump D, Wooding C, Besser G, Chew S, Grant DB, et al. Calcium-sensing receptor mutations in familial benign hypercalcemia and neonatal hyperparathyroidism. *J Clin Invest* 1995;**96**:2683–92.
101. Chou YH, Brown EM, Levi T, Crowe G, Atkinson AB, Arnquist HJ, et al. The gene responsible for familial hypocalciuric hypocalcemia maps to chromosome 3 in four unrelated families. *Nat Genet* 1992;**1**:295–300.
102. Magno AL, Ward BK, Ratajczak T. The calcium-sensing receptor: a molecular perspective. *Endocr Rev* 2011;**32**:3–30.
103. Bai M, Quinn S, Trivedi S, Kifor O, Pearce SH, Pollak M, et al. Expression and characterization of inactivating and activating mutations in the human Ca^{2+}-sensing receptor. *J Biol Chem* 1996;**271**:19537–45.
104. Bräuner-Osborne H, Wellendorph P, Jensen AA. Structure, pharmacology and therapeutic prospects of family C G-protein coupled receptors. *Curr Drug Targets* 2007;**8**:169–84.
105. Hu J, Spiegel AM. Naturally occurring mutations of the extracellular Ca2+-sensing receptor: implications for its structure and function. *Trends Endocrinol Metab* 2003;**14**:282–8.
106. Silve C, Petrel C, Leroy C, Bruel H, Mallet E, Rognan D, et al. Delineating a Ca2+ binding pocket within the venus flytrap module of the human calcium-sensing receptor. *J Biol Chem* 2005;**280**:37917–23.
107. Huang Y, Zhou Y, Yang W, Butters R, Lee HW, Li S, et al. Identification and dissection of Ca(2+)-binding sites in the extracellular domain of Ca(2+)-sensing receptor. *J Biol Chem* 2007;**282**:19000–10.
108. Hannan FM, Nesbit MA, Zhang C, Cranston T, Curley AJ, Harding B, et al. Identification of 70 calcium-sensing receptor

mutations in hyper- and hypo-calcemic patients: evidence for clustering of extracellular domain mutations at calcium-binding sites. *Hum Mol Genet* 2012;**21**:2768–78.

109. Conigrave AD, Ward DT. Calcium-sensing receptor (CaSR): pharmacological properties and signaling pathways. *Best Pract Res Clin Endocrinol Metab* 2013;**27**:315–31.
110. Brown EM. Role of the calcium-sensing receptor in extracellular calcium homeostasis. *Best Pract Res Clin Endocrinol Metab* 2013;**27**:333–43.
111. Thakker RV. Calcium-sensing receptor: role in health and disease. *Indian J Endocrinol Metab* 2012;**16**:S213–6.
112. Rus R, Haag C, Bumke-Vogt C, Bähr V, Mayr B, Möhlig M, et al. Novel inactivating mutations of the calcium-sensing receptor: the calcimimetic NPS R-568 improves signal transduction of mutant receptors. *J Clin Endocrinol Metab* 2008;**93**:4797–803.
113. Nakamura A, Hotsubo T, Kobayashi K, Mochizuki H, Ishizu K, Tajima T. Loss-of-function and gain-of-function mutations of calcium-sensing receptor: functional analysis and the effect of allosteric modulators NPS R-568 and NPS 2143. *J Clin Endocrinol Metab* 2013;**98**:E1692–701.
114. Pidasheva S, Canaff L, Simonds WF, Marx SJ, Hendy GN. Impaired co-translational processing of the calcium-sensing receptor due to signal peptide missense mutations in familial hypocalciuric hypercalcemia. *Hum Mol Genet* 2005;**14**:1679–90.
115. White E, McKenna J, Cavanaugh A, Breitwieser GE. Pharmacochaperone-mediated rescue of calcium-sensing receptor loss-of-function mutants. *Mol Endocrinol* 2009;**23**:1115–23.
116. Nemeth EF, Shoback D. Calcimimetic and calcilytic drugs for treating bone and mineral-related disorders. *Best Pract Res Clin Endocrinol Metab* 2013;**27**:373–84.
117. Bai M, Pearce SH, Kifor O, Trivedi S, Stauffer UG, Thakker RV, et al. In vivo and in vitro characterization of neonatal hyperparathyroidism resulting from a de novo, heterozygous mutation in the Ca^{2+}-sensing receptor gene: normal maternal calcium homeostasis as a cause of secondary hyperparathyroidism in familial benign hypocalciuric hypercalcemia. *J Clin Invest* 1997;**99**:88–96.
118. Lia-Baldini AS, Magdelaine C, Nizou A, Airault C, Salles JP, Moulin P, et al. Two novel mutations of the calcium-sensing receptor gene affecting the same amino acid position lead to opposite phenotypes and reveal the importance of p.N802 on receptor activity. *Eur J Endocrinol* 2013;**168**:K27–34.
119. Lienhardt A, Garabédian M, Bai M, Sinding C, Zhang Z, Lagarde JP, et al. A large homozygous or heterozygous in-frame deletion within the calcium-sensing receptor's carboxylterminal cytoplasmic tail that causes autosomal dominant hypocalcemia. *J Clin Endocrinol Metab* 2000;**85**:1695–702.
120. Stepanchick A, McKenna J, McGovern O, Huang Y, Breitwieser GE. Calcium sensing receptor mutations implicated in pancreatitis and idiopathic epilepsy syndrome disrupt an arginine-rich retention motif. *Cell Physiol Biochem* 2010;**26**:363–74.
121. Nesbit MA, Hannan FM, Howles SA, Babinsky VN, Head RA, Cranston T, et al. Mutations affecting G-protein subunit α11 in hypercalcemia and hypocalcemia. *N Engl J Med* 2013;**368**:2476–86.
122. Nesbit MA, Hannan FM, Howles SA, Reed AA, Cranston T, Thakker CE, et al. Mutations in AP2S1 cause familial hypocalciuric hypercalcemia type 3. *Nat Genet* 2013;**45**:93–7.
123. Ward BK, Magno AL, Blitvich BJ, Rea AJ, Stuckey BG, Walsh JP, et al. Novel mutations in the calcium-sensing receptor gene associated with biochemical and functional differences in familial hypocalciuric hypercalcemia. *Clin Endocrinol (Oxf)* 2006;**64**:580–7.
124. Lietman SA, Tenenbaum-Rakover Y, Jap TS, Yi-Chi W, De-Ming Y, Ding C, et al. A novel loss-of-function mutation, Gln459Arg, of the calcium-sensing receptor gene associated with apparent autosomal recessive inheritance of familial hypocalciuric hypercalcemia. *J Clin Endocrinol Metab* 2009;**94**:4372–9.
125. Rácz GZ, Kittel A, Riccardi D, Case RM, Elliott AC, Varga G. Extracellular calcium sensing receptor in human pancreatic cells. *Gut* 2002;**51**:705–11.
126. Felderbauer P, Klein W, Bulut K, Ansorge N, Dekomien G, Werner I, et al. Mutations in the calcium-sensing receptor: a new genetic risk factor for chronic pancreatitis? *Scand J Gastroenterol* 2006;**41**:343–8.
127. Brachet C, Boros E, Tenoutasse S, Lissens W, Andry G, Martin P, et al. Association of parathyroid adenoma and familial hypocalciuric hypercalcaemia in a teenager. *Eur J Endocrinol* 2009;**161**:207–10.
128. Egan AM, Ryan J, Aziz MA, O'Dwyer TP, Byrne MM. Primary hyperparathyroidism in a patient with familial hypocalciuric hypercalcemia due to a novel mutation in the calcium-sensing receptor gene. *J Bone Miner Metab* 2013;**31**:477–80.
129. Frank-Raue K, Leidig-Bruckner G, Haag C, Schulze E, Lorenz A, Schmitz-Winnenthal H, et al. Inactivating calcium-sensing receptor mutations in patients with primary hyperparathyroidism. *Clin Endocrinol (Oxf)* 2011;**75**:50–5.
130. Kapoor A, Satishchandra P, Ratnapriya R, Reddy R, Kadandale J, Shankar SK, et al. An idiopathic epilepsy syndrome linked to 3q13.3-q21 and missense mutations in the extracellular calcium sensing receptor gene. *Ann Neurol* 2008;**64**:158–67.
131. Heath III H, Odelberg S, Jackson CE, Teh BT, Hayward N, Larsson C, et al. Clustered inactivating mutations and benign polymorphisms of the calcium receptor gene in familial benign hypocalciuric hypercalcemia suggest receptor functional domains. *J Clin Endocrinol Metab* 1996;**81**:1312–7.
132. Yun FH, Wong BY, Chase M, Shuen AY, Canaff L, Thongthai K, et al. Genetic variation at the calcium-sensing receptor (CASR) locus: implications for clinical molecular diagnostics. *Clin Biochem* 2007;**40**:551–61.
133. Cole D, Peltekova V, Rubin L, Hawker G, Vieth R, Liew C, et al. A986S polymorphism of the calcium-sensing receptor and circulating calcium concentrations. *Lancet* 1999;**353**:112–5.
134. Hendy GN, D'Souza-Li L, Yang B, Canaff L, Cole DE. Mutations of the calcium-sensing receptor (CASR) in familial hypocalciuric hypercalcaemia, neonatal severe hyperparathyroidism, and autosomal dominant hypocalcemia. *Hum Mutat* 2000;**16**:281–96.
135. Lorentzon M, Lorentzon R, Lerner UH, Nordström P. Calcium sensing receptor gene polymorphism, circulating calcium concentrations and bone mineral density in healthy adolescent girls. *Eur J Endocrinol* 2001;**144**:257–61.
136. Scillitani A, Guarnieri V, De Geronimo S, Muscarella LA, Battista C, D'Agruma L, et al. Blood ionized calcium is associated with clustered polymorphisms in the carboxyl-terminal tail of the calcium-sensing receptor. *J Clin Endocrinol Metab* 2004;**89**:5634–8.
137. Bollerslev J, Wilson SG, Dick IM, Devine A, Dhaliwal SS, Prince RL. Calcium-sensing receptor gene polymorphism A986S does not predict serum calcium level, bone mineral density, calcaneal ultrasound indices, or fracture rate in a large cohort of elderly women. *Calcif Tissue Int* 2004;**74**:12–7.
138. Harding B, Curley AJ, Hannan FM, Christie PT, Bowl MR, Turner JJ, et al. Functional characterization of calcium sensing receptor polymorphisms and absence of association with indices of calcium homeostasis and bone mineral density. *Clin Endocrinol (Oxf)* 2006;**65**:598–605.
139. März W, Seelhorst U, Wellnitz B, Tiran B, Obermayer-Pietsch B, Renner W, et al. Alanine to serine polymorphism at position 986 of the calcium-sensing receptor associated with coronary heart disease, myocardial infarction, all-cause, and cardiovascular mortality. *J Clin Endocrinol Metab* 2007;**92**:2363–9.
140. Vezzoli G, Terranegra A, Arcidiacono T, Biasion R, Coviello D, Syren ML, et al. R990G polymorphism of calcium-sensing receptor does produce a gain-of-function and predispose to primary hypercalciuria. *Kidney Int* 2007;**71**:1155–62.
141. O'Seaghdha CM, Yang Q, Glazer NL, Leak TS, Dehghan A, Smith AV, et al. Common variants in the calcium-sensing receptor gene are associated with total serum calcium levels. *Hum Mol Genet* 2010;**19**:4296–303.

142. Kifor O, Kifor I, Moore Jr FD, Butters Jr RR, Cantor T, Gao P, et al. Decreased expression of caveolin-1 and altered regulation of mitogen-activated protein kinase in cultured bovine parathyroid cells and human parathyroid adenomas. *J Clin Endocrinol Metab* 2003;**88**:4455–64.
143. Pallais JC, Kifor O, Chen YB, Slovik D, Brown EM. Acquired hypocalciuric hypercalcemia due to autoantibodies against the calcium-sensing receptor. *N Engl J Med* 2004;**351**:362–9.
144. Makita N, Sato J, Manaka K, Shoji Y, Oishi A, Hashimoto M, et al. An acquired hypocalciuric hypercalcemia autoantibody induces allosteric transition among active human Ca-sensing receptor conformations. *Proc Natl Acad Sci USA* 2007;**27**(104):5443–8.
145. Rubin MR, Bilezikian JP, McMahon DJ, Jacobs T, Shane E, Siris E, et al. The natural history of primary hyperparathyroidism with or without parathyroid surgery after 15 years. *J Clin Endocrinol Metab* 2008;**93**:3462–70.
146. Simonds WF, James-Newton LA, Agarwal SK, Yang B, Skarulis MC, Hendy GN, et al. Familial isolated hyperparathyroidism: Clinical and genetic characteristics of 36 kindreds. *Medicine (Baltimore)* 2002;**81**:1–26.
147. Silverberg SJ, Bone III HG, Marriott TB, Locker FG, Thys Jacobs S, Dziem G, et al. Short-term inhibition of parathyroid hormone secretion by calcium-receptor agonist in patients with primary hyperparathyroidism. *N Engl J Med* 1997;**337**:1506–10.
148. Timmers HJ, Karperien M, Hamdy NA, de Boer H, Hermus AR. Normalization of serum calcium by cinacalcet in a patient with hypercalcemia due to a de novo inactivating mutation of the calcium-sensing receptor. *J Intern Med* 2006;**260**:177–82.
149. Festen-Spanjer B, Haring CM, Koster JB, Mudde AH. Correction of hypercalcemia by cinacalcet in familial hypocalciuric hypercalcemia. *Clin Endocrinol (Oxf)* 2008;**68**:324–5.
150. Alon US, VanDeVoorde RG. Beneficial effect of cinacalcet in a child with familial hypocalciuric hypercalcemia. *Pediatr Nephrol* 2010;**25**:1747–50.
151. Powell B, Buist N. Late presenting, prolonged hypocalcemia in an infant of a woman with hypocalciuric hypercalcemia. *Clin Pediatr* 1990;**29**:241–3.
152. Anspach WE, Clifton WM. Hyperparathyroidism in children: report of two cases. *Am J Dis Child* 1939;**58**:540–57.
153. Pratt EL, Geren BB, Neuhauser EBD. Hypercalcemia and idiopathic hyperplasia of the parathyroid glands in an infant. *J Pediatr* 1947;**30**:388–99.
154. Goldbloom RB, Gillis DA, Prasad M. Hereditary parathyroid hyperplasia: a surgical emergency of early infancy. *Pediatrics* 1972;**49**:514–23.
155. Rhone DP. Primary neonatal hyperparathyroidism: report of a case and review of the literature. *Am J Clin Pathol* 1975;**64**:488–99.
156. Proesmans W, Dhondt F, Logghe N. Congenital hyperparathyroidism: case report and review of the literature. *Acta Paediatr Belg* 1977;**30**:45–52.
157. Eftekhari F, Yousefzadeh DK. Primary infantile hyperparathyroidism: clinical, laboratory and radiographic features in 21 cases. *Skel Radiol* 1982;**8**:201–8.
158. Garcia-Banniel R, Kutchemeshgi A, Brandes D. Hereditary hyperparathyroidism. The fine structure of the parathyroid gland. *Arch Pathol* 1974;**97**:399–403.
159. Nguyen VC, Sennot WM, Knox GS. Neonatal hyperparathyroidism. *Radiology* 1974;**112**:175–6.
160. Corbeel L, Casaer P, Malvaux P, Lormans J, Bourgeois N. Hyperparathyroidie congenitale. *Arch Franç Ped* 1968;**25**:879–91.
161. Lutz P, Kane O, Pfersdorff A, Seiller F, Sauvage P, Levy JM. Neonatal primary hyperparathyroidism: total parathyroidectomy with autotransplantation of cryopreserved parathyroid tissue. *Acta Paediatr Scand* 1986;**75**:179–82.
162. Harris S, D'Ercole A. Neonatal hyperparathyroidism: the natural course in the absence of surgical intervention. *Pediatrics* 1989;**83**:53–6.
163. Orwoll E, Silbert J, McClung M. Asymptomatic neonatal familal hypercalcemia. *Pediatrics* 1982;**69**:109–11.
164. Wilkinson H, James J. Self-limiting neonatal primary hyperparathyroidism associated with familial hypocalciuric hypercalcemia. *Arch Dis Child* 1993;**69**:319–21.
165. Pollak MR, Chou YH, Marx SJ, Steinmann B, Cole DE, Brandi ML, et al. Familial hypocalciuric hypercalcemia and neonatal severe hyperparathyroidism. Effects of mutant gene dosage on phenotype. *J Clin Invest* 1994;**93**:1108–12.
166. Chou YH, Pollak MR, Brandi ML, Toss G, Arnqvist H, Atkinson AB, et al. Mutations in the human $Ca^{(2+)}$-sensing receptor gene that causes familial hypocalciuric hypercalcemia. *Am J Hum Genet* 1995;**56**:1075–9.
167. Kobayashi M, Tanaka H, Tsuzuki K, Tsuyukim M, Igaki H, Ichinose Y, et al. Two novel missense mutations in calcium-sensing receptor gene associated with neonatal severe hyperparathyroidism. *J Clin Endocrinol Metab* 1997;**82**:2716–9.
168. Powell BR, Blank E, Benda G, Buist NR. Neonatal hyperparathyroidism and skeletal demineralization in an infant with familial hypocalciuric hypercalcemia. *Pediatrics* 1993;**91**:144–5.
169. Ho C, Conner DA, Pollak MB, Ladd DJ, Kifor O, Warren HB, et al. A mouse model of human familial hypocalciuric hypercalcemia and neonatal severe hyperparathyroidism. *Nat Genet* 1995;**11**:389–94.
170. Rodriguez L, Tu C, Cheng Z, Chen TH, Bikle D, Shoback D, et al. Expression and functional assessment of an alternatively spliced extracellular Ca2+-sensing receptor in growth plate chondrocytes. *Endocrinology* 2005;**146**:5294–303.
171. Thompson NW, Carpenter LC, Kessler DL, Nishiyama RH. Hereditary neonatal hyperparathyroidism. *Arch Surg* 1978;**113**:100–3.
172. Waller S, Kurzawinski T, Spitz L, Thakker R, Cranston T, Pearce S, et al. Neonatal severe hyperparathyroidism: genotype/phenotype correlation and the use of pamidronate as rescue therapy. *Eur J Pediatr* 2004;**163**:589–94.
173. Fox L, Sadowsky J, Pringle KP, Kidd A, Murdoch J, Cole DE, et al. Neonatal hyperparathyroidism and pamidronate therapy in an extremely premature infant. *Pediatrics* 2007;**120**: e1350–4.
174. Gannon AW, Monk HM, Levine MA. Cinacalcet monotherapy in neonatal severe hyperparathyroidism: a case study and review. *J Clin Endocrinol Metab* 2014;**99**:7–11.
175. Reh CM, Hendy GN, Cole DE, Jeandron DD. Neonatal hyperparathyroidism with a heterozygous calcium-sensing receptor (CASR) R185Q mutation: clinical benefit from cinacalcet. *J Clin Endocrinol Metab* 2011;**96**:E707–12.

第 25 章

儿童和青少年原发性甲状旁腺功能亢进症

Jeffrey Roizen, Michael A. Levine

引言

甲状旁腺激素(PTH)是一种主要的钙调节激素,由甲状旁腺分泌和合成,且受细胞外游离钙的反馈调节。通过甲状旁腺细胞膜上表达的钙敏感受体(CaSR)与细胞外钙离子的结合,低血钙导致 PTH 的分泌增加,高血钙导致其降低。原发性甲状旁腺功能亢进症(PHPT)的生物化学特征是高钙血症,这是由一个或多个甲状旁腺腺体过度分泌 PTH 引起的。PHPT 的发生是生殖细胞或体细胞遗传缺陷导致一个或多个甲状旁腺的克隆扩增的结果(见第 18 章)。因此,PHPT 与继发性甲状旁腺功能亢进症不同,后者甲状旁腺增生和 PTH 的过度分泌是对血钙、维生素 D 低水平或慢性肾功能不全导致甲状旁腺功能亢进的适应性反应。血管三发性甲状旁腺功能亢进症患者的血钙和 PTH 水平均升高,恰恰反映了对前期低钙血症或维生素 D 缺乏的不良反应。

认识 PHPT 的病理生理过程需要知道两个重要事件:第一,20 世纪 70 年代初普及的多通道自动分析仪,有助于对许多血清分析物(如钙)进行准确而廉价的检测,同时促进了对健康成人患者进行常规生化筛查。因此,常规生化检测发现了大量无症状的高钙血症。

第二,伴随敏感又可靠的人全段甲状旁腺激素(iPTH)的免疫测定方法的发展和商业化,能够准确检测正常循环与升高 iPTH 的血清浓度。综上所述,以上两个进步迫使对 PHPT 的患病率和重要性进行了重新的认识,PHPT 并不是罕见的内分泌疾病,而是具有较高发病率的常见疾病。在发达国家,PHPT 患者很少有 PTH 升高或高钙血症相关的临床症状或体征[17-21],PHPT 通常表现为良性自然史[22]。目前认为 PHPT 是 50~60 岁年龄段的第三种常见内分泌系统疾病,年发病率约为 30/100 000,终身患病率约为 1/1000。女性占男性发病比约为 3:1。

与成人 PHPT 患者的临床资料不同,婴儿、儿童及青少年的 PHPT 并不常见,发病率为 2~5 例/100 000,且没有明显的性别差异[23,24]。值得注意的是,在多数年轻患者中,PHPT 的临床症状常常与高钙血症、骨骼并发症和(或)肾结石的症状与体征有关(表 25.1 和近期 Belcher 等[23]、Roizen 及 Levine 发表的综述[24])。在年轻患者中很少发现无症状的高钙血症,这不是因为儿童及青少年很少进行常规的血液生化检测,尽管 40~50 岁年龄段开始进行常规生化检测,PHPT 也并不常见。鉴于年轻人与成人 PHPT 的不同表现,儿童 PHPT 很可能是一种不同于成人 PHPT 的疾病。这个观念虽然非常吸引人,但目前仍未被完全证实[6,25,26]。

1984 年以前,文献报道的 PHPT 患儿不及 150 例[2]。然而,过去的 30 年里,陆续报道了一些人数较多的儿科年龄组病例,使得该年龄组的 PHPT 病例增加到 300 例以上[4-14,16]。该领域的大众研究包括 55 例患者,其中 PHPT 婴儿 11 例,PHPT 的儿童或青少年 44 例[11]。另外一项主要研究儿童和青少年 PHPT 的文献包括 52 例患者[9]。这些研究对 PHPT 的临床和生化特征的描述有所不同,但对小儿 PHPT 关键特征的分析较为一致(表 25.1)。

小儿原发性甲状旁腺功能亢进症的病因

40 岁以下甲状旁腺异常有关遗传综合征比老年患者更为常见[27]。其中,80%以上年轻患者的原发性甲状旁腺功能亢进症的常见原因是单发腺瘤。据报道,多发生腺体增生、双腺瘤以及甲状旁腺病理正常分别占 16.5%、0.9%及 2.6%。大约 50%的多发生腺体疾病可归因于多发性内分泌腺瘤病 1 型(MEN1)、多发性内分泌

表25.1 儿童和青少年原发性甲状旁腺功能亢进症的特点

	Girard 1982 (2)	Huang 1993 (3)	Cronin 1996 (4)	Lawson 1996 (5)	Loh 1998 (6)	Harman 1999 (7)	Hsu 2002 (8)	Kollars 2005 (9)	Venail 2007 (10)	Mallet 2008 (11)	Bhadada 2008 (12)	George 2010 (13)	Durkin 2010 (14,15)	Li 等 (16)	总比例(%)或平均值,n
性别分布															
男	40/69	NA	5/8	NA	5/7	NA	6/11	NA	1/4	26/44	6/14	4/18	3/12	5/12	101/199(51%)
女	20/69	NA	3/8	NA	2/7	NA	5/11	NA	3/4	18/44	8/14	14/18	9/12	7/12	98/199(49%)
临床症状和体征															
肾结石	NA	20/74	NA	7/11	1/7	14/33	7/11	21/52	0/4	18/44	7/14	6/18	NA	9/12	110/280(39%)
高尿钙症	NA	39/74	NA	NA	NA	NA	9/10	NA	NA	32/44	NA	NA	NA	NA	80/134
骨骼疾病	NA	33/74	NA	7/11	NA	9/33	2/7	18/52	4/4	7/44	10/14	16/18	NA	11/12	117/269(43%)
腹痛/呕吐	NA	3/74	7/8	NA	2/7	NA	NA	15/52	3/4	2/44	NA	NA	NA	4/12	32/189(17%)
高血压	NA	6/74	NA	NA	1/7	NA	NA	NA	NA	NA	NA	NA	NA	1/12	8/93(9%)
模糊症状	NA	NA	NA	10/11	3/7	7/33	1/11	NA	NA	8/44	NA	NA	NA	6/12	49/140(35%)
高钙危象	NA	NA	4/8	NA	NA	NA	NA	NA	0/4	1/44	NA	NA	NA	1/12	6/68(9%)
无症状	NA	NA	1/8 (MEN2a)	1/11	NA	6/33 (18%)	2/11 (18%)	11/52	0/4	8/44	1/14 (MEN1)	NA	NA	0/12	29/211(14%)
终末器官影响															
骨异常	NA	NA	NA	8/11	NA	11/32	NA	NA	4/4	44/44	10/14	NA	NA	11/12	88/117(75%)
B超或X线下	NA	NA	NA	8/11	NA	17/52	NA	NA	2/4	13/44	11/14	NA	NA	9/12	60/134(45%)
肾钙质沉着或肾结石	NA	NA	NA	2/6	NA	NA	NA	NA	NA	NA	NA	NA	NA	NA	2/6(33%)
带状角膜病变															
急性胰腺炎	NA	NA	NA	NA	NA	4/52	NA	NA	0/4	NA	2/14	NA	NA	1/12	7/82(9%)
生化特征															
平均Ca,mmol/L(范围或SD),正常值2.1~2.6	NA	NA	3.4 (2.39~4.58)	3.39 (2.64~4.2)	3.26 (SD 0.43)	3.025 (2.55~4.55) (100%)	2.98 (2.65~3.45)	2.93 (2.5~4.0)	3.79 (2.96~4.34)	3.27 (2.6~4.33)	2.78 (2.12~3.4)	3.35(SD 0.49)	3.18 (2.73~3.98)	3.82 (3.3~5)	3.27, n=226
平均iCa,mmol/L(范围或SD),正常值1.15~1.2	NA	NA	NA	1.66 (范围1.5~2.24, n=7)	NA	NA	NA	1.55 n=52	NA	NA	NA	NA	NA	NA	1.56, n=59

（待续）

表 25.1(续)

	Girard 1982 (2)	Huang 1993 (3)	Cronin 1996 (4)	Lawson 1996 (5)	Loh 1998 (6)	Harman 1999 (7)	Hsu 2002 (8)	Kollars 2005 (9)	Venail 2007 (10)	Mallet 2008 (11)	Bhadada 2008 (12)	George 2010 (13)	Durkin 2010 (14,15)	Li 等 (16)	总比例(%)或平均值,n
平均磷酸酯,mg/dL(范围或SD),正常值4.9~5.5	NA	NA	NA	3.36 (2.1~8.07)	NA	2.9(1.9~4.1)	NA	2.9 (1.8~5.3)	NA	NA	2.8(1.7~3.6)	1.96(SD 0.56)	NA	3.65 (1.9~5.44)	2.86, n=140
尿钙,mg/24h,正常值0~250	NA	NA	NA	NA	NA	397	NA (119~1370), n=33	NA	NA	NA	NA	NA	NA	NA	397 n=33
完整PTH,pmol/L,平均值(范围),正常值1~5.2	NA	NA	NA	NA	NA	9.9 (2.7~34), n=12	NA	8.1 (3.1~34), n=52	NA	NA	NA	NA	NA	NA	8.8, n=64
完整PTH,pg/mL(范围或SD),正常值10~70	NA	NA	NA	390 (79~930), n=7	339 (SD623), n=7	221(27~1700), n=21	110(31~165) n=9	58(19~1700), n=52	82.9(87~1580), n=4	NA	78.1(SD 586), n=14	80.1(SD 66.0)(RIA), n=18	187(77~300), n=12	1016 (105~2800), n=12	200, n=156

N/A,不可用或未报道。

腺瘤病 2 型(MEN2)或家族性孤立性(如非 MEN)甲状旁腺功能亢进症。

已明确越来越多的遗传缺陷与 PHPT 的病理生物学有关。在很多情况下,相同基因的生殖细胞或体细胞的突变均可诱导单个或多个甲状旁腺腺瘤的发生(分别见第 18 章和第 23 章)。此外,已经明确辐射对童年以及成年期原发性甲状旁腺功能亢进症的促进作用[28,29]。相比之下,只有一篇文献报道儿童 PHPT 与治疗性照射有关[30]。我们将在下文中回顾不同年龄阶段儿童 PHPT 的特点。

新生儿重度甲状旁腺功能亢进症与家族性高钙血症

新生儿重度甲状旁腺功能亢进症(NSHPT;OMIM 239200)造成的高钙血症在出生后最初几天内就能够表现出来,是一种少见的严重的代谢性骨病和危及生命的高钙血症(比如,>20mg/dL)(表 25.2)。婴儿 NSHPT 的诊断主要依赖于明显升高的 PTH 水平、严重的高钙血症以及相对的低尿钙。如果存在父母或兄弟姐妹发生高钙血症的家族史,提示可能是家族性低尿钙性高钙血症(FHH)(见下文和第 24 章),应进一步检查明确诊断。若母亲有严重的维生素 D 缺乏或甲状旁腺功能减退,可能发生母亲低血钙相关的新生儿短暂性甲状旁腺功能亢进症,将这种情况与良性变异的 FHH 和 NSHPT 进行区分是非常重要的。在迄今为止分析的所有病例中,NSHPT 与 *CASR* 基因中的双等位基因(很少为单等位基因)失活突变有关,其编码的钙敏感受体(CaSR)以及基于网络数据库(http://www.casrdb.mcgill.ca/)的突变和多态性位于染色体 3p13.3(OMIM 601199)[31]。CaSR 是螺旋状 G 蛋白偶联受体(GPCR)家族 C 的成员,该家族包括代谢型谷氨酸受体(mGluR)、γ-氨基丁酸(GABA)B 型受体、许多信息素、嗅觉及味觉受体(www.GPCR.org)。虽然 CaSR 在全身广泛表达,其重要的作用是通过在甲状旁腺和肾小管细胞膜上的表达来调控钙平衡。细胞外离子钙(Ca^{2+})与 CaSR 的结合导致信号转导通路的改变,抑制甲状旁腺细胞分泌甲状旁腺激素,并增强远端肾小管细胞对尿钙的排泄。

大多数 NSHPT 新生儿携带两种 *CASR* 等位基因的失活突变,这导致 CaSR 在甲状旁腺和其他脏器的表达完全或近乎完全缺失。钙敏感的缺乏(或缺失)促进甲状旁腺腺体的增大和 PTH 的分泌,以及减少钙的肾脏排泄,从而导致严重的高钙血症。某些婴儿的 NSHPT 与单一 *CASR* 等位基因缺失有关。在许多病例中,*CASR* 的突变似乎是从父辈遗传下来,或者是一种新生突变。有可能是受影响的胎儿暴露于正常的母体钙浓度,可能会加剧子宫内胎儿甲状旁腺功能亢进症的进

表 25.2　新生儿 NSHPT 的特点

	Norwood 等[1]	Girard 等[2]	Mallet[11]	总计(%)
性别分布				
男	NA	8/17	4/11	12/28(43%)
女	NA	9/17	7/11	16/28(57%)
临床特征				
生长停滞/喂养困难	8/12	NA	2/11	10/23(43%)
骨骼异常(骨折、胸部畸形、干骺端不规则、皮质断裂、骨膜下侵蚀)	9/12	NA	10/11	19/23(83%)
透明膜病/呼吸窘迫	2/12	NA	3/11	5/23(22%)
早产	2/12	NA	NA	2/12(17%)
肌张力低下	NA	NA	6/11	6/11(55%)
治疗和结果				
手术	NA	11/17	11/11	22/28(76%)
死亡(手术)	NA	3/9	0/11	3/20(15%)
死亡(尸检时诊断)	NA	8/8	0/11	8/19(42%)
生化参数				
平均 Ca(范围)mmol/L(正常值 2.1~2.6)				3.64(2.75~6.75)
完整 PTH(范围)pg/mL(正常值 10~70)				536(56~2214)

程，从而导致出生后发生更严重的高钙血症[32–36]。在其他单一 *CASR* 等位基因突变的 NSHPT 婴儿中，突变似乎可能是新生突变或父辈遗传。在任何情况下，这些 *CASR* 错义突变编码的 *CASR*，显性抑制 CaSR 二聚化。显性抑制作用减弱了野生型基因编码的正常 CaSR 的功能。最常见的显性抑制突变导致密码子 185 处的精氨酸被谷氨酰胺残基(R185Q)替换[34,37–39]。

虽然 CASR 突变可以导致 NSHPT，但是 *CASR* 突变可能与相对无症状的 PHPT 关联性更大，即 FHH，也被称为良性家族性高钙血症(FHH/HHC1；OMIM 145980)。因此，FHH 与 NSHPT 可以通过一个共同的遗传学基础联系起来，而 FHH 的惰性被认为代表了失活 *CASR* 突变的剂量效应。说明 FHH 是典型的常染色体显性遗传[31,40]，尽管轻微的 *CASR* 突变与一种常染色体隐性 FHH 相关[41]。在 FHH 和 NSHPT 中，高钙血症是甲状旁腺、肾脏、骨骼以及其他组织中钙敏感受损的结果[42]。特别是，在甲状旁腺细胞中 Ca^{2+}介导的信号降低会导致所有 4 个(或更多)甲状旁腺增生肿大，并轻微(FHH)或显著(NSHPT)增加 PTH 的分泌。同时，由于远端肾小管中 CaSR 作用的丧失，尿钙排泄分数(FECa)，又称为 Ca/Cr 清除率(http://stonybrookmedicine.edu/diabetes/calciumcalc)，减少到小于 1%。此外，升高的血清 PTH 作用于骨骼，增加骨吸收，也增加钙的迁移运动。以上作用，加之降钙素分泌的减少，共同揭示了 NSHPT 严重高钙血症和代谢性骨病的进展以及轻微 FHH(无症状，见下文)高钙血症的发展[43]。

儿童和青少年原发性甲状旁腺功能亢进症

通常儿童和青少年的原发性甲状旁腺功能亢进症是由异常的甲状旁腺细胞克隆造成的单发的甲状旁腺腺瘤引起的，即便高达 15%的原发性甲状旁腺功能亢进症儿童和青少年患者存在多个腺瘤，这可能代表了甲状旁腺增生的一种形式。在相当数量的病例中，确切的基因缺陷可以很容易地被测定，这或许是仅限于甲状旁腺腺瘤的体细胞突变，或生殖细胞新生突变[27]。因此，PHPT 的分子学病因包括：①由 *MENIN*、*RET* 和 *CDKN1B*(编码 p27Kip1)基因突变引起的多个腺体增生；②单发甲状旁腺瘤，代表单克隆肿瘤，许多与 *MENIN* 或 PRAD1 中的体细胞突变有关；③由 *HPRT2*(CDC73)中的生殖细胞或体细胞突变引起的特殊性甲状旁腺腺瘤，并具有甲状旁腺癌的倾向。

在该年龄组当中，FHH 必须与典型的 PHPT 进行鉴别，因为 FHH 通常无临床症状，其处理与真正的 PHPT 存在众多不同。与多数 PHPT 患者相比，FHH 的患者血清 PTH 水平正常，或者只有轻微的升高。然而，这种 PTH 水平在高钙血症的背景下是不符合的，这表明调控 PTH 分泌的甲状旁腺钙稳定元的设定点高于正常水平(见上文)。FHH 中高钙血症和低磷血症的程度通常与轻度 PHPT 病例相似。尽管个别患者因为高钙血症而出现轻度肌肉无力，容易发胖，胃肠道症状(如便秘、胆结石、胰腺炎)和认知功能障碍，但多数患者缺乏明显的临床症状或体征[43–45]。与 PHPT 患者相比，FHH 患者表现出血清镁水平升高的趋势。诊断 FHH 的关键特征是尿钙排泄分数非常低(一般<1%)。然而，在几个 FHH 家系成员中发现尿钙排泄量正常甚至升高[46,47]，并且合并维生素 D 不足的一些典型 PHPT 患者中存在低尿钙[48–50]。成人 FHH 患者尿液中钙的肾排泄通常<100mg/24h(25mmol/24h)，真正的 PHPT 与其相反，其钙的肾排泄通常>120mg/24h。因此，值得注意的是，低尿钙并不代表特定的或绝对的诊断标准。与 PHPT 血清骨化三醇升高相反，FHH 血清骨化三醇的水平通常在正常范围内。FHH 和 PHPT 之间的混淆来源于近期一些报道，部分患有 FHH 的青少年和成年人进展为典型的甲状旁腺瘤和伴有症状的 PHPT 的报道[51,52]。在几个商业实验室可进行 *CASR* 基因的检测，并被证明是非常有用的诊断测试[53]。最近的分子遗传学研究将 FHH 区分为三种形式：①FHH1，与 CASR 突变有关；②FHH2，与染色体 19p13 上的 *GNA11* 失活突变相关[54]；③FHH3(Oklahoma 型)，与染色体 19q13.32 处的 AP2S1 突变相关[54]，并且没有 CASR 突变的 FHH 患者占近 35%。前两种，FHH1 和 FHH2 与血清 PTH 和镁的轻度升高有关，一般无临床症状。然而，FHH3 与血清 PTH 和镁的显著增加有关，常常合并存在低磷血症和成人骨软化。

多个腺体发生 PHPT 最常见的遗传原因是 MEN1(OMIM 131100)。PHPT 存在于 90%以上的 MEN1 患者中，多发性腺瘤或弥漫性增生比孤立性腺瘤更为常见。MEN1 患者的第一个 10 年中，PHPT 很少出现。60%~70%的 MEN1 患者的另一个表现是胰岛细胞肿瘤，并且是多中心发生。多发性腺瘤或弥漫性胰岛细胞增生较为常见，其中约 30%的肿瘤是恶性的并且具有局部或远处转移。约 40%的胰岛细胞瘤是胰岛素瘤，尤其在 40 岁以下的 MEN1 患者中更常见。约 60%的胰岛细胞肿瘤起源于非 β 细胞，且发生在 40 岁以上的患者中。而垂体肿瘤发生在 15%~42%的 MEN1 患者中。

MEN1的第三个内分泌表现是垂体腺瘤，其中催乳素瘤是最常见的垂体肿瘤。约25%的垂体肿瘤分泌生长激素或生长激素和催乳素。MEN1的其他特征包括类癌肿瘤，特别是来源于胚胎前肠的肿瘤，以及内脏和皮下脂肪瘤、胶原瘤以及血管纤维瘤。尚未发生MENIN突变的一些MEN1患者发生了*CDKN1B*突变，其编码细胞周期蛋白依赖性激酶抑制剂1B，该酶属于细胞周期蛋白依赖性激酶（CdK）抑制剂Cip/Kip家族。

在MEN2a（OMIM 171400）患者中，PHPT相对少见，仅存在于20%~30%的患者中，而MEN2b（OMIM 162300）患者几乎不会发生甲状旁腺疾病。MEN2a和MEN2b都是由*RET*原癌基因中的胚系突变引起的。通常MEN2a累及多个甲状旁腺，同时异位甲状旁腺也会受累。PHPT一般在30多岁才会被诊断，尽管它可能发生在MEN2a的儿童患者，但并不常见。值得注意的是，MEN2a患者的PHPT严重程度低于MEN1，而MEN2a最重要的内分泌特征是甲状腺髓样癌。PHPT在携带*RET*基因密码634突变的患者中常见。甲状腺髓样癌是MEN2a最常见的特征，且存在于90%以上的患者中。最终，约50%的患者发生嗜铬细胞瘤。

PHPT可发生于携带*HRPT2*基因胚系突变患者，这是甲状旁腺功能亢进症–颌骨肿瘤综合征（HPT-JT）的原因（OMIM 145011）[55-57]。HPT-JT是一种罕见的常染色体显性遗传综合征，其中PHPT伴有上颌骨和下颌骨的纤维骨性病变。HPT-JT患者也可出现其他表现，包括肾肿瘤、囊肿以及子宫肿瘤。这种症状通常出现在青春期晚期或成年早期。在HPT-JT患者中，甲状旁腺疾病最常见的原因是孤立性腺瘤，其发生率高达95%。而甲状腺旁腺癌的发生率约为15%。一些家族性孤立PHPT患者存在*HRPT2*突变[27]。

有趣的是，在许多基因参与的多个腺体PHPT（例如MENIN、HPRT2及CDKN1B）相关的体细胞突变已被确定为单克隆甲状旁腺腺瘤的原因[27]。这种共享的分子病理学来强调甲状旁腺腺瘤和甲状旁腺增生的组织学差异尚不准确或不真实，并且不能被认为是区分单发与多发性腺体疾病的可靠方法。

病理学

新生儿重度甲状旁腺功能亢进症和家族性低钙血症

传统上，NSHPT和FHH患者的甲状旁腺被表述为增生，但这种描述可能基于4个（或更多）腺体肿大而不是具体的组织学特征。

儿童和青少年原发性甲状旁腺功能亢进症

大多数儿童期和青春期的PHPT与成人PHPT相似，都与单发性甲状旁腺腺瘤有关。多发性腺体疾病患者通常存在遗传综合征相关的胚系突变，如MEN1和MEN2a以及家族性甲状旁腺功能亢进症。几乎所有病例中，包括儿童HPT-JT综合征的甲状旁腺瘤都是良性的。而甲旁腺癌占成人甲状旁腺肿瘤的<1%[58]，常常与*HPRT2*（CDC73）的体细胞或胚系突变有关[59]。

临床特征和并发症

新生儿重度甲状旁腺功能亢进症

NSHPT的临床特征包括生长迟缓、肌张力低下、呼吸窘迫和主要骨骼的受累（表25.2）。血清PTH和钙水平显著升高，骨质疏松症或骨折发生于出生时或出生之后不久。高钙血症需要紧急干预，如果处理不得当，可出现长期认知损害的并发症[60]。

目前已发表三项有关NSHPT患者的研究[1,2,11]。其中，前两项研究是既往病例报道的分析[1,2]，只有Mallet等人的研究是一项原创性研究[11]。初步诊断NSHPT患者常见的临床特征，包括骨骼异常（82%）、肌张力低下（55%）、发育迟缓（43%）（表25.2）。

儿童和青少年原发性甲状旁腺功能亢进症

如上所述，儿童和青少年PHPT最突出的临床表现是骨痛和腹部疼痛（表25.1）。近期研究报道，约15%的患者诊断时尚无症状，而偶然发现高钙血症后才被诊断为PHPT。虽然这些患者少有或尚无临床症状，但多数患者已存在骨骼（88/117，75%）或肾脏（60/134，45%）的病理学改变（表25.1）。与成人PHPT相同，这些年轻患者会有高钙血症、低磷血症、高尿钙以及升高或不正常滴度的iPTH（表25.1）。此外，成人PHPT女性占比约为3:1，而小儿PHPT性别分布几乎是均等的（表25.1）。

检查和诊断

血钙浓度升高的情况下，PHPT的关键生化改变是血清 iPTH 水平升高(或不正常)。成人患者的研究表明,有些患者的血钙水平是正常的[61],尤其是合并有维生素 D 缺乏或完整 PTH 循环将会使血钙水平降低或低于正常值[62]。一些年轻患者全段 PTH 的血清浓度降低可能提示 *PTH* 基因的体细胞发生突变,降低了分泌的生物活性 PTH 分子的免疫原性[63,64]。FHH 和 NSHPT 患者通常具有较低的尿钙的排泄,尿钙排泄分数(FECa)<1%[45,65,66]。与其相比,其他形式的 PHPT 通常具有较高的尿钙的排泄,FECa>1%。如上所述,一些 PHPT 患者,尤其是维生素 D 缺乏情况下,尿钙水平可能较低,因此应评估维生素 D 补充患者中应评估 FECa。重要的是,FHH 或 NSHPT 患者常常会有一名(或多名)病患的一级亲属。

目前几项前的大宗研究分析了成人 PHPT 不断发展的生化特征。研究表明,血钙、血清游离钙、血清 PTH 值在手术时分别为 2.8mmol/L(正常参考值为 2.1~2.6mmol/L)[51]、1.45nmol/L(正常参考值为 1.15~1.2nmol/L)以及 103pg/mL(正常参考值为 15~65pg/mL)[67]。与其相比,本文回顾性分析(表 25.1)显示,儿童和青少年患者的血钙、血清游离钙、血清 PTH 平均值分别为 3.27mmol/L(n=226,正常参考值为 2.1~2.6mmol/L)、1.56nmol/L(n=59,正常参考值为 1.15~1.2nmol/L)、200pg/mL(n=156,正常参考值为 10~70pg/mL)。虽然儿童和青少年 PHPT 的生化指标参考值范围存在差异,但儿童和青少年 PHPT 比成人更严重的认知是一致的。

由于儿童生长期骨骼对 PTH 和 1,25-二羟维生素 D[1,25(OH)$_2$D]的敏感性增加,儿童 PHPT 患者的高钙血症(和高尿钙)更加严重。众所周知,正常老年受试者 PTH 依赖性 1,25(OH)$_2$D 的肾生成减少[68-72],与老年患者相比,年轻 PHPT 患者的血清 1,25(OH)$_2$D 水平可能更高。遗憾的是,仅有几个研究报道了儿童血清 1,25(OH)$_2$D 的水平。与成人 PHPT 相比,儿童患者的高尿钙反映了严重的高钙血症对肾脏产生了更大的过滤负荷,而刺激再吸收的 PTH 循环水平没有差异。

最后,虽然超过 80%的成年人 PHPT 患者无明显症状[22],但多数儿童和青少年 PHPT 患者出现症状,可以用“结石、骨痛、腹部不适及精神症状”来描述。这些术语分别指肾结石、代谢性骨病(如骨密度降低、骨折或纤维囊性骨炎)、腹痛(由于胃酸过多、胰腺炎或便秘)、多尿、精神或神经认知功能损害等,这些是 PHPT 的表现形式。儿童病例报道还记载了广泛的或其他非特异性表现。

治疗和预后

新生儿重度甲状旁腺功能亢进症

对于 NSHPT 的治疗,生理盐水、袢利尿剂以及钙限制的治疗效果不佳。早期手术探查甲状旁腺,通常进行甲状旁腺次全切除术,手术前应静脉注射双膦酸盐作为 NSHPT 的常规治疗[73]。虽然手术治疗效果肯定,但对所有肿大甲状腺旁腺进行切除会导致甲状旁腺功能减退,迫使从一种疾病转归成另一种疾病。有证据表明,NSHPT 患者可以通过使用双膦酸盐,降低血钙,推迟或避免手术[38,73]。由于 NSHPT 导致 CaSR 对细胞外钙离子的敏感性降低,最近热点集中在使用拟钙剂治疗特定的患者。Ⅰ型拟钙剂是 CaSR 的非选择性激动剂,Ⅱ型拟钙剂(例如,西那卡塞)是一种变构修饰剂,通过提高受体对钙的亲和力,从而降低 Ca^{2+}受体激活的阈值。最近研究表明,使用Ⅱ型拟钙剂西那卡塞治疗青年[74]和成年轻度 PHPT[75]或难治性甲状旁腺癌患者[76],能够有效控制高钙血症。此外,西那卡塞已被用于少数的 FHH 患者,具有良好的效果,包括血钙离子水平的正常化[77,78]。越来越多的病例研究表明,西那卡塞可以替代或辅助双膦酸盐或甲状旁腺手术,能够控制 *CASR* 基因失活突变引起的新生儿和婴儿 NSHPT 患者的高钙血症[37,39,79]。对于完全丧失受体表达的 *CASR* 纯合突变(外显子 5,c.1392_1404del13 中的缺失)的新生儿 NSHPT,西那卡塞没有作用[80]。然而,鉴于西那卡塞治疗 NSHPT 的快速反应[39],可以考虑对生命垂危的患者进行一个简短的试验性治疗。虽然拟钙剂可以降低血清 PTH 的水平,并且能够控制高钙血症,但这类药物对骨骼(或其他器官)的长期影响尚不明确。甲状旁腺功能亢进症实验动物模型的拟钙剂治疗研究表明,尽管血钙和 PTH 浓度正常化,这些媒介仍可能引起骨结构性疾病[81,82]。由于西那卡塞对调节 PTH 呈剂量依赖性,因此应用期间需要密切监测血钙水平,避免出现低钙血症而危及生命。1 例年轻患者在使用西那卡塞的临床试验期间死亡,故在儿童临床试验中使用西那卡塞被叫停[83]。

儿童和青少年 PHPT

手术仍是治疗儿童和成年 PHPT 的有效手段,即使 MEN1 患者初次甲状旁腺手术后若干年需要追加手术。

影像学检查对 PHPT 患者的术前评估变得越来越重要，通过 ^{99m}Tc-甲氧基异丁基异腈显像或颈部超声检查确定为单发甲状旁腺腺瘤，可以考虑进行微创甲状旁腺手术(MIPS)，替代传统的双侧颈部探查手术。功能亢进的甲状腺旁腺摄取甲氧基异丁基异腈比正常甲状旁腺更高。此外，异常甲状旁腺对甲氧基异丁基异腈的摄取量高于周围正常甲状腺组织，并且同位素在甲状旁腺腺瘤内停留时间更长。甲氧基异丁基异腈的摄取量与甲状旁腺细胞内线粒体的数量和活性有关。虽然主细胞甲状旁腺腺瘤对甲氧基异丁基异腈具有较高的亲和力，而嗜酸性/透明细胞甲状旁腺腺瘤对甲氧基异丁基异腈具有较低亲和力，但一般不能通过该检查进行鉴定。总的来讲，60%~80%的甲状旁腺腺瘤可以通过甲氧基异丁基异腈核素扫描成功被识别。检查阴性的具体原因包括：多个腺体的甲状旁腺病和较小的甲状旁腺腺瘤。SPECT(三维)成像与常规平面扫描的组合能够提高核素成像的灵敏度和准确性，特别是较小的甲状旁腺腺瘤或异位甲状旁腺腺瘤。目前常规进行 MIPS 手术结合，术中检测 PTH 水平相结合，证实成功进行了甲状旁腺切除术。

预后

新生儿重度甲状旁腺功能亢进症

1984 年引入自动分析仪检测血钙之前的早期报道中，NSHPT 的死亡率约为 50%(表 25.2)。几乎死亡病例的一半，或报道病例的 25%，在死亡前尚未被诊断出高钙血症。相比之下，最近的 NSHPT 系列研究中无婴儿死亡的报道[11]。随着血钙检测的普及以及对婴儿血钙进行常规筛查，明显改善了 NSHPT 的预后。为父母已知 FHH 的新生儿进行血钙的早期筛查，可以快速诊断高钙血症并进行早期干预。*CASR* 功能丧失突变是 NSHPT 的最常见原因，约 75%的患儿中存在突变[32-36]。

儿童和青少年 PHPT

儿童和青少年 PHPT 的治疗方法与所有年轻(即 50 岁以下的患者)PHPT 患者的治疗方法相同，首选甲状旁腺切除术。该年龄阶段的 PHPT 程度相对较重，儿童和青少年术后容易出现严重的骨饥饿综合征(近 50%)和急性低钙血症(近 50%)。此外，有些患者术后会出现持续性低钙血症(2%)或复发高钙血症(3%)。最后，成年 PHPT 患者甲状旁腺切除术后骨密度会有所改善[22,84,85]，但儿童 PHPT 患者甲状旁腺切除术后骨量的改变尚无相关研究。

结论

总之，在儿童和青少年(和年轻成年人)患者比老年患者少见，约占所有 PHPT 病例的 5%以下[6]。儿童和青少年 PHPT 患者的临床表现比成年更加严重，常规的生化筛查中，PHPT 常常被认为是偶发性的高钙血症。轻度高钙血症的患者必须排除 FHH 的可能性，因为 FHH 患者很少(或很难)从手术中获益。需要进行甲状旁腺切除术时，建议采用 MIPS 手术，并由经验丰富的外科医生进行操作，以增加治愈的可能性，降低复发风险。

(金山 译)

参考文献

1. Norwood S, Andrassy RJ. Primary hyperparathyroidism in children: a review. *Mil Med* 1983;**148**:812–4.
2. Girard RM, Belanger A, Hazel B. Primary hyperparathyroidism in children. *Can J Surg* 1982;**25**:11–3. 32.
3. Huang CB, Huang SC, Chou FF, Chen WJ. Primary hyperparathyroidism in children: report of a case and a brief review of the literature. *J Formos Med Assoc.* 1993;**92**:1095–8.
4. Cronin CS, Reeve TS, Robinson B, Clifton-Bligh P, Guinea A, Delbridge L. Primary hyperparathyroidism in childhood and adolescence. *J Paediatr Child Health* 1996;**32**:397–9.
5. Lawson ML, Miller SF, Ellis G, Filler RM, Kooh SW. Primary hyperparathyroidism in a paediatric hospital. *Q J Med* 1996;**89**:921–32.
6. Loh KC, Duh QY, Shoback D, Gee L, Siperstein A, Clark OH. Clinical profile of primary hyperparathyroidism in adolescents and young adults. *Clin Endocrinol (Oxf)* 1998;**48**:435–43.
7. Harman CR, van Heerden JA, Farley DR, Grant CS, Thompson GB, Curlee K. Sporadic primary hyperparathyroidism in young patients: a separate disease entity? *Arch Surg* 1999;**134**:651–5. discussion 5–6.
8. Hsu SC, Levine MA. Primary hyperparathyroidism in children and adolescents: the Johns Hopkins Children's Center experience 1984–2001. *J Bone Miner Res* 2002;**17**(Suppl. 2):N44–50.
9. Kollars J, Zarroug AE, van Heerden J, Lteif A, Stavlo P, Suarez L, et al. Primary hyperparathyroidism in pediatric patients. *Pediatrics* 2005;**115**:974–80.
10. Venail F, Nicollas R, Morin D, Mackle T, Garnier JM, Triglia JM, et al. Solitary parathyroid adenoma: a rare cause of primary hyperparathyroidism in children. *Laryngoscope* 2007;**117**:946–9.
11. Mallet E. Primary hyperparathyroidism in neonates and childhood. The French experience (1984–2004). *Horm Res* 2008;**69**:180–8.
12. Bhadada SK, Bhansali A, Dutta P, Behera A, Chanukya GV, Mittal BR. Characteristics of primary hyperparathyroidism in adolescents. *J Pediatr Endocrinol Metab* 2008;**21**:1147–53.
13. George J, Acharya SV, Bandgar TR, Menon PS, Shah NS. Primary hyperparathyroidism in children and adolescents. *Indian J Pediatr* 2010;**77**:175–8.
14. Durkin E, Nichol P, Lund D, Chen H, Sippel RS. What is the optimal treatment for children with primary hyperparathyroidism? *J Pediatr Endocrinol Metab* 2010;**45**:1142–6.
15. Bilezikian JP, Silverberg SJ. Clinical practice. Asymptomatic pri-

mary hyperparathyroidism. *N Engl J Med* 2004;**350**:1746–51.
16. Li CC, Yang C, Wang S, Zhang J, Kong XR, Ouyang J. A 10-year retrospective study of primary hyperparathyroidism in children. *Exp Clin Endocrinol Diabetes* 2012;**120**:229–33.
17. Heath 3rd H, Hodgson SF, Kennedy MA. Primary hyperparathyroidism. Incidence, morbidity, and potential economic impact in a community. *N Engl J Med* 1980;**302**:189–93.
18. Parfitt AM, Rao DS, Kleerekoper M. Asymptomatic primary hyperparathyroidism discovered by multichannel biochemical screening: clinical course and considerations bearing on the need for surgical intervention. *J Bone Miner Res* 1991;**6**(Suppl. 2):S97–101. discussion S21–4.
19. Ljunghall S, Hellman P, Rastad J, Akerstrom G. Primary hyperparathyroidism: epidemiology, diagnosis and clinical picture. *World J Surg* 1991;**15**:681–7.
20. Wermers RA, Khosla S, Atkinson EJ, Achenbach SJ, Oberg AL, Grant CS, et al. Incidence of primary hyperparathyroidism in Rochester, Minnesota, 1993–2001: an update on the changing epidemiology of the disease. *J Bone Miner Res* 2006;**21**:171–7.
21. Wermers RA, Khosla S, Atkinson EJ, Hodgson SF, O'Fallon WM, Melton 3rd LJ. The rise and fall of primary hyperparathyroidism: a population-based study in Rochester, Minnesota, 1965–1992. *Ann Intern Med* 1997;**126**:433–40.
22. Rubin MR, Bilezikian JP, McMahon DJ, Jacobs T, Shane E, Siris E, et al. The natural history of primary hyperparathyroidism with or without parathyroid surgery after 15 years. *J Clin Endocrinol Metab* 2008;**93**:3462–70.
23. Belcher R, Metrailer AM, Bodenner DL, Stack Jr BC. Characterization of hyperparathyroidism in youth and adolescents: a literature review. *Int J Pediatr Otorhinolaryngol* 2013;**77**:318–22.
24. Roizen J, Levine MA. Primary hyperparathyroidism in children and adolescents. *J Chin Med Assoc* 2012;**75**:425–34.
25. Burke JF, Naraharisetty K, Schneider DF, Sippel RS, Chen H. Early-phase technetium-99m sestamibi scintigraphy can improve preoperative localization in primary hyperparathyroidism. *Am J Surg* 2013;**205**:269–73. discussion 73.
26. Shah VN, Bhadada SK, Bhansali A, Behera A, Mittal BR, Bhavin V. Influence of age and gender on presentation of symptomatic primary hyperparathyroidism. *J Postgrad Med* 2012;**58**:107–11.
27. Starker LF, Akerstrom T, Long WD, Delgado-Verdugo A, Donovan P, Udelsman R, et al. Frequent germ-line mutations of the MEN1, CASR, and HRPT2/CDC73 genes in young patients with clinically non-familial primary hyperparathyroidism. *Horm Cancer* 2012;**3**:44–51.
28. Beard CM, Heath 3rd H, O'Fallon WM, Anderson JA, Earle JD, Melton 3rd LJ. Therapeutic radiation and hyperparathyroidism. A case-control study in Rochester, Minn. *Arch Intern Med* 1989;**149**:1887–90.
29. McMullen T, Bodie G, Gill A, Ihre-Lundgren C, Shun A, Bergin M, et al. Hyperparathyroidism after irradiation for childhood malignancy. *Int J Radiat Oncol Biol Phys* 2009;**73**:1164–8.
30. Gillis D, Hirsch HJ, Landau H, Schiller M, Lebensart PD, Peylan-Ramu N. Parathyroid adenoma after radiation in an 8-year-old boy. *J Pediatr* 1998;**132**:892–3.
31. Pidasheva S, D'Souza-Li L, Canaff L, Cole DE, Hendy GN. CASRdb: calcium-sensing receptor locus-specific database for mutations causing familial (benign) hypocalciuric hypercalcemia, neonatal severe hyperparathyroidism, and autosomal dominant hypocalcemia. *Hum Mutat* 2004;**24**:107–11.
32. Hannan FM, Nesbit MA, Christie PT, Lissens W, Van der Schueren B, Bex M, et al. A homozygous inactivating calcium-sensing receptor mutation, Pro339Thr, is associated with isolated primary hyperparathyroidism: correlation between location of mutations and severity of hypercalcaemia. *Clin Endocrinol (Oxf)* 2010;**73**:715–22.
33. Ho C, Conner DA, Pollak MR, Ladd DJ, Kifor O, Warren HB, et al. A mouse model of human familial hypocalciuric hypercalcemia and neonatal severe hyperparathyroidism. *Nat Genet* 1995;**11**:389–94.
34. Pollak MR, Brown EM, Chou Y-HW, Hebert SC, Marx SJ, Stelnmann B, et al. Mutations in the human Ca2+-sensing receptor gene cause familial hypocalciuric hypercalcemia and neonatal severe hyperparathyroidism. *Cell* 1993;**75**:1297–303.
35. Pollak MR, Chou YH, Marx SJ, Steinmann B, Cole DE, Brandi ML, et al. Familial hypocalciuric hypercalcemia and neonatal severe hyperparathyroidism. Effects of mutant gene dosage on phenotype. *J Clin Invest* 1994;**93**:1108–12.
36. Chou YH, Pollak MR, Brandi ML, Toss G, Arnqvist H, Atkinson AB, et al. Mutations in the human Ca(2+)-sensing-receptor gene that cause familial hypocalciuric hypercalcemia. *Am J Hum Genet* 1995;**56**:1075–9.
37. Reh CM, Hendy GN, Cole DE, Jeandron DD. Neonatal hyperparathyroidism with a heterozygous calcium-sensing receptor (CASR) R185Q mutation: clinical benefit from cinacalcet. *J Clin Endocrinol Metab* 2011;**96**:E707–12.
38. Obermannova B, Banghova K, Sumnik Z, Dvorakova HM, Betka J, Fencl F, et al. Unusually severe phenotype of neonatal primary hyperparathyroidism due to a heterozygous inactivating mutation in the CASR gene. *Eur J Pediatr* 2009;**168**:569–73.
39. Gannon AW, Monk HM, Levine MA. Cinacalcet monotherapy in neonatal severe hyperparathyroidism: a case study and review. *J Clin Endocrinol Metab* 2014;**99**:7–11.
40. Felderbauer P, Hoffmann P, Klein W, Bulut K, Ansorge N, Epplen JT, et al. Identification of a novel calcium-sensing receptor gene mutation causing familial hypocalciuric hypercalcemia by single-strand conformation polymorphism analysis. *Exp Clin Endocrinol Diabetes* 2005;**113**:31–4.
41. Lietman SA, Tenenbaum-Rakover Y, Jap TS, Yi-Chi W, De-Ming Y, Ding C, et al. A novel loss-of-function mutation, Gln459Arg, of the calcium-sensing receptor gene associated with apparent autosomal recessive inheritance of familial hypocalciuric hypercalcemia. *J Clin Endocrinol Metab* 2009;**94**:4372–9.
42. Kantham L, Quinn SJ, Egbuna OI, Baxi K, Butters R, Pang JL, et al. The calcium-sensing receptor (CaSR) defends against hypercalcemia independently of its regulation of parathyroid hormone secretion. *Am J Physiol Endocrinol Metab* 2009;**297**:E915–23.
43. Brown EM. The calcium-sensing receptor: physiology, pathophysiology and CaR-based therapeutics. *Subcell Biochem* 2007;**45**:139–67.
44. Brown EM, MacLeod RJ. Extracellular calcium sensing and extracellular calcium signaling. *Physiol Rev* 2001;**81**:239–97.
45. Marx SJ, Attie MF, Levine MA, Spiegel AM, Downs Jr RW, Lasker RD. The hypocalciuric or benign variant of familial hypercalcemia: clinical and biochemical features in fifteen kindreds. *Medicine* 1981;**60**:397–412.
46. Pasieka JL, Andersen MA, Hanley DA. Familial benign hypercalcaemia: hypercalciuria and hypocalciuria in affected members of a small kindred. *Clin Endocrinol (Oxf)* 1990;**33**:429–33.
47. Carling T, Szabo E, Bai M, Ridefelt P, Westin G, Gustavsson P, et al. Familial hypercalcemia and hypercalciuria caused by a novel mutation in the cytoplasmic tail of the calcium receptor. *J Clin Endocrinol Metab* 2000;**85**:2042–7.
48. Silverberg SJ. Vitamin D deficiency and primary hyperparathyroidism. *J Bone Miner Res* 2007;**22**(Suppl. 2):V100–4.
49. Jayasena CN, Mahmud M, Palazzo F, Donaldson M, Meeran K, Dhillo WS. Utility of the urine calcium-to-creatinine ratio to diagnose primary hyperparathyroidism in asymptomatic hypercalcaemic patients with vitamin D deficiency. *Ann Clin Biochem* 2011;**48**:126–9.
50. Nuti R, Merlotti D, Gennari L. Vitamin D deficiency and primary hyperparathyroidism. *J Endocrinol Invest* 2011;**34**:45–9.
51. Brachet C, Boros E, Tenoutasse S, Lissens W, Andry G, Martin P, et al. Association of parathyroid adenoma and familial hypocalciuric hypercalcaemia in a teenager. *Eur J Endocrinol* 2009;**161**: 207–10.
52. Frank-Raue K, Leidig-Bruckner G, Haag C, Schulze E, Lorenz A, Schmitz-Winnenthal H, et al. Inactivating calcium-sensing receptor mutations in patients with primary hyperparathyroidism. *Clin*

Endocrinol (Oxf) 2011.
53. Guarnieri V, Canaff L, Yun FH, Scillitani A, Battista C, Muscarella LA, et al. Calcium-sensing receptor (CASR) mutations in hypercalcemic states: studies from a single endocrine clinic over three years. *J Clin Endocrinol Metab* 2010;**95**:1819–29.
54. Nesbit MA, Hannan FM, Howles SA, Babinsky VN, Head RA, Cranston T, et al. Mutations affecting G-protein subunit alpha11 in hypercalcemia and hypocalcemia. *N Engl J Med* 2013;**368**:2476–86.
55. Iacobone M, Masi G, Barzon L, Porzionato A, Macchi V, Ciarleglio FA, et al. Hyperparathyroidism-jaw tumor syndrome: a report of three large kindred. *Langenbeck's Arch Surg* 2009;**394**:817–25.
56. Cetani F, Pardi E, Borsari S, Viacava P, Dipollina G, Cianferotti L, et al. Genetic analyses of the HRPT2 gene in primary hyperparathyroidism: germline and somatic mutations in familial and sporadic parathyroid tumors. *J Clin Endocrinol Metab* 2004;**89**:5583–91.
57. Cetani F, Pardi E, Giovannetti A, Vignali E, Borsari S, Golia F, et al. Genetic analysis of the MEN1 gene and HPRT2 locus in two Italian kindreds with familial isolated hyperparathyroidism. *Clin Endocrinol (Oxf)* 2002;**56**:457–64.
58. Wei CH, Harari A. Parathyroid carcinoma: update and guidelines for management. *Curr Treat Options Oncol* 2012;**13**:11–23.
59. Westin G, Bjorklund P, Akerstrom G. Molecular genetics of parathyroid disease. *World J Surg* 2009;**33**:2224–33.
60. Cole D, Forsythe CR, Dooley JM, Grantmyre EB, Salisbury SR. Primary neonatal hyperparathyroidism: a devastating neurodevelopmental disorder if left untreated. *J Craniofac Genet Dev Biol* 1990;**10**:205–14.
61. Lowe H, McMahon DJ, Rubin MR, Bilezikian JP, Silverberg SJ. Normocalcemic primary hyperparathyroidism: further characterization of a new clinical phenotype. *J Clin Endocrinol Metab* 2007;**92**:3001–5.
62. Lafferty FW, Hamlin CR, Corrado KR, Arnold A, Shuck JM. Primary hyperparathyroidism with a low-normal, atypical serum parathyroid hormone as shown by discordant immunoassay curves. *J Clin Endocrinol Metab* 2006;**91**:3826–9.
63. Au AY, McDonald K, Gill A, Sywak M, Diamond T, Conigrave AD, et al. PTH mutation with primary hyperparathyroidism and undetectable intact PTH. *N Engl J Med* 2008;**359**:1184–6.
64. Benaderet AD, Burton AM, Clifton-Bligh R, Ashraf AP. Primary hyperparathyroidism with low intact PTH levels in a 14-year-old girl. *J Clin Endocrinol Metab* 2011;**96**:2325–9.
65. Marcocci C, Cetani F. Clinical practice. Primary hyperparathyroidism. *N Engl J Med* 2011;**365**:2389–97.
66. Marx SJ, Attie MF, Stock JL, Spiegel AM, Levine MA. Maximal urine-concentrating ability: familial hypocalciuric hypercalcemia versus typical primary hyperparathyroidism. *J Clin Endocrinol Metab* 1981;**52**:736–40.
67. Almquist M, Bergenfelz A, Martensson H, Thier M, Nordenstrom E. Changing biochemical presentation of primary hyperparathyroidism. *Langenbeck's Arch Surg* 2010;**395**:925–8.
68. Silverberg SJ, Shane E, de la Cruz L, Segre GV, Clemens TL, Bilezikian JP. Abnormalities in parathyroid hormone secretion and 1,25-dihydroxyvitamin D3 formation in women with osteoporosis. *N Engl J Med* 1989;**320**:277–81.
69. Armbrecht HJ, Forte LR, Halloran BP. Effect of age and dietary calcium on renal 25(OH)D metabolism, serum 1,25(OH)2D, and PTH. *Am J Physiol* 1984;**246**:E266–70.
70. Armbrecht HJ, Boltz MA, Forte LR. Effect of age on parathyroid hormone and forskolin stimulated adenylate cyclase and protein kinase activity in the renal cortex. *Exp Gerontol* 1986;**21**:515–22.
71. Armbrecht HJ, Wongsurawat N, Paschal RE. Effect of age on renal responsiveness to parathyroid hormone and calcitonin in rats. *J Endocrinol* 1987;**114**:173–8.
72. Armbrecht HJ, Boltz MA, Ritter CS, Brown AJ. Parathyroid hormone stimulation of the renal 25-hydroxyvitamin D-1alpha-hydroxylase—effect of age and free radicals. *J Steroid Biochem Mol Biol* 2007;**103**:330–3.
73. Waller S, Kurzawinski T, Spitz L, Thakker R, Cranston T, Pearce S, et al. Neonatal severe hyperparathyroidism: genotype/phenotype correlation and the use of pamidronate as rescue therapy. *Eur J Pediatr* 2004;**163**:589–94.
74. Henrich LM, Rogol AD, D'Amour P, Levine MA, Hanks JB, Bruns DE. Persistent hypercalcemia after parathyroidectomy in an adolescent and effect of treatment with cinacalcet HCl. *Clin Chem* 2006;**52**:2286–93.
75. Peacock M, Bilezikian JP, Bolognese MA, Borofsky M, Scumpia S, Sterling LR, et al. Cinacalcet HCl reduces hypercalcemia in primary hyperparathyroidism across a wide spectrum of disease severity. *J Clin Endocrinol Metab* 2011;**96**:E9–18.
76. Silverberg SJ, Rubin MR, Faiman C, Peacock M, Shoback DM, Smallridge RC, et al. Cinacalcet hydrochloride reduces the serum calcium concentration in inoperable parathyroid carcinoma. *J Clin Endocrinol Metab* 2007;**92**:3803–8.
77. Timmers HJ, Karperien M, Hamdy NA, de Boer H, Hermus AR. Normalization of serum calcium by cinacalcet in a patient with hypercalcaemia due to a de novo inactivating mutation of the calcium-sensing receptor. *J Intern Med* 2006;**260**:177–82.
78. Alon US, VandeVoorde RG. Beneficial effect of cinacalcet in a child with familial hypocalciuric hypercalcemia. *Pediatr Nephrol* 2010;**25**:1747–50.
79. Wilhelm-Bals A, Parvex P, Magdelaine C, Girardin E. Successful use of bisphosphonate and calcimimetic in neonatal severe primary hyperparathyroidism. *Pediatrics* 2012;**129**:e812–6.
80. Garcia Soblechero E, Ferrer Castillo MT, Jimenez Crespo B, Dominguez Quintero ML, Gonzalez Fuentes C. Neonatal hypercalcemia due to a homozygous mutation in the calcium-sensing receptor: failure of cinacalcet. *Neonatology* 2013;**104**:104–8.
81. Finch JL, Tokumoto M, Nakamura H, Yao W, Shahnazari M, Lane N, et al. Effect of paricalcitol and cinacalcet on serum phosphate, FGF-23, and bone in rats with chronic kidney disease. *Am J Physiol Renal Physiol* 2010;**298**:F1315–22.
82. Goltzman D. Do calcimimetics directly alter bone remodeling? *Am J Physiol Renal Physiol* 2010;**298**:F1313–4.
83. Administration USFaD. *Drug Safety Communication. FDA suspends pediatric clinical trials after report of death.* 2013. Available from: http://www.fda.gov/Safety/MedWatch/SafetyInformation/SafetyAlertsforHumanMedicalProducts/ucm341255.htm.
84. Coutinho FL, Lourenco Jr DM, Toledo RA, Montenegro FL, Toledo SP. *Post-surgical follow-up of primary hyperparathyroidism associated with multiple endocrine neoplasia type 1.* Sao Paulo: Clinics; 2012. 67 Suppl. 1:169-72.
85. Silverberg SJ, Gartenberg F, Jacobs TP, Shane E, Siris E, Staron RB, et al. Increased bone mineral density after parathyroidectomy in primary hyperparathyroidism. *J Clin Endocrinol Metab* 1995;**80**: 729–34.

第 26 章

急性原发性甲状旁腺功能亢进症

Lorraine A. Fitzpatrick

急性原发性甲状旁腺功能亢进症

在多通道自动分析仪应用之前，原发性甲状旁腺功能亢进症(PHPT)是罕见的诊断,并且往往与终末期器官疾病的明确表现有关[1,2]。以前 PHPT 的临床描述与甲状旁腺素(PTH)影响肾和骨而产生的症状有关。急性、严重的高钙血症(甲状旁腺中毒、甲状旁腺毒症、甲状旁腺风暴或甲状旁腺危象)被描述为 PHPT 可能的严重并发症。由于定期检查血钙水平,现在 PHPT 最常见于无症状性高钙血症。然而,严重的威胁生命的且伴有症状的高钙血症仍存在,尽管很少[3]。

急性 PHPT 的诊断标准通常是基于血钙水平 >14.0mg/dL(3.5mmol/L),虽然一些回顾性分析使用 15.0mg/dL 的血钙水平作为定义切点值。急性 PHPT 总是存在明显的症状和体征。患者通常因伴发精神状态改变、恶心、呕吐、胰腺炎以及与高钙血症相关的肾脏和(或)心脏症状而诊断。文献报道的一些最高血钙水平都归因于急性 PHPT。尽管罕见,医学文献中的病例数量和病情的可治愈性表明,在严重高钙血症的鉴别诊断中必须考虑急性 PHPT。

急性原发性甲状旁腺功能亢进症的发生风险

急性 PHPT 的发生率很难评估,因为大多数报道来自三级医疗中心。在 Loyola 医疗中心,连续 325 例手术证实的 PHPT 中,10 例患者发生了急性 PHPT。其中 9 例患者为单发的腺瘤[4]。在希腊雅典,1975—1985 年间手术治疗的 90 例 PHPT 患者中,1 例确诊为甲状旁腺危象[5]。

未经治疗的 PHPT 患者发生高钙血症危象的风险很低。在一组 47 例随访 5 年的患者中,只有 1 例发展为急性 PHPT[6]。在梅奥诊所接受前瞻性研究的一系列患者,142 例随访 10 年的患者中只有 1 例(0.7%)患者发生急性 PHPT[7]。两项研究都无法确定具体的指标来准确预测出 PHPT 患者进展为严重高钙血症的可能性。121 例随访 10 年的 PHPT 患者中,27%的患者出现疾病进展,但没有患者发生严重的高钙血症[8]。在长期随访的 116 例患者中,57 例患者未因 PHPT 行手术治疗,其中有 22 例出现疾病进展。在保守治疗达 15 年的患者中,血钙水平从第 13 年开始升高,略高于基线值。然而,没有患者出现急性 PHPT[9]。

Gasparri 等人发表了一系列包含 638 例 PHPT 患者的研究,其中甲状旁腺危象患者共 35 例(定义为血钙>15.0mg/dL)。相比之下,在 683 例继发性或三发性甲状旁腺功能亢进症的患者中，只有 1 例出现甲状旁腺危象[10]。另外一项回顾性研究中,Pitayakorn 及其同事发现,292 例甲状旁腺功能亢进症患者中有 8 例(2.7%)出现甲状旁腺危象[11]。一项最近发表的研究表明,在范德比尔特大学医学中心[12]的 839 例 PHPT 患者中有 34 例发生急性甲状旁腺功能亢进症。

人口统计资料

在一项研究中，患者在出现急性 PHPT 临床表现时的年龄与 PHPT 患者的平均年龄相同或略低（表 26.1)[3,8,13]。老年、无法活动并且具有较高可能发生肾功能损伤的患者发展成为急性 PHPT 的风险增加,这与预期的结果相反。最近,在一例 13 岁的女孩被报道患有急性 PHPT 后,年龄范围变得更加广泛了[14]。这名年轻患者出现股骨颈骨折,并发生多发性骨棕色瘤,作为其疾病的临床表现。据报道,1 例患有异位甲状旁腺腺瘤的 12 岁女孩发生急性 PHPT,其症状为下肢疼痛、多饮

表 26.1 急性原发性甲状旁腺功能亢进症与良性原发性甲状旁腺功能亢进症

	急性	良性		
参数	Fitzpatrick 和 Bilezikian[3]	Heath 等[13]	Silverberg 等[8]	
研究时间	1974—1981	1974—1976	10 年纵向研究[a]	
病例数	48	51	手术(n=61)	未手术(n=60)
女/男	1.1:1.0	3.6:1.0	16/45	14/46
平均年龄(岁)	55	62	51	58
血钙(mg/dL)	17.5	10.8	10.8	10.4
肾脏累及(%)	69	4	17	
骨骼累及(%)	53	20	1.7[b]	
无症状患者(%)	0	51	83	

[a] 在无症状患者中,27%的患者在10年观察期间出现疾病进展,但没有患者发生高钙血症危象。

[b] 定义为临床骨病或骨折。如果排除了骨密度<80%的患者,则1%~2%的患者有骨骼受累[8]。

和疲劳,其血钙为16.0mg/dL(4.01mmol/L)[15]。

血钙浓度与年龄之间无相关性(R=0.11,P>0.05)。受影响的女性与男性的比例一般与甲状旁腺癌的分布相似(表26.2)[16-18,21],但与女性占主导地位的良性PHPT的性别比明显不同[8,13]。

实验室评估

大多数报道指出,甲状旁腺危象的诊断标准为血钙水平>14.0mg/dL(3.5mmol/L)。一些回顾性病例使用血钙>15.0mg/dL作为诊断标准。一般来说,血钙的平均水平显著升高,一项研究中,其平均值为17.5mg/dL[3]。有研究显示,血钙水平可以高达26.3mg/dL。另一些研究中血钙浓度范围为15.0~17.6mg/dL[4]。与传统的PHPT相比,这些研究中的血钙水平是惊人的(表26.1)。血钙水平与甲状旁腺癌患者的水平无明显差异(表26.2)[3,12,16-21]。血磷水平处于正常范围的下限,但严重的低磷血症并不常见[3]。

特别值得注意的是PTH水平显著提高,平均为正常水平的20倍。极度高水平的PTH与明显的高钙血症有关,并强烈提示为急性PHPT[3]或甲状旁腺癌[16,21]或两者都有[12,20]。与非甲状旁腺来源的恶性肿瘤或其他病因相关的高钙血症会显著抑制PTH水平[22]。在无症状的PHPT中,血清PTH升高2~3倍是常见的[23],而在甲状旁腺癌中,PTH水平会更高(高于正常上限的10倍)[16-21]。因此,甲状旁腺素水平有助于区分恶性肿瘤相关的或无症状的PHPT与急性PHPT,但是显著升高的PTH水平并不能排除甲状旁腺癌的可能。由良性腺瘤和甲状旁腺癌引起的急性PHPT之间的鉴别很重要,因为患者的手术方式取决于病变的性质。

我们已经注意到高达25%的急性PHPT患者,10年内曾有轻度高钙血症的病史[3]。这种病史在疾病的鉴别诊断中非常有用。患病期间,高钙血症也与长期卧床有关,可能刺激骨骼中钙的动员,并在急性甲状旁腺危象的进展中发挥作用。所有相关疾病中,11例接受手术的患者中,2例患有病毒性疾病,2例发生肺炎,1例患有糖尿病酮症酸中毒,1例存在创伤,以及1例发生尿路感染[3]。另1例报道的病例高钙血症被认为是由带状疱疹感染引起的[24],在进一步的报道中,1例50岁女性在头部和腹内创伤后发生与PHPT相关的急性高钙血症[25]。许多病例报道列举了甲状旁腺危象的产生因素,然而,一些病例中没有任一事件可能与严重高钙血症的发生相关。

靶器官表现

大多数急性PHPT的患者有肾脏受累的一些表现。在29例临床资料足够的患者中,20例(69%)患者患有肾结石或肾积水[3]。近期一项研究纳入的16例患者中,50%患有肾结石或肾衰竭[20]。这与PHPT患者肾脏受累的低发生率(17%)相反(表26.1)。然而,甲状旁腺癌患者的肾脏受累发生率高,与急性PHPT患者相似(表26.2)。

经典PHPT中的影像学表现包括远端趾骨的骨膜下骨吸收、明显的纤维囊性骨炎、"盐和胡椒"颅骨,或骨扫描呈弥散的放射活性。然而,这些表现现在并不常见。相比之下,36例急性PHPT患者中有19例(53%)患有骨骼疾病[3],而在一项较小的研究中有75%的患者患有骨量减少症[20]。与目前估计的PHPT(0%~2%)显著的骨骼症状相比,骨骼受累患者的比例明显增加[8,26]。与

表 26.2 急性原发性甲状旁腺功能亢进症与甲状旁腺癌

	急性原发性甲状旁腺功能亢进症			甲状旁腺癌			
	Bech 等[12]	Lew 等[20]	Fitzpatrick 和 Bilezikian[3]	Shane 等[17]	Wang[18]	Wynne 等[16]	Favia 等[21]
研究时间	1993—2009	1969—2004	1974—1984	1968—1981	1948—1983	1920—1990	1980—1996
病例数	34	43	48	62	28	43	16
女/男	0.4:1.0	1.7:1.0	1.1:1.0	1.2:1.0	1:1	1:1	1.0:2.2
平均年龄(岁)	58	60	55	48	45	54	61
血钙(mg/dL)	15.8	17.1	17.5	15.5	13.7	14.6	13.5
肾脏累及(%)	24	7	69	60	64	56	50
骨骼累及(%)	24	4	53	55	46	91	75
无症状患者(%)	N/A	N/A	0	2	4	7	19

N/A,无数据。

骨骼症状相关，急性PTH患者的碱性磷酸酶活性平均是正常值的2倍。对于典型PHPT患者，这是不寻常的，他们的平均血碱性磷酸酶活性仅轻微升高。在有足够信息的20例患者中，10例观察到高频率(50%)的肾病和骨骼受累[3]。在大多数PHPT患者中，同时并发肾病和有放射改变的骨骼疾病是不常见的。一些研究列举了肾脏或骨骼症状的低发生率，但是从文献来看，我们尚不清楚，是否其报道中所有患者都完成了影像学研究以发现无症状疾病[12,20]。

在迈阿密大学卫生系统回顾性数据库分析中，在1970年4月至2009年7月间，有1310例患者被诊断为甲状旁腺功能亢进症。88例患者被诊断为急性PHPT，其精神状态改变、疲劳和胰腺炎的发生率比典型PHPT患者高[27]。与PHPT患者相比，急性PHPT患者更可能有精神状态变化(24%对3%)和胰腺炎(6%对0.2%)。急性PHPT组中甲状旁腺更大，更可能发生异位(15%对2%)[12]。

1例因急性PHPT死亡的病例揭示了关于该疾病的钙动力学的进一步信息[28]。基于尿钙排泄，估计在急性甲状旁腺危象期间骨骼钙的丢失量为每天2g。尽管破骨细胞活性大幅度增加，骨的组织学表现为显著的低水平骨形成。骨小梁骨化面积在正常下限，骨质仅有一薄层。没有观察到活性成骨细胞，并且没有可见的编织骨。骨小梁体积略有下降。在这一特定的患者中，免疫反应性甲状旁腺素显著升高，血钙浓度(20.4mg/dL；5.1mmol/L)也是如此。

该患者的骨组织学表现为骨基质多细胞单位的明显激活。虽然发生这些特征性甲状旁腺骨疾病的影像学征象所需的时长尚不清楚，但是该患者没有指/趾骨和锁骨的骨膜下侵蚀。作者强调，骨形成没有补偿性增加，表明该患者骨吸收与骨形成之间存在明显的分离[28]。这种病理学形态将急性PHPT患者骨组织学表现与常规PHPT患者的骨组织学表现区分开来。在PHPT中，骨形成和骨吸收均有增加(见第29章)。如果这一病例报道代表了患急性HPT时的骨动力学，可以推测，骨形成的抑制导致明显的高钙血症。

病理学

回顾急性PHPT患者的组织病理学显示腺瘤、双腺瘤、甲状旁腺癌，很少有甲状旁腺囊肿。在57例血钙超过13.0mg/dL的患者中，28%的患者有多个甲状旁腺受累[29]。在Loyola医疗中心，1/10的急性PHPT患者术中发现疾病累及多个甲状旁腺[4]。尽管囊肿在甲状旁腺的病理检查中并不常见(见第1章)，但在急性PHPT患者中却发现2例甲状旁腺囊肿[30]。在另一项报道中，Albertson及其同事发现了由于存在高功能的甲状旁腺囊肿产生的高钙危象[31]。已有几例甲状旁腺功能亢进危象和甲状旁腺癌的报道[10-12,20,28]。

与急性PHPT相关的甲状旁腺的超微结构分析显示出细胞明显的过度活化。细胞核扩大伴随孔隙增加和粗面内质网丰富。同时，也存在质膜的显著相互作用，线粒体数量增加，以及高尔基体广泛分布。这些特征与急性PHPT相关的甲状旁腺细胞功能的明显增加是一致的[32]。

病理生理学

甲状旁腺疾病的这种异常表现是以极度高钙血症和相关的靶组织症状为特征。一种看似“普通”的PHPT发展成为危及生命的医疗紧急情况，其机制仍然是一个谜。然而，可以从各种病例研究中收集到几个因素，并为这种疾病的病理生理学提供证据。

甲状旁腺危象的一个标志是PTH的异常升高。有文献称，甲状旁腺危象时PTH值为正常值的20倍[3]，并且远远大于常规PHPT患者PTH值的1.5~2.0倍。尽管人们预测肾损害可能导致血PTH水平增加，但是完整的激素水平可能与C-末端片段水平一样高[3]。这一观察结果表明，来自病变甲状旁腺的完整PTH的分泌增强。如上所述，甲状旁腺的病理学反映了这种分泌率的增加[32]。除了少数病例外，手术中发现的单个腺瘤没有因梗死或破裂而导致PTH大量释放到全身循环中。

过度PTH分泌的生理作用在肾脏中表现为显著的高尿钙，以及在骨骼中表现为大量的破骨细胞活跃。如骨骼形成减少的病例报道[28]所示，不同于PHPT中血钙的轻度升高，未能将钙沉积在骨骼中，会导致明显的高钙血症。

妊娠合并急性甲状旁腺危象

妊娠期PHPT患者的管理通常是依患者的症状、疾病的严重程度和胎儿的胎龄。仅有几例妊娠期间发生的急性甲状旁腺危象被报道[33-35]。虽然大多数患者接受手术治疗切除甲状旁腺腺瘤，但已有报道称急性PHPT妊娠患者的治疗为在妊娠期女性顺利生产后再成功地施行手术[34]。作者认为,胎儿对钙需求的增加和生理性低蛋白血症可能在围生期保护患者。在动物模型中,晚期妊娠对中毒剂量 PTH 有保护作用；这种保护并不能延续到产后期[36]。

其他与急性原发性甲状旁腺功能亢进症相关的疾病

文献中的许多病例报道将急性 PHPT 与其他疾病相关联。虽然病例数很少,但似乎与急性 PHPT 相关的胰腺炎有显著的发生率。早期文献描述了心电图改变或心律失常等心脏表现;然而，随着更好的医疗管理,包括积极的补液和有效的抑制钙吸收治疗的管理,上述并发症相关报道已经很罕见了。

据报道,1 例患者合并存在非常罕见的内分泌急症、急性 PHPT 和甲状腺毒症[37]。甲状腺毒症患者发生无症状的 PHPT 相对不常见;其他作者报道了之前患有甲状腺功能障碍的患者偶然发生的隐匿性甲状旁腺腺瘤[38,39]。

急性原发性甲状旁腺功能亢进症动物模型

1926 年,给予狗大量甲状旁腺提取物,造成其无尿、肾衰竭甚至死亡。钙沉积存在于整个动物的软组织中[40]。这些试验提供了对 PHPT 病理生理学的深入了解,并由 Hulter 及其同事进一步进行深入研究[41],他们提出血浆钙浓度的慢性改变将改变血浆骨化三醇浓度对 PTH 的反应。完整的狗经持续静脉注射 PTH 12 天,维持持续高钙血症和低磷血症,其血浆骨化三醇浓度显著下降。

Nussbaum 及其同事开发了甲状旁腺功能亢进症的体内模型[42]。他们将编码人 PTH 前体的 cDNA 克隆复制到有效的反转录病毒载体中。然后将含有 PTH 基因的反转录病毒转染到反转录病毒包装细胞系中。收获的病毒用于感染 RAT-1 成纤维细胞。将 RAT-1 成纤维细胞注射入同基因 Fisher 大鼠的腹腔内。这些动物的人 PTH 水平会出现严重而逐渐的升高以及血钙水平升高。该模型有助于严重甲状旁腺功能亢进症的骨和肾组织学评估。观察到标记的破骨细胞发生骨吸收和广泛的纤维囊性骨炎。肾组织学检查发现存在肾积水。该模型高钙血症发展的速度类似急性 PHPT,可能有助于进一步了解急性甲状旁腺疾病的发病机制。

治疗

急性 PHPT 的确定治疗是手术切除异常的一个或多个甲状旁腺。然而,必须首先治疗严重的威胁生命的高钙血症,治疗方法类似于治疗其他原因引起的急性高钙血症[43](见第 42 章)。应用大量生理盐水水化加髓袢利尿剂增加患者尿钙,有助于治疗高渗性脱水以及这些患者常见的极端高钙血症。联合有效的抗骨吸收治疗如应用双膦酸盐是治疗的主要手段。随着内科治疗的进展，甲状旁腺切除术后的死亡率大大降低。在急性 PHPT 中,使用静脉磷酸盐是禁忌。磷酸盐可导致患者术前或术后发生全身广泛钙沉着[44,45](图 26.1)。磷酸钙盐在血管内沉淀可能导致肺功能不全、血管钙化、低血压甚至死亡。

预后

在 1960—1986 年间一系列研究中,没有患者术前死亡,内科治疗的结果令人满意,包括快速补液和纠正电解质紊乱等[46]。48 例中的 3 例(6%)在围术期死亡[2],相比 1970 年前观察到的 59%的死亡率有很大的改善。死亡率的降低可能是由于早期诊断、精细的术前内科治疗和手术技术的改善，包括术前定位和术中 PTH 监测。

一些外科杂志发表了对接受甲状旁腺切除术的甲状旁腺危象患者的长期随访。在 1970—2009 年一系列病例回顾中,88 例患者接受了甲状旁腺切除术治疗甲状旁腺危象[27]。手术成功的定义为术后 6 个月血钙水平正常。与没有产生甲状旁腺危象的 PHPT 患者相比,手术的成功率较低(92%对 97%),但在 1993 年后,术中 PTH 监测开始应用,手术的成功率得到了改善(95%对 97%,NS)。然而,在危象组(35%),甲状旁腺功能亢进症(定义为甲状旁腺切除术后>6 个月血钙升高)的复发率更高。部分原因可能为,在危象组中有甲状旁腺癌的病例[27]。Gasparri 及其同事[10]发表了包含 638 例 PHPT 患者的综述，其中确诊了 35 例急性甲状旁腺功能亢进症(定义为血钙水平> 15.0mg/dL)。他们发现双腺瘤或甲状旁腺癌患者更易患急性甲状旁腺功能亢进症,且在急性甲状旁腺功能亢进症中腺体重量和 PTH 水平相关。此外，急性甲状旁腺功能亢进症的死亡率较高（2.8%),PHPT 为 0.1%。相比之下,只有 1/683 的继发性或三发性甲状旁腺功能亢进症患者,发展成为急性 PHPT。

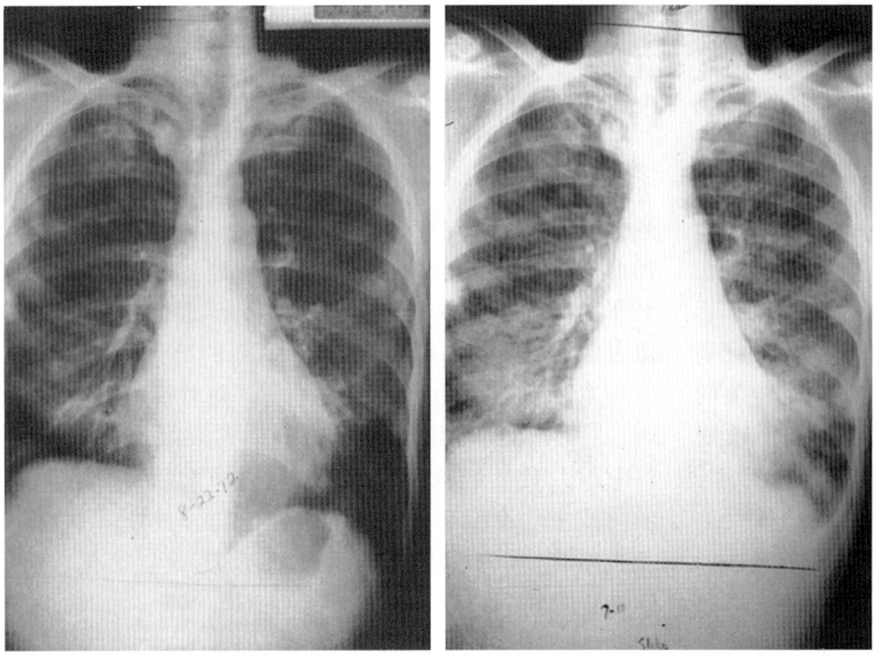

图 26.1 急性原发性甲状旁腺功能亢进症患者肺钙化。因巨大纵隔甲状旁腺腺瘤而发生高钙血症危象。左侧是急性原发性甲状旁腺功能亢进症之前的影像图片，右侧是显示肺中磷酸钙沉积的影像图片。(Reproduced from [44]. Copyright 1989, American Medical Association.)

Yu 及其同事[47]回顾性地评估了 1994—2009 年一组中国台湾病例。他们确定了 11 例血钙水平>15.0mg/dL 的患者。3 例患者对药物治疗反应差，治疗包括补液及应用降钙素和(或)双膦酸盐。这 3 例患者的血钙水平维持>14.0mg/dL，2 例患者接受血液透析。3 例患者均接受手术治疗(分别为诊断后第 4、6 和 13 天)，其中 2 例患者死亡。6 例患者对药物治疗有部分反应，血钙降低至 10.0~14.0mg/dL。这 6 例患者接受了平均 14.7 天的内科治疗后进行了成功的甲状旁腺切除术。作者建议那些对药物治疗有反应的患者也应该接受早期的手术干预。

另一个病例系列[20]回顾了在 35 年内确诊的 43 例血钙>15.0mg/dL 的病例。98%的患者在行甲状旁腺切除术后血钙正常恢复；1 例患者术后死亡。在甲状旁腺切除术后 6 个月复查血钙的 27 例患者中，手术成功率为 96%。1 例患者多个甲状旁腺腺体出现病变，针对复发疾病进行了 3 次再手术治疗。长期生存的唯一影响因素是年龄；血钙水平、症状程度、性别、高血压、骨骼或肌肉疼痛、疲劳均不影响生存率。

Beck 等[12]报道了 1993—2009 年间 839 例接受甲状旁腺切除术的 PHPT 患者的资料。34 例患者接受急性 PHPT 治疗，定义为血钙> 14.0mg/dL。所有患者均进行甲状旁腺切除术，进行术前定位研究和术中 PTH 监测。手术成功率相似，复发率无差异(3%对 1.4%)(定义为甲状旁腺切除术后 6 个月血钙升高)。尽管用术前定位和术中 PTH 监测了更多近期病例，尽管在急性 PHPT 患者的血钙水平升高且状态较不稳定，但本研究仍获得了相似的成功率。

文献描述了对一例急性 HPT 患者进行消融甲状旁腺腺瘤的非手术方法。在超声引导下直接注射 96%乙醇治疗单发甲状旁腺腺瘤，1 年后高钙血症复发，需要重复注射[48]。这种技术的可行性和安全性还需要进一步的研究来评估，该技术也已成功地应用于 PHPT。由于乙醇是溶剂，所以人们担心该技术导致的软组织损伤。

报道表明在手术切除甲状旁腺危象患者的甲状旁腺腺瘤后，患者骨量迅速增加。前瞻性研究表明 PHPT 患者术后长期随访期间骨矿物质密度(BMD)迅速且持续增加[8,9]。10 年中，其收益在 11%~15%。在 1 例急性 PHPT 的绝经前女性中，手术切除甲状旁腺腺瘤后 1 年，髋部和腰椎骨密度增加了 25%和 22%[49]。

结论

急性 PHPT 是一种可逆的、可治愈的，但危及生命的疾病。尽管病理生理学问题尚未得到很好地阐述，但一些因素常见于大量报道的病例中。年龄和性别不是危险因素。尽管无症状的 PHPT 患者发生急性甲状旁腺毒症的风险很低[6,7]，但已经证实了一些病例有 PHPT 病史[3,35]。与卧床相关的主要疾病，往往与急性 PHPT 有关。患病期间的制动可能会促进骨钙动员，加剧高钙血症。PTH 的显著升高表明，急性 PHPT 的标志是不受控的 PTH 分泌。PTH 水平升高的程度要远高于仅通过肾功能损害可解释的程度。手术治愈该疾病可使骨量快速增加。

识别急性 PHPT、快速诊断、积极的药物治疗和成功手术可以产生良好的结果。手术前的药物干预可以降低死亡率，充分的补液和抗吸收治疗对于抑制骨吸收和降低血钙水平至关重要。术前定位诊断有所帮助，术中 PTH 监测可减少手术时间。事实上，急性 PHPT 与其他原因导致的高钙血症容易鉴别，该病可治愈的事实意味着对于任何具有危及生命的高钙血症的患者必须考虑该疾病。

（刘媛超　何向辉　译）

参考文献

1. Fitzpatrick LA. Is surgery necessary for the asymptomatic patient with primary hyperparathyroidism? In: Gitnick F, Barnes HV, Duffy TP, Lewis RP, Winterbauer RH, editors. *Debates in Medicine*. 4th ed. Chicago: Mosby Year Book; 1991. p. 114–57.
2. Fitzpatrick LA, Bilezikian JP. Primary hyperparathyroidism. In: Becker KL, editor. *Principles and Practice of Endocrinology and Metabolism*. Philadelphia: Lippincott; 1990. p. 430–7.
3. Fitzpatrick LA, Bilezikian JP. Acute primary hyperparathyroidism. *Am J Med* 1987;**82**:275–82.
4. Maselly MJ, Lawrence AM, Brooks M, Barbato A, Braithwaite S, Oslapas R, et al. Hyperparathyroid crisis. Successful treatment of ten comatose patients. *Surgery* 1981;**90**:741–60.
5. Nudelman IL, Deutsch AA, Reiss R. Primary hyperparathyroidism due to mediastinal parathyroid adenoma. *Int Surg* 1987;**72**:104–8.
6. Corlew DS, Bryda SL, Bradley EL, DiGirolamo M. Observations on the course of untreated primary hyperparathyroidism. *Surgery* 1985;**98**:1064–71.
7. Scholz DA, Purnell DC. Asymptomatic primary hyperparathyroidism: 10-year prospective study. *Mayo Clin Proc* 1981;**56**:473–8.
8. Silverberg SJ, Shane E, Jacobs TP, Siris E, Bilezikian JP. A 10-year prospective study of primary hyperparathyroidism with or without parathyroid surgery. *N Engl J Med* 1999;**341**:1249–55.
9. Rubin MR, Bilezikian JP, McMahon DJ, Jacobs T, Shane E, Siris E, et al. The natural history of primary hyperparathyroidism with or without surgery after 15 years. *J Clin Endocrin Metabol* 2008;**93**:3462–70.
10. Gasparri G, Camandona M, Mullineris B, Raggio E, Vigna S, Dei Poli M. Acute hyperparathyroidism: our experience with 36 cases. *Ann Ital Chir* 2004;**75**:321–4.
11. Phitayakorn R, McHenry CR. Hyperparathyroid crisis: use of bisphosphonates as a bridge to parathyroidectomy. *J Amer Coll Surg* 2008;**206**:1106–15.
12. Beck W, Lew JI, Solorzano C. Hypercalcemic crisis in the era of targeted parathyroidectomy. *J Surg Res* 2011;**171**:404–8.
13. Heath H, Hodgson SF, Kennedy MA. Primary hyperparathyroidism: incidence, morbidity, and potential economic impact in a community. *N Engl J Med* 1980;**4**:189–93.
14. Mitchell D, Rybak LP, Glatz FR. Hyperparathyroid crisis in a pediatric patient. *Pediatr Otorhinolaryngol* 2004;**68**:237–41.
15. Zhang F, Yang X-H, Jiang J. Hyperparathyroid crisis caused by ectopic parathyroid adenoma in a pediatric patient. *Internat J Ped Otorhrinolaryn Extra* 2011;**6**:39–41.
16. Wynne AG, van Heerden J, Carney JA, Fitzpatrick LA. Parathyroid carcinoma: clinical and pathologic features in 43 patients. *Medicine* 1992;**71**:197–205.
17. Shane E, Bilezikian JP. Parathyroid carcinoma: a review of 62 patients. *Endocr Rev* 1982;**3**:218–26.
18. Wang C, Gaz RD. Natural history of parathyroid carcinoma: diagnosis, treatment and results. *Am J Surg* 1979;**149**:522–7.
19. Hundahl SA, Fleming ID, Fremgen AM, Menck HR. Two hundred eighty-six cases of parathyroid carcinoma treated in the U.S. between 1985–1995: a National Cancer Data Base Report. *Cancer* 1999;**86**:538–44.
20. Lew JI, Solorzano CC, Irvin III GL. Long-term results of parathyroidectomy for hyperparathyroid crisis. *Arch Surg* 2006;**141**:696–9.
21. Favia G, Lumachi F, Polistina F, D'Amico DF. Parathyroid carcinoma: sixteen new cases and suggestions for correct management. *World J Surg* 1998;**22**:1225–30.
22. Martin TJ, Grill V. Hypercalcemia in cancer. *J Steroid Biochem Mol Biol* 1992;**43**:123–9.
23. Kao PC, Jiang N, Klee G, Purnell DC. Development and validation of a new radioimmunoassay for parathyrin (PTH). *Clin Chem* 1982;**28**:69–74.
24. Phillips P. Letter to the editor: herpes zoster-induced acute hyperparathyroid crisis. *Clin Infect Dis* 1992;**14**:1270–1.
25. Canivet JL, Damas P, Lamy M. Posttraumatic parathyroid crisis and severe hypercalcemia treated with intravenous bisphosphonate (APD). Case report. *Acta Anaesthesiol Belg* 1990;**41**:47–50.
26. Bilezikian JP, Silverberg SJ, Shane E, Parisien M, Dempster D. Characterization and evaluation of asymptomatic primary hyperparathyroidism. *J Bone Miner Res* 1991;**6**:S85–90.
27. Cannon J, Lew JI, Solorzano CC. Parathyroidectomy for hyperparathyroid crisis: 40 years experience and long term outcomes. *Surgery* 2010;**148**:807–13.
28. Cundy T, Darby AJ, Berry HE, Parsons V. Bone metabolism in acute parathyroid crisis. *Clin Endocrinol* 1985;**22**:787–93.
29. Bizard JP. Quiévreux, Carnaille B, Proye C. Formes toxiques de l'hyperparathyroïdie primaire (57 observations) Réappréciation de leur définition et de leur substratum anatomopathologique. *Lyon Chir* 1992;**88**:117–22.
30. Calandra DB, Shah KH, Prinz RA, Sullivan H, Hofmann C, Oslapas R, et al. Parathyroid cysts: a report of eleven cases including two associated with hyperparathyroid crisis. *Surgery* 1983;**94**:887–92.
31. Albertston DA, Marshall RB, Jarman WT. Hypercalcemic crisis secondary to a functioning parathyroid cyst. *Am J Surg* 1981;**141**:175–7.
32. Thiele J. The human parathyroid chief cell—a model for polypeptide hormone producing endocrine unit as revealed by various functional and pathological conditions. A thin section and freeze-fracture study. *J Submicrosc Cytol* 1986;**18**:205–20.
33. Clark D, Seeds JW, Cefalo RC. Hyperparathyroid crisis and pregnancy. *Am J Obstet Gynecol* 1981;**140**:840–2.
34. Thomason JL, Sampson MB, Farb HF, Spellacy WN. Pregnancy complicated by concurrent primary hyperparathyroidism and pancreatitis. *Obstet Gynecol* 1981;**57**:34S–6S.
35. Matthias GSH, Helliwell TR, Williams A. Postpartum hyperparathyroid crisis. Case report. *Br J Obstet Gynecol* 1987;**94**:807–10.
36. Lehr D, Krukowski M. Prevention of myocardial necrosis by advanced pregnancy. *J Am Med Assoc* 1961;**1781**:823–6.
37. Piccione W, Selenkow HA, Cady B. Management problems in coexisting parathyroid crisis and florid thyrotoxicosis. *Surgery* 1984;**96**:1009–14.
38. Attie JN, Estrin J, Khafif RA, Dweck F. Parathyroid adenomas discovered incidentally during explorations of the thyroid. *Am J Surg* 1967;**114**:538–42.
39. Frame B, Durham RH. Simultaneous hyperthyroidism and hyperparathyroidism. *Am J Med* 1959;**27**:824–8.
40. Albright F, Reifenstein EC. *The Parathyroid Glands and Metabolic Bone Disease*. Baltimore: Williams & Wilkins; 1948.
41. Hulter HN, Halloran BP, Toto RD, Peterson JC. Long-term control of plasma calcitriol concentration in dogs and humans. Dominant

role of plasma calcium concentration in experimental hyperparathyroidism. *J Clin Invest* 1985;**76**:695–702.
42. Wilson JM, Grossman M, Thompson AR, Lupassikis C, Rosenberg A, Potts JT, et al. Somatic gene-transfer in the development of an animal-model for primary hyperparathyroidism. *Endocrinology* 1992;**130**:2947–54.
43. Bilezikian JP. Management of acute hypercalcemia. *N Engl J Med* 1992;**326**:1196–203.
44. Khafif RA, Delima C, Silverberg A, Frankel R, Groopman J. Acute hyperparathyroidism with systemic calcinosis. Report of a case. *Arch Intern Med* 1989;**149**:681–4.
45. Vernava AM, O'Neal LW, Palermo V. Lethal hyperparathyroid crisis: hazards of phosphate administration. *Surgery* 1987;**102**:941–8.
46. Sarfati E, Desported L, Gossot D, Dubost C. Acute primary hyperparathyroidism: experience of 59 cases. *Br J Surg* 1989;**76**:979–81.
47. Yu H-H, Lou S-Y, Chou Y-H, Chan H-M, Chen H-T, Huang S-M. Hyperparathyroid crisis: the timing of surgery. *Asian J Surg* 2011;**34**:147–52.
48. Karstrup S, Lohela P, Apaja-Sarkkinen M, Borgmastars H, Holopeinen O. Non-operative inactivation of a parathyroid tumour in a patient with hypercalcaemic crisis. *Acta Med Scand* 1988;**224**:187–8.
49. Tritos NA, Hartzband P. Rapid improvement of osteoporosis following parathyroidectomy in a premenopausal woman with acute primary hyperparathyroidism. *Arch Intern Med* 1999;**159**:1495–8.

第 27 章

甲状旁腺癌

Filomena Cetani, Claudio Marcocci

引言

甲状旁腺癌是一种极为罕见的恶性肿瘤，通常为散发，也可能是甲状旁腺功能亢进症–颌骨肿瘤综合征(HPT-JT)、多发性内分泌腺瘤病1型(MEN1)等遗传综合征的一部分，由甲状旁腺癌导致的原发性甲状旁腺功能亢进症(PHPT)比例不足1%[1,2]。与无症状的良性甲状腺肿瘤相比，由于肿瘤过度分泌PTH，甲状旁腺癌起病时伴有严重的甲状旁腺功能亢进症，主要临床表现为高钙血症，骨骼及肾脏受累，也有案例报道无功能的甲状旁腺癌[3–5]。甲状旁腺肿瘤临床诊治的难点在于如何区分肿瘤的良、恶性，一般情况下，手术前无法对肿瘤定性，大部分患者只有在出现肿瘤复发或转移时才被诊断为恶性。所有患者一旦考虑为甲状旁腺癌，首选完整根治性切除肿瘤病灶，这是治愈甲状旁腺癌的唯一希望。部分甲状旁腺癌患者存在细胞分裂周期蛋白73(*CDC73*，曾被称为*HRPT2*)基因突变，为病理检查无法定性的肿瘤提供了另一种诊断方式；此外，对无症状的一级亲属进行基因检测可以预测其患甲状旁腺癌的风险[2]。更重要的是，新的分子遗传学的不断进展正在加深我们对这种疾病的发病机制的认识，为改善患者预后带来希望。

本章将重点阐述甲状旁腺癌的分子病因学以及*CDC73*基因检测和其编码蛋白旁纤素免疫组化技术在临床中的使用。同时也将对甲状旁腺癌的临床特点、自然史以及管理进行综述。

流行病学

迄今为止，已经报道了400余例甲状旁腺癌。其中最大宗病例报道来自美国国家癌症数据库(NCDB)，报道了286例[6–8]。在多数已报道的大宗PHPT病例中，甲状旁腺癌比例小于1%，但一些报道则多达5%。这种差异可能是由病理诊断标准不同或人种及环境差异造成的[1,2,9]。

男性和女性患甲状旁腺癌的概率均等，据报道，女性患者甲状旁腺腺癌的比例较男性高[(3~4):1]。诊断时的年龄比原发性甲状旁腺功能亢进症的良性表现的典型年龄小10岁(40多岁对50多岁)。

病因学

甲状旁腺癌的病因尚未完全阐明，头颈部放射的作用不如其在甲状旁腺良性肿瘤中明确[10–12]，有关于终末期肾脏疾病患者发生甲状腺癌的罕见病例报道[13,14]，现行病理学标准很难确立甲状旁腺癌的诊断。最近，瑞典家庭癌症数据库的一项回顾性研究发现，既往发生甲状腺癌及甲状旁腺腺瘤的患者发生甲状旁腺癌的概率更高[15]。

甲状旁腺癌通常是散发性疾病，亦可能是家族性遗传综合征的一部分[16]，特别是HPT-JT。HPT-JT是一种罕见的常染色体显性遗传病[17]，15%的患者发生甲状旁腺癌，为突出甲状旁腺的囊性变化以及进展为多发性腺瘤的倾向，故也被称为囊性甲状腺腺瘤病[18]，25%~50%的患者发生上颌骨和下颌骨的骨纤维增生[19–22]，15%的患者存在肾脏病变，包括肾母细胞瘤、肾细胞癌以及多囊肾[21,23–25]。此外，HPT-JT女性患者患子宫肿瘤的概率高达75%[26]。孤立的家族性甲状旁腺功能亢进症(FIHPT)患者和少部分MEN1患者也被报道患有甲状旁腺癌[27–33]。还有一例MEN2A患者合并甲状旁腺癌的个案报道[34]。

分子病因学

有文献报道,参与细胞周期调节的基因以及其编码的蛋白质的改变也是甲状旁腺癌发病的原因,如视网膜母细胞瘤(*Rb*)、p53、乳腺癌易感基因(*BRCA2*)和细胞周期蛋白D1(*PRAD1*)等,但其致病机制尚不清楚[35,36]。

1994年,Cryns等人在发现大部分甲状旁腺癌患者*Rb*基因表达缺失,提示*Rb*基因功能的缺失可能参与了甲状旁腺癌的发病,因此他们认为Rb可以用作诊断甲状旁腺癌的一项指标[37]。随后又有学者对这项指标的特异性提出了质疑[38],值得一提的是,描述Rb蛋白丢失的同一作者,并未发现*Rb*基因编码区及启动子区存在突变[39],这提示表观遗传效应或可能存在其他遗传学改变致使Rb蛋白缺失。

2002年,*CDC73*基因及其编码的蛋白旁纤素成功克隆,人们对甲状旁腺癌的分子发病机制有了进一步了解(图27.1)[21]。*CDC73*基因胚系突变可导致HPT-JT,而HPT-JT存在甲状旁腺癌的可能远大于原发性甲状旁腺功能亢进症(15%对<1%)[20,21],在部分FIHPT家系中也发现了*CDC73*基因胚系突变[19,21,40-47]。Howell和Shattuck在2003年分别首次发现了甲状旁腺癌患者*CDC73*基因体细胞突变[40,48]。随后,Cetani等又对11例甲状旁腺患者进行了验证,发现9例患者出现*CDC73*基因突变[41,49]。大部分*CDC73*基因突变是无义突变,表现为旁纤素蛋白缺失或表达量减少(见下文)。目前文献报道15%~70%的散发性甲状旁腺癌患者存在*CDC73*基因突变[31,40,41,48-54](图27.2),基因突变可以发生在全部编码基因的任何位置,但主要发生在第1、2、7号外显子[20],约1/3的患者存在胚系突变,提示有一部分患者患有HPT-JT或其变异型。Hewitt对11例甲状旁腺癌患者进行分析,发现2例存在*CDC73*基因启动子区高度甲基化[55]。值得注意的是,虽然只有极少部分甲状旁腺腺瘤患者出现*CDC73*基因突变,但也可说明其在良性增生的过程中作用有限[21,40,41,51,56]。

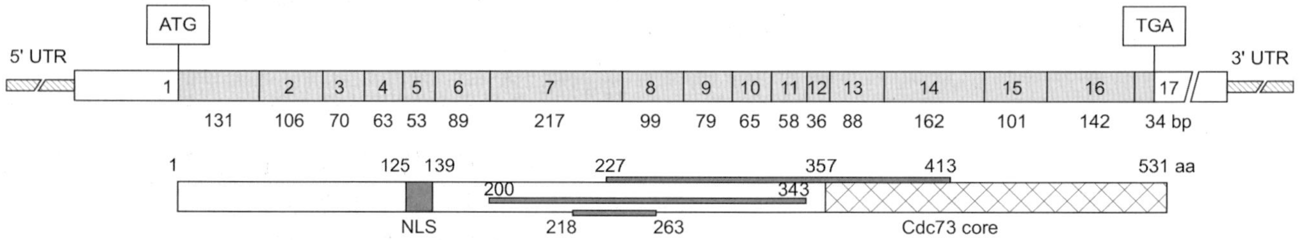

图27.1 人*CDC73*基因及旁纤素结构示意图。上图:*CDC73*基因该基因由17个外显子组成,全长1.3Mb。如图所示,可见启动子(ATG)和终止子(TGA)以及3'端和5'端非编码区。5'端的1号外显子和3'端17号外显子的白色区域是非编码区。每个外显子长度从34bp至217bp不等(具体数值见其下方)。下图:旁纤素。旁纤素C端结构域高度保守,其中357~413段与酵母cdc73蛋白同源(虚线)。核定位信号(NLS)及靶蛋白结合区如图所示,其中PAF1复合体结合区(227~413段),Gli转录因子家族(200~343段),β-连环蛋白结合区和SV40大T抗原结合区(218~263段)。

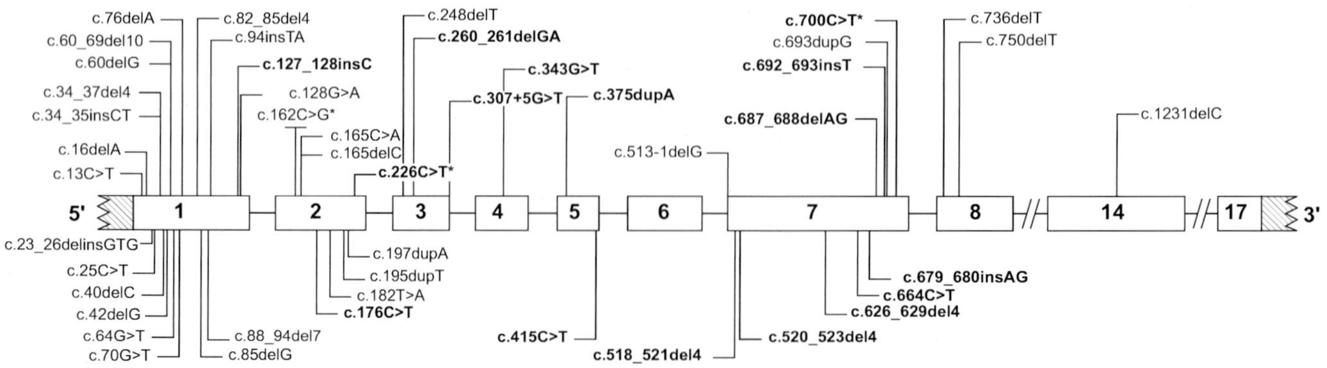

图27.2 散发性甲状旁腺癌中的*CDC73*基因突变位点示意图。根据人类基因组变异学会的最新够命名建议指定突变。粗体表示胚系突变。(Updated from[2].)

旁纤素是酿酒酵母 Cdc73 蛋白的人类同源物，由 531 个氨基酸组成(图 27.1)[21]。Cdc73 作为 Paf1f 与酵母 RNA 聚合酶Ⅱ复合物的组成成分，参与转录及转录后调控 [57-59]。旁纤素在很大程度上是一种核蛋白，第 125~139 残基(核苷酸 373~417)具有核定位信号功能，其进化十分保守，保证了核定位的准确性 [60-62]，一旦 NSL 区或其上游发生 *CDC73* 基因突变则致使其无法进行核定位[61]。此外，旁纤素也可以定位于核仁，已发现的核仁定位信号片段有 76~92、192~194 和 393~409 号残基[63]。

旁纤素是 *CDC73* 基因编码的一种肿瘤抑制蛋白，*CDC73* 基因突变的甲状旁腺肿瘤患者通常伴有旁纤素的缺失。一些研究评估了旁纤素免疫组化染色的诊断作用，发现大部分甲状旁腺癌免疫组化染色旁纤素蛋白表现为局部或全部缺失，而甲状旁腺腺瘤患者则较少出现缺失[49,51,52,64-70]。

最近，一项全基因组甲基化研究发现，在不同性质的甲状旁腺肿瘤之间，甲基化水平存在显著差异，这提示甲状旁腺癌的分子发生还与其他基因相关[71]。

Costa-Guda 等人则发现甲状旁腺肿瘤患者经常伴有 11 号染色体长臂等位基因缺失，而在甲状旁腺癌患者中未发现这种基因缺失，这提示甲状旁腺癌是独立起源而并非由甲状旁腺良性肿瘤转化而来[72]。

还有一些研究发现，甲状旁腺癌患者微小 RNA (miRNA)表达水平发生了改变[73-75]。有研究发现，甲状旁腺癌患者 19 号染色体 miRNA 簇 C19MC 和 MIR371-3 表达量较甲状旁腺腺瘤患者明显上调，但是后者与正常对照之间无显著差异[75]，为了明确其机制，作者研究了是否存在 19 号染色体位点的基因扩增，发现大部分甲状旁腺癌存在上述两个位点的基因扩增。同时，另一项研究发现甲状旁腺癌和腺瘤患者芯片谱中 825 个 miRNA 存在差异[74]。这些研究都说明 miRNA 表达的改变在甲状旁腺癌的发病过程中具有一定作用。

病理学

甲状旁腺癌体积一般大于腺瘤，通常直径>3cm，呈分叶状。肿瘤质地坚硬，切面一般呈浅灰色或白色，偶尔出现部分坏死和钙化[76,77]。当甲状旁腺肿瘤大量侵袭邻近组织时高度提示肿瘤为恶性。基于对 70 例甲状旁腺癌患者的研究，Schantz 和 Castleman 在 1973 年提出了甲状旁腺癌的诊断标准，包括：①弥漫成片或梁状的主细胞；②增厚的纤维带；③有丝分裂活动；④侵犯血管和包膜(图 27.3)，研究发现 67%的患者存在包膜侵犯，而血管侵犯较少，仅占 10%~15%(图 27.3)[78]。然而，以上某些特征也可能出现在部分甲状旁腺腺瘤或甲状旁腺增生中[76,79]。真正的被膜侵犯的特征为舌状突入胶原纤维，这一特征有别于“假侵犯”。当甲状旁腺腺瘤发生囊性退行性变时，部分肿瘤细胞陷入包膜内，容易误诊为包膜侵犯[80,81]。血管侵犯的诊断标准因受累血管位于纤维性包膜或包膜外软组织而不同[77,80,81]。一些学者强调部分肿瘤细胞附着于血管壁或癌栓形成才能定义为血管侵犯[81,82]。关于这方面的内容详见第 1 章。

初次手术时，除非存在大体局部侵犯和(或)转移，通过组织形态鉴别甲状旁腺肿瘤良恶性十分困难[1,2]。甲状旁腺腺瘤也可能出现肿瘤黏附于周围组织、纤维带、细胞梁状生长和有丝分裂的情况。甲状旁腺癌细胞的有丝分裂活动十分常见，但有丝分裂活跃也可能出现在甲状旁腺腺瘤和腺体增生患者之中，而异常有丝分裂是癌的特征性表现。对于缺乏丰富经验的病理科医生来说，鉴别良恶性甲状旁腺肿瘤很困难。事实上，随访发现 50%的转移性癌在初诊时被诊断为良性[83]。相反，最初即被诊断为甲状旁腺癌的患者中只有少部分出现恶性转归，是否这些病例代表早期肿瘤在初次手术即被治愈还不得而知。

为了提高诊断的准确性，新的组织学方法处于不断探索之中，但目前还没有一种方法被证明临床可用[38,67,84,85]。许多研究发现甲状旁腺癌患者常常伴有 *CDC73* 基因突变，从而推动了新型诊断工具的发展(*CDC73* 基因检测和旁纤素蛋白染色)，尤其在组织学表现模糊的情况下有所帮助(详见下节)。

新的病理诊断的辅助方法

免疫组织化学的应用提高了甲状旁腺癌诊断的准确率。细胞增殖标志物的免疫组化染色已经运用于甲状旁腺癌的诊断。与腺瘤相比，甲状旁腺癌中细胞周期相关蛋白(Ki-67，细胞周期蛋白 D1)的标记明显增加，但这类指标缺乏特异性，其他肿瘤也可高表达细胞周期相关蛋白[49,80]。已证实细胞周期蛋白依赖性激酶抑制物 p27 表达下降，半乳糖凝集素-3 表达水平升高[84-86]，其结合 Ki-67 高表达可以提高甲状旁腺癌的诊断率。

检测 *CDC73* 基因异常好像更有价值。许多研究报道，大部分甲状旁腺癌患者出现 *CDC73* 基因突变和(或)旁纤素蛋白缺失，而甲状旁腺腺瘤患者则很少发生(图 27.4)[49,51,52,64-66,87,88]，对于模棱两可的病例，该方法可能更有价值，但不幸的是，目前资料有限[49,51,64,88]。

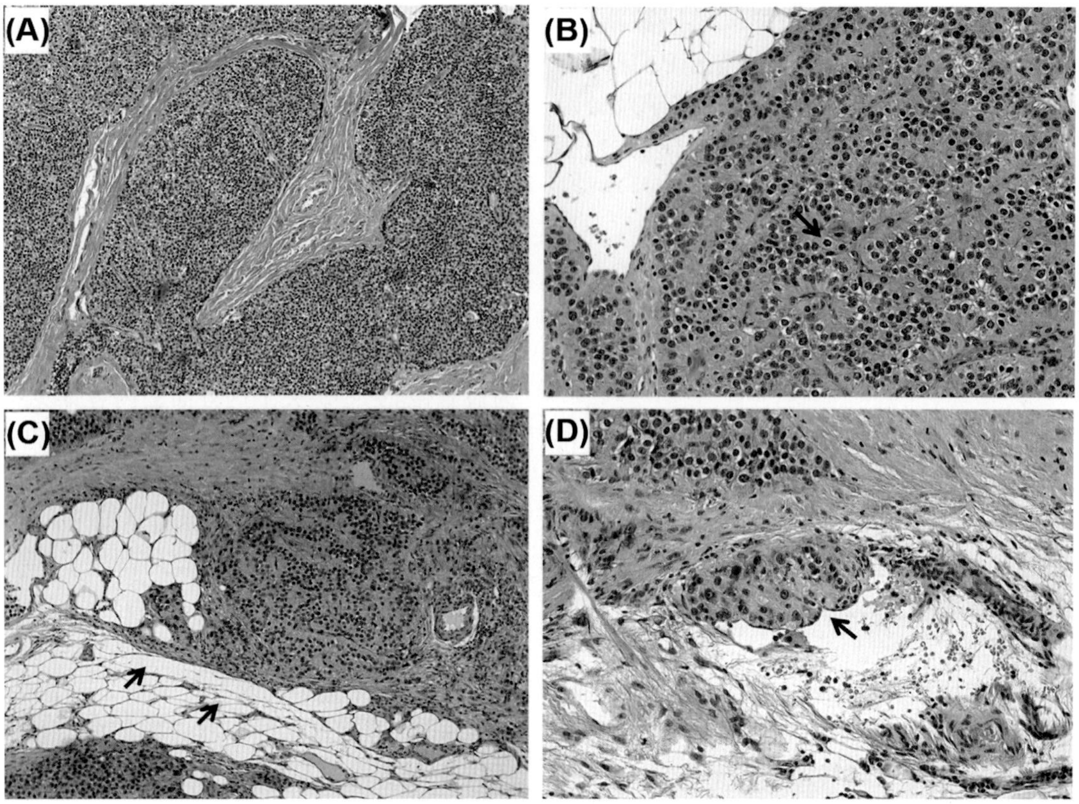

图 27.3 甲状旁腺癌(HE 染色)。(A)肿瘤呈实性生长被宽大纤维条索分割,形成不规则结节(×100)。(B)有丝分裂(箭头)(×200)。(C)肿瘤浸润周围脂肪组织(箭头)(×200)。(D)肿瘤浸润血管,真正的血管浸润是指肿瘤细胞附着于内皮细胞覆盖的血管壁(箭头显示内皮细胞衬覆癌栓)(×200)。

CDC73 基因突变和旁纤素蛋白缺失不仅增加了甲状旁腺癌的检出率,对肿瘤的转归也有较好的预测作用[49-52]。事实上,最近我们的研究发现旁纤素蛋白缺失和 *CDC73* 基因突变预示恶性生物学行为,即局部浸润和(或)转移,死亡率增加[54]。Wittveen 等人也发现旁纤素蛋白染色阴性和(或)出现 *CDC73* 基因突变,以及钙敏感受体表达下调均提示不良预后[70]。基于此,我们建议对 *CDC73* 基因的异常进行研究,不仅要对诊断不确定的恶性肿瘤进行诊断,还应对诊断明确的肿瘤进行研究,因为它们具有预后提示价值。更重要的是,基因检测可以识别携带 *CDC73* 基因胚系突变的患者,并对其一级亲属进行基因检查。

临床特征

典型的甲状旁腺癌患者临床表现主要为中度至重度的高钙血症,以及肾脏和骨骼受累的症状和体征[1,2]。但有时甲状旁腺癌患者的临床表现和良性甲状旁腺肿瘤类似。因此,鉴别诊断肿瘤的良恶性成为临床上甲状旁腺功能亢进症的诊治难点。初次诊断是否考虑为恶性肿瘤对患者的预后至关重要,一旦考虑为甲状旁腺癌,需要整块切除甲状旁腺肿瘤以及同侧甲状腺叶和峡部。然而在临床上,大部分患者只有出现局部肿瘤复发或者远处转移再次引起高钙血症时才会诊断为甲状旁腺癌。

初诊时的一些临床特征需要引起警惕。甲状旁腺腺瘤好发于女性,女性发病率是男性的 4 倍,但是甲状旁腺癌发病没有明显的性别差异。甲状旁腺癌的起病年龄通常较良性甲状旁腺肿瘤小 10 岁,一般在 50 岁左右。梅奥诊所和 SEERD 的资料表明,甲状旁腺癌的男女比例相同,诊断中位年龄在 55 岁左右[7,89]。但是 Harari 等对 37 例甲状旁腺癌患者的回顾性研究发现,中位发病年龄为 53 岁,甲状旁腺癌男女发病比例为 1:6[4]。尽管如此,对于个例患者而言,不需要考虑年龄和性别。

大部分甲状旁腺癌患者的血钙水平明显升高,通常超过 14~15mg/dL(3.5~3.75mmol/L),而大多数甲状旁腺腺瘤患者的血钙水平通常只较正常上限高 1mg/dL(0.25mmol/L)左右。此外,甲状旁腺癌患者的 PTH 水平

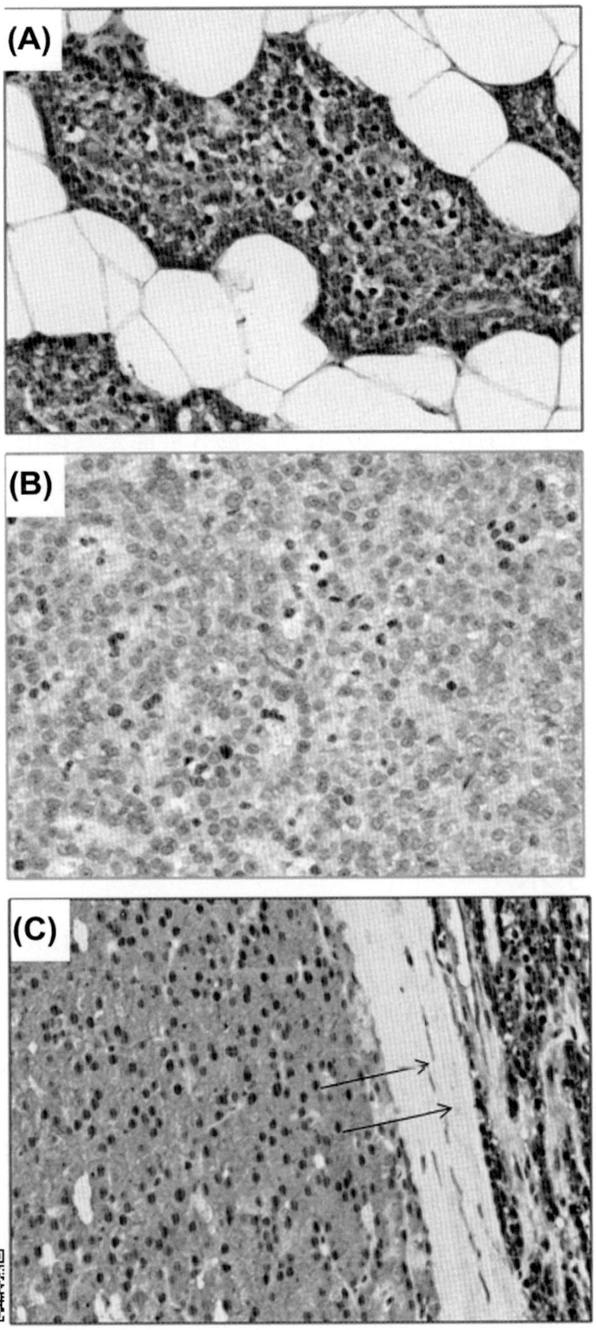

图 27.4　旁纤素抑制的免疫组织化学分析。(A)正常甲状旁腺。所有甲状旁腺细胞核均呈阳性(×200)。(B)甲状旁腺癌染色阴性。肿瘤细胞核染色呈阴性(×200)。(C)甲状旁腺癌染色阳性。大部分细胞核染色呈阳性。正常甲状旁腺组织边缘呈弥漫性核染色(箭头)(×200)。

明也显著升高,通常超过正常上限的 3~10 倍,而甲状旁腺腺瘤患者的 PTH 仅表现为轻度升高[90,91]。一些甲状旁腺癌分泌 PTH 的 N 端片段,其有别于 PTH(1–84)[92]。该片段可以被三代 PTH 免疫检测试剂识别,而不能被二代检测试剂检测到,因此,多数进展期甲状旁腺癌患者血清 PTH 的三代法值与二代法值的比值倒置[93]。当比值大于 1 时诊断甲状旁腺癌的敏感性和特异性分别为 83.3%和 100%,可以作为甲状旁腺癌的标志。这一比值可以用于甲状旁腺癌的早期诊断,以及持续和复发疾病的诊断。然而,其应用还有待于进一步临床验证[93]。

对甲状旁腺癌患者进行体格检查通常可以触及 3cm 以上的肿瘤。对于尚未进行颈部手术的原发性甲状旁腺功能亢进症患者,如果出现喉神经麻痹,也提示甲状旁腺癌。

若同时出现肾脏和骨骼受累的症状,提示可能为甲状旁腺癌。肾脏受累主要表现为多尿、肾绞痛、肾钙化和肾结石。骨骼表现主要为骨痛、骨纤维囊性变和骨质疏松症[1,2]。复发性重症胰腺炎、消化性溃疡和贫血的发生率也高于良性甲状旁腺肿瘤。

当患者出现甲状旁腺毒症,即甲状旁腺危象时,实验室检查提示明显的高血钙、高 PTH,也应该考虑为甲状旁腺癌(见第 26 章)。

还有一些实验室检查对诊断甲状旁腺癌同样具有意义,碱性磷酸酶(AKP)作为骨形成标志物,通常在甲状旁腺腺瘤患者体内轻度升高,而甲状旁腺癌患者的 AKP 水平较正常值明显升高。另有研究发现部分甲状旁腺癌患者血清及尿液中 hCG 及其高糖基化亚型高于正常上限[94–96]。这些检查有利于部分病例的诊断和监测。此外,hCG 的异常升高可能对髋部骨折和未来死亡风险等有预示价值[95]。

极少部分甲状旁腺癌无分泌功能[3–5,46],由于局部进展,出现颈部肿块、吞咽困难、喉返神经受累后的声音嘶哑等,临床上容易被误诊为甲状腺癌或者胸腺癌。此时 PTH、甲状腺球蛋白、甲状腺转录因子 1 以及降钙素的免疫组织化学染色有助于正确诊断肿瘤来源。

Talat 等提出>3+>3 原则来协助诊断,即当患者血钙水平明显升高,即>12mg/dL(3mmol/L)同时合并甲状旁腺病灶>3cm 时需要充分考虑甲状旁腺癌的可能[97]。他们还建议对这些患者行特殊影像学检查以排除远处转移灶,同时运用二代及三代试剂盒测量 PTH 并计算比值以明确诊断。如果这些患者同时合并肾脏及骨骼并发症,更应考虑肿瘤为恶性,以免误诊而丧失手术机会。

影像学检查

很多非侵入性检查可以用于甲状旁腺癌的初始诊断和复发灶定位诊断,包括超声检查、^{99m}Tc–甲氧基异丁基异腈核素扫描(MIBI)、计算机断层扫描(CT)、磁共振成像(MRI)以及其他核素成像检查。其中超声和MIBI是定位甲状旁腺肿瘤的一线选择，且具有较高阳性预测值[98,99]。有研究发现颈部超声出现下列特征时考虑甲状旁腺癌可能，包括肿瘤直径>3cm、不均匀分叶结构、明显低回声、退变改变、钙化灶或不规则晕圈(图27.5)[100,101]。一项回顾性研究中纳入了63例甲状旁腺肿瘤>15mm的患者，评估了超声检查预测恶性的特异性。他们发现超声提示局部浸润或钙化灶时甲状旁腺癌的阳性预测值是100%，当超声未提示血管紊乱、厚包膜及结构不均匀时阴性预测值分别为97.6%、96.7%和100%[102]。这项研究表明对于肿瘤直径>15mm的患者，超声对术前判断肿瘤的性质具有一定的价值，其结果令人鼓舞但需要进一步验证。MIBI成像能够在术前定位正常和异位甲状旁腺组织，还可检出局部复发病灶，但是MIBI对区分肿瘤的良恶性缺乏特异性。对于初发或者复发的肿瘤，CT和MRI均能明确定位病灶，除此之外还能明确是否存在邻近组织浸润和颈部淋巴结转移。一项回顾性研究显示MIBI、CT和超声对复发灶的检出率分别为86%、79%和100%[103]。

最近，Evangelista等人对5例甲状旁腺癌患者进行了^{18}F-FDG PET-CT检查，评估了其在初始分期，再分期和术后监测的作用，发现虽然PET-CT在对于较小的病灶缺乏敏感性，但是对于发病初期肿瘤的分级和识别复发病灶及术后残余灶具有一定价值[104]。

自然史与监测

甲状旁腺癌患者通常生存期较长，因甲状旁腺癌的恶性潜能比其他恶性肿瘤低，通常最初诊断时很少发现淋巴结以及远处转移[1,2,7,105]。单纯肿瘤切除很少能彻底治愈甲状旁腺癌，30%的患者会出现颈部淋巴结转移；40%的患者肺部转移；10%的患者肝转移；骨、胸膜、心包、胰腺出现转移则十分少见。如果发生局部复发和远处转移需要再次手术切除病灶。初次手术到复发转移的无病期可以长达20年[51,83,106]。甲状旁腺癌常表现为惰性，但呈进行性发展，进展期主要临床表现是高钙血症及其并发症或脆性骨折，而不是肿瘤的扩散。

在散发性甲状旁腺癌患者中有1/3被证实有*CDC73*基因的胚系突变[30,41,48,49,51,52,54]，这意味着这些患者可能患有HPT-JT或者其他表型。可以表现为异时多发性甲状旁腺受累，因此反复出现的高钙血症可能是由于肿瘤的复发或者转移，也有可能是其他的甲状旁腺病变造成的。此外也会发生下颌骨和肾脏病变，对于女性患者还需要注意子宫肿瘤。此外，对于患者的一级亲属也应该进行*CDC73*基因检测，对于携带者需要定期监测甲状旁腺癌和其他HPT-JT可能会出现的临床特征[46,47]。对血钙正常的携带者定期进行颈部超声监测可以尽早发现甲状旁腺肿瘤[46]。

治疗

手术

手术行甲状旁腺切除仍然为控制原发性甲状旁腺功能亢进症基本手段[1,2]。手术方式是否完善取决于术前评估以及外科医生的经验。公认的手术方式是整块切除甲状旁腺肿瘤连带同侧甲状腺叶和相邻的受侵组织，应特别注意避免包膜破坏增加种植复发概率；如果喉返神经受到侵犯也需要一并切除，同时行气管食管、气管旁和上纵隔淋巴组织清扫，除非肿瘤侵袭颈前淋巴结，否则不推荐行颈部外侧淋巴结清扫[107-111]。目前还没有证据证明常规颈部中央区淋巴结清扫可以提

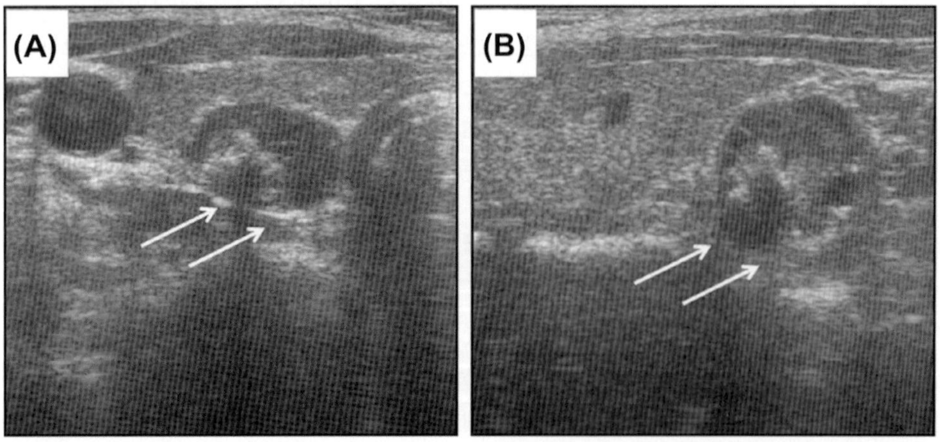

图27.5 甲状旁腺癌超声影像。肿瘤位于甲状腺下极，呈不均匀分叶状，伴有不规则晕圈(A)横向；(B)纵向。

高患者的存活率[4,6,8,108]。Schulte 等建议对于考虑为甲状旁腺癌的患者进行初次手术时应行中央区探查，9%的病例初次手术时出现淋巴结转移[112](其他研究为0~17%)[4,6,8,112,113]。

目前对于携带 *CDC73* 基因胚系突变的甲状旁腺癌患者没有明确的手术方案。Kelly 等人建议充分暴露4 个甲状旁腺，严格探查，发现任何异常组织需要全部切除。对于进行甲状旁腺全切的患者不推荐自体腺体移植，因为导致异位恶性肿瘤的发生风险增加[47]。对于不完全显性的甲状旁腺癌也不推荐行预防性甲状旁腺全切(不是所有携带 *CDC73* 基因突变的患者都会发展为甲状旁腺癌)。

任何患者一旦怀疑患有甲状旁腺癌，均应转诊至经验丰富的外科医生[4]，以增加彻底切除肿瘤的可能，进而增加术后生存时间，同时也可以减少术后并发症的发生。

如果临床可以甲状旁腺癌，患者术后血钙水平正常，提示功能亢进的组织已经被完全切除。经常出现的情况是术后病理确诊为甲状旁腺癌，这时临床管理将更复杂。如果大体特征是典型的甲状旁腺癌而病理表现为广泛的血管和被膜侵犯，应该考虑再手术切除肿瘤部位的邻近组织。当患者术后再次出现高钙血症或持续的高钙血症也建议在定位诊断后再次手术治疗。如果患者血钙正常，组织学诊断不明确，不用立即进行再手术，单纯的肿瘤组织全部切除可能达到治愈。

术后须严密监测血钙，以免发生“骨饥饿”现象而出现严重的低钙血症。术后须口服钙片和骨化三醇数周至数月直至骨饥饿症状消失，一些严重的低钙血症患者甚至需要静脉注射钙剂。甲状旁腺癌患者应当终身随访，通常选择前 5 年每半年随访一次，5 年后每年随访一次，在随访中须严密监测血钙和 PTH 这两个指标，对于少部分无功能性甲状旁腺癌患者，只能依靠影像学检查随访。

即使进行了根治性切除，甲状旁腺癌的复发率仍>50%。复发最常发生在术后 2~3 年，文献报道的 5 年复发率在 33%~82%[105,114]。有术后疾病缓解长达 20 年的报道[1,51,83,106]。对于再次手术的患者术前应行影像学检查。肿瘤组织细针穿刺后洗脱液中的 PTH 检测可能对超声可疑的病灶有帮助，但存在针道播散的风险，所以并不推荐肿瘤组织细针穿刺[115,116]。对于无创检查阴性的患者，动脉刺激静脉采血(ASVS)检测 PTH 水平或许具有一定的价值。复发和转移的甲状旁腺癌首选手术治疗[4,107,108,113]。对于局部复发应进行广泛切除，包括区域淋巴结和其他浸润结构[1,2,109]。有研究显示，远处转移灶或其他恶性组织病灶切除后可使血钙在正常范围内维持数月至数年[1,2,50,51](图 27.6)。尽管手术无法根治复发患者，但是可以延缓生存时间和改善预后，并可以姑息性地缓解高钙血症。

化疗

目前，关于甲状旁腺癌的化疗研究相对较少，病例报道也十分有限。氮芥、长春新碱、环磷酰胺、放线菌素D、阿霉素单独或联合环磷酰胺及 5-氟尿嘧啶等治疗甲状旁腺癌均未获得明显的效果[89,117]。目前尚无证据证明化疗药物对甲状旁腺癌患者有效。

放疗

放疗对甲状旁腺癌的治疗效果也不明显[106]，仅有一例肿瘤侵袭气管后接受放疗的患者存活了 10 年的个案报道[89]。但最近也有文献推荐将放疗作为辅助治疗手段。Munso 等人对梅奥诊所 4 例接受术后辅助放疗的患者进行了报道，4 例患者平均中位无病生存期达到 60 个月[118]。同时，MD 安德森癌症中心发现，在排除手术方式及疾病发展阶段等其他因素后，术后辅助放疗可以降低局部肿瘤复发率[105,119]。此外，有研究报道单独射频消融或联合动脉栓塞成功应用于肝脏或肺部转移的 2 例患者[120,121]。

高钙血症的处理

当肿瘤出现广泛转移时，便不再推荐手术治疗，这类患者往往预后较差，此时最主要的临床问题是有效控制血钙[105]。和其他原因引起的高钙血症一样，首先是大量生理盐水扩容进行水化，随后应用袢利尿剂加速钙离子经肾排出。此外，大部分患者还需要接受抗骨质疏松药物的治疗。双膦酸盐通过抑制破骨细胞活性起作用，其中强效的帕米膦酸盐和唑来膦酸盐可以通过静脉给药，虽然可以暂时降低血清钙水平，但患者会逐渐产生耐药。狄诺塞麦是一种单克隆抗体类生物制剂，对 RNAK 配体具有靶向灭活作用，已经成功应用于甲状旁腺癌患者[122]。和双膦酸盐不同的是，狄诺塞麦不需要对伴有肾功能不全的患者调整药物剂量。

抗 PTH 的免疫治疗在 3 例病例中呈现令人鼓舞的效果[123-125]。这或许是未来的新方向，但还需要进一步试验证实。此外，一项短期随访研究发现，树突状细胞诱导 T 细胞免疫也对一部分患者有效[126]。

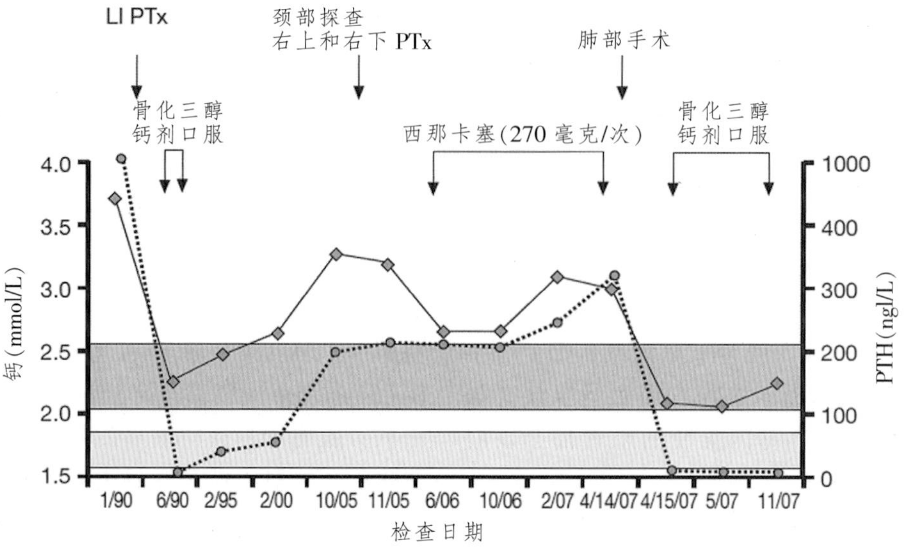

图 27.6 53 岁男性甲状旁腺癌患者血钙和 PTH 浓度变化示意图。患者 38 岁时行左下甲状旁腺切除术，术后口服钙剂及骨化三醇维持血钙水平正常。10 年后出现复发，颈部探查后切除右侧明显增大的甲状旁腺。术后血钙及 PTH 水平无明显下降，而后每天口服西那卡塞 270mg。1 年后，胸部 CT 可见肺部结节，术后病理提示甲状旁腺癌肺部转移。术后迅速出现低钙血症，血中 PTH 不可测。之后 PTH 一直不可测，同时服用钙剂及骨化三醇维持血钙水平正常。最后一次手术后 7 年来患者一直处于正常状态。(Reproduced from [50] with permission of the Kurtis.)

拟钙剂作为钙敏感受体(CaSR)变构剂通过增加受体对细胞外钙的敏感性而减少 PTH 分泌[127]。西那卡塞作为第二代拟钙剂，相比第一代拟钙剂具有更长的半衰期以及更加稳定的肝脏代谢[128]。对于良性甲状旁腺功能亢进症患者，西那卡塞可以使血钙降到正常水平，并且在一定程度上降低 PTH 浓度[129,130]。

一项西那卡塞的多中心研究共纳入了 29 例不可手术的甲状旁腺癌患者，研究终点是部分患者血钙自基线下降≥1mg/dL。这项研究中西那卡塞的剂量是 30mg 每日 2 次，至 90mg 每日 4 次。治疗期为 1~1051 天[平均(328±306)天][131]。2/3 的受试者(18/29 例)血钙水平出现下降，从(15.0±0.5)mg/dL 降至(11.2±0.3)mg/dL ($P<0.001$)，其中研究初期血钙水平最高的患者血钙下降幅度最大。有趣的是，通常服药 4 个小时后 PTH 水平下降到最低点，但下降幅度不明显，效果也不持续。尽管有各种假说，钙和 PTH 的反应不一致的原因还不清楚。西那卡塞最常见的不良反应是恶心、呕吐，其导致 23 例患者放弃治疗。没有数据显示西那卡塞可以改变甲状旁腺癌的进程，因此对于可手术切除的远处转移病灶仍应首选手术治疗。不应用西那卡塞控制血钙。

预后

甲状旁腺癌的预后个体差异很大，早期诊断以及完整的手术切除对于甲状旁腺癌的临床转归和预后至关重要。甲状旁腺癌十分容易复发，复发率为 33%~78%，最常见的复发时间为术后 3 年内[1,51,83,106]。一旦患者被确诊为复发，治愈的可能性十分渺茫，但姑息性手术可以改善预后、延缓生存期。Harris 等最近报道中位生存期为 14.3 年，5 年和 10 年生存率分别为 78.3%和 66.7%[4]。NCDB 报道显示其 5 年生存率和 10 年生存率分别为 85.5%和 49.1%[6]。MD 安德森癌症中心的 5 年生存率与之前的报道相似，约为 85%；其 10 年生存率为 77%，较之前报道有所提高，这可能得益于医疗保健水平的提高，具体而言是对高钙血症的控制水平有所提高[105,119]。国家 SEER 的资料 10 年生存率为 67.8%[6]。我们中心甲状旁腺癌患者 1 年、5 年、10 年、15 年总体生存率分别为 97%、72%、50%、36%[54]。Harris 等的研究同时还发现，出现淋巴结以及远处转移、颈部复发的次数较多、需要多种药物降低血钙和复发时血钙浓度更高等情况均提示不良预后[4]。另一项研究则发现，初次手术时只进行简单的甲状旁腺切除、淋巴结及远处转移和无功能癌均提示不良预后[107]。实际上，无功能甲状旁腺癌确诊时间相对较迟，在初次手术时往往已经出现局部浸润和远处转移[5]。如前所述，若存在 CDC73 突变和(或)旁纤素或 CASR 蛋白丢失的患者生存率较差[54,70]。

结束语

甲状旁腺癌是一种罕见的难治性内分泌肿瘤，通常只有出现复发灶或远处转移时才能诊断为恶性，尽管手术彻底清除了肿瘤病灶，局部复发和远处转移的发生仍十分常见。当患者伴有明显的高钙血症和大于 3cm 的甲状旁腺肿瘤时首先要考虑肿瘤为甲状旁腺癌的可能性。外科手术是治疗甲状旁腺癌的首选方法，而手术的关键在于能否彻底切除病灶。相比甲状旁腺腺瘤，临床上怀疑甲状旁腺癌的患者从某种程度上应该倾向于更激进的手术策略。在组织学诊断可能不明确的情况下，遗传学分析和免疫组化染色可能会有一定帮助。同时出现 *CDC73* 基因突变和旁纤素蛋白染色阴性时应高度怀疑甲状旁腺癌，当这两种情况阴性时也不能排除恶性肿瘤的可能。有 1/3 散发性甲状旁腺癌患者存在 *CDC73* 基因生殖系突变，提示应对其一级亲属进行基因检测，并对阳性亲属进行定期随访，或许有助于甲状旁腺癌的早期诊断和治疗。化疗和放疗的收效甚微，尽管药物可以有效降低血钙，减少骨吸收，但不可取代手术，只要存在手术指征，应首选外科手术。甲状旁腺癌的预后个体差异非常大，平均 10 年存活率为 60%，甲状旁腺癌死亡的主要原因是高血钙导致的并发症而非肿瘤本身生长和浸润的直接结果。

(孙立昊 陈曦 译)

参考文献

1. Shane E. Clinical review 122: parathyroid carcinoma. *J Clin Endocrinol Metab* 2001;**86**:485–93.
2. Marcocci C, Cetani F, Rubin MR, Silverberg SJ, Pinchera A, Bilezikian JP. Parathyroid carcinoma. *J Bone Miner Res* 2008;**23**:1869–80.
3. Wilkins BJ, Lewis Jr JS. Non-functional parathyroid carcinoma: a review of the literature and report of a case requiring extensive surgery. *Head Neck Pathol* 2009;**3**:140–9.
4. Harari A, Waring A, Fernandez-Ranvier G, Hwang J, Suh I, Mitmaker E, et al. Parathyroid carcinoma: a 43-year outcome and survival analysis. *J Clin Endocrinol Metab* 2011;**96**:3679–86.
5. Fernandez-Ranvier GG, Jensen K, Khanafshar E, Quivey JM, Glastonbury C, Kebebew E, et al. Nonfunctioning parathyroid carcinoma: case report and review of literature. *Endocr Pract* 2007;**13**:750–7.
6. Hundahl SA, Fleming ID, Fremgen AM, Menck HR. Two hundred eighty-six cases of parathyroid carcinoma treated in the U.S. between 1985–1995: a National Cancer Data Base Report. The American College of Surgeons Commission on Cancer and the American Cancer Society. *Cancer* 1999;**86**:538–44.
7. Allen ME, Semrad A, Yang AD, Martinez SR. Parathyroid carcinoma survival: improvements in the era of intact parathyroid hormone monitoring? *Rare Tumors* 2013;**5**:e12.
8. Lee PK, Jarosek SL, Virnig BA, Evasovich M, Tuttle TM. Trends in the incidence and treatment of parathyroid cancer in the United States. *Cancer* 2007;**109**:1736–41.
9. Favia G, Lumachi F, Polistina F, D'Amico DF. Parathyroid carcinoma: sixteen new cases and suggestions for correct management. *World J Surg* 1998;**22**:1225–30.
10. Cohen J, Gierlowski TC, Schneider AB. A prospective study of hyperparathyroidism in individuals exposed to radiation in childhood. *JAMA* 1990;**264**:581–4.
11. Rasmuson T, Damber L, Johansson L, Johansson R, Larsson LG. Increased incidence of parathyroid adenomas following X-ray treatment of benign diseases in the cervical spine in adult patients. *Clin Endocrinol (Oxf)* 2002;**57**:731–4.
12. Schneider AB, Gierlowski TC, Shore-Freedman E, Stovall M, Ron E, Lubin J. Dose-response relationships for radiation-induced hyperparathyroidism. *J Clin Endocrinol Metab* 1995;**80**:254–7.
13. Boyle NH, Ogg CS, Hartley RB, Owen WJ. Parathyroid carcinoma secondary to prolonged hyperplasia in chronic renal failure and in coeliac disease. *Eur J Surg Oncol* 1999;**25**:100–3.
14. Berland Y, Olmer M, Lebreuil G, Grisoli J. Parathyroid carcinoma, adenoma and hyperplasia in a case of chronic renal insufficiency on dialysis. *Clin Nephrol* 1982;**18**:154–8.
15. Fallah M, Kharazmi E, Sundquist J, Hemminki K. Nonendocrine cancers associated with benign and malignant parathyroid tumors. *J Clin Endocrinol Metab* 2011;**96**:E1108–14.
16. Marx SJ, Simonds WF, Agarwal SK, Burns AL, Weinstein LS, Cochran C, et al. Hyperparathyroidism in hereditary syndromes: special expressions and special managements. *J Bone Miner Res* 2002;**17**(Suppl. 2):N37–43.
17. Chen JD, Morrison C, Zhang C, Kahnoski K, Carpten JD, Teh BT. Hyperparathyroidism-jaw tumour syndrome. *J Intern Med* 2003;**253**:634–42.
18. Mallette LE, Malini S, Rappaport MP, Kirkland JL. Familial cystic parathyroid adenomatosis. *Ann Intern Med* 1987;**107**:54–60.
19. Bradley KJ, Cavaco BM, Bowl MR, Harding B, Cranston T, Fratter C, et al. Parafibromin mutations in hereditary hyperparathyroidism syndromes and parathyroid tumours. *Clin Endocrinol (Oxf)* 2006;**64**:299–306.
20. Newey PJ, Bowl MR, Cranston T, Thakker RV, Cell division cycle protein 73 homolog (CDC73) mutations in the hyperparathyroidism-jaw tumor syndrome (HPT-JT) and parathyroid tumors. *Hum Mutat* 2010;**31**:295–307.
21. Carpten JD, Robbins CM, Villablanca A, Forsberg L, Presciuttini S, Bailey-Wilson J, et al. HRPT2, encoding parafibromin, is mutated in hyperparathyroidism-jaw tumor syndrome. *Nat Genet* 2002;**32**:676–80.
22. Hobbs MR, Pole AR, Pidwirny GN, Rosen IB, Zarbo RJ, Coon H, et al. Hyperparathyroidism-jaw tumor syndrome: the HRPT2 locus is within a 0.7-cM region on chromosome 1q. *Am J Hum Genet* 1999;**64**:518–25.
23. Szabó J, Heath B, Hill VM, Jackson CE, Zarbo RJ, Mallette LE, et al. Hereditary hyperparathyroidism-jaw tumor syndrome: the endocrine tumor gene HRPT2 maps to chromosome 1q21-q31. *Am J Hum Genet* 1995;**56**:944–50.
24. Tan MH, Teh BT. Renal neoplasia in the hyperparathyroidism-jaw tumor syndrome. *Curr Mol Med* 2004;**4**:895–7.
25. Wassif WS, Farnebo F, Teh BT, Moniz CF, Li FY, Harrison JD, et al. Genetic studies of a family with hereditary hyperparathyroidism-jaw tumour syndrome. *Clin Endocrinol (Oxf)* 1999;**50**:191–6.
26. Bradley KJ, Hobbs MR, Buley ID, Carpten JD, Cavaco BM, Fares JE, et al. Uterine tumours are a phenotypic manifestation of the hyperparathyroidism-jaw tumour syndrome. *J Intern Med*

2005;**257**:18–26.
27. Wassif WS, Moniz CF, Friedman E, Wong S, Weber G, Nordenskjöld M, et al. Familial isolated hyperparathyroidism: a distinct genetic entity with an increased risk of parathyroid cancer. *J Clin Endocrinol Metab* 1993;**77**:1485–9.
28. Simonds WF, James-Newton LA, Agarwal SK, Yang B, Skarulis MC, Hendy GN, et al. Familial isolated hyperparathyroidism: clinical and genetic characteristics of 36 kindreds. *Medicine (Baltimore)* 2002;**81**:1–26.
29. Dionisi S, Minisola S, Pepe J, De Geronimo S, Paglia F, Memeo L, et al. Concurrent parathyroid adenomas and carcinoma in the setting of multiple endocrine neoplasia type 1: presentation as hypercalcemic crisis. *Mayo Clin Proc* 2002;**77**:866–9.
30. Agha A, Carpenter R, Bhattacharya S, Edmonson SJ, Carlsen E, Monson JP. Parathyroid carcinoma in multiple endocrine neoplasia type 1 (MEN1) syndrome: two case reports of an unrecognised entity. *J Endocrinol Invest* 2007;**30**:145–9.
31. Haven CJ, van Puijenbroek M, Tan MH, Teh BT, Fleuren GJ, van Wezel T, et al. Identification of MEN1 and HRPT2 somatic mutations in paraffin-embedded (sporadic) parathyroid carcinomas. *Clin Endocrinol (Oxf)* 2007;**67**:370–6.
32. Shih RY, Fackler S, Maturo S, True MW, Brennan J, Wells D. Parathyroid carcinoma in multiple endocrine neoplasia type 1 with a classic germline mutation. *Endocr Pract* 2009;**15**:567–72.
33. del Pozo C, García-Pascual L, Balsells M, Barahona MJ, Veloso E, González C, et al. Parathyroid carcinoma in multiple endocrine neoplasia type 1. Case report and review of the literature. *Hormones (Athens)* 2011;**10**:326–31.
34. Jenkins PJ, Satta MA, Simmgen M, Drake WM, Williamson C, Lowe DG, et al. Metastatic parathyroid carcinoma in the MEN2A syndrome. *Clin Endocrinol (Oxf)* 1997;**47**:747–51.
35. Arnold A, Shattuck TM, Mallya SM, Krebs LJ, Costa J, Gallagher J, et al. Molecular pathogenesis of primary hyperparathyroidism. *J Bone Miner Res* 2002;**17**(Suppl. 2):N30–6.
36. Cetani F, Pardi E, Borsari S, Marcocci C. Molecular pathogenesis of primary hyperparathyroidism. *J Endocrinol Invest* 2011;**34**:35–9.
37. Cryns VL, Thor A, Xu HJ, Hu SX, Wierman ME, Vickery AL Jr, et al. Loss of the retinoblastoma tumor-suppressor gene in parathyroid carcinoma. *N Engl J Med* 1994;**330**:757–61.
38. Cetani F, Pardi E, Viacava P, Pollina GD, Fanelli G, Picone A, et al. A reappraisal of the Rb1 gene abnormalities in the diagnosis of parathyroid cancer. *Clin Endocrinol (Oxf)* 2004;**60**:99–106.
39. Shattuck TM, Kim TS, Costa J, Yandell DW, Imanishi Y, Palanisamy N, et al. Mutational analyses of RB and BRCA2 as candidate tumour suppressor genes in parathyroid carcinoma. *Clin Endocrinol (Oxf)* 2003;**59**:180–9.
40. Howell VM, Haven CJ, Kahnoski K, Khoo SK, Petillo D, Chen J, et al. HRPT2 mutations are associated with malignancy in sporadic parathyroid tumours. *J Med Genet* 2003;**40**:657–63.
41. Cetani F, Pardi E, Borsari S, Viacava P, Dipollina G, Cianferotti L, et al. Genetic analyses of the HRPT2 gene in primary hyperparathyroidism: germline and somatic mutations in familial and sporadic parathyroid tumors. *J Clin Endocrinol Metab* 2004;**89**:5583–91.
42. Simonds WF, Robbins CM, Agarwal SK, Hendy GN, Carpten JD, Marx SJ. Familial isolated hyperparathyroidism is rarely caused by germline mutation in HRPT2, the gene for the hyperparathyroidism-jaw tumor syndrome. *J Clin Endocrinol Metab* 2004;**89**:96–102.
43. Warner J, Epstein M, Sweet A, Singh D, Burgess J, Stranks S, et al. Genetic testing in familial isolated hyperparathyroidism: unexpected results and their implications. *J Med Genet* 2004;**41**:155–60.
44. Villablanca A, Calender A, Forsberg L, Höög A, Cheng JD, Petillo D, et al. Germline and de novo mutations in the HRPT2 tumour suppressor gene in familial isolated hyperparathyroidism (FIHP). *J Med Genet* 2004;**41**:e32.
45. Mizusawa N, Uchino S, Iwata T, Tsuyuguchi M, Suzuki Y, Mizukoshi T, et al. Genetic analyses in patients with familial isolated hyperparathyroidism and hyperparathyroidism-jaw tumour syndrome. *Clin Endocrinol (Oxf)* 2006;**65**:9–16.
46. Guarnieri V, Scillitani A, Muscarella LA, Battista C, Bonfitto N, Bisceglia M, et al. Diagnosis of parathyroid tumors in familial isolated hyperparathyroidism with HRPT2 mutation: implications for cancer surveillance. *J Clin Endocrinol Metab* 2006;**91**:2827–32.
47. Kelly TG, Shattuck TM, Reyes-Mugica M, Stewart AF, Simonds WF, Udelsman R, et al. Surveillance for early detection of aggressive parathyroid disease: carcinoma and atypical adenoma in familial isolated hyperparathyroidism associated with a germline HRPT2 mutation. *J Bone Miner Res* 2006;**21**:1666–71.
48. Shattuck TM, Välimäki S, Obara T, Gaz RD, Clark OH, Shoback D, et al. Somatic and germ-line mutations of the HRPT2 gene in sporadic parathyroid carcinoma. *N Engl J Med* 2003;**349**:1722–9.
49. Cetani F, Ambrogini E, Viacava P, Pardi E, Fanelli G, Naccarato AG, et al. Should parafibromin staining replace HRTP2 gene analysis as an additional tool for histologic diagnosis of parathyroid carcinoma? *Eur J Endocrinol* 2007;**156**:547–54.
50. Cetani F, Pardi E, Ambrogini E, Banti C, Viacava P, Borsari S, et al. Hyperparathyroidism 2 gene (HRPT2, CDC73) and parafibromin studies in two patients with primary hyperparathyroidism and uncertain pathological assessment. *J Endocrinol Invest* 2008;**31**:900–4.
51. Guarnieri V, Battista C, Muscarella LA, Bisceglia M, de Martino D, Baorda F, et al. CDC73 mutations and parafibromin immunohistochemistry in parathyroid tumors: clinical correlations in a single-centre patient cohort. *Cell Oncol (Dordr)* 2012;**35**:411–22.
52. Wang O, Wang C, Nie M, Cui Q, Guan H, Jiang Y, et al. Novel HRPT2/CDC73 gene mutations and loss of expression of parafibromin in Chinese patients with clinically sporadic parathyroid carcinomas. *PLoS One* 2012;**7**:e45567.
53. Bricaire L, Odou MF, Cardot-Bauters C, Delemer B, North MO, Salenave S, et al. Frequent large germline HRPT2 deletions in a French National cohort of patients with primary hyperparathyroidism. *J Clin Endocrinol Metab* 2013;**98**:E403–8.
54. Cetani F, Banti C, Pardi E, Borsari S, Viacava P, Miccoli P, et al. CDC73 mutational status and loss of parafibromin in the outcome of parathyroid cancer. *Endocr Connect* 2013;**2**:186–95.
55. Hewitt KM, Sharma PK, Samowitz W, Hobbs M. Aberrant methylation of the HRPT2 gene in parathyroid carcinoma. *Ann Otol Rhinol Laryngol* 2007;**116**:928–33.
56. Krebs LJ, Shattuck TM, Arnold A. HRPT2 mutational analysis of typical sporadic parathyroid adenomas. *J Clin Endocrinol Metab* 2005;**90**:5015–7.
57. Chaudhary K, Deb S, Moniaux N, Ponnusamy MP, Batra SK. Human RNA polymerase II-associated factor complex: dysregulation in cancer. *Oncogene* 2007;**26**:7499–507.
58. Rozenblatt-Rosen O, Hughes CM, Nannepaga SJ, Shanmugam KS, Copeland TD, Guszczynski T, et al. The parafibromin tumor suppressor protein is part of a human Paf1 complex. *Mol Cell Biol* 2005;**25**:612–20.
59. Yart A, Gstaiger M, Wirbelauer C, Pecnik M, Anastasiou D, Hess D, et al. The HRPT2 tumor suppressor gene product parafibromin associates with human PAF1 and RNA polymerase II. *Mol Cell Biol* 2005;**25**:5052–60.
60. Hahn MA, Marsh DJ. Identification of a functional bipartite nuclear localization signal in the tumor suppressor parafibromin. *Oncogene* 2005;**24**:6241–8.
61. Lin L, Czapiga M, Nini L, Zhang JH, Simonds WF. Nuclear localization of the parafibromin tumor suppressor protein implicated in the hyperparathyroidism-jaw tumor syndrome enhances its proapoptotic function. *Mol Cancer Res* 2007;**5**:183–93.
62. Bradley KJ, Bowl MR, Williams SE, Ahmad BN, Partridge CJ, Patmanidi AL, et al. Parafibromin is a nuclear protein with a functional monopartite nuclear localization signal. *Oncogene* 2007;**26**:1213–21.
63. Hahn MA, Marsh DJ. Nucleolar localization of parafibromin is mediated by three nucleolar localization signals. *FEBS Lett* 2007;**581**:5070–4.
64. Tan MH, Morrison C, Wang P, Yang X, Haven CJ, Zhang C, et al. Loss of parafibromin immunoreactivity is a distinguishing feature of parathyroid carcinoma. *Clin Cancer Res* 2004;**10**:6629–37.

65. Juhlin C, Larsson C, Yakoleva T, Leibiger I, Leibiger B, Alimov A, et al. Loss of parafibromin expression in a subset of parathyroid adenomas. *Endocr Relat Cancer* 2006;**13**:509–23.
66. Juhlin CC, Villablanca A, Sandelin K, Haglund F, Nordenström J, Forsberg L, et al. Parafibromin immunoreactivity: its use as an additional diagnostic marker for parathyroid tumor classification. *Endocr Relat Cancer* 2007;**14**:501–12.
67. Fernandez-Ranvier GG, Khanafshar E, Tacha D, Wong M, Kebebew E, Duh QY, et al. Defining a molecular phenotype for benign and malignant parathyroid tumors. *Cancer* 2009;**115**:334–44.
68. Howell VM, Gill A, Clarkson A, Nelson AE, Dunne R, Delbridge LW, et al. Accuracy of combined protein gene product 9.5 and parafibromin markers for immunohistochemical diagnosis of parathyroid carcinoma. *J Clin Endocrinol Metab* 2009;**94**:434–41.
69. Kim HK, Oh YL, Kim SH, Lee DY, Kang HC, Lee JI, et al. Parafibromin immunohistochemical staining to differentiate parathyroid carcinoma from parathyroid adenoma. *Head Neck* 2011;**34**:201–6.
70. Witteveen JE, Hamdy NA, Dekkers OM, Kievit J, van Wezel T, Teh BT, et al. Downregulation of CASR expression and global loss of parafibromin staining are strong negative determinants of prognosis in parathyroid carcinoma. *Mod Pathol* 2011;**24**:688–97.
71. Starker LF, Svedlund J, Udelsman R, Dralle H, Akerström G, Westin G, et al. The DNA methylome of benign and malignant parathyroid tumors. *Genes Chromosomes Cancer* 2011;**50**:735–45.
72. Costa-Guda J, Imanishi Y, Palanisamy N, Kawamata N, Phillip Koeffler H, et al. Allelic imbalance in sporadic parathyroid carcinoma and evidence for its de novo origins. *Endocrine* 2013;**44**: 489–95.
73. Corbetta S, Vaira V, Guarnieri V, Scillitani A, Eller-Vainicher C, Ferrero S, et al. Differential expression of microRNAs in human parathyroid carcinomas compared with normal parathyroid tissue. *Endocr Relat Cancer* 2010;**17**:135–46.
74. Rahbari R, Holloway AK, He M, Khanafshar E, Clark OH, Kebebew E. Identification of differentially expressed microRNA in parathyroid tumors. *Ann Surg Oncol* 2011;**18**:1158–65.
75. Vaira V, Elli F, Forno I, Guarnieri V, Verdelli C, Ferrero S, et al. The microRNA cluster C19MC is deregulated in parathyroid tumours. *J Mol Endocrinol* 2012,**49**:115 21.
76. Bondenson L, Grimelius L, DeLellis RA, et al. Parathyroid carcinoma. In: DeLellis RA, Lloyd RV, Heitz PU, Eng C, editors. *Pathology and Genetics Tumors of Endocrine Organs. WHO Classification of Tumours.* Lyon: IARC Press; 2004. pp. 124–7.
77. DeLellis RA. Parathyroid carcinoma: an overview. *Adv Anat Pathol* 2005;**12**:53–61.
78. Schantz A, Castleman B. Parathyroid carcinoma. A study of 70 cases. *Cancer* 1973;**31**:600–5.
79. DeLellis RA. Parathyroid tumors and related disorders. *Mod Pathol* 2011;**24**(Suppl. 2):S78–93.
80. Delellis RA. Challenging lesions in the differential diagnosis of endocrine tumors: parathyroid carcinoma. *Endocr Pathol* 2008;**19**:221–5.
81. Apel RL. The parathyroid glands. In: LiVolsi VA, Asa SL, editors. *Endocrine Pathology*. Philadelphia: Churchill Livingstone; 2002. pp. 103–47.
82. DeLellis RA, Jackson CL, McAllister ML. Introduction. Pathology. *Med Health R I* 2005;**88**:210–1.
83. Sandelin K, Tullgren O, Farnebo LO. Clinical course of metastatic parathyroid cancer. *World J Surg* 1994;**18**:594–8. discussion 9.
84. Bergero N, De Pompa R, Sacerdote C, Gasparri G, Volante M, Bussolati G, et al. Galectin-3 expression in parathyroid carcinoma: immunohistochemical study of 26 cases. *Hum Pathol* 2005;**36**:908–14.
85. Wang O, Wang CY, Shi J, Nie M, Xia WB, Li M, et al. Expression of Ki-67, galectin-3, fragile histidine triad, and parafibromin in malignant and benign parathyroid tumors. *Chin Med J (Engl)* 2012;**125**:2895–901.
86. Erickson LA, Jin L, Wollan P, Thompson GB, van Heerden JA, Lloyd RV. Parathyroid hyperplasia, adenomas, and carcinomas: differential expression of p27Kip1 protein. *Am J Surg Pathol* 1999;**23**:288–95.
87. Gill AJ, Clarkson A, Gimm O, Keil J, Dralle H, Howell VM, et al. Loss of nuclear expression of parafibromin distinguishes parathyroid carcinomas and hyperparathyroidism-jaw tumor (HPT-JT) syndrome-related adenomas from sporadic parathyroid adenomas and hyperplasias. *Am J Surg Pathol* 2006;**30**:1140–9.
88. Juhlin CC, Nilsson IL, Johansson K, Haglund F, Villablanca A, Höög A, et al. Parafibromin and APC as screening markers for malignant potential in atypical parathyroid adenomas. *Endocr Pathol* 2010;**21**:166–77.
89. Wynne AG, van Heerden J, Carney JA, Fitzpatrick LA. Parathyroid carcinoma: clinical and pathologic features in 43 patients. *Medicine (Baltimore)* 1992;**71**:197–205.
90. Marcocci C, Cetani F. Clinical practice. Primary hyperparathyroidism. *N Engl J Med* 2011;**365**:2389–97.
91. Silverberg SJ, Lewiecki EM, Mosekilde L, Peacock M, Rubin MR. Presentation of asymptomatic primary hyperparathyroidism: Proceedings of the Third International Workshop. *J Clin Endocrinol Metab* 2009;**94**:351–65.
92. Rubin MR, Silverberg SJ, D'Amour P, Brossard JH, Rousseau L, Sliney J Jr, et al. An N-terminal molecular form of parathyroid hormone (PTH) distinct from hPTH(1–84) is overproduced in parathyroid carcinoma. *Clin Chem* 2007;**53**:1470–6.
93. Cavalier E, Daly AF, Betea D, Pruteanu-Apetrii PN, Delanaye P, Stubbs P, et al. The ratio of parathyroid hormone as measured by third- and second-generation assays as a marker for parathyroid carcinoma. *J Clin Endocrinol Metab* 2010;**95**:3745–9.
94. Stock JL, Weintraub BD, Rosen SW, Aurbach GD, Spiegel AM, Marx SJ. Human chorionic gonadotropin subunit measurement in primary hyperparathyroidism. *J Clin Endocrinol Metab* 1982;**54**:57–63.
95. Rubin MR, Bilezikian JP, Birken S, Silverberg SJ. Human chorionic gonadotropin measurements in parathyroid carcinoma. *Eur J Endocrinol* 2008;**159**:469–74.
96. Gupta SP, Mittal A, Sathian B. Significance of HCG to distinguish parathyroid carcinoma from benign disease and in adding prognostic information: a hospital based study from Nepal. *Asian Pac J Cancer Prev* 2013;**14**:325–7.
97. Talat N, Schulte KM. Clinical presentation, staging and long-term evolution of parathyroid cancer. *Ann Surg Oncol* 2010;**17**:2156–71.
98. Haber RS, Kim CK, Inabnet WB. Ultrasonography for preoperative localization of enlarged parathyroid glands in primary hyperparathyroidism: comparison with (99m)technetium sestamibi scintigraphy. *Clin Endocrinol (Oxf)* 2002;**57**:241–9.
99. Whitson BA, Broadie TA. Preoperative ultrasound and nuclear medicine studies improve the accuracy in localization of adenoma in hyperparathyroidism. *Surg Today* 2008;**38**:222–6.
100. Hara H, Igarashi A, Yano Y, Yashiro T, Ueno E, Aiyoshi Y, et al. Ultrasonographic features of parathyroid carcinoma. *Endocr J* 2001;**48**:213–7.
101. Kwon JH, Kim EK, Lee HS, Moon HJ, Kwak JY. Neck ultrasonography as preoperative localization of primary hyperparathyroidism with an additional role of detecting thyroid malignancy. *Eur J Radiol* 2013;**82**:e17–21.
102. Sidhu PS, Talat N, Patel P, Mulholland NJ, Schulte KM. Ultrasound features of malignancy in the preoperative diagnosis of parathyroid cancer: a retrospective analysis of parathyroid tumours larger than 15 mm. *Eur Radiol* 2011;**21**:1865–73.
103. Iacobone M, Ruffolo C, Lumachi F, Favia G. Results of iterative surgery for persistent and recurrent parathyroid carcinoma. *Langenbeck's Arch Surg* 2005;**390**:385–90.
104. Evangelista L, Sorgato N, Torresan F, Boschin IM, Pennelli G, Saladini G, et al. FDG-PET/CT and parathyroid carcinoma: review of literature and illustrative case series. *World J Clin Oncol* 2011;**2**:348–54.
105. Busaidy NL, Jimenez C, Habra MA, Schultz PN, El-Naggar AK, Clayman GL, et al. Parathyroid carcinoma: a 22-year experience. *Head Neck* 2004;**26**:716–26.
106. Sandelin K, Auer G, Bondeson L, Grimelius L, Farnebo LO. Prog-

nostic factors in parathyroid cancer: a review of 95 cases. *World J Surg* 1992;**16**:724–31.
107. Koea JB, Shaw JH. Parathyroid cancer: biology and management. *Surg Oncol* 1999;**8**:155–65.
108. Kebebew E. Parathyroid carcinoma. *Curr Treat Options Oncol* 2001;**2**:347–54.
109. Rawat N, Khetan N, Williams DW, Baxter JN. Parathyroid carcinoma. *Br J Surg* 2005;**92**:1345–53.
110. Givi B, Shah JP. Parathyroid carcinoma. *Clin Oncol (R Coll Radiol)* 2010;**22**:498–507.
111. Owen RP, Silver CE, Pellitteri PK, Shaha AR, Devaney KO, Werner JA, et al. Parathyroid carcinoma: a review. *Head Neck* 2011;**33**:429–36.
112. Wang CA, Gaz RD. Natural history of parathyroid carcinoma. Diagnosis, treatment, and results. *Am J Surg* 1985;**149**:522–7.
113. Schulte KM, Talat N, Miell J, Moniz C, Sinha P, Diaz-Cano S. Lymph node involvement and surgical approach in parathyroid cancer. *World J Surg* 2010;**34**:2611–20.
114. Kebebew E, Arici C, Duh QY, Clark OH. Localization and reoperation results for persistent and recurrent parathyroid carcinoma. *Arch Surg* 2001;**136**:878–85.
115. Marcocci C, Mazzeo S, Bruno-Bossio G, Picone A, Vignali E, Ciampi M, et al. Preoperative localization of suspicious parathyroid adenomas by assay of parathyroid hormone in needle aspirates. *Eur J Endocrinol* 1998;**139**:72–7.
116. Spinelli C, Bonadio AG, Berti P, Materazzi G, Miccoli P. Cutaneous spreading of parathyroid carcinoma after fine needle aspiration cytology. *J Endocrinol Invest* 2000;**23**:255–7.
117. Rao SR, Shaha AR, Singh B, Rinaldo A, Ferlito A. Management of cancer of the parathyroid. *Acta Otolaryngol* 2002;**122**:448–52.
118. Munson ND, Foote RL, Northcutt RC, Tiegs RD, Fitzpatrick LA, Grant CS, et al. Parathyroid carcinoma: is there a role for adjuvant radiation therapy? *Cancer* 2003;**98**:2378–84.
119. Clayman GL, Gonzalez HE, El-Naggar A, Vassilopoulou-Sellin R. Parathyroid carcinoma: evaluation and interdisciplinary management. *Cancer* 2004;**100**:900–5.
120. Artinyan A, Guzman E, Maghami E, Al-Sayed M, D'Apuzzo M, Wagman L, et al. Metastatic parathyroid carcinoma to the liver treated with radiofrequency ablation and transcatheter arterial embolization. *J Clin Oncol* 2008;**26**:4039–41.
121. Tochio M, Takaki H, Yamakado K, Uraki J, Kashima M, Nakatsuta A, et al. A case report of 20 lung radiofrequency ablation sessions for 50 lung metastases from parathyroid carcinoma causing hyperparathyroidism. *Cardiovasc Intervent Radiol* 2010;**33**:657–9.
122. Bowyer SE, White AM, Ransom DT, Davidson JA. Resistant hypercalcaemia in metastatic parathyroid carcinoma. *Med J Aust* 2013;**198**:559–61.
123. Bradwell AR, Harvey TC. Control of hypercalcaemia of parathyroid carcinoma by immunisation. *Lancet* 1999;**353**:370–3.
124. Betea D, Bradwell AR, Harvey TC, Mead GP, Schmidt-Gayk H, Ghaye B, et al. Hormonal and biochemical normalization and tumor shrinkage induced by anti-parathyroid hormone immunotherapy in a patient with metastatic parathyroid carcinoma. *J Clin Endocrinol Metab* 2004;**89**:3413–20.
125. Horie I, Ando T, Inokuchi N, Mihara Y, Miura S, Imaizumi M, et al. First Japanese patient treated with parathyroid hormone peptide immunization for refractory hypercalcemia caused by metastatic parathyroid carcinoma. *Endocr J* 2010;**57**:287–92.
126. Schott M, Feldkamp J, Schattenberg D, Krueger T, Dotzenrath C, Seissler J, et al. Induction of cellular immunity in a parathyroid carcinoma treated with tumor lysate-pulsed dendritic cells. *Eur J Endocrinol* 2000;**142**:300–6.
127. Brown EM. Clinical utility of calcimimetics targeting the extracellular calcium-sensing receptor (CaSR). *Biochem Pharmacol* 2010;**80**:297–307.
128. Collins MT, Skarulis MC, Bilezikian JP, Silverberg SJ, Spiegel AM, Marx SJ. Treatment of hypercalcemia secondary to parathyroid carcinoma with a novel calcimimetic agent. *J Clin Endocrinol Metab* 1998;**83**:1083–8.
129. Peacock M, Bilezikian JP, Bolognese MA, Borofsky M, Scumpia S, Sterling LR, et al. Cinacalcet HCl reduces hypercalcemia in primary hyperparathyroidism across a wide spectrum of disease severity. *J Clin Endocrinol Metab* 2011;**96**:E9–18.
130. Saponaro F, Faggiano A, Grimaldi F, Borretta G, Brandi ML, Minisola S, et al. Cinacalcet in the management of primary hyperparathyroidism: post marketing experience of an Italian multicentre group. *Clin Endocrinol (Oxf)* 2013;**79**:20–6.
131. Silverberg SJ, Rubin MR, Faiman C, Peacock M, Shoback DM, Smallridge RC, et al. Cinacalcet hydrochloride reduces the serum calcium concentration in inoperable parathyroid carcinoma. *J Clin Endocrinol Metab* 2007;**92**:3803–8.

第 28 章

原发性甲状旁腺功能亢进症中的骨转换标志物

Aline G. Costa, Claudio Marcocci, John P. Bilezikian

引言

尽管原发性甲状旁腺功能亢进症(PHPT)的临床表型已经从有症状性疾病变成了无症状性疾病，其骨转换增加的常见特征并未改变。通过经皮髂嵴骨动态组织形态学活检或者外周血生化标志物可以明确观测到骨转换活动的增强[1-3]。事实上在高骨转换的状况下,骨质流失是一个常见特征。通过双能量 X 线吸收测量法(DXA)可发现,骨质流失在远 1/3 的桡骨骨皮质最为显著。在本章中,我们将总结关于骨转换标志物评估的相关信息,包括在上一版本之后出现的新参数。

骨转换标志物

骨转换标志物(BTM)反映了骨细胞(成骨细胞、破骨细胞和骨细胞)或者骨胶原形成和重吸收过程中的分泌和分解产物。它们可以进入血液循环系统,提供便捷的(尽管是间接的)工具来评估骨转换情况。一些 BTM 可以从尿液回收并定量测定。BTM 有可能提供关于骨转换状态的信息。测量 PHPT 中的 BTM 可以深入了解甲状旁腺功能影响骨骼的程度。在骨矿物质密度(BMD) 尚未开始下降的受试者中,BTM 可用于预测后续骨质流失的可能性。BTM 在血液循环或者尿液中的测量可能受到以下因素影响:昼夜变化、肾清除率、饮食、药物、运动、激素失调和伴随疾病。此外,因为现有检测技术的不同,结果的解释也很复杂[4]。

骨形成标志物

骨形成标志物是成骨细胞活动的产物，在成骨过程中释放入血液,包括酶类、胶原和非胶原基质蛋白以及生长因子。血液循环中的骨形成标志物包括:血清总碱性磷酸酶(ALP)、骨特异性碱性磷酸酶(BALP)、骨钙素(OC)、I 型原胶原 N 端前肽(N1CP)和 I 型原胶原 C-末端前肽(P1CP)。

骨吸收标志物

骨吸收标志物是由于胶原转换分解而产生胶原降解产物。这些降解后的小片段可以在血液循环和尿液中检测到[5]。因为检测精度和便利性更高,血清检测往往取代尿液检测[6]。骨吸收标志物包括:脱氧吡啶啉(DPD)、吡啶啉(PYD)、羟脯氨酸(OHP)、I 型胶原吡啶交联终肽(ICTP)、I 型胶原 N-末端肽交联(NTX)、I 型胶原 C-末端肽交联(CTX)和羟赖氨酸苷。最常见的血清骨吸收标志物是 CTX[5]。除此之外,其他的有望成为骨吸收标志物的酶包括抗酒石酸酸性磷酸酶(TRAP)和它的同工酶 5b(TRAP-5b)[7]。

骨转换标志物和原发性甲状旁腺功能亢进症

典型的 PHPT 中骨转换的增强可以反映为血清 BTM 水平的升高[8,9]。此外,疾病活跃度较高的患者BTM 水平高于疾病活跃度较低的受试者。如 Silverberg[10]等所述,当将研究组的值平均后与正常对照组进行比较,BTM 并没有表现出典型的明显升高。在一组包括 66 例无症状 PHPT 的研究中，骨形成标志物 ALP 和骨吸收标志物 PYD、DPD 和 OHP 的基线平均值皆处于正常参考值的上限以内。虽然过去研究表明,BTM 会随着病程而增高，但这些标志物水平在 6 年的随访中并没有观察到任何变化趋势[10]。

PHPT的治疗及对骨转换指标的影响

对于有症状或符合其他甲状旁腺切除术(PTX)适应证的PHPT患者,手术切除异常甲状旁腺组织是治愈手段[11]。对于不符合手术指南或因其他原因未进行手术的患者,非手术方法通常取决于临床情况和医生的判断。

手术治疗

PTH水平在手术切除异常甲状旁腺后几分钟内下降,随后血钙水平很快恢复正常。骨吸收标志物在PTX后不久迅速下降,随后骨形成标志物逐渐下降。BTM的下降与骨密度的增加有关[12-14]。在一项纵向研究中,12例绝经后轻度PHPT的女性在PTX术后随访2年[15]。术前BALP、OC升高,PICP、ICTP均在正常范围内。术后2年BALP、OC均降到正常范围,PICP、ICTP均在正常范围内。

在一项简短的研究中,Christiansen等[12]对24例接受PTX治疗的轻度PHPT患者随访了6个月。在治疗性手术后发现患者的骨形成标志物和骨吸收标志物显著下降。骨形成标志物(OC、ALP和BALP)在术后6个月内缓慢下降,而骨吸收标志物NTX在术后1个月突然下降,在术后1个月上升的ICTP也下降。随后对患者进行为期36个月的延长研究[16]。延长期结束时,所有BTM均在正常范围内。虽然之前的研究[17]未能显示PTX术前的BTM水平与BMD变化之间的关联,但本研究显示PTX术前的骨标志物水平与腰椎骨密度的最终变化呈正相关[12]。另一项研究报道了53例患者PTX术后1年BMD变化与PINP和CTX初始水平之间存在类似的正相关性[18]。这些研究表明,PTX术后患者BTM恢复正常,并且骨转换活跃的患者的BMD获益更大[12]。在一项包括11例接受PTX的老年PHPT患者[年龄(72.7±8.5)岁]的研究中,Tamura等人[19]发现与基线值相比,PTX术后1年BTM显著下降(OC为70%;BALP为58%,尿NTX为51%,尿DPD为45%)。在随后的5年中,BTM仍然低于基线值。

总的来说,这些研究的数据显示,在PTX术后,BTM通常会下降,如果在术前升高,则会在术后降至正常范围,其中术后第一年内降幅最大。PTX术后骨吸收标志物下降更快,随后骨形成标志物下降。手术后,可能形成合成代谢窗口期,因为骨吸收的初期和优先减少,早期以骨形成为主。这一过程可以通过骨吸收标志物的下降以及随后的骨形成标志物的缓慢下降而得到证明。为了找到一个能够预测PTX术后效果并反映骨重塑和微结构获益情况的特定骨转换标志物,Boudou等人研究了41例绝经后女性PHPT患者接受PTX术后2天CTX和P1NP的变化[20]。与其他研究类似,BTM升高并且高于两个对照组:绝经前和绝经后女性。根据最初的骨标志物水平并与绝经后对照组比较,将受试者分为三组:①高骨转换,两种骨标志物(P1NP和CTX)均高于正常值;②高骨吸收,仅CTX升高;③正常转换,P1NP和CTX水平均正常。术后2天,所有三个亚组都观察到CTX水平显著降低,其中高转换组下降最显著[20]。相反,高转换组和高骨吸收组P1NP均显著升高。

PHPT患者的白介素-6(IL-6)水平升高[21,22]。此外,Gray等[21]发现,PHPT患者不仅IL-6水平在PHPT中升高,而且IL-6可溶性受体(IL-6sR)也升高,PTX术后IL-6和IL-6sR水平均下降。一项为期12天的纵向研究追踪了PTX术后IL-6的变化[23]。与之前的报道类似,该研究显示PHPT患者IL-6的基线水平高于对照组。PTX术后1~2小时IL-6水平升高,第1天达到峰值,此后下降。手术对照组者未接受PTX但接受了胆囊切除术、乙状结肠切除术或半切除术,术后IL-6也增加,第2天达到峰值,随后出现下降。尽管Guo等人[23]和之前的研究[21,22]均报道了PHPT术前高水平的IL-6,PHPT患者组和手术对照组术后也出现了IL-6水平的峰值,这表明术后IL-6升高代表对手术本身的反应,而不是PTX术后直接标志物的急剧改变[23]。

Stilgren等人研究了20例PHPT患者接受PTX术后1年的骨保护素(OPG)的变化[24]。术前OPG水平在正常范围内并在PTX术后保持稳定。然而,术前OPG最高的患者术后腰椎和前臂远端的BMD变化趋势较小。所有患者PTX术后BTM均降低[24]。仅在术后发现了BTM与OPG水平的相关性。随后,同一研究组评估了同一组患者骨活检中的RANKL和OPG的mRNA,并发现PTX术后RANKL/OPG的mRNA比率显著降低[25]。

最近,在PHPT患者中进行了硬骨素研究。Wnt合成转换信号传导途径的拮抗剂硬骨素主要由骨细胞产生,其功能是抑制骨形成[26-29],与骨形成指数呈负相关。硬骨素通过调节Wnt途径影响成骨细胞的分化和存活,而不是像大多数骨形成标志物一样作为成骨细胞活性的产物[29]。之前的研究已经证明PTH是硬骨素的调节剂[30-32]。预计PHPT患者硬骨素水平会下降,而甲状旁腺功能减退症患者会升高，这种预期已被证实。与正常甲状旁腺对照组相比，甲状旁腺功能减退症患者的硬骨素水平更高[33]。在 PHPT 中，硬骨素水平仅略低于对照受试者[34,35]。在一小部分接受 PTX 治疗的 PHPT 患者中，硬骨素水平在术后 2 天内增加，在术后 10 天内恢复到其年龄参考值范围，并在整个研究期间保持稳定 1 年[36]。

PHPT 的非手术药物干预

对于无症状且未手术的患者（因为他们不符合手术指征，或有禁忌证，或拒绝手术），可选择药物干预。多数药物至少能暂时降低钙水平，并减少骨转换。药物干预后 BTM 的变化通常用于监测。

雌激素

尽管对女性 PHPT 患者进行雌激素替代疗法（HRT）的报道可追溯到近 40 年前，但这些报道并不多。此外，早期的研究并未包括循环 BTM 的测量。过去，给予绝经后女性 PHPT 患者短期或长期雌激素治疗，其尿重吸收标志物、OHP 和传统尿钙排泄检测值下降。42 例轻度的绝经后女性 PHPT 患者参加了一项双盲、安慰剂对照试验，并随机接受结合雌激素（0.625mg）和甲羟孕酮（5mg），或安慰剂治疗 2 年。在治疗的前 6 个月中，与安慰剂组相比，HRT 组的 ALP、尿 OHP 和 uNTX 均比基线显著下降。BTM 水平抑制状态保持 2 年。PTH 和离子钙水平没有变化。后续试验中，4 年 HRT 后 ALP 和尿 OHP 排泄仍低于基线。在之前用雌激素治疗的绝经后女性 PHPT 患者中，ALP 和血清 OC 水平呈抑制趋势。在 BTM 中观察到的变化与在接受 PTX 治疗的患者中观察到的变化类似。虽然应用 HRT 治疗使得 BTM 减少，但也可观察到其促进 BMD 的增加，但因无直接数据，人们只能推断这些变化是否减少骨折风险[43]。

选择性雌激素受体调节剂（SERM）

这类药物以赋予组织特异性激动剂或拮抗剂特性的方式与雌激素受体相互作用。雷洛昔芬是一种 SERM，可作为骨组织特异性雌激素激动剂。只有少数临床试验报道了雷洛昔芬在 PHPT 中的作用。为期 12 个月的雷洛昔芬每日药物治疗与 3 例 PHPT 患者的空腹尿钙排泄（−61%）和 DPD（−56%）降低以及腰椎和股骨颈 BMD 增加有关[44]。Rubin 等[45]对 18 例绝经后女性 PHPT 患者进行了雷洛昔芬随机的安慰剂对照双盲研究。每日给安慰剂或雷洛昔芬 60mg 治疗 8 周。到 8 周时，治疗组的 BTM 和血钙明显下降，而对照组未见变化。OC 水平下降了 13%，血清 NTX 下降了 18%。然而，两组的 PTH 水平都没有变化。停药 4 周后 BTM 恢复至基线水平[45]。应用雷洛昔芬治疗的 PHPT 患者的 BTM 和钙的变化与在应用 HRT 治疗的 PHPT 患者中观察到的变化相似。

拟钙剂

西那卡塞（Cinacalcet）是一种钙敏感受体激动剂，已被证明可降低 PHPT 患者的血钙和 PTH 水平，其对 BTM 的影响也有报道[46-49]。一项多中心的双盲安慰剂对照试验，随机给予 78 例轻度至中度的 PHPT 患者（27~83 岁）安慰剂或西那卡塞用药 1 年[47]。尽管西那卡塞组的空腹给药前 PTH 水平较基线水平小幅下降 7.6%，较安慰剂组下降了接近 15%，但其血清 BALP、NTX 和尿 NTX 较安慰剂组升高[47]。可能是由于血清 PTH 的波动更明显，在服用西那卡塞 2 小时后其下降了 37%。在另一项研究中，对于 PTX 治疗后持续性 PHPT 患者，西那卡塞最初并未改变 NTX 或 BALP 的中位血清浓度[50]。一项基于三个多中心临床研究的分组数据分析[51]，根据疾病严重程度对患者进行评估，将患者进行如下分组：①失败的甲状旁腺切除术史；②尽管有手术指征，但没有手术干预；③轻度无症状 PHPT。尽管血清 BALP、NTX 以及尿液 NTX 在各组之间没有显著差异，BTM 仍随着疾病的严重程度（组 1>组 2>组 3）而呈增高趋势。并且不论血钙水平是否下降，治疗 1 年后三组中任一组的血清 BALP、NTX 或尿 NTX 均未见改变[51]。对一组小样本的 PHPT 患者进行了单用西那卡塞（n=10）或联合阿仑膦酸盐合用的疗效研究。联合用药组（西那卡塞和阿仑膦酸钠组）的 ALP 明显低于基线水平，且低于单用西那卡塞组（P<0.05）[52]。

双膦酸盐

随着早期双膦酸盐如依替膦酸（etidronate）和二氯亚甲基双膦酸盐的使用，尿 OHP 排泄量降低[53,54]。PHPT 患者中，阿仑膦酸钠使 BALP、OC 和尿 PYD 减少[55]。Chow 等[56]在另一项纳入绝经后女性 PHPT 患者的研究中发现，每日应用阿仑膦酸钠 10mg 与 24 周时的 BALP 显著降低以及 48 周时的血清 OC、uNTx 降低相关。阿仑膦酸钠停药 24 周后，BTM 虽有所增加，但仍低于基线水平。在一项随机安慰剂对照试验中，每天服用阿仑膦酸钠 10mg 可以持续降低 BTM 达 2 年。在服用阿仑膦酸钠的患者中，骨吸收标志物尿 NTX 在治疗开始 3 个月内达到最低点（−66%），BALP 在 9 个月内达到最低点(−54%)，而安慰剂组的 BTM 仍然升高。在安慰剂组交叉接受阿仑膦酸钠治疗后，BTM 的下降与最初接受阿仑膦酸钠治疗的患者相似[57]。针对性别差异，Khan 等人[58]的研究表明，经过 1 年的治疗，接受阿仑膦酸钠治疗的男性患者 BTM 的降低与绝经后女性患者相似。一项应用阿仑膦酸钠(10mg/d)治疗的开放性试验，纳入男女患者比例为 5:27，结果表明 BTM 被抑制，但在停药后 18 个月后趋于恢复到基线水平[59]。与阿仑膦酸钠相似，利塞膦酸盐的短期疗法可显著抑制骨吸收，并在后期减少骨形成[60]。在最近一项包含 33 例 PHPT 患者的研究中，患者口服阿仑膦酸钠 70mg/周，服用 1 年，其 OC、ALP 减少而 PTH 或钙水平没有任何改变[61]。在 1 年治疗结束时，血清 OPG 水平升高，RANKL 水平下降，使得 RANKL /OPG 比率降低。此外，在治疗结束时，腰椎、股骨颈和全身 BMD 较基线水平增加[61]。

结论

BTM 依 PHPT 病情的严重程度升高或处于正常高值。各类研究中纳入的 PHPT 患者的病情严重程度不同，可能解释了在不同的研究中，骨转换标志物对治疗的反应不一致现象。一般来说，BTM 高的患者更有可能患更严重的活动性骨病。PTX 术后，骨吸收标志物水平下降迅速且显著，随后是骨形成标志物水平缓慢下降。对于 PHPT 患者，使用抗吸收剂而不用西那卡塞的非手术药物治疗也与 BTM 的减少相关，且只要持续用药就能保持。

（赵科 译）

参考文献

1. Mundy GR, Cove DH, Fisken R. Primary hyperparathyroidism: changes in the pattern of clinical presentation. *Lancet* 1980;**1**:1317–20.
2. Parisien M, Cosman F, Mellish RW, Schnitzer M, Nieves J, Silverberg SJ, et al. Bone structure in postmenopausal hyperparathyroid, osteoporotic, and normal women. *J Bone Miner Res* 1995;**10**:1393–9.
3. Bilezikian JP, Brandi ML, Rubin M, Silverberg SJ. Primary hyperparathyroidism: new concepts in clinical, densitometric and biochemical features. *J Intern Med* 2005;**257**:6–17.
4. Brixen K, Eriksen EF. Validation of biochemical markers of bone turnover. In: Seibel MJ, Robins SP, Bilezikian JP, editors. *Dynamics of Bone and Cartilage Metabolism*. 2nd ed. San Diego: Academic Press; 2006. pp. 583–94.
5. Seibel MJ. Molecular markers of bone metabolism in parathyroid disease. In: Bilezikian JP, Marcus R, Levine MA, editors. *The Parathyroids: Basic and Clinical Concepts*. 2nd ed. San Diego: Academic Press; 2001. pp. 399–409.
6. Woitge HW, Pecherstorfer M, Li Y, Keck AV, Horn E, Ziegler R, et al. Novel serum markers of bone resorption: clinical assessment and comparison with established urinary indices. *J Bone Miner Res* 1999;**14**:792–801.
7. Alatalo SL, Ivaska KK, Waguespack SG, Econs MJ, Vaananen HK, Halleen JM. Osteoclast-derived serum tartrate-resistant acid phosphatase 5b in Albers-Schonberg disease (type II autosomal dominant osteopetrosis). *Clin Chem* 2004;**50**:883–90.
8. Guo CY, Thomas WE, al-Dehaimi AW, Assiri AM, Eastell R. Longitudinal changes in bone mineral density and bone turnover in postmenopausal women with primary hyperparathyroidism. *J Clin Endocrinol Metab* 1996;**81**:3487–91.
9. Christiansen P, Steiniche T, Brixen K, Hessov I, Melsen F, Charles P, et al. Primary hyperparathyroidism: biochemical markers and bone mineral density at multiple skeletal sites in Danish patients. *Bone* 1997;**21**:93–9.
10. Silverberg SJ, Gartenberg F, Jacobs TP, Shane E, Siris E, Staron RB, et al. Longitudinal measurements of bone density and biochemical indices in untreated primary hyperparathyroidism. *J Clin Endocrinol Metab* 1995;**80**:723–8.
11. Bilezikian JP, Khan AA, Potts Jr JT. Third International Workshop on the Management of Asymptomatic Primary Hyperthyroidism. Guidelines for the management of asymptomatic primary hyperparathyroidism: summary statement from the third international workshop. *J Clin Endocrinol Metab* 2009;**94**:335–9.
12. Christiansen P, Steiniche T, Brixen K, Hessov I, Melsen F, Heickendorff L, et al. Primary hyperparathyroidism: short-term changes in bone remodeling and bone mineral density following parathyroidectomy. *Bone* 1999;**25**:237–44.
13. Valdemarsson S, Lindergard B, Tibblin S, Bergenfelz A. Increased biochemical markers of bone formation and resorption in primary hyperparathyroidism with special reference to patients with mild disease. *J Intern Med* 1998;**243**:115–22.
14. Rubin MR, Bilezikian JP, McMahon DJ, Jacobs T, Shane E, Siris E, et al. The natural history of primary hyperparathyroidism with or without parathyroid surgery after 15 years. *J Clin Endocrinol Metab* 2008;**93**:3462–70.
15. Thorsen K, Kristoffersson AO, Lorentzon RP. Changes in bone mass and serum markers of bone metabolism after parathyroidectomy. *Surgery* 1997;**122**:882–7.
16. Steiniche T, Christiansen P, Vesterby A, Ullerup R, Hessov I, Mosekilde LE, et al. Primary hyperparathyroidism: bone structure, balance, and remodeling before and 3 years after surgical treatment. *Bone* 2000;**26**:535–43.
17. Garton M, Martin J, Stewart A, Krukowski Z, Matheson N, Robins S, et al. Changes in bone mass and metabolism after surgery for primary hyperparathyroidism. *Clin Endocrinol (Oxf)* 1995;**42**:493–500.
18. Alonso S, Ferrero E, Donat M, Martínez G, Vargas C, Hidalgo M, et al. The usefulness of high pre-operative levels of serum type I collagen bone markers for the prediction of changes in bone mineral density after parathyroidectomy. *J Endocrinol Invest* 2012;**35**:640–4.
19. Tamura Y, Araki A, Chiba Y, Mori S, Hosoi T, Horiuchi T. Remarkable increase in lumbar spine bone mineral density and amelioration in biochemical markers of bone turnover after parathyroidectomy in elderly patients with primary hyperparathyroidism: a 5-year follow-up study. *J Bone Miner Metab* 2007;**25**:226–31.
20. Boudou P, Ibrahim F, Cormier C, Sarfati E, Souberbielle JC. Potential utility of high preoperative levels of serum type I collagen markers in postmenopausal women with primary hyperparathyroidism with respect to their short-term variations after parathyroidectomy. *J Bone Miner Metab* 2009;**27**:240–6.
21. Grey A, Mitnick MA, Shapses S, Ellison A, Gundberg C, Insogna K. Circulating levels of interleukin-6 and tumor necrosis factor-alpha are elevated in primary hyperparathyroidism and correlate with markers of bone resorption—a clinical research center study. *J Clin*

Endocrinol Metab 1996;**81**:3450–4.
22. Nakchbandi IA, Mitnick MA, Lang R, Gundberg C, Kinder B, Insogna K. Circulating levels of interleukin-6 soluble receptor predict rates of bone loss in patients with primary hyperparathyroidism. *J Clin Endocrinol Metab* 2002;**87**:4946–51.
23. Guo CY, Holland PA, Jackson BF, Hannon RA, Rogers A, Harrison BJ, et al. Immediate changes in biochemical markers of bone turnover and circulating interleukin-6 after parathyroidectomy for primary hyperparathyroidism. *Eur J Endocrinol* 2000;**142**:451–9.
24. Stilgren LS, Hegedus LM, Beck-Nielsen H, Abrahamsen B. Osteoprotegerin levels in primary hyperparathyroidism: effect of parathyroidectomy and association with bone metabolism. *Calcif Tissue Int* 2003;**73**:210–6.
25. Stilgren LS, Rettmer E, Eriksen EF, Hegedus L, Beck-Nielsen H, Abrahamsen B. Skeletal changes in osteoprotegerin and receptor activator of nuclear factor-kappab ligand mRNA levels in primary hyperparathyroidism: effect of parathyroidectomy and association with bone metabolism. *Bone* 2004;**35**:256–65.
26. Krause C, Korchynskyi O, de Rooij K, Weidauer SE, de Gorter DJ, van Bezooijen RL, et al. Distinct modes of inhibition by sclerostin on bone morphogenetic protein and Wnt signaling pathways. *J Biol Chem* 2010;**285**:41614–26.
27. Li X, Zhang Y, Kang H, Liu W, Liu P, Zhang J, et al. Sclerostin binds to LRP5/6 and antagonizes canonical Wnt signaling. *J Biol Chem* 2005;**280**:19883–7.
28. Semenov M, Tamai K, He X. SOST is a ligand for LRP5/LRP6 and a Wnt signaling inhibitor. *J Biol Chem* 2005;**280**:26770–5.
29. van Bezooijen RL, Svensson JP, Eefting D, Visser A, van der Horst G, Karperien M, et al. Wnt but not BMP signaling is involved in the inhibitory action of sclerostin on BMP-stimulated bone formation. *J Bone Miner Res* 2007;**22**:19–28.
30. Keller H, Kneissel M. SOST is a target gene for PTH in bone. *Bone* 2005;**37**:148–58.
31. Silvestrini G, Ballanti P, Leopizzi M, Sebastiani M, Berni S, Di Vito M, et al. Effects of intermittent parathyroid hormone (PTH) administration on SOST mRNA and protein in rat bone. *J Mol Histol* 2007;**38**:261–9.
32. Bellido T, Ali AA, Gubrij I, Plotkin LI, Fu Q, O'Brien CA, et al. Chronic elevation of parathyroid hormone in mice reduces expression of sclerostin by osteocytes: a novel mechanism for hormonal control of osteoblastogenesis. *Endocrinology* 2005;**146**:4577–83.
33. Costa AG, Cremers S, Rubin MR, McMahon DJ, Sliney J Jr, Lazaretti-Castro M, et al. Circulating sclerostin in disorders of parathyroid gland function. *J Clin Endocrinol Metab* 2011;**96**:3804–10.
34. van Lierop AH, Witteveen JE, Hamdy NA, Papapoulos SE. Patients with primary hyperparathyroidism have lower circulating sclerostin levels than euparathyroid controls. *Eur J Endocrinol* 2010;**163**:833–7.
35. Viapiana O, Fracassi E, Troplini S, Idolazzi L, Rossini M, Adami S, et al. Sclerostin and DKK1 in primary hyperparathyroidism. *Calcif Tissue Int* 2013;**92**:324–9.
36. Ardawi MS, Al-Sibiany AM, Bakhsh TM, Rouzi AA, Qari MH. Decreased serum sclerostin levels in patients with primary hyperparathyroidism: a cross-sectional and a longitudinal study. *Osteoporos Int* 2012;**23**:1789–97.
37. Gallagher JC, Nordin BE. Treatment with with oestrogens of primary hyperparathyroidism in post-menopausal women. *Lancet* 1972;**1**:503–7.
38. Marcus R, Madvig P, Crim M, Pont A, Kosek J. Conjugated estrogens in the treatment of postmenopausal women with hyperparathyroidism. *Ann Intern Med* 1984;**100**:633–40.
39. Selby PL, Peacock M. Ethinyl estradiol and norethindrone in the treatment of primary hyperparathyroidism in postmenopausal women. *N Engl J Med* 1986;**314**:1481–5.
40. Grey AB, Stapleton JP, Evans MC, Tatnell MA, Reid IR. Effect of hormone replacement therapy on bone mineral density in postmenopausal women with mild primary hyperparathyroidism. A randomized, controlled trial. *Ann Intern Med* 1996;**125**:360–8.
41. Orr-Walker BJ, Evans MC, Clearwater JM, Horne A, Grey AB, Reid IR. Effects of hormone replacement therapy on bone mineral density in postmenopausal women with primary hyperparathyroidism: four-year follow-up and comparison with healthy postmenopausal women. *Arch Intern Med* 2000;**160**:2161–6.
42. Diamond T, Ng AT, Levy S, Magarey C, Smart R. Estrogen replacement may be an alternative to parathyroid surgery for the treatment of osteoporosis in elderly postmenopausal women presenting with primary hyperparathyroidism: a preliminary report. *Osteoporos Int* 1996;**6**:329–33.
43. Mosekilde L. Primary hyperparathyroidism and the skeleton. *Clin Endocrinol (Oxf)* 2008;**69**:1–19.
44. Zanchetta JR, Bogado CE. Raloxifene reverses bone loss in postmenopausal women with mild asymptomatic primary hyperparathyroidism. *J Bone Miner Res* 2001;**16**:189–90.
45. Rubin MR, Lee KH, McMahon DJ, Silverberg SJ. Raloxifene lowers serum calcium and markers of bone turnover in postmenopausal women with primary hyperparathyroidism. *J Clin Endocrinol Metab* 2003;**88**:1174–8.
46. Shoback DM, Bilezikian JP, Turner SA, McCary LC, Guo MD, Peacock M. The calcimimetic cinacalcet normalizes serum calcium in subjects with primary hyperparathyroidism. *J Clin Endocrinol Metab* 2003;**88**:5644–9.
47. Peacock M, Bilezikian JP, Klassen PS, Guo MD, Turner SA, Shoback D. Cinacalcet hydrochloride maintains long-term normocalcemia in patients with primary hyperparathyroidism. *J Clin Endocrinol Metab* 2005;**90**:135–41.
48. Iglesias P, Ais G, González A, Tajada P, García Arévalo C, Fernández Pardo E, et al. Acute and one-year effects of cinacalcet in patients with persistent primary hyperparathyroidism after unsuccessful parathyroidectomy. *Am J Med Sci* 2008;**335**:111–4.
49. Sajid-Crockett S, Singer FR, Hershman JM. Cinacalcet for the treatment of primary hyperparathyroidism. *Metabolism* 2008;**57**:517–21.
50. Marcocci C, Chanson P, Shoback D, Bilezikian J, Fernandez-Cruz L, Orgiazzi J, et al. Cinacalcet reduces serum calcium concentrations in patients with intractable primary hyperparathyroidism. *J Clin Endocrinol Metab* 2009;**94**:2766–72.
51. Peacock M, Bilezikian JP, Bolognese MA, Borofsky M, Scumpia S, Sterling LR, et al. Cinacalcet HCl reduces hypercalcemia in primary hyperparathyroidism across a wide spectrum of disease severity. *J Clin Endocrinol Metab* 2011;**96**:E9–18.
52. Faggiano A, Di Somma C, Ramundo V, Severino R, Vuolo L, Coppola A, et al. Cinacalcet hydrochloride in combination with alendronate normalizes hypercalcemia and improves bone mineral density in patients with primary hyperparathyroidism. *Endocrine* 2011;**39**:283–7.
53. Kaplan RA, Geho WB, Poindexter C, Haussler M, Dietz GW, Pak CY. Metabolic effects of diphosphonate in primary hyperparathyroidism. *J Clin Pharmacol* 1977;**17**:410–9.
54. Shane E, Baquiran DC, Bilezikian JP. Effects of dichloromethylene diphosphonate on serum and urinary calcium in primary hyperparathyroidism. *Ann Intern Med* 1981;**95**:23–7.
55. Rossini M, Gatti D, Isaia G, Sartori L, Braga V, Adami S. Effects of oral alendronate in elderly patients with osteoporosis and mild primary hyperparathyroidism. *J Bone Miner Res* 2001;**16**:113–9.
56. Chow CC, Chan WB, Li JK, Chan NN, Chan MH, Ko GT, et al. Oral alendronate increases bone mineral density in postmenopausal women with primary hyperparathyroidism. *J Clin Endocrinol Metab* 2003;**88**:581–7.
57. Khan AA, Bilezikian JP, Kung AW, Ahmed MM, Dubois SJ, Ho AY, et al. Alendronate in primary hyperparathyroidism: a double-blind, randomized, placebo-controlled trial. *J Clin Endocrinol Metab* 2004;**89**:3319–25.
58. Khan AA, Bilezikian JP, Kung A, Dubois SJ, Standish TI, Syed ZA. Alendronate therapy in men with primary hyperparathyroidism. *Endocr Pract* 2009;**15**:705–13.
59. Parker CR, Blackwell PJ, Fairbairn KJ, Hosking DJ. Alendronate in

the treatment of primary hyperparathyroid-related osteoporosis: a 2-year study. *J Clin Endocrinol Metab* 2002;**87**:4482–9.
60. Reasner CA, Stone MD, Hosking DJ, Ballah A, Mundy GR. Acute changes in calcium homeostasis during treatment of primary hyperparathyroidism with risedronate. *J Clin Endocrinol Metab* 1993;**77**:1067–71.
61. Szymczak J, Bohdanowicz-Pawlak A. Osteoprotegerin, RANKL, and bone turnover in primary hyperparathyroidism: the effect of parathyroidectomy and treatment with alendronate. *Horm Metab Res* 2013;**45**:759–64.

第 29 章

原发性甲状旁腺功能亢进症的骨组织形态测量学和骨质量

David W. Dempster, Shonni J. Silverberg, Elizabeth Shane, John P. Bilezikian

引言

原发性甲状旁腺功能亢进症(PHPT)是一种相对常见的疾病,而且在西方国家经常表现为无症状型[1-6]。甲状旁腺素(PTH)分泌过量对骨骼系统破坏作用的报道是该病发展中的一部分,目前在常规生化筛查尚未普及和维生素 D 缺乏的流行地区也仍能见到[7-12]。严重的骨骼受累现在的确比较少见了,但作为该疾病表现形式的一部分,目前 PHPT 骨骼受累及骨折风险问题仍是一项重要课题[13-18]。骨密度测量的普及有助于人们关注轻型无症状 PHPT 中骨丢失的范围和部位,特别是关于皮质骨和松质骨这两种主要骨骼间隙的受累[19-24]。骨穿刺活检中骨组织形态测定技术的应用也提供了许多有关轻型 PHPT 对骨骼系统影响新的认识,而且,活检标本可以用来探测骨基质中无机成分和有机成分的物质特性。本章综述了 PHPT 骨骼受累的组织形态测量学特征,以及该病对骨基质物质特性的影响。

骨组织形态测量学:静态和动态参数

骨组织形态测量学不仅可以准确评估骨量和骨转换,也可以评估骨微结构。虽然最初只是作为一种研究工具,但目前这种灵敏的技术已经应用于临床某些特定的疾病,如 PHPT,甚至是没有任何骨病放射学证据的无症状患者,也能够探测出骨转换的异常[24]。尽管存在活检样品体积小、骨骼部位局部差异的固有局限性,髂嵴部位通常可以作为影响骨骼结构和整个骨骼系统代谢过程的总体代表[25-27],不过 PHPT 患者的骨骼结构可能会出现例外情况(见下文)。

在骨组织形态测量学中,常应用一些参数来测定骨量、骨骼结构和骨转换(表 29.1)[28]。松质骨体积用来测量松质间隙(骨和骨髓)中相对于组织总量的骨小梁量。皮质宽度用来测量皮质的厚度。评估松质间隙中的骨转换需要依赖于以下参数(表 29.1):①类骨质周长是未矿化骨基质覆盖的骨小梁表面(类骨质)部分;②类骨质面积是类骨质组成的松质骨比例;③骨吸收周长是骨小梁表面显示破骨细胞重吸收表现的部分。此外,患者在进行活检前按两次间隔时间剂量服用四环素,就可以得到动态参数。四环素具有亲骨性,被骨组织摄取后会沉积在成骨活跃的部位,并易于被荧光显微镜观察到。动态参数大致如下:①矿化周长是四环素标记表面相对于总小梁表面的范围;②(基于组织的)骨形成率是每天每单位骨表面矿化骨形成的体积(骨形成率来源于矿化周长的测量和矿质附着率的计算);③校正附着率是每天每单位类骨质表面矿化骨形成的体积。骨结构的一些其他参数用来研究松质骨结构。这些参数包括骨小梁数量、骨小梁宽度、骨小梁间距和近来使用较多的骨髓星体积[25,29-34]、连结体总长度、连接节数量、节-节连结体、节-末端和末端-末端连结体长度,以及节-末端比率[34-36](表 29.1)。所有这些参数可以通过手动立体测量或计算机辅助或自动图像分析技术得到。将得到的参数值与对照组进行比较,对照组的数值来自年龄和性别相匹配的相关正常人群,并且应由相同的实验室测得。

表 29.1 骨量、骨结构和骨转换的形态测量学参数

参数(缩略语)	单位
松质骨面积(Cn BA/TA)	%
皮质宽度(Ct.wi)	μm
总骨密度(TBD)	%
骨小梁数量(Tb.N)	/mm
骨小梁宽度(Tb.wi)	μm
骨小梁间距(Tb.Sp)	μm
骨髓空间星体积($V^*_{m.space}$)	mm^3
连结体总长度[a](TSL)	mm/mm^2
连接节数量[a](N.Nd)	$/mm^2$
末端数量[a](N.Tm)	$/mm^2$
节-节连结体[a](Nd.Nd)	mm/mm^2
节-末端连结体[a](Nd.Tm)	mm/mm^2
节-末端比率[a](N.Nd/N.Tm)	-
末端-末端连结体[a](Tm.Tm)	mm/mm^2
壁宽度(W.wi)	μm
类骨质周长(OS/BS)	%
类骨质面积(OA/BA)	%
类骨质宽度(O.Wi)	μm
吸收周长(ES/BS)	%
矿化周长(MS/BS)	%
骨形成率,组织水平(BFR/BS)	$\mu m^3/(\mu m^2 \cdot d)$
矿质附着率(MAR)	μm/d
校正附着率(AJ.AR)	$\mu m^3/(\mu m^2 \cdot d)$
活化频率	/年
矿化延迟时间	天
类骨质成熟时间	天
总形成周期	天
活化形成周期	天
吸收周期	天
重塑周期	天

[a] 见图 29.4。

原发性甲状旁腺功能亢进症的骨转换

PHPT 时骨骼受累的一个特征就是骨转换率的增加[37]。在 40 年以前进行的组织形态测量学研究中，Jowsey、Meunier、Melsen、Mosekilde 和他们的同事们为我们现在对该病骨转换的理解做出了重要的贡献[38-42]。更多近期的研究已经证实了 PHPT 骨重塑的加速[43-51]。在一组轻型 PHPT 患者中,静态和动态的骨转换参数值增加了 2~3 倍(图 29.1)。而且,类骨质周长、类骨质面积、矿化周长和基于组织的骨形成率与血循环中的 PTH 浓度间有很好的相关性。吸收周长和矿化周长分别与血钙和尿中单磷酸腺苷(AMP)的数值间有很好的相关性[50]。尽管仅有极少的临床表现,也完全没有骨病的放射学征象，但这些相关性高度反映了骨骼对 PTH 的反应[6,50]。PTH 或 1,25-二羟维生素 D[1,25$(OH)_2$D]浓度与静态和动态的骨转换参数值间的相关性进一步提供了 PTH 影响骨骼的定量学证据[45,51,52]。

原发性甲状旁腺功能亢进症的骨量

皮质骨

应用密度测量技术测定骨量的研究已经表明 PHPT 患者附肢骨的骨密度降低[6,20-23]。通过分析髂嵴部位骨活检标本获得了进一步有关皮质骨丢失的数据,包括我们自己研究在内的许多研究显示 PHPT 导致骨皮质变薄(图 29.2 和图 29.3)[50,53-55]或过度疏松[52,55]。van Doorn 等也提出了 PTH 过量分泌对皮质骨的分解代谢作用[52]，他们发现血循环中 iPTH 和皮质骨疏松度间呈现正相关。

松质骨

尽管 PHPT 患者的骨转换显著增加,松质骨体积却维持不变甚至可能高于正常值[23,42-46,48,50-52,54,56,57](图 29.2)。在 Delling 的研究中,32%的 PHPT 患者平均松质骨体积超过了对照值的 2 倍标准差，而在我们的研究中该比例为 26%[49](图 29.3)。在髂骨穿刺活检中,松质骨体积的增加反映在抗压强度较大、骨小梁灰重和最大应力[58]。这些观察支持以下观点:内源性 PTH 的轻度升高对髂嵴部位骨骼发挥了双重的作用，即首先丢失皮质骨而保护松质骨[50]。来自我们工作的临床数据显示,富含松质骨的脊椎部位骨密度基本维持不变,而富含皮质骨的桡骨远端骨密度却明显下降，从而印证了这一观点[6]。不过,近来应用高分辨率周围骨定量 CT(HRpQCT)得到的数据显示,PHPT 患者的胫骨和桡骨远端的皮质骨和骨小梁均会丢失[59,60](见第 34 章)。这些骨小梁和皮质骨的异常与由微有限元分析得出的总骨刚度和骨小梁刚度的下降有关[60]。这些有争议的报道有一个重要的临床相关性,即它们均与 PHPT 的松质骨骨折有关。虽然少量已出版的报道显示 PHPT 患者时发生得到诊断并行保守治疗后骨折率并未增加[16,17],但一项流行病学研究则显示骨折总风险显著增加，特别

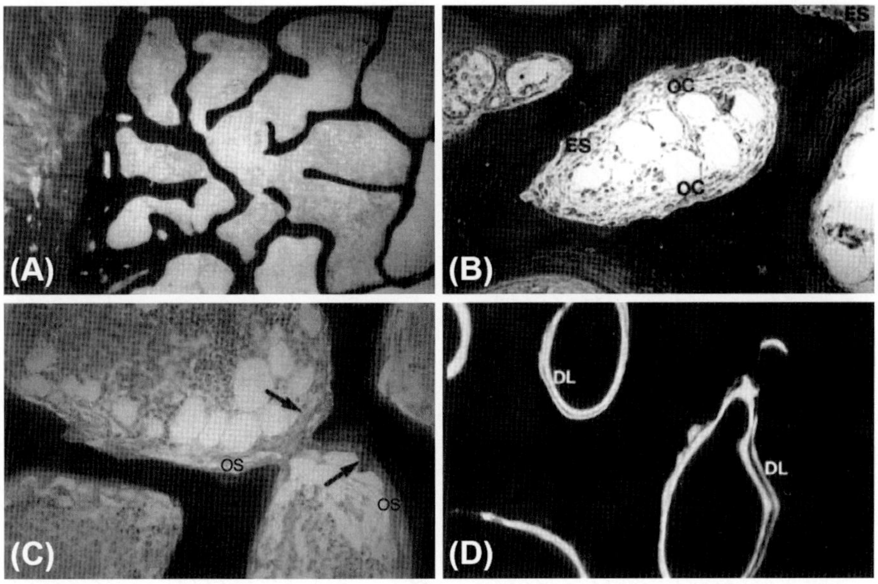

图 29.1 (A)低倍显微照片显示矿化骨小梁表面(绿染)的类骨质周长增加(红染)。原始放大倍数,×6。(B)骨吸收周长(ES)增加表现为破骨细胞(OC)覆盖的不规则贝边样表面。原始放大倍数,×25。(C)高倍镜下所见的类骨质周长(OS)增加。骨小梁周纤维化(箭头)。原始放大倍数,×25。Goldner 三色染色法。(D)荧光显微镜下可见覆盖于骨小梁表面的双重四环素标记(DL)增加。原始放大倍数,×25。未染色切片。

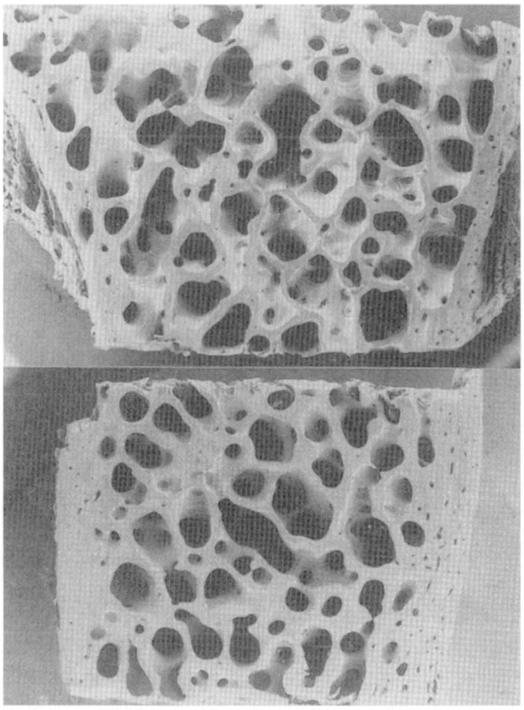

图 29.2 1 例甲状旁腺功能亢进症患者(上图)和 1 例对照受试者(下图)髂嵴活检标本的电子显微镜扫描照片。上图的标本来自 1 例 38 岁的女性 PHPT 患者。下图的标本来自 1 例 27 岁无骨病证据的猝死女性。注意 PHPT 标本中骨皮质变薄,以及皮质骨和骨小梁连接的维持。(Reproduced from [50]. © The Endocrine Society.)

是在脊椎、前臂远端和股骨近端部位[61]。而且,Vignali 及其同事们报道无论在有症状和无症状的 PHPT 患者中,通过形态测量得出的脊椎骨折率均有所增加[62]。

原发性甲状旁腺功能亢进症的骨结构

骨结构的常规参数

人们认识到除了骨量外,骨结构是骨强度的重要决定性因素,对髂骨活检标本骨微结构的定量分析使我们对代谢性骨病有了更深入认识。不过,要注意的很重要一点是这些报道仅局限于髂嵴部位,而疾病对其他部位骨结构的影响可能有所不同。特别是上文所讨论的 PHPT 看来就是这样,髂嵴部位的骨小梁结构受到保护,而桡骨和胫骨则不会。通过髂嵴活检对松质骨面积和骨周长的原始测量,我们的研究显示 PHPT 患者的骨小梁数量增多,相应骨小梁间距则减小。此外,PHPT 患者的小梁板比正常受试者更薄一点[50,57](图 29.3)。当以年龄变量来评估这些参数时,甲状旁腺功能亢进症组和对照组间则表现为非常不同的模式。两组中的松质骨体积均下降,但与正常人相比,甲状旁腺功能亢进症患者的骨小梁数量并不随着年龄减少。而且,正常受试

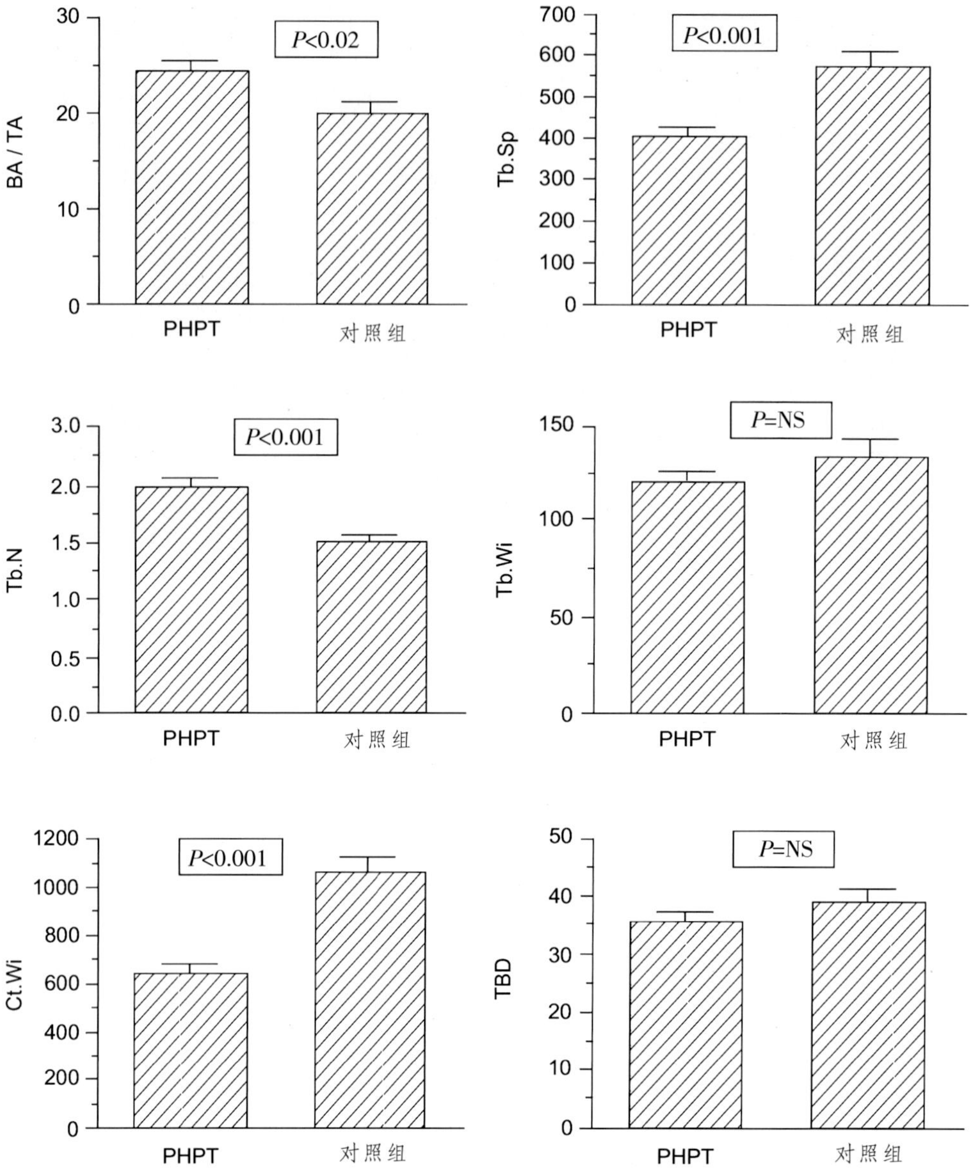

图29.3 原发性甲状旁腺功能亢进症患者的骨结构参数(表 29.1)。PHPT 患者组和对照组的比较。数值表示为均值±标准差;NS,无显著性差异。(Reproduced from[50]. © The Endocrine Society.)

者的骨小梁间距会随年龄增加,但在 PHPT 患者中却并不如此。最后,在对照组中骨小梁厚度始终不变,而在 PHPT 患者中却呈年龄相关性下降。这些发现清楚地表明 PTH 水平轻度升高能够使许多骨小梁相关微结构的正常老化过程延迟。

我们发现正常受试者的骨结构随年龄变化的情况与之前的 Wakamatsu 和 Sissons[29],以及后来 Parfitt 等[30]描述的一致。这是提出正常受试者(特别是女性)随着年龄增长而发生骨丢失机制的基础。根据这一机制,骨丢失造成骨小梁间距的增加,而小梁板厚度并未显著减少[29]。Parfitt 等改进了这一观点并提出假设,随着年龄的增长,松质骨丢失是通过吸收增强作用而消除整个骨小梁单位,导致骨小梁间距增加而非小梁板厚度的明显下降。

这种年龄相关的骨丢失模式在 PHPT 患者与正常受试者间有着显著不同[31,50]。在 PHPT 患者中,保护松质骨是通过小梁板的维持实现的,尽管存在年龄相关性变薄,小梁板仍然保持连接[50]。Christiansen 等的发现支持这一观点[51]。这种骨丢失模式与已发现的正常男性的年龄相关模式较为一致,而与女性不同[29,30,36,63-65]。不过,尽管目前已有两组独立的该病引起骨小梁变薄的报道,我们应该注意 Delling[46]发现出生 PHPT 时由于作为基底结构成分的松质骨体积增大，所以骨小梁厚度增加。在一项包括 69 例 PHPT 患者的研究中，Christiansen 等发现松质骨体积正常，同时正常的松质骨网络也未遭破坏[51]。与其他轻型 PHPT 的报道相比，虽然该组人群的血钙水平更高，并发症患病率更高，从而判断其病情更为严重，但其正常的骨结构始终保持不变[16,50]。骨结构的定量分析显示骨小梁微结构正常，松质骨体积和骨小梁数量没有减少，如表 29.2 所示。与正常受试者相比，仅有的异常是小梁板显著变薄，而骨小梁间距没有变化[51]。而且，在患者组和对照组中均存在年龄相关性松质骨体积的降低，但甲状旁腺功能亢进症患者组保持了正常骨结构，而对照组中存在随年龄增长明显的骨结构丢失[51]（图 29.4），从而证实了此前的发现[29-31,50]。

近来我们的一项研究表明，PHPT 对髂嵴部位松质骨（保护）和皮质骨的（丢失）作用明显不同，我们实验室的数据指出了维生素 D 缺乏对 PHPT 患者骨结构的影响[66]。我们研究了 30 例 PHPT 患者，其中多数是女性。大部分受试者血清中 25-羟维生素 D[25(OH)D]的浓度较低[(21±11)ng/mL]，并与 PTH 呈负相关。血清 25(OH)D 水平与皮质骨宽度和骨小梁间距呈直接相关，但与松质骨体积呈反向相关（图 29.5）。当我们根据 25(OH)D 水平小于或大于 20ng/mL 对患者进行分组时，低 25(OH)D

表 29.2 年龄与性别匹配的原发性甲状旁腺功能亢进症患者和正常对照者髂骨部位骨小梁结构的参数特征

	原发性甲状旁腺功能亢进症患者 [b]			正常对照者 [b]		
参数 [a]	全体	男性	女性	全体	男性	女性
骨小梁体积（BV/TV，%）	20.6±7.1	21.3±4.2[20]	20.3±8.0[47]	21.5±8.7	21.8±7.2[10]	21.3±9.3[20]
骨小梁厚度（T.Th，μm）	124±33	117±21[21]	127±48[45]	139±32	135±33[10]	141±32[20]
平均小梁板密度（MTPD，μm^{-1}）	1.33±0.36	1.44±0.29[20]	1.28±0.38[44]	1.22±0.42	1.26±0.26[10]	1.20±0.49[20]
骨小梁间隙（ITD，μm）	648±154	628±140[20]	659±160[40]	632±156	650±126[10]	623±172[19]
骨髓空间星休积（$V^*_{m.space}$·mm^3）	14.4±14.0	7.2±5.0[11]	17.6±15.6[24]	15.9±14.5	13.8±12.2[8]	18.2±17.5[7]

[a] 骨小梁体积(BV/TV)= 骨小梁面积(BA/TA)；骨小梁厚度(T.Th)=骨小梁宽度；平均小梁板密度(MTPD)=骨小梁数量(Tb.N)；骨小梁间障(IT.D)=骨小梁间距(Tb.Sp)。

[b] 每组的男性和女性人数用插入形式表示。

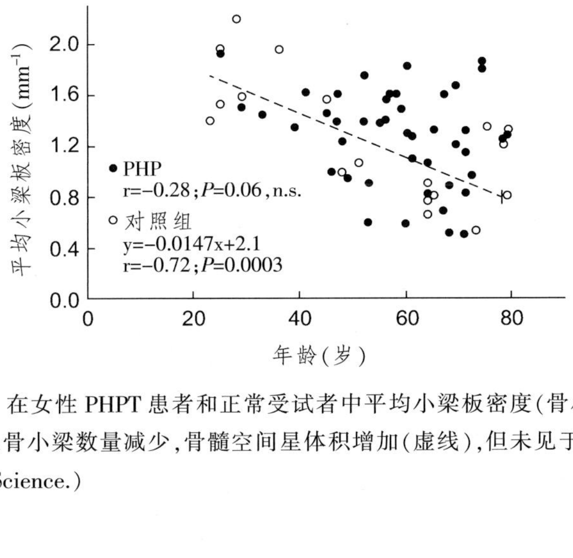

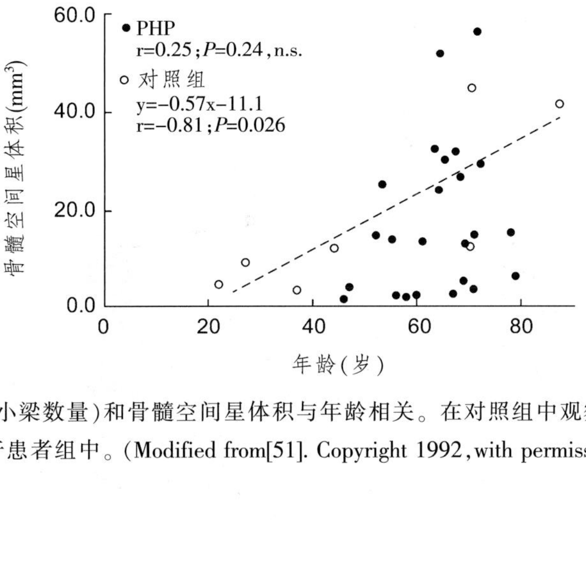

图 29.4 在女性 PHPT 患者和正常受试者中平均小梁板密度（骨小梁数量）和骨髓空间星体积与年龄相关。在对照组中观察到随着年龄增长骨小梁数量减少，骨髓空间星体积增加（虚线），但未见于患者组中。（Modified from[51]. Copyright 1992, with permission from Elsevier Science.）

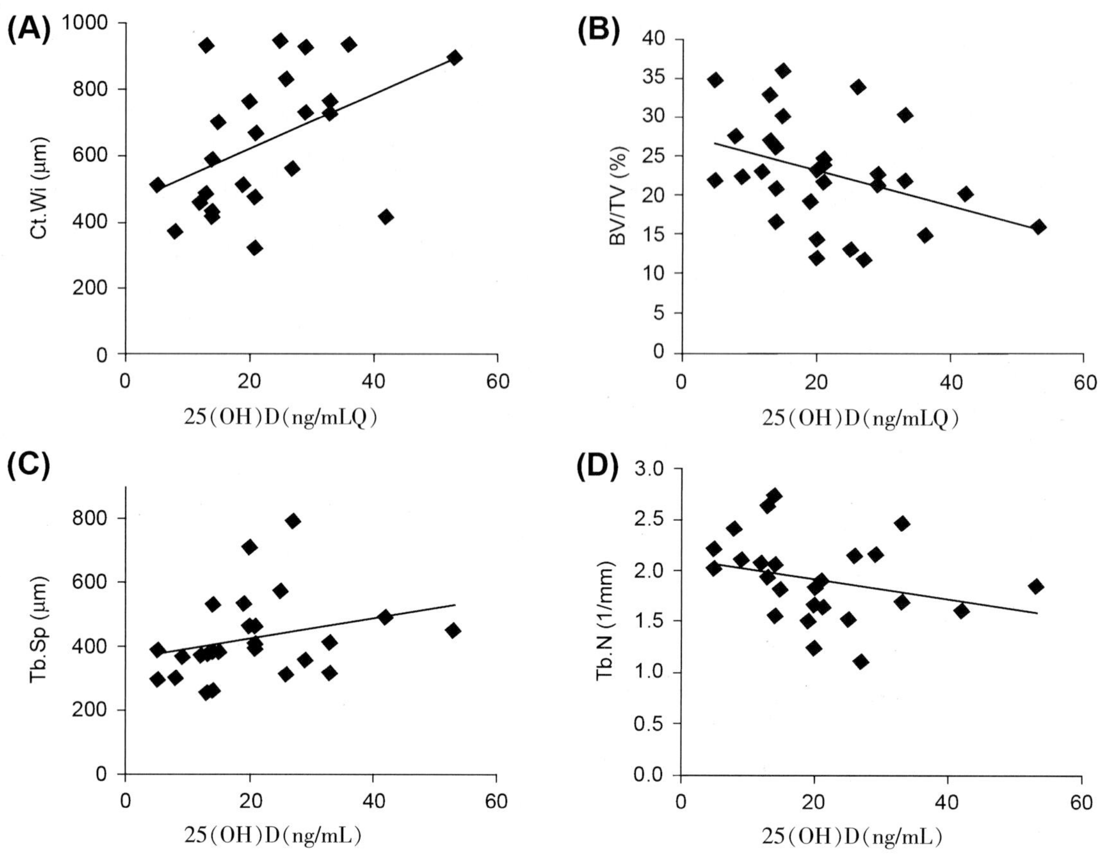

图 29.5 对照组和轻型原发性甲状旁腺功能亢进症患者组中,25(OH)D 和皮质骨宽度(r=0.46,P<0.03;图 A)、松质骨体积(r=-0.39,P<0.04;图 B)、骨小梁间距(r=-0.41,P<0.04;图 C),以及骨小梁数量(r=-0.37,P=0.06;图 D)间的相关性。(Reproduced from[66],with permission of Elsevier Science.)

组的 PTH 值是另一组的 1.8 倍。低 25(OH)D 组的皮质骨宽度较低,不过,与之相反的,骨小梁结构的测量值,如骨小梁体积、骨小梁数量、骨小梁间距在低 25(OH)D 组则相对较高(图 29.6)。明显的,如果维生素 D 缺乏患者的 PTH 水平较高,则对皮质骨的分解作用更大,对松质骨的合成作用也更大。

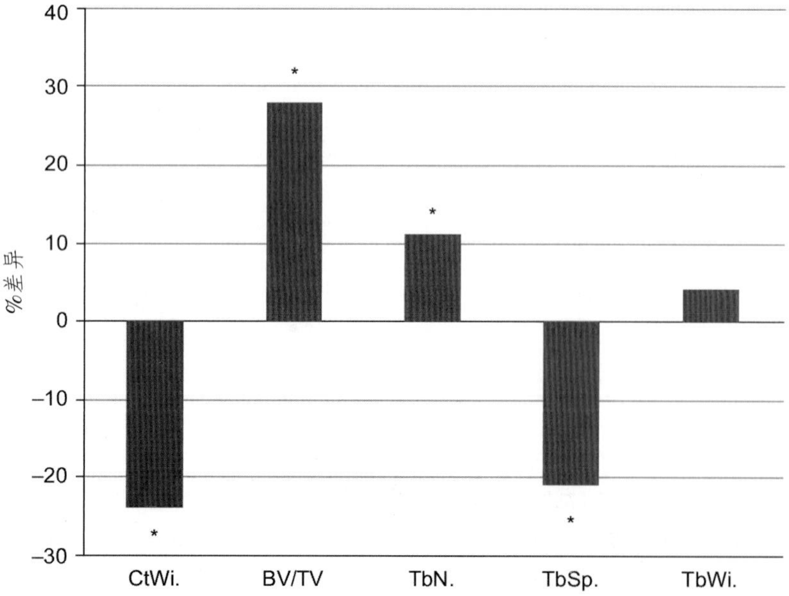

图 29.6 25(OH)D 分别为<20ng/mL 和>20ng/mL 受试者组的活检标本中松质骨结构参数。数据表示为低维生素 D 组与高维生素 D 组的差异百分比形式。$^*P$<0.05。(Reproduced from [66],with permission of Elsevier Science.)

骨小梁连接性的参数

PHPT 患者的髂嵴部位骨活检结果显示小梁板间明显具有很好的连接性。二维的骨小梁连结体分析为这一发现提供了支持。这种技术允许对骨小梁节段间连接点或节的数量、未连接骨小梁游离端或末端、呈不同连接程度的骨小梁连结体的相对长度以及全部骨小梁连结体的总长度进行定量分析[34,35](图 29.7)。

如图 29.8 所示，能够发现 PHPT 组所有患者的连接性参数都比对照组高。这些发现符合 PHPT 患者比正常人具有更高的松质骨体积和骨小梁连接性。而且，连结体总长度作为一个反映松质骨量的参数，随着年龄的增长而下降，证实了 PHPT 组和对照组都存在松质骨体积的年龄相关性丢失。不过，虽然对照组中出现了骨小梁连接性的丢失，但 PHPT 组却没有发现这种下降[56](表 29.3)。

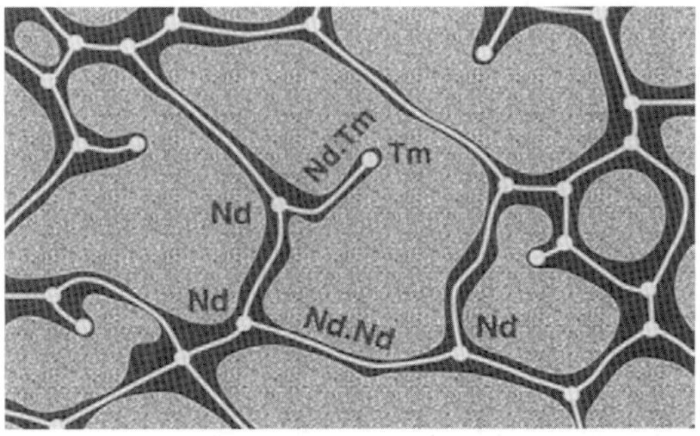

图 29.7　根据 1 例原发性甲状旁腺功能亢进症受试者髂嵴活检标本的原始光镜照片绘制的连接节、末端和骨小梁连结体。缩略语：Nd，连接节；Tm，末端；Nd.Nd；节－节连结体；Nd.Tm，节－末端连结体。(Reproduced from[56], with permission from American Society for Bone and Mineral Research.)

将这些发现拓展至三维

尽管在不同的实验室、应用不同的技术获得的以

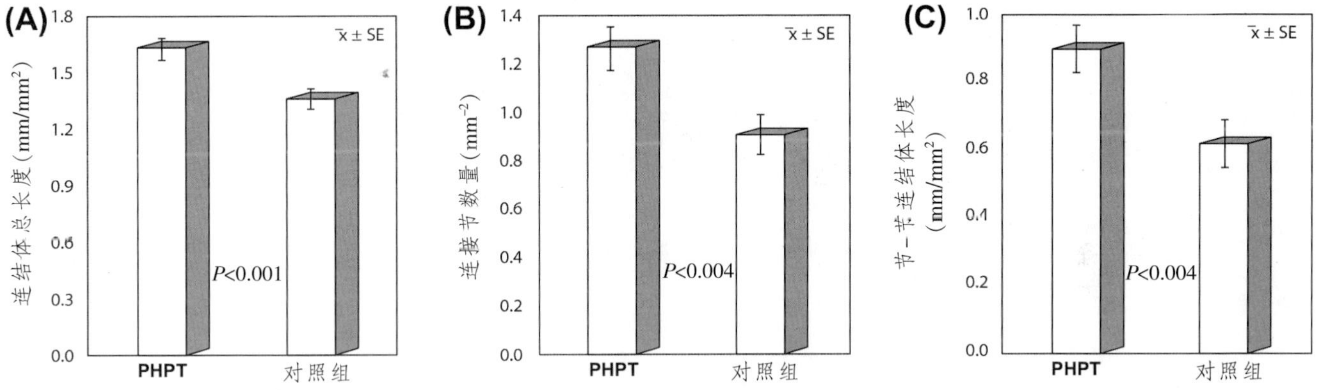

图 29.8　柱形图代表的数值：(A) 连结体总长度，一个反映松质骨量的参数；(B) 连接节数量；(C) 节－节连结体长度；图 B 和图 C 中显示的是两个反映原发性甲状旁腺功能亢进症患者骨小梁连接性的参数。

表 29.3　原发性甲状旁腺功能亢进症组和对照组中年龄和连接性参数间的相关性[a]

年龄	TSL (mm/mm²)	N.Nd (/mm²)	N.Tm (/mm²)	N.Nd/N.Tm	Nd.Nd (mm/mm²)	Nd.Tm (mm/mm²)	Tm.Tm (mm/mm²)
PHPT 组							
r	−0.38	−0.28	0.014	−0.08	−0.35	−0.0009	0.114
P	0.020	NS	NS	NS	0.032	NS	NS
对照组							
r	−0.44	−0.42	0.117	−0.46	−0.43	−0.077	0.205
P	0.030	0.043	NS	0.033	0.033	NS	NS

[a] N.Nd，连接节数量；N.Tm，末端数量；TSL，连结体总长度；N.Nd/N.Tm，节－末端比率；Nd.Nd，节－节连结体长度；Nd.Tm，节－末端连结体长度；Tm.Tm，末端－末端连结体长度。数值表示为均值±标准差；NS，无显著性差异。

Reproduced from[56], with permission from American Society for Bone and Mineral Research.

上有关骨小梁结构的发现非常一致,但主要的测量都来自组织学切片,因此结果都是二维的。使用微型 CT 对活检组织块扫描,我们能够将观察拓展至三维[67]。我们研究了 32 例女性 PHPT 患者(7 例绝经前、22 例绝经后)和 20 例正常绝经前/绝经后的女性。与正常女性相比,绝经后女性 PHPT 患者松质骨体积和连接密度的年龄相关性下降更小,并且骨表面积/总体积比无变化,显示出对松质骨结构的保护。绝经后女性 PHPT 患者的松质骨体积、连接密度和骨表面积/总体积比都高于正常绝经后女性,而骨小梁间距则较低。在正常女性中,这些结构变量以预期的方式与年龄相关,而在 PHPT 女性患者中则未见这种相关性(图 29.9 和图 29.10)。需要注意,髂嵴部位的三维松质骨微结构即使在绝经后女性 PHPT 患者中也具有保护作用,这是一个重要发现。

髂嵴部位松质骨体积和结构的维持机制

在 PHPT 患者中,尽管骨转换更高,但至少在髂嵴部位松质骨体积依然是正常的,现在看来这一观点已被证实。维持正常骨平衡可能的机制尚在推测中。Delling 提出破骨与成骨的整体联系,以及成骨细胞活性和寿命的增加将维持骨结构[46]。Baron 和 Magee 提出关联的且平衡的骨转换增加[47]。通过重建 PHPT 重塑序列,Eriksen 及其同事们推测当已形成结构单位的最终破骨深度和壁宽度降低时,重塑循环的激活频率会增加[48,49]。这种防止骨丢失的保护机制可导致骨平衡正常或轻度增加。成骨周期与正常相比并无明显不同。根据这一模型,在重塑序列中有较小的骨量交换,通过增加

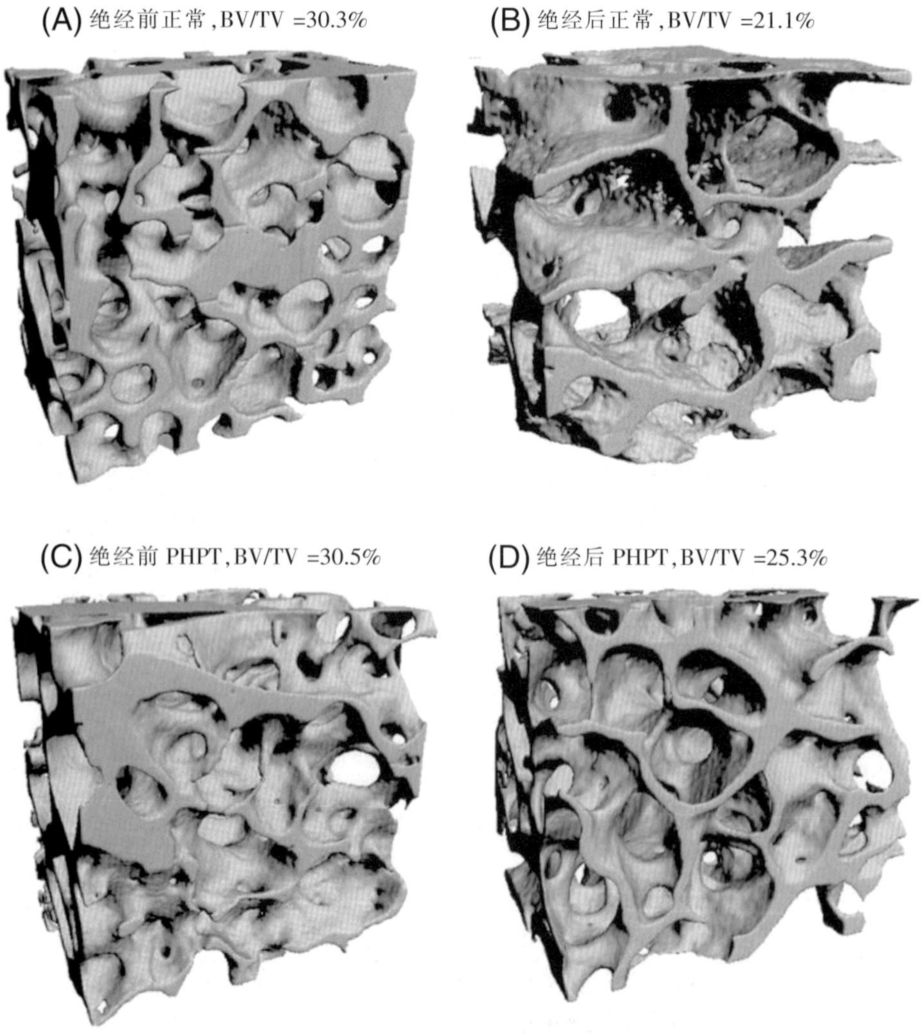

图 29.9 绝经前(A)和绝经后(B)正常女性,以及绝经前(C)和绝经后(D)PHPT 女性患者的松质骨三维重建图像。注意绝经后正常女性失去骨微结构的完整性,但未见于女性 PHPT 患者。(Reproduced from[67],with permission of Elsevier Science.)

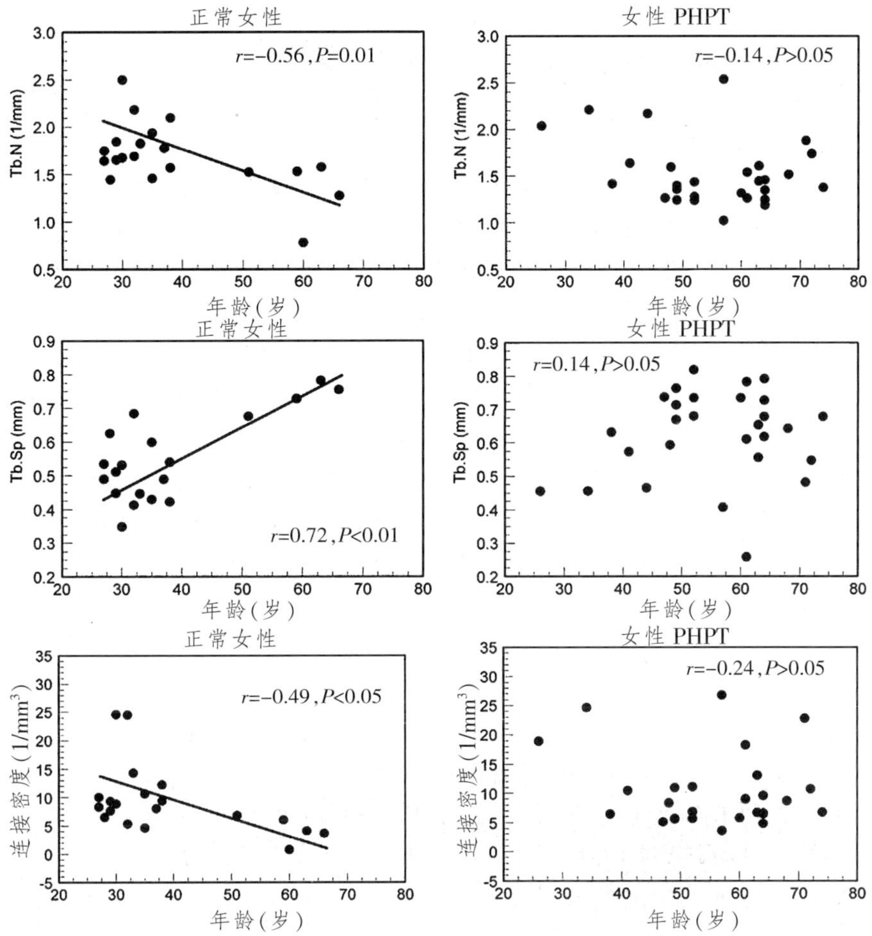

图 29.10　正常女性(左图)和女性 PHPT 患者(右图)中松质骨微结构三维变量和年龄间的相关性。(Reproduced from[67], with permission from Elsevier Science.)

骨转换在组织水平有所补偿(图 29.11)。松质骨体积的下降趋势(可逆骨丢失)归因于重塑空间的扩大[49]。这与在甲状腺功能亢进症中发现的机制形成对比，PHPT 时患者的破骨深度正常而已形成壁宽预估值降低，从而导致每个重塑循环中破骨与成骨间的净负平衡，这一过程在甲状腺功能亢进症中较为复杂，成骨周期缩短，激活频率增加，造成骨小梁多孔和不可逆骨丢失[48,49]。虽然 PHPT 中有关松质骨体积的数据并无争议，但有关松质骨壁宽的资料却存在争议。我们已经报道了壁宽增加是松质骨潜在的保护机制[68]，这证实了以前的发现[69]。然而，在我们的研究中，壁宽越大则小梁板越薄[62]，这与 Vogel 等[69]在研究中观察到的骨小梁增厚并不一致。这种不一致的原因目前尚不清楚，我们没有相关的直接信息显示每一个重塑单位中的骨正平衡是否会导致最终骨量增多，因为每一个研究都没有测量破骨深度[68,69]。而且，在研究中我们发现甲状旁腺功能亢进症患者比正常女性的活性成骨周期更长。这意味着，与非

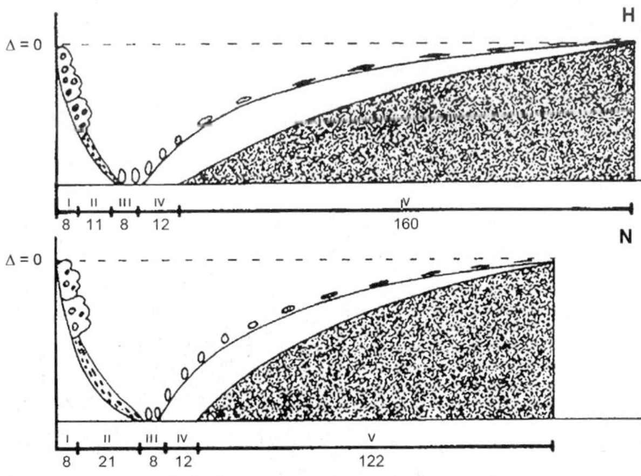

图 29.11　原发性甲状旁腺功能亢进症组(H)(上图)与年龄和性别匹配的正常对照组(N)(下图)中的完全重塑序列。点画区表示矿化骨厚度。骨吸收和骨形成的不同时期说明：破骨细胞功能期(Ⅰ)，单核功能期(Ⅱ)，前成骨细胞功能期(Ⅲ)，初始矿化延迟时间(Ⅳ)和矿化期(Ⅴ)。(Reproduced from[49], with permission from Elsevier Science.)

活性模式比较，PHPT时成骨细胞以活性模式存在的时间更长，以形成骨基质，从而造成了更高的调整沉积率[68]。

Christiansen 等关于 PHPT 的研究显示，激活频率的增加会相应地引起静止表面范围的减少，进一步证实了重塑空间的扩大。然而，在该研究中，最终破骨深度或骨重塑单位（壁宽）中沉积的最终骨量在患者和对照组间未见差异，因此，骨平衡或松质骨体积并无变化[51]。这些观察提供了 PHPT 中“可逆性骨丢失”这一概念的可信性。这进一步支持这一观点，甲状旁腺切除术的小亚组患者的松质骨体积增加，考虑是由于骨转换正常，并缩小了扩大的重塑空间[70]。在该研究者近期的研究中，入组患者更多，包括24例PHPT受试者，显示在甲状旁腺切除术后6个月内反映骨转换的生化指标降低，提示骨重塑恢复正常[71]。这些变化也同样发生在脊椎和髋骨部位，引起骨密度（BMD）平行增加。虽然骨密度的短期增加能够反映扩大的重塑空间减小（可逆性骨丢失），但这一概念并不能完满地解释松质骨密度的长期增加，正如我们在随访研究中观察到的那样[72,73]。在 Silverberg 等的研究中，61例患者成功进行甲状旁腺手术治疗并已随访近10年，显示在富含松质骨的部位（如脊椎和髋部）骨密度持续增加，但在富含皮质骨的部位则没有该表现[73]。这种术后骨密度的增加，也见于一个亚组的绝经后女性PHPT患者；与之对照的是60例经保守治疗的患者，没有任何明显变化[73]。按照在轻度PHPT的组织形态计量学研究中普遍观察到正常数量甚至更多的松质骨量[42-46,48,50-52,54,56]，这种术后持续的（非一过性的）骨密度增加的性质很可能反映了甲状旁腺激素真实的合成代谢作用。尽管术后血中激素处于低水平，这一作用却仍会持续。针对该作用提出的机制包括甲状旁腺激素的正常波动和生理节律的复原，也有其他的可能性，如活化频率下降导致的矿化密度增加。

维持骨小梁连接性的细胞机制是什么？个体又是怎样协调小梁板变薄、与PHPT骨转换增加的状态相关这一矛盾的？Christiansen 等报道了小梁板变薄[51]，我们的研究也观察到了与年龄相关的小梁板变薄[50]，这可能是活化频率增加两倍，重塑空间也显著增大的后果。如果从 Reeve 的随机模型考虑[74]，破骨细胞组生成率的增加会显著增大小梁板对侧发生侵蚀的可能性，从而增大小梁板穿孔的可能性[63,75]。薄小梁板深部侵蚀同时发生，会造成穿孔的可能性进一步增加[76]。在PHPT较严重的形式中，可能是由于破骨细胞已知的侵袭性行为。然而，在较轻微的形式中，则显示破骨细胞活性程度更低[48]。这种情况下导致最终侵蚀深度减少，从而保护骨小梁不发生穿孔[75]。尽管活化频率增大有造成骨小梁板变薄的倾向，但这一保护机制仍然有效。由PHPT更严重形式中的“隧道吸收”模式可以推断出一种相关的保护机制，在过多内源性PTH分泌的影响下，破骨细胞改变了它们的行为。它们似乎改变了方向，从与骨小梁板平行的方向开始侵蚀，而不是以垂直的方式穿通整个小梁板。这样，破骨细胞在骨小梁板内部形成了长沟（图29.12）[12,37,77,78]。这一机制与 Eriksen 关于侵蚀深度减少的发现是一致的[48,49]。在PTH中度增多的情况下，破骨细胞的行为变化会造成相切模式的“清除式侵蚀”，它是由较浅的侵蚀腔隙量变而来，从而使小梁板间仍能保持连接，但它们比正常更薄。

矛盾的是，在PTH的影响下，破骨细胞沿着皮髓质交界区侵蚀的行为被认为更具侵袭性，侵蚀范围似乎更深更广。发生PHPT时观察到的皮质变薄的假想机制[50,54]即是以此为基础。这些发现提示当比较骨皮质和骨松质外层时，PTH对破骨细胞复原和（或）活性的影响不同。甲状旁腺切除术后富含骨皮质的部位骨量增加得更慢、更轻微，甚至完全缺乏[72,73,79]，这可能反映了皮髓质交界区破骨细胞活性更大和（或）骨皮质的骨转换率比骨松质更低。

甲状旁腺切除术对髂嵴部位骨结构和重塑活性的影响

早期进行甲状腺切除术时会无意中切除甲状旁腺，据说一位外科界的先驱 William Halsted（1852—1922）曾声称，“身体失去如此微小的一部分却会导致这样灾难般的后果，这似乎是难以置信的”[80]。幸运的是，甲状旁腺切除术现在是PHPT常规且安全的治疗方法，甲状旁腺切除术前、术后的骨活检分析已经提供了PTH过量对骨骼作用更为深入的理解。在这类早期的

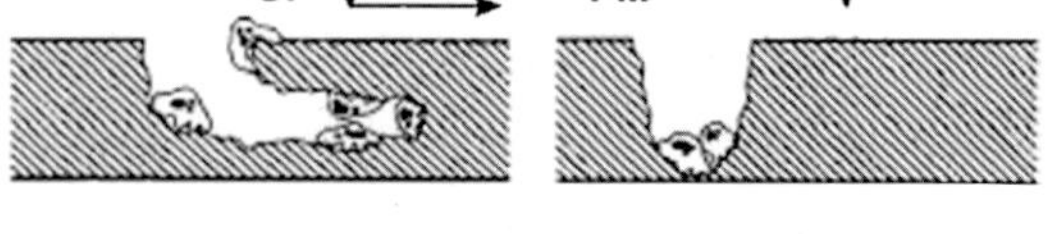

图 29.12 在严重的原发性甲状旁腺功能亢进症（纤维性骨炎；OF）和绝经后状态（PM）中两种不同形态学类型的骨吸收增加。在纤维性骨炎中，破骨细胞侵蚀入骨较深层后改变方向，以小梁间解剖侵蚀的方式破坏表面。而在绝经后状态，破骨细胞以比正常腔洞侵蚀更深的方式，穿通小梁板。破骨细胞运动的主要方向是垂直于表面。（Modified from[78]，with permission of Lippincott.）

研究中，Christiansen 及其同事们分析了 11 例成功进行甲状旁腺切除术患者的骨活检组织[70]。骨活检取材于术前和平均术后 7 个月时。在术后活检中骨转换率呈非常明显的下降，有证据显示在类骨质表面、侵蚀性表面、四环素标记表面以及组织水平的骨形成率均呈显著地降低。此处，还伴随着骨松质体积的显著增加，作者将其归因于重塑空间的封闭（图 29.13）。类骨质厚度、矿化沉积率和矿化延迟时间不变。在后来的一项研究中，相同的研究组对 19 例 PHPT 患者在术前和成功手术后 3 年进行活检并分析[81]，他们发现活检组织的相对皮质宽度有所增加，而皮质疏松度有所下降。骨皮质体积和结构未发现变化，不过，他们再次发现在类骨质表面、四环素标记表面的骨形成率以及活化频率显著下降。矿化沉积率未受影响，每个重塑单位中的骨吸收量（吸收深度）或骨形成量（壁厚）也未受影响。因此，每一个重塑循环中的骨平衡均未受到手术的影响。

Brockstedt 等的研究集中于皮质间隙[55]，他们对 9 例 PHPT 患者术前及术后 6~12 个月的髂嵴部位活检加以分析，术后活检显示活化频率、皮质疏松度和重塑空间显著下降，提示术前活检组织中的高转换状态得到逆转。

原发性甲状旁腺功能亢进症对骨基质物质特性的影响

矿化密度

近年来，除了骨量外，影响骨强度的骨特性得到了特别的关注。现已证实骨活检是一种研究这些特性有用的工具。过去用于组织计量学分析的活检组织可以再次用来评估这些特性，如矿化密度、胶原成熟度，以及应用纳米或微米压痕技术测量材料强度。我们的研究组已经应用定量背散射电子图像（qBEI）研究了 PHPT 时的骨矿化密度分布（BMDD）[82]。根据这一技术，扫

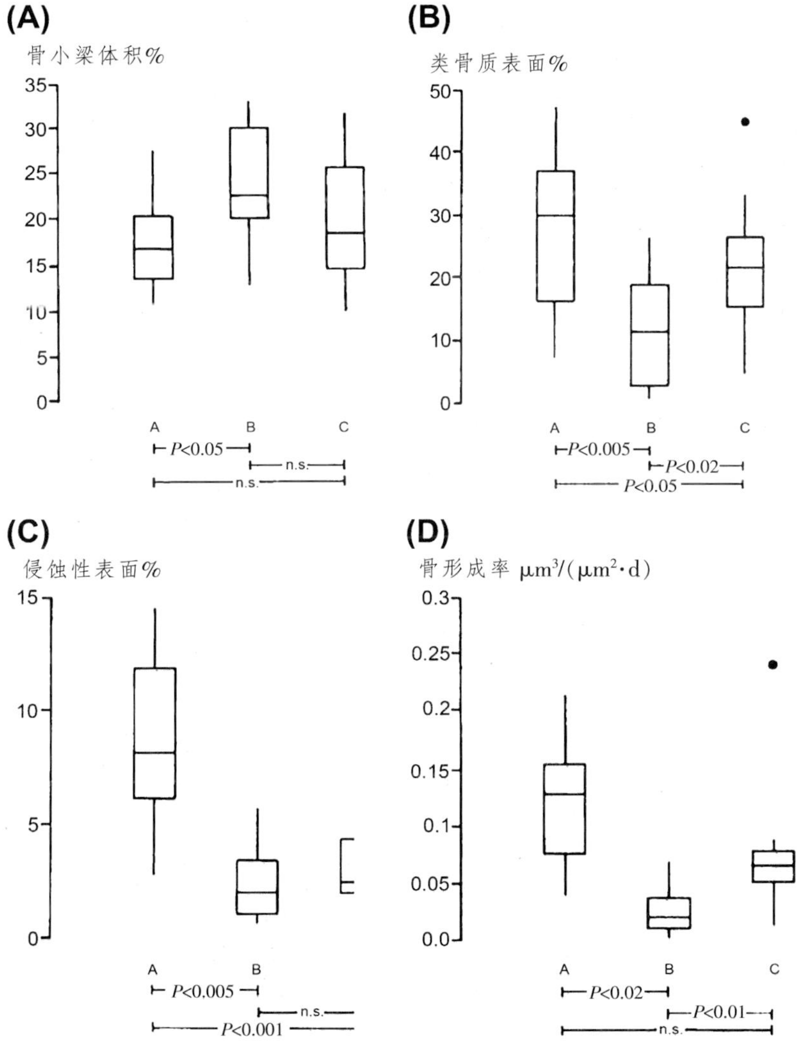

图 29.13　11 例原发性甲状旁腺功能亢进症患者术前和术后的髂骨小梁体积（A）、类骨质表面（B）、侵蚀性表面（C）和骨形成率（D），与 22 例性别和年龄匹配的健康者的相同参数进行对比。数据以箱线图表示，在上下四分位数之间的中间框覆盖了 50%的数值，边线延伸至 1.5 倍四分位数范围间的点。离群值被绘制为单独的点。（Reproduced from[70]，with permission of Elsevier Science.）

描电子显微镜中的背散射电子强度与分析样本中钙的浓度成正比。根据骨组织样本的图像产生“灰度直方图”,反映了钙的浓度范围。此直方图被称为骨矿化密度分布(BMDD)。可以通过计算一些参数来描绘并定量BMDD曲线(图 29.14)。这些参数包括 Ca_{MEAN},表示由BMDD曲线下积分面积得到的骨区域权重平均钙浓度;Ca_{PEAK} 是最频值钙浓度;Ca_{WIDTH} 是分布宽度,反映了矿化的不均匀性;Ca_{LOW} 代表了原始矿化作用。我们分析了51例PHPT受试者活检组织的BMDD,并在建立好的参考范围内比较了这些参数值。与对照组比较,PHPT患者的 Ca_{MEAN} 明显偏低,而 Ca_{WIDTH} 和 Ca_{LOW} 则明显偏高。这告诉我们,通常发生PHPT时骨基质的钙浓度是偏低的,且钙浓度的范围更大,发生原始矿化作用的基质更多。所有这些作用归因于PHPT时更高的骨转换率,导致不成熟沉积物较多,因此矿化组织较少。矿化周长和 Ca_{WIDTH} 和 Ca_{LOW} 间存在显著的正相关,而 Ca_{MEAN} 和 Ca_{PEAK} 间则存在负相关(图 29.15)的事实支持这一观点。7例成功进行甲状旁腺切除术患者的BMDD的异常发生了逆转,其中包括我们获得了术前和术后配对活检组织的2例患者(图 29.16)。估计发生PHPT时BMDD的这些变化影响了骨基质的机械特性,使它的刚度和韧性变得更低。甲状旁腺术后基质矿化密度的增加至少部分解释了上述BMD的持续增加。

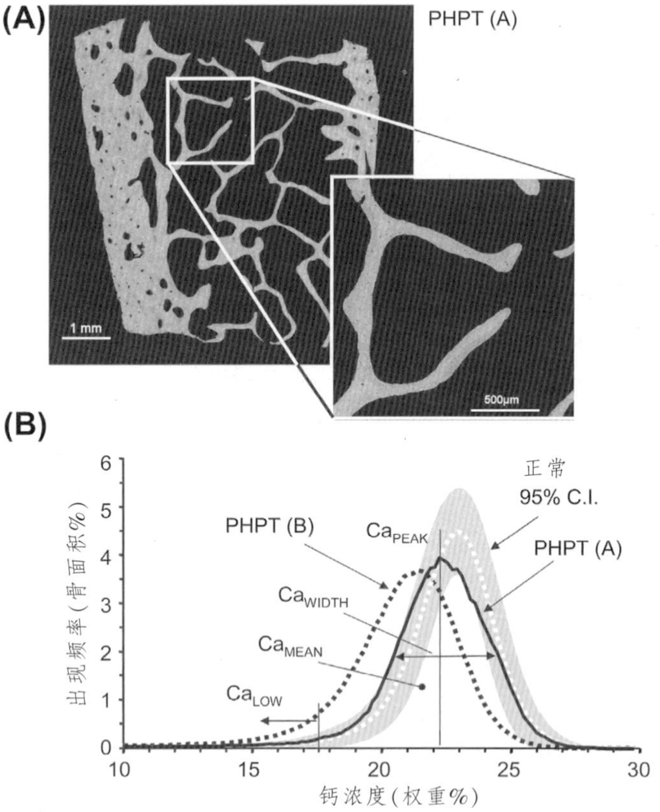

图 29.14 1例63岁女性和1例44岁男性PHPT患者的骨矿化密度分布(BMDD)测量结果。(A)来自女性患者髂骨活检标本的背散射电子图像(BEI)。(B)相应的来自BMDD直方图(PHPT-A),以及来自男性患者的BMDD(PHPT-B)。注意这两例PHPT患者相对于正常人群的左移而且他们的分布更宽。BMDD参数的定义参见文本。(Reproduced from [82], with permission from American Society for Bone and Mineral Research.)

胶原成熟度

骨基质的机械性能不仅受矿物质成分影响,也受到有机物基质(主要为Ⅰ型胶原)性质的影响。Ⅰ型胶原由相邻的胶原分子间形成共价交联而使其稳定。起初,交联主要为不成熟的二价连接,但随着时间成熟后则形成多价的复合体交联。不成熟和成熟交联的比值称为交联率,是一个反映组织年龄的指标。一种已知的光谱成像技术——傅立叶变换红外成像(FTIRI)可以用来测定胶原交联率[83]。FTIRI特异性地测量吡啶(pry,一种成熟的不可还原交联)和脱氢二羟基赖正己氨酸(deH-DHLNL,一种不成熟的可还原交联)的比率。我们已应用FTIR评估了PHPT对胶原交联率的影响[83]。我们研究了48例PHPT患者的活检组织,并将结果与22

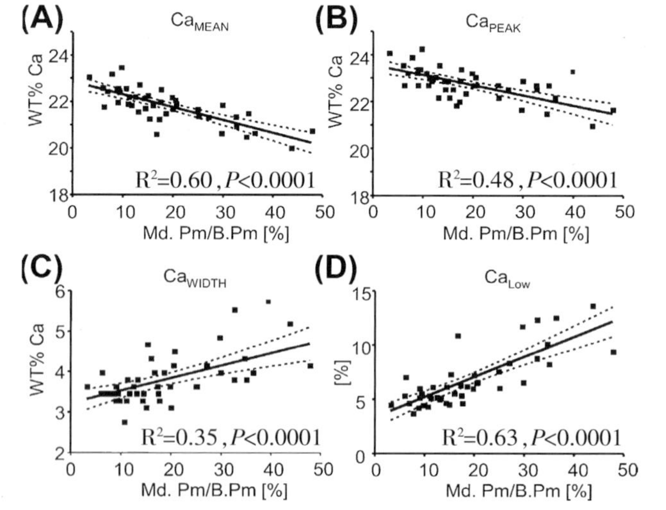

图 29.15 矿化周长(Md. Pm/B.Pm),一个反映骨转换率的指标,与BMDD变量(A)Ca_{MEAN}、(B)Ca_{PEAK}、(C)Ca_{WIDTH} 和(D)Ca_{LOW} 的回归分析。Ca_{MEAN} 和 Ca_{PEAK} 与Md. Pm/B.Pm呈显著负相关,而 Ca_{WIDTH} 和 Ca_{LOW} 与Md. Pm/B.Pm呈正相关。BMDD参数的定义参见文本。(Reproduced from[82], with permission of American Society for Bone and Mineral Research.)

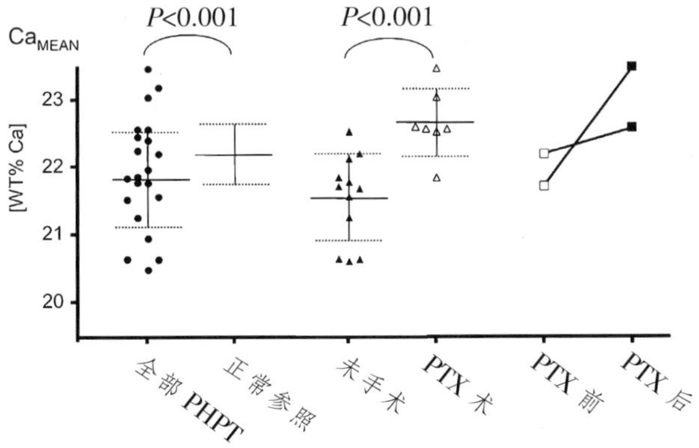

图 29.16　轻型原发性甲状旁腺功能亢进症患者中的 BMDD 变量 Ca_{MEAN}。从左到右：全部 PHPT，包括已行甲状旁腺切除术(PTX)的全部 PHPT 病例(n=51)；正常参照，成人松质骨的正常数据(n=52)；未手术，年龄和性别与 PTX 组匹配的未行治疗的 PHPT 病例(n=12)；PTX 术，PTX 术后的 PHPT 病例(n=7)；PTX 前、后，PTX 术前和术后的配对活检标本(n=2)。(Reproduced from[82], with permission from American Society for Bone and Mineral Research.)

例正常受试者比较，发现 PHPT 患者的胶原交联率显著降低，这一现象在患者成功进行甲状旁腺手术后则会发生逆转(图 29.17)。交联成熟过程是自发的，预计其可以强烈地影响骨转换率，而且我们确实发现交联率与（静态和动态）组织形态学参数之间呈显著负相关(图 29.18)。因此，这些结果与 BMDD 数据是一致的，也反映了骨转换增加的影响，并且降低了 PHPT 患者骨组织的平均年龄。依据这些 BMDD 数据得出，当胶原交联率下降时预计会降低骨基质的刚度。

结论

髂嵴部位活检使我们对过量的内源性 PTH 对骨骼存在负性作用的认识不断加深，并认识到甲状旁腺切除术是如何逆转这些作用的。进一步说，理解 PHPT 患者髂嵴部位骨结构和骨质量的变化与临床重点部位（如脊椎

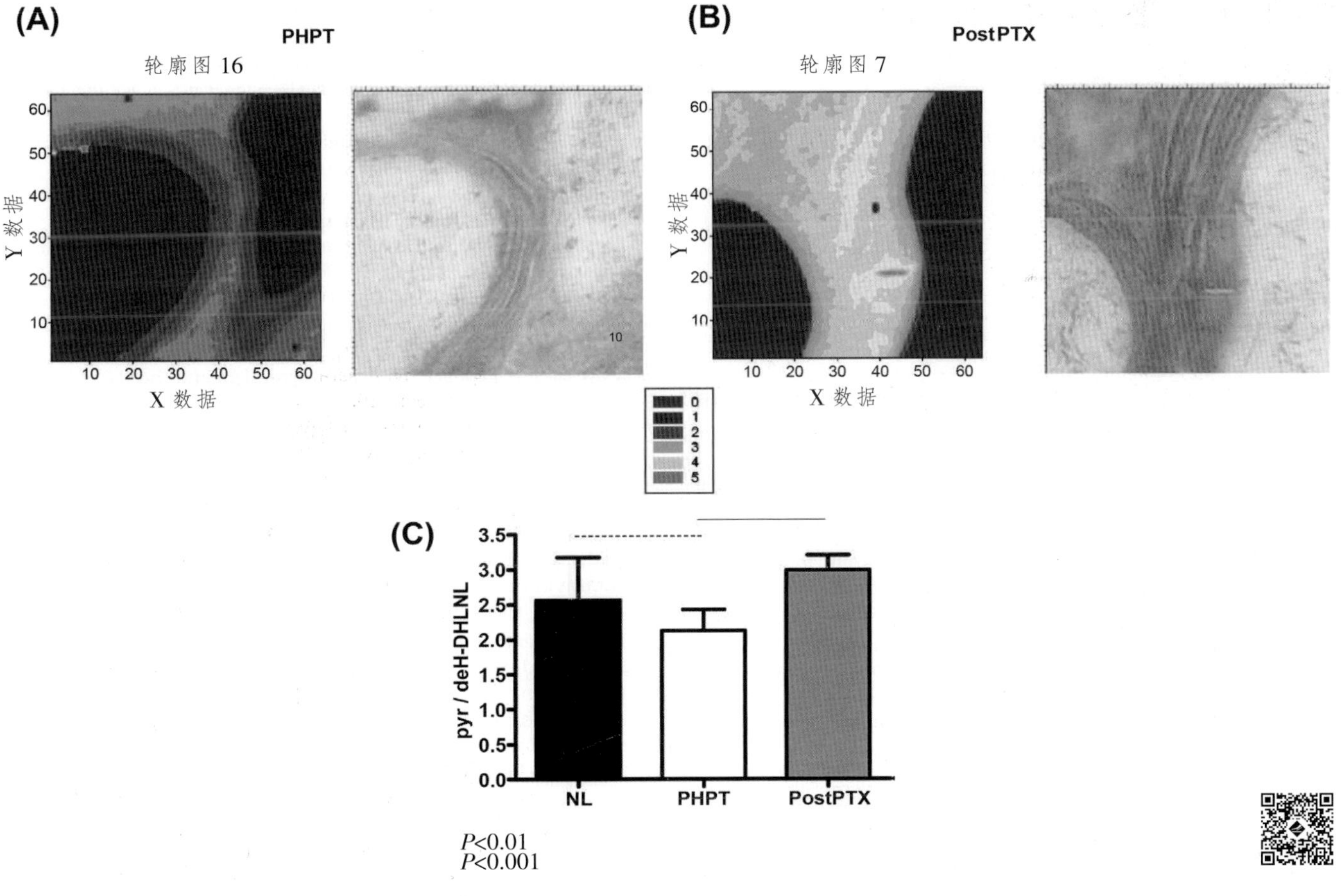

图 29.17　1 例 PHPT 受试者(A)甲状旁腺切除术(PTX)前和(B)术后 3 年 pyr/deH-DHLNL 胶原交联率的空间分布。在每组图中，左图是傅立叶变换红外成像(FTIRI)图像，而右图是连接到 FTIR 显微镜上的相机获得的光学显微照片。FTIRI 光谱图像的颜色编码色阶在下方显示。PTX 术后胶原交联率有所增加。图像显示了各组的典型数据(见图 29.18)。应用 FTIRI(C)测定了正常受试者(NL)、未治疗的 PHPT 患者和术后 PHPT 患者(PostPTX)的胶原交联率，并对每组的均值和标准差进行绘制。注意与 NL 组相比，PHPT 组的胶原交联率较低，而这一现象在 PostPTX 组发生了逆转。(Reproduced from[83]. The Endocrine Society.)

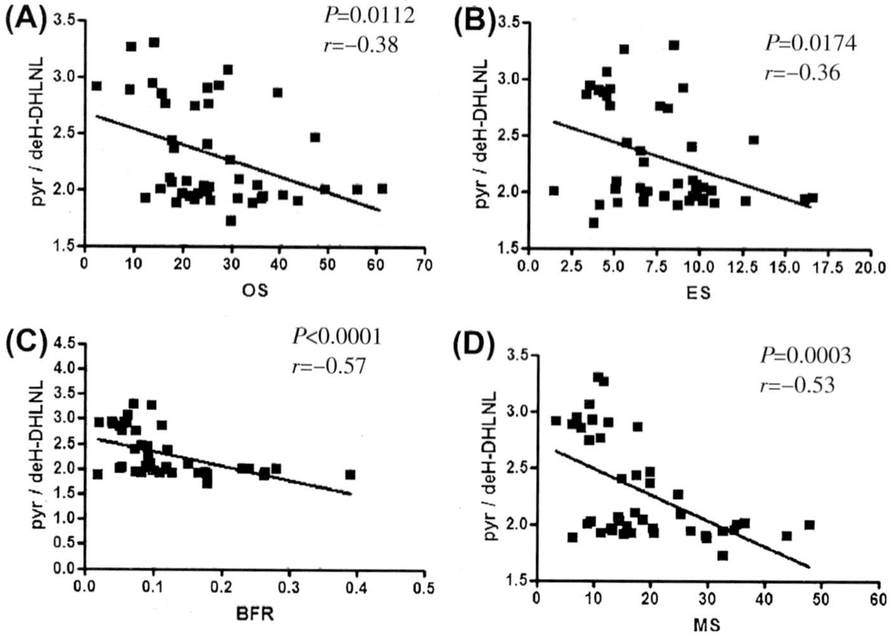

图 29.18 PHPT 受试者相同活检标本中 FTIRI 和组织形态测定学变量的相关性。组织形态测定学变量包括类骨质表面(OS)、侵蚀性表面(ES)、骨形成率(BFR)和矿化表面(MS)。注意胶原交联率与骨转换动态指标 MS 和 BFR 间的相关性最强。(Reproduced from[83]. The Endocrine Society.)

和髋部)的骨折危险度存在何种相关性是非常重要的。

致谢

本章报道的一些工作部分由 NIH 资金 AR41386、DK32333、AR39191 和 PP00645 资助。

(王澎 译)

参考文献

1. Silverberg SJ, Shane E, de la Cruz L, Dempster DW, Feldman F, Seldin D, et al. Skeletal disease in primary hyperparathyroidism. *J Bone Miner Res* 1989;**4**:283–91.
2. Bilezikian JP, Khan AA, Potts Jr JT. Third International Workshop on the Management of Asymptomatic Primary Hyperthyroidism. Guidelines for the management of asymptomatic primary hyperparathyroidism: summary statement from the third international workshop. *J Clin Endocrinol Metab* 2009;**94**:335–9.
3. Marcocci C, Cetani F. Clinical practice. Primary hyperparathyroidism. *N Engl J Med* 2011;**365**:2389–97.
4. Khan AA. Medical management of primary hyperparathyroidism. *J Clin Densitom* 2013;**16**:60–3.
5. Lewiecki EM, Miller PD. Skeletal effects of primary hyperparathyroidism: bone mineral density and fracture risk. *J Clin Densitom* 2013;**16**:28–32.
6. Silverberg SJ, Walker MD, Bilezikian JP. Asymptomatic primary hyperparathyroidism. *J Clin Densitom* 2013;**16**:14–21.
7. von Recklinghausen F. Die fibrose oder deformirende Ostitis, die Osteomalacie und die carcinose in gengensitigen. In: Beziehungen, editor. *Festschrift Rudolf Virchow*. Berlin: G. Reiner; 1891.
8. Mandl R. Therapeutisher verusch bei ostitis fibrosa generalizata mittels extirpation eines epithelkorperchen tumors. *Wien Klin Wochenschr* 1925;**38**:1383–4.
9. Albright F, Aub JC, Bauer W. Hyperparathyroidism: a common and polymorphic condition as illustrated by seventeen proven cases from one clinic. *J Am Med Assoc* 1934;**102**:1276–87.
10. Albright F, Reifenstein EC. *The parathyroid glands and metabolic bone disease*. Baltimore: Williams & Wilkins; 1948.
11. Schajowicz F. *Tumors and tumor-like lesions of bones and joints*. Berlin: Springer-Verlag; 1981.
12. Uehlinger E. Osteofibrosis deformans juvenilis. *Virchows Arch* 1940;**306**:255.
13. Khosla S, Melton 3rd J. Fracture risk in primary hyperparathyroidism. *J Bone Miner Res* 2002;**17**(Suppl. 2):N103–7.
14. Bilezikian JP. Bone strength in primary hyperparathyroidism. *Osteoporos Int* 2003;**14**(Suppl. 5):S113–5.
15. Verlaan L, van der Wal B, de Maat GJ, Walenkamp G, Nollen-Lopez L, van Ooij A. Primary hyperparathyroidism and pathological fractures: a review. *Acta Orthop Belg* 2007;**73**:300–5.
16. Mosekilde L. Primary hyperparathyroidism and the skeleton. *Clin Endocrinol (Oxf)* 2008;**69**:1–19.
17. Lewiecki EM. Management of skeletal health in patients with asymptomatic primary hyperparathyroidism. *J Clin Densitom* 2010;**13**:324–34.
18. Bollerslev J, Marcocci C, Sosa M, Nordenström J, Bouillon R, Mosekilde L. Current evidence for recommendation of surgery, medical treatment and vitamin D repletion in mild primary hyperparathyroidism. *Eur J Endocrinol* 2011;**165**:851–64.
19. Seeman E, Wahner HW, Offord KP, Kumar R, Johnson WJ, Riggs BL. Differential effects of endocrine dysfunction on the axial and the appendicular skeleton. *J Clin Invest* 1982;**69**:1302–9.
20. Richardson ML, Pozzi-Mucelli RS, Kanter AS, Kolb ED, Ettinger B, Genant HK. Bone mineral changes in primary hyperparathyroidism. *Skel Radiol* 1986;**15**:85–95.
21. Martin P, Bergmann P, Gillet C. Partially reversible osteopenia after surgery for primary hyperparathyroidism. *Arch Intern Med* 1986;**146**:689–91.
22. Rao DS, Wilson RJ, Kleerekoper M, Parfitt AM. Lack of biochemical progression or continuation of accelerated bone loss in mild asymptomatic primary hyperparathyroidism: evidence for biphasic disease course. *J Clin Endocrinol Metab* 1988;**67**:1294–8.
23. Kleerekoper M, Villaneuva AR, Mathews CHE, Rao DS, Pumo B, Parfitt AM. PTH mediated bone loss in primary and secondary hyperparathyroidism. In: Frame B, Potts JT, editors. *Clinical Disorders of Bone and Mineral Metabolism*. Amsterdam: Excerpta Medica; 1983. p. 200–3.

24. Silverberg SJ, Shane E, de la Cruz L, Dempster DW, Feldman F, Seldin D, et al. Skeletal disease in primary hyperparathyroidism. *J Bone Miner Res* 1989;**4**:283–91.
25. Dempster DW. Relationship between the iliac crest bone biopsy and other skeletal sites. In: Kleerekoper M, Krane SM, editors. *Clinical Disorders of Bone and Mineral Metabolism*. New York: Mary Ann Liebert; 1989. p. 247–52.
26. Parfitt AM. The physiologic and clinical significance of bone histomorphometric data. In: Recker RR, editor. *Bone Histomorphometry: Techniques and Interpretation*. Boca Raton, Florida: CRC Press; 1983. p. 143–223.
27. Cosman F, Schnitzer MB, McCann PD, Parisien MV, Dempster DW, Lindsay R. Relationships between quantitative histologic measurements and noninvasive assessments of bone mass. *Bone* 1992;**13**:237–42.
28. Dempster DW, Compston JE, Drezner MK, Glorieux FH, Kanis JA, Malluche H, et al. Standardized nomenclature, symbols, and units for bone histomorphometry: a 2012 update of the report of the ASBMR Histomorphometry Nomenclature Committee. *J Bone Miner Res* 2013;**28**:2–17.
29. Wakamatsu E, Sissons HA. The cancellous bone of the iliac crest. *Calcif Tissue Res* 1969;**4**:147–61.
30. Parfitt AM, Mathews HE, Villaneuva AR, Kleerekoper M, Frame B. Relationships between surface, volume, and thickness of iliac trabecular bone in aging and in osteoporosis. Implications for the microanatomic and cellular mechanisms of bone loss. *J Clin Invest* 1983;**72**:1396–409.
31. Parisien MV, McMahen D, Pushparaj N, Dempster DW. Trabecular architecture in iliac crest bone biopsies: intra-individual variability in structural parameters and changes with age. *Bone* 1988;**9**:289–95.
32. Dempster DW, Ferguson-Pell MW, Mellish RW, Cochran GV, Xie F, Fey C, et al. Relationships between bone structure in the iliac crest and bone structure and strength in the lumbar spine. *Osteoporosis Int* 1993;**3**:90–6.
33. Vesterby A. Star volume of marrow space and trabeculae in iliac crest. Sampling procedure and correlation to star volume of first lumbar vertebra. *Bone* 1991;**12**:33–8.
34. Garrahan N, Mellish R, Compston J. A new method for the two-dimensional analysis of bone structure in human iliac crest biopsies. *J Microsc* 1986;**142**:341–9.
35. Mellish RWE, Ferguson-Pell MW, Cochran GVB, Lindsay R, Dempster DW. A new method for the two-dimensional analysis of bone structure in human iliac crest biopsies. *J Bone Miner Res* 1991;**6**:689–96.
36. Aaron JE, Makins NB, Sagreiya K. The microanatomy of trabecular bone loss in normal aging men and women. *Clin Orlhop Relat Res* 1987;**215**:260–7.
37. Parisien M, Silverberg SJ, Shane E, Dempster DW, Bilezikian JP. Bone disease in primary hyperparathyroidism. *Endocrinol Metab Clin* 1990;**19**:19–34.
38. Riggs BL, Kelly PJ, Jowsey J, Keating FR. Skeletal alterations in hyperparathyroidism: determination of bone formation, resorption and morphologic changes by microradiography. *J Clin Endocrinol Metab* 1965;**25**:777–83.
39. Byers PD, Smith R. Quantitative histology of bone in hyperparathyroidism: its relation to clinical features, x-ray, and biochemistry. *QJ Med* 1971;**160**:471–86.
40. Wilde CD, Jaworski ZF, Villaneuva AR, Frost HM. Quantitative histological measurements of bone turnover in primary hyperparathyroidism. *Calcif Tissue Res* 1973;**12**:137–42.
41. Meunier PJ, Vignon G, Bernard J. Clinical aspects of metabolic bone disease. In: Frame B, Parfitt AM, Duncan H, editors. *Quantitative Bone Histology as Applied to the Diagnosis of Hyperparathyroid States*. Amsterdam: Excerpta Medica; 1973. p. 215–21.
42. Mosekilde L, Melsen F. A tetracycline-based histomorphometric evaluation of bone resorption and bone turnover in hyperthyroidism and hyperparathyroidism. *Acta Med Scand* 1978;**204**:97–102.
43. Melsen F, Mosekilde L. The role of bone biopsy in the diagnosis of metabolic bone disease. *Orthop Clin North Am* 1981;**12**:571–601.
44. Delmas PD, Meunier PJ, Faysse E, Saubier EC. Bone histomorphometry and serum bone gla-protein in the diagnosis of primary hyperparathyroidism. *World J Surg* 1986;**10**:572–8.
45. de Vernejoul MC, Benamount MP, Cancela L. Hyperparathyroidie primitive vue en rhumatologie: signes cliniques et relations entre les signes histologiques osseux et les parametres biologiques. *Rev Rhum* 1988;**55**:489–94.
46. Delling G. Bone morphology in primary hyperparathyroidism. A qualitative and quantitative study of 391 cases. *Appl Pathol* 1987;**55**:147–59.
47. Baron R, Magee SS. Estimation of trabecular bone resorption by histomorphometry: evidence for a prolonged reversal phase with normal resorption in post menopausal osteoporosis and coupled increased resorption in primary hyperparathyroidism. In: Frame B, Potts JT, editors. *Clinical Disorders of Bone and Mineral Metabolism*. Amsterdam: Excerpta Medica; 1983. p. 191–5.
48. Eriksen EF, Mosekilde L, Melsen F. Trabecular bone remodeling and balance in primary hyperparathyroidism. *Bone* 1986;**7**:213–21.
49. Eriksen EF. Normal and pathological remodeling of human trabecular bone: three dimensional reconstruction of the remodeling sequence in normals and in metabolic bone disease. *Endoc Rev* 1986;**7**:379–408.
50. Parisien M, Silverberg SJ, Shane E, de la Cruz L, Lindsay R, Bilezikian JP, et al. The histomorphometry of bone in primary hyperparathyroidism; preservation of cancellous bone structure. *J Clin Endocrinol Metab* 1990;**70**:930–8.
51. Christiansen P, Steiniche T, Vesterby A, Mosekilde L, Hessov I, Melsen F. Primary hyperparathyroidism: iliac crest trabecular bone volume, structure, remodeling, and balance evaluated by histomorphometric methods. *Bone* 1992;**13**:41–9.
52. van Doorn L, Lips P, Netelenbos JC, Hackengt WHL. Bone histomorphometry and serum intact PTH(1–84) in hyperparathyroid patients. *Calcif Tissue Int* 1989;**44S**:N36.
53. Parfitt AM. Accelerated cortical bone loss: primary and secondary hyperparathyroidism. In: Uhthoff H, Stahl E, editors. *Current Concepts of Bone Fragility*. Berlin: Springer-Verlag; 1986. p. 279–85.
54. Parfitt AM. Surface specific bone remodeling in health and disease. In: Kleerekoper M, editor. *Clinical Disorders of Bone and Mineral Metabolism*. New York: Mary Ann Liebert; 1989. p. 7–14.
55. Brockstedt H, Christiansen P, Mosekilde L, Melsen F. Reconstruction of cortical bone remodeling in untreated primary hyperparathyroidism and following surgery. *Bone* 1995;**16**:109–17.
56. Parisien M, Mellish RW, Silverberg SJ, Shane E, Lindsay R, Bilezikian JP, et al. Maintenance of cancellous bone connectivity in primary hyperparathyroidism: trabecular strut analysis. *J Bone Miner Res* 1992;**7**:913–9.
57. Parisien M, Dempster DW, Shane E, Silverberg S, Lindsay R, Bilezikian JP. Structural parameters of bone biopsies in primary hyperparathyroidism. In: Takahashi HE, editor. *Bone Morphometry (Proceedings of the Fifth International Congress on Bone Morphometry, Niigata, Japan)*. New York: Smith-Gordon; 1988. p. 228–31.
58. Mosekilde LE, Mosekilde L. Iliac crest trabecular bone compressive strength and ash weight is increased in moderate primary hyperparathyroidism. In: Takahashi HE, editor. *Bone Morphometry (Proceedings of the Fifth International Congress on Bone Morphometry, Niigata, Japan)*. New York: Smith-Gordon; 1988. p. 483.
59. Vu TD, Wang XF, Wang Q, Cusano NE, Irani D, Silva BC, et al. New insights into the effects of primary hyperparathyroidism on the cortical and trabecular compartments of bone. *Bone* 2013;**55**:57–63.
60. Stein EM, Silva BC, Boutroy S, Zhou B, Wang J, Udesky J, et al. Primary hyperparathyroidism is associated with abnormal cortical and trabecular microstructure and reduced bone stiffness in postmenopausal women. *J Bone Miner Res* 2013;**28**:1029–40.
61. Khosla S, Melton III J, Wermers RA, Crowson CS, O'Fallon M, Riggs BL. Primary hyperparathyroidism and the risk of fracture: a

population-based study. *J Bone Miner Res* 1999;**14**:1700–7.
62. Vignali E, Viccica G, Diacinti D, Cetani F, Cianferotti L, Ambrogini E, et al. Morphometric vertebral fractures in postmenopausal women with primary hyperparathyroidism. *J Clin Endocrinol Metab* 2009;**94**:2306–12.
63. Kleerekoper M, Villaneuva AR, Stanciu J, Rao DS, Parfitt AM. The role of three-dimensional trabecular microstructure in the pathogenesis of vertebral compression fractures. *Calcif Tissue Int* 1985;**37**:594–7.
64. Parfitt AM. Trabecular bone architecture in the pathogenesis and prevention of fracture. *Am J Med* 1987;**82**:68–72.
65. Mellish RWE, Garrahan NJ, Compston JE. Age-related changes in trabecular width and spacing in human iliac crest biopsies. *Bone Miner* 1989;**6**:331–8.
66. Stein EM, Dempster DW, Udesky J, Zhou H, Bilezikian JP, Shane E, et al. Vitamin D deficiency influences histomorphometric features of bone in primary hyperparathyroidism. *Bone* 2011;**48**:557–61.
67. Dempster DW, Müller R, Zhou H, Kohler T, Shane E, Parisien M, et al. Preserved three-dimensional cancellous bone structure in mild primary hyperparathyroidism. *Bone* 2007;**41**:19–24.
68. Dempster DW, Parisien M, Silverberg SJ, Liang X-G, Schnitzer M, Shen V, et al. On the mechanism of cancellous bone preservation in postmenopausal women with mild primary hyperparathyroidism. *J Clin Endocrinol Metab* 1999;**84**:1562–6.
69. Vogel M, Hahn M, Delling G. Trabecular bone structure in patients with primary hyperparathyroidism. *Virchows Arch* 1995;**426**:127–34.
70. Christiansen P, Steiniche T, Le Mosekilde, Hessov I, Melsen F. Primary hyperparathyroidism: changes in trabecular bone remodeling following surgical treatment evaluated by histomorphometric methods. *Bone* 1990;**11**:75–9.
71. Christiansen P, Steiniche T, Brixen K, Hessov I, Melsen F, Heickendorff L, et al. Primary hyperparathyroidism: short-term changes in bone remodeling and bone mineral density following parathyroidectomy. *Bone* 1999;**25**:237–44.
72. Silverberg SJ, Gartenberg F, Jacobs TP, Shane E, Siris E, Staron RB, et al. Increased bone mineral density after parathyroidectomy in primary hyperparathyroidism. *J Clin Endocrinol Metab* 1995;**80**:729–34.
73. Silverberg SJ, Shane E, Jacobs TP, Siris E, Bilezikian JP. A 10 year prospective study of primary hyperparathyroidism with or without parathyroid surgery. *N Engl J Med* 1999;**341**:1249–55.
74. Reeve J. A stochastic analysis of iliac trabecular bone dynamics. *Clin Orthop* 1986;**213**:264–78.
75. Parfitt AM. Implications of architecture for the pathogenesis and prevention of vertebral fracture. *Bone* 1992;**13**:S41–7.
76. Compston JE, Mellish RWE, Croucher P, Newcombe R, Garrahan NJ. Structural mechanisms of trabecular bone loss in man. *Bone Miner* 1989;**6**:339–50.
77. Parfitt AM, Oliver I, Villanueva ADR. Bone histology in metabolic bone disease. *Orthop Clin North Am* 1979;**10**:329–45.
78. Parfitt AM. Relationship to the amount and structure of bone, and the pathogenesis and prevention of fractures. In: Riggs BL, Melton III LJ, editors. *Osteoporosis, Etiology, Diagnosis, and Management*. New York: Raven; 1988. p. 45–93.
79. Martin P, Bergmann P, Gillet C, Fuss M, Corvilain J, Van Geertruyden J. Long-term irreversibility of bone loss after surgery for primary hyperparathyroidism. *Arch Intern Med* 1990;**150**:1495–7.
80. Nordenström J. *The Hunt for the Parathyroids*. Chichester: John Wiley & Sons, Ltd; 2013.
81. Steiniche T, Christiansen P, Vesterby A, Ullerup R, Hessov I, Mosekilde LE, et al. Primary hyperparathyroidism: bone structure, balance, and remodeling before and 3 years after surgical treatment. *Bone* 2000;**26**:535–43.
82. Roschger P, Dempster DW, Zhou H, Paschalis EP, Silverberg SJ, Shane E, et al. New observations on bone quality in mild primary hyperparathyroidism as determined by quantitative backscattered electron imaging. *J Bone Miner Res* 2007;**22**:717–23.
83. Zoehrer R, Dempster DW, Bilezikian JP, Zhou H, Silverberg SJ, Shane E, et al. Bone quality determined by Fourier transform infrared imaging analysis in mild primary hyperparathyroidism. *J Clin Endocrinol Metab* 2008;**93**:3484–9.

第 30 章

原发性甲状旁腺功能亢进症的骨骼影像学

Barbara C. Silva, Natalie E. Cusano, Didier Hans, E. Michael Lewiecki, John P. Bilezikian

引言

1891 年，von Recklinghausen 第一次报道了原发性甲状旁腺功能亢进症（PHPT）的特征性骨骼受累表现——纤维囊性骨炎[1]。然而，直到 1925 年，Mandl 注意到一位青年男性患者在手术切除一枚肿大的甲状旁腺瘤后骨骼病变缓解了[2]，人们才认识到这种骨骼病变的原因是甲状旁腺功能失调造成的。在以后的几十年里，许多 PHPT 患者都被发现患有纤维囊性骨炎[3-6]。经典的放射学影像特征包括：全身性骨质疏松症、指骨的骨膜下骨吸收、颅骨的胡椒盐斑点征、骨囊性变、破骨细胞瘤或棕色瘤、脆性骨折等[7]。在严重的病例中，实际上在放射学影像中发现一些骨骼消失了，如第 3 指骨末端和锁骨远端。目前发现骨囊性变和棕色瘤通常多发且好发于掌骨、长骨、骨盆、颅骨、肋骨和下颌骨。临床表现包括骨痛、胸椎后凸、身高缩短、弓形肩和侧肋塌陷等[7]。

虽然世界上仍只有一部分地区存在这些骨骼特征的病例[8-14]，20 世纪 70 年代在美国和西欧出现了多通道筛查检测，随后普及到世界其他地方，现在 PHPT 在大多数国家作为无症状疾病被发现[15-18]。目前世界范围内 PHPT 的临床表现状况有单独的一章介绍（见第 20 章）。在该病的无症状类型中，很少见到纤维囊性骨炎的放射学征象。20 世纪 80 年代晚期，双能 X 线吸收仪（DXA）得以广泛应用，可以容易地显示骨骼表现。随着更灵敏的显像技术的应用，如高分辨率外周骨定量 CT（HRpQCT）和 DXA 骨小梁评分（TBS）的应用，独立骨小梁分割技术（ITS）和 HRpQCT 有限元分析（FEA）模型，PHPT 患者的骨骼受累更完整的情形得以展现。本章综述了这些影像学方法对无症状 PHPT 的评估和表现。

双能 X 线吸收法

DXA 测量骨矿密度（BMD）是评估和处置无症状 PHPT 临床实践指南的一个组成部分。围绝经期或绝经后女性和 50 岁以上男性的腰椎、全髋、股骨颈或 33% 桡骨（1/3 桡骨）部位的 T 值≤-2.5 是甲状旁腺手术的适应证[19,20]。推荐每 1~2 年测量 3 处骨骼部位的 BMD 以监测未行甲状旁腺手术的无症状 PHPT 患者的骨骼影响，如果 BMD 有统计学意义的显著降低，则须考虑手术[19]。尽管这样推荐，有证据表明许多 PHPT 患者并未进行全部 3 处骨骼部位的 BMD 测量[20]，并且桡骨部位 BMD 测量通常未包括在甲状旁腺切除术前的 DXA 检查中[21]。

DXA 测量 BMD 包括应用两种不同能量的光子束产生二维骨骼投影和面积定量 BMD（g/cm²）。DXA 是骨质疏松症或 PHPT 患者最常见的测量 BMD 的方法，因为它在多数西方国家广泛应用，并且与骨质疏松症患者的骨折风险有很好的相关性（BMD 越低，骨折风险越大）。而且，包括绝经后骨质疏松症女性临床试验数据有力地显示，根据 DXA 测得 BMD 降低的结果，应用目前批准的治疗药物则降低了骨折风险。这一技术准确、精密，而且辐射剂量较低[22]。DXA 的局限包括它不能测量真实的容积 BMD，辨别骨小梁和皮质骨间隙，以及评估骨的微观结构。既然 DXA 无法测得与临床有关的功能紊乱对骨骼的全部影响，所以当使用 DXA 评价 PHPT 患者时必须考虑到这些局限。

PHPT 患者不同骨骼部位应用 DXA 测得的 BMD 具有典型的模式。通常在桡骨远端 1/3 处最低，该部位几乎全部由骨皮质构成；在腰椎处最高，该部位有大量的骨小梁成分；在髋部居中，该处骨皮质和骨小梁的比例比较均衡[15,23]。这与绝经后骨质疏松症的女性形成了鲜明的对比，至少在开始，她们通常表现为密度测量模式，BMD在腰椎处最低，髋部居中，在桡骨远端1/3处最高。与PHPT传统模式相反的这种模式，很可能是由于更年期时雌激素消退的影响造成的。既然PHPT经常发生于绝经后女性，那么某些人就可能出现一种代表了每种病情相对影响的骨丢失模式。因而，在一些绝经后女性PHPT患者中，腰椎受累表现得比桡骨远端1/3更为严重[24]。

在正常血钙型PHPT中，这是一种新认识到的PHPT的变异类型，其密度测量的特征性表现还没有完全被认识。在一项小型队列的正常血钙型PHPT患者的报道中（n=37），提及了一种理论上的代谢性骨病单元，由T值确定的骨质疏松症占57%，而在桡骨33%处并未发现BMD的优先丢失[24]。在一个较大的基于社区、未筛选的男性人群中（n=2346），确定了9例血钙正常型PHPT患者，他们的腰椎或股骨颈部位由DXA或定量CT（QCT）测得的BMD并无显著性差异[25]。

基于DXA技术测定的BMD数据解读给人以这样的印象，长期存在的血清高PTH水平对皮质骨具有分解代谢作用，而对松质骨具有合成代谢或至少是中性作用。然而，DXA的局限性必须被纳入考虑，如它仅能测量面积骨密度而不能分辨松质骨和皮质骨间隙。近来真实容积测量法作为具有更高分辨率的非侵入性影像学方法，揭示了DXA技术无法分辨的PHPT微结构变化。

定量CT（QCT）和外周骨定量CT（pQCT）在皮质骨、松质骨和整合（皮质+小梁）骨间隙测定体积BMD（单位 mg/cm^3）。应用pQCT已观察到PHPT患者的骨小梁及皮质骨均有所减少，同时皮质变薄，部分可能是由于皮质骨的小梁化作用[26,27]。这些发现增加了长期的PHPT对骨小梁和皮质骨具有分解代谢作用的可能性，提出了观察到的PHPT似乎增加了脊椎和非脊椎骨折风险的生物学可信性[28]。也有证据表明发生PHPT时骨皮质有所扩张[29]，可能是由于骨膜骨形成的增加。这可能部分上补偿了由于皮质内层骨丢失造成的骨强度受损。如下所述，近来由非侵入性影像学方法确定的更多数据对PHPT的骨微结构提供了更新的认识。

尽管存在上述局限，DXA仍是一种非常重要的评估PHPT的方法，也能用来对PHPT患者进行监测，无论患者是否已行甲状旁腺切除术。成功的甲状旁腺切除术后BMD会随之增加，在腰椎及髋部表现得最多、最快，而在桡骨则最少、最慢[15,16,30,31]。在一项囊括39例正常血钙型PHPT患者的研究中，大多数患者的某些骨骼部位的基线T值≤-2.5（89%），或有脆性骨折病史（35%），而在甲状旁腺切除术后1年，腰椎及髋部的BMD随之发生了显著性的增高[32]。

药物抗吸收治疗包括应用双膦酸盐类和雌激素类，已经证实未行手术PHPT患者的BMD升高[33]。一项有关轻症PHPT患者的随机对照实验和介入观察性研究的荟萃分析显示手术和抗吸收治疗升高BMD的方面是相似的[34]。最后，虽然已有报道称西那卡塞降低了PHPT患者的PTH和血钙水平，但DXA测量数据显示它既未升高BMD，也未降低骨转换指标的水平[33]。

DXA对于未行甲状旁腺手术患者的监测也有帮助。Rubin等提出对于未行甲状旁腺手术的患者，由DXA测得的所有骨骼部位的BMD在大约10年之内整体上是稳定的[15]。但是，在更长期的观察中，发现髋部的BMD有所下降，桡骨远端1/3处则下降得更为明显。

高分辨率外周骨定量CT（HRpQCT）

如前所述，应用标准DXA测定无症状PHPT的面积BMD时，发现皮质骨受到不利影响，而骨小梁则相对保存完好。髂嵴骨活检标本的组织形态学测量和微观CT（μCT）分析与DXA的结果是一致的[23,35,36]。虽然密度测量学和组织形态测量学的数据是一致的，但它们却与大量的流行病学报道不符，这些报道一致显示PHPT患者中脊椎和非脊椎部位的骨折风险有所增加[28,37-40]。应用更新的技术，如HRpQCT，对与非脊椎部位（如前臂和胫骨远端）骨折风险明确相关的部位进行间隙分析，针对PHPT的骨骼微结构特征提供了更深入的认识，这与流行病学中PHPT的骨折数据是一致的。

HRpQCT是一种非侵入性的检查技术，以能够测量容积骨密度、骨几何结构和骨强度为特征。而且，它有足够的分辨率（体素大小为82mm）可以对骨小梁和骨皮质的微结构进行定量分析。应用HRpQCT显像分析表明PHPT患者的皮质骨和骨小梁间隙均会受到不利影响[43-44]。甲状旁腺切除术成功后，由HRpQCT监测到的皮质骨和骨小梁的微结构有所改善[43,44]。这些结论所依据的数据总结如下。

Hansen等研究了27例女性PHPT患者（23例为绝经后，平均年龄60岁，范围44~75岁）和27例年龄匹配的健康对照者（24例为绝经后，平均年龄60岁，范围

44~76 岁)[41]。PHPT 患者的平均病程为 1 年,范围为 3~99 个月。所有的患者均适合行甲状旁腺切除术。PHPT 组和对照组在身高、体重、绝经后年龄、骨折病史和 25(OH)D 水平等方面都是相似的。与预期的一样,PHPT 患者的平均钙离子水平高于对照组。受试者均未服用双膦酸盐类药物。PHPT 患者腰椎、股骨颈、桡骨远端 1/3 和超远端的面积 BMD 显著降低,而全髋的面积 BMD 则有降低的倾向(P=0.05)。应用 HRpQCT 测量桡骨,PHPT 患者的总容积骨密度(总的 vBMD,分别为 264mg/cm^3 和 317mg/cm^3,P=0.002)、皮质骨(Ct.vBMD,分别为 845mg/cm^3 和 892mg/cm^3,P=0.02)和骨小梁的容积骨密度(Tb.vBMD,分别为 101mg/cm^3 和 125mg/cm^3,P=0.02)均低于对照组。PHPT 患者的皮质骨面积(Ct.Ar)同样低于健康对照组(分别为 49cm^2 和 58cm^2,P=0.008)。微结构评估显示 PHPT 患者的骨小梁体积/总骨体积(BV/TV)(分别为 0.08 和 0.10,P=0.02)、皮质骨厚度(Ct.Th)(分别为 0.72mm 和 0.87mm,P=0.01)和骨小梁数量(Tb.N)(分别为 1.41/mm 和 1.711/mm,P=0.03)均低于对照组,而骨小梁间隔(Tb.Sp)则有增大趋势(分别为 0.74mm 和 0.60mm,P=0.05)。胫骨部位的差异并无统计学意义,但在 PHPT 女性患者中,总 vBMD (分别为 227mg/cm^3 和 252mg/cm^3,P=0.07)、Tb.vBMD (分别为 126mg/cm^3 和 144 mg/cm^3,P=0.06) 和 BV/TV (分别为 0.10 和 0.12,P=0.06)有下降的趋势。

在另一项研究中,Stein 等评价了 51 例绝经后女性 PHPT 患者[平均年龄±标准差,(70±1)岁]和作为对照的 120 例健康对照者[平均年龄(68±1)岁]。在 PHPT 患者中,77%为无症状者,平均病程为(8.4±1)年。虽然两组的身高、体重、身体质量指数(BMI)、绝经后年龄以及激素替代治疗和服用雷洛昔芬情况均相似,但与对照组比较,PHPT 患者的血钙更高且目前应用双膦酸盐类药物治疗者更多(分别为 20%和 3%,P<0.0001)。PHPT 患者的全髋、股骨颈和桡骨超远端的面积 BMD 显著降低,而两组的腰椎和桡骨 1/3 部位的 BMD 相近。应用 HRpQCT 测量桡骨,PHPT 患者的总 vBMD (分别为 241mg/cm^3 和 299mg/cm^3,P<0.0001)、Ct.vBMD (分别为 801mg/cm^3 和 851mg/cm^3,P=0.0001)和 Tb.vBMD(分别为 101mm/cm^3 和 131mg/cm^3,P<0.0001)均低于对照者。PHPT 患者的微结构特征同样变差,Ct.Th(分别为 0.60mm 和 0.72mm)和 Tb.N(分别为 1.53/mm 和 1.771/mm,P=0.003)降低,同时 Tb.Sp(分别为 0.71mm 和 0.54mm,P=0.01)和骨小梁异质性(Tb.Sp SD,分别为 0.47mm 和 0.27mm,P=0.01)增大。典型的 PHPT 患者和对照组的桡骨图像如图 30.1 所示。在胫骨部位,PHPT 患者组的总 vBMD (分别为 212mg/cm^3 和 245mg/cm^3,P=0.0003)、Ct.vBMD (分别为 730mg/cm^3 和 785mg/cm^3,P=0.0005)和 Tb.vBMD (分别为 130mg/cm^3 和 146mg/cm^3,P=0.006)降低。微结构评估显示 Ct.Th 降低(分别为 0.74mm 和 0.87mm,P=0.004),Tb.Sp SD 增加 (分别为 0.42mm 和 0.26mm,P=0.02),Tb.Sp 也有增加趋势 (分别为 0.61mm 和0.53mm,P=0.06)。容积密度测量和微结构的这些差异与由 HRpQCT 图像有限元分析测得的 PHPT 患者骨骼生物力学特性的显著下降有关。在桡骨部位,PHPT 患者的总刚度和骨小梁刚度分别比对照组下降了 22%(P<0.0001)和 46%(P=0.0003)。在胫骨部位,总刚度比对照组下降了 10%(P=0.005),而骨小梁刚度下降了 18%(P=0.007)。在未行双膦酸盐类治疗的受试者亚组中得出的数据与此相似。

这一研究针对骨小梁的微结构提出了不同于以往探测方法的更深入的见解[42]。HRpQCT 图像的 ITS 分析显示,绝经后女性 PHPT 患者具有较差的骨小梁网,板状小梁较杆状小梁相对更少,板状小梁间及板、杆状小梁间的连接性下降,轴向排列完好的小梁网更少。在桡骨部位,PHPT 患者的板状和杆状骨容积分数(分别为 pBV/TV,-31%和 rBV/TV,-13%)、板状和杆状小梁数量(分别为 pTb.N,-11%和 rTb.N,-5%)和板状/杆状比值(P/R 比值, 22%)均低于对照组(对照组均为 P<0.01)。与对照组相比,PHPT 患者的轴向骨容积分数(aBV/TV)以及杆状-杆状、板状-杆状和板状-板状连结密度(R/R、P/R 和 P/P JuncD)分别降低了-25%、-13%、-26%和-30%。在胫骨部位,在桡骨部位,PHPT 患者的

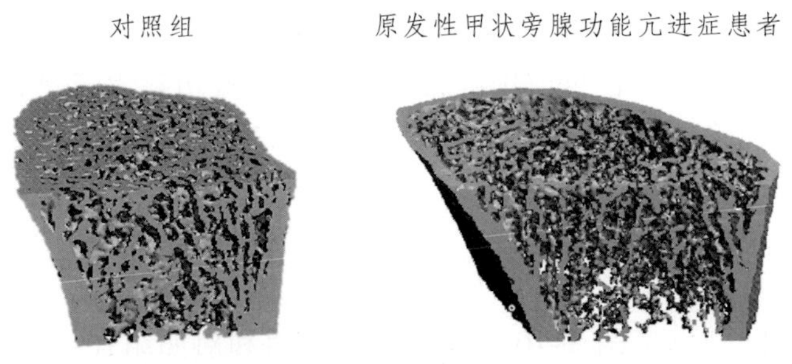

图 30.1　1 例对照者(左图)和 1 例原发性甲状旁腺功能亢进症患者(右图)的桡骨远端的典型 HRpQCT 图像。(Reproduced with permission from Stein EM et al. J Bone Miner Res 2013;28:1029 - 40. John Wiley and Sons[42].)

pBV/TV、pTb.N 和 P/R 比值分别降低了 20%、5%和 19%(P<0.01)。而且与对照组相比,PHPT 患者的 aBV/TV(-16%)、P/R(-9%)和 P/P JuncD(-15%)显著下降。

Vu 等研究了 43 例未经治疗的 PHPT 患者(72%女性,平均年龄 63 岁,范围 31~84 岁),作为对照的是 25 例经手术治疗后的 PHPT 患者(68%女性,平均年龄 64 岁,范围 30~82 岁),以及 47 例年龄匹配的健康对照者(66%女性)[43]。未治疗组的平均病程为(19.2±2)年,治疗组(手术后)的平均时间为(5.3±5)年。未治疗组的血钙水平较高,而治疗组和对照组间无明显差异。各组间的身高、体重或维生素 D 状态等方面无差异。HRpQCT 图像分析应用 StrAx1.0,这是一种新的骨形态学定量分析软件程序,据说在皮质内骨模型中能更好地分辨移行区的皮质骨和骨小梁。与对照组比较时,结果以 Z 值形式表示。在桡骨和胫骨部位,PHPT 未治疗组中的 Ct.vBMD 有所下降(分别为-0.10 SD 和-0.29 SD,P<0.05),主要是由于致密区和移行区皮质的孔隙度增大,其次也有组织矿化密度降低的原因。胫骨部位的 Ct.Ar 也有所下降(-0.26 SD,P<0.01)。在桡骨和胫骨部位,Tb.vBMD 均有所减少(分别为-0.09 SD 和-0.14 SD,P<0.001)。在桡骨部位,Tb.TH 有所减少(-0.43 SD,P<0.05),而在胫骨部位,Tb.Sp 有所增加(0.07 SD,P<0.05)。治疗组患者中的 Ct.Ar 较高,与对照组间无显著性差异。在桡骨和胫骨部位,外层和内层移行区与对照组无差异,但与对照组相比,手术治疗组胫骨部位的致密皮质面积有所减少(-0.22 SD,P=0.03),而桡骨部位则无此表现。其 Ct.vBMD 比未治疗组的 PHPT 患者增高了 8%(-0.15 SD,P=0.075),但仍明显低于对照组。因 Tb.N 减少(-0.19 SD,P<0.001)而 Tb.Th 未减少,故 Tb.vBMD 有所减少(-0.16,P<0.001)。Tb.Sp 有所增加(0.24 SD,P<0.01)。由于该研究设计为横断面研究,因此未能明确某一特定患者随时间的变化。

最后,在目前仅有的针对甲状旁腺切除术后进行的前瞻性研究中,Hansen 等评估了 27 例术前及甲状旁腺切除术后 1 年的女性 PHPT 患者(22 例绝经后,平均年龄 62 岁,范围 44~75 岁),对照组包括 31 例(平均年龄 63 岁,范围 40~76 岁)。PHPT 组的已知平均病程为 6.4 个月(范围 3~10 个月)。PHPT 组和对照组在年龄、身高、体重、BMI、绝经后年龄、既往骨折病史和维生素 D 状态等方面相似。甲状旁腺切除术后发现 DXA 测得的腰椎和全髋的面积 BMD 有所改善。甲状旁腺切除术后 HRpQCT 测得的桡骨部位的组内 Tb.vBMD、BV/TV 和 Tb.N 均有明显改善(分别为 2.6%、2.6%和 4.9%),而 Tb.Sp 则减少了 4.3%。出现这些差异均与骨骼生物力学特性的显著变化有关,同时破坏负载增加了 3.1%。此外,与对照组 1 年时相比,PHPT 患者组桡骨部位的 Tb.Ar、Ct.Th、总 vBMD、Ct.vBMD、Tb.vBMD、Tb.N、Tb.Sp、刚度和破坏负载均发生了有利且显著的变化。甲状旁腺切除术后 PHPT 患者组显示胫骨部位的组内总 vBMD 和 Tb.vBMD 有所改善(分别为+2.9%和+3.4%,P<0.01)。Ct.Th 增加了 2.2%,骨小梁面积减少了 0.46%。BV/TV 增加了 3.6%(P<0.001)。这些变化与刚度(3.3%)和破坏负载(3.3%)的显著增加有关。与对照组相比,甲状旁腺切除术后 1 年时,PHPT 患者组桡骨部位的 Tb.Ar、Ct.Th、总 vBMD、Ct.vBMD 和 Tb.vBMD 均有显著的改善。

尽管来自不同国家,包括绝经前和绝经后女性以及男性的不同人群,但上述研究显示了 PHPT 对皮质骨和骨小梁均会产生不利的影响。总的来说,在发表的 PHPT 对骨密度和微结构的负面作用中,桡骨要多于胫骨部位[41,42]。甚至在病程相对较短的患者中,上述一些变化就已经很明显了。而骨质量的显著变化也会导致骨强度受损。虽然可能出现指标诊断延迟(在更频繁的血液化学监测下不太可能出现),但这些结果也可以说明骨骼结构和微结构发生的变化要早于明显的高钙血症。甲状旁腺切除术可以使这些异常发生改善或在某些情况下彻底逆转。这些应用 HRpQCT 的研究有助于解释发生 PHPT 时骨折的发生率为何呈明显的全球性增长。不过,目前只有专业的骨病科室才拥有HRpQCT,并且它还仅仅是一种研究工具。一种更广泛的可用于评估 PHPT 骨骼微结构的临床工具将会更有价值。

骨小梁评分

骨小梁评分(TBS)是一种新的基于灰阶水平的纹理分析,可以应用于腰椎 DXA 图像,以提供一个反映骨小梁微结构的间接指标。离体研究表明它与连结密度、骨小梁数量和骨小梁间隔的 μCT 测量呈高度相关[45-47]。TBS 分值较高可以理解为小梁网较致密,骨强度更高;而 TBS 分值较低则表示骨结构较差[46,48]。TBS 可以通过使用特定的软件从 DXA 图像中直接得到,也可以从以往 GE Lunar(Prodigy 和 iDXA)和 Hologic(QDR 4500、Discovery、Delphi 和 Horizon)仪器采集的 DXA 图像中得到,这是它的一个优势[49]。更重要的是,包括大量绝经后女性的前瞻性研究表明 TBS 可以预测脊椎、髋部以及所有其他主要部位的骨质疏松性骨折[50-53],是年龄[50,51,53]、

DXA 测得的腰椎 BMD[50,51,53]或既往骨折[51]之外的独立因素。包括 3620 例年龄≥50 岁的男性的初步前瞻性数据也已表明在临床危险因素调控模型中，TBS 可以预测髋部及主要部位的骨质疏松性骨折[54]。绝经后女性 TBS 的正常范围如下：TBS≥1.350 为正常，TBS1.200~1.350 为微结构呈部分退变，而 TBS≤1.200 则代表微结构退变[55]。本部分对 3 项独立评估 PHPT 患者 TBS 的研究发现进行回顾[56-58]。

Silva 等评估了 22 例绝经后女性 PHPT 患者由脊椎 DXA 图像测得的 TBS，并将其与由 HRpQCT 测得的容积骨密度、骨微结构及桡骨远端和胫骨部位的骨刚度进行相关分析[56]。该研究人群的平均年龄为 67 岁，平均 BMI 为 27.2kg/m^2。PHPT 的平均病程是 6 年，绝经后的平均时长是 15 年。如预期一样，绝大多数 PHPT 患者(77%)是无症状的。平均 TBS 较低为 1.24，代表了小梁微结构的部分退变。而腰椎 TBS 显示有 36%的患者发生了微结构的退变(TBS≤1.20)，但仅有 14%的患者由 DXA 测得的腰椎 BMD T 值低于世界卫生组织的骨质疏松阈值(T 值≤-2.5)。而且，54%的患者由 DXA 测得的腰椎 T 值表现为正常，但只有 27%的患者的 TBS 正常(TBS≥1.35)[56]。

尽管样本量较小，在桡骨部位 TBS 与总 vBMD (r=0.49)、Ct.vBMD(r=0.51)、Tb.vBMD(r=0.48)、Ct.Th (r=0.45)、Tb.N(r=0.51)、Tb.Sp(r=-0.49)、Tb.Sp SD (r=-0.44)和总骨刚度(r=0.44)等 HRpQCT 指标呈显著性相关(P<0.05)。在根据体重进行校正后仍保持显著性相关。在胫骨部位，TBS 与总 vBMD(r=0.62)、Ct.vBMD(r=0.47)、Tb.vBMD(r=0.53)、Ct.Th(r=0.52)和总骨刚度(r=0.52)呈显著性相关(P<0.05)。在根据体重进行控制后，骨小梁微结构的 HRpQCT 指标 Tb.N(r=0.57)、Tb.Sp(r=-0.52)和 Tb.Sp SD(r=-0.48)与 TBS 呈显著性相关。而任何部位的总面积、Tb.Th 和骨小梁刚度均与 TBS 不相关[56]。

在另一项横断面研究中，Romagnoli 等评估了 73 例绝经后女性 PHPT 患者，作为对照的是 74 例年龄、绝经后年龄和 BMI 均匹配的健康女性[57]。PHPT 组和对照组在年龄、BMI、绝经后年龄、血清 25(OH)D 水平或肌酐清除率等方面没有差异。PHPT 患者(1.19±0.10)的平均腰椎 TBS 显著低于对照组(1.24±0.09，P<0.01)，全髋(P<0.01)和桡骨 1/3 部位(P<0.0001)的 BMD 亦然。与此不同的是，两组间腰椎和股骨颈部位的 BMD 是相似的。应用脊椎 X 线片对 PHPT 组的脊椎骨折进行评估。有脊椎骨折(1 级 24 例、2 级 4 例和 3 级 1 例)的 29 例 PHPT 患者的平均 TBS 显著低于未骨折的 44 例患者(分别为 1.14±0.10 和 1.22±0.10，P<0.01)。在 PHPT 组内，有非脊椎骨折(n=18)和无非脊椎骨折(n=55)的患者的 TBS 分值无显著性差异（分别为 1.16±0.09 和 1.20±0.11）。有趣的是，ROC 曲线分析显示 TBS 和绝经后年龄均与 PHPT 组普遍的脊椎骨折呈显著相关，但 BMD 却与任何部位的骨折均无关(图 30.2)。当鉴别 PHPT 女性患者普遍的脊椎骨折时，在 TBS<1.2 的情况下，灵敏度为 80%，而特异性为 60%，不过该分析因骨折病例数量较少而存在局限性。

在一项包括 92 例 PHPT 患者(74 例绝经后女性和 18 例男性)和 98 例对照者(81 例绝经后女性和 17 例男性）的前瞻性观察研究中，Eller-Vainicher 等也评估了 PHPT 患者发生脊椎骨折和 TBS 间的关系[58]。所有受试者均通过 X 线评价脊椎骨折。患者组和对照组的平均年龄相近(分别为 62.7 岁和 62.1 岁)。同样，PHPT 组和对照组在 BMI、绝经后年龄和 25(OH)D 水平等方面无差异。需要注意的是，该研究中包括的 PHPT 患者的病情相对更为活跃，脊椎骨折(43.5%)和肾结石(47.8%)

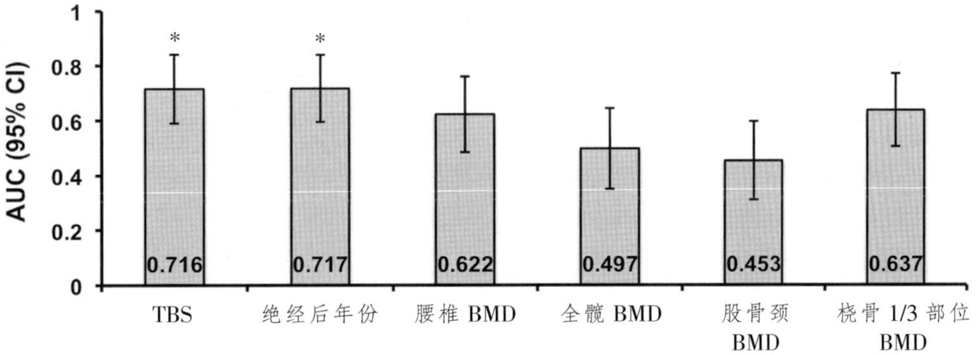

图 30.2　绝经后原发性甲状旁腺功能亢进症女性患者脊椎骨折的受试者工作特征曲线下面积(AUC)[57]。TBS，骨小梁评分；BMD，骨矿密度；CI，置信区间；*P<0.01。

的发生率较高。PHPT患者的TBS分值(Z值为-2.39±1.79)低于对照组(Z值为-0.98±1.07),脊椎骨折发生率则高于对照组(分别为43.5%和8.2%,$P<0.0001$)。与对照组相比,PHPT组的腰椎、全髋和股骨颈部位的BMD显著降低。基础状态下,PHPT组中有40例患者存在脊椎骨折。TBS与脊椎骨折(OR1.4,95%CI 1.1~1.9,$P=0.02$)呈相关性,是腰椎BMD、年龄、BMI和性别之外的独立因素。脊椎骨折也与所有部位的BMD相关。对探测脊椎骨折而言,介于最佳灵敏度和特异性之间的TBS截止值为Z值-2.1。

最后,在该研究的纵向观察中,在24个月后对20例(19例女性)行甲状旁腺切除术的PHPT患者与10例(7例女性)行非手术治疗的患者进行对比分析[58]。在24个月时非手术治疗组的TBS保持稳定(TBS Z值基础状态时为-1.32±1.63,24个月时为-1.71±1.5),但手术治疗组的TBS得以改善(TBS Z值的基线值为-3.03±1.17,24个月时为-1.63±0.37,$P<0.0001$)。观察发现腰椎和髋部的BMD数据与其相似,但TBS平均Z值的增加幅度要大于腰椎(+0.4±0.7,$P=0.026$)、全髋(+0.1±0.9,$P=0.01$)和股骨颈部位(+0.1±0.9,$P=0.01$)的BMD。不过,该分析纳入的患者数量较少,需要更多的研究来证实这些数据。

结论

最初PHPT被描述为一种症状明确的疾病,包括严重而明显的骨骼系统受累,可以很容易地被常规X线片发现。在20世纪70年代早期,随着多通道自动分析仪的出现,无症状PHPT成为这一疾病的主要形式。在病情较轻的PHPT患者中,可以应用DXA技术以发现无症状患者中的骨骼受累情况[17,23]。新近出现的技术如HRpQCT和TBS,已经对PHPT的微结构骨折和骨质量方面有了深入的发现。过去10年的进展,与PHPT骨折发生的流行病学相一致,在皮质骨和可观察骨小梁间隙可观察到微结构存在异常。在一定程度上,还显示了手术治疗后出现了病情的逆转。对来源于同种设备的两种容易获得的显像技术(由DXA得到的BMD和TBS)加以组合,可以较好且更完善地评估PHPT的骨骼系统。同样的,它们在临床决策领域也能有所帮助。

(王澎 译)

参考文献

1. Potts JT. Parathyroid hormone: past and present. *J Endocrinol* 2005;**187**:311–25.
2. Albright F. A page out of the history of hyperparathyroidism. *J Clin Endocrinol Metab* 1948;**8**:637–57.
3. Cope O. The study of hyperparathyroidism at the Massachusetts General Hospital. *N Engl J Med* 1966;**274**:1174–82.
4. Keating Jr FR. Diagnosis of primary hyperparathyroidism. Clinical and laboratory aspects. *JAMA* 1961;**178**:547–55.
5. Mallette LE, Bilezikian JP, Heath DA, Aurbach GD. Primary hyperparathyroidism: clinical and biochemical features. *Medicine (Baltimore)* 1974;**53**:127–46.
6. Wilson RE, Bernhard WF, Polet H, Moore FD. Hyperparathyroidism: the problem of acute parathyroid intoxication. *Ann Surg* 1964;**159**:79–93.
7. Bringhurst FR, Demay MB, Kronenberg HM. Hormones and disorders of mineral metabolism. In: Kronenberg HM, Melmed S, Polonsky KS, Larsen PR, editors. *Williams Textbook of Endocrinology*. 11th ed. Philadelphia: Saunders Elsevier; 2008. p. 1203–68.
8. Bilezikian JP, Meng X, Shi Y, Silverberg SJ. Primary hyperparathyroidism in women: a tale of two cities—New York and Beijing. *Int J Fertil Womens Med* 2000;**45**:158–65.
9. Zhao L, Liu JM, He XY, Zhao HY, Sun LH, Tao B, et al. The changing clinical patterns of primary hyperparathyroidism in Chinese patients: data from 2000 to 2010 in a single clinical center. *J Clin Endocrinol Metab* 2013;**98**:721–8.
10. Bandeira F, Griz L, Caldas G, Bandeira C, Freese E. From mild to severe primary hyperparathyroidism: the Brazilian experience. *Arq Bras Endocrinol Metabol* 2006;**50**:657–63.
11. Mishra SK, Agarwal G, Kar DK, Gupta SK, Mithal A, Rastad J. Unique clinical characteristics of primary hyperparathyroidism in India. *Br J Surg* 2001;**88**:708–14.
12. Oliveira UE, Ohe MN, Santos RO, Cervantes O, Abrahao M, Lazaretti-Castro M, et al. Analysis of the diagnostic presentation profile, parathyroidectomy indication and bone mineral density follow-up of Brazilian patients with primary hyperparathyroidism. *Braz J Med Biol Res* 2007;**40**:519–26.
13. Paruk IM, Esterhuizen TM, Maharaj S, Pirie FJ, Motala AA. Characteristics, management and outcome of primary hyperparathyroidism in South Africa: a single-centre experience. *Postgrad Med J* 2013.
14. Chen HH, Chen YW, Wu CJ. Primary hyperparathyroidism in Taiwan: clinical features and prevalence in a single-center experience. *Endocrine* 2010;**37**:373–8.
15. Rubin MR, Bilezikian JP, McMahon DJ, Jacobs T, Shane E, Siris E, et al. The natural history of primary hyperparathyroidism with or without parathyroid surgery after 15 years. *J Clin Endocrinol Metab* 2008;**93**:3462–70.
16. Silverberg SJ, Shane E, Jacobs TP, Siris E, Bilezikian JP. A 10-year prospective study of primary hyperparathyroidism with or without parathyroid surgery. *N Engl J Med* 1999;**341**:1249–55.
17. Bilezikian JP, Brandi ML, Rubin M, Silverberg SJ. Primary hyperparathyroidism: new concepts in clinical, densitometric and biochemical features. *J Intern Med* 2005;**257**:6–17.
18. Adami S, Marcocci C, Gatti D. Epidemiology of primary hyperparathyroidism in Europe. *J Bone Miner Res* 2002;**17**(Suppl. 2):N18–23.
19. Silverberg SJ, Lewiecki EM, Mosekilde L, Peacock M, Rubin MR. Presentation of asymptomatic primary hyperparathyroidism: Proceedings of the Third International Workshop. *J Clin Endocrinol Metab* 2009;**94**:351–65.
20. Bilezikian JP, Khan AA, Potts Jr JT. Guidelines for the management of asymptomatic primary hyperparathyroidism: summary statement from the third international workshop. *J Clin Endocrinol Metab* 2009;**94**:335–9.

21. Wood K, Dhital S, Chen H, Sippel RS. What is the utility of distal forearm DXA in primary hyperparathyroidism? *Oncologist* 2012;**17**:322–5.
22. Lewiecki EM. Clinical applications of bone density testing for osteoporosis. *Minerva Med* 2005;**96**:317–30.
23. Silverberg SJ, Shane E, de la Cruz L, Dempster DW, Feldman F, Seldin D, et al. Skeletal disease in primary hyperparathyroidism. *J Bone Miner Res* 1989;**4**:283–91.
24. Lowe H, McMahon DJ, Rubin MR, Bilezikian JP, Silverberg SJ. Normocalcemic primary hyperparathyroidism: further characterization of a new clinical phenotype. *J Clin Endocrinol Metab* 2007;**92**:3001–5.
25. Cusano NE, Maalouf NM, Wang PY, Zhang C, Cremers SC, Haney EM, et al. Normocalcemic hyperparathyroidism and hypoparathyroidism in two community-based nonreferral populations. *J Clin Endocrinol Metab* 2013;**98**:2734–41.
26. Chen Q, Kaji H, Iu MF, Nomura R, Sowa H, Yamauchi M, et al. Effects of an excess and a deficiency of endogenous parathyroid hormone on volumetric bone mineral density and bone geometry determined by peripheral quantitative computed tomography in female subjects. *J Clin Endocrinol Metab* 2003;**88**:4655–8.
27. Charopoulos I, Tournis S, Trovas G, Raptou P, Kaldrymides P, Skarandavos G, et al. Effect of primary hyperparathyroidism on volumetric bone mineral density and bone geometry assessed by peripheral quantitative computed tomography in postmenopausal women. *J Clin Endocrinol Metab* 2006;**91**:1748–53.
28. Khosla S, Melton III LJ, Wermers RA, Crowson CS, O'Fallon WM, Riggs BL. Primary hyperparathyroidism and the risk of fracture: a population-based study. *J Bone Miner Res* 1999;**14**:1700–7.
29. Parfitt AM. Parathyroid hormone and periosteal bone expansion. *J Bone Miner Res* 2002;**17**:1741–3.
30. Silverberg SJ, Gartenberg F, Jacobs TP, Shane E, Siris E, Staron RB, et al. Increased bone mineral density after parathyroidectomy in primary hyperparathyroidism. *J Clin Endocrinol Metab* 1995;**80**:729–34.
31. Christiansen P, Steiniche T, Brixen K, Hessov I, Melsen F, Heickendorff L, et al. Primary hyperparathyroidism: effect of parathyroidectomy on regional bone mineral density in Danish patients: a three-year follow-up study. *Bone* 1999;**25**:589–95.
32. Koumakis E, Souberbielle JC, Sarfati E, Meunier M, Maury E, Gallimard E, et al. Bone mineral density evolution after successful parathyroidectomy in patients with normocalcemic primary hyperparathyroidism. *J Clin Endocrinol Metab* 2013;**98**:3213–20.
33. Grey A. Nonsurgical management of mild primary hyperparathyroidism—a reasonable option. *Clin Endocrinol (Oxf)* 2012;**77**:639–44.
34. Sankaran S, Gamble G, Bolland M, Reid IR, Grey A. Skeletal effects of interventions in mild primary hyperparathyroidism: a meta-analysis. *J Clin Endocrinol Metab* 2010;**95**:1653–62.
35. Parisien M, Silverberg SJ, Shane E, de la Cruz L, Lindsay R, Bilezikian JP, et al. The histomorphometry of bone in primary hyperparathyroidism: preservation of cancellous bone structure. *J Clin Endocrinol Metab* 1990;**70**:930–8.
36. Dempster DW, Müller R, Zhou H, Kohler T, Shane E, Parisien M, et al. Preserved three-dimensional cancellous bone structure in mild primary hyperparathyroidism. *Bone* 2007;**41**:19–24.
37. Vestergaard P, Mollerup CL, Frokjaer VG, Christiansen P, Blichert-Toft M, Mosekilde L. Cohort study of risk of fracture before and after surgery for primary hyperparathyroidism. *BMJ* 2000;**321**:598–602.
38. Vestergaard P, Mosekilde L. Fractures in patients with primary hyperparathyroidism: nationwide follow-up study of 1201 patients. *World J Surg* 2003;**27**:343–9.
39. Vignali E, Viccica G, Diacinti D, Cetani F, Cianferotti L, Ambrogini E, et al. Morphometric vertebral fractures in postmenopausal women with primary hyperparathyroidism. *J Clin Endocrinol Metab* 2009;**94**:2306–12.
40. Yu N, Donnan PT, Flynn RW, Murphy MJ, Smith D, Rudman A, et al. Increased mortality and morbidity in mild primary hyperparathyroid patients. The Parathyroid Epidemiology and Audit Research Study (PEARS). *Clin Endocrinol (Oxf)* 2010;**73**:30–4.
41. Hansen S, Beck Jensen JE, Rasmussen L, Hauge EM, Brixen K. Effects on bone geometry, density, and microarchitecture in the distal radius but not the tibia in women with primary hyperparathyroidism: a case-control study using HR-pQCT. *J Bone Miner Res* 2010;**25**:1941–7.
42. Stein EM, Silva BC, Boutroy S, Zhou B, Wang J, Udesky J, et al. Primary hyperparathyroidism is associated with abnormal cortical and trabecular microstructure and reduced bone stiffness in postmenopausal women. *J Bone Miner Res* 2013;**28**:1029–40.
43. Vu TD, Wang XF, Wang Q, Cusano NE, Irani D, Silva BC, et al. New insights into the effects of primary hyperparathyroidism on the cortical and trabecular compartments of bone. *Bone* 2013;**55**:57–63.
44. Hansen S, Hauge EM, Rasmussen L, Jensen JE, Brixen K. Parathyroidectomy improves bone geometry and microarchitecture in female patients with primary hyperparathyroidism: a one-year prospective controlled study using high-resolution peripheral quantitative computed tomography. *J Bone Miner Res* 2012;**27**:1150–8.
45. Pothuaud L, Carceller P, Hans D. Correlations between grey-level variations in 2D projection images (TBS) and 3D microarchitecture: applications in the study of human trabecular bone microarchitecture. *Bone* 2008;**42**:775–87.
46. Hans D, Barthe N, Boutroy S, Pothuaud L, Winzenrieth R, Krieg MA. Correlations between trabecular bone score, measured using anteroposterior dual-energy X-ray absorptiometry acquisition, and 3-dimensional parameters of bone microarchitecture: an experimental study on human cadaver vertebrae. *J Clin Densitom* 2011;**14**:302–12.
47. Winzenrieth R, Michelet F, Hans D. Three-dimensional (3D) microarchitecture correlations with 2D projection image gray-level variations assessed by trabecular bone score using high-resolution computed tomographic acquisitions: effects of resolution and noise. *J Clin Densitom* 2013;**16**:287–96.
48. Roux JP, Wegrzyn J, Boutroy S, Bouxsein ML, Hans D, Chapurlat R. The predictive value of trabecular bone score (TBS) on whole lumbar vertebrae mechanics: an ex vivo study. *Osteoporos Int* 2013;**24**:2455–60.
49. Bousson V, Bergot C, Sutter B, Levitz P, Cortet B. Trabecular bone score (TBS): available knowledge, clinical relevance, and future prospects. *Osteoporos Int* 2012;**23**:1489–501.
50. Hans D, Goertzen AL, Krieg MA, Leslie WD. Bone microarchitecture assessed by TBS predicts osteoporotic fractures independent of bone density: the Manitoba study. *J Bone Miner Res* 2011;**26**:2762–9.
51. Boutroy S, Hans D, Sornay-Rendu E, Vilayphiou N, Winzenrieth R, Chapurlat R. Trabecular bone score improves fracture risk prediction in non-osteoporotic women: the OFELY study. *Osteoporos Int* 2013;**24**:77–85.
52. Briot K, Paternotte S, Kolta S, Eastell R, Reid DM, Felsenberg D, et al. Added value of trabecular bone score to bone mineral density for prediction of osteoporotic fractures in postmenopausal women: the OPUS study. *Bone* 2013;**57**:232–6.
53. Iki M, Tamaki J, Kadowaki E, Sato Y, Dongmei N, Winzenrieth R, et al. Trabecular bone score (TBS) predicts vertebral fractures in Japanese women over 10 years independently of bone density and prevalent vertebral deformity: the Japanese population-based osteoporosis (JPOS) cohort study. *J Bone Miner Res* 2013;**29**:399–407.
54. Leslie WD, Aubry-Rozier B, Hans D. Bone micro-architecture assessed by spine TBS predicts osteoporotic fractures in men: the Manitoba Study. *J Bone Miner Res* 2013;**28**(Suppl. 1). Available at http://www.asbmr.org/asbmr-2013-abstract-detail?aid=adb1b332-70bb-49f9-9863-984456fe13fb [accessed 29.10.13].
55. Cormier C, Lamy O, Poriau S. TBS in routine clinial practice: proposals of use. For the Medimaps Group 2012. Available at http://

www.medimapsgroup.com/upload/MEDIMAPS-UK-WEB.pdf [accessed 15.10.13].

56. Silva BC, Boutroy S, Zhang C, McMahon DJ, Zhou B, Wang J, et al. Trabecular bone score (TBS)—a novel method to evaluate bone microarchitectural texture in patients with primary hyperparathyroidism. *J Clin Endocrinol Metab* 2013;**98**:1963–70.
57. Romagnoli E, Cipriani C, Nofroni I, Castro C, Angelozzi M, Scarpiello A, et al. "Trabecular Bone Score" (TBS): an indirect measure of bone micro-architecture in postmenopausal patients with primary hyperparathyroidism. *Bone* 2013;**53**:154–9.
58. Eller-Vainicher C, Filopanti M, Palmieri S, Ulivieri FM, Morelli V, Zhukouskaya VV, et al. Bone quality, as measured by trabecular bone score, in patients with primary hyperparathyroidism. *Eur J Endocrinol* 2013;**169**:155–62.

第 31 章

原发性甲状旁腺功能亢进症和肾脏

Munro Peacock

引言

肾脏在原发性甲状旁腺功能亢进症(PHPT)中占有独特的地位[1]。甲状旁腺激素(PTH)对肾脏的作用主要是调节设定高血钙和低血磷的水平以及从饮食主动吸收钙和磷酸盐。通过 PTH 在肾小管的作用来调节钙和磷酸盐的再吸收及 25-羟维生素 D-1α-羟化酶的活性。伴随高甲状旁腺素血症的高钙血症是诊断 PHPT 的生化特征。作用于肾脏的药物及慢性肾衰竭本身会改变疾病的血清生化特点和组织学表现。重要的是,肾脏是少数表现出原发性甲状旁腺疾病临床症状的器官之一。复发性肾结石形成是很常见的;更罕见的是还可能发生肾钙质沉着症。

PTH 调节肾小管对钙的重吸收,与一系列因素相关,包括钙敏感受体、肾脏过滤的钠负荷以及细胞旁和跨细胞肾小管钙转运蛋白的完整性。PTH 受体(PTHR1)在近端和远端肾小管中都有大量表达。然而,钙的再吸收不具有典型的肾小管最大吸收量的特征[1]:随着钙过滤负载的增加,钙的再吸收曲线的斜率会发生变化。在 PHPT 中,病理性 PTH 分泌增加不仅引起血清 PTH 和血钙之间关系的"右移",而且引起尿液过滤和排泄钙之间关系的"右移"。另一方面,磷酸盐的肾小管重吸收确实具有典型的肾小管最大吸收量的特征,超过该最大量,过滤和排泄的磷酸盐之间的水平是一致的。PTH 通过减少肾小管钠/磷酸盐转运蛋白的活性而减少了磷酸盐的再吸收,成纤维细胞生长因子 23(FGF23)和膳食中磷酸盐的吸收也对肾小管的磷酸盐重吸收有影响。在 PHPT 中,血清 1,25-二羟维生素 D 的水平受到 PTH 作用而增加,这导致了膳食中钙和磷酸盐的主动吸收增加。由于 PTH 对于肾脏的作用与其对于肠道和骨的作用是一致的,均使血钙增加,因此,PHPT 的血清生化特征是高钙血症和高甲状旁腺素血症。相反,PTH 通过肾脏降低血磷酸盐的效应在一定程度上被其通过肠和骨增加血清磷酸盐的作用抵消了。对于肾脏处理 PHPT 中钙和磷酸盐方式的改变的临床评估依赖于同时测量钙和磷酸盐的清除率与肌酐清除率的比值。这些检测结果因许多影响肾脏的因素而改变,包括甲状旁腺切除术、拟钙剂和噻嗪类药物。此外,肾衰竭在 PHPT 中并不罕见,这会导致继发性甲状旁腺功能亢进症,从而使原发性甲状旁腺亢进症的症状更加突出。结果是血清 PTH 水平升高,血钙和磷酸盐水平升高,血清 1,25-二羟维生素 D 降低,钙和磷酸盐的吸收减少,以及尿液 pH 值和钙排泄量降低。

复发性尿路结石病是 PHPT 的早期临床表现。结石很小,可以引起症状,并且通常自发地排出。它们由磷酸钙和草酸钙的混合物组成,可以在泌尿系统放射成像或超声成像观察到。约 10%的 PHPT 患者出现复发性结石病。结石形成的原因是多因素的,涉及尿路和前尿路危险因素。钙和磷酸盐的过度吸收、草酸盐摄入和吸收过多以及尿液 pH 值升高是导致尿液磷酸钙和草酸盐过饱和结晶的重要危险因素。前尿路危险因素包括环境、遗传和种族。结石形成既可来自集合管的阻塞也可来自肾乳头 Randall 斑块上的晶体生长。肾脏成像可能发现肾钙质沉着,组织学水平似乎与 Randall 斑块和结石形成合并存在。

甲状旁腺和肾的共同进化:从水到陆地

甲状旁腺首先出现在从水向陆地环境过渡的由总鳍鱼目演化而来的陆地动物。鱼具有 PTH 受体[2]并在鳃细胞[3,4]中产生 PTH,它们调节外部水环境和鱼体细胞外液之间的钙转运。随着鳃的消失,陆地四足动物的进化压力很大，不仅需要保存水和钠，而且要保存钙离子，其在大多数陆地动物[5]的饮食中非常宝贵，而在海水中的含量很丰富，超过 441mg/L。鳃中产生 PTH 的细胞从咽囊中的内胚层细胞产生，从其鳃中来自胚胎期的位置移位并聚集成位于颈部、靠近鳃位置的甲状旁腺[4]。与此同时，肾小管从总鳍鱼的低流量排泄简单溶质和水的小管演变成复杂的解剖和功能结构，包括用于调节水和溶质运输的近端肾小管、髓袢、升支后端和远端小管。同时，通过发展出精细的多腺体内分泌系统，肾小管获得了将不同离子按需调节至身体各部位的能力。这种内分泌调节系统的一个重要组成部分是甲状旁腺，其进化作用在于维持骨骼中大量的矿物钙储备，同时确保细胞外钙浓度的稳定，这是多种细胞外和细胞内过程的基本要求[5]。食物中钙的生物利用度低导致的另一个后果是需要优化胃肠道的钙吸收。因此，PTH 也负责了对肾小管分泌 1,25-二羟维生素 D 的调节，这种激素主要是控制陆地动物的活性钙运输。这个功能是从已经存在于鱼类的维生素 D 系统演变而成。它包括维生素 D 受体[6]和维生素 D 代谢物、1,25-二羟维生素 D、24,25-二羟维生素 D 和 25-羟维生素 D[7]。

与钙相比，海水中磷酸盐的含量稀缺，只有 0.09mg/L 左右，但在大多数陆地动物的食物中却非常丰富。因此，与鱼类相比，在四足动物中保存磷酸盐的重要性远不如钙。实际上，在钙丰富时甚至需要防止高磷酸盐血症，以防止磷酸钙沉积在非骨骼组织中造成破坏。这可能部分解释了为什么 PTH 作用于肾小管以保持细胞外钙浓度，同时降低细胞外磷酸盐的浓度。此外，由于鱼类用于强化骨骼的磷酸钙磷灰石晶体被陆地动物保留，还需要进化出调节钙和磷酸盐的转运系统，以促进骨矿化并防止软组织中的钙化。与此相关，陆地动物中的 FGF23 同样存在于鱼类[8]，这是一种肾脏控制血清磷酸盐浓度的主要激素[9]，与 PTH 协同作用于同一肾脏磷酸盐转运系统以降低血清磷酸盐含量，同时抑制 1,25-二羟维生素 D 生成以减少肠道磷酸盐的主动转运[10,11]。

肾脏钙的重吸收

健康人血清总钙的参考范围为 8.8~10.4mg/100mL (2.2~2.6mM)。在肾小球上约 60%被超滤，其中 51%为游离形式，9%为离子络合物形式，其余部分保留在血液中与白蛋白和其他血清蛋白结合[5]。

在从肾小球 Bowman 囊到肾小管的滤过期间，约 98%的钙被重吸收，导致肾功能正常的成年人每天尿钙排泄量为 100~200mg(图 31.1)。近端小管主要通过细胞旁机制重吸收大约 65%的钙；升支厚段再通过细胞旁机制及跨细胞机制吸收 25%的钙，余下约 8%的钙最终通过远端小管中的跨细胞回吸收机制回收[12]。通常认为从管腔内液重吸收钙进入细胞外液须经过三个步骤。第一步由位于管腔膜上的一系列瞬时受体电位阳离子通道(TRPV)转运钙。其中，TRVP5(ECaC1)和 TRPV6 起主要作用[13]。第二步是钙通过细胞向基底侧细胞膜转移，其涉及钙与运输/缓冲蛋白的结合，包括钙结合蛋白-D。最后一步通过 Ca^{2+}ATP 酶和钠/钙转运子将钙转运出细胞。在前两个步骤中，钙是顺着浓度梯度向下转运的，而在第三步中，钙是逆着浓度梯度转运的，因此需要一定的能量消耗。肾小管通过细胞旁机制对离子、溶质和水的重吸收主要由紧密连接膜蛋白家

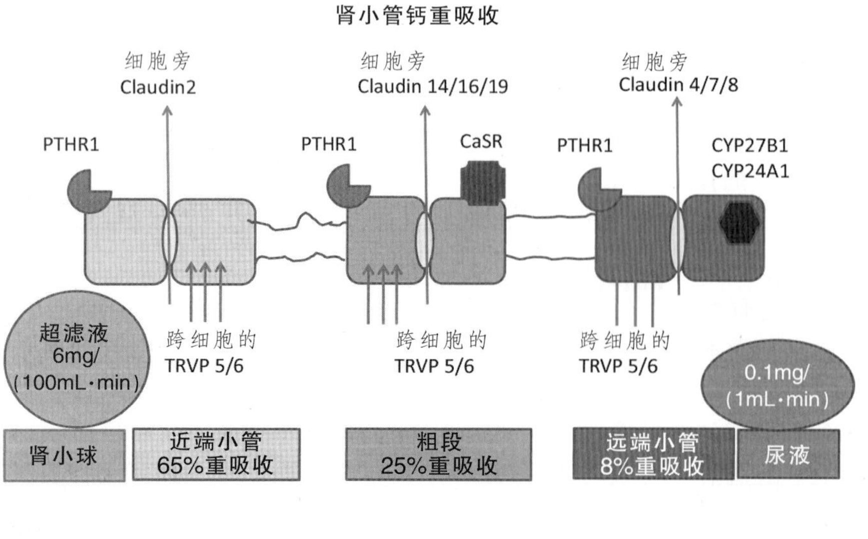

图 31.1　肾小管钙的重吸收。肾小球过滤约 6mg/(100mL·min)的血钙(60%的血清总钙/100mL)；其近端小管重吸收约 65%，升支粗段吸收约 25%，远端小管吸收约 8%，通过 Claudin 依赖性细胞旁机制和 TRVP 依赖性跨细胞运输机制，导致尿中钙排泄量约为 0.1mg/(100mL·min)。钙转运受 PTH 作用于其近端，升段和远端肾小管中的受体(PTHR1)和离子钙作用于升支粗段中的钙感应受体(CaSR)来调节。PTH 还通过调节远端小管中 25-羟维生素 D 1α-羟化酶(CYP27B1)和 25-羟维生素 D 24-羟化酶(CYP24A1)的活性来调节 1,25-二羟维生素 D 和 24,25-二羟维生素 D 的分泌。

族中的 claudins 调控[14]。在近端小管，claudin-2 很重要，升支厚段 claudin-14、claudin-16 和 claudin-19 参与钙的转运，而在远端小管，claudin-4、claudin-7 和 claudin-8 则参与钙运输。claudin-16 和 claudin-19 的遗传突变可导致肾小管性高钙血症[15]。PTH 通过上调跨细胞转运蛋白表达增加钙的重吸收。PTHR1 在肾小管近端、升支厚段及远端肾小管细胞膜上都有大量的表达[16,17]。PTHR1 是一种 G 型膜受体[18]，历史上首次观察到假性甲状旁腺功能减退症这种由 PTH 受体抵抗引起的疾病，就是通过在甲状旁腺功能减退症中观察到尿液中环腺苷酸分泌障碍而获得的。

钙敏感受体(CaSR)也是肾脏回吸收钙的关键调节蛋白。其在肾小管大量表达，并主要在升支厚段表达[16]，主要通过细胞旁通路调控钙重吸收，此过程不依赖于 PTH[19]。CaSR 的激活减少了肾小管钙的重吸收，而失活则增加钙的重吸收。由于 CaSR 的激活也抑制 PTH 对钙的重吸收，拟钙剂用于治疗 PHPT 时可以通过以上两种机制共同作用于肾脏以达到减少钙重吸收的目的[20]。

肾脏钙处理的临床评估

在诊断和治疗 PHPT 患者时，评估肾脏对钙和磷酸盐的处理是必要的(表 31.1)。其对于区分 PHPT 与家族性低尿钙性高钙血症[21]以及其他表现为高钙血症和低尿钙的情况，以及治疗原发性甲状旁腺功能亢进性肾结石病都是重要的。可以临床开展的用来评估肾脏钙排泄并为肾脏钙处理提供关键信息的检验包括测定 24 小时尿钙排泄绝对值，24 小时尿钙浓度、隔夜禁食尿钙与尿肌酐比值、尿钙清除率与肌酐清除率的比值，以及肾小管对钙的重吸收相对于肾脏钙滤过量的关系。这些检查提供的信息不同，不能互相替代。

临床怀疑患有 PHPT 的患者应在大约 12 小时的隔夜禁食后进行生化检测评估。应该在第一次夜尿排空后 2 小时内收集空腹血液和尿液，可以在尿液收集之前或之后抽血测量钙和肌酐，但在中间时间最佳。这些措施能够用于计算并评估肾脏对钙的处理。钙与肌酐清除率的比值及肾小管对钙的重吸收有助于区分 PHPT 与家族性低尿钙性高钙血症，并有助于评估影响肾小管重吸收钙的一些合并存在的情况（包括噻嗪类利尿剂的治疗及钠缺乏）。对于有肾结石病史的患者，或影像学检查发现肾结石及肾脏钙质沉积的患者，还应收集 24 小时尿液，以检测形成钙结石的钙盐饱和度，该检测需要测量钙的浓度。旨在降低结石或肾钙质沉积发生率的治疗需要对 24 小时尿钙盐的饱和度进行监测。

24 小时尿钙绝对值

在成年人中，24 小时内排泄的钙绝对量是指正常身体活动的受试者白天摄入食物和液体以及夜间睡眠期间的禁食状态下排出的尿钙，相当于饮食中吸收的

表 31.1 对肾脏钙处理的临床评估方法

标本收集	备注	用途	计算方法
24 小时尿钙绝对值	受年龄、性别、种族、饮食、地理和季节的影响	价值有限；用来检测钙的摄入变化	mg/24h
24 小时尿钙/肌酐	受尿液收集偏多或偏少的影响，并随年龄和性别而改变	同上	mg 比值/24h
24 小时尿钙浓度	受尿量、年龄、性别、种族、饮食、地理和季节的影响	对于评估钙磷乘积、草酸钙饱和度及结石形成风险是必要的	钙磷活度积 草酸钙活度积
空腹尿钙/肌酐比值 通常使用晨起 2 小时尿	受血钙滤过及骨重吸收改变的影响	用于检测骨重吸收的变化	mg 比值
钙清除率/肌酐清除率比值 通常使用晨起 2 小时尿，不能使用 24 小时尿	假设肌酐清除率为肾小球滤过率并假设血钙都可以被肾脏超滤	对于评估同一患者或不同患者钙的重吸收有意义	尿 Ca×血 Cr/尿 Cr×血 Ca 使用同一种单位
肾小管钙重吸收 (TmCa/100mL GF) 通常使用晨起 2 小时尿	假设滤过的钙和排出的钙呈线性关系	用于检测增加或减少肾小管钙重吸收	TmCa=ufCa−CaE/ 1−0.08 $\log_e$(ufCa/CaE)

Ca，钙；Cr，肌酐；P，磷；Ur，尿；Se，血清；GF，肾小球滤过率；uf，超滤；CaE，UCa×SeCr/UCr。

钙量加上骨形成进入骨骼的钙与骨吸收离开骨骼的钙的差值。在PHPT中,钙吸收和净骨吸收通常增加,导致24小时尿钙比健康受试者高。然而,24小时尿钙的参考范围广泛,显著正(右)偏斜特点,儿童比成年人低,女性比男性低,美国黑人比白人低。24小时尿钙还因饮食、地理和季节而变化。因此,确定一个普遍的上限具有误导性。个体差异也很大,部分是由于难以收集精确定时的尿液,部分是因为日常饮食的波动。因此,虽然它仍然是PHPT中常用的测量方法,但24小时收集的绝对钙含量信息价值相对较低。它一般作为一种安全的生物化学方法用于可能增加钙吸收的治疗或疾病。

24小时尿钙与肌酐比值

通过将钙表示为与尿中相应的肌酐的比值,从而校正尿液收集过程中过量和不足量的问题,可以显著降低差异。重要的是,这种表达方式还会纠正年龄和性别差异,并允许建立更准确和可推广的参考范围。但是,这并不能纠正由于种族、季节或地理差异造成的误差。

24小时尿钙浓度

尿钙浓度是评估尿磷酸钙饱和度和草酸盐的重要指标,草酸盐是导致PHPT患者形成结石的主要盐类。收集标准是被收集者24小时内正常活动进食和摄入液体产生的尿液。除了钙外,还要测量体积、pH值、磷酸盐、草酸盐、柠檬酸盐、尿酸和晶体抑制剂,以计算磷酸钙和草酸钙的饱和水平或离子产物。这些检测为钙结石形成的风险提供了预估,如果重复测量评估会降低结石发生率治疗的治疗效果。就像在特发性结石中的情况一样,PHPT中的结石形成也是多因素的,应该强调的是,高尿钙浓度只是形成结石的数种危险因素之一。

空腹尿钙与肌酐比值

隔夜12小时禁食可以确保大部分膳食吸收的钙已被骨和肾从细胞外液中清除,并且此时骨转换率相对稳定。通常在隔夜禁食后2小时内收集的第二次尿液中的钙代表了钙过滤到肾脏中的未被重吸收的部分。它在很大程度上取决于净骨转换率。在PHPT中过滤的骨成分通常是增加的。然而,在钙骨平衡为正的状态下,如生长中的儿童或维生素D缺乏的骨软化症,释放至细胞外的骨钙成分可能为零甚至为负。除了可以提供关于骨转换的有用的内在信息之外,在计算肾小管钙重吸收时测量尿钙与肌酐还具有如下作用。

钙清除率与肌酐清除率的比值

该比值可用于评估个体之间钙的重吸收的差异变化。它使用肌酐测量肾小球滤过率,并且因为在计算中通常使用总血钙,所以假设血钙可以被完全过滤(即使不是真的)。可以在任何短时间内收集尿液测量并且在收集尿液时间中点抽血。长时间收集的尿液,如24小时尿液不宜使用。尽管通常使用2小时时间收集尿液,准确计算尿液收集的时间是不必要的。对于PHPT的诊断,在空腹状态下计算比值是最准确的。早晨第二次空腹尿液收集应在2小时内进行。建议喝一些蒸馏水以确保膀胱排空。在尿液收集的时间中点抽取血液,并测量血液和尿液中钙和肌酐的浓度。肾脏钙清除率以其与肌酐清除率的比值表示。

肾小管钙的重吸收

相对于肾过滤的钙的肾钙排泄可以真实评估钙的重吸收。当肾的滤过负荷表达为每100mL肾小球滤液滤过时,个体之间肾小球滤过率差异的影响可以被校正,并且假定60%血清总钙被肾小球超滤,过滤负荷为血钙的60%。血钙和肾钙排泄之间的关系在正常血钙浓度下“平衡”,而在低血钙浓度下,尿液中不会永远不含钙[1]。在PHPT中,钙的重吸收是增加的,血钙与尿钙的关系发生“右移”。在高钙浓度下,两者呈线性关系,但并不统一。虽然在临床上发现的血钙的范围内没有观察到真正的最大值[1],肾小管重吸收钙仍然可以表示为“最大”重吸收(TmCa)。公式为 $TmCa= ufCa-Ca_E/10.08\log_e(ufCa/Ca_E)$,其中ufCa是血清超滤钙浓度,$Ca_E$是尿钙和血清肌酐乘积除以尿肌酐,均以相同的浓度单位表达。

肾磷酸盐的重吸收

血清磷酸盐(无机磷)在健康成年人中的浓度为2.5~4.9mg/dL(0.83~1.63mmol/L)。儿童较高,随年龄增长而下降直到青春期后期稳定。约20%磷酸盐与蛋白质结合,但是由于肾小球上的游离水和Donnan膜效应,95%的血磷酸盐可被肾小球滤过[10]。在临床上一般将肾脏过滤的磷酸盐与血清中磷酸盐的浓度等同起来。

当血清磷酸盐水平大于肾小管重吸收磷酸盐的最大能力时,近端小管重吸收约80%的过滤的磷酸盐(图31.2)。磷酸盐的运输是跨细胞的,并且通过跨膜钠/磷酸盐转运体实现，主要是 NaPi 2a 型（SLC34A1）和 NaPi 2c(SLC34A3)[22]。磷酸盐通过与钠共转运而从管腔内顺着钠的浓度梯度而逆着磷酸盐的浓度梯度转运到细胞。而调节磷酸盐从肾小管细胞离开至细胞外液的因素则是未知的。

PTH 是磷酸盐重吸收的主要调节剂[23]，并且在 PHPT 中血清磷酸盐减少或正常低值。然而，除了 PTH 以外的许多因素对磷酸盐吸收（包括 FGF23 分泌、膳食磷酸盐摄入、年龄和血钙水平）产生影响。后者可能部分归因于钙作用于肾脏 CaSR，因为已显示该受体直接影响磷酸盐再吸收[12]。

骨细胞/成骨细胞在骨中分泌的 FGF23 利用与 PTH 相同的 NaPi 转运蛋白对肾小管磷酸盐转运产生强调节作用[24]。FGF23 与 FGFR/Klotho 受体复合物结合，尽管此复合物位于远端小管中[25–27]，FGF23 却可以作用于近端小管，指向复杂的肾小管内通信系统。因此，增加的 PTH 和 FGF23 通过不同受体起作用，协同地下调了近端肾小管中的磷酸盐转运蛋白以减少磷酸盐的再吸收。

肾脏磷酸盐处理能力的临床评估

对于 PHPT 肾脏磷酸盐处理的临床评估通常不如对钙的评估广泛（表 31.2）。这是一个严重的缺陷，因为 PTH 通过其对肾小管再吸收的作用来影响血清磷酸盐浓度的调定，并且 PHPT 中尿磷酸盐浓度是磷酸钙饱和度和结石组成的决定因素。正如“钙处理临床评估”所讨论的那样，隔夜禁食后第一次排尿后应测量血液和 2 小时尿液中收集的肾磷酸盐。在实践中，空腹肾小管磷酸盐的再吸收通常可以反映血清磷酸盐的浓度，并不能对由血清磷酸盐测定获得的诊断信息提供一些额外帮助。然而，磷酸盐重吸收测量对于具有正常或高血清磷酸盐的个体患者是有用的，特别是在儿童和慢性肾衰竭等疾病的患者中。在肾结石和（或）肾钙化的患者中，需要 24 小时尿磷酸盐浓度来计算磷酸钙的饱和度。

24 小时尿磷酸盐绝对值

因为膳食磷酸盐的水平通常高于需求，并且饮食中磷酸盐的吸收量约为摄入量的 80%，而钙吸收率仅为 30%左右，因此 24 小时尿磷酸盐水平可以强烈地反映膳食磷酸盐的摄入量。因此，在 PHPT 中，由于 1,25-二羟维生素 D 的分泌增加所导致的磷酸盐主动吸收的增加不能通过 24 小时尿磷酸盐的增加反映，该测定方法对评估磷酸盐主动吸收的增加几乎没有诊断价值。

24 小时尿磷酸盐浓度

24 小时尿中的磷酸盐浓度用于计算磷酸钙的饱和度和形成结石的风险。然而，因为饱和度水平更多地与尿 pH 值相关而不是与尿中磷酸盐浓度相关，旨在减少尿液磷酸钙饱和度的治疗更多地关注于减少尿液 pH 值和增加尿量，而不是减少尿磷酸盐。

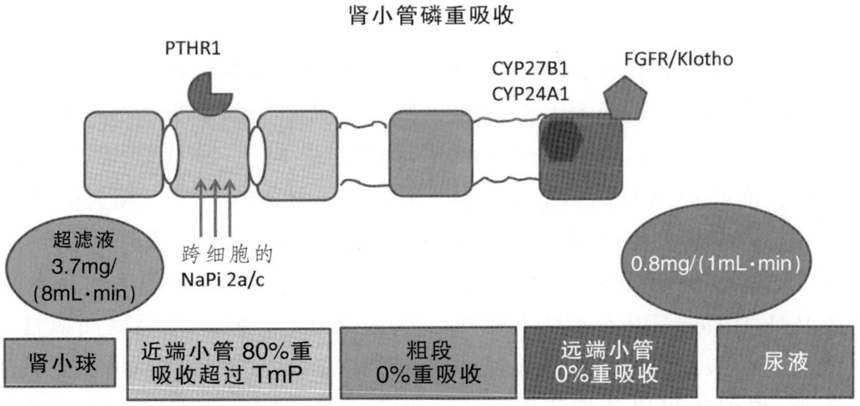

图 31.2 肾小管磷酸盐的重吸收。肾小球过滤约 3.7mg/(100mL·min)的血清磷酸盐（约占 100%的血清总磷酸盐/100mL）；当过滤负荷高于肾小管最大值(TmP)时，近端小管跨细胞 NaPi 2a/c 依赖性转运蛋白重吸收约 80%的磷酸盐，导致尿中的磷酸盐排泄量约为 0.8mg/(100mL·min)。磷酸盐的转运受到 PTH 作用于近端小管中的受体(PTHR1)和 FGF23 作用于远端肾小管中的受体(FGFR/Klotho 复合体)的调节，后者作用于近端小管的 NaPi 2a/c 依赖性转运蛋白。PTH 和成纤维细胞生长因子 23 通过改变 25-羟维生素 D-1α-羟化酶(CYP27B1)和 25-羟维生素 D-24-羟化酶(CYP24A1)的活性（方向相反）来调节 1,25-二羟维生素 D 和 24,25-二羟维生素 D 分泌。

表 31.2 对肾脏磷处理的临床评估方法

标本收集	备注	用途	计算方法
24 小时尿磷绝对值	随饮食中磷的摄入显著变化	用来检测饮食磷摄入	mg/24h
24 小时尿磷/肌酐	随尿液收集多或少而变化	同上	mg 比值/24h
24 小时尿磷浓度	随尿量和饮食而变化	对于评价尿钙磷及尿结石形成的风险是必要的	钙磷活度积
空腹磷/肌酐比值 通常使用晨起 2 小时尿	在隔夜空腹之后进行，反映了当血磷水平高于 TmP 时磷的吸收和重吸收	用于检测骨重吸收的变化	Mg 比值
磷清除率/肌酐清除率比值 通常使用晨起 2 小时尿，不能使用 24 小时尿	假设肌酐清除率为肾小球滤过率并假设血清磷都可以被肾脏超滤	无临床应用价值	尿 P×血 Cr/尿 Cr×血 P 使用同一种单位
肾小管磷重吸收(TmP/100mL GF)。通常使用晨起 2 小时尿	TmP 具有相对较窄的平衡关系	用于检测增加或减少的肾小管磷重吸收	TmP=P-PE/1-0.1 $\log_e$(P/PE)

P，磷；Cr，肌酐；Ca，钙；Ur，尿；Se，血清；PE，UP×SeCr/UCr。

空腹尿磷酸盐尿肌酐比值

收集隔夜的第二次尿液。由于血清磷酸盐水平通常高于肾小管最大重吸收能力，即使在隔夜之后，空腹尿磷酸盐与肌酐的比值仍能反映磷酸盐的吸收以及骨的净转换水平。如果空腹时间延长或通过膳食磷酸盐结合剂使膳食磷酸盐的吸收被阻止，空腹尿磷酸盐与肌酐的比值将降至由肾小管最大重吸收能力所决定的低值。

肾小管对磷酸盐的重吸收

隔夜禁食后，通常在 2 小时内测量血液和第二次尿液中的肌酐和磷酸盐水平，用于评估肾小管对磷酸盐的重吸收。然而，与钙不同，磷酸盐具有可测量的肾小管最大吸收值，但其在正常血清磷酸盐参考范围内明显“分散”。磷酸盐的清除率可以用与肌酐清除率的相对值来表示，但在临床上不能提供有用信息，可能会产生误导作用。更加正确的方式是将磷酸盐的重吸收能力表示为每单位肾小球滤过率(TmP)的肾小管最大吸收值，可以 $TmP=P-P_E/1-0.1\log_e(P/P_E)$ 计算出磷酸盐的重吸收，其中 P 是血清磷酸盐，P_E 是尿磷酸盐和血清肌酐乘积除以尿肌酐，该值也可以从列线图中得出[10]。TmP 在儿童期高，随着年龄的增长而下降，直到青春期末期，但不受性别或种族的影响。PHPT 中 TmP 和血清磷酸盐的降低是多变的，血清磷酸盐和血清 PTH 水平相关性差，表明 PTH 对肾脏的作用被其对肠和骨的作用所抵消，并且磷酸盐还受除 PTH 之外其他重要调节剂的影响。临床上，TmP 和血清磷酸盐不用作诊断 PHPT 的生物化学标准，但通常用于确定生物化学诊断。PTH 对磷酸盐和钙的肾小管重吸收的相反作用可能反映了甲状旁腺在维持细胞外液中的钙和磷酸盐产物防止软组织矿化的重要性。应该强调，PHPT 中 TmP 下降不会长期增加 24 小时尿磷酸盐水平，并且不会引起“磷酸盐损耗”，该术语不适用于 TmP 降低的疾病。

肾对碳酸氢盐的重吸收

大鼠近端小管的体内微穿刺研究表明，慢性 PTH 治疗可以通过下调近端小管中 Na^+/ H^+交换体的表达来降低碳酸氢盐的重吸收[28]。但是，在远离近端肾小管的部位似乎存在一种代偿机制可以改变酸的排泄并防止组织酸中毒的发生[29]。在人类中，PTH 注射给药会急剧增加尿液中的碳酸氢盐[30]。在较早的文献中，血清碳酸氢盐和氯化物用于 PHPT 和其他高钙血症的鉴别诊断，因为 PHPT 可以引起轻度高氯性酸中毒。在一些临床研究中，血清氯化物与磷酸盐浓度的比值有助于区分原发性甲状旁腺功能亢进症患者和存在轻度肾衰竭的正常血钙患者[31]。在患有结石的原发性甲状旁腺病患者中，尿液 pH 值高于无结石的患者，这是磷酸钙结石形成的重要的尿路危险因素[1]。

肾脏 1,25-二羟维生素 D 的产生

肾脏是 25-羟维生素 D 羟化的主要部位,25-羟维生素 D 是主要的维生素 D 储存状态，而羟化的 1,25-羟维生素 D 则可以调节肠钙和磷酸盐的吸收[11]。25-羟维生素 D-1α-羟化酶(CYP27B1)在 PTH 的作用下在髓袢升支粗段和远端肾小管表达上升[32]。肾小管表达 25-羟维生素 D-24-羟化酶(CYP24A1),肾脏也是 25-羟维生素 D 和其他血清维生素 D 代谢产物重要的分解代谢部位[33]。在 PHPT 中,增加的血清 1,25-羟维生素 D 和钙的高吸收是众所周知的疾病的可变特征[34]。尽管广泛认为 1,25-羟维生素 D 可增加肾小管钙重吸收[35],关于增加的 1,25-羟维生素 D 调节 PHPT 中的钙或磷酸盐重吸收的证据不具有说服力。由于维生素 D 缺乏或肾衰竭引起的继发性甲状旁腺功能亢进症患者的钙重吸收增加和磷酸盐重吸收减少并不表明 1,25-羟维生素 D 在人类的肾脏钙或磷酸盐转运中具有重要作用。然而,有一些证据表明 1,25-二羟维生素 D 可能钝化 PTH 对钙的影响,但不影响磷酸盐吸收[30]。PHPT 中血清 1,25-二羟维生素 D 的变化表明 PTH 对 1,25-二羟基-维生素 D 分泌的刺激作用受多种因素调控[34],包括血清 FGF23[36-38]。后者对于 1,25-二羟维生素 D 分泌有直接作用[39],似乎是比 PTH 更有效的 1,25-二羟维生素 D 分泌调节剂[40]。

PHPT 肾脏调节血钙和磷酸盐水平的作用

健康人肾脏是调节细胞外液体中钙浓度的主要器官。所有导致肾脏钙重吸收和血钙浓度之间关系慢性“右移”的情况,包括 PHPT[1]、钠耗竭[41]、噻嗪类利尿剂[42]、乳碱综合征[43]和 CaSR[44]的失活突变会导致高钙血症。相反,引起肾脏钙重吸收和血钙关系“左移”的情况,包括甲状旁腺功能减退症[1]伴骨活性 PTH 受体的假性甲状旁腺功能减退症[45]和活性 CaSR 突变[46]的病症可以导致低钙血症。PHPT 中,骨吸收增加和净吸收增加也有助于增加血钙浓度水平，但这些相对于肾脏重吸收部分而言,这些部分是比较小的。在 PHPT 中,肠,骨和肾组分协同作用以增加血钙。因此,甲状旁腺功能亢进下的高钙血症是 PHPT 的主要生化标志。

肾脏也是调节血清中磷酸盐浓度的主要器官。因此,在 PHPT 中血清磷酸盐浓度与肾脏磷酸盐重吸收之间的关系中的“左移”会引起低磷酸盐血症。然而,与血钙相比,血清磷酸盐的吸收和净骨吸收的作用与肾脏吸收的方向相反,因此可以使血清磷酸盐水平下降。因此,血清磷酸盐水平在 PHPT 中可以不同程度地降低,并且仅被用作该疾病的诊断生化证据。此外,磷酸盐的重吸收还受 PTH 以外的一些主要因素调节，包括 FGF23[40]。有证据表明在 PHPT 中 FGF23 水平升高，并与 PTH 呈正相关,与 1,25-二羟维生素 D 呈负相关[36,38]。甲状旁腺切除术后[36]血清 FGF23 会减少[36],虽然这并不是普遍现象[47]。在 PHPT 的小鼠模型中,血清 FGF23 是升高的,并与血清 PTH 呈正相关,而与血清磷酸盐呈负相关[37]。

肾衰竭和作用于肾脏药物的影响

PHPT 患者有合并慢性肾衰竭的高度风险[34,48,49]。复发性肾结石可能导致慢性肾积水、手术治疗造成的肾组织损伤、反复性尿路感染以及进行性肾脏钙质沉积。随着肾小球滤过率的急剧减少,血钙和磷酸盐的增加导致需要排出与从骨和肠进入细胞外液的等量的钙[41]。由此产生的高钙血症导致肾脏的水和钠的损失，反过来导致增加钙重吸收并使肾小球滤过率进一步减少。

发生 PHPT 时,慢性肾衰竭导致生物化学和组织变化与其他慢性肾衰竭患者相同。由于膳食磷酸盐在大多数食物中是丰富的,而钙是有限的,并且主动吸收并不像钙那样依赖于 1,25-二羟维生素 D，所以尽管 FGF23 增加，血清磷酸盐浓度随着肾小球滤过率的降低仍然会增加[50]。血清磷酸盐的增加主要导致血钙的慢性降低和伴随肾衰竭的继发性甲状旁腺功能亢进症的进展。血清磷酸盐、钙、PTH、FGF23 和 1,25-二羟维生素 D 发生生物化学变化的确切时间序列仍有待明确。一般来说,一旦肾小球滤过率降低到 60mL/min,慢性肾脏疾病/矿物质骨骼疾病相关的变化即已经出现。然而,对于非合并 PHPT 的慢性肾衰竭受试者的早期研究表明,肾小球滤过率降低至 70mL/min 时,这些激素水平已经出现异常[50]。结果是在原发疾病的基础上出现进展性的继发性甲状旁腺功能亢进症,并且 PHPT 的主要生化特征会发生改变。血清 PTH 和钙的关系曲线变得更陡，曲线左移，血清磷酸盐水平趋于正常化，血清 FGF23 升高，血钙、1,25-二羟维生素 D 和钙的吸收则降低。肾衰竭对 PHPT 的不良影响,建议对肾小球滤过率低于 60mL/(min·1.73m^2) 体表面积的 PHPT 患者行

甲状旁腺切除术[51]。另一方面,有利于降低尿液 pH 值,减少尿酸和尿钙,并减少或阻止结石的形成。

氢氯噻嗪是一种常用的高血压药物,可以独立于PTH,增加肾脏对钙的重吸收[42]。临床上,它会增强血清和尿钙重吸收设定点之间关系的右移。因此,氢氯噻嗪治疗通常可以使具有轻度高血钙或正常血钙水平的PHPT得以显现[52]。

PHPT 治疗对肾脏的影响

通过甲状旁腺切除术成功切除异常腺体可以治愈PHPT。当甲状旁腺切除术有禁忌或手术不成功时,可以使用一些药物(见第37章)。拟钙剂可以作用于CaSR以改变血钙和PTH的关系[20,53,54],并且抗骨吸收药物可以减少骨骼中钙的净吸收[55,56]。

甲状旁腺切除术可以快速逆转过量PTH对肾小管的所有作用[1],肾小管钙重吸收立即减少,导致血钙在48小时内正常化,除非肾小球滤过减少会影响肾脏从血清中清除钙。对于血清磷酸盐,1,25-二羟维生素D分泌和肾小管钙重吸收的影响也很快[1]。肾结石的形成也会停止,即使已经存在原位结石,也可通过成功的手术解决结石[57]。在多尿和钠重吸收减少的患者中,随着钙过滤负荷恢复正常,钠和水的平衡也迅速恢复正常。骨吸收的减少也很快,由于吸收缺损引起的矿物负平衡被逆转,骨矿物质密度在数月内增加。如果存在严重的甲状旁腺功能亢进症和(或)骨软骨性骨病,血钙将由于骨形成不能减少而迅速下降到低血钙水平,即所谓的"饥饿性骨病"。尽管PTH从剩余的正常甲状旁腺腺体中分泌,但低钙血症仍然存在。因此,在这种情况下,存在钙的最大肾重吸收率,而不能代偿骨形成所需的非常高的钙摄取率。这种情况需要增加高剂量口服骨化三醇和钙剂补充肠道钙吸收。

Sensipar®(西那卡塞)是一种口服变构钙模拟物,被批准用于治疗PHPT。当给予最佳剂量的西那卡塞时,PHPT患者的血钙在几天内即可正常化。此后,血钙在整个24小时内保持稳定,并且在给药后随时间发生波动,表明已经建立了血钙和肾脏钙重吸收之间的新平衡[20]。与血清PTH对治疗的反应不同,后者通常不能完全正常并且在每次给药后都会出现血清浓度的波动[20]。肾小管重吸收的减少和血钙的稳定是由于甲状旁腺分泌的PTH减少以及肾脏CaSR被激活而产生的联合作用。然而,1,25-二羟维生素D分泌几乎不受影响。因此钙吸收的绝对值和24小时尿钙水平仍然是增加的,并对结石复发没有影响[20]。

泌尿系结石疾病

肾脏是PHPT中明确表现临床症状的少数器官之一(图31.3)。尿路结石病常见,通过手术治疗PHPT可以消除或大大减少结石形成和排出的速度。除特发性结石病以外,尿路结石形成的第二大常见原因是PHPT,而且结石形成总是复发。

泌尿系统结石主要为钙结石,其全球患病率为1%~17%,而大多数国家的发病率都在增加[58]。在美国,该病的发病率超过5%[59]。男性发病率高于女性,在40~70岁人群中,女性发病率增加2倍而男性则增加了3倍[59]。美国白人的发病率最高,其次是西班牙裔、亚裔和黑人[60]。双胞胎研究表明,钙结石病具有很强的遗传因素,同卵双胞胎的患病一致率是双卵双胞胎的2倍[61]。一级亲属患病相对危险是普通人的两倍,而复发性结石病患者的后代的患病风险则增加到普通人的10倍[62]。一项纳入超过3600例结石病患者和超过43 000例对照组

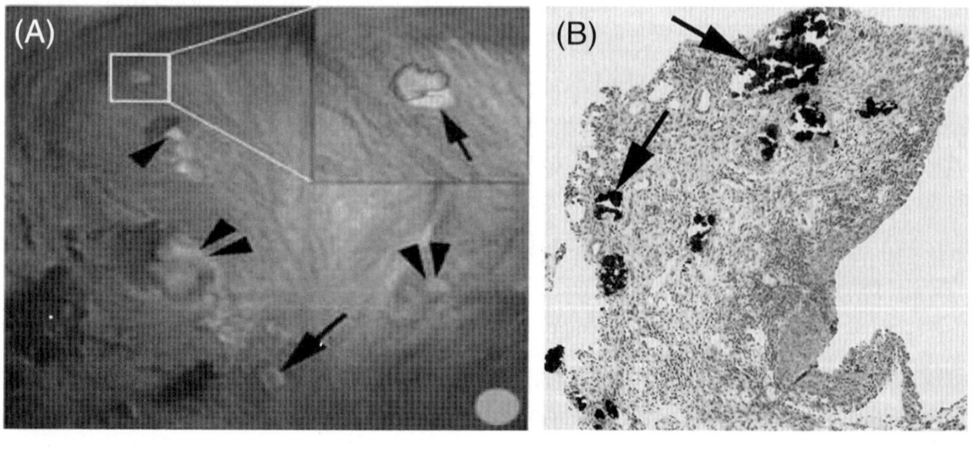

图31.3 肾结石和肾钙质沉积症。一例PHPT患者外科手术切除标本(图A)及组织病理学检查结果(图B)[71]。(A)双箭头指向内髓质部位集合管中的矿物沉积物,单箭头指向矿物斑块(Randall斑块);插入的小图放大显示了矿物斑块上的小草酸钙结石。(B)箭头指向内髓质部位具有矿物质沉积的集合管和Bellini导管。(With kind permission from[71].)

的全基因组关联研究发现调节细胞外钙转运的 CLDN14 会使患病率增加 1.64[63]，而编码尿调素，又称为 Tamm-Horsfall 蛋白的 UMOD 基因则对肾结石形成有保护作用[64]，Tamm-Horsfall 蛋白是一种强力的钙晶体盐抑制剂，在结石患者的尿液中是减少的[65]。

PHPT 是大约 3%的泌尿系统结石病患者的基础疾病[66]，另一方面，在 PHPT 患者中，则有约 10%是具有尿路症状的[67]。然而，PHPT 患者中结石病的发病率范围变化从小于 10%到超过 70%[68]，这个广泛的范围是由患者就诊的诊所的不同导致的。在 PHPT 的患者中，就诊于泌尿科门诊时诊断的结石病患病率要高于就诊于内分泌门诊的患者。其发生率也随着用于诊断结石的标准的严格性不同而变化。通常情况下，发病率是根据患者病史而定的，有时根据患者住院排石而定。然而，一些患者肾内有结石但无症状，仅在常规影像检查中发现[69]，因此，PHPT 中结石病的发生可能被低估了。如果使用结石病作为甲状旁腺切除术的标准，则有许多所谓的无症状患者都应该进行甲状旁腺切除术治疗。女性与男性有相似的结石发生率，而在特发性结石疾病中，男性发病率比女性高出 2~3 倍。虽然美国黑人的结石发生率低于白人，但他们的 PHPT 发病率较高[70]，表明黑人 PHPT 患者的结石形成率较低。与原发性甲状旁腺功能亢进症患者的结石主要为磷酸钙合并少量草酸钙不同，特发性结石主要是含有草酸钙合并少量磷酸钙。

PHPT 中的肾结石形成是多因素的，涉及肾脏和肾脏性危险因素。结石是在尿液通过肾盏中 Bellini 收集管和导管时发生的。它们由磷酸钙和草酸钙的晶体聚集体组成，其沉积在肾盂和输尿管中或自发地从尿中排泄[57]。在 PHPT 中，至少有两种机制被认为参与了结石形成的发生：由乳头上的间质性磷灰石斑块的晶体生成(以首次描述这种现象的 Alexander Randall 命名)或从插入肾脏集合管的晶体状聚集体扩展[71](图 31.3)。Randall 斑块在结石形成中的主要作用首先是在 20 世纪上半叶从尸体上观察到的。这些早期研究表明斑块在有结石的受试者中更为常见[72]。然而，由于大多数 Randall 的斑块不能通过目前的成像技术实现可视化[73]，并且只能在逆行膀胱镜检查或手术切除的组织中确定诊断，斑块在结石患者中和非结石患者中的真实发生率仍有待确定。斑块确实发生在具有普通结石形成的危险因素的受试者中[74]，因此斑块的形成很可能是肾性和肾前性危险因素之间的病理学联系之一。

PHPT 患者结石形成的危险因素的发生率与特发性结石患者一样高[66]。然而，与特发性结石病相比，PHPT 中高钙性尿液更持久、更常见，在与更多的碱性尿结合后导致结石主要由磷酸钙组成。PHPT 中另一个主要的尿路危险因素是草酸盐的长期慢性增加。是否还存在缺少尿液结晶抑制剂如 Tamm-Horsfall 蛋白和柠檬酸盐目前还没有确定。然而，尿体积和结石抑制剂浓度的急剧变化在沉淀结晶形成结石的发展中是起作用的。尿草酸盐的增加是由饮食中生物利用度的增加继之以钙吸收增加所致，这可能解释了为什么用于降低草酸盐生物利用度的钙补充剂与 PHPT 中结石的发生率降低有关[75]。肾前风险因素包括饮食组成、液体摄入情况和遗传构成。遗传性[61-63]和种族[60]因素是特发性结石病中造成结石形成的重要肾前性因素，并且可能在 PHPT 患者的结石形成中发挥同样重要的作用。全基因组关联研究尚未在 PHPT 患者中进行，但小型的候选基因关联研究表明，多态性等位基因变异如 CaSR 可能参与 PHPT 患者的结石形成[76]。

成功行甲状旁腺切除术后，患者偶尔会发生高钙尿[77]或形成结石[57]，从而表明了肾前危险因素的重要作用。关于结石患者和非结石患者的生物化学差异不同研究结果差别很大[68]，并且使用单一的尿生物化学标志物鉴定甲状旁腺功能亢进症患者是否具有结石形成的风险是不可能的。这其中包括 24 小时尿钙绝对值[78,79]，其被一些研究继续用于评估尿结石风险以及建议甲状旁腺手术[51,80]。应该强调的是，尿钙浓度而非绝对值才是结石形成的危险因素(表 31.1)。因此，为了评估结石形成的风险或追踪治疗的效果，需要对所有的危险因素进行测量，以便计算磷酸钙和草酸钙的尿饱和度。

肾钙质沉着症

肾钙质沉着症表现为在肾组织内发生的不透射线的钙矿物沉积(图 31.3)。成功的甲状旁腺切除术可能会阻止肾钙质沉积的进展，尽管很少导致其完全消失。

临床上，通过使用包括标准放射检查、计算机断层扫描和超声检查在内的各种技术对肾脏进行成像，以进行肾钙质沉积的诊断。实际上，肾钙质沉积这个术语首先用于描述 PHPT 患者肾脏放射影像中的钙沉积。这种病症是无症状的，通常是偶然发现的，或者是对在已经诊断为 PHPT 的患者进行检查时发现的。其发生率低于结石。肾脏的标准放射片不能将肾实质中的钙沉积物与肾小管中的钙沉积物区别开。这些限制使得在以前的研究中难以评估PHPT中肾钙质沉积病的发生率、病因学和对治疗的反应。计算机断层扫描可以检测小到1mm不透明的结石，而结合增强检查则可以区分收集管中的结石和肾组织中的钙质沉积[68,73]。使用计算机断层扫描检查，发现的肾钙质沉积症可能仅占肾脏有钙化的患者的一半[81]。然而，需要通过膀胱镜检查对肾乳头进行直接目视检查，以将收集管内的小钙结石与Randall斑块区分开来[82](图31.3)。据报道，高分辨率直接造影显示在尸体的肾脏中Randall斑块的发生率达57%，是Randall所报道的3倍[83]。此外，斑块并不限于上皮下的位置而是通常可以深入至乳头组织。

在PHPT中，肾结石与肾钙质沉积症发病机制之间的关系是密切的(图31.3)。它们一起发生在具有PHPT的患者中，并且它们都起源于肾乳头。一些结石是从晶状聚集体中生长并阻塞集合管的[71]，当这些结石破裂进入肾组织本身时，它们会导致肾的进一步磷酸钙化，如果体积大的话，其在放射片上即显示为肾钙质沉积。另一方面，一些结石开始在Randall斑块中的磷酸钙矿物质中形成，并明显是从乳头状尿路上皮下方突然出现[72]，包括Randall斑块在内的肾钙化的详细发病机制仍不清楚[84]，其机制被认为可能涉及参与了身体其他部位的异位钙化[85,86]。

然而，由于斑块出现在肾乳头，其主要包括集合管、Bellini导管、Henle细段和直小血管毛细血管，发病机制涉及氢、钙和磷酸根离子的浓度及乳头状间质液中磷酸钙的过饱和问题。因此，产生吸收性高尿钙症和高钙血症的诸如维生素D中毒和结节病[87]，磷代谢异常疾病[10]和钙转运异常疾病[88]也会引起肾结石类疾病。虽然目前的影像学检查的空间分辨率不断提高，但诊断率仍低于通过内镜检查或尸体外科组织病理学检测所确定的肾乳头状钙化的发生率。亚临床情况的高发生率目前仍然确定肾钙质沉积症的真正发病率和旨在确定发病机制的临床研究设计的主要障碍与肾结石关系以及为PHPT患者提供行甲状旁腺切除术的指导标准。

（徐鹏程 译）

参考文献

1. Peacock M. Primary hyperparathyroidism and the kidney: biochemical and clinical spectrum. *J Bone Miner Res* 2002;**17**(Suppl. 2):N87–94.
2. Rubin DA, Juppner H. Zebrafish express the common parathyroid hormone/parathyroid hormone-related peptide receptor (PTH1R) and a novel receptor (PTH3R) that is preferentially activated by mammalian and fugufish parathyroid hormone-related peptide. *J Biol Chem* 1999;**274**:28185–90.
3. Danks JA, Ho PM, Notini AJ, Katsis F, Hoffmann P, Kemp BE, et al. Identification of a parathyroid hormone in the fish Fugu rubripes. *J Bone Miner Res* 2003;**18**:1326–31.
4. Okabe M, Graham A. The origin of the parathyroid gland. *Proc Natl Acad Sci USA* 2004;**101**:17716–9.
5. Peacock M. Calcium metabolism in health and disease. *Clin J Am Soc Nephrol* 2010;**5**(Suppl. 1):S23–30.
6. Lock EJ, Ornsrud R, Aksnes L, Spanings FA, Waagbo R, Flik G. The vitamin D receptor and its ligand 1alpha,25-dihydroxyvitamin D3 in Atlantic salmon (Salmo salar). *J Endocrinol* 2007;**193**:459–71.
7. Larsson D, Nemere I, Aksnes L, Sundell K. Environmental salinity regulates receptor expression, cellular effects, and circulating levels of two antagonizing hormones, 1,25-dihydroxyvitamin D3 and 24,25-dihydroxyvitamin D3, in rainbow trout. *Endocrinology* 2003;**144**:559–66.
8. Mangos S, Amaral AP, Faul C, Juppner H, Reiser J, Wolf M. Expression of fgf23 and alphaklotho in developing embryonic tissues and adult kidney of the zebrafish, Danio rerio. *Nephrol Dial Transplant* 2012;**27**:4314–22.
9. Quarles LD. Endocrine functions of bone in mineral metabolism regulation. *J Clin Invest* 2008;**118**:3820–8.
10. Imel EA, Peacock M. X-Linked hypophosphatemia: understanding and management. *Drugs of the Future* 2010;**35**:755–63.
11. Fleet JC, Peacock M. The physiology of vitamin D, calcium, and phosphate absorption. In: Nordin BEC, Morris H, Anderson A, editors. *Physiological Basis of Metabolic Bone Disease*. Boca Raton, FL: CRC Press; 2014. pp. 13–40.
12. Ba J, Friedman PA. Calcium-sensing receptor regulation of renal mineral ion transport. *Cell Calcium* 2004;**35**:229–37.
13. Hoenderop JG, Nilius B, Bindels RJ. Epithelial calcium channels: from identification to function and regulation. *Pflugers Arch* 2003;**446**:304–8.
14. Hou J, Rajagopal M, Yu AS. Claudins and the kidney. *Annu Rev Physiol* 2013;**75**:479–501.
15. Hou J. The role of claudin in hypercalciuric nephrolithiasis. *Curr Urol Rep* 2013;**14**:5–12.
16. Riccardi D, Lee WS, Lee K, Segre GV, Brown EM, Hebert SC. Localization of the extracellular Ca(2+)-sensing receptor and PTH/PTHrP receptor in rat kidney. *Am J Physiol* 1996;**271**:F951–6.
17. Lupp A, Klenk C, Rocken C, Evert M, Mawrin C, Schulz S. Immunohistochemical identification of the PTHR1 parathyroid hormone receptor in normal and neoplastic human tissues. *Eur J Endocrinol* 2010;**162**:979–86.
18. Nagai S, Okazaki M, Segawa H, Bergwitz C, Dean T, Potts Jr JT, et al. Acute down-regulation of sodium-dependent phosphate transporter NPT2a involves predominantly the cAMP/PKA pathway as revealed by signaling-selective parathyroid hormone analogs. *J Biol Chem* 2011;**286**:1618–26.
19. Loupy A, Ramakrishnan SK, Wootla B, Chambrey R, de la Faille R, Bourgeois S, et al. PTH-independent regulation of blood calcium concentration by the calcium-sensing receptor. *J Clin Invest* 2012;**122**:3355–67.
20. Peacock M, Bilezikian JP, Klassen PS, Guo MD, Turner SA, Shoback D. Cinacalcet hydrochloride maintains long-term normocalcemia in patients with primary hyperparathyroidism. *J Clin Endocrinol*

Metab 2005;**90**:135–41.
21. El-Hajj-Fuleihan G. Familial benign hypocaliuric hypercalcemia. *J Bone Min Res* 2002;**17**:N51–6.
22. Forster IC, Hernando N, Biber J, Murer H. Phosphate transporters of the SLC20 and SLC34 families. *Mol Aspects Med* 2013;**34**:386–95.
23. Picard N, Capuano P, Stange G, Mihailova M, Kaissling B, Murer H, et al. Acute parathyroid hormone differentially regulates renal brush border membrane phosphate cotransporters. *Pflugers Arch* 2010;**460**:677–87.
24. Shimada T, Hasegawa H, Yamazaki Y, Muto T, Hino R, Takeuchi Y, et al. FGF-23 is a potent regulator of vitamin D metabolism and phosphate homeostasis. *J Bone Miner Res* 2004;**19**:429–35.
25. Urakawa I, Yamazaki Y, Shimada T, Iijima K, Hasegawa H, Okawa K, et al. Klotho converts canonical FGF receptor into a specific receptor for FGF23. *Nature* 2006;**444**:770–4.
26. Farrow EG, Davis SI, Summers LJ, White KE. Initial FGF23-mediated signaling occurs in the distal convoluted tubule. *J Am Soc Nephrol* 2009;**20**:955–60.
27. Olauson H, Lindberg K, Amin R, Jia T, Wernerson A, Andersson G, et al. Targeted deletion of Klotho in kidney distal tubule disrupts mineral metabolism. *J Am Soc Nephrol* 2012;**23**:1641–51.
28. Girardi AC, Titan SM, Malnic G, Reboucas NA. Chronic effect of parathyroid hormone on NHE3 expression in rat renal proximal tubules. *Kidney Int* 2000;**58**:1623–31.
29. Bichara M, Mercier O, Paillard M, Leviel F. Effects of parathyroid hormone on urinary acidification. *Am J Physiol* 1986;**251**:F444–53.
30. Even L, Weisman Y, Goldray D, Hochberg Z. Selective modulation by vitamin D of renal response to parathyroid hormone: a study in calcitriol-resistant rickets. *J Clin Endocrinol Metab* 1996;**81**:2836–40.
31. Boughey JC, Ewart CJ, Yost MJ, Nottingham JM, Brown JJ. Chloride/phosphate ratio in primary hyperparathyroidism. *Am Surg* 2004;**70**:25–8.
32. Zehnder D, Bland R, Walker EA, Bradwell AR, Howie AJ, Hewison M, et al. Expression of 25-hydroxyvitamin D3-1alpha-hydroxylase in the human kidney. *J Am Soc Nephrol* 1999;**10**:2465–73.
33. Jones G, Prosser DE, Kaufmann M. 25-Hydroxyvitamin D-24-hydroxylase (CYP24A1): its important role in the degradation of vitamin D. *Arch Biochem Biophys* 2012;**523**:9–18.
34. Moosgaard B, Vestergaard P, Heickendorff L, Mosekilde L. Plasma 1,25-dihydroxyvitamin D levels in primary hyperparathyroidism depend on sex, body mass index, plasma phosphate and renal function. *Clin Endocrinol (Oxf)* 2007;**66**:35–42.
35. Kumar R, Tebben PJ, Thompson JR. Vitamin D and the kidney. *Arch Biochem Biophys* 2012;**523**:77–86.
36. Kobayashi K, Imanishi Y, Miyauchi A, Onoda N, Kawata T, Tahara H, et al. Regulation of plasma fibroblast growth factor 23 by calcium in primary hyperparathyroidism. *Eur J Endocrinol* 2006;**154**:93–9.
37. Kawata T, Imanishi Y, Kobayashi K, Miki T, Arnold A, Inaba M, et al. Parathyroid hormone regulates fibroblast growth factor-23 in a mouse model of primary hyperparathyroidism. *J Am Soc Nephrol* 2007;**18**:2683–8.
38. Witteveen JE, van Lierop AH, Papapoulos SE, Hamdy NA. Increased circulating levels of FGF23: an adaptive response in primary hyperparathyroidism? *Eur J Endocrinol* 2012;**166**:55–60.
39. Perwad F, Zhang MY, Tenenhouse HS, Portale AA. Fibroblast growth factor 23 impairs phosphorus and vitamin D metabolism in vivo and suppresses 25-hydroxyvitamin D-1alpha-hydroxylase expression in vitro. *Am J Physiol Renal Physiol* 2007;**293**:F1577–83.
40. Carpenter TO, Imel EA, Ruppe MM, Weber TJ, Klausner MA, Wooddell MM, et al. Randomized trial of the anti-FGF23 antibody KRN23 in X-linked hypophosphatemia. *J Clin Invest* 2014;**124**:1587–97.
41. Peacock M. Renal excretion of calcium. In: Nordin BEC, editor. *Calcium in Human Biology*. London, New York: Springer-Verlag; 1988. pp. 125–69.
42. Grieff M, Bushinsky DA. Diuretics and disorders of calcium homeostasis. *Semin Nephrol* 2011;**31**:535–41.
43. Medarov BI. Milk-alkali syndrome. *Mayo Clin Proc* 2009;**84**:261–7.
44. Riccardi D, Brown EM. Physiology and pathophysiology of the calcium-sensing receptor in the kidney. *Am J Physiol Renal Physiol* 2010;**298**:F485–99.
45. Neary NM, El-Maouche D, Hopkins R, Libutti SK, Moses AM, Weinstein LS. Development and treatment of tertiary hyperparathyroidism in patients with pseudohypoparathyroidism type 1B. *J Clin Endocrinol Metab* 2012;**97**:3025–30.
46. Pearce SH, Williamson C, Kifor O, Bai M, Coulthard MG, Davies M, et al. A familial syndrome of hypocalcemia with hypercalciuria due to mutations in the calcium-sensing receptor. *N Engl J Med* 1996;**335**:1115–22.
47. Tebben PJ, Singh RJ, Clarke BL, Kumar R. Fibroblast growth factor 23, parathyroid hormone, and 1alpha,25-dihydroxyvitamin D in surgically treated primary hyperparathyroidism. *Mayo Clin Proc* 2004;**79**:1508–13.
48. Tassone F, Gianotti L, Emmolo I, Ghio M, Borretta G. Glomerular filtration rate and parathyroid hormone secretion in primary hyperparathyroidism. *J Clin Endocrinol Metab* 2009;**94**:4458–61.
49. Yu N, Donnan PT, Leese GP. A record linkage study of outcomes in patients with mild primary hyperparathyroidism: the Parathyroid Epidemiology and Audit Research Study (PEARS). *Clin Endocrinol (Oxf)* 2011;**75**:169–76.
50. Block GA, Ix JH, Ketteler M, Martin KJ, Thadhani RI, Tonelli M, et al. Phosphate homeostasis in CKD: report of a Scientific Symposium Sponsored by the National Kidney Foundation. *Am J Kidney Dis* 2013;**62**:457–73.
51. Eastell R, Arnold A, Brandi ML, Brown EM, D'Amour P, Hanley DA, et al. Diagnosis of asymptomatic primary hyperparathyroidism: Proceedings of the Third International Workshop. *J Clin Endocrinol Metab* 2009;**94**:340–50.
52. Wermers RA, Kearns AE, Jenkins GD, Melton III LJ. Incidence and clinical spectrum of thiazide-associated hypercalcemia. *Am J Med* 2007;**120**:911–5.
53. Marcocci C, Chanson P, Shoback D, Bilezikian J, Fernandez-Cruz L, Orgiazzi J, et al. Cinacalcet reduces serum calcium concentrations in patients with intractable primary hyperparathyroidism. *J Clin Endocrinol Metab* 2009;**94**:2766–72.
54. Peacock M, Bolognese MA, Borofsky M, Scumpia S, Ren SL, Cheng S, et al. Cinacalcet treatment of primary hyperparathyroidism: biochemical and bone densitometric outcomes in a five-year study. *J Clin Endocrinol Metab* 2009;**91**:1860–7.
55. Selby PL, Peacock M. Ethinyl estradiol and norethindrone in the treatment of primary hyperparathyroidism in postmenopausal women. *N Engl J Med* 1986;**314**:1481–5.
56. Chow CC, Chan WB, Li JK, Chan NN, Chan MH, Ko GT, et al. Oral alendronate increases bone mineral density in postmenopausal women with primary hyperparathyroidism. *J Clin Endocrinol Metab* 2003;**88**:581–7.
57. Mollerup CL, Vestergaard P, Frokjaer VG, Mosekilde L, Christiansen P, Blichert-Toft M. Risk of renal stone events in primary hyperparathyroidism before and after parathyroid surgery: controlled retrospective follow up study. *BMJ* 2002;**325**:807.
58. Romero V, Akpinar H, Assimos DG. Kidney stones: a global picture of prevalence, incidence, and associated risk factors. *Rev Urol* 2010;**12**:e86–96.
59. Indridason OS, Birgisson S, Edvardsson VO, Sigvaldason H, Sigfusson N, Palsson R. Epidemiology of kidney stones in Iceland: a population-based study. *Scand J Urol Nephrol* 2006;**40**:215–20.
60. Stamatelou KK, Francis ME, Jones CA, Nyberg LM, Curhan GC. Time trends in reported prevalence of kidney stones in the United States: 1976–1994. *Kidney Int* 2003;**63**:1817–23.
61. Goldfarb DS, Fischer ME, Keich Y, Goldberg J. A twin study of genetic and dietary influences on nephrolithiasis: a report from the Vietnam Era Twin (VET) Registry. *Kidney Int* 2005;**67**:1053–61.
62. Edvardsson VO, Palsson R, Indridason OS, Thorvaldsson S, Stefansson K. Familiality of kidney stone disease in Iceland. *Scand J Urol Nephrol* 2009;**43**:420–4.
63. Thorleifsson G, Holm H, Edvardsson V, Walters GB, Styrkarsdottir

U, Gudbjartsson DF, et al. Sequence variants in the CLDN14 gene associate with kidney stones and bone mineral density. *Nat Genet* 2009;**41**:926–30.
64. Gudbjartsson DF, Holm H, Indridason OS, Thorleifsson G, Edvardsson V, Sulem P, et al. Association of variants at UMOD with chronic kidney disease and kidney stones—role of age and comorbid diseases. *PLoS Genet* 2010;**6**: e1001039.
65. Lau WH, Leong WS, Ismail Z, Gam LH. Qualification and application of an ELISA for the determination of Tamm Horsfall protein (THP) in human urine and its use for screening of kidney stone disease. *Int J Biol Sci* 2008;**4**:215–22.
66. Sorensen MD, Duh QY, Grogan RH, Tran TC, Stoller ML. Urinary parameters as predictors of primary hyperparathyroidism in patients with nephrolithiasis. *J Urol* 2012;**187**:516–21.
67. Yeh MW, Wiseman JE, Ituarte PH, Pasternak JD, Hwang RS, Wu B, et al. Surgery for primary hyperparathyroidism: are the consensus guidelines being followed? *Ann Surg* 2012;**255**:1179–83.
68. Rejnmark L, Vestergaard P, Mosekilde L. Nephrolithiasis and renal calcifications in primary hyperparathyroidism. *J Clin Endocrinol Metab* 2011;**96**:2377–85.
69. Suh JM, Cronan JJ, Monchik JM. Primary hyperparathyroidism: is there an increased prevalence of renal stone disease? *AJR Am J Roentgenol* 2008;**191**:908–11.
70. Yeh MW, Ituarte PH, Zhou HC, Nishimoto S, Liu IL, Harari A, et al. Incidence and prevalence of primary hyperparathyroidism in a racially mixed population. *J Clin Endocrinol Metab* 2013;**98**:1122–9.
71. Coe FL, Evan AP, Worcester EM, Lingeman JE. Three pathways for human kidney stone formation. *Urol Res* 2010;**38**:147–60.
72. Williams Jr JC, McAteer JA. Retention and growth of urinary stones: insights from imaging. *J Nephrol* 2013;**26**:25–31.
73. Krambeck AE, Lieske JC, Li X, Bergstralh EJ, Rule AD, Holmes III D, et al. Current computed tomography techniques can detect duct of Bellini plugging but not Randall's plaques. *Urology* 2013;**82**:301–6.
74. Low RK, Stoller ML, Schreiber CK. Metabolic and urinary risk factors associated with Randall's papillary plaques. *J Endourol* 2000;**14**:507–10.
75. Cooperberg MR, Duh QY, Stackhouse GB, Stoller ML. Oral calcium supplementation associated with decreased likelihood of nephrolithiasis prior to surgery for hyperparathyroidism. *Int J Urol* 2007;**14**:1113–5.
76. Vezzoli G, Scillitani A, Corbetta S, Terranegra A, Dogliotti E, Guarnieri V, et al. Polymorphisms at the regulatory regions of the CASR gene influence stone risk in primary hyperparathyroidism. *Eur J Endocrinol* 2011;**164**:421–7.
77. Spivacow FR, Negri AL, Del Valle EE, Fradinger E, Martinez C, Polonsky A. Persistence of hypercalciuria after successful surgical treatment for primary hyperparathyroidism. *Int Urol Nephrol* 2012;**44**:857–63.
78. Berger AD, Wu W, Eisner BH, Cooperberg MR, Duh QY, Stoller ML. Patients with primary hyperparathyroidism—why do some form stones? *J Urol* 2009;**181**:2141–5.
79. Sorensen MD, Duh QY, Grogan RH, Tran TC, Stoller ML. Differences in metabolic urinary abnormalities in stone forming and nonstone forming patients with primary hyperparathyroidism. *Surgery* 2012;**151**:477–83.
80. Bilezikian J, Potts JT, Fuleihan GE, Kleerekoper M, Neer R, Peacock M, et al. Summary statement from a workshop on asymptomatic primary hyperparathyroidism: a perspective for the 21 century. *J Clin Endocrinol Metab* 2002;**87**:5353–61.
81. Starup-Linde J, Waldhauer E, Rolighed L, Mosekilde L, Vestergaard P. Renal stones and calcifications in patients with primary hyperparathyroidism: associations with biochemical variables. *Eur J Endocrinol* 2012;**166**:1093–100.
82. Miller NL, Humphreys MR, Coe FL, Evan AP, Bledsoe SB, Handa SE, et al. Nephrocalcinosis: re-defined in the era of endourology. *Urol Res* 2010;**38**:421–7.
83. Stoller ML, Low RK, Shami GS, McCormick VD, Kerschmann RL. High resolution radiography of cadaveric kidneys: unraveling the mystery of Randall's plaque formation. *J Urol* 1996;**156**:1263–6.
84. Vervaet BA, Verhulst A, D'Haese PC, De Broe ME. Nephrocalcinosis: new insights into mechanisms and consequences. *Nephrol Dial Transplant* 2009;**24**:2030–5.
85. Ciftcioglu N, Vejdani K, Lee O, Mathew G, Aho KM, Kajander EO, et al. Association between Randall's plaque and calcifying nanoparticles. *Int J Nanomed* 2008;**3**:105–15.
86. Li Q, Jiang Q, Uitto J. Ectopic mineralization disorders of the extracellular matrix of connective tissue: molecular genetics and pathomechanisms of aberrant calcification. *Matrix Biol* 2014;**33**:23–8.
87. Berliner AR, Haas M, Choi MJ. Sarcoidosis: the nephrologist's perspective. *Am J Kidney Dis* 2006;**48**:856–70.
88. Sayer JA, Carr G, Simmons NL. Nephrocalcinosis: molecular insights into calcium precipitation within the kidney. *Clin Sci (Lond)* 2004;**106**:549–61.

第 32 章

原发性甲状旁腺功能亢进症的非传统表现

Marcella Donovan Walker, Shonni J. Silverberg

引言

典型的原发性甲状旁腺功能亢进症(PHPT)指的是表现为“结石、骨病和腹部不适”的疾病。20世纪初至中期,该类疾病的明显临床表现包括肾结石、纤维囊性骨炎、胃肠道和风湿性症状、心血管疾病以及神经和精神症状。目前,高钙血症(常常是常规生化筛查的偶然发现)通常高于正常值上线 1mg/dL 以内。甲状旁腺功能亢进性骨病已经发生变化,明显的骨骼受累(如纤维囊性骨炎)不多见。同样,肾结石的发生率也较低。在散发性 PHPT 患者中很少观察到风湿性和胃肠症状,包括痛风、假性痛风、消化性溃疡病和胰腺炎[1,2]。尚未明确的是,细微的认知和心理症状以及心血管疾病是否属于现今普遍认为的“无症状”的甲状旁腺功能亢进症临床表现形式的一部分。在 2008 年举行的无症状 PHPT 国际研讨会上[3],认为无论是神经心理症状还是心血管疾病都不能作为甲状旁腺切除术(PTX)的适应证。尽管专家认为无症状的 PHPT 患者有心理和认知症状,但他们认为关于其确切性和可逆性的数据是不一致的。同样,确定无症状 PHPT 患者心血管受累程度和性质的数据也很有限,无法提供更加全面的阐释。国际研讨会认为在该领域需要更多的数据支持。

血钙和甲状旁腺激素 (PTH)(PHPT 的生化标志)升高潜在影响心血管系统并导致精神和认知症状。在严重的高钙血症患者中已得到证实。PHPT 患者中常见的合并维生素 D 不足或缺乏也可能会增加患者患心血管疾病和精神症状的风险。然而,证实以上症状与 PHPT 患者中维生素 D 水平明确相关的数据仍非常有限。

近期对轻度 PHPT 患者的非典型表现的研究集中在精神和认知症状以及心血管系统疾病上。本章将总结这方面现有的数据,重点收集自 2008 年国际无症状 PHPT 研讨会以来近 5 年的数据,并且简要概述 PHPT 与骨关节炎、能量和糖的代谢以及癌症之间的相关性。

心理和认知症状与生活质量

目前关于“无症状”PHPT 的定义本身存在一些争议。虽然绝大多数患者缺乏典型的 PHPT 的症状,但是根据过去国际共识研讨会的定义,许多伴有非特异性症状的患者也被认为是无症状的。常见的症状包括虚弱、疲劳、抑郁和焦虑、记忆和注意力减退、主动性丧失、易怒和睡眠障碍。多数研究[4-17]认为甲状旁腺切除术后 PHPT 患者的心理和认知特征有所改变。由于进行研究的一些固有的困难因素,使得以往大多数研究受到观察设计方法、样本量过小、包含有症状的 PHPT 患者或缺乏对照组的限制。其他研究未能进行客观的实验或术后短时间内进行实验。因此,关于此种症状与 PHPT 的因果关系和 PTX 的收益的结论尚不明确。由于研究中 PTX 术后的症状改善可能是源于组间基线差异或非随机化设计引入的偏倚,所以重要的是需要更为严谨的实验设计。大多数研究调查了心理症状和生活质量(QOL)而不是认知。

生活质量

在 2008 年无症状 PHPT 国际研讨会上,发布了三项随机对照研究(表 32.1),对象为伴有轻度高钙血症(血钙 10.2~10.8mg/dL)的无症状 PHPT 患者,比较 PTX 组和观察组在生活质量和心理功能上的差异。尽管使用了相同的工具[健康调查简表 36(SF-36),其测量功能性健康和幸福感],但研究结果各不相同。由 Rao 和 Talpos 发表的第一项研究显示[18],随机选取 53 例患者行 PTX 或观察。值得注意的是,与许多以往的研究不

表 32.1 随机对照试验评估甲状旁腺切除术与观察组的无症状 PHPT 患者的心理症状和生活质量的效果

研究	评估	PTX 的评估效果	结论
Rao 等[18]	SF-36	在没有 PTX 的情况下,社交功能和情绪问题减少,但手术组没有变化	防止生活质量恶化。改善心理功能障碍
	SCL-90R	PTX 焦虑和恐惧症改善但观察组无变化	
Bollerslev 等[19]	SF-36	基线时生活质量更差,心理症状更多。PTX 后没有一致的改善	生活质量或抑郁症没有改善
	CPRS	躯体疼痛、健康状况、活力和精神健康的改善	
Ambrogini 等[20]	SF-36 SCL-90R	与观察组相比,PTX 组的心理健康。没有治疗心理症状的差异	生活质量改善。心理症状没有变化

PHPT,原发性甲状腺功能亢进症;SF-36,简式-36 综合健康调查;SCL-9OR,症状检查清单修订;CPRS,综合心理病理评定量表。

同,Rao 等发现 PHPT 患者的基线 SF-36 评分与正常值无差异,提示观察性研究可能存在选择性偏倚。但是,在社会功能和情绪功能方面,手术有明显收益。

在第二项 RCT 中,Bollerslev 等[19]报道了在斯堪的纳维亚一个大型的跨国试验中 PTX 与医学观察对生活质量的影响。他们的报道是一个中期分析,基线数据 191 例,1 年组 119 例,2 年组 99 例。将基线数据与年龄和性别匹配的人群进行比较,发现 PHPT 患者在 SF-36 的所有心理领域和心理健康总评得分均较低。相比 2 年组,尽管其在接受 PTX 治疗的患者中没有改善,但观察组 SF-36 评估的生理功能更加恶化。所以手术无法使患者在心理功能方面受益。因此,虽然本研究的初步结果表明轻度 PHPT 患者存在生活质量下降,但并未证实手术可以使其在心理健康方面获益。

最近,Ambrogini 等在报道了 RCT 中 50 例手术与观察的患者的比较,均未达到无症状 PHPT 研讨会的手术指南的标准[20]。本研究在进行随访 1 年前和 1 年后使用 SF-36 评估 QOL。正如 Rao 研究,而不是 Bollerslev 的报道所显示,PHPT 和正常对照数据之间的基线差异是最小的。随机分配到 PTX 的患者具有较高的情绪角色功能得分。在 Rao 的研究中,情绪角色功能在手术后没有改善;实际上,12 个月后观察组患者情绪角色功能也有相对改善,其评分与手术组相似。但是总体来说,组间分析证明了 PTX 在以下这些方面的有利影响:躯体疼痛、健康状况、活力和精神健康。SF-36 中其他方面均未发现组间差异,观察组也没有发现明显恶化。

而综合这三项 RCT 的数据支持 PTX 对生活质量存在少量有利影响,各研究的发现是不一致的。因此,最近的一次国际研讨会没有将生活质量下降作为 PTX 手术指征[21],认为在这方面仍需要更多的数据来证实[21]。从那时起,生活质量已经通过大量的观察性研究进行评估,研究重点是 PTX 的远期收益。Pasieka 等报道了 PTX 后 10 年的生存质量数据[22]。生活质量评估使用甲状旁腺症状评分(PAS),这已被证明与 SF-36 分数相关[23]。数据来自 Pasieka 初始研究的 122 例有症状和无症状 PHPT 患者中的 78 例(平均钙 11mg/dL)和 58 例甲状腺切除术研究参与者中的 39 例,平均随访 10 年和 11 年。PHPT 组与对照组相比,生活质量的基线水平更低。对照组 PAS 评分未随时间而改变,PTX 有降低 PAS 评分的作用并持续达 10 年。

Amstrup 等[24]也报道了 PTX 对生活质量的长期影响。这项研究利用 SF-36,包括 51 例至少 5 年前成功接受 PTX 治疗的 PHPT 患者(症状和钙未报道),基于人群的年龄匹配设置对照组。他们的研究结果表明,手术治愈的 PHPT 患者生存质量下降。作者得出结论,尽管他们承认受试者生活质量下降很难仅仅归因于 PHPT 的病史,但仍无须更改手术指南。相反,Leong 等在 24 例 PHPT 患者(中位钙 11.2mg/dL)术前和术后 6 个月使用相同的工具(SF-36)研究 QOL。术前评分全部 8 个方面均低于全国平均水平。PTX 后,8 个方面中的 6 项得分有所改善:身体和社交功能、身体和情绪的角色控制、能量和心理健康。生理成分总分和心理成分总分的中位数均得到改善,使得心理成分总分与全国平均水平相当。

其他近期数据来自小型研究,多存在方法上的缺陷。由于缺乏有效的问卷调查,日本一项非对照的研究结果难以解释,但 PTX 后的无症状 PHPT(平均钙 11.0mg/dL)患者的神经心理症状的主观评估包括易疲劳、健忘、注意力下降、抑郁、易怒、不安或失眠等方面均无明显变化[25]。巴西的一个项型研究(n=22)中,作者指出,那些长期患 PHPT(平均 13.7 年)的患者,与近期患该病的患者相比,SF-36 评估的生活质量低(功能能力、躯体活动受限程度、一般健康状况和生命力)。然而,心理健康没有差异,作者没有对年龄进行调整,长期患病患者平均年长 6 岁[26]。

总之,RCT 和观察性研究都倾向于提示 PHPT 患者的生活质量受损。然而,PTX 术后 CF 特定损害的改善效果观察性研究和较大的随机对照试验的结论不一致。目前还不能预测 PTX 术后患者生活质量的任何具体变化,目前的数据不支持为此目的行手术治疗。

抑郁、焦虑和精神疾病

评估 PTX 组与观察组的三项随机对照研究, 除了评估生活质量外,还评估了心理症状。Rao 和 Talpos 的研究使用症状检查表-90 修订版 (SCL-90R), 其量化 9 个维度中的心理困扰。在这个 RCT 中,没有非 PHPT 对照。然而,与未行手术的人相比,PTX 与较低的焦虑和恐惧症评分相关,尽管由于缺少手术对照组增加了这种改善是手术安慰剂作用的可能性。抑郁、躯体化、攻击性、强迫性、人际关系敏感、偏执和精神病方面没有差异。在三项综合评分(全球严重度指数、阳性症状痛苦指数、阳性症状总数)中没有观察到显著的组间差异。

在 Bollerslev RCT 中,利用综合精神病理学分级量表(CPRS)测量 65 项指标,用于筛查精神病、情绪和神经障碍的存在和严重程度[19]。在基线水平,PHPT 患者具有比匹配的对照者更多的精神症状。不论 PHPT 患者是否接受治疗,在 2 年随访期内的 CPRS 评分仍较高(差),手术组的患者与观察组随时间变化仍无组间差异。正如 Rao 的研究,在 Ambrogini 随机对照试验中使用了 SCL-90R[20]。然而,与之前的 Rao 和 Talpos 的 RCT 相比,SCL-90R 评估中 PTX 没有任何获益。本研究没有对标准数据进行对比。

直到 2008 年共识会议都没有进一步的随机研究评估心理症状。2009 年,Walker 等[27]报道,在绝经后女性中, 根据 Beck 抑郁量表和 Spielberger 状态特质焦虑量表(有症状和无症状)PHPT 组(n=39;平均钙 10.6mg/dL)比非 PHPT 对照组(n=89)表现出更多的抑郁和焦虑症状。PTX 后的患者抑郁症状得到改善,而非 PHPT 组随着时间的推移没有改变。手术后,PHPT 组和对照组的抑郁评分没有差异。相比之下,焦虑的变化没有组间差异。然而,该试验缺乏手术对照组,提高了基线症状与手术预期和手术安慰剂效果相关的可能性。

最近一项相对较大的前瞻性病例对照研究评估了 PHPT 中抑郁症的患病率和 PTX 改善症状的益处[28]。在 169 例(有症状和无症状)PHPT 患者(平均钙 10.6mg/dL)中,与非 PHPT 对照组相比,抑郁症的发生率是普通人群的 2 倍,抑郁评分与血钙呈弱相关。与甲状腺手术对照组相比,PTX 使抑郁症状得到改善。作者的结论是,PHPT 中存在抑郁症,症状改善不仅与手术安慰剂效应有关,还与血钙水平有关。然而,必须要注意,与观察组相比,行手术治疗的 PHPT 患者,具有较高的钙和 PTH 水平,维生素 D 水平较低,更有可能伴随各种症状性疾病,具有更多的抑郁症状。尽管作者把控了抑郁症状的基线水平, 内在的选择偏倚和缺乏随机化仍然不能确定治疗差异是否归因于手术还是其他因素, 包括疾病严重程度。

德国的一项多中心研究包括 194 例有症状和无症状的 PHPT 患者(平均钙 11.4mg/dL)和 186 例甲状腺手术对照者,其报道了类似的结果[29]。PHPT 组的焦虑和抑郁评分(医院焦虑和抑郁量表和患者健康问卷-9)高于对照组或术前标准值。两组患者术后焦虑情绪都有所改善,而抑郁症仅在 PHPT 组中有所改善。与以前的研究类似,血钙与术前抑郁评分呈弱相关。

Yu 和同事在苏格兰进行了一项流行病学的队列研究,其中包括 1424 例无症状 PHPT(血钙<12mg/dL;平均 10.5mg/dL) 患者。该研究利用电子病历和 ICD-9 代码来诊断 PHPT。与对照组相比,PHPT 患者(基线时有更多的并发症)患精神疾病的风险增加 4.25 倍(95% CI 2.33~7.77)[30]。虽然分析控制了基线差异,但由于多种并存疾病和极高的死亡率, 很难将精神疾病的风险增加归因于 PHPT。此外,精神疾病的性质尚不清楚。

来自英国的另一项研究使用医院焦虑抑郁量表和心境评定量表对 24 例无症状 PHPT 患者(平均钙 10.8mg/dL) 的抑郁和焦虑症状进行评估。比较了 PTX 前后的 PHPT 患者与接受甲状腺半切除术的 23 例对照者[31]。PHPT 患者年龄更大,多为女性。在术前,PHPT 组的抑郁症患者更多,但焦虑症无明显差异。在调整年龄和性别后,手术后 PHPT 组抑郁症方面有改善,焦虑症状没有改善,而甲状腺半切组中两者则都没有变化。

总之,在缺少大型 RCT 的病历对照研究情况下,大多数研究提示 PHPT 患者存在抑郁症或其他心理症状,并在术后得到改善。

认知功能

除了调查 PHPT 心理表现的研究之外,许多观察性研究还对认知功能障碍进行了评估[4,10,12,13,15]。过去这些研究在 PTX 改善方面得到的结论并不一致。这种可变性可能是由于已经研究的认知方面的变化以及研究设计的差异所致。由于患者数量非常有限,认知测试范围有限或缺乏对照组,有些难以评估[12,15,32-35]。自2008年共识会议以来,更多的重点放在了利用有效的测试方法进行对照研究评估认知功能上。

2009年,Walker等[27]发现轻度(有症状和无症状)PHPT患者(39例;平均钙10.6mg/dL)与89例非PHPT对照者相比,在言语记忆和非语言抽象/模式识别的有效测试中表现更差[27]。在PTX之后,其在非言语抽象和言语记忆的一些方面得到改善,得分不再与对照者有异。基线差异和术后改善均与焦虑和抑郁症状无关,这在PHPT中更为常见。认知功能变化幅度较小(1SD以内),但缺乏手术对照组会增加手术安慰剂作用的可能性。

Babinska等[36]对波兰的35例PHPT患者进行了类似的前瞻性病例对照研究(平均钙11.1mg/dL),与35例非PHPT手术对照者进行比较。PHPT组中有更多的抑郁症患者,且集中注意力、非语言学习、直接记忆、语言流利性和视觉建设能力都有损伤。抑郁症状与认知表现较差相关。通过控制抑郁症,PTX与视觉记忆和视觉建设能力的改善有关。

在一项非对照研究中,Benge等[32]评估了111例PHPT患者的认知功能障碍(平均钙10.7mg/dL),并与正常的数据进行比较,并对67例在PTX术后1个月内返回重复测试的患者的认知改变进行评估。虽然所有的认知功能测试的平均Z值没有受到损害(Z值≤-1.5),但参与者受损的范围为3.6%(注意力和视觉处理测试)至29%(眼睛/手部协调和运动速度测试)。35%的参与者符合临床显著损害的标准(≥3个Z值,≤-1.5)。使用实践效果校正的可靠变化指数,在精细运动和信息处理方面,10%以上的参与者在术后1个月观察到改善。

在另一项非对照研究中,Roman等[33]研究了212例(有症状和无症状)行PTX的PHPT患者(平均钙10.8mg/dL)。作者指出接受PTX后抑郁、焦虑、语言记忆和空间记忆等方面都得到改善。PTH的变化与术后焦虑减轻相关,而功能改善与抑郁和焦虑减轻相关。虽然这项研究没有明显的瑕疵,并且没有对照组,但是进行随访组和失访组初始的神经认知表现没有差异。

直到2008年,只有一项随机对照试验研究了PTX对认知的影响,但每组只有9例受试者,所以很难阐释。Perrier等侧重于无症状PHPT的认知(平均钙10.5mg/dL)[37]并使用功能性磁共振成像(fMRI)评估睡眠和大脑功能。尽管治疗组的睡眠时间变化(与PTH改变相关)没有差异,PTX后白天嗜睡程度暂时减轻(6周时观察),但在6个月时差异不再显著。此外,认知变化方面没有组间差异。虽然PTH水平的变化与6个月时左中央前回的像素活性变化相关,但fMRI影像数值没有变化。

总的来说,这些研究表明包括言语和视觉记忆、手眼协调和信息处理以及模式识别在内的认知方面可能受到PHPT的影响。然而,不同研究调查的认知内容不同,受PHPT的影响也不同,所以很难得到明确的结论。此外,观察性研究中提到的PTX后的认知改善尚未被RCT证实,研究明显有欠缺。

心血管疾病

关于PHPT对心血管的影响存在相当多的争议,关于其程度和临床意义的数据有矛盾。在大多数情况下,许多文献中的不一致可能与PHPT从管理高度症状性疾病到最低限度症状性疾病的临床表现演变有关。因此,对PHPT心血管系统的研究招募了不同疾病程度的人群,通常导致不一致的发现。PHPT对心血管系统影响的评估主要调查死亡率、高血压、心脏和非心脏血管异常,以及心血管系统中更细微的功能变化等方面。

心血管死亡率

斯堪的纳维亚半岛的研究已经证实,重度和中重度PHPT患者的心血管病死亡率增加[38-42]。较高的死亡率在PTX后随着时间的推移而降低,但在手术治愈后长时间存在,这表明PHPT可能会对心血管系统造成持久的损害[43]。无症状PHPT患者的数据有限,但是对一些轻度疾病患者的研究并未发现死亡率受到不利影响[44,45]。1965—1992年间,在明尼苏达州罗切斯特诊断的PHPT患者(平均钙10.9mg/dL)总体死亡率没有增加。事实上,PHPT患者的心血管死亡率显著低于预期(相对风险为0.6)[45]。该研究确实发现较高的血钙最大值是死亡率的独立预测因子。

关于死亡率数据的不一致性的一个可能的解释是,相比欧洲的研究,美国的研究中患者[44,45]的病情较轻微、血钙水平较低且症状较少[38-41,43]。这一假设得到了一项瑞典研究的支持,该研究调查了10 995例接受PTX治疗的患者30年的死亡率[46]。虽然在整体队列中观察到心血管疾病的风险增加,钙水平较低的人群没有这种风险。另一项研究报道,PTX术后的生存率在手术后第一年有所改善[47,48]。死亡风险下降与术前平均血钙水平降低一致[47]。

相反,苏格兰最近的一项研究显示,轻度高钙血症(血钙 10.5mg/dL)的无症状 PHPT 患者全因死亡和心血管死亡风险增加(HR 1.64)[30]。值得注意的是,PHPT 患者的合并症患病率也较高,这可能也是导致死亡率增加的原因。来自同一项苏格兰研究的进一步分析[49]表明,与钙相比,PTH 能够更好地预测短期和长期全因死亡率、心血管疾病死亡率和非致死性心血管疾病。虽然这项研究调整了血清肌酐,但没有调整肾小球滤过率,肾功能的临床适用标志物监测越多,PTH 对死亡率的影响越显著。本研究中 PTH 与结果之间的关系是否与维生素 D 相关也不清楚。最后,本研究对象死亡率极高,提示这些结果可能不能广泛适用。

尽管大多数现有数据表明死亡率下降可能是由于钙水平降低所致,PHPT 心血管病死亡率的升高也有可能通过早期诊断和干预、心血管疾病治疗的进展以及 PTX 的转诊模式的改变等而逆转。

高血压

高血压常与 PHPT 相关,即使是无症状的患者也是如此。在多发性内分泌肿瘤综合征患者中,高血压常常通过手术切除肾上腺嗜铬细胞瘤来治愈。在散发 PHPT 患者中,一些研究显示 PTX 后血压降低,但大多数没有[50–52]。近期,意大利一项包括 39 例无症状和有症状 PHPT 男性的研究显示血压、血钙或 PTH 水平之间没有关系[53]。重要的是,在 PTX 的第一项 RCT 和观察组对照研究中专门评估血压作为终点[54],Bollerslev 等没有发现血压变化的组间差异(事实上,治疗组和未治疗组的血压均下降)。鉴于数据的权威性,高血压目前不是 PTX 的指征。

冠状动脉疾病

有关 PHPT 冠状动脉疾病的资料非常有限。Roberts 和 Waller 的尸检研究[55]得出结论,高钙血症和 PHPT(仅影响所研究患者的一半)导致冠状动脉粥样硬化。该报道的钙范围为 16.8~27.4mg/dL,因此无法将这些数据推广到轻度甲状旁腺功能亢进症患者。最近,来自 Vestergaard 等的数据支持中度高钙血症(平均血钙 11.8mg/dL)的 PHPT 患者的冠状动脉疾病发病率增加[48]。但是死亡风险与传统的心血管危险因素有关,而不是高钙血症的严重程度或甲状旁腺激素的升高程度。一项包括 20 例 PHPT 患者的研究通过电子计算机断层扫描测量冠状动脉钙化(CAC),与基于人群的对照相比,CAC 未增加[56],尽管这项研究可能存在不足之处。一项稍大的土耳其研究(n=50)发现 CAC 仅在患高血压的无症状 PHPT 患者中增加,而非正常血压 PHPT 与非 PHPT 对照组[57]结果表明,冠状动脉疾病源于传统的 CV 风险因素而不是 PHPT 本身。

另一方面,Nillson 等报道了 PHPT 和中度高钙血症患者(平均血钙 11.9mg/dL)的心肌缺血可逆性征象,PTX 后运动中 ST 段压低较少[58];同样,最近对 22 例 PHPT 患者进行的一项小型研究显示,与 7 例对照者相比,冠状动脉血流储备功能(CFR)较低[59];PHPT 诊断的时间与受损程度相关。一项包括 100 例无症状的高血钙 PHPT 患者(平均血钙 11.8mg/dL)的研究发现,与 50 例非 PHPT 对照组相比,冠状动脉血流储备水平降低,与 PTH 水平呈负相关[60]。此外,那些具有异常 CFR(27%)的患者在 PTX 后恢复正常。需要更多有关轻度 PHPT 患者冠状动脉疾病风险的数据,然后才能得出明确的结论。

瓣膜和心肌钙化

在有明显高钙血症的 PHPT 患者中,已经证实存在心肌和瓣膜钙化[61]。关于血钙中度升高的患者的研究有限。通过定性的(现状/缺席)评估,针对轻度 PHPT 患者进行的一项研究并未显示瓣膜或心肌钙化增加[62]。最近的一项定量评估轻度(有症状和无症状)PHPT(平均值钙 10.4mg/dL)患者主动脉瓣钙化区的研究(图 32.1)显示 PHPT 患者钙化面积明显高于非 PHPT 对照组[63]。此外,PTH 水平与主动脉瓣钙化面积呈正相关,与肾功能和其他传统心血管危险因素无关。需要更多关于无症状的 PHPT 患者的数据。

左心室肥厚

左心室肥厚(LVH)是预测心血管死亡率的一个重要指标,在许多研究中被证明与 PHPT 相关[64,65]。一些数据表明 LVH 不依赖于高血压,而是与 PTH 水平相关[62,66,67]。然而,许多较早的研究没有考虑到其他心血管危险因素。最近的两项研究(适当调整或排除心血管危险因素患者)发现,与非 PHPT 对照组相比,轻度 PHPT 患者左心室重量指数(LVMI)没有增加[68,69]。虽然在一项研究中 PHPT 患者平均 LVMI 并不高,但较高的 LVMI 与 25-羟维生素 D 水平低有关。这些结果表明,维生素 D 缺乏可能是 PHPT 以前未被认识的心血管危险因素相关,这可以部分解释一些研究之间的差异[69]。相反,最近的第三项研究发现,与对照组相比,30 例 PHPT 患者(平均钙 11.2mg/dL)LVMI 较高,而 PHPT 患

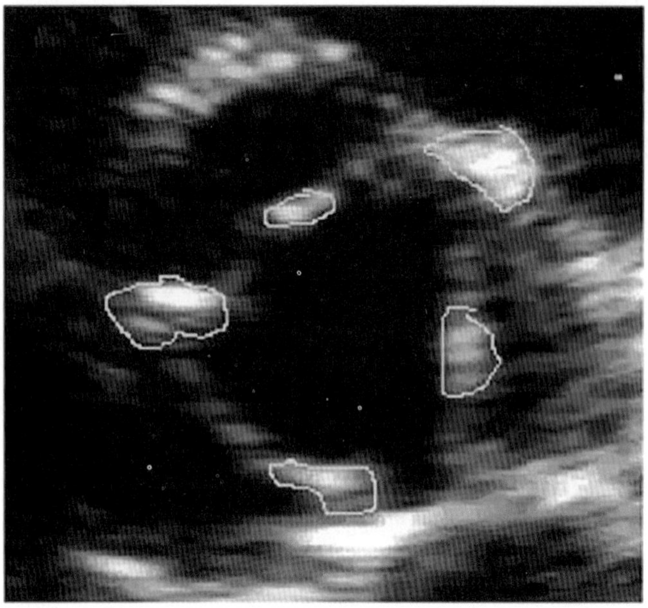

图 32.1 (轻度原发性甲状旁腺功能亢进症患者)的代表性二维经胸超声心动图(短轴视图)图像,显示主动脉瓣钙化区的评估。钙化区由实线包围。

者的血压也较高,且结果未做调整[70],并且在 PTX 后 12 个月没有改善。

一些较早的研究已经发现患有严重 PHPT 的患者在 PTX 术后 LVH 可以逆转[62,64,66,67]。可用的 RCT 数据非常有限。在 Bollerslev 的研究中,69 例受试者中的部分在初始和 2 年随访后接受了超声心动图检查。与非手术组相比,PTX 患者的 LVMI 降低无统计学意义,但平均 LVMI 在基线时正常,且该研究检测某些临床相关性差异的能力有限[54]。Abrogini 的 RCT 并未发现 PHPT 患者左心室质量增加或任何其他超声心动图改变的证据,PTX 后也没有任何变化[20]。迄今为止,随机对照试验还没有显示任何 CV 的益处,尽管更长时间的随访研究可能是必要的。

心脏传导异常和心律失常

在中度高血钙症(平均钙 11.3~12.1mg/dL)的患者中,大多数研究表明 QT(Q 波开始和心脏周期中 T 波结束之间的时间)缩短常见于 PHPT,且在 PTX 后改善[71-75]。最近的一项对存在轻微高钙血症(平均钙 10.8mg/dL) 的有症状和无症状的 PHPT 患者进行的研究表明校正的 QT 间期(QTc;心率的 QT 间期校正)与血钙呈负相关,与年龄匹配的对照组相比,在正常范围内缩短[76]。此外,与非 PHPT 对照组相比,PHPT 患者在运动期间更常发生室性早搏且 QTc 间期无生理性减少。随机分组进行甲状旁腺切除术后,运动期间室性早搏减少并恢复正常的 QT 适应,而非手术 PHPT 组则无变化。

心脏功能异常

尽管并非所有研究都记录了舒张功能障碍,但由于 PHPT 组血压较高,某些数据的解释受到限制[62,64,67,77]。最近两项关于轻度 PHPT 的研究显示,已知相关的心血管危险因素,PHPT 的舒张功能没有增加[68,78]。相比之下,第三项研究没有调整心血管危险因素, 发现了舒张功能障碍的证据[70]。有关 PTX 改善的数据也相互矛盾。在这一领域的一项随机临床试验没有揭示 PTX 对舒张功能的益处[54]。尽管大多数研究并未提示 PHPT 患者收缩功能障碍,但最近的一项小型研究提示 PHPT 可能存在左心室不同步[79]。总体而言,结果提示如果 PHPT 中存在舒张功能异常可能是由高血压和(或)传统的心血管危险因素所致。

颈动脉粥样硬化

一项针对 PHPT 和中度高钙血症患者的研究表明,颈动脉内中膜厚度(IMT)是一种全身性动脉粥样硬化和脑血管事件的有力预测因子[64]。最近在关于轻度PHPT(平均钙 10.5mg/dL)的研究中也表明,在调整心血管危险因素后,与非 PHPT 基因型对照相比,颈动脉 IMT 增加[78]。最近的第二项研究也发现颈动脉 IMT 比对照组高,但不能控制 CV 危险因素的差异[70]。在任何一项研究中,PTX 后 IMT 都没有改善[70,80]。对轻微疾病的其他研究显示 PHPT 或其对 IMT 的治疗无效果, 但研究样本量小且方法学存在缺陷[81-84]。在 PHPT 中很少调查颈动脉斑块的存在。一项研究表明,最大颈动脉斑块厚度高于有害的心血管事件相关的阈值[78]。

血管功能

内皮维持血管张力并在预防动脉粥样硬化中起作用。血管内皮功能障碍是动脉粥样硬化形成的早期重要步骤,报道显示,通过不同方法观察中重度 PHPT(钙 12.0mg/dL)患者,发现血管内皮功能既有正常,也有异常[81,85,86]。血钙稍低(平均 11.6mg/dL)的患者中,Baykan 等还发现与钙水平呈负相关的血管(内皮)舒张功能[87]。近期对轻度疾病的研究结果存在争议。一项小型研究表明,与对照组相比,PHPT 患者(n=17;平均钙 10.7mg/dL)在前臂循环中的氧化亚氮(NO)可及性较低[88]。然而,通过旁路途径(细胞色素 P450 环氧化酶来源的内皮衍生的超极化因子）研究内皮依赖性血管舒张维持在与对照相似的范围内。此外，NO 状态被 PTX 逆转还原的[88]。近期包括 45 例轻度症状和无症状 PHPT 患者（平均血钙 10.6mg/dL）的研究发现，没有通过血管舒张功能（FMD）评估内皮功能障碍的证据，PTX 后也没有变化[89]。另一项研究使用相同的技术，显示 40 例土耳其 PHPT 患者的 FMD 低于对照组并在 PTX 后得到改善，但没有正常化[90]。血钙和 PTH 进一步增加是低 FMD 的预测指标。有关 PHPT 内皮功能障碍标志物的资料目前尚处于初步阶段。

4 项研究报道轻度 PHPT 患者伴有血管僵硬度增加是心血管风险的独立标志物[91-94]。事实上，在一项研究中，PHPT 是比主要心血管危险因素更强的主动脉僵硬度增加预测指标，并与 PTH 水平升高程度相关[94]。上述两项研究评估了 PTX 对主动脉僵硬度的影响。PTX 后两者测得的主动脉僵硬度均随脉搏波速度的增加而有所改善，但在调整血压变化后，其中一项研究中的该效应持续存在[91,92]。相反，对 13 例正常钙血症和 12 例高钙血症 PHPT 患者进行的一项非常小的研究发现，与对照组相比，两组患者的脉速都没有增加，但研究的动力可能不足。轻度 PHPT 患者的颈动脉僵硬度也有所升高，PTH 水平越高，预测的僵硬程度越高，与年龄和肾功能无关[78]。PTX 后颈动脉硬度改善的趋势没有达到统计学显著性[80]。血管僵硬度增加似乎是轻度 PHPT 患者中发现的最一致的心血管异常，一些研究表明其与 PTH 相关。

心血管危险因素

一些研究报道体重指数增加[95]、血脂异常[96]、葡萄糖不耐受[97]、胰岛素抵抗和糖尿病[30]在 PHPT 患者中更为常见。PHPT 和葡萄糖代谢之间的联系在生物学上是合理的，因为血钙水平可以通过调节细胞的游离钙浓度来影响胰岛素水平。PTH 水平与脂肪量也存在关联，可能是由瘦素介导的[98]。一项研究表明，与轻度PHPT 患者相比，那些严重的 PHPT 患者更有可能具有心血管危险因素，并且钙水平可预测代谢综合征的存在[99]。另一项研究表明，尽管代谢综合征在 PHPT 中很常见（代谢综合征患者的平均血钙含量为 10.2mg/dL），但瘦素和脂联素水平与 PTH、钙或维生素 D 无关[100]。最近对 363 例 PHPT 患者进行的另一项调查显示，肥胖、高血压、高脂血症、2 型糖尿病和冠状动脉疾病的患病率较高[101]。虽然大多数研究确实提示 PHPT 患者心血管危险因素的发生率很高，但大多数研究并未发现手术干预能够持续降低风险[96,102-104]。此外，RCT 数据并不表明 PTX 有助于改善无症状 PHPT 心血管危险因素。体重指数、葡萄糖、胰岛素抵抗、胆固醇、脂肪因子或炎症标志物也没有改善[105]。

总之，虽然严重的 PHPT 患者的心血管死亡率似乎增加，但这一发现在轻度疾病患者中尚未得到证实。来自观察性研究的数据也提示一些亚临床心血管异常，血管僵硬度增加是轻度 PHPT 中最一致的发现。在观察性研究中，PTX 后的心血管改善是可变的，两项 RCT 在这一方面没有显示出益处。更多设计严格的研究数据是必要的。

风湿性疾病

经典的 PHPT 与高尿酸血症、痛风和焦磷酸钙晶体沉积疾病相关[106-108]。假性痛风是焦磷酸钙晶体沉积疾病的一种并发症，其中焦磷酸钙晶体沉积导致滑膜炎症，在 PHPT 手术治愈后已有报道，但这种关联的机制尚不清楚[109]。明显的风湿病表现主要是一种历史现象，没有最近的相关研究，也不属于现代疾病的临床谱系[2]。

胃肠疾病

由于大多数无症状 PHPT 患者的血钙升高很小，经典的高钙血症胃肠症状如恶心、呕吐、厌食、便秘和腹痛在无症状的 PHPT 中未观察到。最近的一项研究[110]比较了 2006—2009 年间 55 例 PHPT 患者与 55 例非 PHPT 对照者的慢性便秘患病率。结果显示便秘与 PHPT 无关（21.8%对 12.7%）。而在 20 世纪 70 年代和 80 年代，PHPT 患者的便秘发生率更高（32.7%）。作者报道便秘的减少与血钙水平的降低有关。

虽然静脉输注血钙已显示可增加正常对照组中胃泌素和胃酸分泌[111]，散发性无症状 PHPT 与消化性溃疡病的发生没有明确的因果关系。然而，最近的一篇论文却明确表明，在 PTX 后，经过问卷评估，胃食管反流症状有所改善，尽管这项研究缺乏对照，也没有报道参与者是有症状还是无症状的 PHPT[112]。1 型多发性内分泌肿瘤（MEN1）患者中，伴 PHPT 和 Zollinger- Ellison 综合征的患者的胃泌素瘤更为严重，可能通过治疗 PHPT 而得到改善[113]。

因为现代 PHPT 表现为缓和的高钙血症，在血钙升高严重的情况下可能出现的胰腺炎几乎没有作为并发症被观察到[114]。最近的研究表明乳糜泻患者发展为PHPT的风险更高[115]。另一项近期的报道指出PHPT与慢性自身免疫性萎缩性胃炎之间存在关联，该病以胃黏膜萎缩为特征[116]。目前还不清楚这些与PHPT的关联是否是因果关系。总之，胃肠道疾病似乎并不是无症状PHPT的一部分。

癌症

有关PHPT患者是否更常见发生癌症数据不一致。一些研究报道PHPT可增加癌症和癌症死亡的风险[30,117,118]，有些人认为PTX后危险依然存在[119]。有几种类型的癌症与PHPT有关，包括胃肠道和泌尿生殖系统恶性肿瘤、多发性骨髓瘤以及乳腺癌和甲状腺癌等。单一的美国PHPT流行病学研究发现，癌症死亡风险降低而非增加，相对风险率为0.58[45]，在一些调查中观察到的PHPT和癌症之间的关联可能不是因果关系，而是混淆因素造成的。例如，辐射可能导致PHPT和恶性肿瘤的更大风险。此外，筛查偏倚可能提高发病率。

结论

尽管轻度PHPT患者似乎伴有神经心理症状，包括抑郁症和生活质量下降，但来自随机对照试验的数据并没有显示出PTX后的一致性益处。严重PHPT患者的心血管发病率和死亡率的增加在轻度疾病中尚未得到明确的证实，尽管有一些证据表明有轻微的心血管异常需要更明确的定义。进一步的随机对照试验评估PHPT心血管健康和精神以及认知功能是必要的。胃肠道和风湿性表现在现代的PHPT中不再容易被观察到。

（王东来 韦伟 译）

参考文献

1. Khoo TK, Vege SS, Abu-Lebdeh HS, Ryu E, Nadeem S, Wermers RA. Acute pancreatitis in primary hyperparathyroidism: a population-based study. *J Clin Endocrinol Metab* 2009;**94**:2115–8.
2. Rubin MR, Silverberg SJ. Rheumatic manifestations of primary hyperparathyroidism and parathyroid hormone therapy. *Curr Rheumatol Rep* 2002;**4**:179–85.
3. Silverberg SJ, Lewiecki EM, Mosekilde L, Peacock M, Rubin MR. Presentation of asymptomatic primary hyperparathyroidism: proceedings of the third international workshop. *J Clin Endocrinol Metab* 2009;**94**:351–65.
4. Brown GG, Preisman RC, Kleerekoper M. Neurobehavioral symptoms in mild primary hyperparathyroidism: related to hypercalcemia but not improved by parathyroidectomy. *Henry Ford Hosp Med J* 1987;**35**:211–5.
5. Burney RE, Jones KR, Christy B, Thompson NW. Health status improvement after surgical correction of primary hyperparathyroidism in patients with high and low preoperative calcium levels. *Surgery* 1999;**125**:608–14.
6. Caillard C, Sebag F, Mathonnet M, Gibelin H, Brunaud L, Loudot C, et al. Prospective evaluation of quality of life (SF-36v2) and nonspecific symptoms before and after cure of primary hyperparathyroidism (1-year follow-up). *Surgery* 2007;**141**:153–9. discussion 9–60.
7. Dotzenrath CM, Kaetsch AK, Pfingsten H, Cupisti K, Weyerbrock N, Vossough A, et al. Neuropsychiatric and cognitive changes after surgery for primary hyperparathyroidism. *World J Surg* 2006;**5**:680–5.
8. Eigelberger MS, Cheah WK, Ituarte PH, Streja L, Duh QY, Clark OH. The NIH criteria for parathyroidectomy in asymptomatic primary hyperparathyroidism: are they too limited? *Ann Surg* 2004;**239**:528–35.
9. Joborn C, Hetta J, Lind L, Rastad J, Akerstrom G, Ljunghall S. Self-rated psychiatric symptoms in patients operated on because of primary hyperparathyroidism and in patients with long-standing mild hypercalcemia. *Surgery* 1989;**105**:72–8.
10. Numann PJ, Torppa AJ, Blumetti AE. Neuropsychologic deficits associated with primary hyperparathyroidism. *Surgery* 1984;**96**:1119–23.
11. Pasieka JL, Parsons LL. Prospective surgical outcome study of relief of symptoms following surgery in patients with primary hyperparathyroidism. *World J Surg* 1998;**22**:513–8. discussion 8–9.
12. Prager G, Kalaschek A, Kaczirek K, Passler C, Scheuba C, Sonneck G, et al. Parathyroidectomy improves concentration and retentiveness in patients with primary hyperparathyroidism. *Surgery* 2002;**132**:930–5. discussion 5–6.
13. Roman SA, Sosa JA, Mayes L, Desmond E, Boudourakis L, Lin R, et al. Parathyroidectomy improves neurocognitive deficits in patients with primary hyperparathyroidism. *Surgery* 2005;**138**:1121–8. discussion 8–9.
14. Solomon BL, Schaaf M, Smallridge RC. Psychologic symptoms before and after parathyroid surgery. *Am J Med* 1994;**96**:101–6.
15. Chiang CY, Andrewes DG, Anderson D, Devere M, Schweitzer I, Zajac JD. A controlled, prospective study of neuropsychological outcomes post parathyroidectomy in primary hyperparathyroid patients. *Clin Endocrinol (Oxf)* 2005;**62**:99–104.
16. Sheldon DG, Lee FT, Neil NJ, Ryan Jr JA. Surgical treatment of hyperparathyroidism improves health-related quality of life. *Arch Surg* 2002;**137**:1022–6. discussion 6–8.
17. Quiros RM, Alef MJ, Wilhelm SM, Djuricin G, Loviscek K, Prinz RA. Health-related quality of life in hyperparathyroidism measurably improves after parathyroidectomy. *Surgery* 2003;**134**:675–81. discussion 81–3.
18. Rao DS, Phillips ER, Divine GW, Talpos GB. Randomized controlled clinical trial of surgery versus no surgery in patients with mild asymptomatic primary hyperparathyroidism. *J Clin Endocrinol Metab* 2004;**89**:5415–22.
19. Bollerslev J, Jansson S, Mollerup CL, Nordenstrom J, Lundgren E, Torring O, et al. Medical observation, compared with parathyroidectomy, for asymptomatic primary hyperparathyroidism: a prospective, randomized trial. *J Clin Endocrinol Metab* 2007;**92**:1687–92.
20. Ambrogini E, Cetani F, Cianferotti L, Vignali E, Banti C, Viccica G, et al. Surgery or surveillance for mild asymptomatic primary hyperparathyroidism: a prospective, randomized clinical trial. *J Clin Endocrinol Metab* 2007;**92**:3114–21.
21. Bilezikian JP, Khan AA, Potts Jr JT. Guidelines for the management of asymptomatic primary hyperparathyroidism: summary statement from the third international workshop. *J Clin Endocrinol*

Metab 2009;**94**:335–9.
22. Pasieka JL, Parsons L, Jones J. The long-term benefit of parathyroidectomy in primary hyperparathyroidism: a 10-year prospective surgical outcome study. *Surgery* 2009;**146**:1006–13.
23. Mihai R, Sadler GP. Pasieka's parathyroid symptoms scores correlate with SF-36 scores in patients undergoing surgery for primary hyperparathyroidism. *World J Surg* 2008;**32**:807–14.
24. Amstrup AK, Rejnmark L, Mosekilde L. Patients with surgically cured primary hyperparathyroidism have a reduced quality of life compared with population-based healthy sex-, age-, and season-matched controls. *Eur J Endocrinol* 2011;**165**:753–60.
25. Tsukahara K, Sugitani I, Fujimoto Y, Kawabata K. Surgery did not improve the subjective neuropsychological symptoms of patients with incidentally detected mild primary hyperparathyroidism. *Eur Arch Otorhinolaryngol* 2008;**265**:565–9.
26. Veras A, Maia J, Mesquita P, Eufrazino C, Bandeira F. Lower quality of life in longstanding mild primary hyperparathyroidism. *Arq Bras Endocrinol Metabol* 2013;**57**:139–43.
27. Walker MD, McMahon DJ, Inabnet WB, Lazar RM, Brown I, Vardy S, et al. Neuropsychological features in primary hyperparathyroidism: a prospective study. *J Clin Endocrinol Metab* 2009;**94**:1951–8.
28. Espiritu RP, Kearns AE, Vickers KS, Grant C, Ryu E, Wermers RA. Depression in primary hyperparathyroidism: prevalence and benefit of surgery. *J Clin Endocrinol Metab* 2011;**96**:E1737–45.
29. Weber T, Eberle J, Messelhauser U, Schiffmann L, Nies C, Schabram J, et al. Parathyroidectomy, elevated depression scores, and suicidal ideation in patients with primary hyperparathyroidism: results of a prospective multicenter study. *JAMA Surg* 2013;**148**:109–15.
30. Yu N, Donnan PT, Flynn RW, Murphy MJ, Smith D, Rudman A, et al. Increased mortality and morbidity in mild primary hyperparathyroid patients. The Parathyroid Epidemiology and Audit Research Study (PEARS). *Clin Endocrinol (Oxf)* 2010;**73**:30–4.
31. Kahal H, Aye M, Rigby AS, Sathyapalan T, England RJ, Atkin SL. The effect of parathyroidectomy on neuropsychological symptoms and biochemical parameters in patients with asymptomatic primary hyperparathyroidism. *Clin Endocrinol (Oxf)* 2012;**76**:196–200.
32. Benge JF, Perrier ND, Massman PJ, Meyers CA, Kayl AE, Wefel JS. Cognitive and affective sequelae of primary hyperparathyroidism and early response to parathyroidectomy. *J Int Neuropsychol Soc* 2009;**15**:1002–11.
33. Roman SA, Sosa JA, Pietrzak RH, Snyder PJ, Thomas DC, Udelsman R, et al. The effects of serum calcium and parathyroid hormone changes on psychological and cognitive function in patients undergoing parathyroidectomy for primary hyperparathyroidism. *Ann Surg* 2011;**253**:131–7.
34. Cogan MG, Covey CM, Arieff AI, Wisniewski A, Clark OH, Lazarowitz V, et al. Central nervous system manifestations of hyperparathyroidism. *Am J Med* 1978;**65**:963–70.
35. Goyal A, Chumber S, Tandon N, Lal R, Srivastava A, Gupta S. Neuropsychiatric manifestations in patients of primary hyperparathyroidism and outcome following surgery. *Indian J Med Sci* 2001;**55**:677–86.
36. Babinska D, Barczynski M, Stefaniak T, Oseka T, Babinska A, Babinski D, et al. Evaluation of selected cognitive functions before and after surgery for primary hyperparathyroidism. *Langenbeck's Arch Surg* 2012;**397**:825–31.
37. Perrier ND, Balachandran D, Wefel JS, Jimenez C, Busaidy N, Morris GS, et al. Prospective, randomized, controlled trial of parathyroidectomy versus observation in patients with "asymptomatic" primary hyperparathyroidism. *Surgery* 2009;**146**:1116–22.
38. Palmer M, Adami HO, Bergstrom R, Akerstrom G, Ljunghall S. Mortality after surgery for primary hyperparathyroidism: a follow-up of 441 patients operated on from 1956 to 1979. *Surgery* 1987;**102**:1–7.
39. Ronni-Sivula H. Causes of death in patients previously operated on for primary hyperparathyroidism. *Ann Chir Gynaecol* 1985;**74**:13–8.
40. Ljunghall S, Jakobsson S, Joborn C, Palmer M, Rastad J, Akerstrom G. Longitudinal studies of mild primary hyperparathyroidism. *J Bone Miner Res.* 1991;**6**(Suppl. 2):S111–6. discussion S21–4.
41. Hedback G, Tisell LE, Bengtsson BA, Hedman I, Oden A. Premature death in patients operated on for primary hyperparathyroidism. *World J Surg* 1990;**14**:829–35. discussion 36.
42. Ogard CG, Engholm G, Almdal TP, Vestergaard H. Increased mortality in patients hospitalized with primary hyperparathyroidism during the period 1977–1993 in Denmark. *World J Surg* 2004;**28**:108–11.
43. Hedback G, Oden A, Tisell LE. The influence of surgery on the risk of death in patients with primary hyperparathyroidism. *World J Surg* 1991;**15**:399–405. discussion 6–7.
44. Soreide JA, van Heerden JA, Grant CS, Yau Lo C, Schleck C, Ilstrup DM. Survival after surgical treatment for primary hyperparathyroidism. *Surgery* 1997;**122**:1117–23.
45. Wermers RA, Khosla S, Atkinson EJ, Grant CS, Hodgson SF, O'Fallon WM, et al. Survival after the diagnosis of hyperparathyroidism: a population-based study. *Am J Med* 1998;**104**:115–22.
46. Nilsson IL, Yin L, Lundgren E, Rastad J, Ekbom A. Clinical presentation of primary hyperparathyroidism in Europe—nationwide cohort analysis on mortality from nonmalignant causes. *J Bone Miner Res* 2002;**17**(Suppl. 2):N68–74.
47. Hedback G, Oden A. Increased risk of death from primary hyperparathyroidism—an update. *Eur J Clin Invest* 1998;**28**:271–6.
48. Vestergaard P, Mollerup CL, Frokjaer VG, Christiansen P, Blichert-Toft M, Mosekilde L. Cardiovascular events before and after surgery for primary hyperparathyroidism. *World J Surg* 2003;**27**:216–22.
49. Yu N, Leese GP, Donnan PT. What predicts adverse outcomes in untreated primary hyperparathyroidism? The Parathyroid Epidemiology and Audit Research Study (PEARS). *Clin Endocrinol (Oxf)* 2013;**79**:27–34.
50. Heyliger A, Tangpricha V, Weber C, Sharma J. Parathyroidectomy decreases systolic and diastolic blood pressure in hypertensive patients with primary hyperparathyroidism. *Surgery* 2009;**146**:1042–7.
51. Nainby-Luxmoore JC, Langford HG, Nelson NC, Watson RL, Barnes TY. A case-comparison study of hypertension and hyperparathyroidism. *J Clin Endocrinol Metab* 1982;**55**:303–6.
52. Ringe JD. Reversible hypertension in primary hyperparathyroidism—pre- and posteroperative blood pressure in 75 cases. *Klin Wochenschr* 1984;**62**:465–9.
53. Lumachi F, Camozzi V, Luisetto G, Zanella S, Basso SM. Arterial blood pressure, serum calcium and PTH in elderly men with parathyroid tumors and primary hyperparathyroidism. *Anticancer Res* 2011;**31**:3969–72.
54. Persson A, Bollerslev J, Rosen T, Mollerup CL, Franco C, Isaksen GA, et al. Effect of surgery on cardiac structure and function in mild primary hyperparathyroidism. *Clin Endocrinol (Oxf)* 2011;**74**:174–80.
55. Roberts WC, Waller BF. Effect of chronic hypercalcemia on the heart. An analysis of 18 necropsy patients. *Am J Med* 1981;**71**:371–84.
56. Streeten EA, Munir K, Hines S, Mohamed A, Mangano C, Ryan KA, et al. Coronary artery calcification in patients with primary hyperparathyroidism in comparison with control subjects from the multi-ethnic study of atherosclerosis. *Endocr Pract* 2008;**14**:155–61.
57. Kepez A, Harmanci A, Hazirolan T, Isildak M, Kocabas U, Ates A, et al. Evaluation of subclinical coronary atherosclerosis in mild asymptomatic primary hyperparathyroidism patients. *Int J Cardiovasc Imaging* 2009;**25**:187–93.
58. Nilsson IL, Aberg J, Rastad J, Lind L. Maintained normalization of cardiovascular dysfunction 5 years after parathyroidectomy in primary hyperparathyroidism. *Surgery* 2005;**137**:632–8.
59. Marini C, Giusti M, Armonino R, Ghigliotti G, Bezante G, Vera

L, et al. Reduced coronary flow reserve in patients with primary hyperparathyroidism: a study by G-SPECT myocardial perfusion imaging. *Eur J Nucl Med Mol Imaging* 2010;**37**:2256–63.
60. Osto E, Fallo F, Pelizzo MR, Maddalozzo A, Sorgato N, Corbetti F, et al. Coronary microvascular dysfunction induced by primary hyperparathyroidism is restored after parathyroidectomy. *Circulation* 2012;**126**:1031–9.
61. Stefenelli T, Mayr H, Bergler-Klein J, Globits S, Woloszczuk W, Niederle B. Primary hyperparathyroidism: incidence of cardiac abnormalities and partial reversibility after successful parathyroidectomy. *Am J Med* 1993;**95**:197–202.
62. Dalberg K, Brodin LA, Juhlin-Dannfelt A, Farnebo LO. Cardiac function in primary hyperparathyroidism before and after operation. An echocardiographic study. *Eur J Surg* 1996;**162**:171–6.
63. Iwata S, Walker MD, Di Tullio MR, Hyodo E, Jin Z, Liu R, et al. Aortic valve calcification in mild primary hyperparathyroidism. *J Clin Endocrinol Metab* 2012;**97**:132–7.
64. Nuzzo V, Tauchmanova L, Fonderico F, Trotta R, Fittipaldi MR, Fontana D, et al. Increased intima-media thickness of the carotid artery wall, normal blood pressure profile and normal left ventricular mass in subjects with primary hyperparathyroidism. *Eur J Endocrinol* 2002;**147**:453–9.
65. Nilsson IL, Aberg J, Rastad J, Lind L. Left ventricular systolic and diastolic function and exercise testing in primary hyperparathyroidism—effects of parathyroidectomy. *Surgery* 2000;**128**:895–902.
66. Piovesan A, Molineri N, Casasso F, Emmolo I, Ugliengo G, Cesario F, et al. Left ventricular hypertrophy in primary hyperparathyroidism. Effects of successful parathyroidectomy. *Clin Endocrinol (Oxf)* 1999;**50**:321–8.
67. Almqvist EG, Bondeson AG, Bondeson L, Nissborg A, Smedgard P, Svensson SE. Cardiac dysfunction in mild primary hyperparathyroidism assessed by radionuclide angiography and echocardiography before and after parathyroidectomy. *Surgery* 2002;**132**:1126–32. discussion 32.
68. Farahnak P, Ring M, Caidahl K, Farnebo LO, Eriksson MJ, Nilsson IL. Cardiac function in mild primary hyperparathyroidism and the outcome after parathyroidectomy. *Eur J Endocrinol* 2010;**163**:461–7.
69. Walker MD, Fleischer JB, Di Tullio MR, Homma S, Rundek T, Stein EM, et al. Cardiac structure and diastolic function in mild primary hyperparathyroidism. *J Clin Endocrinol Metab* 2010;**95**:2172–9.
70. Luigi P, Chiara FM, Laura Z, Cristiano M, Giuseppina C, Luciano C, et al. Arterial hypertension, metabolic syndrome and subclinical cardiovascular organ damage in patients with asymptomatic primary hyperparathyroidism before and after parathyroidectomy: preliminary results. *Int J Endocrinol* 2012;**2012**:408295.
71. Lind L, Ridefelt P, Rastad J, Akerstrom G, Ljunghall S. Cytoplasmic calcium regulation and the electrocardiogram in patients with primary hyperparathyroidism. *Clin Physiol* 1994;**14**:103–10.
72. Rosenqvist M, Nordenstrom J, Andersson M, Edhag OK. Cardiac conduction in patients with hypercalcaemia due to primary hyperparathyroidism. *Clin Endocrinol (Oxf)* 1992;**37**:29–33.
73. Barletta G, De Feo ML, Del Bene R, Lazzeri C, Vecchiarino S, La Villa G, et al. Cardiovascular effects of parathyroid hormone: a study in healthy subjects and normotensive patients with mild primary hyperparathyroidism. *J Clin Endocrinol Metab* 2000;**85**:1815–21.
74. Curione M, Letizia C, Amato S, Di Bona S, Di Fazio F, Minisola S, et al. Increased risk of cardiac death in primary hyperparathyroidism: what is a role of electrical instability? *Int J Cardiol* 2007;**121**:200–2.
75. Vazquez-Diaz O, Castillo-Martinez L, Orea-Tejeda A, Orozco-Gutierrez JJ, Asensio-Lafuente E, Reza-Albarran A, et al. Reversible changes of electrocardiographic abnormalities after parathyroidectomy in patients with primary hyperparathyroidism. *Cardiol J* 2009;**16**:241–5.
76. Pepe J, Curione M, Morelli S, Varrenti M, Cammarota C, Cilli M, et al. Parathyroidectomy eliminates arrhythmic risk in primary hyperparathyroidism, as evaluated by exercise test. *Eur J Endocrinol* 2013;**169**:255–61.
77. Baykan M, Erem C, Erdogan T, Ersoz HO, Gedikli O, Korkmaz L, et al. Assessment of left ventricular diastolic function and the Tei index by tissue Doppler imaging in patients with primary hyperparathyroidism. *Clin Endocrinol (Oxf)* 2007;**66**:483–8.
78. Walker MD, Fleischer J, Rundek T, McMahon DJ, Homma S, Sacco R, et al. Carotid vascular abnormalities in primary hyperparathyroidism. *J Clin Endocrinol Metab* 2009;**94**:3849–56.
79. Kiris A, Erem C, Kiris G, Nuhoglu I, Karaman K, Civan N, et al. The assessment of left ventricular systolic asynchrony in patients with primary hyperparathyroidism. *Echocardiography* 2011;**28**:955–60.
80. Walker MD, Rundek T, Homma S, DiTullio M, Iwata S, Lee JA, et al. Effect of parathyroidectomy on subclinical cardiovascular disease in mild primary hyperparathyroidism. *Eur J Endocrinol* 2012;**167**:277–85.
81. Nilsson IL, Aberg J, Rastad J, Lind L. Endothelial vasodilatory dysfunction in primary hyperparathyroidism is reversed after parathyroidectomy. *Surgery* 1999;**126**:1049–55.
82. Kosch M, Hausberg M, Vormbrock K, Kisters K, Rahn KH, Barenbrock M. Studies on flow-mediated vasodilation and intima-media thickness of the brachial artery in patients with primary hyperparathyroidism. *Am J Hypertens* 2000;**13**:759–64.
83. Lumachi F, Ermani M, Frego M, Pilon F, Filosa T, Di Cristofaro L, et al. Intima-media thickness measurement of the carotid artery in patients with primary hyperparathyroidism. A prospective case-control study and long-term follow-up. *In Vivo* 2006;**20**:887–90.
84. Fallo F, Camporese G, Capitelli E, Andreozzi GM, Mantero F, Lumachi F. Ultrasound evaluation of carotid artery in primary hyperparathyroidism. *J Clin Endocrinol Metab* 2003;**88**:2096–9.
85. Neunteufl T, Katzenschlager R, Abela C, Kostner K, Niederle B, Weidinger F, et al. Impairment of endothelium-independent vasodilation in patients with hypercalcemia. *Cardiovasc Res* 1998;**40**:396–401.
86. Kosch M, Hausberg M, Vormbrock K, Kisters K, Gabriels G, Rahn KH, et al. Impaired flow-mediated vasodilation of the brachial artery in patients with primary hyperparathyroidism improves after parathyroidectomy. *Cardiovasc Res* 2000;**47**:813–8.
87. Baykan M, Erem C, Erdogan T, Hacihasanoglu A, Gedikli O, Kiris A, et al. Impairment of flow mediated vasodilatation of brachial artery in patients with primary hyperparathyroidism. *Int J Cardiovasc Imaging* 2007;**23**:323–8.
88. Virdis A, Cetani F, Giannarelli C, Banti C, Ghiadoni L, Ambrogini E, et al. The sulfaphenazole-sensitive pathway acts as a compensatory mechanism for impaired nitric oxide availability in patients with primary hyperparathyroidism. Effect of surgical treatment. *J Clin Endocrinol Metab* 2010;**95**:920–7.
89. Carrelli AL, Walker MD, Di Tullio MR, Homma S, Zhang C, McMahon DJ, et al. Endothelial function in mild primary hyperparathyroidism. *Clin Endocrinol (Oxf)* 2013;**78**:204–9.
90. Ekmekci A, Abaci N, Colak Ozbey N, Agayev A, Aksakal N, Oflaz H, et al. Endothelial function and endothelial nitric oxide synthase intron 4a/b polymorphism in primary hyperparathyroidism. *J Endocrinol Invest* 2009;**32**:611–6.
91. Rosa J, Raska Jr I, Wichterle D, Petrak O, Strauch B, Somloova Z, et al. Pulse wave velocity in primary hyperparathyroidism and effect of surgical therapy. *Hypertens Res* 2011;**34**:296–300.
92. Schillaci G, Pucci G, Pirro M, Monacelli M, Scarponi AM, Manfredelli MR, et al. Large-artery stiffness: a reversible marker of cardiovascular risk in primary hyperparathyroidism. *Atherosclerosis* 2011;**218**:96–101.
93. Smith JC, Page MD, John R, Wheeler MH, Cockcroft JR, Scanlon MF, et al. Augmentation of central arterial pressure in mild primary hyperparathyroidism. *J Clin Endocrinol Metab* 2000;**85**:3515–9.
94. Rubin MR, Maurer MS, McMahon DJ, Bilezikian JP, Silverberg SJ. Arterial stiffness in mild primary hyperparathyroidism. *J Clin*

Endocrinol Metab 2005;**90**:3326–30.
95. Bolland MJ, Grey AB, Gamble GD, Reid IR. Association between primary hyperparathyroidism and increased body weight: a meta-analysis. *J Clin Endocrinol Metab* 2005;**90**:1525–30.
96. Han D, Trooskin S, Wang X. Prevalence of cardiovascular risk factors in male and female patients with primary hyperparathyroidism. *J Endocrinol Invest* 2012;**35**:548–52.
97. Kumar S, Olukoga AO, Gordon C, Mawer EB, France M, Hosker JP, et al. Impaired glucose tolerance and insulin insensitivity in primary hyperparathyroidism. *Clin Endocrinol (Oxf)* 1994;**40**:47–53.
98. Grethen E, Hill KM, Jones R, Cacucci BM, Gupta CE, Acton A, et al. Serum leptin, parathyroid hormone, 1,25-dihydroxyvitamin D, fibroblast growth factor 23, bone alkaline phosphatase, and sclerostin relationships in obesity. *J Clin Endocrinol Metab* 2012;**97**:1655–62.
99. Luboshitzky R, Chertok-Schaham Y, Lavi I, Ishay A. Cardiovascular risk factors in primary hyperparathyroidism. *J Endocrinol Invest* 2009;**32**:317–21.
100. de Luis DA, Soto GD, Conde R, Izaola O, de la Fuente B. Relation of leptin and adiponectin with cardiovascular risk factors, intact parathormone, and vitamin D levels in patients with primary hyperparathyroidism. *J Clin Lab Anal* 2012;**26**:398–402.
101. Han D, Trooskin S, Wang X. Prevalence of cardiovascular risk factors in male and female patients with primary hyperparathyroidism. *J Endocrinol Invest* 2012;**35**:548–52.
102. Almqvist EG, Bondeson AG, Bondeson L, Svensson J. Increased markers of inflammation and endothelial dysfunction in patients with mild primary hyperparathyroidism. *Scand J Clin Lab Invest* 2011;**71**:139–44.
103. Bhadada SK, Bhansali A, Shah VN, Rao DS. Changes in serum leptin and adiponectin concentrations and insulin resistance after curative parathyroidectomy in moderate to severe primary hyperparathyroidism. *Singapore Med J* 2011;**52**:890–3.
104. Farahnak P, Larfars G, Sten-Linder M, Nilsson IL. Mild primary hyperparathyroidism: vitamin D deficiency and cardiovascular risk markers. *J Clin Endocrinol Metab* 2011;**96**:2112–8.
105. Bollerslev J, Rosen T, Mollerup CL, Nordenstrom J, Baranowski M, Franco C, et al. Effect of surgery on cardiovascular risk factors in mild primary hyperparathyroidism. *J Clin Endocrinol Metab* 2009;**94**:2255–61.
106. Broulik PD, Stepan JJ, Pacovsky V. Primary hyperparathyroidism and hyperuricaemia are associated but not correlated with indicators of bone turnover. *Clin Chim Acta* 1987;**170**:195–200.
107. Rynes RI, Merzig EG. Calcium pyrophosphate crystal deposition disease and hyperparathyroidism: a controlled, prospective study. *J Rheumatol* 1978;**5**:460–8.
108. Alexander GM, Dieppe PA, Doherty M, Scott DG. Pyrophosphate arthropathy: a study of metabolic associations and laboratory data. *Ann Rheum Dis* 1982;**41**:377–81.
109. Bilezikian JP, Connor TB, Aptekar R, Freijanes J, Aurbach GD, Pachas WN, et al. Pseudogout after parathyroidectomy. *Lancet* 1973;**1**:445–6.
110. Ragno A, Pepe J, Badiali D, Minisola S, Romagnoli E, Severi C, et al. Chronic constipation in hypercalcemic patients with primary hyperparathyroidism. *Eur Rev Med Pharmacol Sci* 2012;**16**:884–9.
111. Reeder DD, Jackson BM, Ban J, Clendinnen BG, Davidson WD, Thompson JC. Influence of hypercalcemia on gastric secretion and serum gastrin concentrations in man. *Ann Surg* 1970;**172**:540–6.
112. Reiher AE, Mazeh H, Schaefer S, Gould J, Chen H, Sippel RS. Symptoms of gastroesophageal reflux disease improve after parathyroidectomy. *Surgery* 2012;**152**:1232–7.
113. Norton JA, Venzon DJ, Berna MJ, Alexander HR, Fraker DL, Libutti SK, et al. Prospective study of surgery for primary hyperparathyroidism (HPT) in multiple endocrine neoplasia-type 1 and Zollinger–Ellison syndrome: long-term outcome of a more virulent form of HPT. *Ann Surg* 2008;**247**:501–10.
114. Silverberg SJ. Non-classical target organs in primary hyperparathyroidism. *J Bone Miner Res* 2002;**17**(Suppl. 2):N117–25.
115. Ludvigsson JF, Kampe O, Lebwohl B, Green PH, Silverberg SJ, Ekbom A. Primary hyperparathyroidism and celiac disease: a population-based cohort study. *J Clin Endocrinol Metab* 2012;**97**:897–904.
116. Massironi S, Cavalcoli F, Rossi RE, Conte D, Spampatti MP, Ciafardini C, et al. Chronic autoimmune atrophic gastritis associated with primary hyperparathyroidism: a transversal prospective study. *Eur J Endocrinol* 2013;**168**:755–61.
117. Pickard AL, Gridley G, Mellemkjae L, Johansen C, Kofoed-Enevoldsen A, Cantor KP, et al. Hyperparathyroidism and subsequent cancer risk in Denmark. *Cancer* 2002;**95**:1611–7.
118. Michels KB, Xue F, Brandt L, Ekbom A. Hyperparathyroidism and subsequent incidence of breast cancer. *Int J Cancer* 2004;**110**:449–51.
119. Palmer M, Adami HO, Krusemo UB, Ljunghall S. Increased risk of malignant diseases after surgery for primary hyperparathyroidism. A nationwide cohort study. *Am J Epidemiol* 1988;**127**:1031–40.

第 33 章

维生素 D 与原发性甲状旁腺功能亢进症

Roger Bouillon, Jens Bollerslev, Shonni J. Silverberg

甲状旁腺是维生素 D 内分泌系统的主要目标，也是维生素 D 代谢的关键调节点。实际上，PTH 是作用于肾脏而非肾外组织，通过刺激 1α-羟化酶(CYP27B1)将 25-羟维生素 D[25(OH)D]激活成活性形式 1,25-羟维生素 D [1,25(OH)$_2$D]的主要动力，1,25(OH)$_2$D 负反馈调节 PTH 的合成和分泌，产生重要的钙介导的闭合反馈环路[1,2]。PTH 和 1,25(OH)$_2$D 之间的第二个反馈环路由 FGF23 和磷酸盐稳态介导。实际上，FGF23(成纤维细胞生长因子 23）是肾和肾外组织 1α-羟化酶(CYP27B1)的主要抑制剂，而 1,25(OH)$_2$D 刺激骨细胞产生 FGF23。由于 FGF23 抑制 PTH 的分泌，产生了一个完整的进一步强化的负反馈环路[3,4]。

这些反馈环路的临床意义是众所周知的。营养性维生素 D 缺乏症是继发性甲状旁腺功能亢进症的原因，最终发展为佝偻病或骨软化症。此外，慢性肾衰竭患者的严重代谢性骨病在很大程度上是由于肾脏产生的维生素 D 激素，1,25(OH)$_2$D[常常与 25(OH)D 的缺乏有关]缺乏，继发性甲状旁腺功能亢进症以及高 FGF23 水平有关[5]。从上述情况来看，低维生素 D 状态引起肠道钙吸收降低，会导致血钙水平的下降，这是继发性甲状旁腺功能亢进症的部分原因。然而，VDR(维生素 D 受体)或 1,25(OH)$_2$D 的缺乏也会对甲状旁腺产生直接作用。事实上，甲状旁腺选择性 VDR 的缺失会导致继发性甲状旁腺功能亢进症，并增加骨转换，而不会对钙、磷酸盐及骨自稳态造成广泛的影响[6]。另一项研究也得到类似的结论(以摘要形式发表)[7]。甲状旁腺选择性缺失 Cyp27b1 的小鼠中观察到更严重的“临床综合征”，出现了血清 1,25(OH)$_2$D$_3$ 的降低、低钙血症和低骨量[7]。如果这些结果得到确认，则甲状旁腺内产生的 1,25 (OH)$_2$D 对全身钙和骨自稳态中起到比我们现在所认识到的更重要的作用。

虽然维生素 D 的代谢紊乱会影响甲状旁腺，但这些腺体的疾病也会造成维生素 D 的异常代谢发生。原发性甲状旁腺功能减退症时，血清 1,25(OH)$_2$D 水平较低，影响肠道内钙的吸收，加重了低钙血症。因此，甲状旁腺功能减退时，由于甲状旁腺激素(或其他类似物)通常不易获得，应用 1α-羟化维生素 D 代谢物是治疗甲状旁腺功能减退的基本策略[8]。最近的数据表明，过去 4 年间甲状旁腺功能减退症患者使用 PTH 替代治疗使得 1,25(OH)$_2$D 的需求减少了 45%，其中 1/4 的患者完全可以停止对维生素 D 的依赖[9,10]。

正如甲状旁腺功能减退症影响维生素 D 的代谢一样，原发性甲状旁腺功能亢进症(PHPT)也可能会引起维生素 D 的代谢异常。本章将分析 PHPT 与维生素 D 内分泌系统之间的相互影响和临床意义。

学科交叉研究

与健康对照组比较，PHPT 患者的血清 25(OH)D 水平较低[11-13]。在世界各地的 PHPT 患者中观察到，包括北美[14]、英国[15,16]、法国[17]、意大利[18,19]等欧洲国家，以及中国[14,20]和日本[21]等许多亚洲国家，25(OH)D 水平均较低(表 33.1)。

为什么原发性甲状旁腺功能亢进症和低维生素 D 水平相关?

低 25(OH)D 水平与 PHPT 之间的相关机制目前尚不清楚。首先，维生素 D 营养不良状态可能导致或容易发生PHPT。事实上，长期缺乏维生素 D 和(或)低钙摄入会导致继发性甲状旁腺功能亢进症。而甲状旁腺增生可能会导致克隆性增殖和腺瘤的形成[22,23]。该情况在慢性肾衰竭导致的三发性甲状旁腺功能亢进症患者 [11,24]、口服磷酸盐治疗的 X-连锁低磷酸盐血症患者，甚至一些

表 33.1 世界各地原发性甲状旁腺功能亢进症患者的维生素 D 水平(概览)

	作者	参考文献	例数	25(OH)D 水平(ng/mL)	对照
美国	Silverberg	33	124	21	
	Rao	41	148	19	
	Stewart	48	191	24	
	Beyer	45	110	22	
	Kandil	71	421	21	
	Bilezikian	20	>100	21	不适用
英国	Lumb	15	2	患者有骨软化病史	
意大利	Tassone	19	206	30	42
	Carnevale	18	62	19	不适用
丹麦	Moosgaard	72	289	13	不适用
瑞士	Nordenström	44	128	20	–
日本	Yamashita	21	72	15	
土耳其	özbey	43	80	23	
印度	Priya	47	36	10	
	Harinarayan	30	20	8	8
西班牙	Nordenström	44	126	16	–
法国	Boudou	73	72	9	
中国	Bilezikian	20	>100	9	
	Lang	74	80	19	

钙敏感受体突变的患者中均可见[25,26]。事实上,钙敏感受体的一个纯合子的失活突变 Pro339Thr 与孤立性 PHPT 相关[25]。文献中描述了数量有限(n=16)的 PHPT 和佝偻病并存的情况,说明这种因果关系是可信的,但比较特别[27]。一项护士健康研究显示,22 年的随访中发现习惯性低钙摄入量组中 PHPT 的发病率较高[28]。因此,慢性维生素 D 或钙缺乏可能增加 PHPT 的患病风险,但不应成为世界上众多人群中 PHPT 发生的主要驱动因素。

然而,更有可能的是低维生素 D 状态和 PHPT 之间的关联,是由于高 PTH 水平会增加 25(OH)D 分解代谢为 1,25$(OH)_2$D,还有可能分解为 24,25$(OH)_2$D[29],放射性 25(OH)D 的半衰期缩短证明这一点。而这种分解代谢的增强在维生素 D 摄入或皮肤合成稳定的情况下将会逐渐耗尽维生素 D 池(储备)。因为在对照受试者 25(OH)D 水平相对较低的国家和对照受试者的血清 25 (OH)D 水平较高的阳光充足的国家中,血清 25 (OH)D 水平较低,所以后一种假设更有可能(表 33.1)。

低维生素 D 状态对 PHPT 的影响

维生素 D 缺乏和不足会影响 PHPT 的诊断、治疗及临床进展(表 33.2)。维生素 D 缺乏可能导致诊断错误,因为升高的血钙被抑制回到正常范围内。据报道,在普遍存在维生素 D 缺乏的印度,这种血钙被抑制的现象更为常见[30]。这种现象在其他国家也被发现,纠正维生素 D 缺乏后可能会在怀疑为骨质疏松症患者中发现 PHPT[31]。维生素 D 缺乏导致的另一个诊断方面的问题是无法区分 PHPT 和家族性低尿钙性高钙血症。PHPT 患者合并维生素 D 缺乏会减少尿钙排泄,从而影响尿钙清除率/肌酐清除率比值,这可用于区分钙敏感受体(CaSR)突变的高钙血症和 PHPT。

表 33.2 维生素 D 缺乏和原发性甲状旁腺功能亢进症共存的潜在后果

1. 重症 PHPT 类型,表现为甲状旁腺肿瘤重量的增加
   - 补充维生素 D 效果不明
2. 转换标志物和组织学显示更高的骨转换
   - 术前维生素 D 补充可能部分纠正
3. 降低 BMD
   - 术前或术后维生素 D 补充可能部分纠正
4. 骨折风险较高
   - 尚缺乏补充维生素 D 效果的随机对照试验
5. 术后骨饥饿综合征风险较高
   - 病例报告提示术前维生素 D 补充可降低风险

低维生素 D 水平也会影响 PHPT 的临床特征。通过干预研究可间接评估低水平 25(OH)D 对血钙和骨自稳态的影响。然而,横向和纵向研究发现,低 25(OH)D 水平与更高的 PTH、更高骨转换的血清或组织学标志物有关[32]。关于 PHPT 患者的横向和前瞻性研究已证实,长时间的骨转换是骨丢失和骨密度(BMD)降低的危险因素[33,34]。反之,甲状旁腺切除可提高其骨密度。因此,毫无疑问,未经治疗的 PHPT 会增加骨折的风险[35-39]。成功的甲状旁腺手术后骨折风险降低再次证实了这一点[40]。

最后,低水平的维生素 D 能够影响甲状旁腺切除手术以及术后临床经过。对于维生素 D 缺乏合并 PHPT 的患者,手术时甲状旁腺重量增加[41-45],术后发生骨饥饿综合征和继发性甲状旁腺功能亢进症的风险更高[33,41,46-48]。

维生素 D 补充研究

第三届国际研讨会发布了无临床症状 PHPT 的诊疗指南,指南建议对所有 PHPT 患者进行 25(OH)D 的检测,对于那些血清值<20ng/mL 的患者给予补充。2013 年第四届国际研讨会同样保持了对无临床症状 PHPT 的处理意见(Bilezikian 等,JCEM,2014,综述)。然而,没有对补充方案给出任何建议,或许因为这方面的数据非常有限。几项相关研究表明,PHPT 合并 25(OH)D 低基线水平的患者补充维生素 D,会导致血清 PTH 水平下降高达 25%。虽然不是在所有研究中发现,但大部分研究中观察到了这种现象(表 33.3)。同样,骨转换标志物,如碱性磷酸酶也下降高达 20%,尽管所有研究中并不一致。一些研究中,BMD 仅仅增加了 2%~3%。维生素 D 的补充不会显著改变血清或尿钙的平均浓度,因此补充的安全性较好[49,50]。然而,偶尔也会出现血钙(1.5mg/dL 起始水平之上[51])的显著升高,甚至出现维生素 D 中毒的迹象(表 33.3)。在平均基线血浆 25(OH)D 为 22ng/mL 的 PHPT 患者中进行了一项补充维生素 D 的随机对照试验(甲状旁腺切除术前 6 个月,剂量为 2800 IU/d)[52]。该研究证实了观察数据的平均血浆 PTH 下降了 17%,而无血浆血钙的变化。胶原 C-末端肽(CTx)测量的骨转换率下降了 22%,腰椎 BMD 增加了 3.5%。BMD 的增加相对较少,未达到预期的纠正 PHPT 相关骨重塑的效果(表 33.3)。

目前尚无随机对照试验评估补充维生素 D 对硬终点如骨折的影响或维生素 D 潜在的骨骼外作用的影响。已经对不同剂量的维生素 D 方案进行了评估,但几乎没有研究评估医学研究所向普通民众推荐的维生素 D 剂量的影响。已经评估的剂量,每天 800~7000IU(或每周或每月间断性补充等周剂量)(表 33.3),总体上对 PTH 水平和安全性具有类似的结果。一项非随机对照研究表明,PTH 起效要求 25(OH)D 血清水平达到 20ng/mL 或更高[53]。这与三项关于维生素 D 的补充对健康受试者血清 PTH 水平的影响的随机对照试验的结果一致[54-56]。维生素 D 缺乏的 PHPT 患者补充维生素 D 的安全性已被明确记录,研究发现约 400 例患者(表 33.3)的平均血钙和尿钙排泄无明显变化。虽然高剂量补给维生素 D(50 000IU/w)也是安全的,但与低剂量补给相比并未更多地降低血清 PTH 水平。当然,大剂量的过度补给已导致维生素 D 中毒,可以在两例每天摄入 300 000IU 维生素 D,连续服用 1 周或 2 周的 PHPT 患者中见到[57]。

表 33.3 总结了补给维生素 D 的多项研究成果,400 例患者中 4 例血钙显著增加,12 例尿钙排泄明显增加。因此,可以推荐这种补给方法,但维生素 D_3 的剂量应该以提高 25(OH)D 水平高于 20ng/mL 为目标,并对钙指标进行监测。关于普通人群维生素 D 最佳水平的讨论已超出了当前的讨论范围。不同医学研究所的观点则不同,认为血清 25(OH)D 水平低于 12ng/mL,为真正的缺乏;血清 25(OH)D 水平为 16ng/mL,可满足 50%的正常成年人需求;而 25(OH)D 水平> 20ng/mL,可以满足所有正常成年人需求[58]。其他一些研究,如内分泌协会工作组则认为,25(OH)D 水平为 30ng/mL 可作为最小的阈值[59];其他人,包括维生素 D 的游说团体则认为 25(OH)D 水平达到 40ng/mL 或 40ng/mL 以上方可。然而,对随机对照试验结果进行再分析得出结论,25(OH)D 水平为 20ng/mL 可满足成年人的需要,但尚无数据支持补充治疗后血清 25(OH)D 水平必须要高于 20ng/mL[60]的观点。

虽然没有系统的研究,但对于需要接受甲状旁腺切除术的严重 PHPT 和高骨转换的患者,术前补充维生素 D 可以降低骨饥饿综合征发生的风险。因此,行甲状旁腺切除术之前,仔细检测钙相关指标的基础上,开始补充适量的维生素 D 是明智之举。

通过补充维生素 D,纠正 PHPT 患者的维生素 D 缺乏,可以降低 PTH 水平。众所周知,甲状旁腺腺瘤分泌的甲状旁腺激素对血钙或钙化物的变化具有一定的影响[61]。既往研究表明,较高的钙摄入甚至会降低 PHPT 患者的血清 PTH 水平[62-65]。

应用 1α-羟化维生素 D(2μg/d,最多 6μg)治疗后,血清 PTH 水平无变化或轻度降低,同时血钙不升高或

表 33.3 关于原发性甲状旁腺功能亢进症应用维生素 D 补充剂的研究

作者	参考文献	例数	25(OH)D 基线 (ng/mL)	维生素 D 治疗 (eq/d)(负荷量)	FU(均值)	结论	设计
A.观察性研究							
Rao	53	n=40 (F)	<20	1500IU/d D_3(是)	18m	PTH–20% APase[a] 13% 血钙未改变 尿钙未测	PHPT 患者中血清 25(OH)D 高于/低于 20ng/mL 的事后比较
Grey	49	n=21	11	50 000D_3/w×450 000 D_3/m	12m	PTH 26% APase 20%	3 例患者尿钙>400mg/L 1 例患者 BMD 未改变，血钙增加了 1.4mg/dL(暂时性) 血钙未改变
Grubbs	75	n=112	18	40 0000 D_2(1×)	28d	PTH 10%(p<0.014)	
Tucci	50	n=56	14	50 000 D_3/w×8	10w	PTH≠144.7→133.5	
Isidro	51	n=27	12	480~960IU 25(OH)D_3/d	12m	PTH 未改变 APase 未改变	3 例患者血钙>2.9mmol/L 9 例患者尿钙>10mmol/L
Kantorovich	31	n=5	8	50 000IU $D_2$2×/w	5w	PTH 未改变 血钙未改变	
LoCascio	76	n=6	15	2000IU/d 骨化二醇	1m	PTH 37%	
Velayoudom-Cephise	77	n=22	12	800~2000/d D_2 或 $D_3$100 000/m D_2 或 D_3	6m	PTH 50%	
Rao	53	n=28	13	剂量不定	18m	PTH 21%当 25(OH)D>20ng/mL 血钙未改变	
B.随机对照试验(RCT)							
Rolighed	52	n=64	21	2800IU/d D_3(RCT)	6+6m[b]	PTH 17%术前/术后 CTx[c] 22%术前 LSBMD+2.5%术前[d]	
Norenstedt	78	n=150	16	1600IU/d D_3	12m[e]	PTH↓其他未见改变	

[a] APase=碱性磷酸酶。
[b] 甲状旁腺切除术前(6m)与术后(6m)维生素 D 治疗。
[c] CTX，骨胶原 C–末端肽。
[d] LSBMD=腰椎骨密度。
[e] 甲状旁腺切除术后维生素 D 治疗。

轻度升高[66–68]。而应用 24,25(OH)$_2$D$_3$(25μg/d，最多 3mg)治疗后，血清 PTH 或血钙水平无变化[69]。

总结

PHPT 患者中维生素 D 水平降低非常常见。长期的维生素 D 缺乏可能会导致 PHPT 发病率的增高，在慢性低钙摄入或继发性甲状旁腺功能亢进症中也可见到类似情况。然而，PHPT 可能是低维生素 D 状态的驱动因素，因为其增加 25(OH)D 代谢转化为 1,25(OH)$_2$D 和 24,25(OH)$_2$D$_3$。这与不同国家 PHPT 患者均合并较低水平 25(OH)D 的发现相一致。虽然，国家地区不同，阳光照射或维生素 D 摄入存在差异，基线 25(OH)D 也存在差异。PHPT 和低维生素 D 状态的共存会导致几种后果。横向研究数据显示，甲状旁腺重量增加，骨转换率升高(通过骨转换标志物或骨组织学显示)，以及在一些研究中骨折的风险上升。大多数长期的非随机观察性研究(表 33.3)和一项随机对照补充试验表明，给予维生素 D 缺乏的 PHPT 患者(该研究中，血清 25(OH)D 水平低于 22ng/mL) 补充维生素 D，可例血清 PTH 水平下降 25%，同样能够降低血清骨转换标志物。然而，在一些研究中观察到的 BMD 增加却很少(少于 3%)。

因此，PHPT 患者的低维生素 D 状态带来的后果与那些健康受试者或许没什么区别 (数据缺乏或程度不同)，而高 PTH 和低维生素 D 状态的共存，会导致老年人骨丢失和骨折风险增加。目前尚无随机对照研究，评估补充维生素 D 对三名终点如骨折的影响或维生素 D 潜在的骨骼外作用的影响。尚无纠正维生素 D 缺乏症所需维生素 D 的剂量系统性研究，但所有的研究中，给予 800~2800IU/d 的维生素 D 可以使血清 25(OH)D 值很容易上升到 20ng/mL。鉴于 PHPT 患者中维生素 D 的分解代谢增加，补充比正常人所需剂量略高为佳。与低剂量补充相比，过多补充维生素 D 或过高提升血清 25(OH)D 水平，并不会持续降低血清 PTH 水平(表 33.3)。给予维生素 D 缺乏的 PHPT 患者补充维生素 D 是安全的，因为平均血钙或尿钙排泄无明显变化，400 例患者中观察到血钙增加不到 1%，而明显的高尿钙患者仅占 3%。

因此，纠正 PHPT 患者的维生素 D 缺乏症，可以减少两者对骨转换和质量的综合影响。PHPT 患者补充维生素 D$_3$ 应以提高血清 25(OH)D 水平在 20ng/mL 以上为目标，在甲状旁腺手术前补充为佳，也可在甲状旁腺手术后补充。虽然这种给药方法非常安全，但 PHPT 患者补充维生素 D 时，需要严密随访。对于那些尿钙水平升高的患者，维生素 D 补给充足，可能会增加高钙尿症或肾结石的风险。

我们的建议依据于一项随机对照试验和 10 多项观察性研究的结果，需要在未来的研究中不断完善。在等待此类随机对照临床试验结果指导维生素 D 最佳补充方案，并确定其整体收益之前，多数共识和述评表明，所有 PHPT 患者的血清 25(OH)D 水平应高于 20ng/mL，在甲状旁腺手术前补充治疗为宜，且必须在甲状旁腺手术后进行[12,13,70]。

(金山 译)

参考文献

1. Bouillon R, Carmeliet G, Verlinden L, van Etten E, Verstuyf A, Luderer HF, et al. Vitamin D and human health: lessons from vitamin D receptor null mice. *Endocr Rev* 2008;**29**:726–76.
2. Haussler MR, Whitfield GK, Kaneko I, Haussler CA, Hsieh D, Hsieh JC, et al. Molecular mechanisms of vitamin D action. *Calcif Tissue Int* 2013;**92**:77–98.
3. Fukumoto S. Phosphate metabolism and vitamin D. *BonekEy reports* 2014:3.
4. Bouillon R. In: Jameson JL, De Groot LJ, editors. *Endocrinology*, vol. 1. Philadelphia, PA: Saunders Elsevier; 2010. p. 1089–110.
5. Nigwekar SU, Tamez H, Thadhani R. Vitamin D and chronic kidney disease–mineral bone disease (CKD–MBD). *Bonekey Reports* 2014;**3**:498.
6. Meir T, Levi R, Lieben L, Libutti S, Carmeliet G, Bouillon R, et al. Deletion of the vitamin D receptor specifically in the parathyroid demonstrates a limited role for the receptor in parathyroid physiology. *Am J Physiol Renal Physiol* 2009;**297**:F1192–8.
7. Cheng Z, Tu CL, Li A, Santa-Maria C, Ho H, You M, et al. Endocrine actions of parathyroid Cyp27b1 in the Ca2+ and skeletal homeostasis: studies of parathyroid-specific knockout mice. *J Bone Miner Res* 2012;**27**:1108 (abstract).
8. Shoback D. Clinical practice. Hypoparathyroidism. *N Engl J Med* 2008;**359**:391–403.
9. Cusano NE, Rubin MR, McMahon DJ, Zhang C, Ives R, Tulley A, et al. Therapy of hypoparathyroidism with PTH(1–84): a prospective four-year investigation of efficacy and safety. *J Clin Endocrinol Metab* 2013;**98**:137–44.
10. Rubin MR, Sliney Jr J, McMahon DJ, Silverberg SJ, Bilezikian JP. Therapy of hypoparathyroidism with intact parathyroid hormone. *Osteoporos Int* 2010;**21**:1927–34.
11. Fraser WD. Hyperparathyroidism. *Lancet* 2009;**374**:145–58.
12. Eastell R, Arnold A, Brandi ML, Brown EM, D'Amour P, Hanley DA, et al. Diagnosis of asymptomatic primary hyperparathyroidism: Proceedings of the Third International Workshop. *J Clin Endocrinol Metab* 2009;**94**:340–50.
13. Bollerslev J, Marcocci C, Sosa M, Nordenstrom J, Bouillon R, Mosekilde L. Current evidence for recommendation of surgery, medical treatment and vitamin D repletion in mild primary hyperparathyroidism. *Eur J Endocrinol* 2011;**165**:851–64.
14. Silverberg SJ. Vitamin D deficiency and primary hyperparathyroidism. *J Bone Miner Res* 2007;**22**(Suppl. 2):V100–4.
15. Lumb GA, Stanbury SW. Parathyroid function in human vitamin D deficiency and vitamin D deficiency in primary hyperparathyroidism. *Am J Med* 1974;**56**:833–9.

16. Woodhouse NJ, Doyle FH, Joplin GF. Vitamin-D deficiency and primary hyperparathyroidism. *Lancet* 1971;**2**:283–6.
17. Souberbielle JC, Maury E, Friedlander G, Cormier C. Vitamin D and primary hyperparathyroidism (PHPT). *J Steroid Biochem Mol Biol.* 2010;**121**:199–203.
18. Carnevale V, Manfredi G, Romagnoli E, De Geronimo S, Paglia F, Pepe J, et al. Vitamin D status in female patients with primary hyperparathyroidism: does it play a role in skeletal damage? *Clin Endocrinol* 2004;**60**:81–6.
19. Tassone F, Gianotti L, Baffoni C, Visconti G, Pellegrino M, Cassibba S, et al. Vitamin D status in primary hyperparathyroidism: a Southern European perspective. *Clin Endocrinol* 2013;**79**:784–90.
20. Bilezikian JP, Meng X, Shi Y, Silverberg SJ. Primary hyperparathyroidism in women: a tale of two cities—New York and Beijing. *Int J Fertil Women's Med* 2000;**45**:158–65.
21. Yamashita H, Noguchi S, Uchino S, Watanabe S, Koike E, Murakami T, et al. Vitamin D status in Japanese patients with hyperparathyroidism: seasonal changes and effect on clinical presentation. *World J Surg* 2002;**26**:937–41.
22. Sultan AH, Bruckner FE, Eastwood JB. Association between prolonged dietary vitamin D deficiency and autonomous hyperparathyroidism. *BMJ* 1989;**299**:236–7.
23. Rao DS, Agarwal G, Talpos GB, Phillips ER, Bandeira F, Mishra SK, et al. Role of vitamin D and calcium nutrition in disease expression and parathyroid tumor growth in primary hyperparathyroidism: a global perspective. *J Bone Miner Res* 2002;**17**(Suppl. 2):N75–80.
24. Mackenzie-Feder J, Sirrs S, Anderson D, Sharif J, Khan A. Primary hyperparathyroidism: an overview. *Int J Endocrinol* 2011;**2011**:251410.
25. Hannan FM, Nesbit MA, Christie PT, Lissens W, Van der Schueren B, Bex M, et al. A homozygous inactivating calcium-sensing receptor mutation, Pro339Thr, is associated with isolated primary hyperparathyroidism: correlation between location of mutations and severity of hypercalcaemia. *Clin Endocrinol (Oxf)* 2010;**73**:715–22.
26. Burski K, Torjussen B, Paulsen AQ, Boman H, Bollerslev J. Parathyroid adenoma in a subject with familial hypocalciuric hypercalcemia: coincidence or causality? *J Clin Endocrinol Metab* 2002;**87**:1015–6.
27. Pitukcheewanont P, Numbenjapon N, Costin G. Ectopic thymic parathyroid adenoma and vitamin D deficiency rickets: a 5-year-follow-up case report and review of literature. *Bone* 2008;**42**:819–24.
28. Paik JM, Curhan GC, Taylor EN. Calcium intake and risk of primary hyperparathyroidism in women: prospective cohort study. *BMJ* 2012;**345**:e6390.
29. Clements MR, Johnson L, Fraser DR. A new mechanism for induced vitamin D deficiency in calcium deprivation. *Nature* 1987;**325**:62–5.
30. Harinarayan CV, Gupta N, Kochupillai N. Vitamin D status in primary hyperparathyroidism in India. *Clin Endocrinol (Oxf)* 1995;**43**:351–8.
31. Kantorovich V, Gacad MA, Seeger LL, Adams JS. Bone mineral density increases with vitamin D repletion in patients with coexistent vitamin D insufficiency and primary hyperparathyroidism. *J Clin Endocrinol Metab* 2000;**85**:3541–3.
32. Stein EM, Dempster DW, Udesky J, Zhou H, Bilezikian JP, Shane E, et al. Vitamin D deficiency influences histomorphometric features of bone in primary hyperparathyroidism. *Bone* 2011;**48**:557–61.
33. Silverberg SJ, Shane E, Dempster DW, Bilezikian JP. The effects of vitamin D insufficiency in patients with primary hyperparathyroidism. *Am J Med* 1999;**107**:561–7.
34. Moosgaard B, Christensen SE, Vestergaard P, Heickendorff L, Christiansen P, Mosekilde L. Vitamin D metabolites and skeletal consequences in primary hyperparathyroidism. *Clin Endocrinol (Oxf)* 2008;**68**:707–15.
35. Khosla S, Melton 3rd LJ, Wermers RA, Crowson CS, O'Fallon W, Riggs B. Primary hyperparathyroidism and the risk of fracture: a population-based study. *J Bone Miner Res* 1999;**14**:1700–7.
36. Vignali E, Viccica G, Diacinti D, Cetani F, Cianferotti L, Ambrogini E, et al. Morphometric vertebral fractures in postmenopausal women with primary hyperparathyroidism. *J Clin Endocrinol Metab* 2009;**94**:2306–12.
37. Yu N, Donnan PT, Flynn RW, Murphy MJ, Smith D, Rudman A, et al. Increased mortality and morbidity in mild primary hyperparathyroid patients. The Parathyroid Epidemiology and Audit Research Study (PEARS). *Clin Endocrinol (Oxf)* 2010;**73**:30–4.
38. Vestergaard P, Mosekilde L. Fractures in patients with primary hyperparathyroidism: nationwide follow-up study of 1201 patients. *World J Surg* 2003;**27**:343–9.
39. Stein EM, Silva BC, Boutroy S, Zhou B, Wang J, Udesky J, et al. Primary hyperparathyroidism is associated with abnormal cortical and trabecular microstructure and reduced bone stiffness in postmenopausal women. *J Bone Miner Res.* 2013;**28**:1029–40.
40. Silverberg SJ, Shane E, Jacobs TP, Siris E, Bilezikian JP. A 10-year prospective study of primary hyperparathyroidism with or without parathyroid surgery. *N Engl J Med* 1999;**341**:1249–55.
41. Rao DS, Honasoge M, Divine GW, Phillips ER, Lee MW, Ansari MR, et al. Effect of vitamin D nutrition on parathyroid adenoma weight: pathogenetic and clinical implications. *J Clin Endocrinol Metab* 2000;**85**:1054–8.
42. Raef H, Ingemansson S, Sobhi S, Sultan A, Ahmed M, Chaudhry M. The effect of vitamin D status on the severity of bone disease and on the other features of primary hyperparathyroidism (pHPT) in a vitamin D deficient region. *J Endocrinol Invest* 2004;**27**:807–12.
43. Ozbey N, Erbil Y, Ademoglu E, Ozarmagan S, Barbaros U, Bozbora A. Correlations between vitamin D status and biochemical/clinical and pathological parameters in primary hyperparathyroidism. *World J Surg* 2006;**30**:321–6.
44. Nordenstrom E, Sitges-Serra A, Sancho JJ, Thier M, Almquist M. Vitamin D status in patients operated for primary hyperparathyroidism: comparison of patients from southern and northern Europe. *Int J Endocrinol* 2013:2013:article ID 164939.
45. Beyer TD, Chen EL, Nilubol N, Prinz RA, Solorzano CC. Short-term outcomes of parathyroidectomy in patients with or without 25-hydroxy vitamin D insufficiency. *J Surg Res* 2007;**143**:145–50.
46. Moosgaard B, Vestergaard P, Heickendorff L, Melsen F, Christiansen P, Mosekilde L. Vitamin D status, seasonal variations, parathyroid adenoma weight and bone mineral density in primary hyperparathyroidism. *Clin Endocrinol (Oxf)* 2005;**63**:506–13.
47. Priya G, Jyotsna VP, Gupta N, Chumber S, Bal CS, Karak AK, et al. Clinical and laboratory profile of primary hyperparathyroidism in India. *Postgrad Med J* 2008;**84**:34–9.
48. Stewart ZA, Blackford A, Somervell H, Friedman K, Garrett-Mayer E, Dackiw AP, et al. 25-Hydroxyvitamin D deficiency is a risk factor for symptoms of postoperative hypocalcemia and secondary hyperparathyroidism after minimally invasive parathyroidectomy. *Surgery* 2005;**138**:1018–25. discussion 1025–6.
49. Grey A, Lucas J, Horne A, Gamble G, Davidson JS, Reid IR. Vitamin D repletion in patients with primary hyperparathyroidism and coexistent vitamin D insufficiency. *J Clin Endocrinol Metab* 2005;**90**:2122–6.
50. Tucci JR. Vitamin D therapy in patients with primary hyperparathyroidism and hypovitaminosis D. *Eur J Endocrinol* 2009;**161**:189–93.
51. Isidro ML, Ruano B. Biochemical effects of calcifediol supplementation in mild, asymptomatic, hyperparathyroidism with concomitant vitamin D deficiency. *Endocrine* 2009;**36**:305–10.
52. Rolighed L, Rejnmark L, Sikjaer T, Heickendorff L, Vestergaard P, Mosekilde L, et al. Vitamin D treatment in primary hyperparathyroidism: a randomized placebo controlled trial. *J Clin Endocrinol Metab* 2014; jc20133978.
53. Rao RR, Randeva HS, Sankaranarayanan S, Narashima M, Mohlig M, Mehanna H, et al. Prolonged treatment with vitamin D in postmenopausal women with primary hyperparathyroidism. *Endocr Connect* 2012;**1**:13–21.
54. Malabanan A, Veronikis IE, Holick MF. Redefining vitamin D insufficiency. *Lancet* 1998;**351**:805–6.

55. Lips P, Duong T, Oleksik A, Black D, Cummings S, Cox D, et al. A global study of vitamin D status and parathyroid function in postmenopausal women with osteoporosis: baseline data from the multiple outcomes of raloxifene evaluation clinical trial. *J Clin Endocrinol Metab* 2001;**86**:1212–21.
56. Bacon CJ, Gamble GD, Horne AM, Scott MA, Reid IR. High-dose oral vitamin D3 supplementation in the elderly. *Osteoporos Int* 2009;**20**:1407–15.
57. Battista C, Viti R, Minisola S, Chiodini I, Frusciante V, Scillitani A, et al. Over-supplementation of vitamin D in two patients with primary hyperparathyroidism. *Hormones* 2013;**12**:598–601.
58. Institute of Medicine (IOM). *Dietary Reference Intake for Calcium and Vitamin D*. Washington, DC: National Academies Press; 2011.
59. Holick MF, Binkley NC, Bischoff-Ferrari HA, Gordon CM, Hanley DA, Heaney RP, et al. Evaluation, treatment, and prevention of vitamin D deficiency: an Endocrine Society clinical practice guideline. *J Clin Endocrinol Metab* 2011;**96**:1911–30.
60. Bouillon R, Van Schoor NM, Gielen E, Boonen S, Mathieu C, Vanderschueren D, et al. Optimal vitamin D status: a critical analysis on the basis of evidence-based medicine. *J Clin Endocrinol Metab* 2013;**98**:E1283–304.
61. Silverberg SJ, Bone 3rd HG, Marriott TB, Locker FG, Thys-Jacobs S, Dziem G, et al. Short-term inhibition of parathyroid hormone secretion by a calcium-receptor agonist in patients with primary hyperparathyroidism. *N Engl J Med* 1997;**337**:1506–10.
62. Insogna KL, Mitnick ME, Stewart AF, Burtis WJ, Mallette LE, Broadus AE. Sensitivity of the parathyroid hormone-1,25-dihydroxyvitamin D axis to variations in calcium intake in patients with primary hyperparathyroidism. *N Engl J Med* 1985;**313**:1126–30.
63. Locker FG, Silverberg SJ, Bilezikian JP. Optimal dietary calcium intake in primary hyperparathyroidism. *Am J Med* 1997;**102**:543–50.
64. Jorde R, Szumlas K, Haug E, Sundsfjord J. The effects of calcium supplementation to patients with primary hyperparathyroidism and a low calcium intake. *Eur J Nutr* 2002;**41**:258–63.
65. Chiavistelli S, Bilezikian J. Does calcium intake influence the development of primary hyperparathyroidism? *Bonekey Reports* 2013;**10**:314.
66. Boyle IT, Fogelman I, Boyce B, Thomson JE, Beastall GH, McIntosh WB, et al. 1alpha-hydroxyvitamin D3 in primary hyperparathyroidism. *Clin Endocrinol (Oxf)* 1977;**7**(Suppl):215s–22s.
67. Heath DA, Van't Hoff W, Barnes AD, Gray JG. Value of 1-alpha-hydroxy vitamin D3 in treatment of primary hyperparathyroidism before parathyroidectomy. *Br Med J* 1979;**1**:450–2.
68. Lind L, Wengle B, Sorensen OH, Wide L, Akerstrom G, Ljunghall S. Treatment with active vitamin D (alphacalcidol) in patients with mild primary hyperparathyroidism. *Acta Endocrinologica* 1989;**120**:250–6.
69. Netelenbos JC, Asscheman H, Lips P, Van der Vijgh WJ, Jongen MJ, Van Ginkel F, et al. Absence of effect of 24,25-dihydroxyvitamin D3 in primary hyperparathyroidism. *J Clin Endocrinol Metab* 1986;**63**:246–8.
70. Bilezikian JP, Khan AA, Potts Jr JT. Third International Workshop on the Management of Asymptomatic Primary Hyperparathyroidism. Guidelines for the management of asymptomatic primary hyperparathyroidism: summary statement from the third international workshop. *J Clin Endocrinol Metab* 2009;**94**:335–9.
71. Kandil E, Tufaro AP, Carson KA, Lin F, Somervell H, Farrag T, et al. Correlation of plasma 25-hydroxyvitamin D levels with severity of primary hyperparathyroidism and likelihood of parathyroid adenoma localization on sestamibi scan. *Arch Otolaryngol—Head & Neck Surgery* 2008;**134**:1071–5.
72. Moosgaard B, Vestergaard P, Heickendorff L, Melsen F, Christiansen P, Mosekilde L. Plasma 25-hydroxyvitamin D and not 1,25-dihydroxyvitamin D is associated with parathyroid adenoma secretion in primary hyperparathyroidism: a cross-sectional study. *Eur J Endocrinol* 2006;**155**:237–44.
73. Boudou P, Ibrahim F, Cormier C, Sarfati E, Souberbielle JC. A very high incidence of low 25 hydroxy-vitamin D serum concentration in a French population of patients with primary hyperparathyroidism. *J Endocrinol Invest* 2006;**29**:511–5.
74. Lang BH, Lo CY. Vitamin D3 deficiency is associated with late-onset hypocalcemia after minimally invasive parathyroidectomy in a vitamin D borderline area. *World J Surg* 2010;**34**:1350–5.
75. Grubbs EG, Rafeeq S, Jimenez C, Feng L, Lee JE, Evans DB, et al. Preoperative vitamin D replacement therapy in primary hyperparathyroidism: safe and beneficial? *Surgery* 2008;**144**:852–8. discussion 858–9.
76. LoCascio V, Adami S, Galvanini G, Ferrari M, Cominacini L, Tartarotti D. Substrate-product relation of 1-hydroxylase activity in primary hyperparathyroidism. *N Engl J Med* 1985;**313**:1123–5.
77. Velayoudom-Cephise FL, Foucan L, Soudan B, Cardot-Bauters C, Vantyghem MC, D'Herbomez M, et al. Half of the patients with primary hyperparathyroidisms have a vitamin D deficiency: aggravating the osseous attack. *Presse Medicale* 2011;**40**:e120–7.
78. Norenstedt S, Pernow Y, Brismar K, Saaf M, Ekip A, Granath F, et al. Primary hyperparathyroidism and metabolic risk factors, impact of parathyroidectomy and vitamin D supplementation, and results of a randomized double-blind study. *Eur J Endocrinol* 2013;**169**:795–804.

第 34 章

无症状型原发性甲状旁腺功能亢进症的管理指南

John P. Bilezikian, Maria Luisa Brandi, Richard Eastell, Shonni J. Silverberg, Robert Udelsman, Claudio Marcocci, John T. Potts Jr.

引言

在过去 23 年中，关于“无症状型原发性甲状旁腺功能亢进症(PHPT)”管理的国际研讨会分别在 1991 年、2002 年、2008 年和 2013 年召开。此种形式的 PHPT 的个体并不是从怀疑高钙血症的人群中发现的，而是从常规生化检查过程中发现的。他们缺乏甲状旁腺激素(PTH)过量或高钙血症的典型症状或体征。推荐这种形式的 PHPT 患者接受甲状旁腺手术治疗是具有挑战性的。目前一方面甲状旁腺手术具有相对简单的流程并可以治愈多数患者，推荐此类患者接受手术治疗的决定更具有吸引性；另一方面，大队列的患者甚至并不知道自己患病(偶然发现)，他们有理由拒绝接受甲状旁腺手术。因此，需要依赖指南做出决定。自 2008 年以来，有关这一主题的新信息不断涌现。2013 年 9 月 19~21 日在意大利佛罗伦萨召开了第四届国际无症状性原发性甲状旁腺功能亢进症管理研讨会。此次会议重点关注诊断、临床表现、靶器官和其他器官受累、手术和药物治疗进展的新证据。与会者都是具有丰富经验且对无症状性 PHPT 做出巨大贡献的学者(参见“致谢”)。他们在公开论坛上陈述了各自分配的议题的新证据。另一组经验丰富的专家集中讨论，依据新证据确定是否和如何对现有指南进行修订。研讨会总结声明及四份源文件最近已经发表，包括确定外科手术标准的修订准则(表 34.1)以及未接受甲状旁腺手术的个体的监测建议(表 34.2)。

方法

在召开会议之前，组委会通过系统性综述 2008 年研讨会后的文献确定要解决的 25 个关键问题。问题分发给四个研讨小组，每个小组由主席和组员组成，他们完成的工作都在公开论坛上展示并保存为源文件的一部分。

本章总结了专家组采纳的工作组的结论。最近的证据谱为疾病的某些特征提供了新的见解，但没有形成完整的知识体系，一些方面仍然需要进一步研究。

专题小组 1：PHPT 的诊断

问题1：①现有血清 PTH 范围在最佳参考区间吗？该区间是依据维生素 D 充足的人群血清 PTH 制订的吗？②临床中第三代 PTH 测定在诊断 PHPT 方面是否优于更好吗第二代 PTH 检测？③正常血钙的 PHPT 是 PHPT 诊断谱的一部分吗？问题 2：①对所有怀疑 PHPT 的患者都应该检测 25-羟维生素 D[25(OH)D]吗？②怎样解释不同检测方法的参考范围？③什么能够体现过度医疗的临界值？④PHPT 患者测定 1,25-二羟维生素 D[1,25(OH)$_2$D]有用吗？在什么情况下测定有用？问题 3：①PHPT 有或无症状的遗传基础是什么？②临床实践中基因检测的价值是什么？③用于高钙血症患者基因检测的临床方法是什么？

关于第二代和第三代 PTH 测定方法仅有的研究[6-9]

表 34.1　无症状型 PHPT 手术指南：最新与之前的建议比较 [a][1]

指标 [b]	1990 年	2002 年	2008 年	2013 年
血钙（>正常上线）	0.25 ~0.4mmol/L (1~1.6mg/dL)	0.25mmol/L(1mg/dL)	0.25mmol/L(1mg/dL)	0.25mmol/L(1mg/dL)
骨骼	BMD,Z 值<-2（未明示部位）	BMD,T 值<-2.5[b]（任意部位）	BMD,T 值<-2.5[b]（任意部位） 既往脆性骨折 [c]	腰椎、全髋、股骨颈或桡骨远端 1/3 BMD T 值<-2.5[b] X 线片、CT、MRI 或是椎体骨折评估检测出的椎体骨折 [d]
肾脏	eGFR 比预期下降 30% 24 小时尿钙>400mg/d	eGFR 比预期下降 30% 24 小时尿钙>400mg/d (10mmol/d)	eGFR<60mL/min 24 小时尿钙未建议	eGFR<60mL/min 24 小时尿钙>400mg/L（>10mmol/d），通过尿结石生化风险分析发现结石风险增加 [d] X 线片、超声、CT 检出肾结石和肾钙化
年龄（岁）	<50	<50	<50	<50

[a] 既不愿意也不可能进行医学监测的患者和有手术意愿的患者，外科手术指征是明确的，只要没有临床禁忌即可，并不需要满足任何指南。患者只须满足这些标准中的一条即可建议甲状旁腺手术，患者不需要满足一个标准以上。

[b] 与 ISCD 确立的标准一致，绝经前女性及 50 岁以下男性，用 Z 值代替 T 值评价骨矿物质密度[44]。

[c] 任何部位的脆性骨折史都表明该患者有 PHPT 的合并症，手术是自然而然要考虑的。

[d] 大多数临床医生首先得到的是 24 小时尿钙排泄总量。如果明显的高尿钙(>400mg/d 或>10mmol/d)存在，应进一步通过尿生化结石分析寻找含钙结石证据。异常结果表明含钙结石的风险增加和显著的高尿钙，这也是外科手术的一个指征。

表 34.2　无症状型 PHPT 的患者不进行甲状旁腺手术监测指南：目前与之前的建议比较 [a][12]

指标	1990 年	2002 年	2008 年	2013 年
血钙	每半年 1 次	每半年 1 次	每年 1 次	每年 1 次
骨骼	双能 X 线 BMD：每年 1 次（前臂）	双能 X 线 BMD：每年 1 次（3 处位置）	双能 X 线 BMD：每 1~2 年 1 次（3 处位置）[a]	双能 X 线 BMD：每 1~2 年 1 次，若临床有症状（如身高缩短、背部疼痛）行 X 线和椎体骨折评估
肾	eGFR 每年 1 次 血肌酐每年 1 次	eGFR 未建议 血肌酐每年 1 次	eGFR 未建议 血肌酐每年 1 次	eGFR 每年 1 次 血肌酐每年 1 次 如果怀疑肾结石行 24 小时结石生化分析，X 线、超声或 CT 肾脏影像检查

[a] 本建议承认国家的特殊建议及根据临床需要更加频繁的监测。

在佛罗伦萨的研讨会之前均已发表。这次研讨会关于检测 PTH 效用的结论没有改变用于诊断的第二代和第三代 PTH 测定方法是等效的。再次强调测定的正常参考范围受到维生素 D 充足程度的影响[10]。多项研究表明维生素 D 充足的人群 PTH 的正常上限更低，诊断的准确性提高[11]。由于 25(OH)D 与 PTH 之间呈负相关，如果采用内分泌协会推荐的 25(OH)D 的较高参考范围(30ng/mL 或 75nmol/L)，PTH 的参考范围将会低于采用医学研究所(IOM)推荐的 25(OH)D 的较低参考范围(20ng/mL 或 50nmol/L)。目前 PTH 参考范围并未考虑维生素 D 的充足性，这是未来的研究领域。

在最后一个研讨会上，血钙正常的 PHPT 被定义为 PHPT 的一种变型。该人群总是保持正常血清总钙和离子钙的浓度，与其他高钙疾病不同之处在于其血钙偶尔在正常范围，但必须排除所有已知继发性甲状旁腺功能亢进症的病因(维生素 D 缺乏症、肾病、高尿钙、吸收不良等)[14]。其中一定比例个体将出现高钙血症[15]，但是血钙正常的 PHPT 的自然病程还不完全明确。虽然这类被冠以“正常血钙”，但必须注意，正常人群的任何分析物浓度的范围都会大于特定人群的变异性。因此，某人看起来“正常”的血钙可能实际上高于患者明确诊断之前若干年的数值。对于患者来说，尽管血钙维持在正常范围,但实际上却升高了。收集早期血钙浓度的充足可靠的信息实际上是不可能的，因为必须记录患者以前的血钙数值。此外,实验室间的差异和实验室自身的正常范围变迁都是混淆因素(见第 22 章)。

25(OH)D 浓度在 PHPT 中通常较低,因此所有患者都需要检测。尚不清楚 PHPT 中的 25(OH)D 浓度倾向于降低的原因不明,可能与 25(OH)D 清除和(或)代谢增快有关[16]。在维生素 D 缺乏存在的情况下,PHPT病情更活跃,甲状旁腺腺瘤往往会更大。当应用维生素 D 治疗时,伴随患者 25(OH)D 数值正常,PTH 水平下降 25%~30%[9]。大多数专家建议维生素 D 替代应谨慎,以避免加重高钙血症和高尿钙。

家族性和遗传性的 PHPT 在 23 章中已详细介绍。PHPT 的遗传学进展表明相当大比例(>10%)的 PHPT 患者可以存在 11 个基因中的一种突变,包括有症状和无症状型的 PHPT。基因检测并未作为常规推荐,当高度怀疑时基因检测有助于诊断。随着基因检测变得更加便宜,其应用将会更加广泛。

原发性甲状旁腺功能亢进症的临床表现

问题 4:对无症状型 PHPT(包括高钙血症和正常血钙)自然病程了解有多少?如何依靠这些数据确定该疾病的各种变异应在何时进行手术治疗?问题 5:地区不同造成临床表现差异性,是否应因地制宜地制订手术指南?问题 6:典型表现——骨骼。无症状性 PHPT 的骨骼表现有新的数据呈现吗?①关于 PHPT 骨骼表现的新数据是否支持重新审视手术的骨骼标准?②新数据是否支持指南更改甲状旁腺手术监测的指南?③是否应该调整建议手术的骨密度阈值?④是否应制订腰椎、髋部和远端 1/3 部位不同标准骨密度(BMD)以建议手术?⑤是否有必要引入 FRAX6 等骨折风险评估工具?以⑥评估 PHPT 患者骨折风险,是否应该将其纳入手术建议中?问题 7:经典表现——肾脏。有无 PHPT 肾脏表现的新数据(结石、尿钙排泄、肾功能)?问题 8:非经典表现——心血管。无症状型 PHPT 是否有心血管异常?问题 9:非经典表现——神经认知。神经认知功能障碍能否在无症状型 PHPT 中检测出来?因果关系的证据是什么?问题 10:对于无症状型 PHPT 的非手术管理,将参数的长期变异性考虑在内,血钙、肾功能和骨密度哪项代表临床重要变化?

自然病程

前瞻性研究表明在无症状型 PHPT 患者在病程前 10 年中病情往往相对稳定[20],血钙和 BMD 没有显著变化。然而,随着随访时间延长,疾病似乎呈渐进性,表现为血钙增加和髋部和桡骨远端 1/3 部位 BMD 减少[21]。到 15 年观察期结束时，高达 1/3 的患者呈现新的明显疾病特征如肾结石、高钙血症恶化或 BMD 降低。

尽管在多通道筛查不是常规的国家中，这种疾病更多表现为靶器官受累[22-23],而其他国家最新的数据表明临床表现是无症状性的[24]。即使国家/地区的尝试不同,PHPT 在多大程度上表现为无症状性，似乎没有一个令人信服的理由来解释地区特异性。

典型表现

骨骼

双能 X 线吸收测定法(DXA)仍然是评估无症状性 PHPT 患者骨骼的金指标。DXA 测量骨皮质的部分显示,桡骨远端 1/3 骨密度下降,与髂骨骨活检组织形态计量的分析结果是一致的[25-26](见第 29 章)。PHPT 患者骨小梁的结果使得有理由重新考虑 DXA(例如，相对正常的腰椎 BMD)和骨活检监测骨小梁骨量保持的部位，是否是骨折的好发部位。横断面数据表明,PHPT 中椎体和非椎骨骨折均有增加[27-29]。随着其他成像方法如椎体骨折评估(VFA)、骨小梁评分(TBS)和高分辨率外周定量计算机断层扫描(HRpQCT)的应用,骨小梁的受累易于证实[28,30-34](见第 30 章)。除了骨骼,PHPT 中可能还有其他危险因子与绝经后女性和男性的骨折风险评估相关。骨折风险评估工具尚未严格应用于 PHPT 患者,但这是一个有待于未来进行研究的领域。

除骨骼外,肾脏也是靶器官受累的重要器官,肾结石仍旧是 PHPT 最常见的并发症。上次国际研讨会得出结论,单纯尿钙排泄并不是 PHPT 结石的风险[36]。肾结石病的多因素本质使得钙外因素同样很重要。在 2013 年的会议上,这一点被认可。尿钙排泄需要与其他钙结石风险尿标志物(磷、草酸盐、磷酸盐)综合分析。此外,肾脏影像检查(腹部 X 线片、超声或 CT)能够很好地识别无症状的肾结石或肾钙化。

有时归因于 PHPT 的非典型表现

心血管系统

轻微的心血管异常特别是颈动脉床异常已被证明

与 PHPT 相关[37]。目前不清楚这些表现对显著的心血管表现的预测价值有多大，以及它们能否在成功手术以后逆转。严格执行、随机对照试验未能显示甲状旁腺手术后心血管终点事件的一致性改善。鉴于这些方面专家小组并不认为心血管评估是 PHPT 必要的或者甲状旁腺手术可以改善心血管功能。

神经认知

在 PHPT 主要是症状性疾病的时代，精神异常和认知障碍被认为是疾病的一部分。实际上，Full Albright 所说的"呻吟声"就是这一情况。如今患者自主或经启发主诉的症状包括注意力下降、认知改变、抑郁和其他造成生活质量下降的躯体不适(见第 32 章)。最近的文献对于它们的特异性或可逆性的问题上没有明确说明[38-43]。这个问题令人困扰的方面是个案报道，和证据持续表明，PHPT 存在神经精神病学和神经认知问题。目前无对照研究证实了这一结论，在旨在解决这些问题的具有明确、可验证终点和具有良好对照的研究问世之前，这些争议依旧持续，这方面仍旧需要进一步研究。

表 34.3 无症状型 PHPT 患者的评估建议[a][1]

建议
生化方面(钙、磷、碱性磷酸酶活性、尿素氮、肌酐)25OHD
第二代或第三代免疫法测定 PTH
双能 X 线吸收测定法(DXA)测量骨密度 腰椎、髋部和桡骨远端 1/3
椎体 X 线或 DXA 法椎体骨折评估(VFA)
24 小时尿：
钙、肌酐、肌酐清除率
肾结石风险评估
腹部影像学检查 X 线、超声或者 CT
可选项
高分辨率外周定量层析成像(HRpQCT)
DXA 骨小梁评分(TBS)
骨转换指标(骨特异性碱性磷酸酶活性、骨钙素、PINP 任选一种)；(血 CTX、尿 NTX 任选一种)
定时尿液中钙的排泄分数
如果怀疑 PHPT 是遗传性的，建议行 DNA 检测

[a] 评估限于 PHPT，并不能与其他高钙血症病因进行鉴别。

管理

组委会成员同意采用一种评估无症状型 PHPT 患者的路径(表 34.3)。同时通同意对非手术治疗患者进行监测(表 34.2)，重点监测血钙浓度、BMD、脆性骨折发生和(或)肾脏终点事件的改变。

手术指南(节选自参考文献 1)

- 血钙增加高于正常值上限 0.25mmol/L(1mg/dL)，建议手术。
- 骨骼指南：
  - BMD。围绝经期、绝经后女性和>50 岁以上男性腰椎、股骨颈、全髋或者桡骨远端 1/3 的 T 值≤-2.5 符合甲状旁腺手术的测量密度指南。对于绝经前女性和 50 岁以下男性，建议将 Z 值根据该年龄组的国际临床密度测定学会[44]≤-2.5 作为手术治疗切点。可以通过椎体 X 线片、VFA、TBS 或者 HRpQCT 法获得骨骼微结构状况的信息，也有助于辅助决定是否推荐手术治疗。若 TBS 或者 HRpQCT 法检测骨骼微结构异常可以考虑手术治疗。
  - 骨折。椎体 X 线片或者 VFA 检测出椎体骨折，手术指征是明确的。
- 肾脏指南：
  - 肾功能肌酐清除率降至 60mL/min 以下是手术指征。

  —肾结石评估建议：

  ▹ 肾脏影像学检查 X 线片、超声或者 CT。如果存在肾结石或者肾钙化，也建议手术治疗。

  ▹ 24 小时尿钙检查有助于鉴别诊断家族性低尿钙性高钙血症(FHH)。若存在显著的高尿钙(>400mg/d)，需要考虑进行更完整的尿结石生化检测。若存在导致含钙结石风险增加的异常结果和显著的高尿钙，均提示手术指征。
- 年龄小于 50 岁是以循证为基础的手术指征。

监测期间发生特定终点的变化均应该建议甲状旁腺手术治疗(表 34.4)：

- 血钙(>正常值上限)>0.25mmol/L(1mg/dL)。
- 腰椎、全髋、股骨颈或者桡骨远端 1/3 T 值≤-2.5 或者 BMD 的降低明显低于基线测量值。
- 脆性骨折。
- 肾结石。
- 肌酐清除率降至 60mL/min 以下。

对于正常血钙性 PHPT 患者，表 34.1 归纳了对这一变异的合理路径。

表 34.4　随访中需要甲状旁腺手术治疗的指征

监测指标	2013
血钙(>正常值上限)	>1mg/dL(>0.25mmol/L)
骨骼	a.腰椎、全髋、股骨颈或者桡骨远端 1/3 T 值≤-2.5 或者 BMD 显著降低[a]
	b.通过椎体 X 线、CT、MRI 或者 VFA 检测出椎体骨折
肾脏	a.肌酐清除率降至 60mL/min 以下
	b.临床发生肾结石或者通过 X 线、超声或者 CT 检查发现

[a] 显著变化定义为大于国际临床密度测定协会规定的最小标准差[11]。

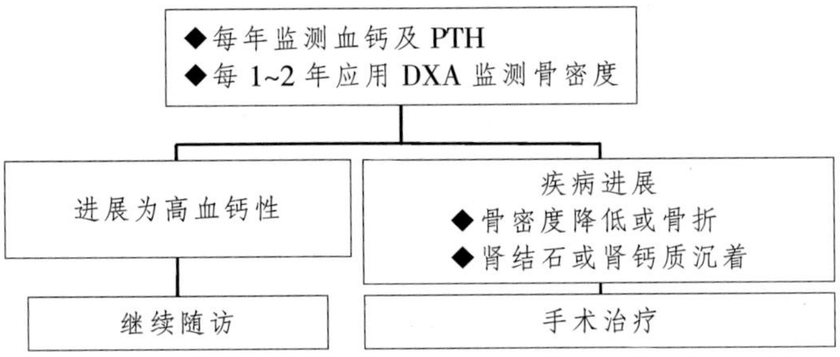

图 34.1　正常血钙性 PHPT 的患者随访方式。

目前 PHPT 手术治疗存在的问题

问题 11:手术的适应证是什么？问题 12:何为合适的术前评估？问题 13：什么是合适的生化确认？问题 14:什么是合适的术前影像学检查？问题 15:有哪些手术选项？问题 16:术中进行 PTH 分析的方式和时间是什么？问题 17:遗传综合征手术患者行治疗是否有特殊的考虑？问题 18:甲状旁腺手术有哪些并发症？

目前手术治疗的应用比以往更为普遍。应该强调的是，"符合任何手术标准的所有 PHPT 患者都应该由经验丰富的内分泌外科医生评估手术风险、获益和潜在的并发症风险；甚至没有手术指征或者没有手术禁忌的患者都应该有机会咨询经验丰富的内分泌外科医生。[4]"

如果主治医生判定需要手术且患者同意，进行手术是完全适当的，甲状旁腺切除术是优选的治疗方式。

成功进行甲状旁腺手术后，患者骨密度改善；骨折发生率降低(队列研究)；既往有肾结石史的患者的肾结石发生频率降低。可能改善神经认知功能，但未经临床随机对照试验证实(见第 32 章)。

甲状旁腺切除术的手术方法有很多选择。如果计划进行微创手术，术前影像学检查是必需的[45]。影像学检查并不是一种诊断检查，仅在当诊断明确并决定手术时应用。影像学方法中，^{99m}Tc-甲氧基异丁基异腈和单光子发射计算机断层扫描(SPECT)是最受欢迎的。也可进行超声检查。CT 的进展也是令人瞩目的[45]。

在各种手术方法中，微创甲状旁腺切除术(MIP)已经获得认可[46]。通过术中测量 PTH，MIP 缩小了手术范围和时间。在去除所有高功能的甲状旁腺组织 10~15 分钟后，PTH 浓度有望下降 50%，达到正常范围。对于遗传性 PHPT 手术方法，应根据潜在的遗传异常适当调整[4]。甲状旁腺手术应交由经验丰富的外科医生进行。

当前 PHPT 内科治疗中的问题

问题 19:PHPT 患者钙摄入量与普通人群有区别吗？问题 20:维生素不足或者缺乏的 PHPT 患者能否从维生素 D 补充中获益？如何处理 PHPT 患者维生素 D 缺乏或者不足？问题 21:对绝经后女性 PHPT 患者应用雌激素受体靶向治疗是否有效？问题 22:对 PTPT 男女患者应用双膦酸盐治疗的有效性和安全性如何？问题 23:应用西那卡塞治疗不同血钙范围 PHPT 有效性和安全性如何？效果如何？问题 24:对于家族性 PTPT 的患者，西那卡塞治疗是否有效？问题 25:西那卡塞能否联合双膦酸盐治疗 PHPT？

所有研讨会参加者再次强调不符合修订后手术标准的无症状患者可以安全地进行随访，至少在一定的时限内如此。对于有手术禁忌或者不愿意接受甲状旁腺手术的患者需要内科治疗，对于不打算接受手术治疗的患者应进行监测(表 34.2)。每年 1~2 次监测血钙浓度。BMD 也应该测定，监测频率应该符合国家或地区性指南。每年监测有助于发现骨密度下降，相对于不常规监测 BMD，每年监测有助于发现骨密度下降趋势。椎体 X 线片或 VFA 可以发现椎体骨折。若患者随访过程中出现的变化符合表 34.4 中的情况则符合手术指征。

营养充足是内科治疗的重要组成部分。所有患者应维持维生素 D 充足状态，以 25(OH)D 水平>20ng/dL(50nmol/L)为标准。维持这个水平所需维生素 D 的量有所不同，通常是 800~1000IU。有专家认为，25(OH)D 应>30ng/mL(75nmol/L)，因为有研究表明 25(OH)D 达到该阈值可以进一步减少循环 PTH 的水平[48]。钙摄入量指南应符合为正常人群确定的摄入量[49]。显然应该尽量避免高钙饮食，许多 PHPT 患者自行选择或者遵从建议维持低钙饮食。严格限制饮食钙摄入可能有进一步刺激

PTH 分泌的不良后果。

理想情况下,PHPT 的药物治疗应该能够减少血钙和尿钙,增加 BMD。虽然药物治疗可用,但没有哪种药物能够实现所有三个目标。大多数可用的药物没有被 FDA 或者相关国家机构批准专门用于治疗 PHPT。药物治疗的功效和长期安全数据尚未获得(表 37.1)。雌激素治疗绝经后女性 PHPT 的潜在作用的综述详见第 37 章。有证据表明阿仑膦酸钠是双膦酸盐治疗 PTPT 的最佳选择[50–54]。阿仑膦酸钠能够增加男性和女性 PHPT 患者的腰椎 BMD,但一般不会降低血钙或 PTH 浓度。拟钙剂西那卡塞是目前批准用于控制 PHPT 的唯一药物。一系列前瞻性对照研究表明西那卡塞可以使血钙浓度正常,轻度降低 PTH 浓度,对 BMD 没有作用[55–60]。双膦酸盐和西那卡塞联合治疗 PHPT 的报道较少[61]。由于这些药物的作用不同,它们的应用应该遵从预定目标。如果目标是增加 BMD,则选择双膦酸盐;如果目标是减少血钙浓度,则选择西那卡塞;如果没有增加 BMD 或减少血钙的需要,则不推荐使用药物。

未来研究蓝图(节选自参考文献 1)

研讨会确定了未来五年需要进一步研究的领域,将其列为以下大类以进一步研究。

1.血钙正常 PHPT:自然史和病理生理学。

2.确定使 PTH 维持在正常范围的 25(OH)D 浓度阈值;确定可以控制 PTH 水平的最合适浓度。

3.缺乏维生素 D 患者安全补充维生素 D 的方案;确定血清 25(OH)D 要达到的目标水平以 ng/mL(nmol/L)为单位。

4. 关于非传统 PHPT 的前瞻性、随机对照队列研究:甲状旁腺切除术术前、术后神经认知功能和血管功能的改变,确定预警指标。

5.成功手术,术前术后的骨折发生率。

6.BMD 的对比和预测值,高分辨率成像及其相关性分析研究(TBS、FEA)以及它们与 PHPT 骨折风险的相关性分析。

7.建立与 FRAX 等效的工具来评估 PHPT 骨折风险。

8.通过腹部影像确定无症状 PHPT 亚临床肾结石的发病率。

9.通过尿液生化分析和已经存在和(或)发展的肾结石来确定 PHPT 发生结石风险的预测值。

PHPT 药物治疗包括联合使用双膦酸盐和西那卡塞、狄诺塞麦,进行效价比分析。

结论

本章回顾了 2013 年 9 月在意大利佛罗伦萨举办的第四届无症状原发性甲状旁腺功能亢进症管理国际研讨会的进展情况。新修订的指南应该可以帮助内分泌医生和内分泌外科医生做出是否进行甲状旁腺手术的决定。本研讨会的指南相较以往对骨骼和肾脏进行了更为深入的评估，以求精准地判定这些靶器官是否受累。目前没有足够的证据推荐基于 PHPT 的非传统靶器官,如心血管、神经认知和神经精神系统的决策意见。未行甲状旁腺手术的患者应该进行监测。即使患者不满足手术指南，只要没有临床禁忌证就可以行甲状旁腺手术治疗。对于符合手术指南但不愿接受手术的患者,药物治疗可以降低血钙或增加骨密度,但两者不能兼得。药物干预的长期益处需要进一步评估。该研讨会确定了多个领域需要进一步研究。

致谢

感谢 Menarini 基金会对本次研讨会的慷慨支持。除作者外,以下人员参加了第四届无症状性原发性甲状旁腺功能亢进症国际管理研讨会 Goran Åkerstrom、Carlo Biagini、Jens Bollerslev、Stephanie Boutroy、Bart Clarke、Aline G. Costa、Natalie E. Cusano、Pierre D'Amour、David Dempster、Quan-Yang Duh、Aliya Khan、Michael Kleerekoper、E. Michael Lewiecki、Jian-min Liu、Paolo Miccoli、Salvatore Minisola、Lars Rejnmark、Dolores Shoback、Barbara C. Silva、Rajesh Thakker、Francesco Tonelli 以及 Marcella Walker 。感谢他们对相关出版物的审查和积极的讨论促成这些修订的指南的面世。

(李凤翱 译)

参考文献

1. Bilezikian JP, Brandi ML, Eastell R, Silverberg SJ, Udelsman R, Marcocci C, et al. Guidelines for the management of asymptomatic primary hyperparathyroidism. *J Clin Endocrinol Metab* (in press) 2014.
2. Eastell R, Brandi ML, Costa A, D'Amour P, Shoback DM, Thakker RV. Diagnosis of primary hyperparathyroidism. *J Clin Endocrinol Metab* (in press) 2014.
3. Silverberg SJ, Clarke B, Peacock M, Walker MD, Cusano NE, Bandeira F, et al. Current issues in the presentation of asymptomatic primary hyperparathyroidism. *J Clin Endocrinol Metab.* (in press) 2014.
4. Udelsman R, Åkerström G, Biagini C, Duh QY, Miccoli P, Niederle

B, et al. The surgical management of asymptomatic primary hyperparathyroidism. *J Clin Endocrinol Metab* (in press) 2014.
5. Marcocci C, Bollerslev J, Khan AA, Shoback D. Medical management of primary hyperparathyroidism. *J Clin Endocrinol Metab* (in press) 2014.
6. Gao P, Scheibel S, D'Amour P, John MR, Rao SD, Schmidt-Gayk H, et al. Development of a novel immunoradiometric assay exclusively for biologically active whole parathyroid hormone 1–84: implications for improvement of accurate assessment of parathyroid function. *J Bone Miner Res* 2001;**16**:605–14.
7. Silverberg SJ, Gao P, Brown I, LoGerfo P, Cantor TL, Bilezikian JP. Clinical utility of an immunoradiometric assay for parathyroid hormone (1–84) in primary hyperparathyroidism. *J Clin Endocrinol Metab* 2003;**88**:4725–30.
8. Carnevale V, Dionisi S, Nofroni I, Romagnoli E, Paglia F, De GS, et al. Potential clinical utility of a new IRMA for parathyroid hormone in postmenopausal patients with primary hyperparathyroidism. *Clin Chem* 2004;**50**:626–31.
9. Boudou P, Ibrahim F, Cormier C, Chabas A, Sarfati E, Souberbielle JC. Third- or second-generation parathyroid hormone assays: a remaining debate in the diagnosis of primary hyperparathyroidism. *J Clin Endocrinol Metab* 2005;**90**:6370–2.
10. Bjorkman M, Sorva A, Tilvis R. Responses of parathyroid hormone to vitamin D supplementation: a systematic review of clinical trials. *Arch Gerontol Geriatr* 2009;**48**:160–6.
11. Fillee C, Keller T, Mourad M, Brinkmann T, Ketelslegers JM. Impact of vitamin D-related serum PTH reference values on the diagnosis of mild primary hyperparathyroidism, using bivariate calcium/PTH reference regions. *Clin Endocrinol (Oxf)* 2012;**76**:785–9.
12. Ross AC, Manson JE, Abrams SA, Aloia JF, Brannon PM, Clinton SK, et al. The 2011 Report on Dietary Reference Intakes of Calcium and Vitamin D from the Institute of Medicine. *J Clin Endocrinol Metab* 2011;**96**:53–8.
13. Holick MF, Binkley NC, Bischoff-Ferrari HA, Gordon CM, Hanley DA, Heaney RP, et al. Evaluation, treatment, and prevention of vitamin D deficiency: an Endocrine Society clinical practice guideline. *J Clin Endocrinol Metab* 2011;**96**:1911–30.
14. Cusano NE, Silverberg SJ, Bilezikian JP. Normocalcemic primary hyperparathyroidism. *J Clin Densitom* 2013;**16**:33–9.
15. Lowe H, McMahon DJ, Rubin MR, Bilezikian JP, Silverberg SJ. Normocalcemic primary hyperparathyroidism: further characterization of a new clinical phenotype. *J Clin Endocrinol Metab* 2007;**92**:3001–5.
16. Bollerslev J, Marcocci C, Sosa M, Nordenstrom J, Bouillon R, Mosekilde L. Current evidence for recommendation of surgery, medical treatment and vitamin D repletion in mild primary hyperparathyroidism. *Eur J Endocrinol* 2011;**165**:851–64.
17. Stein EM, Dempster DW, Udesky J, Zhou H, Bilezikian JP, Shane E, et al. Vitamin D deficiency influences histomorphometric features of bone in primary hyperparathyroidism. *Bone* 2011;**48**:557–61.
18. Kandil E, Tufaro AP, Carson KA, Lin F, Somervell H, Farrag T, et al. Correlation of plasma 25-hydroxyvitamin D levels with severity of primary hyperparathyroidism and likelihood of parathyroid adenoma localization on sestamibi scan. *Arch Otolaryngol Head Neck Surg* 2008;**134**:1071–5.
19. Grubbs EG, Rafeeq S, Jimenez C, Feng L, Lee JE, Evans DB, et al. Preoperative vitamin D replacement therapy in primary hyperparathyroidism: safe and beneficial? *Surgery* 2008;**144**:852–8.
20. Silverberg SJ, Shane E, Jacobs TP, Siris E, Bilezikian JP. A 10-year prospective study of primary hyperparathyroidism with or without parathyroid surgery. *N Engl J Med* 1999;**341**:1249–55.
21. Rubin MR, Bilezikian JP, McMahon DJ, Jacobs T, Shane E, Udesky J, et al. The natural history of primary hyperparathyroidism with or without parathyroid surgery after 15 years. *J Clin Endocrinol Metab* 2008;**93**:3462–70.
22. Bilezikian JP, Meng X, Shi Y, Silverberg SJ. Primary hyperparathyroidism in women: a tale of two cities—New York and Beijing. *Int J Fertil Womens Med* 2000;**45**:158–65.
23. Bandeira F, Dreyer P, Bandeira C. From mild to severe primary hyperparathyroidism: the Brazilian experience. *Arq Bras Endocrinol Metab* 2006;**50**:640–6.
24. Zhao L, Liu J-M, He X-Y, Zhao H-Y, Sun L-H, Tao B, et al. The changing clinical patterns of primary hyperparathyroidism in Chinese patients: data from 2000–2010 in a single clinical center. *J Clin Endocrinol Metab* 2013;**98**:721–8.
25. Silverberg SJ, Shane E, de la Cruz L, Dempster DW, Feldman F, Seldin D, et al. Skeletal disease in primary hyperparathyroidism. *J Bone Miner Res* 1989;**4**:283–91.
26. Dempster DW, Parisien M, Silverberg SJ, Liang XG, Schnitzer M, Shen V, et al. On the mechanism of cancellous bone preservation in postmenopausal women with mild primary hyperparathyroidism. *J Clin Endocrinol Metab* 1999;**84**:1562–6.
27. Khosla S, Melton LJ, Wermers RA, Crowson CS, O'Fallon WM, Riggs BL. Primary hyperparathyroidism and the risk of fracture: a population-based study. *J Bone Min Res* 1999;**14**:1700–7.
28. Vignali E, Viccica G, Diacinti D, Cetani F, Cianferotti L, Ambrogini E, et al. Morphometric vertebral fractures in postmenopausal women with primary hyperparathyroidism. *J Clin Endocrinol Metab* 2009;**94**:2306–12.
29. Vestergaard P, Mollerup CL, Frokjaer VG, Christiansen P, Blichert-Toft M, Mosekilde L. Cohort study of risk of fracture before and after surgery for primary hyperparathyroidism. *BMJ* 2000;**321**:598–602.
30. Hansen S, Beck Jensen JE, Rasmussen L, Hauge EM, Brixen K. Effects on bone geometry, density, and microarchitecture in the distal radius but not the tibia in women with primary hyperparathyroidism: a case-control study using HR-pQCT. *J Bone Miner Res* 2010;**25**:1941–7.
31. Vu TD, Wang XF, Wang Q, Cusano NE, Irani D, Silva BC, et al. New insights into the effects of primary hyperparathyroidism on the cortical and trabecular compartments of bone. *Bone* 2013;**55**:57–63.
32. Stein EM, Silva BC, Boutroy S, Zhou B, Wang J, Udesky J, et al. Primary hyperparathyroidism is associated with abnormal cortical and trabecular microstructure and reduced bone stiffness in postmenopausal women. *J Bone Miner Res* 2013;**28**:1029–40.
33. Romagnoli E, Cipriani C, Nofroni I, Castro C, Angelozzi M, Scarpiello A, et al. "Trabecular bone score" (TBS): an indirect measure of bone microstructure in postmenopausal patients with primary hyperparathyroidism. *Bone* 2013;**53**:154–9.
34. Silva BC, Zhang C, Boutroy S, McMahon DJ, Zhou B, Wang J, et al. Trabecular bone score—TBS—a novel method to evaluate bone microarchitectural texture in patients with primary hyperparathyroidism. *J Clin Endocrinol Metab* 2013;**98**:1963–70.
35. Kanis JA, McCloskey EV, Johansson H, Oden A, Strom O, Borgstrom F. Development and use of FRAX in osteoporosis. *Osteoporosis Int* 2010;**21**:S407–13.
36. Bilezikian JP, Khan A, Potts Jr JT. Guidelines for the management of asymptomatic primary hyperparathyroidism: summary statement from the Third International Workshop. *J Clin Endocrinol Metab* 2009;**94**:335–9.
37. Walker MD, Fleischer J, Rundek T, McMahon DJ, Homma S, Sacco R, et al. Carotid vascular abnormalities in PHPT. *J Clin Endocrinol Metab* 2009;**94**:3849–56.
38. Yu N, Donnan P, Flynn R, Murphy M, Smith D, Rudman A, et al. Increased mortality and morbidity in mild primary hyperparathyroid patients. *Clin Endocrinol* 2010;**73**:30–4.
39. Kahal H, Aye M, Rigby AS, Sathyapalan T, England RJ, Atkin SL. The effect of parathyroidectomy on neuropsychological symptoms and biochemical parameters in patients with asymptomatic PHPT. *Clin Endocrinol (Oxf)* 2012;**76**:196–200.
40. Pasieka JL, Parsons L, Jones J. The long-term benefit of parathyroidectomy in PHPT: a 10-year prospective surgical outcome study. *Surgery* 2009;**146**:1006–13.
41. Amstrup AK, Rejnmark L, Mosekilde L. Patients with surgically cured PHPT have a reduced quality of life compared with population-based healthy sex-, age-, and season-matched controls. *Eur J*

Endocrinol 2011;**165**:753–60.
42. Tsukahara K, Sugitani I, Fujimoto Y, Kawabata K. Surgery did not improve the subjective neuropsychological symptoms of patients with incidentally detected mild PHPT. *Eur Arch Otorhinolaryngol* 2008;**265**:565–9.
43. Walker MD, McMahon DJ, Inabnet WB, Lazar RM, Brown I, Vardy S, et al. Neuropsychological features in PHPT: a prospective study. *J Clin Endocrinol Metab* 2009;**94**:1951–8.
44. Lewiecki EM, Baim S, Langman CB, Bilezikian JP. The official positions of the International Society for Clinical Densitometry. *J Clin Densitom* 2009:267–71.
45. Kunstman JW, Kirsch JD, Mahajan A, Udelsman R. Clinical review: parathyroid localization and implications for clinical management. *J Clin Endocrinol Metab* 2013;**98**:902–12.
46. Udelsman R, Lin Z, Donovan P. The superiority of minimally invasive parathyroidectomy based on 1650 consecutive patients with primary hyperparathyroidism. *Ann Surg* 2011;**253**: 585–91.
47. Udelsman R, Donovan P, Shaw C. Cure predictability during parathyroidectomy. *World J Surg* 2014;**38**:525–33.
48. Jorde R, Szumlas K, Haug E, Sundsfjord J. The effects of calcium supplementation to patients with primary hyperparathyroidism and a low calcium intake. *Eur J Nutr* 2002;**41**:258–63.
49. Ross AC, Manson JE, Abrams SA, Aloia JF, Brannon PM, Clinton SK, et al. The 2011 report on dietary reference intakes for calcium and vitamin D from the Institute of Medicine: what clinicians need to know. *J Clin Endocrinol Metab* 2011;**96**:53–8.
50. Chow CC, Chan WB, Li JK, Chan NN, Chan MH, Ko GT, et al. Oral alendronate increases bone mineral density in postmenopausal women with primary hyperparathyroidism. *J Clin Endocrinol Metab* 2003;**88**:581–7.
51. Khan AA, Bilezikian JP, Kung AW, Ahmed MM, Dubois SJ, Ho AY, et al. Alendronate in primary hyperparathyroidism: a double-blind, randomized, placebo-controlled trial. *J Clin Endocrinol Metab* 2004;**89**:3319–25.
52. Parker CR, Blackwell PJ, Fairbairn KJ, Hosking DJ. Alendronate in the treatment of primary hyperparathyroid-related osteoporosis: a 2-year study. *J Clin Endocrinol Metab* 2002;**87**:4482–9.
53. Rossini M, Gatti D, Isaia G, Sartori L, Braga V, Adami S. Effects of oral alendronate in elderly patients with osteoporosis and mild primary hyperparathyroidism. *J Bone Miner Res* 2001;**16**:113–9.
54. Khan AA, Bilezikian JP, Kung A, Dubois SJ, Standish TI, Syed ZA. Alendronate therapy in men with primary hyperparathyroidism. *Endocr Pract* 2009;**15**:705–13.
55. Peacock M, Bilezikian JP, Klassen PS, Guo MD, Turner SA, Shoback D. Cinacalcet hydrochloride maintains long-term normocalcemia in patients with primary hyperparathyroidism. *J Clin Endocrinol Metab* 2005;**90**:135–41.
56. Peacock M, Bolognese MA, Borofsky M, Scumpia S, Sterling LR, Cheng S, et al. Cinacalcet treatment of primary hyperparathyroidism: biochemical and bone densitometric outcomes in a five-year study. *J Clin Endocrinol Metab* 2009;**94**:4860–7.
57. Cetani F, Saponaro F, Banti C, Cianferotti L, Vignali E, Chiavistelli S, et al. Cinacalcet efficacy in patients with moderately severe primary hyperparathyroidism according to the European Medicine Agency prescription labeling. *J Endocrinol Invest* 2012;**35**:655–60.
58. Luque-Fernandez I, Garcia-Martin A, Luque-Pazos A. Experience with cinacalcet in primary hyperparathyroidism: results after 1 year of treatment. *Ther Adv Endocrinol Metab* 2013;**4**:77–81.
59. Marcocci C, Chanson P, Shoback D, Bilezikian J, Fernandez-Cruz L, Orgiazzi J, et al. Cinacalcet reduces serum calcium concentrations in patients with intractable primary hyperparathyroidism. *J Clin Endocrinol Metab* 2009;**94**:2766–72.
60. Peacock M, Bilezikian JP, Bolognese MA, Borofsky M, Scumpia S, Sterling LR, et al. Cinacalcet HCl reduces hypercalcemia in primary hyperparathyroidism across a wide spectrum of disease severity. *J Clin Endocrinol Metab* 2011;**96**:E9–18.
61. Faggiano A, Di Somma C, Ramundo V, Severino R, Vuolo L, Coppola A, et al. Cinacalcet hydrochloride in combination with alendronate normalizes hypercalcemia and improves bone mineral density in patients with primary hyperparathyroidism. *Endocrine* 2011;**39**:283–7.

第 35 章

甲状旁腺病变的术前定位

Giuliano Mariani, Salvatore Mazzeo, Domenico Rubello, Carlo Bartolozzi

引言

在过去的 15 年中，单侧、靶向、微创甲状旁腺腺瘤切除术已受到外科医生广泛认可，现已成为世界范围内治疗原发性甲状旁腺功能亢进症(PHPT)的主流趋势[1,2]。与传统的双侧颈部探查相比，这种方法的优点包括手术时间缩短，由于邻近组织(特别是喉返神经)损伤引起并发症的风险降低，术后恢复加快。然而，该手术能否成功很大程度上取决于甲状旁腺病变术前准确的定位。因此，术前影像学检查是患者管理的关键组成部分[3-6]。术前诊断方法包括准确的定位成像以降低持续性和(或)复发性 PHPT 的风险[4,7]。然而，需要强调的是 PHPT 的诊断并不依赖于影像学检查，而是基于临床与生化检查。但是，影像学检查能够评估因 PHPT 长期作用导致的并发症，如骨骼系统表现。

鉴于正常甲状旁腺组织特征：体积小、重量轻(40mg 以下)，所以很难将其与周围甲状腺组织区分开。因此，实际上正常甲状旁腺是不能用常规成像方式显示的。随着甲状旁腺增生和(或)腺瘤导致腺体体积增大，影像学检查能够发现甲状旁腺的可能性逐渐增大。充分的术前影像学检查不仅能够将手术探查局限于受影响的一侧，缩短手术时间，最重要的是能够检测到异位甲状旁腺腺瘤。鉴于此，2%~5%的人群表现为异位/超量甲状旁腺，而少于 4 个腺体比较罕见。虽然本书第 1 章详细介绍了甲状旁腺的胚胎学和解剖学，我们将在此总结一些影响甲状旁腺位置变异的因素。从胚胎学角度看，甲状旁腺起源于第三和第四鳃囊的内胚层，在胚胎发育过程中，甲状旁腺在迁移至最终位置时它们的相对位置反转。特别是下位甲状旁腺起初更接近于头侧(位于第三鳃囊)，与胸腺一同下降，到达其最终位置，位于甲状腺下部后外侧表面。上位甲状旁腺最初更接近于足侧(位于第四鳃囊)，在胚胎发育过程中与甲状腺保持密切关系，随着甲状腺的下降而下降，最终位于甲状腺上部背侧。

胚胎发育过程中，甲状旁腺迁移到最终位置所经历的复杂模式（其中一对甲状旁腺从相对于另一对甲状旁腺的头侧迁移到足侧）很好地解释了甲状旁腺手术方式的复杂多变。正常上位甲状旁腺大多数情况下位于甲状腺中上 1/3 背侧，正常下位甲状旁腺位置变异更大，有可能是因为它们更加复杂的迁移过程。在大约 50%的手术中，下位甲状旁腺可以在甲状腺下极的后方或者侧面 2cm 半径内被发现。其他经常出现的位置包括甲状腺胸腺韧带、胸腺内，甚至甲状腺内。

80%~85%的甲状旁腺腺瘤位于甲状腺附近的正常位置，15%~20%异位[8](图 35.1)。异位病变腺体位置包括前上纵隔(胸腺内或邻近胸腺位置)、沿食管后上纵隔、甲状腺下方(全部甲状旁腺腺瘤的 2%~3%)或中纵隔(极其罕见)。其他异位位置包括颈动脉鞘(在该解剖结构内或外侧)，比较少见的未下降的下位甲状旁腺位于上颈部、颈动脉分叉前方。“常见异位”指的是甲状旁腺腺瘤位于纵隔内、颈部较高位置(位于颈部血管鞘内侧或外侧）或位于甲状腺内。由于如此广泛的解剖变异，患者颈部可能有 4 个正常的腺体，纵隔内有一个异常的第五腺体，即纵隔内腺瘤。

甲状旁腺的异常转化(如甲状旁腺增生或腺瘤)引起细胞数量增多、代谢活动增强、动脉血液供应增加。这些特征是使用不同成像方法进行甲状旁腺成像的基础。甲状旁腺增生/腺瘤影像学检查方法通常由高分辨率超声、放射性核素成像、对比增强 CT 和磁共振组成[9,10]，其组合方式变化各异，主要取决于患者病情特点、当地检查条件、交通运输、成本和辐射剂量学考虑。当我们为患者制订术前影像学检查计划时，我们应当考虑到特定影像检查方式定位甲状旁腺腺瘤的准确

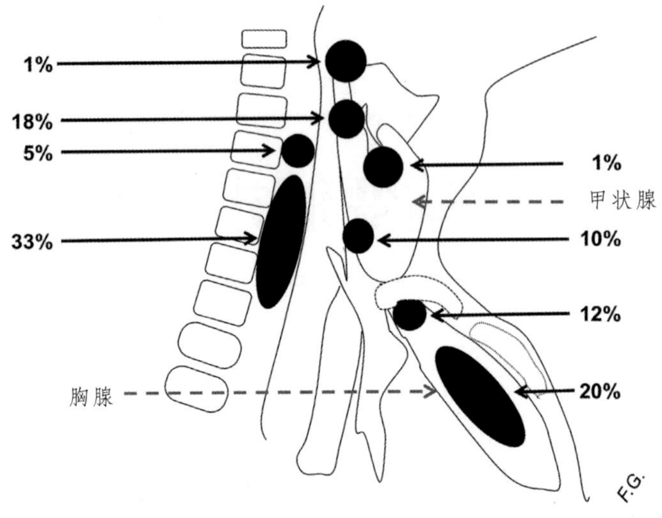

图 35.1 根据解剖部位,功能亢进甲状旁腺的分布图。来自单中心(Massachusetts General Hospital,Harvard Medical School,马萨诸塞州波士顿),1930—1975年间常规4个甲状旁腺探查手术后复发的PHPT,共发现了104个病灶。最常见的异位部位(占总数的65%)反映了下位甲状旁腺的下降路径。因下位甲状旁腺随胸腺一同下降,因此迁移路径很长。(Modified from[125].)

性。正如Kunstamn等[10]在最近的综述中所述,最常引用的超声检查对腺瘤正确定位敏感性平均值为76.1%(95%CI 70.4%~81.4%),^{99m}Tc-MIBI显像为78%(70.4%~90.6%),CT为89.4%。对于相应的平均阳性预测值,超声为93.2%(95%CI 90.7%~95.3%),^{99m}Tc-MIBI显像为90.7%(83.5%~96%),CT为93.5%。

虽然后文描述的大多是无创性影像学检查方式,但应注意的是,病变甲状旁腺术前定位的早期方法包括直接动脉造影,通常结合选择性静脉取样,分别测定不同部位血清PTH水平以定位高功能甲状旁腺(包括可能的异常位置,如胸腺)[11-13]。而在某些临床条件下,选择性(甚至超选择性)静脉采样(或SVS)在PHPT患者的手术方法中仍然具有确切的作用[14-20]。动脉造影应用越来越少,逐步被其他成像方式取代(主要是对比-增强CT,下文将进一步讨论)。

超声检查

高分辨率超声(US)与核医学科核素显像结合,成为术前甲状旁腺病变定位首选、可靠的检查方式。这种成本较低的技术对于辅助评估患者是否需要其他影像学检查方式具有重要的作用,如发现因位于颈部较深部位或位于纵隔中的异位甲状旁腺导致超声检查阴性患者。

超声检查时需要患者取仰卧位、颈部过度伸展;头部向右侧或左侧旋转以更好地检查颈深部,特别是甲状旁腺肿块可能异位于食管旁或椎旁区域。最好使用高频(7.5~13MHz)线性阵列探头,通过横向和纵向扫查,包括甲状腺、气管旁区域以及从颈动脉分叉上方至胸骨切迹下方的颈动脉-颈静脉轴[21-24]。

在使用超声行双侧颈部探查时,于颈根部气管旁间隙看到胸腺韧带内高回声的纤维脂肪组织具有重要作用,因为异位甲状旁腺可能位于此处。较低频率的超声探头,具有较深的颈部穿透力,有助于探查巨大甲状腺肿或甲状腺部分位于上纵隔中的患者,因为有时甲状腺与甲状旁腺疾病会同时存在。

甲状旁腺病变的形态变化较大,从圆形或椭圆形到细长形,这与甲状旁腺病变的大小与所在位置有关;特别是源自上甲状旁腺的病变通常具有细长的形状,因为它们在由刚性结构(例如,前面的甲状腺和后面的脊柱)构成的有限空间中生长(图35.2)。

在灰阶超声成像中,典型的甲状旁腺病变表现为均质的低回声肿块,位于甲状腺附近或者后方,颈长肌之前,颈总动脉内侧,或者处于更低位置时位于气管旁和食管旁间隙。在超声图像中能够很清楚地看到甲状腺和甲状旁腺病变之间的高回声线。甲状旁腺病变的低回声表现反映了其内部的组织结构,通常由缺乏/稀少液体或基质组分的大量密集细胞构成。然而,非典型病变导致的不均质改变、内部分叶、囊性变或由于脂肪沉积和偶尔钙化导致回声增加等并不罕见(图35.3)。

甲状旁腺增生与腺瘤的超声鉴别困难,首先,甲状旁腺增生与腺瘤相比形状更常呈球形,并且实质内可能具有钙化。在多个腺体受累的情况下,甲状旁腺增生易于诊断,如慢性肾衰竭患者继发甲状旁腺功能亢进症。甲状旁腺癌的超声表现与腺瘤相似,然而不规则的形状和对邻近结构的侵袭提示为恶性病变可能[25,26]。

超声检查的准确性主要取决于操作者的技术以及甲状旁腺病变的大小和位置。当经验丰富的放射科医生对没有颈部手术史或者不伴随甲状腺疾病的患者进行超声检查时,甲状旁腺病变的检出率大于90%,而伴有结节性甲状腺肿的患者这一比例明显下降到小于80%(图35.4)[24,27,28]。

超声检查假阴性结果见于甲状旁腺病变较小、异位(纵隔、胸骨后、食管后或食管旁、气管后方)等超声难以探及的部位,以及由于患者不配合或甲状腺肿大明显等情况。

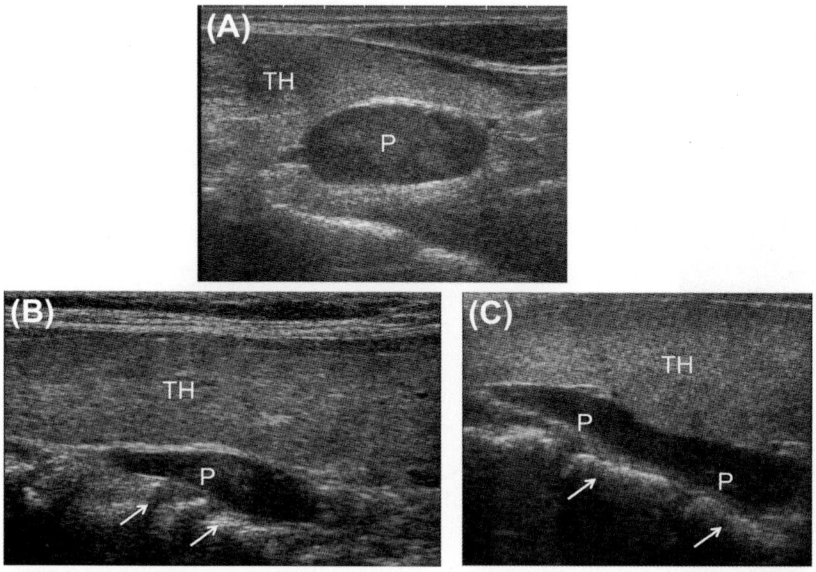

图 35.2　甲状旁腺腺瘤的超声表现举例。(A)下位甲状旁腺腺瘤：典型的甲状旁腺腺瘤回声(低回声)及形状。(B,C)上位甲状旁腺病变的典型表现；箭头表示颈椎前缘。P，甲状旁腺病变；TH，甲状腺实质。

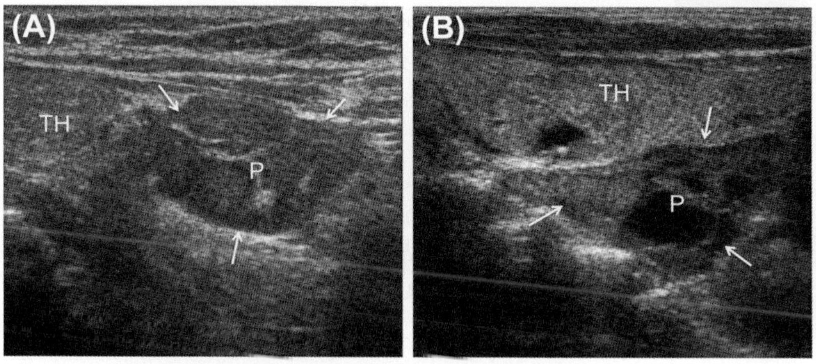

图 35.3　甲状旁腺腺瘤的不典型的超声表现（箭头）。(A)不均质和分叶状下位甲状旁腺。(B)甲状旁腺病变的囊性区。P，甲状旁腺病变；TH，甲状腺实质。

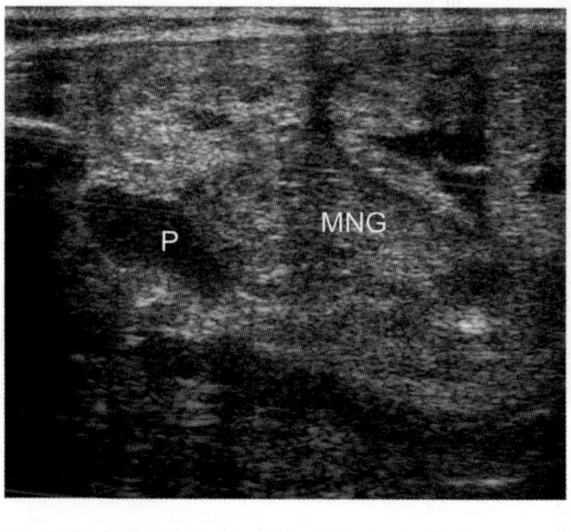

图 35.4　经手术证实的 PHPT 同时伴有多结节性甲状腺肿患者的超声扫描图像。典型的卵圆形和低回声、病灶位于甲状腺背侧有助于明确该可疑肿块为甲状旁腺病变。P，甲状旁腺病变；MNG，多结节性甲状腺肿。

超声检查报告的假阳率性差异较大：甲状腺结节、肿大的淋巴结、肌肉以及血管结构均可被误诊为肿大的甲状旁腺。据报道，在伴随结节性甲状腺肿的情况下，超声检查假阳性率可达 15%~20%。特别是位于甲状腺背侧的低回声结节与甲状旁腺腺瘤相似[29]。在伴随慢性桥本甲状腺炎的病例中也可能发生假阳性结果，这时难以区分甲状腺实质低回声改变与甲状旁腺腺瘤。此外，位于颈部中央区的淋巴结可能被误诊为甲状旁腺病变(图 35.5)。

甲状旁腺病变的彩色多普勒检查是鉴别甲状旁腺病变与颈部其他肿块的有效方式，据报道可减少假阳性结果[30]。规则的周边血流是甲状腺结节典型的超声表现，在甲状旁腺病变中很少见；而肿块内弥散性彩色信号，或局灶性周边血流伴有动脉多普勒频谱伴不同程度的甲状旁腺实质内血流信号，被认为是典型的甲状旁腺病变。然而，位于颈深部的甲状旁腺病变或者结节内有组织退化现象时血流分布较差(图 35.6 和图 35.7)[31,32]。

急性淋巴结炎与典型的甲状旁腺超声改变鉴别较容易，因为可以在淋巴结门部看到内部线条状血流信号[33]。另一方面，彩色多普勒超声在评估桥本甲状腺炎伴淋

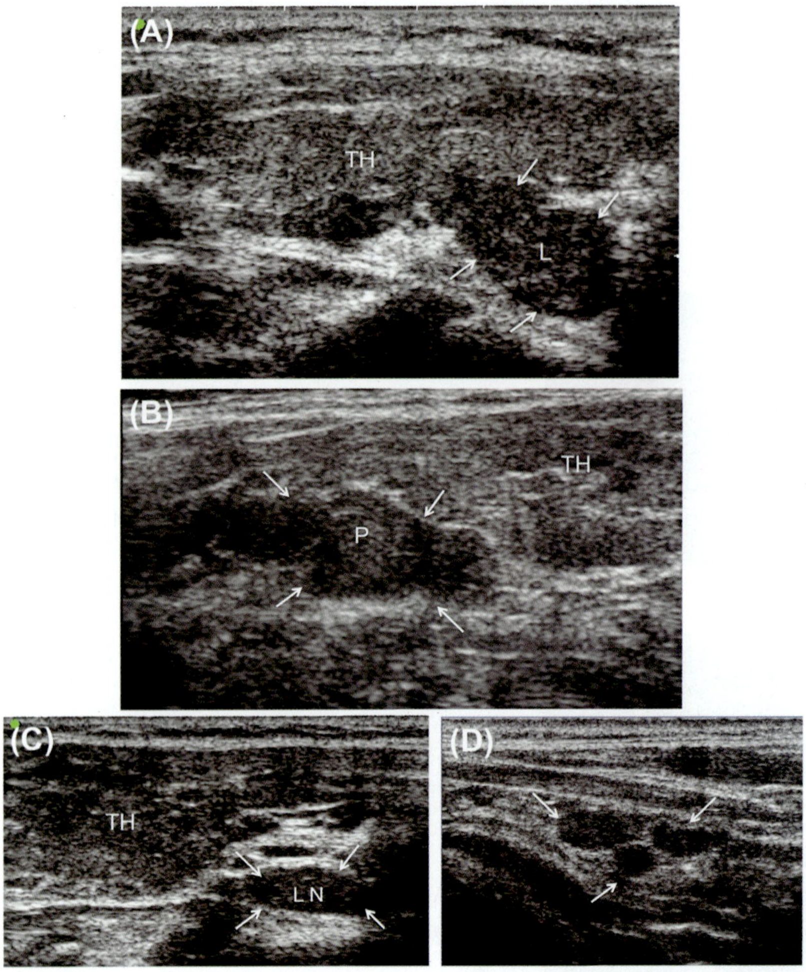

图 35.5 PHPT伴桥本甲状腺炎患者的典型超声图像:不均匀和低回声的甲状腺实质。(A)小叶状甲状腺实质低回声(箭头)可能被误认为甲状旁腺腺瘤。(B)有包膜的甲状旁腺病变(P)与小叶状的甲状腺实质类似。(C)被误认为肿大甲状旁腺的淋巴结(箭头)的回声及形态。(D)甲状旁腺病变与中央区淋巴结(箭头)无法鉴别。P,甲状旁腺病变;TH,甲状腺实质;L,小叶状甲状腺实质;LN,淋巴结。

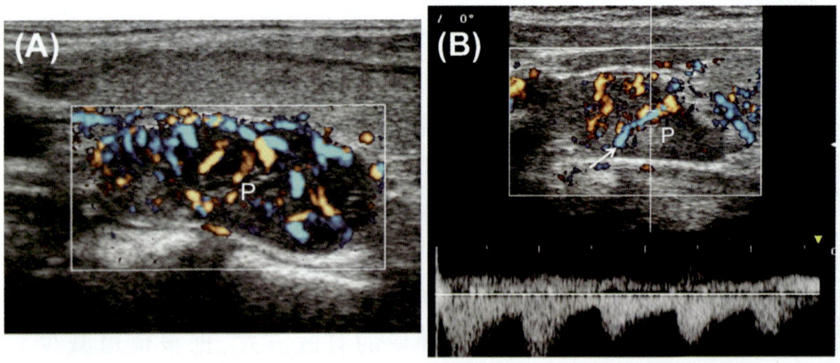

图 35.6 甲状旁腺病变典型的彩色多普勒超声表现。(A)弥漫性实质内彩色血流信号。(B)具有动脉频谱的血管注入端(箭头)。P,甲状旁腺病变。

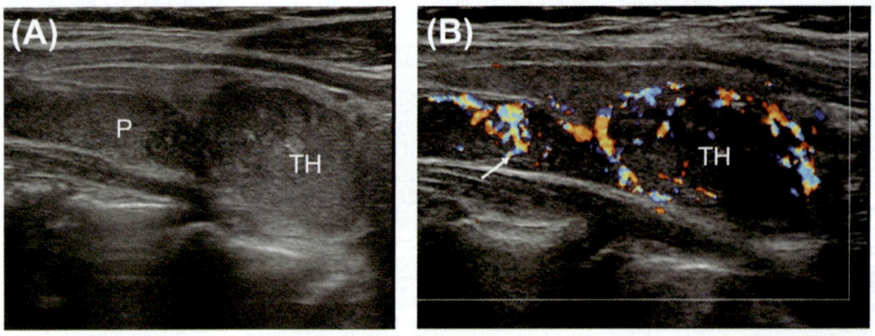

图 35.7 PHPT合并结节性甲状腺肿超声表现。(A)两个怀疑为甲状旁腺病变的低回声结节,分别位于甲状腺下极的大卵圆形结节和腺体后上缘的细长结节。(B)彩色多普勒证实了较大结节的甲状腺性质,具有典型的外周血流信号分布;相邻细长结节为甲状旁腺病变,由血管注入端的彩色血流信号证实(箭头)。P,甲状旁腺病变;TH,甲状腺结节。

巴结肿大的患者时无法与血供差的甲状旁腺病变鉴别。因此，对于那些可疑病变而言，如果血流信号不显著，彩色多普勒超声的诊断价值是有限的，此时超声检查不应做出病变性质的诊断。在这些情况下，需要结合超声引导下细针穿刺抽吸（FNA）细胞学分析和（或）PTH 测定[34-38]。

超声引导下 FNA 检查通常耐受性良好，如果病变血供丰富，在穿刺操作后可能发生小的局部出血。虽然非常罕见，FNA 后癌细胞的溢出或播种是这种操作的潜在并发症[39]，当甲状旁腺病变怀疑是甲状旁腺癌时应慎重考虑；尚没有甲状旁腺腺瘤病伴复发性 PHPT 的报道[40]。然而，术前的有创操作，如 FNA 并不总能被外科医生很好地接受，因为局部出血可能不利于微创手术的顺利开展或可能增加手术并发症的发生率。细胞学分析所提供的样本不足，在某些情况下甲状腺和甲状旁腺结节之间的鉴别诊断可能并不容易[41]。另一方面，据报道，穿刺抽吸液中的 PTH 测定具有良好的灵敏度[42]，可以考虑应用于超声表现不典型（例如，甲状腺内的结节，伴有甲状腺肿）或甲状旁腺手术失败后重新探查手术的患者。该操作不推荐用于初次手术探查之前，特别是初次手术由经验丰富的外科医生进行操作时（因为此时手术成功率很高）。

近期提出应用超声实时弹性成像（USE）技术评估甲状旁腺病变，这是一种评估浅表组织（乳腺、甲状腺、阴囊、前列腺）弹性程度的相对新颖的技术[43]。其很难做到常规临床应用，虽然可以考虑应用该技术鉴别甲状旁腺病变的性质[45]，但是 USE 成像能否减少超声假阳性率结果还有待证实。

基于对比剂特异性成像软件分析的微泡增强超声检查（CEUS）被广泛用于肝脏肿瘤病变性质鉴别，也被用于术前甲状旁腺病变检查[45]。CEUS 基于血液池对比剂，可以描述所评估的器官/组织的微循环和大循环。甲状旁腺腺瘤和增生因动脉期甲状旁腺回声显著增强而表现为高回声，这与病变的高功能模式有关；同时需要提到，甲状旁腺病变相对于甲状腺消退速度更快[45]。CEUS 主要用于区分甲状旁腺病灶与相邻淋巴结，因为淋巴结显示早期为中央动脉血流和晚期实质增强而没有早期消退。因此，CEUS 预期可以降低超声检查中小的甲状旁腺腺瘤的假阴性率，其区分血供差的甲状旁腺病变与颈部其他血供差的病变必须通过进一步的大规模临床研究来验证。因此，临床应用 CEUS 评估 PHPT 患者预计会逐渐增加。

甲状旁腺显像

由于缺乏甲状旁腺特异的放射性药物，促进了双示踪剂甲状旁腺减影成像技术的发展[46]。这种方法的基本原理在于同时利用可被甲状腺和甲状旁腺组织摄取的示踪剂以及仅由甲状腺摄取的示踪剂，在适当的数字减影处理之后，可以使病理性甲状旁腺组织显示出来。该技术最早基于 ^{75}Se-蛋氨酸（一种放射性标记的氨基酸，由于甲状腺及甲状旁腺组织的高代谢活性而主动地浓聚在甲状腺和甲状旁腺组织中），同时或顺序应用 ^{131}I-碘化物（其选择性地被甲状腺摄取）[47]。然而，由于性能不佳（与当时可用的成像设备的技术限制相关），并且担心放射核素放射剂量较大，这种技术并没有得到普及[48]。当用 ^{201}T1-氯化物代替 ^{75}Se-蛋氨酸，用 ^{99m}Tc 高锝酸盐（$^{99m}TcO4^{-}$）代替 ^{131}I-碘化物后，得到了更好的成像效果[49]。然而，由于一定程度的内在变异性和不同中心的低可重复性，这种双同位素成像技术的表现并不优于其他成像方式[50,51]。

甲状旁腺显像技术进步的真正转折点是 Coakley 及其同事在 20 世纪 80 年代后期用 ^{99m}Tc-甲氧基异丁基异腈（^{99m}Tc-sestamibi）进行心肌灌注闪烁扫描中偶然发现该放射性核素被病变甲状旁腺组织摄取[52]。根据他们的报道，与 ^{201}T1-氯化物相比，^{99m}Tc-sestamibi 成像更佳、放射性剂量更小、成本更低，导致 ^{99m}Tc-sestamibi 很快便取代了 ^{201}T1-氯化物用于甲状旁腺显像。于是甲状旁腺 ^{99m}Tc-sestamibi 显像成为评估 PHPT 的标准成像方法[53-56]。

甲状旁腺组织摄取 ^{99m}Tc-sestamibi 的机制在于这种亲脂性化合物的快速跨膜扩散，从而形成细胞内外的电梯度。一旦进入细胞内，^{99m}Tc-sestamibi 积聚在线粒体内，反映细胞的代谢活性。因此，对 ^{99m}Tc-sestamibi 的摄取量与甲状旁腺增生/腺瘤的血流量、大小和线粒体活性等因素有关[75]。与 ^{75}Se-蛋氨酸和 ^{201}T1-氯化物类似，^{99m}Tc-sestamibi 在静脉注射后几分钟内便积聚于甲状腺和甲状旁腺组织中。然而，在甲状腺组织中释放 ^{99m}Tc-sestamibi 的速度比在甲状旁腺中快得多，这可能与甲状旁腺组织中多药耐药相关的膜相关 P-糖蛋白系统功能下调的病理生理学模式有关，^{99m}Tc-sestamibi 也是其底物之一[58-61]。所谓的双时相 ^{99m}Tc-sestamibi 甲状旁腺显像方法的原理是：甲状腺与甲状旁腺对同一个放射性示踪剂清除速率不同，从而将甲状腺与甲状旁腺鉴别开来。正如 Taillefer 等人最初所述，在静脉注射

740MBq 的 ^{99m}Tc-sestamibi 后的 15 分钟、2~3 小时获得颈部和胸部的平面成像[54]。甲状旁腺腺瘤成像特点为早期相局灶性摄取增高，一直持续到成像晚期(图 35.8)。虽然这种成像技术操作简便，具有较高的灵敏度和特异性，特别是在 PHPT 患者中[62]，但仍具有一定的局限性。甲状腺实性结节对 ^{99m}Tc-sestamibi 具有很强的摄取作用，无论结节是良性还是恶性，以及无论行 $^{99m}TcO_4^-$扫描时是“热结节”还是“冷结节”[63]。由于结节性甲状腺肿常与 PHPT 共存(高达 50%的 PHPT 患者合并结节性甲状腺肿)[64]，当应用 ^{99m}Tc-sestamibi 单一示踪剂进行甲状旁腺显像时，会出现假阳性结果[62,65]。

应用双示踪剂技术几乎可以完全克服上述缺点，双示踪显像剂为 ^{99m}Tc-sestamibi(或 ^{99m}Tc-tetrofosmin，具有与 ^{99m}Tc-sestamibi 相似生物分布模式的另一种心肌灌注显像剂)与仅由甲状腺组织摄取的示踪剂组合，如 $^{99m}TcO_4^-$或 ^{123}I-碘化物(图 35.9)。放射性药物的选择主要取决于当地的经验和获得不同药品的便利性。尽管 ^{99m}Tc-sestamibi 和 ^{99m}Tc-tetrofosmin 几乎可以相互替代用于甲状旁腺显像，但有两点区别需要引起注意。第一个与放射性标记条件有关，即 ^{99m}Tc-sestamibi 需要达到沸腾温度，^{99m}Tc-tetrofosmin 在室温下标记即可。其次，两种放射性药物具有不同的体内生物分布，与 ^{99m}Tc-sestamibi 不同，^{99m}Tc-tetrofosmin 未显示出在甲状旁腺和甲状腺组织中清除速率存在差异；因此，后一种显像剂只能用于双示踪剂，而不能用于单示踪剂双时相甲状旁腺显像[46,66,67]。

99mTc-sestamibi 甲状旁腺双时相显像

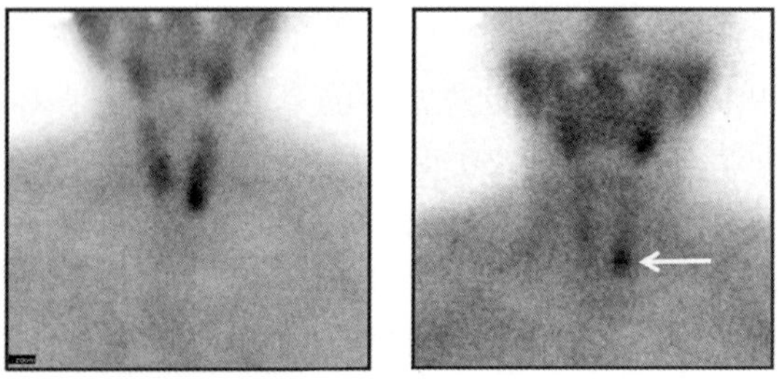

注射后 15 分钟　　　　注射后 2.5 小时

图 35.8 PHPT 患者典型 ^{99m}Tc-sestamibi 双时相甲状旁腺显像。除了 ^{99m}Tc-sestamibi 典型的生物分布以及唾液腺的生理性摄取，早期图像(左图)显示整个甲状腺实质中的示踪剂摄取，但是存在左叶下极示踪剂浓聚灶。延迟像显示甲状腺实质的放射性几乎完全消失，甲状腺左叶(白色箭头)下极部位对应于甲状旁腺腺瘤的位置仍保留高放射性。

在甲状腺特异性示踪剂中，首选 $^{99m}TcO_4^-$，因为其具有物理、放射剂量和运输优势；此外 $^{99m}TcO_4^-$比 ^{123}I-碘化物便宜得多，更容易获得。然而，值得注意的是，与 ^{99m}Tc 相比 ^{123}I 具有发射不同能量谱的伽马射线的优点(^{123}I 和 $^{99m}TcO_4^-$的主能量峰分别为 159keV 和 140keV)，其允许同时采集甲状腺(^{123}I-碘化物)和甲状腺+甲状旁腺(例如，^{99m}Tc-sestamibi)图像，可以避免运动伪像，并缩短依次应用 ^{99m}Tc-sestamibi 和 $^{99m}TcO_4^-$的显像时间[46,56]。

双示踪剂甲状旁腺显像的患者准备与甲状腺扫描相同，只需要预防体内碘蓄积[46]。特别是在双重示踪剂甲状旁显像之前，应避免给予碘化造影剂至少 2 周；此外，只要条件允许，甲状腺激素治疗应停用 2~3 周，停用甲巯咪唑或丙硫氧嘧啶治疗至少 1 周[46]。

与任何其他甲状旁腺显像方式一样，双示踪剂减影甲状旁腺显像技术的目的不是为了明确 PHPT 的初始诊断，而是用于经生物化学检查明确 PHPT 诊断后甲状旁腺病变的定位[68]。^{99m}Tc-sestamibi 甲状旁腺显像对于病理性甲状旁腺定位的敏感性高于甲状旁腺的形态学成像技术高(90%对 36%~75%)；然而，^{99m}Tc-sestamibi 甲状旁腺显像的特异性可能低于敏感性，特别是伴有结节性甲状腺肿的患者[55]。在这些情况下，双示踪剂减

双示踪剂甲状旁腺显像

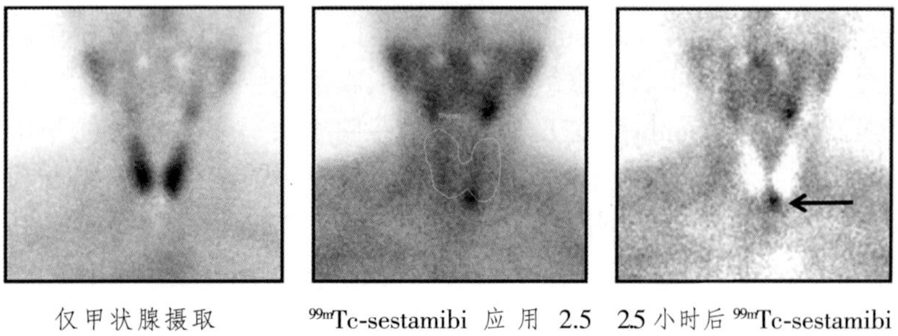

仅甲状腺摄取 $^{99m}TcO_4^-$的图像

^{99m}Tc-sestamibi 应用 2.5 小时后图像，同时可见甲状腺对 $^{99m}TcO_4^-$摄取的显像轮廓

2.5 小时后 ^{99m}Tc-sestamibi 图像中减去甲状腺图像

图 35.9 PHPT 患者双示踪剂甲状旁腺显像，本例患者甲状腺显像剂为 ^{99m}Tc-高锝酸盐($^{99m}TcO_4^-$)。左图显示 $^{99m}TcO_4^-$扫描；甲状腺实质轮廓由手工勾画。中间图像显示了在 3 小时的时候 ^{99m}Tc-sestamibi 扫描图像，该图像上叠加上了仅在甲状腺扫描上手工绘制的甲状腺的轮廓，证明甲状腺基底处放射活性延迟保留的集中区域与甲状腺实质分离。右图为减影图像：是从延迟 ^{99m}Tc-sestamibi 扫描图像中减去仅甲状腺显像的图像(左侧图中定义手工绘制的甲状腺轮廓)获得的，示踪剂延迟保留(黑色箭头)的集中部位最有可能为功能亢进的甲状旁腺腺瘤。

影法提高了特异性，因为它通常能够鉴别由于甲状腺结节摄取 ^{99m}Tc-sestamibi 而导致的成像干扰。因此，特异性能够超过 90%[69]。

尽管减影显像技术可以应用不同的双示踪剂组合方案[50]，但其原理均是基于不同示踪剂被组织顺序摄取而显像，其中一种示踪剂只被甲状腺摄取，另一种示踪剂同时被甲状腺与甲状旁腺摄取[46,55,56,70–72]。使用双放射性核素（分别为 ^{99m}Tc 和 ^{123}I）的单独能量窗口可以同时或独立的采集图像，通过使用适当的归一化因子，从甲状腺+甲状旁腺联合图像（用 ^{99m}Tc-sestamibi 得到）中减去甲状腺图像（用 ^{123}I–碘化物获得），以便显示病变的甲状旁腺。

应用 $^{99m}TcO_4^-$（仅甲状腺成像）和 ^{99m}Tc-sestamibi（甲状腺和甲状旁腺均成像）的甲状旁腺显像方案的变化是基于 $^{99m}TcO_4^-$ 相对于 ^{99m}Tc-sestamibi 的不同给药时间，两种放射性药物的不同活性以及可使用高氯酸钾诱发甲状腺实质对 $^{99m}TcO_4^-$ 快速洗脱（见图 35.9 和图 35.10 中的代表性实例）。

不管采用哪种双示踪剂，甲状旁腺显像由包括颈部和纵隔区域的前位相平面图像组成，向上延伸至颌下腺，向下延伸至心脏上部，以确保能够检测到异位甲状旁腺组织[46]。通常推荐使用低能量、高分辨率的平行孔准直器，而针孔形准直器可以聚焦在颈部获得放大的、分辨率更高的图像。这些技术使得我们能够分辨出两个相邻的甲状旁腺腺瘤[46]。

目前，在 ^{99m}Tc-sestamibi 早期图像采集之后，常规进行平面成像后的颈部和胸部的单光子发射计算机断层显像（SPECT）。据报道，该方法的敏感性高达 96%[73–76]，而延迟 SPECT 显像的敏感性仅为 78%~87%[77,78]。SPECT 颈部及胸部双示踪剂甲状旁腺显像明显提高了甲状旁腺显像的敏感性及准确率，特别是对于异位甲状旁腺的病例[69]。

虽然目前 SPECT 被认为是甲状旁腺显像中比较有用的检查方式[79,80]，当作为独立检查技术使用时，由于不能提供可靠的解剖标志，因此在颈部和纵隔断层显像时缺乏精确定位。因此，双示踪剂甲状旁腺显像联合颈部超声检查被认为是检测位于颈部区域的甲状旁腺腺瘤的模式。此外，对于异位甲状旁腺病变或者位于颈部较深位置的甲状旁腺腺瘤，CT 的敏感性高于超声检查。现代整合医学体系的发展，特别是具有 γ 照相机功能的 SPECT 与 CT 扫描仪（SPECT/CT）相整合，已经迅速改变了上述甲状旁腺显像技术现状。SPECT/CT 可以将颈部和纵隔的 SPECT 和 CT 图像整合到一起，从而允许功能数据（SPECT）与精确解剖位置的融合[46,69]。结果，SPECT/CT 不仅提高了灵敏度（通过基于 CT 获得的患者特异性组织衰减数据做出的更好的衰减校正），而且还提高了 ^{99m}Tc-sestamibi 甲状旁腺显像的特异性。SPECT/CT 显像降低了因生理性和（或）形态部位相关的对 ^{99m}Tc-sestamibi 摄取造成的假阳性结果，特别是在复发性 PHPT 患者中，正常解剖结构可能被瘢痕组织改变[16]。

几项研究证实了 SPECT/CT 在定位腺瘤和促进手

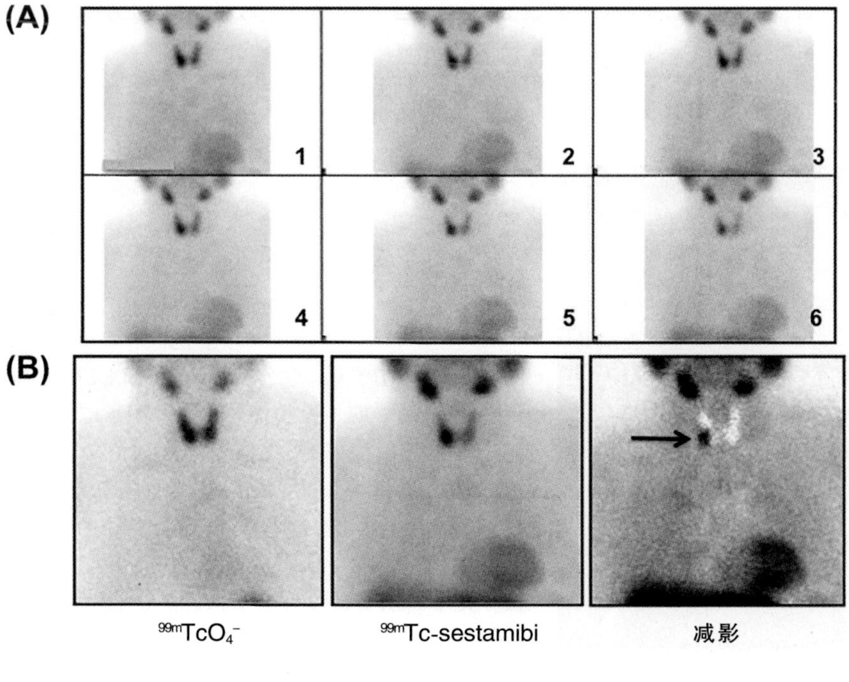

图 35.10　Rubello 等人[72]对 PHPT 患者进行双示踪甲状旁腺闪烁显像。仅由甲状腺摄取的示踪剂 $^{99m}TcO_4^-$ 扫描之后，应用高氯酸钾以加速示踪剂从甲状腺中排出，然后加用 ^{99m}Tc-sestamibi。(A)静脉注射 ^{99m}Tc-sestamibi 后以每帧 5 分钟的速度获得的动态序列图像。(B)中间图像显示的是以上序列中提取的最佳帧，可见甲状腺右叶下极明显的示踪剂高摄取。(B)左侧图像显示以 $^{99m}TcO_4^-$ 作为示踪剂获得的仅甲状腺图像，然后将其从甲状腺与甲状旁腺均显像的 ^{99m}Tc-sestamibi 显像中减去，以获得(B)中右图所示的图像，清楚地证实示踪剂延迟排出的部位（黑色箭头）最可能是功能亢进的甲状旁腺腺瘤。然而，在本检查方案最初的版本中并未特意提及如果检查结果仍未确定是否为功能亢进甲状旁腺，可以选择延迟扫描（正如双时相方案中那样，应用 ^{99m}Tc-sestamibi 后 2~3 小时再次扫描）。

术探查方面的附加价值，特别是在异位腺瘤和有颈部手术史患者中(图 35.11 和图 35.12)。Lavely 等[81]的一项综合研究,对 110 例 PHPT 患者做了双时相 ^{99m}Tc-sestamibi 显像,包括平面成像、SPECT 和 SPECT/CT 成像。SPECT/CT 的早期显像结合任何延迟成像的方式成为最佳检查手段,准确率约为 86%。SPECT/CT 的主要优势是其能够区分下位甲状旁腺与下-后位甲状旁腺(为上位甲状旁腺在气管食管沟迁移的结果)。正如预期的那样,对于三种技术(平面成像、SPECT 和 SPECT/CT),双时相成像优于单时相成像。因此,尽可能地推荐使用早期 SPECT/CT 成像的双时相显像，特别是当计划应用微创手术时。从手术角度来看,SPECT/CT 虽然使得检查费用增加，但手术时间却由 62 分钟缩短到 36 分钟[82]。

近年来提出了 SPECT 显像的减影技术。Neumann 等人使用 ^{123}I 和 ^{99m}Tc-sestamibi 的双示踪剂甲状旁腺扫描,但采用双能窗口获得 SPECT/CT 图像。然后,他们利用衰减校正的 SPECT 获得 SPECT 减影图像(从 ^{99m}Tc-sestamibi SPECT 中减去 ^{123}I-碘化物 SPECT)。这种新技术提供了与 SPECT/CT 辅助的平面成像获得的数据相似的结果[83]。

虽然这些发现前景很好,但应注意的是,SPECT/CT 会增加患者的费用和辐射负担,在异位甲状旁腺腺瘤或曾经接受过手术的患者中,SPECT/CT 对于甲状旁腺显像所造成的负担与患者获益之间尚无明确的共识[10]。虽然最新的欧洲核医学协会(EANM)指南并不推荐常规应用 SPECT/CT[46],但是最新的核医学和分子成像学会(SNMMI)指南却详细讨论了该检查过程,非常重视使用 SPECT/CT 进行甲状旁腺显像[70]。

正电子发射断层扫描(PET)的临床价值也被评估用于 PHPT 患者术前定位,该假设是基于其空间分辨率优于 SPECT，可进一步改善术前成像且便于开展微创手术。特别是功能亢进的甲状旁腺病变中的葡萄糖代谢升高,PET 能够通过检测具有放射性标记的葡萄糖类似物 ^{18}F-FDG 检测到这种异常改变,其灵敏度为 86%[84]。然而,这种成像方法尚未得到广泛应用。最近的研究报道了应用 ^{11}C 标记的蛋氨酸(在最初的双示踪剂甲状旁腺显像技术中使用的与 ^{75}Se-蛋氨酸具有相同理论基础的氨基酸代谢增强的标记物)为示踪剂的 PET 在甲状旁腺增生与腺瘤的术前定位中具有较高的灵敏度[85,86](图 35.13)。SchalinJäntti 等在持续性 PHPT 患者中，对比了 ^{123}I/^{99m}Tc-sestamibi 平面成像、^{99m}Tc-sestamibi SPECT(SPECT/CT)、[^{11}C]蛋氨酸 PET/CT 和选择性静脉取样(SVS)的性能。据他们报道,^{123}I/^{99m}Tc-sestamibi 的平面成像在复杂 PHPT 中表现良好，推荐用于再次手术前的一线成像方式,而[^{11}C]蛋氨酸 PET/CT 在 ^{123}I/^{99m}Tc-sestamibi 扫描阴性的情况下提供了有价值的信息。与 ^{123}I/^{99m}Tc-sestamibi 联合[^{11}C]蛋氨酸 PET/CT 成像组合结果相比,^{99m}Tc-sestamibi SPECT/CT 与 SVS 组合没有获得更多的临床有用的信息[20]。

迄今为止,[^{18}F]FDG 或[^{11}C]蛋氨酸 PET 成像尚未得到广泛应用,部分原因是与常规核素成像相比,PET 成本高得多。如果可行,它往往仅限用于不确定或常规显像阴性的患者。

通过上述不同成像方法获得的累积经验，我们建议使用特定的成像技术如下：

• 双时相 ^{99m}Tc-sestamibi 显像技术(尽可能与早期 SPECT 或 SPECT/CT 互补）足以识别/定位 PHPT 患者高功能的甲状旁腺组织。

• 与常规甲状旁腺切除术(定位检查首选早期相

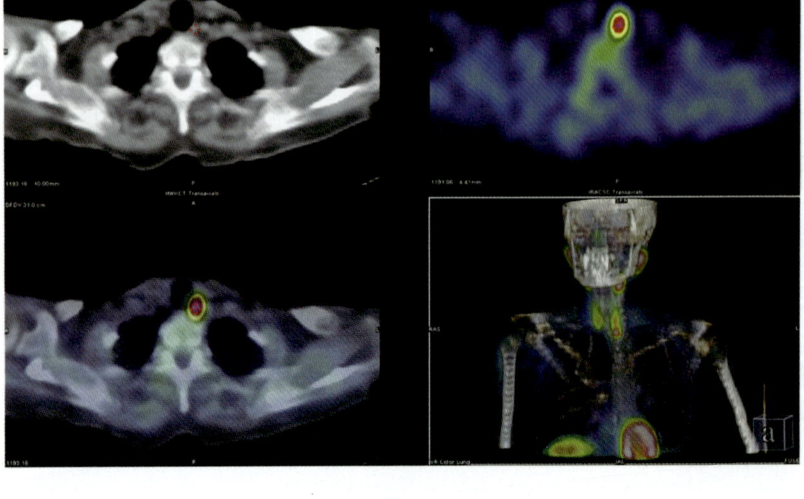

图 35.11 PHPT 患者 ^{99m}Tc-sestamibi SPECT/CT 显像。在记录早期平面扫描之后，应用示踪剂 20~30 分钟开始图像采集。左上方(CT 部分)、右上方(SPECT 图像)、左下方(SPECT/CT 融合图像)分别显示的是气-食管旁的左下甲状旁腺腺瘤的横断面图像。右下方显示三维立体渲染 SPECT/CT 图像，其中组织窗显示骨骼结构以更好地定位腺瘤所在部位。

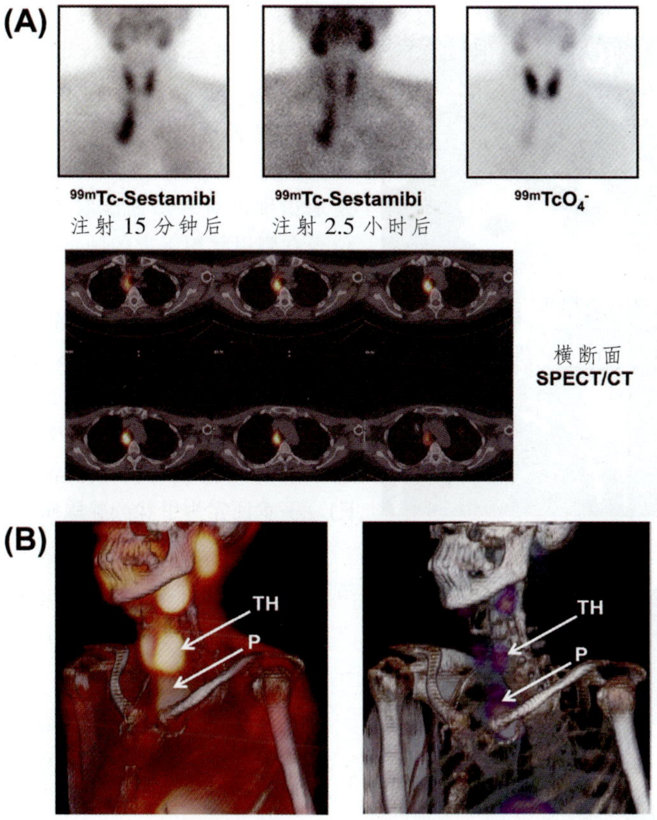

图 35.12　在 PHPT 的患者中，^{99m}Tc-sestamibi 甲状旁腺显像显示位于上纵隔体积较大的高功能甲状旁腺腺瘤（常见异位部位）。(A)上图显示了静脉注射 ^{99m}Tc-sestamibi 后早期(左图)和晚期(中间图)获得的平面图像，清楚地观察到从甲状腺下极右下方延伸至上纵隔庞大的对示踪剂延迟排出的肿块；该肿块并不摄取仅仅由甲状腺摄取的示踪剂 $^{99m}TcO_4^-$(右图)，因此表明其为甲状旁腺性质(随后由手术确认)；下图显示了横断面 SPECT/CT 序列图像，证实了 ^{99m}Tc-sestamibi 高摄取部位(用红色强度表示)与其相邻的解剖结构(用灰色强度表示)关系。(B)三维立体渲染 SPECT/CT 图像用不同的窗口显示功能亢进、巨大甲状旁腺腺瘤形态与软组织窗(左图)和骨骼结构窗(右图)的关系；这些信息对于术前制订最佳手术方案至关重要。P，异位甲状旁腺腺瘤；TH，甲状腺。

SPECT 或 SPECT/CT)相比，单侧手术探查或微创手术时选择双示踪剂甲状旁腺显像(^{99m}Tc-sestamibi 与 $^{99m}TcO_4^-$/^{123}I-碘化物组合)更合适。

• 双时相和(或)双示踪剂甲状旁腺显像可用于持续/复发性 PHPT 的患者。

考虑到甲状旁腺显像尚无统一标准，放射性核素甲状旁腺显像最常见适应证可概括如下[46,70]：

• PHPT 患者高功能腺瘤或增生组织的术前定位，尤其用于鉴别异位与正常位置高功能甲状旁腺组织。

• 为 PHPT 患者制订最合适的手术方案(微创甲状旁腺切除术或常规甲状旁腺切除术。

• 术前评估初次手术后持续/复发的 PHPT 患者。

• 继发性甲状旁腺功能亢进症患者初次手术前 ^{99m}Tc-sestamibi 甲状旁腺显像的价值目前尚有争议。

CT 检查

计算机断层扫描(CT)被认为是甲状旁腺病变精确定位的二线成像技术，特别对于持续性或复发性疾病患者。该检查可以快速对整个颈部和纵隔区域成像，并且由于其精细的解剖成像，可以指导手术探查，特别是对于异位甲状旁腺腺瘤患者[87,88](图 35.14 至图 35.17)。对比增强 CT 成像可以检测出高血供的甲状旁腺病变，可与颈部其他病变相鉴别，也可明确其与颈部大血管以及同时伴发的甲状腺结节的关系。

在常用的诊断方法中[10]，当一线成像方法(超声和甲状旁腺显像)显示阴性时，或者当超声检查显示阴性但甲状旁腺显像怀疑异位甲状旁腺病变时[89]，应当考虑进行 CT 检查。鉴于甲状旁腺超声联合甲状旁腺显像具有较高的诊断准确率，CT 检查仅在少数患者中用于术前影像学检查[88]。甲状旁腺 CT 的准确性主要取决于采取的成像参数以及放射学家对于图像的专业解读。

先进的多排螺旋 CT(MDCT)多排采集系统的引进和多期对比增强技术的使用促进了基于 CT 的甲状旁腺成像新技术的发展，从而将 CT 内在的高分辨率、三维重建成像能力与时间相关增强扫描相整合，用于甲状旁腺评估。后一个特征(其导致了诸如四维 CT 等新技术的出现)使得我们能够观察到高功能甲状旁腺组织与颈部其他解剖结构造影剂灌注随时间的变化情况，从而识别不同组织的不同灌注模式[90,91]。

CT 在多腺体病患者中的敏感性和阳性预测价值均较高(图 35.15 和图 35.16)[92,93]。与 ^{99m}Tc-sestamibi 显像相比，CT 检查时间更短，总体费用却相差无几，而采用精准信号采集方式后，CT 较高的辐射暴露可以最小化。鉴于以上原因以及当地检查手段和经济条件，一些人认为单独应用 CT 或者与超声联合可以替代 ^{99m}Tc-sestamibi 显像作为甲状旁腺病变术前定位的首选检查[20,89,94-99]。

CT 的缺点包括电离辐射暴露和静脉应用含碘造影剂，静脉注射含碘造影剂具有一定的风险性，严禁用于对碘化药物过敏者以及肾功能减退的患者。

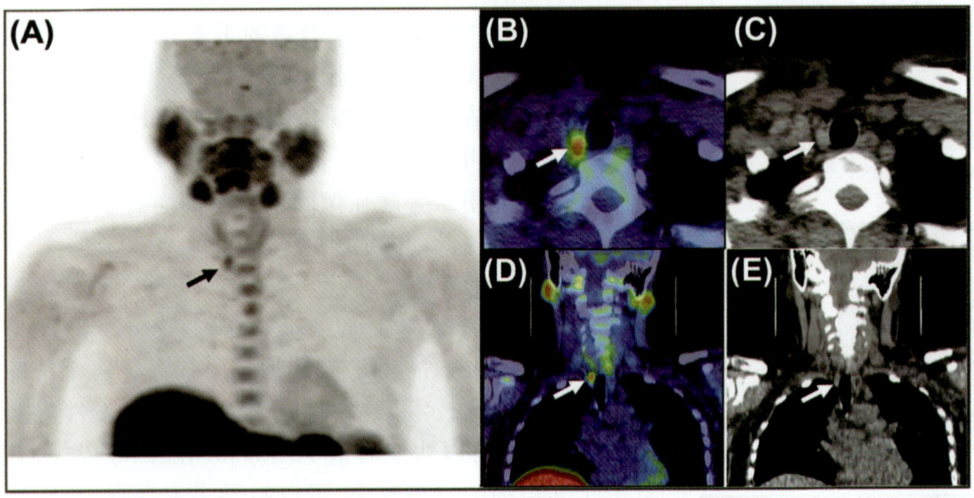

图 35.13 生物化学检查诊断为 PHPT 的患者 ^{11}C 蛋氨酸 PET/CT 检查，该患者超声及 ^{99m}Tc-sestamibi 检查阴性/不确定。(A)PET 扫描清楚地识别出对示踪剂摄取增加的位于右侧甲状腺下方的肿物(在前后位图像中显示最明显的层面，黑色箭头)；由标准摄取值最大值(SUV_{max})表示的摄取强度为 5.2。白色箭头指示为同一病变横断面(B，C)和冠状面(D，E)图像，PET/CT 融合图像(B，D)和仅 CT 图像(C，E)。手术证实为甲状旁腺腺瘤。

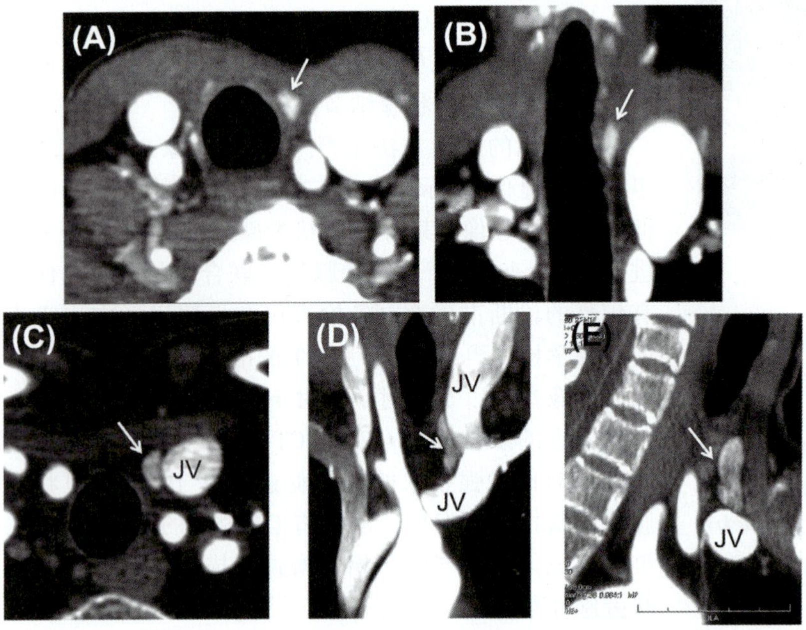

图 35.14 甲状腺全切术后持续性 PHPT 患者的对比增强 CT。在横断面(A)和冠状面(B)图像(箭头)中气管左侧可见高密度甲状旁腺组织。另 1 例患者的横断面(C)、冠状面(D)和矢状面(E)图像可以看到与颈静脉相邻的典型的高血供病变(箭头)。2 例患者 ^{99m}Tc-sestamibi 扫描均为阳性。JV，颈静脉。

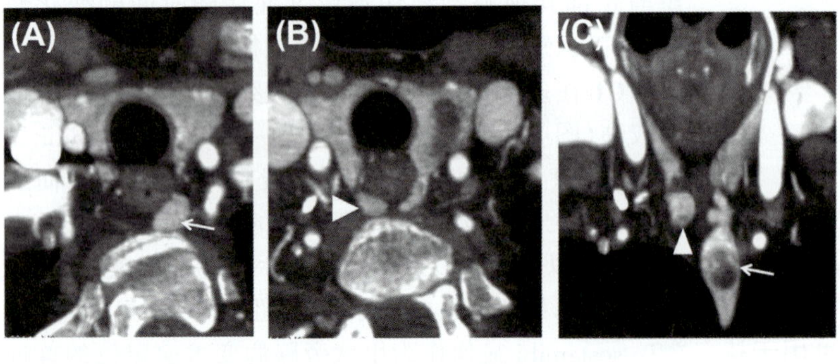

图 35.15 PHPT 患者对比增强 CT。超声扫描只发现右下甲状旁腺病变，而 ^{99m}Tc-sestamibii 甲状旁腺显像仅显示左侧纵隔高摄取。横断面(A)和冠状面(C)CT 证实纵隔内食管左后方(长箭头)病变，但也显示了与超声一致的右食管旁间隙另一个较小的病变(B，C)(三角形箭头)。手术证实其为多发性甲状旁腺腺瘤。

CT 研究均采用基线扫描和静脉注射非离子碘化造影剂(注射速度 3~4mL/s，剂量 110~130mL)。在应用造影剂之后，获得动脉期(35 秒)和静脉期(70 秒)扫描图像，采集或重建切片的厚度在 1~2mm。CT 检查的范围通常从下颌角延伸到气管分叉正下方的平面。所有原始轴向图像都传输到专业工作站进行多平面 2D-3D

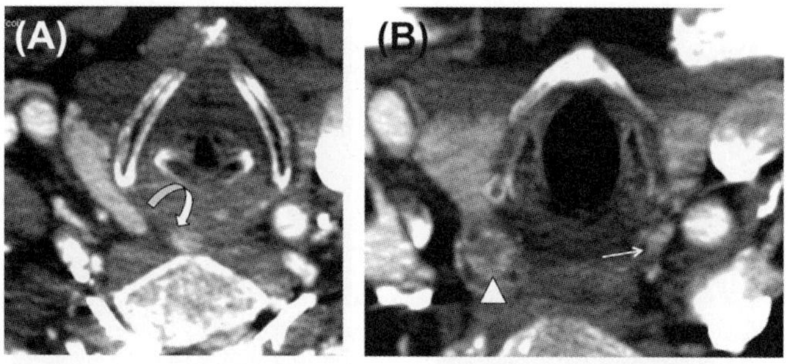

图 35.16　由多腺体疾病引起的 PHPT 患者的对比增强 CT(横断面)。超声检查结果提示可疑右下甲状旁腺病变(箭头),而 ^{99m}Tc-sestamibi 甲状旁腺显像的结果并不明确。(A)咽后间隙小的高密度结节(弯箭头)。(B)左侧及右侧食管旁间隙可见高增强的结节(箭头)。这些结节最后均经手术证实为甲状旁腺腺瘤。

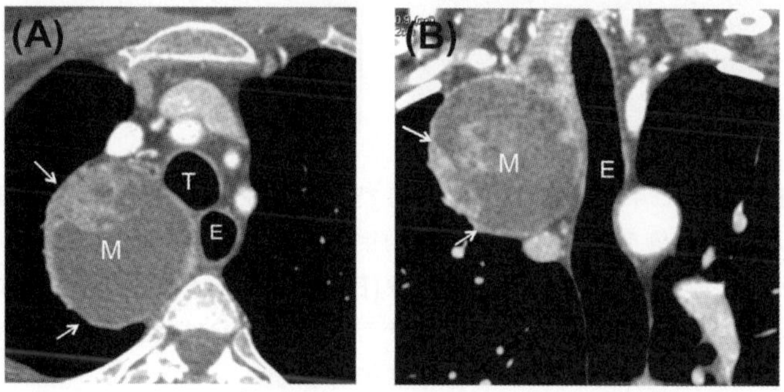

图 35.17　重度 PHPT 患者对比增强 CT。超声扫描显示阴性,而 ^{99m}Tc-sestamibi 甲状旁腺显像显示纵隔中弱示踪剂摄取。横断面(A)和冠状面(B)CT 可以看到右侧气管食管旁间隙内(箭头)巨大纵隔肿块,呈混杂密度,以液化部分为主;食管扩张积气。手术证实该巨大肿块为异位甲状旁腺腺瘤伴囊变。M,肿块;T,气管;E,食管。

重建,以用于精准诊断。

甲状旁腺病变由高血供、功能亢进的实质组成。因此,MDCT 的目的是显示动脉期明显均匀增强,静脉期快速消退的颈部肿块,在两相中具有与甲状腺实质相似的高密度模式。大的病变可能呈现出低密度和异质性的表现。

CT 图像的错误解读与由吞咽运动引起的运动伪影有关,并且与之前手术中胸导管上端留下的金属夹产生的金属伪影有关;在肩膀大的患者中,由于众所周知的 CT 射束硬化效应[100],也可以观察到低密度条带状伪影。超高速多排螺旋 CT 扫描可以最大限度地减少运动伪影,同时可以在高分辨率图像的基础上实现更高的空间分辨率。

多结节性甲状腺肿的存在降低了 CT 的准确性,因为其导致了假阴性和假阳性结果。淋巴结强化程度不如甲状旁腺病变,可用于鉴别淋巴结与甲状旁腺;甲状腺中碘含量较高,CT 平扫中显示中-高密度,而甲状旁腺无此现象。多排 CT 血管造影与重建技术通过对 CT 的血管造影进行多平面重建,还可以识别出甲状腺下动脉以及供应甲状旁腺病变的小动脉,这些小动脉是产生甲状旁腺病变超声多普勒血流模式的基础(图 35.18)[101]。

下位甲状旁腺来源的腺瘤在增强图像上更容易与甲状腺鉴别,因为它们与甲状腺实质之间界限清晰,也可位于上纵隔脂肪组织内或者异位。在这种情况下,即较小的病变也能被检测到(图 35.19)。CT 检查上位甲状旁腺来源的病变可能很困难,因为它们通常非常接近甲状腺,并且可能表现出与甲状腺实质相似的增强方式。此外,它们常常为细长的形状;在这种情况下,即使在多平面重建中也可能很容易将其误认为甲状腺实质的分叶。

磁共振成像(MRI)

由于受到较多检查限制,作为术前定位甲状旁腺病变的二线成像技术,MRI 应用较 CT 要少。然而,这种模式预计在未来会发生变化,鉴于目前的趋势正在转向越来越多的使用的高分辨率成像(如 MRI)以及无 CT 辐射暴露缺点的检查方式。MRI 常用于定位阴性或者定位不一致、手术后疾病持续或复发或对增强 CT 有禁忌证的患者(见上文)[102]。

一般来说,MRI 用于定位功能亢进的甲状旁腺的敏感性为 43%~71%,检测异位甲状旁腺时其敏感性更

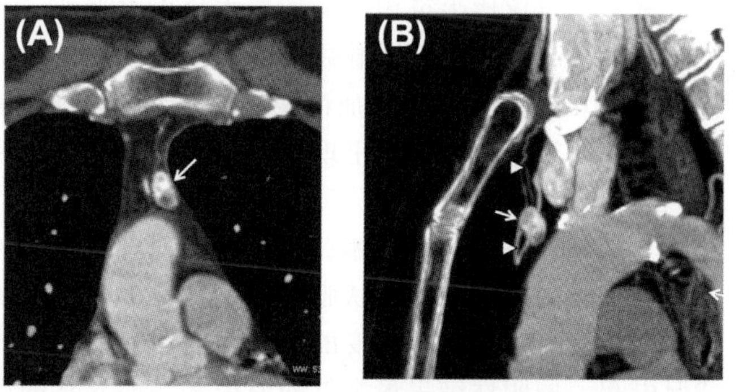

图 35.18　PHPT 患者对比增强 CT。超声检查阴性,而 ^{99m}Tc-sestamibi 甲状旁腺显像显示纵隔异位甲状旁腺病变。冠状位(A)和矢状位(B)CT 图像显示前纵隔中的高增强结节(箭头);同时可以看到供应甲状旁腺病变的小动脉(图 B 中的箭头)。

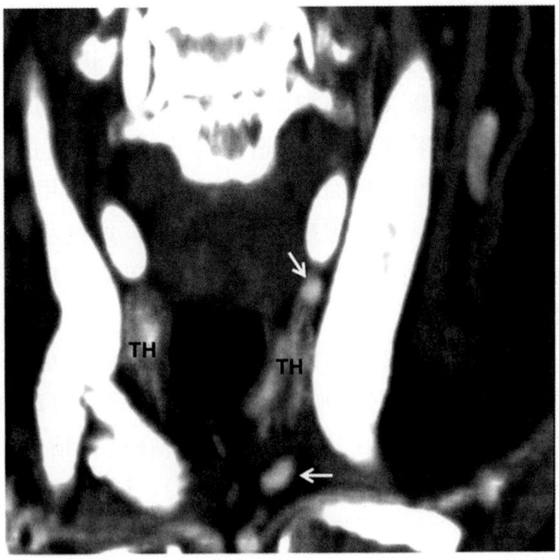

图 35.19 PHPT 伴随桥本甲状腺炎患者的对比增强 CT:甲状腺(TH)变小且实质不均匀。超声检查结果不明确,而 ^{99m}Tc-sestamibi 甲状旁腺显像呈阴性。冠状位 CT 显示左侧甲状腺上部和颈根部两个小的高增强结节(箭头),均怀疑为高功能甲状旁腺组织。超声引导下细针穿刺洗脱液 PTH 升高。手术证实为甲状旁腺腺瘤。

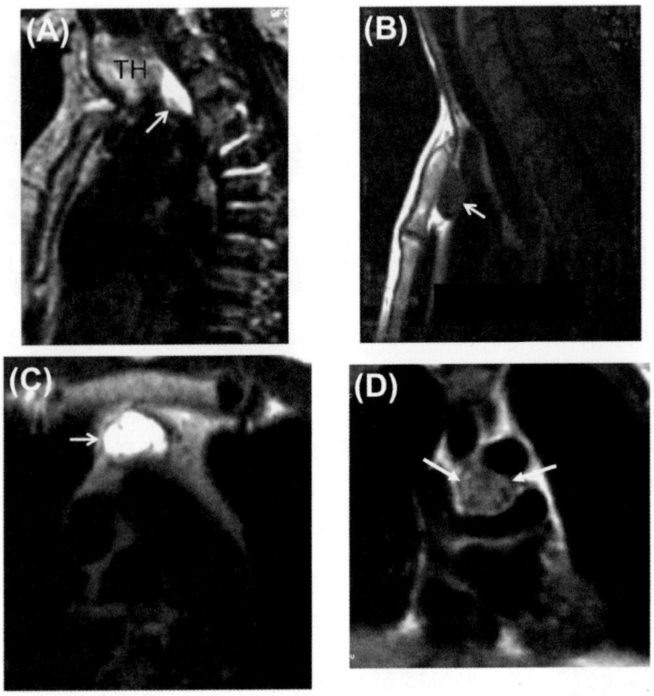

图 35.20 甲状旁腺腺瘤的 MRI 特征。(A)矢状位 T2 加权像显示颈部食管旁间隙明显高信号的甲状旁腺腺瘤(箭头)。(B,C)胸骨后(箭头)矢状位 T1 加权图像(B)中的低信号和横断面 T2 加权图像中明显高信号的异位甲状旁腺病变。(D)冠状位图像显示主动脉瓣窗中不均质的异位甲状旁腺腺瘤。

高一些(88%~96%)[103,104]。最近的一项研究表明,对于增强 CT 和 ^{99m}Tc-sestamibi 甲状旁腺显像未能定位的 PHPT 甲状旁腺腺瘤患者[105],使用 3.0T 高分辨率 MRI 可以检测到 57%的腺瘤。

MRI 检查方案应包括颈部和上纵隔的多平面图像采集,标准的图像采集范围从舌骨至胸骨切迹,当怀疑纵隔异位甲状旁腺时,应当附加纵隔的心电门控轴位图像。MRI 扫描通常采用标准的 T1 和 T2 加权自旋回波序列。可以使用快速自旋回波序列进行更快的成像,这有助于减少由呼吸和患者运动引起的运动伪影。可供选择的技术(压脂像和梯度回波序列)和 T1 加权像伴或者不伴对比增强可用来增加病变检出率[106,107]。在约 70%的病例中,甲状旁腺病变的 MRI 特征为:T1 加权像低-中等信号强度,T2 加权像高信号强度;然而,由于结节内组织退变,也可出现不典型的影像学特征[106](图 35.20)。

与其他形态学成像技术(超声和 CT)类似,假阳性结果可由肿大淋巴结、甲状腺结节和其他不太常见的颈部肿块等与甲状旁腺病变的信号强度与特征类似的情况引起。假阴性结果最常见的原因是功能异常的甲状旁腺腺体较小或伴随较大的甲状腺肿[105,108,109]。

与 CT 相比,MRI 的主要优点是不存在辐射暴露以及可获得详细的解剖学信息。这些优点在一定程度上被扫描时间较长和人为原因引起的信息不足等缺点抵消;与患者相关的绝对禁忌证也应考虑在内(例如,幽闭恐惧症)。

放射引导甲状旁腺切除术

如上所述,手术前影像学精确定位甲状旁腺腺瘤和(或)增生是使用微创方法精准甲状旁腺切除术成功的关键。手术中,其他辅助技术可以帮助外科医生发现功能异常的甲状旁腺组织和(或)评估术前成像所定位病变手术切除的彻底性(如术中血清 PTH 测定[100])。在应用 ^{99m}Tc-sestamib 之后使用手持式放射性计数探针(所谓的“γ 探针”)在手术台上连续实时探测以协助寻找病变甲状旁腺。

放射引导的甲状旁腺手术需要不同的专家(核医学、外科、病理学)之间的密切合作[111,112],在切除功能亢进的甲状旁腺的同时不需要像双侧颈部探查那样大的切口以及创伤,也避免了可能的副作用和并发症。这种手术方式与开放手术相比有以下优点:因颈部切口较小(2~3cm),组织剥离少,以至于即使在局部麻醉下都可开展该手术；美容效果更好、永久性甲状旁腺功能减退症、喉返神经损伤的风险较低；总手术时间和住院时间较短[56,112,113]。

PHPT 患者成功行放射引导的甲状旁腺切除术的理论依据为：①绝大多数 PHPT 是由单个功能异常甲状旁腺腺瘤（80%的病例）引起的，通常位于甲状腺附近[55,70,114–116]；②甲状旁腺腺瘤对 ^{99m}Tc-sestamibi 的亲合力允许将其用于术前鉴定单个腺瘤的存在并辅助定位，随后使用手持式 γ 探针进行方便的术中探测[56,112,113]。

促进该手术技术发展的主要因素是术前定位成像方式的成功，尤其是采用超声和 SPECT/CT 双示踪剂减影显像技术[121,113,117,118]。然而，并不是所有的 PHPT 患者都适合应用放射引导甲状旁腺手术。实际上，只有在 ^{99m}Tc-sestamibi 扫描中孤立的甲状旁腺腺瘤的鉴定和定位清楚的情况下，这种方法才可以纳入考虑，这种情况占 PHPT 的 60%~70%[113]。因此，在发生以下情况时可以考虑采用微创甲状旁腺手术：

- 单个腺瘤的可能性很大（甲状旁腺显像和超声只检出一个功能亢进的甲状旁腺）。
- 清晰而明确地显示摄取 ^{99m}Tc-sestamibi 的是病变的甲状旁腺。
- 没有持续摄取 ^{99m}Tc-sestamibi 的甲状腺结节。
- 患者没有家族性甲状旁腺疾病家族史。
- 没有颈部放疗史[113]。

另一方面，颈部手术史并不是微创放射引导甲状旁腺切除术的禁忌证[46,56,113]。同时伴随结节性甲状腺肿或多发性甲状旁腺疾病选择开放手术更合适。当术中怀疑为甲状旁腺恶性肿瘤时，微创甲状旁腺手术应转为常规的双侧颈部探查手术[113]。

Norman 及其同事在 1997 年率先提出放射引导微创甲状旁腺切除术的治疗方案。正如最初描述的那样，它包括将 ^{99m}Tc-sestamibi 双时相甲状旁腺显像与放射引导微创甲状旁腺切除术在同一天内完成的“单日”方法。该方案开始给予 740~925MBq ^{99m}Tc-sestamibi，随后行双时相甲状旁腺显像以定位甲状旁腺。

鉴于 ^{99m}Tc-sestamibi 在功能亢进的甲状旁腺中存留的时间比在甲状腺实质中，在示踪剂给药 2~3 小时后进行放射引导微创甲状旁腺切除术[56,113,119]。该技术的两个主要优点是成本效益（选择很可能存在原发性或复发性功能亢进的甲状旁腺腺瘤的患者）和整个过程（术前显像定位和放射引导的手术）在比较紧凑的时间内完成（3~4 小时）。这种方法的主要缺点：它基于双时相显像，而非更灵敏、更具特异性的双示踪剂甲状旁腺显像方案。此外，因为患者是在注射诊断剂量的 ^{99m}Tc-sestamibi 后进行手术的[199]，它将外科手术人员暴露于不可忽略的全辐射剂量下。此外，在同一天进行甲状旁腺的诊断/定位显像和放射引导甲状旁腺切除术可能对手术室的时间安排产生影响。最后，具体的手术方式（微创甲状旁腺切除术或开放性手术）与 ^{99m}Tc-sestamibi 甲状旁腺显像结果相关，外科医生直到手术开始之前才能知道结果[56,119]，导致医生很被动。

1999 年，Pelizzo 和 Rubello 提出了“低剂量”多日方案[114,120,121]。这种方案包括不在同一天完成进行甲状旁腺显像和放射引导手术。诊断/定位过程包括使用全诊断剂量的双示踪剂甲状旁腺扫描，进手术室后，放射引导甲状旁腺手术开始之前，患者仅须注射 37MBq 的 ^{99m}Tc-sestamibi。因此，手术室人员的放射线暴露很少，可以根据术前完整的甲状旁腺显像的结果，提前优化手术治疗方案[56,119]。

两种方案（Norman 方案或低剂量方案）的手术成功率相似，两者都是安全有效的，甲状旁腺腺瘤的检出率>95%，无明显术中并发症[56,112,113,119]。然而，值得注意的是，建议在碘缺乏地区选择“低剂量方案”，但该地区结节性甲状腺肿患病率较高。在这些情况下，如果存在对 ^{99m}Tc-sestamibi 高摄取的甲状腺结节时，这种依靠示踪剂的双时相成像方案容易导致假阳性结果。双示踪剂甲状旁腺显像（具有比 Norman 方案中的双时相显像更好的特异性）结合“低剂量方案”用于术中放射引导甲状旁腺手术，可以在术前更好地选择符合要求的患者[122,131]。

由于近年技术的发展，术前影像学检查（例如，^{99m}Tc-sestamibi SPECT/CT 扫描）和术中应用 γ 探针所得到的非影像学信息的联合，促进了放射导引甲状旁腺手术的开展（图 35.21）。特别是所谓的徒手式 SPECT 设备[123,124]由安装在手术室中的微波连续定位系统和安装在手持式伽马探针和患者身体上的两个定位装置组成。利用 γ 探针对手术台上患者的感兴趣区域的初步扫描可以重建异常示踪剂摄取集中区域在 3D 空间中的位置（因此能够提供断层摄影）。在手术过程中，术中手持式 γ 探针探测到的信息与应用摄像机监测到的外科手术区域图像的空间信息一同登记并显示在监视器上，外科医生可以通过该监视器实时评估其位置和深度，同时可以显示需要切除的对示踪剂摄取集中的病变部位。

虽然放射引导甲状旁腺手术在美国由 Norman 医生小组开创，随后由世界各地的多个组织进行了改进

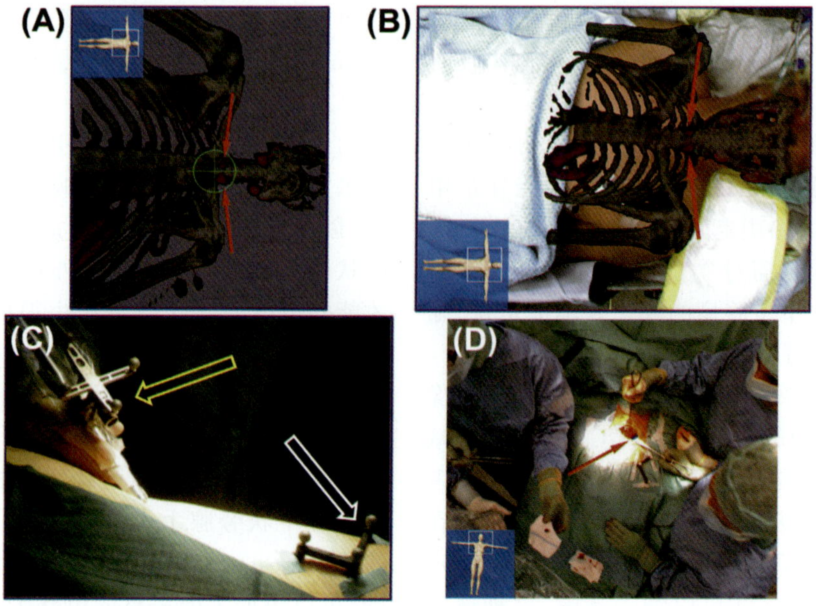

图 35.21 (A)给予 ^{99m}Tc-sestamibi 后,PHPT 患者获得的融合 SPECT/CT 的体绘制图像,红色箭头显示的是位于甲状腺下方的两个甲状旁腺腺瘤,可清晰地显示其对示踪剂摄取增加;心脏的生理摄取(肋骨的左下方)和颌下腺、腮腺也可以看到,而 SPECT/CT 检查中通过 CT 扫描患者的骨骼在骨窗可以显示。(B)SPECT/CT 融合图像体绘制图像(显示的是骨骼结构,以供解剖形态学参考,红色箭头显示颈根部的两个高功能甲状旁腺腺瘤)由光学摄像机覆盖在位于手术台上的患者身体上。(C)位置追踪装置的主要部件,安装在手持式伽马探测器上的球形物品(黄色空心箭头)和患者身体上(白色空心箭头)。该系统的第三部件(图中未显示)是具有监测伽马探测器相对于患者身体运动功能和用光学摄像机监视手术室功能的固定装置,用于显示重叠于患者身体的放射性计数信息。(D)在切除右甲状旁腺腺瘤(图中左侧用 γ 探针离体计数)后,可以看到左侧腺瘤(紫色,红色箭头所示)仍然在原位,将手绘 SPECT 图像覆盖在患者身上,并且在显示仪中仍可见到。(Modified from[107].)

和采纳,但目前在美国该技术已不再流行。因此,在大多数医学中心,外科医生仅依靠准确的术前定位影像检查,通常与术中 PTH 测定相结合[110]。该方案允许在手术过程中监测 PTH 水平,目的是评估其在甲状旁腺肿瘤切除术后的下降程度;由于 PTH 在血液循环中的生物半衰期只有几分钟,当甲状旁腺被移除后大约 30 分钟,血清 PTH 下降幅度大于术前基础 PTH 水平的 50% 时,可以认为甲状旁腺手术成功[110,113]。

结束语

本章提供有关非侵入性成像的相关信息,用于在临床和(或)生物化学诊断明确并具有明确手术治疗指征的 PHPT 患者中定位病变甲状旁腺。影像学检查有时会帮助我们发现异位(颈部或者纵隔内)增生-高功能甲状旁腺/腺瘤,这对于为患者制订最佳手术方案非常有用。在行微创精准/甲状旁腺切除术时,这是特别重要的,在知晓甲状旁腺确切位置之后选择距离病变甲状旁腺最近的部位做小切口(至少在正常位置的甲状旁腺病变的情况下)。但微创手术不适用于腺瘤异位于纵隔时。

上述每种成像方法都有其自身的优点和局限性,并且甲状旁腺病变的术前定位通常通过各种成像方式组合实现,通常从高分辨率颈部超声检查开始。虽然已经出版了不同的指南,并且已经提出了具体方案指导内科及外科医生[39,63],但是针对特定患者影像学检查的选择通常更多地取决于当地医院的条件以及对所选择影像结果的认知程度而不是严格地按照原先设计的方案进行。基于我们在这个问题上的丰富经验,我们提出了一种可以在 PHPT 患者中遵循的实用方案(图 35.22)。

假设 PHPT 的诊断已经通过生物化学检查证实(血钙及 PTH 水平升高),并且在有明确的手术指征的情况下,高分辨率颈部超声检查通常是首选的影像学检查方式。事实上,超声检查简单易行,经验丰富的超声医生经常需要识别与甲状腺组织相邻的甲状旁腺腺瘤;此外,在不明确/不确定的情况下可以辅助 FNA 细胞学检查。其局限性在于该检查不适合纵隔或者气管-食管

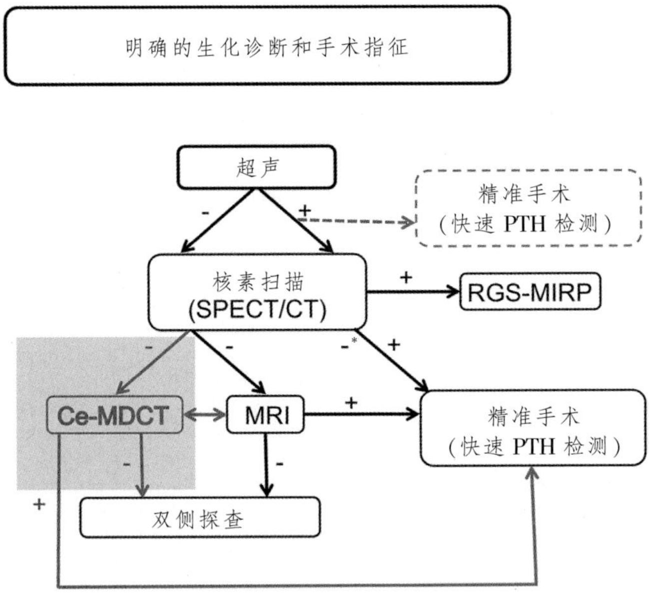

图 35.22 PHPT 患者无创术前影像学检查流程图。左下角的灰色阴影路径表示减少应用对比增强 CT，而选择 MRI 检查。右上方虚线路径显示了行精准甲状旁腺切除术患者，这是一位直接基于超声检查明确定位甲状旁腺病变的患者，类似于 ^{99m}Tc-sestamibi 甲状旁腺显像显示阴性而超声明确定位甲状旁腺病变（在闪烁扫描之后的路径中用“ – *”表示）。Ce-MDCT，对比增强多排螺旋计算机断层扫描；qPTH，术中快速 PTH 检测；RGS-MIRP，放射引导手术–微创放射引导甲状旁腺切除术。

沟附近异位甲状旁腺的检查、之前做过手术的患者诊断率会降低、对操作者的经验高度依赖。

原则上，通过高分辨率超声对甲状旁腺腺瘤的明确识别/定位将足以指导外科医生进行精准甲状旁腺切除术，而依靠术中快速 PTH 测定来评估甲状旁腺病变是否切除完全，如图 35.22 右上部分虚线所示。然而，大多数中心也在这些患者中进行术前 ^{99m}Tc-sestamibi 甲状旁腺显像，用于明确腺瘤的定位，并排除可能存在的异位功能亢进的腺体。该信息由不取决于操作者经验的成像程序提供，并且在任何拥有核医学服务的医院都可以使用，为外科医生术中制订最佳治疗方案提供帮助。事实上，特别是如果采用 SPECT/CT 成像，^{99m}Tc-sestamibi 甲状旁腺显像对正常位置和异位甲状旁腺腺瘤定位具有较高的准确率。在后一种情况下，SPECT/CT 融合图像能够提供功能和解剖学信息，对于外科医生术前制订手术治疗方案非常有用。此外，无论何时，核医学医生和外科医生所组合的训练小组，都可以在 ^{99m}Tc-sestamibi 扫描阳性的基础上进行放射引导甲状旁腺切除术，如图 35.22 中 RGS-MIRP 首字母缩略词所示（其中 RGS 代表“放射引导手术”和“MIRP”代表“微创放射引导甲状旁腺切除术”）。

另一方面，当超声检查显示阴性或不明确/不确定时，^{99m}Tc-sestamibi 甲状旁腺显像（辐射负担比对比增强 CT 小得多）是这些患者必选的二线成像技术。根据当地医院条件以及检查的便利性，超声检查阴性而甲状旁腺显像阳性的患者，通常更倾向于选择三线检查方法定位[即 CT 和（或）MRI]（即使很少有严格要求）或者直接采取靶向甲状旁腺切除术。

如上所述，对于影像学检查结果不一致的情况（如超声检查阴性而甲状旁腺显像阳性），超声和 ^{99m}Tc-sestamib 显像均呈阴性的患者应进一步行 CT 和（或）MRI 检查。在大多数医学中心，目前的做法是，最初依赖于使用对比增强 CT（除非存在对碘化造影剂应用禁忌证），仅在特定的情况下使用 MRI；事实上，MRI 检查的通常比 CT 检查受更多限制。然而，为了减少辐射负担，我们鼓励患者采用 MRI 而不是 CT 检查；因此，图 35.22 中的 CT 路径呈灰色阴影。

通过 CT 和（或）MRI 的甲状旁腺病变的明确定位能够指导外科医生进行微创甲状旁腺切除术（通常与术中 PTH 测定结合）。最后，当这些检查结果为阴性或不确定时，采取经典双侧颈部探查更合理。

（王培松　赵红光　殷悦　陈光　译）

参考文献

1. Sackett WR, Barraclough B, Reeve TS, Delbridge LW. Worldwide trends in the surgical treatment of primary hyperparathyroidism in the era of minimally invasive parathyroidectomy. *Arch Surg* 2002;**137**:1055–9.
2. Greene AB, Butler RS, McIntyre S, Barbosa GF, Mitchell J, Berber E, et al. National trends in parathyroid surgery from 1998 to 2008: a decade of change. *J Am Coll Surg* 2009;**209**:332–43.
3. Miccoli P, Berti P, Materazzi G, Massi M, Picone A, Minuto MN. Results of video-assisted parathyroidectomy: single institution's six-year experience. *World J Surg* 2004;**28**:1216–8.
4. Hessman O, Stålberg P, Sundin A, Garske U, Rudberg C, Eriksson L-G, et al. High success rate of parathyroid reoperation may be achieved with improved localization diagnosis. *World J Surg* 2008;**32**:774–81.
5. Starker L, Fonseca A, Carling T, Udelsman R. Minimally invasive parathyroidectomy. *Int J Endocrinol* 2011;**2011**. article ID 206502.
6. Udelsman R, Lin Z, Donovan P. The superiority of minimally invasive parathyroidectomy based on 1650 consecutive patients with primary hyperparathyroidism. *Ann Surg* 2011;**253**:585–91.
7. Kairys JC, Daskalakis C, Weigel RJ. Surgeon-performed ultrasound for preoperative localization of abnormal parathyroid glands in patients with primary hyperparathyroidism. *World J Surg* 2006;**30**:1658–63.
8. Noussios G, Anagnostis P, Natsis K. Ectopic parathyroid glands and their anatomical, clinical and surgical implications. *Exp Clin*

Endocrinol Diabetes 2012;**120**:604–10.
9. Shah S, Win Z, Al-Nahhas A. Multimodality imaging of the parathyroid glands in primary hyperparathyroidism. *Minerva Endocrinol* 2008;**33**:193–202.
10. Kunstman JW, Kirsch JD, Mahjan A, Udelsman R. Parathyroid localization and implications for clinical management. *J Clin Endocrinol Metab* 2013;**98**:902–12.
11. Bilezikian JP, Doppman JL, Powell D, Wells SA, Heath DA, Ketcham AS, et al. Preoperative localization of abnormal parathyroid tissue. Cumulative experience with venous sampling and arteriography. *Am J Med* 1973;**55**:505–14.
12. Wells Jr SA, Doppman JL, Bilezikian JP, Shimkin PM, Powell D, Ketcham AS, et al. Repeated neck exploration in primary hyperparathyroidism: localization of abnormal glands by selective thyroid arteriography, selective venous sampling, and radioimmunoassay. *Surgery* 1973;**74**:678–86.
13. Doppman JL. Parathyroid localization: arteriography and venous sampling. *Radiol Clin North Am* 1976;**14**:163–88.
14. Lau JH, Drake W, Matson M. The current role of venous sampling in the localization of endocrine disease. *Cardiovasc Intervent Radiol* 2007;**30**:555–70.
15. Alvarado R, Meyer-Rochow G, Sywak M, Delbridge L, Sidhu S. Bilateral internal jugular venous sampling for parathyroid hormone determination in patients with nonlocalizing primary hyperparathyroidism. *World J Surg* 2010;**34**:1299–303.
16. Witteween JE, Kievit J, van Erkel AR, Morreau H, Romijn JA, Hamdy NAT. The role of selective venous sampling in the management of persistent hyperparathyroidism revisited. *Eur J Endocrinol* 2010;**163**:945–52.
17. Maceri DR, Kokot N, Green K, Montgomery V, Sharifi J. Split central venous sampling of parathyroid hormone: an adjunct to surgical exploration. *Head & Neck* 2011;**33**:1715–8.
18. Gimm O, Arnesson L-S, Olofsson P, Morales O, Juhlin C. Superselective venous sampling in conjunction with quickPTH for patients with persistent primary hyperparathyroidism: report of five cases. *Surg Today* 2012;**42**:570–6.
19. Morris LF, Loh C, Ro K, Wiseman JE, Gomes AS, Asandra A, et al. Non-super-selective venous sampling for persistent hyperparathyroidism using a systemic hypocalcemic challenge. *J Vasc Interv Radiol* 2012;**23**:1191–9.
20. Schalin-Jäntti C, Ryhänen E, Heiskanen I, Seppänen M, Arola J, Schildt J, et al. Planar scintigraphy with ^{123}I/^{99m}Tc-sestamibi, ^{99m}Tc-sestamibi SPECT/CT, ^{11}C-methionine PET/CT, or selective venous sampling before reoperation of primary hyperparathyroidism? *J Nucl Med* 2013;**54**:739–47.
21. Gooding GAW. Sonography of the thyroid and parathyroid. *Radiol Clin North Am* 1993;**31**:96–9.
22. Hopkins CR, Reading CC. Thyroid and parathyroid imaging. *Semin Ultrasound CT MR* 1995;**16**:279–95.
23. Hopkins CR, Reading CC. Thyroid, parathyroid, and other glands. In: McGahan JP, Goldberg BB, editors. *Diagnostic Ultrasound: A Logical Approach*. Philadelphia, PA: Lippincott Williams & Wilkins; 1998. p. 1087–114.
24. Huppert BJ, Reading CC. Parathyroid sonography: imaging and intervention. *J Clin Ultrasound* 2007;**35**:144–55.
25. Harari A, Waring A, Fernandez-Ranvier G, Hwang J, Suh I, Mitmaker E, et al. Parathyroid carcinoma: a 43-year outcome and survival analysis. *J Clin Endocrinol Metab* 2011;**96**:3679–86.
26. Sidhu PS, Talat N, Patel P, Mulholland NJ, Schulte K-M. Ultrasound features of malignancy in the preoperative diagnosis of parathyroid cancer: a retrospective analysis of parathyroid tumours larger than 15 mm. *Eur Radiol* 2011;**21**:1865–73.
27. Mazzeo S, Caramella D, Lencioni R, Molea N, De Liperi A, Marcocci C, et al. Comparison among sonography, double-tracer subtraction scintigraphy, and double-phase scintigraphy in the detection of parathyroid lesions. *AJR* 1996;**166**:1465–70.
28. Krausz Y, Lebensart PD, Klein M, Weininger J, Blachar A, Chisin R, et al. Preoperative localization of parathyroid adenoma in patients with concomitant thyroid nodular disease. *World J Surg* 2000;**24**:1573–8.
29. Barbaros U, Erbil Y, Salmashoglu İşsever H, Aral F, Tunacı M, et al. The characteristic of concomitant thyroid nodules cause false-positive ultrasonography results in primary hyperparathyroidism. *Am J Otolaryngol* 2009;**30**:239–43.
30. Devcic Z, Jeffrey RB, Kamaya A, Desser TS. The elusive parathyroid adenoma—techniques for detection. *Ultrasound Q* 2013;**29**: 179–87.
31. Mazzeo S, Caramella D, Lencioni R, Viacava P, De Liperi A, Naccarato AG, et al. Usefulness of echo-color Doppler in differentiating parathyroid lesions from other cervical masses. *Eur Radiol* 1997;**7**:90–5.
32. Mohammadi A, Moloudi F, Ghasemi M. Preoperative localization of parathyroid lesion: diagnostic usefulness of color Doppler ultrasonography. *Int J Clin Exp Med* 2012;**5**:80–6.
33. Ahuja A, Ying M, King A, Yuen HY. Lymph node hilus: gray scale and power Doppler sonography of cervical nodes. *J Ultrasound Med* 2001;**20**:987–92.
34. Sacks BA, Pallotta JA, Cole A, Hurwitz J. Diagnosis of parathyroid adenomas: efficacy of measuring parathormone levels in needle aspirates of cervical masses. *AJR* 1994;**163**:1223–6.
35. Marcocci C, Mazzeo S, Bruno-Bossio G, Picone A, Vignali E, Ciampi M, et al. Preoperative localization of suspicious parathyroid adenomas by assay of parathyroid hormone in needle aspirates. *Eur J Endocrinol* 1998;**139**:72–7.
36. Maser C, Donovan P, Santos F, Donabedian R, Rinder C, Scoutt L, et al. Sonographically guided fine needle aspiration with rapid parathyroid hormone assay. *Ann Surg Oncol* 2006;**13**:1690–5.
37. Solbiati L, Montali G, Croce F, Bellotti E, Giangrande A, Ravetto C. Parathyroid tumors detected by fine-needle aspiration biopsy under ultrasonic guidance. *Radiology* 1983;**148**:793–7.
38. Mincione D, Borrelli D, Cicchi P, Ipponi P, Fiorini A. Fine needle aspiration cytology of parathyroid adenoma. *Acta Cytologica* 1986;**30**:65–9.
39. Spinelli C, Bonadio AG, Berti P, Materazzi G, Miccoli P. Cutaneous spreading of parathyroid carcinoma after fine needle aspiration cytology. *J Endocrinol Invest* 2000;**23**:255–7.
40. Kendrick ML, Charboneau JW, Curlee KJ, van Heerden JA, Farley DR. Risk of parathyromatosis after fine-needle aspiration. *Am Surg* 2001;**67**:290–3.
41. Tikkakoski T, Stenfors LE, Typpo T, Lohela P, Apaja-Sarkkinen M. Parathyroid adenomas: pre-operative localization with ultrasound combined with fine-needle biopsy. *J Laryngol Otol* 1993;**107**:543–5.
42. Erbil Y, Salmaslıoğlu A, Kabul E, Işsever H, Tunaci M, Adalet I, et al. Use of preoperative parathyroid fine-needle aspiration and parathormone assay in the primary hyperparathyroidism with concomitant thyroid nodules. *Am J Surg* 2007;**193**:665–71.
43. Unluturk U, Erdogan MF, Demir O, Culha C, Gullu S, Baskal N. The role of ultrasound elastography in preoperative localization of parathyroid lesions: a new assisting method to preoperative parathyroid ultrasonography. *Clin Endocrinol* 2012;**76**:492–8.
44. Erdogan M. *Elastosonography in the evaluation of thyroid and parathyroid lesions [abstract]*. Florence: Fifteenth International and 14th European Congress of Endocrinology; May 5–9, 2012.
45. Agha A, Hornung M, Rennert J, Uller W, Lighvani H, Schlitt HJ, et al. Contrast-enhanced ultrasonography for localization of pathologic glands in patients with primary hyperparathyroidism. *Surgery* 2012;**151**:580–6.
46. Hindié E, Ugur O, Fuster D, O'Doherty M, Grassetto G, Ureña P, et al. 2009 EANM parathyroid guidelines. *Eur J Nucl Med Mol Imaging* 2009;**36**:1201–16.
47. Di Giulio W, Morales J. An evaluation of parathyroid scanning using selenium-75-methionine. *J Nucl Med* 1966;**7**:380–4.
48. Waldorf JC, van Heerden JA, Gorman CA, Grant CS, Wahner HW. [^{75}Se]Selenomethionine scanning for parathyroid localization should be abandoned. *Mayo Clin Proc* 1984;**59**:534–7.
49. Ferlin G, Borsato N, Camerani M. New perspectives in localising enlarged parathyroids by technetium-thallium subtraction scan.

J Nucl Med 1983;**24**:438–41.
50. Samanta A, Wilson B, Iqbal J, Burden AC, Walls J, Cosgriff P. A clinical audit of thallium-technetium subtraction parathyroid scans. *Postgrad Med J* 1990;**66**:441–5.
51. Nicholson DA, Dawson P, Lavender JP. Imaging of the parathyroids. In: Lynn J, Bloom SR, editors. *Surgical Endocrinology*. Oxford: Butterworth-Heinemann; 1993. p. 351–61.
52. Coakley AJ, Kettle AG, Wells CP, O'Doherty MJ, Collins REC. ^{99m}Tc-sestamibi—a new agent for parathyroid imaging. *Nucl Med Commun* 1989;**10**:791–4.
53. O'Doherty MJ, Kettle AG, Wells P, Collins REC, Coakley AJ. Parathyroid imaging with technetium-99m-sestamibi: preoperative localization and tissue uptake studies. *J Nucl Med* 1992;**33**:313–9.
54. Taillefer R, Boucher Y, Potvin C, Lambert R. Detection and localization of parathyroid adenomas in patients with hyperparathyroidism using a single radionuclide imaging procedure with technetium-99m-sestamibi (double phase study). *J Nucl Med* 1992;**33**:1801–7.
55. Grassetto G, Alavi A, Rubello D. PET and parathyroid. *PET Clin* 2008;**2**:385–93.
56. Mariani G, Gulec SA, Rubello D, Boni G, Puccini M, Pelizzo MR, et al. Preoperative localization and radioguided parathyroid surgery. *J Nucl Med* 2003;**44**:1443–58.
57. Hetrakul N, Civelek AC, Stag CA, Udelsman R. In vitro accumulation of technetium-99m sestamibi in human parathyroid mitochondria. *Surgery* 2001;**130**:1011–8.
58. Piwnica-Worms D, Chiu ML, Budding M, Kronauge JF, Kramer RA, Croop JM. Functional imaging of multidrug resistant P-glycoprotein with organotechnetium complex. *Cancer Res* 1993;**53**:977–84.
59. Yamaguchi S, Yachiku S, Hashimoto H, Kaneko S, Nishihara M, Niibori D, et al. Relation between technetium 99m methoxyisobutylisonitrile accumulation and multidrug resistance protein in the parathyroid glands. *World J Surg* 2002;**26**:29–34.
60. Gomes CM, Welling M, Que I, Henriquez NV, van der Pluijm G, Romeo S, et al. Functional imaging of multidrug resistance in an orthotopic model of osteosarcoma using ^{99m}Tc-sestamibi. *Eur J Nucl Med Mol Imaging* 2007;**34**:1793–803.
61. Dizdarevic S, Peters AM. Imaging of multidrug resistance in cancer. *Cancer Imaging* 2011;**11**:1–8.
62. Taillefer R. ^{99m}Tc sestamibi parathyroid scintigraphy. In: Freeman L, editor. *Nuclear Medicine Annual 1995*. New York: Raven Press; 1995. p. 51–79.
63. Foldes I, Levay A, Stotz G. Comparative scanning of thyroid nodules with technetium-99m pertechnetate and technetium-99m methoxyisobutylisonitrile. *Eur J Nucl Med* 1993;**20**:330–3.
64. dell'Erba L, Baldari S, Borsato N, Bruno G, Calò-Gabrieli G, Carletto M, et al. Retrospective analysis of the association of nodular goiter with primary and secondary hyperparathyroidism. *Eur J Endocrinol* 2001;**145**:429–34.
65. Bénard F, Lefebvre B, Beuvon F, Langlois MF, Bisson G. Rapid wash-out of technetium-99m-MIBI from a large parathyroid adenoma. *J Nucl Med* 1995;**36**:241–3.
66. Fjeld JG, Erichsen K, Pfeffer PF, Clausen OP, Rootwelt K. Technetium-99m-tetrofosmin for parathyroid scintigraphy: a comparison with sestamibi. *J Nucl Med* 1997;**38**:831–4.
67. Fröberg AC, Valkema R, Bonjer HJ, Krenning EP. ^{99m}Tc-tetrofosmin or ^{99m}Tc-sestamibi for double-phase parathyroid scintigraphy? *Eur J Nucl Med Mol Imaging* 2003;**30**:193–6.
68. Taieb D, Hindie E, Grassetto G, Colletti PM, Rubello D. Parathyroid scintigraphy: when, how, and why? A concise systematic review. *Clin Nucl Med* 2012;**37**:568–74.
69. Krausz Y. Endocrine tumors. In: Delbeke D, Israel O, editors. *Hybrid PET/CT and SPECT/CT Imaging: A Teaching File*. New York: Springer; 2010. 475–11.
70. Greenspan BS, Dillehay G, Intenzo C, Lavely WC, O'Doherty M, Palestro CJ, et al. SNM practice guideline for parathyroid scintigraphy 4.0. *J Nucl Med Technol* 2012;**40**:111–8.
71. Geatti O, Shapiro B, Orsolon PG, Proto G, Guerra UP, Antonucci F, et al. Localization of parathyroid enlargement: experience with technetium-99m methoxyisobutylisonitrile and thallium-201 scintigraphy, ultrasonography and computed tomography. *Eur J Nucl Med* 1994;**21**:17–22.
72. Rubello D, Saladini G, Casara D, Borsato N, Toniato A, Piotto A, et al. Parathyroid imaging with pertechnetate plus perchlorate/MIBI subtraction scintigraphy: a fast and effective technique. *Clin Nucl Med* 2000;**25**:527–31.
73. Perez-Monte JE, Brown ML, Shah AN, Ranger NT, Watson CG, Carty SE, et al. Parathyroid adenomas: accurate detection and localization with Tc-99m sestamibi SPECT. *Radiology* 1996;**201**:85–91.
74. Lorberboym M, Minski I, Macadziob S, Nikolov G, Schachter P. Incremental diagnostic value of preoperative ^{99m}Tc-MIBI SPECT in patients with a parathyroid adenoma. *J Nucl Med* 2003;**44**:904–8.
75. Schachter PP, Issa N, Shimonov M, Czerniak A, Lorberboym M. Early, postinjection MIBI-SPECT as the only preoperative localizing study for minimally invasive parathyroidectomy. *Arch Surg* 2004;**139**:433–7.
76. Slater A, Gleeson FV. Increased sensitivity and confidence of SPECT over planar imaging in dual-phase sestamibi for parathyroid adenoma detection. *Clin Nucl Med* 2005;**30**:1–3.
77. Chen CC, Holder LE, Scovill WA, Tehan AM, Gann DS. Comparison of parathyroid imaging with technetium-99m-pertechnetate/sestamibi subtraction, double phase technetium-99m-sestamibi and technetium-99m-sestamibi SPECT. *J Nucl Med* 1997;**38**:834–9.
78. Civelek AC, Ozalp E, Donovan P, Udelsman R. Prospective evaluation of delayed technetium-99m sestamibi SPECT scintigraphy for preoperative localization of primary hyperparathyroidism. *Surgery* 2002;**131**:149–57.
79. Sharma J, Mazzaglia P, Milas M, Berber E, Schuster DM, Halkar R, et al. Radionuclide imaging for hyperparathyroidism (HPT): which is the best technetium-99m sestamibi modality? *Surgery* 2006;**140**:856–63.
80. Thomas DL, Bartel T, Menda Y, Howe J, Graham MM, Juweid ME. Single photon emission computed tomography (SPECT) should be routinely performed for the detection of parathyroid abnormalities utilizing technetium-99m sestamibi parathyroid scintigraphy. *Clin Nucl Med* 2009;**34**:651–65.
81. Lavely WC, Goetze S, Friedman KP, Leal JP, Zhang Z, Garret-Mayer E, et al. Comparison of SPECT/CT, SPECT, and planar imaging with single- and dual-phase ^{99m}Tc-Sestamibi parathyroid scintigraphy. *J Nucl Med* 2007;**48**:1084–9.
82. Pata G, Casella C, Magri GC, Lucchini S, Panarotto MB, Crea N, et al. Financial and clinical implications of low-energy CT combined with 99m Technetium-sestamibi SPECT for primary hyperparathyroidism. *Ann Surg Oncol* 2011;**18**:2555–63.
83. Neumann DR, Obuchowski NA, DiFilippo FP. Preoperative ^{123}I/^{99m}Tc-Sestamibi subtraction SPECT and SPETCT/CT in primary hyperparathyroidism. *J Nucl Med* 2008;**49**:2012–7.
84. Neumann DR, Esselstyn CB, Maclntyre WJ, Go RT, Obuchowski NA, Chen EQ, et al. Comparison of FDG-PET and sestamibi-SPECT in primary hyperparathyroidism. *J Nucl Med* 1996;**37**:180915.
85. Rubello D, Fanti S, Nanni C, Farsad M, Castellucci P, Boschi S, et al. C-11 methionine PET-CT in Tc-99m sestamibi negative hyperparathyroidism in patients with renal failure on chronic haemodialysis. *Eur J Nucl Med Mol Imaging* 2006;**33**:453459.
86. Weber T, Cammerer G, Schick C, Solbach C, Hillenbrand A, Barth TF, et al. C-11 Methionine positron emission tomography/computed tomography localizes parathyroid adenomas in primary hyperparathyroidism. *Horm Metab Res* 2010;**42**:209–14.
87. Mazzeo S, Cappelli C, Caramella D, Belcari A, Forasassi F, Battaglia V, et al. Multidetector CT in diagnostic work-up of patients with primary hyperparathyroidism. *Radiol Med* 2007;**112**:763–75.
88. Mortenson MM, Evans DB, Lee JE, Hunter GJ, Shellingerhout

D, Vu T, et al. Parathyroid exploration in the reoperative neck: improved preoperative localization with 4D-Computed Tomography. *J Am Coll Surg* 2008;**206**:888–96.
89. Harari A, Zarnegar R, Lee J, Kazam E, Inabnet III WB, Fahey TJ III. Computed tomography can guide focused exploration in select patients with primary hyperparathyroidism and negative sestamibi scanning. *Surgery* 2008;**144**:970–7.
90. Hunter GJ, Schellingerhout D, Vu TH, Perrier ND, Hamberg LM. Accuracy of four-dimensional CT for the localization of abnormal parathyroid glands in patients with primary hyperparathyroidism. *Radiology* 2012;**264**:789–95.
91. Hunter GJ, Ginat DT, Kelly HR, Halpern EF, Hamberg LM. Discriminating parathyroid adenoma from local mimics by using inherent tissue attenuation and vascular information obtained with four-dimensional CT: formulation of a multinomial logistic regression model. *Radiology* 2014;**270**:168–75.
92. Kelly HR, Hamberg LM, Hunter GJ. 4D-CT for preoperative localization of abnormal parathyroid glands in patients with hyperparathyroidism: accuracy and ability to stratify patients by unilateral vs bilateral disease in surgery-naive and re-exploration patients. *Am J Neuroradiol* 2014;**35**:176–81.
93. Chazen JL, Gupta A, Dunning A, Phillips CD. Diagnostic accuracy of 4D-CT for parathyroid adenomas and hyperplasia. *Am J Neuroradiol* 2012;**33**:429–33.
94. Lumachi F, Tregnaghi A, Zucchetta P, Marzola MC, Cecchin D, Marchesi P, et al. Technetium-99m sestamibi scintigraphy and helical CT together in patients with primary hyperparathyroidism: a prospective clinical study. *Br J Radiol* 2004;**77**:100–3.
95. Rodgers SE, Hunter GJ, Hamberg LM, Schellingerhout D, Doherty DB, Ayers GD, et al. Improved preoperative planning for directed parathyroidectomy with 4D dimensional computed tomography. *Surgery* 2006;**140**:932–41.
96. Starker F, Mahajan A, Björklund P, Sze G, Udelsman R, Carling T. 4D Parathyroid CT as the initial localization study for patient with de novo primary hyperparathyroidism. *Ann Surg Oncol* 2011; **18**:1723–8.
97. Gafton AR, Glastonbury CM, Eastwood JD, Hoang JK. Parathyroid lesions: characterization with dual-phase arterial and venous enhanced CT of the neck. *Am J Neuroradiol* 2012;**33**:949–52.
98. Mahajan A, Starker LF, Ghita M, Udelsman R, Brink JA, Carling T. Parathyroid four dimensional computed tomography: evaluation of radiation dose exposure during preoperative localization of parathyroid tumors in primary hyperparathyroidism. *World J Surg* 2012;**36**:1335–9.
99. Madorin CA, Owen R, Coakley B, Lowe H, Nam KH, Weber K, et al. Comparison of radiation exposure and cost between dynamic computed tomography and sestamibi scintigraphy for preoperative localization of parathyroid lesions. *JAMA Surg* 2013;**148**:500–3.
100. Rao PS, Alfidi RJ. The environmental density artifact: a beam-hardening effect in computed tomography. *Radiology* 1981;**141**:223–7.
101. Bahl M, Muzaffar M, Vij G, Sosa JR, Choudhury KR, Hoang JK. Prevalence of the polar vessel sign in parathyroid adenomas on the arterial phase of 4DCT. *AJNR Am J Neuroradiol* 2014;**35**:578–81.
102. Gotway MB, Reddy GP, Webb WR, Morita ET, Clark OH, Higgins CB. Comparison between MR imaging and ^{99m}Tc MIBI scintigraphy in the evaluation of recurrent of persistent hyperparathyroidism. *Radiology* 2001;**218**:783–90.
103. Wakamatsu H, Noguchi S, Yamashita H, Yamashita H, Tamura S, Jinnouchi S, et al. Parathyroid scintigraphy with ^{99m}Tc-MIBI and ^{123}I subtraction: a comparison with magnetic resonance imaging and ultrasonography. *Nucl Med Commun* 2003;**24**:755–62.
104. Ruf J, Lopez Hänninen E, Steinmüller T, Rohlfing T, Bertram H, Gutberlet M, et al. Preoperative localization of parathyroid glands. Use of MRI, scintigraphy, and image fusion. *Nuklearmedizin* 2004;**43**:85–90.
105. Grayev AM, Gentry LR, Hartman MJ, Chen H, Perlman SB, Reeder SB. Presurgical localization of parathyroid adenomas with magnetic resonance imaging at 3.0 T: an adjunct method to supplement traditional imaging. *Ann Surg Oncol* 2012;**19**:981–9.
106. Auffermann W, Guis M, Tavares NJ, Clark OH, Higgins CB. MR signal intensity of parathyroid adenomas: correlation with histopathology. *AJR Amer J Roentgenol* 1989;**153**:873–6.
107. Lopez Hänninen E, Vogl TJ, Steinmüller T, Ricke J, Neuhaus P, Felix R. Preoperative contrast-enhanced MRI of the parathyroid glands in hyperparathyroidism. *Invest Radiol* 2000;**35**:426–30.
108. Udelsman R, Donovan PI. Remedial parathyroid surgery: changing trends in 130 consecutive cases. *Ann Surg* 2006;**244**:471–9.
109. Akbaba G, Berker D, Isik S, Aydin Y, Ciliz D, Peksoy I, et al. A comparative study of pre-operative imaging methods in patients with primary hyperparathyroidism: ultrasonography, ^{99m}Tc sestamibi, single photon emission computed tomography, and magnetic resonance imaging. *J Endocrinol Invest* 2012;**35**:359–64.
110. Harrison BJ, Triponez F. Intraoperative adjuncts in surgery for primary hyperparathyroidism. *Langenbeck's Arch Surg* 2009;**394**:799–809.
111. Mariani G, Giuliano AE, Strauss HW. *Radioguided Surgery: A Comprehensive Team Approach*. New York: Springer; 2008.
112. Orsini F, Rubello D, Giuliano AE, Mariani G. Radioguided surgery. In: Strauss HW, Mariani G, Volterrani D, Larson SM, editors. *Nuclear Oncology—Pathophysiology and Clinical Applications*. New York: Springer; 2013. p. 731–62.
113. Grassetto G, Rubello D. The increasing role of minimal invasive radioguided parathyroidectomy for treating single parathyroid adenoma. *J Postgrad Med* 2013;**59**:1–3.
114. Rubello D, Pelizzo MR, Boni G, Schiavo R, Vaggelli L, Villa G, et al. Radioguided surgery of primary hyperparathyroidism using the low ^{99m}Tc-Sestamibi dose protocol: multi-institutional experience from the Italian Study Group on Radioguided Surgery and ImmunoScintigraphy (GISCRIS). *J Nucl Med* 2005;**46**:220–6.
115. Rubello D, Giannini S, De Carlo E, Mariani G, Muzzio PC, Rampin L, et al. Minimally invasive ^{99m}Tc-sestamibi radioguided surgery of parathyroid adenomas. *Panminerva Med* 2005;**47**:99–107.
116. Rubello D, Mariani G, Pelizzo MR. Italian Study Group of Radioguided Surgery and ImmunoScintigraphy. Minimally invasive radio-guided parathyroidectomy on a group of 452 primary hyperparathyroid patients: refinement of preoperative imaging and intraoperative procedure. *Nuklearmedizin* 2007;**46**:85–92.
117. Massaro A, Cittadin S, Rampin L, Banti E, Rossi F, Pelizzo MR, et al. Accurate planning of minimally invasive surgery of parathyroid adenomas by means of [^{99m}Tc]MIBI SPECT. *Minerva Endocrinol* 2007;**32**:9–16.
118. Taieb D, Hindie E, Grassetto G, Colletti PM, Rubello D. Parathyroid scintigraphy: when, how, and why? A concise systematic review. *Clin Nucl Med* 2012;**37**:568–74.
119. Rubello D, Al-Nahhas A, Mariani G, Grosso MD, Rampin L, Pelizzo MR. Feasibility and long-term results of focused radioguided parathyroidectomy using a "low" 37 MBq (1 mCi) ^{99m}Tc-Sestamibi protocol. *Intern Semin Surg Onc* 2006;**3**:30.
120. Casara D, Rubello D, Piotto A, Carretto E, Pelizzo MR. ^{99m}Tc-MIBI radioguided surgery for limited invasive parathyroidectomy. *Tumori* 2000;**86**:370–1.
121. Rubello D, Casara D, Saladini G, Piotto A, Pagetta C, Pelizzo MR. ^{99m}Tc-MIBI radio-guided surgery in primary hyperparathyroidism: a prospective study of 128 patients. *Tumori* 2002;**88**:S63–5.
122. Ikeda Y, Takayama J, Takami H. Minimally invasive radioguided parathyroidectomy for hyperparathyroidism. *Ann Nucl Med* 2010;**24**:233–40.
123. Wendler T, Herrmann K, Schnelzer A, Lasser T, Traub J, Kutter O, et al. First demonstration of 3-D lymphatic mapping in breast cancer using freehand SPECT. *Eur J Nucl Med Mol Imag* 2010;**37**:1452–61.
124. Rahbar K, Colombo-Benkmann M, Haane C, Wenning C, Vrachimis A, Weckesser M, et al. Intraoperative 3-D mapping of parathyroid adenoma using freehand SPECT. *EJNMMI Res* 2012;**2**:51.
125. Wang CA. Parathyroid re-exploration. *Ann Surg* 1977;**186**:140–5.

第 36 章

原发性甲状旁腺功能亢进症的外科治疗

Glenda G. Callender, Tobias Carling, Robert Udelsman

引言

原发性甲状旁腺功能亢进症(PHPT)曾一度被认为是罕见疾病。患者通常表现为严重的肾脏或骨骼疾病，并由于进展期症状而进行生化评估。20 世纪 60 年代中期,由于多通道自动分析仪的普及,血钙测定变得更加快速与廉价,到了 20 世纪 70 年代,大多数的 PHPT 患者由于偶然发现血钙升高被诊断为该病 [1]。在西方国家,PHPT 的比例已上升到总人口的 0.7%和绝经后女性的 2%[2-4]。虽然 PHPT 已经成为比较常见的疾病,但此类患者的评估和管理仍具有相当的挑战性，并且其手术治疗需要丰富的经验和专业技能。

外科相关临床表现和诊断要点

PHPT 经典的临床综合征包括囊状纤维性骨炎、骨质疏松症、骨折、肾结石、骨痛、肌病和神经精神障碍,即“骨病、结石、呻吟、叹息和精神病”。然而,目前美国 80%的 PHPT 患者是通过偶然发现的高血钙而不是典型症状被诊断。15%~20%以下的 PHPT 患者出现肾结石,3%以下的患者出现囊状纤维性骨炎等严重骨病。

PHPT 是由一个或多个甲状旁腺过度分泌甲状旁腺激素(PTH)所致。该病的诊断依靠生化检查、高血钙伴 PTH 异常升高可确诊。需要排除的引起继发性甲状旁腺功能亢进症的常见疾病包括:维生素 D 缺乏症、肾功能不全、肾脏渗漏综合征和肠道吸收异常。虽然诊断标准很简单,但生化表现复杂的情况并不少见。例如,在轻度或者疾病早期，血钙和 PTH 水平可达正常范围的上限。转诊给经验丰富的内分泌学专家以明确 PHPT 诊断至关重要。

手术指征

PHPT 的唯一治愈方法是甲状旁腺切除术。过去,由于大多数患者出现明显的疾病症状或体征，甲状旁腺切除术可作为所有 PHPT 患者的标准治疗。然而,许多患者只是偶尔不适，并且可能不会导致明显的临床症状，因此专家们质疑是否所有 PHPT 患者都需要手术。为了解决这个争论,于 1990 年、2002 年、2008 年,分别组织了三次研讨会。这几次研讨会制订了用于管理无症状 PHPT 的医学指南[7-9]。第四次国际研讨会于 2013 年在意大利佛罗伦萨举行,并且该指南已经生效。

无症状的 PHPT 被定义为：通过生化检查确诊的 PHPT 患者中缺乏明显症状和体征者。最新指南[9]推荐经生化检查确诊的 PHPT 患者出现明显的症状或体征时应进行手术。该指南建议“无症状”患者有以下提示疾病较严重或疾病可能进展的情况时应进行手术:年龄<50 岁、血钙高于正常上限 1mg/dL 以上、大量骨质流失(骨质疏松症或脆性骨折)、肾功能不全(表 36.1)[10]。对于没有达到以上标准的“无症状”患者,指南指出在患者配合的前提下可以随访观察。指南还指出,即使是对于不具备手术指征的“无症状”患者,甲状旁腺切除术可以提供唯一一种可能治愈该病的方案，实际上是一种适当的处理措施。

引起争议是因为对于“有症状”和“无症状”的 PHPT 之间没有明确的划分。PHPT 的许多非特异性症状普遍存在于人群中，尤其是在当今充斥着肥胖和焦虑困扰的社会。与 PHPT 有关的症状包括:疲劳、虚弱、烦渴、多尿、夜尿、便秘、骨痛、背痛、关节痛、沮丧、健忘、食欲缺乏、恶心、胃灼热、瘙痒。它们很难被量化,也很难确定是由 PHPT 导致,但它们能明显地降低生活质量。有研究充分评价了 PHPT 患者术前和术后的症状,发现

表 36.1 2013 年无症状原发性甲状旁腺功能亢进症手术指南

评估项	手术指征[a]
年龄	<50 岁
血钙	>正常高限 1mg/dL(0.25mmol/L)
骨骼	a.任何部位的 T 值<-2.5(骨质疏松症) b.影像学检查发现椎体骨折
肾脏	a.肌酐清除率<60mL/min b.24 小时尿钙> 400mg/d(>10mmol/d)和生化结石危险性分析结石风险增加 c.影像学检查发现肾结石或肾积水

[a] 对于不愿或不能进行医学观察的患者也可实施手术。

只有 2%~5%的患者真正属于无症状者[11]。许多患者认为非特异性神经认知症状是由压力、年龄增长、更年期等所致,只有在施行甲状旁腺切除术且术后这些症状消失之后,他们才对原来的症状有了新的认识[10,12-15]。尽管指南指出"无症状"且未达到手术标准的患者随访观察是安全的,但一些医生却误解指南不建议这些患者手术。因此,许多"无症状"患者被剥夺了可能获益的手术机会。

无症状的 PHPT 患者极少发生急性进展性疾病,但根据自然病程研究,1/4~1/3 的患者的病情会发展并达到手术标准[16-19]。虽然对无症状的患者进行医学观察并在疾病进展后再进行手术是安全的,但早期行甲状旁腺切除术可预防骨量丢失和肾功能损害,且能够降低心血管疾病风险[19]。此外,许多研究已证实,PHPT 的神经认知症状是真实和普遍存在的,会损害患者生活质量,其通过手术可缓解,每位患者应该有机会与内分泌外科医生探讨手术的益处与风险。对于有明显症状和虽然没有症状但达到手术标准的患者,都强烈建议进行手术。对于无症状且没有达到手术标准的患者,应该告知他们手术比医学观察更好。选择医学观察的患者将对其选择有更全面的了解。

术前准备

所有患者均应进行详细的病史回顾和体格检查。病史回顾应包括明显的症状和不明显的症状,以及头颈部放射性检查史、颈部手术史和药物应用史(特别是锂、噻嗪类利尿剂及含有钙或维生素 D 的药物)。应获得详细的家族史,特别注意家族史中可能提示有 PHPT 表现的遗传综合征的情况。

仔细进行体格检查,对患者进行系统评估和局部重点检查。行甲状旁腺手术前应对有甲状腺肿或甲状腺结节的患者进行触诊。PHPT 患者甲状腺区出现明显的结节且血钙异常高时,应考虑甲状旁腺癌的可能(见第 27 章);然而,可触及的颈部肿块更可能是甲状腺来源。术前应使用间接喉镜或更灵活的纤维喉镜对声带进行评估。

PHPT 患者下一步的术前准备是确诊。其诊断基于生化指标,至少应包括血钙、全段 PTH、肌酐和 25-羟维生素 D。常常还需要进行 24 小时尿钙和基线骨矿物质密度检查。维生素 D 缺乏的患者通常在术前予以补充,以预防发生术后继发性甲状旁腺功能亢进症[20]。术前补充维生素 D 似乎是安全的[21]。术前低维生素水平似乎不会影响术中 PTH 检测或增加术后低血钙症状的发生[22,23]。

影像检查在 PHPT 诊断中作用有限,只有在决定手术之后才进行。以前,甲状旁腺成像并不是常规检查,并且术中双侧探查检查 4 个甲状旁腺是标准操作。然而,约 85%的患者为单发甲状旁腺腺瘤,且予以切除后可以治愈。其余患者单纯切除一个腺体不能治愈:10%~15%的患者存在 4 个腺体增生,3%~5%的患者有两个腺瘤。甲状旁腺定位检查有利于外科医生更合理地制订手术方案。定位检查提示的单腺体病变可以聚焦病变腺体快速切除,避免双侧探查。在一些中心,这种方法已经成为 PHPT 手术治疗的标准操作。

甲状旁腺定位检查包括超声、^{99m}Tc-甲氧基异丁基异腈闪烁扫描[通常用单光子发射计算机断层扫描(SPECT)]、甲状旁腺四维计算机断层扫描(4DCT)和磁共振成像(MRI)(见第 35 章)。对于没有接受甲状腺手术或甲状旁腺手术的患者,定位检查可以决定患者是否适合精准甲状旁腺切除,还是需要进行双侧颈部探查。最常使用的方案如下:①超声和甲氧基异丁基异腈-SPECT;②超声和 4DCT。不过,也可以单纯应用一种高质量影像检查。定位检查的选择取决于临床需要以及设备、技术人员。影像检查的质量差异很大[24]。对于没有进行过颈部手术的患者,其甲状旁腺定位方法如图 36.1 所示。

影像学检查阴性并不意味着患者不需要进行甲状旁腺手术。生化检查确诊 PHPT 并决定手术应该在影像检查之前进行。影像帮助外科医生制订可供选择的手术方案:精准切除病变腺体(最小损伤)或进行双侧探查。

超声是非侵入性、廉价、安全的检查方法。增生的甲状旁腺表现为回声均匀的低回声结节,通常有极性

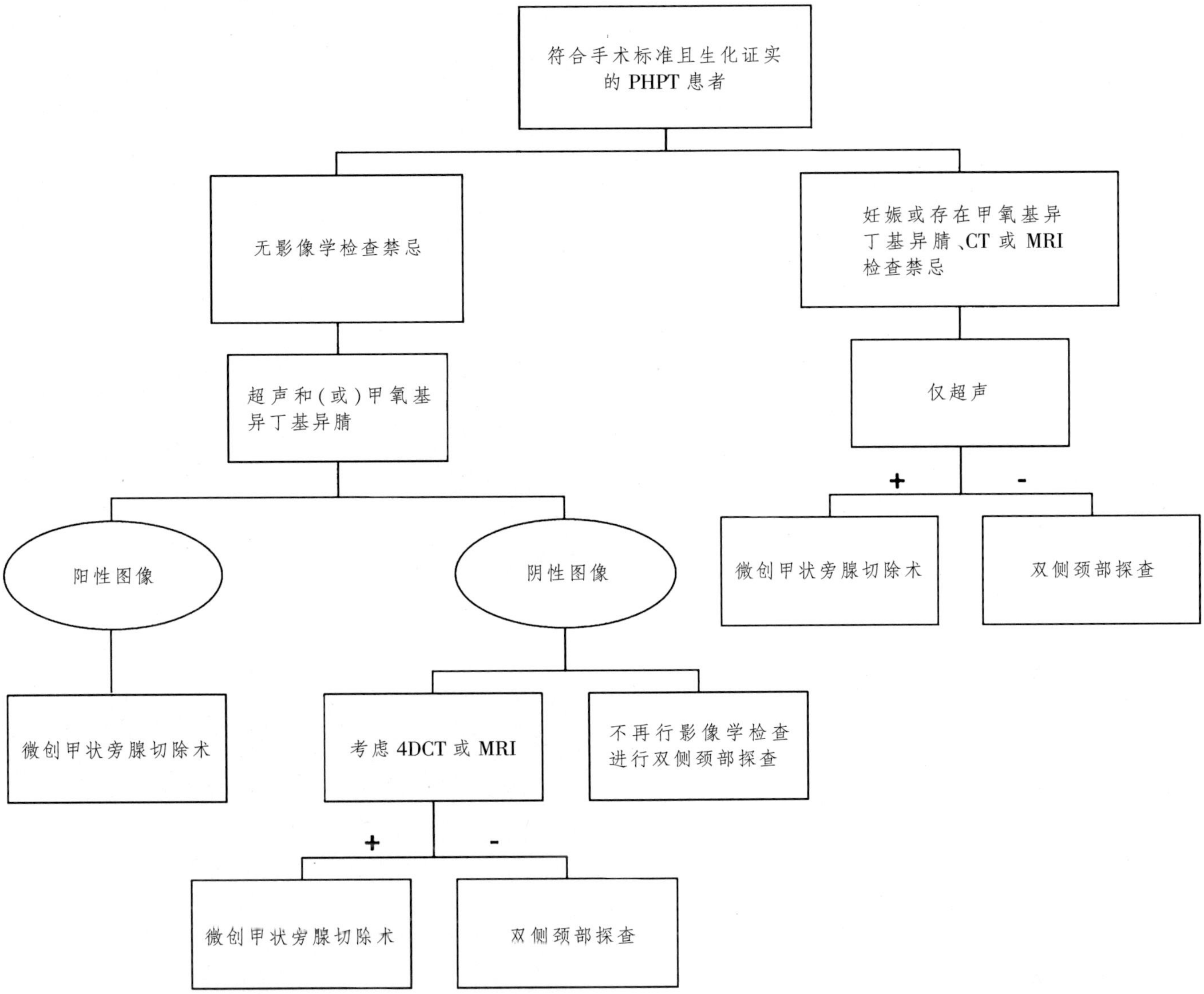

图 36.1　未进行甲状旁手术腺或甲状腺手术患者甲状旁腺定位的影像学检查流程。

血管伴行(图 36.2)。超声检查的质量取决于超声检查技师和解读者的技术水平。超声检查同时可筛查甲状腺疾病。单独的超声检查具有 50%~75%的真阳性率；与甲氧基异丁基异腈扫描联合应用时，真阳性率接近 90%[25-28]。但超声无法观察到正常的甲状旁腺，若增生腺体位于颈后方或纵隔、仅轻度增生或患者肥胖，超声也可能漏诊。

甲氧基异丁基异腈-SPECT 是最常用的甲状旁腺病定位方法。线粒体摄取 ^{99m}Tc-甲氧基异丁基异腈，进行成像时增大的腺体内由于同位素聚积可见（图 36.3)。甲氧基异丁基异腈-SPECT 优于超声之处在于可发现异位的腺体，特别是纵隔中的异位腺体。然而，甲氧基异丁基异腈-SPECT 的敏感性在腺体小于 500mg 和多腺体病变时受限[30-32]。淋巴结和甲状腺结节也吸收

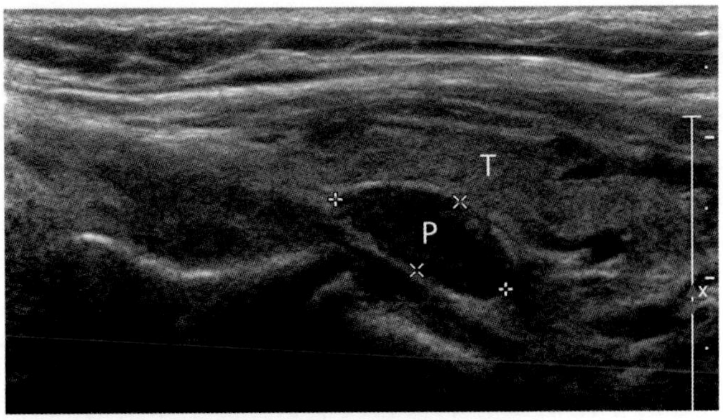

图 36.2　甲状旁腺腺瘤超声表现为均质低回声。T，甲状腺腺叶；P，甲状旁腺。

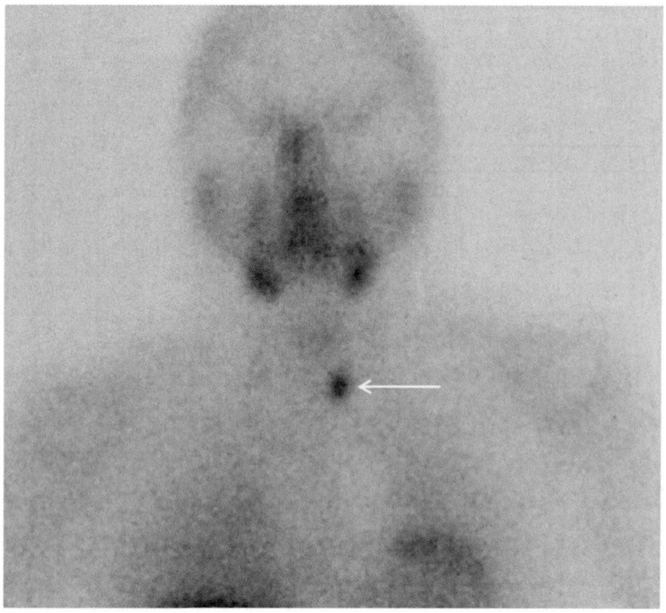

图 36.3 甲氧基异丁基异腈–SPECT提示甲状旁腺核素浓聚(箭头)。

同位素(假阳性),在不与CT图像融合时,甲氧基异丁基异腈–SPECT不能提供详细的解剖学定位。

4DCT显像是在静脉造影剂给药前后扫描,以确定颈部和纵隔中增大的甲状旁腺和其他结构。这种技术将时间维度和空间的三个维度叠加:增大的甲状旁腺通常显示造影剂的快进快出(图 36.4)。不同于甲氧基异丁基异腈,4DCT提供详细的解剖信息和功能数据。4DCT的敏感性高于甲氧基异丁基异腈和超声(88%对65%和57%),4DCT判断多腺体疾病优于甲氧基异丁基异腈(85%对25%~45%)[33-35]。总之,4DCT的价格略低于甲氧基异丁基异腈,但它将甲状腺暴露于电离辐射和含碘造影中;因此,30岁以下患者和那些碘造影剂过敏、肾功能不全,或伴随分化型甲状腺癌可能需要后续放射性碘治疗的患者应该谨慎使用[36]。

MRI很少用于术前甲状旁腺定位。在特殊情况下,它仍然是一个有用的选择,因为它不需要射线照射或含碘的造影剂。增大的甲状旁腺在T2加权图像上通常是高亮度的(图 36.5)。

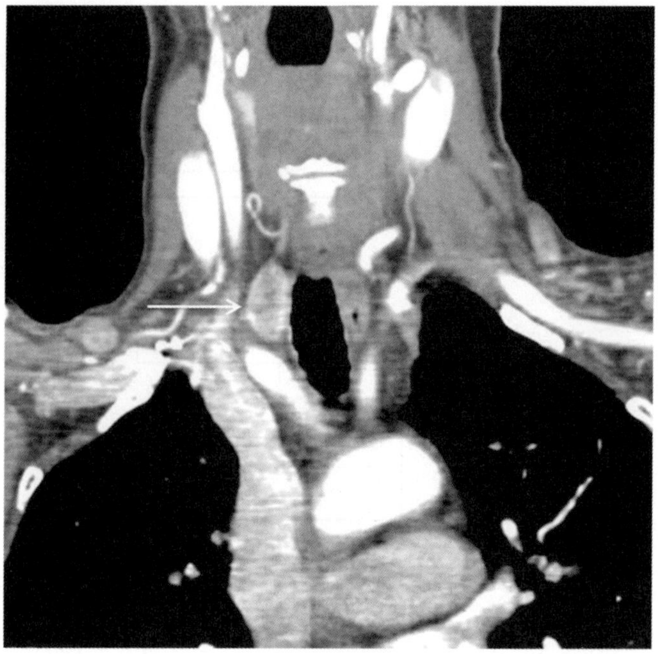

图 36.4 在4DCT中动态增强甲状旁腺腺瘤(箭头)。

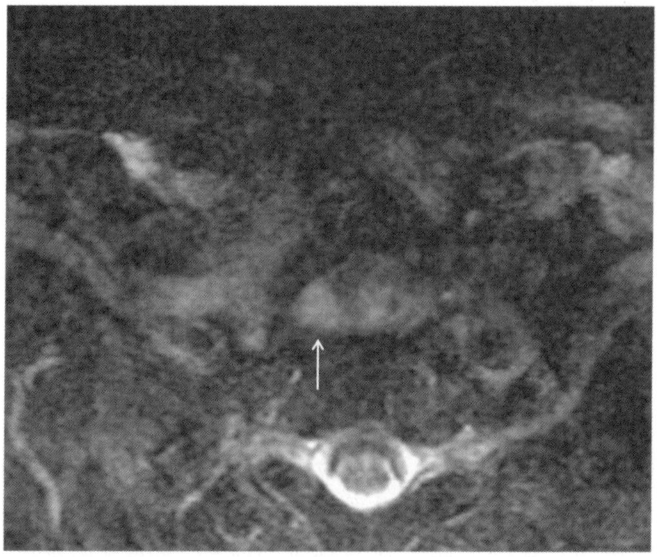

图 36.5 增大的甲状旁腺在T2加权图像上通常是高亮的(箭头)。

手术方法

对于之前没有甲状腺或甲状旁腺手术史的患者,有两种手术方式:影像引导下单侧颈部探查;或从开始就计划性行双侧颈部探查。微创甲状旁腺切除术(MIP)是计划性单侧颈部探查的精准手术方法。术前影像学检查确定一个增大的腺体(可能是甲状旁腺腺瘤)可以使外科医生进行有限探查,只切除目标腺体。通过术中甲状旁腺激素测量等辅助手段确认充分切除。

微创甲状旁腺切除术可以在全身麻醉或区域麻醉下进行。虽然全身麻醉中更为常见,但是定位良好的首次甲状旁腺切除术和选择性的二次甲状旁腺手术可在患者清醒状态下常规进行。患者体位是关键:患者佩戴防护眼镜,取舒适的半坐卧位(“卧椅”)且双臂置于两侧。在肩下放置充气枕头使颈部舒展。用麻醉支架从面部移开幕帘，用风扇将室内空气吹到患者的脸上可以减轻患者的恐惧。使用鼻导管给氧；吸引管清除操作区域的过量氧气，以最大限度地减少火灾危险。开通一个大口径的外周静脉方便输液和药物治疗，并允许在手术期间抽取血液样本进行 PTH 测量（图 36.6）[37]。需要一个有经验的麻醉团队明确滴定镇静药物，充分的颈浅神经阻滞是成功的必要条件。

目标腺体切除后，即使术前影像显示只有单个甲状旁腺腺瘤，术中仍应通过辅助手段再次确认。一些中心运用放射导向技术：术前注射甲氧基异丁基异腈，术中通过 γ 探测器的读数确定切除的目标腺体放射性计数大于背景显示的 20%[38,39]。但术中甲状旁腺激素测定是术中生化监测的最好方法。颈部操作之前测定基础 PTH 水平，目标腺体切除时再次取样，然后每 5 分钟测定一次，直到外科医生确信患者已治愈[37]。

解释术中 PTH 测量结果需要经验。Irvin 及其同事最初制订了“迈阿密”标准，其中目标腺体切除 10~15 分钟后 PTH 下降大于基础值 50%被认为是生化治愈[40]。许多专家还认为，切除后 PTH 应该下降到正常范围才能确定达到生化治愈[41]。然而，截点数值提供的信息远少于通过分析连续术中测量 PTH 生成的曲线斜率所获得的信息。对于单个腺瘤，目标腺体切除后典型表现是一个陡峭的斜率，平台曲线趋向正常低值。在多腺体病变，平台曲线处于升高的水平或正常范围的上限；附加探查及切除是必需的（图 36.7）。最近开发了一种使用术中 PTH 数据预测个体患者治愈比例的计算机化数学模型[42]。这一模型可能会成为解释术中甲状旁腺激素水平有价值的工具，特别是在复杂的情况下。

影像学检查阴性或提示多腺体病变时应进行计划性双侧颈部探查。检查所有 4 个腺体，切除增大的腺体，原位留下足够的甲状旁腺组织（通常为 30~50mg）。如果初始侧的探查显示一个增大的腺体和一个正常的腺体，可能不需要探查双侧；在这种情况下，可能是单个腺瘤，而目标腺体切除后术中 PTH 水平的测量可以提示生化治愈。术中甲状旁腺激素测定可用于在 4 个腺体增生时确定充分切除了甲状旁腺组织：理想情况是，PTH 下降到 20~30pg/mL 范围。

许多外科手术的创伤越来越小，甲状旁腺切除术也是如此。在追求切口美观的要求下，一些新的方法已经出现。Miccoli 开发了内镜辅助下甲状旁腺切除术技术，通过颈部 1.5cm 切口完成手术，取得了良好的美容效果[43]。使用各种内镜和机器人技术经腋窝、乳腺、耳后切口入路来避免颈部切口的技术也开始应用[44-48]。经口甲状旁腺切除术是经“自然腔隙”而避免了皮肤切口[49]。然而，甲状旁腺切除通常通过 2.5~3.5cm 位于或平行于已有皮纹缩短的 Kocher 切口完成[50]。这种切口在痊愈后几乎是看不见的，因此就美容效果而言，各种机器人或内镜方法的优势并不明确。它们因相对昂贵、耗时、技术复杂而不能广泛使用，还可能增加并发症[51-53]。

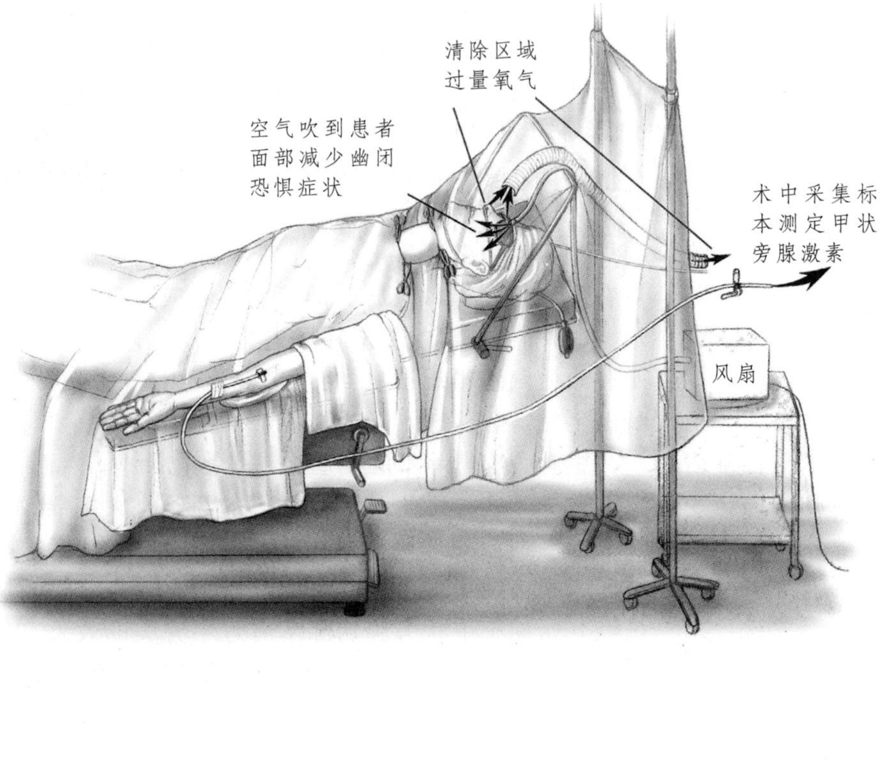

图 36.6 区域麻醉下微创甲状旁腺切除术患者体位。(Reprinted from [37] with kind permission of Springer Science +Business Media.)

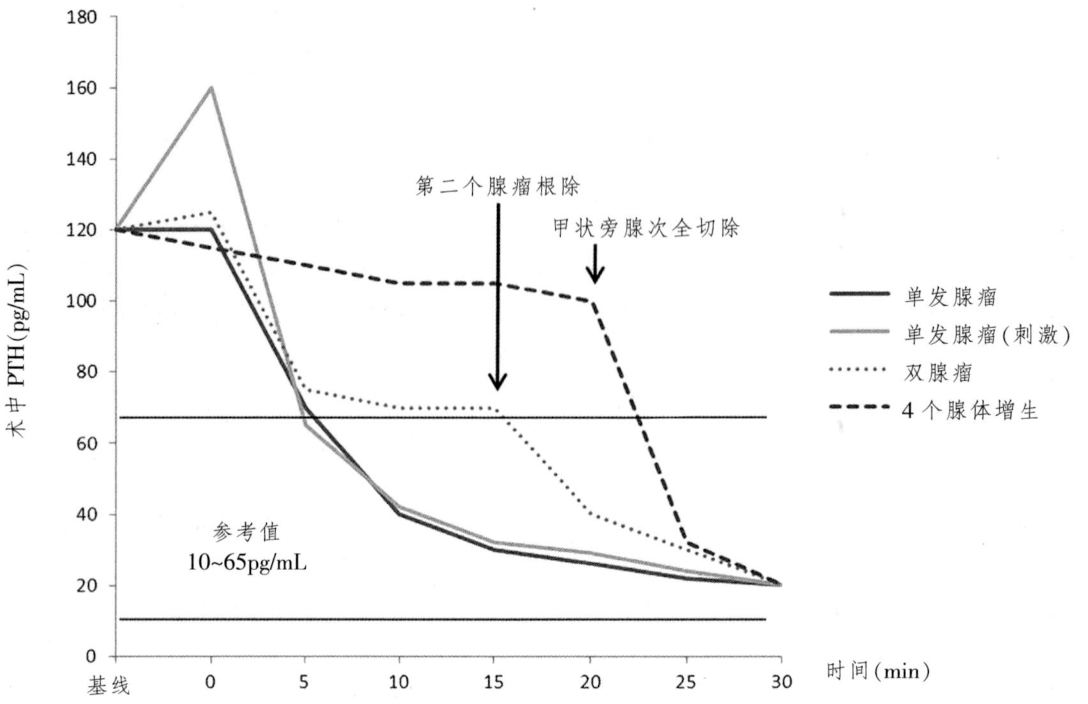

图 36.7 术中甲状旁腺激素测量结果的意义。

术后管理

手术当天，患者的术后安排是由手术的程度和甲状旁腺功能减退的风险来确定的。患者接受了单侧探查且满足医院麻醉后当日出院标准，可以在预防性口服补钙并指导(患者识别)低钙血症的症状和体征的情况下当日出院。至关重要的是,患者及其家人和外科手术组都可以使用电话联系。接受双侧颈部探查或二次手术者存在显著的术后甲状旁腺功能减退的风险,应考虑住院监测血钙水平。口服或静脉补充钙(可能是骨化三醇)可能是必要的,血钙水平在出院前应该稳定。

手术后 1~2 周进行术后访视,评估伤口愈合情况,测量血钙和全段 PTH 水平,以确定术后早期治愈情况。对于治疗失败的患者(持续性 PHPT),外科医生应随访。如果需要再次手术,可以进行专门的术前定位检查。

手术后 6 个月由内分泌医生随访测定血钙和“完整”PTH 水平;手术治愈的标准是术后血钙水平正常达 6 个月。6 个月前治疗失败的患者(持续性 PHPT)或术后 6 个月复发 PHPT 的患者,应进行再次手术评估。持续性或复发性 PHPT 患者评估和管理的特殊考虑因素将在本章后文讨论。

甲状旁腺手术的结果

甲状旁腺手术安全有效。并发症是罕见的,但包括喉返神经损伤、低钙血症、颈部血肿、气胸和卒中。喉返神经损伤通常导致声音嘶哑,发生率为 0.5%~1%[50]。声带注射术或医疗性甲状软骨成形术可能是必要的。甲状旁腺手术后,甲状旁腺功能减退导致低钙血症。单侧探查后可能会出现轻微的、暂时性的低钙血症,但永久性甲状旁腺功能减退症是罕见的。在一个高流量的中心,长期甲状旁腺功能减退症和低钙血症是罕见的,在双侧颈部探查术后仅有 0.1%发生率，可以通过口服钙和骨化三醇来治疗[50]。颈部血肿发生率为 0.2%,可能需要即刻手术来引流和止血[50]。如果发生急性气道窘迫,可在床边打开切口减压。即使无喘鸣或明显的气道窘迫,气管插管前也最好对血肿进行减压;静脉高压性喉水肿致使气道很难被看到，可能需要由最有经验的麻醉医生在清醒状态下进行垂直光纤插管。

甲状旁腺切除术的预期结果是生化治愈。然而,治愈率取决于外科医生和治疗中心的经验。大多数大的研究由高通量的外科专家在具有高质量的甲状旁腺显像和术中辅助检查措施的中心进行;因此,内分泌领域已经开始期望甲状旁腺切除术有近乎完美的效果。最近的一项研究报道表明,1650 例甲状旁腺切除中,1037

例 MIP 治愈率为 99.4%,613 例患者行双侧颈部探查,治愈率为 97.1%。

大多数甲状旁腺手术不是由高通量的内分泌外科医生来完成的。使用 1988—2000 年全国住院患者样本数据进行的一项研究报道,在美国仅有 5%的甲状旁腺切除由高通量的内分泌外科医生(定义为一个甲状腺、甲状旁腺、肾上腺手术例数占外科医生手术量 75%以上)实施;78%的甲状旁腺切除由那些内分泌病例量只占其总医疗量≤25%的外科医生完成[54]。尽管没有美国研究直接比较高、低通量的甲状旁腺外科医生的治愈率和并发症的发生率,但是低通量的外科医生的手术效果可能不如高通量的医生手术效果好。两项研究发现,77%~ 89%来自低通量中心的失败病例以及 13%~22%来自高通量中心的失败病例,是有可能"预防"的,再次手术时发现遗漏的甲状旁腺是在正常可触及的解剖位置[55-56]。斯堪的纳维亚的一项研究使用 1971—1980年间的国家登记数据直接比较了高、低通量的甲状旁腺中心,报道内分泌外科中心的治愈率为 90%,普通外科诊所治愈率为 76%,而每年甲状旁腺切除术小于 10 台中心的治愈率为 70%[57]。斯堪的纳维亚质量登记册的最新报告显示,总体治愈率为 91.9%,11.4%的患者术后出现低钙血症[58]。这个报告没有对外科医生或治疗中心的数据进行分类,但是,与来自美国的高通量医疗中心的报告相比,较低的治愈率和较高的并发症发生率表明斯堪的纳维亚统计的大部分甲状旁腺手术不是在高通量中心进行的。

双侧颈部探查一直被认为是甲状旁腺切除术的"金标准"方法,且关于传统手术方法与影像引导 MIP 方法谁更有优势的争论也由来已久。在关于 MIP 和双侧颈部探查比较的 7 组随机对照试验中,其中一组试验进行了长期随访(表 36.2)[59-66]。结果持续显示与双侧颈部探查相比,MIP 在减少手术时间、住院时间、术后疼痛、低钙血症方面有优势,美容效果明显优于双侧颈部探查。其中两组研究报道由于进行了显像检查,MIP 花费较高,双侧颈部探查组没有使用术中辅助技术[63,66]。根据单一研究的 5 年随访结果,两种方法的治愈率相当[65]。总之,目前随机对照试验的结果为 PHPT 患者选择 MIP 手术进行初次甲状旁腺切除提供了

表 36.2 微创甲状旁腺切除术与双侧颈部探查随机对照试验

参考文献	例数	随机分组	结果
Slepavicius 等,2008[66]	48	MIP[24] BNE[24]	• MIP 组疼痛轻,1 年内术口恢复效果更好 • BNE 组更廉价 • 在手术时间、治愈率(均为 100%)、术后 1 年以上口恢复情况方面无显著差异
Miccoli 等,2008[64]	40	腔镜辅助 MIP[20] 开放手术 BNE[20]	• 3 例单侧腺瘤行 BNE 手术患者出现误切健康腺体 • 在手术时间、并发症(无)、治愈率(MIP 为 95%,BNE 为 100%)方面无显著差异
Aarum 等,2007[63]	100	MIP[50] BNE[50]	• MIP 组成本高 21%,超过 50%的 MIP 组进行了双侧探查 • 在治愈率方面无显著差异(MIP 为 96%,BNE 为 94%)
Sozio 等,2005[62]	69	放射引导下 MIP[34] BNE[35]	• MIP 组的手术时间、住院时间、术后恢复时间均比 BNE 组短 • 在治愈率方面无显著差异(均为 100%)
Bergenfelz 等,2005[61]	50	MIP[25] BNE[25]	• MIP 组手术时间更短,术后短期低钙血症发生率更低 • 在治愈率方面无显著差异(MIP 为 96%,BNE 为 100%)
Bergenfelz 等,2002[60] Westerdahl, 2007[65]	91	初始研究 MIP[47] BNE[25] 5 年后随访 MIP[38] BNE[33]	• MIP 组手术时间短、短期低钙血症、早期严重 • MIP 组手术时间短、短期低钙血症、早期严重低钙血症、长期低钙血症发生率低(1 例单侧腺瘤行 BNE 手术患者术后 5 年依赖钙片与骨化三醇) • 在手术费用、暂时性神经麻痹(MIP 组 2 例,BNE 组 1 例)、短期治愈率(均为 98%)、5 年治愈率(MIP 为 89%,BNE 为 94%)方面无显著差异
Miccoli 等,1999[59]	38	腔镜辅助 MIP[20] BNE[18]	• MIP 组疼痛轻,手术时间短、术后恢复好 • BNE 组无并发症(MIP 组 1 例喉返神经麻痹) • 在治愈率方面无显著差异(均为 100%)

MIP,微创甲状旁腺切除术;BNE,双侧颈部探查;OR,手术时间;RLN,喉返神经;LOS,住院时间。

有力依据。

特别注意

高钙危象

高钙危象是PHPT一种严重的、进展性的表现，发生在1%以下的患者（又称为“急性原发性甲状旁腺功能亢进症”）[17]。它是以高钙血症导致脱水、呕吐、精神状态恶化为特点的威胁生命的医学急症。如果不能迅速得到适当治疗，会导致肾衰竭、昏迷和死亡。初始治疗包括大量静脉补液，随后给予呋塞米。如果初始治疗措施无法控制高钙血症，则需要给予降钙素、西那卡塞或双膦酸盐治疗。药物稳定病情后，应迅速进行手术。虽然目前没有强大的数据支持，但是血钙在14mg/dL左右时手术可以安全进行[67]。最好是在患者住院过程中及早请外科专家会诊进行手术治疗，因为药物治疗会导致术后管理困难（尤其是长效双膦酸盐）。

再次甲状旁腺手术

再次甲状旁腺手术是复杂的，应当在一个在高通量中心由有经验的外科医生进行。再次甲状旁腺手术在以下三种情况下进行：①持续性疾病（初始治疗失败）；②复发性疾病（首次手术后治疗6个月以上后复发的疾病）；③患者曾接受前颈部的探查，特别是甲状腺手术。

再次甲状旁腺手术的患者评估和管理的第一步是回顾以往的记录、确定诊断并确保有明确的手术指征。尽管首次甲状旁腺切除术可能使“无症状”PHPT患者获益，但是再次甲状旁腺切除术较高的并发症发生率和较低的治愈率可能不能够提供和第一次手术相同的风险-效益比。再次甲状旁腺手术通常需要患者有明确的症状：明显的骨骼和肾脏疾病，或显著的神经认知功能障碍。疾病综合征易复发的可能性必须被纳入考虑，如果有必要适当进行检查。

对于再次手术的患者，下一步是定位遗漏的腺体。全面的甲状旁腺胚胎发育知识是至关重要的，因为遗漏的甲状旁腺的位置变异很大（图36.8）。上位旁腺与甲状腺原基和C细胞一起迁移，通常位于喉返神经的后侧或外侧，包括后纵隔内。下位旁腺与胸腺一起迁移，通常位于喉返神经的前方/内侧，包括前纵隔内。初始可以利用超声、甲氧基异丁基异腈-SPECT、4DCT或MRI进行无创的影像检查；最好在重新探查前有两项结果一致的检查。如果非侵入性显像无法定位目标腺体，有创的检查是必要的。这可能包括细针穿刺超声所见的潜在的病变靶腺并测量穿刺液的PTH，或行甲状旁腺血管造影来选择性静脉采血（最好使用现场即时PTH测量来指导放射科医生）。在对严重症状的患者进行所有定位尝试都失败后才进行盲目重新探查。在这种情况下，术中辅助检查如甲状旁腺素测量和超声检查是非常有用的。图36.9描述了管理需要再次行甲状旁腺手术患者的流程[68,69]。需要注意的是，细针穿刺不

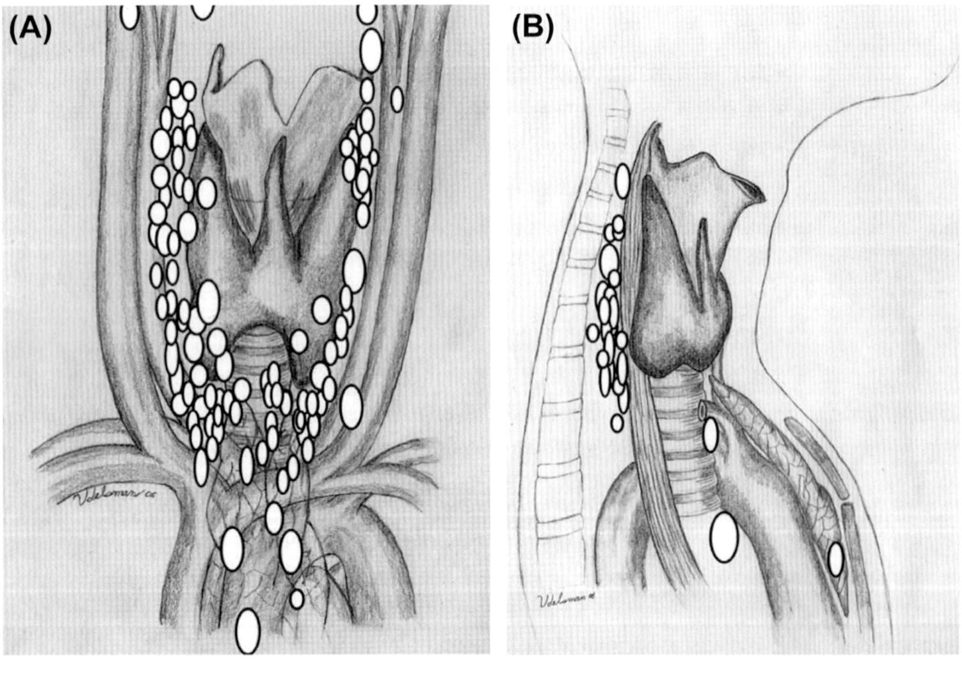

图36.8 甲状旁腺手术期间发现甲状旁腺的位置。(A)正位。(B)侧位。(Reprinted from[71] with kind permission of Wolters Kluwer Health.)

应在已知或疑似甲状旁腺癌的患者中进行，沿针道可以发生细胞种植[70]。

在高通量中心，再次甲状旁腺手术结果仍然良好，治愈率为 94%~98%[71,72]。在 130 例进行再次甲状旁腺手术的患者中，喉返神经损伤发生率为 2.3%[71]。外科医生必须考虑靶腺是患者唯一有功能的甲状旁腺组织的可能性，也许需要立即行甲状旁腺自体移植(通常在前臂肱桡肌）或冷冻保存甲状旁腺组织来避免永久性甲状旁腺功能减退症。

遗传综合征的外科治疗意义

尽管大多数 PHPT 病例是散发的，但是 PHPT 会伴发在一些遗传性综合征中(这些综合征在第 23 章进行了更广泛的探讨)，所以完全获得每例 PHPT 患者的家族史是必要的。高达 10%显现为散发性病例的年轻患者存在引起某种包含 PHPT 的遗传综合征的生殖系突变[73]。这类 PHPT 的手术管理有很大的不同。

多发性内分泌肿瘤 1 型(MEN1)是常染色体显性遗传疾病，大多数病例是 MEN1 基因突变引起的。受影响的个体存在发生 PHPT、垂体前叶肿瘤、胰腺神经内分泌肿瘤、前肠类癌(胸腺、支气管、胃)、肾上腺腺瘤，以及各种皮肤损害(皮赘、良性的面部血管纤维瘤、胶原细胞瘤)及其他良性肿瘤(脂肪瘤、甲状腺腺瘤、子宫或食管平滑肌瘤、脑膜瘤、脊髓室管膜瘤）的风险。MEN1 的特征是持续的多腺体 PHPT，并且所有的 MEN1 患者，在 50 岁左右时会发展为 PHPT[74]。MEN1 患者初次手术治疗存在两种选择：①甲状旁腺次全切除术(原位留下一个 30~50mg 最正常的甲状旁腺组织）加经颈胸腺切除术；②甲状旁腺全切除术，将甲状旁腺组织立即移植到非优势前臂肌肉组织，加经颈部胸腺切除术[75]。最佳的手术方式仍存在争议。MEN1 患者所有的甲状旁腺组织均异常，无论是哪一种方案均有 30%~40%复发风险。原位残留(甲状旁腺次全切除术）往往需要再次手术[76,77]。然而，甲状旁腺全切除加自体移植中，1/3 的患者由于自体移植失败导致永久性甲状旁腺功能低下[77,78]。平衡避免颈部再次手术和发生永久性甲状旁腺功能减退的方法是在第一次手术时进行甲状旁腺次全切除术加经颈部胸腺切除术，如果 PHPT 复发，即行甲状旁腺全切除加自体移植术。自体移植后复发的 PHPT 患者，通常可以在局部麻醉下进行减瘤手术[79]。MEN1 患者常有多于正常个数的甲状旁腺位于甲状腺胸腺韧带和胸腺区，并有发展为胸腺类癌的风

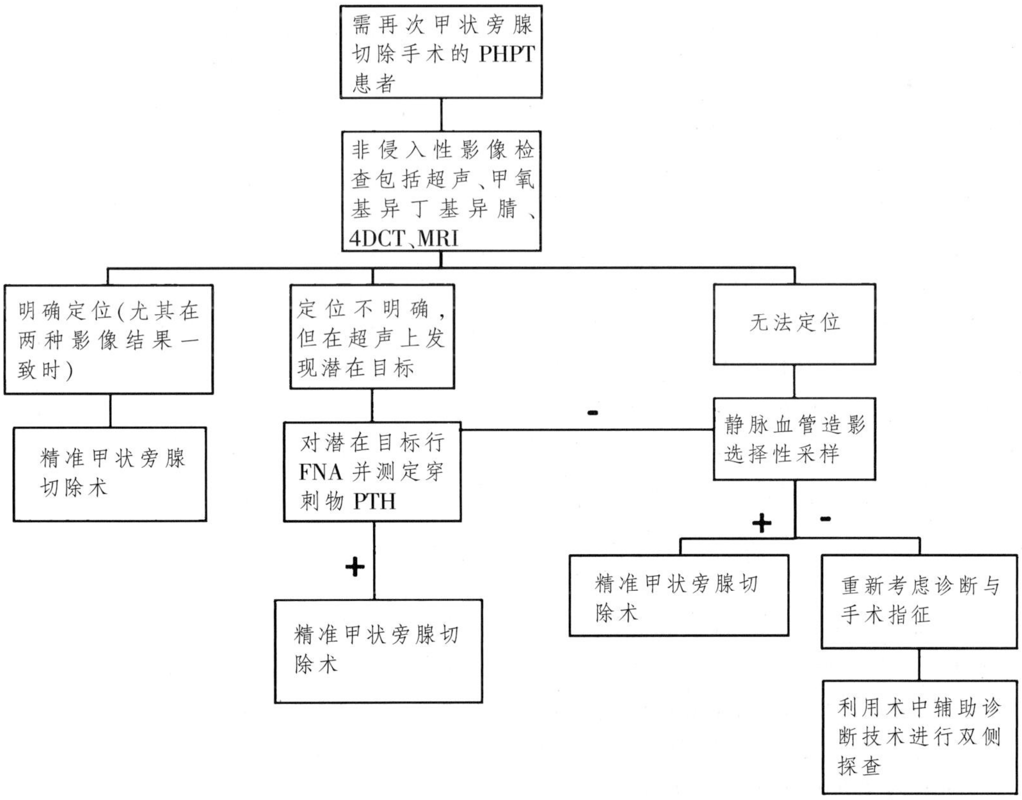

图 36.9　甲状旁腺手术患者甲状旁腺定位成像流程。

险;因此,在第一次手术时应该行经颈部胸腺切除术。

多发性内分泌肿瘤2A型(MEN2A)是常染色体显性遗传疾病，超过95%的病例有*RET*原癌基因突变。受影响的个体存在着发生为甲状腺髓样癌(MTC)、PHPT、嗜铬细胞瘤的风险。不同于MEN1,MEN2的特征是MTC,其几乎影响每一名患者,而只有20%~30%的患者发生PHPT，尽管所有的甲状旁腺组织均不正常[80]。与散发性PHPT类似,大多数MEN2A患者是单一腺体的肿大,虽然也有累及多个腺体的情况。然而,对于伴有MEN2A的PHPT的手术管理是具有挑战性的,在PHPT发生之前，很多患者已经因MTC进行了预防性或治疗性甲状腺切除术。在初次手术时,肿大的甲状旁腺应切除,即使患者血钙正常,但大多数内分泌外科医生将正常甲状旁腺留在原位；极少数中心推荐在初次手术时行甲状旁腺全切除加自体移植术，以减少在颈部留下甲状旁腺组织导致PHPT,从而需要再次进行颈部手术的风险[81]。正常甲状旁腺如在甲状腺切除术中无意间被阻断血供或被切除,应该立即在前臂肌肉内行自体移植术(而不是在颈部),因为它们有发生PHPT的风险[82]。

甲状旁腺功能亢进症-颌骨肿瘤综合征(HPT-JT)是一种少见的*HRPT2*基因突变导致的常染色体显性遗传疾病。HPT-JT患者易患PHPT(80%的患者)、上颌骨或下颌骨骨化性纤维瘤和肾病。与散发性PHPT病例类似,单腺体病变常见;然而,15%的HPT-JT患者存在甲状旁腺癌，外科医生必须准备完成适当的肿瘤切除术(见本章甲状旁腺癌部分)[83-86]。

家族性孤立性的原发性甲状旁腺功能亢进症与其他内分泌疾病无关,75%~80%的家族性孤立性PHPT不具有可以识别的突变。然而，一些家族孤立性的PHPT存在*MEN1*、*HRPT2*或编码钙敏感受体(CaSR)基因的生殖系突变[87,88]。如果一个特定的基因突变被确定,外科治疗应根据基础疾病调整;否则,手术方式与散发性PHPT相同。

*CASR*基因突变会导致一系列常染色体显性遗传疾病：常染色体显性遗传轻度甲状旁腺功能亢进症(ADMH);家族性低尿钙性高钙血症(FHH);新生儿重度原发性甲状旁腺功能亢进症(NSPHPT)。ADMH的典型表现为相对温和的原发性甲状旁腺功能亢进症,由于所有的甲状旁腺组织均携带突变的CaSR,甲状旁腺次全切除术通常是最好的外科治疗策略[89-91]。FHH导致轻度高钙血症,但通常没有明显的症状(见第24章)。因此,FHH很少需要手术治疗,尽管有些人可能发展为症状性PHPT。NSPHPT是一种少见的由失活的纯合性*CASR*基因突变导致的常染色体显性遗传疾病[92]。新生儿在出生时或出生后不久出现严重的危及生命的高钙血症。治疗包括水化和立即手术。几个小的系列报道指出,利尿剂、口服双膦酸盐类药物及西那卡塞可暂时改善高钙血症[92,93]。外科治疗包括从颈部将所有甲状旁腺组织切除并将甲状旁腺组织移植到前臂肌肉中。

甲状旁腺癌的外科治疗

甲状旁腺癌在西方是极其罕见的,占PHPT病例的1%以下(见第27章)[94]。即使没有HPT-JT综合征家族史，约20%的病例发生于*HRPT2*生殖系突变的情况下[95]。单从生化特点上难以区分良性PHPT与甲状旁腺癌，尽管甲状旁腺癌患者的血钙和全段PTH水平通常更高。45%的甲状旁腺癌表现为可触及的肿块,因为良性增大的甲状旁腺通常是不可触及的,因此PHPT患者体检发现肿块应考虑甲状旁腺癌的可能[96]。但是,大多数表现为PHPT并且有可触及颈部肿物的患者是由于良性甲状旁腺疾病与一个可触及的甲状腺结节共存。在手术室，甲状旁腺癌通常表现为灰色或白色质硬粘连性肿块。应遵循肿瘤学原则进行整块切除,通常包括带状肌与同侧甲状腺腺叶。切除同侧甲状旁腺以清除患侧颈部的甲状旁腺组织可能方便以后的评价。局部淋巴结转移存在于10%以下的病例；病理转移的淋巴结建议切除，但没有数据支持行预防性同侧中央区淋巴结清扫[97]。

即使进行了最佳的手术治疗，甲状旁腺癌局部复发率仍高达67%[96]。肺脏和肝脏是远处转移最常见的部位。手术很少能治愈复发性疾病,但可以缓解高钙血症的症状。虽然局部复发率较高,但是总体5年生存率为77%~85%,10年生存率为77%~85%[96,97]。

结论

原发性甲状旁腺功能亢进症是一种复杂的疾病过程,需要仔细诊断和全面的内外科管理。持续性或复发性疾病、遗传性PHPT综合征和甲状旁腺癌患者的手术管理特别具有挑战性。高质量的影像技术和可靠的术中辅助措施是成功的关键。然而,在高通量的医学中心由经验丰富的内分泌外科医生来实施甲状旁腺切除术,几乎可以治愈所有患者。

(张柏 李东洋 译)

参考文献

1. Sivula A, Ronni-Sivula H. The changing picture of primary hyperparathyroidism in the years 1956–1966. *Ann Chir Gynaecol* 1984;**73**:319–24.
2. Heath H III, Hodgson SF, Kennedy MA. Primary hyperparathyroidism. Incidence, morbidity, and potential economic impact in a community. *N Engl J Med* 1980;**302**:189–93.
3. Lundgren E, Rastad J, Thurfjell E, Akerström G, Ljunghall S. Population-based screening for primary hyperparathyroidism with serum calcium and parathyroid hormone values in menopausal women. *Surgery* 1997;**294**:287–94.
4. Jorde R, Bønaa KH, Sundsfjord J. Primary hyperparathyroidism detected in a health screening. The Trømsø Study. *J Clin Epidemiol* 2000;**53**:1164–9.
5. Söreide JA, van Heerden JA, Grant CS, Lo CY, Ilstrup DM. Characteristics of patients surgically treated for primary hyperparathyroidism with and without renal stones. *Surgery* 1996;**120**: 1033–7.
6. Silverberg SJ, Bilezikian JP, Bone HG, Talpos GB, Horwitz MJ, Stewart AF. Therapeutic controversies in primary hyperparathyroidism. *J Clin Endocrinol Metab* 1999;**84**:2275–85.
7. Diagnosis and management of asymptomatic primary hyperparathyroidism. Consensus Development Conference statement. *Ann Intern Med* 1991;**114**:593–7.
8. Bilezikian JP, Potts JT Jr, Fuleihan Gel-H, Kleerekoper M, Neer R, Peacock M, et al. Summary statement from a workshop on asymptomatic primary hyperparathyroidism: a perspective for the 21st century. *J Clin Endocrinol Metab* 2002;**87**:5353–61.
9. Bilezikian JP, Khan AA, Potts JT. Guidelines for the management of asymptomatic primary hyperparathyroidism: summary statement from the third international workshop. *J Clin Endocrinol Metab* 2009;**94**:335–9.
10. Bilezikian JP, Brandi ML, Eastell R, et al. Guidelines for the management of asymptomatic primary hyperparathyroidism: summary statement and guidelines from the fourth international workshop. *J Clin Endocrinol Metab* 2014, in press.
11. Clark OH, Wilkes W, Siperstein AE, Duh QY. Diagnosis and management of asymptomatic hyperparathyroidism: safety, efficacy, and deficiencies in our knowledge. *J Bone Miner Res* 1991;**6**:S135–42.
12. Ronni-Sivula H, Sivula A. Long-term effect of surgical treatment on the symptoms of primary hyperparathyroidism. *Ann Clin Res* 1985;**17**:141–7.
13. Okamoto T, Gerstein HC, Obara T. Psychiatric symptoms, bone density and non-specific symptoms in patients with mild hypercalcemia due to primary hyperparathyroidism: a systematic overview of the literature. *Endocr J* 1997;**44**:367–74.
14. Pasieka JL, Parsons LL. Prospective surgical outcome study of relief of symptoms following surgery in patients with primary hyperparathyroidism. *World J Surg* 1998;**22**:513–8.
15. Hasse C, Sitter H, Bachmann S, Zielke A, Koller M, Nies C, et al. How asymptomatic is asymptomatic primary hyperparathyroidism? *Exp Clin Endocrinol Diabetes* 2000;**108**:265–74.
16. Purnell DC, Smith LH, Scholz DA, Elveback LR, Arnaud CD. Primary hyperparathyroidism: a prospective clinical study. *Am J Med* 1971;**50**:670–8.
17. Scholz DA, Purnell DC. Asymptomatic primary hyperparathyroidism. 10-year prospective study. *Mayo Clin Proc* 1981;**56**:473–8.
18. Silverberg SJ, Shane E, Jacobs TP, Siris E, Bilezikian JP. A 10-year prospective study of primary hyperparathyroidism with or without parathyroid surgery. *N Engl J Med* 1999;**341**:1249–55.
19. Rubin MR, Bilezikian JP, McMahon DJ, Jacobs T, Shane E, Siris E, et al. The natural history of primary hyperparathyroidism with or without parathyroid surgery after 15 years. *J Clin Endocrinol Metab* 2008;**93**:3462–70.
20. Redman C, Bodenner D, Stack B Jr. Role of vitamin D deficiency in continued hyperparathyroidism following parathyroidectomy. *Head Neck* 2009;**31**:1164–7.
21. Grubbs EG, Rafeeq S, Jimenez C, Feng L, Lee JE, Evans DB, et al. Preoperative vitamin D replacement therapy in primary hyperparathyroidism: safe and beneficial? *Surgery* 2008;**144**:852–8.
22. Adler JT, Sippel RS, Chen H. 25-Hydroxyvitamin D status does not affect intraoperative parathyroid hormone dynamics in patients with primary hyperparathyroidism. *Ann Surg Oncol* 2010;**17**:2958–62.
23. Press D, Politz D, Lopez J, Norman J. The effect of vitamin D levels on postoperative calcium requirements, symptomatic hypocalcemia, and parathormone levels following parathyroidectomy for primary hyperparathyroidism. *Surgery* 2011;**150**:1061–8.
24. Pappu S, Donovan P, Cheng D, Udelsman R. Sestamibi scans are not all created equally. *Arch Surg* 2005;**140**:383–6.
25. Silverberg SJ, Lewiecki EM, Mosekilde L, Peacock M, Rubin MR. Presentation of asymptomatic primary hyperparathyroidism: Proceedings of the Third International Workshop. *J Clin Endocrinol Metab* 2009;**94**:351–65.
26. Barczynski M, Golkowski F, Konturek A, Buziak-Bereza M, Cichon S, Hubalewska-Dydejczyk A, et al. Technetium-99m-sestamibi subtraction scintigraphy vs. ultrasonography combined with a rapid parathyroid hormone assay in parathyroid aspirates in preoperative localization of parathyroid adenomas and in directing surgical approach. *Clin Endocrinol* 2006;**65**:106–13.
27. Lo CY, Lang BH, Chan WF, Kung AW, Lam KS. A prospective evaluation of preoperative localization by technetium-99m-sestamibi scintigraphy and ultrasonography in primary hyperparathyroidism. *Am J Surg* 2007;**193**:155–9.
28. Geatti O, Shapiro B, Orsolon PG, Proto G, Guerra UP, Antonucci F, et al. Localization of parathyroid enlargement: experience with technetium-99m methoxyisobutylisonitrile and thallium-201 scintigraphy, ultrasonography and computed tomography. *Eur J Nucl Med* 1994;**21**:17–22.
29. Berber E, Parikh RT, Ballem N, Garner CN, Milas M, Siperstein AE. Factors contributing to negative parathyroid localization: an analysis of 1000 patients. *Surgery* 2008;**144**:74–9.
30. Johnston LB, Carroll MJ, Britton KE, Lowe DG, Shand W, Besser GM, et al. The accuracy of parathyroid gland localization in primary hyperparathyroidism using sestamibi radionuclide imaging. *J Clin Endocrinol Metab* 1996;**81**:346–52.
31. Jones JM, Russell CF, Ferguson WR, Laird JD. Preoperative sestamibi-technetium subtraction scintigraphy in primary hyperparathyroidism: experience with 156 consecutive patients. *Clin Radiol* 2001;**56**:556–9.
32. Chen H, Mack E, Starling JR. A comprehensive evaluation of perioperative adjuncts during minimally invasive parathyroidectomy: which is most reliable? *Ann Surg* 2005;**242**:375–80. discussion 380–3.
33. Rodgers SE, Hunter GJ, Hamberg LM, Schellingerhout D, Doherty DB, Ayers GD, et al. Improved preoperative planning for directed parathyroidectomy with 4-dimensional computed tomography. *Surgery* 2006;**140**:932–40. discussion 940–1.
34. Starker LF, Mahajan A, Björklund P, Sze G, Udelsman R, Carling T. 4D parathyroid CT as the initial localization study for patients with de novo primary hyperparathyroidism. *Ann Surg Oncol* 2010;**18**:1723–8.
35. Kettle AG, O'Doherty MJ. Parathyroid imaging: how good is it and how should it be done? *Semin Nucl Med* 2006;**36**:206–11.
36. Mahajan A, Starker LF, Ghita M, Udelsman R, Brink JA, Carling T. Parathyroid four-dimensional computed tomography: evaluation of radiation dose exposure during preoperative localization of parathyroid tumors in primary hyperparathyroidism. *World J Surg* 2012;**36**:1335–9.
37. Carling T, Udelsman R. Minimally invasive parathyroidectomy. In: Oertli D, Udelsman R, editors. *Surgery of the Thyroid and Parathyroid Glands*. Berlin: Springer-Verlag; 2012. pp. 477–9.
38. Norman J, Politz D. 5,000 parathyroid operations without frozen

section of PTH assays: measuring individual parathyroid gland hormone production in real time. *Ann Surg Oncol* 2009;**16**:656–66.
39. Quillo AR, Bumpous JM, Goldstein RE, Fleming MM, Flynn MB. Minimally invasive parathyroid surgery, the Norman 20% rule: is it valid? *Am Surg* 2011;**77**:484–7.
40. Irvin 3rd GL, Dembrow VD, Prudhomme DL. Operative monitoring of parathyroid gland hyperfunction. *Am J Surg* 1991;**162**:299–302.
41. Richards ML, Thompson GB, Farley DR, Grant CS. An optimal algorithm for intraoperative parathyroid hormone monitoring. *Arch Surg* 2011;**146**:280–5.
42. Udelsman R, Donovan P, Shaw C. Cure predictability during parathyroidectomy. *World J Surg* 2014;**38**:525–33.
43. Miccoli P, Materazzi G, Baggiani A, Miccoli M. Mini-invasive video-assisted surgery of the thyroid and parathyroid glands: a 2011 update. *J Endocrinol Invest* 2011;**34**:473–80.
44. Ikeda Y, Takami H, Nimi M, Kan S, Sasaki Y, Takayama J. Endoscopic thyroidectomy and parathyroidectomy by the axillary approach. A preliminary report. *Surg Endosc* 2002;**16**:92–5.
45. Choe JH, Kim SW, Chung KW, Park KS, Han W, Noh DY, et al. Endoscopic thyroidectomy using a new bilateral axillo-breast approach. *World J Surg* 2007;**31**:601–6.
46. Koh YW, Kim JW, Lee SW, Choi EC. Endoscopic thyroidectomy via a unilateral axillo-breast approach without gas insufflation for unilateral benign thyroid lesions. *Surg Endosc* 2009;**23**:2053–60.
47. Lee KE, Kim HY, Park WS, Choe JH, Kwon MR, Oh SK, et al. Postauricular and axillary approach endoscopic neck surgery: a new technique. *World J Surg* 2009;**33**:767–72.
48. Landry CS, Grubbs EG, Morris GS, Turner NS, Holsinger FC, Lee JE, et al. Robot assisted transaxillary surgery (RATS) for the removal of thyroid and parathyroid glands. *Surgery* 2011;**149**:549–55.
49. Karakas E, Steinfeldt T, Gockel A, Schlosshauer T, Dietz C, Jäger J, et al. Transoral thyroid and parathyroid surgery—development of a new transoral technique. *Surgery* 2011;**150**:108–15.
50. Udelsman R, Lin Q, Donovan P. The superiority of minimally invasive parathyroidectomy based on 1650 consecutive patients with primary hyperparathyroidism. *Ann Surg* 2011;**253**:585–91.
51. Landry CS, Grubbs EG, Morris GS, Turner NS, Holsinger FC, Lee JE, et al. Robot assisted transaxillary surgery (RATS) for the removal of thyroid and parathyroid glands. *Surgery* 2011;**149**:549–55.
52. Foley CS, Agcaoglu O, Siperstein AE, Berber E. Robotic transaxillary endocrine surgery: a comparison with conventional open technique. *Surg Endosc* 2012;**26**:2259–66.
53. Boccara G, Guenoun T, Aidan P. Anesthetic implications for robot-assisted transaxillary thyroid and parathyroid surgery: a report of twenty cases. *J Clin Anesth* 2013;**25**:508–12.
54. Saunders BD, Wainess RM, Dimick JB, Doherty GM, Upchurch GR, Gauger PG. Who performs endocrine operations in the United States? *Surgery* 2003;**134**:924–31.
55. Mitchell J, Milas M, Barbosa G, Sutton J, Berber E, Siperstein A. Avoidable reoperations for thyroid and parathyroid surgery: effect of hospital volume. *Surgery* 2008;**144**:899–907.
56. Chen H, Wang TS, Yen TW, Doffek K, Krzywda E, Schaefer S, et al. Operative failures after parathyroidectomy for hyperparathyroidism: the influence of surgical volume. *Ann Surg* 2010;**252**:691–5.
57. Malmaeus J, Granberg PO, Halvorsen J, Akerström G, Johansson H. Parathyroid surgery in Scandinavia. *Acta Chir Scand* 1988;**154**:409–13.
58. Bergenfelz A, Jansson S, Mårtensson H, Reihnér E, Wallin G, Kristoffersson A, et al. Scandinavian quality register for thyroid and parathyroid surgery: audit of surgery for primary hyperparathyroidism. *Langenbeck's Arch Surg* 2007;**392**:445–51.
59. Miccoli P, Bendinelli C, Berti P, Vignali E, Pinchera A, Marcocci C. Video-assisted versus conventional parathyroidectomy in primary hyperparathyroidism: a prospective randomized study. *Surgery* 1999;**126**:1117–21.
60. Bergenfelz A, Lindblom P, Tibblin S, Westerdahl J. Unilateral versus bilateral neck exploration for primary hyperparathyroidism: a prospective randomized controlled trial. *Ann Surg* 2002;**236**:543–51.
61. Bergenfelz A, Kanngiesser V, Zielke A, Nies C, Rothmund M. Conventional bilateral cervical exploration versus open minimally invasive parathyroidectomy under local anaesthesia for primary hyperparathyroidism. *Br J Surg* 2005;**92**:190–7.
62. Sozio A, Schietroma M, Franchi L, Mazzotta C, Cappelli S, Amicucci G. Parathyroidectomy: bilateral exploration of the neck vs minimally invasive radioguided treatment. *Minerva Chir* 2005;**60**:83–9.
63. Aarum S, Nordenström J, Reihnér E, Zedenius J, Jacobsson H, Danielsson R, et al. Operation for primary hyperparathyroidism: the new versus the old order. A randomised controlled trial of preoperative localisation. *Scand J Surg* 2007;**96**:26–30.
64. Miccoli P, Berti P, Materazzi G, Ambrosini CE, Fregoli L, Donatini G, et al. Endoscopic bilateral neck exploration versus quick intraoperative parathormone assay (qPTHa) during endoscopic parathyroidectomy: a prospective randomized trial. *Surg Endosc* 2008;**22**:398–400.
65. Westerdahl J, Bergenfelz A. Unilateral versus bilateral neck exploration for primary hyperparathyroidism: five-year follow-up of a randomized controlled trial. *Ann Surg* 2007;**246**:976–80.
66. Slepavicius A, Beisa V, Janusonis V, Strupas K. Focused versus conventional parathyroidectomy for primary hyperparathyroidism: a prospective, randomized, blinded trial. *Langenbeck's Arch Surg* 2008;**393**:659–66.
67. Starker LF, Bjorklund P, Theoharis C, Long 3rd WD, Carling T, Udelsman R. Clinical and histopathological characteristics of hyperparathyroidism-induced hypercalcemic crisis. *World J Surg* 2011;**35**:331–5.
68. Prescott JD, Udelsman R. Remedial operation for primary hyperparathyroidism. *World J Surg* 2009;**33**:2324–34.
69. Udelsman R. Approach to the patient with persistent or recurrent primary hyperparathyroidism. *J Clin Endocrinol Metab* 2011;**96**:2950–8.
70. Spinelli C, Bonadio AG, Berti P, Materazzi G, Miccoli P. Cutaneous spreading of parathyroid carcinoma after fine needle aspiration cytology. *J Endocrinol Invest* 2000;**23**:255–7.
71. Udelsman R, Donovan PI. Remedial parathyroid surgery: changing trends in 130 consecutive cases. *Ann Surg* 2006;**244**:471–9.
72. Hessman O, Stålberg P, Sundin A, Garske U, Rudberg U, Eriksson LG, et al. High success rate of parathyroid reoperation may be achieved with improved localization diagnosis. *World J Surg* 2008;**32**:774–81.
73. Starker LF, Akerstrom T, Song WD, Delgado-Verdugo A, Donovan P, Udelsman R, et al. Frequent germ-line mutations of the *MEN1*, *CASR*, and *HRPT2/CDC73* genes in young patients with clinically non-familial primary hyperparathyroidism. *Horm Cancer* 2012;**3**:44–51.
74. Bassett JH, Forbes SA, Pannett AA, Lloyd SE, Christie PT, Wooding C, et al. Characterization of mutations in patients with multiple endocrine neoplasia type 1. *Am J Hum Genet* 1998;**62**:232–44.
75. Kulke MG, Benson AB, Bergsland E, et al. Neuroendocrine Tumors, in NCCN Oncology Practice Guidelines v.2.2013. *Last accessed* September 30, 2013.
76. Hellman P, Skogseid B, Oberg K, Juhlin C, Akerström G, Rastad J. Primary and reoperative parathyroid operations in hyperparathyroidism of multiple endocrine neoplasia type 1. *Surgery* 1998;**124**:993–9.
77. Elaraj DM, Skarulis MC, Libutti SK, Norton JA, Bartlett DL, Pingpank JF, et al. Results of initial operation for hyperparathyroidism in patients with multiple endocrine neoplasia type 1. *Surgery* 2003;**134**:858–64. discussion 864–55.
78. Kivlen MH, Bartlett DL, Libutti SK, Skarulis MC, Marx SJ, Simonds WF, et al. Reoperation for hyperparathyroidism in multiple endocrine neoplasia type 1. *Surgery* 2001;**130**:991–8.
79. Lambert LA, Shapiro SE, Lee JE, Perrier ND, Truong M, Wallace MJ, et al. Surgical treatment of hyperparathyroidism in patients with multiple endocrine neoplasia type 1. *Arch Surg* 2005;**140**:374–82.
80. Eng C, Clayton D, Schuffenecker I, Lenoir G, Cote G, Gagel RF, et al.

The relationship between specific RET proto-oncogene mutations and disease phenotype in multiple endocrine neoplasia type 2. International RET mutation consortium analysis. *JAMA* 1996;**276**:1575–9.
81. Skinner MA, Norton JA, Moley JF, DeBenedetti MK, Wells SA Jr. Heterotopic autotransplantation of parathyroid tissue in children undergoing total thyroidectomy. *J Pediatr Surg* 1997;**32**:510–3.
82. Kouvaraki M, Perrier N, Shapiro S, et al. Surgical treatment of multiple endocrine neoplasia type 2 (MEN-2). In: Pollock R, Curley S, Ross M, et al., editors. *Advanced Therapy in Surgical Oncology*. Hamilton, ON: BC Decker Inc; 2008. pp. 465–73.
83. Wassif WS, Moniz CF, Friedman E, Wong S, Weber G, Nordenskjöld M, et al. Familial isolated hyperparathyroidism: a distinct genetic entity with an increased risk of parathyroid cancer. *J Clin Endocrinol Metab* 1993;**77**:1485–9.
84. Haven CJ, Wong FK, van Dam EW, van der Juijt R, van Asperen C, Jansen J, et al. A genotypic and histopathological study of a large Dutch kindred with hyperparathyroidism-jaw tumor syndrome. *J Clin Endocrinol Metab* 2000;**85**:1449–54.
85. Carpten JD, Robbins CM, Villablanca A, Forsberg L, Presciuttini S, Bailey-Wilson J, et al. *HRPT2*, encoding parafibromin, is mutated in hyperparathyroidism-jaw tumor syndrome. *Nat Genet* 2002;**32**:676–80.
86. Simonds WF, James-Newton LA, Agarwal SK, Yang B, Skarulis MC, Hendy GN, et al. Familial isolated hyperparathyroidism: clinical and genetic characteristics of 36 kindreds. *Medicine* 2002;**81**: 1–26.
87. Warner J, Epstein M, Sweet A, Singh D, Burgess J, Stranks S, et al. Genetic testing in familial isolated hyperparathyroidism: unexpected results and their implications. *J Med Genet* 2004;**41**:155–60.
88. Cetani F, Pardi E, Ambrogini E, Lemmi M, Borsari S, Cianferotti L, et al. Genetic analyses in familial isolated hyperparathyroidism: implication for clinical assessment and surgical management. *Clin Endocrinol* 2006;**64**:146–52.
89. Cole DE, Janicic N, Salisbury SR, Hendy GN. Neonatal severe hyperparathyroidism, secondary hyperparathyroidism, and familial hypocalciuric hypercalcemia: multiple different phenotypes associated with an inactivating Alu insertion mutation of the calcium-sensing receptor gene. *Am J Med Genet* 1997;**71**: 202–10.
90. Carling T, Szabo E, Bai M, Ridefelt P, Westin G, Gustavsson P, et al. Familial hypercalcemia and hypercalciuria caused by a novel mutation in the cytoplasmic tail of the calcium receptor. *J Clin Endocrinol Metab* 2000;**85**:2042–7.
91. Scabo E, Carling T, Hessman O, Rastad J. Loss of heterozygosity in parathyroid glands of familial hypercalcemia with hypercalciuria and point mutation in calcium receptor. *J Clin Endocrinol Metab* 2002;**87**:3961–5.
92. Wilhelm-Bals A, Parvex P, Magdelaine C, Girardin E. Successful use of bisphosphonate and caclimimetic in neonatal severe primary hyperparathyroidism. *Pediatrics* 2012;**129**:e812–6.
93. Waller S, Kurzawinski T, Spitz L, Thakker R, Cranston T, Pearce S, et al. Neonatal severe hyperparathyroidism: genotype/phenotype correlation and the use of pamidronate as rescue therapy. *Eur J Pediatr* 2004;**163**:589–94.
94. Hundahl SA, Fleming ID, Fremgen AM, Mench HR. Two hundred eighty-six cases of parathyroid carcinoma treated in the US between 1985–1995: a National Cancer Data Base Report. The American College of Surgeons Commission on Cancer and the American Cancer Society. *Cancer* 1999;**86**:538–44.
95. Shattuck TM, Välimäki S, Obara T, Gaz RD, Clark OH, Shoback D, et al. Somatic and germ-line mutations of the HRPT2 gene in sporadic parathyroid carcinoma. *N Engl J Med* 2003;**349**:1722–9.
96. Wynne AG, van Heerden J, Carney JA, Fitzpatrick LA. Parathyroid carcinoma: clinical and pathologic features in 43 patients. *Medicine* 1992;**71**:197–205.
97. Clayman GL, Gonzalez HE, El-Naggar A, Vassilopoulou-Sellin R. Parathyroid carcinoma: evaluation and interdisciplinary management. *Cancer* 2004;**100**:900–5.

第 37 章

原发性甲状旁腺功能亢进症的内科治疗

Claudio Marcocci, Aliya A. Khan

引言

原发性甲状旁腺功能亢进症(PHPT)治疗的首要目的是恢复正常血钙浓度、降低 PTH 水平,进而减轻并发症症状[1]。甲状旁腺切除术是治愈 PHPT 的唯一方法。对于 PHPT 患者来说,手术是一个合理的选择,同时对于伴有高钙血症或出现肾结石、肾钙质沉着症和骨病的 PHPT 患者应建议手术。无症状 PHPT 的治疗指南已经制订[2]。对外科指南的遵从依赖于患者和内科医生的选择。一些情况下,如虽符合手术指征但病情单纯者,同时伴有其他疾病、手术禁忌证或颈部手术史者以及不同意手术者,内科医生不建议手术治疗。高达 1/3 未经治疗的患者病情进行性加重,因此,对于未手术的患者应密切随访,监测病情[3]。病情变化可通过每年血钙、血清肌酐浓度检验和每 1~2 年进行髋关节、腰椎、桡骨远侧 1/3 处的骨密度监测发现[2]。

本章介绍了 PHPT 非手术治疗的常规治疗方法和改善患者临床表现的治疗手段。

常规治疗

PHPT 患者的高钙血症的治疗方法和其他病因导致的高钙血症相同,都是降低肠道钙吸收,增加尿钙排泄,减少骨吸收。

水化和运动

中度或者重度高钙血症患者 (白蛋白校正后血钙浓度 12~14mg/dL 或>14mg/dL[4])通常血容量不足,这是由于液体摄入量不足和肾脏排泄量增加导致的。静脉点滴等渗盐溶液扩容后可增加尿钙排泄, 降低血钙浓度(最多可降 2mg/dL)[5]。根据患者的心脏功能,每天补液量为 2~4L。对于高钙血症明显的患者, 每天可补液 6~8L。对于合并轻微心功能不全的高龄患者,如果出现补液量过多的症状,可合用袢利尿剂,如呋塞米(每 6~12 小时静脉注射 10~20mg)。呋塞米可抑制髓袢升支重吸收钙,进而增加尿钙排泄。值得注意的是,利尿剂应在扩容后使用。

噻嗪类和其他利尿剂可增加远端肾小管钙的重吸收,因此应禁用于 PHPT 患者[6]。长期碳酸锂治疗可加重高钙血症。这可能与碳酸锂增加了钙肾脏重吸收和 PTH 分泌有关,也可能与碳酸锂促进 PTH 合成或激活钙敏感受体(CaSR)有关[7,8]。碳酸锂的不良反应是可逆的,但减量或停药可加重精神症状,因此仍有争议[6]。运动过少可增加骨吸收,加重高钙血症[9]。因此,PHPT 患者应适当增加日常活动。

钙摄入

PHPT 患者发生高钙血症的主要原因是骨吸收增加,但肠内钙吸收也是重要原因。控制钙摄入可降低血钙浓度和减少尿钙排泄。但是, 血钙浓度降低可致血 PTH 水平升高,临床症状加重,特别是骨骼系统。通常建议患者维持正常的钙摄入。Locker 等评估了补钙对 PHPT 患者的影响。随机入组 71 例轻度 PHPT 患者,研究发现补钙对血钙、PTH、磷、25(OH)D、1,25(OH)$_2$D、尿钙排泄和不同部位的骨密度无明显影响[10]。但是,对于血清 1,25(OH)$_2$D 升高的 PHPT 患者,高钙饮食(>800mg/d)可引起高钙尿症。Insogna 等人观察 18 例正常高钙饮食的 PHPT 患者, 发现尿钙排泄轻度升高(从 281mg/d 增加到 337mg/d),血清 PTH 及 1,25(OH)$_2$D 显著降低[11]。因此,低钙饮食的 PHPT 患者可从适当补钙中获益。这一假设在一项纳入 31 例无症状 PHPT 患者为期 1 年的开放性研究中得到验证[12]。钙摄入量低于 450mg/d 的患者每天补钙 500mg, 而高于 450mg/d

者不补钙。研究结果显示,补钙组在第4周和12周时血钙出现一过性非显著升高,4周后PTH出现一过性显著降低,研究结束时股骨颈骨密度显著增高。血磷和24小时尿钙排泄均无改变。其中3例患者由于血钙浓度升高(高于0.8mg/dL)而终止研究。

总体来讲,PHPT患者的钙摄入量应该和普通人相同[13]。对于大部分轻度PHPT患者来说,特别是日常摄入钙不足的患者,适当地补钙不仅安全,其骨骼系统也会受益,但这些患者需要认真观察随访。

药物治疗

磷剂

口服磷制剂降低PHPT患者血钙浓度的效果不明显(0.5~1mg/dL),而且磷摄入量大于2g/d可引起腹泻。该方法对重度高钙血症患者无效,而且只能用于特定PHPT患者[14]。

磷酸钠或磷酸钾静脉给药后可快速显著降低血钙浓度,但同时易导致血管及软组织钙化[15,16]。该方法只适用于有生命危险且无其他有效降钙措施的重度高钙血症患者。

维生素D

维生素D缺乏非常普遍,可通过测定血清25(OH)D浓度检测[17]。关于维生素D合适的浓度仍存在争议[18-21]。有共识建议血清25(OH)D浓度应高于20ng/mL(50nmol/L)以保证骨骼正常,但部分专家认为其浓度应高于30ng/mL,以最大限度地提高肌肉骨骼收益和利用维生素D骨外作用[18,20,23]。内分泌协会指南定义维生素D缺乏为血清25(OH)D浓度低于20ng/mL,维生素D不足为21~29ng/mL[23]。

在同一地区,维生素D缺乏在PHPT人群中的发病率更高,且与维生素D阈值无关[24]。近期意大利的一项研究表明,当血清25(OH)D浓度低于20ng/mL,提示维生素D缺乏时发病率较低[25]。多种原因可导致PHPT患者维生素D缺乏[26]。1,25(OH)$_2$D浓度升高[27]和体重指数上升[28]造成25(OH)D分解代谢加快是主要原因。

维生素D与PHPT患者的临床表现相关。维生素缺乏症流行地区的PHPT患者临床表现较严重,而且纤维囊性骨炎也非常普遍[24,29]。通过对维生素缺乏症流行地区进行观察研究发现,25(OH)D浓度和腺瘤大小呈负相关[30]。研究结果表明,血清25(OH)D浓度低可引起无症状PHPT患者出现较严重的临床症状[31],包括骨重塑率高、骨密度较低[32,33],部分研究还表现为心功能不全[34-36]。

轻度PHPT患者维生素D缺乏或不足时,PTH升高血钙和增加尿钙效应不明显。因此,血钙和尿钙可处于正常范围而影响PHPT诊断。切除甲状旁腺后,血清25(OH)D浓度升高[37-39]。

第三届无症状PHPT国际研讨会建议所有PHPT患者都应检测血清25(OH)D浓度,且维生素D缺乏症患者首先应补充25(OH)D到20ng/mL以上再进行后续治疗[40]。内分泌协会也建议患者补充维生素D,使25(OH)D浓度高于30ng/mL。所有血钙正常的疑似PHPT患者均应补充维生素D,其诊断只有在25(OH)D正常后才能确诊[26]。

一些研究已证实补充维生素D对PHPT患者的影响(表37.1)。

Gray等应用维生素D_3治疗21例轻度PHPT患者(血钙<12mg/mL,血清25(OH)D<20ng/mL,12个月)[41]。血25(OH)D浓度在第6个月和12个月时分别为(30±7)ng/mL和(31±6)ng/mL。血清1,25(OH)$_2$D无明显改变。平均血钙浓度在补充维生素D治疗后无变化,仅有1例患者血钙浓度从10.5mg/dL升至11.9mg/dL,并合并高钙血症症状。血浆PTH下降了约25%,但第6个月时25(OH)D升高。治疗6个月后,除3例患者24小时尿钙超过400mg/dL外,平均24小时尿钙并无明显改变。无肾结石病例出现。血清PTH下降与血清碱性磷酸酶明显减少、尿氨基末端肽(NTX)排泄减少有关。腰椎和髋关节部位骨密度无改变。

Tucci等进行了一项纳入56例PHPT患者、为期34周的前瞻性研究。患者的血钙和25(OH)D分别为10.6~12mg/dL和7~24ng/mL[42]。研究中,患者接受维生素D_2治疗8周,随后给予维生素D_3或D_2个性化治疗以维持血清25(OH)D浓度在30ng/mL以上。10周后,平均血清25(OH)D浓度从15ng/mL升至35ng/mL(P<0.0001),而血清钙、PTH和24小时尿钙与肌酐或NTX比值无改变。直到第34周研究结束时,血钙和25(OH)D浓度仍保持稳定。

Velayoudom-Cephise等开展了一项纳入22例PHPT患者(血清25(OH)D<30ng/mL)、为期6个月的前瞻性研究。患者接受维生素D_2或D_3治疗[43]。第6个月时,平均血清25(OH)D水平明显升高(P=0.006),平均血钙、PTH、骨钙素[从(58±16)ng/mL降至(53±15)ng/mL,P=0.011]和胶原羧基端肽[从(5711±4124)pmol/L降至

表 37.1　关于 PHPT 患者应用维生素 D 补充剂效果的研究 [a]

作者	研究设计	给药方案	病例数	血清 25(OH)D(ng/mL)			血清钙(mg/dL)			血清 PTH(pg/mL)		
				基线	终值	P^b	基线	终值	P^b	基线	终值	P^b
Gray 等[40]	队列研究	D_3 方案持续 12 个月，然后 50 000IU/周维持 4 周，每月 1 次	21	11±5	31±6	不适用	10.8±0.5	10.8	0.12	138±79	−36±44[c]	<0.01
Tucci 等[41]	前瞻性审计	D_2 方案持续 12 周，50 000IU/周持续 8 周，然后每天 800IU D_3 或每个月 100 000IU D_2	56	14.6±4.0	35.4±11.8	<0.0001	11.0±0.4	10.9±0.5	NS	141±87	133±98	NS
Velayoudom-Cephise 等[42]	前瞻性研究	D_2 6 个月（每天 800~1200IU）然后 D_3 100 000 IU/月	22	11±5	16±6	0.006	10.8±0.9	9.7±0.8	0.001	191±209	97±49	0.002
Rao 等[43]	观察性研究	D_3 平均 17 个月，40~50 000IU/月	28	12.9±0.7[d]	54.6±4.6[d]	<0.0001	10.4±0.1[d]	10.4±0.1[d]	0.77	121±10[d]	95±9[d]	0.0001
Wagner 等[44]	回顾性研究	D_3 5 个月，1000~2000 IU/天	12	14.6±6.6	42.2±13	<0.0001	10.8±0.4	10.7±0.7	0.47	149±116	160±117	0.45
		50 000IU/周	23	22.4±5.5	33.3±6.4	<0.0001	10.1±0.5	10.1±0.5	0.007	148±90	148±82	0.92

[a] 除非另有说明，所展示数据为平均数，平均数±标准差及范围。

[b] 与基线比较。

[c] 与基线相比，均值下降。

[d] 平均数±标准误差。

(4247±2191)pmol/L,P=0.009]显著降低。血清磷从(2.4±0.5)ng/mL 升至(2.8±0.6)mg/dL(P=0.018)。24 小时尿钙无明显改变。股骨颈骨密度 T 值明显升高[从-2.3±0.49 升至-1.75±0.86,P=0.001)。

在一项为期 17 个月应用维生素 D_3 治疗 28 例绝经期 PHPT 女性患者的研究中,Rao 发现血清 25(OH)D 显著升高,血清 PTH 降低,血钙和肾功保持稳定。无肾结石病例出现[44]。

Wagner 等回顾性研究了 35 例合并维生素 D 缺乏的 PHPT 患者。患者接受不同方案维生素 D 制剂治疗 5 个月[45]。两组患者的血清 25(OH)D 显著升高,高剂量组血钙保持稳定,低剂量组轻度降低,血清 PTH 和肌酐无变化,未出现肾结石病例。

Isidro 和 Ruano 等对 27 例合并维生素 D 缺乏 [平均血清 25(OH)D 浓度:(11.5±3.2)ng/mL]的轻度 PHPT 患者采用骨化二醇治疗 1 年[46]。基础血清 PTH 浓度 [(188±135)pg/dL]与血清 25(OH)D 浓度呈负相关。骨化二醇起始治疗剂量为 480~940IU/d,并最终调至最高治疗剂量 960IU/d。整个治疗过程平均血清 25(OH)D 明显升高,第 12 个月时升至(28.6±13.0)ng/mL。第 3 个月和 6 个月时平均血清 PTH 明显下降,但第 12 个月时无差异。血钙、血磷和碱性磷酸酶无变化。2 例患者 3 个月后血钙升高了 0.8mg/dL,但无相关并发症出现。第 3 和 12 个月时平均 24 小时尿钙明显升高。骨化二醇最小剂量情况下,3 例患者出现高钙尿症后终止治疗;6 例患者在 720IU/d 或 960IU/d 剂量下出现高钙尿症,减少剂量后尿钙降至正常;无高钙尿症相关并发症出现。

现有研究数据表明,合并维生素 D 缺乏的轻度 PHPT 患者接受维生素 D 补剂治疗是安全有益的。既往接受维生素 D 治疗的 162 例患者中,仅出现 1 例症状性高钙血症和 6 例高尿钙症[41,46]。维生素 D 治疗后血清 PTH 降低表明维生素 D 缺乏可引起血清 PTH 升高,可对骨骼系统造成严重损害。另一方面也表明骨化二醇治疗易造成高尿钙症,但患者并未出现尿钙升高相关症状。依据这些研究结果,伴有维生素 D 缺乏的轻度 PHPT 患者应接受维生素 D 补剂治疗,剂量应低于 1000IU/d;治疗过程中,前几个月须密切监测血、尿钙,随后可逐步减少监测频率。活性维生素 D 代谢物不宜用于治疗 PHPT 患者的维生素 D 缺乏症。

为了预防术后高钙血症和继发性甲状旁腺功能亢进症,接受手术治疗的 PHPT 患者应纠正维生素 D 缺乏状态。这也被 Stewart 主持的一项 190 例单一腺瘤患者接受微创甲状旁腺切除术治疗研究所证实[47]。

双膦酸盐

含氮双膦酸盐在治疗一些代谢性骨病,如男性和绝经女性骨质疏松、糖皮质激素引起的骨质疏松症和恶性肿瘤骨转移后并发症等方面有效[48]。静脉给药时,双膦酸盐还可降低恶性高钙血症血钙浓度[49]。

焦磷酸盐类似物——氨基双膦酸盐,可有效抑制破骨细胞功能和骨重吸收。约 50%的磷酸盐被吸收并沉积在骨重塑活跃部位,其余经肾脏排泄清除[50]。骨吸收双膦酸盐受多种因素影响,包括骨转换速率、磷酸盐与钙羟基磷灰石结晶的亲和性、肾功能。双膦酸盐在破骨细胞分泌酸和酶后磷酸盐从骨表面释放,至骨吸收之前无活性。破骨细胞内化双膦酸盐后,可抑制甲羟戊酸途径的关键酶-法呢醇焦磷酸合成酶 (FPPS)。FPPS 也是信号分子蛋白修饰相关胆固醇合成途径的重要酶。干扰这些途径可抑制细胞骨架形成、细胞存活率和细胞分裂增殖,进而抑制破骨细胞活性[51]。

帕米膦酸、利塞膦酸和阿仑膦酸等含氮双膦酸盐都已用于 PHPT 治疗。在部分小型研究中,帕米膦酸[52]和利塞膦酸[53]共用可一过性降低血钙,可引起血清 PTH 升高[54]。评价双膦酸盐治疗 PHPT 的研究主要应用阿仑膦酸,研究结果表明其可有效降低骨转化率,提高骨密度;对血钙浓度作用不一致;血清 PTH 未发生明显改变 (P>0.05)。

Rossini 等用阿仑膦酸(10mg 隔日口服)治疗 26 例老年 PHPT 女性患者 2 年[55]。研究结果如下:实验组中骨转化率标志物下降并被抑制。腰椎和髋关节骨密度均升高(分别上升了 6.6%±3.5%和 1.2%±1.4%),骨密度改变和甲状旁腺切除术后女性患者相似;血钙和尿钙一过性降低,血清 PTH 明显升高(P<0.05)。

在一项开放标记研究中,Parker 等应用阿仑膦酸 (10mg/d)治疗 32 例 PHPT 患者 2 年。研究结果显示,腰椎 BMD 明显升高(上升了 7.3%±1.7%);血清钙和 PTH 出现一过性改变(P>0.05),3 个月后回归初始水平[56]。

一项随机对照研究中,40 例绝经女性接受 48 周阿仑膦酸(10mg/d)治疗,随后进入 24 周停药期,监测股骨颈、桡骨远端 1/3、腰椎骨密度变化。结果显示,股骨颈和腰椎骨密度显著上升,桡骨远端 1/3 骨密度维持稳定;血清 PTH 和尿钙未见明显改变;48 周时血钙明显下降(11.3mg 降至 11.0mg,P=0.018)[57]。

一项国际双盲对照研究评估阿仑唑奈对 PHPT 患者骨密度、骨转化率、血钙和 PTH 的影响[58]。44 例患者纳入实验组,口服阿仑唑奈(10mg/d)2 年。对照组第一年服用安慰剂,第二年接受阿仑唑奈治疗,用法、用量同实验组。每 6 个月检测 BMD,每 3 个月检测骨转化标志物、血钙和 PTH。研究发现,实验组腰椎骨密度明显升高(升高 6.8%±0.94%,$P<0.001$,图 37.1),对照组第一年骨密度无明显变化,第二年服用阿仑膦酸后腰椎骨密度升高 4.1%;实验组中髋关节骨密度 1 年后显著升高(4.01%),第二年无明显变化,对照组第一年无明显变化,第二年服用阿仑膦酸后髋关节骨密度明显升高(1.7%,图 37.1)。

桡骨远端 1/3 骨密度无明显改变;骨转换率显著降低(图 37.2);3 个月时尿 NTX 下降了 66%($P<0.001$)并维持在较低水平。对照组中尿 NTX 第一年无明显变化,口服阿仑唑奈后下降,结果与实验组类似(图 37.2)。血钙和 PTH 未见明显改变。

关于双膦酸盐治疗男性 PHPT 的研究较少。上述很多研究中包括男性,但未与女性单独对比分析。在一项阿仑膦酸治疗 PHPT 的国际研究中,单独分析男性并与绝经女性对比[59]。44 例患者中有 28 例绝经女性,9 例男性。所有患者均符合入组标准:高钙血症和血清 PTH 浓度升高。此外患者至少一处(腰椎、髋关节、脊柱、桡骨远端 1/3)出现 BMD 降低。男性组和女性组的种族和平均年龄相似。除绝经女性桡骨远端 1/3 处 BMD 较低外,所有患者其他临床症状相似。研究结果显示,男性组患者腰椎和髋关节 BMD 升高及骨转化率标志物减少,与绝经女性组相似(图 37.3);对照组 BMD 和生化标志物无明显改变。腰椎和髋关节处 BMD 变化两组对比无明显差异;桡骨远端 1/3 处 BMD

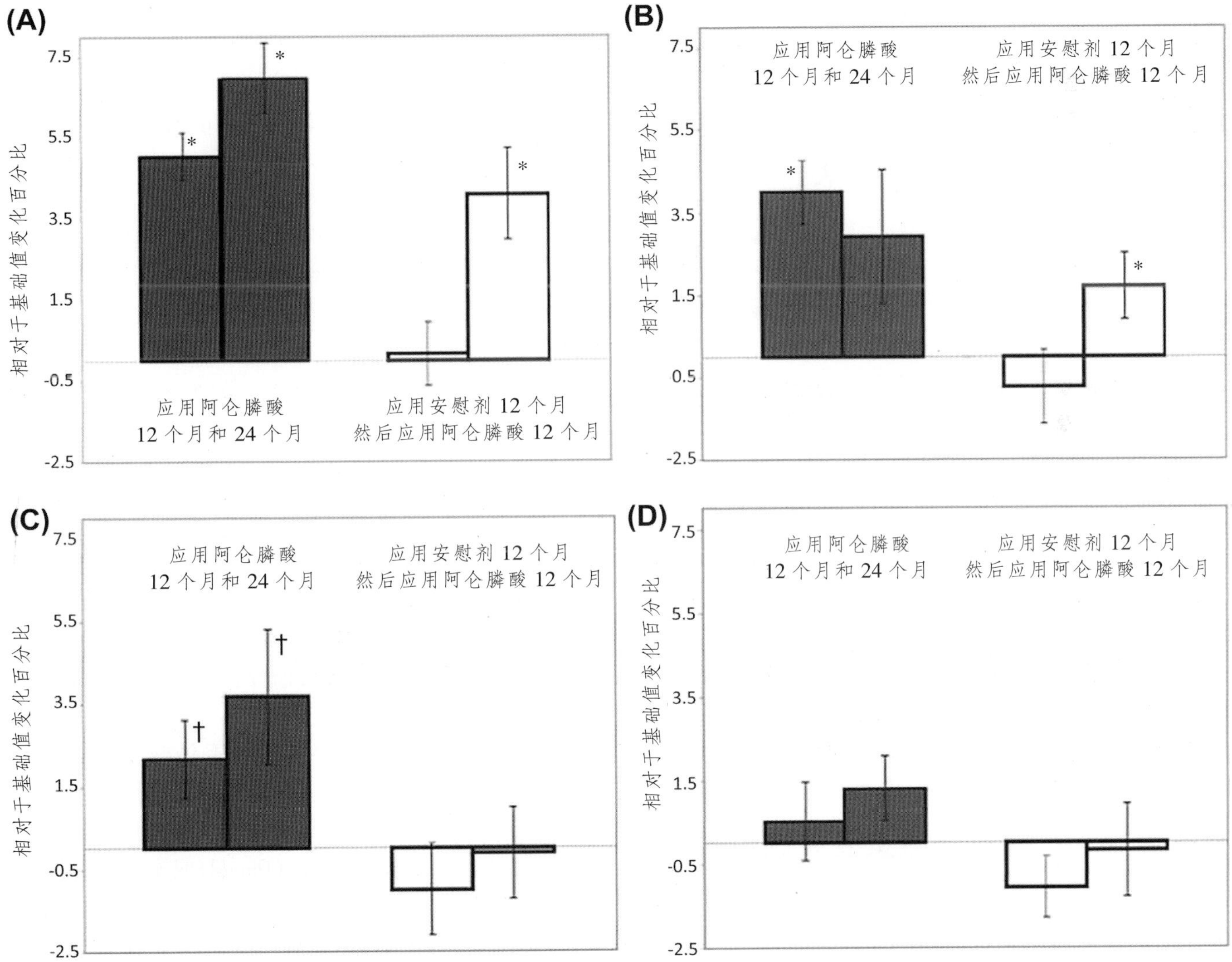

图 37.1 阿仑膦酸治疗对腰椎(A)、髋关节(B)、股骨颈(C)、桡骨远端 1/3(D)骨密度的影响。* VS 治疗前 $P<0.001$;† VS 治疗前($P<0.05$)。(Reproduced from[58],with the permission of the Endocrine Society.)

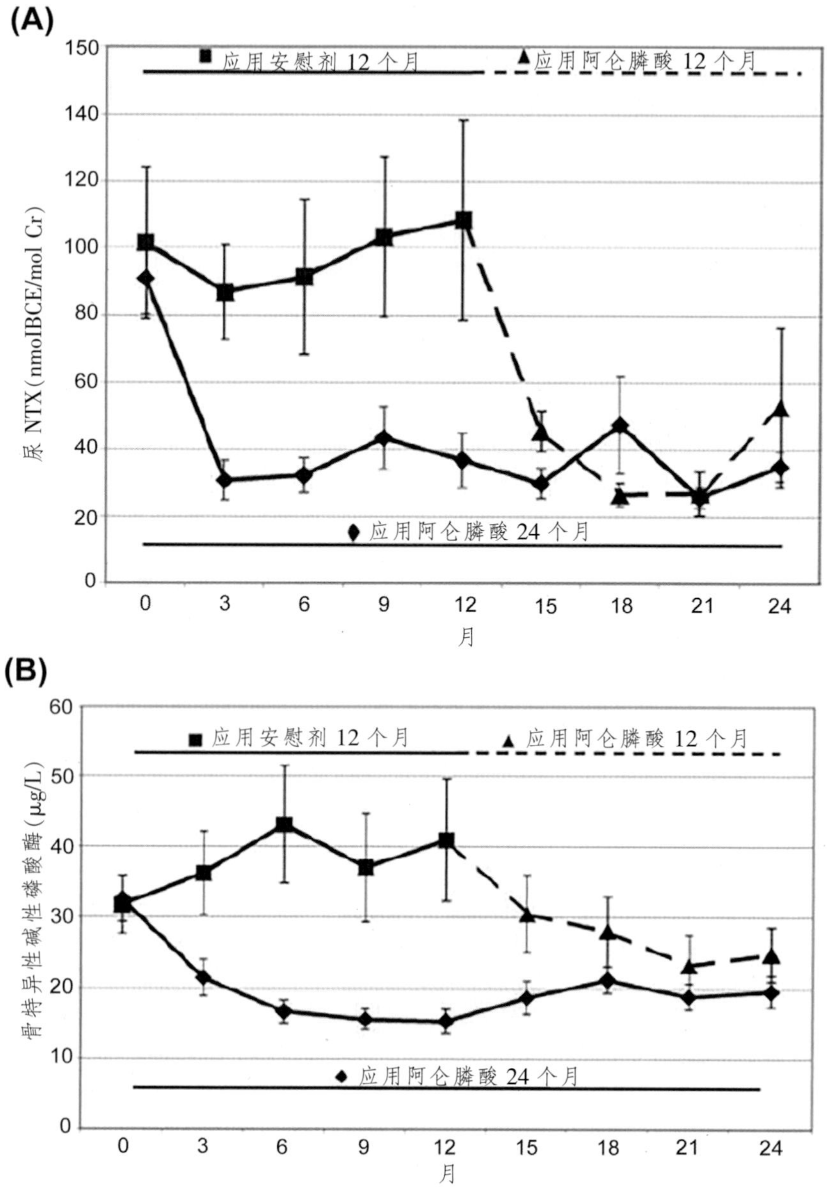

图 37.2 阿仑膦酸治疗对尿 NTX (A)、血清 BSAP(B)的影响。(Reproduced from[58], with the permission of the Endocrine Society.)

男性升高较女性组明显。因此,除桡骨远端 1/3 处 BMD 外,阿仑膦酸对两组患者腰椎、髋关节处 BMD 和骨转化标志物影响相似。

总的来说,目前的随机对照实验结果一致显示阿仑膦酸能改善骨密度,降低骨转化率,但对血钙、PTH 无明显影响。目前缺乏关于骨折的研究。双膦酸盐对骨骼强度和骨折风险的影响需要更多的研究证实。

激素治疗和选择性雌激素受体调节剂

雌激素可有效减少骨重吸收,降低血钙和减少骨骼钙排泄,因此被认为可用于治疗绝经期 PHPT 女性患者。

虽然较早的非对照研究结果显示其可降低血钙浓度,但随后的对照研究却未证实此结果。Grey 等在一项为期 2 年的研究中采用 0.625mg/d 的结合马雌激素并联用 5mg/d 的甲羟孕酮疗法。研究结果显示,股骨颈和腰椎骨密度明显升高(分别升高了 3.4%±1.5%, P=0.05; 5.2%±1.4%, P=0.002)。激素治疗组碱性磷酸酶降低了 22%。血清钙、PTH 无明显变化[60]。

雷洛昔芬是一种选择性雌激素受体调节剂,可有效降低绝经期女性的骨转化率,提高骨密度,减小椎体骨折风险。一小部分实验已评估其作用。在一项随机对照试验中,PHPT 患者口服雷洛昔芬(60mg/d)或安慰剂 8 周[61]。结果显示 8 周时血清总钙浓度从(10.8±0.2)mg/dL 降至(10.4±0.2)mg/dL(P<0.05),血清 PTH 无明显改变;血清骨钙素从(11.4±1.6)nmol/L 降至(9.9±1.6)nmol/L(P<0.05),血清 NTX 从(21.2±3.4)nmol bce/L 降至(17.3±2.8)nmol bce/L

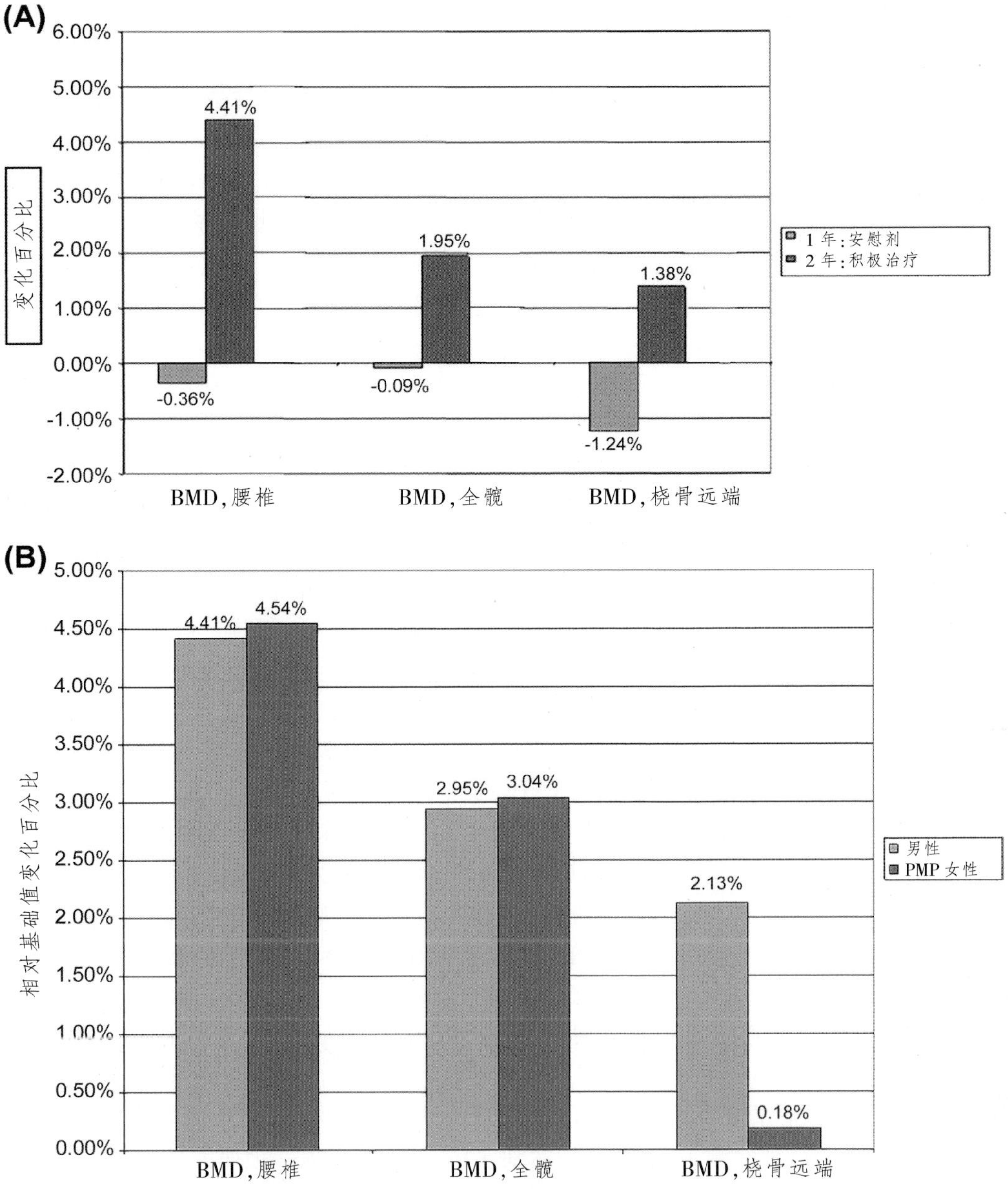

图 37.3　(A)阿仑膦酸治疗后男性患者 BMD 的变化(%)；(B)阿仑膦酸治疗后男性患者和绝经后女性患者 BMD 的变化(%)。(Reproduced from[59], with the permission of American Association of Clinical Endocrinologists.)

($P<0.05$)；血清骨钙素和血清 NTX 的变化没有激素治疗组明显[60]。Zanchetta 应用雷洛昔芬(60mg/d 或 120mg/d)治疗 3 例绝经后骨质疏松女性 1 年，发现腰椎和髋关节密度分别升高了 3.4%和 2.5%，血钙、磷和尿脱氧吡啶啉持续下降；血清 PTH 6 个月时一过性降低，12 个月时恢复至初始水平[62]。

雌激素受体疗法可有效降低骨转化率[60,61]，提高骨密度[60]。不接受甲状旁腺切除的 PHPT 患者进入更年期后可考虑此疗法。风险效益比应个体化评估。

拟钙剂

拟钙剂可模仿或增强钙对钙离子受体的作用[63]。R-568 是第一种进行临床试验的拟钙剂。在一项绝经期 PHPT 患者研究中，R-568 可降低血钙、PTH 浓度[64]。R-568 也可有效降低甲状旁腺癌女性患者的血钙、PTH 浓度[65]。由于 R-568 生物利用度低，个体间、个体内存在差异，因此未被进一步开发利用。

西那卡塞是钙离子敏感受体（CaSR）的变构调节剂，与 CaSR 结合位点不同于钙离子，可提高其与细胞外钙的亲和性[63]。甲状旁腺腺体中，CaSR 活化可升高细胞内钙浓度，抑制 PTH 的合成和分泌，阻滞细胞分裂增殖[63,66,67]。肾脏髓袢升支粗段基底外侧 CaSR 活化后可抑制肾脏重吸收钙[68]。对于 CaSR 在骨细胞的存在及其功能重要性仍存在争议[66]。骨细胞和成熟破骨细胞均表达 CaSR[69],活化后可促进骨形成和抑制骨重吸收[70]。西那卡塞可产生这些作用,也可通过抑制 PTH 分泌发挥作用[66]。

西那卡塞已被临床广泛应用。口服后 2~6 小时血药浓度达到高峰,高脂饮食可提高其生物利用度[72]。西那卡塞经细胞色素 P450 途径在肝脏代谢[73]。通过抑制这些酶或肝功能不全可延长西那卡塞的半衰期。西那卡塞是 CYP2D6 的强效抑制剂,因此经 CYP2D6 代谢的药物(如三环类抗抑郁药、甲硫哒嗪、氟卡尼、右美沙芬)和西那卡塞共用时应注意调整剂量[73]。

西那卡塞降低血钙浓度的机制尚不明确。服用西那卡塞 2~4 小时后血清 PTH 降至最低,可抑制骨重塑,进而抑制骨钙动员。肾脏 CaSR 激活后可抑制钙重吸收,促进尿钙排泄。但是,西那卡塞降低血钙引起钙过滤减少,可抵消其尿钙作用。需要更多研究来阐明该机制。值得注意的是,Arg990Gly 多态性携带者对西那卡塞治疗的敏感性更高[74,75],同时 PHPT 携带者更易出现肾结石[76,77]。

西那卡塞被 FDA 批准用于治疗甲状旁腺癌患者的高钙血症和不能耐受甲状旁腺切除的 PHPT 患者的重度高钙血症[78]。西那卡塞也被欧洲药品管理局批准用于治疗符合指南手术标准但不适合或不能手术的 PHPT 患者的高钙血症[79]。西那卡塞只适用于成人,儿童的药效和安全性未经证实[80]。由于出现 1 例 14 岁死亡病例,儿童相关的研究已被暂停[80]。

西那卡塞的推荐起始用量为每次 30mg,2 次/天,但中度高钙血症患者治疗剂量可稍低[78]。西那卡塞应随餐服用或餐后即用。服用西那卡塞后或调整剂量后 1 周内应检测血钙浓度。药物剂量应每 1~4 周依据临床情况进行调整。确定最适剂量后,血清钙应每月检测 1 次,随后检测间隔可延长。为预防不良反应和低钙血症,患者应密切随访观察。如果血钙降至正常值低限,应减少药物剂量甚至必要时停药,然后重新低剂量服药。

散发性 PHPT

轻中度 PHPT

Shoback 等应用西那卡塞治疗 PHPT 患者发现,服用西那卡塞后血钙回归正常水平并在 2 周内维持正常水平。服药 2~4 小时后,血清 PTH 浓度降低,最大降幅超过 50%。尿钙排泄未见明显改变[81]。

一项纳入 78 例 PHPT 患者(血钙浓度<12.5mg/dL)为期 52 周的多中心随机双盲对照研究证实,西那卡塞治疗安全有效[82]。患者随机分成试验组(西那卡塞每次口服 30mg,2 次/天)和对照组。在 12 周的剂量调整期,如果患者仍存在高钙血症,可上调单次剂量至 50mg,2 次/天。在单次剂量 30mg 的情况下,73%的患者前两周内血钙回归正常并维持至研究结束。晨起服药前试验组血清 PTH 下降 7.6%,对比对照组有统计学意义,服用西那卡塞 2 小时后血清 PTH 下降可达 37%。52 周时西那卡塞组血清磷、骨特异碱性磷酸酶和 NTX 高于对照组。24 周时腰椎 BMD 明显下降($P<0.05$),但 1 年时无明显差异。西那卡塞耐受性良好,仅有轻中度副反应(主要是恶心和头痛),且两组不良反应发生率相似。西那卡塞组中有 3 例患者最小剂量下出现低钙血症并退出研究[82]。

实验组中 21 例患者和对照组中 24 例患者继续一项为期 4.5 年的开放标签研究,患者均服用西那卡塞(图 37.4)[82,83]。结果显示,整个研究过程中平均血钙浓度保持正常,其中血钙浓度正常患者比例稳定(74%~92%);服药前血清 PTH 稍降;腰椎、髋关节和腕关节 BMD 无明显改变;出现轻中度不良反应(主要为恶心、关节疼痛、肌痛、腹泻和呼吸道感染),与为期 1 年的对照研究相似[82]。血清肌酐和肾小球滤过率随着时间推移保持稳定或出现年龄相关性预期下降[84]。出现 2 例肾结石。

针对甲状旁腺切除手术失败或不能手术的散发性 PHPT 患者的 8 项研究已经发表,包括 4 项前瞻性开放标签研究[85-88]和 4 项数据回顾性分析[89-92]。其中两项研究还纳入了正在服用西那卡塞治疗高钙血症并等待手术治疗的患者[88,92]。西那卡塞剂量为 30~180mg/d。治疗前平均血钙浓度为 10.6~12.2mg/dL,用药后 1~26 个月平均最后一次血钙浓度相比治疗前显著下降,可达到 10.2%~20.4%(图 37.5)。所有研究中平均用药前血清 PTH 浓度均下降,达到 5.1%~29.8%。除一项研究外,血清磷均升高,且 4 项研究中升高存在统计学意义[85,87-89]。骨转化标志物检测不规律且结果不一致。3 项研究检测腰椎和髋关节骨密度且未见明显变化[86,89,92]。药物相关不良反应发生率为 15%,6%的患者需停药。

Saponaro 等对 100 例意大利散发性 PHPT 患者进行多中心回顾性数据分析。研究中均按 EMA 标准服用西那卡塞[92]。随访期为 1~26 个月(平均 9 个月)。如图 37.6 所示,53 例患者(53%)符合 EMA 标记标准,主要如下:①由并发症、颈部手术史和(或)年龄导致手术风险高(34%);②甲状旁腺切除术前控制高钙血症(24%);③甲状旁腺影像学检查结果为阴性(19%);④患者不同意行甲状旁腺切除术(19%)。62%的患者初始治疗剂量为 30mg/d,并逐渐增量(最大剂量为 120mg/d)直至血钙正常或出现不良反应。平均血钙浓度降低 12%[从(11.6±

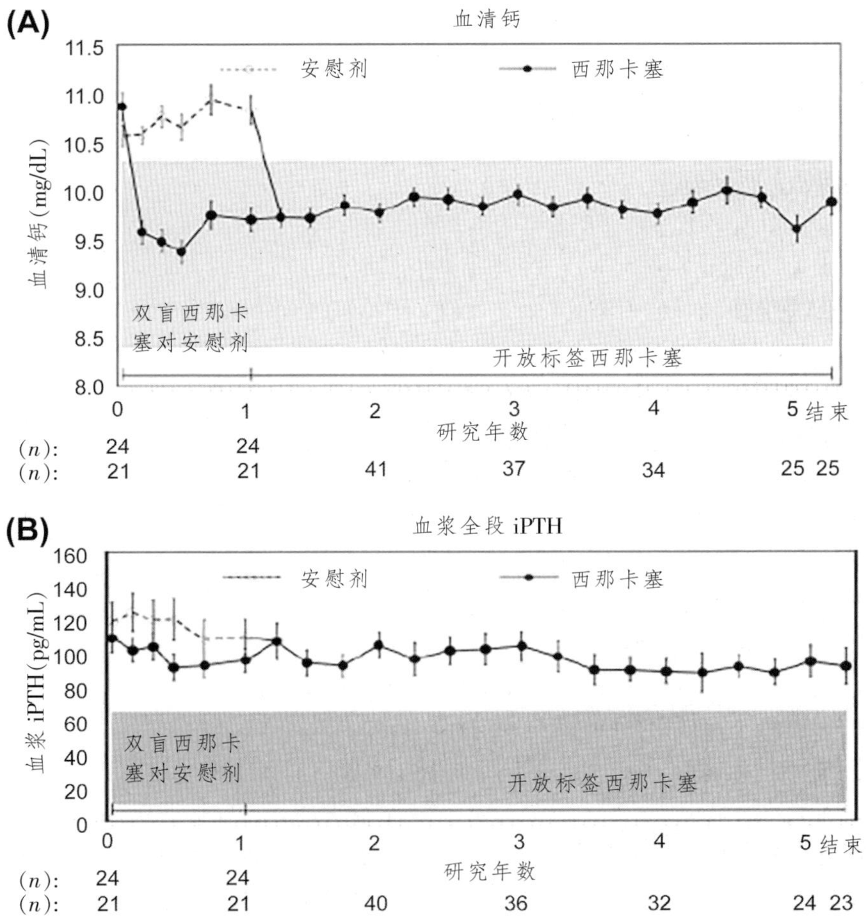

图 37.4　口服安慰剂(随访期 1 年)、西那卡塞(随访期 5.5 年)前,血钙(A)和 PTH(B)平均浓度(±标准误差)[83]。口服西那卡塞或安慰剂前快速采血检验;阴影区域代表正常值范围。*n*,研究中每年随访的患者数(第一行,对照组;第二行,西那卡塞组)。(Reproduced from[83], with the permission of Endocrine Society.)

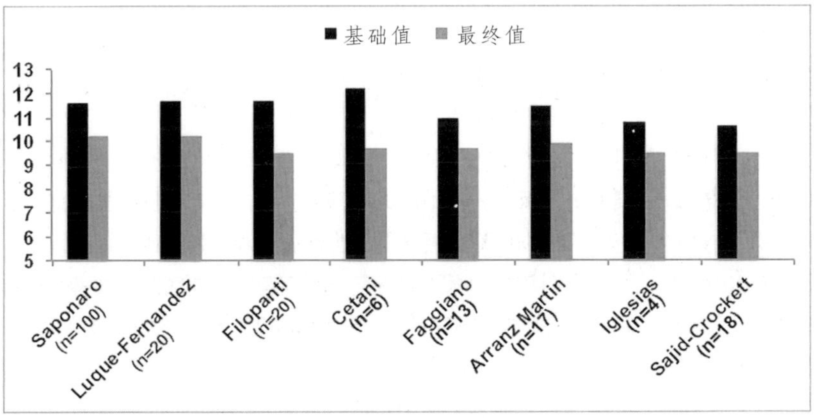

图 37.5　西那卡塞治疗对甲状旁腺切除不成功、手术禁忌、拒绝手术、不适合手术治疗的散发性 PHPT 患者血钙浓度的影响[83]。

1.1)mg/dL 降至(10.2±0.9)mg/dL,*P*<0.0001]。57 例患者血钙浓度下降超过 1.0mg/dL;65 例患者血钙正常。平均药前 PTH 从 164pg/mL(IR:136,254)降至 127pg/mL(IQ:91,200)(*P*=0.038)。检测 26 例患者的髋关节 BMD,其中 13 例患者同时给予双膦酸盐治疗。随访 12 个月后,髋关节 BMDT 值从-2.49 升至-1.71(*P*=0.003),但只有同时给予西那卡塞和双膦酸盐治疗的患者 BMD 升高才具有统计学意义。15%的患者出现轻度上消化道不良反应且 4 例患者停止用药。出现 1 例轻度症状性低钙血症(8.1mg/dL),停药后缓解。

难治性 PHPT 和甲状旁腺癌

5%~10%的 PHPT 患者在切除甲状旁腺后出现持续性或复发性甲状旁腺功能亢进症。反复手术易造成喉返神经损伤或永久性甲状旁腺功能减退症,甚者发生并发症导致无法再次手术,称为难治性 PHPT。一项开放单臂多中心研究评估了西那卡塞治疗难治性 PHPT

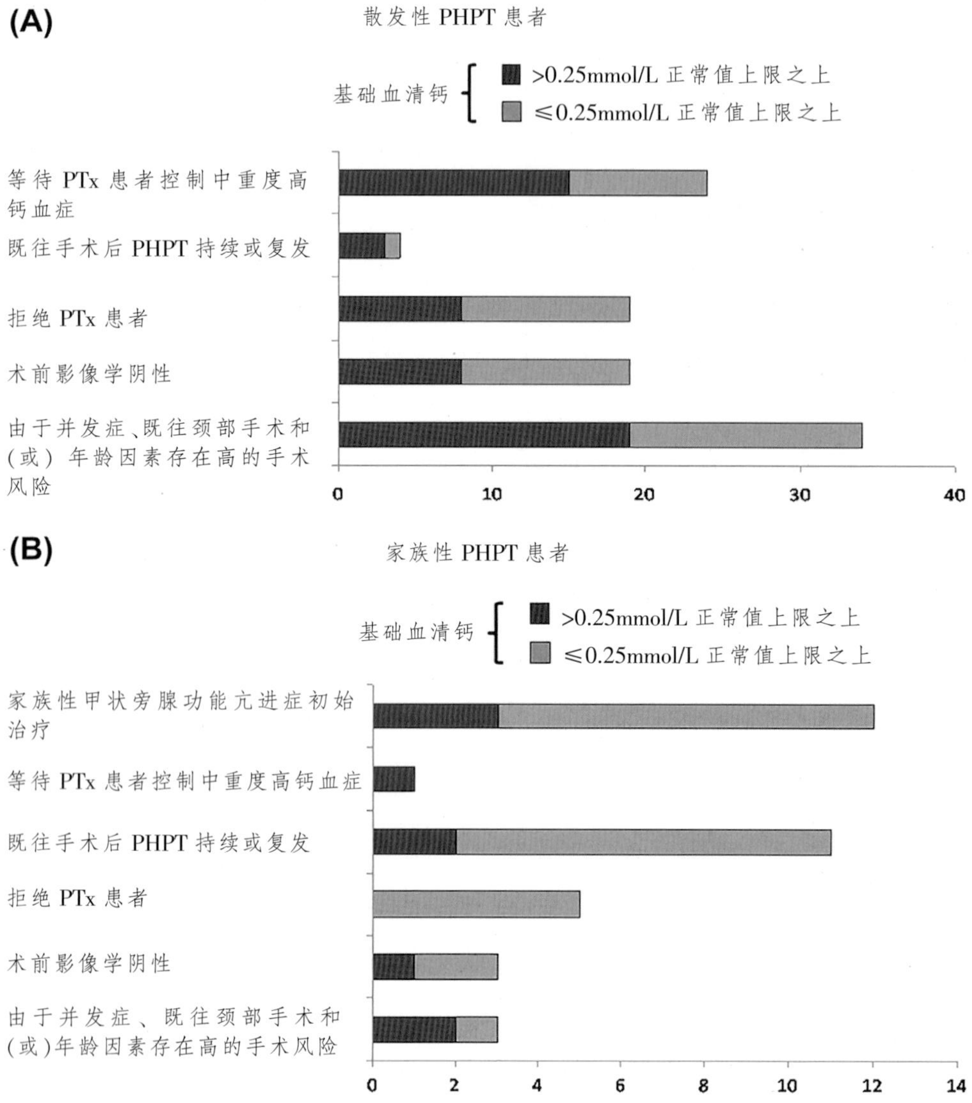

图 37.6 (A)100 例西那卡塞治疗散发性 PHPT 和(B)35 例家族性 PHPT 的指征。根据 EMA 标签分类西那卡塞治疗是否适合对患者进行分类，即患者血钙浓度高于正常值上限 1mg/mL。Ptx，甲状旁腺切除术。(Reproduced from[92], with the permission of Endocrine Society.)

的疗效[93]。研究包括 14 例甲状旁腺切除后持续性或复发性 PHPT 患者和 3 例不能耐受甲状旁腺切除术的患者。7 例患者有肾结石病史。平均血钙为 12.7mg/dL。西那卡塞调整到最大剂量 90mg，每天 4 次。调整结束阶段中位剂量为 70mg，每天 2 次，平均血钙浓度降至 10.4mg/dL($P<0.0001$)；15 例患者血钙浓度下降超过 1mg/dL(图 37.7)。药前血清 PTH 浓度并无明显改变，但服药 2 小时和 4 小时后血清 PTH 浓度明显下降 ($P<0.001$)。血清 NTX 和 BSAP 未见明显改变。按 SF-36(生理和心理功能)评估患者生存质量后发现，50%的患者生存质量明显提高。但是，PHPT 的特异性症状如骨痛和神经精神症状并未评估。大约 1/4 的患者因不良反应而终止研究。

西那卡塞(每次 30mg，2 次/天)已成功治疗 3 例合并血钙浓度≥12mg/dL 和症状性肾结石患者[94]。治疗 1 周后，2 例患者血钙浓度降至正常，1 例患者降至安全范围内。确诊后数周成功实施甲状旁腺切除术。

甲状旁腺癌的特点是伴有严重的症状性高钙血症和极高的血清 PTH 水平(见第 27 章)。肿瘤切除是唯一的治疗方法，但是 50%的患者会复发。条件允许的话，手术是首选的治疗方法。当不能手术时，临床治疗主要是控制高钙血症。R-568 治疗晚期甲状旁腺癌，可降低血钙浓度和明显改善临床症状[95]。在一项多中心开放标签单臂研究中西那卡塞首次被用于治疗 29 例无法再次手术的甲状旁腺癌患者[96]。平均血钙和 PTH 浓度分别为 14.1mg/dL 和 697pg/mL。西那卡塞起始剂量为每次 30mg，2 次/天，随后调整剂量至 90mg/次，4 次/天或者直至血钙浓度小于 10mg/dL。在调整期末，62%的患者的血钙浓度至少下降了 1mg/dL。血清 PTH 浓度下降 4.6%。恶心、呕吐和感觉异常是最常见的不良反应。

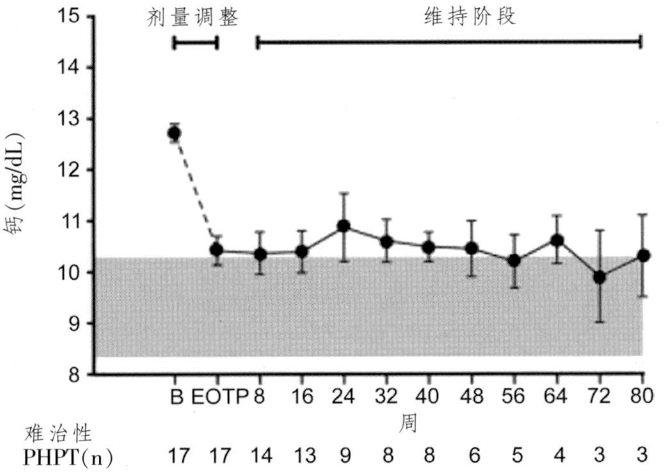

图 37.7　西那卡塞治疗难治性 PHPT 患者的血清总钙浓度变化。在剂量调整阶段(2~16 周)内提高西那卡塞剂量降低血钙浓度≤10.3mg/dL。调整阶段后为期 80 周的维持治疗阶段。图中阴影区域代表血清钙浓度正常范围(8.4~10.3mg/dL)。(Reproduced from[93],with the permission of Endocrine Society.)

难治性 PHPT 或甲状旁腺癌的不良反应发生率高于轻度 PHPT,这可能是由于前者应用的西那卡塞剂量更大。对于发生严重不良反应的患者,为了降低血钙浓度,使用最大耐受剂量是合理的选择。

总结

对于病情严重程度不同的 PHPT 患者,西那卡塞可有效降低血钙浓度。这在先前发表的研究汇总分析中已被证实[82,83,93]。汇总分析中将患者分成三组:①甲状旁腺切除失败(1 组,29 例);②符合甲状旁腺切除的指征(症状性 PHPT 或满足一条或多条 2002 年无症状 PHPT 手术指征)但未行手术者(2 组,37 例);③轻度 PHPT 患者(血钙浓度低于 12.5mg/dL)且无手术指征者(3 组,15 例)[98]。组 3 平均血钙和 PTH 浓度[分别为(11.8±1.2)mg/dL 和(163±111)pg/dL)低于组 1[分别为(10.5±0.4)mg/dL 和(103±38)pg/dL]和组 2[分别为(11.0±0.7)mg/dL 和(125±57)pg/dL]。用药 6 个月内三组的平均血钙浓度恢复正常,分别下降 17.1%、11.2%和 12.4%,并保持稳定长达 4 年。每组超过 70%的患者血钙正常。组 2 的血清 PTH 浓度到第 6 个月时明显下降(P=0.001),而组 1 和组 3 未见明显变化。三组平均血清磷均上升,但平均血清 BSAP、血清 NTX 和尿 NTX/肌酐、钙/肌酐分泌无明显变化。三组患者的腰椎、髋关节和桡骨远端 1/3 骨密度保持稳定不变。47 例患者(58%)出现不良反应,且 14 例(17%)需停药。大多数不良反应持续时间少于 1 个月且未出现严重甚至致命的并发症。

家族性 PHPT

部分 PHPT 患者(10%~15%)既往有 PHPT 家族史,包括多发性内分泌腺瘤 1 型和 2A 型,甲状旁腺功能亢进症-颌骨肿瘤综合征和家族性孤立性甲状旁腺功能亢进症[99,100]。虽然腺体功能有时非同步,但大多数病例为多腺体。MEN1 最常见,且大多数 MEN1 患者到 50 岁时才出现 PHPT 症状。

手术常用于治疗家族性 PHPT,但只有约 50%的患者被治愈。多次手术可增加局部并发症风险。

Falchetti 等首先证明了西那卡塞可有效降低拒绝甲状旁腺切除的 MEN1-PHPT 患者的血钙浓度[101]。此后多项研究评估了西那卡塞对此类患者的疗效(表 37.2)。Moyes 等应用西那卡塞治疗 8 例 MEN1-PHPT 患者:2 例首次接受治疗,6 例手术治疗失败[102]。随访 10~35 个月。研究结果显示,所有患者血钙浓度均恢复正常(4 例患者:30mg/d;4 例患者:30 毫克/次,2 次/天);血 PTH 水平明显下降;尿钙排泄未见明显改变;5 例患者骨密度未见改变;西那卡塞可被完全耐受。Filopanti 等对 15 例符合 EMA 西那卡塞治疗标准的 MEN1-PHPT 患者开展一项随机交叉双盲研究[87]。平均血清总钙和 PTH 浓度分别为(11.5±0.2)mg/dL 和(97.8±18.9)pg/mL。患者随机分为治疗组(30mg/d,剂量逐渐增大至血钙浓度正常)和对照组。患者 3 个月后重新评估并经过 1 个月的洗脱期后更换治疗方法,3 个月后重新评估。研究结果与 20 例散发性 PHPT 患者进行对比,后者治疗方法与 MEN1-PHPT 患者相同。结果表明,MEN1-PHPT 患者的血钙浓度在 1~3 周内恢复正常并在随访中保持稳定(表 37.2);血清磷明显升高(P<0.001);血 PTH 显著下降(平均下降了 26.3%,P=0.002),5 例患者的 PTH 降至正常水平;每天尿钙排泄未见明显改变;胃肠道和神经肌肉症状未改善;生化指标改变与散发性 PHPT 患者相似;使 MEN1-PHPT 和散发性 PHPT 两组患者血钙浓度降至正常的平均西那卡塞剂量,差异无统计学意义,分别为(45±21)mg/d 和(54±25)mg/d(P=0.314)。部分患者出现轻度不良反应,但无须停药;Arg990Gly 钙离子敏感受体多态性和西那卡塞疗效无关。

意大利的 Saponaro 等随访了 35 例家族性 PHPT 患者(32 例 MEN1 和 3 例家族性单发 PHPT)[92]。中位随访时间为 12 个月(随访期长 1~45 个月)。如图 37.6(B)所示,西那卡塞主要用于不符合 EMA 标准的患者(74%)[79]。最常见指征如下:①初始治疗(34%);②手术后持续性/复发性 PHPT(31%);③不同意行甲状旁腺切除术(14%)。

表 37.2 家族性 PHPT 患者接受西那卡塞治疗的相关研究

作者	研究设计	病例数	治疗期（月）	最终每天剂量（mg）	血清钙（mg/dL）[a]				血清 PTH（pg/mL）[a]			
					基线	终值	P^{b}	改变百分比	基线	终值	P^{b}	改变百分比
Moyes 等[101]	前瞻性回顾	8	10~35[c]	60	11.0（10.5~11.6）	9.4（8.5~10.2）	0.012	−14.5	144（44~332）	88（22~267）	0.012	−38.9
Rilopanti 等[86]	随机、交叉、双盲	11	3+3[d]	安慰剂	11.5±0.2	11.5±0.2[f]	NA[e]	0	98±19[f]	99±21	NA	+1
				中位数 30（30~60）		9.5±0.4	NA	−17.4		69±22	0.002	−26
Saponaro 等[91]	回顾性数据	35	中位数 12（1~45）	15~90	11.0±0.7	9.9±0.6	<0.0001	−10	118（82，227）[g]	109（82，191）[g]	0.757	−7.7

[a] 除非另有说明，所展示数据为平均数，平均数±标准差及范围。

[b] 与基线比较。

[c] 用于比较的结果来自第 3 个月，此时西那卡塞剂量已处于稳定状态。

[d] 患者首先随机分为西那卡塞组或安慰剂组，疗程 3 个月，停约 1 个月，然后接受其他治疗 3 个月。

[e] 不可行。

[f] 平均基线水平由研究中最初 15 例患者得出；终值来自最终完成研究的 11 例患者。

[g] 四分位差。

91%的患者西那卡塞起始剂量为 30mg/d，并逐渐调整至最大剂量 90mg/d。平均血钙浓度从（11.0±0.7）mg/dL 降至(9.9±0.69)mg/dL(下降 10%，P<0.0001)，所有患者血钙恢复正常。药前血清 PTH 从 119(IQ：82，227)降至 109pg/mL(IQ：82，191)(P=0.038)。8 例患者(22%)出现轻度上消化道反应，1 例患者在 30mg/d 的治疗剂量下出现症状性低钙血症而停药。

总的来说，手术而非西那卡塞是治疗 MEN1-PHPT 的首选方法。西那卡塞可以用于治疗 MEN1-PHPT 术后持续性或复发性高钙血症。鉴于 MEN1-PHPT 中甲状旁腺细胞具有高增殖率，西那卡塞在长期治疗中是否有效仍有待证实。此外，全身性 CaSR 被西那卡塞长期慢性激活后是否影响其他 MEN1 和 MEN2 相关内分泌肿瘤生长仍不确定。

西那卡塞联合双膦酸盐

西那卡塞联合双膦酸盐治疗的关键在于两者可互补。西那卡塞可有效控制高钙血症，但不能改善骨密度。而双膦酸盐可降低骨转化率，提高骨密度，却不能控制血钙。

Faggiano 等回顾性分析了 10 例合并骨质减少或骨质疏松症的 PHPT 患者(表 37.3)。平均血钙基线水平和 PTH 浓度分别为(11.1±0.2)mg/dL 和(145±24)pg/mL。西那卡塞起始剂量为 30mg/d，并调整至最大剂量 90mg/d。阿仑膦酸剂量为每周 70mg。1 年后所有患者的血钙浓度回归正常(平均下降 14%)；平均血清 PTH 下降 29%。联合治疗组结果与单用西那卡塞治疗相似。平均 BSAP 和 24 小时尿钙排泄分别下降 41%和 29%。平均腰椎、髋关节 BMD T 值分别升高 9.6%和 3.9%。

Cetania 等前瞻性研究了西那卡塞对服用双膦酸盐 PHPT 患者的疗效。8 例患者平均年龄为 75 岁，符合 EMA 标准(表 37.3)[86]。平均血钙基线水平和 PTH 分别为(12.0±0.7)mg/dL 和(272±142)pg/mL。西那卡塞起始剂量为 30 毫克/次(血钙浓度<11.5mg/dL 时每天 1 次；≥11.5mg/dL 时每天 2 次)，剂量逐步增大直至血钙恢复正常水平或出现不良反应。中位维持剂量为每次 30mg，每天 2 次。平均随访期为 12 个月(3~21 个月)。只有 1 例患者血钙浓度未恢复正常水平，PTH 未见明显改变。联合治疗期间骨密度维持稳定。

Keutgen 等回顾性分析了 17 例女性 PHPT 患者的数据。患者平均年龄为 72 岁，已经接受西那卡塞治疗超过 1 年，起始剂量为 30~60mg/d。1 例患者同时接受双膦酸盐治疗(表 37.3)[103]。平均血钙基线水平和 PTH 浓度分别为(10.9±0.6)mg/dL 和(116±85)pg/mL。1 年后，平均血钙浓度明显降低，从(10.9±0.6)mg/dL 降至(10.1±0.7)mg/dL(P=0.003)，血清 PTH 浓度未见明显改变。平均脊柱 BMDT 值明显升高，从−1.90±1.2 升至−1.45±1.4(P=0.045)，但髋关节 BMDT 值稍降。

在 Saponaro 等的回顾性研究中，13 例散发性 PHPT 患者接受西那卡塞和双膦酸盐联合治疗[92]。患者平均年龄 75 岁。随访 12 个月时，平均 BMDT 值明显升高，从−1.90±1.2 升至−1.45±1.4(P=0.045)；单用西那卡塞治疗患者 BMD 未见明显变化。

总的来说，西那卡塞和双膦酸盐联合治疗时并不互相干扰。患者因同时伴有骨密度低和高血钙(血钙浓度适合西那卡塞治疗)而不能手术时，联合用药治疗更为适合。

西那卡塞治疗特殊 PHPT

西那卡塞(30 毫克/次，2 次/天)短时间内可用于治疗青少年 PHPT 和甲状旁腺切除后持续性高钙血症[104]。治疗 8 周后血钙浓度恢复正常，除轻度头痛外无不良反应发生。如上所述，西那卡塞还未被批准用于儿童和青少年[80]。

西那卡塞(30mg/d)成功用于治疗合并原发性胆汁性肝硬化但不接受手术的 PHPT 患者，用药 6 个月[105]。停药后高钙血症复发，患者成功实施甲状旁腺切除术。

西那卡塞(每次 30mg，一天 2 次)联合帕米双膦酸及其他降钙方法有效降低了 1 例合并晚期骨髓瘤 PHPT 女性患者的血钙浓度[106]。出现低钙血症后给予钙剂和骨化三醇补剂可缓解。该患者停药后死亡。

西那卡塞还成功用于治疗合并锂诱导高钙血症的 2 例 PHPT 患者[107]。

总结

对于病因及严重程度不同的 PHPT 患者，西那卡塞可有效降低血钙浓度并升高血磷。尽管口服西那卡塞 2~4 小时后，血清 PTH 明显下降，但对血清 PTH 作用并不显著。肾小管处 CaSR 激活后可促进尿钙排泄。然而尿钙通常明显减少，这可能与西那卡塞降低血钙浓度后肾脏钙负荷减少有关。西那卡塞对骨密度影响不大。低至中度剂量的西那卡塞可完全耐受。

现有 PHPT 研究数据表明，西那卡塞可用于治疗血钙浓度高于临界值、但由于合并其他疾病或拒绝或不情愿而无法手术的 PHPT 患者。而且，西那卡塞可术前短时间用于降低 PHPT 低血钙浓度，特别是具有手术危险因素的患者。西那卡塞治疗改善轻度 PHPT 患者生活质量的研究仍缺乏。

表 37.3 西那卡塞和双膦酸盐用于治疗 PHPT 的相关研究

作者	研究设计	病例数	治疗期(月)	最终每天剂量(mg)	血清钙(mg/dL)[a]				血清 PTH(pg/mL)[a]			
					基线	终值	P^b	改变百分比	基线	终值	P^b	改变百分比
Faggiano 等[88]	回顾性数据	10	12[c]	30~90	11.1±0.2[d]	9.5	NA[e]	−14	145±24[d]	103	NA	−29
Keugen 等[102]	前瞻性数据的回顾	17	12[c]	NA[e]	10.8±0.6	10.1±0.7	0.003	−7	116±85	93±67	0.082	−19.8
Cetani 等[85][g]	回顾性开放数据	8	12(3~21)	60(30~120)[f]	12.0±0.7	9.9±0.3	0.0002	−17.5	272±142	276±171	0.75	+1.5

[a] 除非另有说明，所展示数据为平均数、平均数±标准差及范围。

[b] 与基线比较。

[c] 所有患者接受特定时间的治疗。

[d] 平均数±标准误。

[e] 不适用。

[f] 初始每天剂量为 30~60mg。

[g] 患者在开始服用西那卡塞前已经给予双膦酸盐。

西那卡塞治疗的性价比

Zanocco 等在 1 例 60 岁、不满足 2002 年指南手术指征、无症状性 PHPT 患者中对比观察甲状旁腺切除和西那卡塞治疗的性价比[108]。用生活质量调整年(QALY)分析研究结果,患者的预期寿命延长了 22 年。西那卡塞费用按每天 60mg 计算,每年费用为 7095 美元。甲状旁腺切除术的性价比较高。观察虽然费用稍低,但不是有效的治疗手段。如果每年费用降至低于 221 美元,西那卡塞治疗的性价比较高[108]。在评估年龄对成本效益分析影响的研究中得出相似的结论[109]。

CaSR 相关疾病

家族性低尿钙性高钙血症(FHH)与 CaSR 杂合突变失活有关[110]。有些病例报道了西那卡塞成功用于校正高钙血症。

西那卡塞(调整剂量至最高 90mg/d)已用于治疗 1 例 CaSR 原发突变失活(F809L)且合并反复精神症状和严重骨质疏松症的 FHH 年轻男性患者[111]。治疗 12 个月后,患者血钙正常,PTH 轻度下降,这表明西那卡塞提高了突变的 CaSR 敏感性。

近期,西那卡塞成功治疗了 1 例携带 CaSR 原发杂合突变基因(R185Q)的 3 周大女婴[112]。骨骼检查显示弥散性骨质疏松、骨皮质菲薄、长骨骨小梁畸形。治疗后血钙恢复正常,PTH 分泌减少。最新随访(17 个月)结果显示骨质减少得以改善,无不良反应。

临床数据和西那卡塞可恢复一些 CaSR 突变体正常功能的体外证据[113,114],表明西那卡塞可以用于治疗合并致命高钙血症的新生儿甲状旁腺功能亢进症患者和部分 FHH 患者,尤其是同时合并高钙血症相关并发症的 FHH 患者。西那卡塞维持钙平衡的作用是否会长期保持稳定仍不明确。

特殊情况

妊娠期

由于妊娠期相关生理改变可致血钙降低,因此轻至中度 PHPT 易被忽视[115,116]。但是有症状患者可能与妊娠期合并胰腺炎及高钙危象有关[117,118],也与新生儿低钙血症和手足抽搐有关[16,119]。

甲状旁腺切除术是治疗妊娠期 PHPT 的首选方法,并且应该在孕中期的早期实施。血钙浓度高于 11mg/dL,特别是既往有流产史的女性患者应进行甲状旁腺切除术[115,116]。轻度高钙血症患者应充分补液并进行适度低钙饮食。由于磷酸钙沉积,已不再推荐口服磷酸盐治疗。静脉滴注镁治疗合并 PHPT 和急性胰腺炎的子痫前期患者也可有效维持正常钙浓度[120]。最近西那卡塞被用于治疗 2 例妊娠期 PHPT[121]。1 例患者在 32 周伴有严重的高钙血症和高血压。西那卡塞(调整剂量到 240mg/d)可暂时有效降低血钙;联用降钙素可进一步降低血钙,使分娩平稳。第 2 例患者在妊娠晚期确诊为合并中度高钙血症的无症状性 PHPT。分娩后,立即应用西那卡塞阻止产后血钙升高。分娩后 2 例患者均成功进行甲状旁腺切除术。

急症 PHPT

PHPT 患者很少发生急性严重高钙血症(白蛋白调整血清总钙浓度>14mg/dL)。急性严重高钙血症可能与脱水、不运动以及其他并发症或药物治疗有关[122]。少数既往轻度高钙血症的患者可能出现急症 PHPT[122,123]。此时,降低血钙浓度和降低其他病因所致的致命性高钙血症处理方法相似(见第 26 章)。如患者条件允许,应尽快实施甲状旁腺切除术。

不论高钙血症的严重程度如何,静脉扩容是治疗的第一步[5]。为降低血钙,大量盐水(6~8L/d)输注是必要的。输注速度依高钙血症严重程度而定。此外,对于易出现心脏超负荷的心功能不全的老年患者,每 6~12 小时静推 10~20mg 呋塞米。

当扩容后血钙浓度仍处于较高水平,应采用特异性方法抑制破骨细胞介导的骨重吸收。静脉滴注帕米双膦酸 45~90mg(2~8 小时内)[124,125]和唑来膦酸 4mg(15 分钟内)[126] 可有效降低出现甲状旁腺危象的 PHPT 患者的血钙水平。静滴开始时,患者可出现发热和类流感症状,服用对乙酰氨基酚后可缓解[127]。双膦酸盐通常起效短暂。如果患者不能进行手术,应服用西那卡塞控制血钙。

每 12 小时肌肉注射或皮下注射鲑降钙素(4IU/kg) 12~24 小时内可更加快速地降低血钙,但不能有效控制高钙血症[4,128]。降钙素可用作临时措施,直至双膦酸盐发挥作用。

可抑制 PTH 介导的骨重吸收的硝酸镓及普卡霉素和静脉输注磷酸盐过去常被有效使用[4,128]。鉴于严重的不良反应(如硝酸镓和普卡霉素的肾毒性,应用磷酸盐后血管、肺、肾脏异位钙化),以及其他替代药物问世,硝酸镓及普卡霉素和静脉输注磷酸盐目前已不再采用。

(代文杰 马大坤 译)

参考文献

1. Marcocci C, Cetani F. Clinical practice. Primary hyperparathyroidism. *New Eng J Med* 2011;**365**:2389–97.
2. Bilezikian JP, Khan AA, Potts Jr JT. Third International Workshop on the Management of Asymptomatic Primary H. Guidelines for the management of asymptomatic primary hyperparathyroidism: summary statement from the third international workshop. *J Clin Endocrinol Metab* 2009;**94**:335–9.
3. Rubin MR, Bilezikian JP, McMahon DJ, Jacobs T, Shane E, Siris E, et al. The natural history of primary hyperparathyroidism with or without parathyroid surgery after 15 years. *J Clin Endocrinol Metab* 2008;**93**:3462–70.
4. Bilezikian JP. Management of acute hypercalcemia. *New Eng J Med* 1992;**326**:1196–203.
5. Hosking DJ, Cowley A, Bucknall CA. Rehydration in the treatment of severe hypercalcaemia. *Q J Med* 1981;**50**:473–81.
6. Horwitz MJ, Hodak PD, Stewart AF. Non-parathyroid hypercalcemia. In: Rosen C, editor. *Primer on the Metabolic Bone Diseases and Disorders of Calcium Metabolism*. 7th ed. Washington, DC: American Society for Bone and Mineral Research; 2008. p. 307–12.
7. Haden ST, Brown EM, Stoll AL, Scott J, Fuleihan GE. The effect of lithium on calcium-induced changes in adrenocorticotrophin levels. *J Clin Endocrinol Metab* 1999;**84**:198–200.
8. Mallette LE, Khouri K, Zengotita H, Hollis BW, Malini S. Lithium treatment increases intact and midregion parathyroid hormone and parathyroid volume. *J Clin Endocrinol Metab* 1989;**68**:654–60.
9. Stewart AF, Adler M, Byers CM, Segre GV, Broadus AE. Calcium homeostasis in immobilization: an example of resorptive hypercalciuria. *New Eng J Med* 1982;**306**:1136–40.
10. Locker FG, Silverberg SJ, Bilezikian JP. Optimal dietary calcium intake in primary hyperparathyroidism. *Am J Med* 1997;**102**: 543–50.
11. Insogna KL, Mitnick ME, Stewart AF, Burtis WJ, Mallette LE, Broadus AE. Sensitivity of the parathyroid hormone-1,25-dihydroxyvitamin D axis to variations in calcium intake in patients with primary hyperparathyroidism. *New Eng J Med* 1985;**313**:1126–30.
12. Jorde R, Szumlas K, Haug E, Sundsfjord J. The effects of calcium supplementation to patients with primary hyperparathyroidism and a low calcium intake. *Eur J Nutr* 2002;**41**:258–63.
13. Institute of Medicine. *Dietary Reference Intakes for Calcium and Vitamin D. Committee to Review Dietary Reference Intakes for Calcium and Vitamin*. Washington, DC: The National Academies Press. Institute of Medicine; 2011.
14. Albright F, Bauer W, Claflin D, Cockrill Jr. Studies in parathyroid physiology: III. The effect of phosphate ingestion in clinical hyperparathyroidism. *J Clin Invest* 1932;**11**:411–35.
15. Carey RW, Schmitt GW, Kopald HH, Kantrowitz PA. Massive extraskeletal calcification during phosphate treatment of hypercalcemia. *Arch Intern Med* 1968;**122**:150–5.
16. Vernava 3rd AM, O'Neal LW, Palermo V. Lethal hyperparathyroid crisis: hazards of phosphate administration. *Surgery* 1987;**102**:941–8.
17. Cianferotti L, Marcocci C. Subclinical vitamin D deficiency. *Best Pract Res Clin Endocrinol Metab* 2012;**26**:523–37.
18. Holick MF. Vitamin D deficiency. *New Eng J Med* 2007;**357**: 266–81.
19. Rosen CJ. Clinical practice. Vitamin D insufficiency. *New Eng J Med* 2011;**364**:248–54.
20. Vieth R. Why the minimum desirable serum 25-hydroxyvitamin D level should be 75 nmol/L (30 ng/ml). *Best Pract Res Clin Endocrinol Metab* 2011;**25**:681–91.
21. Bouillon R. Why modest but widespread improvement of the vitamin D status is the best strategy? *Best Pract Res Clin Endocrinol Metab* 2011;**25**:693–702.
22. Henry HL, Bouillon R, Norman AW, Gallagher JC, Lips P, Heaney RP, et al. 14th Vitamin D Workshop consensus on vitamin D nutritional guidelines. *J Steroid Biochem Mol Biol* 2010;**121**:4–6.
23. Holick MF, Binkley NC, Bischoff-Ferrari HA, Gordon CM, Hanley DA, Heaney RP, et al. Evaluation, treatment, and prevention of vitamin D deficiency: an Endocrine Society clinical practice guideline. *J Clin Endocrinol Metab* 2011;**96**:1911–30.
24. Silverberg SJ. Vitamin D deficiency and primary hyperparathyroidism. *J Bone Miner Res* 2007;**22**(Suppl. 2):V100–4.
25. Tassone F, Gianotti L, Baffoni C, Visconti G, Pellegrino M, Cassibba S, et al. Vitamin D status in primary hyperparathyroidism: a southern European perspective. *Clin Endocrinol* 2013.
26. Bollerslev J, Marcocci C, Sosa M, Nordenstrom J, Bouillon R, Mosekilde L. Current evidence for recommendation of surgery, medical treatment and vitamin D repletion in mild primary hyperparathyroidism. *Eur J Endocrinol/European Federation of Endocrine Societies* 2011;**165**:851–64.
27. Zierold C, Mings JA, DeLuca HF. Regulation of 25-hydroxyvitamin D3-24-hydroxylase mRNA by 1,25-dihydroxyvitamin D3 and parathyroid hormone. *J Cell Biochem* 2003;**88**:234–7.
28. Bolland MJ, Grey AB, Gamble GD, Reid IR. Association between primary hyperparathyroidism and increased body weight: a meta-analysis. *J Clin Endocrinol Metab* 2005;**90**: 1525–30.
29. Rao DS, Agarwal G, Talpos GB, Phillips ER, Bandeira F, Mishra SK, et al. Role of vitamin D and calcium nutrition in disease expression and parathyroid tumor growth in primary hyperparathyroidism: a global perspective. *J Bone Miner Res* 2002;**17**(Suppl. 2):N75–80.
30. Rao DS, Honasoge M, Divine GW, Phillips ER, Lee MW, Ansari MR, et al. Effect of vitamin D nutrition on parathyroid adenoma weight: pathogenetic and clinical implications. *J Clin Endocrinol Metab* 2000;**85**:1054–8.
31. Silverberg SJ, Shane E, Dempster DW, Bilezikian JP. The effects of vitamin D insufficiency in patients with primary hyperparathyroidism. *Am J Med* 1999;**107**:561–7.
32. Stein EM, Dempster DW, Udesky J, Zhou H, Bilezikian JP, Shane E, et al. Vitamin D deficiency influences histomorphometric features of bone in primary hyperparathyroidism. *Bone* 2011;**48**:557–61.
33. Moosgaard B, Christensen SE, Vestergaard P, Heickendorff L, Christiansen P, Mosekilde L. Vitamin D metabolites and skeletal consequences in primary hyperparathyroidism. *Clin Endocrinol* 2008;**68**:707–15.
34. Walker MD, Fleischer JB, Di Tullio MR, Homma S, Rundek T, Stein EM, et al. Cardiac structure and diastolic function in mild primary hyperparathyroidism. *J Clin Endocrinol Metab* 2010;**95**:2172–9.
35. Farahnak P, Larfars G, Sten-Linder M, Nilsson IL. Mild primary hyperparathyroidism: vitamin D deficiency and cardiovascular risk markers. *J Clin Endocrinol Metab* 2011;**96**:2112–8.
36. Persson A, Bollerslev J, Rosen T, Mollerup CL, Franco C, Isaksen GA, et al. Effect of surgery on cardiac structure and function in mild primary hyperparathyroidism. *Clin Endocrinol* 2011;**74**:174–80.
37. Rao DS, Phillips ER, Divine GW, Talpos GB. Randomized controlled clinical trial of surgery versus no surgery in patients with mild asymptomatic primary hyperparathyroidism. *J Clin Endocrinol Metab* 2004;**89**:5415–22.
38. Ambrogini E, Cetani F, Cianferotti L, Vignali E, Banti C, Viccica G, et al. Surgery or surveillance for mild asymptomatic primary hyperparathyroidism: a prospective, randomized clinical trial. *J Clin Endocrinol Metab* 2007;**92**:3114–21.
39. Amstrup AK, Rejnmark L, Vestergaard P, Sikjaer T, Rolighed L, Heickendorff L, et al. Vitamin D status, physical performance and body mass in patients surgically cured for primary hyperparathyroidism compared with healthy controls—a cross-sectional study. *Clin Endocrinol* 2011;**74**:130–6.
40. Eastell R, Arnold A, Brandi ML, Brown EM, D'Amour P, Hanley DA, et al. Diagnosis of asymptomatic primary hyperparathyroidism: Proceedings of the Third International Workshop. *J Clin*

Endocrinol Metab 2009;**94**:340–50.
41. Grey A, Lucas J, Horne A, Gamble G, Davidson JS, Reid IR. Vitamin D repletion in patients with primary hyperparathyroidism and coexistent vitamin D insufficiency. *J Clin Endocrinol Metab* 2005;**90**:2122–6.
42. Tucci JR. Vitamin D therapy in patients with primary hyperparathyroidism and hypovitaminosis D. *Eur J Endocrinol/European Federation of Endocrine Societies* 2009;**161**:189–93.
43. Velayoudom-Cephise FL, Foucan L, Soudan B, Cardot-Bauters C, Vantyghem MC, D'herbomez M, et al. Half of the patients with primary hyperparathyroidisms have a vitamin D deficiency: aggravating the osseous attack. *Presse Medicale* 2011;**40**:e120–7.
44. Rao RR, Randeva HS, Sankaranarayanan S, Narashima M, Möhlig M, Mehanna H, et al. Prolonged treatment with vitamin D in postmenopausal women with primary hyperparathyroidism. *Endocr Connect* 2012;**1**:13–21.
45. Wagner D, Xia Y, Hou R. Safety of vitamin D replacement in patients with primary hyperparathyroidism and concomitant vitamin D deficiency. *Endocr Pract* 2013;**19**:420–5.
46. Isidro ML, Ruano B. Biochemical effects of calcifediol supplementation in mild, asymptomatic, hyperparathyroidism with concomitant vitamin D deficiency. *Endocrine* 2009;**36**:305–10.
47. Stewart ZA, Blackford A, Somervell H, Friedman K, Garrett-Mayer E, Dackiw AP, et al. 25-Hydroxyvitamin D deficiency is a risk factor for symptoms of postoperative hypocalcemia and secondary hyperparathyroidism after minimally invasive parathyroidectomy. *Surgery* 2005;**138**:1018–25. discussion 25–6.
48. Sambrook P, Cooper C. Osteoporosis. *Lancet* 2006;**367**:2010–8.
49. Major PP, Coleman RE. Zoledronic acid in the treatment of hypercalcemia of malignancy: results of the international clinical development program. *Semin Oncol* 2001;**28** (2 Suppl 6):17–24.
50. Khan SA, Kanis JA, Vasikaran S, Kline WF, Matuszewski BK, McCloskey EV, et al. Elimination and biochemical responses to intravenous alendronate in postmenopausal osteoporosis. *J Bone Miner Res* 1997;**12**:1700–7.
51. Meunier PJ, Arlot M, Chavassieux P, Yates AJ. The effects of alendronate on bone turnover and bone quality. *Int J Clin Practice Suppl* 1999;**101**:14–7.
52. Shane E, Baquiran DC, Bilezikian JP. Effects of dichloromethylene diphosphonate on serum and urinary calcium in primary hyperparathyroidism. *Ann Internal Med* 1981;**95**:23–7.
53. Reasner CA, Stone MD, Hosking DJ, Ballah A, Mundy GR. Acute changes in calcium homeostasis during treatment of primary hyperparathyroidism with risedronate. *J Clin Endocrinol Metab* 1993;**77**:1067–71.
54. Schmidli RS, Wilson I, Espiner EA, Richards AM, Donald RA. Aminopropylidine diphosphonate (APD) in mild primary hyperparathyroidism: effect on clinical status. *Clin Endocrinol* 1990;**32**:293–300.
55. Rossini M, Gatti D, Isaia G, Sartori L, Braga V, Adami S. Effects of oral alendronate in elderly patients with osteoporosis and mild primary hyperparathyroidism. *J Bone Miner Res* 2001;**16**:113–9.
56. Parker CR, Blackwell PJ, Fairbairn KJ, Hosking DJ. Alendronate in the treatment of primary hyperparathyroid-related osteoporosis: a 2-year study. *J Clin Endocrinol Metab* 2002;**87**:4482–9.
57. Chow CC, Chan WB, Li JK, Chan NN, Chan MH, Ko GT, et al. Oral alendronate increases bone mineral density in postmenopausal women with primary hyperparathyroidism. *J Clin Endocrinol Metab* 2003;**88**:581–7.
58. Khan AA, Bilezikian JP, Kung AW, Ahmed MM, Dubois SJ, Ho AY, et al. Alendronate in primary hyperparathyroidism: a double-blind, randomized, placebo-controlled trial. *J Clin Endocrinol Metab* 2004;**89**:3319–25.
59. Khan AA, Bilezikian JP, Kung A, Dubois SJ, Standish TI, Syed ZA. Alendronate therapy in men with primary hyperparathyroidism. *Endocr Pract* 2009;**15**:705–13.
60. Grey AB, Stapleton JP, Evans MC, Tatnell MA, Reid IR. Effect of hormone replacement therapy on bone mineral density in postmenopausal women with mild primary hyperparathyroidism. A randomized, controlled trial. *Ann Internal Med* 1996;**125**:360–8.
61. Rubin MR, Lee KH, McMahon DJ, Silverberg SJ. Raloxifene lowers serum calcium and markers of bone turnover in postmenopausal women with primary hyperparathyroidism. *J Clin Endocrinol Metab* 2003;**88**:1174–8.
62. Zanchetta JR, Bogado CE. Raloxifene reverses bone loss in postmenopausal women with mild asymptomatic primary hyperparathyroidism. *J Bone Miner Res* 2001;**16**:189–90.
63. Nemeth EF, Heaton WH, Miller M, Fox J, Balandrin MF, Van Wagenen BC, et al. Pharmacodynamics of the type II calcimimetic compound cinacalcet HCl. *J Pharmacol Exp Ther* 2004;**308**:627–35.
64. Silverberg SJ, Bone HG 3rd, Marriott TB, Locker FG, Thys-Jacobs S, Dziem G, et al. Short-term inhibition of parathyroid hormone secretion by a calcium-receptor agonist in patients with primary hyperparathyroidism. *New Eng J Med* 1997;**337**:1506–10.
65. Collins MT, Skarulis MC, Bilezikian JP, Silverberg SJ, Spiegel AM, Marx SJ. Treatment of hypercalcemia secondary to parathyroid carcinoma with a novel calcimimetic agent. *J Clin Endocrinol Metab* 1998;**83**:1083–8.
66. Brown EM. Clinical utility of calcimimetics targeting the extracellular calcium-sensing receptor (CaSR). *Biochem Pharmacol* 2010;**80**:297–307.
67. Nemeth EF, Shoback D. Calcimimetic and calcilytic drugs for treating bone and mineral-related disorders. *Best Pract Res Clin Endocrinol Metab* 2013;**27**:373–84.
68. Riccardi D, Brown EM. Physiology and pathophysiology of the calcium-sensing receptor in the kidney. *Am J Physiol Renal Physiol* 2010;**298**:F485–99.
69. Dvorak MM, Siddiqua A, Ward DT, Carter DH, Dallas SL, Nemeth EF, et al. Physiological changes in extracellular calcium concentration directly control osteoblast function in the absence of calciotropic hormones. *Proc Natl Acad Sci USA* 2004;**101**:5140–5.
70. Brown EM. Role of the calcium-sensing receptor in extracellular calcium homeostasis. *Best Pract Res Clin Endocrinol Metab* 2013;**27**:333–43.
71. Cetani F, Marcocci C. Cinacalcet in the management of primary hyperparathyroidism. *Expert Rev Endocrinol Metab* 2012;**7**:45–53.
72. Padhi D, Salfi M, Harris RZ. The pharmacokinetics of cinacalcet are unaffected following consumption of high- and low-fat meals. *Am J Therapeut* 2007;**14**:235–40.
73. Padhi D, Harris R. Clinical pharmacokinetic and pharmacodynamic profile of cinacalcet hydrochloride. *Clin Pharmacokinet* 2009;**48**:303–11.
74. Rothe HM, Shapiro WB, Sun WY, Chou SY. Calcium-sensing receptor gene polymorphism Arg990Gly and its possible effect on response to cinacalcet HCl. *Pharmacogenet Genom* 2005;**15**:29–34.
75. Reyes M, Rothe HM, Mattar P, Shapiro WB, Cifuentes M. Antilipolytic effect of calcimimetics depends on the allelic variant of calcium-sensing receptor gene polymorphism rs1042636 (Arg-990Gly). *Eur J Human Genet* 2012;**20**:480–2.
76. Vezzoli G, Tanini A, Ferrucci L, Soldati L, Bianchin C, Franceschelli F, et al. Influence of calcium-sensing receptor gene on urinary calcium excretion in stone-forming patients. *J Am Soc Nephrol* 2002;**13**:2517–23.
77. Vezzoli G, Scillitani A, Corbetta S, Terranegra A, Dogliotti E, Guarnieri V, et al. Polymorphisms at the regulatory regions of the CASR gene influence stone risk in primary hyperparathyroidism. *Eur J Endocrinol* 2011;**164**:421–7.
78. FDA. http://www.accessdata.fda.gov/drugsatfda_docs/label/2011/021688s017lbl.pdf; 2011. (accessed 18.11.13)
79. EMA. http://www.ema.europa.eu/ema/index.jsp?curl=pages/medicines/human/medicines/000570/human_med_000903.jsp&mid=WC0p01ac058001d124; 2008. (accessed 18.11.13)
80. FDA. http://www.fda.gov/Drugs/DrugSafety/ucm340551.htm; 2013. (accessed 02.09.13)

81. Shoback DM, Bilezikian JP, Turner SA, McCary LC, Guo MD, Peacock M. The calcimimetic cinacalcet normalizes serum calcium in subjects with primary hyperparathyroidism. *J Clin Endocrinol Metab* 2003;**88**:5644–9.
82. Peacock M, Bilezikian JP, Klassen PS, Guo MD, Turner SA, Shoback D. Cinacalcet hydrochloride maintains long-term normocalcemia in patients with primary hyperparathyroidism. *J Clin Endocrinol Metab* 2005;**90**:135–41.
83. Peacock M, Bolognese MA, Borofsky M, Scumpia S, Sterling LR, Cheng S, et al. Cinacalcet treatment of primary hyperparathyroidism: biochemical and bone densitometric outcomes in a five-year study. *J Clin Endocrinol Metab* 2009;**94**:4860–7.
84. Lindeman RD, Tobin J, Shock NW. Longitudinal studies on the rate of decline in renal function with age. *J Am Geriatr Soc* 1985;**33**:278–85.
85. Arranz Martín A, Azcárate Villalón A, Luque Ramírez M, Santana Durán B, Marazuela Azpíroz M, Paniagua Ruiz A, et al. [Low-dose cinacalcet reduces serum calcium in patients with primary hyperparathyroidism not eligible for surgery]. *Endocrinologia y Nutricion: organo de la Sociedad Espanola de Endocrinologia y Nutricion* 2011;**58**:24–31.
86. Cetani F, Saponaro F, Banti C, Cianferotti L, Vignali E, Chiavistelli S, et al. Cinacalcet efficacy in patients with moderately severe primary hyperparathyroidism according to the European Medicine Agency prescription labeling. *J Endocrinol Invest* 2012;**35**:655–60.
87. Filopanti M, Verga U, Ermetici F, Olgiati L, Eller-Vainicher C, Corbetta S, et al. MEN1-related hyperparathyroidism: response to cinacalcet and its relationship with the calcium-sensing receptor gene variant Arg990Gly. *Eur J Endocrinol/European Federation of Endocrine Societies* 2012;**167**:157–64.
88. Luque-Fernandez I, Garcia-Martin A, Luque-Pazos A. Experience with cinacalcet in primary hyperparathyroidism: results after 1 year of treatment. *Therapeut Adv Endocrinol Metab* 2013;**4**:77–81.
89. Faggiano A, Di Somma C, Ramundo V, Severino R, Vuolo L, Coppola A, et al. Cinacalcet hydrochloride in combination with alendronate normalizes hypercalcemia and improves bone mineral density in patients with primary hyperparathyroidism. *Endocrine* 2011;**39**:283–7.
90. Iglesias P, Ais G, González A, Tajada P, García Arévalo C, Fernández Pardo E, et al. Acute and one-year effects of cinacalcet in patients with persistent primary hyperparathyroidism after unsuccessful parathyroidectomy. *Am J Med Sci* 2008;**335**:111–4.
91. Sajid-Crockett S, Singer FR, Hershman JM. Cinacalcet for the treatment of primary hyperparathyroidism. *Metab: Clin Exp* 2008;**57**:517–21.
92. Saponaro F, Faggiano A, Grimaldi F, Borretta G, Brandi ML, Minisola S, et al. Cinacalcet in the management of primary hyperparathyroidism: post marketing experience of an Italian multicentre group. *Clin Endocrinol* 2013;**79**:20–6.
93. Marcocci C, Chanson P, Shoback D, Bilezikian J, Fernandez-Cruz L, Orgiazzi J, et al. Cinacalcet reduces serum calcium concentrations in patients with intractable primary hyperparathyroidism. *J Clin Endocrinol Metab* 2009;**94**:2766–72.
94. Rostoker G, Bellamy J, Janklewicz P. Cinacalcet to prevent parathyrotoxic crises in hypercalcaemic patients awaiting parathyroidectomy. *BMJ Case Reports* 2011;**2011**.
95. Marcocci C, Cetani F, Rubin MR, Silverberg SJ, Pinchera A, Bilezikian JP. Parathyroid carcinoma. *J Bone Min Res: the official journal of the American Society for Bone and Mineral Research* 2008;**23**:1869–80.
96. Silverberg SJ, Rubin MR, Faiman C, Peacock M, Shoback DM, Smallridge RC, et al. Cinacalcet hydrochloride reduces the serum calcium concentration in inoperable parathyroid carcinoma. *J Clin Endocrinol Metab* 2007;**92**:3803–8.
97. Bilezikian JP, Potts Jr JT, Fuleihan Gel-H, Kleerekoper M, Neer R, Peacock M, et al. Summary statement from a workshop on asymptomatic primary hyperparathyroidism: a perspective for the 21st century. *J Clin Endocrinol Metab* 2002;**87**:5353–61.
98. Peacock M, Bilezikian JP, Bolognese MA, Borofsky M, Scumpia S, Sterling LR, et al. Cinacalcet HCl reduces hypercalcemia in primary hyperparathyroidism across a wide spectrum of disease severity. *J Clin Endocrinol Metab* 2011;**96**:E9–18.
99. Marx SJ. Hyperparathyroid and hypoparathyroid disorders. *New Eng J Med* 2000;**343**:1863–75.
100. Marx SJ. Hyperparathyroid genes: sequences reveal answers and questions. *Endocr Pract: official journal of the American College of Endocrinology and the American Association of Clinical Endocrinologists* 2011;**17**(Suppl. 3):18–27.
101. Falchetti A, Cilotti A, Vaggelli L, Masi L, Amedei A, Cioppi F, et al. A patient with MEN1-associated hyperparathyroidism, responsive to cinacalcet. *Nat Clin Pract Endocrinol Metab* 2008;**4**:351–7.
102. Moyes VJ, Monson JP, Chew SL, Akker SA. Clinical use of cinacalcet in MEN1 hyperparathyroidism. *Int J Endocrinol* 2010;**2010**:906163.
103. Keutgen XM, Buitrago D, Filicori F, Kundel A, Elemento O, Fahey TJ 3rd , et al. Calcimimetics versus parathyroidectomy for treatment of primary hyperparathyroidism: retrospective chart analysis of a prospective database. *Ann Surg* 2012;**255**:981–5.
104. Henrich LM, Rogol AD, D'Amour P, Levine MA, Hanks JB, Bruns DE. Persistent hypercalcemia after parathyroidectomy in an adolescent and effect of treatment with cinacalcet HCl. *Clin Chem* 2006;**52**:2286–93.
105. Akinci B, Comlekci A, Tankurt E. Hypercalcemia of primary hyperparathyroidism was treated by cinacalcet in a patient with liver cirrhosis. *Exp Clin Endocrinol Diabetes: official journal. German Society of Endocrinology [and] German Diabetes Association* 2009;**117**:142–5.
106. Fanari Z, Kadikoy H, Haque W, Pacha O, Abdellatif A. Medical management of primary hyperparathyroidism with concomitant multiple myeloma. *Internal Med* 2010;**49**:581–4.
107. Sloand JA, Shelly MA. Normalization of lithium-induced hypercalcemia and hyperparathyroidism with cinacalcet hydrochloride. *Am J Kidney Dis: the official journal of the National Kidney Foundation* 2006;**48**:832–7.
108. Zanocco K, Angelos P, Sturgeon C. Cost-effectiveness analysis of parathyroidectomy for asymptomatic primary hyperparathyroidism. *Surgery* 2006;**140**:874–81. discussion 81–2.
109. Zanocco K, Heller M, Sturgeon C. Cost-effectiveness of parathyroidectomy for primary hyperparathyroidism. *Endocr Pract: official journal of the American College of Endocrinology and the American Association of Clinical Endocrinologists* 2011;**17**(Suppl. 1):69–74.
110. Cetani F, Pardi E, Borsari S, Marcocci C. Molecular pathogenesis of primary hyperparathyroidism. *J Endocrinol Invest* 2011;**34** (Suppl. 7):35–9.
111. Timmers HJ, Karperien M, Hamdy NA, de Boer H, Hermus AR. Normalization of serum calcium by cinacalcet in a patient with hypercalcaemia due to a de novo inactivating mutation of the calcium-sensing receptor. *J Intern Med* 2006;**260**:177–82.
112. Reh CM, Hendy GN, Cole DE, Jeandron DD. Neonatal hyperparathyroidism with a heterozygous calcium-sensing receptor (CASR) R185Q mutation: clinical benefit from cinacalcet. *J Clin Endocrinol Metab* 2011;**96**:E707–12.
113. Rus R, Haag C, Bumke-Vogt C, Bähr V, Mayr B, Möhlig M, et al. Novel inactivating mutations of the calcium-sensing receptor: the calcimimetic NPS R-568 improves signal transduction of mutant receptors. *J Clin Endocrinol Metab* 2008;**93**:4797–803.
114. Leach K, Wen A, Cook AE, Sexton PM, Conigrave AD, Christopoulos A. Impact of clinically relevant mutations on the pharmacoregulation and signaling bias of the calcium-sensing receptor by positive and negative allosteric modulators. *Endocrinology* 2013;**154**(3):1105–16.
115. Som M, Stroup JS. Primary hyperparathyroidism and pregnancy. *Proceedings* 2011;**24**:220–3.
116. Diaz-Soto G, Linglart A, Senat MV, Kamenicky P, Chanson P. Primary hyperparathyroidism in pregnancy. *Endocrine* 2013;**44**:591–7.
117. Clark D, Seeds JW, Cefalo RC. Hyperparathyroid crisis and pregnancy. *Am J Obstet Gynecol* 1981;**140**:840–2.
118. Thomason JL, Sampson MB, Farb HF, Spellacy WN. Pregnancy complicated by concurrent primary hyperparathyroidism and pancreatitis. *Obstet Gynecol* 1981;**57**:34S–6S.

119. Schnatz PF, Curry SL. Primary hyperparathyroidism in pregnancy: evidence-based management. *Obstet Gynecol Surv* 2002; **57**:365–76.
120. Rajala B, Abbasi RA, Hutchinson HT, Taylor T. Acute pancreatitis and primary hyperparathyroidism in pregnancy: treatment of hypercalcemia with magnesium sulfate. *Obstet Gynecol* 1987;**70**:460–2.
121. Horjus C, Groot I, Telting D, van Setten P, van Sorge A, Kovacs CS, et al. Cinacalcet for hyperparathyroidism in pregnancy and puerperium. *J Pediatr Endocrinol Metab: JPEM* 2009;**22**:741–9.
122. Fitzpatrick LA, Bilezikian JP. Acute primary hyperparathyroidism. *Am J Med* 1987;**82**:275–82.
123. Corsello SM, Folli G, Crucitti F, Della Casa S, Rota CA, Tofani A, et al. Acute complications in the course of "mild" hyperparathyroidism. *J Endocrinol Invest* 1991;**14**:971–4.
124. Evans RA. Aminohydroxypropylidene diphosphonate treatment of hypercalcemic crisis due to primary hyperparathyroidism. *Aust NZ J Med* 1987;**17**:58–9.
125. Jansson S, Tisell LE, Lindstedt G, Lundberg PA. Disodium pamidronate in the preoperative treatment of hypercalcemia in patients with primary hyperparathyroidism. *Surgery* 1991;**110**:480–6.
126. Corsello SM, Paragliola RM, Locantore P, Ingraudo F, Ricciato MP, Rota CA, et al. Post-surgery severe hypocalcemia in primary hyperparathyroidism preoperatively treated with zoledronic acid. *Hormones* 2010;**9**:338–42.
127. Tanvetyanon T, Stiff PJ. Management of the adverse effects associated with intravenous bisphosphonates. *Ann Oncol: official journal of the European Society for Medical Oncology/ESMO* 2006;**17**:897–907.
128. Stock J, Marcus R. Medical management of primary hyperparathyroidism. In: Bilezikian JP, Marcus R, Levine ML, editors. *The Parathyroids: Basic and Clinical Concepts*. 2nd ed. San Diego: Academic Press; 2001. p. 459–72.

第 3 部分

非甲状旁腺高钙状态

第 38 章

甲状旁腺激素相关肽引起的高钙血症

Richard Kremer, David Goltzman

甲状旁腺激素相关肽的发现及其分子识别

甲状旁腺激素相关肽(PTHrP)在恶性肿瘤相关性高钙血症（MAH）中首次被描述为一种甲状旁腺激素(PTH)样体液因子[1-3],Stewart 等在一篇具有里程碑意义的论文中对这类患者的生化特征也进行了描述[4]。除了高钙血症,这类患者的生化异常包括低磷血症、肾脏磷清除率增加、钙排泄减少、肾源性环磷酸腺苷(NcAMP)排泄增加。此外,原发性甲状旁腺功能亢进症患者的血浆 1,25(OH)$_2$D 浓度通常为正常高值或高于正常值,而 MAH 患者的血浆 1,25(OH)$_2$D 水平往往降低[5]。与PTH(1-34)的作用类似,具有生物活性的 PTHrP(1-34)可使正常受试者的血浆 1,25(OH)$_2$D 水平增加,因此MAH 患者 1,25(OH)$_2$D 的明显下降并非 PTHrP 氨基末端部分所致[6]。这一现象可能是 PTHrP(1-34)下游的 N-末端部分对 1α-羟化酶活性或 CYP27B1[负责前体 25-羟维生素 D 向 1,25(OH)$_2$D 转换的酶]的修饰作用所致;也可能是在癌和高钙血症背景下,24-羟化酶在肿瘤或其他部位过度活跃,将 1,25(OH)$_2$D 降解为无活性产物;另有可能由于肿瘤细胞产生的其他体液因子使肾小管近端的 1α-羟化酶失活;此外,钙本身也是一种 1α-羟化酶抑制剂[7],在恶性肿瘤引起的 PTHrP 相关性高钙血症中,严重的高钙血症可直接抑制肾小管 1α-羟化酶的活性。

由于测定 PTHrP 分子的方法缺乏以及与包括 PTH N-末端测定在内的大多数以 PTH 为基础的免疫检测间的交叉反应,在 PTHrP 的克隆和分子结构识别方法出现之前,测定肿瘤患者的 PTHrP 是一项巨大的挑战[8-10]。因此,采用了主要基于腺苷酸环化酶活性的体外生物测定法检测肿瘤提取物及肿瘤衍生细胞系中 PTH 样因子的生物活性[11-13]。尽管 NcAMP 水平可用于检测 MAH 患者尿标本中 PTH 样因子的生物活性,但是检测其在血浆中的生物活性仍有较高难度。这种检测是通过体外使用血清葡萄糖-6-磷酸脱氢酶刺激豚鼠远端肾小管细胞的一种敏感的细胞生物化学测定方法实现的[14]。而后该检测方法被用于测定 MAH 患者的肿瘤提取物和具有类似症状的啮齿类动物的肿瘤提取物,以及条件培养基中 PTH 样因子的生物活性[15,16]。此外,从人和啮齿动物肿瘤的提取物中分离 mRNA 并显微注射入非洲爪蟾卵母细胞,在条件培养基中测得翻译产生的 PTH 样生物活性物,直接证明了该物质为一种分泌肽[17]。

PTHrP 的最终表征由三个团队根据人类肿瘤衍生物中得到的 PTH 样分子的 NH$_2$-末端片段的纯化得以确定[6,18,19],编码人类的 cDNA PTHrP 序列后不久被克隆(见第 3 章)[20,21]。与 PTH 类似,PTHrP 包含一个前导序列和一个包含 36 个氨基酸的前序列,其 139、141、173 残基的成熟肽在前 13 个氨基酸与 PTH 的 N-末端具有高度同源性,该 N-末端可与 G 蛋白偶联 TPH 受体发生交叉反应。此后,小鼠、小鸡等多个物种中 PTHrP 被克隆,且这些克隆产物与人 PTHrP 有多达 110 残基的高度同源性[22-24]。被命名为骨抑制素的 PTHrP(107-139)片段在体外具有抗骨破坏作用[25-27]。氨基酸 141 以外的序列是人类独有的,其作用尚待阐明。在人和啮齿动物物种中发现的其他区域,特别是 PTHrP(67-86)和 PTHrP(38-94),可特异性地作用于钙的跨胎盘转运,而 PTHrP 的 N-末端活性序列部分并无此作用[28,29],这有助于区分经典的Ⅰ型 PTH/PTHrP 受体 1 与至今尚未明确的 PTHrP 受体。一个最早在体外鉴定的核定位序列(NLS)[PTHrP(87-107)]提示 PTHrP[30,31]的“胞分泌”效应[30,31],似乎在正常生理和癌症中也有重要的生物学功能[32-34]。在具有遗传学改变的小鼠模型中进一步发现了该 NLS 的生物学功能的证据[35,36],表现为严重的表型异常，包括生长迟缓、早衰和死亡。使用 PTHrP 的 C-末端片段可激活海马神经元中细胞内钙介导的信号传导[37]，但其意义尚未明确。

多个物种的 PTHrP 的基因结构已被阐明[38-41]，在人类位于 12 号染色体上，与位于人类 11 号染色体上的 PTH 基因结构具有相似性。这些研究表明这两种基因可能来源于同一祖先的基因复制。人类 PTHrP 基因是一个在 5'末端由几个启动子启动、包含至少 7 个外显子的复杂转录单位。选择性拼接造成至少 3 种分别含有 139、141、173 个氨基酸的亚型可在正常组织及癌组织表达及分泌[42]。在非肿瘤组织中，PTHrP(1-139)和 PTHrP(1-141)比 PTHrP(1-173)更加丰富，但在大部分肿瘤组织中，PTHrP(1-173)含量增加，PTHrP(1-141)含量下降。虽然在低等动物中发现了较为简单的基因结构，但前 111 位氨基酸在不同物种间保持着高度的保守性[43]。

在 PTHrP 被克隆和识别后不久，便克隆出一种可同时识别 PTH 和 PTHrP 的 NH_2-末端序列的受体，该受体被定义为 1 型 PTH/PTHrP 受体[44]，该受体是一种可激活腺苷酸环化酶和磷脂酶 C 的含 7 个跨膜结构域 G 蛋白偶联受体。同时克隆出主要作用于大脑、胰腺、睾丸及软骨生长板的 2 型 PTH 受体[45]，它与 PTHrP 的亲和力极低[46]，且不能介导 PTHrP 活性。后来，在斑马鱼中克隆出了主要作用于 PTHrP 的 3 型 PTH/PTHrP 受体[47]。但其在人类及啮齿类动物恶性肿瘤中的作用尚未阐明。PTH 或 PTHrP 在成骨细胞中激活 1 型 PTH/PTHrP 受体，诱导肿瘤坏死因子(TNF)样分子核因子(NF)κ B 受体激活物(RANK)配体(RANKL)的表达，该配体可在破骨细胞前体中激活其受体(RANK)以刺激破骨细胞分化和激活，最终使骨吸收[48-51]。平衡 RANKL/RANK 过度激活的机制之一便是由一种称为骨保护素(OPG)的“溶解诱饵”受体提供[52,53]。骨保护素由成骨细胞分泌并与 RANKL 结合，可阻止后者进入破骨细胞前体。这种在正常生理情况下运作的反馈机制在与 PTH 或 PTHrP 诱导的高钙血症以及癌症侵袭相关的过度骨吸收的情况下出现失调[54,55]。

总之，这些重要的发现使得 PTHrP 的完整结构特征及其功能特点在癌症和正常生理学情况下有了重大进展；这些开创性研究使我们对 PTHrP 表达及其在各种组织中的调节，以及体内外代谢有了进一步的了解；同时开发了对 PTHrP 高度特异的免疫测定，有助于了解该介质在人体及动物模型中的更多特征。

正常和癌组织中的表达和调控

虽然 PTHrP 首先在肿瘤组织中被发现，但后来的研究表明其在正常组织中也广泛表达[56-69]（表 38.1），表明其在骨骼外也有正常生理作用。由于使用超敏感免疫测定法在健康受试者中未检测到 PTHrP，所以首先考虑其以局部自分泌/旁分泌机制发挥正常生理学作用。为此，有大量研究讨论其在胶质细胞生长及发育[57,58,70,71]、乳腺发育[72]、哺乳期/钙动员[73,74]、平滑肌收缩及调节局部血流[67,68,75-78]、胰岛素分泌[79]、调节中枢神经系统活性[80]中的作用。在小鼠体内的基因修饰研究证明了局部 PTHrP 在调节软骨生长板和软骨内骨形成[81,82]及其他组织（如神经组织、造血组织、骨组织等）[34,35]中的重要作用。有关肿瘤的研究表明，PTHrP 不仅由 MAH 患者的实体肿瘤表达，多种无高钙血症的肿瘤也可表达 PTHrP[83]。大多累及骨骼的 MAH 患者尤其是乳腺癌患者的血 PTHrP 浓度升高[84]。此外，在由人 T 细胞淋巴病毒-1(HTLV-1)引起的成人 T 细胞白血病/淋巴瘤中，高钙血症与 PTHrP 存在紧密联系[85,86]。在其他血液系统恶性肿瘤，如非霍奇金淋巴瘤[87-91]、伴或不伴高钙血症的多发性骨髓瘤[89-92]中，PThrP 浓度也会升高（表 38.2）。

正常人角质形成细胞中 PTHrP 的表达和生成调控首先被研究[57]，促有丝分裂刺激和钙对 PTHrP 有正性调节作用，而 1,25 $(OH)_2D$ 对其有负性调节作用（图 38.1）。在大鼠 PTHrP 基因启动子区域转录起始位点的 1.2KB 内鉴定了对生长因子的正性调节作用以及对 1,25$(OH)_2D$ 的负性调节作用的发生应答调节序列，进一步的研究确定了维生素 D 反应元件(VDRE)启动子区域的存在[93]。与之类似，在正常人乳腺上皮细胞中，表皮生长因子(EGF)和胰岛素样生长因子-I(IGF-I)可刺激 PTHrP 的表达和生成[62]，但转化生长因子 β(TGFβ)有拮抗 EGF 的作用[94]。促有丝分裂刺激可诱导 PTHrP 在原代大鼠主动脉平滑肌细胞[65]以及已经建立的非肿瘤细胞系（包括正常人胶质细胞[95]、宫颈上皮细胞[58]、黑色素细胞）[96]中表达。

在转化细胞中，地塞米松和睾酮对大鼠 Leydig 细胞中的 PTHrP 表达具有负性调节作用[97]，而佛波酯[98,99]、降钙素[100,101]、环 AMP[102]、TGFβ[103]、钙[94,104,105]对其有正性调节作用。另有研究提示 PTHrP 表达与肿瘤进展呈平行关系。在正常人胶质细胞[95]及前列腺细胞[106]中，PTHrP 随着 Ras 原癌基因的激活而过度表达，在乳腺肿瘤进展的 pYMT 模型中，PTHrP 的表达随着肿瘤由增生进展为癌而逐渐增加[107,108]，过度表达的机制尚未

表 38.1　恶性肿瘤不同组织类型中的 PTHrP 水平

肿瘤类型	肿瘤患者中 PTHrP 升高的比例(%)				参考文献
	高钙血症者				
	骨转移 (−和+)	骨转移 (+)	骨转移 (−)	血钙正常者	
实体肿瘤					
	51	N/A[a]	85	10	Budayr 等[133]
	53	N/A	N/A	18	Henderson 等[58]
	48	33	53	0	Kao 等[134]
	60	65[b]	100	0	Grill 等[135]
	85[c]	0	N/A	9	Burtis 等[57]
	100	N/A	N/A	N/A	Ratcliffe 等[123]
鳞状细胞癌					
	85	N/A	N/A	N/A	Budayr 等[133]
	50	N/A	N/A	10	Henderson 等[58]
	N/A[d]	N/A	66	N/A	Kao 等[134]
	100	N/A	100	N/A	Grill 等[135]
肾细胞癌					
	60	N/A	N/A	N/A	Budayr 等[133]
	100	N/A	N/A	N/A	Henderson 等[58]
	N/A[d]	N/A	25	N/A	Kao 等[134]
乳腺癌					
	50	N/A	N/A	N/A	Budayr 等[133]
	60	N/A	N/A	29	Henderson 等[58]
	N/A[d]	16	100	N/A	Kao 等[134]
血液系统肿瘤					
	33	N/A[d]	N/A[d]	8	Henderson 等[58]
淋巴瘤					
	0	N/A	N/A	N/A	Budayr 等[133]
	80	N/A	N/A	N/A	Kao 等[134]
	62.5	N/A	N/A	23	Kremer 等[61]
多发性骨髓瘤					
	33	N/A	N/A	N/A	Budayr 等[133]
	16	N/A	N/A	N/A	Kao 等[134]

[a] N/A 信息缺失。
[b] 乳腺癌以外的实体肿瘤。
[c] NcAMP 升高的恶性肿瘤所致的高钙血症。
[d] 伴(+)或不伴(−)骨转移。

明确,但是,癌的标志之一是独立于有丝分裂刺激的细胞生长[109]。我们在 Ras 转化的胶质细胞中观察了这种潜在机制，发现与正常及培养的胶质细胞不同,PTHrP 在这些细胞中可连续表达[95]。此外,这些细胞可抵抗 1,25$(OH)_2$D 对 PTHrP 的负性调节作用。

总之，这些有关正常和恶性肿瘤细胞及组织的体外研究揭示了对于建立体内生理及病理模型极为有用的 PTHrP 分布及调节的重要信息。

表 38.2 PTHrP 在非霍奇金淋巴瘤不同分期和分级中的分布[a]

淋巴瘤			PTHrP(↑)	PTHrP(pmol eq/L)
分期	分级	n	n	平均值±标准差
Ⅳ期	H	14	8	52.5±22.5
	I	7	2	25±15
	L	9	1	—[b]
Ⅰ~Ⅲ期	H	9	2	13±5
	I	5	0	<7.5
	L	7	1	—[c]

[a] 使用氨基末端测定方法测定的甲状旁腺激素相关肽(PTHrP)在正常人和高钙血症患者体内浓度的平均值，以皮摩尔当量的PTHrP(1-34)/L(pmol eq/L)表示。正常值为<7.5pmol eq/L。

分级:H,高;I,中;L,低。

[b] 其中一个值为 62.5pmol eq/L,其余均<62.5pmol eq/L。

[c] 其中一个值为 62.5pmol eq/L,其余均<37.5pmol eq/L。

PTHrP 的代谢

体外研究

对 PTHrP 的三种主要亚型的氨基酸序列检测显示存在多个蛋白水解位点、酰胺化共有位点和 O-糖基化位点[75,110-113]。正常细胞及癌细胞似乎可分泌 PTHrPr 的含 36 个氨基酸的 N-末端短片段及 N-末端长片段。用 cDNA 编码的 PTHrP(1-141)转染的人肾癌细胞系及大鼠胰岛素瘤细胞系进行体外研究证实，存在包括 PTHrP(38-101)等 7kDa 的中间区域片段、PTHrP(1-36)、PTHrP(38-94)、PTHrP(1-74)的多个免疫反应基团[114]。在大鼠 Leydig 细胞中,检测了内部标记的PTHrP 的内源性加工[115],提示存在 PTHrP(1-141)、PTHrP(1-86)、PTHrP (1-36) 等三个生物活性区域，其中 PTHrP(1-141)仅占新合成部分的 7%,表明分泌的完整分子被快速降解。

PTHrP 的循环形式

不同于体外研究，我们对循环中 PTHrP 的了解知之甚少。对 MAH 患者及原发性甲状旁腺功能亢进症患者的血清提取物、胶体过滤及 PTH 样因子的生物活性进行细胞生物化学分析，发现循环中存在 PTHrP 的同源物质[116]。随着针对 PTHrP 特定区域免疫测定方法的发展，我们发现 MAH 患者的血清中同时存在 N-末端和 C-末端反应片段,包括含第 109 个氨基酸的至少 74 个氨基酸的 N-末端部分和至少 29 个氨基酸的 C-末端部分。用一种免疫测定方法同时识别 1~36 位的 N-末端区域和 109~136 位的 C-末端区域,只能检测到微弱的免疫活性,甚至无免疫活性[87],表明 PTHrP(1-141)的完整分子被迅速代谢。后续也有研究报道存在比完整 PTHrP 分子更大的片段,但尚未被确定。其生物活性部分,或者作为完整亚型,或者这些亚型生物活性片段的存在及相对浓度仍有待确定。此外，尚需研究确立 PTHrP 在血液循环中的复杂性。最后，与 PTH 类似，PTHrP 由肾脏清除[117],肾功能不全的患者循环中 PTHrP 的 C-末端片段浓度升高[87],但 N-末端片段浓度并未升高。

PTHrP 检测

已有多种方法用于测定人体液、组织提取物及培养基中的 PTHrP，但这些检测方法大多是通过特异性抗体识别 PTHrP 分子的不同区域。生物测定法在本章第一部分已简单描述。虽然有些 PTHrP 早期测定对于多种细胞类型中 PTHrP 表达和分泌的体外研究非常有价值,但相对于双位点免疫测定(也称为夹心测定法),这种测定方法在测定血液循环中 PTHrP 浓度时的敏感性和特异性均无优势。Burtis 等早期开发的双位点免疫测定能够鉴定多种伴或不伴高钙血症的癌症状态的 PTHrP 特征[87],该免疫测定法使用针对 PTHrP(37-74)的捕获抗体和针对 PTHrP(1-36)的信号抗体两种多克隆抗体。因此,这种双位点测定方法至少可特异性地用于测定 PTHrP 分子的前 74 个氨基酸部分。该测定方法的敏感度为 1.0pmol/L,与 PTH(1-84)及 PTHrP 的 C-末端部分无交叉反应。约 50%的健康志愿者可检测到平均值为(1.9±1.6)pmol/L 的 PTHrP(表 38.3)。Burtis 同时用针对 PTHrP(109-138)的单克隆抗体开发了一种 C-末端放射免疫测定法(RIA),其敏感度约为 2.0pmol/L,所有的健康志愿者用该方法均为不可测的 PTHrP 水平(表 38.3),然而,该测定法在肾衰竭患者的循环中检测到高水平的PTHrP,其平均值与 MAH 患者相似[(29.6±14.1)pmol/L]。因此,本研究表明 PTHrP N-末端和 C-末端部分在正常个体的血液循环中几乎检测不到。但是,C-末端片段在肾衰竭患者中以高浓度循环限制了 C-末端测定方法的临床实用性。Ratcliffe 等开发了一种至少可识别 N-末端 86 个氨基酸的自制免疫放射测定法(IRMA)[118,119](表 38.3)，该方法的敏感度为 0.23pmol/L,所有的健康志愿者用该方法均为不可测的 PTHrP 水

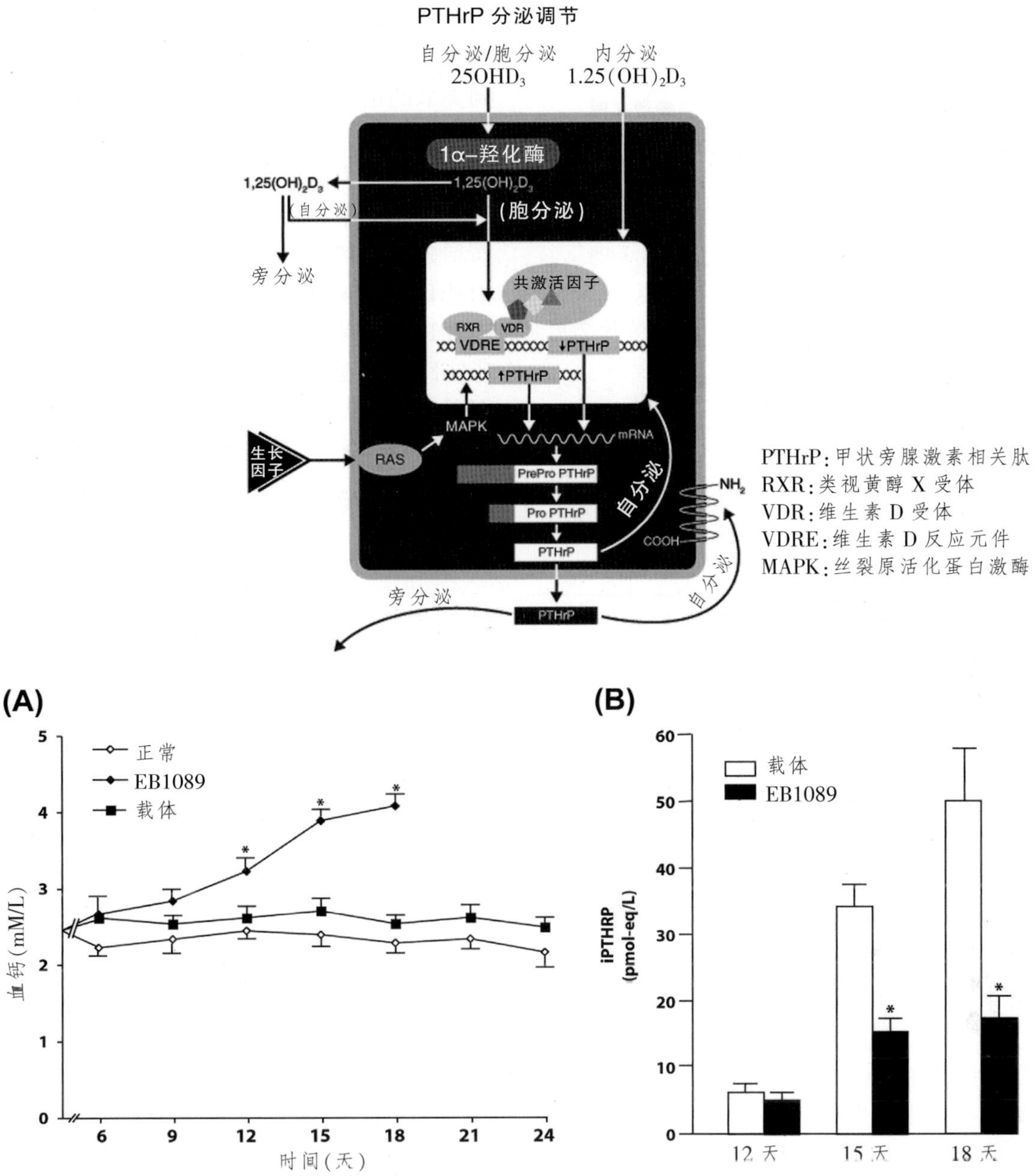

图 38.1　生长因子和维生素 D 调节 PTHrP 表达：减少 PTHrP 产生及肿瘤细胞释放 PTHrP 的可干预靶点。上图：生长因子(GF)通过 Ras 途径刺激丝裂原活化蛋白激酶(MAPK)及增加 PTHrP 基因转录起作用。1,25(OH)$_2$D 或维生素 D 类似物系统性作用于肿瘤细胞，并可以结合维生素 D 受体(VDR)抑制 PTHrP 转录。此外，无活性前体 25(OH)D 可系统性起作用，并在局部转化为 1,25(OH)$_2$D，以自分泌/胞分泌的作用方式抑制 PTHrP 转录。1,25(OH)$_2$D 及其类似物可通过提高 VDR/类视黄醇 X 受体(RXR)/共活化剂复合物与 PTHrP 启动子区域维生素 D 反应元件(VDRE)结合。在转录及翻译后，前 PTHrP 原转化为 PTHrP 原，在分泌前会被加工为 PTHrP 的活性形式，PTHrP 以自分泌、旁分泌、胞分泌的方式起作用。下图：PTHrP 介导的维生素 D 治疗恶性肿瘤相关性高钙血症(MAH)导致的高钙血症的实例。一种降血钙的维生素 D 类似物(EB1089)在体内作用于 Fischer 大鼠，以产生高水平 PTHrP 自发性 Leydig 细胞瘤并迅速发生高钙血症。(A)使用不同药物时血钙浓度随时间的变化趋势。(B)循环 PTHrP 水平。相比之下，用维生素 D 类似物 EB1089 治疗的肿瘤负荷动物血钙水平(图 A)及 PTHrP 水平接近正常。在不同时间点控制肿瘤负荷动物的血钙及血清 PTHrP 水平的差异如图所示(*P<0.05)。

表 38.3 正常个体及肿瘤患者中的 PTHrP 浓度

试验类型	PTHrP 浓度(pM/L)[a] 对照组	↑ Ca^{2+}	→ Ca^{2+}	参考文献
N-末端放射免疫测定法				
	0~2.5	2~49	0~7.5	Budayr 等[133]
	<15	15~245	15~105	Henderson 等[58]
	2~5	2~85	2~3.7	Kao 等[134]
	<2	2.8~51.2	<2	Grill 等[135]
	0.35–5.7	2.7~41.3	N/A[b]	Ratcliffe 等[123]
C-末端放射免疫测定法				
	<2	2.1~74	2~20	Burtis 等[57]
中间区域放射免疫测定法				
	270~680	150~1570	N/A	Ratcliffe 等[123]
内部免疫放射测定法(IRMA)				
	1~5.1	1.7~103	<5.1	Burtis 等[57]
	<0.23	0.46~26.5	N/A	Ratcliffe 等[123]

[a] 高钙血症(↑ Ca^{2+})及血钙正常(→ Ca^{2+})的肿瘤患者。

[b] 信息缺失。

平。但用该方法测定时，在 23 例慢性肾衰竭患者中有 5 例 PTHrP 水平升高(0.58~6.8pmol/L)。

Nichols 研究所(CA)采用一种可针对 PTHrP(60–72)产生捕获多克隆抗体和针对 PTHrP(1–40)产生信号多克隆抗体的 IRMA 技术开发了一种商用测定方法，可识别 PTHrP 分子中至少包含 72 个氨基酸的 N-末端部分，其敏感度为 0.3pmol/L，用该方法测得正常个体的 PTHrP 水平介于 0.9~2.5pmol/L[(1.7±0.4)pmol/L][120](表 38.3)。

诊断学系统实验室(Webster，TX)也采用含有两种可检测 PTHrP 分子中至少包含 86 个氨基酸的 N-末端部分的多克隆抗体的 IRMA 技术开发了一种商用测定方法，敏感度为 0.3pmol/L，用该方法测得正常个体的 PTHrP 水平为(1.1±0.2)pmol/L[91](表 38.3)。

INCSTAR(MN)开发了一种用于 MAH 患者的前瞻性研究中测定循环 PTHrP 水平的商用测定方法[121](表 38.3)，该 IRMA 采用两种可识别 PTHrP 分子中包含至少 80 个氨基酸的 N-末端部分的多克隆抗体，其敏感度为 0.2pmol/L，且测得正常个体的 PTHrP 浓度低于 1.0pmol/L。有多种用于测定 N-末端部分的 RIA 已被开发[84,88,89,92,118,122](表 38.3)，但这些方法测得的 PTHrP 水平通常明显高于 IRMA，直接测定未经提取和亲和纯化的血浆时尤为明显，如在正常个体中，用针对 PTHrP(1–34)的多克隆抗体的 RIA 测定 N-末端部分时，PTHrP 水平介于 13~760pmol/L，但经过亲和纯化之后为 0.35~5.7pmol/L[118]，用抗 PTHrP(1–37)的多克隆抗体的 N-末端测定方法在样品经过亲和纯化之后测定可得到类似的结果[92]。在正常个体中，有 68%的个体 PTHrP 水平不可测，其平均值为(1.45±0.13)pmol/L。已发现一种质谱分析法免疫测定[123]，但其分析敏感度(10pmol/L)不足以在临床中测定 PThrP 水平。近期，开发了一种表面增强激光解吸/电离 (SELDI) 质谱分析法用于测定 PTHrP (12–48)[124]，其敏感度及在正常个体中测得的 PTHrP 水平尚未规范。总体而言，IRMA 仍然是常规临床实践中的选择方法，因为它们具有可以直接检测大多数 MAH 患者的循环 PTHrP 水平而无须预先行血浆提取的临床优势，我们将在人类研究中进行讨论。

非恶性疾病中由 PTHrP 引起的高钙血症

哺乳期

据报道，在高钙血症伴有过度乳腺肥大的哺乳期女中，PTHrP 水平升高[125,126]，乳腺切除后，血钙水平和 PTHrP 便能迅速恢复正常。PTHrP 在正常乳腺组织中有所表达，其表达在哺乳期[73]及哺乳时显著增加[127]。早期有研究报道用 N-末端放射免疫法测定时，哺乳期女性的循环 PTHrP 水平保持不变[128,129]，但后期有研究使用双位点 IRMA 测定时发现哺乳期女性的循环 PTHrP 水平明显升高[112,130–132]，且后期的这些研究显示 PTHrP 水平与血钙水平呈正相关。有一篇病例报道提出，泌乳与高钙血症、PTHrP 水平升高、骨质疏松等有关，并使乳腺持续产生并释放大量的 PTHrP 至循环中[133]。

甲状旁腺功能亢进症

PTHrP 在甲状旁腺腺瘤和增生中表达[134]，但在这种情况下从未认为 PTHrP 是高钙血症的介导者，它更可能参与细胞生长和分化，或者与甲状旁腺的发育有关，因其在胎儿甲状旁腺组织中表达[135]。值得注意的是，MAH 患者中有 10%的患者会发生甲状旁腺功能亢进症[136]，从而不能观察到严重高钙血症时预期发生的 PTH 抑制生物化学表现。

特发性婴幼儿高钙血症

在特发性婴幼儿高钙血症(IHH)中也存在高钙血症引起的 PTHrP 升高[137]，但近期有研究发现该病患者 CYP24A1(24-羟化酶)基因的失活/突变导致维生素 D 代谢失调，引起循环 1,25$(OH)_2$D 水平增加[138]。

其他良性疾病

在罕见的情况下，良性肿瘤可能产生高水平的及 PTHrP 高钙血症[139]。子宫平滑肌瘤[140]、胰岛素瘤[141]和嗜铬细胞瘤[142,143]等疾病中报道了这种“体液性高钙血症”。

PTHrP 在实体肿瘤及血液系统恶性疾病中导致的高钙血症

动物实验

已经使用啮齿动物[144–150]、狗[151]和移植了人类肿瘤的裸小鼠[63,152–155]中的 PTHrP 过量产生和高钙血症的动物模型来研究 PTHrP 在体内的作用。研究最多的模型之一是带有 H500 Rice Leydig 细胞肿瘤的 Fischer 大鼠，其如实地再现了人类 PTH 样综合征包括磷酸盐消耗和尿 cAMP 升高等在内的所有特征[144–146,156]。其他动物模型相关特性较少，但同样可证明 PTHrP 水平升高。

在移植了人类鳞状细胞癌的无胸腺裸鼠和大鼠 Leydig 细胞模型中，通过用针对 PTHrP(1–34)的多克隆抗血清被动免疫，证明 PTHrP 和高钙血症之间的直接关联性[152,157]。在这些研究中，抗血清的使用可快速逆转高钙血症和 NcAMP 的升高，因此为 PTHrP 作为 MAH 的主要体液因子提供了有力的证据。与之类似，移植了原发肿瘤的无胸腺裸鼠可高度表达来源于 MAH 患者的 PTHrP，且用人源化单克隆抗 PTHrP 抗体治疗可使血钙水平快速持续降低[158]。我们还利用体外观察 1,25(OH)$_2$D 对 PTHrP 表达及产生的抑制作用评估维生素 D 类似物对 MAH 潜在的治疗作用[153,160]。在这些研究中，我们还在 Rice Leydig 细胞模型和移植有产生 PTHrP 的鳞状细胞癌的高钙血症裸小鼠中使用了 EB1089，一种具有低钙活性的 1,25(OH)$_2$D 类似物。两项研究均表明 EB1089 可降低循环 PTHrP 浓度、逆转高钙血症。抑制 MAH 中 PTHrP 的其他方法包括在小鼠模型中使用 Ras 法尼基化的小分子有机抑制剂[161]和在 Rice Leydig 细胞模型中使用针对弗林蛋白酶的反义寡核苷酸阻止前 PTHrP 转化为 PTHrP[162]。

人类研究

分类

实体肿瘤。在使用特异性免疫测定法测量循环 PTHrP 之前，根据是否存在骨转移对 MAH 进行分类，超过 80%未经选择的 MAH 患者具有 NcAMP 水平升高[4]。在骨转移的患者中，我们推测高钙血症的机制是入侵骨骼的肿瘤细胞导致局部骨质溶解，这种又称为局部溶骨性高钙血症（LOH）的综合征的例证之一是乳腺癌，其在疾病的进展阶段几乎都出现骨转移。相比之下，高钙血症和没有骨转移证据的患者被认为具有副肿瘤综合征，其特征在于由肿瘤原发灶或骨骼外部的转移灶可产生大量 PTH 样物质[3,4,10,163,164]，并作用于骨促进骨吸收，同时作用于肾脏促进钙重吸收。模仿 PTH 的体液因子这一概念最终使 PTHrP 被发现。但随着对 PTHrP 具有特异性的免疫测定方法的开发，发现两种综合征之间存在显著重叠。大多伴或不伴有骨转移的乳腺癌血浆 PTHrP 水平升高[165]。事实上，早期的研究已经预测了乳腺癌患者中这种体液因子的存在，因为其尿磷排泄和 NcAMP 产生增加[166,167]。使用特异性双位点 IRMA 测定时，估计有 50%~80%的实体瘤患者[87,118,121,168]和 20%~60%的血液恶性肿瘤患者[91,121,169,170]循环 PTHrP 水平升高。Burtis 等的研究[87]显示，所有 MAH 患者和 NcAMP 升高的患者 PTHrP 水平均升高，平均值为(20.9±21.8)pmol/L。Ratcliffe 等的研究显示[118,119]，37 例 MAH 患者中有 35 例 PTHrP 水平升高，范围为 0.46~24.7pmol/L，而使用 Nichols 研究所推出的测定方法测定时[120]，MAH 患者血浆 PTHrP 水平也升高，但平均值为（5.8±2.2)pmol/L。Burtis[87]报道，使用 C–末端测定方法测得所有 MAH 患者及 NcAMP 升高的患者 PTHrP 水平均升高，其平均值为(23.9±16)pmol/L，但使用亲和纯化的 N–末端测定方法时[92]，大多数 MAH 患者的 PTHrP 平均值升高为(6.82±0.99)pmol/L。

如表 38.2 所示，从一系列未经选择的 MAH 患者中排除骨骼转移患者，便改变了 PTHrP 升高的比例，但在其他情况下未发生改变。当选择 NcAMP 产生正常的患者时，使用对 PTHrP（1–86）具有特异性的双位点 IRMA 测定，所有患者的 PTHrP 水平均不升高[87]，这一结果支持该免疫测定方法的临床有效性。此外，化疗干预使肿瘤负荷减小的情况与 PTHrP 水平降低和高钙血症的纠正相关[88]。

通过乳腺癌动物模型研究机制发现，受侵犯骨中的 PTHrP 对于通过激活骨转换和骨微环境促进局部细胞因子的产生来维持骨中肿瘤负荷是必需的[171]，这些局部生长因子在相互激活的恶性循环中加速肿瘤细胞生长。在前列腺骨转移中存在着类似的机制[168]。

PTHrP 在双膦酸盐等抗骨重吸收制剂的治疗反应中也起重要作用[172–174]。帕米膦酸钠和唑来膦酸可使80%以上未经选择的 MAH 患者的血钙恢复正常[85,90,175]，但在 PTHrP 升高的 MAH 患者中，该作用似乎有所减弱，需要在短期内使用大剂量的双膦酸盐，而且，经治疗血钙恢复正常的患者复发的比例高于 PTHrP 正常的 MAH 患者[172,173,175,176]。这种抵抗现象可能是由于 PTHrP 增加了钙的重吸收，可使用抗 PTHrP 抗体来抵消[177]。

此外，PTHrP 升高的 MAH 患者的生存率明显降低，因此，PTHrP 似乎可作为预测 MAH 患者预后的指标[174,178](图 38.2)。这种现象见于多变量模型且独立于血钙升高[121]。

总之，PTHrP 已确定为实体瘤 MAH 的主要介质，同时有研究表明，对于骨转移性病变的进展，它在骨微环境中局部发挥重要作用。此外，针对 N-末端、C-末端和中间区域测定的研究表明 PTHrP 的循环形式是异质的，且绝大部分可能是无活性的，至少无法结合 PTH/

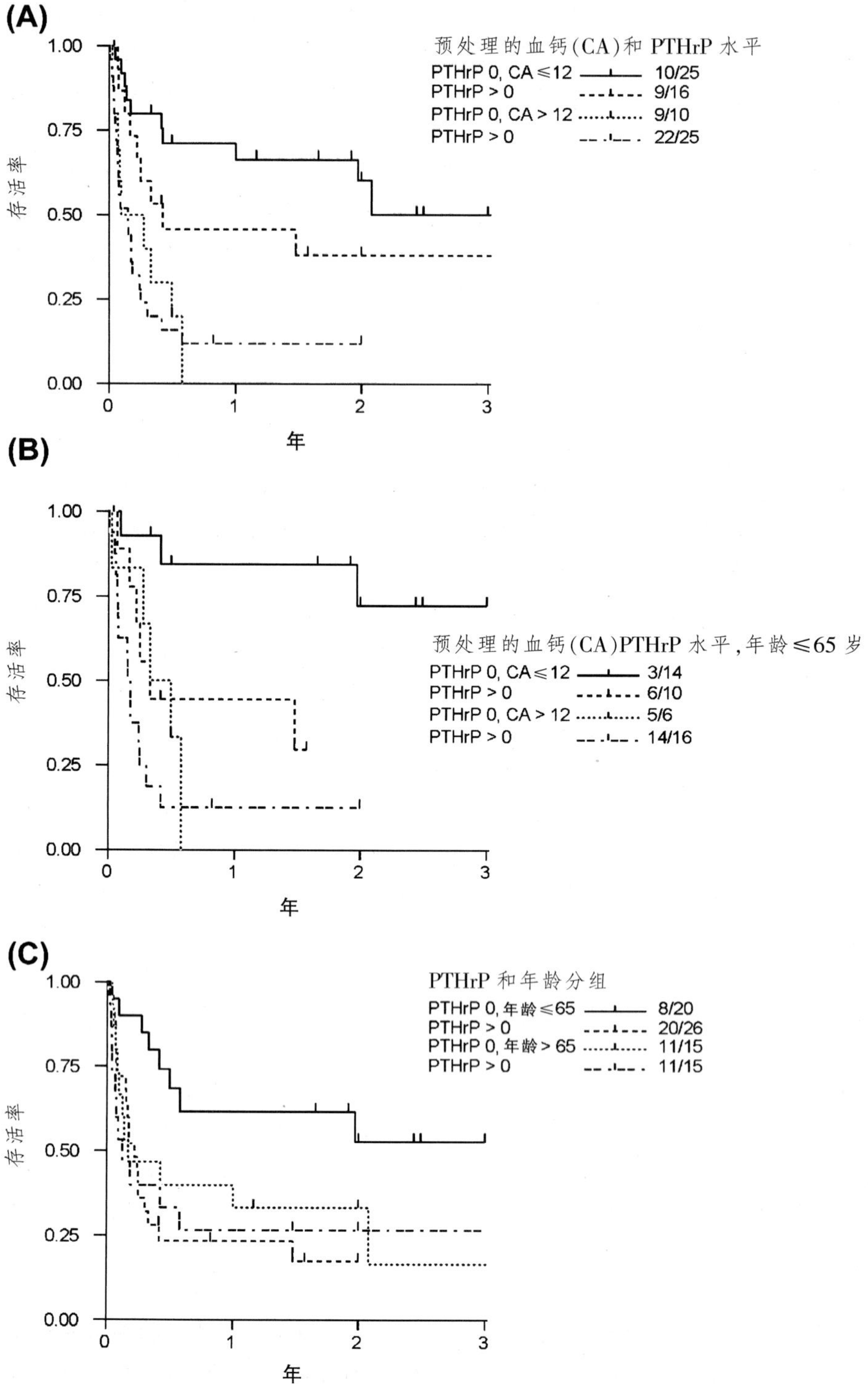

图 38.2 高钙血症肿瘤患者的循环 PTHrP 水平与生存时间的关系。(A)根据甲状旁腺激素相关肽(PTHrP)及治疗前血钙水平划分的 76 例肿瘤患者的生存率。图例中的数字代表各组死亡人数/患者总数，其中 40 例患者在 100 天内仍在访，22 例患者在 1 年之内仍在访，3 例患者在 3 年内仍在访。(B)76 例年龄≤65 岁的 PTHrP 及治疗前血钙水平分级的高钙血症肿瘤患者的生存率。其中 26 例患者在 100 天内仍在访，13 例患者在 1 年之内仍在访，1 例患者在 3 年内仍在访。(C)PTHrP 及不同年龄分组的高钙血症肿瘤患者的生存率。其中 41 例患者在 100 天内仍在访，22 例患者在 1 年之内仍在访，3 患者在 3 年内仍在访。CA≤12，治疗前的血钙水平为 10.3~12mg/dL；CA>12，治疗前的血钙水平 >12mg/dL；PTHrP 为 0，PTHrP 未升高；PTHrP>0，PTHrP 升高[123]。

PTHrP1 型受体。

血液系统恶性肿瘤。高血钙症常见于血液恶性肿瘤，如多发性骨髓瘤（MM）、成人 T 细胞白血病、淋巴细胞白血病和淋巴瘤，有多个临床研究报道患上述疾病时 PTHrP 水平升高[87-91]（表 38.2）。在多发性骨髓瘤中，超过 30%的患者发生继发于纯粹溶骨性骨破坏的高钙血症[179,180]，但其中超过 80%的患者在疾病过程中发展为溶骨性病变或骨质减少[181]。局部应答浆细胞侵犯和 RANK/RANKL 系统激活产生的细胞因子（IL-1、TNFα 和 TNFβ）在这些疾病的破骨性吸收中起着重要作用[182]。MM 细胞也可降低骨保护素（OPG）、破坏 RANKL 与 OPG 之间的平衡并导致骨破坏[183]。此外，浆细胞似乎能够产生成骨细胞骨形成的抑制因子[180,184]，这似乎可以解释部分 MM 为纯粹溶骨性骨破坏的原因。有趣的是，Wnt 信号抑制剂 Dickkopf-1（DKK-1）在 MM 患者的骨髓中高度表达[185]，为 MM 中的成骨细胞形成抑制提供了潜在的机制。尽管少数患者的循环 PTHrP 水平较低（表 38.2），但由于高钙血症程度与 PTHrP 水平间的相关性并不明显，因此其对于高钙血症的发展似乎并不起主要作用。相比之下，非霍奇金淋巴瘤患者的 PTHrP 显著升高[91]，与大约 15%尚处于疾病早期的患者相比，在超过 50%的Ⅳ期和高级别病变患者中，PTHrP 升高程度与疾病分期相关，且部分患者化疗后 PTHrP 水平大幅下降。此外，1,25(OH)$_2$D 的过量产生似乎在淋巴瘤介导的高钙血症中起重要作用[5,186]。在成人 T 细胞白血病性淋巴瘤（ATLL）中，PTHrP 以 tax-（HTLV1 和 HTLV2 tax 蛋白）依赖或非依赖的方式介导高钙血症[187-189]。最后，PTHrP 也参与急性淋巴细胞白血病高钙血症的进展[190]。

因此，PTHrP 似乎参与（至少是部分参与）了许多血液系统疾病所致的高钙血症进展，然而，相对于实体肿瘤，局部产生的细胞因子和其他因素似乎起着更重要的作用。

不伴有高钙血症的 PTHrP 产生

非恶性状态

探索 PTHrP 在正常生理学中的生物学作用开始于 Karaplis 等人的开创性研究，他们制造了 PTHrP 基因整体敲除的动物模型[82]，但由于动物出生后不久即死亡，限制了敲除基因对很多 PTHrP 表达组织效应的研究。这些动物模型具有多个缺陷的独特骨骼表型，尤其在生长板发育方面[81,191]。用软骨细胞促进 PTHrP 产生的转基因途径挽救无 PTHrP 表型的实验体现了 PTHrP 在牙齿、乳腺、皮肤等其他多个组织器官发育中的重要功能[72]。

PTHrP 在人胎盘中表达，且在钙跨胎盘转运中起作用[193]。脐带血中 PTHrP 浓度也升高[194]，但由于孕期 PTHrP 浓度升高导致的高钙血症鲜有报道[195,196]。

如前所述，PTHrP 在乳腺组织中高度表达[73]，且牛奶中的 PTHrP 浓度升高[60,125,128,197-199]。PTHrP 可调节牛奶中的钙转运[199,200]。

除了 PTHrP 从初生组织释放进入血液循环的这些正常生情况外，其他组织中 PTHrP 似乎发挥局部自分泌/旁分泌作用，除正常组织转化为恶性肿瘤外，可能不会达到血液循环。多种正常组织可产生 PTHrP 已为发现 PTHrP 的新功能奠定了基础，其新功能包括调节角质形成细胞分化和毛囊发育[57,70,71,201,202]、抑制平滑肌收缩[75,77]、促进乳腺中分支形态发生[72]、促进骨形成和牙齿萌出[203]。

恶性状态

动物研究

已报道在骨转移和乳腺癌的背景下建立了多个不伴有高钙血症的 PTHrP 产生的动物模型[171,204]，在这些模型中，PTHrP 为骨转移过程的主要介质。发育转录因子 Gli2 已经被确定为转移性人乳腺癌细胞中的 PTHrP 和骨溶解的正性调节因子[205]，同时为 TGFβ 激活 PTHrP 的必须介质[206]。类似的，PTHrP 过量产生已报道于 A375 转移性黑素瘤模型中[207,208]。Huang 等人最近的一项使用 PTHrP 敲除法和心脏内移植癌细胞的研究表明，PTHrP 在肿瘤骨内外的转移过程中起主要作用[207,209]。此外，PTHrP 似乎通过改变肌动蛋白细胞骨架来调节体内细胞侵袭。Li 等在用时间少于 11 周的乳腺癌快速转移 pYMT 模型研究中证明，PTHrP 对于肿瘤发生、生长、肺转移中起关键作用，且可上调细胞表达 CXCR4（C-X-C 趋化因子受体 4）[108]。CXCR4 是骨、肝、肺转移的关介质，该组织中其配体 CXCL12（C-X-C 趋化因子 12）大键量产生[210]（图 38.3）。该 PTHrP-CXCR4-CXCL12 轴可能在骨中肿瘤细胞的归巢中起关键作用。同时，CXCR4 也可激活 AKT 细胞存活途径 [211]，它也受控于 PTHrP[108]，进一步支持了该新型 PTHrP-CXCR4-CXCL12 轴的重要性。此外，将人乳腺癌细胞系 MDAMB435 移植至裸鼠乳腺脂肪垫，针对 PTHrP(1-33)的单克隆抗体作用于移植裸鼠可显著减少肿瘤生长和肺转移的发生[108]。为了支持 PTHrP 在肿瘤发生和进展中的这种作用，最近大型全基因组关联研究（GWAS）将 PTHrP 鉴

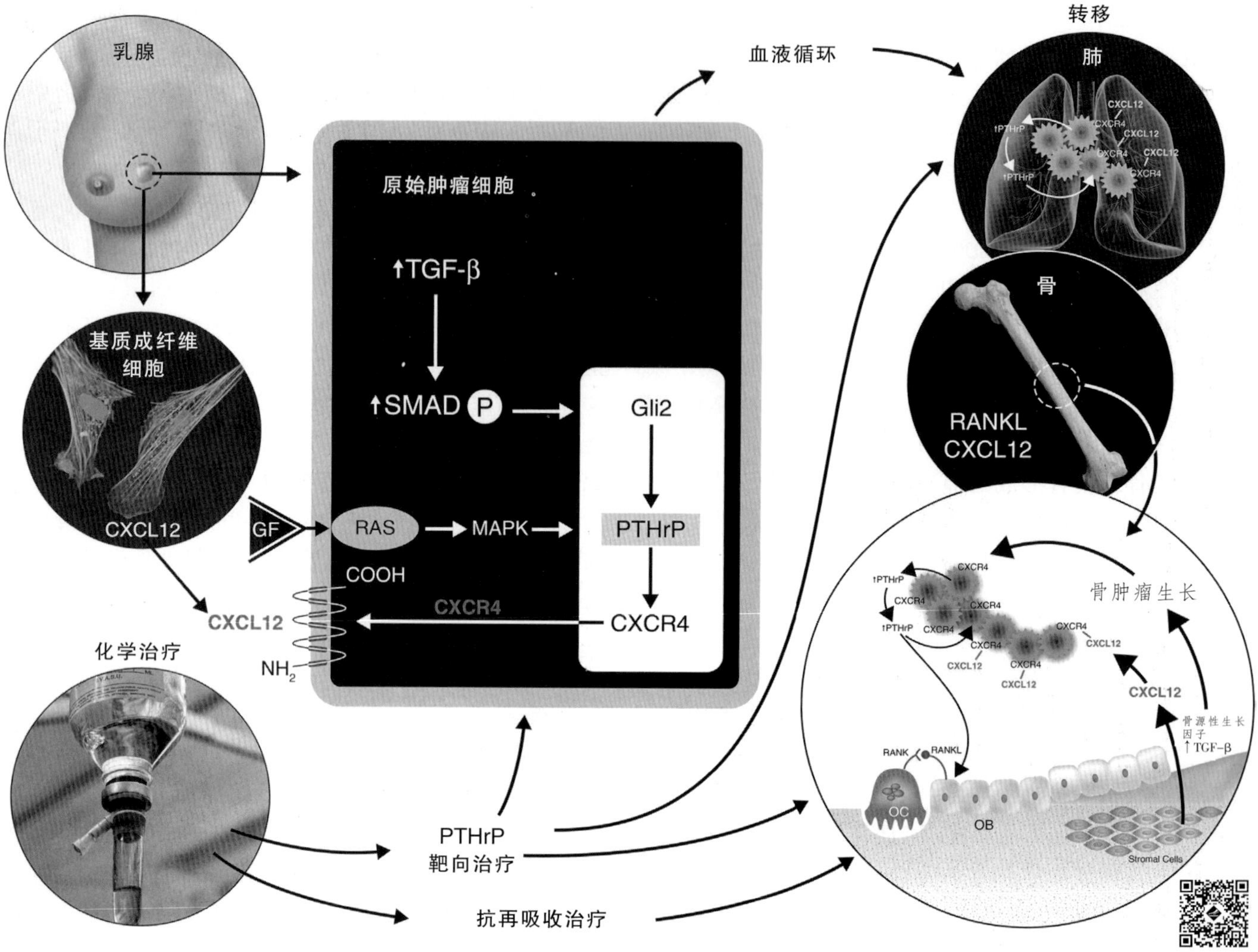

图 38.3 PTHrP介导的肿瘤进展：PTHrP靶点治疗的应用潜力。PTHrP是恶性肿瘤相关性高钙血症(MAH)全身作用的主要介质，原发肿瘤及转移位点可释放PTHrP并通过激活RANKL诱导骨溶解，使钙释放至血液循环中，即使无高钙血症，原发肿瘤及转移为点亦可过度表达PTHrP。生长因子及Gli信号分子可刺激PTHrP产生(Gli信号分子为TGFβ控制的Hedgehog发育通路成员之一)。在骨骼中，丰富的TGFβ为激活PTHrP诱导的骨溶解的主要来源。除其强大的骨重吸收作用外，PTHrP也在促进肿瘤的发生、生长、侵袭等进展过程中起重要作用，PTHrP的调节途径之一是通过趋化因子受体CXCR4起作用。近期研究[239]表明，原发肿瘤周围的基质细胞产生的CXCL12可提高原发肿瘤的转移能力，CXCL12是CXCR4的天然配体，在肿瘤转移灶，尤其是肺和骨的转移灶中可作为化学引诱物促进肿瘤细胞归巢。PTHrP靶向治疗与打破PTHrP释放到骨髓微环境造成的恶性循环的抗骨吸收药物联合应用或许可降低骨骼中的肿瘤负荷，同时，PTHrP靶向治疗对于防止骨外转移灶的复发可能同样有效。

定为三个关键的乳腺癌易感性之一基因[212]。

人类研究

已检测了无高钙血症的癌症患者的血清PTHrP浓度[84,87-89,92,118](表38.2和表38.3)，但在这一系列报道中，PTHrP升高的患者比例似乎很小，使用针对PTHrP(1-34)抗体的N-末端免疫测定，只有小于30%的患者PTHrP升高[88,89,92]，使用C-末端RIA测定时，有大约25%血钙正常的癌症患者的PTHrP升高[87]。据Burtis等报道[87]，用特异性更高的IRMA方法测定时，血钙正常的癌症患者的血清PTHrP水平轻度升高，平均值为(2.8±2.3)pmol/L，而其他研究并未发现该部分患者的血清PTHrP水平高于正常人[87,118,120,121]。

使用针对PTHrP(12-48)的特异性方法测定时，发生骨转移的癌症患者的血清PTHrP水平明显高于不伴有骨转移的乳腺癌患者[(102 500±46 400)pg/mL对(53 200±23 100)pg/mL][124]。虽然正常个体的PTHrP水平未经报道，但是如上所述，这些片段似乎具有比含有N-末端部分的片段高得多的循环浓度。这些发现的临床意义及这些片段的生物活性尚需进一步的研究。

虽然癌症患者的PTHrP通常在疾病进展期间渐进

性地产生，但迄今尚未报道癌症患者中 PTHrP 的预测价值，其检测仍然仅与高钙血症的发展密切相关。

总之，相当一部分血钙正常的癌症患者 PTHrP 水平升高，表明 PTHrP 可能明显先于高钙血症的发生而进入血液循环，但这些水平升高可能是由于非特异性干扰，在疾病早期阶段或作为肿瘤复发指标的 PTHrP 检测的临床意义仍需使用敏感性和特异性更高的免疫测定方法来确立。

肿瘤组织中的 PTHrP 与疾病进展相关，在骨转移的情况下，与原发性肿瘤相比，PTHrP 在骨转移灶中显著过度表达[213,214]。在不伴有高钙血症的前列腺癌组织中检测 PTHrP，发现其与肿瘤分期有关[215]。

软骨肉瘤中 PTHrP 及 PTH/PTHrP 受体表达也增加[216,217]，且与肿瘤分期有关[217]。抗 PTHrP 的单克隆抗体可促进体外骨软骨瘤细胞凋亡[218]。

有趣的是，在对乳腺癌患者进行的大型前瞻性研究中，对手术中采集的肿瘤样本进行分析时得到了相反的结果，发现原发肿瘤中 PTHrP 表达与所有位点的转移减少和生存率提高有关[122,219]。值得一提的是，由于无法手术取得接受新辅助治疗的乳腺癌患者的病变组织，该研究排除了这些侵袭性较强的病变类型。一项 PTHrP 基因被敲除的缓慢进展的乳腺癌转基因小鼠研究似乎支持了在这项前瞻性临床研究中发现的 PTHrP 的有益作用[220]。

总之，PTHrP 在癌症进展中的作用需要在动物模型和人类中进一步研究，以使更好地描绘其在各种癌症和疾病分期中的作用模式。最终，需要一种诸如应用人单克隆抗体的中和性方法，并同时确定合适的终点事件来观察其在确诊肿瘤人群中的治疗价值。

PTHrP 作为一个临床治疗靶点

骨转移

越来越多的证据表明 PTHrP 可能是癌症治疗中的有效靶标，且通过对乳腺癌、前列腺癌、肺癌这三种最常见的发生骨转移的恶性肿瘤的骨转移动物模型进行临床前研究支持这一理论[168,171,221]，因为这些肿瘤患者大多会发生骨转移。尽管新一代氨基双膦酸盐和针对 RANKL 的高效单克隆抗体狄诺塞麦的临床疗效已明显提高[222]，但骨转移是一个重大公共卫生问题，且鲜少有效治疗方案。乳腺癌和肺癌临床前模型表明使用抗 PTHrP 单克隆抗体与改善骨微环境的双膦酸盐、唑来膦酸联合应用的疗效明显优于两者的单独疗效[223,224]。另有临床研究提示骨转移灶的癌细胞过度表达 PTHrP[214]，这表明一旦癌细胞侵入骨骼，可能会加剧骨骼中发生的恶性循环，此研究进一步支持了 PTHrP 为肿瘤治疗的有效靶标。且有临床观察显示伴有高钙血症和循环 PTHrP 水平升高的终末期肿瘤患者对双膦酸盐制剂具有明显耐药性[175]，这些患者（尤其是乳腺癌患者）大多有肿瘤骨转移及骨外转移。这种耐药性的产生可能是由于双膦酸盐缺乏对转移灶局部产生 PTHrP 的抑制作用。虽然 MAH 肾脏可通过 PTHrP 的系统效应对肾小管重吸收钙起作用[177]，但局部产生的 PTHrP 似乎削减了双膦酸盐对骨的功效。PTHrP 可直接调节成骨细胞 RANKL 的产生[225]和肿瘤细胞增殖[108,226]。近期有研究表明，在产生 PTHrP 的人乳腺癌细胞系中用单克隆抗体封闭 PTHrP 在体外具有很强的抗增殖作用[227]，此研究还表明唑来膦酸也能抑制乳腺肿瘤细胞增殖，且两者联合应用作用可叠加，这提示唑来膦酸和抗 PTHrP 单克隆抗体在体内可针对“种子”和“土壤”发挥极为强大的作用。实际上，近期的乳腺癌动物模型研究表明唑来膦酸对肿瘤细胞体内增殖具有直接作用[228]。另一种方法是通过在肿瘤细胞中使用 PTHrP 转录的小分子抑制剂来阻断 PTHrP[229]，该方法在骨转移和高钙血症的模型中是有效的。

恶病质

恶病质也是一种几乎总是与人类癌症进展相关的综合征，其机制较为复杂[230]。在肺癌骨转移的动物模型中，研究表明肿瘤生成的 PTHrP 参与恶病质的形成和下丘脑原生肽如神经肽 Y 等肽的累积[231,232]。使用抗 PTHrP 单克隆抗体可改善病情，使下丘脑中原生肽的表达减少。

靶向以肿瘤进展和骨骼外转移

尽管骨转移与疼痛、神经压迫、骨折等骨骼相关事件（SRE）相关，且严重影响患者的生活质量[233]，但疾病的迅速进展通常是由于骨骼外转移侵及重要器官，且对大多治疗方案都产生耐药，对于具有三重阴性表型的乳腺癌患者（不表达雌二醇，黄体酮或表皮生长因子 HER2 的受体的癌症）尤其如此。近期在乳腺肿瘤进展模型中的研究表明，PTHrP 对于肿瘤发生、生长、肺转移有至关重要的作用[108]，并提出 PTHrP 是乳腺癌和其他肿瘤的潜在新治疗靶点。事实上，抗 PTHrP 单克隆抗体可减缓乳腺肿瘤的生长及肺转移[108]，在人黑色素瘤模型中，可减缓肝、肺、骨等多部位侵及[207]。同样，在肾癌模型中，抗 PTHrP 抗体可减缓肿瘤进展及转移[234]。大量的体外研究证实了 PTHrP 在多种肿瘤（包括乳腺癌、结肠癌、前列腺癌和骨巨细胞瘤）的生长和侵袭中的作用[108,235-237]。近期有体外研究表明抗 PTHrP 单克隆抗体是三重阴性乳腺癌的有效生长抑制剂，并且增强多柔比星和紫杉醇的作用[227,238]。总之，这些研究支持了 PTHrP 作为肿瘤治疗新靶点的可能性，或许可用于三重阴性表型的乳腺癌等难治性肿瘤中。

结论

PTHrP 最初在恶性肿瘤相关性高钙血症的情况下以一种“PTH 样因子”被发现，但其独特、复杂的结构及广泛组织表达使其独立于 PTH，成为过去 20 多年中正常生理学及肿瘤生物学中激动人心的新发现。然而，许多问题有待进一步研究，如三种亚型及其代谢产物的生物学相关性。PTHrP 在恶性肿瘤中似乎可发挥全身及局部作用，而在正常生理情况下以局部作用为主，但目前尚无特异性方法检测其亚型及代谢产物，这限制了我们对该复杂分子的认识。在癌症状态下，尽管在大多数晚期原发性肿瘤中具有高水平的表达，甚至在转移灶中表达水平更高，但在疾病的早期阶段或监测肿瘤复发中，尚无足够敏感的检测方法检测此激素。PTHrP 对 CXCR4/Akt 通路的精细调节表明其在控制转移过程中的重要作用。Albright 早在 80 多年前便提出这种独特激素的存在，但该激素具有出乎意料的多重功能，毋庸置疑，它将继续激发科学家在未来几年的创造力。

（徐鹏程 译）

参考文献

1. Zondek H, Petrow H, Siebert W. Die Beduetung der calcium bestimmung in blute für die diagnose der niereninsuffizienz. *Z Klin Med* 1924;**9**:129–32.
2. Albright F. Case Records of the Massachusetts General Hospital (Case 27461). *N Engl J Med* 1941;**225**:789–91.
3. Lafferty FW. *Pseudohyperparathyroidism. Medicine (Baltimore)* 1966;**45**:247–60.
4. Stewart AF, Horst R, Deftos LJ, Cadman EC, Lang R, Broadus AE. Biochemical evaluation of patients with cancer-associated hypercalcemia: evidence for humoral and nonhumoral groups. *N Engl J Med* 1980;**303**:1377–83.
5. Breslau NA, McGuire JL, Zerwekh JE, Frenkel EP, Pak CY. Hypercalcemia associated with increased serum calcitriol levels in three patients with lymphoma. *Ann Intern Med* 1984;**100**:1–6.
6. Fraher LJ, Hodsman AB, Jonas K, Saunders D, Rose CI, Henderson JE, et al. A comparison of the in vivo biochemical responses to exogenous parathyroid hormone-(1–34) [PTH-(1–34)] and PTH-related peptide-(1–34) in man. *J Clin Endocrinol Metab* 1992;**75**:417–23.
7. Bland R, Walker EA, Hughes SV, Stewart PM, Hewison M. Constitutive expression of 25-hydroxyvitamin D3-1alpha-hydroxylase in a transformed human proximal tubule cell line: evidence for direct regulation of vitamin D metabolism by calcium. *Endocrinology* 1999;**140**:2027–34.
8. Benson Jr RC, Riggs BL, Pickard BM, Arnaud CD. Immunoreactive forms of circulating parathyroid hormone in primary and ectopic hyperparathyroidism. *J Clin Invest* 1974;**54**:175–81.
9. Riggs BL, Arnaud CD, Reynolds JC, Smith LH. Immunologic differentiation of primary hyperparathyroidism from hyperparathyroidism due to nonparathyroid cancer. *J Clin Invest* 1971;**50**:2079–83.
10. Powell D, Singer FR, Murray TM, Minkin C, Potts Jr JT. Nonparathyroid humoral hypercalcemia in patients with neoplastic diseases. *N Engl J Med* 1973;**289**:176–81.
11. Stewart AF, Wu T, Goumas D, Burtis WJ, Broadus AE. N-terminal amino acid sequence of two novel tumor-derived adenylate cyclase-stimulating proteins: identification of parathyroid hormone-like and parathyroid hormone-unlike domains. *Biochem Biophys Res Commun* 1987;**146**:672–8.
12. Strewler GJ, Williams RD, Nissenson RA. Human renal carcinoma cells produce hypercalcemia in the nude mouse and a novel protein recognized by parathyroid hormone receptors. *J Clin Invest* 1983;**71**:769–74.
13. Rodan SB, Insogna KL, Vignery AM, Stewart AF, Broadus AE, D'Souza SM, et al. Factors associated with humoral hypercalcemia of malignancy stimulate adenylate cyclase in osteoblastic cells. *J Clin Invest* 1983;**72**:1511–5.
14. Goltzman D, Stewart AF, Broadus AE. Malignancy-associated hypercalcemia: evaluation with a cytochemical bioassay for parathyroid hormone. *J Clin Endocrinol Metab* 1981;**53**:899–904.
15. Stewart AF, Insogna KL, Goltzman D, Broadus AE. Identification of adenylate cyclase-stimulating activity and cytochemical glucose-6-phosphate dehydrogenase-stimulating activity in extracts of tumors from patients with humoral hypercalcemia of malignancy. *Proc Natl Acad Sci USA* 1983;**80**:1454–8.
16. Rabbani SA, Mitchell J, Roy DR, Kremer R, Bennett HP, Goltzman D. Purification of peptides with parathyroid hormon-like bioactivity from human and rat malignancies associated with hypercalcemia. *Endocrinology* 1986;**118**:1200–10.
17. Broadus AE, Goltzman D, Webb AC, Kronenberg HM. Messenger ribonucleic acid from tumors associated with humoral hypercalcemia of malignancy directs the synthesis of a secretory parathyroid hormone-like peptide. *Endocrinology* 1985;**117**:1661–6.
18. Moseley JM, Kubota M, Diefenbach-Jagger H, Wettenhall RE, Kemp BE, Suva LJ, et al. Parathyroid hormone-related protein purified from a human lung cancer cell line. *Proc Natl Acad Sci USA* 1987;**84**:5048–52.
19. Strewler GJ, Stern PH, Jacobs JW, Eveloff J, Klein RF, Leung SC, et al. Parathyroid hormonelike protein from human renal carcinoma cells. Structural and functional homology with parathyroid hormone. *J Clin Invest* 1987;**80**:1803–7.
20. Suva LJ, Winslow GA, Wettenhall RE, Hammonds RG, Moseley JM, Diefenbach-Jagger H, et al. A parathyroid hormone-related protein implicated in malignant hypercalcemia: cloning and expression. *Science* 1987;**237**:893–6.
21. Mangin M, Webb AC, Dreyer BE, Posillico JT, Ikeda K, Weir EC, et al. Identification of a cDNA encoding a parathyroid hormone-like peptide from a human tumor associated with humoral hypercalcemia of malignancy. *Proc Natl Acad Sci USA* 1988;**85**:597–601.
22. Yasuda T, Banville D, Rabbani SA, Hendy GN, Goltzman D. Rat

parathyroid hormone-like peptide: comparison with the human homologue and expression in malignant and normal tissue. *Mol Endocrinol* 1989;**3**:518–25.
23. Mangin M, Ikeda K, Broadus AE. Structure of the mouse gene encoding parathyroid hormone-related peptide. *Gene* 1990;**95**:195–202.
24. Schermer DT, Chan SD, Bruce R, Nissenson RA, Wood WI, Strewler GJ. Chicken parathyroid hormone-related protein and its expression during embryologic development. *J Bone Miner Res* 1991;**6**:149–55.
25. Fenton AJ, Kemp BE, Hammonds RG Jr, Mitchelhill K, Moseley JM, Martin TJ, et al. A potent inhibitor of osteoclastic bone resorption within a highly conserved pentapeptide region of parathyroid hormone-related protein; PTHrP[107–111]. *Endocrinology* 1991;**129**:3424–6.
26. Fenton AJ, Kemp BE, Kent GN, Moseley JM, Zheng MH, Rowe DJ, et al. A carboxyl-terminal peptide from the parathyroid hormone-related protein inhibits bone resorption by osteoclasts. *Endocrinology* 1991;**129**:1762–8.
27. Cornish J, Callon KE, Nicholson GC, Reid IR. Parathyroid hormone-related protein-(107–139) inhibits bone resorption in vivo. *Endocrinology* 1997;**138**:1299–304.
28. Care AD, Abbas SK, Pickard DW, Barri M, Drinkhill M, Findlay JB, et al. Stimulation of ovine placental transport of calcium and magnesium by mid-molecule fragments of human parathyroid hormone-related protein. *Exp Physiol* 1990;**75**:605–8.
29. Wu TL, Vasavada RC, Yang K, Massfelder T, Ganz M, Abbas SK, et al. Structural and physiologic characterization of the mid-region secretory species of parathyroid hormone-related protein. *J Biol Chem* 1996;**271**:24371–81.
30. Henderson JE, Amizuka N, Warshawsky H, Biasotto D, Lanske BM, Goltzman D, et al. Nucleolar localization of parathyroid hormone-related peptide enhances survival of chondrocytes under conditions that promote apoptotic cell death. *Mol Cell Biol* 1995;**15**:4064–75.
31. Lam MH, House CM, Tiganis T, Mitchelhill KI, Sarcevic B, Cures A, et al. Phosphorylation at the cyclin-dependent kinases site (Thr85) of parathyroid hormone-related protein negatively regulates its nuclear localization. *J Biol Chem* 1999;**274**:18559–66.
32. de Miguel F, Fiaschi-Taesch N, López-Talavera JC, Takane KK, Massfelder T, Helwig JJ, et al. The C-terminal region of PTHrP, in addition to the nuclear localization signal, is essential for the intracrine stimulation of proliferation in vascular smooth muscle cells. *Endocrinology* 2001;**142**:4096–105.
33. Aarts MM, Rix A, Guo J, Bringhurst R, Henderson JE. The nucleolar targeting signal (NTS) of parathyroid hormone related protein mediates endocytosis and nucleolar translocation. *J Bone Miner Res* 1999;**14**:1493–503.
34. Dougherty KM, Blomme EA, Koh AJ, Henderson JE, Pienta KJ, Rosol TJ, et al. Parathyroid hormone-related protein as a growth regulator of prostate carcinoma. *Cancer Res* 1999;**59**:6015–22.
35. Miao D, Su H, He B, Gao J, Xia Q, Zhu M, et al. Severe growth retardation and early lethality in mice lacking the nuclear localization sequence and C-terminus of PTH-related protein. *Proc Natl Acad Sci USA* 2008;**105**:20309–14.
36. Toribio RE, Brown HA, Novince CM, Marlow B, Hernon K, Lanigan LG, et al. The midregion, nuclear localization sequence, and C terminus of PTHrP regulate skeletal development, hemato poiesis, and survival in mice. *FASEB J* 2010;**24**:1947–57.
37. Fukayama S, Tashjian Jr AH, Davis JN, Chisholm JC. Signaling by N- and C-terminal sequences of parathyroid hormone-related protein in hippocampal neurons. *Proc Natl Acad Sci USA* 1995;**92**:10182–6.
38. Mangin M, Ikeda K, Dreyer BE, Broadus AE. Isolation and characterization of the human parathyroid hormone-like peptide gene. *Proc Natl Acad Sci USA* 1989;**86**:2408–12.
39. Yasuda T, Banville D, Hendy GN, Goltzman D. Characterization of the human parathyroid hormone-like peptide gene. Functional and evolutionary aspects. *J Biol Chem* 1989;**264**:7720–5.
40. Suva LJ, Mather KA, Gillespie MT, Webb GC, Ng KW, Winslow GA, et al. Structure of the 5′ flanking region of the gene encoding human parathyroid-hormone-related protein (PTHrP). *Gene* 1989;**77**:95–105.
41. Karaplis AC, Yasuda T, Hendy GN, Goltzman D, Banville D. Gene-encoding parathyroid hormone-like peptide: nucleotide sequence of the rat gene and comparison with the human homologue. *Mol Endocrinol* 1990;**4**:441–6.
42. Campos RV, Zhang L, Drucker DJ. Differential expression of RNA transcripts. *Mol Endocrinol* 2006;**8**:1656–66.
43. Pinheiro PL, Cardoso JC, Gomes AS, Fuentes J, Power DM, Canario AV. Gene structure, transcripts and calciotropic effects of the PTH family of peptides in Xenopus and chicken. *BMC Evol Biol* 2010;**10**:373.
44. Jüppner H, Abou-Samra AB, Freeman M, Kong XF, Schipani E, Richards J, et al. A G protein-linked receptor for parathyroid hormone and parathyroid hormone-related peptide. *Science* 1991;**254**:1024–6.
45. Panda DK, Goltzman D, Karaplis AC. Defective postnatal endochondral bone development by chondrocyte-specific targeted expression of parathyroid hormone type 2 receptor. *Am J Physiol Endocrinol Metab* 2012;**303**:E1489–501.
46. Usdin TB, Gruger C, Bonner TI. Identification and functional expression of a receptor selectively recognizing parathyroid hormone, the PTH2 receptor. *J Biol Chem* 1995;**270**:15455–8.
47. Rubin DA, Juppner H. Zebrafish express the common parathyroid hormone/parathyroid hormone-related peptide receptor (PTH1R) and a novel receptor (PTH3R) that is preferentially activated by mammalian and fugufish parathyroid hormone-related peptide. *J Biol Chem* 1999;**274**:28185–90.
48. Lacey DL, Timms E, Tan HL, Kelley MJ, Dunstan CR, Burgess T, et al. Osteoprotegerin ligand is a cytokine that regulates osteoclast differentiation and activation. *Cell* 1998;**93**:165–76.
49. Yasuda H, Shima N, Nakagawa N, Mochizuki SI, Yano K, Fujise N, et al. Identity of osteoclastogenesis inhibitory factor (OCIF) and osteoprotegerin (OPG): a mechanism by which OPG/OCIF inhibits osteoclastogenesis in vitro. *Endocrinology* 1998;**139**:1329–37.
50. Horwood NJ, Elliott J, Martin TJ, Gillespie MT. Osteotropic agents regulate the expression of osteoclast differentiation factor and osteoprotegerin in osteoblastic stromal cells. *Endocrinology* 1998;**139**:4743–6.
51. Tsukii K, Shima N, Mochizuki S, Yamaguchi K, Kinosaki M, Yano K, et al. Osteoclast differentiation factor mediates an essential signal for bone resorption induced by 1 alpha,25-dihydroxyvitamin D3, prostaglandin E2, or parathyroid hormone in the microenvironment of bone. *Biochem Biophys Res Commun* 1998;**246**:337–41.
52. Simonet WS, Lacey DL, Dunstan CR, Kelley M, Chang MS, Lüthy R, et al. Osteoprotegerin: a novel secreted protein involved in the regulation of bone density. *Cell* 1997;**89**:309–19.
53. Yamamoto M, Murakami T, Nishikawa M, Tsuda E, Mochizuki S, Higashio K, et al. Hypocalcemic effect of osteoclastogenesis inhibitory factor/osteoprotegerin in the thyroparathyroidectomized rat. *Endocrinology* 1998;**139**:4012–5.
54. Kostenuik PJ. Osteoprotegerin and RANKL regulate bone resorption, density, geometry and strength. *Curr Opin Pharmacol* 2005;**5**:618–25.
55. Dougall WC. Molecular pathways: osteoclast-dependent and osteoclast-independent roles of the RANKL/RANK/OPG pathway in tumorigenesis and metastasis. *Clin Cancer Res* 2012;**18**:326–35.
56. Ikeda K, Weir EC, Mangin M, Dannies PS, Kinder B, Deftos LJ, et al. Expression of messenger ribonucleic acids encoding a parathyroid hormone-like peptide in normal human and animal tissues with abnormal expression in human parathyroid adenomas. *Mol Endocrinol* 1988;**2**:1230–6.
57. Kremer R, Karaplis AC, Henderson J, Gulliver W, Banville D, Hendy GN, et al. Regulation of parathyroid hormone-like peptide in cultured normal human keratinocytes. Effect of growth factors and 1,25-dihydroxyvitamin D3 on gene expression and secretion.

J Clin Invest 1991;**87**:884–93.
58. Kremer R, Woodworth CD, Goltzman D. Expression and action of parathyroid hormone-related peptide in human cervical epithelial cells. *Am J Physiol* 1996;**271**:C164–71.
59. Drucker DJ, Asa SL, Henderson J, Goltzman D. The parathyroid hormone-like peptide gene is expressed in the normal and neoplastic human endocrine pancreas. *Mol Endocrinol* 1989;**3**:1589–95.
60. Ratcliffe WA, Thompson GE, Care AD, Peaker M. Production of PTH-related protein (PTHrP) by the mammary gland of the goat. *J Endocrinol* 1991;**129**:134.
61. El Abdaimi K, Papavasiliou V, Goltzman D, Kremer R. Expression and regulation of parathyroid hormone-related peptide (PTHrP) in normal and malignant melanocytes. *J Physiol (Cell Physiol)* 2000;**279**:C1230–8.
62. Sebag M, Henderson J, Goltzman D, Kremer R. Regulation of parathyroid hormone-related peptide production in normal human mammary epithelial cells in vitro. *Am J Physiol* 1994;**267**:C723–30.
63. El Abdaimi K, Papavasiliou V, Goltzman D, Kremer R. Expression and regulation of parathyroid hormone-related peptide in normal and malignant melanocytes. *J Bone Miner Res* 1999;**14**:S288.
64. Danks JA, Ebeling PR, Hayman J, Chou ST, Moseley JM, Dunlop J, et al. Parathyroid hormone-related protein: immunohistochemical localization in cancers and in normal skin. *J Bone Miner Res* 1989;**4**:273–8.
65. Hongo T, Kupfer J, Enomoto H, Sharifi B, Giannella-Neto D, Forrester JS, et al. Abundant expression of parathyroid hormone-related protein in primary rat aortic smooth muscle cells accompanies serum-induced proliferation. *J Clin Invest* 1991;**88**:1841–7.
66. Thiede MA, Daifotis AG, Weir EC, Brines ML, Burtis WJ, Ikeda K, et al. Intrauterine occupancy controls expression of the parathyroid hormone-related peptide gene in preterm rat myometrium. *Proc Natl Acad Sci USA* 1990;**87**:6969–73.
67. Massfelder T, Helwig JJ, Stewart AF. Parathyroid hormone-related protein as a cardiovascular regulatory peptide. *Endocrinology* 1996;**137**:3151–3.
68. Yamamoto M, Harm SC, Grasser WA, Thiede MA. Parathyroid hormone-related protein in the rat urinary bladder: a smooth muscle relaxant produced locally in response to mechanical stretch. *Proc Natl Acad Sci USA* 1992;**89**:5326–30.
69. Funk JL, Krul EJ, Moser AH, Shigenaga JK, Strewler GJ, Grunfeld C, et al. Endotoxin increases parathyroid hormone-related protein mRNA levels in mouse spleen. Mediation by tumor necrosis factor. *J Clin Invest* 1993;**92**:2546–52.
70. Kaiser SM, Laneuville P, Bernier SM, Rhim JS, Kremer R, Goltzman D. Enhanced growth of human keratinocyte cell line induced by antisense RNA for parathyroid hormone-related peptide. *J Biol Chem* 1992;**267**:13623–8.
71. Kaiser SM, Sebag M, Rhim JS, Kremer R, Goltzman D. Antisense-mediated inhibition of parathyroid hormone-related peptide production in a keratinocyte cell line impedes differentiation. *Mol Endocrinol* 1994;**8**:139–47.
72. Wysolmerski JJ, McCaughern-Carucci CJ, Daifotis AG, Broadus AE, Philbrick WM. Overexpression of parathyroid hormone-related protein or parathyroid hormone in transgenic mice impairs branching morphogenesis during mammary gland development. *Development* 1995;**121**:3539–47.
73. Thiede M, Rodan GA. Expression of calcium-mobilizing parathyroid hormone-like peptide in lactating mammary tissue. *Science* 1988;**242**:278–80.
74. VanHouten J, Dann P, McGeoch G, Brown EM, Krapcho K, Neville M, et al. The calcium-sensing receptor regulates mammary gland parathyroid hormone-related protein production and calcium transport. *J Clin Invest* 2004;**113**:598–608.
75. Philbrick WM, Wysolmerski JJ, Galbraith S, Holt E, Orloff JJ, Yang KH, et al. Defining the roles of parathyroid hormone-related protein in normal physiology. *Physiol Rev* 1996;**76**:127–73.
76. Thiede MA, Harm SC, McKee RL, Grasser WA, Duong LT, Leach Jr RM. Expression of the parathyroid hormone-related protein gene in the avian oviduct: potential role as a local modulator of vascular smooth muscle tension and shell gland motility during the egg-laying cycle. *Endocrinology* 1991;**129**:1958–66.
77. Qian J, Lorenz JN, Maeda S, Sutliff RL, Weber C, Nakayama T, et al. Reduced blood pressure and increased sensitivity of the vasculature to parathyroid hormone-related protein (PTHrP) in transgenic mice overexpressing the PTH/PTHrP receptor in vascular smooth muscle. *Endocrinology* 1999;**140**:1826–33.
78. Massfelder T, Helwig JJ. Parathyroid hormone-related protein in cardiovascular development and blood pressure regulation. *Endocrinology* 1999;**140**:1507–10.
79. Guthalu Kondegowda N, Joshi-Gokhale S, Harb G, Williams K, Zhang XY, Takane KK, et al. Parathyroid hormone-related protein enhances human ss-cell proliferation and function with associated induction of cyclin-dependent kinase 2 and cyclin E expression. *Diabetes* 2010;**59**:3131–8.
80. Chatterjee O, Nakchbandi IA, Philbrick WM, Dreyer BE, Zhang JP, Kaczmarek LK, et al. Endogenous parathyroid hormone-related protein functions as a neuroprotective agent. *Brain Res* 2002;**930**:58–66.
81. Amizuka N, Warshawsky H, Henderson JE, Goltzman D, Karaplis AC. Parathyroid hormone-related peptide-depleted mice show abnormal epiphyseal cartilage development and altered endochondral bone formation. *J Cell Biol* 1994;**126**:1611–23.
82. Karaplis AC, Luz A, Glowacki J, Bronson RT, Tybulewicz VL, Kronenberg HM, et al. Lethal skeletal dysplasia from targeted disruption of the parathyroid hormone-related peptide gene. *Genes Dev* 1994;**8**:277–89.
83. Moseley JM, Gillespie MT. Parathyroid hormone-related protein. *Crit Rev Clin Lab Sci* 1995;**32**:299–343.
84. Grill V, Ho P, Body JJ, Johanson N, Lee SC, Kukreja SC, et al. Parathyroid hormone-related protein: elevated levels in both humoral hypercalcemia of malignancy and hypercalcemia complicating metastatic breast cancer. *J Clin Endocrinol Metab* 1991;**73**:1309–15.
85. Fukumoto S, Matsumoto T, Ikeda K, Yamashita T, Watanabe T, Yamaguchi K, et al. Clinical evaluation of calcium metabolism in adult T-cell leukemia/lymphoma. *Arch Intern Med* 1988;**148**:921–5.
86. Motokura T, Fukumoto S, Takahashi S, Watanabe T, Matsumoto T, Igarashi T, et al. Expression of parathyroid hormone-related protein in a human T cell lymphotrophic virus type I-infected T cell line. *Biochem Biophys Res Commun* 1988;**154**:1182–8.
87. Burtis WJ, Brady TG, Orloff JJ, Ersbak JB, Warrell RP Jr, Olson BR, et al. Immunochemical characterization of circulating parathyroid hormone-related protein in patients with humoral hypercalcemia of cancer. *N Engl J Med* 1990;**322**:1106–12.
88. Henderson JE, Shustik C, Kremer R, Rabbani SA, Hendy GN, Goltzman D. Circulating concentrations of parathyroid hormone-like peptide in malignancy and in hyperparathyroidism. *J Bone Miner Res* 1990;**5**:105–13.
89. Kao PC, Klee GG, Taylor RL, Heath III H. Parathyroid hormone-related peptide in plasma of patients with hypercalcemia and malignant lesions. *Mayo Clin Proc* 1990;**65**:1399–407.
90. Dodwell DJ, Abbas SK, Morton AR, Howell A. Parathyroid hormone-related protein(50–69) and response to pamidronate therapy for tumour-induced hypercalcaemia. *Eur J Cancer* 1991;**27**:1629–33.
91. Kremer R, Shustik C, Tabak T, Papavasiliou V, Goltzman D. Parathyroid-hormone-related peptide in hematologic malignancies. *Am J Med* 1996;**100**:406–11.
92. Budayr AA, Nissenson RA, Klein RF, Pun KK, Clark OH, Diep D, et al. Increased serum levels of a parathyroid hormone-like protein in malignancy-associated hypercalcemia. *Ann Intern Med* 1989;**111**:807–12.
93. Kremer R, Sebag M, Champigny C, Meerovitch K, Hendy GN, White J, et al. Identification and characterization of 1,25-dihydroxyvitamin D3-responsive repressor sequences in the rat parathyroid hormone-related peptide gene. *J Biol Chem* 1996;**271**:16310–6.

94. Feffari SL, Rizzoli R, Bonjour JP. Effect of EGF on parathyroid hormone related protein (PTHRP) production by mammary epithelial cells. *J Bone Miner Res* 1994;**9**:639–44.
95. Henderson J, Goltzman D, Sebag M, Rhim JS, Kremer R. Dysregulation of parathyroid hormone-like peptide expression and secretion in a keratinocyte model of tumor progression. *Cancer Res* 1991;**51**:6521–8.
96. El Abdaimi KE, Papavasilious V, Goltzman D, Kremer R. Expression and regulation of parathyroid hormone-related peptide in normal and malignant melanocytes. *Am J Physiol Cell Physiol* 2000;**279**:C1230–8.
97. Liu B, Goltzman D, Rabbani SA. Regulation of parathyroid hormone-related peptide production in vitro by the rat hypercalcemic Leydig cell tumor H-500. *Endocrinology* 1993;**132**: 1658–64.
98. Deftos LJ, Gazdar AF, Ikeda K, Broadus AE. The parathyroid hormone-related protein associated with malignancy is secreted by neuroendocrine tumors. *Mol Endocrinol* 1989;**3**:503–8.
99. Rodan SB, Wesolowski G, Ianacone J, Thiede MA, Rodan GA. Production of parathyroid hormone-like peptide in a human osteosarcoma cell line: stimulation by phorbol esters and epidermal growth factor. *J Endocrinol* 1989;**122**:219–27.
100. Deftos LJ, Hogue-Angeletti R, Chalberg C, Tu S. PTHrP secretion is stimulated by CT and inhibited by CgA peptides. *Endocrinology* 1989;**125**:563–5.
101. Rizzoli R, Sappino AP, Aubert ML, Bonjour JP. Effect of cyclic AMP-stimulators on parathyroid hormone-related protein (PTHRP) release by a cultured lung cell carinoma (BEN cells). *Calcif Tissue Int* 1990;**46**:S2.
102. Chan SD, Strewler GJ, King KL, Nissenson RA. Expression of a parathyroid hormone-like protein and its receptor during differentiation of embryonal carcinoma cells. *Mol Endocrinol* 1990;**4**:638–46.
103. Kiriayama T, Gillensie MT, Glatz, et al. Regulation of parathyroid hormone-related protein (PTHRP) gene expression by transforming growth factor B-1. *J Bone Miner Res.* 1991;**6**:S227.
104. Rizzoli R, Bonjour JP. High extracellular calcium increases the production of a parathyroid hormone-like activity by cultured Leydig tumor cells associated with humoral hypercalcemia. *J Bone Miner Res* 1989;**4**:839–44.
105. Brandt DW, Pandol SJ, Deftos LJ. Calcium stimulates parathyroid hormone-like protein secretion: potentiation through a protein kinase c pathway. *Endocrinology* 1991;**128**:2999.
106. Kremer R, Goltzman D, Amizuka N, Webber MM, Rhim JS. ras Activation of human prostate epithelial cells induces overexpression of parathyroid hormone-related peptide. *Clin Cancer Res* 1997;**3**:855–9.
107. Guy CT, Cardiff RD, Muller WJ. Induction of mammary tumors by expressio of polyomavirus middle T oncogene: a transgenic mouse model for metastatic disease. *Mol Cell Biol* 1992;**12**:954–61.
108. Li J, Karaplis AC, Huang DC, Siegel PM, Camirand A, Yang XF, et al. PTHrP drives breast tumor initiation, progression, and metastasis in mice and is a potential therapy target. *J Clin Invest* 2011;**121**:4655–69.
109. Hanahan D, Weinberg RA. Hallmarks of cancer: the next generation. *Cell* 2011;**144**:646–74.
110. Orloff JJ, Wu TL, Stewart AF. Parathyroid hormone-like proteins: biochemical responses and receptor interactions. *Endocr Rev* 1989;**10**:476–95.
111. Wu TL, Soifer NE, Burtis WJ, Milstone LM, Stewart AF. Glycosylation of parathyroid hormone-related peptide secreted by human epidermal keratinocytes. *J Clin Endocrinol Metab* 1991;**73**:1002–7.
112. Sowers MF, Hollis BW, Shapiro B, Randolph J, Janney CA, Zhang D, et al. Elevated parathyroid hormone-related peptide associated with lactation and bone density loss. *JAMA* 1996;**276**:549–54.
113. VanHouten JN, Dann P, Stewart AF, Watson CJ, Pollak M, Karaplis AC, et al. Mammary-specific deletion of parathyroid hormone-related protein preserves bone mass during lactation. *J Clin Invest* 2003;**112**:1429–36.
114. Soifer NE, Dee KE, Insogna KL, Burtis WJ, Matovcik LM, Wu TL, et al. Parathyroid hormone-related protein. Evidence for secretion of a novel mid-region fragment by three different cell types. *J Biol Chem* 1992;**267**:18236–43.
115. Rabbani SA, Haq M, Goltzman D. Biosynthesis and processing of endogenous parathyroid hormone related peptide (PTHRP) by rat Leydig cell tumor H-500. *Biochemistry* 1993;**32**:4931–7.
116. Goltzman D, Bennett HP, Koutsilieris M, Mitchell J, Rabbani SA, Rouleau MF. Studies of the multiple molecular forms of bioactive parathyroid hormone and parathyroid hormone-like substances. *Recent Prog Horm Res* 1986;**42**:665–703.
117. Imamura H, Sato K, Shizume K, Satoh T, Kasono K, Ozawa M, et al. Urinary excretion of parathyroid hormone-related protein fragments in patients with humoral hypercalcemia of malignancy and hypercalcemic tumor-bearing nude mice. *J Bone Miner Res* 1991;**6**:77–84.
118. Ratcliffe WA, Norbury S, Stott RA, Heath DA, Ratcliffe JG. Immunoreactivity of plasma parathyrin-related peptide: three region-specific radioimmunoassays and a two-site immunoradiometric assay compared. *Clin Chem* 1991;**37**:1781–7.
119. Ratcliffe WA, Norbury S, Heath DA, Ratcliffe JG. Development and validation of an immunoradiometric assay of parathyrin-related protein in unextracted plasma. *Clin Chem* 1991;**37**:678–85.
120. Suehiro M, Murakami M, Fukuchi M. Circulating forms of immunoreactive parathyroid hormone-related protein for identifying patients with humoral hypercalcemia of malignancy: a comparative study with C-terminal(109–141)- and N-terminal(1–86)-region-specific PTHrP radioassay. *Ann Nucl Med* 1994;**8**:231–7.
121. Truong NU, deB Edwardes MD, Papavasiliou V, Goltzman D, Kremer R. Parathyroid hormone-related peptide and survival of patients with cancer and hypercalcemia. *Am J Med* 2003;**115**:115–21.
122. Henderson MA, Danks JA, Slavin JL, Byrnes GB, Choong PF, Spillane JB, et al. Parathyroid hormone-related protein localization in breast cancers predict improved prognosis. *Cancer Res* 2006;**66**:2250–6.
123. Lu CM, Burton WD, Fitzgerald RL, Deftos LJ, Buchholz BA, Vogel JS, et al. Mass spectrometric immunoassay for parathyroid hormone-related protein. *Anal Chem* 2002;**74**:5507–12.
124. Washam CL, Byrum SD, Leitzel K, Ali SM, Tackett AJ, Gaddy D, et al. Identification of PTHrP(12–48) as a plasma biomarker associated with breast cancer bone metastasis. *Cancer Epidemiol Biomarkers Prev* 2013;**22**:972–83.
125. Lepre F, Grill V, Danks JA, et al. Hypercalcemia in pregnancy and lactation due to parathyroid hormone-related protein production. *Bone Miner* 1990;**10**:S317.
126. Khosla S, van Heerden JA, Gharib H, Jackson IT, Danks J, Hayman JA, et al. Parathyroid hormone-related protein and hypercalcemia secondary to massive mammary hyperplasia. *N Engl J Med* 1990;**322**:1157.
127. Thiede MA. The mRNA encoding a parathyroid hormone-like peptide is produced in mammary tissue in response to elevations in serum prolactin. *Mol Endocrinol* 1989;**3**:1443–7.
128. Budayr AA, Halloran BP, King JC, Diep D, Nissenson RA, Strewler GJ. High levels of a parathyroid hormone-like protein in milk. *Proc Natl Acad Sci USA* 1989;**86**:7183–5.
129. Khosla S, Johansen KL, Ory SJ, O'Brien PC, Kao PC. Parathyroid hormone-related peptide in lactation and in umbilical cord blood. *Mayo Clin Proc* 1990;**65**:1408–14.
130. Kovacs C, Chik CL. Hyperprolactinemia caused by lactation and pituitary adenomas is associated with altered serum calcium, phosphate, parathyroid hormone (PTH), and PTH-related peptide levels. *J Clin Endocrinol Metab* 1995;**80**:3036–42.
131. Dobnig H, Kainer F, Stepan V, Winter R, Lipp R, Schaffer M, et al. Elevated parathyroid hormone-related peptide levels after human gestation: relationship to changes in bone and mineral metabolism. *J Clin Endocrinol Metab* 1995;**80**:3699–707.

132. Grill V, Hillary J, Ho PM, Law FM, MacIsaac RJ, MacIsaac IA, et al. Parathyroid hormone-related protein: a possible endocrine function in lactation. *Clin Endocrinol (Oxf)* 1992;**37**:405–10.
133. Reid IR, Wattie DJ, Evans MC, Budayr AA. Post-pregnancy osteoporosis associated with hypercalcaemia. *Clin Endocrinol (Oxf)* 1992;**37**:298–303.
134. Danks JA, Ebeling PR, Hayman JA, Diefenbach-Jagger H, Collier FM, Grill V, et al. Immunohistochemical localization of parathyroid hormone-related protein in parathyroid adenoma and hyperplasia. *J Pathol* 1990;**161**:27–33.
135. Loveridge N, Caple IW, Rodda C, Martin TJ, Care AD. Further evidence for a parathyroid hormone-related protein in fetal parathyroid glands of sheep. *Q J Exp Physiol* 1988;**73**:781–4.
136. Walls J, Ratcliffe WA, Howell A, Bundred NJ. Parathyroid hormone and parathyroid hormone-related protein in the investigation of hypercalcaemia in two hospital populations. *Clin Endocrinol (Oxf)* 1994;**41**:407–13.
137. Langman CB, Budayr AA, Sailer DE, Strewler GJ. Non malignant expression of PTHRP is responsible for idiopathic infantile hypercalcemia. *J Bone Miner Res* 1992:S93.
138. Schlingmann KP, Kaufmann M, Weber S, Irwin A, Goos C, John U, et al. Mutations in CYP24A1 and idiopathic infantile hypercalcemia. *N Engl J Med* 2011;**365**:410–21.
139. Knecht TP, Behling CA, Burton DW, Glass CK, Deftos LJ. The humoral hypercalcemia of benignancy. A newly appreciated syndrome. *Am J Clin Pathol* 1996;**105**:487–92.
140. Ravakhah K, Gover A, Mukunda BN. Humoral hypercalcemia associated with a uterine fibroid. *Ann Intern Med* 1999;**130**:702.
141. Wu TJ, Lin CL, Taylor RL, Kvols LK, Kao PC. Increased parathyroid hormone-related peptide in patients with hypercalcemia associated with islet cell carcinoma. *Mayo Clin Proc* 1997;**72**:1111–5.
142. Stewart AF, Hoecker JL, Mallette LE, Segre GV, Amatruda Jr TT, Vignery A. Hypercalcemia in pheochromocytoma. Evidence for a novel mechanism. *Ann Intern Med* 1985;**102**:776–9.
143. Mune T, Katakami H, Kato Y, Yasuda K, Matsukura S, Miura K. Production and secretion of parathyroid hormone-related protein in pheochromocytoma: participation of an alpha-adrenergic mechanism. *J Clin Endocrinol Metab* 1993;**76**:757–62.
144. Rice BF, Roth LM, Cole FE, MacPhee AA, Davis K, Ponthier RL, et al. Hypercalcemia and neoplasia. Biologic, biochemical, and ultrastructural studies of a hypercalcemia-producing Leydig cell tumor of the rat. *Lab Invest* 1975;**33**:428–39.
145. Sica DA, Martodam RR, Aronow J, Mundy GR. The hypercalcemic rat Leydig cell tumor—a model of the humoral hypercalcemia of malignancy. *Calcif Tissue Int* 1983;**35**:287–93.
146. Spiegel AM, Saxe AW, Deftos LJ, Brennan MF. Humoral hypercalcemia caused by a rat Leydig-cell tumor is associated with suppressed parathyroid hormone secretion and increased urinary cAMP excretion. *Horm Metab Res* 1983;**15**:299–304.
147. Scharla SH, Minne HW, Oswald C, Lempert UG, Schmidt-Gayk H, Ziegler R. The hypercalcemic Walker carcinosarcoma 256 of the rat causes an increase in serum 1,25-dihydroxyvitamin D3. *Bone Miner* 1989;**6**:155–64.
148. Minne HF, Rane S, Besswinkel S, Ziegler R. The hypercalcemic syndrome in rats bearing the Walker carcinoma 256. *Acta Endocrinol* 1975;**78**:613–24.
149. Scharla SH, Minne HW, Lempert UG, Krieg P, Rappel S, Maurer E, et al. Osteolytic activity of Walker carcinosarcoma 256 is due to parathyroid hormone-related protein (PTHrP). *Horm Metab Res* 1991;**23**:66–9.
150. Gaich G, Burtis WJ. Measurement of circulating parathyroid hormone-related protein in rats with humoral hypercalcemia of malignancy using a two-site immunoradiometric assay. *Endocrinology* 1990;**127**:1444–9.
151. Meuten DJ, Cooper BJ, Capen CC, Chew DJ, Kociba GJ. Hypercalcemia associated with an adenocarcinoma derived from the apocrine glands of the anal sac. *Vet Pathol* 1981;**18**:454–71.
152. Kukreja SC, Shevrin DH, Wimbiscus SA, Ebeling PR, Danks JA, Rodda CP, et al. Antibodies to parathyroid hormone-related protein lower serum calcium in athymic mouse models of malignancy-associated hypercalcemia due to human tumors. *J Clin Invest* 1988;**82**:1798–802.
153. El Abdaimi K, Papavasiliou V, Rabbani SA, Rhim JS, Goltzman D, Kremer R. Reversal of hypercalcemia with the vitamin D analogue EB1089 in a human model of squamous cancer. *Cancer Res* 1999;**59**:3325–8.
154. Strewler GJ, Wronski TJ, Halloran BP, Miller SC, Leung SC, Williams RD, et al. Pathogenesis of hypercalcemia in nude mice bearing a human renal carcinoma. *Endocrinology* 1986;**119**:303–10.
155. Weir EC, Insogna KL, Brownstein DG, Bander NH, Broadus AE. In vitro adenylate cyclase-stimulating activity predicts the occurrence of humoral hypercalcemia of malignancy in nude mice. *J Clin Invest* 1988;**81**:818–21.
156. Jacobs BB, Huseby RA. Neoplasms occurring in aged Fischer rats, with special reference to testicular, uterine, and thyroid tumors. *J Natl Cancer Inst* 1967;**39**:303–9.
157. Henderson J, Bernier S, D'Amour P, Goltzman D. Effects of passive immunization against parathyroid hormone (PTH)-like peptide and PTH in hypercalcemic tumor-bearing rats and normocalcemic controls. *Endocrinology* 1990;**127**:1310–18.
158. Ogata E. Parathyroid hormone-related protein as a potential target of therapy for cancer-associated morbidity. *Cancer* 2000;**88**:2909–11.
159. Yu J, Rhim J, Goltzman D, Rabbani S, Kremer R. Vitamin D analogs as potential agents for the treatment of cancer associated hypercalcemia (CAH). *Proc 84th Ann Mtg Am Assoc Cancer Res* 1993;**34**:256.
160. Haq M, Kremer R, Goltzman D, Rabbani SA. A vitamin D analogue (EB1089) inhibits parathyroid hormone-related peptide production and prevents the development of malignancy-associated hypercalcemia in vivo. *J Clin Invest* 1993;**91**:2416–22.
161. Aklilu F, Park M, Goltzman D, Rabbani SA. Induction of parathyroid hormone-related peptide by the Ras oncogene: role of Ras farnesylation inhibitors as potential therapeutic agents for hypercalcemia of malignancy. *Cancer Res* 1997;**57**:4517–22.
162. Liu B, Amizuka N, Goltzman D, Rabbani SA. Inhibition of processing of parathyroid hormone-related peptide by anti-sense furin: effect in vitro and in vivo on rat Leydig (H-500) tumor cells. *Int J Cancer* 1995;**63**:276–81.
163. Godsall JW, Burtis WJ, Insogna KL, Broadus AE, Stewart AF. Nephrogenous cyclic AMP, adenylate cyclase-stimulating activity, and the humoral hypercalcemia of malignancy. *Recent Prog Horm Res* 1986;**42**:705–50.
164. Skrabanek P, McPartlin J, Powell D. Tumor hypercalcemia and "ectopic hyperparathyroidism." *Medicine (Baltimore)* 1980;**59**:262–82.
165. Bundred NJ, Ratcliffe WA, Walker RA, Coley S, Morrison JM, Ratcliffe JG. Parathyroid hormone related protein and hypercalcaemia in breast cancer. *BMJ* 1991;**303**:1506–9.
166. Percival RC, Yates AJ, Gray RE, Galloway J, Rogers K, Neal FE, et al. Mechanism of malignant hypercalcaemia in carcinoma of the breast. *Br Med J (Clin Res Ed)* 1985;**291**:776–9.
167. Ralston SH, Fogelman I, Gardiner MD, Boyle IT. Relative contribution of humoral and metastatic factors to the pathogenesis of hypercalcaemia in malignancy. *Br Med J (Clin Res Ed)* 1984;**288**:1405–8.
168. Rabbani SA, Gladu J, Harakidas P, Jamison B, Goltzman D. Overproduction of parathyroid hormone-related peptide results in increased osteolytic skeletal metastasis by prostate cancer cells in vivo. *Int J Cancer* 1999;**80**:257–64.
169. Firkin F, Seymour JF, Watson AM, Grill V, Martin TJ. Parathyroid hormone-related protein in hypercalcaemia associated with hae-

matological malignancy. *Br J Haematol* 1996;**94**:486–92.
170. Nakamura Y, Bando H, Shintani Y, Yokogoshi Y, Saito S. Serum parathyroid hormone-related protein concentrations in patients with hematologic malignancies or solid tumors. *Acta Endocrinol (Copenh)* 1992;**127**:324–30.
171. Guise TA, Yin JJ, Taylor SD, Kumagai Y, Dallas M, Boyce BF, et al. Evidence for a causal role of parathyroid hormone-related protein in the pathogenesis of human breast-mediated osteolysis. *J Clin Invest* 1996;**98**:1544–9.
172. Grill V, Murray RM, Ho PW, Santamaria JD, Pitt P, Potts C, et al. Circulating PTH and PTHrP levels before and after treatment of tumor induced hypercalcemia with Pamidronate Disodium (APD). *J Clin Endocrinol Metab* 1992;**74**:1468–70.
173. Wimalawansa SJ. Significance of plasma PTHrP in patients with hypercalcemia of malignancy treated with bisphosphonates. *Cancer* 1993;**73**:2223–30.
174. Pecherstorfer M, Schilling T, Blind E, Zimmer-Roth I, Baumgartner G, Ziegler R, et al. Parathyroid hormone-related protein and life expectancy in hypercalcemia cancer patients. *J Clin Endocrinol Metab* 1994;**78**:1268–70.
175. Walls J, Ratcliffe WA, Howell A, Bundred NJ. Response to intravenous bisphosphonate therapy in hypercalcaemic patients with and without bone metastases: the role of parathyroid hormone-related protein. *Br J Cancer* 1994;**70**:169–72.
176. Gurney H, Grill V, Martin TJ. Parathyroid hormone-related protein and response to pamidronate in tumour-induced hypercalcaemia. *Lancet* 1993;**341**:1611–3.
177. Onuma E, Azuma Y, Saito H, Tsunenari T, Watanabe T, Hirabayashi M, et al. Increased renal calcium reabsorption by parathyroid hormone-related protein is a causative factor in the development of humoral hypercalcemia of malignancy refractory to osteoclastic bone resorption inhibitors. *Clin Cancer Res* 2005;**11**:4198–203.
178. Truong NU, Papavasiliou V, Goltzman D, Kremer R. Parathyroid hormone related peptide (PTHRP) is a prognostic indicator in hypercalcemic cancer patients with skeletal or extra skeletal metastasis. *J Bone Miner Res* 1999:S189.
179. Mundy GR, Martin TJ. The hypercalcemia of malignancy: pathogenesis and management. *Metabolism* 1982;**31**:1247–77.
180. Taube T, Beneton MN, McCloskey EV, Rogers S, Greaves M, Kanis JA. Abnormal bone remodelling in patients with myelomatosis and normal biochemical indices of bone resorption. *Eur J Haematol* 1992;**49**:192–8.
181. Roodman GD. Pathogenesis of myeloma bone disease. *Blood Cells Mol Dis* 2004;**32**:290–2.
182. Galson DL, Silbermann R, Roodman GD. Mechanisms of multiple myeloma bone disease. *Bonekey Rep* 2012;**1**:135.
183. Pearse RN, Sordillo EM, Yaccoby S, Wong BR, Liau DF, Colman N, et al. Multiple myeloma disrupts the TRANCE/ osteoprotegerin cytokine axis to trigger bone destruction and promote tumor progression. *Proc Natl Acad Sci USA* 2001;**98**:11581–6.
184. Bataille R, Chappard D, Marcelli C, Dessauw P, Sany J, Baldet P, et al. Mechanisms of bone destruction in multiple myeloma: the importance of an unbalanced process in determining the severity of lytic bone disease. *J Clin Oncol* 1989;**7**:1909–14.
185. Tian E, Zahn F, Walker R, Rasmussen E, Ma Y, Barlogie B, et al. The role of the Wnt-signaling antagonist DKK1 in the development of osteolytic lesions in multiple myeloma. *New Eng J Med* 2003;**349**:2483–94.
186. Adams JS, Fernandez M, Gacad MA, Gill PS, Endres DB, Rasheed S, et al. Vitamin D metabolite-mediated hypercalcemia and hypercalciuria patients with. *Blood* 1989;**73**:235–9.
187. Raza S, Naik S, Kancharla VP, Tafera F, Kalavar MR. Dual-positive (CD4+/CD8+) acute adult T-cell leukemia/lymphoma associated with complex karyotype and refractory hypercalcemia: case report and literature review. *Case Rep Oncol* 2010;**3**:489–94.
188. Shu ST, Martin CK, Thudi NK, Dirksen WP, Rosol TJ. Osteolytic bone resorption in adult T-cell leukemia/lymphoma. *Leuk Lymphoma* 2010;**51**:702–14.
189. Richard V, Lairmore MD, Green PL, Feuer G, Erbe RS, Albrecht B, et al. Humoral hypercalcemia of malignancy: severe combined immunodeficient/beige mouse model of adult T-cell lymphoma independent of human T-cell lymphotropic virus type-1 tax expression. *Am J Pathol* 2001;**158**:2219–28.
190. Inukai T, Hirose K, Inaba T, Kurosawa H, Hama A, Inada H, et al. Hypercalcemia in childhood acute lymphoblastic leukemia: frequent implication of parathyroid hormone-related peptide and E2A-HLF from translocation 17;19. *Leukemia* 2007;**21**:288–96.
191. Lanske B, Amling M, Neff L, Guiducci J, Baron R, Kronenberg HM. Ablation of the PTHrP gene or the PTH/PTHrP receptor gene leads to distinct abnormalities in bone development. *J Clin Invest* 1999;**104**:399–407.
192. Senior PV, Heath DA, Beck F. Expression of parathyroid hormone-related protein mRNA in the rat before birth: demonstration by hybridization histochemistry. *J Mol Endocrinol* 1991;**6**:281–90.
193. Kovacs CS, Lanske B, Hunzelman JL, Guo J, Karaplis AC, Kronenberg HM. Parathyroid hormone-related peptide (PTHrP) regulates fetal-placental calcium transport through a receptor distinct from the PTH/PTHrP receptor. *Proc Natl Acad Sci USA* 1996;**93**:15233–8.
194. Hillman LS, Forte LR, Thorne PK, Johnson LS, Allen SH. Elevated PTH-related peptide in cord blood of term and premature neonates. *J Bone Miner Res* 1990;**5**:469.
195. Eller-Vainicher C, Ossola MW, Beck-Peccoz P, Chiodini I. PTHrP-associated hypercalcemia of pregnancy resolved after delivery: a case report. *Euro J Endocrinol* 2012;**166**:753–6.
196. Sato K. Hypercalcemia during pregnancy, puerperium, and lactation: review and a case report of hypercalcemic crisis after delivery due to excessive production of PTH-related protein (PTHrP) without malignancy (humoral hypercalcemia of pregnancy). *Endocr J* 2008;**55**:959–66.
197. Thurston AW, Cole JA, Hillman LS, Im JH, Thorne PK, Krause WJ, et al. Purification and properties of parathyroid hormone-related peptide isolated from milk. *Endocrinology* 1990;**126**:1183–90.
198. Stewart AF, Wu TL, Insogna KL, Milstone LM, Burtis WJ. Immunoaffinity purification of parathyroid hormone-related protein from bovine milk and human keratinocyte-conditioned medium. *J Bone Miner Res* 1991;**6**:305–11.
199. Law FM, Moate PJ, Leaver DD, Diefenbach-Jagger H, Grill V, Ho PW, et al. Parathyroid hormone-related protein in milk and its correlation with bovine milk calcium. *J Endocrinol* 1991;**128**:21–6.
200. Mamillapalli R, VanHouten J, Dann P, Bikle D, Chang W, Brown E, et al. Mammary-specific ablation of the calcium-sensing receptor during lactation alters maternal calcium metabolism, milk calcium transport, and neonatal calcium accrual. *Endocrinology* 2013;**154**:3031–42.
201. Foley J, Longely BJ, Wysolmerski JJ, Dreyer BE, Broadus AE, Philbrick WM. PTHrP regulates epidermal differentiation in adult mice. *J Invest Dermatol* 1998;**111**:1122–8.
202. Wysolmerski JJ, Broadus AE, Zhou J, Fuchs E, Milstone LM, Philbrick WM. Overexpression of parathyroid hormone-related protein in the skin of transgenic mice interferes with hair follicle development. *Proc Natl Acad Sci USA* 1994;**91**:1133–7.
203. Philbrick WM, Dreyer BE, Nakchbandi IA, Karaplis AC. Parathyroid hormone-related protein is required for tooth eruption. *Proc Natl Acad Sci USA* 1998;**95**:11846–51.
204. Mundy GR. Metastasis to bone: causes, consequences and therapeutic opportunities. *Nat Rev Cancer* 2002;**2**:584–93.
205. Sterling JA, Oyajobi BO, Grubbs B, Padalecki SS, Munoz SA, Gupta A, et al. The hedgehog signaling molecule Gli2 induces parathyroid hormone-related peptide expression and osteolysis in metastatic human breast cancer cells. *Cancer Res* 2006;**66**:7548–53.
206. Johnson RW, Nguyen MP, Padalecki SS, Grubbs BG, Merkel AR,

Oyajobi BO, et al. TGF-beta promotion of Gli2-induced expression of parathyroid hormone-related protein, an important osteolytic factor in bone metastasis, is independent of canonical Hedgehog signaling. *Cancer Res* 2011;**71**:822–31.
207. Huang DC, Yang XF, Camirand A, Kremer R. *Parathyroid hormone-related peptide (PTHrP) blockade inhibits tumor progression in a model of human melanoma*. Minneapolis, MN: Proceedings, Annual Meeting American Socity for Bone and Mineral Research; 2012.
208. Duque G, Huang DC, Dion N, Macoritto M, Rivas D, Li W, et al. Interferon-gamma plays a role in bone formation in vivo and rescues osteoporosis in ovariectomized mice. *J Bone Miner Res* 2011;**26**:1472–83.
209. Huang D, Yang F, Camirand A, Kremer R. *Suppression of parathyroid hormone-related peptide: a novel therapeutic target against melanoma*; 2013. [Submitted].
210. Hirbe AC, Morgan EA, Weilbaecher KN. The CXCR4/SDF-1 chemokine axis: a potential therapeutic target for bone metastases? *Curr Pharm Des* 2010;**16**:1284–90.
211. Zhang XH, Wang Q, Gerald W, Hudis CA, Norton L, Smid M, et al. Latent bone metastasis in breast cancer tied to Src-dependent survival signals. *Cancer Cell* 2009;**16**:67–78.
212. Ghoussaini M, Fletcher O. Netherlands Collaborative Group on Hereditary Breast and Ovarian Cancer (HEBON), Michailidou K, Turnbull C. Genome-wide association analysis identifies three new breast cancer susceptibility loci. *Nat Genet* 2012;**44**:312–8.
213. Southby J, Kissin MW, Danks JA, Hayman JA, Moseley JM, Henderson MA, et al. Immunohistochemical localization of parathyroid hormone-related protein in human breast cancer. *Cancer Res* 1990;**50**:7710–6.
214. Powell GJ, Southby J, Danks JA, Stillwell RG, Hayman JA, Henderson MA, et al. Localization of parathyroid hormone-related protein in breast cancer metastases: increased incidence in bone compared with other sites. *Cancer Res* 1991;**51**:3059–61.
215. Deftos LJ. Prostate carcinoma: production of bioactive factors. *Cancer* 2000;**88**:3002–8.
216. Bovee JV, van den Broek LJ, Cleton-Jansen AM, Hogendoorn PC. Up-regulation of PTHrP and Bcl-2 expression characterizes the progression of osteochondroma towards peripheral chondrosarcoma and is a late event in central chondrosarcoma. *Lab Invest* 2000;**80**:1925–34.
217. Kunisada T, Moseley JM, Slavin JL, Martin TJ, Choong PF. Co-expression of parathyroid hormone-related protein (PTHrP) and PTH/PTHrP receptor in cartilaginous tumours: a marker for malignancy? *Pathology* 2002;**34**:133–7.
218. Miyaji T, Nakase T, Onuma E, Sato K, Myoui A, Tomita T, et al. Monoclonal antibody to parathyroid hormone-related protein induces differentiation and apoptosis of chondrosarcoma cells. *Cancer Lett* 2003;**199**:147–55.
219. Henderson M, Danks J, Moseley J, Slavin J, Harris T, McKinlay M, et al. Parathyroid hormone-related protein production by breast cancers. Improved survival and reduced bone metastases. *J Natl Cancer Inst* 2001;**93**:234–7.
220. Fleming NI, Trivett MK, George J, Slavin JL, Murray WK, Moseley JM, et al. Parathyroid hormone-related protein protects against mammary tumor emergence and is associated with monocyte infiltration in ductal carcinoma in situ. *Cancer Res* 2009;**69**:7473–9.
221. Miki T, Yano S, Hanibuchi M, Kanematsu T, Muguruma H, Sone S. Parathyroid hormone-related protein (PTHrP) is responsible for production of bone metastasis, but not visceral metastasis, by human small cell lung cancer SBC-5 cells in natural killer cell-depleted SCID mice. *Int J Cancer* 2004;**108**:511–5.
222. Coleman R, Gnant M, Morgan G, Clezardin P. Effects of bone-targeted agents on cancer progression and mortality. *J Natl Cancer Inst* 2012;**104**:1059–67.
223. Luco A, Li J, Ochietti B, Camirand A, Karaplis A, Kremer R. *Parathyroid hormone-related peptide (PTHrP) blockade inhibits the development of bone metastasis and potentiates the effect of zoledronic acid in vitro and in vivo in a mouse model of breast tumor progression*. Baltimore, MD: Proceedings, Annual Meeting, American Society for Bone and Mineral Research; 2013.
224. Yamada T, Muguruma H, Yano S. Intensification therapy with anti-parathyroid hormone-related protein. *Mol Cancer Ther* 2009;**8**:119–26.
225. Roodman GD. Mechanisms of bone metastasis. *N Engl J Med* 2004;**350**:1655–64.
226. Maioli E, Fortino V. The complexity of parathyroid hormone-related protein signalling. *Cell Mol Life Sci* 2004;**61**:257–62.
227. Camirand A, Fadhil I, Luco A, Ochietti B, Kremer R. Enhancement of taxol, doxorubicin and zolendronate anti-proliferation action on triple-negative breast cancer cells by a PTHrP blocking monoclonal antibody. *Am J Cancer Res* 2013;**3**:500–8.
228. Ottewell PD, Monkkonen H, Jones M, Lefley DV, Coleman RE, Holen I. Antitumor effects of doxorubicin followed by zoledronic acid in a mouse model of breast cancer. *J Natl Cancer Inst* 2008;**100**:1167–78.
229. Gallwitz WE, Guise TA, Mundy GR. Guanosine nucleotides inhibit different syndromes of PTHrP excess caused by human cancers in vivo. *J Clin Invest* 2002;**110**:1559–72.
230. Tisdale MJ. Mechanisms of cancer cachexia. *Physiol Rev* 2009;**89**:381–410.
231. Iguchi H, Onuma E, Sato K, Ogata E. Involvement of parathyroid hormone-related protein in experimental cachexia induced by a human lung cancer-derived cell line established from a bone metastasis specimen. *Int J Cancer* 2001;**94**:24–7.
232. Hashimoto H, Azuma Y, Kawasaki M, Fujihara H, Onuma E, Yamada-Okabe H, et al. Parathyroid hormone-related protein induces cachectic syndromes without directly modulating the expression of hypothalamic feeding-regulating peptides. *Clin Cancer Res* 2007;**13**:292–8.
233. Sullivan FJ. Palliative radiotherapy for lung cancer. In: Pass HI, Mitchell JB, Johnson DH, Turrisi AT, editors. *Lung Cancer: Principles and Practice*. Philadelphia: Lippincott-Raven; 1996. pp. 775–89.
234. Massfelder T, Lang H, Schordan E, Lindner V, Rothhut S, Welsch S, et al. Parathyroid hormone-related protein is an essential growth factor for human clear cell renal carcinoma and a target for the von Hippel-Lindau tumor suppressor gene. *Cancer Res* 2004;**64**:180–8.
235. Mula RV, Bhatia V, Falzon M. PTHrP promotes colon cancer cell migration and invasion in an integrin alpha6beta4-dependent manner through activation of Rac1. *Cancer Lett* 2010;**298**:119–27.
236. Downs TM, Burton DW, Araiza FL, Hastings RH, Deftos LJ. PTHrP stimulates prostate cancer cell growth and upregulates aldo-keto reductase 1C3. *Cancer Lett* 2011;**306**:52–9.
237. Mak IWY, Cowan RW, Turcotte RE, Singh G, Ghert M. PTHrP induces autocrine/paracrine proliferation of bone tumor cells through inhibition of apoptosis. *PLoS One* 2001;**6**:e19975.
238. Kremer R, Ochietti B, Fadhil I, Camirand A. *Anti-PTHrP monoclonal antibodies are potent proliferation inhibitors in triple-negative human breast cancer cells and potentiate the effects of taxol and doxorubicin*. Baltimore, MD: Proceedings, Annual Meeting, American Society for Bone and Mineral Research; 2013.
239. Zhang XH, Jin X, Malladi S. Selection of bone mestastasis seeds by mesenchymal signals in the primary tumor stroma. *Cell* 2013;**154**:160–73.

第 39 章

与原位和异位激素产生有关的高钙血症

Dorothy A. Fink, Natalie E. Cusano, Aline G. Costa, John P. Bilezikian

高钙血症是一种常见的内分泌问题[1]。第 41 章介绍了高钙血症的综合评估方法。门诊患者的原发性甲状旁腺功能亢进症和住院患者的恶性肿瘤是高钙血症的最常见原因[2]。这两项原因几乎占高钙血症的 90%。不管是原发性甲状旁腺功能亢进症还是恶性肿瘤，利用实验室检查都很容易识别，不过前提条件是患者肾功能正常而且不同时服用维生素 D(表 39.1)(PTHrP 作为高钙血症的病因之一已在第 38 章中单独介绍)。值得注意的是，虽然 PTH 和 PTHrP 在其 N-末端具有高度同源性，但原发性甲状旁腺功能亢进症患者的 1,25$(OH)_2$D 水平通常处于正常上限或轻度升高。PTHrP 导致的高钙血症通常不会有 1,25$(OH)_2$D 浓度升高[3,4]。

本章重点介绍高钙血症的少见病因，包括原位和异位激素分泌异常综合征。了解维生素 D 的代谢对于鉴别诊断高钙血症的少见原因很重要。维生素 D 摄取或在皮肤中形成后会发生两次羟化反应。首次羟化发生在肝脏中，维生素 D 通过肝脏中的 25-羟化酶转化为主要循环形式——25(OH)D(半衰期为 2~3 周)。第二次羟化步骤发生在肾脏中，25(OH)D 通过 1α-羟化酶(CYP27B1)转化为 1,25$(OH)_2$D，(半衰期为 4~6 小时)。肾小管细胞中也存在一种 25-羟维生素 D-24-羟化酶(CYP24)，可以催化无活性维生素 D 代谢物 24,25-二羟维生素 D 的形成。因此，1,25$(OH)_2$D 的底物 25(OH)D 和存在于肾脏中的 1α-羟化酶和 25-羟维生素 D-24-羟化酶都是决定 1,25 $(OH)_2$D 浓度的重要因素。维生素 D 摄入过多情况下 25 (OH)D 的升高在第 41 章中介绍。

1α-羟化酶主要由甲状旁腺激素(PTH)、血钙和血磷浓度，以及成纤维细胞生长因子 23(FGF23)调节[5-7]。在 PTH 和 1,25$(OH)_2$D 之间存在负反馈环路，故 1,25$(OH)_2$D 的产生将导致 PTH 进一步减少。在高钙血症的鉴别诊断中，不受上述负反馈环路调节的肾外 1α-羟化酶通常是一个重要因素，在高钙血症的情况下，1,25$(OH)_2$D 的水平正常偏高或升高，同时 PTH 受抑制，可能会有 1,25$(OH)_2$D 的肾外自主分泌[8]。肾外 1α-羟化酶的产生最常见于肉芽肿性疾病，患者活化的巨噬细胞可以在肺脏和淋巴结将 25(OH)D 转化为 1,25$(OH)_2$D。肾外 1α-羟化酶产生及其所致高钙血症的影响因素已经在多个近期研究中涉及[9-11]。

1α-羟化酶

肉芽肿性疾病和骨化三醇介导的高钙血症

结节病可以升高循环中的 1,25 $(OH)_2$D 并导致高钙血症，是最常见的肉芽肿性疾病[12]。10%~20%的结节病患者会出现高钙血症，而高钙尿的发病率至少是高

表 39.1　正常肾功能并且未补充维生素 D 的患者的实验室检查特点

	Ca	PTH	1,25$(OH)_2$D	P	PTHrP
原发性甲状旁腺功能亢进症	↑	↑	↑	↓	未检测到
体液性高钙血症	↑	↓	↓	↓	↑
局部溶骨	↑	↓	↓	正常	未检测到
骨化三醇介导	↑	↓	↑	正常或↑	未检测到

血钙的2倍[12-15]。结节病与高钙血症的关系于1939年被首先报道[16]。随后人们注意到，结节病高钙血症对维生素D合成的底物敏感，患者在阳光暴露或紫外线照射下会导致高钙血症恶化[13,17,18]。相比之下，结节病患者接受缺乏维生素D的液体配方饮食结合避免紫外线和阳光暴露被认为可以改善高血钙和高尿钙[19]。早在20世纪70年代末期，已有研究表明1,25$(OH)_2$D可能介导了结节病相关的高钙血症[20,21]。1981年，Barbour等报道了1例28岁的结节病合并肾衰竭患者，其高钙血症和升高的1,25$(OH)_2$D浓度在肾切除术后仍持续存在[22]。作者提出存在肾外来源1,25$(OH)_2$D的观点，并被随后在肺泡巨噬细胞和淋巴结中发现1,25$(OH)_2$D的研究所证实[23-25]。结节病中，1,25$(OH)_2$D介导的肠道钙吸收增加是高钙血症和骨钙吸收的主要来源。

最近，与高钙血症相关的经典肉芽肿性疾病谱已经扩展到了包括肉芽肿性肌炎。Kallas等描述了第一例巨细胞多发性肌炎患者发生了骨化三醇介导的高钙血症[26]。该患者是一名62岁女性，出现近端肌力减退和体重下降，在补充维生素D的情况下发生高钙血症，同时PTH和PTHrP受到抑制，而循环1,25$(OH)_2$D处于正常上限水平。最终被诊断为骨骼肌和心肌的巨细胞性肌炎。这类似于结节病中阳光和(或)维生素D暴露后通过增加1α-羟化酶的底物所导致的高钙血症。随后又有一篇关于肉芽肿性肌炎中骨化三醇介导的高钙血症的报道，该病例报道中患者血钙高达危及生命的20.1mg/dL。作者不能断定高钙血症完全与肉芽肿性肌炎有关，因为不能排除结节病的可能[27]。不管如何定义这些情况，现在人们已经普遍认识到，肉芽肿过程可能存在高钙血症，并且血钙的实际浓度可能非常高。

结核病是导致1,25$(OH)_2$D介导的高钙血症最常见的传染性肉芽肿性疾病[28]。与结节病相似，结核病高钙血症的机制于20世纪70年代和80年代被阐明[29-31]。鉴于钙和维生素D摄入量以及阳光暴露的区域差异，结核病中维生素D底物依赖性高钙血症的患病率仍持续存在争议[32,33]。对肾功能异常的结核病患者的研究支持存在肾外源性的1,25$(OH)_2$D[34-36]。

猫抓病是与1,25$(OH)_2$D介导的高钙血症相关的另一种传染性肉芽肿性疾病[37]，还有一些麻风病的个案报道[38-40]，这些都与1,25$(OH)_2$D不正常升高有关。此外，在感染人类免疫缺陷病毒(HIV)的患者中，高钙血症可能与真菌感染有关，尽管骨化三醇参与的证据并不明确[41-46]。组织胞浆菌病也与高钙血症相关，这个过程中PTH水平被抑制，而正常偏高水平的1,25$(OH)_2$D则提示骨化三醇可能参与其中[47]。

此外，许多炎性过程可能与1,25$(OH)_2$D介导的高钙血症有关。有关的个案报道包括克罗恩病[48,49]、Wegener肉芽肿[50-52]、朗格汉斯细胞组织细胞增多症[53]、类风湿关节炎[54]、骨性关节炎[55]、新生儿皮下脂肪坏死[56]、脂质性肺炎[57]、透析相关的肝肉芽肿[58]。造成肉芽肿反应致高钙血症的异物包括滑石[59]、硅胶[60]、铍[61]、石蜡[62]。此外，据报道，膀胱癌的膀胱内卡介苗(BCG)免疫治疗可导致肉芽肿性肝炎和高钙血症[63]。也有报道用于治疗晚期实体恶性肿瘤的药物8-Cl-cAMP可导致1,25$(OH)_2$D介导的高钙血症，但没有发现明确的肉芽肿反应[64]。

此外，还有很多个案报道记载了以1,25$(OH)_2$D浓度升高为特征的高钙血症的罕见病因。Jacobs等和Kallas等提供了关于上述个案报道的具体的文献综述[26,65]。

淋巴瘤

霍奇金淋巴瘤和非霍奇金淋巴瘤中的高钙血症已有相关报道。在非霍奇金淋巴瘤中，高钙血症最可能是由于人类T细胞白血病病毒1型(HTLV-1)相关成体T细胞淋巴瘤/白血病(ATLL)导致的[66]。恶性肿瘤本身的体液性高钙血症和局部溶骨性高钙血症是与癌症相关的最常见高钙血症原因，分泌1,25$(OH)_2$D的淋巴瘤所占比例小于1%[67]。PTHrP分泌被认为是淋巴瘤相关性高钙血症的最常见原因，但1,25$(OH)_2$D所致高钙血症也有很多报道[68]。淋巴瘤是与1,25$(OH)_2$D介导的高钙血症相关的最常见肿瘤。其中霍奇金淋巴瘤是最常见的引起1,25$(OH)_2$D介导的高钙血症，但高钙血症可能会使任何淋巴瘤变得复杂，因此循环1,25$(OH)_2$D的测定是评估肿瘤的一个重要组成部分。

多年来，人们一直在寻找淋巴瘤中1,25$(OH)_2$D介导的高钙血症的可能机制[69-71]。最初假设集中在淋巴瘤细胞产生的肾外1α-羟化酶[72]。2003年，Hewison等报道了局限于脾脏的B细胞淋巴瘤，表现为高钙血症和1,25$(OH)_2$D浓度升高，在脾切除术后恢复正常[73]。切除脾脏组织的免疫组化研究显示巨噬细胞中1α-羟化酶阳性染色，而在淋巴瘤细胞中无阳性染色。

淋巴瘤除了通过肾外1α-羟化酶导致高钙血症之外，还有报道卵巢无性细胞瘤引起的高钙血症伴1,25$(OH)_2$D浓度的升高[74]。Evans等人通过免疫定位研究发现，肿瘤细胞和相关浸润的炎性巨噬细胞可以表达1α-羟化酶[75]。其他关于恶性肿瘤的报道包括浆细胞肉芽肿[76]、精原细胞瘤[77]、平滑肌母细胞瘤[78]、诊断为肉芽肿性松弛性皮肤病的 T 细胞淋巴增生性疾病[79]、鳞状细胞支气管癌[80]。支气管恶性肿瘤引起 1,25$(OH)_2D$ 升高导致高钙血症的情况比较罕见，一般认为鳞状细胞癌与 PTHrP 介导的高钙血症密切相关。

继发于肉芽肿性疾病的高血钙或高尿钙的患者应对导致高钙血症的其他疾病进行评估。例如，在 1,25$(OH)_2D$ 分泌增加的情况下，如果结节病患者的 PTH 存在异常，则应该对原发性甲状旁腺功能亢进症的可能性进行评估。此外，PTHrP 介导的高钙血症情况下，1,25$(OH)_2D$ 浓度应是下降的，当出现 1,25$(OH)_2D$ 升高时则应怀疑有两个独立的致病机制导致。

首先，如果可能，必须治疗潜在的疾病，同时控制肠钙吸收和肾外 1,25$(OH)_2D$ 合成。降低钙、草酸盐和维生素 D 摄入以及减少阳光照射也是血钙管理的重要组成部分。对于任何疑似肉芽肿病的患者，都应该慎重补充钙和维生素 D。据报道，皮质类固醇有助于改善肉芽肿介导的高钙血症，但并不是在所有情况下都有效。因此，必须考虑每名患者的风险效益比[28,81,78]。在一篇关于对淋巴瘤中 1,25(OH) 介导的高钙血症治疗的综述中，Seymour 等人得出结论：精确的皮质类固醇剂量是未知的，但泼尼松≥40mg/d 通常是有效的[4]。对于那些对糖皮质激素没有反应的患者，则对酮康唑（一种 P450 抑制剂）在结节病和肺结核患者中的有效性进行了研究[83-85]。

1,25$(OH)_2D$通过肾脏 1α-羟化酶介导的高钙血症

上述肉芽肿性疾病通过肾外生成 1α-羟化酶导致高钙血症。然而，肾脏产生 1α-羟化酶可能受非经典通路包括胰岛素样生长因子-I(IGF-I)的影响。Shah 等和 Manroa 等报道，肢端肥大症和高钙血症被认为是 1,25$(OH)_2D$ 引起的。肢端肥大症患者的高血钙症最常见于合并存在原发性甲状旁腺功能亢进症，病例报告显示，完全肿瘤切除缓解了 3 例患者中 2 例患者 1,25$(OH)_2D$ 介导的高钙血症[86,87]。在 1 例残留肿瘤患者中，高钙血症并未消退，1,25$(OH)_2D$ 浓度仍然升高[86]。虽然在肢端肥大症患者中，1,25$(OH)_2D$ 介导的高钙血症的机制尚未完全阐明，但动物研究表明 IGF-I 可能刺激 1,25$(OH)_2D$ 的产生[88,89]。

25-羟维生素 D-24-羟化酶

25-羟维生素 D-24-羟化酶（CYP24A1）存在于肾小管上皮细胞中，产生 24,25-二羟维生素 D，其为 1,25$(OH)_2D$ 的无活性代谢物。缺乏这种酶会使 1,25$(OH)_2D$ 浓度升高，最终导致高钙血症[90,91]。2011 年，在特发性高钙血症儿童中首次报道了功能缺失突变的存在[92]。Streeten 等报道了具有这种突变的第一例47 岁成年患者，其在 19 岁时患有肾结石病，39 岁时被发现患有高钙血症，遗传分析显示存在 E143del 突变。Jacobs 等描述了 1 例 73 岁的慢性高钙血症患者 1,25$(OH)_2D$ 异常升高以及肾结石（20 岁时首次出现肾结石症状）反复发作，但未对可能存在的肉芽肿性疾病进行评估[93]。该患者的高钙血症在应用氢氯噻嗪后出现恶化，对糖皮质激素治疗没有反应，应用酮康唑治疗则可以得到改善，同时患者血清 24,25-二羟维生素 D 水平较低，CYP24A1 的遗传分析显示为 E143del 纯合突变[90]。

具有 CYP24A1 突变和 1,25$(OH)_2D$ 升高或正常偏高的患者与许多肾外 1α-羟化酶介导的高钙血症患者一样对糖皮质激素没有反应[91,93]。有个案报道提出酮康唑（200mg，每天 2 次）可以降低高血钙和高尿钙，包括肾结石和肾钙质沉积症，但同时应考虑酮康唑可能引起的并发症。

恶性肿瘤相关高钙血症中各种细胞因子变化的系统评估

高钙血症是癌症最常见的代谢并发症之一，高达 30%的患者存在这个问题。其发生也是预后不良的一个指标，大约 50%的患者将在 30 天内死于其原发疾病[67,94,95]。溶骨性转移占恶性肿瘤相关的高钙血症的 20%。本节中，我们回顾了在恶性肿瘤相关高钙血症中细胞因子升高的可能作用，以及乳腺癌和多发性骨髓瘤中溶骨破坏引起高钙血症的相关因素。甲状旁腺激素相关肽（PTHrP）通常是乳腺癌高钙血症的致病因素，已在第 38 章中讨论。

恶性肿瘤的系统表现可归纳为循环促炎细胞因子的产生，其由肿瘤细胞产生并释放到血液循环中。除了 PTHrP 外，其他细胞因子包括 IL-1、IL-3、IL-6、IL-7 和 TNF-α。最初，这些因子在肿瘤局部微环境中由肿瘤细胞释放，并与 PTHrP 一起促进骨破坏，而高钙血症往往是但不全是骨破坏的结果。动物实验显示，PTHrP 是恶性肿瘤全身高钙血症的主要介质，而其他细胞因子似乎作为局部因素起作用。此外，研究显示 PTHrP 的循环浓度与各种类型癌症患者的高钙血症相关。

乳腺癌

乳腺癌中的高钙血症最常见于广泛溶骨性转移。既往经验认为，骨破坏由肿瘤细胞侵入骨组织直接导致。然而，扫描电镜研究已经证实乳腺癌中骨吸收增加主要是肿瘤局部激活的破骨细胞介导[99]。乳腺癌肿瘤细胞直接或间接增加破骨细胞的数量并促进其分化。破骨细胞的骨吸收作用又反过来从骨中释放，从而增加肿瘤生长和骨吸收的因子[100]。即使在PTHrP的血清浓度不升高的情况下，骨微环境中浓度增加的PTHrP似乎仍是局灶性骨溶解的重要介质[101]。乳腺癌细胞转移到骨后，PTHrP的产生将增加，PTHrP存在于92%的乳腺癌转移癌中，以及60%的原发性乳腺癌中。目前还不清楚这是否仅仅是由于在骨微环境中可以产生PTHrP，还是那些能够促进PTHrP生成的肿瘤更容易转移。在动物模型中，中和PTHrP的抗体可以预防溶骨性转移的发展[102]。

转化生长因子-β(TGF-β)是在骨吸收过程中释放的蛋白质，可以控制细胞的分化和增殖，已证实TGF-β可促进肿瘤细胞PTHrP的局部产生，从而增加骨微环境中的浓度[103,104]。TGF-β和PTHrP在旁分泌反馈环路中相互加强，PTHrP刺激骨吸收增加TGF-β浓度，导致PTHrP进一步产生和持续骨吸收的“恶性循环”[100]。骨破坏增加局部钙浓度，这也增加了PTHrP的产生，并进一步促进肿瘤生长[105]。在鼠模型中，与对照组相比，具有TGF-β受体显性突变的实验组会导致肿瘤负荷降低，破骨细胞数量减少，骨质溶解度降低，生存期延长，从而说明了TGF-β的重要性[106]。

PTHrP的局部产生可作用于骨髓基质细胞以诱导NFκB配体受体激活物(RANKL)的表达，后者是一种肿瘤坏死因子(TNF)家族成员。RANKL可以结合到破骨细胞前体上的κB受体激活剂(RANK)，随后诱导破骨细胞分化、活化并引起进一步的骨吸收。乳腺肿瘤细胞还可以合成或诱导各种细胞因子和趋化因子的生成，包括TGF-α、白细胞介素-1α(IL-1α)、IL-1、IL-6、TNFVα、血管内皮生长因子(VEGF)和前列腺素E_2等，这些细胞因子也有诱导破骨细胞形成和引起骨吸收的作用[107-109]。这些因素可能共同导致乳腺癌的破坏性骨病和继发性高钙血症。

预防骨转移和高钙血症是乳腺癌患者治疗的重要目标。在这个过程中，骨吸收机制的重要性引起了人们对双膦酸盐抑制破骨细胞可能是化疗有效辅助治疗的研究。有证据表明，唑来膦酸可以预防雌激素缺乏性肿瘤患者的骨转移[110,111]。不推荐在没有明确出现远处骨转移的患者中预防性使用双膦酸盐[112]。狄诺塞麦是一种RANK配体(RANKL)抑制剂，一项临床试验正在研究使用狄诺塞麦作为乳腺癌骨转移的辅助治疗(NCT01077154)。此外，在乳腺癌治疗方面，患有晚期乳腺癌和广泛骨骼转移的患者在应用雌激素或抗雌激素(即他莫昔芬)治疗时可能会出现高钙血症，这可能是由于骨吸收因子从肿瘤细胞中释放引起的[113-115]。在上述病例中对于高钙血症的治疗均是必要的[113]。

多发性骨髓瘤

除乳腺癌外，高钙血症还可发生在血液恶性肿瘤中，特别是多发性骨髓瘤(MM)。MM也是通过溶骨性过程引起高钙血症的恶性肿瘤之一。溶骨破坏是MM最常出现的骨骼并发症，并可能导致高钙血症、骨痛、病理性骨折和生活质量的恶化[116]。在MM诊断时，多达30%的患者会发现高钙血症，其中约一半的血钙浓度超过11mg/dL[117]。而钙结合性骨髓瘤蛋白导致MM中无症状高钙血症的个案报道引起人们对由于人为原因错误诊断高钙血症的可能性的关注。在这些患者中，血清离子钙浓度均正常。当MM患者出现明显的高钙血症而没有症状时，应考虑是否是由钙结合性骨髓瘤蛋白的存在所致[118]。在大多数情况下，MM中的高钙血症是由MM细胞的局部溶解作用而不是体液效应所致。成骨细胞分化抑制与溶骨效应活化是造成这些患者高钙血症的原因之一[119]。超过80%的MM患者在疾病过程中会发生溶骨性破坏，说明了在MM中骨骼受累的重要性[120]。

MM中骨骼的迅速破坏与骨髓中浆细胞产生局部介质有关[121]。骨髓瘤的常见特征是骨丢失，是骨形成和骨吸收解偶联造成的。即使在大多数恶性肿瘤的骨转移中，骨形成和骨吸收这两个骨重构单位的组成部分也会得以维持。然而，在MM中，破骨细胞活性的增加与成骨细胞活性降低相关[122]。在骨微环境中，骨丢失过程由骨髓中的MM细胞引发，并与骨髓基质细胞相互作用，从而增加破骨细胞活化因子RANKL、IL-6、IL-3和巨噬细胞炎症蛋白-1(MIP-1α)的产生[123]。尽管MM细胞中这些因子的作用大多是局部的，但OPG、RANKL和MIP-1α的循环浓度与MM骨病的严重程度有关，这不同于IL-6和TNF-α，IL-3的循环水平异常升高[124]。

组织学检查发现，MM 中活性增加的破骨细胞与 MM 细胞相邻。破骨细胞数量的增加伴随着骨髓内 MM 细胞激活。如果没有 MM 细胞侵入，就不发现到破骨细胞数量的增加。释放生长因子与骨吸收增强有关，这有助于血管生成和肿瘤生长。局部释放的 IL-6、骨桥蛋白和其他血管生成因子如 MMP9，通过 MM 细胞与破骨细胞之间的接触完成对破骨细胞的刺激。如上所述，MM 细胞促进破骨细胞活性增强及引起的骨吸收增加也参与了恶性肿瘤中这种“恶性循环”的建立，从而促进肿瘤的进一步生长[125,126]。

造成 MM 中增强的破骨细胞活性与骨形成过程解偶联的另一种机制是由于 MM 细胞产生骨代谢相关的 Wnt 信号通路拮抗蛋白增加。这些蛋白包括硬骨素、Dickkopf1（DKK-1）、可溶性卷曲相关蛋白 2（sFRP2）和 sFRP-3，它们共同抑制成骨细胞分化和功能[127-129]。Wnt 信号通路调节因子作用的最佳证据来自 DKK-1 的测定。与对照组甚至意义不明的单克隆性球蛋白病（MGUS）相比，DKK-1 在 MM 中浓度明显增高。此外，局灶性骨破坏的患者也会过表达 DKK-1[130]。而且在 MM 中，溶骨性破坏的数量与 DKK-1 水平相关[131]。DKK-1 在 MM 中的关键作用的进一步证据是，与那些对治疗没有反应的 MM 患者相比，当 MM 患者对治疗有反应时，DKK-1 浓度显著减少[132]。目前，抗 DKK-1 中和抗体已被作为 MM 治疗方案的一部分进行评估。

抑制成骨细胞分化和功能的另一种可能机制是 MM 细胞和骨原细胞之间的相互作用，导致成骨细胞中 IL-6 和 IL-3 的局部上调，以及 OPG mRNA 的下调。在 MM 患者的骨髓中，IL-7 的浓度也是潜在的成骨细胞分化抑制剂[126]。已经证明，MM 细胞通过细胞与细胞接触抑制 Runx2/Cbfal 活性，可以抑制成骨细胞的形成和分化[116]。由于在 Runx2/Cbfal 作用下，骨原细胞 OPG 分泌增加，后者抑制 Runx2/Cbfal 的作用可能会增加破骨细胞的生成[133]。

长期以来，双膦酸盐被用于治疗 MM 患者的骨病，目的是防止新的骨骼破坏，对 MM 进展有潜在的抑制作用。通过抑制破骨细胞活性，骨吸收得以减少，同时减少了包括高钙血症在内的骨骼相关不良事件的发生[134]。在 MM 治疗方案中，其他靶向调控 MM 中骨重构解偶联的药物如 denosumab，目前正在试验中。

（李栋　徐鹏程　译）

参考文献

1. Bilezikian JP. Management of acute hypercalcemia. *N Engl J Med* 1992;**326**:1196–203.
2. Horwitz MJHS, Stewart AF. Non-Parathyoid Hypercalcemia. In: Rosen CJ, editor. *Primer on the Metabolic Bone diseases and disorders of Mineral Metabolism*. 8th ed. Washington DC: American Society for Bone and Mineral Research; 2013. pp. 562–71.
3. Nakayama K, Fukumoto S, Takeda S, Takeuchi Y, Ishikawa T, Miura M, et al. Differences in bone and vitamin D metabolism between primary hyperparathyroidism and malignancy-associated hypercalcemia. *J Clin Endocrinol Metab* 1996;**81**:607–11.
4. Seymour JF, Gagel RF. Calcitriol: the major humoral mediator of hypercalcemia in Hodgkin's disease and non-Hodgkin's lymphomas. *Blood* 1993;**82**:1383–94.
5. Perwad F, Portale AA. Vitamin D metabolism in the kidney: regulation by phosphorus and fibroblast growth factor 23. *Mol Cell Endocrinol* 2011;**347**:17–24.
6. Christakos S, Ajibade DV, Dhawan P, Fechner AJ, Mady LJ. Vitamin D: metabolism. *Rheum Dis Clin North Am* 2012;**38**:1–11, vii.
7. Takeyama K, Kato S. The vitamin D3 1alpha-hydroxylase gene and its regulation by active vitamin D3. *Biosci Biotechnol Biochem* 2011;**75**:208–13.
8. Hewison M, Burke F, Evans KN, Lammas DA, Sansom DM, Liu P, et al. Extra-renal 25-hydroxyvitamin D3-1alpha-hydroxylase in human health and disease. *J Steroid Biochem Mol Biol* 2007;**103**:316–21.
9. Adams JS, Rafison B, Witzel S, Reyes RE, Shieh A, Chun R, et al. Regulation of the extrarenal CYP27B1-hydroxylase. *J Steroid Biochem Mol Biol* 2013; ii:S0960-0760(13) 00282–3.
10. Adams JS, Hewison M. Extrarenal expression of the 25-hydroxyvitamin D-1-hydroxylase. *Arch Biochem Biophys* 2012;**523**:95–102.
11. Bacchetta J, Sea JL, Chun RF, Lisse TS, Wesseling-Perry K, Gales B, et al. Fibroblast growth factor 23 inhibits extrarenal synthesis of 1,25-dihydroxyvitamin D in human monocytes. *J Bone Miner Res* 2013;**28**:46–55.
12. Winnacker JL, Becker KL, Katz S. Endocrine aspects of sarcoidosis. *N Engl J Med* 1968;**278**:427–34.
13. Taylor RL, Lynch Jr HJ, Wysor Jr WG. Seasonal influence of sunlight on the hypercalcemia of sarcoidosis. *Am J Med* 1963;**34**:221–7.
14. MacSearraigh ET, Doyle CT, Twomey M, O'Sullivan DJ. Sarcoidosis with renal involvement. *Postgrad Med J* 1978;**54**:528–32.
15. Goldstein RA, Israel HL, Becker KL, Moore CF. The infrequency of hypercalcemia in sarcoidosis. *Am J Med* 1971;**51**:21–30.
16. Harrell GT, Fisher S. Blood chemical changes in Boeck's sarcoid with particular reference to protein, calcium and phosphatase values. *J Clin Invest* 1939;**18**:687–93.
17. Demetriou ET, Pietras SM, Holick MF. Hypercalcemia and soft tissue calcification owing to sarcoidosis: the sunlight-cola connection. *J Bone Miner Res* 2010;**25**:1695–9.
18. Dent CE. Calcium metabolism in sarcoidosis. *Postgrad Med J* 1970;**46**:471–3.
19. Hendrix JZ. Abnormal skeletal mineral metabolism in sarcoidosis. *Ann Intern Med* 1966;**64**:797–805.
20. Bell NH, Stern PH, Pantzer E, Sinha TK, DeLuca HF. Evidence that increased circulating 1 alpha, 25-dihydroxyvitamin D is the probable cause for abnormal calcium metabolism in sarcoidosis. *J Clin Invest* 1979;**64**:218–25.
21. Papapoulos SE, Clemens TL, Fraher LJ, Lewin IG, Sandler LM, O'Riordan JL. 1,25-dihydroxycholecalciferol in the pathogenesis of the hypercalcaemia of sarcoidosis. *Lancet* 1979;**1**:627–30.
22. Barbour GL, Coburn JW, Slatopolsky E, Norman AW, Horst RL. Hypercalcemia in an anephric patient with sarcoidosis: evidence

for extrarenal generation of 1,25-dihydroxyvitamin D. *N Engl J Med* 1981;**305**:440–3.
23. Adams JS, Sharma OP, Gacad MA, Singer FR. Metabolism of 25-hydroxyvitamin D3 by cultured pulmonary alveolar macrophages in sarcoidosis. *J Clin Invest* 1983;**72**:1856–60.
24. Adams JS, Singer FR, Gacad MA, Sharma OP, Hayes MJ, Vouros P, et al. Isolation and structural identification of 1,25-dihydroxyvitamin D3 produced by cultured alveolar macrophages in sarcoidosis. *J Clin Endocrinol Metab* 1985;**60**:960–6.
25. Mason RS, Frankel T, Chan YL, Lissner D, Posen S. Vitamin D conversion by sarcoid lymph node homogenate. *Ann Intern Med* 1984;**100**:59–61.
26. Kallas M, Green F, Hewison M, White C, Kline G. Rare causes of calcitriol-mediated hypercalcemia: a case report and literature review. *J Clin Endocrinol Metab* 2010;**95**:3111–7.
27. Zhang JT, Chan C, Kwun SY, Benson KA. A case of severe 1,25-dihydroxyvitamin D-mediated hypercalcemia due to a granulomatous disorder. *J Clin Endocrinol Metab* 2012;**97**:2579–83.
28. Shai F, Baker RK, Addrizzo JR, Wallach S. Hypercalcemia in mycobacterial infection. *J Clin Endocrinol Metab* 1972;**34**:251–6.
29. Abbasi AA, Chemplavil JK, Farah S, Muller BF, Arnstein AR. Hypercalcemia in active pulmonary tuberculosis. *Ann Intern Med* 1979;**90**:324–8.
30. Sharma SC. Serum calcium in pulmonary tuberculosis. *Postgrad Med J* 1981;**57**:694–6.
31. Kitrou MP, Phytou-Pallikari A, Tzannes SE, Virvidakis K, Mountokalakis TD. Hypercalcemia in active pulmonary tuberculosis. *Ann Intern Med* 1982;**96**:255.
32. Fuss M, Karmali R, Pepersack T, Bergans A, Dierckx P, Prigogine T, et al. Are tuberculous patients at a great risk from hypercalcemia? *Q J Med* 1988;**69**:869–78.
33. Chan TY. Differences in vitamin D status and calcium intake: possible explanations for the regional variations in the prevalence of hypercalcemia in tuberculosis. *Calcif Tissue Int* 1997;**60**:91–3.
34. Gkonos PJ, London R, Hendler ED. Hypercalcemia and elevated 1,25-dihydroxyvitamin D levels in a patient with end-stage renal disease and active tuberculosis. *N Engl J Med* 1984;**311**:1683–5.
35. Peces R, Alvarez J. Hypercalcemia and elevated 1,25(OH)2D3 levels in a dialysis patient with disseminated tuberculosis. *Nephron* 1987;**46**:377–9.
36. Felsenfeld AJ, Drezner MK, Llach F. Hypercalcemia and elevated calcitriol in a maintenance dialysis patient with tuberculosis. *Arch Intern Med* 1986;**146**:1941–5.
37. Bosch X. Hypercalcemia due to endogenous overproduction of active vitamin D in identical twins with cat-scratch disease. *JAMA* 1998;**279**:532–4.
38. Hoffman VN, Korzeniowski OM. Leprosy, hypercalcemia, and elevated serum calcitriol levels. *Ann Intern Med* 1986;**105**:890–1.
39. Ryzen E, Rea TH, Singer FR. Hypercalcemia and abnormal 1,25-dihydroxyvitamin D concentrations in leprosy. *Am J Med* 1988;**84**:325–9.
40. Couri CE, Foss NT, Dos Santos CS, de Paula FJ. Hypercalcemia secondary to leprosy. *Am J Med Sci* 2004;**328**:357–9.
41. Ali MY, Gopal KV, Llerena LA, Taylor HC. Hypercalcemia associated with infection by Cryptococcus neoformans and Coccidioides immitis. *Am J Med Sci* 1999;**318**:419–23.
42. Delahunt JW, Romeril KE. Hypercalcemia in a patient with the acquired immunodeficiency syndrome and Mycobacterium avium intracellulare infection. *J Acquir Immune Defic Syndr* 1994;**7**:871–2.
43. Playford EG, Bansal AS, Looke DF, Whitby M, Hogan PG. Hypercalcaemia and elevated 1,25(OH)(2)D(3) levels associated with disseminated Mycobacterium avium infection in AIDS. *J Infect* 2001;**42**:157–8.
44. Ahmed B, Jaspan JB. Case report: hypercalcemia in a patient with AIDS and Pneumocystis carinii pneumonia. *Am J Med Sci* 1993;**306**:313–6.
45. Aly ES, Baig M, Khanna D, Baumann MA. Hypercalcaemia: a clue to Mycobacterium avium intracellulare infection in a patient with AIDS. *Int J Clin Pract* 1999;**53**:227–8.
46. Zaloga GP, Chernow B, Eil C. Hypercalcemia and disseminated cytomegalovirus infection in the acquired immunodeficiency syndrome. *Ann Intern Med* 1985;**102**:331–3.
47. Murray JJ, Heim CR. Hypercalcemia in disseminated histoplasmosis. Aggravation by vitamin D. *Am J Med* 1985;**78**:881.
48. Bosch X. Hypercalcemia due to endogenous overproduction of 1,25-dihydroxyvitamin D in Crohn's disease. *Gastroenterology* 1998;**114**:1061–5.
49. Tuohy KA, Steinman TI. Hypercalcemia due to excess 1,25-dihydroxyvitamin D in Crohn's disease. *Am J Kidney Dis* 2005;**45**:e3–6.
50. Edelson GW, Talpos GB, Bone 3rd HG. Hypercalcemia associated with Wegener's granulomatosis and hyperparathyroidism: etiology and management. *Am J Nephrol* 1993;**13**:275–7.
51. Shaker JL, Redlin KC, Warren GV, Findling JW. Case report: hypercalcemia with inappropriate 1,25-dihydroxyvitamin D in Wegener's granulomatosis. *Am J Med Sci* 1994;**308**:115–8.
52. Bosch X, Lopez-Soto A, Morello A, Olmo A, Urbano-Marquez A. Vitamin D metabolite-mediated hypercalcemia in Wegener's granulomatosis. *Mayo Clin Proc* 1997;**72**:440–4.
53. Al-Ali H, Yabis AA, Issa E, Salem Z, Tawil A, Khoury N, et al. Hypercalcemia in Langerhans' cell granulomatosis with elevated 1,25 dihydroxyvitamin D (calcitriol) level. *Bone* 2002;**30**:331–4.
54. Gates S, Shary J, Turner RT, Wallach S, Bell NH. Abnormal calcium metabolism caused by increased circulating 1,25-dihydroxyvitamin D in a patient with rheumatoid arthritis. *J Bone Miner Res* 1986;**1**:221–6.
55. Shaker JL, Auger GE, Wendt PP, Findling JW. Hypercalcemia associated with dysregulation of 1,25-dihydroxyvitamin D in arthritis. *J Endocrinol Invest* 1992;**15**:771–5.
56. Finne PH, Sanderud J, Aksnes L, Bratlid D, Aarskog D. Hypercalcemia with increased and unregulated 1,25-dihydroxyvitamin D production in a neonate with subcutaneous fat necrosis. *J Pediatr* 1988;**112**:792–4.
57. Greenaway TM, Caterson ID. Hypercalcemia and lipoid pneumonia. *Aust NZ J Med* 1989;**19**:713–5.
58. Hardy P, Morinière PH, Tribout B, Hamdini N, Marié A, Bouffandeau B, et al. Liver granulomatosis is not an exceptional cause of hypercalcemia with hypoparathyroidism in dialysis patients. *J Nephrol* 1999;**12**:398–403.
59. Woywodt A, Schneider W, Goebel U, Luft FC. Hypercalcemia due to talc granulomatosis. *Chest* 2000;**117**:1195–6.
60. Kozeny GA, Barbato AL, Bansal VK, Vertuno LL, Hano JE. Hypercalcemia associated with silicone-induced granulomas. *N Engl J Med* 1984;**311**:1103–5.
61. Stoeckle JD, Hardy HL, Weber AL. Chronic beryllium disease. Long-term follow-up of sixty cases and selective review of the literature. *Am J Med* 1969;**46**:545–61.
62. Albitar S, Genin R, Fen-Chong M, Schohn D, Riviere JP, Serveaux MO, et al. Multisystem granulomatous injuries 28 years after paraffin injections. *Nephrol Dial Transplant* 1997;**12**:1974–6.
63. Schattner A, Gilad A, Cohen J. Systemic granulomatosis and hypercalcaemia following intravesical bacillus Calmette-Guerin immunotherapy. *J Intern Med* 2002;**251**:272–7.
64. Saunders MP, Salisbury AJ, O'Byrne KJ, Long L, Whitehouse RM, Talbot DC, et al. A novel cyclic adenosine monophosphate analog induces hypercalcemia via production of 1,25-dihydroxyvitamin D in patients with solid tumors. *J Clin Endocrinol Metab* 1997;**82**:4044–8.
65. Jacobs TP, Bilezikian JP. Clinical review: rare causes of hypercalcemia. *J Clin Endocrinol Metab* 2005;**90**:6316–22.
66. Johnston SR, Hammond PJ. Elevated serum parathyroid hormone related protein and 1,25-dihydroxycholecalciferol in hypercalcaemia associated with adult T-cell leukaemia-lymphoma. *Postgrad Med J* 1992;**68**:753–5.

67. Stewart AF. Clinical practice. Hypercalcemia associated with cancer. *N Engl J Med* 2005;**352**:373–9.
68. Firkin F, Schneider H, Grill V. Parathyroid hormone-related protein in hypercalcemia associated with hematological malignancy. *Leuk Lymphoma* 1998;**29**:499–506.
69. Breslau NA, McGuire JL, Zerwekh JE, Frenkel EP, Pak CY. Hypercalcemia associated with increased serum calcitriol levels in three patients with lymphoma. *Ann Intern Med* 1984;**100**:1–6.
70. Rosenthal N, Insogna KL, Godsall JW, Smaldone L, Waldron JA, Stewart AF. Elevations in circulating 1,25-dihydroxyvitamin D in three patients with lymphoma-associated hypercalcemia. *J Clin Endocrinol Metab* 1985;**60**:29–33.
71. Zaloga GP, Eil C, Medbery CA. Humoral hypercalcemia in Hodgkin's disease. Association with elevated 1,25-dihydroxycholecalciferol levels and subperiosteal bone resorption. *Arch Intern Med* 1985;**145**:155–7.
72. Davies M, Mawer EB, Hayes ME, Lumb GA. Abnormal vitamin D metabolism in Hodgkin's lymphoma. *Lancet* 1985;**1**: 1186–8.
73. Hewison M, Kantorovich V, Liker HR, Van Herle AJ, Cohan P, Zehnder D, et al. Vitamin D-mediated hypercalcemia in lymphoma: evidence for hormone production by tumor-adjacent macrophages. *J Bone Miner Res* 2003;**18**:579–82.
74. Hibi M, Hara F, Tomishige H, Nishida Y, Kato T, Okumura N, et al. 1,25-dihydroxyvitamin D-mediated hypercalcemia in ovarian dysgerminoma. *Pediatr Hematol Oncol* 2008;**25**:73–8.
75. Evans KN, Taylor H, Zehnder D, Kilby MD, Bulmer JN, Shah F, et al. Increased expression of 25-hydroxyvitamin D-1alpha-hydroxylase in dysgerminomas: a novel form of humoral hypercalcemia of malignancy. *Am J Pathol* 2004;**165**:807–13.
76. Helikson MA, Havey AD, Zerwekh JE, Breslau NA, Gardner DW. Plasma-cell granuloma producing calcitriol and hypercalcemia. *Ann Intern Med* 1986;**105**:379–81.
77. Grote TH, Hainsworth JD. Hypercalcemia and elevated serum calcitriol in a patient with seminoma. *Arch Intern Med* 1987;**147**:2212–3.
78. Maislos M, Sobel R, Shany S. Leiomyoblastoma associated with intractable hypercalcemia and elevated 1,25-dihydroxycholecalciferol levels. Treatment by hepatic enzyme induction. *Arch Intern Med* 1985;**145**:565–7.
79. Karakelides H, Geller JL, Schroeter AL, Chen H, Behn PS, Adams JS, et al. Vitamin D-mediated hypercalcemia in slack skin disease: evidence for involvement of extrarenal 25-hydroxyvitamin D 1alpha-hydroxylase. *J Bone Miner Res* 2006;**21**:1496–9.
80. Akai PS, Wong T, Chang-Poon V, Green F, Whitelaw WA, Hanley DA. Resectable bronchogenic carcinoma presenting with hypercalcemia: tumor-associated granulomatous reaction and probable production of 1,25-dihydroxyvitamin D. *Clin Invest Med* 1989;**12**:212–6.
81. Sandler LM, Winearls CG, Fraher LJ, Clemens TL, Smith R, O'Riordan JL. Studies of the hypercalcaemia of sarcoidosis: effect of steroids and exogenous vitamin D3 on the circulating concentrations of 1,25-dihydroxy vitamin D3. *Q J Med* 1984;**53**:165–80.
82. Reichel H, Koeffler HP, Barbers R, Norman AW. Regulation of 1,25-dihydroxyvitamin D3 production by cultured alveolar macrophages from normal human donors and from patients with pulmonary sarcoidosis. *J Clin Endocrinol Metab* 1987;**65**:1201–9.
83. Conron M, Beynon HL. Ketoconazole for the treatment of refractory hypercalcemic sarcoidosis. *Sarcoidosis Vasc Diffuse Lung Dis* 2000;**17**:277–80.
84. Saggese G, Bertelloni S, Baroncelli GI, Di Nero G. Ketoconazole decreases the serum ionized calcium and 1,25-dihydroxyvitamin D levels in tuberculosis-associated hypercalcemia. *Am J Dis Child* 1993;**147**:270–3.
85. Glass AR, Cerletty JM, Elliott W, Lemann Jr J, Gray RW, Eil C. Ketoconazole reduces elevated serum levels of 1,25-dihydroxyvitamin D in hypercalcemic sarcoidosis. *J Endocrinol Invest* 1990;**13**:407–13.
86. Shah R, Licata A, Oyesiku NM, Ioachimescu AG. Acromegaly as a cause of 1,25-dihydroxyvitamin D-dependent hypercalcemia: case reports and review of the literature. *Pituitary* 2012;**15**(Suppl. 1): S17–22.
87. Manroa P, Kannan S, Hatipoglu B, Licata A. Hypercalcemia and acromegaly—clarifying the connections. A case report and review of the literature. *Endocr Pract* 2014:1–14.
88. Menaa C, Vrtovsnik F, Friedlander G, Corvol M, Garabedian M. Insulin-like growth factor I, a unique calcium-dependent stimulator of 1,25-dihydroxyvitamin D3 production. Studies in cultured mouse kidney cells. *J Biol Chem* 1995;**270**:25461–7.
89. Nesbitt T, Drezner MK. Insulin-like growth factor-I regulation of renal 25-hydroxyvitamin D-1-hydroxylase activity. *Endocrinology* 1993;**132**:133–8.
90. Streeten EA, Zarbalian K, Damcott CM. CYP24A1 mutations in idiopathic infantile hypercalcemia. *N Engl J Med* 2011;**365**:1741–2. author reply 2–3.
91. Tebben PJ, Milliner DS, Horst RL, Harris PC, Singh RJ, Wu Y, et al. Hypercalcemia, hypercalciuria, and elevated calcitriol concentrations with autosomal dominant transmission due to CYP24A1 mutations: effects of ketoconazole therapy. *J Clin Endocrinol Metab* 2012;**97**:E423–7.
92. Schlingmann KP, Kaufmann M, Weber S, Irwin A, Goos C, John U, et al. Mutations in CYP24A1 and idiopathic infantile hypercalcemia. *N Engl J Med* 2011;**365**:410–21.
93. Jacobs TP, Kaufman M, Jones G, Kumar R, Schlingmann KP, Shapses S, et al. A lifetime of hypercalcemia and hypercalciuria, finally explained. *J Clin Endocrinol Metab* 2014;**99**:708–12.
94. Ralston SH, Gallacher SJ, Patel U, Campbell J, Boyle IT. Cancer-associated hypercalcemia: morbidity and mortality. Clinical experience in 126 treated patients. *Ann Intern Med* 1990;**112**:499–504.
95. Grill V, Martin TJ. Hypercalcemia of malignancy. *Rev Endocr Metab Disord* 2000;**1**:253–63.
96. Horwitz MJ, Hodak SP, Stewart AF. Non-parathyroid hypercalcemia. In: Rosen CJ, editor. *Primer on the Metabolic Bone Diseases and Disorders of Mineral Metabolism*. 8th ed. Ames, Iowa: Wiley-Blackwell; 2013. pp. 562–71.
97. Sato K, Fujii Y, Kasono K, Ozawa M, Imamura H, Kanaji Y, et al. Parathyroid hormone-related protein and interleukin-1 alpha synergistically stimulate bone resorption in vitro and increase the serum calcium concentration in mice in vivo. *Endocrinology* 1989;**124**:2172–8.
98. Nagai Y, Yamato H, Akaogi K, Hirose K, Ueyama Y, Ikeda K, et al. Role of interleukin-6 in uncoupling of bone in vivo in a human squamous carcinoma coproducing parathyroid hormone-related peptide and interleukin-6. *J Bone Miner Res* 1998;**13**:664–72.
99. Taube T, Elomaa I, Blomqvist C, Beneton MN, Kanis JA. Histomorphometric evidence for osteoclast-mediated bone resorption in metastatic breast cancer. *Bone* 1994;**15**:161–6.
100. Roodman GD. Mechanisms of bone metastasis. *N Engl J Med* 2004;**350**:1655–64.
101. Powell GJ, Southby J, Danks JA, Stillwell RG, Hayman JA, Henderson MA, et al. Localization of parathyroid hormone-related protein in breast cancer metastases: increased incidence in bone compared with other sites. *Cancer Res* 1991;**51**:3059–61.
102. Guise TA, Yin JJ, Taylor SD, Kumagai Y, Dallas M, Boyce BF, et al. Evidence for a causal role of parathyroid hormone-related protein in the pathogenesis of human breast cancer-mediated osteolysis. *J Clin Invest* 1996;**98**:1544–9.
103. Pfeilschifter J, Mundy GR. Modulation of type beta transforming growth factor activity in bone cultures by osteotropic hormones. *Proc Natl Acad Sci USA* 1987;**84**:2024–8.
104. Kiriyama T, Gillespie MT, Glatz JA, Fukumoto S, Moseley JM, Martin TJ. Transforming growth factor beta stimulation of parathyroid hormone-related protein (PTHrP): a paracrine regulator?

Mol Cell Endocrinol 1993;**92**:55–62.
105. Buchs N, Manen D, Bonjour JP, Rizzoli R. Calcium stimulates parathyroid hormone-related protein production in Leydig tumor cells through a putative cation-sensing mechanism. *Eur J Endocrinol* 2000;**142**:500–5.
106. Yin JJ, Selander K, Chirgwin JM, Dallas M, Grubbs BJ, Wieser R, et al. TGF-beta signaling blockade inhibits PTHrP secretion by breast cancer cells and bone metastases development. *J Clin Invest* 1999;**103**:197–206.
107. Grano M, Mori G, Minielli V, Cantatore FP, Colucci S, Zallone AZ. Breast cancer cell line MDA-231 stimulates osteoclastogenesis and bone resorption in human osteoclasts. *Biochem Biophys Res Commun* 2000;**270**:1097–100.
108. Wani MR, Fuller K, Kim NS, Choi Y, Chambers T. Prostaglandin E2 cooperates with TRANCE in osteoclast induction from hemopoietic precursors: synergistic activation of differentiation, cell spreading, and fusion. *Endocrinology* 1999;**140**:1927–35.
109. Bendre MS, Margulies AG, Walser B, Akel NS, Bhattacharrya S, Skinner RA, et al. Tumor-derived interleukin-8 stimulates osteolysis independent of the receptor activator of nuclear factor-kappaB ligand pathway. *Cancer Res* 2005;**65**(23):11001–9.
110. Gnant M, Mlineritsch B, Schippinger W, Luschin-Ebengreuth G, Pöstlberger S, Menzel C, et al. Endocrine therapy plus zoledronic acid in premenopausal breast cancer. *N Engl J Med* 2009;**360**:679–91.
111. Coleman RE, Marshall H, Cameron D, Dodwell D, Burkinshaw R, Keane M, et al. Breast-cancer adjuvant therapy with zoledronic acid. *N Engl J Med* 2011;**365**:1396–405.
112. Van Poznak CH, Temin S, Yee GC, Janjan NA, Barlow WE, Biermann JS, et al. American Society of Clinical Oncology executive summary of the clinical practice guideline update on the role of bone-modifying agents in metastatic breast cancer. *J Clin Oncol* 2011;**29**:1221–7.
113. Legha SS, Powell K, Buzdar AU, Blumenschein GR. Tamoxifen-induced hypercalcemia in breast cancer. *Cancer* 1981;**47**:2803–6.
114. Valentin-Opran A, Eilon G, Saez S, Mundy GR. Estrogens and antiestrogens stimulate release of bone resorbing activity by cultured human breast cancer cells. *J Clin Invest* 1985;**75**:726–31.
115. Arumugam GP, Sundravel S, Shanthi P, Sachdanandam P. Tamoxifen flare hypercalcemia: an additional support for gallium nitrate usage. *J Bone Miner Metab* 2006;**24**:243–7.
116. Sezer O. Myeloma bone disease: recent advances in biology, diagnosis, and treatment. *Oncologist* 2009;**14**:276–83.
117. Kyle RA, Gertz MA, Witzig TE, Lust JA, Lacy MQ, Dispenzieri A, et al. Review of 1027 patients with newly diagnosed multiple myeloma. *Mayo Clin Proc* 2003;**78**:21–33.
118. Annesley TM, Burritt MF, Kyle RA. Artifactual hypercalcemia in multiple myeloma. *Mayo Clin Proc* 1982;**57**:572–5.
119. Smith D, Yong K. Multiple myeloma. *BMJ* 2013;**346**: f3863.
120. Raje N, Roodman GD. Advances in the biology and treatment of bone disease in multiple myeloma. *Clin Cancer Res* 2011;**17**:1278–86.
121. Garrett IR, Durie BG, Nedwin GE, Gillespie A, Bringman T, Sabatini M, et al. Production of lymphotoxin, a bone-resorbing cytokine, by cultured human myeloma cells. *N Engl J Med* 1987;**317**:526–32.
122. Bataille R, Chappard D, Marcelli C, Dessauw P, Baldet P, Sany J, et al. Recruitment of new osteoblasts and osteoclasts is the earliest critical event in the pathogenesis of human multiple myeloma. *J Clin Invest* 1991;**88**:62–6.
123. Roodman GD. Pathogenesis of myeloma bone disease. *J Cell Biochem* 2010;**109**:283–91.
124. Merico F, Bergui L, Gregoretti MG, Ghia P, Aimo G, Lindley IJ, et al. Cytokines involved in the progression of multiple myeloma. *Clin Exp Immunol* 1993;**92**:27–31.
125. Valentin-Opran A, Charhon SA, Meunier PJ, Edouard CM, Arlot ME. Quantitative histology of myeloma-induced bone changes. *Br J Haematol* 1982;**52**:601–10.
126. Roodman GD. Pathogenesis of myeloma bone disease. *Leukemia* 2009;**23**:435–41.
127. Tian E, Zhan F, Walker R, Rasmussen E, Ma Y, Barlogie B, et al. The role of the Wnt-signaling antagonist DKK1 in the development of osteolytic lesions in multiple myeloma. *N Engl J Med* 2003;**349**:2483–94.
128. Oshima T, Abe M, Asano J, Hara T, Kitazoe K, Sekimoto E, et al. Myeloma cells suppress bone formation by secreting a soluble Wnt inhibitor, sFRP-2. *Blood* 2005;**106**:3160–5.
129. Brunetti G, Oranger A, Mori G, Specchia G, Rinaldi E, Curci P, et al. Sclerostin is overexpressed by plasma cells from multiple myeloma patients. *Ann NY Acad Sci* 2011;**1237**:19–23.
130. Politou MC, Heath DJ, Rahemtulla A, Szydlo R, Anagnostopoulos A, Dimopoulos MA, et al. Serum concentrations of Dickkopf-1 protein are increased in patients with multiple myeloma and reduced after autologous stem cell transplantation. *Int J Cancer* 2006;**119**:1728–31.
131. Kaiser M, Mieth M, Liebisch P, Oberländer R, Rademacher J, Jakob C, et al. Serum concentrations of DKK-1 correlate with the extent of bone disease in patients with multiple myeloma. *Eur J Haematol* 2008;**80**:490–4.
132. Heider U, Kaiser M, Mieth M, Lamottke B, Rademacher J, Jakob C , et al. Serum concentrations of DKK-1 decrease in patients with multiple myeloma responding to anti-myeloma treatment. *Eur J Haematol* 2009;**82**:31–8.
133. Thirunavukkarasu K, Halladay DL, Miles RR, Yang X, Galvin RJ, Chandrasekhar S, et al. The osteoblast-specific transcription factor Cbfa1 contributes to the expression of osteoprotegerin, a potent inhibitor of osteoclast differentiation and function. *J Biol Chem* 2000;**275**:25163–72.
134. Modi ND, Lentzsch S. Bisphosphonates as antimyeloma drugs. *Leukemia* 2012;**26**:589–94.

第 40 章

PTH/PTHrP 受体和下游效应分子突变引起的遗传性疾病

Caroline Silve, Harald Jüppner

引言

PTH/PTHrP 受体又称为 I 型 PTH/PTHrP 受体或 PTH1R(基因名称为 *PTH1R*),是一个 G 蛋白偶联受体。PTH1R 的配体包括甲状旁腺激素(PTH;基因名称为 *PTH*)和 PTH 相关肽(PTHrP;又称为 PTH 样肽,PTHLP;基因名称为 *PTHLH*),其下游至少有 cAMP/PKA 和 IP_3/Ca^{2+}/PKC 两个不同的第二信使[1]。PTH1R 在肾脏、骨骼和生长板中表达最为丰富,在多种其他组织中也有较低表达。数十年来,经过在完整的和甲状旁腺切除的动物中进行的大量研究,目前已明确了 PTH 在矿物质与离子稳态的内分泌调节中的关键作用[2]。在去除 PTH[3] 或 GCM2(一种甲状旁腺特异性转录因子)[4]基因表达的小鼠实验中,已证实 PTH 对维持正常范围血钙的重要性。PTHrP 最早从导致恶性肿瘤综合征高钙血症的肿瘤中分离[1],它通过作用于多种组织的 PTH/PTHrP 受体来发挥作用,但本章主要关注与骨骼相关的作用。通过对遗传操纵小鼠的分析发现,PTHrP 在软骨细胞生长和分化的自分泌/旁分泌调节中具有重要作用。Pthlp 基因敲除小鼠在宫内或出生后不久死亡,病理研究显示其生长板矿化明显加速[5]。相反,生长板特异性启动子调控的 PTHrP 过表达小鼠可以存活,但表现为软骨细胞成熟严重延迟、骨生长和延长受损[6]。PTH1R 的纯合性丢失将导致类似但更严重的发育异常[5]。上述分析为人类 PTH/PTHrP 受体及其配体与一些下游信号传导和效应蛋白相关遗传疾病预期的表型异常提供了重要线索。另一方面,对人类稀有遗传疾病的分析也为参与这些过程的不同分子及其相互作用提供了更多的诠释。

PTH/PTHrP 受体系统

甲状旁腺激素(PTH)

除 $1,25(OH)_2D$ 外,PTH 是哺乳动物细胞外钙稳态最重要的内分泌调节因子[1,7],PTH 几乎仅在甲状旁腺中表达。尽管,已有报道称在胶质细胞缺失 2(*gcm2*)敲除小鼠下丘脑和胸腺中有 PTH 蛋白及 mRNA 低表达[4]。甲状旁腺 PTH 的合成和分泌主要取决于细胞外钙的浓度[8],后者由钙敏感受体(CaSR)监测[9]。此外,PTH 也受到 $1,25(OH)_2D$、血磷和 FGF23 等调节[8,10-13](第 6 章)。

PTH 主要作用于肾脏与骨组织中表达 PTH/PTHrP 受体的细胞,它通过一系列调节过程,将血钙、血磷浓度维持在较小范围(图 40.1)。肾脏中编码 PTH/PTHrP 受体的 mRNA 主要表达于近曲小管、近直小管、升支粗段的皮质部分和远曲小管[14-16],这些肾小管细胞内存在 cAMP 积累,是 PTH 作用的基础[17,18]。PTH/PTHrP 受体在基底外侧和刷状缘均有表达[19],提示其不仅可结合来自循环中的 PTH,在某些情况下也可能结合从肾小球滤过的 PTH[19]。

PTH 对肾脏的作用主要包括促进 25(OH)D 合成 $1,25(OH)_2D$、增加尿磷酸盐排泄和钙重吸收。PTH 刺激 1α-羟化酶活性的作用(这一过程至少部分依赖于 cAMP)主要限于近曲小管[20,21],而由此导致的 $1,25(OH)_2D$ 的增加则促进了肠道钙磷的吸收。PTH 对肾脏磷酸盐重吸收的抑制作用已得到体内和体外研究证实[22-25]。PTH 通过减少近端小管顶膜面两种Ⅱ型钠磷共转运蛋白(NPT2a 和 NPT2c,也称为 NaPi-Ⅱa 和 NaPi-Ⅱc)的丰度

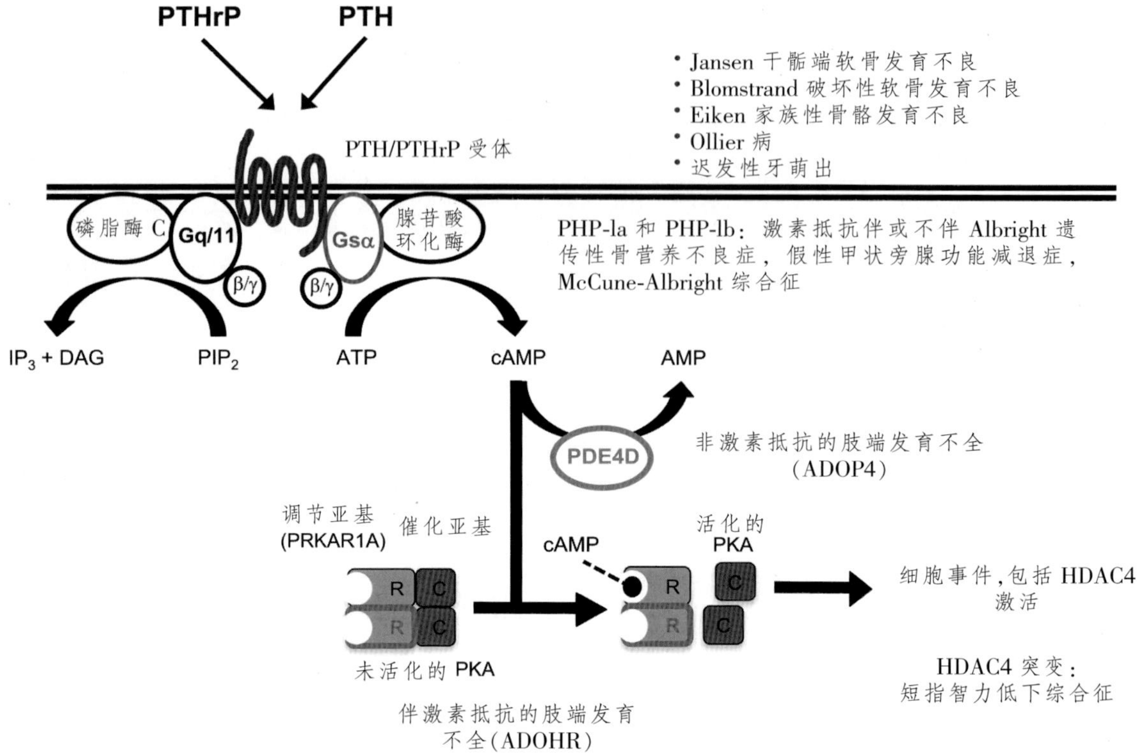

图 40.1 人类疾病和 PTH1R-Gsα-cAMP-PKA 信号通路。PTH/PTHrP 受体（PTH1R）在肾脏和骨骼中有大量表达，介导了 PTH 依赖性钙磷动态平衡的调节。它也在许多其他组织中表达，特别是在生长板软骨细胞中。在该细胞中，PTH/PTHrP 受体（PTH1R）被 PTHrP 激活，介导细胞增殖和分化过程的调节。激活的 PTH1R 刺激两个第二信使通路：cAMP/PKA 和 $IP_3/Ca^{2+}/PKC$。图中显示了与 cAMP/PKA 途径缺陷相关的遗传性疾病。

实现增加尿磷酸盐排泄的目的[22,26]。在啮齿动物研究中，Npt2a 在肾小管 S1~S3 段表达，而 Npt2c 主要在 S1 段表达[27]。体内实验中急性 PTH 效应似乎主要通过 cAMP/PKA 依赖性机制介导[28]。刺激性 G 蛋白 α-亚基 Gsα 的编码基因 *GNAS* 的母体遗传突变或其几种不同剪接体，均可引起一组与假性甲状旁腺功能减退症患者表型相似的疾病，表现为对 PTH 刺激的尿磷排泄反应严重降低[29,30]。不过，通过基因工程使小鼠 PTH/PTHrP 受体发生突变，从而使 $Ca^{2+}/IP_3/PKC$ 依赖性机制缺失，提示它作为第二信使也参与了 PTH 刺激尿磷排泄的反应过程[31,32]。此外，由 PTH 刺激的尿磷酸盐排泄的增加与 Npt2a 的内化和随后的溶酶体降解有关，类似调节机制似乎也适用于 Npt2c[26,27,33]（第 10 章）。

免疫组织化学、免疫电镜及功能研究证实，在体外和完整的近端小管中，PTH/PTHrP 受体蛋白表达于近端肾小管细胞的基底外侧和管腔膜上[19,34,35]，管腔膜受体可优先与 cAMP 非依赖性信号传导途径偶联，而基底外侧受体激活则启动 cAMP 依赖性和非依赖性作用[36,37]。Megalin 是在近端肾小管细胞管腔膜表达的多功能清除受体，它被证明有助于 PTH 的分解代谢，并可能拮抗 PTH/PTHrP 受体活性[38]。在远曲小管中，PTH 可能通过非 cAMP 的第二信使的作用刺激钙离子重新吸[39,40]，后者与钙通道 TRPV5 表达增加有关[41]。

与肾小管作用类似，PTH 的骨骼作用也是复杂且难以研究的。如下所述，PTH 可直接或间接影响几种骨细胞前体的增殖和分化。此外，PTH 对成熟成骨细胞的刺激产生的效果因刺激强度、持续时间、骨的类型（骨小梁与皮层）及骨骼所处的激素环境的差异而不同。因此，在体外观察到的激素效应通常不能反映体内情况。例如，PTH 可刺激骨形成和破骨细胞骨吸收，然而，体内实验中连续给予 PTH 的骨吸收作用大于骨形成作用，而间歇给予 PTH 则有利于骨形成作用[42,43]。不过，在转基因表达人类活性 PTH/PTHrP 受体的动物实验中发现，通过Ⅰ型胶原 α1 启动子调控靶向表达于成骨细胞[44]，或通过 DMP1 启动子靶向表达于骨细胞[45]，均可导致骨形成的增加，表明持续低水平 PTH/PTHrP 受体激活与间歇 PTH 给药的骨效应相类似。

PTHrP 相关肽(PTHrP)

PTHrP 即 PTH 样肽(PTHLP),基因名称为 *PTHLH*,在恶性肿瘤综合征的体液性高钙血症患者中首次被发现[1]。PTHrP 氨基末端与 PTH 部分氨基酸具有序列同源性,由于结构上的相似性,至少在不同的体外系统测试中两种肽的氨基末端片段的生物学性质几乎无法区分。PTHrP 及其 mRNA 也在多种胎儿和成体组织中被发现,这表明该肽在整个生命中具有重要的生物学作用。事实上,PTHrP 在软骨形成过程中[5]对软骨细胞增殖和分化起重要的作用,并参与了某些上皮器官(包括皮肤、乳腺和牙齿)发生过程中的上皮–间充质反应过程[46-49]。

PTH/PTHrP 受体及其在软骨内成骨中的作用

PTH/PTHrP 受体属于七次跨膜螺旋结构域 G 蛋白偶联受体(GPCR)B 类家族,后者还包括促胰液素、降钙素、胰高血糖素和其他多种肽激素的受体。它结合 PTH 和 PTHrP[1]。类似于广泛表达的 PTHrP,编码 PTH/PTHrP 受体的 mRNA 在多种胎儿和成体组织中被发现[14,50],尤其在近端肾小管细胞、成骨细胞、干骺端生长板的肥大前期软骨细胞中有较高浓度[5]。

Pthlh 等位基因去除的动物死于围生期,发生明显的骨骼病变,包括圆顶颅骨、短鼻骨和下颌骨以及不成比例的短肢,其他器官无明显发育缺陷。这些骨骼病变是由软骨细胞分化的急剧加速导致的早期生长板矿化所致。只缺少一个 *Pthlh* 基因的杂合动物显示了正常的生长和发育,并且有生育能力。不过虽然钙磷稳态正常,但衰老期动物表现为轻度的骨质减少[51]。在Ⅱ型胶原 α1 启动子调控下表达时,在过度表达 PTHLH 的动物中观察到的生长板异常在许多方面与 *Pthlh* 基因敲除的小鼠正好相反。在整个生命过程中,这些动物的体型比野生型同窝动物更小,并且它们的四肢和尾部表现出不成比例的缩短,这可能是由于软骨细胞分化和软骨内骨化的严重延迟。因此,生长板中太少或太多的 PTHrP 表达均可导致短肢侏儒症,尽管它们的机制完全不同。

从这些研究和其他研究可知,PTHrP 促进软骨细胞在生长板中连续性增殖,并推迟其程序性分化到肥大软骨细胞。与 PTHrP 在软骨内成骨中的作用一致,早期的体外研究表明,PTH(这些研究并未应用 PTHrP)影响软骨细胞的成熟和活性[5]。最近的研究证实,PTH 和 PTHrP 可能通过 cAMP 依赖性机制促进胎儿生长板软骨细胞的增殖,抑制这些细胞分化为肥大软骨细胞,并刺激被认为是矿化抑制剂的软骨特异性蛋白聚糖的积累[52,53]。在纯合性 *Pthlh* 基因敲除小鼠缺乏这些软骨特异性 PTHrP 的效应,其生长板具有较薄的增殖软骨细胞层,而肥大软骨细胞层的厚度相对正常,但组织结构混乱。这些研究结果表明,PTHrP 的缺乏加速了生长板软骨细胞的正常分化过程,即静息和增殖软骨细胞经历较少的细胞分裂周期,并将其过早分化为肥大软骨细胞,然后在被侵入的成骨细胞代替之前凋亡。

Pthlh 或 *PTH1R* 失活小鼠的表型变化相似。目前的证据表明,PTHrP 在生长板内的自分泌/旁分泌作用是通过 PTH/PTHrP 受体介导的[5]。已知印度豪猪蛋白(Ihh)是一种在发育中有重要作用的蛋白质,在生长板即将分化为肥大软骨细胞的细胞中表达最为丰富。正常情况下,Ihh 直接与已修补的膜受体结合,后者可与平滑化的物质反应并抑制其功能[54,55]。*Pthlh* 或其受体去除的小鼠对 Ihh 无反应。反过来,鸡翅软骨中 Ihh 的异位表达可刺激 PTHrP 产生,从而阻断正常的软骨细胞的分化过程。目前仍未清楚 PTHrP 是否抑制 Ihh 表达。总之,PTHrP 和 Ihh 是促进正常骨生长和加长的重要因素[5]。不过,由于 *Pthlh* 或 *Pth1r* 去除后导致了截然不同的早期骨发育异常,因此可能并非所有 PTHrP 作用都是通过 PTH/PTHrP 受体介导的[56]。

PTH/PTHrP 信号途径突变所致的人类疾病

PTH、GCM2 与 GNA11 突变

在常染色体显性遗传或隐性遗传的家系中,PTH 基因中仅有 5 个突变被确定为的原因。这些实变也被称为神经胶质细胞缺失 2(*GCM2*),是果蝇基因 *Gcma* 的人类同源物,也是甲状旁腺腺体发育的特异性调节因子。GCM2 突变可能与常染色体隐性和显性遗传形式的孤立性甲状旁腺功能减退有关。Gα11 是钙敏感受体的信号蛋白之一[62-68]。最近发现,编码 Gα11 的 GNA11 基因突变可导致常染色体显性遗传性甲状旁腺功能减退症[69,70]。最后,在 2 型 Kenny-Caffey 综合征患者中发现 FAM111A 突变,后者与甲状旁腺功能减退及受损的骨骼发育有关[71,72]。

PTHLH 突变

E 型短指畸形(BDE)的特征在于掌骨和跖骨和

(或)趾骨的普遍缩短[73,74]。BDE 可以单独或作为 *GNAS* 单倍体不足等家族性综合征的一部分发生[75]。此外,它也是 BMRD 综合征的一部分,该综合征包括精神发育迟滞和短指畸形[76]。在这些遗传家族中,BDE 表型通常是可变的,从单个掌骨的中度缩短到所有手和(或)脚骨的缩短。

两个研究小组确定了 *PTHLH* 单倍体不足是造成常染色体显性遗传性 BDE 伴有身材矮小的病因。引起 BDE 的 *PTHLH* 分子缺陷是异质的,包括:①平衡转位,在染色体 12p11.2 上的 *PTHLH* 上游具有断点,引入了新的 C-etys-1 位点,导致 *PTHLH* 表达的顺式调节下调[77];②包含 *PTHLH* 的染色体 12p 的微缺失[78];③杂合错义,非间断和无义突变([78]和 G Pérez de Nanclares 个人通信和个人未发表的数据)。在所有研究中,突变与病症分离,且在对照等位基因中未发现突变。因此可知,伴有身材矮小的 BDE 是由 *PTHLH* 的单倍体不足的突变引起。

就像在那些与 *PTH1R* 基因突变相关的其他罕见的人类综合征中观察到的一样,尽管基因的表达各有不同,但 *PTHLH* 单倍体不足引起的 BDE 的确模拟了 *PTH1R* 多个重要方面的功能。有趣的是,在 1 例患者中发现包含 *PTHLH* 基因的完全复制与对称性软骨瘤病相关[79]。这些发现强调了 PTHrP 的正常量表达对产前和出生后骨的正常生长发育的重要性[80]。

PTH1R 突变

Jansen 干骺端软骨发育不良

Jansen 干骺端软骨发育不良(JMC)最早发现于 1934 年[81]。JMC 是罕见的常染色体显性形式的短肢侏儒症,与通常仅在原发性甲状旁腺功能亢进症或恶性肿瘤综合征的体液性高钙血症患者中观察到的实验室异常相关[82,83]。后者表现为尽管循环中 PTH 浓度低或不可检测,PTHrP 浓度也未升高,但高钙血症、尿磷酸盐和尿 cAMP 排泄明显增加。在第一例患者[84]以及随后描述的具有相同症状的第二例患儿中,Jansen 已经注意到了严重的高钙血症(通常是无症状的)和低血磷症[85]。然而,直到第三例患者,Jansen 才把软骨内成骨障碍和矿物质离子稳态异常正式联系[86]。当时,JMC 患者的生化异常不易与原发性甲状旁腺功能亢进症区分,但在 JMC 患者中进行手术探查并没有发现甲状旁腺的明显异常,因此认为这些矿物质异常是由当时尚未明确的代谢缺陷引起[86]。大多数报道的 JMC 病例是偶发性的,但后来报道了 2 例 JMC 女性生育了 JMC 女儿[87-89],证实了该病的常染色体显性遗传模式。随后在一个家系中,这一结论从分子水平得到了确认[90,91]。

出生时,一些 JMC 患者具有畸形特征,其中可能包括高颅顶、扁平鼻与额头、低位耳、远距高拱上颚和微型下颌或下颌后缩[82],还可以观察到明显的钙化不良,提示磷酸酶过低[92]。尽管体长在出生时处于正常范围内,但生长异常变得越来越明显,最终导致身材矮小。其他体征可能包括具有钟形胸部和软骨连接增宽的脊柱后侧凸、关节的干骺端扩大、蹒跚步态、突出的眶上嵴和额颞增生。腿部通常弯曲且缩短,而手臂相对较长。

放射学研究表明,JMC 的骨骼表现有显著的年龄依赖性差异。在年轻患者中,存在严重的干骺端变化,特别是长骨骨质变化(图 40.2)。干骺端延长并扩大,长骨末端呈球棍状外观,具有较宽的不规则钙化区域。部分钙化软骨凸出于骨干内,表现为相对的 X 线可透过性。这些早期特征性改变在整个儿童期早期均可观察到,与软骨病的病变相似。与后者不同的是,掌骨和跖骨也常受累。

在儿童期晚期,这些变化不再与软骨病类似。直到青春期,几乎所有的管状骨都显示出部分钙化软骨的不规则斑块,凸出到骨干内,脊柱和椎体无明显异常。青春期后,干骺端的软骨组织逐渐消失,变成骨骼,导致球形畸形(图 40.2)。大多数管状骨末端保持扩张,变形并可透过 X 线,但更加正常的小梁模式已经逐渐形成[82]。

此外,在大多数情况下,可观察到到头骨和颅盖的基底的硬化和增厚。前者被认为是听觉和视觉神经受压的原因,这在一些年长患者中已被观察到。皮质失去

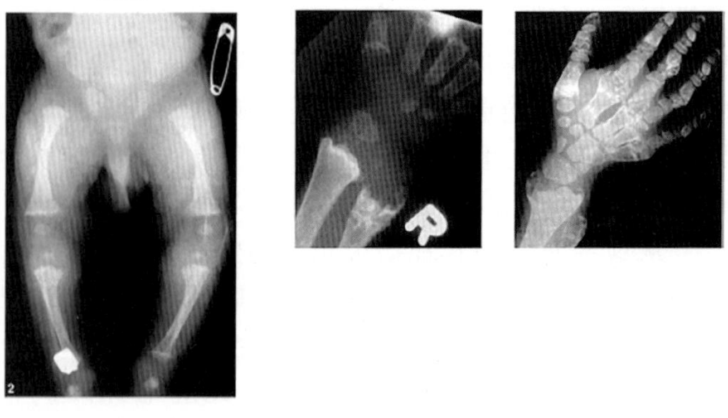

图 40.2　1 例 Jansen 病患者,出生时、23 个月、12 岁时的放射学检查结果。

正常轮廓，骨膜下骨吸收区域和全身性骨质减少等改变与甲状旁腺功能亢进症中观察到的改变相类似。此外，尚有梁小骨体积增加和皮层骨变薄[83]。有两个研究观察了生长板的组织学变化，描述了干骺端软骨内成骨的严重延迟，包括缺乏正常的柱状排列的成熟软骨细胞，缺乏额外的类骨质（通常表现为活动性软骨病或骨软化症），软骨血管化程度很小，且没有纤维性骨炎的表现[85,93]。JMC 患者牙齿发育和牙釉质形成正常。所有报道的患者智力均正常。

JMC 的大多数实验室检查与原发性甲状旁腺功能亢进症患者或伴有恶性肿瘤体液性高钙血症综合征患者相似。在新生儿中，血清磷浓度通常在正常范围的低限，而碱性磷酸酶活性几乎总是升高的。通常在出生时并无高钙血症，但在出生后数月内逐渐出现，在婴儿期和童年时期最为明显，并在一生中持续存在。尿钙增高的现象普遍存在，可能与肾钙化的发病率增加有关[94,95]。有报道称 1,25(OH)$_2$D 浓度正常或处于正常范围的上限。血清碱性磷酸酶活性和骨钙素水平在一生中均有升高，表明成骨细胞活性增加。尿羟脯氨酸排泄的升高提示破骨活性增加[96,97]。

激活性 PTH/PTHrP 受体突变引起的 Jansen 病

由于上述各种遗传操作的小鼠中的发现，也由于在 JMC 中受影响最明显的肾脏、骨骼和干骺端生长板三个器官均为 PTH/PTHrP 受体表达最丰富的器官，因此激活性受体突变被认为是这种罕见疾病的原因。实际上，在这种疾病的几个不相关的患者的基因检查中鉴定了在 PTH/PTHrP 受体的第一个细胞内环和第二个跨膜结构域之间的 223 位组氨酸改变为精氨酸的杂合核苷酸交换[98]。在其他患者中鉴定了 5 个额外的杂合核苷酸交换，其将 410 位苏氨酸（第六跨膜结构域）改变为脯氨酸或精氨酸，或将 458 位异亮氨酸（第七跨膜结构域）改变为精氨酸[98]或赖氨酸[92]（图 40.3 和表 40.1）。预测突变的残基位于细胞膜的细胞内表面或其附近，并且在该受体家族的所有哺乳动物成员中严格保守[1]，表明这三个残基具有重要功能。除了两个由父母遗传的家系的 *PTH1R* 突变已有报道[90,91]，已知突变被排除在健康的父母和兄弟姐妹之外，并且不能在健康对照和不同的可公开获取的数据库的 DNA 中发现。这表明 JMC 通常是由新突变引起的。

为了在体外测试 JMC 中发现错义突变的功能，四种不同的核苷酸交换被引入编码野生型人 PTH/PTHrP 受体的 cDNA 中。瞬时表达 H223R、T410P、T410R 或 I458R 突变 PTH/PTHrP 受体的 COS-7 细胞比表达野生型 PTH/PTHrP 受体的细胞（图 40.3）表现出较高的 cAMP 基础积累。同样表达 I458R 或 I458K 突变体的 CHO 细胞显示基础 cAMP 产生类似的增加[92]。表达几种突变型 PTH/PTHrP 受体的细胞没有显示 IP$_3$ 的基础积累增加的证据，表明该信号传导途径不被组成型激活[98]。

T410R 突变体可导致严重的 JMC[91]。携带这种突变的患者仅显示具有相对正常身材的轻度骨骼发育异常，血钙浓度在正常范围内。当体外检测时，T410R 突变体的组成活性程度与 H223R、T410P 和 I458R 突变体相比均显著降低[91,99]。这一发现提供了 Jansen 病表型特征的严重程度与组成性 PTH/PTHrP 受体活性程度之间明显关联的第一个证据。

Blomstrand 致死性软骨发育不良

Blomstrand 致死性软骨发育不良（BLC）是一种隐性遗传疾病，其特征是早期致死性、晚期骨骼成熟和加速软骨细胞分化，大多伴有矿物质离子稳态的严重异常。1985 年，Blomstrand 及其同事介绍了第一例患者[100]，后来陆续有其他几例患者被描述[101-107]。这种疾病在不同种族背景的家庭中均有发生，且男性和女性受累机会均等。多数患儿出生于近亲结婚家庭（仅 1 例报道了没有亲戚关系的父母生育了两个 Blomstrand 病患儿[103]），

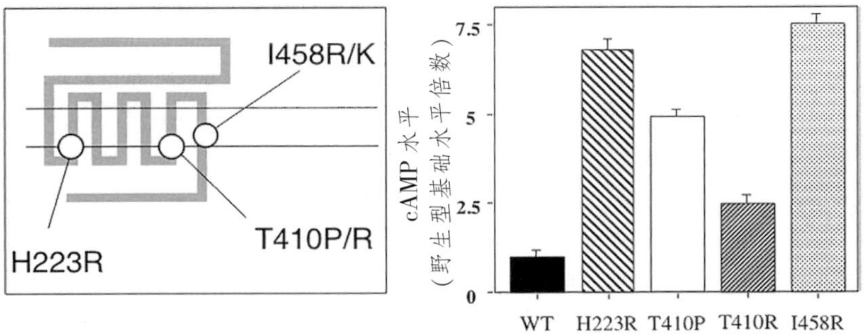

图 40.3 PTH/PTHrP 受体的野生型和突变型受体结构示意图及表达各型受体的 COS-7 细胞在基础状态下激动剂非依赖性 cAMP 的水平。左图显示 Jansen 病患者中鉴定的不同错义突变的位置。右图显示了表达野生型和突变型 PTH/PTHrP 受体（H223R；T410P；T410R；I458R）的 COS-7 细胞中基础 cAMP 水平。（Modified from[90]。请注意 I458R 和 I458K 突变在体外实验时效应无法区分[92]。）

表 40.1 与不同人类疾病相关的 PTH/PTHrP 受体基因突变

突变类型	定位(外显子 NM_000316/受体域)	核酸改变	氨基酸改变	突变类型	评价	疾病	参考文献
LOF	STS 标记 4~7(包括外显子 U3 及大部分内含子 1 共 10 Kb)			删失	纯合子	Blomstrand	未出版,个人数据
LOF	ex 3/E2	c.310C>T	p.R104X	无义	纯合子	Blomstrand	115
LOF	ex 4/E3c	c.356C>T	p.P119L	错义	杂合子	PFE	110
调节性	ex4/E3	c.362G>A	p.G121E	错义	杂合子内生软骨瘤病(非原发)	内生软骨瘤病	121
调节性	ex 4/E3	c.364G>A	p.A122T	错义	杂合子内生软骨瘤病(非原发)	内生软骨瘤病	121
LOF	ex 4/E3	c.395C>T	p.P132L	错义	纯合子	Blomstrand	113,114,115
LOF	ex 4/E3	c.395C>T	p.P132L	错义	杂合子	PFE	110
LOF	ex 5/G	c.439C>T	p.R147C	错义	杂合子	PFE	110
GOF(?)	ex 5/G	c.448C>T	p.R150C(rs73067029)	错义	杂合子	内生软骨瘤病	118
LOF	ex 5/G	c.463G>T	p.E155*	错义	杂合子	PFE	109
LOF	ex 6/M1	c.543+1G>A	p.E182Vfs*20	可变剪接	杂合子	PFE	109
LOF	ex 6/M1	c.544-26_544-23del	p.E182Afs*38	移框	杂合子	PFE	125
GOF	ex 7/M2	c.668A>G	p.H223R	错义	杂合子	Jansen	90,97,98,155
调节性	ex 7/M2	c.764G>A	p.R255H	错义	杂合子	内生软骨瘤病	121
LOF	ex 8/M3	c.892T>Gp.Tr	p298Gly	错义	杂合子	PFE	125
LOF	ex 8/M3	c.947C>A	p.Ser316*	无义	杂合子	PFE	125
LOF	ex 8/M3	c.989G>T	p.Gly330Val	可变剪接	杂合子	PFE	125
LOF	ex 9/M4	c.1049+27C>T	p.G350fsX351	剪接供体	纯合子	Blomstrand	115
LOF	ex 10/El2	c.1050-3C>G	p.Cys351Ser fs*133	移框	杂合子	PFE	109
LOF	ex 10/El2	c.1082G>A	p.Trp361*	无义	杂合子	PFE	125
LOF	ex 10/El2	c.1093delG	p.V365CfsX141	移框	杂合子	Blomstrand	107
LOF	ex 11/M5	c.1148G>A	p.L373_R383del	新剪接受体突变	复合杂合子	Blomstrand	112
LOF	ex 11/M5	c.1148G>A	p.L373_R383del	新受体位点	杂合子	PFE	110
GOF	ex 12/M6-7	c.1228A>C	p.T410P	错义	杂合子	Jansen	97
GOF	ex 12/M6-7	c.1229C>G	p.T410R	错义	杂合子	Jansen	91
LOF	ex 12/M6-7	c.1348_1350del	p.Phe450del	删失	杂合子	PFE	125
LOF	ex 13/M7	c.1354-1G>A	p.Gly452_Glu465del	删失	杂合子	PFE	124
GOF	ex 13/M7	c.1373T>G	p.I458R	错义	杂合子	Jansen	90,97
GOF	ex 13/M7	c.1373T>G	p.I458K	错义	杂合子	Jansen	92
调节性	ex 14/T	c.1453C>T	p.R485X	无义	纯合子	Eiken	117

序列变异的描述基于 den Dunnen 和 Antonarakis 所描述的命名法[154]。LOF,功能丢失;GOF,功能获得。

表明 BLC 是常染色体隐性遗传病。BLC 婴儿通常早产，出生不久便死亡。出生体重在相应胎龄校正后似乎正常，但实际上因大多数患儿伴有水肿，故可能被高估。胎盘也可能不成熟并水肿。鼻、下颌骨和面骨发育不全，头骨基部短而狭窄，耳位低，胸廓发育不全且狭窄，肋骨较短，椎骨发育不全。相反，锁骨相对较长且形状异常，肢体非常短，仅手足尺寸和形状相对正常。内脏没有明显的结构或组织学异常，但在大多数报道的病例中观察到主动脉缩窄。肺发育不全，突眼通常提示白内障。以前被忽视的乳腺和牙齿发育的缺陷在两个研究的 BLC 胎儿中得到证实。这些胎儿的乳头缺失，且组织化学分析未能发现皮下导管组织。牙蕾存在，但发展中的牙齿在周围的牙槽骨内受到严重的影响，导致其结构和方向的扭曲[108]。有趣的是，PTH1R 杂合子的功能丧失性突变与常染色体显性遗传性孤立性乳牙萌出失败(PFE)相关[109,110](见下文)。

BLC 患者的放射学研究揭示了整个骨骼的明显的高密度和明显过度骨化(图 40.4)。如上所述，长骨非常短，明显畸形，密度显著增加，缺乏干骺端生长板。软骨内骨形成急剧发展，并与骺板静止软骨减少有关，阻止了骺端骨化中心的发展(图 40.5)。软骨细胞增殖和柱形成的区域明显缺乏，通常包含肥厚软骨细胞层的区域界限不清、狭窄且不规则[111]。皮质骨增厚，骨小梁粗大，骨干骨髓间隙减小。有报道显示毛细管内生、骨吸收和骨形成无改变[102]，但也有报道显示了这些骨重建过程的缺陷[103]。

失活性 PTH/PTHrP 受体突变所致 Blomstrand 病

已有报道显示了 BLC 患者基因组 DNA 中 PTH/PTHrP 受体基因的不同缺陷(表 40.1)。在第一起报道中，非近亲结婚的父母所生育后代的 PTH/PTHrP 受体基因中显示有两个不同的异常[122]。通过母体 PTH/PTHrP 受体等位基因的外显子 M5 中的核苷酸交换，产生了一个新的剪接受体位点，导致了编码缺少部分第五跨膜结构域[氨基酸 373–383；(Δ373–383)]的异常受体的突变体 mRNA。尽管看起来在细胞表面正常表达，但该受体突变体失去了对 PTH 或 PTHrP 的反应，同时伴有 cAMP 和磷酸肌醇的积聚[122]。由于未知的原因，来自该患者的父系 PTH/PTHrP 受体等位基因表达非常少，提示这是一个不同的启动子区域或可疑的增强子元件中的不明突变。

第二例 BLC 患者(由近亲结婚父母所生育)的 132 位氨基酸位点存在脯氨酸至亮氨酸突变的核苷酸交换(P132L)[113,114]。PTH/PTHrP 受体的氨基末端的细胞外结构域中的这一残基在所有哺乳动物的 G 蛋白偶联受体家族中都是不变的，表明鉴定的突变可能具有显著的功能后果。实际上，表达该突变型 PTH/PTHrP 受体的 COS-7 细胞尽管显示出正常的细胞表面表达，但与放射性标记的 PTH 和 PTHrP 类似物的结合显著减少，大大降低了激动剂所致的 cAMP 积累(图 40.6)，且没有可测量到的肌醇磷酸盐反应。然而，重要的是，表达 P132L 突变体受体的细胞显示出一些激动剂诱导的第二信使应答和放射性标记的 PTHrP 的少量但可检测的特异性结合。迄今为止，已在另外 2 例 BLC 患者中鉴定了 P132L 突变 [115]。虽然并非完全肯定，但对这些具有 P132L 突变的患者的基因组 DNA 进行单倍型分析结果与古代奠基者效应基本一致[115]。

在 1/3 BLC 患者中鉴定了肽段 1093 位的鸟嘌呤纯合性缺失(来自 ATG 翻译起始密码子的腺嘌呤)(外显子 EL2)[107]。这种突变导致了开放阅读框的转变，生成了起源于野生型受体序列的氨基酸 364 之后的截短蛋白，后者缺乏跨膜结构域 5、6、7，以及细胞内和细胞外连接的环和细胞质尾(Δ365–593)。

对于其他 BLC 病例，这些发现为软骨内成骨的严重异常提供了合理的解释。乳腺和牙齿发育的异常进一步支持 PTH/PTHrP 受体在人和小鼠的这些器官的发育中具有相同作用。与 PTH/PTHrP 受体和 PTHrP 在器官发生过程中的作用一致，两者都被证明在人类胎儿发育中的乳腺和牙齿中表达[108]。值得注意的是，携带 P132L 突变(该突变并不能使 PTH/PTHrP 受体完全失活)的胎儿的骨骼发育异常并不像在大多数情况下观察到的那样严重，特别是下肢骨骼尤其如此[101,107]。因此有人建议，可通过临床特征和基于突变 PTH/PTHrP 受体的体外功能特征来区别两种形式的 BLC[111]。

PTH/PTHrP 受体的其他两种纯合子突变也在 BLC 胎儿中被鉴定出来，并作为两种新的 BLC 分子基础的形式而被记录下来[115](表 40.1)。在严重型(Ⅰ型)病例中，鉴定出导致 104 位早期终止密码子(R104X)的纯合子点突变，形成了完全无活性的截短蛋白。在较轻型(Ⅱ型)病例中，鉴定了产生一个新的剪接位点的纯合子核苷酸变化(c.1049+27C>T，hg19)。这个新的剪接位点导致在 350 密码子后形成过早终止密码子的异常转录，后者在真皮成纤维细胞中最为明显，但野生型转录物也有低水平的持续表达。总之，BLC 患者的研究结果表明，这种罕见的人类疾病相当于小鼠 PTH/PTHrP 受

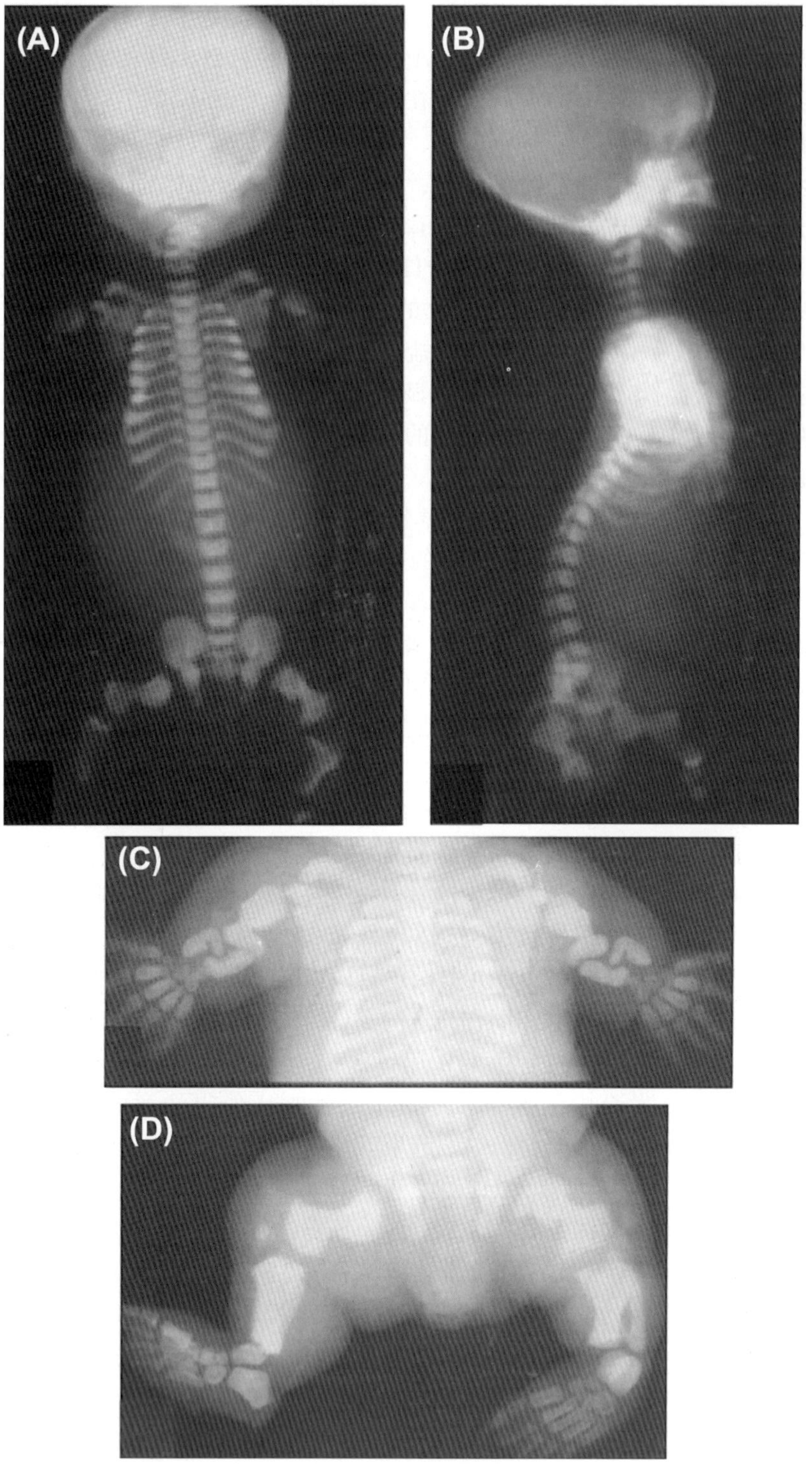

图 40.4 2 例 Blomstrand 致死软骨发育不良(BLC)胎儿的放射学表现。妊娠 26 周时男性胎儿的后前位(A)和侧位(B)X 线影像;妊娠 33 周时女性 BLC 胎儿上肢(C)和下肢(D)X 线影像。特别明显的是所有骨骼中软骨内成骨的显著加速。长骨中未见二次骨化中心。四肢形状粗短,而腕骨和跗骨形状和大小都比较正常。还要注意锁骨相对较长,但有异常弯曲。(From[103],with permission.)

体的“敲除”[116]。

Eiken 家族性骨骼发育不良

除 BLC 和 JMC 外,PTH/PTHrP 受体基因突变还与其他两种疾病有关,即 Eiken 家族性骨骼发育不良[117]和内生软骨瘤病(Ollier 病)[118]。Eiken 家族性骨发育异常是在一个近亲结婚家庭中发现的[119]。该病的特征在于多发性干骺端发育不良,表现为极度延迟的骨化及手足骨型异常,骨盆软骨异常持续存在,并有轻度发育迟缓。在所有接受检查的患者中,血钙和磷浓度都是正常的,仅有 1 例患者测量了循环中 PTH 的水平,结果显示轻度增高。1,25$(OH)_2$D 浓度正常。在所有患者中均鉴定了 PTH/PTHrP 受体 R485X 纯合子突变,后者导致 PTH/PTHrP 受体的最后 108 个氨基酸的截短,且这一

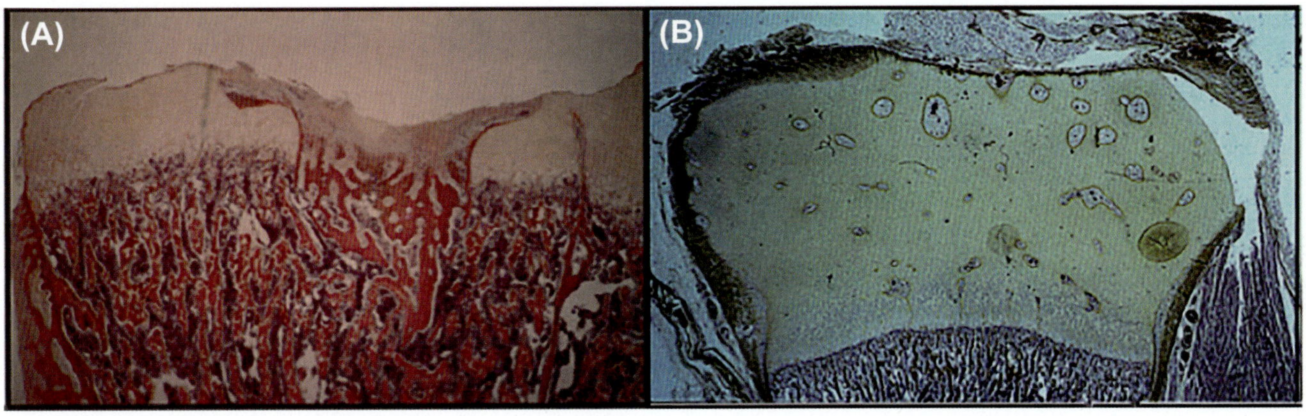

图 40.5 BLC 患者(A)及年龄匹配的对照者(B)的胫骨上端切面。注意 BLC 患者生长板明显缩小,生长板和初级松质骨之间存在不规则边界,且皮质骨厚度增加。(From[103],with permission,and Anne-Lise Delezoide,personal collection.)

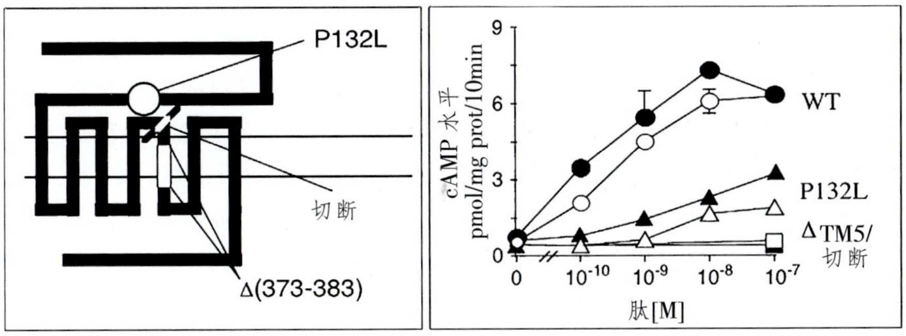

图 40.6 PTH/PTHrP 受体示意图及 COS-7 细胞中野生型和突变体受体的功能评估。在 Blomstrand 病患者中鉴定的功能丧失性突变的大致位置(左图),以及野生型和突变型 PTH/PTHrP 受体对 PTH(实心符号)或 PTHrP(空心符号)反应所导致的 cAMP 水平改变。(Modified from[107,113].)

突变不存在于健康对照者 DNA 中[117]。突变体 PTH/PTHrP 受体的功能特性尚未在体外研究中发现。然而,根据在氨基酸 480 之后缺失的突变受体的性质,这个截短的受体似乎在 PTH 激活的不同信号传导途径之间具有不平衡性[120]。目前尚不清楚 PTH/PTHrP 受体的羧基末端的缺失导致了骨表型而在矿物离子稳态的调节中并无明显异常的原因。

内生软骨瘤病(Ollier 病)

内生软骨瘤病通常是以多发性内生软骨瘤为特征的非家族性疾病,表现为软骨损伤的不对称分布,在尺寸、数量、位置、内生软骨瘤的进展、发病年龄和诊断及是否需要手术等方面可变性极大。由内生软骨瘤引起的临床问题包括骨骼畸形、肢体长度差异以及发生恶性软骨肉瘤的潜在风险。多发性内生软骨瘤病与软组织血管瘤合并存在时也称为 Maffucci 综合征。Ollier 病中病变的不规则分布强烈提示这是由于合子后体细胞突变造成嵌合体而发生的软骨内成骨障碍。在 6 例无关的内生软骨瘤病患者中,2 例患者的软骨瘤中有突变体 PTH/PTHrP 受体(R150C)的表达[118]。在 1 例患者的一个父母等位基因上发现了基因突变,但其父亲仅患有非典型轻度骨发育不良而无内生软骨瘤病。与某些形式的 Ollier 病中 PTH/PTHrP 受体的作用相一致,在其他几个病例中也发现了新的杂合性 *PTH1R* 突变(肿瘤组织中的生殖细胞或体细胞突变),但在 *GNAS* 或 *PTHLH* 中并未发现突变[121]。如上所述,包含 *PTHLH* 基因的从头复制与对称性内生软骨瘤病有关[79],但在其他几个研究中均未发现 R150C 突变(26 个肿瘤)和其他 *PTH1R* 基因突变(11 例患者)[122]。事实上,现在已知大多数 Ollier 病或 Maffucci 综合征患者是由异柠檬酸脱氢酶 IDH1 和 IDH2 的突变引起的。在具有 Ollier 病的 43 例(81%)受试者中,35 例在 IDH1 中发生体细胞性杂合突变,IDH2 较少发生,而 13 例(77%)Maffucci 综合征患者中有 10 例的肿瘤携带 IDH1(98%)或 IDH2(2%)突变。肿瘤内和体细胞嵌合体中 IDH1 和 IDH2 突变发生于 87%的内生软骨瘤(良性软骨肿瘤)、70%的梭形细胞血管瘤(良性血管病变)和 40%的孤立性中心性软骨肿瘤[123]。IDH1 与 IDH2 催化异柠檬酸向 2-氧戊二酸的氧化脱羧作用,这增加了 d-2-羟基-戊二酸的产生,并消耗了 α-酮戊二酸,后者是含 Jumonju 结构域的蛋白(JMJ)发挥组蛋白精氨酸和赖氨酸残基的脱甲基化作用的共同因子。α-酮戊二酸缺乏进一步增加了HIF-1α的表达,导致生长板软骨内缺氧的异常敏感,并可能导致软骨细胞的不受控制的增殖。总之,这些研究表明导致内生软骨瘤病的分子缺陷的异质性。

由PTH/PTHrP受体突变引起的牙齿延迟萌发

原发性牙髓萌发失败(PFE)可能与几种综合征相关,但也见于某些具有高外显率和可变表达性的非综合征的独立常染色体显性病例。在通过连锁分析确定遗传基因座后,首先在PFE患者中鉴定出杂合性*PTH1R*突变[109]。该受体的三个不同突变均产生了截短的成熟蛋白,因此被认为是无功能受体。这些研究随后得到证实和扩充[110,124-126],结果表明PTH1R的单倍体不足是非综合征PFE的潜在原因。与PFE相关的PTH1R突变包括引起假定剪接位点突变和外显子15跳跃的杂合子c.1353-1 G>A序列改变,以及多个错义突变,包括在Blomstrand病例中首次发现P132L和"R383Q"突变[122]。R383Q突变起源于杂合子c.1148 G>A序列改变。值得注意的是,R383Q替代本身并不会导致PTH1R功能丢失(个人未发布的数据)。相反,杂合c.1148 G> A替代产生新的受体剪接位点,形成了缺失氨基酸[373-383]的异常受体,如第一例报道的BLC患者[112](参见上文)。在Blomstrand致死性骨软骨发育不全中的齿芽受损现象提示了PTH/PTHrP受体在正常牙齿发育中的重要作用[108]。

PTH/PTHrP受体下游基因的突变

GNAS突变

在Aurbach及其同事发现对PTH应答中肾组织和骨源组织cAMP产物增加后不久[127-130],他们发现假性甲状旁腺功能减退症(PHP)患者和临床特征明显的Albright遗传性综合性骨营养不良(AHO)(现在称为PHP-Ia)在PTH作用下尿cAMP排泄并未增加[131]。这一观察结果表明,PTH不能导致尿磷增加(最初由F. Albright及其同事[132]描述)的机制在于第二信使系统。然而,来自PHP-1a患者的肾皮质的匀浆显示PTH可诱导cAMP生成,因此Aurbach研究小组得出结论,该病并非由PTH受体突变引起(现在称为PTH/PTHrP受体),也不是由产生cAMP的效应酶(即腺苷酸环化酶)突变所致[133]。事实上,PHP-1a患者的组织显示出降低的G蛋白活性,这为PTH受体和腺苷酸环化酶之间的异常偶联提供了第一证据[134-136],这导致了其后*GNAS*杂合突变的发现,该基因用于编码异源三聚体刺激性G蛋白(Gsα)的α-亚基的基因[29,30]。然而,为何杂合性Gsα突变会导致PTH抵抗的问题尚未解决。后来Davies和Hughes发现,只有当这一突变来自母系遗传缺陷时,PHP-Ⅰa患者的PTH抗性才更加明显[137]。

现在已经确定,普遍表达的Gsα可结合多种其他G蛋白偶联受体(GPCR)(包括PTH /PTHrP受体),并与细胞内受效应物腺苷酸环化酶结合,产生受体依赖性cAMP生成,随后激活PKA。Gsα衍生自位于染色体20q13上的复合印迹基因组区域的*GNAS*基因座,后者除Gsα外还编码了其他剪接的转录物[75]。在某些组织如肾近端小管(PTH靶细胞)、甲状腺或垂体腺中,Gsα表达主要或全部都是单等位基因控制的。在这些组织中,Gsα仅来自(或主要来自)母系等位基因,而来自父系等位基因的表达被某种未知机制所沉默。

GNAS复合物基因座中的遗传和表观遗传缺陷根据其等位基因来源和异质性疾病,如不同形式的假性甲状旁腺功能减退症(PHP)、假假性甲状旁腺功能减退症(PPHP)和进行性骨异质性(POH)等,而产生不同的特征(第18章)。这些病理学的临床和生化差异主要依赖于(但不限于)患者是否表现出Albright遗传性骨营养不良(AHO),以及是否存在激素抵抗(特别是对PTH的抵抗)。AHO是由多种不同的发育和骨骼缺陷形成的独特组合,如圆脸、身材短小、E型短指畸形、异位骨化、智力迟钝等,与Gsα单倍体不足有关。肥胖最初被认为是AHO特征谱系的一部分,现已证明仅在母体遗传*GNAS*突变的情况下发生[138]。PHP分为Ⅰ型(PHP-Ⅰ)和Ⅱ型(PHP-Ⅱ)。PHP-Ⅰ的特征是近端肾小管对PTH的抵抗,导致注射PTH后很少或没有尿cAMP排泄。在PHP-Ⅱ中,PTH注射后尿cAMP增加,但并无尿磷排泄增加。所有形式的PHP-Ⅰ和PPHP似乎均与GNAS复合基因座中的遗传异常(PHP-Ⅰa、PHP-Ⅰc和PPHP)或表观遗传异常(PHP-Ⅰb)相关。PHP-Ⅰa型患者从母系遗传Gsα突变,表现为AHO表型,对各种刺激Gsα-cAMP-PKA途径的激素(PTH、TSH、降钙素、GHRH、肾上腺素、LH和FSH等)抵抗(见文献[75,139,140])。在维生素D缺乏和肾功能不全患者中,尽管血清PTH浓度升高,但PTH抵抗仍然是最明显的内分泌缺陷,而且几乎总伴有低钙血症、高磷血症、低水平或不适当正常水平的1,25$(OH)_2D$。注射PTH后,这些患者肾近端小管不能正常形成 cAMP，因此使 PTH 促尿磷排泄作用降低，1,25(OH)$_2$D 生产减少。这些发现与 Gsα 功能丧失性突变所致 cAMP 生成障碍的表现相一致。

PRKAR1A 突变

肢端发育不全是一组罕见的骨骼发育异常，具有共同的特征性临床表现和放射学特征，包括近视、面部红斑和鼻骨发育不全，某些病例对多种通过 cAMP/PKA 途径起作用的激素产生抵抗（ADOHR 或 ACRDYS1）[141,142]。在三个不相关的 ADOHR 患者的编码 PKA 调节亚基的 *PRKAR1A* 基因中，使用候选基因方法鉴定了重复发生的杂合错义突变（c.1101C→T，p.Arg368X）[40]。从那时起，在 ADOHR 患者中已经发现了 15 个其他的杂合错义 *PRKAR1A* 突变（图 40.7A）（[143,144]，未发表资料）。在其他 10 例患者中，发现了首例 Arg368X 突变，并证实它是 ADOHR 患者最常见的重复性 *PRKAR1A* 突变。其他 15 个突变均发现于单个散发病例中。

如上所述，cAMP 下游最重要的效应物是蛋白激酶 A（PKA）。在没有 cAMP 的情况下，PKA 作为四聚体存在，其中两个调节（R）亚基将两个催化（C）亚基锁定在非活性状态。酶的活化需要释放催化亚单位，由 cAMP 分子首先与结构域 B 结合，然后顺序结合到 R 亚基的区域 A 触发[145–147]。

调节亚基有四个不同的单体：广泛表达的 PRKAR1A 和 PRKAR2A，以及仅在脑和睾丸（R1B）中发现的 PRKAR1B 和仅在肾上腺和脂肪组织（R2B）中发现的 PRKAR2B。调节亚基与两个不同的催化亚基（广泛表达的 Ca 和脑特异性 Cb）相关联。PKA 四聚体在数量上和质量上主要由 Ca 和 PRKAR1A 单体构成。在患者或转染细胞中进行的突变体 PRKAR1A 蛋白质的 Western 印迹分析表明，在肢端发育不全患者中鉴定的所有突变蛋白质都能被有效表达（[40,144,148]，未发表资料）。使用 Cre–荧光素酶报道基因测定或生物发光共振能量转移（BRET）技术进行的功能分析进一步表明，在 COS-7 或 HEK 293 细胞中表达突变蛋白对 cAMP 的亲和力降低，cAMP 依赖性 PKA 激活能力下降（图 40.7B）。由突变引起的显性负效应主要归因于催化亚基优先结合了突变杂合细胞中的突变调节亚基。因此，形成四聚体酶复合物，其各自包含与两个突变调节亚基相关的两个催化亚单位，或包含两个催化亚单位的复合物及野生型或突变型调节亚基。这导致优先稳定突变体调节亚基形成的四聚体，以及野生型 PRKAR1A 亚基优先释放并加速降解，最终导致激酶活性下降。实际上，患者细胞中 PRKAR1A 突变体比野生型具有更高的蛋白水平，与 PRKAR1A 异常亚型相比，野生型 PRKAR1A 亚基降解速度更快。这种机制解释了在 ADOHR 患者中观察到的激素抵抗性，并解释了为什么骨骼异常类似于在 PHP-Ⅰa/PPHP患者中观察到的异常。

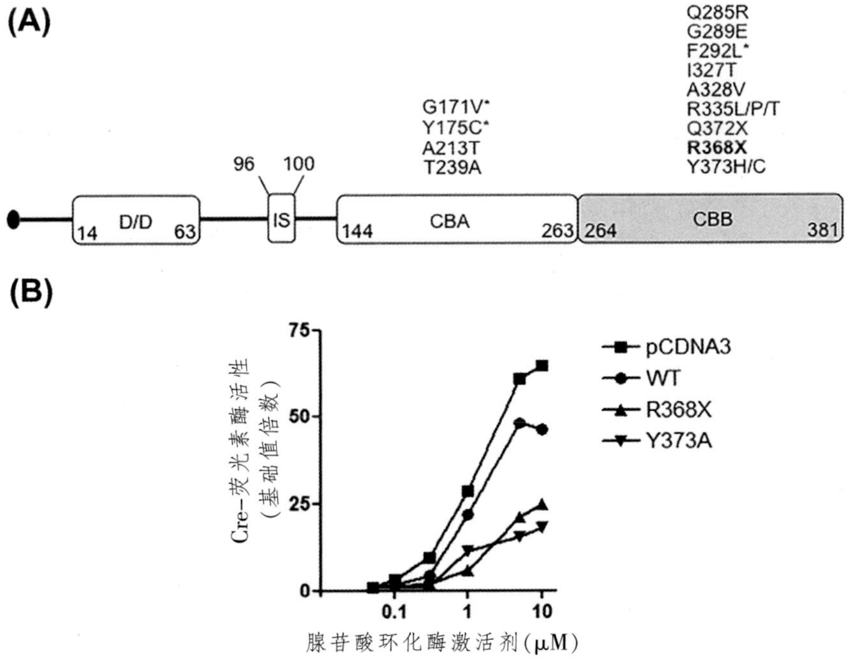

图 40.7 （A）PRKAR1A 蛋白的示意图，表明激素抵抗性肢端发育不全（ADOHR）患者中重要功能结构域和突变的氨基酸残基的位置。DD，二聚域；IS，抑制位点；CBA 和 CBB，cMAP 结合域 A 和 B。（B）通过 cAMP 反应元件（CRE）–荧光素酶报告基因测定法测量 1mM 异丁基甲基嘌呤（IBMX）存在下，用各种浓度毛喉素刺激的细胞中的 PKA 转录活性。结果表示为相对于基础值的倍数增加。用毛喉素刺激后，表达 R368X 突变体或 PRKARIA 的 Y373A 突变体（用作对照）的细胞具有比表达空载体或野生型 YRKARLA 的细胞有更显著降低的 CRE–荧光素酶激活性。

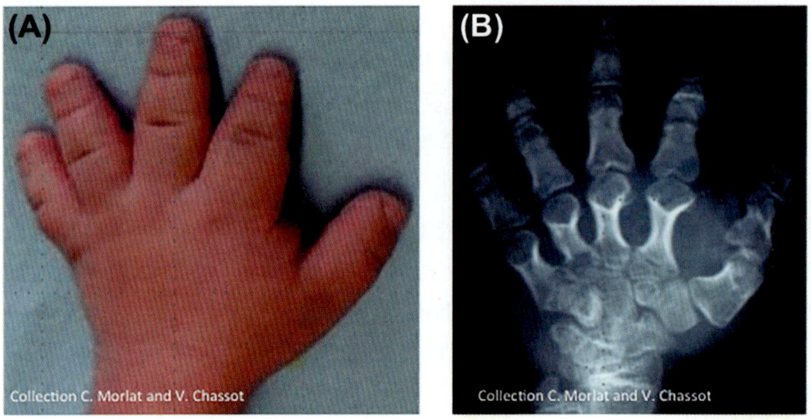

图 40.8　1 例患有激素抵抗性肢端发育不全(ADOHR)患者的短指症。图示一名 13 岁患者的一只手的照片(A)和 X 线片(B)。患者存在缩短的掌骨、跖骨和趾骨,表现为肢端发育不全 E 型(BDE)。注意所有骨骼的缩短,以及受影响的笨重和粗壮表现。

PDE4D 突变

首先通过外显子测序鉴定的 *PDE4D* 的缺陷引起肢端发育不全,没有明显的激素抵抗证据[48,150,151]。PDE4D 属于水解 cAMP 的 cAMP 特异性磷酸二酯酶的 IV 类。在人类中,单个 *PDE4D* 基因通过差异剪接产生至少 9 种改变蛋白质 N-末端部分的不同同种型。所有同工型都包含相同的 C-末端催化结构域。被称为"长"PDE4D 变体的 6 种同种型含有两个保守的上游区(UCR1 和 UCR2),而两个短的同种型仅含有 UCR2 区,酶的一个"超短"同种型仅含有催化结构域。对人组织中这些同种型的组织特异性表达、功能和调控了解甚少。迄今为止,在肢端发育不全患者中已鉴定出 16 种 PDE4D 杂合错义突变 (ADOP4 或 ACRDYS2)([143,144],未发表资料)。有趣的是,PDE4D 突变位于三个主要功能域 (UCR1、UCR2 和催化),表明所有同种型(长、短和超短)中的缺陷可导致 ADOP4。尚未进行突变体 PDE4D 蛋白的功能研究,与 PRKAR1A 突变的功能性后果不同,PDE4D 突变的致病性证据目前仍缺乏。由于 ADOP4 患者的骨表型,这些突变将导致 PKA 激活的缺陷,至少在通过软骨内过程形成的骨骼中。

自首次报道后,肢端发育不全的临床和放射学发现被认为与在 PHP-Ⅰa/PPHP 综合征中的观察相似[141,142];但是存在明显的差异。尤其是尽管各种情况都存在矮壮外貌和 E 型短指,但是 PHP-Ⅰa/PPHP 综合征的短指表现多样,并且通常不如两种肢端发育不全那样严重。肢端发育不全的骨骼表型比 PHP-Ⅰa/PPHP (图 40.8) 更均匀,更严重。与严重骨骼发育不良相反,PTH 和其他激素的抵抗力在 ADOHR 患者中不如在 PHP-Ⅰa 患者中显著,并且不存在于受 ADOP4 影响的患者[40,144,148]。

HDAC4 突变

短指智力低下综合征(BDMR)患者表现为智力障碍、发育迟缓、行为异常、睡眠障碍、颅面和骨骼异常及 E 型短指和自闭症谱系障碍等一系列表现。BDMR 与 2q37 的大量缺失有关。对位于 2q37 区域中具有 2q37.3 重叠缺失的患者进行临床和分子分析,使组蛋白脱乙酰酶 4(*HDAC4*)成为候选基因并进行测序后发现,该基因的新发突变包括可能破坏正常剪接的一个基因内缺失和一个基因内插入,从而在受 BDMR 影响的患者中引起移码和成熟前终止密码子[76]。*HDAC4* 是一种组蛋白脱乙酰酶,可调节骨骼、肌肉、神经和心脏发育中重要的基因。在多个 BDMR 患者的鉴定 *HDAC4* 缺失或突变以及 *Hdac4*$^{(-/-)}$小鼠的表型改变均表明 *HDAC4* 的单倍体不足可导致短指智力低下综合征。

结论

编码 PTH、PTHrP 或 PTH/PTHrP 受体的基因以及下游信号传导和效应蛋白的基因突变已被确认为罕见遗传性疾病的病因。这些突变的鉴定为研究骨骼和软骨发育及矿物质离子稳态的调节机制提供了重要的新证据。

(贾俊亚　译)

参考文献

1. Gardella TJ, Jüppner H, Brown EM, Kronenberg HM, Potts Jr JT. Parathyroid hormone and parathyroid hormone-related peptide in the regulation of calcium homeostasis and bone development. In: DeGroot LJ, Jameson JL, editors. *Endocrinology*. Philadelphia, PA: W.B. Saunders Company; 2010. p. 1040–73.

2. Potts JT, Gardella TJ. Progress, paradox, and potential: parathyroid hormone research over five decades. *Ann NY Acad Sci* 2007;**1117**:196–208.
3. Miao D, He B, Karaplis A, Goltzman D. Parathyroid hormone is essential for normal fetal bone formation. *J Clin Invest* 2002;**109**:1173–82.
4. Günther T, Chen ZF, Kim J, Priemel M, Rueger JM, Amling M, et al. Genetic ablation of parathyroid glands reveals another source of parathyroid hormone. *Nature* 2000;**2000**(406):199–203.
5. Kronenberg H. Developmental regulation of the growth plate. *Nature* 2003;**2003**(423):332–6.
6. Weir EC, Philbrick WM, Amling M, Neff LA, Baron R, Broadus AE. Targeted overexpression of parathyroid hormone-related peptide in chondrocytes causes skeletal dysplasia and delayed endochondral bone formation. *Proc Natl Acad Sci USA* 1996;**93**:10240–5.
7. St-Arnaud R, Demay MB. Vitamin D biology. In: *Pediatric Bone: Biology and Diseases*. San Diego: Academic Press; 2011. p. 163–87.
8. Silver J, Kronenberg HM. Parathyroid hormone — Molecular biology and regulation. In: Bilezikian JP, Raisz LG, Rodan GA, editors. *Principles of Bone Biology*. New York: Academic Press; 1996. p. 325–46.
9. Brown EM, Gamba G, Riccardi D, Lombardi M, Butters R, Kifor O, et al. Cloning and characterization of an extracellular Ca^{2+}-sensing receptor from bovine parathyroid. *Nature* 1993;**366**:575–80.
10. Almaden Y, Canalejo A, Hernandez A, Ballesteros E, Garcia-Navarro S, Torres A, et al. Direct effect of phosphorus on PTH secretion from whole rat parathyroid glands in vitro. *J Bone Miner Res* 1996;**11**:970–6.
11. Slatopolsky E, Finch J, Denda M, Ritter C, Zhong M, Dusso A, et al. Phosphorus restriction prevents parathyroid gland growth. High phosphorus directly stimulates PTH secretion in vitro. *J Clin Invest* 1996;**97**:2534–40.
12. Ben-Dov IZ, Galitzer H, Lavi-Moshayoff V, Goetz R, Kuro-o M, Mohammadi M, et al. The parathyroid is a target organ for FGF23 in rats. *J Clin Invest* 2007;**117**:4003–8.
13. Krajisnik T, Bjorklund P, Marsell R, Ljunggren O, Akerstrom G, Jonsson KB, et al. Fibroblast growth factor-23 regulates parathyroid hormone and 1alpha-hydroxylase expression in cultured bovine parathyroid cells. *J Endocrinol* 2007;**195**:125–31.
14. Riccardi D, Lee WS, Lee K, Segre GV, Brown EM, Hebert SC. Localization of the extracellular Ca(2+)–sensing receptor and PTH/PTHrP receptor in rat kidney. *Am J Physiol* 1996;**271**:F951–6.
15. Lee K, Brown D, Urena P, Ardaillou N, Ardaillou R, Deeds J, et al. Localization of parathyroid hormone/parathyroid hormone-related peptide receptor mRNA in kidney. *Am J Physiol* 1996;**270**:F186–91.
16. Yang T, Hassan S, Huang YG, Smart AM, Briggs JP, Schnermann JB. Expression of PTHrP, PTH/PTHrP receptor, and Ca(2+)-sensing receptor mRNAs along the rat nephron. *Am J Physiol* 1997;**272**:F751–F8.
17. Chabardes D, Imbert M, Clique A, Montegut M, Morel F. PTH sensitive adenyl cyclase activity in different segments of the rabbit nephron. *Pflugers Arch* 1975;**354**:229–39.
18. Morel F, Imbert-Teboul M, Chabardes D. Distribution of hormone-dependent adenylate cyclase in the nephron and its physiological significance. *Annu Rev Physiol* 1981;**43**:569–81.
19. Lupp A, Klenk C, Rocken C, Evert M, Mawrin C, Schulz S. Immunohistochemical identification of the PTHR1 parathyroid hormone receptor in normal and neoplastic human tissues. *Eur J Endocrinol* 2010;**162**:979–86.
20. Kong XF, Zhu XH, Pei YL, Jackson DM, Holick MF. Molecular cloning, characterization, and promoter analysis of the human 25-hydroxyvitamin D3-1alpha-hydroxylase gene. *Proc Natl Acad Sci USA* 1999;**96**:6988–93.
21. Takeyama K, Kitanaka S, Sato T, Kobori M, Yanagisawa J, Kato S. 25-Hydroxyvitamin D3 1alpha-hydroxylase and vitamin D synthesis. *Science* 1997;**277**:1827–30.
22. Bacic D, Wagner CA, Hernando N, Kaissling B, Biber J, Murer H. Novel aspects in regulated expression of the renal type IIa Na/Pi-cotransporter. *Kidney Int* 2004; Suppl:S5–12.
23. Berndt T, Kumar R. Phosphatonins and the regulation of phosphate homeostasis. *Annu Rev Physiol* 2007;**69**:341–59.
24. Bergwitz C, Jüppner H. Regulation of phosphate homeostasis by PTH, vitamin D, and FGF23. *Annu Rev Med* 2010;**61**:91–104.
25. Blaine J, Weinman EJ, Cunningham R. The regulation of renal phosphate transport. *Adv Chronic Kidney Dis* 2011;**18**:77–84.
26. Segawa H, Kaneko I, Takahashi A, Kuwahata M, Ito M, Ohkido I, et al. Growth-related renal type II Na/Pi cotransporter. *J Biol Chem* 2002;**277**:19665–72.
27. Segawa H, Yamanaka S, Onitsuka A, Tomoe Y, Kuwahata M, Ito M, et al. Parathyroid hormone-dependent endocytosis of renal type IIc Na-Pi cotransporter. *Am J Physiol Renal Physiol* 2007;**292**:F395–403.
28. Nagai S, Okazaki M, Segawa H, Bergwitz C, Dean T, Potts Jr JT, et al. Acute down-regulation of sodium-dependent phosphate transporter NPT2a involves predominantly the cAMP/PKA pathway as revealed by signaling-selective parathyroid hormone analogs. *J Biol Chem* 2011;**286**:1618–26.
29. Patten JL, Johns DR, Valle D, Eil C, Gruppuso PA, Steele G, et al. Mutation in the gene encoding the stimulatory G protein of adenylate cyclase in Albright's hereditary osteodystrophy. *New Engl J Med* 1990;**322**:1412–9.
30. Weinstein LS, Gejman PV, Friedman E, Kadowaki T, Collins RM, Gershon ES, et al. Mutations of the Gs α-subunit gene in Albright hereditary osteodystrophy detected by denaturing gradient gel electrophoresis. *Proc Natl Acad Sci USA* 1990;**87**:8287–90.
31. Guo J, Liu M, Yang D, Bouxsein ML, Thomas CC, Schipani E, et al. Phospholipase C signaling via the parathyroid hormone (PTH)/PTH-related peptide receptor is essential for normal bone responses to PTH. *Endocrinology* 2010;**151**:3502–13.
32. Guo J, Song L, Liu M, Segawa H, Miyamoto K, Bringhurst FR, et al. Activation of a non-cAMP/PKA signaling pathway downstream of the PTH/PTHrP receptor is essential for a sustained hypophosphatemic response to PTH infusion in male mice. *Endocrinology* 2013;**154**:1680–9.
33. Biber J, Hernando N, Forster I, Murer H. Regulation of phosphate transport in proximal tubules. *Pflugers Arch* 2009;**458**:39–52.
34. Kaufmann M, Muff R, Born W, Fischer J. Functional expression of a stably transfected parathyroid hormone/parathyroid hormone related protein receptor complementary DNA in CHO cells. *Mol Cell Endocrinol* 1994;**104**:21–7.
35. Traebert M, Roth J, Biber J, Murer H, Kaissling B. Internalization of proximal tubular type II $Na-P_i$ cotransporter by PTH: immunogold electron microscopy. *Am J Physiol (Renal Physiol)* 2000;**278**:F148–54.
36. Mahon MJ, Donowitz M, Yun CC, Segre GV. Na(+)/H(+) exchanger regulatory factor 2 directs parathyroid hormone 1 receptor signalling. *Nature* 2002;**417**:858–61.
37. Mahon M, Segre G. Stimulation by parathyroid hormone of a NHERF-1-assembled complex consisting of the parathyroid hormone I receptor, phospholipase Cbeta, and actin increases intracellular calcium in opossum kidney cells. *J Biol Chem* 2004;**279**:23550–8.
38. Hilpert J, Nykjaer A, Jacobsen C, Wallukat G, Nielsen R, Moestrup SK, et al. Megalin antagonizes activation of the parathyroid hormone receptor. *J Biol Chem* 1999;**274**:5620–5.
39. Friedman PA, Coutermarsh BA, Kennedy SM, Gesek FA. Parathyroid hormone stimulation of calcium transport is mediated by dual signaling mechanisms involving protein kinase A and protein kinase C. *Endocrinology* 1996;**137**:13–20.
40. Linglart A, Menguy C, Couvineau A, Auzan C, Gunes Y, Cancel M, et al. Recurrent PRKAR1A mutation in acrodysostosis with hormone resistance. *N Engl J Med* 2011;**364**:2218–26.
41. Mensenkamp AR, Hoenderop JG, Bindels RJ. TRPV5, the gateway to Ca2+ homeostasis. *Handb Exp Pharmacol* 2007:207–20.
42. Neer R, Arnaud C, Zanchetta J, Prince R, Gaich G, Reginster J,

et al. Effect of parathyroid hormone (1–34) on fractures and bone mineral density in postmenopausal women with osteoporosis. *N Engl J Med* 2001;**344**:1434–41.
43. Finkelstein J, Hayes A, Hunzelman J, Wyland J, Lee H, Neer R. The effects of parathyroid hormone, alendronate, or both in men with osteoporosis. *N Engl J Med* 2003;**349**:1216–26.
44. Calvi L, Sims N, Hunzelman J, Knight M, Giovannetti A, Saxton J, et al. Activation of the PTH/PTHrP receptor in osteoblastic cells has differential effects on cortical and trabecular bone. *J Clin Invest* 2001;**107**:277–86.
45. Rhee Y, Bivi N, Farrow E, Lezcano V, Plotkin LI, White KE, et al. Parathyroid hormone receptor signaling in osteocytes increases the expression of fibroblast growth factor-23 in vitro and in vivo. *Bone* 2011;**49**:636–43.
46. Wysolmerski JJ, McCaughern-Carucci JF, Daifotis AG, Broadus AE, Philbrick WM. Overexpression of parathyroid hormone-related protein or parathyroid hormone in transgenic mice impairs branching morphogenesis during mammary gland development. *Development* 1996;**121**:3539–47.
47. Wysolmerski J, Philbrick W, Dunbar M, Lanske B, Kronenberg H, Broadus A. Rescue of the parathyroid hormone-related protein knockout mouse demonstrates that parathyroid hormone-related protein is essential for mammary gland development. *Development* 1998;**125**:1285–94.
48. Strewler GJ. The physiology of parathyroid hormone-related protein. *N Engl J Med* 2000;**342**:177–85.
49. Hens JR, Dann P, Zhang JP, Harris S, Robinson GW, Wysolmerski J. BMP4 and PTHrP interact to stimulate ductal outgrowth during embryonic mammary development and to inhibit hair follicle induction. *Development* 2007;**134**:1221–30.
50. Lee K, Deeds JD, Segre GV. Expression of parathyroid hormone-related peptide and its receptor messenger ribonucleic acid during fetal development of rats. *Endocrinology* 1995;**136**:453–63.
51. Amizuka N, Karaplis AC, Henderson JE, Warshawsky H, Lipman ML, Matsuki Y, et al. Haploinsufficiency of parathyroid hormone-related peptide (PTHrP) results in abnormal post-natal bone development. *Dev Biol* 1996;**175**:166–76.
52. Koike T, Iwamoto M, Shimazu A, Nakashima K, Suzuki F, Kato Y. Potent mitogenic effects of parathyroid hormone (PTH) on embryonic chick and rabbit chondrocytes. Differential effects of age on growth, proteoglycan, and cyclic AMP responses of chondrocytes to PTH. *J Clin Invest* 1990;**85**:626–31.
53. Iwamoto M, Jikko A, Murakami H, Shimazu A, Nakashima K, Iwamoto M, et al. Changes in parathyroid hormone receptors during chondrocyte cytodifferentiation. *J Biol Chem* 1994;**269**:17245–51.
54. Stone DM, Hynes M, Armanini M, Swanson TA, Gu Q, Johnson RL, et al. The tumour-suppressor gene patched encodes a candidate receptor for Sonic hedgehog. *Nature* 1996;**384**:129–34.
55. Marigo V, Davey RA, Zuo Y, Cunningham JM, Tabin CJ. Biochemical evidence that Patched is the Hedgehog receptor. *Nature* 1996;**384**:176–9.
56. Lanske B, Divieti P, Kovacs CS, Pirro A, Landis WJ, Krane SM, et al. The parathyroid hormone (PTH)/PTH-related peptide receptor mediates actions of both ligands in murine bone. *Endocrinology* 1999;**139**:5194–204.
57. Arnold A, Horst SA, Gardella TJ, Baba H, Levine MA, Kronenberg HM. Mutation of the signal peptide-encoding region of the preproparathyroid hormone gene in familial isolated hypoparathyroidism. *J Clin Invest* 1990;**86**:1084–7.
58. Parkinson D, Thakker R. A donor splice site mutation in the parathyroid hormone gene is associated with autosomal recessive hypoparathyroidism. *Nature Genet* 1992;**1**:149–53.
59. Sunthornthepvarakul T, Churesigaew S, Ngowngarmratana S. A novel mutation of the signal peptide of the preproparathyroid hormone gene associated with autosomal recessive familial isolated hypoparathyroidism. *J Clin Endocrinol Metab* 1999;**84**:3792–6.
60. Ertl DA, Stary S, Streubel B, Raimann A, Haeusler G. A novel homozygous mutation in the parathyroid hormone gene (PTH) in a girl with isolated hypoparathyroidism. *Bone* 2012;**51**:629–32.
61. Tomar N, Gupta N, Goswami R. Calcium-sensing receptor autoantibodies and idiopathic hypoparathyroidism. *J Clin Endocrinol Metab* 2013;**98**:3884–91.
62. Ding C, Buckingham B, Levine MA. Familial isolated hypoparathyroidism caused by a mutation in the gene for the transcription factor GCMB. *J Clin Invest* 2001;**108**:1215–20.
63. Baumber L, Tufarelli C, Patel S, King P, Johnson CA, Maher ER, et al. Identification of a novel mutation disrupting the DNA binding activity of GCM2 in autosomal recessive familial isolated hypoparathyroidism. *J Med Genet* 2005;**42**:443–8.
64. Thomee C, Schubert SW, Parma J, Le PQ, Hashemolhosseini S, Wegner M, et al. GCMB mutation in familial isolated hypoparathyroidism with residual secretion of parathyroid hormone. *J Clin Endocrinol Metab* 2005;**90**:2487–92.
65. Mannstadt M, Bertrand G, Muresan M, Weryha G, Leheup B, Pulusani SR, et al. Dominant-negative GCMB mutations cause an autosomal dominant form of hypoparathyroidism. *J Clin Endocrinol Metab* 2008;**93**:3568–76.
66. Mirczuk SM, Bowl MR, Nesbit MA, Cranston T, Fratter C, Allgrove J, et al. A missense glial cells missing homolog B (GCMB) mutation, Asn502His, causes autosomal dominant hypoparathyroidism. *J Clin Endocrinol Metab* 2010;**95**:3512–6.
67. Tomar N, Bora H, Singh R, Gupta N, Kaur P, Chauhan SS, et al. Presence and significance of a R110W mutation in the DNA-binding domain of GCM2 gene in patients with isolated hypoparathyroidism and their family members. *Eur J Endocrinol* 2010;**162**:407–21.
68. Yi HS, Eom YS, IeB Park, Lee S, Hong S, Jüppner H, et al. Identification and characterization of C106R, a novel mutation in the DNA-binding domain of GCMB, in a family with autosomal-dominant hypoparathyroidism. *Clin Endocrinol (Oxf)* 2012;**76**:625–33.
69. Mannstadt M, Harris M, Bravenboer B, Chitturi S, Dreijerink KM, Lambright DG, et al. Germline mutations affecting Galpha11 in hypoparathyroidism. *N Engl J Med* 2013;**368**:2532–4.
70. Nesbit MA, Hannan FM, Howles SA, Babinsky VN, Head RA, Cranston T, et al. Mutations affecting G-protein subunit alpha11 in hypercalcemia and hypocalcemia. *N Engl J Med* 2013;**368**:2476–86.
71. Unger S, Gorna MW, Le Bechec A, Do Vale-Pereira S, Bedeschi MF, Geiberger S, et al. FAM111A mutations result in hypoparathyroidism and impaired skeletal development. *Am J Hum Genet* 2013;**92**:990–5.
72. Isojima T, Doi K, Mitsui J, Oda Y, Tokuhiro E, Yasoda A, et al. A recurrent de novo FAM111A mutation causes Kenny-Caffey syndrome type 2. *J Bone Miner Res* 2014;**29**:992–8.
73. Maroteaux PLM, Lamy M. *Les Maladies Osseuses de l'Enfant*. Paris: Médecine-Sciences Flammarion; 2002. 682pp.
74. Mundlos S. The brachydactylies: a molecular disease family. *Clin Genet* 2009;**76**:123–36.
75. Bastepe M, Jüppner H. Pseudohypoparathyroidism, Albright's hereditary osteodystrophy, and progressive osseous heteroplasia: disorders caused by inactivating GNAS mutations. In: DeGroot LJ, Jameson JL, editors. *Endocrinology*. Philadelphia, PA: W.B. Saunders Company; 2010. p. 1223–35.
76. Williams SR, Aldred MA, Der Kaloustian VM, Halal F, Gowans G, McLeod DR, et al. Haploinsufficiency of HDAC4 causes brachydactyly mental retardation syndrome, with brachydactyly type E, developmental delays, and behavioral problems. *Am J Hum Genet* 2010;**87**:219–28.
77. Maass PG, Wirth J, Aydin A, Rump A, Stricker S, Tinschert S, et al. A cis-regulatory site downregulates PTHLH in translocation t(8;12)(q13;p11.2) and leads to brachydactyly type E. *Hum Mol Genet* 2010;**19**:848–60.
78. Klopocki E, Hennig BP, Dathe K, Koll R, de Ravel T, Baten E, et al. Deletion and point mutations of PTHLH cause brachydactyly type E. *Am J Hum Genet* 2010;**86**:434–9.
79. Collinson M, Leonard SJ, Charlton J, Crolla JA, Silve C, Hall CM, et al. Symmetrical enchondromatosis is associated with duplication of 12p11.23 to 12p11.22 including PTHLH. *Am J Med Genet A*

2010;**152A**:3124–8.
80. Silve C. A cup half-full or half-empty? When PTHrP levels matter. *IBMS BoneKEy* 2010;**7**:325–32.
81. Jansen M. Über atypische Chondrodystrophie (Achondroplasie) und über eine noch nicht beschriebene angeborene Wachstumsstörung des Knochensystems: Metaphysäre Dysostosis. *Zeitschr Orthop Chir* 1934;**61**:253–86.
82. Jüppner H, Schipani E, Silve C. Jansen's metaphyseal chondrodysplasia and Blomstrand's lethal chondrodysplasia: two genetic disorders caused by PTH/PTHrP receptor mutations. In: Bilezikian J, Raisz L, Rodan G, editors. *Principles of Bone Biology*. San Diego, CA: Academic Press; 2002. p. 1117–35.
83. Parfitt AM, Schipani E, Rao DS, Kupin W, Han Z-H, Jüppner H. Hypercalcemia due to constitutive activity of the PTH/PTHrP receptor. Comparison with primary hyperparathyroidism. *J Clin Endocrinol Metab* 1996;**81**:3584–8.
84. De Haas WHD, De Boer W, Griffioen F. Metaphysial dysostosis. A late follow-up of the first reported case. *J Bone Joint Surg* 1969;**51B**:290–9.
85. Cameron JAP, Young WB, Sissons HA. Metaphysial dysostosis. Report of a case. *J Bone Joint Surg* 1954;**36B**:622–9.
86. Gram PB, Fleming JL, Frame B, Fine G. Metaphyseal chondrodysplasia of Jansen. *J Bone Joint Surg* 1959;**41A**:951–9.
87. Lenz WD. Skeletal Dysplasias. In: Bergsma D, editor. *The First Conference on the Clinical Delineation of Birth Defects. The Johns Hopkins Hospital*. Baltimore, MD: The National Foundation-March of Dimes; 1969. p. 71–2.
88. Holthusen W, Holt JF, Stoeckenius M. The skull in metaphyseal chondrodysplasia type Jansen. *Pediat Radiol* 1975;**3**:137–44.
89. Charrow J, Poznanski AK. The Jansen type of metaphyseal chondrodysplasia: conformation of dominant inheritance and review of radiographic manifestations in the newborn and adult. *J Med Genet* 1984;**18**:321–7.
90. Schipani E, Langman CB, Parfitt AM, Jensen GS, Kikuchi S, Kooh SW, et al. Constitutively activated receptors for parathyroid hormone and parathyroid hormone-related peptide in Jansen's metaphyseal chondrodysplasia. *N Engl J Med* 1996;**335**:708–14.
91. Bastepe M, Raas-Rothschild A, Silver J, Weissman I, Jüppner H, Gillis D. A form of Jansen's metaphyseal chondrodysplasia with limited metabolic and skeletal abnormalities is caused by a novel activating PTH/PTHrP receptor mutation. *J Clin Endocrinol Metab* 2004;**89**:3595–600.
92. Savoldi G, Izzi C, Signorelli M, Bondioni MP, Romani C, Lanzi G, et al. Prenatal presentation and postnatal evolution of a patient with Jansen metaphyseal dysplasia with a novel missense mutation in PTH1R. *Am J Med Genet A* 2013;**161**:2614–9.
93. Jaffe HL. *Certain other anomalies of skeletal development (Chapter 9)*. Philadelphia: Lea and Feibiger; 1972. p. 222–6.
94. Kessel D, Hall CM, Shaw DG. Two unusual cases of nephrocalcinosis in infancy. *Pediatr Radiol* 1992;**22**:470–1.
95. Onuchic L, Ferraz-de-Souza B, Mendonca BB, Correa PH, Martin RM. Potential effects of alendronate on fibroblast growth factor 23 levels and effective control of hypercalciuria in an adult with Jansen's metaphyseal chondrodysplasia. *J Clin Endocrinol Metab* 2012;**97**:1098–103.
96. Kruse K, Schütz C. Calcium metabolism in the Jansen type of metaphyseal dysplasia. *Eur J Pediatr* 1993;**152**:912–5.
97. Schipani E, Langman CB, Hunzelman J, LeMerrer M, Loke KY, Dillon MJ, et al. A novel PTH/PTHrP receptor mutation in Jansen's metaphyseal chondrodysplasia. *J Clin Endocrinol Metab* 1999;**84**:3052–7.
98. Schipani E, Kruse K, Jüppner H. A constitutively active mutant PTH-PTHrP receptor in Jansen-type metaphyseal chondrodysplasia. *Science* 1995;**268**:98–100.
99. Schipani E, Jensen GS, Pincus J, Nissenson RA, Gardella TJ, Jüppner H. Constitutive activation of the cAMP signaling pathway by parathyroid hormone (PTH)/PTH-related peptide (PTHrP) receptors mutated at the two loci for Jansen's metaphyseal chondrodysplasia. *Mol Endocrinol* 1997;**11**:851–8.
100. Blomstrand S, Claësson I, Säve-Söderbergh J. A case of lethal congenital dwarfism with accelerated skeletal maturation. *Pediatr Radiol* 1985;**15**:141–3.
101. Young ID, Zuccollo JM, Broderick NJ. A lethal skeletal dysplasia with generalised sclerosis and advanced skeletal maturation: Blomstrand chondrodysplasia. *J Med Genet* 1993;**30**:155–7.
102. Leroy JG, Keersmaeckers G, Coppens M, Dumon JE, Roels H. Blomstrand lethal chondrodysplasia. *Am J Med Genet* 1996;**63**:84–9.
103. Loshkajian A, Roume J, Stanescu V, Delezoide AL, Stampf F, Maroteaux P. Familial Blomstrand Chondrodysplasia with advanced skeletal maturation: further delineation. *Am J Med Genet* 1997;**71**:283–8.
104. den Hollander NS, van der Harten HJ, Vermeij-Keers C, Niermeijer MF, Wladimiroff JW. First-trimester diagnosis of Blomstrand lethal osteochondrodysplasia. *Am J Med Genet* 1997;**73**:345–50.
105. Oostra RJ, Baljet B, Dijkstra PF, Hennekam RCM. Congenital anomalies in the teratological collection of museum Vrolik in Amsterdam, The Netherlands. II: Skeletal dysplasia. *Am J Med Genet* 1998;**77**:116–34.
106. Galera M, de Silva Patricio F, Lederman H, Porciuncula C, Lopes Monlleo I, Brunoni D. Blomstrand chondrodysplasia: a lethal sclerosing skeletal dysplasia. Case report and review. *Pediatr Radiol* 1999;**29**:842–5.
107. Karperien MC, van der Harten HJ, van Schooten R, Farih-Sips H, den Hollander NS, Kneppers ALJ, et al. A frame-shift mutation in the type I parathyroid hormone/parathyroid hormone-related peptide receptor causing Blomstrand lethal osteochondrodysplasia. *J Clin Endocrinol Metab* 1999;**84**:3713–20.
108. Wysolmerski JJ, Cormier S, Philbrick W, Dann P, Zhang J, Roume J, et al. Absence of functional type 1 PTH/PTHrP receptors in humans is associated with abnormal breast development and tooth impactation. *J Clin Endocrinol Metab* 2001;**86**:1788–94.
109. Decker E, Stellzig-Eisenhauer A, Fiebig BS, Rau C, Kress W, Saar K, et al. PTHR1 loss-of-function mutations in familial, nonsyndromic primary failure of tooth eruption. *Am J Hum Genet* 2008;**83**:781–6.
110. Yamaguchi T, Hosomichi K, Narita A, Shirota T, Tomoyasu Y, Maki K, et al. Exome resequencing combined with linkage analysis identifies novel PTH1R variants in primary failure of tooth eruption in Japanese. *J Bone Miner Res* 2011;**26**:1655–61.
111. Oostra R, van der Harten J, Rijnders W, Scott R, Young M, Trump D. Blomstrand osteochondrodysplasia: three novel cases and histological evidence for heterogeneity. *Virchows Arch* 2000;**436**:28–35.
112. Jobert AS, Zhang P, Couvineau A, Bonaventure J, Roume J, LeMerrer M, et al. Absence of functional receptors parathyroid hormone and parathyroid hormone-related peptide in Blomstrand chondrodysplasia. *J Clin Invest* 1998;**102**:34–40.
113. Zhang P, Jobert AS, Couvineau A, Silve C. A homozygous inactivating mutation in the parathyroid hormone/parathyroid hormone-related peptide receptor causing Blomstrand chondrodysplasia. *J Clin Endocrinol Metab* 1998;**83**:3365–8.
114. Karaplis AC, Bin He MT, Nguyen A, Young ID, Semeraro D, Ozawa H, et al. Inactivating mutation in the human parathyroid hormone receptor type 1 gene in Blomstrand chondrodysplasia. *Endocrinology* 1998;**139**:5255–8.
115. Hoogendam J, Farih-Sips H, Wynaendts LC, Lowik CW, Wit JM, Karperien M. Novel mutations in the parathyroid hormone (PTH)/PTH-related peptide receptor type 1 causing Blomstrand osteochondrodysplasia types I and II. *J Clin Endocrinol Metab* 2007;**92**:1088–95.
116. Lanske B, Karaplis AC, Luz A, Vortkamp A, Pirro A, Karperien M, et al. PTH/PTHrP receptor in early development and Indian hedgehog-regulated bone growth. *Science* 1996;**273**:663–6.
117. Duchatelet S, Ostergaard E, Cortes D, Lemainque A, Julier C. Recessive mutations in PTHR1 cause contrasting skeletal dysplasias in Eiken and Blomstrand syndromes. *Hum Mol Genet* 2005;**14**:1–5.

118. Hopyan S, Gokgoz N, Poon R, Gensure R, Yu C, Cole W, et al. A mutant type I PTH/PTHrP receptor in enchondromatosis. *Nat Genet* 2002;**30**:306–10.
119. Eiken M, Prag J, Petersen K, Kaufmann H. A new familial skeletal dysplasia with severely retarded ossification and abnormal modeling of bones especially of the epiphyses, the hands, and feet. *Eur J Pediatr* 1984;**141**:231–5.
120. Iida-Klein A, Guo J, Xie LY, Jüppner H, Potts Jr JT, Kronenberg HM, et al. Truncation of the carboxyl-terminal region of the parathyroid hormone (PTH)/PTH-related peptide receptor enhances PTH stimulation of adenylate cyclase but not phospholipase C. *J Biol Chem* 1995;**270**:8458–65.
121. Couvineau A, Wouters V, Bertrand G, Rouyer C, Gerard B, Boon LM, et al. PTHR1 mutations associated with Ollier disease result in receptor loss of function. *Hum Mol Genet* 2008;**17**:2766–75.
122. Rozeman L, Hameetman L, Cleton-Jansen A, Taminiau A, Hogendoorn P, Bovee J. Absence of IHH and retention of PTHrP signalling in enchondromas and central chondrosarcomas. *J Pathol* 2005;**205**:476–82.
123. Pansuriya TC, van Eijk R, d'Adamo P, van Ruler MA, Kuijjer ML, Oosting J, et al. Somatic mosaic IDH1 and IDH2 mutations are associated with enchondroma and spindle cell hemangioma in Ollier disease and Maffucci syndrome. *Nat Genet* 2011;**43**:1256–61.
124. Frazier-Bowers SA, Simmons D, Wright JT, Proffit WR, Ackerman JL. Primary failure of eruption and PTH1R: the importance of a genetic diagnosis for orthodontic treatment planning. *Am J Orthod Dentofacial Orthop* 2010;**137**:160. e161–7; discussion 160–1.
125. Risom L, Christoffersen L, Daugaard-Jensen J, Hove HD, Andersen HS, Andresen BS, et al. Identification of six novel PTH1R mutations in families with a history of primary failure of tooth eruption. *PLoS One* 2013;**8**: e74601.
126. Roth H, Fritsche LG, Meier C, Pilz P, Eigenthaler M, Meyer-Marcotty P, et al. Expanding the spectrum of PTH1R mutations in patients with primary failure of tooth eruption. *Clin Oral Investig* 2014;**18**:377–84.
127. Chase LR, Aurbach GD. Parathyroid function and the renal excretion of 3′5′-adenylic acid. *Proc Natl Acad Sci USA* 1967; **58**:518–25.
128. Chase LR, Fedak SA, Aurbach GD. Activation of skeletal adenyl cyclase by parathyroid hormone in vitro. *Endocrinology* 1969; **84**:761–8.
129. Chase LR, Aurbach GD. The effect of parathyroid hormone on the concentration of adenosine 3′,5′-monophosphate in skeletal tissue in vitro. *J Biol Chem* 1970;**245**:1520–6.
130. Marcus R, Aurbach GD. Adenyl cyclase from renal cortex. *Biochim Biophys Acta* 1971;**242**:410–21.
131. Chase LR, Melson GL, Aurbach GD. Pseudohypoparathyroidism: defective excretion of 3′,5′-AMP in response to parathyroid hormone. *J Clin Invest* 1969;**48**:1832–44.
132. Albright F, Burnett CH, Smith PH, Parson W. Pseudohypoparathyroidism—an example of "Seabright-Bantam" syndrome. *Endocrinology* 1942;**30**:922–32.
133. Marcus R, Wilber JF, Aurbach GD. Parathyroid hormone-sensitive adenyl cyclase from the renal cortex of a patient with pseudohypoparathyroidism. *J Clin Endocrinol Metab* 1971;**33**:537–41.
134. Levine MA, Downs Jr RW, Singer M, Marx SJ, Aurbach GD, Spiegel AM. Deficient activity of guanine nucleotide regulatory protein in erythrocytes from patients with pseudohypoparathyroidism. *Biochem Biophys Res Commun* 1980;**94**:1319–24.
135. Levine MA, Eil C, Downs Jr RW, Spiegel AM. Deficient guanine nucleotide regulatory unit activity in cultured fibroblast membranes from patients with pseudohypoparathyroidism type I. a cause of impaired synthesis of 3′,5′-cyclic AMP by intact and broken cells. *J Clin Invest* 1983;**72**:316–24.
136. Levine MA, Jap TS, Mauseth RS, Downs J, Spiegel AM. Activity of the stimulatory guanine nucleotide-binding protein is reduced in erythrocytes from patients with pseudohypoparathyroidism and pseudopseudohypoparathyroidism: biochemical, endocrine, and genetic analysis of Albright's hereditary osteodystrophy in six kindreds. *J Clin Endocrinol Metab* 1986;**62**:497–502.
137. Davies AJ, Hughes HE. Imprinting in Albright's hereditary osteodystrophy. *J Med Genet* 1993;**30**:101–3.
138. Long DN, McGuire S, Levine MA, Weinstein LS, Germain-Lee EL. Body mass index differences in pseudohypoparathyroidism type 1a versus pseudopseudohypoparathyroidism may implicate paternal imprinting of Galpha(s) in the development of human obesity. *J Clin Endocrinol Metab* 2007;**92**:1073–9.
139. Levine MA. Pseudohypoparathyroidism. In: Bilezikian JP, Rodan GA, editors. *Principles of Bone Biology*. New York: Academic Press; 2002. p. 1137–59.
140. Linglart A, Maupetit-Mehouas S, Silve C. GNAS-related loss-of-function disorders and the role of imprinting. *Horm Res Paediatr* 2013:119–29.
141. Ablow RC, Hsia YE, Brandt IK. Acrodysostosis coinciding with pseudohypoparathyroidism and pseudo-pseudohypoparathyroidism. *Am J Roentgenol* 1977;**128**:95–9.
142. Davies SJ, Hughes HE. Familial acrodysostosis: can it be distinguished from Albright's hereditary osteodystrophy? *Clin Dysmorphol* 1992;**1**:207–15.
143. Silve C, Clauser E, Linglart A. Acrodysostosis. *Horm Metab Res* 2012; **44**:749–58.
144. Silve C, Le-Stunff C, Motte E, Gunes Y, Linglart A, Clauser E. Acrodysostosis syndromes. *BoneKEy* 2012;**11**:21.
145. Tasken K, Skalhegg BS, Tasken KA, Solberg R, Knutsen HK, Levy FO, et al. Structure, function, and regulation of human cAMP-dependent protein kinases. *Adv Second Messenger Phosphoprotein Res* 1997;**31**:191–204.
146. Taylor SS, Buechler JA, Yonemoto W. cAMP-dependent protein kinase: framework for a diverse family of regulatory enzymes. *Annu Rev Biochem* 1990;**59**:971–1005.
147. Taylor SS, Kim C, Chen CY, Brown SH, Wu J, Kannan N. Signaling through cAMP and cAMP-dependent protein kinase: diverse strategies for drug design. *Biochim Biophys Acta* 2008;**1784**:16–26.
148. Linglart A, Fryssira H, Hiort O, Holterhus PM, Perez de Nanclares G, Argente J, et al. PRKAR1A and PDE4D mutations cause acrodysostosis but two distinct syndromes with or without GPCR-signaling hormone resistance. *J Clin Endocrinol Metab* 2012;**97**:E2328–38.
149. Shuntoh H, Steinberg RA. Analysis of the dominance of mutations in cAMP-binding sites of murine type I cAMP-dependent protein kinase in activation of kinase from heterozygous mutant lymphoma cells. *J Cell Physiol* 1991;**146**:86–93.
150. Lee H, Graham Jr JM, Rimoin DL, Lachman RS, Krejci P, Tompson SW, et al. Exome sequencing identifies PDE4D mutations in acrodysostosis. *Am J Hum Genet* 2012;**90**:746–51.
151. Michot C, Le Goff C, Goldenberg A, Abhyankar A, Klein C, Kinning E, et al. Exome sequencing identifies PDE4D mutations as another cause of acrodysostosis. *Am J Hum Genet* 2012;**90**:740–5.
152. Houslay MD, Adams DR. PDE4 cAMP phosphodiesterases: modular enzymes that orchestrate signalling cross-talk, desensitization and compartmentalization. *Biochem J* 2003;**370**:1–18.
153. Silverthorn KG, Houston CS, Duncan BP. Murk Jansen's metaphyseal chondrodysplasia with long-term followup. *Pediatr Radiol* 1983;**17**:119–23.
154. den Dunnen JT, Antonarakis SE. Mutation nomenclature extensions and suggestions to describe complex mutations: a discussion. *Hum Mut* 2000;**15**:7–12.
155. Minagawa M, Arakawa K, Takeuchi S, Minamitani K, Yasuda T, Niimi H. Jansen-type metaphyseal chondrodysplasia: analysis of PTH/PTH-related protein receptor messenger RNA by the reverse transcriptase-polymerase chain method. *Endocr J* 1997;44(4):493–9.

第 41 章

高钙血症的鉴别诊断

Elizabeth A. Streeten, Sarada Jaimungal

引言

高钙血症是一种常见疾病，可能出现于高达 15% 的住院患者[1]和 1/500 的门诊患者[2]。高钙血症的鉴别诊断范围非常广泛，但可以通过确定致病因素来有效地缩小范围。导致大多数高钙血症的主要因素包括甲状旁腺激素(PTH)、甲状旁腺激素相关肽(PTHrP)、1,25-二羟维生素 D[1,25(OH)$_2$D]和细胞因子。如果致病因素与上述无关,则高钙血症的鉴别诊断将变得复杂。在门诊中发现的绝大多数高钙血症是由原发性甲状旁腺功能亢进造成的，而大多数住院治疗的高钙血症患者可能为恶性肿瘤。大多数高钙血症的病因很容易确定。然而，有些高钙血症患者需要充分考虑所有的潜在因素才能进行诊断。无症状高钙血症的门诊患者需要分步诊断;而有症状高钙血症的住院患者,入院后对所有潜在原因的全面检测对于加快诊治速度至关重要。

表 41.1 列出了由四个常见致病因素引起的高钙血症。在本章中,我们将讨论高钙血症的每个致病因素,并推荐评估高钙血症的方法。

PTH 介导的高钙血症

原发性甲状旁腺功能亢进症

原发性甲状旁腺功能亢进症是门诊患者高钙血症的最常见原因,一般无症状[2]。原发性甲状旁腺功能亢进症很少见的典型症状包括由纤维囊性骨炎引起的骨痛,约 7%的患者出现肾结石,远低于 50 年前,但仍是正常人群的 6 倍[3]。当存在症状时,通常是非特异性的,包括全身不适、注意力不集中或认知功能障碍[5]。原发性甲状旁腺功能亢进症通常由于高钙血症、PTH 升高或 "不适当地正常"(不能被抑制于正常水平之下),以及尿钙正常或升高而非降低(见下文"家族性低尿钙性高钙血症"部分)等现象的存在而容易诊断。不符合绝对手术指征的无症状患者可保守随访。本书第 2 部分已经详细讨论了原发性甲状旁腺功能亢进症，包括临床表现(第 20~22 章)、临床疗程(第 23 章)、处理指南(第 28 章)、医疗管理(第 29 章)、手术治疗、MEN1(第 35 章)和 MEN2A(第 36 章),这里不再赘述。高钙血症的紧急处理在第 44 章讨论。

三发性甲状旁腺功能亢进症

血钙降低对甲状旁腺的慢性刺激导致甲状旁腺增生,被称为继发性甲状旁腺功能亢进症。血钙降低通常仍在正常范围内,但低于正常甲状旁腺对于血钙的设定值,因而刺激甲状旁腺释放过多 PTH。继发性甲状旁腺功能亢进症的原因包括肾功能不全[由于 1,25(OH)$_2$D 的分泌减少和磷潴留]、重度慢性维生素 D 缺乏(通常是由于胃肠道吸收不良)、应用磷酸盐治疗低磷血症综合征、高尿钙、肥胖。然而,只有肾功能不全[6]和磷酸盐超负荷[7]已被证实可以导致三发性甲状旁腺功能亢进症。肾移植后,高达 50%的患者发生了甲状旁腺功能亢进症[6]。本书第 39 章和第 40 章进一步详细讨论了三发性甲状旁腺功能亢进症。

家族性低尿钙性高钙血症

第 38 章讨论的家族性低尿钙性高钙血症(FHH),是与先天性高钙血症相关的罕见常染色体显性遗传疾病,表现为 PTH 不恰当的正常或轻度升高,尿钙排泄量明显降低[8,9]。在原发性甲状旁腺功能亢进症患者中排除 FHH 是非常重要的，因大多数 FHH 患者不需要治疗。约 65%的 FHH 是由于钙敏感受体基因(CaSR)的失活突变造成的;超过 20%没有 CaSR 突变的患者是

表 41.1 高钙血症鉴别诊断(斜体为基因名)

PTH 介导	原发性甲状旁腺功能亢进症
	散发性腺瘤
	多发性内分泌瘤Ⅰ型(*menin*)和ⅡA 型(*ret*)
	遗传性下颌肿瘤综合征(*HRPT2/CDC73*)
	孤立性家族性原发性甲状旁腺功能亢进症(*CaSR*)
	三发性甲状旁腺功能亢进症
	家族性低尿钙高钙血症(FHH)(*CaSR*)
PTHrP 介导	恶性实体瘤
	肺,头/颈,食管,前列腺,乳腺,皮肤,淋巴瘤
	白血病/多发性骨髓瘤
	良性肿瘤
	子宫平滑肌瘤,肾瘤,嗜铬细胞瘤
PTHrP 和细胞因子联合介导	多发性骨髓瘤,白血病
1,25$(OH)_2$D 介导	恶性淋巴瘤和淋巴组织增生性疾病
	肉芽肿性疾病
	结节病
	肉芽肿性肌炎
	Blau 综合征(*CARD15/NOD2*)
	组织细胞病
	朗格汉斯型嗜酸性肉芽肿
	非朗格汉斯型青少年黄瘤肉芽肿
	炎症性克罗恩病,韦格纳肉芽肿病,异物,系统性红斑狼疮,黄疸
	25(OH)D 和 1,25$(OH)_2$D 分解代谢减少——*CYP24A1* 突变
PTHrP 和 1,25$(OH)_2$D 联合介导	感染-结核病,真菌感染(如组织胞浆菌病、隐球菌病、呼肠球菌病)
非 PTH、PTHrP、1,25$(OH)_2$D 原因引起的骨吸收过度	卧床制动
	甲状腺功能亢进症
过度胃肠道钙吸收	乳碱综合征
维生素 D 中毒	1,25D 介导(过量骨化三醇和其他 1α-类似物摄入)
	25(OH)D 介导(过量维生素 D_2 或 D_3 摄入)
药物	锂,噻嗪类,维生素 A 过多
	Williams 综合征
机制不明	肾上腺功能不全,全胃肠外营养,横纹肌溶解恢复期

由 AP2S1 的突变引起[10]。在对年轻的高钙血症(<40 岁)伴 PTH 正常或升高患者的鉴别诊断中,应考虑 FHH 具有较高的概率。如果收集 24 小时尿,计算 Ca/Cr 清除率,结果大于 0.01 可以排除 FHH。

CaSR 的突变可引起严重的新生儿原发性甲状旁腺功能亢进症,表现为严重的血钙和 PTH 升高。其中大多数与 CaSR 的纯合突变相关,尽管有些具有严重的杂合突变[8,11]。

PTHrP 介导的高钙血症

PTHrP 介导的高钙血症:恶性实体瘤

在非 PTH 介导的高钙血症且 PTH 被抑制低于正常水平的情况下,PTHrP 成为最常见的致病因素。Albright 于 1941 年首次报道与恶性肿瘤相关的高钙血症[12],直到真正的致病介质被发现,这种副肿瘤综合征一直被称为恶性肿瘤体液性高钙血症（HHM）。1987年，从三个肿瘤细胞系中分离出 PTHrP 并克隆[13]，确定其为大多数癌症诱发的高钙血症的致病介质。虽然我们对癌症相关 PTHrP 介导的高钙血症的发病机制的理解仍不完整，但目前一直在不断取得进展。

至少 20%的癌症患者会发生高钙血症，由于普遍使用静脉双膦酸盐作为辅助治疗，所以患病率难以确定。PTHrP 介导了约 80%的实体恶性肿瘤相关的高钙血症；其余 20%由肿瘤生成的 1,25(OH)$_2$D 和(或)细胞因子或肿瘤直接破坏骨骼所介导[14]。PTHrP 可以由任何上皮癌产生，高钙血症的患病率在这些恶性肿瘤中存在差异，在非小细胞肺癌、乳腺癌、肾癌及头颈部鳞状细胞癌中发病率最高[15]。与 PTHrP 诱导的高钙血症相关的更罕见的肿瘤类型之一是神经内分泌肿瘤[16]。在淋巴瘤中，PTHrP 是最常见的高钙血症致病介质，尽管有些高钙血症是由肿瘤产生的 1,25(OH)$_2$D 引起[17]。

一般来说，高钙血症是癌症患者存活情况的负性预测因子。不过，已发现 PTHrP 的产生是某些肿瘤患者存活的预测因素。在非小细胞癌的女性(而不是男性)患者中，PTHrP 的产生被确定是生存率的正性预测因素[19]。高钙血症常发生于晚期，但也可能是恶性肿瘤初始的临床表现[20]。因此，即使恶性肿瘤尚未确诊，癌症也应成为非 PTH 介导的高钙血症患者的首要拟诊。

PTHrP 模拟 PTH 的大部分(如果不是全部)作用，因为它们作用于同一受体(即 PTH/PTHrP 受体)[21]。这解释了为什么恶性肿瘤与原发性甲状旁腺功能亢进症相关高钙血症的许多生物化学变化是相似的(例如，血清、尿磷酸盐和尿环磷酸腺苷排泄)。虽然 PTH 和PTHrP 作用于相同的受体，但肽在结构上是明显不同的，因此免疫测定 PTH 与 PTHrP 不出现交叉反应。

PTHrP 在第 10 章中详细讨论。

PTHrP 介导的高钙血症：非恶性组织产生

如上所述，PTHrP 除了由肿瘤产生外，作为内分泌和旁分泌因子，还可由许多正常组织产生。PTHrP 具有调节泌乳(由乳腺分泌调动钙促进乳汁生成)和母胎钙转运的内分泌功能[15]。PTHrP 的旁分泌作用在促进生长板发育[22]、维持关节软骨功能[23]和促进平滑肌血管细胞舒张[24]等方面得到很好体现。虽然 PTHrP 在其他许多组织中表达，但其在这些组织中的生理功能尚不清楚。

鲜有 PTHrP 诱导的高钙血症与良性肿瘤有关的报道，包括子宫平滑肌瘤[25]、良性肾肿瘤[26]、嗜铬细胞瘤[27]。

在妊娠期间，血清 PTHrP 水平普遍升高。PTHrP 水平的升高曾被报道罕见地在妊娠期间或分娩后短期母乳喂养过程中诱发了高钙血症[28]，后一种情况在停止产后护理活动后得到了解决[29]，文献[30]对这些情况进行了综述。尽管尚未得到证实，这些可能与 PTHrP 在妊娠期和哺乳期分泌失调有关。乳腺良性增生和巨乳症也与过高的 PTHrP 引起的高钙血症有关[31]。

PTHrP 介导的高钙血症：肉芽肿性感染

以前，与高钙血症相关的感染(包括真菌感染)都归因于过量的 1,25(OH)$_2$D 产生[49-52]。然而，最新报道证实 PTHrP 是感染性肉芽肿疾病和其他肉芽肿疾病中高钙血症的致病因素[53]。Fierer 等报道了 1 例播散性球孢子菌病患者，其血清 PTHrP 升高，PTH 和 1,25(OH)D$_2$ 降低，并且在该患者和其他肉芽肿性感染的患者中证实了 PTHrP 在肉芽肿组织中表达。除此之外，也有肺炎支原体肺炎患者出现 PTHrP 介导的高钙血症的报道[54]。

PTHrP 和细胞因子共同介导的高钙血症

多发性骨髓瘤

多发性骨髓瘤(MM)是一种骨髓恶性肿瘤，其肿瘤细胞起源于浆细胞。高钙血症和溶骨性骨折是该病的标志。MM 中骨溶解和高钙血症的机制被认为是通过肿瘤细胞产生的细胞因子刺激破骨细胞造成的，细胞因子包括肿瘤坏死因子 α(TNFα)、白细胞介素-6(IL-6)和巨噬细胞炎性蛋白 1(MIP-1α)[66]。然而，MM 患者血清 PTHrP 水平升高的报道越来越多[67,68]。最近，已报道了 MM 肿瘤细胞产生 PTHrP 的直接证据及其在 MM 发病机制中的重要性[69]。PTHrP 对 MM 的重要性需要进一步证实，但目前看来 MM 的细胞因子和 PTHrP 的产生都是重要的。

除了 MM，已证实急性[88]和慢性[89]白血病通过细胞因子(如 MIP-1α)和 PTHrP 的联合机制引起骨质溶解及高钙血症。

1,25(OH)$_2$D 介导的高钙血症

恶性肿瘤中 1,25(OH)$_2$D介导的高钙血症

肾脏是 1,25(OH)$_2$D 的主要来源。此外，大多数非肾脏组织也具有产生 1,25(OH)$_2$D 的能力。在这些组织

中，$1,25(OH)_2D$ 被认为是细胞的分化因子，有助于维持正常的组织功能并防止恶变[32]。$1,25(OH)_2D$ 的过度产生导致了恶性肿瘤(多数为淋巴瘤)中的高钙血症[33]。大约11%的淋巴瘤病例有高钙血症，其中大多数高钙血症是由于肿瘤生成 $1,25(OH)_2D$(其他为 PTHrP)造成的。有证据表明，$1,25(OH)_2D$ 的过度升高实际上由肿瘤内的巨噬细胞产生[34]。与 $1,25(OH)_2D$ 介导的高钙血症相关的其他恶性肿瘤包括淋巴组织增生性疾病[35]和无性细胞瘤[36]。

肉芽肿性疾病中 $1,25(OH)_2D$ 介导的高钙血症

最常见的全身性肉芽肿性病变是结节病，其中11%的病例有高钙血症[37]，由肉芽肿组织中过量产生 $1,25(OH)_2D$ 介导。结节病的原因尚不清楚，但被认为是对未知抗原的肉芽肿反应。其他更罕见的全身性肉芽肿性疾病包括肉芽肿性肌炎[38]和 Blau 综合征[39]。后者通常在幼年期出现关节炎、葡萄膜炎和皮疹三联征，由 CARD15/NOD2 突变引起。$1,25(OH)_2D$ 介导的高钙血症在罕见的组织细胞增生症中很少被报道，包括朗格汉斯细胞组织细胞增多症(如嗜酸性粒细胞肉芽肿)[40,41]和非朗格汉斯组织细胞增多症(如青少年黄色肉芽肿)[42]。此外，在包括克罗恩病[43]、系统性红斑狼疮[44]和 Wegener 肉芽肿[45]在内的炎症反应中，已经报道了罕见的 $1,25(OH)_2D$ 介导的高钙血症病例。

感染性疾病中 $1,25(OH)_2D$ 介导的高钙血症

与高钙血症联系最紧密的感染性疾病是结核病(TB)，存在于约25%的病例中[46,47]。有证据表明高钙血症的存在与弥漫性感染有关[48]。最新研究显示，与肉芽肿反应相关的真菌感染通过肉芽肿组织产生过量的 PTHrP 引起高钙血症[54]，见上述 PTHrP 相关感染。已有报道显示高钙血症与 HIV 免疫重建综合征有关，这种情况可能反映了隐匿存在的真菌感染[87]。

CYP24A1 突变情况下 $1,25(OH)_2D$ 介导的高钙血症

维生素 D 分解代谢和排泄主要依赖于25-羟维生素 D-24-羟化酶，即 *CYP24A1* 基因的产物。*CYP24A1* 是体内最易诱导的酶之一，能够随 $1,25(OH)_2D$ 的升高而上调 20 000 倍[55]。这种 $1,25(OH)_2D$ 诱导的反应性上调的能力可能是维生素 D 治疗具有较宽治疗窗的主要原因。表达 *CYP27B1*(1α-羟化酶基因)的所有组织也表达 *CYP24A1*，故可调节组织中的 $1,25(OH)_2D$ 水平。*CYP24A1* 的基因敲除小鼠于2000年被报道，其特征是血清 $1,25(OH)_2D$ 水平自然增加[56]，喂饲高钙饮食和妊娠期间可出现血清 $1,25(OH)_2D$ 的升高及高钙血症。

CYP24A1 功能缺失引起的高钙血症是新近发现的高钙血症的原因，在10例特发性高钙血症儿童中首次报道，呈常染色体隐性遗传(AR)[57]，此后不久发现1例患有终身高钙血症和肾结石的成年人也呈 AR 特征[58]。迄今为止，已有7篇与 *CYP24A1* 突变相关的高钙血症的病例报道[59-65]。这些病例包括7例高钙血症患者，他们遗传的特点或者是 *CYP24A1* 基因杂合突变或者为纯合突变[59]，提示具有常染色体显性遗传的特征。除此以外，还有4例婴儿[60-63]和5例成年人[64,65]纯合突变的病例报道。患者的表型与许多因素有关，包括各种水平的高钙血症（一些为间歇性高钙血症)、PTH 降低、25(OH)D 和(或)$1,25(OH)_2D$ 的升高及肾结石或肾钙质沉着。关于骨量的报道并不一致，从正常到降低，但高钙血症与 $1,25(OH)_2D$ 的升高始终保持一致。高钙血症最有效的治疗被认为是给予酮康唑[59]和间歇性给予双膦酸盐[57,58,62]。目前这种疾病的患病率尚不清楚，但随着时间的推移可能会有更多的病例报道。如果没有其他病因，特别是25(OH)D 水平也升高时，*CYP24A1* 突变被认为是 $1,25(OH)_2D$ 介导高钙血症的病因之一[58]。

过度骨吸收的其他原因

卧床制动

卧床制动是高钙血症和高尿钙的重要原因，在住院治疗1周或以上的患者中应予考虑。卧床所致高钙血症已被证明在烧伤患者[70]和行动不便的患者[71]中是常见的，也是乘飞机的限制因素[72]。卧床所致高钙血症的发病机制可能是由于骨细胞分泌硬骨素增加，抑制骨形成并导致过度骨吸收。SOST 的蛋白质产物——硬骨素可以被骨骼负荷(运动)所抑制，从而增加骨的形成[73]。硬骨素的生物学特性使得硬骨素抗体作为骨质疏松症治疗的潜在药物正在研发中[74]。卧床所致高钙血症与 PTH、$1,25(OH)_2D$ 抑制和骨分解标志物(如C-末端肽)的升高有关。

甲状腺功能亢进症

甲状腺功能亢进发生后，随着骨形成和骨吸收增加，骨转换相应增加。尽管绝大多数患者血钙处于正常

水平，甲状腺功能亢进症患者的平均血钙高于甲状腺功能正常对照组。在甲状腺功能亢进患者中，关于高钙血症发病率的记录差异很大，其中最高数据记录达20%。一般来说，高钙血症是甲状腺功能亢进症相对罕见的并发症，仅在甲状腺功能亢进过度活动的患者中才可见。当高钙血症发生时，血清 PTH 被抑制。甲状腺功能亢进症合并原发性甲状旁腺功能亢进症也有报道，与 PTH 浓度升高有关。甲状腺功能亢进的高钙血症可以由于甲状腺功能过度活跃被控制而得以解决，但可能需要数周时间[75]。

食物和药物诱导的高钙血症

钙：乳-碱综合征

治疗骨质疏松症推荐的正常膳食摄入钙或使用钙剂不会引起高钙血症。乳-碱综合征在 20 世纪初常见，与消化性溃疡疾病应用大量含钙的抗酸药物有关，主要见于轻度肾功能不全患者[76]。自从使用 H_2 受体阻滞剂和质子泵抑制剂以来，该病引起的高钙血症已经非常罕见。当患者出现高钙血症、代谢性碱中毒和肾功能不全的三联征及 PTH 降低时，应怀疑本病。

维生素 D 中毒

维生素 D 具有很宽的治疗窗，这可能是由于其主要分解代谢酶（24-羟化酶）可以随 1,25(OH)$_2$D 和 25(OH)D 的血清水平升高而上调[55]。维生素 D 剂量每天 10 000IU 超过 6 个月已被证明是安全的，不会引起高钙血症[77]。一般来说，维生素 D 的剂量每天超过 50 000IU 会引起毒性作用，这通常是偶然发生的，多由于处方错误或用药错误引起[78]。通常引起高钙血症的血清 25(OH)D 水平需要超过 200ng/mL（500nmol/L），而多数需要超过 300ng/mL[79]。众所周知，维生素 D 中毒，血清 1,25 (OH)$_2$D 一般不升高。通过高水平的 25(OH)D 激活维生素 D 受体（VDR）是已知的维生素 D 诱导高钙血症的机制。DeLuca 及其同事证实 1α-羟化酶缺乏的小鼠（*CYP27B1* 敲除）表现出高钙血症，说明 25(OH)D 上调会引起高钙血症[80]。

与维生素 D 不同，骨化三醇[1,25(OH)$_2$D]和其他活性维生素 D 类似物的治疗窗相对狭窄，并且容易引起高钙血症。慢性肾脏疾病和继发性甲状旁腺功能亢进症患者的研究显示，超过 16%的患者会出现高钙血症[81]。由于慢性肾衰竭患者对 1,25(OH)$_2$D 具有抵抗性，故与正常肾功能患者相比，慢性肾衰竭引起的高钙血症需要较高剂量的骨化三醇。

噻嗪类利尿剂

基本上各种有关高钙血症病因的描述中都会包括噻嗪类利尿剂。噻嗪类利尿剂可以减少尿钙排泄，因此几十年来成功用于治疗与高钙尿症有关的肾结石病[92]。一般认为，大多数应用噻嗪类利尿剂发生高钙血症的患者都有隐匿性原发性甲状旁腺功能亢进症或其他原因所致的高钙血症。2007 年，Wermers 等报道了应用噻嗪类药物引发高钙血症的最新研究。在这项研究中，66%的患者在应用噻嗪类利尿剂出现高钙血症时被诊断为隐匿性原发性甲状旁腺功能亢进症。72 例患者中，92%的患者 PTH 不正常或升高，7%的患者 PTH 受到抑制，但未对这些患者做进一步评估，包括 PTHrP、25(OH)D、1,25(OH)$_2$D 的检查或其他引起高钙血症的原因。在停用噻嗪类药物的患者中，1/3 血钙正常；而继续使用噻嗪类药物的患者中，2/3 血钙正常。噻嗪类药物可以引发原发性甲状旁腺功能亢进症患者的高钙血症发生，已作为实验性治疗来区分原发性和继发性甲状旁腺功能亢进症[94]，尽管“噻嗪类利尿剂的挑战”尚未得到验证。

锂

锂制剂长期治疗精神疾病会有 5%[94]~24%[95]的患者出现高钙血症。锂致高钙血症的机制是多方面的。锂增加尿钙吸收[96]，改变钙敏感受体的设定点（导致 PTH 对高钙血症抑制作用的缺乏）[97]，并直接刺激 PTH 分泌[98]。手术中发现，锂诱发的甲状旁腺功能亢进症患者更可能患有多腺体疾病[99]。锂引起的甲状旁腺功能亢进症的风险随着年龄而增加[100]。病例报道显示停止锂制剂后高血钙症是可逆的，但逆转的程度是未知的[101]。

高钙血症的其他病因（机制不详）

横纹肌溶解症：急性肾衰竭的恢复期

慢性肾衰竭中会有多种原因导致高钙血症。它也同样可以发生在横纹肌溶解症引起的急性肾衰竭的恢复阶段（多尿阶段）。发病机制是先前在急性期沉积到肌肉中的钙再吸收所致[82]。在这种类型的高钙血症中，PTH 被抑制。

全肠外营养

据报道，高钙血症也可发生于使用全肠外营养的情况，特别是在婴儿中，机制尚不清楚[83]。

肾上腺皮质功能不全

已有急性肾上腺皮质功能不全引起高钙血症的报道，包括原发性的和中枢性的[84]。原发性肾上腺皮质功能不全中高钙血症的发生率为6%[85]，与PTH和1,25(OH)$_2$D的抑制有关。虽然机制尚不清楚，但与骨转换增加有关[86]。糖皮质激素治疗可使肾上腺功能不全的患者血钙快速恢复正常。

维生素A中毒

有少数关于维生素A毒性与高钙血症有关的报道，其机制尚不清楚[90]。由于维A酸增加骨吸收，过量的骨吸收可能是维生素A毒性致高钙血症的原因。

Williams 综合征

Williams综合征是7号染色体的一个连续基因缺失引起的综合征，也与高钙血症有关。虽然高钙血症的原因尚不清楚，但最近的数据表明，这可能与钙转运蛋白受体电位C3(TRPC3)通道表达增加导致的胃肠钙吸收过度有关。

高钙血症的处理

高钙血症的鉴别诊断非常广泛，但在大多数患者中都可以直接确定高钙血症的病因。在门诊检测到高钙血症时，绝大多数病因为原发性甲状旁腺功能亢进症。对于有症状的因高钙血症住院的患者，最可能的诊断是恶性肿瘤。由于门诊和住院患者的诊断方法不同，因此每种情况将分别讨论(表41.2)。

表41.2 高钙血症的初始评估

高钙血症确诊地点	检测项目
门诊患者	PTH，24小时尿Ca、Na、Cr(计算钙清除率[Cl_{ca}/Cl_{cr}])
	Cl_{ca}/Cl_{cr} <0.01—— CaSR基因突变(FHH)
	Cl_{ca}/Cl_{cr} >0.01——原发性甲状旁腺功能亢进症
	PTH降低——依图41.1流程进行
有症状的高钙血症住院患者	PTH，1,25(OH)$_2$D，PTHrP，血尿免疫固定电泳(然后依图41.1流程进行)

门诊患者评估

大多数门诊发现的高钙血症患者通常无典型临床表现，经常规生化检测检出。对于此类患者，详细的病史问诊十分重要，尤其是肾结石、消化性溃疡病和女性月经史。此外，为排除外源性钙摄入过量，应评估饮食中钙的摄入量及使用钙剂和维生素D的水平。为排除潜在遗传性原发性甲状旁腺功能亢进症(图41.1)，应询问与患者有血缘关系的三代亲属健康情况，是否罹患高钙血症、肾结石、消化性溃疡病、颌骨和垂体瘤、骨质疏松症、是否曾行颈部手术。为排除多发性内分泌腺瘤病1型(MEN1)，应进行详细的体格检查，评估患者皮肤是否具有MEN1表征，包括胶原瘤和纤维瘤表征。对于相关实验室检查，首先应复测血钙水平并经人血白蛋白水平校正，或者检测血清离子钙及全段甲状旁腺激素(iPTH)水平(图41.1)。然后将检测结果与既往化验进行比对，评估患者罹患获得性高钙血症或家族性低钙尿高钙血症(FHH)的可能。

患者确诊为高钙血症后，若血清PTH水平升高或正常，应考虑原发性甲状旁腺功能亢进症的可能性。为进一步确诊并排除FHH，应进行尿钙水平评估。首选24小时尿钙、尿肌酐(判断尿液是否经正确收集)和尿钠(排除因盐摄入水平高而增加尿钙水平的可能)检测。若尿钙水平显著升高，或在正常范围内且<100mg/24h，可确诊为原发性甲状旁腺功能亢进症。单次尿钙/肌酐>0.2提示高尿钙症，但其对低尿钙症诊断不敏感。重要的是，低尿钙并非FHH的特异性生化指征，其他疾病(如轻度肾功能不全)也可能与低尿钙相关。因此，若发现患者尿钙水平低，且尿钙/肌酐清除率<0.01，可通过检测CaSR基因(致病突变可引发FHH)进一步明确患者是否罹患FHH，或者确定患者属于获得性高钙血症对诊断FHH也是一种可靠的证据。

若患者血清PTH水平降低，可进一步检测PTHrP、25(OH)D、1,25(OH)$_2$D、血清及尿蛋白免疫固定电泳。当PTHrP水平升高时，应考虑恶性肿瘤的可能性。当1,25(OH)$_2$D水平升高而25(OH)D水平无升高时，应考虑肉芽肿性疾病和淋巴瘤的可能性(近期服用骨化三醇的患者除外)，这两种可能均可经PET-CT检测排除。

当PTH分泌受抑制，血清PTHrP水平正常且25(OH)D和1,25(OH)$_2$D水平升高时，应进行*CYP24A1*基因功能丧失型突变(可引发特发性高钙血症)分析。维

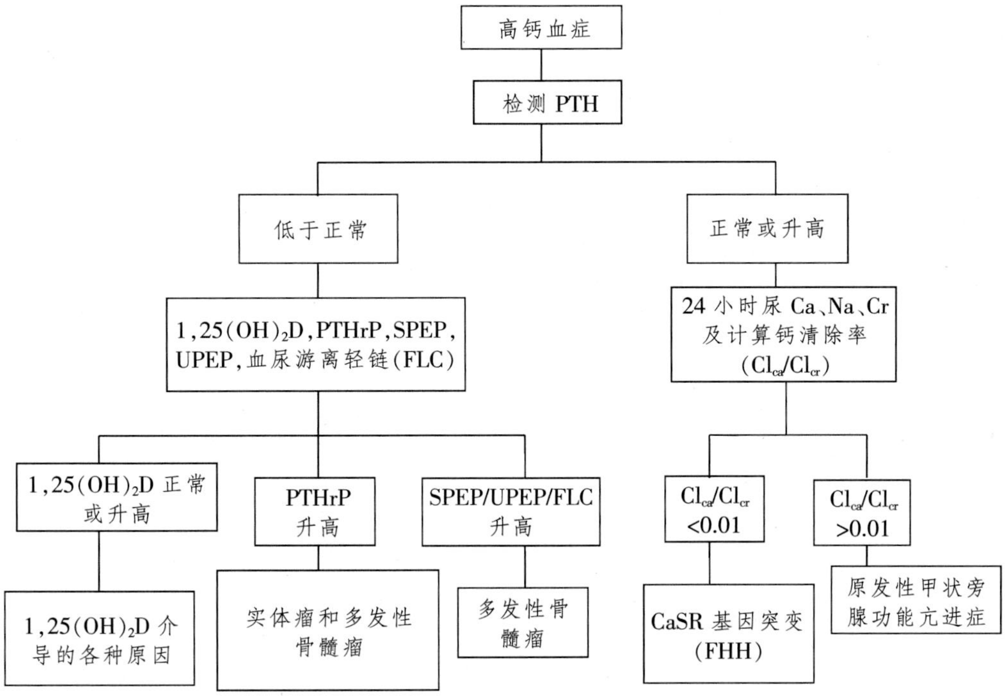

图 41.1　门诊患者高钙血症的评估流程图。

生素 D 中毒不除外但可能性较低,因为维生素 D 中毒引发的 $1,25(OH)_2D$ 水平升高不明显。可进一步检测血清 $24,25(OH)_2D$ 水平,以评估疾病是否因 *CYP24A1* 基因突变引发;若血清 $24,25(OH)_2D$ 水平低于 25(OH)D 水平的 10%，应考虑 *CYP24A1* 相关高钙血症的可能性。虽然目前尚未商业化，但 *CYP24A1* 突变分析指日可待。另外,血清 $1,24,25(OH)_3D$ 水平测定对于辅助诊断 *CY_2P24A1* 相关高钙血症可能较 $24,24(OH)_2D$ 更敏感,但尚未有相关文献发表。

住院患者评估

对于高钙血症症状典型的住院患者,迅速正确地确定病因对于有效治疗其潜在疾病起到决定性作用。可在入院时检测患者血清 PTH、PTHrP、25(OH)D、$1,25(OH)_2D$、游离轻链、血清和尿蛋白电泳。当血清 PTH 升高或正常时,考虑原发性甲状旁腺功能亢进症。多数恶性肿瘤相关的高钙血症患者在入院前其恶性肿瘤已经确诊。对于未经确诊的恶性肿瘤患者，体重减轻、进行性不适及其他全身症状均可提示恶性肿瘤。对于 PTH 和 PTHrP 受抑制且 $1,25(OH)_2D$ 水平看似“正常”的患者,由于 $1,25(OH)_2D$ 可被 PTH 调控,当 PTH 分泌被抑制,$1,25(OH)_2D$ 继而被抑制,故 $1,25(OH)_2D$ 是高钙血症发生的介质。另外,肾上腺皮质功能不全作为一种可能的诊断应该被记住。

对于长期住院期间发生高钙血症的患者，应考虑制动性高钙血症的可能性。所有高钙血症相关介质[PTH、PTHrP、$1,25(OH)_2D$、蛋白免疫电泳]均被抑制,并伴随骨转换标志物升高。

（李栋　徐鹏程　译）

参考文献

1. Silverberg SJ, Walker MD, Bilezikian JP. Asymptomatic primary hyperparathyroidism. *J Clin Densitom* 2013;**16**:14–21.
2. Yeh MW, Ituarte PH, Zhou HC, Nishimoto S, Liu IL, Harari A, et al. Incidence and prevalence of primary hyperparathyroidism in a racially mixed population. *J Clin Endocrinol Metab* 2013;**98**:1122–9.
3. Rejnmark L, Vestergaard P, Mosekilde L. Nephrolithiasis and renal calcifications in primary hyperparathyroidism. *J Clin Endocrinol Metab* 2011;**96**:2377–85.
4. French S, Subauste J, Geraci S. Calcium abnormalities in hospitalized patients. *South Med J* 2012;**105**:231–7.
5. Walker MD, Rubin M, Silverberg SJ. Nontraditional manifestations of primary hyperparathyroidism. *J Clin Densitom* 2013;**16**:40–7.
6. Apaydin S, Sariyar M, Erek E, Ataman R, Yiğitbaş R, Hamzaoğlu I, et al. Hypercalcemia and hyperparathyroidism after renal transplantation. *Nephron* 1999;**81**:364–5.
7. McHenry CR, Mostafavi K, Murphy TA. Tertiary hyperparathyroidism attributable to long-term oral phosphate therapy. *Endocr Pract* 2006;**12**:294–8.
8. Marx J, Attie MF, Spiegel AM, Levine MA, Lasker RD, Fox M. An association between neonatal severe primary hyperparathyroid-

ism and familial hypocalciuric hypercalcemia in three kindreds. *N Engl J Med* 1982;**306**:257–64.
9. Christensen SE, Nissen PH, Vestergaard P, Mosekilde L. Familial hypocalciuric hypercalcaemia: a review. *Curr Opin Endocrinol Diabetes Obes* 2011;**18**:359–70.
10. Nesbit MA, Hannan FM, Howles SA, Reed AA, Cranston T, Thakker CE, et al. Mutations in AP2S1 cause familial hypocalciuric hypercalcemia type 3. *Nat Genet* 2013;**45**:93–7.
11. Tonyushkina KT, O'Connor SO, Dunbar NS. A novel CaSR mutation presenting as a severe case of neonatal familial hypocalciuric hypercalcemia. *Int J Pediatr Endocrinol* 2012;**2012**(1).
12. Albright F. Case records of the Massachusetts General Hospital—Case 39061. *N Engl J Med* 1941;**225**:789–96.
13. Suva LJ, Winslow GA, Wettenhall REH, Hammonds RG, Moseley JM, Diefenbach-Jagger H, et al. A parathyroid hormone-related protein implicated in malignant hypercalcemixa: cloning and expression. *Science* 1987;**237**:893–7.
14. Clines GA. Mechanisms and treatment of hypercalcemia of malignancy. *Curr Opin Endocrinol Diabetes Obes* 2011;**18**:330–46.
15. McCauley LK, Martin TJ. Twenty-five years of PTHrP progress: from cancer hormone to multifunctional cytokine. *J Bone Miner Res* 2012;**27**:1231–9.
16. Srirajaskanthan R, McStay M, Toumpanakis C, Meyer T, Caplin ME. Parathyroid hormone-related peptide-secreting pancreatic neuroendocrine tumours: case series and literature review. *Neuroendocrinology* 2009;**89**:48–55.
17. Takasaki H, Kanamori H, Takabayashi M, Yamaji S, Koharazawa H, Taguchi J, et al. Non-Hodgkin's lymphoma presenting as multiple bone lesions and hypercalcemia. *Am J Hematol* 2006;**81**:439–42.
18. Montgrain PR, Deftos LJ, Arenberg D, Tipps A, Quintana R, Carskadon S, et al. Prognostic implications of parathyroid hormone-related protein in males and females with non-small-cell lung cancer. *Clin Lung Cancer* 2011;**12**:197–205.
19. Schwartz GG, Skinner HG. Prospective studies of total and ionized serum calcium in relation to incident and fatal ovarian cancer. *Gynecol Oncol* 2013;**129**:169–72.
20. DeLellis RA, Xia L. Paraneoplastic endocrine syndromes: a review. *Endocr Pathol* 2003;**14**:303–17.
21. Horwitz MJ, Tedesco MB, Sereika SM, Hollis BW, Garcia-Ocaña A, et al. Direct comparison of sustained infusion of human parathyroid hormone-related protein-(1–36) [hPTHrP-(1–36)] versus hPTH-(1–34) on serum calcium, plasma 1,25-dihydroxyvitamin D concentrations, and fractional calcium excretion in healthy human volunteers. *Clin Endocrinol Metab* 2003;**88**:1603–9.
22. Wongdee K, Krishnamra N, Charoenphandhu NJ. Endochondral bone growth, bone calcium accretion, and bone mineral density: how are they related? *Physiol Sci* 2012;**62**:299–307.
23. Macica C, Liang G, Nasiri A, Broadus AE. Genetic evidence of the regulatory role of parathyroid hormone-related protein in articular chondrocyte maintenance in an experimental mouse model. *Arthritis Rheum* 2011;**63**:3333–43.
24. Raison D, Coquard C, Hochane M, Steger J, Massfelder T, Moulin B, et al. Knockdown of parathyroid hormone related protein in smooth muscle cells alters renal hemodynamics but not blood pressure. *Am J Physiol Renal Physiol* 2013;**305**:F333–42.
25. Bilici A, Doventas A, Karadag B, Hekim N. Hypercalcemia associated with a uterine leiomyoma: a case report and review of the literature. *Gynecol Oncol* 2004;**93**:269–71.
26. Srivastava T, Kats A, Martin TJ, Pompolo S, Alon US. Parathyroid-hormone-related protein-mediated hypercalcemia in benign congenital mesoblastic nephroma. *Pediatr Nephrol* 2011;**26**:799–803.
27. Takeda K, Hara N, Kawaguchi M, Nishiyama T, Takahashi K. Parathyroid hormone-related peptide-producing non-familial pheochromocytoma in a child. *Int J Urol* 2010;**17**:673–6.
28. Eller-Vainicher C, Ossola MW, Beck-Peccoz P, Chiodini I. PTHrP-associated hypercalcemia of pregnancy resolved after delivery: a case report. *Eur J Endocrinol* 2012;**166**:753–6.
29. Segal E, Hochberg I, Weisman Y, Ish-Shalom S. Severe postpartum osteoporosis with increased PTHrP during lactation in a patient after total thyroidectomy and parathyroidectomy. *Osteoporos Int* 2011;**22**:2907–11.
30. Sato K. Hypercalcemia during pregnancy, puerperium, and lactation: review and a case report of hypercalcemic crisis after delivery due to excessive production of PTH-related protein (PTHrP) without malignancy (humoral hypercalcemia of pregnancy). *Endocr J* 2008;**55**:959–66.
31. van Wingerden JJ. Gigantomastia—definition and association with hypercalcaemia. *J Plast Reconstr Aesthet Surg* 2009;**62**:112–4.
32. Adams JS, Hewison M. Extrarenal expression of the 25-hydroxyvitamin D-1-hydroxylase. *Arch Biochem Biophys* 2012;**523**:95–102.
33. Kallas M, Green F, Hewison M, White C, Kline G. Rare causes of calcitriol-mediated hypercalcemia: a case report and literature review. *J Clin Endocrinol Metab* 2010;**95**:3111–7.
34. Hewison M, Kantorovich V, Liker HR, Van Herle AJ, Cohan P, Zehnder D, et al. Vitamin D-mediated hypercalcemia in lymphoma: evidence for hormone production by tumor-adjacent macrophages. *J Bone Miner Res* 2003;**18**:579–82.
35. Karakelides H, Geller JL, Schroeter AL, Chen H, Behn PS, Adams JS, et al. Vitamin D-mediated hypercalcemia in slack skin disease: evidence for involvement of extrarenal 25-hydroxyvitamin D 1alpha-hydroxylase. *J Bone Miner Res* 2006;**21**:1496–9.
36. Hibi M, Hara F, Tomishige H, Nishida Y, Kato T, Okumura N, et al. 1,25-dihydroxyvitamin D-mediated hypercalcemia in ovarian dysgerminoma. *Pediatr Hematol Oncol* 2008;**25**:73–8.
37. Hamzeh N. Sarcoidosis. *Med Clin North Am* 2011;**95**:1223–34.
38. Zhang JT, Chan C, Kwun SY, Benson KAJ. A case of severe 1,25-dihydroxyvitamin D-mediated hypercalcemia due to a granulomatous disorder. *Clin Endocrinol Metab* 2012;**97**:2579–83.
39. Sfriso P, Caso F, Tognon S, Galozzi P, Gava A, Punzi L. Blau syndrome, clinical and genetic aspects. *Autoimmun Rev* 2012;**12**:44–51.
40. Al-Ali H, Yabis AA, Issa E, Salem Z, Tawil A, Khoury N, et al. Hypercalcemia in Langerhans' cell granulomatosis with elevated 1,25 dihydroxyvitamin D (calcitriol) level. *Bone* 2002;**30**:331–4.
41. Jurney TH. Hypercalcemia in a patient with eosinophilic granuloma. *Am J Med* 1984;**76**:527–8.
42. Dehner LP. Juvenile xanthogranulomas in the first two decades of life: a clinicopathologic study of 174 cases with cutaneous and extracutaneous manifestations. *Am J Surg Pathol* 2003;**27**:579–93.
43. Ioachimescu AG, Bauer TW, Licata A. Active Crohn disease and hypercalcemia treated with infliximab: case report and literature review. *Endocr Pract* 2008;**14**:87–92.
44. Del Porto F, Proietta M, Koverech A, Trappolini M, Aliberti G. Hypercalcaemia in systemic lupus erythematosus. *Lupus* 2011;**20**:758–62.
45. Bosch X, López-Soto A, Morelló A, Olmo A, Urbano-Márquez A. Vitamin D metabolite-mediated hypercalcemia in Wegener's granulomatosis. *Mayo Clin Proc* 1997;**72**:440–4.
46. Sharma SC. Serum calcium in pulmonary tuberculosis. *Post-Grad Med J* 1981;**57**:694–6.
47. Roussos A, Lagogianni I, Gonis A, Ilias I, Kazi D, Patsopoulos D, et al. Hypercalcaemia in Greek patients with tuberculosis before the initiation of anti-tuberculosis treatment. *Respir Med* 2001;**95**:187–90.
48. Deniz O, Tozkoparan E, Yonem A, Ciftci F, Bozkanat E, Cakir E, et al. Low parathormone levels and hypercalcaemia in patients with pulmonary tuberculosis: relation to radiological extent of disease and tuberculin skin test. *Int J Tuberc Lung Dis* 2005;**9**:317–21.
49. Spindel SJ, Hamill RJ, Georghiou PR, Lacke CE, Green LK, Mallette LE. Case report: vitamin D-mediated hypercalcemia in fungal infections. *Am J Med Sci* 1995;**310**:71–6.
50. Khasawneh FA, Ahmed S, Halloush RA. Progressive disseminated histoplasmosis presenting with cachexia and hypercalcemia. *Int J Gen Med* 2013;**6**:79–83.
51. Huang JC, Kuo MC, Hwang SJ, Hwang DY, Chen HC. Vitamin D-mediated hypercalcemia as the initial manifestation of pulmonary cryptococcosis in an HIV-uninfected patient. *Intern Med*

2012;**51**:1793–6.
52. Chatzikyrkou C, Clajus C, Haubitz M, Hafer C. Hypercalcemia and pneumocystis Pneumonia after kidney transplantation: report of an exceptional case and literature review. *Transpl Infect Dis* 2011;**13**:496–500.
53. Fierer J, Burton DW, Haghighi P, Deftos LJ. Hypercalcemia in disseminated coccidioidomycosis: expression of parathyroid hormone-related peptide is characteristic of granulomatous inflammation. *Clin Infect Dis* 2012;**55**:e61–6.
54. Shahnaz S, Reich D, Arévalo-Valencia D, Kucinska S, Tulczynska J, Fleischman J. HTLV-1-associated adult T cell leukemia lymphoma presenting as granulomatous pneumocystis jiroveci pneumonia (PJP) and hypercalcemia. *J Gen Intern Med* 2007;**22**:420–3.
55. Tashiro K, Abe T, Oue N, Yasui W, Ryoji M. Characterization of vitamin D-mediated induction of the CYP 24 transcription. *Mol Cell Endocrinol* 2004;**226**:27–32.
56. St-Arnaud R, Arabian A, Travers R, Barletta F, Raval-Pandya M, Chapin K, et al. Deficient mineralization of intramembranous bone in vitamin D-24-hydroxylase-ablated mice is due to elevated 1,25-dihydroxy-vitamin D and not to the absence of 24,25-dihydroxyvitamin D. *Endocrinology* 2000;**141**:2658–66.
57. Schlingmann KP, Kaufmann M, Weber S, Irwin A, Goos C, John U, et al. Mutations in CYP24A1 and idiopathic infantile hypercalcemia. *N Engl J Med* 2011;**365**:410–21.
58. Streeten EA, Zarbalian K, Damcott CM. CYP24A1 mutations in idiopathic infantile hypercalcemia. *N Engl J Med* 2011;**365**:1741–2.
59. Tebben PJ, Milliner DS, Horst RL, Harris PC, Singh RJ, Wu Y, et al. Hypercalcemia, hypercalciuria, and elevated calcitriol concentrations with autosomal dominant transmission due to CYP24A1 mutations: effects of ketoconazole therapy. *J Clin Endocrinol Metab* 2012;**97**:E423–7.
60. Dauber A, Nguyen TT, Sochett E, Cole DE, Horst R, Abrams SA, et al. Genetic defect in CYP24A1, the vitamin D 24-hydroxylase gene, in a patient with severe infantile hypercalcemia. *J Clin Endocrinol Metab* 2012;**97**:E268–74.
61. Fencl F, Bláhová K, Schlingmann KP, Konrad M, Seeman T. Severe hypercalcemic crisis in an infant with idiopathic infantile hypercalcemia caused by mutation in CYP24A1 gene. *Eur J Pediatr* 2013;**172**:45–9.
62. Skalova S, Cerna L, Bayer M, Kutilek S, Konrad M, Schlingmann KP. Intravenous pamidronate in the treatment of severe idiopathic infantile hypercalcemia. *Iran J Kidney Dis* 2013;**7**:160–4.
63. Castanet M, Mallet E, Kottler ML. Lightwood syndrome revisited with a novel mutation in CYP24 and vitamin d supplement recommendations. *J Pediatr* 2013;**163**:1208–10.
64. Dinour D, Beckerman P, Ganon L, Tordjman K, Eisenstein Z, Holtzman EJ. Loss-of-function mutations of CYP24A1, the vitamin D 24-hydroxylase gene, cause long-standing hypercalciuric nephrolithiasis and nephrocalcinosis. *J Urol* 2013;**190**:552–7.
65. NesterovaG,MalicdanMC,YasudaK,SakakiT,VilbouxT,CicconeC, et al. 1,25-(OH)2D-24 hydroxylase (CYP24A1) deficiency as a cause of nephrolithiasis. *Clin J Am Soc Nephrol* 2013;**8**:649–57.
66. Babatunde BO. Multiple myeloma/hypercalcemia. *Arthritis Res Ther* 2007;**9**:S4.
67. Khalil Al-Fars. Multiple myeloma: an update. *Oman Med J* 2013;**28**:3–11.
68. Shimizu H, Monden T, Tomotsune T, Nakatani Y, Domeki N, Matsumura M, et al. A case of myeloma with hypercalcemia caused by high serum concentrations of both parathyroid hormone-related peptide (PTHrP) and macrophage inflammatory protein-1α (MIP-1α). *Intern Med* 2011;**50**:2993–6.
69. Cafforio P, Savonarola A, Stucci S, De Matteo M, Tucci M, Brunetti AE, et al. PTHrP produced by myeloma plasma cells regulates their survival and pro-osteoclast activity for bone disease progression. *J Bone Miner Res* 2014;**29**:55–66.
70. Sam R, Vaseemuddin M, Siddique A, Haghighat L, Kazlauskaite R, An G, et al. Hypercalcemia in patients in the burn intensive care unit. *J Burn Care Res* 2007;**28**:742–6.
71. Sato Y, Honda Y, Iwamoto J, Kanoko T, Satoh K. Abnormal bone and calcium metabolism in immobilized Parkinson's disease patients. *Mov Disord* 2005;**20**:1598–603.
72. Goldsmith RS. Calcium metabolism under stress and in repose. *Life Sci Space Res* 1972;**10**:87–101.
73. Robling AG, Niziolek PJ, Baldridge LA, Condon KW, Allen MR, Alam I, et al. Mechanical stimulation of bone in vivo reduces osteocyte expression of Sost/sclerostin. *J Biol Chem* 2008;**283**:5866–75.
74. McColm J, Hu L, Womack T, Tang CC, Chiang AY. Single- and multiple-dose randomized studies of blosozumab, a monoclonal antibody against sclerostin, in healthy postmenopausal women. *J Bone Miner Res* 2014;**29**:935–43.
75. Iqbal AA, Burgess EH, Gallina DL, Nanes MS, Cook CB. Hypercalcemia in hyperthyroidism: patterns of serum calcium, parathyroid hormone, and 1,25-dihydroxyvitamin D3 levels during management of thyrotoxicosis. *Endocr Pract* 2003;**9**:517–21.
76. Medarov BI. Milk alkali syndrome. *Mayo Clin Proc* 2009;**84**:261–7.
77. Heaney RP, Davies KM, Chen TC, Holick MF, Barger-Lux MJ. Human serum 25-hydroxycholecalciferol response to extended oral dosing with cholecalciferol. *Am J Clin Nutr* 2003;**77**:204–10.
78. Araki T, Holick MF, Alfonso BD, Charlap E, Romero CM, Rizk D, et al. Vitamin D intoxication with severe hypercalcemia due to manufacturing and labeling errors of two dietary supplements made in the United States. *J Clin Endocrinol Metab* 2011;**96**:3603–8.
79. Jones G. Pharmacokinetics of vitamin D toxicity. *Am J Clin Nutr* 2008;**88**:582S–6S.
80. Deluca HF, Prahl JM, Plum LA. 1,25-Dihydroxyvitamin D is not responsible for toxicity caused by vitamin D or 25-hydroxyvitamin D. *Arch Biochem Biophys* 2011;**505**:226–30.
81. Ong LM, Narayanan P, Goh HK, Manocha AB, Ghazali A, Omar M, et al. Randomized controlled trial to compare the efficacy and safety of oral paricalcitol with oral calcitriol in dialysis patients with secondary hyperparathyroidism. *Nephrology (Carlton)* 2013;**18**:194–200.
82. Graziani G, Calvetta A, Cucchiari D, Valaperta S, Montanelli A. Life-threatening hypercalcemia in patients with rhabdomyolysis-induced oliguric acute renal failure. *J Nephrol* 2011;**24**:128–31.
83. Bryowsky JJ, Bugnitz MC, Hak EB. Pamidronate treatment for hypercalcemia in an infant receiving parenteral nutrition. *Pharmacotherapy* 2004;**24**:939–44.
84. Katahira M, Yamada T, Kawai M. A case of Cushing syndrome with both secondary hypothyroidism and hypercalcemia due to postoperative adrenal insufficiency. *Endocr J* 2004;**51**:105–13.
85. Nerup J. Addison's disease—clinical studies. A report of 108 cases. *Acta Endocrinol (Copenh)* 1974;**76**:127–41.
86. Montoli A, Colussi G, Minetti L. Hypercalcemia in Addison's disease: calciotropic hormone profile and bone histology. *J Intern Med* 1992;**232**:535–40.
87. Tsao YT, Lee SW, Hsu JC, Ho FM, Wang WJ. Surviving a crisis of HIV-associated immune reconstitution syndrome. *Am J Emerg Med* 2012;**30**:1661.
88. Shu ST, Martin CK, Thudi NK, Dirksen WP, Rosol TJ. Osteolytic bone resorption in adult T-cell leukemia/lymphoma. *Leuk Lymphoma* 2010;**51**:702–14.
89. Kampfenkel T, Baraniskin A, Teschendorf C, Schmiegel W, Massenkeil G. A rare case of chronic lymphocytic leukemia with hypercalcemia induced by elevated parathyroid hormone-related peptides. *Acta Haematol* 2010;**124**:57–60.
90. Bhalla K, Ennis DM, Ennis ED. Hypercalcemia caused by iatrogenic hypervitaminosis A. *J Am Diet Assoc* 2005;**105**:119–21.
91. Letavernier E, Rodenas A, Guerrot D, Haymann JP. Williams-Beuren syndrome hypercalcemia: is TRPC3 a novel mediator in calcium homeostasis? *Pediatrics* 2012;**129**:e1626–30.
92. Escribano J, Balaguer A, Pagone F, Feliu A, Roqué I, Figuls M. Pharmacological interventions for preventing complications in idiopathic hypercalciuria. *Cochrane Database Syst Rev* 2009;(1): CD004754.

93. Wermers RA, Kearns AE, Jenkins GD, Melton 3rd LJ. Incidence and clinical spectrum of thiazide-associated hypercalcemia. *Am J Med* 2007;**120**:911.
94. Lally J, Lee B, McDonald C. Prevalence of hypercalcaemia in patients on maintenance lithium therapy monitored in primary care. *Ir Med J* 2013;**106**:15–7.
95. Albert U, De Cori D, Aguglia A, Barbaro F, Lanfranco F, Bogetto F, Maina G. Lithium-associated hyperparathyroidism and hypercalcaemia: a case-control cross-sectional study. *J Affect Disord* 2013;**151**:786–90.
96. McHenry CR, Lee K. Lithium therapy and disorders of the parathyroid glands. *Endocr Pract* 1996;**2**:103–9.
97. Haden ST, Stoll AL, McCormick S, Scott J, Fuleihan G el-H. Alterations in parathyroid dynamics in lithium-treated subjects. *Clin Endocrinol Metab* 1997;**82**:2844–8.
98. Mallette LE, Khouri K, Zengotita H, Hollis BW, Malini S. Lithium treatment increases intact and midregion parathyroid hormone and parathyroid volume. *J Clin Endocrinol Metab* 1989;**68**:654–60.
99. Marti JL, Yang CS, Carling T, Roman SA, Sosa JA, Donovan P, et al. Surgical approach and outcomes in patients with lithium-associated hyperparathyroidism. *Ann Surg Oncol* 2012; **19**:3465–71.
100. Lehmann SW, Lee J. Lithium-associated hypercalcemia and hyperparathyroidism in the elderly: what do we know? *J Affect Disord* 2013;**146**:151–7.
101. Khandwala HM, Van Uum S. Reversible hypercalcemia and hyperparathyroidism associated with lithium therapy: case report and review of literature. *Endocr Pract* 2006;**12**:54–8.

第 42 章

高钙血症的急性期处理

Salvatore Minisola, Elisabetta Romagnoli, Vincenzo Carnevale, Alfredo Scillitani

引言

血清钙升高在门诊和住院患者中都很常见[1-4]。轻度高钙血症可能无症状，然而严重高钙血症常伴有明显症状，甚至可能危及生命。此时，无论引起高钙血症的潜在病因是什么，首要任务均是立即降血钙治疗。本章重点介绍医院内严重高钙血症的处理，而轻度高钙血症（绝大多数由原发性甲状腺功能亢进症引起）的治疗则见第 36 章和第 37 章。

对严重高钙血症的讨论应从其概念开始。虽然尚无普遍认可的确切定义，但高钙血症通常由实验室参考范围来界定。在适当考虑检验值的实验室间变异的情况下，当血清总钙高于 10.2~10.4mg/dL（或 2.55~2.60mmol/L）时，可诊断为高钙血症。超过正常上限 1mg/dL 且低于 12mg/dL 时定义为轻度高钙血症[5]。在 12~14mg/dL 时为中度高钙血症（此时高钙血症的症状决定治疗药物和治疗方式的选择），超过 14mg/dL 时则为严重高钙血症（此时无论是否存在症状，均应强制性降血钙治疗），超过 16mg/dL 时应视为临床急症。上述血清总钙水平为经人血白蛋白浓度校正后的数值。当人血白蛋白低于 4g/dL 时，其数值每降低 1g/dL，血清总钙水平应上调 0.8mg/dL。当急性高钙血症伴有诸如转移性癌症等消耗性疾病时，经常需要根据人血白蛋白浓度来校正血清总钙水平。

高钙血症的鉴别诊断

不管病因如何，严重的威胁生命的高钙血症一律需要紧急治疗。然而，为正确诊断而获取完整的临床病史和生化指标仍然是不可或缺的。了解高钙血症的症状和（或）发展速度是非常重要的。数周前尚正常的血钙常提示恶性肿瘤，而以往一直存在的轻度高钙状态则提示原发性甲旁状腺功能亢进症。由于急性原发性甲状旁腺功能亢进可以在轻度高钙血症的背景下出现，所以以往的血钙测定结果有助于快速建立诊断。

表 42.1 列出了高钙血症的常见病因。恶性肿瘤和原发性甲状旁腺功能亢进症是高钙血症的两种最常见病因[6,7]，占所有病例的 90%左右。因此，高钙血症的诊断首先是区分或排除这两种病因。不过，其他如维生素 D 中毒或肉芽肿性疾病等病因也应该受到重视[8,9]，毕竟 10%也并非一个微不足道的数字。临床医生应根据可获得的临床证据及临床经验来推测是否存在这些高钙血症的少见病因[10,11]。

血清甲状旁腺激素（PTH）的测定是诊断中最关键的一步，它通常能够区分 PTH 依赖性和 PTH 非依赖性高钙血症。PTH 的双抗体检测方法具有非常高的灵敏度和特异性，其在诊断中具有重要作用[12,13]。同时还发现高钙血症和升高的（或未被抑制的）PTH 常提示甲状腺功能亢进的诊断。如果 PTH 被抑制或检测不到，则考虑为非甲状旁腺相关性高钙血症，其中最常见的是恶性肿瘤。实际上，几乎所有癌症相关性高钙血症患者的 iPTH 均处于低或受抑制的状态。一般情况下，第二代和第三代 PTH 测定可用于这两种病因的鉴别（图 42.1），除外癌症和原发性甲状旁腺功能亢进症共存的罕见情况（见第 16 章）。在 PTH 水平被抑制的恶性肿瘤患者中，肿瘤的诊断一般都非常容易。如果临床上恶性肿瘤表现并不明显，则必须进行详细检查，以寻找隐匿性癌症病灶。一些实体瘤（例如肺和肾的鳞状细胞癌）可产生和分泌甲状旁腺激素相关蛋白（PTHrP），后者的测量也是非常重要的。由于 PTH 和 PTHrP 都能结合并活化 PTH/PTHrP 受体，所以恶性肿瘤体液性高钙血症（HHM）患者可能与原发性甲状旁腺功能亢进症（低磷血症、尿磷排泄增加）具有相似的生化特征。然而，如前

表 42.1 高钙血症的主要病因

原发性甲状旁腺功能亢进症

- 散发性(腺瘤、增生或癌)
- 家族性
- 多发性内分泌瘤Ⅰ
- 多发性内分泌瘤ⅡA
- 异位 PTH 在恶性肿瘤(非常罕见)
- "三级"甲状旁腺功能亢进症

恶性肿瘤

- 恶性肿瘤高钙血症(PTHrP)
- 局部骨质溶解(细胞因子、趋化因子、PTHrP)
- 1,25$(OH)_2$相关高钙血症

维生素 D 相关

- 肉芽肿性疾病(结节病、结核病、铍液、球虫病、组织胞浆菌病、麻风病、炎性肠病、异物肉芽肿等)
- 维生素 D 中毒(维生素 D 补充剂和维生素 D 代谢物或类似物)

内分泌疾病

- 甲状腺毒症
- 肾上腺功能不全
- 嗜铬细胞瘤
- VIPoma 综合征

药物

- 噻嗪类利尿剂
- 锂
- 乳-碱综合征(钙和抗酸剂)
- 维生素 A
- PTH

其他原因

- 家族性低钙血症高钙血症
- 共存恶性和原发性甲状旁腺功能亢进症
- 制动
- 急性肾衰竭
- 使用钙和 1,25$(OH)_2$D 或维生素 D 类似物治疗的慢性肾衰竭
- 肾移植

所述，这种情况下 iPTH 总是低于检测下限（或受到抑制）。极少数情况下,某一患者可能既存在原发性甲状旁腺功能亢进症,又存在与高钙血症相关的恶性肿瘤[14,15]。

另外，其余 10%的高钙血症患者的病因也相当复杂(见表 42.1)。对于这些少见病例,必须反复推敲,仔细寻找相关病史,如注意饮食添加剂(可能表明维生素 D 中毒)或药物使用(噻嗪类),或获取特异性实验室数据[如疑似肉芽肿性疾病患者的 1,25$(OH)_2$D 检测结果]等。

急性高钙血症的病理生理学

无论病因如何，高钙血症的病理生理改变均涉及三个主要机制:①骨吸收增加;②肾小管对钙的重吸收增加或钙排泄减少[12,16,17];③有时还包括肠道钙吸收增加。其中,破骨细胞活化所致的骨吸收增加是最主要的机制，这种多核吞噬细胞加速了钙从骨骼进入细胞外液的动员过程。当骨钙向血液转移的速度超过了维持正常血钙稳态机制(如增加液体摄入量、多尿等)的调节能力时,就会发生急性高钙血症。破骨细胞可被局部和(或)全身调节因子活化。不过,无论激活的信号分子是什么,其最终促使骨吸收的共同途径是 RANK 系统。破骨细胞表面的 RANK 受体被成骨细胞或骨细胞产生的配体(即 RANKL)活化。RANK-RANKL 相互作用可激活 NF-κB、c-Jun N-末端激酶(JNK)和 p38 丝裂原活化蛋白酪氨酸激酶(MAPK)等几种重要核因子,通过其细胞内途径最终导致破骨细胞的分化、活化和生存期的延长[18,19]。最终,RANK- RANKL 信号通路的激活导致了骨转换的增加 [20]。在恶性肿瘤相关高钙血症中，PTHrP 是导致高钙血症的主要因素，它既有导致骨质溶解的局部作用，又有导致恶性肿瘤体液性高血钙症(HHM)表现的系统性作用。大约 80%的实体瘤伴高钙血症患者表现为可检测的(或增加的)血浆 PTHrP 浓度 [21]。PTH 和 PTHrP 可刺激甲状旁腺激素 1 型受体(PTH1R)表达,增加成骨细胞活性和 RANKL,后者反过来刺激破骨细胞活化[22,23]。此外,实体肿瘤还可产生白介素-1(IL-1)、白介素-6(IL-6)、转化生长因子 α(TGFα)、肿瘤坏死因子(TNF)和粒细胞集落刺激因子(G-CSF)等其他因子,单独或与 PTHrP 协同作用于破骨细胞,促进骨吸收,最终导致高钙血症。

由外源性或内源性维生素 D 过量或乳-碱综合征引起的胃肠道过度钙吸收通常不是严重高钙血症的主要病因,但它可能是血清钙浓度升高的次要病因。维生素 D 中毒非常罕见，多由意外摄入高剂量维生素 D 所致。在发生 25(OH)D 异常转化为 1,25$(OH)_2$D 的患者中可见过量内源性维生素 D 生成。事实上,1-羟化酶在肾外(包括巨噬细胞和一些肿瘤组织)也有表达。已证实霍奇金淋巴瘤、非霍奇金淋巴瘤及多发性骨髓瘤患者具有维生素 D 诱发的高钙血症[17]。肉芽肿相关巨噬细胞偶尔表达 1α-羟化酶,导致活性维生素 D 升高。高钙

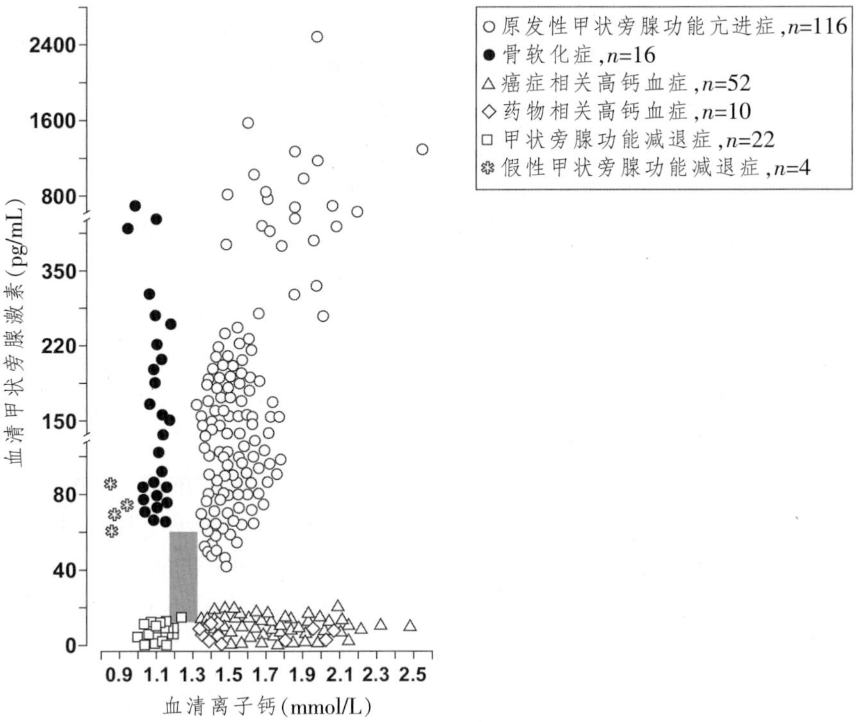

图 42.1 甲状旁腺功能不全患者血清甲状旁腺激素水平与临床病情的关系。(Reproduced with permission from [2].)

血症会使超过 10%的结节病诊断复杂化。结节病患者肺泡巨噬细胞可产生 $1,25(OH)_2D$，后者在炎症介质(如 IL-2)刺激下进一步增加[26]。在这些患者中，$1,25(OH)_2D$ 及血清钙水平升高。由于负反馈机制，其甲状旁腺细胞合成和分泌 PTH 受到抑制。

当骨吸收加速时，肾脏成为防御高钙血症的主要器官。肾功能正常状态下，血清钙升高的趋势可被增加的尿钙排泄所抑制。最近研究发现肾组织中钙敏感受体(CaSR)可独立于 PTH 而调节血清钙浓度[27]。肾 CaSR 主要表达于髓袢升支粗段(TAL)，可通过调节肾小管细胞间连接的通透性来改变肾小管的钙转运。高钙可激活 TAL 中的 CaSR，抑制氯化钠重吸收，导致利尿和肾钙排泄增加(即袢利尿剂样作用)。另外，CaSR 也表达于远曲小管腔膜，可被高浓度的肾小管钙流所激活，作用于 TRPV5 这种重要的钙选择性受体，增加钙重吸收[28]。此外，CaSR 在集合管细胞的腔膜上也有表达。活化的 CaSR 可降低水通道蛋白 2 表达，导致肾小管对水的重吸收下降，尿液被稀释[29-32]。以上作用的净效应是盐和水利尿，并不同程度地促进肾钙排泄。由于高钙血症还导致了厌食和恶心，使口服液体摄入量相对不足，无法代偿高钙血症导致的多尿[33]，因此导致了细胞外血容量不足和 GFR 降低，从而进一步增加肾小管对钙的重吸收，增加血清钙浓度。此外，PTH 和 PTHrP 增加不但可以诱导破骨细胞活化，使骨吸收增加，还可以刺激肾小管重吸收钙。如果发生持续的钙动员，以上因素可能导致高血钙症迅速恶化[34]。危重患者的制动也可作为协同因素而加重高钙血症。这些病理生理机制在几乎所有高钙血症住院患者中不同程度地起作用。

高钙血症的临床特征

高钙血症的症状可能因人而异，并与多种因素有关，如血清钙的绝对浓度和升高速率、患者年龄及其他并发症的存在等[35-38]。需要强调的一点是，高钙血症的临床特征与其病因之间可能无关，因此治疗高钙血症本身与治疗其潜在病因是同等重要的。由于高钙血症没有明确的临床特征，临床医生可能仅仅关注高钙血症潜在病因的治疗，而忽视对高钙血症本身的治疗。实际上，高钙血症并不总是与某些典型症状和体征相关，而这些症状和体征也不能提示高钙血症是否会因治疗而改善。各种非特异性主诉，如虚弱和嗜睡，总是在考验临床医生的鉴别诊断能力。尽管如此，我们仍应尽量寻找某一患者是否存在高钙血症的体征和症状。如果不能准确判断这些表现是否由高钙血症引起，审慎地给予经验性治疗是可行的。

高钙血症的临床表现反映了中枢神经系统、胃肠道、肾脏和心血管功能的紊乱(表 42.2)[17,39]。神经系统损害的程度可从轻度疲劳和肌肉无力到痴呆、谵妄甚

表 42.2 高钙血症的症状和体征

中枢神经系统
• 注意力和记忆受损
• 疲劳
• 肌肉无力
• 认知障碍
• 抑郁症
• 精神病
• 改变意识(意识模糊、嗜睡、昏睡、昏迷)
消化系统
• 烦渴
• 厌食症
• 恶心
• 呕吐
• 腹痛(胰腺炎、消化性溃疡)
• 便秘
肾脏系统
• 多尿
• 脱水
• 低比重尿
• 肾小球滤过率下降
• 肾衰竭
心血管系统
• 高血压
• 心电图改变:QT 间期缩短,PR 间期延长,QRS 延长,束支阻滞,Brugada 综合征(易感个体)和慢性心律失常
• 心搏骤停

至昏迷。最近应用非侵入性神经电生理学技术,通过在主要的运动皮层上进行重复经颅磁刺激发现,高钙血症可降低突触可塑性。这一发现可能有助于解释高钙血症期间神经功能障碍的机制,并评估无症状患者神经系统损害情况[40]。精神异常如烦躁、抑郁、焦虑和认知功能障碍等也可能发生。神经系统症状的存在和严重程度不仅取决于高钙血症发作的突然性,还依赖于其他因素如患者年龄、潜在的神经系统疾病、并发症,以及麻醉剂和精神安定类药物的使用等。

高钙血症常见的胃肠道症状包括恶心、呕吐、厌食、腹痛和便秘等。胰腺炎是一种少见但严重的表现[41]。高钙血症诱导胰腺损伤的机制尚未明确。高钙血症可导致胞浆内钙信号升高,钙离子反过来激活钙蛋白(如钙调素),最后发生胰腺内多种蛋白酶(特别是胰蛋白酶)的病理性腺泡内激活。不过,恶性肿瘤高钙血症患者的急性胰腺炎很少有报道[42,43];相反,这在 PHPT 患者中很常见,特别是既往有症状的 PHPT 患者。也许在这种情况下,遗传和环境影响是导致急性胰腺炎的重要因素[44]。

临床严重高钙血症的心电图异常包括 PR 间期延长、QRS 增宽、QT 间期缩短、束支阻滞和缓慢性心律失常,这些异常在急性高钙血症或血清钙超过 15mg/dL 情况下更易发生。在易感个体中,高钙血症易与 Brugada 综合征的心电图表现(一种罕见疾病,在右心导联上具有明显的 ST 段抬高,与继发于室性心动过速/室颤的猝死相关)相混淆。长期以来认为高钙血症对洋地黄更敏感,虽然这种相互作用的证据不足[39,45–48]。

高钙血症导致远端肾单位的尿液浓缩能力受损,应与肾源性尿崩症相鉴别[49,50]。由于厌食、恶心和呕吐导致的脱水和血管内容量下降将进一步加剧,这反过来又导致患者因精神状态改变而卧床制动,从而使高钙血症进一步恶化。

血清钙<12mg/dL 的患者常无明显症状。虽然轻度高钙血症的恶性肿瘤患者可逐渐产生非特异性症状,但后者常与恶性肿瘤及其治疗相关。这些非特异性症状可能导致高钙血症诊断的延迟,从而使发病率和死亡率增加。然而,在中度高钙血症患者,治疗不仅应基于血清钙浓度,还应基于高钙血症症状的严重程度。当患者高钙血症并不属于积极治疗的范围(<12mg/dL),但已经表现出某些可能与高钙血症有关的中枢神经系统症状(如情感缺失、嗜睡、痴呆,甚至昏迷等)时,鉴别诊断尤其困难。此时,不能武断地认定这些神经系统改变一定是由高钙血症引起的。以上情况在伴有中度高钙血症的老年患者中尤其需要注意。一般情况下,年轻患者更能耐受高钙血症。如果这些症状在年轻患者中出现,则诊断应更加谨慎,此时应仔细寻找导致中枢神经系统功能障碍的其他因素,而非简单地将这些症状归咎于高钙血症。换句话说,当血清钙水平处于中度升高范围(12~14mg/dL)时,中枢神经系统功能障碍是否由高钙血症引起,通常不能匆忙定论。这对于那些合并可能引起精神状态异常的其他疾病的患者来说尤其重要。纠正高钙血症后,中枢神经系统功能障碍如果得到改善,则提示高钙血症是这些症状产生的原因。

严重且起病迅速的急性高钙血症(血清钙>14mg/dL)强烈提示肿瘤性疾病的诊断。事实上,大多数急诊或需要住院治疗的症状性高钙血症患者伴有潜在的恶性肿瘤[4,51]。腹泻、呕吐、手术或卧床制动等因素通常可加重预先存在的高钙血症。一般而言,出现这种高钙血症表明患者的肿瘤已经迅速进展，预后差，生存期常小于 6 个月。另外，“甲状旁腺毒性危象”也是高钙危象的重要原因，诊断时应仔细寻找并排除原发性甲状旁腺功能亢进症[52]。临床上，严重高钙血症患者可能表现为严重的容量不足、意识障碍、昏迷、心力衰竭和急腹症等。这些患者需要住院治疗和紧急干预，因为此时的急性高钙血症是一种危及生命的紧急情况，死亡风险明显增加[7,53,54]。

急性高钙血症的治疗

有效治疗高钙血症通常会改善症状并可能挽救生命。症状性高钙血症可能是某个尚未诊断的潜在疾病的外在表现，因此应在降血钙治疗的同时积极寻找其病因。非肿瘤相关的高钙血症应立即接受治疗，在一些原发性甲状旁腺功能亢进症患者中应进行快速甲状旁腺切除术[55-57]。

另一方面，除某些乳腺癌或多发性骨髓瘤外，恶性肿瘤相关性严重高钙血症患者通常处于疾病晚期，平均存活时间不超过 6 个月[18,58]。因此，抗高钙血症治疗仅为临时措施，旨在为治疗恶性肿瘤获得时机，对生存没有最终的影响。需要治疗的迫切程度取决于症状的严重程度和并发症的风险，这又与发病的快速性和高钙血症的程度相关。当血清钙水平迅速上升时，特别是在老年患者，低血容量和症状的严重程度可能与实际的血清钙水平不成比例[19,38,51]。准确的血清钙浓度仅可通过测量离子钙水平或白蛋白浓度调整后的总钙水平而获得(见上文)。离子钙水平检测的可靠性取决于实验室水平，因此有可能存在误差。离子钙的正确测量需要快速处理样品，这在大多数临床环境中不能常规进行。因此，在世界许多地方，白蛋白浓度调整后的血清总钙比离子钙检测更可靠[59]。

尽管没有正式指南供临床参考，但轻度高钙血症通常只需要足够的液体摄入。对于中度高钙血症，应根据临床症状和血清钙升高的速度来考虑适当的治疗方法。而严重的高钙血症总是要求紧急干预和住院治疗[16,60]。在临床严重高钙血症中，必须及时评估生命体征(气道、呼吸、循环)和神经系统状态，应行心电图检查并建立静脉通路。如果合并膀胱功能障碍，应留置导尿管。应监测临床和血清指标(钙、钾、镁和磷)。任何可能导致高钙血症的药物(如噻嗪类利尿剂或锂制剂)应停用，并注意除去胃肠外营养液中的钙。如果可能，应避免服用镇静药物，并及早下床活动[60]。

水化

无论高钙血症的主要原因和具体的降钙措施如何，有效治疗的基石总是提供充分的水化。高钙血症患者经常伴有严重脱水，这是因为高钙血症诱发的肾源性尿崩症和饮水量的降低，而后者是由于高钙血症本身引起的厌食、恶心和呕吐及潜在病因如肿瘤性疾病等。随后的有效血容量下降使肾小球滤过率降低，这反过来激活肾素-血管紧张素系统，并增加了近端肾小管中与钠偶联的钙吸收过程。钙敏感受体的激活减少了髓袢中钠和氯的吸收，这反过来损害了逆流倍增并使尿液浓缩功能减退[16,34]。这些机制共同限制了肾脏对钙的清除能力，加重了脱水、肾损害和进展性高钙血症的恶性循环。这种情况如果未经处理可能致命，因此必须加强水化和扩容治疗，这也有利于提高随后的双膦酸盐等治疗的安全性。虽然尚无正式的共识，但常见的方法是以每小时 200~500mL 的速度输注等渗生理盐水，前 24 小时内输注 3~4L，此后每天 2~3L。在高钙血症危象治疗中，在第一小时内用 500~1000mL 生理盐水快速水化，随后 24 小时内输注 2~6L，待血容量纠正后，再以 24 小时 3L 速度输注。当然，补液方案应根据脱水程度、肾功能、高钙血症程度、症状严重程度、患者心血管状况或伴随疾病等因素进行调整。应调整输注速度，以获得每小时 100~150mL 的尿量，或 24 小时内尿量达到 2~2.5L[34,38,39,51,60]。较轻的高钙血症患者单独补液即可奏效，但在中至重度高钙血症的患者中，大量补液仅可降低血清钙水平，通常为 1~2mg/mL[16,34,36,38]，其他治疗通常是必要的。

袢利尿剂

袢利尿剂的使用是许多教科书推荐的常用做法。基础研究表明，这些药物能增强肾脏的钙排泄，因此它们在理论上可用于治疗高钙血症。然而，最近一项重要的系统综述表明，在高钙血症患者中使用袢利尿剂的证据有限甚至没有证据支持[61]。虽然这些药物的最佳给药方案尚不清楚，但中等剂量下的直接促尿钙排泄作用经常受到肾功能不全的限制[36]。增加袢利尿剂的剂量常导致其他潜在问题，如肾电解质丢失。即使剂量明显高于常规使用剂量，呋塞米也不会使钙水平正常化，在恶性肿瘤相关性高钙血症中效果较差，并可能导致或至少增加了电解质紊乱和血容量不足的风险[62]。而且，呋塞米可能加速多发性骨髓瘤患者的肾小管中游离轻链的沉积和管型的形成[63]。鉴于这些问题，袢利尿剂应限于积极水化所致血容量过多的患者。血容量不足的患者在任何情况下均应避免使用袢利尿剂，直到补足血容量。

双膦酸盐

在严重高钙血症的患者中，单独的水化很少有效，因此针对潜在原因的多种治疗应尽快开始。由于破骨细胞活化所致的骨吸收几乎总是高钙血症的主要机制，静脉注射双膦酸盐是治疗严重高钙血症的最合理的方法。双膦酸盐可用于由于几乎任何病因所致的急性高钙血症。

在化学上，共享一个碳原子(P-C-P)的两个膦酸酯基团是双膦酸盐的特征。这种焦磷酸盐样结构使得这些化合物对骨骼的羟基磷灰石晶体具有高亲和力。它积聚于骨矿物表面，在骨吸收过程中被破骨细胞内吞并且内化。P-C-P 键化合物不能被人类的酶促机制所代谢，因此只能从肾脏排泄。P-C-P 化学骨架由分别称为 R1 和 R2 的中央碳原子的两条侧链构成。R1 链影响双膦酸盐对骨矿物质的亲和力，当存在羟基时，由于形成了三齿而不是双齿螯合钙，因此对钙离子的亲和力达到最大。不同双膦酸酯骨架保留的次序是：唑来膦酸>帕米膦酸盐>阿仑膦酸盐>伊班膦酸盐>利塞膦酸盐>依替膦酸盐>氯膦酸盐。双膦酸盐的 R2 链决定了它们的作用机制。目前，用于治疗高钙血症最常用的药物是氨基双膦酸盐，其特征在于 R2 链中的氮原子。这些药物结合并抑制法尼基焦磷酸合成酶的活性，后者是甲羟戊酸途径的关键调节酶，其对异戊二烯基化小 GTP 结合蛋白的翻译后产物至关重要，而这种蛋白质是调节破骨细胞的结构和功能所必需的。当它的浓度降低时，破骨细胞形态、细胞骨架特征、囊泡运输和膜皱褶均发生异常。除了抑制破骨细胞功能和分化外，双膦酸盐还可诱导其凋亡。氨基双膦酸盐中对法尼基焦磷酸盐抑制作用的次序是：唑来膦酸>利塞膦酸盐>伊班膦酸盐>阿仑膦酸盐>帕米膦酸盐[64-69]。

尽管非含氮双膦酸盐的有效性已经得到证实，但目前发现氨基双膦酸盐如唑来膦酸、帕米膦酸盐和伊班膦酸钠等药物的疗效更强，作用时间更长，因此取代了替诺膦酸和氯膦酸盐成为治疗高钙血症、降低血清钙浓度的常用药物。帕米膦酸钠的常用方法是在 2~6 小时内给予 60~90mg，加入 500mL 的生理盐水或 5%的葡萄糖溶液中输注。更严重的高钙血症患者需要使用较大剂量，肾功能较差的患者需要输注较长的时间。例如，血清钙低于 12mg/dL 或存在显著的肾损伤时，可于 2~3 小时内输注 30mg 帕米膦酸盐；血清钙为 12~14mg/dL，则于 4 小时内输注 60mg；血清钙 >14mg/dL，则 6 小时内输注 90mg[39]。

如果使用唑来膦酸，通常应 15 分钟内在 100mL 等渗盐水中以 4mg 的剂量输注。在严重或难治的高钙血症中，较高剂量(8mg)没有显示出更好的疗效，且与 4mg 剂量相比，具有更高的死亡率[70,71]。应根据肌酐清除率下降程度减量应用：如果肌酐清除率在 50~60mL/(min·1.73m^2)，则剂量为 3.5mg；如果肌酐清除率为 40~49mL/(min·1.73m^2)，则剂量为 3.3mg；如果肌酐清除率为 30~39mL/(min·1.73m^2)，则剂量为 3mg[16]。当肾小球滤过率小于 30mL/min 时禁用唑来膦酸，且即使换用帕米膦酸盐较长时间输注也应谨慎[16]。有报道称，伊班膦酸盐肾毒性极低，肾功能下降时不需要减量，因此在伴有中度肾损伤或正接受肾毒性药物治疗的患者中是一个不错的选择。然而，在使用该药物治疗高钙血症之前，需要更多的经验才能得出其肾脏安全性的确切结论[16]。

帕米膦酸盐和唑来膦酸治疗后，血清钙浓度在 2~4 天后下降，4~7 天达到最低值。疗效能否持续，取决于患者的潜在病因和骨吸收状态的严重程度。当高钙血症的严重程度决定了起效的速度，同时应用降钙素可能疗效更好。血液透析患者中的应用报道很少[38]。在接受 4mg 唑来膦酸治疗的患者中，88%的患者 10 天内血清钙水平恢复正常；在接受 90mg 帕米膦酸盐、4mg 或 6mg 伊班膦酸盐治疗的患者中，这个比例分别是 70%、70%和 77%。在恶性肿瘤相关性高钙血症中，这种完全反应的平均时间为帕米膦酸盐 18 天、唑来膦酸 32 天[72]。在恶性肿瘤体液性高钙血症中，较高的血清 PTHrP 浓度通常与较重肿的瘤负担和较差的治疗反应（即高钙血症复发的时间更短)有关，有时甚至对双膦酸盐治疗无反应[21,62,73]。

尽管安全性普遍较好，但目前已经报道了静脉双膦酸盐治疗的一些不良反应，特别是在多次接受高剂量药物以预防骨转移的癌症患者中。在第一次双膦酸盐输注 36 小时内，10%~30%的患者可发生急性期反应，包括发热、肌痛、关节痛、头痛和流感症状。这些症状是自限制性的，多由活化的 γδ T 淋巴细胞释放促炎细胞因子所致，可使用解热镇痛药或抗组胺药预防或钝化[69]。有报道认为，如果患者维生素 D 充足，则副作用发生率较低[74]。另外，短暂性低钙血症在双膦酸盐输注中较为常见。在 PTH 不足、肾功能受损、维生素 D 降低、钙摄入受限或破骨细胞活化所致骨吸收率升高(例如，骨肿瘤负担较重或严重的“骨饥饿综合征”)的患者中，这种情况更常见。据报道，帕米膦酸盐和唑来膦酸均可导致肾损伤，特别是在接受大剂量治疗的患者。需要注意,高钙血症本身也可能导致肾损伤,而随着高钙血症的缓解,肾损伤也有所改善。事实上,肾小球滤过率高于 30~35mL/(min·1.73m²)的患者静脉注射双膦酸盐通常是安全的,血清肌酐水平迅速增加(平均为 0.5~2.0mg/dL)可能仅发生于小部分患者[75]。然而,也有报道称肾功能正常患者在接受重复高剂量的帕米膦酸盐和唑来膦酸治疗后发生了明显的肾损害。已经证实,帕米膦酸盐可诱发塌陷型局灶节段性肾小球硬化或其他形式的肾损害,而唑来膦酸可能诱发急性肾小管坏死[76]。因此,静脉使用双膦酸盐的患者均应监测血肌酐变化。如果肾功能恶化和(或)尿白蛋白增加,则应停药。另外,在癌症患者中颌骨坏死(ONJ)也是不良反应之一,发生率约为每 100 例中有 1~10 例,常见于接受高剂量静脉注射双膦酸盐以预防骨质疏松的患者。然而,在治疗急性高钙血症时,ONJ 无须特殊关注。

狄诺塞麦(Denosumab)

骨生物学研究进展为使用 RANK 抑制剂治疗高钙血症的新方法提供了理论基础,这种新方法的机制不同于双膦酸盐。由于 RANK-RANKL 系统是激活破骨细胞形成高钙血症的最终机制[77-79],而狄诺塞麦作为完全人源性单克隆抗体与 RANKL 结合后可抑制破骨细胞成熟、活化及其功能。研究发现,在延迟或预防晚期乳腺癌或其他实体瘤和多发性骨髓瘤[81]患者的骨骼相关事件中,狄诺塞麦(每 4 周皮下注射 120mg)作用优于唑来膦酸。在静脉双膦酸盐治疗后骨吸收生物化学标志物仍持续升高的患者中,狄诺塞麦可抑制骨吸收[82]。目前狄诺塞麦治疗恶性肿瘤相关性高钙血症的研究正在进行中,病例报道表明了其在肺转移性肾癌、双膦酸盐抵抗性高钙血症[83]、伴肾衰竭的多发性骨髓瘤[84]和甲状旁腺癌恶性肿瘤[85]患者高钙血症治疗中的有效性。在前一种情况下,80%的患者中位反应时间为 8 天,反应持续时间为 4 周。值得一提的是,由于这种人源性单克隆抗体可被肽酶代谢,并可被网状内皮系统清除,因此似乎没有肾毒性作用,尤其适用于双膦酸盐抵抗性高钙血症和(或)伴有肾衰竭的患者。

硝酸镓(Gallium Nitrate)

硝酸镓是一种具有抗肿瘤活性的金属。由于使用硝酸镓后患者血清钙水平降低[86],因此它被用于治疗癌症相关的高钙血症[87,88]。镓在骨组织的有机物和矿物质界面富集,使羟基磷灰石晶体溶解度下降,从而使骨钙含量增多,对骨吸收的抵抗力增强[89]。此外,镓还可阻断破骨细胞的活性和分化[90]。镓可以降低骨转移患者的骨转换和骨质溶解[91],有效降低血清钙水平[90]。硝酸镓使用剂量为每日 200mg/m²,溶于 1L 液体中,持续 5 天输注。该药两天内起效,1 周内疗效达到最高,持续时间超过两周[92]。随机对照研究显示,硝酸镓对急性高钙血症的控制效果优于降钙素。镓组患者达到并维持正常血钙的人数较多,而降钙素组患者血清钙浓度下降的时间较早[93]。在随机双盲对照研究中,与帕米膦酸盐相比,硝酸镓控制急性癌症相关性高钙血症疗效相当。实际上,镓组患者比对照组患者达标人数更多(69%对 56%),维持正常血钙的时间更长(14 天对 10 天)[94]。比较硝酸镓和唑来膦酸治疗急性高钙血症疗效的随机试验尚未进行。连续静脉输注硝酸镓的患者中,大约 12.5%的患者发生了肾性不良事件[95]。通过确保充分的水化和避免共用肾毒性药物可以降低这种副作用。其他已报道的副作用是小细胞性贫血,以及较少见的视觉和听觉毒性[88]。由于其潜在的肾毒性,以及与唑来膦酸相比输液治疗时间长、维持血钙正常的时间短,因此镓不常用于治疗急性高钙血症。而且,某些国家和地区(如美国)此药无商业销售。不过,难治性高钙血症或对双膦酸盐的反应时间短且肾功能正常或仅轻微受损(血清肌酐<2mg/dL)的患者可选择使用硝酸镓[96]。

糖皮质激素

在某些由外源性(即维生素 D 中毒)或内源性(即肉芽肿性或淋巴增生性疾病)1,25-二羟维生素 D 增加所致的高血钙症患者中,可应用糖皮质激素治疗[37,62]。它有助于增加维生素 D 的代谢(抑制 1α-羟化酶并活化 24-羟化酶)[37,62,97],在某些情况下具有直接的抗肿瘤作用[20]。此外,某些细胞因子如干扰素-γ 可促进巨噬细胞合成 1,25-二羟维生素 D[20,62],糖皮质激素可抑制这些细胞因子的分泌,并可减少肠钙吸收[62]。还有研究发现,糖皮质激素可延迟降钙素的快速耐药反应[98]。氢化可的松剂量为 100~300mg/d,静脉注射 3~5 天,口服泼尼松剂量为 40~60mg,每日一次[39]。

1,25-二羟维生素 D 是一种潜在的破骨细胞刺激物,与高水平的 1,25-二羟维生素 D 相关的高钙血症的发生机制可能与钙肠吸收增加及骨吸收加速有关。因此,这类患者在接受糖皮质激素治疗时应加用双膦酸盐,后者用于抑制骨吸收[99]。

降钙素

降钙素可抑制破骨细胞骨吸收,并通过在给药后数分钟内减少肾小管重吸收来增加钙排泄[100],是用于治疗急性高钙血症的有效药物。降钙素导致血清钙浓度快速降低(给药后2小时内起效),在12~24小时内疗效达最大[101],但由于快速耐药反应常在48小时内发生,因此效果短暂[20]。快速耐药反应是由降钙素受体下调所致。糖皮质激素可使破骨细胞表面的降钙素受体上调并促进其从头合成,从而延迟快速耐药反应发生[98,102]。虽然降钙素起效较快,但疗效不强(血清钙最多可减少0.5mmol/L)且短暂[62],因此通常与其他药物联合使用,作为有症状的严重患者的早期治疗的桥梁,因为其他药物(如双膦酸盐或硝酸镓)降低血钙的效应常需要几天的时间才能明显起效[92,96]。此外,降钙素可用于双膦酸盐抵抗性高钙血症患者[103]。降钙素的使用剂量为4~8U/kg皮下或肌内给药,每天2~4次,或紧急情况下可静脉输注(10U/kg,6小时)。如果使用鲑鱼降钙素,应首先皮试(人降钙素通常不用),剂量为1U,因为有罕见过敏反应的报道[20]。已经报道了一些降钙素的轻微副作用,如潮红、恶心和呕吐。

普卡霉素(光辉霉素)

普卡霉素是抗肿瘤药物,最初用于治疗睾丸癌,目前发现它可以通过抑制破骨细胞中的RNA合成,能有效抑制骨吸收,从而诱导低钙血症[20,62,104]。普卡霉素用于治疗高钙血症的剂量(25μg/kg,单次输注,维持4小时,24小时后可重复给药一次)为抗肿瘤剂量的1/10。普卡霉素在给药后12小时内可导致血清钙浓度迅速下降,达峰时间为48~72小时。尽管相对于抗肿瘤剂量,其降钙时使用剂量较低,但其使用仍受到副作用的限制,包括肝毒性、肾毒性、多种凝血因子异常和血小板功能障碍等[62]。在一项随机对照研究中,帕米膦酸盐较普卡霉素的疗效更好,耐受性也更好[105]。目前,由于副作用较大,疗效较差,普卡霉素已经不用于治疗高钙血症。

透析

血液透析或低钙透析液的腹膜透析治疗高钙血症患者的指征包括:①已经透析的患者;②难治性高钙血症的急性或慢性肾衰竭患者;③没有肾损伤但属于难治性高钙血症的患者[36,39,106,107]。透析在几小时内即可起效,疗效可持续2~3天。

磷酸盐

静脉内使用磷酸盐或磷酸钾可在几分钟内有效降低血清钙浓度,形成沉积于多种组织的不溶性磷酸钙复合物。这种治疗可引起严重的副作用,例如异位钙化、急性肾衰竭和低血压,因此其适应证仅为危及生命的心律失常或严重脑病且不能立即透析的患者。

甲状旁腺切除

在甲状旁腺功能亢进引起的高钙血症危象患者,已经证实紧急甲状旁腺切除术的生存获益优于延迟手术者(见第26章)[7,57]。

制动

自1941年以来,卧床制动是高钙血症确切病因的观点得到认可[108]。制动可导致破骨细胞的骨吸收增加及成骨细胞的骨形成率降低。制动患者的血清钙浓度取决于骨吸收速率和肾排泄钙的能力。因此,应鼓励患者尽可能下床行走。如不可行,应该在疾病早期阶段就进行被动运动或建立负重康复方案[109]。如果伴有骨转换增高的情况,则会发生高钙血症。制动相关的高钙血症最常见于儿童或年轻人,但也可发生于老年患者。

治疗的选择

高钙血症的治疗不但需要考虑疾病的严重程度、有无症状、高钙血症病因、肾功能状态及其他并发症,而且还需要考虑不同治疗方式的作用时间及其副作用。在轻度高钙血症患者,可能仅生理盐水输注就已经足够。在中度和重度高钙血症的患者,可使用水化及静脉注射双膦酸盐,也可加用降钙素。偶尔,如果高钙血症对双膦酸盐抵抗,可使用硝酸镓(如果有售)作为降钙素的替代物。在外源性或内源性1,25-二羟维生素D中毒引起的中度/重度高钙血症患者,应在水化和静脉注射双膦酸盐基础上增加糖皮质激素。危及生命的高钙血症,特别是肾功能不全患者,可能需要透析。在病情稳定后又出现急性甲状旁腺危象紧急的患者,甲状旁腺切除术可能有效。最后,应正确治疗高钙血症的潜在病因。

(贾俊亚 江建青 译)

参考文献

1. Fraser WD. Hyperparathyroidism. *Lancet* 2009;**374**:145–58.
2. Pepe J, Cipriani C, Pilotto R, De Lucia F, Castro C, Lenge L, et al. Sporadic and hereditary primary hyperparathyroidism. *J Endocrinol Invest* 2011;**34**(7 Suppl):40–4.
3. Siilin H, Lundgren E, Mallmin H, Mellström D, Ohlsson C, Karlsson M, et al. Prevalence of primary hyperparathyroid-

ism and impact on bone mineral density in elderly men: MrOs Sweden. *World J Surg* 2011;**35**:1266–72.

4. Lindner G, Felber R, Schwarz C, Marti G, Leichtle AB, Fiedler GM, et al. Hypercalcemia in the ED: prevalence, etiology, and outcome. *Am J Emerg Med* 2013;**31**:657–60.
5. Potts Jr JT, Jüppner H. Disorders of the parathyroid gland and calcium homeostasis. In: Longo DL, Fauci AS, Kasper DL, Hauser SL, Jameson JL, Loscalzo J, editors. *Harrison's Principle of Internal Medicine*. 18th ed. New York: McGraw-Hill Companies, Inc; 2012. p. 3096–120.
6. Minisola S, Romagnoli E, Scarnecchia L, Pacitti MT, Rosso R, Carnevale V, et al. Parathyroid storm: immediate recognition and pathophysiological considerations. *Bone* 1993;**14**:703–6.
7. Starker LF, Björklund P, Theoharis C, Long III WD, Carling T, Udelsman R. Clinical and histopathological characteristics of hyperparathyroidism-induced hypercalcemic crisis. *World J Surg* 2011;**35**:331–5.
8. Picolos MK, Lavis VR, Orlander PR. Milk-alkali syndrome is a major cause of hypercalcaemia among non-end-stage renal disease (non-ESRD) inpatients. *Clin Endocrinol (Oxf)* 2005;**63**:566–76.
9. Yang JD, Lawson P, Beland S. Severe hypercalcemia from the milk-alkali syndrome. *Am J Med* 2013;**126**:e1–2.
10. Kallas M, Green F, Hewison M, White C, Kline G. Rare causes of calcitriol-mediated hypercalcemia: a case report and literature review. *J Clin Endocrinol Metab* 2010;**95**:3111–7.
11. Zhang JT, Chan C, Kwun SY, Benson KA. A case of severe 1,25-dihydroxyvitamin D-mediated hypercalcemia due to a granulomatous disorder. *J Clin Endocrinol Metab* 2012;**97**:2579–83.
12. Endres DB. Investigation of hypercalcemia. *Clin Biochem* 2012;**45**:954–63.
13. Carnevale V, Dionisi S, Nofroni I, Romagnoli E, Paglia F, De Geronimo S, et al. Potential clinical utility of a new IRMA for parathyroid hormone in postmenopausal patients with primary hyperparathyroidism. *Clin Chem* 2004;**50**:626–31.
14. Lee SH, Kim BH, Bae MJ, Yi YS, Kim WJ, Jeon YK, et al. Concurrence of primary hyperparathyroidism and metastatic breast carcinoma affected a parathyroid gland. *J Clin Endocrinol Metab* 2013;**98**:3127–30.
15. Richey DS, Welch BJ. Concurrent primary hyperparathyroidism and humoral hypercalcemia of malignancy in a patient with clear cell endometrial cancer. *South Med J* 2008;**101**:1266–8.
16. Rosner MA, Dalkin AC. Onco-nephrology: the pathophysiology and treatment of malignancy-associated hypercalcemia. *Clin J Am Soc Nephrol* 2012;**7**:1722–9.
17. Clines GA. Mechanisms and treatment of hypercalcemia of malignancy. *Curr Opin Endocrinol Diabetes Obes* 2011;**18**:339–46.
18. Lumachi F, Brunello A, Roma A, Basso U. Cancer-induced hypercalcemia. *Anticancer Res* 2009;**29**:1551–6.
19. Basso U, Maruzzo M, Roma A, Camozzi V, Luisetto G, Lumachi F. Malignant hypercalcemia. *Curr Med Chem* 2011;**18**:3462–7.
20. Clines GA, Guise TA. Hypercalcaemia of malignancy and basic research on mechanisms responsible for osteolytic and osteoblastic metastasis to bone. *Endocr Relat Cancer* 2005;**12**:549–83.
21. Fritchie K, Zedek D, Grenache DG. The clinical utility of parathyroid hormone-related peptide in the assessment of hypercalcemia. *Clin Chim Acta* 2009;**402**:146–9.
22. Wysolmerski JJ. Parathyroid hormone-related protein: an update. *J Clin Endocrinol Metab* 2012;**97**:2947–56.
23. McCauley LK, Martin TJ. Twenty-five years of PTHrP progress: from cancer hormone to multifunctional cytokine. *J Bone Miner Res* 2012;**27**:1231–9.
24. Soki FN, Park SI, McCauley LK. The multifaceted actions of PTHrP in skeletal metastasis. *Future Oncol* 2012;**8**:803–17.
25. Bellon M, Ko NL, Lee MJ, Yao Y, Waldmann TA, Trepel JB, et al. Adult T-cell leukemia cells overexpress Wnt5a and promote osteoclast differentiation. *Blood* 2013;**121**:5045–54.
26. Demetriou ET, Pietras SM, Holick MF. Hypercalcemia and soft tissue calcification owing to sarcoidosis: the sunlight-cola connection. *J Bone Miner Res* 2010;**25**:1695–9.
27. Tyler Miller R. Control of renal calcium, phosphate, electrolyte, and water excretion by the calcium-sensing receptor. *Best Pract Res Clin Endocrinol Metab* 2013;**27**:345–58.
28. Hoorn EJ, Zietse R. Disorders of calcium and magnesium balance: a physiology-based approach. *Pediatr Nephrol* 2013;**28**:1195–206.
29. Loupy A, Ramakrishnan SK, Wootla B, Chambrey R, de la Faille R, Bourgeois S, et al. PTH-independent regulation of blood calcium concentration by the calcium-sensing receptor. *J Clin Invest* 2012;**122**:3355–67.
30. Kantham L, Quinn SJ, Egbuna OI, Baxi K, Butters R, Pang JL, et al. The calcium-sensing receptor (CaSR) defends against hypercalcemia independently of its regulation of parathyroid hormone secretion. *Am J Physiol Endocrinol Metab* 2009;**297**:E915–23.
31. Felsenfeld A, Rodriguez M, Levine B. New insights in regulation of calcium homeostasis. *Curr Opin Nephrol Hypertens* 2013;**22**:371–6.
32. Arroyo M, Fenves AZ, Emmett M. The calcium-alkali syndrome. *Proc (Bayl Univ Med Cent)* 2013;**26**:179–81.
33. Mulder JE, Bilezikian JP. Acute management of hypercalcemia. In: Bilezikian JP, Marcus R, Levine MA, editors. *The Parathyroids. Basic and Clinical Concept*. 2nd ed. San Diego, CA: Academic Press; 2001. p. 729–43.
34. Ralston SH, Coleman R, Fraser WD, Gallagher SJ, Hosking DJ, Iqbal JS, et al. Medical management of hypercalcemia. *Calcif Tissue Int* 2004;**74**:1–11.
35. Horwitz MJ, Hodak SP, Stewart AF. Non-parathyroid hypercalcemia. In: Rosen CJ, editor. *Primer on the Metabolic Bone Diseases and Disorders of Mineral Metabolism*. 8th ed. *An official publication of the American Society for Bone and Mineral Research*. Ames, Iowa: John Wiley & Sons, Inc; 2013. p. 562–71.
36. Basso SMM, Lumachi F, Nascimben F, Luisetto G, Camozzi V. Treatment of acute hypercalcemia. *Med Chem* 2012;**8**:564–8.
37. Carroll MF, Schade DS. A practical approach to hypercalcemia. *Am Fam Physician* 2003;**67**:1959–66.
38. McCurdy MT, Shanholtz CB. Oncologic emergencies. *Crit Care Med* 2012;**40**:2212–22.
39. Carroll R, Matfin G. Endocrine and metabolic emergencies: hypercalcaemia. *Ther Adv Endocrinol Metab* 2010;**1**:225–34.
40. Iacovelli E, Gilio F, Mascia ML, Scillitani A, Romagnoli E, Pichiorri F, et al. Acute and chronic effects of hypercalcaemia on cortical excitability as studied by 5 Hz repetitive transcranial magnetic stimulation. *J Physiol* 2011;**589**:1619–26.
41. Frick TW. The role of calcium in acute pancreatitis. *Surgery* 2012;**152**:S157–63.
42. Senba M, Kawai K, Mori N. Pathogenesis of metastatic calcification and acute pancreatitis in adult T-cell leukemia under hypercalcemic state. *Leuk Res Treatment* 2012;**2012**:128617.
43. Chen YG, Huang TY, Hsieh TY, Chen PJ. Acute pancreatitis due to hypercalcemia related to bone metastasis from breast cancer. *Q J Med* 2013;**106**:367–9.
44. Bai HX, Giefer M, Patel M, Orabi AI, Husain SZ. The association of primary hyperparathyroidism with pancreatitis. *J Clin Gastroenterol* 2012;**46**:656–61.
45. El-Sherif N, Turitto G. Electrolyte disorders and arrhythmogenesis. *Cardiol J* 2011;**18**:233–45.
46. Ortega-Carnicer J, Ceres F, Sanabria C. Long QT interval in severe hypercalcaemia. *Resuscitation* 2004;**61**:242–3.
47. Pepe J, Curione M, Morelli S, Colotto M, Varrenti M, Castro C, et al. Arrhythmias in primary hyperparathyroidism evaluated by exercise test. *Eur J Clin Invest* 2013;**43**:208–14.
48. Pepe J, Curione M, Morelli S, Varrenti M, Cammarota C, Cilli M, et al. Parathyroidectomy eliminates arrhythmic risk in primary hyperparathyroidism, as evaluated by exercise test. *Eur J Endocrinol* 2013;**169**:255–61.
49. Garofeanu CG, Weir M, Rosas-Arellano MP, Henson G, Garg AX, Clark WF, et al. Causes of reversible nephrogenic diabetes insipidus: a systematic review. *Am J Kidney Dis* 2005;**45**:626–37.

50. Khanna A. Acquired nephrogenic diabetes insipidus. *Semin Nephrol* 2006;**26**:244–8.
51. French S, Subauste J, Geraci S. Calcium abnormalities in hospitalized patients. *South Med J* 2012;**105**:231–7.
52. Dionisi S, Minisola S, Pepe J, De Geronimo S, Paglia F, Memeo L, et al. Concurrent parathyroid adenomas and carcinoma in the setting of multiple endocrine neoplasia type 1: presentation as hypercalcemic crisis. *Mayo Clin Proc* 2002;**77**:866–9.
53. Ziegler R. Hypercalcemic crisis. *J Am Soc Nephrol* 2001;**12**:S3–9.
54. Beck W, Lew JI, Solórzano CC. Hypercalcemic crisis in the era of targeted parathyroidectomy. *J Surg Res* 2011;**171**:404–8.
55. Gasparri C, Camandona M, Mullineris B, Raggio E, Vigna S, Dei Poli M. Acute hyperparathyroidism: our experience with 36 cases. *Ann Ital Chir* 2004;**75**:321–4.
56. Phitayakorn R, McHenry CR. Hyperparathyroid crisis: use of bisphosphonates as a bridge to parathyroidectomy. *J Am Coll Surg* 2008;**206**:1106–15.
57. Cannon J, Lew JI, Solorzano CC. Parathyroidectomy for hypercalcemic crisis: 40 years' experience and long-term outcomes. *Surgery* 2010;**148**:807–13.
58. Ralston SH, Gallagher SJ, Patel U, Campbell J, Boyle IT. Cancer-associated hypercalcemia: morbidity and mortality. Clinical experience in 126 treated patients. *Ann Intern Med* 1990;**112**:499–504.
59. Slomp J, van der Voort PH, Gerritsen RT, Berk JA, Bakker AJ. Albumin-adjusted calcium is not suitable for diagnosis of hyper- and hypocalcemia in the critically ill. *Crit Care Med* 2003;**31**:1389–93.
60. Stewart AF. Hypercalcemia associated with cancer. *N Engl J Med* 2005;**352**:373–9.
61. Le Grand SB, Leskuski D, Zama I. Narrative review: furosemide for hypercalcemia: an unproven yet common practice. *Ann Intern Med* 2008;**149**:259–63.
62. Sargent JTS, Smith OP. Haematological emergencies: managing hypercalcaemia in adults and children with haematological disorders. *Br J Haematol* 2010;**149**:465–77.
63. Hutchison CA, Batuman V, Behrens J, Bridoux F, Sirac C, Dispenzieri A, et al. The pathogenesis and diagnosis of acute kidney injury in multiple myeloma. *Nat Rev Nephrol* 2011;**8**:43–51.
64. Nancollas GH, Tang R, Phipps RJ, Henneman Z, Gulde S, Wu W, et al. Novel insights into actions of bisphosphonates on bone: differences in interaction with hydroxyapatite. *Bone* 2006;**38**:617–27.
65. Kimmel DB. Mechanism of action, pharmacokinetic and pharmacodynamic profile, and clinical application of nitrogen-containing bisphosphonates. *J Dent Res* 2007;**86**:1022–33.
66. Russell RGG. Bisphosphonates: mode of action and pharmacology. *Pediatrics* 2007;**119**:S150–62.
67. Russell RGG, Watts NB, Ebetino FH, Rogers MJ. Mechanisms of action of bisphosphonates: similarities and differences their potential influence on clinical efficacy. *Osteoporos Int* 2008;**19**:733–59.
68. Papapoulos SE. Bisphosphonates: how do they work? *Best Pract Res Clin Endocrinol Metab* 2008;**22**:831–47.
69. Drake MT, Clarke BL, Khosla S. Bisphosphonates: mechanism of action and role in clinical practice. *Mayo Clin Proc* 2008;**83**:1032–45.
70. Schwartz LM, Woloshin S. Lost in transmission—FDA information that never reaches clinicians. *N Engl J Med* 2009;**361**:1717–20.
71. Woloshin S, Schwartz M. FDA drug information that never reaches clinicians. *N Engl J Med* 2010;**362**:563.
72. Major P, Lortholary A, Hon J, Abdi E, Mills G, Menssen HD, et al. Zoledronic acid is superior to pamidronate in the treatment of hypercalcemia of malignancy: a pooled analysis of two randomized controlled clinical trials. *J Clin Oncol* 2001;**19**:558–67.
73. Onuma E, Azuma Y, Saito H, Tsunenari T, Watanabe T, Hirabayashi M, et al. Increased renal calcium reabsorption by parathyroid hormone related protein is a causative factor in the development of humoral hypercalcemia of malignancy refractory to osteoclastic bone resorption inhibitors. *Clin Cancer Res* 2005;**11**:4198–203.
74. Bertoldo F, Pancheri S, Zenari S, Boldini S, Giovanazzi B, Zanatta M, et al. Serum 25-hydroxyvitamin D levels modulate the acute-phase response associated with the first nitrogen-containing bisphosphonate infusion. *J Bone Miner Res* 2010;**25**:447–54.
75. Gordon PL, Frassetto LA. Management of osteoporosis in CKD stages 3 to 5. *Am J Kidney Dis* 2010;**55**:941–56.
76. Peranzella MA, Markovitz GS. Bisphoshonate nephrotoxicity. *Kidney Int* 2008;**74**:1385–93.
77. Anandaraja AP. Role of RANKL in bone disease. *Trends Endocrinol Metab* 2009;**20**:88–94.
78. Castellano D, Sepulveda JM, Garcia-Escobar I, Rodriguez-Antolin A, Sundlöv A, Cortes-Funes H. The role of RANK-Ligand inhibition in cancer: the story of denosumab. *Oncologist* 2011;**16**:136–45.
79. Nakashima T, Hayashi M, Takayanagi H. New insights into osteoclastogenetic signalling mechanisms. *Trends Endocrinol Metab* 2012;**23**:582–90.
80. Stopek AT, Lipton A, Body JJ, Steger GG, Tonkin K, de Boer RH, et al. Denosumab compared with zoledronic acid for the treatment of bone metastases in patients with advanced breast cancer. A randomized, double-blind study. *J Clin Oncol* 2010;**28**:5132–9.
81. Henry DH, Costa L, Goldwasser F, Hirsh V, Hungria V, Pransova J, et al. Randomized, double-blind study of denosumab versus zoledronic acid in the treatment of bone metastases in patients with advanced cancer (excluding breast and prostate cancer) or multiple myeloma. *J Clin Oncol* 2011;**29**:1125–32.
82. Body JJ, Lipton A, Gralow J, Steger GG, Gao G, Yeh H, et al. Effects of denosumab in patients with bone metastases with or without previous bisphosphonate exposure. *J Bone Miner Res* 2010;**25**:440–6.
83. Boikos SA, Hammers HJ. Denosumab for the treatment of bisphosphonate-refractory hypercalcemia. *J Clin Oncol* 2012;**29**:e299.
84. Bech A, de Boer H. Denosumab for tumor induced hypercalcemia complicated by renal failure. *Ann Intern Med* 2012;**156**:906–7.
85. Bowyer SE, White AM, Ransom DT, Davidson JA. Resistant hypercalcemia in metastatic parathyroid carcinoma. *Med J Aust* 2013;**198**:559–61.
86. Warrell Jr RP, Coonley CJ, Straus DJ, Young CW. Treatment of patients with advanced malignant lymphoma using gallium nitrate administered as a seven-day continuous infusion. *Cancer* 1983;**51**:1982–7.
87. Warrell Jr RP, Bockman RS, Coonley CJ, Isaacs M, Staszewski H. Gallium nitrate inhibits calcium resorption from bone and is effective treatment for cancer-related hypercalcemia. *J Clin Invest* 1984;**73**:1487–90.
88. Chitambar CR. Medical applications and toxicities of gallium compounds. *Int J Environ Res Public Health* 2010;**7**:2337–61.
89. Bockman R. The effects of gallium nitrate on bone resorption. *Semin Oncol* 2003;**30**(Suppl. 5):5–12.
90. Verron E, Masson M, Khoshniat S, Duplomb L, Wittrant Y, Baud'huin M, et al. Gallium modulates osteoclastic bone resorption in vitro without affecting osteoblasts. *Br J Pharmacol* 2010;**159**:1681–92.
91. Warrell Jr RP, Alcock NW, Bockman RS. Gallium nitrate inhibits accelerated bone turnover in patients with bone metastases. *J Clin Oncol* 1987;**5**:292–8.
92. McMahan J, Linneman T. A case of resistant hypercalcemia of malignancy with a proposed treatment algorithm. *Ann Pharmacother* 2009;**43**:1532–8.
93. Warrell Jr RP, Israel R, Frisone M, Snyder T, Gaynor JJ, Bockman RS. Gallium nitrate for acute treatment of cancer-related hypercalcemia. A randomized, double-blind comparison to calcitonin. *Ann Intern Med* 1988;**108**:669–74.
94. Cvitkovic F, Armand JP, Tubiana-Hulin M, Rossi JF, Warrell Jr RP. Randomized, double-blind, phase II trial of gallium nitrate compared with pamidronate for acute control of cancer-related hypercalcemia. *Cancer J* 2006;**12**:47–53.
95. Krakoff IH, Newman RA, Goldberg RS. Clinical toxicologic and pharmacologic studies of gallium nitrate. *Cancer* 1979;**44**:1722–7.
96. Legrand SB. Modern management of malignant hypercalcemia. *Am J Hosp Palliat Care* 2011;**28**:515–7.
97. Kurahashi I, Matsunuma A, Kawane T, Abe M, Horiuchi N. Dexamethasone enhances vitamin D-24-hydroxylase expression in osteoblastic (UMR-106) and renal (LLC-PK1) cells treated with

1alpha,25-dihydroxyvitamin D3. *Endocrine* 2002;**17**:109–18.
98. Binstock ML, Mundy GR. Effect of calcitonin and glucocorticoids in combination on the hypercalcemia of malignancy. *Ann Intern Med* 1980;**93**:269–72.
99. Ozkan B, Hatun S, Bereket A. Vitamin D intoxication. *Turk J Pediatr* 2012;**54**:93–8.
100. Chesnut 3rd CH, Azria M, Silverman S, Engelhardt M, Olson M, Mindeholm L. Salmon calcitonin: a review of current and future therapeutic indications. *Osteoporos Int* 2008;**19**:479–91.
101. Wisneski LA. Salmon calcitonin in the acute management of hypercalcemia. *Calcif Tissue Int* 1990;**46**(Suppl):S26–30.
102. Wada S, Yasuda S, Nagai T, Maeda T, Kitahama S, Suda S, et al. Regulation of calcitonin receptor by glucocorticoid in human osteoclast-like cells prepared in vitro using receptor activator of nuclear factor-kappaB ligand and macrophage colony-stimulating factor. *Endocrinology* 2001;**142**:1471–8.
103. Diskin CJ, Stokes TJ, Dansby LM, Radcliff L, Carter TB. Malignancy-related hypercalcemia developing on a bisphosphonate but responding to calcitonin. *Clin Lung Cancer* 2007;**8**: 434–5.
104. Pecherstorfer M, Brenner K, Zojer N. Current management strategies for hypercalcemia. *Treat Endocrinol* 2003;**2**:273–92.
105. Thürlimann B, Waldburger R, Senn HJ, Thiébaud D. Plicamycin and pamidronate in symptomatic tumor-related hypercalcemia: a prospective randomized crossover trial. *Ann Oncol* 1992;**3**: 619–23.
106. Wang CC, Chen YC, Shiang JC, Lin SH, Chu P, Wu CC. Hypercalcemic crisis successfully treated with prompt calcium-free hemodialysis. *Am J Emerg Med* 2009;**27**:1174.e1–3.
107. Au S, Dunham M, Godinez T. Treatment of medically refractory hypercalcemic crisis. *Int J Artif Organs* 2012;**35**:538–41.
108. Albright F, Burnett CH, Cope O, et al. Acute atrophy of bone (osteoporosis) simulating hyperparathyroidism. *J Clin Endocrinol* 1941;**1**:711–6.
109. Cheng CJ, Chou CH, Lin SH. An unrecognized cause of recurrent hypercalcemia: immobilization. *South Med J* 2006;**99**:371–4.

第 4 部分

继发性和三发性甲状旁腺功能亢进状态

第 43 章

维生素 D 与甲状旁腺激素

Robert P. Heaney

引言

维生素 D 和甲状旁腺激素(PTH)在 4 个不同但有交叉的层面上相互影响。首先,维生素 D(通过其自分泌功能)是细胞获取基因组信息的装置中的关键部分。据估计,超过 1000 个人类基因具有维生素 D 应答元素[1]。因此,低维生素 D 限制了许多基因组相关细胞反应的速度和幅度。理论上,当维生素 D 浓度降低时,PTH 在那些维生素 D 依赖性组织中的任何作用都将被钝化或阻断。当然,这些限制不仅适用于 PTH,也适用于机体中依赖维生素 D 这种作用的多种不同信号和应激反应。其次,PTH 和维生素 D 之间存在相互影响。PTH 增加维生素 D 的代谢和降解,而维生素 D 降低甲状旁腺 PTH 的基因表达。再次,低镁血症通常与维生素 D 不足有关,同时镁又是 PTH 作用所必需的,因此低镁血症既减弱了 PTH 的功能,也限制了维生素 D 的作用。最后,维生素 D 和 PTH 可通过复杂的、负反馈调节的、互相补充的机制共同调节钙稳态等生理过程。这也是两者之间最重要的一层关系。

本章首先对这一层关系进行阐述,因为这既是 PTH 整体生理学的核心,也是在 PTH、维生素 D、镁三者之间建立相互作用的框架与基础。

维生素 D——钙稳态系统

正如本书其他章节所述 (见第 9 章和第 10 章),PTH 的主要作用是维持机体细胞外液(ECF)钙离子浓度([Ca^{2+}])的恒定。健康成年人每日进入 ECF 的钙为 10mg/(kg·d),与每日移出 ECF 的钙相等。由于 ECF 总钙只有 14~15mg/kg[2],每日 ECF 中钙的交换量要占钙总量的大部分,因此这些钙的移动很容易扰乱[Ca^{2+}]稳态。(注意:如上所述,这里提到的钙交换量是从 ECF 中绝对增加或减少的量,也就是说还有大量的其他变化,如骨钙与 ECF 钙的双向交换等情况,并不包括在内。)顺便提及,在生长过程中,虽然 ECF 明显小于成人,但每日钙交换量则大大增加,因此相对成人来说,在生长过程中维持 ECF[Ca^{2+}]稳态更加不易。

流入 ECF 的钙主要有两个来源:在骨形成和骨重构过程中释放的骨矿物质,以及从肠道吸收的食物和添加剂中的钙[2]。ECF 中钙的去路包括:骨形成和骨重构过程中吸收钙形成蛋白质基质;分泌钙到消化液中;尿钙;上皮组织丢失钙(主要是汗液中的钙和脱落的皮肤与肠黏膜的钙。需要注意,后者分解并进入肠腔,与食物钙混合后,其中的钙可部分重吸收)[2]。

维持钙稳态首先是要确定这些钙的交换水平,并将流出量与流入量进行匹配,而 PTH 正是这两个过程的主要调节者。在人类生理学中,习惯上把 PTH 视为升高 ECF[Ca^{2+}]的激素,这主要是因为当甲状旁腺不起作用或不存在时,ECF[Ca^{2+}]将明显降低。其实这主要是因为与实验灵长类动物、狗、猫和啮齿类动物等其他物种相比,人类钙摄入量较低。例如,缺乏 PTH 的狗并没有发生太多的低钙血症,原因在于其从低钙血症到高钙血症的血钙范围很宽泛,且钙值总是以通常的“正常”值为中心在波动。这就是为什么最好把 PTH 的作用定义为保持 ECF[Ca^{2+}]的恒定性,而不仅仅是使 ECF[Ca^{2+}]升高或降低的原因。

1,25D 是肠吸收钙的主要调节物,PTH 通过控制 1,25D 生成来调节食物中钙的摄取。然而,这种功能在禁食期间或低钙饮食时是无效的,而在维生素 D 缺乏时,这一功能在一整天(不管是否进食)都将受到极大的损害。此外,PTH 并不能减少骨形成所需的钙从血液中被动转移到骨骼。以上这些事实提供了进化导致 PTH 作用于另外两个终末器官的原因:①促进骨重吸收，将骨钙释放到 ECF 中；②增加肾小管的钙重吸收阈值，从而减少尿钙损失，稳定 ECF[Ca^{2+}]浓度。

当不存在肠道钙吸收（如禁食或过夜）时，ECF[Ca^{2+}]倾向于下降。原因有两点：①由于钠排泄和夜间体液变化等原因的驱动，肾小管细胞强制性将钙分泌到尿液中，这在肠吸收停止时也从不间断；②流经骨形成部位的钙被吸收并进入骨矿化途径。在以上两种情况下，即使肠道没有吸收钙，机体也会从 ECF 中移出钙。骨矿化所吸收的钙占两者中的较大部分，也是基础 PTH 分泌的最终生理学证据。在不存在肠道钙吸收的时期，PTH 介导的骨吸收是唯一钙源，用来补偿由于骨矿化和肾排泄所丢失的钙。由于人类活动中总是不可避免地会有整天没有肠道钙摄入但又必须从 ECF 中丢失钙的情况，所以在这种情况下 PTH 是非常必要的。

有报道发现，维生素 D 缺乏的患者在接受高剂量静脉注射双膦酸盐后发生了严重低钙血症，这一现象证明了维生素 D、PTH 和 ECF[Ca^{2+}]之间的相互依赖是至关重要的[3]。双膦酸盐阻断了骨吸收过程，维生素 D 缺乏使肠道钙吸收受损，再加上这些患者广泛的骨矿化作用，导致 ECF[Ca^{2+}]下降至可引起肢体抽搐的水平。一项研究显示，在接受口服双膦酸盐治疗的患者中也存在非常相似的现象，虽然低钙血症的程度较轻。图 43.1 显示了该研究中患者夜间 PTH 和血清钙的波动过程。夜间，随着肠道吸收钙的减少，接受双膦酸盐治疗的受试者血清钙下降，实际上低于正常参考范围的下限，而同时伴有血清 PTH 的升高。在对照受试者中，也可观察到血清钙的下降，说明在健康人群中也存在这种夜间血钙下降现象，尽管变化的程度远小于服用双膦酸盐的患者。该研究很好地证明了钙和 PTH 的这种每日波动，以及在没有肠道吸收钙的情况下通过骨吸收来释放钙的重要性。

将以上功能综合在一起，形成了低钙血症负反馈控制回路（图 43.2）。其中，ECF[Ca^{2+}]是受控变量，甲状旁腺是发生器，肠、肾、骨三个器官是效应器，最终作用是纠正低钙血症。图 43.2 中的反馈回路虽然过于简单，但更好地强调了其核心功能。除对钙稳态的作用外，PTH 还有增加肾小管磷排泄从而降低血磷的作用（见第 10 章）。后者导致肾脏对 25(OH)D 的 1α-羟基化作用加速，同时增加了骨吸收过程中释放的钙[5]。这两种机制扩大了 PTH 对低钙血症的抵抗作用。（注意：本图特别关注的是机体对低钙血症的反馈环路。相比之下，高钙血症除了关闭该回路之外，还可激发完全不同的抵抗机制，即破骨细胞骨吸收作用中断，钙释放立即下

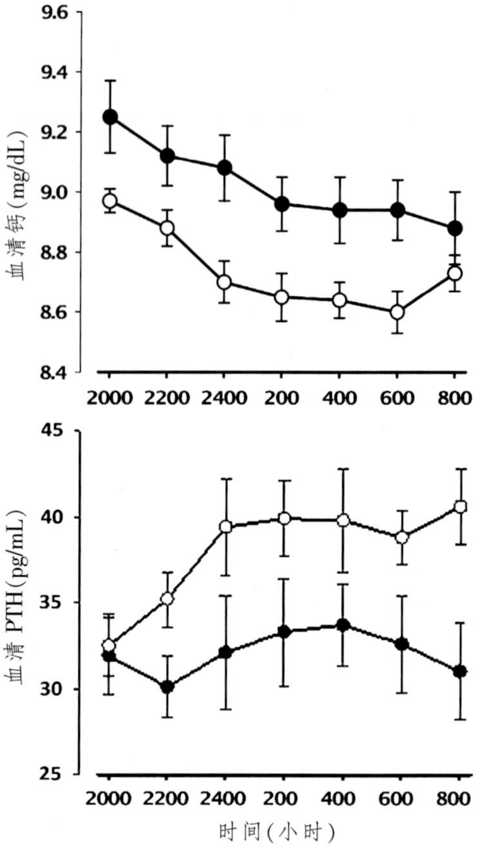

图 43.1 在 12 小时的隔夜时间内，未处理组（对照组）和破骨细胞重吸收被部分阻断的患者组血清钙和 PTH 变化[4]。实心圆圈代表未处理的对照组，空白圆圈代表骨吸收受到抑制组。特别要注意后一组患者中血清钙的低起始值，以及在观察时间段内血清钙下降到明显的低钙血症水平，而且相应的 PTH 升高。（Copyright Robert P. Heaney，2012. Reproduced with permission.）

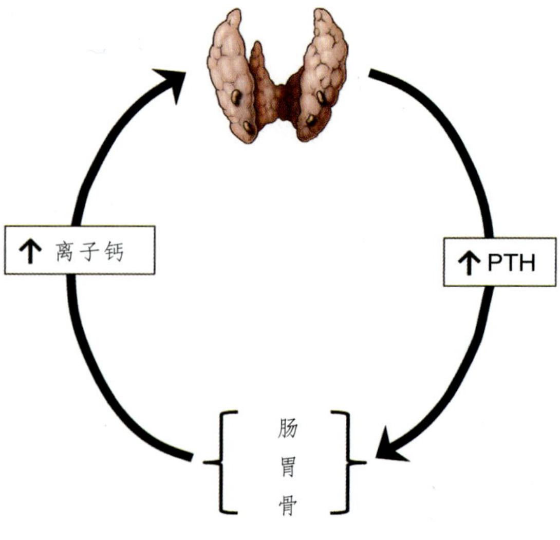

图 43.2 激素反馈控制环路抵消了低钙血症的倾向。（Copyright Robert P. Heaney，2013. Reproduced with permission.）

降，降钙素迅速分泌，但这些内容超出本章的讨论范围。）

钙平衡中 PTH 与维生素 D 的相互作用

图 43.2 所示的反馈回路足以保护 ECF[Ca^{2+}]免受低钙血症威胁，从而维持钙稳态。但是，这样做并不利于全身或骨骼钙平衡。如果钙吸收量不足以抵消机体（尿钙和上皮钙等）的绝对丢失量，即使维持 ECF[Ca^{2+}]平衡，骨钙也将丢失（或在生长过程中不能正常累积）。机体对这种情况的反应通常是 PTH 分泌增加（PTH 血清浓度升高）。事实上，PTH 增加不但可以维持 ECF[Ca^{2+}]平衡，而且也是钙缺乏的标志物。

图 43.3 列出了钙摄入量、净钙吸收量及 PTH 刺激和维生素 D 介导的活性钙吸收之间的复杂关系[6]。普通成年人需要净吸收的钙量约 200mg/d，这仅仅是为了抵消每日钙丢失的绝对量（从而维持骨量）。这当然是一个平均数字，取决于机体活动量（汗水流失）和钠摄入量（钠摄入增加 2300mg/d，尿钙则增加 20~60mg/d）[7]。虽然

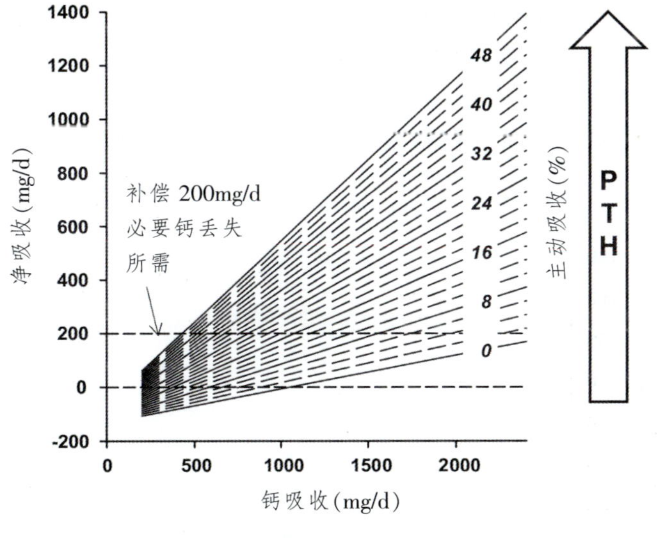

图 43.3 维生素 D 介导的主动钙吸收率（%）、钙摄入和肠道净钙吸收量之间的关系。在正常情况下，维生素 D 介导的主动钙吸收率（右轴）是甲状旁腺激素（PTH）活性的反映。每条斜线代表了主动钙吸收的不同程度（斜线右侧数值为主动钙吸收率与 12.5% 的被动钙吸收率的总和，即净钙吸收率）。水平虚线分别表示 0 和 200mg/d 钙的净吸收值。前者是抵消粪钙排泄所需的肠道净钙吸收值，后者是进一步抵消成人每日尿钙和皮肤钙损失所需的肠道净钙吸收值。（Copyright Robert P. Heaney，2013. Reproduced with permission.）

维生素 D 介导的钙吸收的增加（如图 43.3 所示，右侧纵轴）通常归因于 PTH 刺激 1,25D 的肾合成增加，但这只解释了其中一部分机制，因为充分增加钙的吸收似乎还需要 25(OH)D 和 1,25D 的共同作用[8]。得出这一结论的原因是，在营养性软骨软化患者中，1,25D 通常正常甚至升高，但 25(OH)D 较低，而仅给予该患者 1,25D 并不能矫正骨骼中的矿物质缺陷（即使在高钙摄入情况下）[9]。因此，正常钙平衡的先决条件是正常的维生素 D 状态，后者主要由血清 25(OH)D 浓度所反映。

PTH 与维生素 D 充分性

已经多次证实血清 PTH 浓度与血清 25(OH)D 水平呈反向变化。当维生素 D 水平升高时，PTH 浓度通常下降。来自 Creighton 大学笔者自己实验室研究（2311 例患者）的数据结果分析也证实了这一点，参见图 43.4。注意，正如大多数其他研究者所报道的，这种关系是曲线型的，随着 25(OH)D 浓度的升高，PTH 的下降越来越少。还需要注意，虽然 PTH 浓度在 25(OH)D 水平较低时有显著的上升趋势，但并非所有维生素 D 缺乏的个体均显示出这种反应。此时，PTH 的上升通常被称为“继发性甲状旁腺功能亢进症”，目前虽然已经被广泛应用且不可更改，但却是不恰当的。在内分泌学中，“亢进症”的意思是某个腺体的特征性产物（如激素）过量产生，从而导致了对机体的伤害。通常，这是由于负反馈回路对腺体活动的控制出现了不同原因的中断所

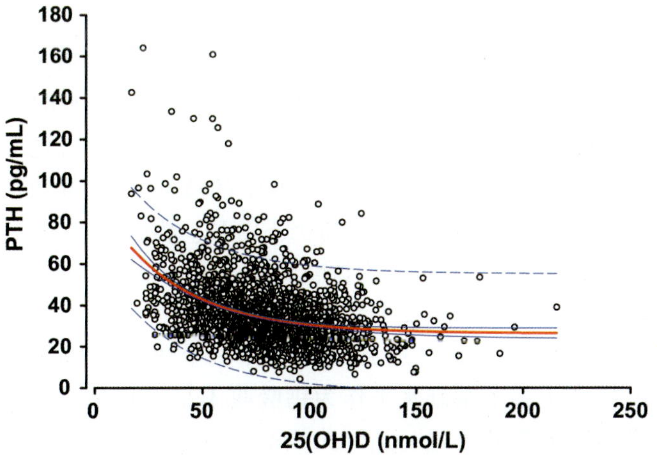

图 43.4 本文作者所在实验室 1411 例正常人血清 PTH 和血清 25(OH)D 关系的散点图。重点注意在低 25(OH)D 时升高的PTH。（Copyright Robert P. Heaney，2013. Reproduced with permission.）

致。然而,在低维生素 D 状态下,PTH 浓度上升不是有害而是有益的(因为 PTH 的升高使得 ECF[Ca^{2+}]不会下降),这时反馈控制并没有中断,还在正常运行。换句话说,低维生素 D 状态下的 PTH 升高正好反映了甲状旁腺功能是正常的。

由于 PTH 和 25(OH)D 之间的这种负相关关系,许多研究者建议采用 PTH 浓度来评估生理“正常”维生素 D 状态。这种方法背后的逻辑是,营养物质的生理“正常”摄入量是指不需要生物体以某种方式补偿的摄入量,例如,不需要通过提高 PTH 分泌来动员骨钙进入 ECF 以补偿肠道吸收钙的不足。

关于 PTH 和 25(OH)D 的血清浓度的这种负相关关系是否可以用来估计生理“正常”维生素 D 状态,尚存在很多争议。有以下几种原因。首先,如图 43.2 所示,二者关系中的关键部分是钙,仅间接涉及维生素 D。钙摄入量足够高就可以满足机体对钙的需求,而无须动员骨吸收。(图 43.3 表明这种摄入量在 3000mg/d 或更高的范围内。)然而,应该强调高钙摄入仅能消除维生素 D 的内分泌作用,而不会改变其自分泌功能,且仍需要足够的维生素 D 以维持该功能。

在遗传性维生素 D 抗性佝偻病(由于维生素 D 受体的基因变异)患者中,钙的这种作用最为明显[10,11]。这类患者的佝偻病和骨软化症对高剂量的钙有反应,后者同时也可降低这些患者升高的 PTH 浓度。因此,维生素 D 缺乏症患者较高的 PTH 浓度提示了钙的缺乏,而非维生素 D 的缺乏。在当前这种从事久坐工作的人群越来越多的情况下,钙摄入高到足以排除动员骨吸收钙的病例是非常罕见的。而且,并不是所有维生素 D 低的患者都会出现相同程度的 PTH 上升(图 43.4)。因此,PTH 浓度并非维生素 D 状态的有用指标。

第二个反对意见在于,尽管多种研究均报道了如图 43.4 所示的反曲线关系,但却未能找到在 25(OH)D 高于 120nmol/ L 时应该出现的曲线平台区域[12,13]。这到底是由于处于这种生理范围上限的受试者数量的不足,还是由于其他因素,目前仍不清楚。然而,这个平台似乎确实存在,因为无论饮食钙摄入量多么高,空腹时 PTH 也不会完全降至零。

最后一个反对意见来自这样一个事实:如果将 PTH 高于某个基础水平作为钙吸收不足的指标(间接提示维生素 D 不足),达到曲线渐近线的维生素 D 值就会成为维生素 D 充足的合理指标。简而言之,维生素 D 水平大于此值时,就不再需要 PTH 补偿。在大多数大数据集中,该值在 100~140nmol/L 的范围内。但在某些营养政策领域,这个值被认为太高而不可接受,因此使用如图 43.4 所示的曲线来判断维生素 D 状态的方法往往被先验地否定。

在维生素 D 水平处于生理范围值(25~225nmol/L)中位数以上的患者,PTH 浓度确实达到了恒定的最小值,这不仅仅是演绎结论,在包含足够数量的 25(OH)D 处于正常范围高值的患者的数据集中也是如此。图 43.5 是图 43.4 中一部分数据的重新汇总和分析,这些数据中 25(OH)D 水平高于正常范围的平均值(即 114nmol/L),多来自赤道附近过着传统生活方式的非洲人群[14]。25(OH)D 水平超过 114nmol/L,曲线的斜率变得相当平坦,直到 25(OH)D 水平高于 200nmol/L 仍是如此。而低于 114nmol/L,则存在统计学上显著意义的负相关关系。换句话说,高于 114nmol/L 的维生素 D 水平与 PTH 的变化无关;而低于该值时,维生素 D 水平与逐渐增加的 PTH 代偿相关。

关于这个问题,或许最大的数据是 Ginde 等[15]对 14 000 多份来自美国健康和营养检查调查(NHANES) 2003—2006 年的血样分析。图 43.6 显示了该数据库对种族和年龄数据分析后的最佳拟合曲线。显而易见,所有年龄组三大种族群均与图 43.4 所示的数据基本呈现相同的曲线关系。虽然各种族群在最低维生素 D 状态时 PTH 值略有不同(图 43.6A),但是在 37nmol/L 以上时,三个族群的曲线是重叠的(男性和女性分别分析的曲线也是如此,数据未显示)。然而,不同年龄组(图 43.6B)的曲线存在显著差异,60 岁以上患者在所有

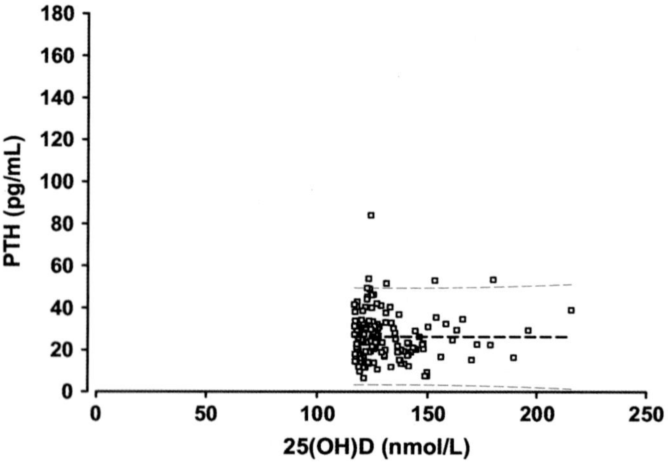

图 43.5　在图 43.4 中,血清 25(OH)D 值高于 114nmol/L 的 159 名受试者的血清 PTH 水平。粗虚线是平均值,浅虚线为 95%置信限。(Copyright Robert P. Heaney,2013. Reproduced with permission.)

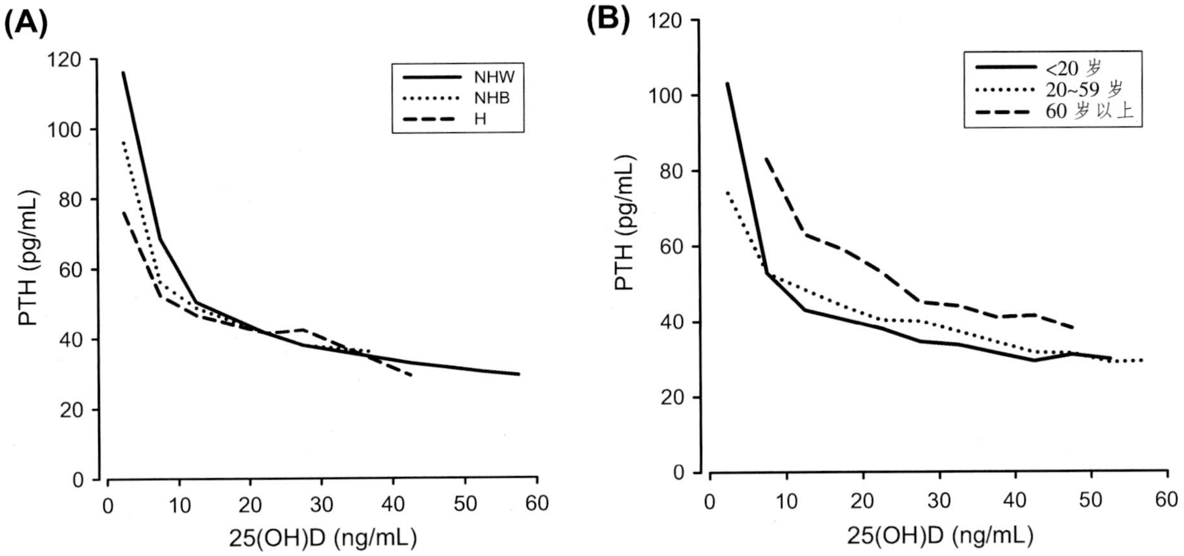

图 43.6 根据 Ginde 等[15]资料重新绘制的血清 25(OH)D 与血清 PTH 平均值关系的散点图。(A)按种族显示的数据(NHW,非西班牙裔白人;NHB,非西班牙裔黑人; H,西班牙裔)。(B)按年龄显示的数据。(Copyright Robert P. Heaney,2013. Reproduced with permission.)

25(OH)D 浓度均表现出更高的 PTH 值,表明在 NHANES 队列的老年成员中机体对维生素 D 水平的降低有更多的 PTH 代偿反应。Vieth 等先前的报道也发现,对于一个既定的维生素 D 水平,老年人的 PTH 反应同样也是增加的[16]。这个较高的 PTH 值,既表明了甲状旁腺的钙设定点的转变,也表明了钙吸收对 PTH 影响的剂量-效应曲线的转变。

以上是在群体水平对 PTH 和维生素 D 之间关系的分析,并未涉及维生素 D 对 PTH 与 ECF[Ca^{2+}]反馈回路的潜在干扰。如图所示,当血清钙低时,反馈回路正常工作,所以 PTH 浓度升高。但是,如上所述,当维生素 D 水平较低时,情况并非总是如此。虽然大多数个体反应如预期的那样,但一些个体并未表现出通常由低维生素 D 水平所致的 PTH 上升。可能的原因包括上面已经提到的高钙摄入量,或未被发现的镁缺乏症(见下文)等。不过,在任何一组维生素 D 缺乏个体中,总有一些个体会显示 25(OH)D 和 PTH 之间的预期负相关关系。因此,如果样本数足够大,则在生理设定点以下总是存在 25(OH)D 与 PTH 的显著负相关关系。使用这种负相关的事实作为标准,则可能对群体的最佳维生素 D 水平(即不需要 PTH 代偿的最低维生素 D 水平)进行定义,当然如果针对个体,这也许不一定成立。Ginde 等在上述 NHANES 数据分析中估计得出的最佳维生素 D 水平为大于 100nmol/L。图 43.4 的数据显示 25(OH)D 水平在 115nmol/L 处达到渐近线。对维生素 D 充分性的这种估算结果已经超过了临床营养界某些部门的认可范围。不过,这种维生素 D 水平的确可以最小化 PTH 的代偿。

除了对维生素 D 需求的估计之外,该方法还允许重新定义血清 PTH 值的“正常”范围,即在最佳维生素 D 水平和足够的钙摄入量的个体中观察到的范围。图 43.4 和图 43.5 显示,位于 25(OH)D 平均值以上个体的平均 PTH 为 26.8pg/mL,95%置信区间是 3.6~50pg/mL(图 43.5)。重要的是,该范围的上限比目前大多数实验室通用的“正常”上限低 25%(15pg/mL)。对这种差别的一种解释是,目前的实验标准是基于从可靠的健康个体获得的数值,而不考虑他们的维生素 D 状态,因此这些个体不可避免地包括了那些 25(OH)D 水平在图43.4 的数据左侧(实际上这才是目前大多数个体的维生素 D 水平)的人群,后者的 PTH 随着维生素 D 水平的下降而上升。

PTH 与维生素 D 的相互影响

除了上述钙稳态调节过程中维生素 D 和甲状旁腺功能之间的相互作用之外,在其他方面,PTH 对维生素 D 水平的影响,以及维生素 D 水平对甲状旁腺功能的影响,都是非常重要的。

在甲状旁腺,钙敏感受体(CaSR)控制 PTH 释放,这是非基因作用(见第 6 章)。PTH 由甲状旁腺持续合成并存储于细胞内[17]。它可以通过与 CaSR 的相互作用而释放,也可在细胞内降解。PTH 释放的非基因控制和激素的半衰期短等特性使之几乎能对 ECF[Ca^{2+}]的变化瞬时产生反应。与其分泌模式不同,PTH 合成速率受 PTH 基因表达的调节,而 PTH 基因又受到 1,25D 的影响,高 1,25D 水平可显著降低 PTH mRNA 的表达。由于甲状旁腺细胞可表达 1α-羟化酶[18],从而自分泌1,25D,因此理论上此时血清 25(OH)D 水平比 1,25D 水平更加重要[19]。当然,其效果也可能像维生素 D 的大部分自分泌行为一样,是允许性而非直接因果性的。维生素 D 受体及其配体 1,25D 是许多细胞开放基因组的装置的一部分。因此,维生素 D 对 PTH 合成的作用主要是通过促进或优化与特定组织(在这种情况下为甲状旁腺细胞)相关的基因控制机制来实现的。

另一方面,维生素 D 缺乏在原发性甲状旁腺功能亢进症患者中比在正常人中更常见[20]。这很可能是因为高血清 PTH 浓度降低了 25(OH)D 血清半衰期(高达 50%)[21-23]。因此,成功切除甲状旁腺腺瘤后,血清 25(OH)D浓度通常升高。Clement 等在 6 例患者中使用氚标记 25(OH)D,显示其血清半衰期从手术前的 36 天上升至手术后的 51 天[18]。他们进一步研究发现,胆汁和粪便中 25(OH)D 示踪剂水平升高,证实循环 25(OH)D 在肝脏中的降解增加,而且这种作用是由于循环中高水平的 1,25D 参与的[20,21]。他们注意到,无论钙缺乏症患者病因如何,其 25(OH)D 半衰期均有明显下降,与甲状旁腺功能亢进症患者相似[20,22]。在大鼠模型中,对比高、低钙摄入量,血清 25(OH)D 水平在低钙摄入组动物中较高钙摄入组减少近 50%,尽管两组维生素 D 摄入量相当[24]。换句话说,钙缺乏症(通常由于维生素 D 不足)导致机体对维生素 D 的需求量增加。这种效果似乎是矛盾的,其机制目前尚未明确。

当处理甲状旁腺功能亢进症伴有维生素 D 缺乏症患者时,常常会提及一个临床问题,即补充维生素 D 是否会加重甲状旁腺功能亢进。有人担心增加钙吸收是否会导致高钙血症的恶化。经验表明,结果恰恰相反[25]。由于大多数原发性甲状旁腺功能亢进症并不像为控制 PTH 释放而上调设定点那样形成完整的结节性腺体自主性分泌,故维生素 D 缺乏本身会加重而非减轻甲状旁腺功能亢进。换句话说,维生素 D 缺乏导致了钙吸收减少,后者又引起了已经升高的 PTH 的进一步分泌增加。因此,纠正维生素 D 不足通常会降低这些受试者的 PTH,且一般不会导致临床上明显的 ECF[Ca^{2+}]增加[25]。

镁、PTH 与维生素 D

镁在细胞内含量丰富,是重要的阳离子,也是许多基本细胞功能的重要辅助因子。在甲状旁腺中,镁是特异性合成 PTH 所必需的。此外,合成维生素 D 结合蛋白和主要维生素 D 代谢物的酶都是镁依赖性的。在功能上,镁缺乏可阻断甲状旁腺释放 PTH,抑制骨吸收装置对 PTH 反应的能力。因此,它使图 43.2 控制回路的两条通路均受到明显抑制。如前所述,亚临床镁缺乏可能是 PTH 在低维生素 D 水平患者中不能相应升高的原因。图 43.4 清楚地表明,大部分维生素 D 缺乏的个体具有相当正常的血清 PTH 值,即使在上述更加局限的"正常"范围内。

Sahota 等[26]证实了甲状旁腺功能对镁的依赖性。该研究组测量了三组绝经后骨质疏松症患者的镁潴留(应用镁耐受试验):①具有完全正常维生素 D 和 PTH 水平的患者;②低 25(OH)D 且 PTH 相应升高的患者;③低 25(OH)D 但无 PTH 升高的患者。在第一组中,耐镁测试显示正常的镁状态(即排泄 64%的标准化静脉内镁负荷);相比之下,第三组患者仅排出了 30%的测试负荷,表明镁的细胞内储存明显减少。第二组患者排出的镁负荷占 44%,介于其他两组之间。在镁缺乏的两组患者中口服镁补充剂导致了血清 PTH 的上升。这些患者中发现的镁缺乏是否由维生素 D 不足所致,或者是否由第三种情况引起(如未发现的吸收不良综合征等),答案是不确定的。

值得注意的是,Sahota 等人描述的三组患者血清中的镁离子浓度是正常的,没有任何症状表明镁缺乏。因此,从患者角度来看,其镁缺乏是亚临床的。这使得此类患者的镁缺乏症的识别特别困难。这些观察结果表明,维生素 D 不足且 PTH 没有相应升高的患者,不仅可以受益于补充维生素D,还可受益于补充镁。另外,应在这些患者中排除是否存在未识别的吸收不良综合征。

(贾俊亚 译)

参考文献

1. Hossein-Nezhad A, Holick MF. Vitamin D for health: a global perspective. *Mayo Clinic Proc* 2013:1–36.
2. Heaney RP. The calcium economy. In: Weaver CM, Heaney RP, editors. *Calcium in Human Health*. Totowa: Humana; 2005. p.145–62.

3. Rosen CJ. Severe hypocalcemia after intravenous bisphosphonate therapy in occult vitamin D deficiency. *N Engl J Med* 2003;**348**: 1503–4.
4. Greenspan SL, Holland S, Maitland-Ramsey L, Poku M, Freeman A, Yuan w, et al. Alendronate stimulation of nocturnal parathyroid hormone secretion: a mechanism to explain the continued improvement in bone mineral density accompanying alendronate therapy. *Proc Assoc Am Physicians* 1996;**108**:230–8.
5. Raisz LG, Niemann I. Effect of phosphate, calcium and magnesium on bone resorption and hormonal responses in tissue culture. *Endocrinology* 1969;**85**:446–52.
6. Heaney RP. Vitamin D: role in the calcium and phosphorus economies. In: Feldman D, Pike JW, Adams JS, editors. *Vitamin D*. 3rd ed. San Diego: Academic Press; 2011. p. 607–24.
7. Heaney RP. Sodium, potassium, phosphorus, and magnesium. In: Holick MF, Nieves JW, editors. *Nutrition and Bone Health*. 2nd ed. Totowa: Humana; 2014 (in press).
8. Heaney RP. Vitamin D and calcium absorption: toward a new model. In: Burckhardt P, Dawson-Hughes B, Weaver CM, editors. *Proceedings of Nutritional Influences on Bone Health—8th International Symposium, Lausanne*. Chennai, India: Springer; 2013 (in press).
9. Bordier P, Rasmussen H, Marie P, Miravet L, Gueris J, Ryckwaert A. Vitamin D metabolites and bone mineralization in man. *J Clin Endocrinol Metab* 1978;**46**:284–94.
10. al-Aqeel A, Ozand P, Sobki S, Sewairi W, Marx S. The combined use of intravenous and oral calcium for the treatment of vitamin D dependent rickets type II (VDDRII). *Clin Endocrinol Oxf* 1993;**39**:229–37.
11. Ma NS, Malloy PJ, Pitukcheewanont P, Dreimane D, Geffner ME, Feldman D. Hereditary vitamin D resistant rickets: identification of a novel splice site mutation in the vitamin D receptor gene and successful treatment with oral calcium therapy. *Bone* 2009;**45**:743–6.
12. Valcour A, Blocki F, Hawkins DM, Rao SD. Effects of age and serum 25-OH-vitamin D on serum parathyroid hormone levels. *J Clin Endocrinol Metab* 2012;**97**:3989–95.
13. Aloia JF, Talwar SA, Pollack S, Feuerman M, Yeh JK. Optimal vitamin D status and serum parathyroid hormone concentrations in African American women. *Am J Clin Nutr* 2006;**84**:602–9.
14. Luxwolda MF, Kuipers RS, Kema IP, Dijck-Brouwer DAJ, Muskiet FAH. Traditionally living populations in East Africa have a mean serum 25-hydroxyvitamin D concentration of 115 nmol/L. *Br J Nutr* 2012;**108**:1557–61.
15. Ginde AA, Wolfe P, Camargo Jr CA, Schwartz RS. Defining vitamin D status by secondary hyperparathyroidism in the U.S. population. *J Endocrinol Invest* 2012;**35**:42–8.
16. Vieth R, Ladak Y, Walfish PG. Age-related changes in the 25-hydroxyvitamin D versus parathyroid hormone relationship suggest a different reason why older adults require more vitamin D. *J Clin Endocrinol Metab* 2003;**88**:185–91.
17. Cohn DV, Elting JJ. Synthesis and secretion of parathormone and secretory protein-I by the parathyroid gland. In: Peck WA, editor. *Bone and Mineral Research, Annual 2*. Amsterdam: Elsevier; 1983. p. 1–64.
18. Silver J, Naveh-Many T. Vitamin D and the parathyroids. In: Feldman D, Pike JWAdams JS, editors. *Vitamin D*. 3rd ed. San Diego: Academic Press; 2011. p. 493–505.
19. Liu PT, Stenger S, Li H, Wenzel L, Tan BH, Krutzik S, Ochoa MT, Schauber J, et al. Toll-like receptor triggering of a vitamin D-mediated human antimicrobial response. *Science* 2006;**311**:1770–3.
20. Tassone F, Gianotti L, Baffoni C, Visconti G, Pellegrino M, Cassibba S, et al. Vitamin D status in primary hyperparathyroidism: a Southern European perspective. *Clin Endocrinol* 2013;**79**:784–90.
21. Clements MR, Johnson L, Fraser DR. A new mechanism for induced vitamin D deficiency in calcium deprivation. *Nature* 1987;**325**:62–5.
22. Clements MR, Davies M, Fraser DR, Lumb GA, Mawer EB, Adams PH. Metabolic inactivation of vitamin D is enhanced in primary hyperparathyroidism. *Clin Sci* 1987;**73**:659–64.
23. Clements MR, Davies M, Hayes ME, Hickey CD, Lumb GA, Mawer EB, et al. The role of 1,25-dihydroxyvitamin D in the mechanism of acquired vitamin D deficiency. *Clin Endocrinol* 1992;**37**:17–27.
24. Anderson PH, Lee AM, Anderson SM, Sawyer RK, O'Loughlin PD, Morris HA. The effect of dietary calcium on 1,25(OH)2D3 synthesis and sparing of serum 25(OH)D3 levels. *J Steroid Biochem Mol Biol* 2010;**121**:288–92.
25. Rao RR, Randeva HS, Sankaranarayanan S, Narashima M, Möhlig M, Mehanna H, et al. Prolonged treatment with vitamin D in postmenopausal women with primary hyperparathyroidism. *Endocr Connect* 2012;**1**:13–21.
26. Sahota O, Mundey MK, San P, Godber IM, Hosking DR. Vitamin D insufficiency and the blunted PTH response in established osteoporosis: the role of magnesium deficiency. *Osteoporos Int* 2006;**17**:1013–21.

第 44 章

甲状旁腺和肾脏疾病：病理生理学和全身性影响

Isidro B. Salusky, Katherine Wesseling-Perry

引言

肾病、骨病和甲状旁腺增生的关系已经被研究了多年。肾功能下降可通过骨、肾和甲状旁腺之间的信号转导机制引起生物化学指标异常和进行性骨病。在慢性肾脏病(CKD)早期，当血清钙、磷浓度尚正常时，血中钙调素已经发生明显变化(图 44.1)。肾功能不全患者常伴发甲状旁腺激素(PTH)水平升高；然而，终末器官对 PTH 的抵抗作用在 CKD 患者中也常发生，需要增加 PTH 浓度来维持正常骨转换，这一点使 PTH 值在 CKD 患者中的作用变得复杂[1,2]。CKD 患者持续增高的 PTH 水平(继发性甲状旁腺功能亢进症)与骨代谢异常、继而发生骨骼畸形、骨痛、骨折和儿童生长受限密切相关[3]。因此，人们付出大量的努力试图阐明继发性甲状旁腺功能亢进症的发病机制。

在过去 10 年中，越来越多的人意识到肾脏疾病不仅引起血清 PTH 水平升高，而且导致一系列矿物质代谢异常，进而引发了心血管疾病及骨病，这些统称为“CKD 矿物质和骨代谢异常”(“CKD-MBD”)[2]。CKD-MBD 是指由 CKD 引起的矿物质和骨代谢异常的系统病变，表现为下列一项或多项：①钙、磷、PTH 或维生素 D 异常代谢；②骨组织学异常、骨骼线性成长或骨强度异常；③血管或其他软组织钙化[2]。任何一项治疗都会影响其他指标。本章总结了继发性甲状旁腺功能亢进症的发病机制、临床表现、组织学特征和目前用于 CKD-MBD 的治疗措施。

CKD-MBD 的发病机制

继发性甲状旁腺功能亢进症的发病机制(图 44.1)

FGF23 的作用

早在 CKD 2 期[GFR 60~90mL/(1.73m²·min)]，无论成人或儿童，循环纤维细胞生长因子 23(FGF23)水平开始升高[4-6]，并且随着 CKD 进展，FGF23 水平逐渐升高[7-8]。FGF23 水平升高可能与肾脏排泄减少[9]、降解减少[10]及骨细胞生成增加相关[11]。目前对于骨细胞 FGF23 表达增加的具体病因尚不清楚。的确，在 CKD 早期，增

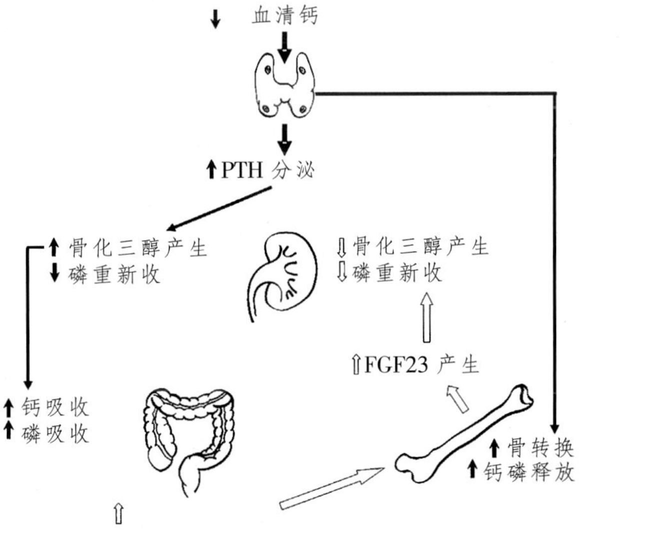

图 44.1　肾功能不全患者继发性甲状旁腺功能亢进症的发病机制图解。

加饮食中磷摄入可导致血中 FGF23 水平增加[8]，而血清磷水平无明显变化，即使 CKD 3~4 期，血磷仍保持动态平衡[12]。因此，磷非依赖性机制，包括膜结合型 Klotho（FGF23 信号传导的共受体）的表达降低[13]，铁缺乏介导的 FGF23 转录加速[14]，FGF23 刺激因子分泌型 αKlotho 水平增加[15]，可能都参与 FGF23 表达调控。

CKD 早期，骨细胞功能异常的第一个信号可能就是 FGF23 水平的升高[4,6,11]，继而其他激素水平异常导致继发性甲状旁腺功能亢进症。CKD 后期，随着血磷[8]和 PTH 升高[16]、肾 FGF23 排泄减少[9]及活性维生素 D 应用[17]，可能进一步升高血清 FGF23 水平。FGF23 对矿物质代谢的影响是多重的，一方面通过抑制钠磷共转运体（NaPi2a 和 NaPi2c）的表达，抑制肾 1α-羟化酶活性[18]和激活 24-羟化酶增强 1,25(OH)$_2$D 的代谢[18]，从而增加肾脏磷的排泄；而另一方面随着 CKD 进展，FGF23 水平进一步升高将导致 1,25（OH)$_2$D 水平降低，两者呈现负相关[4]。最近的研究显示 FGF23 也可调节PTH 表达；体内外实验表明 FGF23 通过激活甲状旁腺 MAPK 通路减少 PTH 的合成，而不依赖于 FGF23 对维生素 D 代谢的作用[16,19]。

1,25(OH)$_2$D的作用

在 CKD 患者中，循环 1,25(OH)$_2$D 下降可通过多种方式引起继发性甲状旁腺功能亢进症和甲状旁腺细胞增生，包括肠道钙吸收减少、降低与维生素 D 受体（VDR）亲和力、降低 VDR 表达，以及减少钙敏感受体（CaSR）表达。体外研究（牛甲状旁腺细胞培养）结果显示注射 1,25(OH)$_2$D 可抑制 PTH 基因转录，增加 FGF23 表达，体内实验（大鼠）再次证实上述结果。1,25(OH)$_2$D 与结合 VDR 后，与 VDR 反应元件结合，抑制前原 PTH（preproPTH）基因转录[20,21]。注射 1,25(OH)$_2$D 可增加甲状旁腺维生素 D 受体的数量，呈剂量依赖效应。事实上，与肾移植患者或原发性甲状旁腺功能亢进症患者相比，甲状旁腺中 VDR 数量在动物[22,23]及慢性肾衰竭患者[24]中表达减少[22-24]。1,25(OH)$_2$D 本身可以正反馈方式增加甲状旁腺 VDR 基因表达[25]，进而抑制 PTH 基因转录。1,25(OH)$_2$D$_3$ 同样也能上调 CaSR 表达，而CaSR 表达在继发性甲状旁腺功能亢进患者的甲状旁腺组织中明显减少[26]。动物实验显示 1,25(OH)$_2$D 缺乏与甲状旁腺组织中 CaSR mRNA 的表达下降相关，而给予 1,25(OH)$_2$D$_3$ 治疗可增加 CaSR mRNA 水平，呈剂量依赖效应[27]。骨化三醇也可以通过影响细胞增殖相关基因（c-myc 和 c-phos 原癌基因）的表达直接调控甲状旁腺细胞增殖[28]。因此，低剂量的骨化三醇有助于甲状旁腺细胞增生，而高剂量的骨化三醇可能会抑制甲状旁腺细胞增生。不过，我们必须知道动物实验显示，在敲除 VDR 小鼠中通过补充饮食保持血清钙、磷水平正常，就不会发生甲状旁腺增生[29,30]。

25(OH)D 的作用

多种原因导致 CKD 患者中普遍存在 25(OH)维生素 D[25(OH)D]缺乏。许多患者长期患病，阳光照射不足，加之 CKD 饮食特别是乳制品，限制了富含维生素 D 食物的摄入，导致膳食钙摄入量减少[31]；与肾功能正常人群相比，CKD 患者（特别是皮肤较黑的人）皮肤合成维生素 D$_3$ 的能力明显下降[32,33]。蛋白尿也会进一步加剧 CKD 人群的维生素 D 缺乏，因为 25(OH)与维生素 D 结合蛋白结合随蛋白尿而丢失[34,35]。最近的研究表明，24-羟化酶致 25（OH)D 分解代谢增加可能是导致 25(OH)D 缺乏的重要原因[36]。低水平的 25(OH)D 可直接或间接通过限制 1,25(OH)$_2$D 合成诱发继发性甲状旁腺功能亢进症。除了转化为 1,25(OH)$_2$D$_3$，25(OH)D 本身对组织也有独特作用。实际上，CKD 患者补充麦角钙化醇可降低血清 PTH 浓度，延缓继发性甲状旁腺功能亢进症的发生[37-39]。此外，有证据显示甲状旁腺中 1α-羟化酶也存在活性，因此，25(OH)D 可在甲状旁腺内转化为 1,25(OH)$_2$D$_3$，抑制 PTH 合成[40]。此外，即使甲状旁腺 1α-羟化酶活性被抑制，给予 25(OH)D 治疗亦可抑制 PTH 合成，表明 25(OH)D 可不通过转化为 1,25(OH)$_2$D$_3$ 发挥抑制作用[40]。因此，低水平 25(OH)D 可加重 CKD 患者的继发性甲状旁腺功能亢进症。

磷的作用

CKD 晚期磷潴留和高磷血症也是导致继发性甲状旁腺功能亢进症的重要原因。CKD 动物实验显示随着 GFR 降低，限制膳食磷摄入量，能够防止继发性甲状旁腺功能亢进症的发生[41]。限制磷摄入量可有效降低肾衰竭患者已经升高的血清 PTH[7,42]，尿毒症大鼠的数据显示进一步加强血清磷摄入的控制不仅可降低血清 PTH 和 FGF23 水平，还能够减轻肾纤维化、左心室肥大和总死亡率[43]。磷潴留和高磷血症可通过多条途径刺激PTH 分泌，包括：①高磷可与血游离钙离子结合形成磷酸盐复合物，降低血液中的离子钙水平，进而确保低钙血症刺激 PTH 释放；②高磷可以促进 FGF23 的分泌，从而抑制肾 1α-羟化酶活性，减少 25(OH)D 转化为 1,25(OH)$_2$D$_3$[8]；③高磷还可以通过减少细胞质磷脂酶 A2 表达（通过激活 CaSR）使花生四烯酸合成减少，从而导致 PTH 合成增加[44]。体外研究证实低磷血症也可下调 PTH mRNA 转录[45]，表明血清磷可通过调控 PTH mRNA 转录产物的稳定性影响血清 PTH 水平。

甲状旁腺钙敏感受体表达改变

最后，继发性甲状旁腺功能亢进症患者的甲状旁腺细胞膜表面 CaSR 表达也会发生改变，反过来刺激甲状旁腺增生。CaSR 是一个 7 次跨膜结构域的 G 蛋白偶联受体，其胞外侧 N-末端可结合酸性氨基酸和二价阳离子[46]。低血钙可以降低钙与 CaSR 的结合，使受体构象松弛，刺激 PTH 分泌[47]；而高血钙可通过激活 CaSR 降低 PTH 分流[48]。利用免疫组织化学方法检测甲状旁腺 CaSR 表达，发现肾衰竭患者 CaSR 表达较正常人下降低了 30%~70%[26,49]。维生素 D 可与 CaSR 基因启动子区两个不同的反应元件相互作用，调控 CaSR 基因转录[50]。因此，肾衰竭患者维生素 D 代谢异常可影响钙感受器表达，两者相互作用可抑制甲状旁腺细胞增生[51]。血清钙降低使 CaSR 的表达和活性降低，从而刺激 PTH 分泌[52]。反过来，CaSR 表达下调，对钙离子的敏感性降低，也可导致 PTH 的持续分泌。拟钙剂可增强 CaSR 对钙的敏感性，降低 PTH 细胞增殖，提示 CaSR 可调节甲状旁腺细胞增殖及 PTH 分泌[53]。

骨骼对甲状旁腺激素抵抗的作用

骨骼对 PTH 高钙血症作用发生抵抗是肾功能不全患者继发性甲状旁腺功能亢进症的另一个原因。研究显示，低血钙时肾衰竭患者 PTH 的升钙作用明显不如健康受试者[54,55]。虽然目前对于 PTH 分子不同片段的作用知之甚少，体内外研究表明多种 PTH（1–84）氨基端片段可拮抗 PTH（1–84）的升钙作用，降低骨细胞活性，调节骨代谢。实际上，合成的 PTH（7–84）片段似乎与天然存在的 PTH 氨基残基作用相似[56]，在体外发挥抑制 TRAP 阳性破骨细胞形成的作用[57]，而在体内抑制骨形成[58]。此外，Slatopolsky 和 Nguyen-Yamamoto 等证明无论有无其他羧基端 PTH，PTH（7–84）都可以抑制 PTH（1–34）的升钙作用，提示 PTH（7–84）并非与 PTH/PTHrP 受体结合，而可能通过仅与 PTH 羧基端反应的受体结合发挥升钙作用[59,60]。Wesseling-Perry 等研究显示，伴有甲状旁腺功能亢进骨病的透析患者 PTH（1–84）水平升高也伴有循环 PTH（7–84）水平升高，后者抑制 PTH（1–34）的升钙作用[55]（图 44.2）。因此，越来越多的证据表明不同羧基末端形式的 PTH 片段均具有生物学活性，而氨基端 PTH 片段参与骨组织对全段 PTH 的抵抗。

在过去几年，观察性试验证实第一代免疫法测定（IMA）PTH（第一代 PTH-IMA）存在严重缺陷。D'Amour 及其同事[61-63]的研究发现，第一代 PTH-IMA 不仅可检测完整的 PTH，还能同时测定氨基末端其他 PTH 片段。的确，大多数的检测抗体针对 PTH 氨基末端的抗原表位（N-PTH），除了检测整段 PTH（1–84）外，还能检测到从反相 HPLC 柱中与合成 PTH（7–84）共洗脱下来的一个或多个 PTH 分子氨基片段[64]。相反，第二代免疫法测定（第二代 PTH-IMA）PTH 使用的检测抗体针对氨基末端起始的 4 个氨基酸 1–4，因此仅能够识别 PTH（1–84）或 N-PTH[64]，而不能够识别 PTH（7–84）[47,60,64]。无论正常人还是 CKD 患者，采用第一代 PTH-IMA 测定的 PTH（1–84）浓度往往被高估 40%~50%[61,62]。不同于第一代，第二代 PTH-IMA 不会检测到大的 PTH 片段[47,60,64-66]。Faugiere 等认为相对于第一代检测方法，第二代 PTH-IMA 的主要优点是 PTH（1–84）和 N-PTH 片段比值能更好地预测骨转换[65]；然而，这些发现未被进一步证实[66,67]，目前的数据也不支持第二代 PTH-IMA 在诊断不同类型的肾性骨病方面优于第一代 PTH-IMA。此外，不同厂家 PTH 测定试剂盒之间的差异也导致很难评估其与骨代谢之间的关系。最近发现，氧化型 PTH 和非氧化型 PTH 检测不仅能够区分活性和无活性 PTH

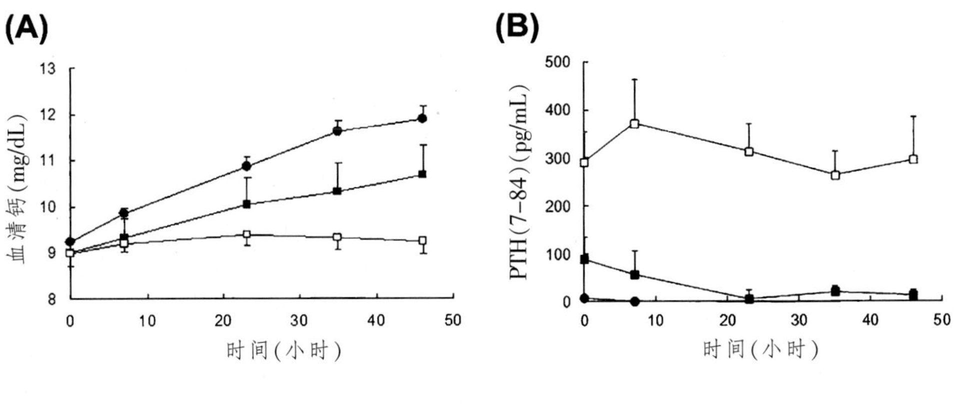

图 44.2　PTH（7–84）片段和骨骼对 ESKD 时 PTH 的钙动员的抗性。（A）血清钙随时间的变化。（B）血清 PTH（7–84）片段随时间的变化。黑色圆圈表示健康对照者；黑色正方形表示低骨转运的透析患者；而白色的正方形表示继发性甲状旁腺功能亢进症的透析患者。（Reprinted from[55], with permission.）

分子,还能预测透析患者的不良结局[68]。然而,这种检测目前还没有应用到临床。目前的指南建议对于维持性透析患者,通过商品化试剂盒检测的 PTH 应维持在正常上限的 2~9 倍[2]。

CKD 矿物代谢紊乱的后果

肾性骨营养不良

骨转换、矿化及骨量异常

肾性骨病是 CKD 常见的并发症,在刚开始透析的患者中非常常见。术语“CKD 矿物质和骨代谢异常”(“CKD-MBD”)是指 CKD 患者矿物质的代谢异常及其对心血管和骨骼系统的作用;而“肾性骨营养不良”专门用于描述骨病[2]。传统意义上,根据骨转换的情况,肾病骨病可以分为高转换骨病(继发性甲状旁腺功能亢进症、纤维性骨炎)和低转换骨病(无动力型骨病和骨软化症)。然而,CKD 患者常存在骨矿化和骨量异常[69],即使此时患者骨转换尚正常,但患者骨折、骨骼畸形等不良事件的发生率明显增加[70]。骨形态计量学主要用于测量循环 PTH 钙、磷、1,25D、25(OH)D 和 FGF23 浓度引起的骨转换、矿化和骨量的变化,目前它是诊断不同类型 CKD 相关骨病的金标准[2]。

骨转换异常

由循环 PTH 异常所致的骨转换异常在 CKD 晚期的成人[71]或儿童[72]中普遍存在。PTH 激活骨细胞和成骨细胞上的 PTH/PTHrP 受体,直接增加成骨细胞活性,间接增加破骨细胞活性[73-75]。虽然相当比例的 CKD 2~4 期患者骨转换率低,但是 CKD 中晚期患者骨转换率明显升高[76,77]。随着 CKD 进展,骨骼对 PTH 抵抗越来越明显,这主要包括多种原因,但不限于循环 PTH 片段的增加[55]、PTH 受体的表达下调[78];然而,高浓度的 PTH 还是导致了骨基质重吸收增加,进而使矿物质释放入血增加。抗惊厥药治疗可能进一步升高肾脏病患者的骨转换率[79]。

长时间暴露于高浓度的 PTH 以及骨转换率增加可使骨小梁周围发生纤维样变化;因此,持续的继发性甲状旁腺功能亢进症所致的肾性骨营养不良被称为“纤维性骨炎”[71]。低转运性骨病(无动力型肾性骨营养不良)在成人透析患者中常见,特点为骨形成率及骨细胞活性降低,缺乏类骨质形成。低转运性骨病常见于高龄和糖尿病肾病患者[77],也可见于维持性透析的非糖尿病儿童,通常与过多服用维生素 D 和钙盐有关。儿童低转运性骨病除增加骨折和血管钙化风险外,还常导致儿童生长受限[80,81]。

即使在 CKD 晚期,骨转换也会受到 PTH 的影响。最近动物和人体实验数据均显示,在循环矿物质、PTH 或维生素 D 浓度发生变化之前骨转换已经发生[75,82],而这些变化大部分是由骨细胞生物学介导的[11,75]。早在 2004 年,Lund 等人发现小鼠肾切除术可导致骨转换减低,而血清钙、磷、1,25$(OH)_2$D 和 PTH 的水平保持正常,表明骨转换与矿物离子无明显相关性,特别是在 CKD 早期[82]。Sabbagh 等在 Jck 小鼠中发现类似的表现[75],随着 CKD 的进展,小鼠骨细胞硬骨素表达增加,与骨转换的下降密切相关。硬骨素是 Wnt 信号传导通路的抑制剂,可介导骨转换,其表达增加会抑制骨形成,促进 CKD 早期无动力型骨病的发生[75]。然而,PTH 可以抑制硬骨素表达[83],并且随着 CKD 的进展,升高的 PTH 进一步抑制硬骨素表达,使骨形成率增加[75]。

骨矿化异常

虽然肾性骨营养不良的传统定义主要包括骨转换异常,但骨矿化异常在 CKD 患者中普遍存在[69,77]。未矿化的骨组织增加(类骨质)及矿物质沉积延迟也非常常见。与低或正常骨转换相关的骨矿化障碍被称为“骨软化症”[2]。骨软化症组织形态学特征包括骨缝增宽、类骨质层增厚、骨小梁表面类骨质沉积增加、四环素双标记法显示的骨矿化及形成减少。纤维化在骨软化症中并不常见。维生素 D 治疗骨软化症在长期透析患者中无效最常见的原因是铝中毒[84]。维生素 D 和磷缺乏可能是骨软化症发生的重要原因。

虽然骨矿化异常的具体机制尚不完全清楚,但 25(OH)D 缺乏及 FGF23 代谢异常可能参与其中。无论普通人群还是 CKD 患者,营养性维生素 D 缺乏都会导致骨软化症。同样,在频繁透析患者中,磷缺乏也会导致骨软化症。肾功能正常小鼠,FGF23 过表达[85-87]或低表达[88,89]都可通过不同的机制影响骨矿化。FGF23 水平升高导致尿磷排泄增加,使体内磷缺乏而引起佝偻病和骨软化症。FGF23 敲除动物骨矿化障碍的具体机制目前尚不清楚,这些动物骨软化症表明 FGF23 可能直接影响骨骼矿物质沉积[70,90]。尽管骨转换可以调控,但 CKD 患者常发生骨折和骨畸形,这些并发症可能与骨矿化异常有关,而骨矿化障碍的代偿机制还有待建立。

纤维囊性骨炎常继发于继发性甲状旁腺功能亢进

症患者,可与矿化障碍共存,被称为“混合性”骨病[91]。混合性骨病患者常表现出高血清 PTH、高碱性磷酸酶及低血清钙[72]。混合性骨病在儿科透析患者中常见[72],而在成年人中相对较少[92]。然而,骨矿化障碍及高转换骨病常发生在铝中毒或脱铁胺(DFO)治疗的低转换铝相关骨病患者。在这些病例中,混合性骨病代表了高低转换骨病之间的过渡阶段。

骨量异常

由于 PTH 可增加骨小梁合成，高浓度的 PTH 通常与骨量、小梁体积和小梁宽度增加相关。然而,骨量减少(称为“骨质疏松症”)常发生在随年龄增加骨量丢失的人群或使用皮质类固醇治疗的患者。儿科 CKD 患者很少发生低骨量[72]。骨质疏松症与髋部骨折和死亡率呈正相关[93],透析患者中骨折发生率明显高于一般人群[94]。因此，骨量是成人骨组织学的重要参数。同普通人一样，KDIGO 指南推荐 CKD 1~3 期[GFR>60mL/(min·1.73m^2)](证据水平:CKD 1~2 级 1A,CKD 3 期 2B)患者服用双膦酸盐、雷洛昔芬和(或)特立帕肽治疗骨质疏松症[2]。然而，由于双膦酸盐在 GFR<30mL/(min·1.73m^2)的 CKD 患者中的疗效和安全性未知，推荐此类患者行骨活检并明确骨质疏松症后再进一步治疗[2]。

骨外钙化

尿毒症相关的骨外钙化[95]也被定义为 CKD-MBD[2]。越来越多的证据显示血管钙化与患者死亡率高相关。这些病变在 CKD 透析早期就已经发生，并且在儿童 CKD 中也常见[96-98]。成人及儿童 CKD 患者死亡率明显高于一般人群,心血管疾病是 CKD 患者死亡的主要原因[3]。与钙化的动脉粥样硬化斑块发生在肾功能正常的老年人的血管内膜不同，尿毒症相关的钙化常发生在血管中膜。这种钙化使血管的舒张性降低,发生硬性“铅管样”病理改变,增加充血性心力衰竭的发生风险[99]。目前电子束计算机断层扫描(EBCT)技术用来评估血管钙化，数据显示维持性透析的成人及儿童存在较高比例的血管钙化[96]。颈动脉超声内膜厚度测量(cIMT)也可用于评估心血管病理变化，进一步证实钙化厚度与疾病进展密切相关[100,101]。

成骨细胞和血管平滑肌细胞都起源于间充质细胞,尿毒症环境下血管表达成骨细胞分化因子增加[102,103]。核心结合因子-1(Cbfa1;也称为 Runx2)是触发间充质干细胞向成骨细胞分化过程的重要蛋白，在终末期肾病患者动脉中表达上调[102]。钠磷转运体 PIT-1 表达上调参与异位钙化[104],而尿毒症环境下骨桥蛋白骨涎蛋白、骨粘连蛋白、碱性磷酸酶、Ⅰ型胶原蛋白和骨形态蛋白-2(BMP-2)等促骨矿化因子也表达上调[105-108]。相反,钙化抑制因子如胎球蛋白 A、基质 gla 蛋白和 Klotho 表达下调[109-112]。高钙血症、高磷血症、钙磷乘积水平升高、高剂量维生素 D 摄入[97,98]都与心血管钙化相关。但是,即使血清钙、磷水平正常,仍有高达 40%的 CKD 3 期患者存在血管钙化[113,114]，表明还有其他因素参与异位钙化。循环 FGF23 的水平与透析患者心血管死亡率呈正相关[115](图 44.3);然而,FGF23 本身是否参与心血管钙化仍然存在争议[116,117],目前的数据表明 FGF23 参与左心室肥大[118]。Klotho 蛋白是 FGF23 发挥磷平衡调节作用的辅助因子,同样参与了血管钙化。动物研究发现敲低 Klotho 基因后,先出现血清磷、1,25(OH)$_2$D 水平升高,

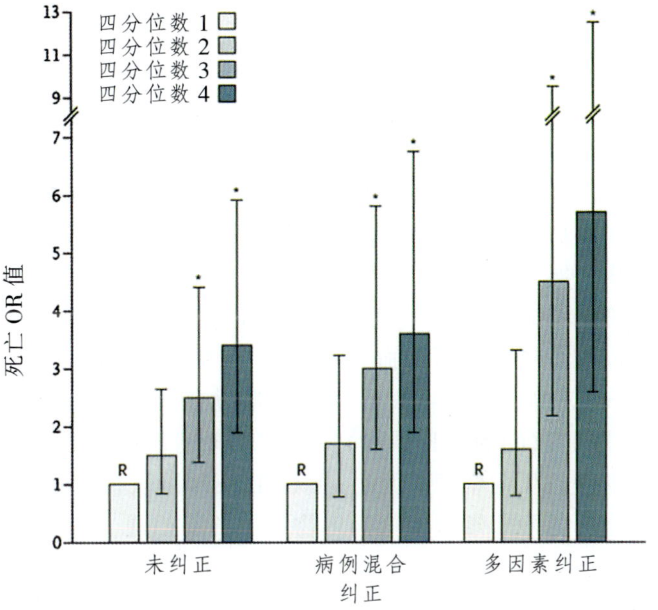

四分位数 1	参考	参考	参考
四分位数 2	1.5(0.9~2.7)	1.7(0.8~3.2)	1.6(0.8~3.3)
四分位数 3	2.5(1.4~4.4)	3.0(1.6~5.8)	4.5(2.2~9.4)
四分位数 4	3.4(1.9~5.9)	3.4(1.9~6.9)	5.7(2.6~12.6)

图 44.3 成纤维细胞生长因子 23 C-末端(cFGF23)水平的四分位数对死亡的相对风险度(95%置信区间)。cFGF23 水平的四分位数(四分位数 1,<1090RU/mL;四分位数 2,1090~1750RU/mL;四分位数 3,1751~4010RU/mL;四分位数 4,>4010RU/mL)。病例混合纠正纳入以下变量:年龄,性别,种族或民族,血压,体重,设备特异性标准化死亡率,开始透析血管通路(瘘,移植物或导管),肾衰竭原因,尿素清除率。多因素纠正分析包括病例混合组变量加上磷、钙、甲状旁腺激素 log 值、白蛋白、肌酐和铁蛋白水平。四分位数 1 是所有模型的参考组。I 代表 95%置信区间。星号表示 $P<0.05$。R 代表参考值。(Reprinted from[115],with permission.)

继而血清钙升高，出现血管钙化和早衰表现。CKD 患者 Klotho 表达减少，使血管内皮功能发生障碍[112]。由于 PTH 与血清钙、磷、维生素 D、FGF23 之间存在复杂的相互作用，PTH 本身是否对心血管疾病及死亡率存在影响目前仍有争议[119]。

慢性肾脏病心血管疾病的病理生理改变是多方面的，因此治疗策略也不同，应根据 CKD 的分期进行调整。CKD 早期有效的治疗方法在 CKD 晚期未必有效，比如降脂治疗可降低 CKD 患者[120]和肾移植患者[121]的死亡率，但对透析患者无效[122]。而矿物质代谢平衡(避免高钙血症和高磷血症，限制钙摄入和避免无动力型骨病)可延缓 CKD 并维透析患者的心血管钙化进展[123–125]。此外，使用不含钙的磷结合剂也可以延缓血管钙化进展，最近一篇荟萃分析比较了含钙和不含钙的磷结合剂对 CKD 患者心血管钙化和死亡率的作用，发现不含钙的磷结合剂可降低患者的心血管事件、血管钙化及总死亡率[123,125]。虽然 FGF23 水平与血管钙化和死亡率呈正相关，但是 CKD 早期即使用磷结合剂干预 FGF23 升高是否产生心血管获益目前尚不清楚 [126–129]。尽管血 FGF23 水平已经升高[17]，使用维生素 D 治疗仍然能改善透析患者预后[130–132]。拟钙剂治疗同样能够降低 PTH、FGF23水平和心血管事件，并且肾衰竭模型的啮齿类动物实验进一步证实，给予拟钙剂治疗后，甲状旁腺增生、骨病和血管钙化明显减轻[133–135]。早期病例报道表明拟钙剂治疗还可以减少透析患者的血管钙负荷[136]；然而，最近一项纳入 3883 例中重度继发性甲状旁腺功能亢进患者的前瞻性研究(EVOLVE 试验)并未发现拟钙剂能降低心血管事件或死亡率[137]。因此，在 CKD 不同阶段，不同个体钙化的危险因素及生物标志物可能各不相同。

结论

CKD-MBD 是全身矿物质代谢紊乱事件，阐明发病机制并给予正确的治疗不仅对骨强度和骨健康本身有重要意义，对于降低 CKD 患者心血管事件和死亡也有重要意义。骨作为新型的内分泌器官分泌细胞因子，如 FGF23 因子，不仅在继发性甲状旁腺功能亢进症发生中起重要作用，而且参与许多甲状旁腺外作用，如左心室肥大、CKD 进展和死亡率增加，因此明确骨和心血管疾病的相互作用关系，可为心血管疾病的诊断和治疗提供更多可能性。

（刘友霞 译）

参考文献

1. Quarles LD, Lobaugh B, Murphy G. Intact parathyroid hormone overestimates the presence and severity of parathyroid-mediated osseous abnormalities in uremia. *J Clin Endocrinol Metab* 1992;**75**:145–50.
2. KDIGO Clinical Practice Guideline for the Diagnosis, Evaluation, Prevention, and Treatment of Chronic Kidney Disease-Mineral and Bone Disorder (CKD-MBD). *Kidney Int Suppl* 2009:S1–130.
3. *North American Pediatric Renal Transplant Cooperative Study (NAPRTCS)*; 2008. Annual Report.
4. Gutierrez O, Isakova T, Rhee E, Shah A, Holmes J, Collerone G, et al. Fibroblast growth factor-23 mitigates hyperphosphatemia but accentuates calcitriol deficiency in chronic kidney disease. *J Am Soc Nephrol* 2005;**16**:2205–15.
5. Bacchetta J, Dubourg L, Harambat J, Ranchin B, bou-Jaoude P, Arnaud S, et al. The influence of glomerular filtration rate and age on fibroblast growth factor 23 serum levels in pediatric chronic kidney disease. *J Clin Endocrinol Metab* 2010;**95**:1741–8.
6. van Husen M, Fischer AK, Lehnhardt A, Klaassen I, Moller K, Muller-Wiefel DE, et al. Fibroblast growth factor 23 and bone metabolism in children with chronic kidney disease. *Kidney Int* 2010;**78**:200–6.
7. Portale AA, Booth BE, Halloran BP, Morris Jr RC. Effect of dietary phosphorus on circulating concentrations of 1,25-dihydroxyvitamin D and immunoreactive parathyroid hormone in children with moderate renal insufficiency. *J Clin Invest* 1984;**73**:1580–9.
8. Antoniucci DM, Yamashita T, Portale AA. Dietary phosphorus regulates serum fibroblast growth factor-23 concentrations in healthy men. *J Clin Endocrinol Metab* 2006;**91**:3144–9.
9. Wesseling-Perry K, Pereira RC, Wang H, Elashoff RM, Sahney S, Gales B, et al. Relationship between plasma fibroblast growth factor-23 concentration and bone mineralization in children with renal failure on peritoneal dialysis. *J Clin Endocrinol Metab* 2009;**94**:511–7.
10. Bhattacharyya N, Wiench M, Dumitrescu C, Connolly BM, Bugge TH, Patel HV, et al. Mechanism of FGF23 processing in fibrous dysplasia. *J Bone Miner Res* 2012;**27**:1132–41.
11. Pereira RC, Juppner H, Azucena-Serrano CE, Yadin O, Salusky IB, Wesseling-Perry K. Patterns of FGF-23, DMP1, and MEPE expression in patients with chronic kidney disease. *Bone* 2009;**45**:1161–8.
12. Hill KM, Martin BR, Wastney ME, McCabe GP, Moe SM, Weaver CM, et al. Oral calcium carbonate affects calcium but not phosphorus balance in stage 3–4 chronic kidney disease. *Kidney Int* 2013;**83**:959–66.
13. Lim K, Lu TS, Molostvov G, Lee C, Lam FT, Zehnder D, et al. Vascular Klotho deficiency potentiates the development of human artery calcification and mediates resistance to fibroblast growth factor 23. *Circulation* 2012;**125**:2243–55.
14. Farrow EG, Yu X, Summers LJ, Davis SI, Fleet JC, Allen MR, et al. Iron deficiency drives an autosomal dominant hypophosphatemic rickets (ADHR) phenotype in fibroblast growth factor-23 (Fgf23) knock-in mice. *Proc Natl Acad Sci USA* 2011;**108**:E1146–55.
15. Smith RC, O'Bryan LM, Farrow EG, Summers LJ, Clinkenbeard EL, Roberts JL, et al. Circulating alphaKlotho influences phosphate handling by controlling FGF23 production. *J Clin Invest* 2012;**122**:4710–5.
16. Ben-Dov IZ, Galitzer H, Lavi-Moshayoff V, Goetz R, Kuro O, Mohammadi M, et al. The parathyroid is a target organ for FGF23 in rats. *J Clin Invest* 2007;**117**:4003–8.
17. Wesseling-Perry K, Pereira RC, Sahney S, Gales B, Wang HJ, Elashoff R, et al. Calcitriol and doxercalciferol are equivalent in controlling bone turnover, suppressing parathyroid hormone, and increasing fibroblast growth factor-23 in secondary hyperparathyroidism. *Kidney Int* 2011;**79**:112–9.

18. Shimada T, Hasegawa H, Yamazaki Y, Muto T, Hino R, Takeuchi Y, et al. FGF-23 is a potent regulator of vitamin D metabolism and phosphate homeostasis. *J Bone Miner Res* 2004;**19**:429–35.
19. Krajisnik T, Bjorklund P, Marsell R, Ljunggren O, Akerstrom G, Jonsson KB, et al. Fibroblast growth factor-23 regulates parathyroid hormone and 1alpha-hydroxylase expression in cultured bovine parathyroid cells. *J Endocrinol* 2007;**195**:125–31.
20. Silver J, Naveh-Many T, Mayer H, Schmelzer HJ, Popovtzer MM. Regulation by vitamin D metabolites of parathyroid hormone gene transcription in vivo in the rat. *J Clin Invest* 1986;**78**:1296–301.
21. Silver J, Russell J, Sherwood LM. Regulation by vitamin D metabolites of messenger ribonucleic acid for preproparathyroid hormone in isolated bovine parathyroid cells. *Proc Natl Acad Sci USA* 1985;**82**:4270–3.
22. Merke J, Hugel U, Zlotkowski A, Szabo A, Bommer J, Mall G, et al. Diminished parathyroid 1,25(OH)2D3 receptors in experimental uremia. *Kidney Int* 1987;**32**:350–3.
23. Brown AJ, Dusso A, Lopez-Hilker S, Lewis-Finch J, Grooms P, Slatopolsky E. 1,25-(OH)2D receptors are decreased in parathyroid glands from chronically uremic dogs. *Kidney Int* 1989;**35**:19–23.
24. Korkor AB. Reduced binding of [3H]1,25-dihydroxyvitamin D3 in the parathyroid glands of patients with renal failure. *N Engl J Med* 1987;**316**:1573–7.
25. Naveh-Many T, Silver J. Regulation of parathyroid hormone gene expression by hypocalcemia, hypercalcemia, and vitamin D in the rat. *J Clin Invest* 1990;**86**:1313–9.
26. Kifor O, Moore Jr FD, Wang P, Goldstein M, Vassilev P, Kifor I, et al. Reduced immunostaining for the extracellular Ca2+-sensing receptor in primary and uremic secondary hyperparathyroidism. *J Clin Endocrinol Metab* 1996;**81**:1598–606.
27. Brown AJ, Zhong M, Finch J, Ritter C, McCracken R, Morrissey J, et al. Rat calcium-sensing receptor is regulated by vitamin D but not by calcium. *Am J Physiol* 1996;**270**: F454–60.
28. Kremer R, Bolivar I, Goltzman D, Hendy GN. Influence of calcium and 1,25-dihydroxycholecalciferol on proliferation and proto-oncogene expression in primary cultures of bovine parathyroid cells. *Endocrinology* 1989;**125**:935–41.
29. Li YC, Amling M, Pirro AE, Priemel M, Meuse J, Baron R, et al. Normalization of mineral ion homeostasis by dietary means prevents hyperparathyroidism, rickets, and osteomalacia, but not alopecia in vitamin D receptor-ablated mice. *Endocrinology* 1998;**139**:4391–6.
30. Panda DK, Miao D, Bolivar I, Li J, Huo R, Hendy GN, et al. Inactivation of the 25-hydroxyvitamin D 1alpha-hydroxylase and vitamin D receptor demonstrates independent and interdependent effects of calcium and vitamin D on skeletal and mineral homeostasis. *J Biol Chem* 2004;**279**:16754–66.
31. Coburn JW, Koppel MH, Brickman AS, Massry SG. Study of intestinal absorption of calcium in patients with renal failure. *Kidney Int* 1973;**3**:264–72.
32. Holick MF. Vitamin D and the kidney. *Kidney Int* 1987;**32**:912–29.
33. Clemens TL, Adams JS, Henderson SL, Holick MF. Increased skin pigment reduces the capacity of skin to synthesise vitamin D3. *Lancet* 1982;**1**:74–6.
34. Koenig KG, Lindberg JS, Zerwekh JE, Padalino PK, Cushner HM, Copley JB. Free and total 1,25-dihydroxyvitamin D levels in subjects with renal disease. *Kidney Int* 1992;**41**:161–5.
35. Saha H. Calcium and vitamin D homeostasis in patients with heavy proteinuria. *Clin Nephrol* 1994;**41**:290–6.
36. Helvig CF, Cuerrier D, Hosfield CM, Ireland B, Kharebov AZ, Kim JW, et al. Dysregulation of renal vitamin D metabolism in the uremic rat. *Kidney Int* 2010;**78**:463–72.
37. Zisman AL, Hristova M, Ho LT, Sprague SM. Impact of ergocalciferol treatment of vitamin D deficiency on serum parathyroid hormone concentrations in chronic kidney disease. *Am J Nephrol* 2007;**27**:36–43.
38. Chandra P, Binongo JN, Ziegler TR, Schlanger LE, Wang W, Someren JT, et al. Cholecalciferol (vitamin D3) therapy and vitamin D insufficiency in patients with chronic kidney disease: a randomized controlled pilot study. *Endocr Pract* 2008;**14**:10–7.
39. Shroff R, Wan M, Gullett A, Ledermann S, Shute R, Knott Cet al. Ergocalciferol supplementation in children with CKD delays the onset of secondary hyperparathyroidism: a randomized trial. *Clin J Am Soc Nephrol* 2012;**7**:216–23.
40. Ritter CS, Armbrecht HJ, Slatopolsky E, Brown AJ. 25-Hydroxyvitamin D(3) suppresses PTH synthesis and secretion by bovine parathyroid cells. *Kidney Int* 2006;**70**:654–9.
41. Slatopolsky E, Caglar S, Pennell JP, Taggart DD, Canterbury JM, Reiss E, et al. On the pathogenesis of hyperparathyroidism in chronic experimental renal insufficiency in the dog. *J Clin Invest* 1971;**50**:492–9.
42. Llach F, Massry SG. On the mechanism of secondary hyperparathyroidism in moderate renal insufficiency. *J Clin Endocrinol Metab* 1985;**61**:601–6.
43. Finch JL, Lee DH, Liapis H, Ritter C, Zhang S, Suarez E, et al. Phosphate restriction significantly reduces mortality in uremic rats with established vascular calcification. *Kidney Int* 2013;**84**:1145–53.
44. Almaden Y, Canalejo A, Ballesteros E, Anon G, Canadillas S, Rodriguez M. Regulation of arachidonic acid production by intracellular calcium in parathyroid cells: effect of extracellular phosphate. *J Am Soc Nephrol* 2002;**13**:693–8.
45. Silver J, Kilav R, Sela-Brown A, Naveh-Many T. Molecular mechanisms of secondary hyperparathyroidism. *Pediatr Nephrol* 2000;**14**:626–8.
46. Brown EM, Gamba G, Riccardi D, Lombardi M, Butters R, Kifor O, et al. Cloning and characterization of an extracellular Ca(2+)-sensing receptor from bovine parathyroid. *Nature* 1993;**366**:575–80.
47. John MR, Goodman WG, Gao P, Cantor TL, Salusky IB, Juppner H. A novel immunoradiometric assay detects full-length human PTH but not amino-terminally truncated fragments: implications for PTH measurements in renal failure. *J Clin Endocrinol Metab* 1999;**84**:4287–90.
48. Freichel M, Zink-Lorenz A, Holloschi A, Hafner M, Flockerzi V, Raue F. Expression of a calcium-sensing receptor in a human medullary thyroid carcinoma cell line and its contribution to calcitonin secretion. *Endocrinology* 1996;**137**:842–8.
49. Martin-Salvago M, Villar-Rodriguez JL, Palma-Alvarez A, Beato-Moreno A, Galera-Davidson H. Decreased expression of calcium receptor in parathyroid tissue in patients with hyperparathyroidism secondary to chronic renal failure. *Endocr Pathol* 2003; **14**:61–70.
50. Canaff L, Hendy GN. Human calcium-sensing receptor gene. Vitamin D response elements in promoters P1 and P2 confer transcriptional responsiveness to 1,25-dihydroxyvitamin D. *J Biol Chem.* 2002;**277**:30337–50.
51. Li YC, Pirro AE, Amling M, Delling G, Baron R, Bronson R, et al. Targeted ablation of the vitamin D receptor: an animal model of vitamin D-dependent rickets type II with alopecia. *Proc Natl Acad Sci USA* 1997;**94**:9831–5.
52. Brown AJ, Zhong M, Ritter C, Brown EM, Slatopolsky E. Loss of calcium responsiveness in cultured bovine parathyroid cells is associated with decreased calcium receptor expression. *Biochem Biophys Res Commun* 1995;**212**:861–7.
53. Wada M, Furuya Y, Sakiyama J, Kobayashi N, Miyata S, Ishii H, et al. The calcimimetic compound NPS R-568 suppresses parathyroid cell proliferation in rats with renal insufficiency. Control of parathyroid cell growth via a calcium receptor. *J Clin Invest* 1997;**100**:2977–83.
54. Massry SG, Stein R, Garty J, Arieff AI, Coburn JW, Norman AW, et al. Skeletal resistance to the calcemic action of parathyroid hormone in uremia: role of 1,25 (OH)2 D3. *Kidney Int* 1976;**9**:467–74.
55. Wesseling-Perry K, Harkins GC, Wang HJ, Elashoff R, Gales B, Horwitz MJ, et al. The calcemic response to continuous parathyroid hormone (PTH)(1–34) infusion in end-stage kidney disease

varies according to bone turnover: a potential role for PTH(7–84). *J Clin Endocrinol Metab* 2010;**95**:2772–80.
56. D'Amour P, Brossard JH, Rousseau L, Nguyen-Yamamoto L, Nassif E, Lazure C, et al. Structure of non-(1–84) PTH fragments secreted by parathyroid glands in primary and secondary hyperparathyroidism. *Kidney Int* 2005;**68**:998–1007.
57. Divieti P, John MR, Juppner H, Bringhurst FR. Human PTH-(7–84) inhibits bone resorption in vitro via actions independent of the type 1 PTH/PTHrP receptor. *Endocrinology* 2002;**143**: 171–6.
58. Langub MC, Monier-Faugere MC, Wang G, Williams JP, Koszewski NJ, Malluche HH. Administration of PTH-(7–84) antagonizes the effects of PTH-(1–84) on bone in rats with moderate renal failure. *Endocrinology* 2003;**144**:1135–8.
59. Nguyen-Yamamoto L, Rousseau L, Brossard JH, Lepage R, D'Amour P. Synthetic carboxyl-terminal fragments of parathyroid hormone (PTH) decrease ionized calcium concentration in rats by acting on a receptor different from the PTH/PTH-related peptide receptor. *Endocrinology* 2001;**142**:1386–92.
60. Slatopolsky E, Finch J, Clay P, Martin D, Sicard G, Singer G, et al. A novel mechanism for skeletal resistance in uremia. *Kidney Int* 2000;**58**:753–61.
61. Brossard JH, Cloutier M, Roy L, Lepage R, Gascon-Barre M, D'Amour P. Accumulation of a non-(1–84) molecular form of parathyroid hormone (PTH) detected by intact PTH assay in renal failure: importance in the interpretation of PTH values. *J Clin Endocrinol Metab* 1996;**81**:3923–9.
62. Lepage R, Roy L, Brossard JH, Rousseau L, Dorais C, Lazure C, et al. A non-(1–84) circulating parathyroid hormone (PTH) fragment interferes significantly with intact PTH commercial assay measurements in uremic samples. *Clin Chem* 1998;**44**:805–9.
63. Brossard JH, Yamamoto LN, D'Amour P. Parathyroid hormone metabolites in renal failure: bioactivity and clinical implications. *Semin Dial* 2002;**15**:196–201.
64. Gao P, Scheibel S, D'Amour P, John MR, Rao SD, Schmidt-Gayk H, et al. Development of a novel immunoradiometric assay exclusively for biologically active whole parathyroid hormone 1–84: implications for improvement of accurate assessment of parathyroid function. *J Bone Miner Res* 2001;**16**:605–14.
65. Monier-Faugere MC, Geng Z, Mawad H, Friedler RM, Gao P, Cantor TL, et al. Improved assessment of bone turnover by the PTH-(1–84)/large C-PTH fragments ratio in ESRD patients. *Kidney Int* 2001;**60**:1460–8.
66. Coen G, Bonucci E, Ballanti P, Balducci A, Calabria S, Nicolai GA, et al. PTH 1–84 and PTH "7–84" in the noninvasive diagnosis of renal bone disease. *Am J Kidney Dis* 2002;**40**:348–54.
67. Salusky IB, Goodman WG, Kuizon BD, Lavigne JR, Zahranik RJ, Gales B, et al. Similar predictive value of bone turnover using first- and second-generation immunometric PTH assays in pediatric patients treated with peritoneal dialysis. *Kidney Int* 2003;**63**:1801–8.
68. Tepel M, Armbruster FP, Gron HJ, Scholze A, Reichetzeder C, Roth HJ, et al. Nonoxidized, biologically active parathyroid hormone determines mortality in hemodialysis patients. *J Clin Endocrinol Metab* 2013;**98**:4744–51.
69. Wesseling-Perry K, Pereira RC, Tseng CH, Elashoff R, Zaritsky JJ, Yadin O, et al. Early skeletal and biochemical alterations in pediatric chronic kidney disease. *Clin J Am Soc Nephrol* 2012;**7**:146–52.
70. Groothoff JW, Offringa M, Van Eck-Smit BL, Gruppen MP, Van De Kar NJ, Wolff ED, et al. Severe bone disease and low bone mineral density after juvenile renal failure. *Kidney Int* 2003;**63**:266–75.
71. Malluche H, Faugere MC. Renal bone disease 1990: an unmet challenge for the nephrologist. *Kidney Int* 1990;**38**:193–211.
72. Bakkaloglu SA, Wesseling-Perry K, Pereira RC, Gales B, Wang HJ, Elashoff RM, et al. Value of the new bone classification system in pediatric renal osteodystrophy. *Clin J Am Soc Nephrol* 2010;**5**:1860–6.
73. Atkins D, Peacock M. A comparison of the effects of the calcitonins, steroid hormones and thyroid hormones on the response of bone to parathyroid hormone in tissue culture. *J Endocrinol* 1975;**64**:573–83.
74. Lee K, Deeds JD, Bond AT, Juppner H, bou-Samra AB, Segre GV. In situ localization of PTH/PTHrP receptor mRNA in the bone of fetal and young rats. *Bone* 1993;**14**:341–5.
75. Sabbagh Y, Graciolli FG, O'Brien S, Tang W, Dos Reis LM, Ryan S, et al. Repression of osteocyte Wnt/beta-catenin signaling is an early event in the progression of renal osteodystrophy. *J Bone Miner Res* 2012;**27**:1757–72.
76. Wesseling-Perry K, Pereira RC, Tseng CH, Elashoff R, Zaritsky JJ, Yadin O, et al. Early skeletal and biochemical alterations in pediatric chronic kidney disease. *Clin J Am Soc Nephrol* 2012;**7**:146–52.
77. Lobao R, Carvalho AB, Cuppari L, Ventura R, Lazaretti-Castro M, Jorgetti V, et al. High prevalence of low bone mineral density in pre-dialysis chronic kidney disease patients: bone histomorphometric analysis. *Clin Nephrol* 2004;**62**:432–9.
78. Sebastian EM, Suva LJ, Friedman PA. Differential effects of intermittent PTH(1–34) and PTH(7–34) on bone microarchitecture and aortic calcification in experimental renal failure. *Bone* 2008;**43**:1022–30.
79. Weinstein RS, Bryce GF, Sappington LJ, King DW, Gallagher BB. Decreased serum ionized calcium and normal vitamin D metabolite levels with anticonvulsant drug treatment. *J Clin Endocrinol Metab* 1984;**58**:1003–9.
80. Kuizon BD, Goodman WG, Juppner H, Boechat I, Nelson P, Gales B, et al. Diminished linear growth during intermittent calcitriol therapy in children undergoing CCPD. *Kidney Int* 1998;**53**:205–11.
81. Kuizon BD, Salusky IB. Intermittent calcitriol therapy and growth in children with chronic renal failure. *Miner Electrolyte Metab* 1998;**24**:290–5.
82. Lund RJ, Davies MR, Brown AJ, Hruska KA. Successful treatment of an adynamic bone disorder with bone morphogenetic protein-7 in a renal ablation model. *J Am Soc Nephrol* 2004;**15**:359–69.
83. Rhee Y, Bivi N, Farrow E, Lezcano V, Plotkin LI, White KE, et al. Parathyroid hormone receptor signaling in osteocytes increases the expression of fibroblast growth factor-23 in vitro and in vivo. *Bone* 2011;**49**:636–43.
84. Ott SM, Maloney NA, Coburn JW, Alfrey AC, Sherrard DJ. The prevalence of bone aluminum deposition in renal osteodystrophy and its relation to the response to calcitriol therapy. *N Engl J Med* 1982;**307**:709–13.
85. De Beur SM, Finnegan RB, Vassiliadis J, Cook B, Barberio D, Estes S, et al. Tumors associated with oncogenic osteomalacia express genes important in bone and mineral metabolism. *J Bone Miner Res* 2002;**17**:1102–10.
86. Jonsson KB, Zahradnik R, Larsson T, White KE, Sugimoto T, Imanishi Y, et al. Fibroblast growth factor 23 in oncogenic osteomalacia and X-linked hypophosphatemia. *N Engl J Med* 2003;**348**:1656–63.
87. Nelson AE, Bligh RC, Mirams M, Gill A, Au A, Clarkson A, et al. Clinical case seminar: Fibroblast growth factor 23: a new clinical marker for oncogenic osteomalacia. *J Clin Endocrinol Metab* 2003;**88**:4088–94.
88. Shimada T, Kakitani M, Yamazaki Y, Hasegawa H, Takeuchi Y, Fujita T, et al. Targeted ablation of Fgf23 demonstrates an essential physiological role of FGF23 in phosphate and vitamin D metabolism. *J Clin Invest* 2004;**113**:561–8.
89. Sitara D, Razzaque MS, Hesse M, Yoganathan S, Taguchi T, Erben RG, et al. Homozygous ablation of fibroblast growth factor-23 results in hyperphosphatemia and impaired skeletogenesis, and reverses hypophosphatemia in Phex-deficient mice. *Matrix Biol* 2004;**23**:421–32.
90. Bartosh SM, Leverson G, Robillard D, Sollinger HW. Long-term outcomes in pediatric renal transplant recipients who survive into

adulthood. *Transplantation* 2003;**76**:1195–200.

91. Wang M, Hercz G, Sherrard DJ, Maloney NA, Segre GV, Pei Y. Relationship between intact 1–84 parathyroid hormone and bone histomorphometric parameters in dialysis patients without aluminum toxicity. *Am J Kidney Dis* 1995;**26**:836–44.
92. Ferreira A, Frazao JM, Monier-Faugere MC, Gil C, Galvao J, Oliveira C, et al. Effects of sevelamer hydrochloride and calcium carbonate on renal osteodystrophy in hemodialysis patients. *J Am Soc Nephrol* 2008;**19**:405–12.
93. Ho AY, Kung AW. Determinants of peak bone mineral density and bone area in young women. *J Bone Miner Metab* 2005;**23**:470–5.
94. Lindberg JS, Moe SM. Osteoporosis in end-state renal disease. *Semin Nephrol* 1999;**19**:115–22.
95. Conger JD, Hammond WS, Alfrey AC, Contiguglia SR, Stanford RE, Huffer WE. Pulmonary calcification in chronic dialysis patients. Clinical and pathologic studies. *Ann Intern Med* 1975;**83**:330–6.
96. Goodman WG, Goldin J, Kuizon BD, Yoon C, Gales B, Sider D, et al. Coronary-artery calcification in young adults with end-stage renal disease who are undergoing dialysis. *N Engl J Med* 2000;**342**:1478–83.
97. Milliner DS, Zinsmeister AR, Lieberman E, Landing B. Soft tissue calcification in pediatric patients with end-stage renal disease. *Kidney Int* 1990;**38**:931–6.
98. Oh J, Wunsch R, Turzer M, Bahner M, Raggi P, Querfeld U, et al. Advanced coronary and carotid arteriopathy in young adults with childhood-onset chronic renal failure. *Circulation* 2002;**106**:100–5.
99. Shanahan CM, Crouthamel MH, Kapustin A, Giachelli CM. Arterial calcification in chronic kidney disease: key roles for calcium and phosphate. *Circ Res* 2011;**109**:697–711.
100. Mitsnefes MM, Kimball TR, Kartal J, Witt SA, Glascock BJ, Khoury PR, et al. Cardiac and vascular adaptation in pediatric patients with chronic kidney disease: role of calcium-phosphorus metabolism. *J Am Soc Nephrol* 2005;**16**:2796–803.
101. Mitsnefes MM. Cardiovascular disease in children with chronic kidney disease. *Adv Chronic Kidney Dis* 2005;**12**:397–405.
102. Moe SM, Duan D, Doehle BP, O'Neill KD, Chen NX. Uremia induces the osteoblast differentiation factor Cbfa1 in human blood vessels. *Kidney Int* 2003;**63**:1003–11.
103. Shroff RC, McNair R, Skepper JN, Figg N, Schurgers LJ, Deanfield J, et al. Chronic mineral dysregulation promotes vascular smooth muscle cell adaptation and extracellular matrix calcification. *J Am Soc Nephrol* 2010;**21**:103–12.
104. Jono S, McKee MD, Murry CE, Shioi A, Nishizawa Y, Mori K, et al. Phosphate regulation of vascular smooth muscle cell calcification. *Circ Res* 2000;**87**:E10–7.
105. Ahmed S, O'Neill KD, Hood AF, Evan AP, Moe SM. Calciphylaxis is associated with hyperphosphatemia and increased osteopontin expression by vascular smooth muscle cells. *Am J Kidney Dis* 2001;**37**:1267–76.
106. Bostrom K. Insights into the mechanism of vascular calcification. *Am J Cardiol* 2001;**88**:20E–2E.
107. Moe SM, O'Neill KD, Duan D, Ahmed S, Chen NX, Leapman SB, et al. Medial artery calcification in ESRD patients is associated with deposition of bone matrix proteins. *Kidney Int* 2002;**61**:638–47.
108. Chen NX, O'Neill KD, Duan D, Moe SM. Phosphorus and uremic serum up-regulate osteopontin expression in vascular smooth muscle cells. *Kidney Int* 2002;**62**:1724–31.
109. Schafer C, Heiss A, Schwarz A, Westenfeld R, Ketteler M, Floege J, et al. The serum protein alpha 2-Heremans-Schmid glycoprotein/fetuin-A is a systemically acting inhibitor of ectopic calcification. *J Clin Invest* 2003;**112**:357–66.
110. Schinke T, Amendt C, Trindl A, Poschke O, Muller-Esterl W, Jahnen-Dechent W. The serum protein alpha2-HS glycoprotein/fetuin inhibits apatite formation in vitro and in mineralizing calvaria cells. A possible role in mineralization and calcium homeostasis. *J Biol Chem* 1996;**271**:20789–96.
111. Sweatt A, Sane DC, Hutson SM, Wallin R. Matrix Gla protein (MGP) and bone morphogenetic protein-2 in aortic calcified lesions of aging rats. *J Thromb Haemost* 2003;**1**:178–85.
112. Koh N, Fujimori T, Nishiguchi S, Tamori A, Shiomi S, Nakatani T, et al. Severely reduced production of klotho in human chronic renal failure kidney. *Biochem Biophys Res Commun* 2001;**280**:1015–20.
113. Russo D, Battaglia Y, Buonanno E. Phosphorus and coronary calcification in predialysis patients. *Kidney Int* 2010;**78**:818.
114. Russo D, Palmiero G, De Blasio AP, Balletta MM, Andreucci VE. Coronary artery calcification in patients with CRF not undergoing dialysis. *Am J Kidney Dis* 2004;**44**:1024–30.
115. Gutierrez OM, Mannstadt M, Isakova T, Rauh-Hain JA, Tamez H, Shah A, et al. Fibroblast growth factor 23 and mortality among patients undergoing hemodialysis. *N Engl J Med* 2008;**359**:584–92.
116. Jean G, Bresson E, Terrat JC, Vanel T, Hurot JM, Lorriaux C, et al. Peripheral vascular calcification in long-haemodialysis patients: associated factors and survival consequences. *Nephrol Dial Transplant* 2009;**24**:948–55.
117. Scialla JJ, Lau WL, Reilly MP, Isakova T, Yang HY, Crouthamel MH, et al. Fibroblast growth factor 23 is not associated with and does not induce arterial calcification. *Kidney Int* 2013;**83**:1159–68.
118. Faul C, Amaral AP, Oskouei B, Hu MC, Sloan A, Isakova T, et al. FGF23 induces left ventricular hypertrophy. *J Clin Invest* 2011;**121**:4393–408.
119. Buizert PJ, van Schoor NM, Simsek S, Lips P, Heijboer AC, den Heijer M, et al. PTH: a new target in arteriosclerosis? *J Clin Endocrinol Metab* 2013;**98**:E1583–9.
120. Tonelli M, Keech A, Shepherd J, Sacks F, Tonkin A, Packard C, et al. Effect of pravastatin in people with diabetes and chronic kidney disease. *J Am Soc Nephrol* 2005;**16**:3748–54.
121. Holdaas H, Fellstrom B, Cole E, Nyberg G, Olsson AG, Pedersen TR, et al. Long-term cardiac outcomes in renal transplant recipients receiving fluvastatin: the ALERT extension study. *Am J Transplant* 2005;**5**:2929–36.
122. Wanner C, Krane V, Marz W, Olschewski M, Mann JF, Ruf G, et al. Atorvastatin in patients with type 2 diabetes mellitus undergoing hemodialysis. *N Engl J Med* 2005;**353**:238–48.
123. Block GA, Spiegel DM, Ehrlich J, Mehta R, Lindbergh J, Dreisbach A, et al. Effects of sevelamer and calcium on coronary artery calcification in patients new to hemodialysis. *Kidney Int* 2005;**68**:1815–24.
124. Block GA, Raggi P, Bellasi A, Kooienga L, Spiegel DM. Mortality effect of coronary calcification and phosphate binder choice in incident hemodialysis patients. *Kidney Int* 2007;**71**:438–41.
125. Jamal SA, Vandermeer B, Raggi P, Mendelssohn DC, Chatterley T, Dorgan M, et al. Effect of calcium-based versus non-calcium-based phosphate binders on mortality in patients with chronic kidney disease: an updated systematic review and meta-analysis. *Lancet* 2013;**382**:1268–77.
126. Oliveira RB, Cancela AL, Graciolli FG, dos Reis LM, Draibe SA, Cuppari L, et al. Early control of PTH and FGF23 in normophosphatemic CKD patients: a new target in CKD-MBD therapy? *Clin J Am Soc Nephrol* 2010;**5**:286–91.
127. Gonzalez-Parra E, Gonzalez-Casaus ML, Galan A, Martinez-Calero A, Navas V, Rodriguez M, et al. Lanthanum carbonate reduces FGF23 in chronic kidney disease stage 3 patients. *Nephrol Dial Transplant* 2011;**26**:2567–71.
128. Isakova T, Barchi-Chung A, Enfield G, Smith K, Vargas G, Houston J, et al. Effects of dietary phosphate restriction and phosphate binders on FGF23 levels in CKD. *Clin J Am Soc Nephrol* 2013;**8**:1009–18.
129. Block GA, Wheeler DC, Persky MS, Kestenbaum B, Ketteler M, et al. Effects of phosphate binders in moderate CKD. *J Am Soc Nephrol* 2012;**23**:1407–15.
130. Teng M, Wolf M, Ofsthun MN, Lazarus JM, Hernan MA, Camargo Jr CA, et al. Activated injectable vitamin D and hemodialysis survival: a historical cohort study. *J Am Soc Nephrol* 2005;**16**:1115–25.

131. Teng M, Wolf M, Lowrie E, Ofsthun N, Lazarus JM, Thadhani R. Survival of patients undergoing hemodialysis with paricalcitol or calcitriol therapy. *N Engl J Med* 2003;**349**:446–56.
132. Tentori F, Hunt WC, Stidley CA, Rohrscheib MR, Bedrick EJ, Meyer KB, et al. Mortality risk among hemodialysis patients receiving different vitamin D analogs. *Kidney Int* 2006;**70**:1858–65.
133. Joki N, Nikolov IG, Caudrillier A, Mentaverri R, Massy ZA, Drueke TB. Effects of calcimimetic on vascular calcification and atherosclerosis in uremic mice. *Bone* 2009;**45**(Suppl. 1):S30–4.
134. Henley C, Davis J, Miller G, Shatzen E, Cattley R, Li X, et al. The calcimimetic AMG 641 abrogates parathyroid hyperplasia, bone and vascular calcification abnormalities in uremic rats. *Eur J Pharmacol* 2009;**616**:306–13.
135. Kawata T, Nagano N, Obi M, Miyata S, Koyama C, Kobayashi N, et al. Cinacalcet suppresses calcification of the aorta and heart in uremic rats. *Kidney Int* 2008;**74**:1270–7.
136. Aladren Regidor MJ. Cinacalcet reduces vascular and soft tissue calcification in secondary hyperparathyroidism (SHPT) in hemodialysis patients. *Clin Nephrol* 2009;**71**:207–13.
137. Chertow GM, Block GA, Correa-Rotter R, Drueke TB, Floege J, Goodman WG, et al. Effect of cinacalcet on cardiovascular disease in patients undergoing dialysis. *N Engl J Med* 2012;**367**:2482–94.

第 45 章

慢性肾脏病中与甲状旁腺功能障碍相关的临床骨骼综合征

Paul D. Miller, Sophie Jamal, Stuart M. Sprague

继发性甲状旁腺功能亢进症的演进

在慢性肾衰竭患者中可以观察到极高水平的血清甲状旁腺激素(PTH)[1-5]。循环 PTH 在慢性肾脏病(CKD)过程中逐渐升高,并可能诱发全身生物效应,影响[有益和(或)不利]多器官功能。CKD 中 PTH 升高最明显的有益作用是通过增加肾脏磷酸盐排泄来减轻高磷酸盐血症[1,6]。骨骼是 PTH 生物作用的主要部位,因为 PTH 是骨重建主要的系统调节因子[7-8]。PTH 也对由细胞和调节途径介导的骨重塑有影响(表 45.1)[9]。CKD 中 PTH 浓度增加的机制是多因素的:有高磷酸盐血症、骨化三醇(1,25-二羟维生素 D)缺乏、低钙血症及成纤维细胞生长因子 23(FGF23)升高(图 45.1)[10]。在 CKD 早期阶段,通过增加骨细胞生成尿液磷酸化 FGF23 的骨细胞来防止高磷酸盐血症[11]。随着 CKD 进展至晚期(4期),控制血清磷酸盐浓度的稳态机制失控,开始形成持续高磷酸盐血症[12-14]。高磷酸盐血症是 CKD 血管和软组织钙化相关的主要危险因素之一[15-17]。此外,高磷酸盐血症可能对甲状旁腺细胞产生直接的刺激作用,导致腺体生长和 PTH 分泌增加[1-3]。PTH 和 FGF23 介导的肾小管上皮磷酸盐转运的减少对抗高磷酸盐血症[18-19]。在正常个体和轻度 CKD 患者中,FGF23 降低 PTH 分泌,但随着 CKD 进展,甲状旁腺细胞膜表达的 FGF23 受体及其配体 Klotho 可能降低,因此即使高水平的 FGF23 也不再调节 PTH 生成[20]。

表 45.1 甲状旁腺激素可能的促合成代谢机制[9]

PTH 的促合成代谢活动:可能机制	
• 细胞的	• 调节
– 招募新成骨细胞	– 增加局部因子(IGF-I)的分泌
– 激活衬覆细胞	– RANK 配体–骨保护素系统
– 增加成骨细胞的寿命	– PTH 分子中的序列
– 增加成骨细胞活性	– 细胞内信号通路(Wnt)
– 增加骨细胞功能	– 特定基因的激活
	– 减少硬骨素的产生

随着 CKD 进展,FGF23 抑制 CYP27B 活性 (1α-羟化酶活性),导致骨化三醇(1,25-二羟维生素 D_3)的产生减少[21-22]。骨化三醇浓度减少引起肠钙吸收受损,导致低钙血症,进一步刺激 PTH 分泌。此外,随着 CKD 进展,组织中(特别是在甲状旁腺细胞中)维生素 D 受体(VDR)水平降低。在甲状旁腺中,VDR 的激活抑制了 PTH 前体 mRNA 表达[22-23]。因此,低水平的骨化三醇和低水平的 VDR 导致 PTH 合成和分泌增加。

PTH 合成和分泌的主要调节剂是由钙敏感受体(CaSR)介导的血浆离子钙活性。细胞外钙的减少导致通过 CaSR 钙的跨细胞转运减少,此细胞内事件导致 PTH 的直接胞吐作用。持久的低钙血症与刺激甲状旁腺细胞增殖和 PTH 合成有关,PTH 产物进一步分泌[24]。因此,随着 CKD 进展,这些病理生理学因素导致甲状旁腺逐渐增大和 PTH 合成、分泌显著增加。最初,腺体体积增加是由于弥漫性细胞增生。然而,随着时间延长,主细胞的单克隆选择导致结节的形成。结节性甲状旁腺增生与维生素 D 受体(VDR)和钙敏感受体(CaSR)的腺体表达降低相关,导致针对 PTH 产生和分泌的抑制进一步丧失以及甲状旁腺功能亢进恶化。骨化三醇缺乏和高磷酸盐血症都加重了这一过程[25-26]。该过程的最终结果是半自主性甲状旁腺活动,几乎不受 CaSR 或 VDR 调节,发生从继发性甲状旁腺功能亢进转为三发性甲状旁腺功能亢进。即使肾移植成功,三发性甲状旁

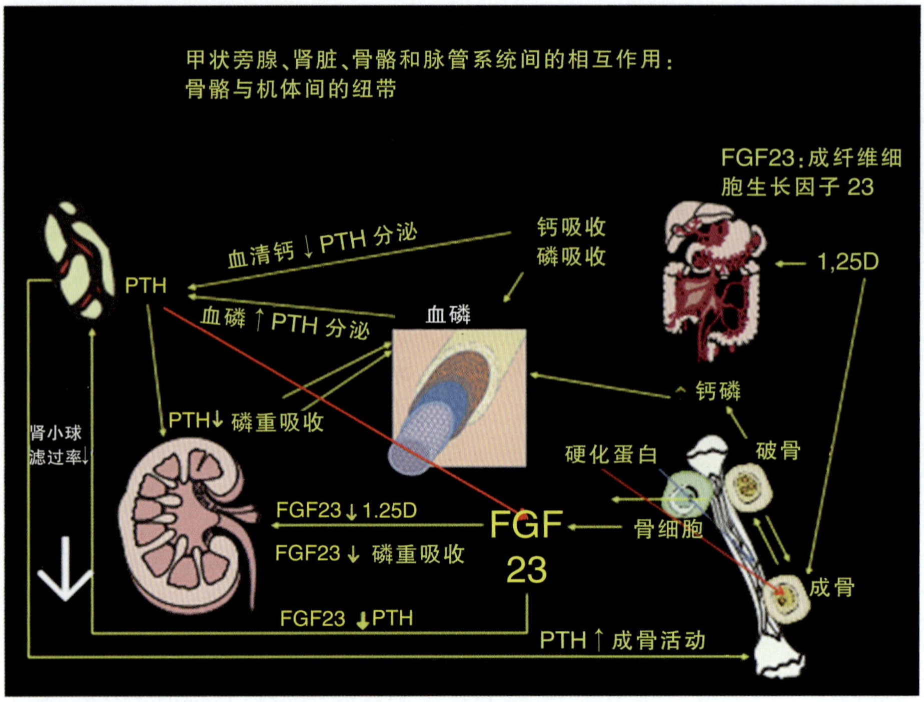

图 45.1 影响慢性肾脏疾病血清磷的调节途径：甲状旁腺、肾脏、骨骼、肠、血管组织的联合作用[10]。

腺功能亢进仍然存在。最终，成功的肾移植导致甲状旁腺激素功能和钙磷维生素 D 生理功能恢复正常，但高钙血症并不少见，而甲状旁腺功能亢症进伴随着低磷酸盐血症的进展将持续存在[27]。FGF23 的持续升高可能会进一步加重低磷酸盐血症，但移植 1 年后低磷酸盐血症通常恢复正常。血清磷正常化会使骨化三醇水平恢复正常。然而，正常高值或轻度高钙血症、正常高值或升高的 PTH 和异常骨转换标志物，包括骨特异性碱性磷酸酶(BSAP)和 C-末端肽(CTx)，通常仍然存在。

慢性肾衰竭患者与甲状旁腺激素相关的骨骼疾病

肾性骨营养不良是描述与 CKD 相关的骨代谢性疾病的组织形态学术语。在这一类别中表现出的组织形态学骨病历史上被归类为：

1. 甲状旁腺功能异常的骨病。
2. 骨软化。
3. 无力型骨病。
4. 混合型尿毒症性骨营养不良。

具有特定静态和动态定量组织形态学特征的这些分类由美国骨和矿物质研究组织形态计量标准化委员会编纂并定期更新[28,29]。在进行性 CKD 进程中，一种组织形态学特征的肾性骨营养不良可能转变为不同形式的肾性骨病[30,31]。大部分转变由血清 PTH 变化和维生素D受体激活剂(VDRA)治疗介导。可能影响骨组织形态测定的其他生物过程是 FGF23、血清钙、磷和维生素 D 的水平，慢性代谢性酸中毒的程度，以及硬骨素的全身或局部浓度。CKD 期间硬骨素血清水平升高，似乎与其过量产生相关，而不是肾脏清除率降低导致的[32,33]。此外，源自成骨细胞和(或)骨细胞骨转换的局部骨源性微环境调节因子通过 CKD 的进展而改变其产生和（或)活性[34-38]。这些骨转换微调节因子包括：NF-κB 配体(RANKL)的可溶性受体激活剂；骨保护素(OPG)，由成骨细胞和骨细胞产生；间隙连接，连接蛋白(CX43 和 CX45)；半通道，连接骨领细胞的管状膜蛋白，通过直接接触连接细胞来调节细胞功能，而不是通过被释放到周围组织液中的调节因子(例如，前列腺素、ATP)。连接蛋白在通过骨细胞树突过程的应变机械感应中起主要作用，根据机械载荷调节成骨细胞骨形成。此外，局部破骨细胞膜结合蛋白质还有助于调节成骨细胞活性，这独立于破骨细胞介导的骨吸收(ephrins B2/B4，SRP1)。最后，在骨吸收期间释放的基质蛋白(如 IGF 结合蛋白)影响成骨细胞活性，例如，胰岛素生长因子结合蛋白(IGF-I BP)[38-40]。当前进展性 CKD 如何影响这些骨骼调节途径尚不清楚。通过控制血清 PTH、血清磷、代谢性酸中毒和(或)铝暴露的治疗，肾性骨营养不良的组织形态学可能发生改变。通过调节透析钙浓度或降低 PTH 分泌的药物(VDRA、西那卡塞)来抑制缓慢升高的 PTH(以及 PTH 抑制的程度)，可能会影响组织形态学类型和(或)从一种组织形态的肾性骨病转变为另一种组织形态的肾性骨病[41-47]。

甲状旁腺功能亢进性肾性骨病仍然是与 CKD 相关的主要代谢性骨病。通过定量骨组织形态测定可以在早期(例如 3 期)CKD 中观察到甲状旁腺功能亢进性骨病，甲状旁腺功能对骨骼的影响可能伴随增加的 PTH。随着 PTH 水平逐渐上升,对骨转换的影响更大,如破骨细胞数,隧道骨吸收和骨髓纤维化等指标[7,8,40,41,47]。然而，通过定量骨组织形态测定评估的 PTH 水平与骨重塑活性之间的关系不是线性的。血清 PTH 及其对骨骼影响的非线性关系，在某种程度上可以解释为不同分子相互作用影响了骨转换（FGF23、血磷浓度、慢性代谢性酸中毒程度、1,25-二羟维生素 D 和 25-羟维生素 D 水平)。最后,血清硬骨素、成骨细胞 Wnt-β-连环蛋白骨形成途径的抑制剂可能随着 CKD 恶化而升高。Dkk1 是 Wnt 信号通路的另一种抑制剂，可能是重要的调节因子[48]。这些因素不仅可以在与CKD 相关的骨组织形态测定中发挥作用，而且在“PTH 抗性”程度上也起作用。因此,对于给定的血清 PTH 浓度,骨代谢可能受到不同的影响。

骨软化症是肾性骨营养不良分类的主要考虑因素,由 ASBMR 工作组的组织形态学定义如下：

1. 大量类骨质的存在(类骨质表面>80%)。
2. 厚的类骨质缝(>14μm)。
3. 延长的矿化滞后时间(>100 天)。

它需要同时评估矿化类骨质厚度或类骨质体积、矿化延迟时间或类骨质成熟(图 45.2)[28-30]。骨软化症总是有其原因(表 45.2)[4]。基本线索是升高的骨特异性碱性磷酸酶(BSAP)(见表 45.3,关于骨特异性碱性磷酸酶升高的鉴别诊断)[4]。典型 CKD 的骨软化症生物化学表现(即升高的骨特异性碱性磷酸酶、活检证实的骨软化症、正常水平的 25-羟维生素 D、低水平的 1,25-二羟维生素 D 及升高的 FGF23 水平）也偶见于重度 CKD 和肿瘤性骨软化症。CKD 和肿瘤性软化症的区别在于血磷浓度。它在肿瘤性骨软化症中很低而在 CKD 中呈高水平。在肾脏疾病中,暴露于铝的患者也可发生钙化缺陷。骨中的铝积聚导致骨转换率低[10]。通过骨活检的铝染色鉴定的铝相关性骨病的患病率下降，因为铝基磷酸盐结合剂不再经常使用。然而,除了磷酸铝结合剂之外,还有其他的铝来源。当 CKD 中存在骨软化症时，应进行骨活检的铝染色。

无力型肾性骨病的特征是骨转换缺失(图 45.3)[44-46]。无力型骨病最严格的组织形态学测定标准是通过皮层和松质骨的薄切片没有任何四环素标记。定量骨组织

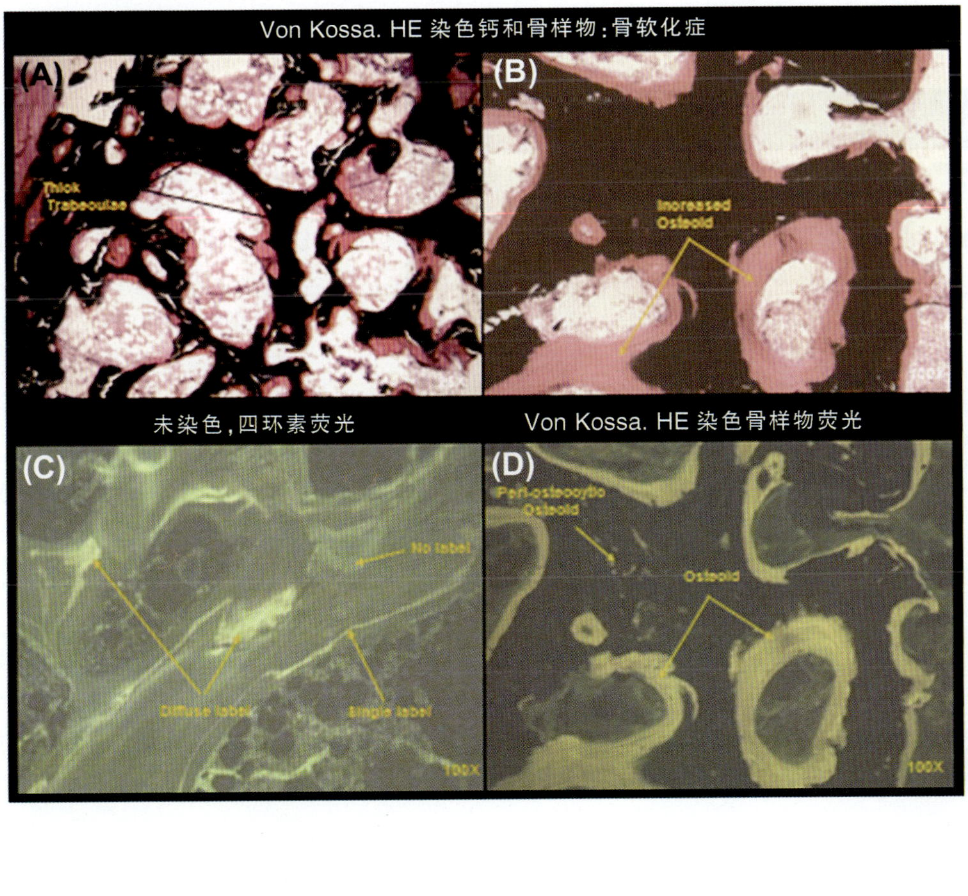

图 45.2　骨软化症的组织形态学标准[77]。

表 45.2 骨软化症的鉴别诊断[4]

骨软化症:总有其原因
• 严重 25(OH)D 缺乏症(<8ng/mL)
• 慢性低磷血症
• 维生素 D 抗性佝偻病
• 肾小管性酸中毒
• 肿瘤性骨软化症(低血清 PO_4,升高的 FGF23,低 1,25D,高磷酸盐尿)

表 45.3 骨特异性碱性磷酸酶升高的鉴别诊断[4]

增高的 BSAP(DDX)
1. 严重原发性甲状旁腺功能亢进症
2. 甲状腺功能亢进症
3. 骨转移癌
4. Paget 骨病
5. 近期大骨折
6. 骨软化症
7. 严重(<10ng/mL)维生素 D 缺乏症
8. 空中旅行
9. 卧床制动
10. 用合成代谢物治疗(特立帕肽)
11. 用雷奈酸锶(欧洲)处理
12. 未来:用 PTHrP,抗硬骨素
13. 高骨转换骨质疏松症

形态计量学认为在无力型骨病中可能存在一定范围的骨转换——非常低的骨转换和很少的四环素标记[30]。然而,即使是“少数”四环素标记也表明骨形成正在发生。无力型肾性骨病的鉴别诊断分为医源性和特发性两大类。由于肾脏科医生使用药物来减少 PTH 产生,长期抑制的 PTH 浓度(<100~150pg/mL)可以导致医源性无力型肾性骨病。医源性无力型肾性骨病在理论上是可逆的,通过降低含钙磷酸盐结合剂,透析液钙浓度、活性维生素 D 类似物或西那卡塞的量,并允许 PTH 升高至全球肾脏病预后组织(KDIGO)骨工作组推荐的水平[49]。无力型肾性骨病的另一种表现,即特发性无力型骨病,没有明显原因。严重(4~5 期)CKD 人群患病率增加原因不明。糖尿病可能参与这一过程[50-52]。最后,透析人群中也观察到存在铝染色的无力型肾性骨病,因为即使在今天患者也有可能暴露于铝中。在骨骼表面的铝积聚导致矿化缺陷,这可以模拟无力型骨疾病。尽管可以看到较宽的类骨质缝,但因为无力型骨病具有薄的类骨质,组织形态学图像呈现骨软化症。铝累积可能类似于无力型骨病的生物化学特征的其他原因,是铝在甲状旁腺组织中积累导致血清 PTH 水平降低。

混合性肾性骨病是可能存在包括上述三种单纯形式的混合病理特征的一个类别。混合性肾性骨病可能代表在 CKD 过程中发生的这些形式之间的转变。

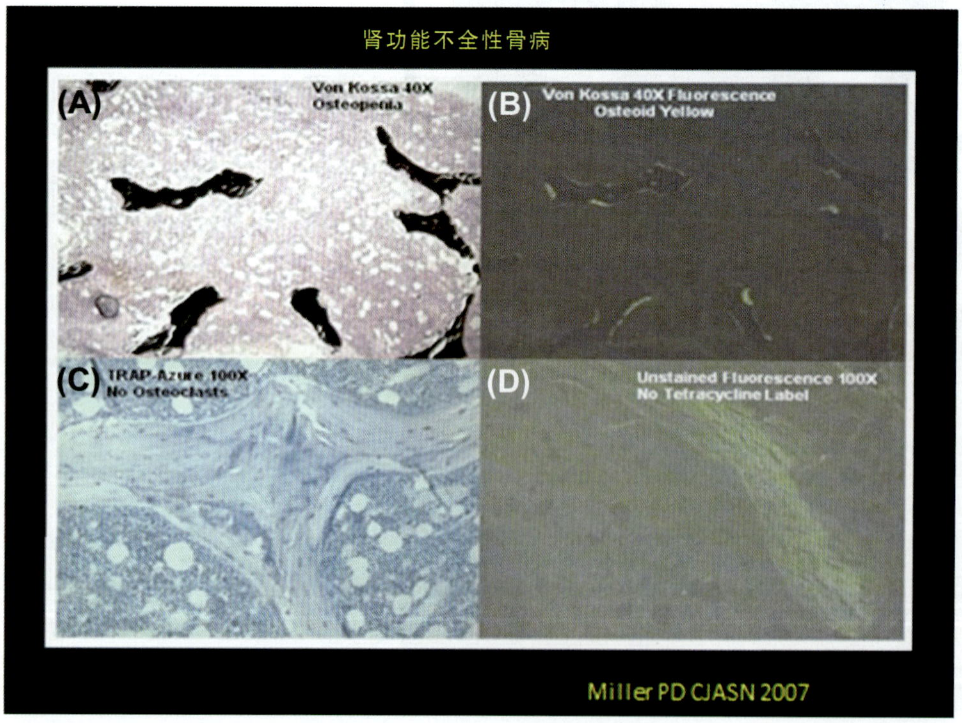

图 45.3 无力型骨病的组织形态学标准[77]。

慢性肾脏病–矿物质和骨紊乱(CKD-MBD)

2006 年,KDIGO 工作组发布了关于 CKD 五个阶段的生物化学紊乱和骨代谢的第一份广泛数据和循证指南[49]。另外,KDIGO 骨工作组为 CKD 患者脆性骨折的诊断和治疗提供了循证指导;骨密度测定是否应该在 CKD 的不同阶段使用;应该考虑用什么治疗策略来影响 CKD 伴随的甲状旁腺、骨骼和血管紊乱的生物化学和临床特征。KDIGO 骨工作组的关键贡献是将 CKD-MBD 的术语强化,以突出伴随慢性肾脏疾病及其相关骨转换/矿化异常的全身性表现。KDIGO 组描述了介导生物化学异常的级联反应的骨转换/矿化之间的密切联系,例如,升高的 PTH、FGF23 和磷;并指出这些相互作用与血管钙化有关,是 CKD 患者死亡的最常见原因。因此,CKD-MBD 现在已经成为一个成熟的术语,包括肾性骨营养不良(组织形态学分类)、CKD-MBD 和骨质疏松症。如上所述,组织学异常的经典描述包括甲状旁腺功能亢进症的骨病、无力型骨病、骨软化症和混合型尿毒性骨营养不良。KDIGO 共识会议同意肾性骨病的新分类,包括最显著的骨异常,如骨转换(T)、矿化(M)和体积(V)的变化(表 45.4)[49]。TMV 分类与经典的分类系统一致。

目前没有为 CKD-MBD 建立具体的国际疾病分类(ICD)类别。因此,在医疗保险和医疗补助服务中心(CMS)中没有具体的诊断标签,也没有肾性骨病的组织形态学分类。临床上,当血磷持续升高,血清全段 PTH 持续升高和(或)血清 FGF23 持续升高时,提示 CKD 患者为 CKD-MBD。除了理解骨骼和脉管系统之间的系统的关联性之外,目前试图对 CKD-MBD 进行诊断的原因还有包括正确治疗高磷酸盐血症或甲状旁腺功能亢进症以减轻 CKD-MBD 患者的骨和血管钙化。控制高磷血症、继发性甲状旁腺功能亢进症和 FGF23,似乎是目前消除这些异常持续升高对骨/血管组织负面影响的合理方法。临床肾科医生体会到实现这些目标有多困难。饮食、各种形式的磷酸盐结合剂和积极透析在实现持续正常磷水平方面的作用并不一致[53,54]。通过降低血清磷、增加血清钙及使用特异性维生素 D 类似物来抑制 PTH 细胞产生,或使用拟钙剂来抑制 PTH 生成,可部分控制与 CKD 相关的继发性甲状旁腺功能亢进症[55,56]。调节钙敏感受体(CaSR)使受体感受到比实际更高的血清钙浓度从而降低 PTH 合成的方式,自受体被发现以来进行了多次研究[57]。KDIGO 骨工作组的另一个重要贡献是建议当治疗 CKD 继发性甲状旁腺功能亢进症时,PTH 随时间的变化(例如,“随时间推移的趋势”)对临床决策而言比单一时间点的 PTH 值更重要。迄今为止,还没有一种方法可以控制(FGF23)的产生及其细胞效应。已经观察了 FGF23 的单克隆抗体的疗效。FGF23 单克隆抗体目前面临的挑战之一是诱导高磷酸血症,因为 FGF23 的主要生物学功能之一是促进尿磷排泄。因此,对 CKD-MBD 的管理目前处于理解和应用的早期阶段。

表 45.4 肾脏疾病改善全球(KDIGO)标准:慢性肾脏病–矿物质和骨紊乱(CKD-MBD)[49]

CKD-MBD 的定义
基于 CKD 原因的全身系统性矿物质和骨代谢紊乱,表现为以下一种或多种组合形式:
–钙,磷,PTH 或维生素 D 代谢异常
–骨转换,矿化,体积,线性生长或强度异常
–血管或其他软组织钙化

Moe S et al. KI 2008.

骨质疏松症

美国国立卫生研究院(NIH)将骨质疏松症定义为骨骼疾病,其特征是骨骼强度下降致骨折的风险增加[58]。骨骼强度是骨密度和骨质量的综合。使用这种定义,骨质疏松症可以被认为是具有肾性骨病任何形式的并发代谢性骨病,包括 CKD-MBD;或代谢性骨病本身,伴有或不伴有肾功能损害。各种形式的肾性骨病、CKD-MBD 或骨质疏松症目前通过临床资料进行鉴别:骨密度、骨生物学标志物和骨活检[10]。大约 50%的骨强度及其耐受低创伤性骨折的能力与骨密度有关;另外 50%与骨质量有关。虽然我们可以用双能量 X 线吸收测定法(DXA)测量骨密度,但我们不能在临床实践中测量骨质量。在导致骨强度受损的骨质量因素方面,骨小梁厚度、骨小梁结构/方向、皮质孔隙度和皮质厚度都很重要。这些参数中的一些可以通过以下技术直接或间接测量:骨小梁评分(TBS)、显微 MRI、高分辨率外周定量计算机断层扫描(HR-pQCT)、精细元分析(FEA)及通过骨活检进行定量骨组织形态测定[59-67]。骨转换异常也能降低骨强度和骨折风险,而与骨密度无关。通过测量骨转换的生物化学标志物的全身水平或通过动态骨组织形态测定可以评估骨转换。而前臂或胫骨的 HR-pQCT 预测 4~5 期 CKD 的骨折风险优于 DXA,该技术目前可获得性非常有限,而且在美国或加拿大的临床应用尚不能报销。

骨质疏松症目前可通过绝经后或年龄较大(50 岁以上)的女性人群发生低创伤性骨折(如髋关节或脊柱)或者采用世界卫生组织 (WHO)1994 年制定的骨质疏松症 DXA 标准进行临床诊断。骨质疏松症、CKD-MBD 和肾性骨营养不良之间的差异也大致体现在 1~3 期 CKD 与 4~5 期 CKD 人群。同样,根据 CKD 阶段,WHO 验证的 10 年骨折分析(FRAX™)也可能有不同的风险预测应用。

骨矿物质密度和 CKD 不同阶段 FRAX 的使用

1~3 期 CKD

世界卫生组织诊断骨质疏松症的标准有多个原因可用于 1~3 期 CKD (GFR 为 110~30mL/min)。首先事实是食品和药物监督管理局(FDA)对绝经后骨质疏松症治疗的所有临床试验使用 WHO 标准随机分配受试者。在所有这些登记试验中,使用某种形式的肾功能评估来包括或排除受试者。排除标准是基于基线血清肌酐浓度或可测量的骨骼和矿物质代谢紊乱,表明存在 CKD-MBD,除非还有继发性甲状旁腺功能亢进症的非肾相关性原因[4](表 45.5)。一个值得注意的情况是,在骨质疏松症治疗登记试验的完整队列中,未经过系统测量血清 PTH 和血清磷。然而,与安慰剂相比,随机分配的每个试验批准用于治疗绝经后骨质疏松症(PMO)的所有疗法在正常肾功能范围内都显示出疗效。因此,代谢骨组织团体似乎认识到,世界卫生组织骨质疏松症诊断标准可以按类似的方式应用于 1~3 期 CKD 患者,只要没有肾脏相关的生化异常提示 MD-MBD。同样,人们一致认为,由于存在相同的危险因素,类似用于无已知 CKD 的骨质疏松症 (PMO) 人群的方式,FRAX 可以应用于 1~3 期 CKD。尽管更严重的 3 期(如 3B 期)CKD(eGFR 45~30mL/min)与 3A 期 CKD(45~60mL/min) 的早期阶段相比,可能具有更大的骨折风险。与没有 CKD 的骨质疏松症患者相比,CKD 患者骨生物学显然处于不同的环境中。即使在 2 期 CKD,也可出现 PTH、FGF23 和血清磷异常。然而,这些早期升高在多大程度上影响骨质疏松症和 CKD-MBD 的临床表现仍然有待研究。

表 45.5 继发性甲状旁腺功能亢进症的鉴别诊断[4]

继发性甲状旁腺功能亢进症
1. 低 25(OH)D/低钙血症
2. 钙吸收不良或摄入量减少
3. 高钙尿症
4. 慢性肾脏病(和急性肾衰竭)
5. 低 1,25D,正常 25(OH)D
6. 锂使用
7. 溶解剂
8. 家族性低尿钙性高钙血症

Jamal S and Miller PD JCD 2013.

4~5 期 CKD

当患者进展为 4~5 期 CKD 时,骨骼代谢紊乱占主导地位, 使用世界卫生组织骨质疏松症诊断标准或 FRAX 标准,如未对更大的骨折风险进行临床调整,将变得无效[49,67]。世界卫生组织工作组(1994)和骨折危险因素分析 (FRAX)(2001) 仅限于绝经后骨质疏松症状况;改善全球肾脏病预后组织(KDIGO)在 T 值(1992)[68]设定 14 年后确立了 CKD-MBD(2006)[49]。此外,由国际临床骨测量学会 (ISCD) 和国际骨质疏松症基金会(IOF)(布加勒斯特,罗马尼亚,2011 年 10 月)领导的世界卫生组织 PMO 人口研究达 10 年之久,获取 WHO 建立临床依据的数据,适用于除 PMO 以外的特定人群(如老年男子和 50 岁以下人群)。前提是与影响骨骼强度的次要条件并存。将未确定数据(世卫组织原始数据)纳入骨折风险评估系统(FRAX)的国际临床骨测量学会(ISCD)发展会议,仍然没有足够的数据将 CKD 纳入临床危险因素中来计算骨折风险。然而,在严重(4~5 期)CKD 中观察到的较高骨折风险的临床认识是有用的, 因为它强调了 CKD-MBD 在骨代谢紊乱中的额外风险,而这增加了旨在降低风险的治疗决策。因此,面对患有骨折和 CKD 患者的医生必须做出正确的诊断,因为如果患者具有骨质疏松症, 而不是包括肾性骨营养不良或 CKD-MBD 的范围的代谢性骨病, 则治疗决策是不同的。

DXA 可能低估 4~5 期 CKD 的骨折风险。然而,用于测量尺骨或胫骨皮质骨更灵敏的方法 (例如,pQCT 或其高分辨率 HR-pQCT) 比二维 DXA 在区分 4~5 期 CKD 患者骨折和非骨折的表现更好[受试者工作曲线(ROC)0.78][67]。与二维(DXA)测量的最大区别可能在于通过改善的高分辨率三维模式来确定骨尺寸、骨微结构和皮层孔隙度。

能够量化骨骼微结构的高分辨率放射性工具是科学有效的，对于骨质量测量的研究也非常重要。然而，它们目前并不是临床可用的，也没有与 DXA 相同方式 FRAX 验证 QCT 数据。脊柱或股骨的常规 QCT 对于骨质疏松性骨折（脊柱和髋关节）DXA 具有类似的风险预测。需要进行全性别大样本的前瞻性研究，比较二维和三维放射技术，包括髋 QCT 骨强度分析、FEA 以及在 CKD 全过程中脊椎骨小梁评分（TBS），以便在临床实践中广泛应用三维骨架构测量技术。

骨转换生物化学指标联合 PTH 在慢性肾衰竭骨骼畸形治疗中的应用

人类骨骼在皮质骨和松质骨部位完成骨重建。骨重建由系统性（如甲状旁腺激素、磷、1,25-二羟维生素 D、循环硬骨素蛋白，也可能是 FGF23）及局部骨微环境因子（如 RANKL、骨保护素、硬骨素、胰岛素生长因子、ephrin B2/eph B4）调控[34-40]。骨重建对于修复每日机械应力对骨骼造成的微损伤至关重要，并为钙流出以维持正常血清钙浓度提供了途径。在临床实践中，可以在血清中测量一些骨转换生物化学标志物（BTM），包括骨吸收和形成的标志物[69]。数据表明，特定的 BTM 浓度和血清 PTH 值可能有助于区分肾性骨病的异质形式，并且对于评估绝经后骨质疏松症中的系统性骨转换及对骨转换抑制剂（抗骨吸收药物）或刺激剂（合成代谢剂）的反应也是有价值的。表 45.6[69]列出了 BTM 并将可测量的 BTM 分为“吸收”和“形成”标记，认识到由于骨细胞系（骨破骨细胞、成骨细胞和骨细胞）之间的联系，两组指标可相互影响[35-37]。

不通过肾脏清除的两个标记：吸收（或者更准确地说，破骨细胞数的标志物），是抗酒石酸酸性磷酸酶（TRAP5b）；形成（或者更准确来说，成骨细胞活性的标志物），是骨碱性磷酸酶（BSAP）。来自成骨细胞的标志物 PINP 目前通过两种测定法测量：一种测量 PINP 的完整型（单体和三聚体）（罗氏诊断，Indianapolis，IN），以及仅测量三聚体型 PINP（免疫诊断，Phoenix，AZ）。三聚体型不被肾脏清除，而完整型可被肾脏清除[70,71]。使用唯一通过 FDA 批准的 PINP（放射免疫测定）测定法测量三聚体型。目前，没有足够的数据可以知道批间差异是否影响 PINP 清除率，从而影响完整 PINP 在 CKD 进程中判断成骨细胞活性的应用。从总结的特立帕肽临床试验数据可以看出，特立帕肽开始 3~4 个月（20μg/d）后，PINP 升高（>10μg/L）与骨矿物质密度（BMD）和（或）骨微架构改善密切相关（图 45.4）[72]。此时美国唯一可用的测定法可以完成这一重要的替代合成代谢测量，因为该测定法可测量三聚体形式（Immunodianostics Corpl.，Phoenix，AZ，USA，放射免疫标记测定法，Orion™）。

最近，一篇重量级文章评估了血清 PTH 和（或）BSAP 在不同形式的肾性骨病之间的区分能力[73]。在此项研究中，大样本量分析了定量骨组织形态计量学，以及组

表 45.6　临床实践中可用的骨转换标志物类型[69]

骨转换标志物	
• 吸收标志物	• 合成标志物
– Ⅰ型胶原蛋白降解产品	–基质蛋白
• 吡啶交联（PYD 和 DPD）	• Ⅰ型前胶原前肽
• C-末端肽和 N-末端肽（CTX，ICTP，NTX）	–C-末端（PICP）
	–N-末端（PINP）
–酶	• 骨钙素（OC）
• 抗酒石酸酸性磷酸酶（TRAP）5b	–酶
• 组织蛋白酶 K	• 碱性磷酸酶的骨亚型（骨 ALP）
• MMP	

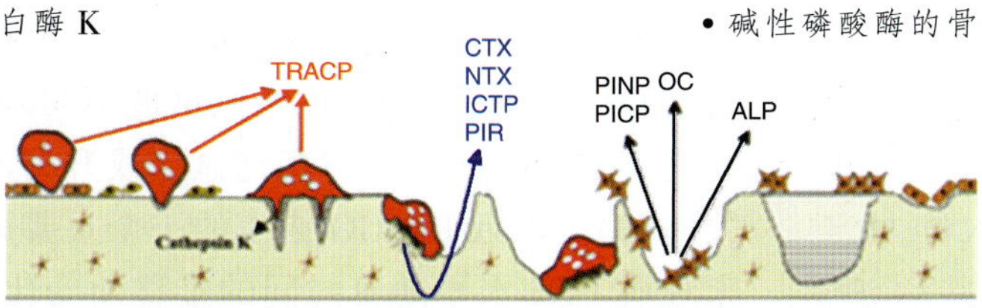

Adapted from Leeming et al. Eur J Clin Pharmacol 2006;62:781 - 92.

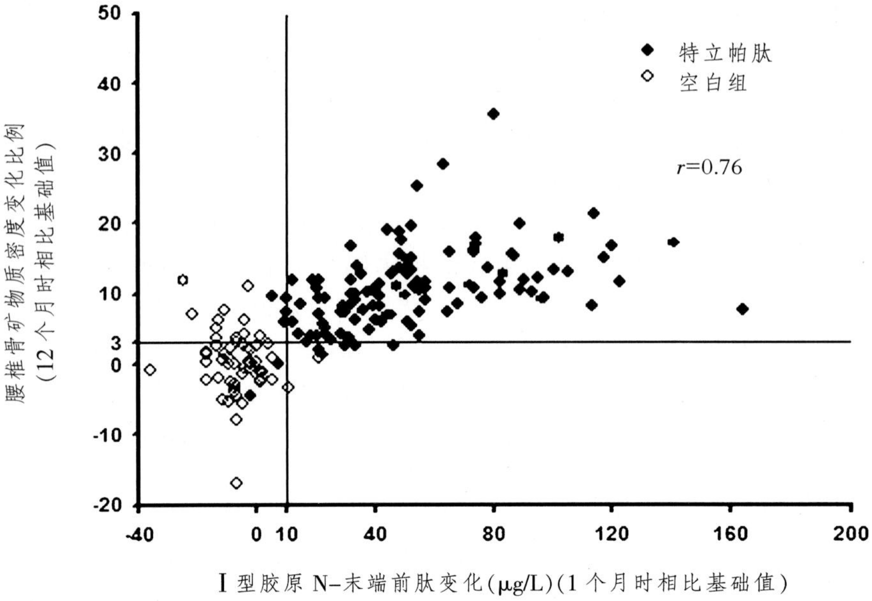

图 45.4 来自汇总的临床试验数据的血清Ⅰ型胶原N-末端前肽(PINP)对特立帕肽的反应[72]。

织特异性碱性磷酸酶活性和血清PTH。作者得出结论，在没有接受降低血清PTH治疗的透析患者中，血清PTH低于150pg/mL(甚至<100pg/mL)具有对无力型肾性骨病的高阳性预测值。组织特异性碱性磷酸酶活性在参考区间范围内的较低四分位数也提示无力型骨病。另一方面，高血清PTH(比参考范围上限高6倍)具有高甲状旁腺骨病(纤维囊性骨炎)的高阳性预测值，高骨碱性磷酸酶(BSAP)也是如此。然而，应该记住，在许多无甲状旁腺功能亢进的代谢性骨疾病中也可以出现高BSAP，并且可以在5期CKD的患者中共存，如Paget病或转移性癌症(表45.3)。在4~5期CKD患者和低T值或骨折患者的管理中，无力型骨病可能是需要排除最重要疾病。在这里，较低的PTH和BSAP水平可能有助于区分无力型骨病和骨质疏松症。这在治疗4~5期CKD患者骨折的情况下是最重要的，因为理论上如果骨转换开始降低，则用于治疗骨质疏松症的抗再吸收剂会进一步降低骨转换。

CKD性骨病的组织形态学定量骨活检

使用双四环素标记进行的经髂骨活检是区分各种肾性骨病以及诊断骨质疏松症的最灵敏和最具体的手段[74-76]。经髂骨活组织检查由经验丰富的操作者完成是安全的，发病率非常低。四环素与钙结合后进入骨。由于四环素具有固有荧光，所以它是测量骨转换某些动态参数的定量工具。定量组织形态计量学的科学依据来源于正常骨转换和异常骨转换的数据。而甲状旁腺的骨参数的组织形态计量范围参考了甲状旁腺功能障碍严重程度和持续时间，骨软化具有另外一套明确标准。无力型骨病通常被认为是缺乏任何单或双四环素标记的低转换障碍(图45.3)[77]。根据KDIGO建议，CKD患者的骨活组织检查应按TMV系统进行分类。

慢性肾脏病骨折的治疗

慢性肾脏病患者甲状旁腺功能亢进症的治疗

肾脏疾病成果质量保证(KDOQI)以及KDIGO工作组都已经出版了与慢性肾脏病相关PTH升高的指南[49,78]。最近KDIGO指南建议在GFR <45mL/(min·1.73m^2)的人群中测量血清钙、磷、碱性磷酸酶和PTH至少一次。在GFR<45mL/(min·1.73m^2)(GFR类别3B-5/5D)的个体中，最佳PTH浓度是未知的。建议首先对全段PTH值高于测定上限的患者进行高磷血症、低钙血症和维生素D缺乏症评估。严重甲状旁腺功能亢进症与瘙痒、肾功能恶化相关，此时伴随高钙血症、钙化防御、心血管疾病、神经肌肉功能障碍和死亡率升高。这些临床转归的具体机制可能不明确，尽管大部分发病率和(或)死亡率与高钙血症或升高的钙磷乘积有关(>70)。最近KDIGO指南的一个重要因素是推荐临床观察PTH水平随着时间的推移而变化，而不是单次测量。这一建议部分原因是循环PTH存在日间或每日分泌时相的差异，部分原因是 PTH 免疫测定实验室的差异，以及临床决策慢性疾病如继发性甲状旁腺功能亢进症最好应该多时间周期考虑。用于治疗 CKD 患者甲状旁腺功能亢进症的选择包括控制血清磷和(或)血清钙浓度、药理学作用的药物(通过改变钙敏感受体，包括特定维生素 D 类似物或拟钙剂)或甲状旁腺切除术来降低 PTH 分泌。在 2009 年出版的 KDIGO 指南中，基于不同程度证据对于 CKD 患者并发继发性甲状旁腺功能亢进症的临床决策推荐如下[49]：

1. 在 CKD 3~5 期未透析患者中，血清 PTH 逐渐上升，并且仍然持续高于检测的正常上限，尽管修正了可变因子，但 KDIGO 建议用骨化三醇或维生素 D 受体激动剂进行治疗。

2. 在 CKD 5D 期患者中，KDIGO 建议将 PTH 水平维持在正常值上限的 2~9 倍范围内。此外，建议在此范围内任一方向的 PTH 水平发生显著变化时，马上启动或改变治疗，以避免进展到超出该范围水平。

3. 在 CKD 5D 期患者 PTH 高水平或进行性升高过程中，KDIGO 提示骨化三醇、VDRA、拟钙剂或拟钙剂和骨化三醇或 VDRA 联合用于降低 PTH。

4. 治疗升高的 PTH 初始药物选择基于血清钙和磷水平以及 CKD-MBD 的其他方面是合理的。

5. 调整钙或非钙基磷酸盐结合剂剂量是合理的，以便控制 PTH 的治疗不会影响磷和钙水平。

6. KDIGO 建议对高钙血症患者减少或停止骨化三醇或 VDRA。

7. KDIGO 建议在难治性高磷血症患者中减少或停止骨化三醇或 VDRA。

8. KDIGO 建议在低钙血症患者中依据严重程度、伴随用药、临床症状和体征来减少或停止拟钙剂。

9. KDIGO 建议，如果全段 PTH 水平低于测定正常上限的两倍，则可以减少或停止骨化三醇、VDRA 和(或)拟钙剂。

10. 在具有严重甲状旁腺功能亢进症的 3~5D 期 CKD 患者中，KDIGO 建议对医学/药物治疗无效的患者实行甲状旁腺切除术。

这些建议是指南，2013 KDIGO 骨工作组可能会略有修改。指南的目的是提供指导，而不是规定临床决策，这通常是在其他医学/经济考虑的背景下进行的，而不是任何专业协会的证据或意见。例如，实施甲状旁腺切除术可能取决于可行性和当地外科医生的经验。在其他情况下，认可或对 VDRA 或拟钙剂长期使用的报销从而降低 PTH 生产，可以修改管理决策。

1~3 期 CKD 骨质疏松症的治疗

对于骨质疏松症的管理和治疗不应该因患者是否处于 1~3 期 CKD 而有所不同，除非有生物化学指标提示 CKD-MBD 存在[10,79,80]。所有使用 FDA 批准的或未标记用途的药物治疗骨质疏松症都定义了 1~3 期 CKD患者。尽管在以下部分将描述使用双膦酸盐、狄诺塞麦和特立帕肽的更多细节，但应提及降钙素、雌激素、雄激素和选择性雌激素受体调节剂(SERM)在这里的应用。最近，FDA 咨询小组建议，由于有可能增加胃肠道癌症风险的数据，应终止销售用于治疗骨质疏松症的鲑鱼降钙素。雌激素仍然注册用于预防骨质疏松症，尽管 FDA 因为担心雌激素具有心血管和乳腺癌事件增加的风险，建议其他骨活性剂优于雌激素。选择性雌激素受体调节剂(SERM)雷洛昔芬被 FDA 注册用于预防骨质疏松症(PMO)和浸润性乳腺癌[81]。有证据表明雷洛昔芬有助于降低绝经后女性椎骨但不降低非椎骨或髋部骨折风险。然而，有数据表明雷洛昔芬可能有助于减少 CKD 人群的非脊椎骨折风险。雄激素对骨骼和肌肉(肌营养不良)也有益，在性腺功能减退的男性中也应该考虑。雄激素有益于降低风险，但是由于雄激素暴露与前列腺癌风险增加之间的关系，应高度重视 CKD 人群[82,83]。

4~5 期 CKD 骨质疏松症的治疗

治疗骨质疏松症是患有脆性骨折的患者的重要考虑因素。骨质疏松性骨折后的死亡率和发病率在 CKD 患者中更高[84-93]。FDA 批准的骨质疏松症的药理选择的局限性是缺乏严重(4~5 期)CKD 患者骨折风险降低的证据，除了有对少量 PMO 注册样本较少的事后分析。本节重点介绍最广泛使用的治疗方法：代表抗再吸收药物的双膦酸盐和狄诺塞麦，以及作为唯一可用的合成代谢剂的特立帕肽。

抗吸收剂

抑制骨吸收的抗吸收药物[94]包括降钙素、雌激素、选择性雌激素受体调节剂、双膦酸盐和狄诺塞麦。每种抗吸收剂都有其独特的作用机制。由于双膦酸盐和狄诺塞麦是治疗骨质疏松症最广泛使用的抗再吸收剂，将进一步讨论这两种药物。

双膦酸盐是天然存在的焦膦酸盐(P-O-P)，即 ATP 代谢产物的生物类似物。焦膦酸盐由焦膦酸酶迅速代谢。双膦酸盐是焦膦酸盐的化学类似物。它们的 P-C-P

化学结构使其不能被焦膦酸酶或任何其他已知途径代谢[95-97]。由于其对骨矿物质的高亲和力，双膦酸盐被骨快速吸收。它们不结合任何其他组织。双膦酸盐通过两种机制抑制骨吸收：物理化学机制是稳定钙磷表面；细胞机制是抑制破骨细胞活性。双膦酸盐通过过滤和近端肾小管分泌被肾脏清除。在骨骼，它们保留在吸收腔中。保留在骨中的双膦酸盐的量可能体现了骨重建功能、骨转换率和肾小球滤过率。虽然口服双膦酸盐吸收较差（单次剂量<1%），但静脉注射双膦酸盐显示100%的生物利用度。通过肾脏机制，大约一半进入循环的双膦酸盐将被清除。口服双膦酸盐从未显示出任何肾毒性，而静脉注射双膦酸盐，特别是唑来膦酸，可能通过类似急性肾小管坏死的管状病变迅速降低肾小球滤过率(GFR)[98,99]。静脉注射伊班膦酸盐，以及仅登记用于治疗骨质疏松症的其他静脉注射的双膦酸盐，在临床试验或应用后报告中均未显示对肾脏的不利影响。在正常、健康受试者或肾脏GFR受损的受试者中，对这两种双膦酸盐从未进行任何点对点研究[100]。慢性给药唑来膦酸(>15分钟)似乎是安全的，即使GFR低于正常水平。在使用唑来膦酸的癌症试验中，肾损害的潜在风险似乎与剂量和输注速率有关[101,102]。这些数据表明，肾损伤可能与药物的峰值浓度(CMax)而不是曲线下面积(AUC)有关。然而，由于肾脏清除因素和GFR<30mL/min受试者的临床试验数据不足，双膦酸盐在GFR <30~35mL/min的患者中使用时应带有警告或禁忌标识。因此，这些药物不应该用于4~5期CKD患者，尽管来自利塞膦酸盐和阿仑膦酸盐临床试验的几项事后分析表明，肌酐清除率在30~15mL/min的骨折发生率降低[103,104]。在这些试验中(平均2.6年)，与安慰剂相比，双膦酸盐显著降低了形态学椎体骨折或所有临床骨折的发生率。在此期间没有肾功能失代偿。开发用于注册的初始临床试验不需要或测量任何预先设计的eGFR或GFR作为包含/排除标准，而仅需测量血清肌酐浓度。骨质疏松学会比肾病学会需要更长的时间来了解血清肌酐浓度可能属于“正常”的实验室参考范围，然而体重指数低的受试者GFR仍有显著减少。在这方面，只有唑来膦酸和狄诺塞麦的注册研究使用eGFR作为其入门标准之一。

大多数临床医生使用双膦酸盐3~5年。重新评估是适当的。长期、不间断地使用双膦酸盐涉及颌骨坏死和非典型股骨骨折骨等罕见副作用[105]。当患者停止使用双膦酸盐时，非典型股骨骨折的风险在第一年内下降了约70%[106]。在双膦酸盐治疗方面，患者可能自觉骨折的前驱症状。它是一种深度、持续的大腿前部或腹股沟疼痛。在这些情况下，股骨轴的X线片可能会显示与该综合征有关的经典应力骨折和骨膜反应。在双膦酸盐治疗3~5年的高风险患者（股骨颈T评分-2.5或以下）中，长期延长使用阿仑膦酸盐“福善美”(FLEX)的试验病例获益似乎超过了风险[107]。最近对双膦酸盐受益风险比的评论提供了有用的信息，说明双膦酸盐在正确的人群中使用时，为骨质疏松症(PMO)患者提供了巨大益处[108,109]。对于仍然存在高骨折风险的中止双膦酸盐的患者，FDA建议根据不同的作用机制选择不同针对性的骨质疏松症疗法。虽然没有关于双膦酸盐在进展期CKD中使用的数据，但似乎合乎逻辑的是，由于CKD骨内潴留可能更多，所以继续使用的再评估可能发生在通常3~5年期间的更早期。

最近的数据表明，双膦酸盐可能与总死亡率降低有关，包括与心血管事件有关的死亡原因[110]。如果与此观察有联系，那么通过双膦酸盐显示出改变影响血管钙化的内皮细胞通路的机制是未知的[111-113]。这些数据与CKD中骨转换和血管钙化问题相关。由于在严重CKD中低骨转换和血管钙化高风险之间可能存在联系，因此如果排除非常低转化(例如，无力型)骨病，则应该在该群体中降低骨转换(例如，使用双膦酸盐)[114]。

狄诺塞麦是一种完全人类单克隆抗体，与骨源性糖蛋白RANK-配体结合，从而抑制这种强大的骨吸收细胞因子[115-117]。它是骨转换有力和可逆的抑制剂。通过骨活检未见破骨细胞[118]。临床试验数据显示，在停药后6个月，骨转换和骨矿物质密度(BMD)作用均完全可逆。当狄诺塞麦重新启动时，药物对骨转换和BMD的相同作用迅速恢复[119-121](图45.5)。临床试验证据明确显示，骨质疏松症的所有骨折(髋、非脊椎和脊椎)风险降低。在目前报道的狄诺塞麦延期试验(8年)中，BMD持续增加[122]。

由于狄诺塞麦被代谢(在网状内皮系统中)，并且如果每6个月剂量未持续，其生物效应开始下降，虽然尚未确认，但似乎狄诺塞麦必须无限期地持续使用才能获益。另一方面，作为强大的抗吸收剂，人们想知道长期使用狄诺塞麦是否与长期使用双膦酸盐有关的罕见的严重不良事件(见上文讨论)相关。在进展期CKD患者中，狄诺塞麦可能导致PTH比通常更显著增加。在血液透析患者中，低钙血症是一个问题。通过确保足够的25-羟维生素D水平和钙摄入量，可以缓解这种低钙血症的作用[123]。

此外，对于肾病群体还有其他考虑。通过对原始注

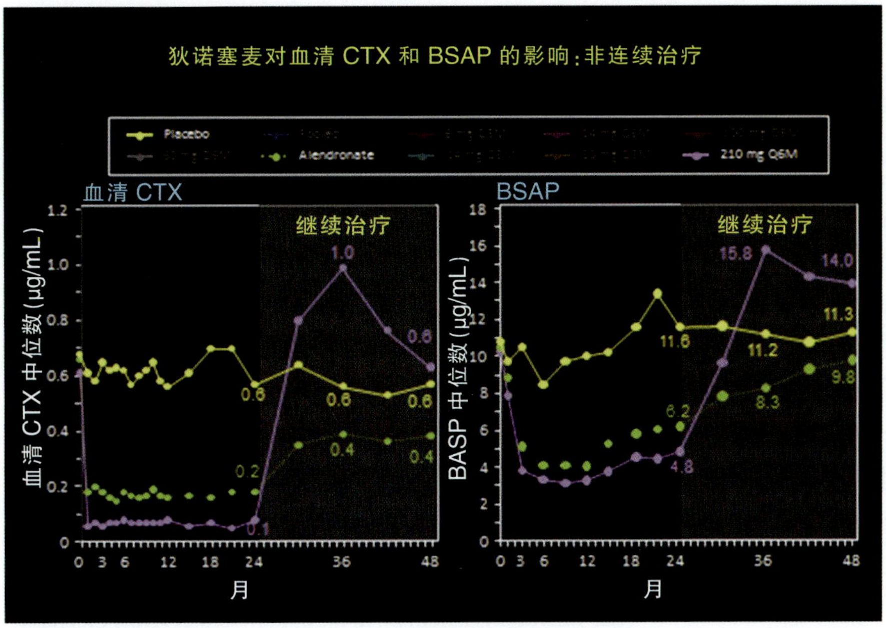

图 45.5 狄诺塞麦（RANK-配体单克隆抗体）的药代动力学，显示骨转换生物化学标志物的快速作用[119-121]。

册试验的定量骨组织形态学测定发现，治疗组与安慰剂组相比，更多受试者缺乏单个四环素标记[118]。虽然在<5%的健康正常受试者中缺失单个四环素标记，但是在狄诺塞麦使用中缺乏标记的数量，表明临床试验的部分受试者给药期间没有骨矿化。在单独的非注册研究（缩写为“STAND”）中，在停用狄诺塞麦后的受试者中可以看到双重标记[121]。然而，这些受试者在基线水平是否缺少标记还未知。最近一项组织形态学研究表明，在最初的随机化分组中四环素标记保存和矿化长达 5 年。此外，尚不清楚有多少受试者在基线水平缺少（或存在）四环素标记[124]。如果说抑制重塑与肾性无力型骨病有关，那么人们更会关注狄诺塞麦的附加作用。应该强调这一点，因为 FDA 对于在低 GFR 受试者中的使用没有任何警告。然而，在随机试验的事后分析中，狄诺塞麦显著增加 BMD，并降低 GFR 低至 15mL/min 受试者的椎骨骨折风险[125]。最后，由于血管钙化是 CKD 死亡的主要危险因素，有必要在狄诺塞麦试验中获得关于血管钙化的信息。这是非常重要的，因为血清骨保护素（OPG）水平随着狄诺塞麦给药作为对 RANKL 抑制的调节反应而升高。OPG 对血管钙化的影响有矛盾和相反的数据[126,127]。在狄诺塞麦注册试验中，通过腰椎侧位 X 线检查血管钙化，以评估椎骨压缩性骨折。最近公布的数据表明，治疗组与安慰剂组之间的血管钙化评分在为期 3 年的试验中没有发生变化[128]。较大的前瞻性试验正在设计中，以便通过各种更敏感的测量血管钙化方法检查狄诺塞麦与血管钙化之间的这种关系。

促合成代谢药物

甲状旁腺激素[PTH(1-84)]及其生物活性氨基末端片段特立帕肽[PTH(1-34)]用于治疗女性和男性骨质疏松症的骨代谢，也包括糖皮质激素诱导的骨质疏松症[129-132]。PTH(1-84)不允许在美国应用。特立帕肽的初次注册试验由于大鼠毒性而平均停止了 19 个月[133]。即使试验周期短，在脊椎和非脊椎部位清楚地显示出抗骨折功能。在大鼠中看到的骨肉瘤似乎是特异性的，因为在猴子或人类中并没有发现。特立帕肽登记试验与其他骨质疏松症登记试验一样，没有入组已知的 4~5 期 CKD 患者。然而，就像前面提到的事后分析阿仑膦酸钠、利塞膦酸钠、狄诺塞麦随机群体的亚组中 eGFR 值低至 15mL/min，特立帕肽试验也有小的亚组 eGFR 值低至 30mL/min [134]。在这些亚组中，BMD 和 PINP 也有类似于其他患者的增加，然而由于骨折数量太小无法进行统计分析。通过评估血清肌酐或血清钙浓度的变化，发现这些患者肾功能无明显变化。虽然 24 小时尿钙排泄平均每天增加 30~50mg，但无结石。预先存在的肾结石是试验随机化的排除标准。尽管血清尿酸在试验期间的这种变化的临床后果尚不清楚，但血清尿酸微量上升且明显高于安慰剂。

没有关于特立帕肽在 4~5 期 CKD 受试者中的影

响的数据，也没有无力型肾性骨病骨骼活检的病例。特立帕肽可能对无力型骨病受试者有益，但没有数据和药物剂量在该群体中使用的指示，这是有吸引力的研究方向[135-138]。数据表明，停止特立帕肽后骨折仍可能持续减少[139]。虽然未经证实，骨微结构改善（如在肾无力型骨病中所见）的潜在益处可能是原因之一，因此，促合成代谢药物应通过科学研究方法进一步研究。

结论

系统学习了解 CKD 中三种代谢性骨病，并对每一例患者进行分析，将有助于更合理、有针对性地诊断和治疗骨骼疾病，提高 CKD 患者的生活质量和寿命。

（阮颖新 贾俊亚 译）

参考文献

1. Goodman WG, Quarles LD. Development and progression of secondary hyperparathyroidism in chronic kidney disease: lessons from molecular genetics. *Kidney Int* 2008;**74**:276–88.
2. Jamal SA, West SL, Miller PD. Bone and kidney disease: diagnostic and therapeutic implications. *Curr Rheumatol Rep* 2012;**14**: 217–23.
3. Jamal S, Miller PD. Secondary and tertiary hyperparathyroidism. *J Clin Densit* 2013;**16**:64–8.
4. Miller PD. Unrecognized and underappreciated secondary causes of osteoporosis. *Endocrinol Metab Clin North Am* 2012;**41**:613–28.
5. Lamb EJ, Vickery S, Ellis AR. Parathyroid hormone, kidney disease, evidence and guidelines. *Ann Clin Biochem* 2007;**7**:647–56.
6. Bricker NS. On the pathogenesis of the uremic state. An exposition of the "trade-off hypothesis." *N Engl J Med* 1972;**286**:1093–9. Review.
7. Rhee Y, Lee EY, Lezcano V, Ronda AC, Condon KW, Allen MR, et al. Resorption controls bone anabolism driven by PTH receptor signaling in osteocytes. *J Biol Chem* 2013;**288**:29809–20.
8. Malluche HH, Koszewski N, Monier-Faugere MC, Williams JP, Mawad H. Influence of the parathyroid glands on bone metabolism. *Eur J Clin Invest* 2006;**36**(Suppl. 2):23–33.
9. Bilezikian JP, Matsumoto T, Bellido T, Khosla S, Martin J, Recker RR, et al. Targeting bone remodeling for the treatment of osteoporosis: summary of the proceedings of an ASBMR workshop. *J Bone Miner Res* 2009;**24**:373–85.
10. Miller PD. Bone disease in chronic kidney disease. *Am J Kid Dis* 2014 (in press).
11. Shimada T, Yamazaki Y, Takahashi M, Hasegawa H, Urakawa I, Oshima T, et al. Vitamin D receptor-independent FGF23 actions in regulating phosphate and vitamin D metabolism. *Am J Physiol Renal Physiol* 2005;**289**:F1088–95.
12. Levin A, Bakris GL, Molitch M, Smulders M, Tian J, Williams LA, et al. Prevalence of abnormal serum vitamin D, PTH, calcium and phosphorus in patients with chronic kidney disease: results of the study to evaluate early kidney disease. *Kidney Int* 2007;**71**:31–8.
13. Isakova T, Wahl P, Vargas GS, Gutierrez OM, Scialla J, Xie H, et al. Fibroblast growth factor 23 is elevated before parathyroid hormone and phosphate in chronic kidney disease. *Kidney Int* 2011;**79**:1370–8.
14. Stubbs J, Liu S, Quarles D. Role of fibroblast growth factor 23 in phosphatase homeostasis and pathogenesis of disordered mineral metabolism in chronic kidney disease. *Sem Dial* 2007;**20**:302–8.
15. Streja E, Wang HY, Lau WL, Molnar MZ, Kovesdy CP, Kalantar-Zadeh K, et al. Mortality of combined serum phosphorus and parathyroid hormone concentrations and their changes over time in hemodialysis patients. *Bone* 2014;**61**:201–7.
16. Menon MC, Ix JH. Dietary phosphorus, serum phosphorus, and cardiovascular disease. *Ann NY Acad Sci* 2013;**1301**:21–6.
17. Regmi P, Malla B, Gyawali P, Sigdel M, Shrestha R, Shah DS, et al. Product of serum calcium and phosphorus (Ca × PO4) as predictor of cardiovascular disease risk in predialysis patients. *Clin Biochem* 2014;**47**:77–81.
18. Jüppner H, Wolf M, Salusky IB. FGF-23: more than a regulator of renal phosphate handling? *J Bone Miner Res* 2010;**25**:2091–7.
19. Smith ER, McMahon LP, Holt SG. Fibroblast growth factor 23. *Ann Clin Biochem* 2014;**51**:203–27.
20. Dërmaku-Sopjani M, Kolgeci S, Abazi S, Sopjani M. Significance of the anti-aging protein klotho. *Mol Membr Biol* 2013;**30**:369–85.
21. Goodman WG, Quarles LD. Development and progression of secondary hyperparathyroidism in chronic kidney disease: lessons from molecular genetics. *Kidney Int* 2008;**74**:276–88.
22. Naveh-Many T, Marx R, Keshet E, Pike JW, Silver J. Regulation of 1,25-dihydroxyvitamin D3 receptor gene expression by 1,25-dihydroxyvitamin D3 in the parathyroid in vivo. *J Clin Invest* 1990;**86**:1968–75.
23. Silver J, Russell J, Sherwood LM. Regulation by vitamin D metabolites of messenger ribonucleic acid for preproparathyroid hormone in isolated bovine parathyroid cells. *Proc Natl Acad Sci USA* 1985;**82**. 4270-43.
24. Brown EM, Hebert SC. A cloned Ca(2+)-sensing receptor: a mediator of direct effects of extracellular Ca2+ on renal function? *J Am Soc Nephrol* 1995;**6**:1530–40.
25. Almaden Y, Hernandez A, Torregrosa V, Canalego A, Sabate L, Fernandez Cruz L, et al. High phosphate level directly stimulates parathyroid hormone secretion and synthesis by human parathyroid hormone tissue in vitro. *J Amer Soc Nephrol* 1998;**9**:1845–52.
26. Moallem E, Kilav R, Silver J, Naveh-Many T. RNA protein binding and post-transcriptional regulation of protein binding gene expression by calcium and phosphate. *J Biol Chem* 1998;**273**:5253–9.
27. Sprague SM, Belozeroff V, Danese MD, Martin LP, Olgaard K. Abnormal bone and mineral metabolism in kidney transplant patients—a review. *Am J Nephrol* 2008;**28**:246–53.
28. Parfitt AM, Drezner M, Glorieux F, Kanis J, Malluche H, Meunier P, et al. Bone histomorphometry: standardization of nomenclature, symbols, and units. Report of the ASBMR Histomorphometry Nomenclature Committee. *J Bone Miner Res* 1987;**2**:595–610.
29. Dempster DW, Compston JE, Dreznar MK, Glorieux FH, Kanis JA, Malluche H, et al. Standardized nomenclature, symbols, and units for bone histomorphometry: an update of the report of the ASBMR histomorphometry nomenclature committee. *J Bone Miner Res* 2013;**28**:2–17.
30. Andress DL, Sherrard DJ. The osteodystrophy of chronic renal failure. In: Schrier RW, editor. *Diseases of the Kidney and Urinary Tract*. Philadelphia, PA: Lippincott Williams and Wilkins; 2003. p. 2735–68.
31. Parfitt AM. Renal bone disease: a new conceptual framework for the interpretation of bone histomorphometry. *Curr Opin Nephrol Hyperten* 2003;**12**:387–403.
32. Cejka D, Marculescu R, Kozakowski N, Plischke M, Reiter T, Gessl A, et al. Renal elimination of sclerostin increases with declining kidney function. *J Clin Endocrinol Metab* 2014;**99**:248–55.
33. Pelletier S, Dubourg L, Carlier MC, Hadj-Aissa A, Fouque D. The relation between renal function and serum sclerostin in adult patients with CKD. *Clin J Am Soc Nephrol* 2013;**8**:819–23.
34. Boyce B. Advances in the regulation of osteoblasts and osteoclasts functions. *J Dent Res* 2013;**92**:860–7.

35. Bonewald L. The amazing osteocyte. *J Bone Miner Res* 2011;**26**:229–38.
36. Hernrisksen K, Neutzsky-Wulff AV, Bonewald L, Kardsal M. Local communication on and within the bone controls bone remodeling. *Bone* 2009;**44**:1026–33.
37. Bonewald L, Johnson ML. Osteocytes, mechanosensing and Wnt signaling. *Bone* 2008;**42**:606–15.
38. Takyar FM, Tonna S, Ho P, Crimmen-Irwin B, Baker EK, Martin TJ, et al. Ephrin B2, EphB4 inhibition in the osteoblast lineage modifies the anabolic response to parathyroid hormone. *J Bone Miner Res* 2013;**28**:912–25.
39. Canalis E. Wnt signaling in osteoporosis: mechanisms and novel therapeutic approaches. *Nature Rev Endocrinol* 2013;**9**:573–83.
40. Rhee Y, Lee EY, Lezcano V, Ronda AC, Condon KW, Allen MR, et al. Resorption controls bone anabolism driven by PTH receptor signaling in osteocytes. *J Biol Chem* 2013;**288**:29809–20.
41. Malluche HH, Manier-Faugere MC. PTH fragments and bone turnover. *Am J Kid Dis* 2003;**41**:1127.
42. Coen G, Ballanti P, Bonnucci E, Calabria S, Costantini S, Ferrannini M, et al. Bone markers in the diagnosis of low turnover osteodystrophy in hemodialysis patients. *Nephrol Dial Transplant* 1998;**13**:2294–302.
43. Couttenye MM, D'Haese PC, Van Hoof VO, Lemoniatou E, Goodman W, Verpooten GA, et al. Low serum levels of alkaline phosphatase of bone origin: a good marker of adynamic bone disease in hemodialysis patients. *Nephrol Dial Transplant* 1996;**11**:1065–72.
44. Coen G. Adynamic bone disease: an update and overview. *J Nephrol* 2005;**18**:117–22.
45. Frazao JM, Martins P. Adynamic bone disease: clinical and therapeutic implications. *Curr Opin Nephrol Hypertens* 2009;**18**:303–7.
46. Cannata-Andía JB, Rodriguez García M, Gómez Alonso C. Osteoporosis and adynamic bone in chronic kidney disease. *J Nephrol* 2013;**26**:73–80. Review.
47. Herberth J, Branscum AJ, Mawad H, Cantor T, Monier-Faugere MC, Malluche HH. Intact PTH combined with the PTH ratio for diagnosis of bone turnover in dialysis patients: a diagnostic test study. *Am J Kidney Dis* 2010;**55**:897–906.
48. Cejka D, Herberth J, Branscum AJ, Fardo DW, Monier-Faugere MC, Diarra D, et al. Sclerostin and Dikkopf-1 in renal osteodystrophy. *Clin J Am Soc Nephrol* 2011;**6**:877–82.
49. Kidney Disease: Improving Global Outcomes (KDIGO) CKD-MBD Working Group. KDIGO clinical practice guideline for the diagnosis, evaluation, prevention, and treatment of chronic kidney disease-mineral and bone disorder (CKD-MBD). *Kidney Int* 2009;**76**:S1–130.
50. Hofbauer LC, Brueck CC, Singh SK, Dobnig H. Osteoporosis in patients with diabetes mellitus. *J Bone Miner Res* 2007;**22**:1317–28.
51. Inzerillo AM, Epstein S. Osteoporosis and diabetes mellitus. *Rev Endocr Metab Disord* 2004;**5**:261–8.
52. Rosen CJ, Motyl KJ. No bones about it: insulin modulates skeletal remodeling. *Cell* 2010;**142**:198–200.
53. Hruska KA, Saab G, Mathew S, Lund R. Renal osteodystrophy, phosphate homeostasis, and vascular calcification. *Seminars Dialys* 2007:309–15.
54. Block GA, Ix JH, Ketteler M, Martin KJ, Thadhani RI, Tonelli M, et al. Phosphate hometstasis in CKD: report of a scientific symposium supported by The National Kidney Foundation. *Am J Kid Dis* 2013;**62**:457–73.
55. Parfrey PS, Chertow GM, Block GA, Correa-Rotter R, Drueke TB, Floege J, et al. The clinical course of treated hyperparathyroidism among patients receiving hemodialysis and the effect of cinacalcet: the EVOLVE trial. *J Clin Endo Metab* 2013;**98**:4834–44.
56. Gal-Moscovici A, Sprague SM. Use of vitamin D in chronic kidney disease patients. *Kidney Int* 2010;**78**:146–51.
57. Brown EM. Role of calcium sensing receptor in extra-cellular calcium homeostasis. *Best Pract Res Endocrinol Metab* 2013;**27**:333–43.
58. NIH Consensus Development Panel Osteoporosis Prevention Diagnosis and Therapy. *JAMA* 2001;**14**(285):785–95.
59. Hans DB, Goertzen AL, Krieg MA, Leslie WD. Bone microarchitecture by TBS predicts osteoporotic fractures independent of bone density: the Manitoba study. *J Bone Miner Res* 2011;**26**:2762–9.
60. Keaveny TM. Biomechanical computed tomography-noninvasive bone strength analysis using clinical computed tomography scans. *Ann NY Acad Sci* 2010;**1192**:57–65.
61. Krueger D, Fidler D, Libber J, Aubier-Rozier B, Hans D, Binkley N. Spine trabecular bone score subsequent to bone mineral density improves fracture discrimination in women. *J Clin Densit* 2014;**17**:60–5.
62. Miller PD. Bone strength and surrogate markers: the first, second and third fiddle. *J Bone Miner Res* 2012;**27**:1623–6.
63. Nickolas TL, Cremers S, Zhang A, Thomas V, Stein E, Cohen A, et al. Discriminants of prevalent fractures in chronic kidney disease. *J Am Soc Nephrol* 2011;**22**:1560–7.
64. Miller PD. The role of bone biopsy in chronic kidney disease. *Clin J Am Soc Nephrol* 2008;**3**:1–11.
65. Bouxsein ML. Non-invasive measurements of bone strength: promise and peril. *J Musculoskelet Neuronal Interact* 2004;**4**:404–5. Review.
66. Seeman E. Bone quality: the material and structural basis of bone strength. *J Bone Miner Metab* 2008;**26**:1–8.
67. Jamal SA, West SL, Miller PD. Bone and kidney disease: diagnostic and therapeutic implications. *Curr Rheumatol Rep* 2012;**14**:217–23.
68. Assessment of fracture risk and its application to screening for postmenopausal osteoporosis. Report of a WHO Study Group. *World Health Organ Tech Rep Ser* 1994;**843**:1–129 [Geneva].
69. Lemming DJ, Alexandersen P, Kardsal MA, Qvist P, Schaller ES, Tanko LB. An update of biomarkers of bone turnover and their utility in biomedical research and clinical practice. *Eur J Clin Pharmacol* 2006;**62**:781–92.
70. Vasikaran S, Eastell R, Bruyère O, Foldes AJ, Garnero P, Griesmacher A, et al. Markers of bone turnover for the prediction of fracture risk and monitoring of osteoporosis treatment: a need for international reference standards. *Osteoporos Int* 2011;**22**:391–420.
71. Bauer DC, Leary E, Silverman S, Lane N, Payette M, Krege J, et al. National Bone Health Alliance Bone Marker Turnover Project: current practices and the need for U.S. harmonization, standardization and common reference ranges. *Osteoporosis Int* 2012;**23**:2425–33.
72. Krege J, Jennifer Meyer Harris, Lane N, Miller PD. PINP as a biological response marker during teriparatide treatment for osteoporosis. *Osteoporosis Int* 2014. http://dx.doi.org/10.1007/s00198-014-2646-0.
73. Garrett C, Sardiwal S, Lamb EJ, Goldsmith D. PTH—a particularly tricky hormone: why measure it at all in kidney patients. *Clin J Am Soc Nephrol* 2013;**8**:299–312.
74. Miller PD. The role of bone biopsy in chronic kidney disease. *Clin J Am Soc Nephrol* 2008;**3**:1–11.
75. Frost HM. Tetracycline-based histological analysis of bone remodeling. *Calcif Tissue Res* 1969;**3**:211–37. Review.
76. Hitt O, Jaworski ZF, Shimizu AG, Frost HM. Tissue-level bone formation rates in chronic renal failure, measured by means of tetracycline bone labeling. *Can J Physiol Pharmacol* 1970;**48**:824–8.
77. Miller PD. Renal bone diseases. In: Orwoll E, editor. *Atlas of Metabolic Bone Diseases*. 3rd ed. NY: Springer; 2008. p. 135–46.
78. K/DOQI Clinical Practice Guidelines for Bone Metabolism and Disease in Chronic Kidney Disease. *Am J Kid Dis* 2003;**42**:S1–201.
79. Miller PD. Osteoporosis in patients with chronic kidney disease: diagnosis, evaluation and management. In: Basow DS, editor. *Up-to-Date*. Waltham, MA; UpToDate; 2013.
80. Miller PD. Fragility fractures in chronic kidney disease: an opinion-based approach. *Cleveland Clinic J Med* 2009;**76**:715–23.
81. Ettinger B, Black DM, Mitlak BH, Knickerbocker PH, Nickelsen T, Genant HK, et al. Reduction of vertebral fracture risk in postmenopausal women treated with raloxifene: results from a 3 year

randomized clinical trial. *JAMA* 1999;**282**:637–45.
82. Kaufman JM, Reginster JY, Boonen S, Brandi ML, Cooper C, Dere W, et al. Treatment of osteoporosis in men. *Bone* 2013;**53**:134–44.
83. Bliuc D, Nguyen ND, Milch VE, Nguyen TV, Eisman JA, Center JR. Mortality risk associated with low-trauma osteoporotic fracture and subsequent fracture in men and women. *JAMA* 2009;**301**:513–21.
84. Ensrud KE, Lui LY, Taylor BC, Ishani A, Shlipak MG, Stone KL, et al. Renal function and risk of hip and vertebral fractures in older women. *Arch Intern Med* 2007;**167**:133–9.
85. Dukas L, Schacht E, Stahelin HB. In elderly men and women treated for osteoporosis a low creatinine clearance <65 ml/min is a risk factor for falls and fractures. *Osteoporosis Int* 2005;**16**:1683–90.
86. Fried LF, Biggs ML, Shlipak MG, Seliger S, Kestenbaum B, Stehman-Breen C, et al. Association of kidney function with incident hip fracture in older adults. *J Am Soc Nephrol* 2007;**18**:282–6.
87. Nickolas TL, Cremers S, Zhang A, Thomas V, Stein E, Cohen A, et al. Discriminants of prevalent fractures in chronic kidney disease. *J Am Soc Nephrol* 2011;**22**:1560–7.
88. Nickolas TL, Leonard MB, Shane E. Chronic kidney disease and bone fracture: a growing concern. *Kidney Int* 2008;**2**:1–11.
89. Alem AM, Sherrard DJ, Gillen DL, Weiss NS, Beresford SA, Heckbert SR, et al. Increased risk of hip fracture among patients with end-stage renal disease. *Kidney Int* 2000;**58**:396–9.
90. Ball AM, Gillen DL, Sherrard D, Weiss NS, Emerson SS, Seliger SL, et al. Risk of hip fracture among dialysis and renal transplant recipients. *JAMA* 2002;**288**:3014–8.
91. Jadoul M, Albert JM, Akiba T, Akizawa T, Arab L, Bragg-Gresham JL, et al. Incidence and risk factors for hip or other bone fractures among hemodialysis patients in the Dialysis Outcomes and Practice Patterns Study. *Kidney Int* 2006;**70**:1358–66.
92. Stehman-Breen CO, Sherrard DJ, Alem AM, Gillen DL, Heckbert SR, Wong CS, et al. Risk factors for hip fracture among patients with end-stage renal disease. *Kidney Int* 2000;**58**:2200–5.
93. Ensrud KE. Fracture risk in CKD. *Clin J Am Soc Nephrol* 2013;**8**:1282–3.
94. Miller PD. Antiresorptives in the management of osteoporosis. *Best Practice and Research: Clin Endocrinol Metab* 2008;**22**:849–68.
95. Russell RG, Watts NB, Ebetino FH, Rogers MJ. Mechanisms of action of bisphosphonates: similarities and differences and their potential influence on clinical efficacy. *Osteoporosis Int* 2008;**19**:3219–28.
96. Diab DL, Watts NB, Miller PD. Bisphosphonates: pharmacology and use in the treatment of osteoporosis. In: Marcus R, Feldman D, Dempster D, Lucket M, Cauley J, editors. *Osteoporosis*. 4th ed. Waltham, MA; 2013. p. 1859–72.
97. Luhe A, Kunkele KP, Haiker M, Schad K, Zihlmann C, Bauss F, et al. Preclinical evidence for nitrogen-containing bisphosphonate inhibition of farnesyl diphosphate (FPP) synthase in the kidney: implications for renal safety. *Toxicol In Vitro* 2008;**22**:899–909.
98. Miller PD. The kidney and bisphosphonates. *Bone* 2011;**49**:77–81.
99. Markowitz GS, Fine PL, Stack JI, Kunis CL, Radhakrishnan J, Palecki W, et al. Toxic acute tubular necrosis following treatment with zoledronate (Zometa). *Kidney Int* 2003;**64**:281–9.
100. Miller PD, Ragi-Eis S, Mautalan C, Ramimeriz F, Jonkamski I. Effects of intravenous ibandronate injection on renal function in women with postmenopausal osteoporosis at high risk for renal disease—the DIVINE study. *Bone* 2011;**49**:1317–22.
101. Rosen LS, Gordon D, Kaminski M, Howell A, Belch A, Mackey J, et al. Long-term efficacy and safety of zoledronic acid compared with pamidronate disodium in the treatment of skeletal complications in patients with advanced multiple myeloma or breast carcinoma: a randomized, double-blind, multicenter, comparative trial. *Cancer* 2003;**98**:1735–44.
102. Saad F, Gleason DM, Murray R, Tchekmedyian S, Venner P, Lacombe L, et al. Zoledronic Acid Prostate Cancer Study Group. A randomized, placebo-controlled trial of zoledronic acid in patients with hormone-refractory metastatic prostate carcinoma.
103. Jamal SA, Bauer DC, Ensrud KE, Cauley JA, Hochberg M, Ishani A, et al. Alendronate treatment in women with normal to severely impaired renal function: an analysis of the fracture intervention trial. *J Bone Miner Res* 2007;**22**:503–8.
104. Miller PD, Roux C, Boonen S, Barton IP, Dunlap LE, Burgio DE. Safety and efficacy of risedronate in patients with age-related reduced renal function as estimated by the Cockcroft and Gault method: a pooled analysis of nine clinical trials. *J Bone Miner Res* 2005;**20**:2105–15.
105. Whitaker M, Guo J, Kehoe T, Benson G. Bisphosphonates for osteoporosis—where do we go from here? *New Engl J Med* 2012;**366**:2048–51.
106. Shane E, Burr D, Abrahamsen B, Adler RA, Brown TD, Cheung AM, et al. Atypical subtrochanteric and diaphyseal femoral fractures: second report of a task force of The American Society for Bone and Mineral Research. *J Bone Miner Res* 2014;**29**(1):1–23.
107. Black DM, Schwartz AV, Ensrud KE, Cauley JA, Levis S, Quandt SA, et al. FLEX Research Group. Effects of continuing or stopping alendronate after 5 years of treatment: the Fracture Intervention Trial Long-term Extension (FLEX): a randomized trial. *JAMA* 2006;**296**:2927–38.
108. Khosla S, Bilezikian JP, Dempster DW, Lewiecki EM, Miller PD, Neer RM, et al. Benefits and risks of bisphosphonate therapy for osteoporosis. *J Clin Endocrinol Metab* 2012;**97**:2272–82.
109. McClung M, Harris ST, Miller PD, Bauer DC, Davison KS, Dian L, et al. Bisphosphonate therapy for osteoporosis: benefits, risks, and drug holiday. *Am J Med* 2013;**126**:13–20.
110. Sambrook PN, Camerson ID, Chen JS, March LM, Simpson JM, Cumming RG, et al. MJ. Oral bisphosphonates are associated with reduced mortality in frail older people: a prospective five year study. *Osteoporos Int* 2011;**2**:2551–6.
111. Thompson B, Towler DA. Arterial calcification and bone physiology: role of the bone-vascular axis. *Nat Rev Endocrinol* 2012;**8**:529–43.
112. Peris P, Atkinson EJ, Gössl M, Kane TL, McCready LK, Lerman A, et al. Effects of bisphosphonate treatment on circulating osteogenic endothelial progenitor cells in postmenopausal women. *Mayo Clin Proc* 2013;**88**:46–55.
113. Santos LL, Cavalcanti TB, Bandeira FA. Vascular effects of bisphosphonates—a systematic review. *Clin Med Insights Endocrinol Diabetes* 2012;**5**:47–54.
114. Hruska KA, Saab G, Mattew S, Lund R. Renal osteodystrophy, phosphate homeostasis, and vascular calcification. *Semin Dialys* 2007:309–15.
115. Miller PD. Denosumab-anti-rank ligand antibody. *Curr Osteoporos Rep* 2009;**7**:18–22.
116. Miller PD. Denosumab—a review. *Therapeut Adv Musculoskel Dis* 2011;**3**:271–82.
117. Cummings SR, Martin JA, McClung MR, Siris ES, Eastell R, Reid IR, et al. for The FREEDOM TRIAL. Denosumab for prevention of fractures in postmenopausal women with osteoporosis. *New Engl J Med* 2009;**361**:756–65.
118. Reid IR, Miller PD, Brown JP, Kendler DL, Fahrleitner-Pammer A, Valter AI, et al. Effects of denosumab on bone histomorphometry: the freedom and stand studies. *J Bone Min Res* 2010;**25**:2256–65.
119. Miller PD, Bolognese MA, Lewiecki EM, McClung MR, Beiying D, Austin M, et al. Long term efficacy and safety of denosumab treatment in postmenopausal women with low bone mass: 48 month results of a randomized phase II clinical trial. *Bone* 2008;**43**:222–9.
120. McClung MR, Lewiecki EM, Bolognese MA, Peacock M, Weinstein RL, Ding B, et al. Effects of denosumab on bone mineral density and biochemical markers of bone turnover: 8 year results of a phase 2 clinical trial. *Osteoporosis Int* 2013;**24**:227–35.
121. Kendler DL, Roux C, Benhamou CL, Brown JP, Lillestol M, Siddhanti S, et al. Effects of denosumab on bone mineral density and bone turnover in postmenopausal women transitioning from alendronate. *J Bone Miner Res* 2010;**25**:72–81.
122. Ferrari S, Adachi JD, Luppuner K, Zaoalowski C, Miller PD,

Regisnter JY, et al. Further reductions in nonvertebral fracture rate with long-term denosumab treatment and influence of hip BMD after 7 years. *J Bone Miner Res* 2014 (in press).
123. Block GA, Bone HH, Fang L, Lee E, Padhi D. A single-dose study of denosumab in patients with various degrees of renal impairment. *J Bone Miner Res* 2012;**27**:1471–9.
124. Brown JP, Reid IR, Wagman RA, Kendler D, Miller PD, Erik J, et al. Effects of up to 5 years of denosumab treatment on bone histology and histomorphometry: The FREEDOM Study Extension. *J Bone Miner Res* 2014.
125. Jamal SA, Ljunggren O, Stehman-Breen C, Cummings SR, McClung MR, Goemaere S, et al. The effects of denosumab on fracture and bone mineral density by level of kidney function. *J Bone Miner Res* 2011;**26**:1829–35.
126. West SL, Lokb CE, Jamal SA. Osteoprotegerin and fractures in men and women with chronic kidney disease. *J Bone Miner Metab* 2013.
127. Bekker PJ, Holloway D, Nakanishi A, Arrighi M, Leese PT, Dunstan CR. The effect of a single dose of osteoprotogerin in postmenopausal women. *J Bone Miner Res* 2001;**16**:348–60.
128. Egbuna OI, Cheung AM, Siddhanti S, Wang A, Daizadeh N, Anthony M. Treatment of osteoporosis by RANKL inhibition with denosumab in women at high cardiovascular risk and with renal impairment does not accelerate vascular calcification. *J Bone Miner Res* 2014;**29**(2):450–7.
129. Miller PD, Bilezikian JP, Deal C, Harris ST. Clinical use of teriparatide in the real world: initial insights. *Endocr Pract* 2004;**10**:139–48.
130. Orwoll ES, Scheele WH, Paul S, Adami S, Syversen U, Diez-Perez A, et al. The effect of teriparatide [human parathyroid hormone (1–34)] therapy on bone density in men with osteoporosis. *J Bone Miner Res* 2003;**18**:9–17.
131. Kurland ES, Cosman F, McMahan DJ, Rosen CJ, Lindsay R, Bilezikian JP. Parathyroid hormone as a therapy for idiopathic osteoporosis in men: effects on bone mineral density and bone markers. *J Clin Endocrinol Metab* 2000;**85**:3069–76.
132. Saag KG, Shane E, Boonen S, Marín F, Donley DW, Taylor KA, et al. Teriparatide or alendronate in glucocorticoid-induced osteoporosis. *N Engl J Med* 2007;**357**:2028–39.
133. Neer RM, Arnaud CD, Zanchetta JR, Prince R, Gaich GA, Reginster JY, et al. Effect of parathyroid hormone (1–34) on fractures and bone mineral density in postmenopausal women with osteoporosis. *N Engl J Med* 2001;**344**:1434–41.
134. Miller PD, Schwartz EN, Chen P, Misurski DA, Krege JH. Teriparatide in postmenopausal women with osteoporosis and impaired renal function. *Osteoporosis Int* 2007;**18**:59–68.
135. Dempster DW, Cosman F, Kurland AS, Zhou H, Nieves J, Woelfert L, et al. Effects of daily treatment with parathyroid hormone on bone microarchitecture and turnover in patients with osteoporosis: a paired biopsy study. *J Bone Miner Res* 2001;**16**:1846–53.
136. Chen P, Miller PD, Delmas PD, Misurski DA, Krege JK. Change in bone mineral density (BMD) and fracture risk reduction in teriparatide-treated women with osteoporosis. *J Bone Miner Res* 2005;**20**:S5.
137. Cannata-Andía JB, Rodriguez García M, Gómez Alonso C. Osteoporosis and adynamic bone in chronic kidney disease. *J Nephron* 2013;**26**:73–8.
138. Frazao JM, Martins P. Adynamic bone disease: clinical and therapeutic implications. *Curr Opin Nephrol Hypertens* 2009;**18**:303–7.
139. Lindsay R, Scheele WH, Neer R, Pohl G, Adami S, Mautalen C, et al. Sustained vertebral fracture risk reduction after withdrawal of teriparatide [recombinant human parathyroid hormone (1–34)] in postmenopausal women with osteoporosis. *Arch Int Med* 2004;**164**:2024–30.

第 46 章

其他继发性甲状旁腺功能亢进状态

Laila Tabatabai, Suzanne M. Jan De Beur

甲状旁腺激素(PTH)的分泌受多种循环矿物质和激素之间复杂相互作用的调节,包括细胞外的钙(通过钙敏感受体、血浆磷、1,25-二羟维生素 D[1,25$(OH)_2$D]和成纤维细胞生长因子 23(fFGF23)。继发性甲状旁腺功能亢进症最常见的病因是肾脏疾病和维生素 D 缺乏,这些疾病及其对甲状旁腺功能的影响已在前文详述(见第 43~45 章)。其他相对少见的引起继发性甲状旁腺功能亢进的疾病包括钙平衡失调(缺乏、吸收障碍及过量排泄)、FGF23 过量相关疾病、肾移植后持续性甲状旁腺疾病、酸碱平衡紊乱和摄入某些药物。

钙平衡失调

血钙浓度由于钙离子在多种细胞及生理过程中的重要作用而受到严密的调节。在细胞水平,主要包括细胞分离和黏附,以及浆膜的结构和功能;在生理水平,钙在肌肉收缩(特别是心肌细胞)、神经元兴奋性、糖原代谢及凝血过程中是必需的。

甲状旁腺的主要作用是作为钙稳定元件,离子钙和 PTH 分泌是反向关系,钙离子的微小变化可导致 PTH 分泌的明显改变。PTH 通过其对骨骼、肾脏及肠道的作用调节循环钙浓度。

PTH 的主要作用已在本书做详细论述。简而言之,当 CaSR 感受到血清离子钙活性降低时,PTH 的合成和分泌就会增加。PTH 增加破骨细胞对骨骼钙和磷的再吸收,增加近端肾小管对钙的重吸收和磷的排泄,促进肾脏生成 1,25$(OH)_2$D,而 1,25$(OH)_2$D 可增加钙和磷在肠道的吸收[1],其净作用是升高血钙并维持血磷浓度。

血中离子钙的变化通过多种机制影响 PTH。当血清离子钙浓度升高时,分泌小泡上的钙敏感蛋白酶被激活,可促进 PTH 分解为无活性的片段并减少储存 PTH 的释放。离子钙水平的降低可引起 PTH mRNA 的表达增加及甲状旁腺细胞的增生[2]。G 蛋白偶联的CaSR定位于甲状旁腺细胞膜外,可利用其细胞外氨基末端区域感知钙水平[3]。离子钙水平升高时抑制 PTH 的分泌,离子钙水平降低时可增加 PTH 分泌。钙与 CaSR 结合可激活异源三聚体 G 蛋白 Gq/G11 和 Gi,刺激磷脂酶 C 并抑制 cAMP。细胞内游离钙的增加及 cAMP 的减少可抑制 PTH 的合成和分泌。

CaSR 可定位于整个肾单位,包括 PTH 介导的及 PTH 非依赖的钙重吸收均可发生的皮质髓袢升支粗段(CTAL)和远曲小管(DCT)。在 CTAL 和 DCT 上,PTH 与其受体结合,增强 Na/K/2Cl 共同转运子的活性,促进 NaCl 重吸收及刺激细胞旁路钙和镁的重吸收[4,5]。在远曲小管,PTH 通过瞬时受体电位通道 TRPV5 调节管腔内钙转运。PTH 通过抑制顶侧膜 3 型 Na^+/H^+交换体和基底膜侧 Na^+/K^+-ATP 酶抑制 Na 和 HCO_3^-在近端肾小管的重吸收。在近端肾小管,PTH 可刺激 1α-羟化酶以合成活性维生素 D 代谢产物 1,25$(OH)_2$D。

在消化道中,钙的吸收主要位于十二指肠和空肠,在回肠及结肠也可有部分吸收。减少饮食中钙摄入可引起 PTH 生成的增加。PTH 可通过使肾脏生成有活性的 1,25$(OH)_2$D 来刺激通道相关蛋白 TRPV6,以间接的方式增加肠道对钙的吸收。

骨骼是人体中最大的钙储存库,99%的钙储存于骨的羟磷灰石结晶中,其余 1%位于血液、细胞外液及组织中。已经证实负钙平衡状态可造成 PTH 介导的破骨细胞再吸收及钙和磷从骨骼中释放,以维持血钙浓度在生理范围内[6]。

钙排泄增加

肾脏排泄钙部分受 PTH 的调节,PTH 对肾脏近端小管的作用之一就是增加钙的重新收。然而,对于原发性甲状旁腺功能亢症(PHPT),钙排泄增加很常见,钙的滤过负荷增加导致尿钙丢失超过肠道钙的吸收，提示骨骼的再吸收是尿钙过多的主要来源。有研究提示PHPT患者存在骨矿物质密度(BMD)的丢失也支持这一结论(见第10章)[7]。

存在尿路结石的特发性高钙尿症患者可出现尿钙排泄、肠道钙吸收及骨钙再吸收的增加，以及肾小管重吸收钙和BMD的减低。对于这些患者，血清PTH浓度正常或降低，1,25 $(OH)_2D$ 水平及维生素D受体数量正常或升高[8]。

引起尿钙排泄增加的机制可能有两种：吸收性高钙尿症和肾性高钙尿症，区分这两种机制是非常重要的。对于吸收性高钙尿症，小肠对钙的吸收增加是主要原因，而对于肾性高钙尿症，则是由于肾小管重吸收功能障碍引起尿钙丢失增多。吸收性高钙尿症时甲状旁腺功能正常或受抑制，而肾性高钙尿症可引起继发性甲状旁腺功能亢进症，这是因为过多的丢失造成负钙平衡，骨骼中储存的钙释放入血保持血钙水平在生理范围内[9]。需要注意的是，研究显示特发性高钙尿症患者(包括吸收性高钙尿症和肾性高钙尿症)BMD降低，但亚分类研究显示肾性高钙尿症患者BMD的不足更明显，提示肾性高钙尿症相关的继发性甲状旁腺功能亢进症与该类患者骨量丢失有关[10]。

在肾性高钙尿症患者中，肠道钙吸收可能会增加，这可能是由PTH刺激CYP27B1(1α-羟化酶)使肾脏合成1,25$(OH)_2D$增加引起的[11]。噻嗪类利尿剂可通过影响远端小管钙通道TRPV5和钙结合蛋白的表达，改善过多的钙排泄，并且可以增加近端小管对钙的重吸收[12]。噻嗪类利尿剂可减少尿钙及cAMP的分泌，说明其可纠正肾性高钙尿症并降低循环PTH[13,14]。对于肾性高钙尿症患者，噻嗪类药物不但影响钙的吸收，而且还可以使甲状旁腺恢复正常功能[9]。对于吸收性高钙尿症患者，噻嗪类药物不能纠正肠道对钙的吸收增加，1,25$(OH)_2D$浓度维持不变，提示另一种不同的作用机制[15,16]。

特发性高钙尿症患儿[具有肾结石和(或)肉眼或镜下血尿]也会出现继发性甲状旁腺功能亢进症，噻嗪类药物同样可以纠正这一情况[17]。患有肾性高钙尿症和继发性甲状旁腺功能亢进症的绝经后女性常出现骨质疏松症；对8例患者进行骨活检组织形态学分析，显示高分数的再吸收表面和加速的骨转化。噻嗪类利尿剂治疗可纠正其继发性甲状旁腺功能亢进症并降低骨吸收的指数，提示这些女性的骨质疏松部分是由PTH依赖的破骨细胞再吸收引起的[18]。

在一项针对40例特发性高钙尿症患者的研究中，26例患者存在持续性高钙尿症及PTH水平升高，噻嗪类治疗22个月内可恢复正常[14]。特发性高钙尿症的男性患者同样可出现BMD降低及骨折风险升高[19]，噻嗪类药物可减少这类患者结石的复发，一项针对4例男性患者的研究显示噻嗪类药可能是通过增加近端小管重吸收钠和钙来介导这一效果的[12]。至于噻嗪类药物对BMD的影响，一项关于14例骨质疏松伴特发性高钙尿症的男性患者接受噻嗪类治疗的研究显示，与仅接受钙及维生素D治疗的无高钙尿症的骨质疏松症男性患者相比，他们的骨量并未增加[20]。

关于继发性甲状旁腺功能亢进症是否是肾性高钙尿症的特征尚有争议。一项针对33例肾结石患者的研究显示其PTH浓度在正常范围，无论摄入高钙、低钙或正常钙饮食都无上升[21]。另一项更早的研究显示吸收性高钙尿症和肾性高钙尿症患者PTH浓度及尿cAMP排泄无差异[22]。近期的研究集中在利用长时间的饮食钙摄入限制（300mg/24h持续3周，700~1000mg/24h持续4周)分析特发性高钙尿症不同的亚型，结果显示部分患者接受低钙饮食后出现尿钙丢失增加及代偿性PTH升高，另一部分患者尿钙排泄正常[23]。造成这些差异的分子机制尚不明确。对于特发性高钙尿症家系的研究显示了可能与高钙尿症性肾结石相关的基因位点：包含人类可溶性腺苷酸环化酶基因的染色体1q23.3-q24，包含维生素D受体基因的染色体12q12-q14，以及包含基因尚未确定的染色体9q33.3-q34.2[24-27]。

钙摄入减少

由于各种社会问题及其他原因，饮食中牛奶及奶制品的摄入不断减少。根据1994—1996年的年个人食物摄取持续性调查(CSFII)数据，超过70%的成年人饮食中钙摄入不足(400~800mg/d)[28]。此外，中老年人饮食钙摄入不足可独立于维生素D的水平，成为继发性甲状旁腺功能亢进症的原因[29]。一项针对法国养老院中60例绝经后女性的研究显示，摄入维生素D及钙强化酸奶可升高血25(OH)D水平并降低PTH水平[30]。

动物实验已经证实饮食中钙严重缺乏可导致钙调节相关激素水平及骨代谢的异常。在一项研究中，5周龄雄兔崽接受严格限钙饮食(0.026%)至30周龄(骨成熟)，对照组接受含0.45%的钙饮食，而重新补钙组接受含0.026%的钙饮食至15周龄，随后喂予含0.45%的钙饮食。三组在基线时骨化二醇与骨化三醇[1,25$(OH)_2D$]水平无明显差异，5周龄雄兔崽1,25 $(OH)_2D$水平在

30pg/mL 左右。接受严格限钙饮食的动物出现低钙血症、低磷血症、低钙尿症、血碱性磷酸酶活性及 1,25$(OH)_2$D 水平升高，继发性甲状旁腺功能亢进症及骨转化增加，它们的骨矿物质密度低于正常饮食的动物[31]。在 15 周龄使动物的钙摄入正常化可迅速纠正 30 周龄时这些生化指标及骨密度的变化。Peterson 等在 1995 年所做的研究与该实验结果相反，他们发现钙缺乏的影响是不可逆的。在这项研究中 4 周龄雌性大鼠接受低钙饮食（0.25%）持续 20 周，然后给予钙含量 0.5%或 1%的饮食 12~37 周龄，评估钙缺乏对峰值骨密度影响的可逆性，结果显示在青年期给予低钙饮食可阻碍、延迟骨生长，高钙摄入可促进峰值骨密度增高。此外，在青年期之后增加钙摄入并不能改变成年期胫骨近端的骨容量，因此青年期的低钙摄入对峰值骨密度存在永久性的有害影响[32]。维生素 D 水平在本研究中未做检测。

在多数国家，由于母乳维生素 D 含量较低以及气候原因使儿童得不到充足的紫外线照射，儿童佝偻病的主要原因是维生素 D 缺乏。但在尼日利亚、南非、印度次大陆等日晒充足的地区，维生素 D 缺乏并不常见，营养性佝偻病的主要原因是饮食中钙摄入不足[33]。来自印度和非洲国家的多项研究显示，尽管有充足的维生素 D 储备，这些地区的佝偻病和骨软化儿童饮食中钙摄入不足。这些国家的饮食是以大量谷物和豆科植物为基础的，乳制品的摄入相对少，另外这样的饮食中植酸盐和草酸盐丰富，可抑制钙的吸收[34]。1978 年，Pettifor 等对 9 例南非佝偻病儿童进行了研究，发现他们存在轻度低钙血症和继发性甲状旁腺功能亢进症，但没有证据表明存在维生素 D 的缺乏[35]。一项研究针对 3 例低钙饮食（125mg/d）、25-羟维生素 D[25(OH)D]水平正常（23~33ng/mL）的南非佝偻病儿童，给予 6 个月的钙磷补充治疗（未补充维生素 D），骨组织计量学检测显示在研究基线儿童存在严重的骨软化症，表现为骨体积、表面积和厚度的增加，钙化前沿的减少及骨矿化延迟时间的延长[36]。钙磷的补充治疗可显著增加钙化的骨容量并使骨矿化指数恢复正常。这项研究显示骨软化可能与儿童期单纯钙缺乏有关。

一项关于活动性佝偻病的孟加拉患儿的研究显示，其中大多数患者并无维生素 D 缺乏，特别是在 10 例活动性佝偻病患者（碱性磷酸酶>350U/L）中，有 7 例 25(OH)D 水平高于 14ng/mL，平均为 20ng/mL[37]。这说明饮食钙缺乏可能是这一人群患佝偻病的原因。钙和维生素 D 缺乏可能在儿童期及青年期佝偻病中发挥不同作用。一项针对印度佝偻病儿童及青年的研究显示，儿童佝偻病患者钙摄入较低，但 25(OH)D 水平与对照组相似，而青年患者无论钙摄入及维生素 D 水平均低于对照组[38]。这些患者随机分为两组，其中一组每日补充 1g 的钙，另一组除补充钙以外还给予维生素 D 的补充。无论是否补充维生素 D，所有患儿均在 3 个月完全治愈，而单独补充钙对青年期患者无效，同时给予钙和维生素 D 的青年患者在 3~9 个月内完全治愈[38]。

即使由于特定的地理种群关系而有所差异，钙和维生素 D 缺乏显然均与营养性佝偻病有关。对于尼日利亚儿童，无论是否补充维生素 D，补钙均可治愈佝偻病[39,40]。一项研究选取 123 例低钙饮食（每日钙摄入中位数为 203mg）并患有佝偻病的尼日利亚儿童，给予 24 周的维生素 D、钙或钙+维生素 D 联合治疗，结果显示与单独应用维生素 D 的儿童相比，给予钙或钙+维生素 D 治疗的儿童碱性磷酸酶显著下降，影像学检查提示佝偻病治愈[39]。在该研究中佝偻病儿童在基线水平 25（OH）D [(13.9±10.2)ng/mL] 低于对照组儿童 [(20.5± 6.2)ng/mL]。另一项研究使用钙、维生素 D 或钙+维生素 D 治疗 67 例印度佝偻病儿童 12 周，结果显示在 6 周和 12 周时，三组儿童影像学和生物化学指标均有好转，效果最佳的是钙+维生素 D 治疗组[41]。三组在初始阶段均有明显的继发性甲状旁腺功能亢进症，12 周时 PTH 恢复正常。需要注意的是，本研究中 82%的参与者在基线水平存在维生素 D 的缺乏，25(OH)D 水平低于 20ng/mL。

钙吸收减少

食物中钙的吸收量随着年龄及钙摄入的总量而变化（范围在 20%~60%），发育期儿童、妊娠期和哺乳期女性钙的吸收率较高，净钙的吸收随着年龄逐渐下降。约 90%的钙在十二指肠和空肠被吸收。钙需求的增加可刺激十二指肠、回肠和结肠上皮的钙主动运输系统，此时老年人的钙吸收率可由 20%升至 45%，而儿童及年轻人则可由 55%升高到 70%。主动的钙吸收在饮食负荷中可占 10%~15% 。肠道对钙的吸收受上皮钙通道的限制，后者可将肠腔内的钙转运入肠道细胞，通道相关蛋白 TRPV6、膜联蛋白 2、钙结合蛋白-D9K 和 PMCA1b 也参与这一过程[42]。钙摄入减少可引起 PTH 和 1,25$(OH)_2$D 的升高，使 TRPV6 的表达增加，从而增大钙吸收的比例以补偿饮食中钙摄入的减少[43,44]。肠道钙吸收的减少见于 1,25$(OH)_2$D 生成减少的情况，包括维生素 D 缺乏、慢性肾功能不全、甲状旁腺功能减退及衰老。糖皮质激素过多也可以导致肠道钙吸收的减少，即使 $1,25(OH)_2D$ 的水平尚在正常范围内。

饮食中蛋白质的摄入可影响钙平衡，最显著的是高蛋白饮食可促进尿钙的排泄。每日摄入蛋白质从75g 增加至 125g 可导致尿钙排出增加约 1.6mmol/d[45]。如果多余的钙丢失完全来源于骨骼，可引起成年女性每年 1%~2%的骨量丢失，与绝经期骨量丢失速度相当[28]。然而，肠道钙吸收增加可补偿大部分尿钙排泄的增多（约 80%），剩余的 20%可能来源于骨骼。理论上高蛋白饮食可导致 PTH 分泌增加，但这是否会直接引起继发性甲状旁腺功能亢进症尚不明确。相反，食物蛋白摄入 0.8g/(kg·d)已被发现与肠道钙吸收减少引起的继发性甲状旁腺功能亢进症相关[28]。

年龄相关的 GFR 下降可通过两种机制引起继发性甲状旁腺功能亢进：①血磷浓度升高（见第 44 章）；②$1,25(OH)_2D$ 水平下降，从而导致肠道钙吸收减少[29]。在老年人中，单纯钙吸收障碍（不伴维生素 D 缺乏）并不引起继发性甲状旁腺功能亢进症。在一项针对 482 例绝经后女性的研究中，年老的女性钙吸收率降低，但循环 PTH 水平并不升高，钙吸收率与血清 PTH 水平并无明显相关性[46]。

病理性肥胖患者在胃旁路手术后发生继发性甲状旁腺功能亢进症风险升高。一项研究显示，胃旁路手术后 PTH 水平升高的患者中仅有 30%存在维生素 D 缺乏[47]，提示除维生素 D 之外的其他营养成分可能与胃旁路手术后继发性甲状旁腺功能亢进症及代谢性骨病有关。在胃旁路手术中小肠（特别是钙吸收的主要部位十二指肠和空肠）的切断可能引起不依赖维生素 D 缺乏的钙吸收障碍。在行胃旁路手术的患者中，非洲裔美国人和围绝经期女性(>45 岁)与术后高 PTH 水平明显相关[47]。

摄入减少、吸收障碍及肾脏排泄增多引起的钙平衡的失调都可能导致继发性甲状旁腺功能亢进症。类似的是，主要由过多的 FGF23 介导的磷平衡的改变也可引起继发性甲状旁腺功能亢进症。

磷消耗性疾病

FGF23 是骨细胞和成骨细胞产生的一种循环成纤维细胞生长因子，对磷平衡具有重要的生理调节功能。FGF23 具有双重作用：①通过影响肾脏钠磷协同转运子（NaPiIIa 和 NaPiIIc）促进尿磷分泌；②通过减少 1α-羟化酶的表达及增加 24-羟化酶的表达抑制 $1,25(OH)_2D$ 的合成并促进其代谢[48-50]。FGF23 过多是 X-连锁低磷血症（XLH）、常染色体显性遗传低磷血症性佝偻病（ADHR）、1 型及 2 型常染色体隐性遗传低磷血症性佝偻病（ARHR1，AHRH 2）和瘤源性骨软化症（TIO）出现临床表现及生化检测异常的共同通路，这些疾病可表现为低磷血症、低 $1,25(OH)_2D$ 水平、骨软化和骨折以及不同程度的肌肉病变[51]。以上疾病临床均可表现为继发性甲状旁腺功能亢进症，但尚不明确甲状旁腺功能亢进症是疾病病理生理变化的变现还是治疗造成的意外结果。

FGF23 和 PTH 的相互作用是复杂并有争议的[52,53]。一些研究显示 PTH 可增加 FGF23 的表达[54,55]。FGF23 在部分原发性甲状旁腺功能亢进症患者及突变的 PTHR1 被激活引起的 Jansen 型干骺端软骨发育异常患者中表达升高[56]。另外，接受甲状旁腺切除的慢性肾脏病患者术后 FGF23 水平下降[57]。在体外，PTH 可直接刺激 FGF23 基因的表达[58]。

有关 PTH 与 FGF23 的关系，其他研究则显示出不同的结果。体外培养 ROS 17/2.8 成骨细胞时，加入 PTH 不能刺激 FGF23 的表达[59,60]。在一系列小鼠继发性甲状旁腺功能亢进症模型中（如 VDR 基因敲除小鼠和维生素 D 缺乏小鼠），血清 FGF23 呈低水平[61,62]。有趣的是，给 PTH 基因敲除小鼠补充维生素 D 可引起不依赖于 PTH 的 FGF23 升高[59]。另一项研究显示间断给予 PTH 可导致 FGF23 水平降低[63]。另外，还有发现甲状旁腺功能减退的患者 FGF23 水平升高[64]。

相反，FGF23 在体外可直接抑制 PTH mRNA 的表达，在体内可降低血 PTH 水平[65]。但是，FGF23 似乎并不能在临床上预防甲状旁腺功能亢进症的发生。升高的 FGF23 水平和 CKD 等各种疾病患者甲状旁腺功能亢进症的严重程度显著相关（见第 44 章）[66]，提示 FGF23 可能促进甲状旁腺功能亢进症的发展[66-68]。未来还需要更多实验研究来证实 PTH 和 FGF23 在矿物离子稳态和骨矿化中的相互关系。

肾性低磷血症性佝偻病：XLH、ADHR、ARHR、TIO

包括 XLH、ADHR、ARHR 和 TIO 的肾性低磷血症性佝偻病的传统治疗主要包括活性维生素 D（骨化三醇）和口服补充大剂量磷。治疗可导致肠道吸收磷增加，血磷升高，骨软化得到改善。大剂量磷治疗的常见并发症是血清离子钙活性减低，导致继发性甲状旁腺功能亢进症[69-72]。对于这些患者，骨化三醇可用于增加钙和磷在肠道的吸收，但其治疗区间狭窄，可引起阵发性高钙尿症和高钙血症，反复高钙尿症可引起肾结石并降低肾脏功能。既往研究已经证实 XLH 患者辅助应用利尿剂(氢氯噻嗪和阿米洛利)可引起血磷水平升高,从而降低口服补充磷的剂量。对于伴有继发性甲状旁腺功能亢进和高钙尿症的 XLH 患者,加用利尿剂可使患者应用更大剂量的骨化三醇和较少剂量的磷,有助于抑制 PTH 并维持其在正常水平[73]。

X-连锁低磷血症性佝偻病是 Albright 于 1937 年首次报道的,表现为生长迟缓、佝偻病、骨骼畸形和牙脓肿的临床综合征[74]。XLH 是由 PHEX 基因的失活突变引起的,可导致 FGF23 水平的升高[75-79]。FGF23 最初被认为是 PHEX 的作用底物,但近期研究显示 FGF23 并不是 PHEX 的直接作用底物,而 PHEX 可能通过一种未知机制调节骨细胞中 FGF23 基因的转录[79]。FGF23 抑制肾小管重吸收磷,减少 1,25(OH)$_2$D 的合成并促进其分解代谢,可引起严重的低磷血症及低 1,25(OH)$_2$D 水平,导致儿童佝偻病和生长迟缓、成人骨软化和骨折。对于 X-连锁低磷血症性佝偻病的患者,骨化三醇可降低血 PTH 浓度,增加肾小管对磷的重吸收,改善血磷水平[72]。近期已有研究应用拟钙剂(如西那卡塞)作为 XLH 的辅助治疗,拟钙剂可激活甲状旁腺主细胞的钙受体,增加其对钙的敏感性,从而减少 PTH 的分泌。通过抑制 PTH 分泌,拟钙剂可升高血磷水平,口服补充磷及骨化三醇的用量可减少,从而降低继发性甲状旁腺功能亢进症和肾钙质沉着症的风险[80]。此外,一篇个案报道报道了 1 例 XLH 合并继发性甲状旁腺功能亢进症的患者成功应用西那卡塞治疗后,其循环 FGF23 水平维持在低水平[81]。

口服补充磷治疗 XLH 引起的继发性甲状旁腺功能亢进症可能进展为三发性甲状旁腺功能亢进症,甲状旁腺出现自主性高功能。这一倾向已在数百例 XLH 的患者中出现[82]。与仅出现继发性甲状旁腺功能亢进症的患者相比,出现三发性甲状旁腺功能亢进症的 XLH 患者起病更早,应用磷补充的剂量更大,疗程更长[83]。出现三发性甲状旁腺功能亢进症的 XLH 患者可行甲状旁腺切除治疗,所有患者血钙均可长时间维持在正常水平,最常见的并发症是术后低钙血症和骨饥饿综合征。在接受甲状旁腺切除的 XLH 伴三发性甲状旁腺功能亢进症患者中,大多数存在甲状旁腺增生,少数具有一个或多个甲状旁腺腺瘤[84]。甲状旁腺腺瘤可能是由 XLH 伴继发性甲状旁腺功能亢进患者甲状旁腺弥漫增生后出现单克隆扩增引起的[85]。但文献中越来越多的病例提示了另一个有趣的可能,XLH 伴原发性甲状旁腺功能亢进症,主要见于未接受治疗的 XLH 患者,意味着这些 XLH 患者存在原发性的甲状旁腺损害,而不仅仅是治疗引起的结果[82,85,86]。

出现继发性或三发性甲状旁腺功能亢进症的 XLH 患者常在随后出现高血压(HTN)。一项研究显示所有患 XLH 和高血压的儿童都同时患有甲状旁腺功能亢进症[87]。在 CKD 患者中,继发性甲状旁腺功能亢进症常提示 HTN 的发生[88,89]。甲状旁腺功能亢进症与 HTN 联系的相关机制未明,但已有推测慢性甲状旁腺功能亢进症引起细胞内钙沉积于肾血管平滑肌细胞,造成肾素活性增高及血压升高。由于继发性甲状旁腺功能亢进症患者心血管风险升高,因此对于这种情况应早期识别并治疗,特别是对患低磷血症性佝偻病的年轻患者。

常染色体显性遗传低磷血症性佝偻病(ADHR)是由 FGF23 基因的错义突变引起 furin 蛋白酶识别位点被破坏,导致 FGF23 的降解和失活受抑制引起的,可造成 FGF23 水平升高,引起磷的丢失和维生素 D 合成缺陷。已发现骨化三醇的合成减少可导致低钙血症及继发性甲状旁腺功能亢进症[90,91]。ADHR 可引起与 XLH 相似的症状,包括低磷血症、佝偻病和生长迟缓,但 ADHR 可能有不同程度的延迟发病,其生化缺陷可能存在自发缓解。

瘤源性软骨病(TIO)是良性间质肿瘤产生高浓度 FGF23 引起的一种副肿瘤综合征。TIO 可导致高磷尿症、低磷血症、1,25(OH)$_2$D 水平正常或降低、骨软化、骨折和肌病。血 FGF23 水平升高。在成人表现为骨痛、病理性骨折和近端肌无力[92,93]。TIO 本身并不出现继发性甲状旁腺功能亢进症,多数患者 PTH 水平正常,但和上文提到的 XLH 一样,治疗骨软化和改善症状需要大剂量的磷和骨化三醇治疗,可引起 TIO 患者出现继发性甚至三发性甲状旁腺功能亢进症[93]。具体机制尚不明确,但已发现大剂量的磷可引起血钙水平暂时下降,间断刺激甲状旁腺。随着时间的推移,磷的补充长期刺激甲状旁腺会导致甲状旁腺自主分泌和三发性甲状旁腺功能亢进症[93]。拟钙剂西那卡塞同样已被用于治疗 TIO 患者,可使肾脏对磷的重吸收增加,降低补充磷的需要,使部分患者骨质愈合[94]。

维生素 D 依赖性佝偻病

维生素 D 的代谢过程及与继发性甲状旁腺功能亢进症的关系已在前文详细讲述(见第 43 章)。简单来说,PTH 受 1,25(OH)$_2$D 的调节,1,25(OH)$_2$D 缺乏导致肠道钙吸收及血钙水平减低,使 PTH 分泌增加,后者可增强 CYP27B1(1α-羟化酶)的活性,促进 25(OH)D 转化为 1,25$(OH)_2D$。相反,1,25$(OH)_2D$ 可通过 VDR 与 PTH 基因启动子的相互作用抑制 PTH 基因的翻译,从而抑制 PTH 分泌。

佝偻病包括两种罕见的类型:Ⅰ型维生素 D 依赖性佝偻病(VDDRⅠ,OMIM #264700)和Ⅱ型维生素 D 依赖性佝偻病(VDDRⅡ,OMIM #277440),是由维生素 D 合成障碍或维生素 D 受体异常引起的。每一例患者都可出现继发性甲状旁腺功能亢进症的临床表现。

Ⅱ型维生素 D 依赖性佝偻病是一种罕见的常染色体隐性遗传病,是由维生素 D 受体(VDR)基因的失活突变,导致靶组织对维生素 D 的活性代谢产物 1,25$(OH)_2D$ 抵抗造成的[95-100]。该类家族性维生素 D 抵抗是在 19 世纪 50 年代晚期被初次发现的[101-103]。VDDRⅡ在出生后迅速发病,导致骨软化、骨折、生长迟缓,部分患者可出现脱发,具体表现取决于 VDR 突变位点的不同[97]。严重病例可出现呼吸道感染和阻塞。VDDRⅡ可引起肠道钙吸收减少及低钙血症、继发性甲状旁腺功能亢进症、低磷血症、高碱性磷酸酶及骨化三醇水平极度升高[95]。由于低磷血症可预防生长板肥大细胞凋亡,已有人提出继发性甲状旁腺功能亢进症是 VDDRⅡ骨佝偻病的原因[104]。VDDRⅡ患者需要大剂量的钙,以维持正常的PTH和碱性磷酸酶水平及治疗骨质脱钙[105]。部分患者对大剂量维生素 D、25(OH)D 或骨化三醇联合钙的治疗方法有效[106]。一些患者口服药物治疗无效,需要大剂量静脉钙剂治疗[96]。需要注意的是,VDDRⅡ 患者的低磷血症在补充钙剂治疗后可得到改善,并不需要磷的补充,提示这类患者的低磷血症是由继发性甲状旁腺功能亢进症引起的。想在 XLH 和 ADHR 患者中一样,西那卡塞近期已被用于 VDDRⅡ的辅助治疗[107]。西那卡塞可快速抑制 PTH 并改善佝偻病的影像学改变,骨代谢指标的降低及 X 线可见增多的矿化物也证实了这一点。这些进一步证实继发性甲状旁腺功能亢进症及造成的低磷血症可能是 VDDRⅡ患者佝偻病的原因,因为西那卡塞可降低 PTH、改善低磷血症、改善佝偻病情况,即使存在 1,25$(OH)_2D$ 抵抗仍然不受影响.

骨化三醇是由 25(OH)D 通过 25-羟维生素 D-1α-羟化酶(1α-羟化酶)合成的。这种酶在Ⅰ型维生素 D 依赖性佝偻病或假性维生素 D 缺乏性佝偻病中存在缺陷。VDDRⅠ是由 CYP27B1 基因突变引起的 1α-羟化酶活性降低造成的,可导致低钙血症、继发性甲状旁腺功能亢进症、骨化三醇水平极度降低甚至缺乏和早发性佝偻病[96]。VDDRⅠ患儿也会表现为肌张力减退、肌肉无力、生长迟缓和低血钙抽搐,对生理剂量的骨化三醇治疗效果好,大剂量维生素 D_3 治疗无效。

Ⅰ型维生素 D 依赖性佝偻病可通过多种方法与肾性低磷血症性佝偻病相鉴别。VDDRⅠ 患者存在症状性低钙血症、继发性甲状旁腺功能亢进症、肾脏分泌 cAMP 增加及氨基酸尿症,两种疾病都存在低骨化三醇水平及低磷血症,生理剂量的骨化三醇可能纠正 VDDRⅠ患者的低钙血症和低磷血症[70]。

肾移植术后

继发性甲状旁腺功能亢进症在 CKD 患者中很多见,在前文已有详述(见第 44 章和第 45 章)。即使在肾移植术后,由于长期的甲状旁腺刺激,甲状旁腺功能亢进症可能持续存在。达 50% 的肾移植受者在术后 1 年存在血清 PTH 浓度的升高。随着肾功能的改善,移植后甲状旁腺功能亢进症引起轻度高钙血症和低磷血症[108]。在很多情况下,增生的甲状旁腺在移植术后逐渐恢复至正常大小,随后 PTH 水平恢复正常[109]。也有很多文献报道了在成功肾移植术后继发性甲状旁腺功能亢进症的复发,可引起肾钙质沉着症、血管钙化和移植肾失功。慢性异基因移植物失功是肾移植术后继发性甲状旁腺功能亢进症复发最常见的病因,其他原因主要包括维生素 D 的缺乏以及应用糖皮质激素造成的钙在肠道的吸收与肾脏的重吸收减少[110,111]。肾移植后甲状旁腺功能亢进症的持续时间和严重程度与移植前血清 PTH 浓度、甲状旁腺的体积及是否存在甲状旁腺结节有关[112,113]。在儿童肾移植患者中,移植后出现持久的继发性甲状旁腺功能亢进症的预测因素包括移植前 PTH 水平、透析持续时间、肌酐清除率和低磷血症[114]。甲状旁腺切除术及经皮无水乙醇注射都可用于治疗三发性甲状旁腺功能亢进症及肾移植后复发的继发性甲状旁腺功能亢进症[115-118]。

肾移植期停止使用西那卡塞的患者似乎更易在移植后早期出现甲状旁腺功能亢进症的复发并需要行甲状旁腺切除[119]。有小型研究显示西那卡塞可有效治疗肾移植后患者的高钙血症及继发性甲状旁腺功能亢进症[120-124]。近期针对 21 项研究进行的荟萃分析也证实了西那卡塞在治疗肾移植后甲状旁腺功能亢进症中的作用[125]。

CKD 患者的代谢性骨病是一个复杂的病理生理过程,继发性甲状旁腺功能亢进症在其中发挥重要作用,前文已有详述(见第 45 章)。在肾移植术后,多种因素造成骨矿物质密度的改变,包括矿物质代谢、免疫抑制剂的使用、激素水平的变化、肾小管功能障碍及营养水平[126–129]。多数肾移植患者在 6 个月内出现低转化骨病或混合型肾性骨病[130,131]。一项移植后行骨活检的研究显示成骨细胞表面与移植前后的 PTH 浓度呈正相关，提示 PTH 在肾移植后保护成骨细胞数量及功能中发挥作用[130]。

酸碱平衡紊乱

用于肥胖症的空回肠旁路手术可导致吸收障碍，造成低钙血症和维生素 D 缺乏，引起继发性甲状旁腺功能亢进症[132]。高氯性酸中毒是肠旁路手术的并发症，是由肠碳酸氢盐丢失和肾小管酸中毒(RTA)共同引起的。继发性甲状旁腺功能亢进症可能在肠旁路手术后出现 RTA 过程中发挥作用，纠正钙和维生素 D 缺乏导致的尿液酸化功能的恢复，但这一过程的确切机制仍不清楚[133]。

Fanconi 综合征最初描述了一名具有糖尿、氨基酸尿、低磷血症的儿童，随后发现其在成人及儿童都可发生。Fanconi 综合征患者可出现骨软化症，伴或不伴 1,25–二羟维生素 D 缺乏[134]，这是由近端肾小管磷丢失和磷的排泄增加引起持续低磷血症造成的，可导致继发性甲状旁腺功能亢进症[135–138]。

Dent 病是由 Charles Dent 及其团队在 1964 年首先报道的[139]，这是一种少见的 CLCN5 基因突变引起的 X 染色体连锁的近端肾小管缺陷性疾病，其特征为儿童出现高钙尿症、低分子量蛋白尿、肾钙质沉着症、进展性肾衰竭、身材矮小、骨量减少及佝偻病[140]。持续高钙尿症可引起继发性甲状旁腺功能亢进症。

远端肾小管性酸中毒以持续代谢性酸中毒伴尿 pH 升高、高钙尿症、肾钙质沉着症和肾结石为特征[141]。高钙尿症可引起继发性甲状旁腺功能亢进症，而应用浓度噻嗪类利尿剂治疗高钙尿症可降低血清 PTH。对于远端肾小管性酸中毒患者，应用碱治疗酸中毒也可导致血清 PTH 水平的降低，但机制尚不明确[142]。

醛固酮增多症

醛固酮增多症是一种与饮食钠摄入不相符的醛固酮慢性升高状态，与心血管不良重塑相关。醛固酮过量引起钾的排泄增多、钠潴留，以及尿和粪便中钙和镁的丢失增加，随后出现的低钙血症可刺激 PTH 的释放[143,144]。近期有研究发现醛固酮引起的继发性甲状旁腺功能亢进症可导致细胞内钙超负荷、氧化应激、线粒体渗透性损伤及细胞坏死，最终导致心肌纤维化[145]。这一机制曾在用醛固酮治疗甲状旁腺切除大鼠的研究中讨论过[146]。PTH 在病理性心肌重塑中的作用还需要进一步研究。

药物

锂被广泛用于躁郁症的治疗，已发现其与甲状旁腺功能亢进症、甲状腺功能异常等多种内分泌紊乱状态相关。已有临床观察及文献报道发现接受锂治疗的肾功能正常的患者出现高钙血症、低磷血症及血清 PTH 水平的升高[147–150]。在有些报道中，高达 50%的锂治疗患者出现了高钙血症和甲状旁腺功能亢进症[151]。锂相关甲状旁腺功能亢进症似乎与锂浓度、使用时间及累积剂量无关[152]，可引起血钙轻度升高，血 PTH 升高或不恰当地在正常范围内，血磷正常，尿钙排泄减少[153]。

锂影响甲状旁腺功能的机制仍不清楚。曾有研究者提出锂可阻断 CaSR，导致抑制 PTH 释放所需的钙水平阈值升高[154]。另一个可能的机制是锂可作用于甲状旁腺，直接刺激 PTH 的释放[155]。还有人推测锂可通过影响钙调定点使之前已存在的甲状旁腺病理状态显露出来[156]。近期有发现糖原合成酶激酶 3b(GSK-3b)可抑制 PTH 翻译，锂可能通过抑制 GSK-3b 的作用增加 PTH 的翻译和生成[157]。锂相关甲状旁腺功能亢进症的患者常有多腺体增生[156,158]。锂治疗过程中应监测血钙水平并注意是否出现高钙血症的症状，曾有高钙血症和甲状旁腺功能亢进症的患者应避免应用锂治疗[159]。

袢利尿剂呋塞米与盐负荷相结合可引起尿钙丢失增加，但血清总钙和离子钙水平不变。呋塞米引起的高钙尿症患者存在尿 cAMP 分泌的增加，提示甲状旁腺活性的升高。因此，对于这些高钙尿症患者，继发性甲状旁腺功能亢进症使小肠对钙的吸收增加，导致最终的钙平衡状态[160]。

前列腺癌骨转移引起骨钙的包埋及对钙的需求增加，导致继发性甲状旁腺功能亢进症[161–163]。相反，溶骨性转移可通过从骨骼中释放钙引起高钙血症。在前列腺癌及成骨细胞骨转移患者中，达 50%可出现低钙血症、继发性甲状旁腺功能亢进症和低磷血症[164]。骨转移瘤患者钙磷乘积降低，符合继发性甲状旁腺功能亢进症[165]。此外，对于应用唑来膦酸治疗的转移性前列腺癌患者，升高的 PTH 水平提示预后不良[166]。

双膦酸盐广泛用于多种肿瘤骨转移的治疗和预防，应用这类药物可导致暂时性低钙血症和甲状旁腺功能亢进症，在 3~4 周内缓解[167]。曾有病例报道应用双膦酸盐后出现严重低钙血症，引起继发性甲状旁腺功能亢进症，表现为 PTH 持续显著升高[168-172]。双膦酸盐引起的低钙血症可能是由缺陷代偿机制引起的，如低镁血症或甲状旁腺切除术后引起的甲状旁腺功能减退、维生素 D 缺乏或 PTH 抵抗。对于有广泛骨转移的患者，钙沉积于成骨细胞可引起血钙降低并限制骨钙的动员[168]。

用于治疗 HIV 的抗反转录病毒药物可能会影响钙磷平衡。有纵向研究显示应用该类药物可使患者低骨密度、骨软化症和骨折风险升高[173]。施多宁和利福布汀已被发现与维生素 D 缺乏有关，而后者常引起继发性甲状旁腺功能亢进症[173,174]。替诺福韦可使 HIV 患者 25(OH)D 浓度低于 20~30ng/mL，引起继发性甲状旁腺功能亢进症[175-178]。

伊马替尼是治疗慢性髓系白血病的常用药。一项横断面研究显示，部分应用伊马替尼的患者出现了低磷血症、钙水平降低、血清 PTH 升高及骨转换水平下降[179]。后续研究显示开始伊马替尼治疗后，患者骨生成标志物（骨钙蛋白和Ⅰ型胶原 N-末端前肽 PINP）升高，而骨吸收标志物（β 型Ⅰ型胶原 C-末端肽 β-CTX）不变。另外，还可见血钙浓度降低（可能是由于细胞外液中的钙沉积到骨），引起继发性甲状旁腺功能亢进症，导致高磷尿症并降低血磷水平[180]。伊马替尼对骨转换及钙磷平衡的长期影响尚需进一步研究证实。

（刘晓峦 译）

参考文献

1. Suzuki Y, Landowski CP, Hediger MA. Mechanisms and regulation of epithelial Ca2+ absorption in health and disease. *Annu Rev Physiol* 2008;**70**:257–71.
2. Silver J, Kilav R, Sela-Brown A, Naveh-Many T. Molecular mechanisms of secondary hyperparathyroidism. *Pediatr Nephrol* 2000;**14**:626–8.
3. Brown EM, Gamba G, Riccardi D, Lombardi M, Butters R, Kifor O, et al. Cloning and characterization of an extracellular ca(2+)-sensing receptor from bovine parathyroid. *Nature* 1993;**366**:575–80.
4. de Rouffignac C, Quamme G. Renal magnesium handling and its hormonal control. *Physiol Rev* 1994;**74**:305–22.
5. Hebert SC. Extracellular calcium-sensing receptor: implications for calcium and magnesium handling in the kidney. *Kidney Int* 1996;**50**:2129–39.
6. Nordin BE. Evolution of the calcium paradigm: the relation between vitamin D, serum calcium and calcium absorption. *Nutrients* 2010;**2**:997–1004.
7. Pak CY. Physiological basis for absorptive and renal hypercalciurias. *Am J Physiol* 1979;**237**:F415–23.
8. Rosen CJ, Bouillon R, Compston JE, Rosen V. *Primer on the metabolic bone diseases and disorders of mineral metabolism.* Hoboken, NJ: Wiley-Blackwell; 2013. p. 1106.
9. Barilla DE, Tolentino R, Kaplan RA, Pak CY. Selective effects of thiazide on intestinal absorption of calcium and adsorptive and renal hypercalciurias. *Metabolism* 1978;**27**:125–31.
10. Zerwekh JE. Bone disease and idiopathic hypercalciuria. *Semin Nephrol* 2008;**28**:133–42.
11. Kaplan RA, Haussler MR, Deftos LJ, Bone H, Pak CY. The role of 1 alpha, 25-dihydroxyvitamin D in the mediation of intestinal hyperabsorption of calcium in primary hyperparathyroidism and absorptive hypercalciuria. *J Clin Invest* 1977;**59**:756–60.
12. Bergsland KJ, Worcester EM, Coe FL. Role of proximal tubule in the hypocalciuric response to thiazide of patients with idiopathic hypercalciuria. *Am J Physiol Renal Physiol* 2013;**305**:F592–9.
13. Coe FL, Canterbury J, Reiss E. Hyperparathyroidism in idiopathic hypercalciuria: primary or secondary? *Trans Assoc Am Phys* 1971;**84**:152–61.
14. Coe FL, Canterbury JM, Firpo JJ, Reiss E. Evidence for secondary hyperparathyroidism in idiopathic hypercalciuria. *J Clin Invest* 1973;**52**:134–42.
15. Sakhaee K, Nicar MJ, Brater DC, Pak CY. Exaggerated natriuretic and calciuric responses to hydrochlorothiazide in renal hypercalciuria but not in absorptive hypercalciuria. *J Clin Endocrinol Metab* 1985;**61**:825–9.
16. Zerwekh JE, Pak CY. Selective effects of thiazide therapy on serum 1 alpha,25-dihydroxyvitamin D and intestinal calcium absorption in renal and absorptive hypercalciurias. *Metabolism* 1980;**29**:13–7.
17. Moore ES, Langman CB, Favus MJ, Schneider AB, Coe FL. Secondary hyperparathyroidism in children with symptomatic idiopathic hypercalciuria. *J Pediatr* 1983;**103**:932–5.
18. Sakhaee K, Nicar MJ, Glass K, Pak CY. Postmenopausal osteoporosis as a manifestation of renal hypercalciuria with secondary hyperparathyroidism. *J Clin Endocrinol Metab* 1985;**61**:368–73.
19. Lauderdale DS, Thisted RA, Wen M, Favus MJ. Bone mineral density and fracture among prevalent kidney stone cases in the third national health and nutrition examination survey. *J Bone Miner Res* 2001;**16**:1893–8.
20. Legroux-Gerot I, Catanzariti L, Marchandise X, Duquesnoy B, Cortet B. Bone mineral density changes in hypercalciuretic osteoporotic men treated with thiazide diuretics. *Joint Bone Spine* 2004;**71**:51–5.
21. Burckhardt P, Jaeger P. Secondary hyperparathyroidism in idiopathic renal hypercalciuria: fact or theory? *J Clin Endocrinol Metab* 1981;**53**:550–5.
22. Olmer M, Berland Y, Argemi B. Absence of secondary hyperparathyroidism in most patients with renal hypercalciuria. *Kidney Int Suppl* 1983;**16**:S175–9.
23. Muller D, Eggert P. Prolonged dietary calcium restriction: a diagnostic approach in idiopathic hypercalciuria. *Nephron* 2001;**89**:384–90.
24. Coe FL, Parks JH, Moore ES. Familial idiopathic hypercalciuria. *N Engl J Med* 1979;**300**:337–40.
25. Reed BY, Heller HJ, Gitomer WL, Pak CY. Mapping a gene defect in absorptive hypercalciuria to chromosome 1q23.3-q24. *J Clin Endocrinol Metab* 1999;**84**:3907–13.
26. Scott P, Ouimet D, Valiquette L, Guay G, Proulx Y, Trouvé ML, et al. Suggestive evidence for a susceptibility gene near the vitamin D receptor locus in idiopathic calcium stone formation. *J Am Soc Nephrol* 1999;**10**:1007–13.
27. Wolf MT, Zalewski I, Martin FC, Ruf R, Müller D, Hennies HC, et al. Mapping a new suggestive gene locus for autosomal dominant nephrolithiasis to chromosome 9q33.2-q34.2 by total genome search for linkage. *Nephrol Dial Transplant* 2005;**20**:909–14.
28. Kerstetter JE, O'Brien KO, Insogna KL. Dietary protein, calcium metabolism, and skeletal homeostasis revisited. *Am J Clin Nutr* 2003;**78**:584S–92S.
29. Compston JE, Silver AC, Croucher PI, Brown RC, Woodhead JS. Elevated serum intact parathyroid hormone levels in elderly patients with hip fracture. *Clin Endocrinol (Oxf)* 1989;**31**:667–72.

30. Bonjour JP, Benoit V, Payen F, Kraenzlin M. Consumption of yogurts fortified in vitamin D and calcium reduces serum parathyroid hormone and markers of bone resorption: a double-blind randomized controlled trial in institutionalized elderly women. *J Clin Endocrinol Metab* 2013;**98**:2915–21.
31. Mehrotra M, Gupta SK, Kumar K, Awasthi PK, Dubey M, Pandey CM, et al. Calcium deficiency-induced secondary hyperparathyroidism and osteopenia are rapidly reversible with calcium supplementation in growing rabbit pups. *Br J Nutr* 2006;**95**:582–90.
32. Peterson CA, Eurell JA, Erdman Jr JW. Alterations in calcium intake on peak bone mass in the female rat. *J Bone Miner Res* 1995;**10**:81–95.
33. Pettifor JM. Nutritional rickets: deficiency of vitamin D, calcium, or both? *Am J Clin Nutr* 2004;**80**:1725S–9S.
34. Oramasionwu GE, Thacher TD, Pam SD, Pettifor JM, Abrams SA. Adaptation of calcium absorption during treatment of nutritional rickets in Nigerian children. *Br J Nutr* 2008;**100**:387–92.
35. Pettifor JM, Ross P, Wang J, Moodley G, Couper-Smith J. Rickets in children of rural origin in South Africa: is low dietary calcium a factor? *J Pediatr* 1978;**92**:320–4.
36. Marie PJ, Pettifor JM, Ross FP, Glorieux FH. Histological osteomalacia due to dietary calcium deficiency in children. *N Engl J Med* 1982;**307**:584–8.
37. Fischer PR, Rahman A, Cimma JP, Kyaw-Myint TO, Kabir AR, Talukder K, et al. Nutritional rickets without vitamin D deficiency in bangladesh. *J Trop Pediatr* 1999;**45**:291–3.
38. Balasubramanian K, Rajeswari J, Gulab, Govil YC, Agarwal AK, Kumar A, et al. Varying role of vitamin D deficiency in the etiology of rickets in young children vs. adolescents in northern India. *J Trop Pediatr* 2003;**49**:201–6.
39. Thacher TD, Fischer PR, Pettifor JM, Lawson JO, Isichei CO, Reading JC, et al. A comparison of calcium, vitamin D, or both for nutritional rickets in Nigerian children. *N Engl J Med* 1999;**341**:563–8.
40. Oginni LM, Sharp CA, Badru OS, Risteli J, Davie MW, Worsfold M. Radiological and biochemical resolution of nutritional rickets with calcium. *Arch Dis Child* 2003;**88**:812–7. discussion 812–7.
41. Aggarwal V, Seth A, Marwaha RK, Sharma B, Sonkar P, Singh S, et al. Management of nutritional rickets in Indian children: a randomized controlled trial. *J Trop Pediatr* 2013;**59**:127–33.
42. Hoenderop JG, Nilius B, Bindels RJ. Calcium absorption across epithelia. *Physiol Rev* 2005;**85**:373–422.
43. Lieben L, Benn BS, Ajibade D, Stockmans I, Moermans K, Hediger MA, et al. Trpv6 mediates intestinal calcium absorption during calcium restriction and contributes to bone homeostasis. *Bone* 2010;**47**:301–8.
44. van de Graaf SF, Boullart I, Hoenderop JG, Bindels RJ. Regulation of the epithelial Ca2+ channels TRPV5 and TRPV6 by 1alpha,25-dihydroxy vitamin D3 and dietary Ca2+. *J Steroid Biochem Mol Biol* 2004;**89–90**:303–8.
45. Kerstetter JE, O'Brien KO, Insogna KL. Low protein intake: the impact on calcium and bone homeostasis in humans. *J Nutr* 2003;**133**:855S–61S.
46. Nordin BE, Morris HA, Horowitz M, Coates PS, O'Loughlin PD, Need AG. Calcium malabsorption does not cause secondary hyperparathyroidism. *Calcif Tissue Int* 2009;**85**:31–6.
47. Youssef Y, Richards WO, Sekhar N, Kaiser J, Spagnoli A, Abumrad N, et al. Risk of secondary hyperparathyroidism after laparoscopic gastric bypass surgery in obese women. *Surg Endosc* 2007;**21**:1393–6.
48. Shimada T, Mizutani S, Muto T, Yoneya T, Hino R, Takeda S, et al. Cloning and characterization of FGF23 as a causative factor of tumor-induced osteomalacia. *Proc Natl Acad Sci USA* 2001;**98**:6500–5.
49. Shimada T, Hasegawa H, Yamazaki Y, Muto T, Hino R, Takeuchi Y, et al. FGF-23 is a potent regulator of vitamin D metabolism and phosphate homeostasis. *J Bone Miner Res* 2004;**19**:429–35.
50. Liu S, Zhou J, Tang W, Jiang X, Rowe DW, Quarles LD. Pathogenic role of Fgf23 in hyp mice. *Am J Physiol Endocrinol Metab* 2006;**291**:E38–49.
51. Bielesz B. Emerging role of a phosphatonin in mineral homeostasis and its derangements. *Eur J Clin Invest* 2006;**36**(Suppl. 2):34–42.
52. Martin A, David V, Quarles LD. Regulation and function of the FGF23/klotho endocrine pathways. *Physiol Rev* 2012;**92**:131–55.
53. Quarles LD. Role of FGF23 in vitamin D and phosphate metabolism: implications in chronic kidney disease. *Exp Cell Res* 2012;**318**:1040–8.
54. Larsson T, Nisbeth U, Ljunggren O, Juppner H, Jonsson KB. Circulating concentration of FGF-23 increases as renal function declines in patients with chronic kidney disease, but does not change in response to variation in phosphate intake in healthy volunteers. *Kidney Int* 2003;**64**:2272–9.
55. Kawata T, Imanishi Y, Kobayashi K, Miki T, Arnold A, Inaba M, et al. Parathyroid hormone regulates fibroblast growth factor-23 in a mouse model of primary hyperparathyroidism. *J Am Soc Nephrol* 2007;**18**:2683–8.
56. Brown WW, Jüppner H, Langman CB, Price H, Farrow EG, White KE, et al. Hypophosphatemia with elevations in serum fibroblast growth factor 23 in a child with Jansen's metaphyseal chondrodysplasia. *J Clin Endocrinol Metab* 2009;**94**:17–20.
57. Sato T, Tominaga Y, Ueki T, Goto N, Matsuoka S, Katayama A, et al. Total parathyroidectomy reduces elevated circulating fibroblast growth factor 23 in advanced secondary hyperparathyroidism. *Am J Kidney Dis* 2004;**44**:481–7.
58. Lavi-Moshayoff V, Wasserman G, Meir T, Silver J, Naveh-Many T. PTH increases FGF23 gene expression and mediates the high-FGF23 levels of experimental kidney failure: a bone parathyroid feedback loop. *Am J Physiol Renal Physiol* 2010;**299**:F882–9.
59. Liu S, Tang W, Zhou J, Stubbs JR, Luo Q, Pi M, et al. Fibroblast growth factor 23 is a counter-regulatory phosphaturic hormone for vitamin D. *J Am Soc Nephrol* 2006;**17**:1305–15.
60. Saji F, Shigematsu T, Sakaguchi T, Ohya M, Orita H, Maeda Y, et al. Fibroblast growth factor 23 production in bone is directly regulated by 1{alpha},25-dihydroxyvitamin D, but not PTH. *Am J Physiol Renal Physiol* 2010;**299**:F1212–7.
61. Shimada T, Yamazaki Y, Takahashi M, Hasegawa H, Urakawa I, Oshima T, et al. Vitamin D receptor-independent FGF23 actions in regulating phosphate and vitamin D metabolism. *Am J Physiol Renal Physiol* 2005;**289**:F1088–95.
62. Yu X, Sabbagh Y, Davis SI, Demay MB, White KE. Genetic dissection of phosphate- and vitamin D-mediated regulation of circulating Fgf23 concentrations. *Bone* 2005;**36**:971–7.
63. Samadfam R, Richard C, Nguyen-Yamamoto L, Bolivar I, Goltzman D. Bone formation regulates circulating concentrations of fibroblast growth factor 23. *Endocrinology* 2009;**150**:4835–45.
64. Gupta A, Winer K, Econs MJ, Marx SJ, Collins MT. FGF-23 is elevated by chronic hyperphosphatemia. *J Clin Endocrinol Metab* 2004;**89**:4489–92.
65. Ben-Dov IZ, Galitzer H, Lavi-Moshayoff V, Goetz R, Kuro-o M, Mohammadi M, et al. The parathyroid is a target organ for FGF23 in rats. *J Clin Invest* 2007;**117**:4003–8.
66. Urakawa I, Yamazaki Y, Shimada T, Iijima K, Hasegawa H, Okawa K, et al. Klotho converts canonical FGF receptor into a specific receptor for FGF23. *Nature* 2006;**444**:770–4.
67. Li H, Martin A, David V, Quarles LD. Compound deletion of Fgfr3 and Fgfr4 partially rescues the hyp mouse phenotype. *Am J Physiol Endocrinol Metab* 2011;**300**:E508–17.
68. Kuro-o M, Matsumura Y, Aizawa H, Kawaguchi H, Suga T, Utsugi T, et al. Mutation of the mouse klotho gene leads to a syndrome resembling ageing. *Nature* 1997;**390**:45–51.
69. Alon US. Nephrocalcinosis. *Curr Opin Pediatr* 1997;**9**:160–5.
70. Chan JC, Alon U, Hirschman GM. Renal hypophosphatemic rickets. *J Pediatr* 1985;**106**:533–44.
71. Kruse K, Hinkel GK, Griefahn B. Calcium metabolism and growth during early treatment of children with X-linked hypophospha-

taemic rickets. *Eur J Pediatr* 1998;**157**:894–900.
72. Alon U, Chan JC. Effects of parathyroid hormone and 1,25-dihydroxyvitamin D3 on tubular handling of phosphate in hypophosphatemic rickets. *J Clin Endocrinol Metab* 1984;**58**:671–5.
73. Alon U, Chan JC. Effects of hydrochlorothiazide and amiloride in renal hypophosphatemic rickets. *Pediatrics* 1985;**75**:754–63.
74. Albright F, Butler AM, Bloom E. Rickets resistant to vitamin D therapy. *Am J Dis Children* 1937;**54**:529–44.
75. Jonsson KB, Zahradnik R, Larsson T, White KE, Sugimoto T, Imanishi Y, et al. Fibroblast growth factor 23 in oncogenic osteomalacia and X-linked hypophosphatemia. *N Engl J Med* 2003;**348**:1656–63.
76. Weber TJ, Liu S, Indridason OS, Quarles LD. Serum FGF23 levels in normal and disordered phosphorus homeostasis. *J Bone Miner Res* 2003;**18**:1227–34.
77. The HYP Consortium. A gene (PEX) with homologies to endopeptidases is mutated in patients with X-linked hypophosphatemic rickets. *Nat Genet* 1995;**11**:130–6.
78. Yamazaki Y, Okazaki R, Shibata M, Hasegawa Y, Satoh K, Tajima T, et al. Increased circulatory level of biologically active full-length FGF-23 in patients with hypophosphatemic rickets/osteomalacia. *J Clin Endocrinol Metab* 2002;**87**:4957–60.
79. Liu S, Guo R, Simpson LG, Xiao ZS, Burnham CE, Quarles LD. Regulation of fibroblastic growth factor 23 expression but not degradation by PHEX. *J Biol Chem* 2003;**278**:37419–26.
80. Alon US, Levy-Olomucki R, Moore WV, Stubbs J, Liu S, Quarles LD. Calcimimetics as an adjuvant treatment for familial hypophosphatemic rickets. *Clin J Am Soc Nephrol* 2008;**3**:658–64.
81. Yavropoulou MP, Kotsa K, Gotzamani Psarrakou A, Papazisi A, Tranga T, Ventis S, et al. Cinacalcet in hyperparathyroidism secondary to X-linked hypophosphatemic rickets: case report and brief literature review. *Hormones (Athens)* 2010;**9**:274–8.
82. Knudtzon J, Halse J, Monn E, Nesland A, Nordal KP, Paus P, et al. Autonomous hyperparathyroidism in X-linked hypophosphataemia. *Clin Endocrinol (Oxf)* 1995;**42**:199–203.
83. Makitie O, Kooh SW, Sochett E. Prolonged high-dose phosphate treatment: a risk factor for tertiary hyperparathyroidism in X-linked hypophosphatemic rickets. *Clin Endocrinol (Oxf)* 2003;**58**:163–8.
84. Savio RM, Gosnell JE, Posen S, Reeve TS, Delbridge LW. Parathyroidectomy for tertiary hyperparathyroidism associated with X-linked dominant hypophosphatemic rickets. *Arch Surg* 2004;**139**:218–22.
85. Tournis ST, Giannikou PV, Paspati IN, Katsalira EA, Voskaki IC, Lyritis GP. Co-existence of X-linked hypophosphatemic rickets (XLH) and primary hyperparathyroidism: case report and review of the literature. *J Musculoskelet Neuronal Interact* 2005;**5**:150–4.
86. Blydt-Hansen TD, Tenenhouse HS, Goodyer P. PHEX expression in parathyroid gland and parathyroid hormone dysregulation in X-linked hypophosphatemia. *Pediatr Nephrol* 1999;**13**:607–11.
87. Alon US, Monzavi R, Lilien M, Rasoulpour M, Geffner ME, Yadin O. Hypertension in hypophosphatemic rickets—role of secondary hyperparathyroidism. *Pediatr Nephrol* 2003;**18**:155–8.
88. Mailloux LU, Levey AS. Hypertension in patients with chronic renal disease. *Am J Kidney Dis* 1998;**32**:S120–41.
89. Rostand SG, Drueke TB. Parathyroid hormone, vitamin D, and cardiovascular disease in chronic renal failure. *Kidney Int* 1999;**56**:383–92.
90. Bai XY, Miao D, Goltzman D, Karaplis AC. The autosomal dominant hypophosphatemic rickets R176Q mutation in fibroblast growth factor 23 resists proteolytic cleavage and enhances in vivo biological potency. *J Biol Chem* 2003;**278**:9843–9.
91. Bai X, Miao D, Li J, Goltzman D, Karaplis AC. Transgenic mice overexpressing human fibroblast growth factor 23 (R176Q) delineate a putative role for parathyroid hormone in renal phosphate wasting disorders. *Endocrinology* 2004;**145**:5269–79.
92. Kumar R. Tumor-induced osteomalacia and the regulation of phosphate homeostasis. *Bone* 2000;**27**:333–8.
93. Jan de Beur SM. Tumor-induced osteomalacia. *JAMA* 2005;**294**:1260–7.
94. Geller JL, Khosravi A, Kelly MH, Riminucci M, Adams JS, Collins MT. Cinacalcet in the management of tumor-induced osteomalacia. *J Bone Miner Res* 2007;**22**:931–7.
95. Malloy PJ, Zhu W, Bouillon R, Feldman D. A novel nonsense mutation in the ligand binding domain of the vitamin D receptor causes hereditary 1,25-dihydroxyvitamin D-resistant rickets. *Mol Genet Metab* 2002;**77**:314–8.
96. Malloy PJ, Feldman D. Genetic disorders and defects in vitamin d action. *Endocrinol Metab Clin North Am* 2010;**39**:333–46. table of contents.
97. Malloy PJ, Feldman D. The role of vitamin D receptor mutations in the development of alopecia. *Mol Cell Endocrinol* 2011;**347**:90–6.
98. Mechica JB, Leite MO, Mendonca BB, Frazzatto ES, Borelli A, Latronico AC. A novel nonsense mutation in the first zinc finger of the vitamin D receptor causing hereditary 1,25-dihydroxyvitamin D3-resistant rickets. *J Clin Endocrinol Metab* 1997;**82**:3892–4.
99. Song JK, Yoon KS, Shim KS, Bae CW. Novel compound heterozygous mutations in the vitamin D receptor gene in a Korean girl with hereditary vitamin D resistant rickets. *J Korean Med Sci* 2011;**26**:1111–4.
100. Zhu W, Malloy PJ, Delvin E, Chabot G, Feldman D. Hereditary 1,25-dihydroxyvitamin D-resistant rickets due to an opal mutation causing premature termination of the vitamin D receptor. *J Bone Miner Res* 1998;**13**:259–64.
101. Marx SJ, Spiegel AM, Brown EM, Gardner DG, Downs Jr RW, Attie M, et al. A familial syndrome of decrease in sensitivity to 1,25-dihydroxyvitamin D. *J Clin Endocrinol Metab* 1978;**47**(6):1303–10.
102. Rosen JF, Fleischman AR, Finberg L, Hamstra A, DeLuca HF. Rickets with alopecia: an inborn error of vitamin D metabolism. *J Pediatr* 1979;**94**:729–35.
103. Falls Jr WF, Carter NW, Rector Jr FC, Seldin DW. Familial vitamin D-resistant rickets. study of six cases with evaluation of the pathogenetic role of secondary hyperparathyroidism. *Ann Intern Med* 1968;**68**:553–60.
104. Tiosano D, Hochberg Z. Hypophosphatemia: The common denominator of all rickets. *J Bone Miner Metab* 2009;**27**:392–401.
105. Aljubeh JM, Wang J, Al-Remeithi SS, Malloy PJ, Feldman D. Report of two unrelated patients with hereditary vitamin D resistant rickets due to the same novel mutation in the vitamin D receptor. *J Pediatr Endocrinol Metab* 2011;**24**:793–9.
106. Liberman UA. Vitamin D-resistant diseases. *J Bone Miner Res* 2007;**22**(Suppl. 2):V105–7.
107. Srivastava T, Alon US. Cinacalcet as adjunctive therapy for hereditary 1,25-dihydroxyvitamin D-resistant rickets. *J Bone Miner Res* 2013;**28**:992–6.
108. Nemeth EF, Shoback D. Calcimimetic and calcilytic drugs for treating bone and mineral-related disorders. *Best Pract Res Clin Endocrinol Metab* 2013;**27**:373–84.
109. Bonarek H, Merville P, Bonarek M, Moreau K, Morel D, Aparicio M, et al. Reduced parathyroid functional mass after successful kidney transplantation. *Kidney Int* 1999;**56**:642–9.
110. Amin H, Wall BM, Cooke CR. Osteomalacia and secondary hyperparathyroidism after kidney transplantation: relationship to vitamin D deficiency. *Am J Med Sci* 2007;**333**:58–62.
111. Koch Nogueira PC, David L, Cochat P. Evolution of secondary hyperparathyroidism after renal transplantation. *Pediatr Nephrol* 2000;**14**:342–6.
112. Messa P, Sindici C, Cannella G, Miotti V, Risaliti A, Gropuzzo M, et al. Persistent secondary hyperparathyroidism after renal transplantation. *Kidney Int* 1998;**54**:1704–13.
113. McCarron DA, Muther RS, Lenfesty B, Bennett WM. Parathyroid function in persistent hyperparathyroidism: relationship to gland size. *Kidney Int* 1982;**22**:662–70.
114. Guzzo I, Di Zazzo G, Laurenzi C, Ravà L, Giannone G, Picca S, et al. Parathyroid hormone levels in long-term renal transplant children and adolescents. *Pediatr Nephrol* 2011;**26**:2051–7.
115. Douthat WG, Orozco SE, Maino P, Cardozo G, de Arteaga J, de

la Fuente J, et al. Percutaneous ethanol injection therapy in post-transplant patients with secondary hyperparathyroidism. *Transpl Int* 2007;**20**:1031–5.
116. Evenepoel P, Claes K, Kuypers DR, Debruyne F, Vanrenterghem Y. Parathyroidectomy after successful kidney transplantation: a single centre study. *Nephrol Dial Transplant* 2007;**22**:1730–7.
117. Triponez F, Clark OH, Vanrenthergem Y, Evenepoel P. Surgical treatment of persistent hyperparathyroidism after renal transplantation. *Ann Surg* 2008;**248**:18–30.
118. Uchida K, Tominaga Y, Tanaka Y, Takagi H. Renal transplantation and secondary hyperparathyroidism. *Semin Surg Oncol* 1997;**13**:97–103.
119. Evenepoel P, Sprangers B, Lerut E, Bammens B, Claes K, Kuypers D, et al. Mineral metabolism in renal transplant recipients discontinuing cinacalcet at the time of transplantation: a prospective observational study. *Clin Transplant* 2012;**26**:393–402.
120. López V, Toledo R, Sola E, Gutiérrez C, Sujan S, Rodríguez MA, et al. Treatment with cinacalcet in 29 kidney transplant patients with persistent hyperparathyroidism. *Transplant Proc* 2009;**41**:2394–5.
121. Kruse AE, Eisenberger U, Frey FJ, Mohaupt MG. The calcimimetic cinacalcet normalizes serum calcium in renal transplant patients with persistent hyperparathyroidism. *Nephrol Dial Transplant* 2005;**20**:1311–4.
122. Serra AL, Schwarz AA, Wick FH, Marti HP, Wuthrich RP. Successful treatment of hypercalcemia with cinacalcet in renal transplant recipients with persistent hyperparathyroidism. *Nephrol Dial Transplant* 2005;**20**:1315–9.
123. Szwarc I, Argilés A, Garrigue V, Delmas S, Chong G, Deleuze S, et al. Cinacalcet chloride is efficient and safe in renal transplant recipients with posttransplant hyperparathyroidism. *Transplantation* 2006;**82**:675–80.
124. Torregrosa JV, Bergua C, Martinez de Osaba MJ, Oppenheimer F, Campistol JM. Evolution of secondary hyperparathyroidism after kidney transplantation in patients receiving cinacalcet on dialysis. *Transplant Proc* 2009;**41**:2396–8.
125. Cohen JB, Gordon CE, Balk EM, Francis JM. Cinacalcet for the treatment of hyperparathyroidism in kidney transplant recipients: a systematic review and meta-analysis. *Transplantation* 2012;**91**:1041–8.
126. Kodras K, Haas M. Effect of kidney transplantation on bone. *Eur J Clin Invest* 2006;**36**(Suppl. 2):63–75.
127. Kulak CA, Borba VZ, Kulak Jr J, Custodio MR. Osteoporosis after transplantation. *Curr Osteoporos Rep* 2012;**10**:48–55.
128. Sakhaee K. Post-renal transplantation hypophosphatemia. *Pediatr Nephrol* 2010;**25**:213–20.
129. Sprague SM, Belozeroff V, Danese MD, Martin LP, Olgaard K. Abnormal bone and mineral metabolism in kidney transplant patient—a review. *Am J Nephrol* 2008;**28**:246–53.
130. Rojas E, Carlini RG, Clesca P, Arminio A, Suniaga O, De Elguezabal K, et al. The pathogenesis of osteodystrophy after renal transplantation as detected by early alterations in bone remodeling. *Kidney Int* 2003;**63**:1915–23.
131. Cruz EA, Lugon JR, Jorgetti V, Draibe SA, Carvalho AB. Histologic evolution of bone disease 6 months after successful kidney transplantation. *Am J Kidney Dis* 2004;**44**:747–56.
132. DeWind LT, Payne JH. Intestinal bypass surgery for morbid obesity. Long-term results. *JAMA* 1976;**236**:2298–301.
133. Andersen T, Ladefoged SD. Renal tubular acidosis after jejunoileal bypass for morbid obesity: role of secondary hyperparathyroidism. *Obes Surg* 1991;**1**:267–70.
134. Lacy MQ, Gertz MA. Acquired Fanconi's syndrome associated with monoclonal gammopathies. *Hematol Oncol Clin North Am* 1999;**13**:1273–80.
135. Clarke BL, Wynne AG, Wilson DM, Fitzpatrick LA. Osteomalacia associated with adult Fanconi's syndrome: clinical and diagnostic features. *Clin Endocrinol (Oxf)* 1995;**43**:479–90.
136. Rao DS, Parfitt AM, Villanueva AR, Dorman PJ, Kleerekoper M. Hypophosphatemic osteomalacia and adult fanconi syndrome due to light-chain nephropathy. Another form of oncogenous osteomalacia. *Am J Med* 1987;**82**:333–8.
137. Lee DB, Drinkard JP, Rosen VJ, Gonick HC. The adult Fanconi syndrome: observations on etiology, morphology, renal function and mineral metabolism in three patients. *Medicine (Baltimore)* 1972;**51**:107–38.
138. Rodriguez Soriano J, Houston IB, Boichis H, Edelmann Jr CM. Calcium and phosphorus metabolism in the Fanconi syndrome. *J Clin Endocrinol Metab* 1968;**28**:1555–63.
139. Dent CE, Friedman M. Hypercalcuric rickets associated with renal tubular damage. *Arch Dis Child* 1964;**39**:240–9.
140. Kabicek P, Bayer M. Dent's disease—the hypercalciuric variant of Fanconi's syndrome. *Sb Lek* 1998;**99**:21–4.
141. Rodriguez-Soriano J, Edelmann Jr CM. Renal tubular acidosis. *Annu Rev Med* 1969;**20**:363–82.
142. Lee DB, Drinkard JP, Gonick HC, Coulson WF, Cracchiolo A. Pathogenesis of renal calculi in distal renal tubular acidosis. Possible role of parathyroid hormone. *Clin Orthop Relat Res* 1976:234–42.
143. Rossi E, Sani C, Perazzoli F, Casoli MC, Negro A, Dotti C. Alterations of calcium metabolism and of parathyroid function in primary aldosteronism, and their reversal by spironolactone or by surgical removal of aldosterone-producing adenomas. *Am J Hypertens* 1995;**8**:884–93.
144. Resnick LM, Laragh JH. Calcium metabolism and parathyroid function in primary aldosteronism. *Am J Med* 1985;**78**:385–90.
145. Rutledge MR, Farah V, Adeboye AA, Seawell MR, Bhattacharya SK, Weber KT. Parathyroid hormone, a crucial mediator of pathologic cardiac remodeling in aldosteronism. *Cardiovasc Drugs Ther* 2013;**27**:161–70.
146. Vidal A, Sun Y, Bhattacharya SK, Ahokas RA, Gerling IC, Weber KT. Calcium paradox of aldosteronism and the role of the parathyroid glands. *Am J Physiol Heart Circ Physiol* 2006;**290**:H286–94.
147. Davis BM, Pfefferbaum A, Krutzik S, Davis KL. Lithium's effect of parathyroid hormone. *Am J Psychiatry* 1981;**138**:489–92.
148. Tupin JP, Schlagenhauf GK, Creson DL. Lithium effects on electrolyte excretion. *Am J Psychiatry* 1968;**125**:536–43.
149. Mellerup ET, Lauritsen B, Dam H, Rafaelson OJ. Lithium effects on diurnal rhythm of calcium, magnesium, and phosphate metabolism in manic-melancholic disorder. *Acta Psychiatr Scand* 1976;**53**:360–70.
150. Garfinkel PE, Ezrin C, Stancer HC. Hypothyroidism and hyperparathyroidism associated with lithium. *Lancet* 1973;**2**:331–2.
151. Nordenstrom J, Elvius M, Bagedahl-Strindlund M, Zhao B, Torring O. Biochemical hyperparathyroidism and bone mineral status in patients treated long-term with lithium. *Metabolism* 1994;**43**:1563–7.
152. McIntosh WB, Horn EH, Mathieson LM, Sumner D. The prevalence, mechanism and clinical significance of lithium-induced hypercalcaemia. *Med Lab Sci* 1987;**44**:115–8.
153. Livingstone C, Rampes H. Lithium: a review of its metabolic adverse effects. *J Psychopharmacol* 2006;**20**:347–55.
154. Riccardi D, Gamba G. The many roles of the calcium-sensing receptor in health and disease. *Arch Med Res* 1999;**30**:436–48.
155. Birnbaum J, Klandorf H, Giuliano A, Van Herle A. Lithium stimulates the release of human parathyroid hormone in vitro. *J Clin Endocrinol Metab* 1988;**66**:1187–91.
156. Nordenstrom J, Strigard K, Perbeck L, Willems J, Bagedahl-Strindlund M, Linder J. Hyperparathyroidism associated with treatment of manic-depressive disorders by lithium. *Eur J Surg* 1992;**158**:207–11.
157. Lenox RH, McNamara RK, Papke RL, Manji HK. Neurobiology of lithium: an update. *J Clin Psychiatry* 1998;**59**(Suppl. 6):37–47.
158. Dwight T, Kytölä S, Teh BT, Theodosopoulos G, Richardson AL, Philips J, et al. Genetic analysis of lithium-associated parathyroid tumors. *Eur J Endocrinol* 2002;**146**:619–27.
159. Rifai MA, Moles JK, Harrington DP. Lithium-induced hypercalcemia and parathyroid dysfunction. *Psychosomatics* 2001;**42**:359–61.

160. Fujita T, Chan JC, Bartter FC. Effects of oral furosemide and salt loading on parathyroid function in normal subjects. Physiological basis for renal hypercalciuria. *Nephron* 1984;**38**:109–14.
161. Murray RM, Grill V, Crinis N, Ho PW, Davison J, Pitt P. Hypocalcemic and normocalcemic hyperparathyroidism in patients with advanced prostatic cancer. *J Clin Endocrinol Metab* 2001;**86**:4133–8.
162. Tucci M, Mosca A, Lamanna G, Porpiglia F, Terzolo M, Vana F, et al. Prognostic significance of disordered calcium metabolism in hormone-refractory prostate cancer patients with metastatic bone disease. *Prostate Cancer Prostatic Dis* 2009;**12**:94–9.
163. Smallridge RC, Wray HL, Schaaf M. Hypocalcemia with osteoblastic metastases in patient with prostate carcinoma. A cause of secondary hyperparathyroidism. *Am J Med* 1981;**71**:184–8.
164. Rico H, Uson A, Hernandez ER, Prados P, Paramo P, Cabranes JA. Hyperparathyroidism in metastases of prostatic carcinoma: a biochemical, hormonal and histomorphometric study. *Eur Urol* 1990;**17**:35–9.
165. D'Erasmo E, Acca M, Celi FS, Minisola S, Spagna G, Aliberti G, et al. A hospital survey of hypocalcemia and hypophosphatemia in malignancy. *Tumori* 1991;**77**:311–4.
166. Berruti A, Cook R, Saad F, Buttigliero C, Lipton A, Tampellini M, et al. Prognostic role of serum parathyroid hormone levels in advanced prostate cancer patients undergoing zoledronic acid administration. *Oncologist* 2012;**17**:645–52.
167. Coleman RE, Purohit OP, Vinholes JJ, Zekri J. High dose pamidronate: clinical and biochemical effects in metastatic bone disease. *Cancer* 1997;**80**:1686–90.
168. Gulley JL, Wu S, Arlen PM, Dahut WL. Persistent hypocalcemia induced by zoledronic acid in a patient with androgen-independent prostate cancer and extensive bone metastases. *Clin Genitourin Cancer* 2007;**5**:403–5.
169. Breen TL, Shane E. Prolonged hypocalcemia after treatment with zoledronic acid in a patient with prostate cancer and vitamin D deficiency. *J Clin Oncol* 2004;**22**:1531–2.
170. Fokkema MI, de Heide LJ, van Schelven WD, Hamdy NA. Severe hypocalcaemia associated with extensive osteoblastic metastases in a patient with prostate cancer. *Neth J Med* 2005;**63**:34–7.
171. Patel K, Brahmbhatt V, Ramu V. Zoledronic acid-induced severe hypocalcaemia in a prostate cancer patient with extensive osteoblastic bone metastases. *Tenn Med* 2005;**98**:83–5. 89.
172. Tandon PK, Rizvi AA. Hypocalcemia and parathyroid function in metastatic prostate cancer. *Endocr Pract* 2005;**11**:254–8.
173. Childs K, Welz T, Samarawickrama A, Post FA. Effects of vitamin D deficiency and combination antiretroviral therapy on bone in HIV-positive patients. *AIDS* 2012;**26**:253–62.
174. Bolland MJ, Grey A, Horne AM, Thomas MG. Osteomalacia in an HIV-infected man receiving rifabutin, a cytochrome P450 enzyme inducer: a case report. *Ann Clin Microbiol Antimicrob* 2008;**7**:3.
175. Pocaterra D, Carenzi L, Ricci E, Minisci D, Schiavini M, Meraviglia P, et al. Secondary hyperparathyroidism in HIV patients: is there any responsibility of highly active antiretroviral therapy? *AIDS* 2011;**25**:1430–3.
176. Rosenvinge MM, Gedela K, Copas AJ, Wilkinson A, Sheehy CA, Bano G, et al. Tenofovir-linked hyperparathyroidism is independently associated with the presence of vitamin D deficiency. *J Acquir Immune Defic Syndr* 2010;**54**:496–9.
177. Childs KE, Fishman SL, Constable C, Gutierrez JA, Wyatt CM, Dieterich DT, et al. Short communication: inadequate vitamin D exacerbates parathyroid hormone elevations in tenofovir users. *AIDS Res Hum Retroviruses* 2010;**26**:855–9.
178. Masia M, Padilla S, Robledano C, Lopez N, Ramos JM, Gutierrez F. Early changes in parathyroid hormone concentrations in HIV-infected patients initiating antiretroviral therapy with tenofovir. *AIDS Res Hum Retroviruses* 2012;**28**:242–6.
179. Berman E, Nicolaides M, Maki RG, Fleisher M, Chanel S, Scheu K, et al. Altered bone and mineral metabolism in patients receiving imatinib mesylate. *N Engl J Med* 2006;**354**:2006–13.
180. Grey A, O'Sullivan S, Reid IR, Browett P. Imatinib mesylate, increased bone formation, and secondary hyperparathyroidism. *N Engl J Med* 2006;**355**:24945.

第 5 部分

甲状旁腺功能减退状态

第 47 章

低钙血症鉴别诊断与甲状旁腺功能减退症

Dolores M. Shoback

定义

低钙血症常见于急症住院患者和 ICU 患者中，门诊相对少见。估计发生于大约 15%的住院患者和 85%的急性病患者[1]。真正的低钙血症是血浆中离子钙浓度低于正常，而不是由于人血白蛋白或者酸碱平衡的变化导致血清总钙水平下降[2-6]。临床上，血清总钙可以用于门诊低钙血症的评估，只要同时测定人血白蛋白，通过公式调整血清钙浓度，见表 47.1[1,2]。血清总钙含：离子钙（45%~50%），蛋白结合型（45%~50%），阴离子结合型（5%~10%）。在 ICU 患者中，由于血清镁离子、磷、柠檬酸及 PH 水平的变化，导致低钙血症复杂化。由于常常存在这些异常，建议离子钙测定用于 ICU 急症患者。离子钙的测定在门诊患者往往不是那么容易获得，也不是十分必需，因为测定条件更加严格。

术后患者口服摄入减少、营养不足、输液血液稀释等原因可以造成一过性低钙血症，往往是轻度、无症状的。住院患者慢性营养不良、炎症以及胃肠道或肾脏蛋白的丢失均可抑制人血白蛋白的生成，但血清总钙常常纠正于正常水平。此时不需要进一步处理或者特殊治疗。

表 47.1　低钙血症的定义和白蛋白校正总钙的公式

参数	正常范围
血清总钙	20~49 岁，男性，8.6~10.3mg/dL
	女性，8.6~10.3mg/dL
	49 岁以上，男性，8.6~10.3mg/dL
	女性，8.6~10.4mg/dL
血清游离钙	4.8~5.6mg/dL
	1.2~1.4mmol/L

校正总钙公式：

1. 白蛋白校正总钙(mmol/L)=0.8[4-白蛋白(G/dL)]+测定总钙值
2. 白蛋白调整总钙(mmol/L)=总钙值(mmo/L)+0.016(40-白蛋白)

Adapted from www.questdiagnostics.com

对于近期接受良、恶性甲状腺或者甲状旁腺手术的患者，有无淋巴结的切除，术后低钙血症表现十分不同。接受咽部手术和（或）喉切除术的患者有类似的情况。这些情况的发生与手术范围、潜在疾病、外科医生经验有关，可能会导致急性低钙血症，可能是短暂的，也可能是永久的。

如果低钙血症引起临床症状或体征，并且实验室化验明确（如很低），需要进行全面的生物化学和激素水平测定。这种情况下，鉴别诊断需要考虑急性短暂性甲状旁腺功能减退症，同时也要考虑永久性甲状旁腺功能减退症（数周或数月恢复功能）。永久性甲状旁腺功能减退症往往是由于甲状旁腺不适当切除或者残余甲状旁腺血运缺乏造成的，需要长时间治疗。这种情况下需要考虑骨饥饿综合征，病因往往是慢性甲状旁腺功能亢进症或者甲状腺功能抗进症（因为手术）引起低钙状态。骨饥饿综合征会使骨骼大量存储钙，但往往需要数天至数周大量的钙补充。适度的 PTH 升高以及碱性磷酸酶活性升高提示临床医生骨饥饿综合征的存在。

低钙血症的鉴别诊断

通过两次测定人血白蛋白或离子钙明确低血清钙过程中，临床医生应该首先评价患者。之后应该测定血清镁离子、肾功能、完整 PTH 和 25(OH)D 水平。在图 47.1 流程中列出了低钙血症大部分疾病的诊断流程。广义上，这些疾病分为甲状旁腺功能减退性疾病、对 PTH 抵抗性（假性甲状旁腺功能减退症）、维生素 D 缺乏性、低镁血症和各种其他疾病（表 47.2）[7-11]。许多疾病

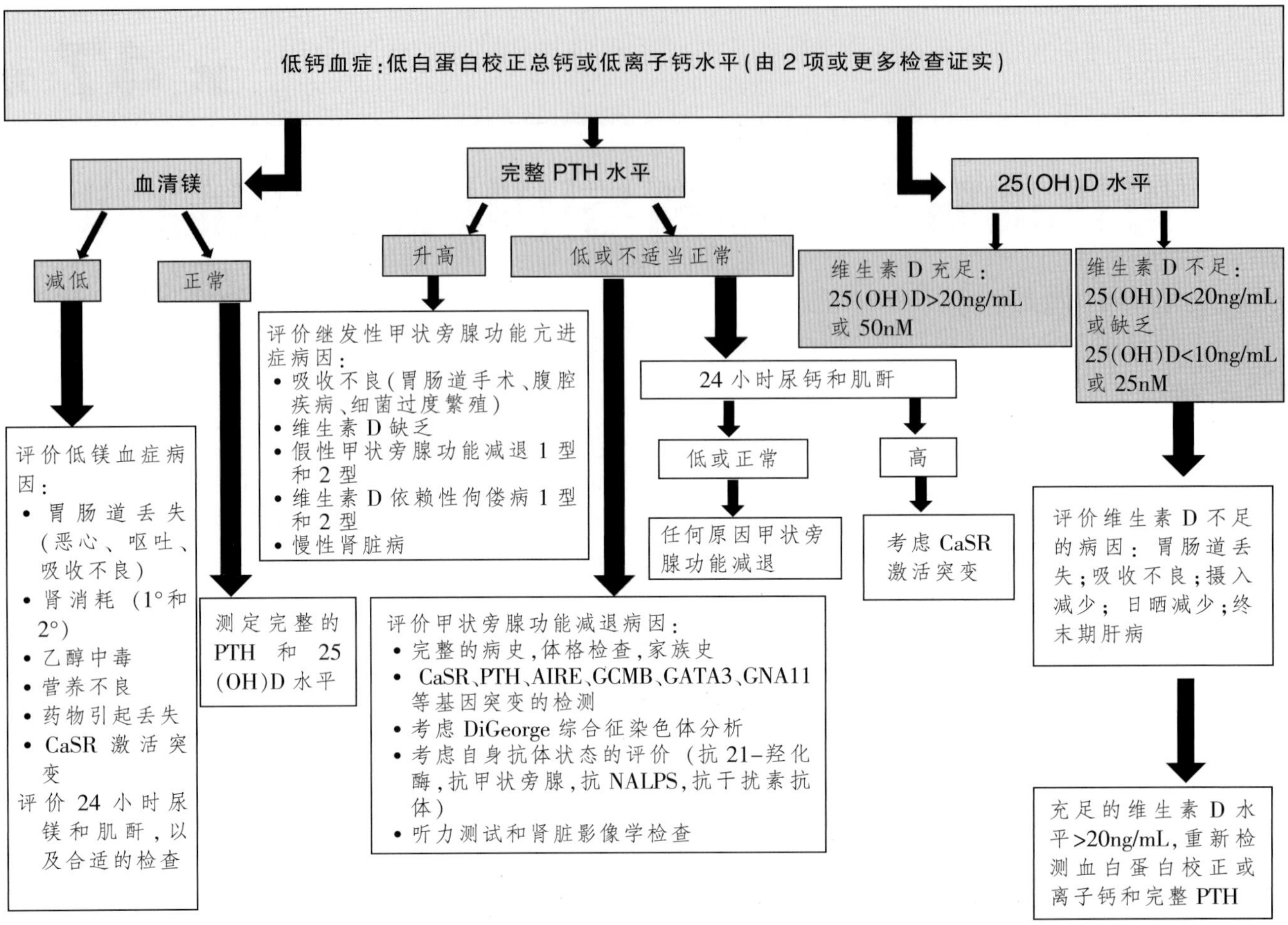

图47.1 经认证实验检测的低钙血症患者结果和异常值临床评估路径。25(OH)D,25-羟维生素D;PTH,甲状旁腺激素;HPT,甲状旁腺功能亢进症;CaSR,细胞外钙敏感受体;AIR,自身免疫调节因子;GCMB,胶质细胞缺失B;GATA3,GATA结合蛋白3;GNA11,G蛋白α亚基11;NALP5,NACHT亮氨酸丰富重复蛋白5。(Modified with permission from[9].)

都在书中独立章节重要部分进行讨论。(镁缺乏和甲状旁腺功能,见第48章;甲状旁腺功能减退症的分子遗传学,见第50章;术后甲状旁腺功能减退症,见第51章;自身免疫性甲状旁腺疾病,见第52章;假性甲状旁腺功能减退症,见第52章。)全面的临床评估和实验室检测对于诊断十分关键(图47.1、表47.3和表47.4),指出了正确的治疗和监测方法。

在许多病例中,甲状旁腺功能减退症分子病因的明确诊断需要基因检测和(或)特异性自身抗体的测定[7-9]。已经明确,甲状旁腺功能减退症最常见原因为手术引起[8-12]。仔细的病史采集和颈部检查可以快速明确诊断而不需要进一步检查。

将生物化学检查和激素化验结合在一起,临床症状采集和病史细节将很有价值。有经验的临床医生将两者结合在一起可更有效地做出精确的诊断。以下将列出有关低钙血症诊断的一些重要特征。

1. 发病年龄。低钙血症出现越早,遗传学疾病可能性越大。数个病例报道证实了新生儿严重的症状表现为严重的低钙血症和低镁血症并发症,这些患者存在细胞外钙敏感受体的激活突变[13-16]。这些并发症包括癫痫、发育障碍、生长延迟以及其他一些问题。许多其他伴有CaSR激活突变的患者,可以多年无症状,直至常规实验室检查不相关疾病才发现低钙血症[17-22]。进一步检查可明确诊断。由自身免疫多内分泌腺综合征(APSI)引起的低钙血症性甲状旁腺功能减退常存在于儿童期,而不是新生儿期[23-25]。疾病早期,携带有AIRE和APS1突变的儿童的典型表现是皮肤念珠菌病。这常常是这些患者潜在免疫功能紊乱的首要表现。甲状旁腺功能减退的其他基因形式,包括突变发生在编码转录因子GCMB[26-30]和GATA3[7,8,31-33]的基因,或者发生于编码PTH[34-37]或者G蛋白α亚基GNA11的基因[38,39],根据低钙血症及相关症状的严重性,可以发生于任何年龄段。线粒体疾病,尽管

表 47.2 低钙血症的鉴别诊断

甲状旁腺功能减退症
手术后
单独常染色体显性
X 连锁,单独
自身免疫性、单独或多内分泌腺体功能衰竭
伴有综合征特点
DiGeorge 综合征,腭心面综合征或 22q11.2 缺失综合征
HDR(甲状旁腺功能减退-感音神经性耳聋-肾发育不良)综合征
HRD(甲状旁腺功能减退-发育延迟-先天性畸形)综合征
线粒体疾病
Kearns-Sayre 综合征
MELAS(线粒体脑病,乳酸酸中毒,卒中样发作)
MTPDS(线粒体三功能蛋白缺乏综合征)
CaSR 激活抗体(伴有或无其他自身免疫性疾病)
Wilson 病
铁离子负荷过多(原发性血色病或继发性慢性输血)
功能性甲状旁腺功能减退
镁缺乏
乙醇中毒
急性胰腺炎
原发性肾脏镁消耗
继发性镁消耗
顺铂
利尿剂
氨基糖苷类抗生素
喷他脒
膦甲酸
他克莫司
环孢素
大环内脂类抗生素
营养不良
吸收不良
高镁血症(如安胎治疗)
继发于质子泵抑制剂治疗
假性甲状旁腺功能减退症
1a,1b,2 型
维生素 D 疾病
维生素 D 缺乏
1 型和 2 型维生素 D 抵抗型佝偻病
其他多种疾病
终末期肾病
柠檬酸盐血输入后
骨饥饿综合征

(待续)

表 47.2 (续)

成骨性转移
慢性肾脏疾病患者含钆对比 MRI 造成的假性低钙血症
ICU 患者中的急性病,同时伴有输血、脓毒血症、多器官衰竭
药物
西那卡塞
双膦酸盐(尤其静脉)
狄诺塞麦(当存在慢性肾脏疾病)
降钙素
横纹肌溶解
巨大肿瘤溶解

Modified with permission from[8,9,11]

表 47.3 低钙血症患者特殊临床评价

临床评估	
神经肌肉系统	抽搐、肌肉痉挛、支气管痉挛、喘鸣、喉痉挛、感觉异常、麻木、全身性虚弱、腹部痉挛、Chvostek 征或 Trousseau 征阳性
中枢神经系统	智力改变、惊厥、昏迷、椎体外系体征
眼部	白内障、视盘水肿、眼肌麻痹、视网膜病变(在特殊疾病中)
心血管系统	充血性心力衰竭
听力系统	听力损伤(HDR 综合征)
特殊检查	
类型	**表现**
听力测定	不同程度感音神经性听力丧失
肾功能和矿物质分泌检查	eGFR 减低,尿钙升高或低尿镁
心电图	QTc 间歇延长
裂隙灯检查	白内障
眼底镜检查	视网膜病变、视盘水肿
影像学检查	基底节和颅内钙化;肾脏钙化,肾钙质沉着症,肾结石或肾畸形

稀少,常出现于 20 岁之前的儿童期(表 47.3)[7,8,40-45]。下面详细列出了这些疾病的少见特征。

2. 肾脏畸形和听力丧失。这些是 GATA3 缺乏患者的主要问题。该转录因子功能缺失突变引起肾脏解剖异常(如膀胱-输尿管反流、肾发育不良、单侧肾发育不全)及耳囊发育改变伴有不同程度的听力损伤[7,8,31-33,46]。

3. 智力缺陷。可见于 Sanjad-Sakati 综合征和Kenny-Caffey 综合征,甲状旁腺功能减退的少见病因,常伴有心血管和面部畸形[7,8]。智力缺陷也见于假性甲状旁腺

表 47.4 低钙血症相关疾病生物化学和激素概况

疾病	钙	磷	镁	PTH	25(OH)D	$1,25(OH)_2D$
甲状旁腺功能减退	↓	↑	正常或↓	正常或↓	正常	正常
维生素D缺乏	正常或↓	↓	正常	↑	↓	正常
维生素D依赖性佝偻病1型	↓	↓	正常	↑	正常	↓
维生素D依赖性佝偻病2型	↓	↓	正常	↑	正常	↑
假性甲状旁腺功能减退	↓	↑	正常	↑	正常	正常或↓
镁	↓或正常	正常	↓	正常，↓，↑	正常	正常或↓

功能减退1a型。

4. 综合征特征表现。DiGeorge综合征、腭心面综合征或22q11.2缺失综合征临床表现包括腭裂、异常面部、听力丧失、喂养困难、发育延迟、生长或发音延迟、免疫缺陷、圆锥动脉干畸形如法洛四联症、持续性动脉导管未闭、室间隔缺损、行为异常问题及低钙性甲状旁腺功能减退。累及范围和严重度主要依赖于染色体22q11，尽管疾病表现差异很大[47-49]。假性甲状旁腺功能减退1a型有广泛的表型特征（掌骨短、肥胖、异位骨化、身材矮小、智力低下），依据其升高的PTH值可与甲状旁腺功能减退相鉴别（图47.1）。秃头症、生长延迟和佝偻病常见于维生素D受体突变的维生素D抵抗[50]。此病往往不会和甲状旁腺功能减退相混淆，原因是同时存在低磷酸盐血症、PTH和1,25(OH)D水平升高提示病变部位并不在甲状旁腺。Kenny-Caffey综合征表现为身材矮小、骨皮质增厚、基底节钙化[7,8]。生长障碍同样会使Sanjad-Sakati综合征复杂化，此病表现为小头畸形和认知损害[7,8]。引起甲状旁腺功能减退的线粒体DNA缺陷综合征包括以下：①Kearns-Sayre综合征伴随眼部异常（进行性眼肌麻痹和色素性视网膜病变）、心肌病变、心肌梗死和糖尿病；②MELAS（线粒体脑病、乳酸酸中毒、卒中样发作）包含身体或精神异常、糖尿病和甲状旁腺功能减退；③MTPDS（线粒体三功能蛋白缺陷综合征）包含神经病变、视网膜病变、孕期急性脂肪肝，伴随甲状旁腺功能减退。在遗传性甲状旁腺功能减退疾病中，这些疾病均不常见。

5. 镁离子缺乏为主要表现：许多非内分泌病因住院患者经常出现低镁离子水平（如慢性腹泻、营养不良、急性胰腺炎、急慢性乙醇中毒等）[8,9,11,51]（见第48章、镁缺乏和甲状旁腺功能）。由于慢性镁缺乏损害PTH分泌和在靶器官的活性，血清钙离子水平被抑制，PTH水平不适当降低（表47.4）。很少有问题是关于这些疾病引起镁和钙紊乱的，因为它们几乎被认为是甲状旁腺功能减退症或者其他伴有低钙血症疾病的一种（表47.2）。内科医生必须解释低镁血症情况下完整PTH水平和镁离子缺乏情况下轻度低钙血症。很难判断这些病例是原发镁离子缺乏状态还是存在一定程度的甲状旁腺功能减退。体内镁离子缺失会使完整PTH水平升高至正常或中度升高水平，说明甲状旁腺功能确实正常，但由于镁离子不足导致甲状旁腺激素作用损伤。

临床评价

病史采集和体格检查

低钙血症患者表现呈多种形式，从完全没有症状到存在显著临床症状，甚至威胁生命的低钙血症（表47.3）。临床表现取决于紊乱的严重性和剧烈性。神经肌肉和神经系统症状是临床医生最显著常见的症状。可以包括全身癫痫发作、意识丧失、肌张力改变、感觉异常、肌肉痉挛和手足抽搐。如果咽喉肌肉和呼吸肌肉受累，可出现喉痉挛、喘鸣音和哮鸣音，必须及时处理。慢性低钙血症性心肌病会导致充血性心力衰竭，表现为容量超负荷、心律失常、肺水肿和深呼吸困难[8,9,11,52,53]，但很罕见。任何原因急性低钙血症均会造成中枢神经、神经肌肉、神经源性和呼吸系统症状。严重慢性低钙血症会引起心力衰竭。特异性临床危险因素或临床突诱因还没有发现，但是如果治疗及时，心力衰竭会被逆转。

术后甲状旁腺功能减退患者常出现与血清钙降低有关的主诉。PTH低分泌慢性状态，甚至伴随着显著低血清钙值，可在很多年以后或者其他疾病实验检查时偶然发现，又或者与一种急性疾病同时发现。

详细的病史采集、既往病历的回顾以及体格检查通常可以区分低钙血症的病因。临床查体发现包括阳性Chvostek征或者Trousseau征，提示神经肌肉易激性。低钙或低镁这些抽搐体征相对特异。心力衰竭、呼吸窘迫、支气管痉挛、喘鸣音或智力改变等体征，对于低钙血症或甲状旁腺功能减退并不特异，但可以体现血清钙紊乱的严重性。任何假性甲状旁腺功能减退 1a 型经典体征（矮身材、肥胖、指短等）支持假性诊断而不是真正甲状旁腺功能减退。儿童期肢体弯曲和生长受限都支持诊断维生素 D 抵抗（常伴有秃头症）或慢性维生素 D 缺乏所致低钙血症。

DiGeorge 或腭心面综合征可以有很多系统症状、体征和（或）临床表现（眼、心脏、免疫学、面部发育、行为学等）。常出现于儿童期，但有些轻度低钙血症甲状旁腺功能减退病例仅在成人发现，而没有全身发育异常。原位免疫杂交（FISH）和其他基因分析用来证实诊断。

在未能解释甲状旁腺功能减退的患者中应注意 APS1 体征或其他特征。两个可明确诊断的体征是肾上腺皮质功能缺乏和念珠菌病。三个病疾中有两个即可以明确诊断，但其表现往往是不同时存在的。白癜风、角膜结膜炎、1 型糖尿病、肝炎和性腺功能减退可以出现在 APS1。

其他医学专家会起到关键作用。眼科医生可以明确引起低钙血症的许多疾病的眼部表现：线粒体疾病中的视网膜病变和眼肌麻痹以及慢性甲状旁腺功能减退中早发白内障。神经科医生可帮助患者区分癫痫、智力改变、抽搐或基底节钙化。存在系统性特征的许多患者可由基因学家依据诊断经验直接进行特异测试。

影像学和特殊检测

特异影像学和其他诊断化验会有帮助，尤其当器官和系统功能不全的临床表现并不存在时。

泌尿系统

在甲状旁腺功能减退-耳聋-肾发育不良（HDR）综合征中，由于 GATA3 突变可经超声或者 CT 检测到肾脏异常。影像学检查是排除或考虑此综合征的直接方法。实验室检查可提示在 HDR 综合征中减少或者正常的有效肾小球滤过率（eGFR）。这些实验室检查的异常并不是特异性的，除非同时存在肾解剖异常和甲状旁腺功能减退，但耳聋并不是必需的，可以做出 HDR 综合征的临床诊断。

肾脏影像学检查也可以显示肾钙质沉着症、肾内钙化，以及症状性或非症状性肾结石。这些可以在应用活化维生素 D 和钙剂治疗甲状旁腺功能减退中或之前发现。活化 CaSR 突变的成人和儿童易出现肾脏钙沉积，原因是肾 CaSR 组成性活化导致大量钙离子分泌在尿中[13-22]。即使存在低钙血症，高尿钙也是显著的表现。相反，在甲状旁腺功能减退其他大部分形式中，当血清钙降低时，尿钙分泌减少[19]。肾钙质沉着症、肾内钙化、肾结石和 eGFR 降低，通常只有在治疗甲状旁腺功能减退慢性过程中作为治疗并发症才被发现。

心脏功能

任何病因引起的慢性低钙血症的经典 ECG 表现都是 QTc 间期的延长，但是非特异性的。与此类似，超声心动图可发现射血分数减少（提示心力衰竭），可由任何形式的严重慢性低钙血症导致。

听力测试

在低钙血症鉴别诊断中，只有 HDR 综合征影响听力。听力损伤可在低钙血症发病前通过测听术检测。

颅脑影像学

颅脑 CT 检查如果在无相关症状或与低钙血症无关情况下进行，可以提示颅内钙化。最常见部位是基底节[8-11]。对 52%的甲状旁腺功能减退人群行 CT 检查，钙化可以出现在甲状旁腺功能减退或者假性甲状旁腺功能减退患者的其他部位（如齿状核）[54]。神经学检查通常正常，但一些病例可出现椎体外系体征和手足徐动症[55]。患者常常需要由神经内科专家和内分泌专家排除甲状旁腺功能减退或假性甲状旁腺功能减退。

实验室评估

实验室检查在指导低钙血症诊断和治疗过程中起到关键作用（表 47.4）。采用可靠的二代检测技术对完整 PTH 测定，在对患者的检测中最先进行。如图 47.1 所示，PTH 水平提示诊断途径。如果 PTH 降低或正常，考虑甲状旁腺功能减退；如果 PTH 升高，考虑假性甲状旁腺功能减退或者维生素 D 抵抗等疾病；如果完全正常，考虑其他恶性疾病（图 47.2）。在慢性镁离子缺乏情况下，PTH 可以降低、正常或者升高，这与许多因素有关，如病程的严重性和治疗是否开始。谨慎的内科医生必须把镁离子和钙离子水平以及临床情况一起考虑。PTH 同样常常在引起低钙血症恶性疾病中不适当升高，如药物、成骨性转移、横纹肌溶解、骨饥饿综合征等。

简单、直接的生物化学测定常常为病房和临床上快速诊断基本代谢疾病提供帮助。这些检查包括血清肌酐和血磷。如果两者均升高，则考虑肾功能不全或同时存在此病可能，尤其很严重时往往由于钙离子营养不良和$1,25(OH)_2D$产生减少。高血磷几乎提示不复杂的甲状旁腺功能减退或假性甲状旁腺功能减退。低血磷提示临床医生考虑维生素D产生或者作用的问题，并且是一个重要的首发表现。单独碱性磷酸酶升高且无其他肝功能试验异常，提示存在一些潜在成骨疾病，原因在于成骨细胞可分泌碱性磷酸酶。此可见于严重的维生素D缺乏、任何原因引起的佝偻病和维生素D抵抗。如果同时存在肝脏疾病，需要测定骨特异性碱性磷酸酶。

尽管镁离子不是常规测定，但镁离子是初诊低钙血症患者必要的实验室检查。慢性镁离子缺乏可以出现镁离子减低，但并不能反映人体总镁储备，仅仅作为镁离子充足与否的初步指导。24小时尿镁对于低镁患者来说是判断肾脏或胃肠道镁缺失一个有用的指标。然而，尽管镁离子不足，但如果补充了镁，当收集尿液测定镁时仍可正常。临床医生应该意识到许多甲状旁腺功能减退患者可同时存在低镁水平，这在CaSR激活突变患者中是一个尤其突出的问题[16]。此受体同样是镁离子敏感受体，在肾脏处理镁离子的许多方面起到重要作用。

除了首先测定完整PTH外，维生素D代谢物测定，尤其25(OH)D，是鉴别诊断低钙血症的下一步。一般来说，在慢性维生素D缺乏的患者出现血清钙明显降低之前，25(OH)D水平低于20ng/mL(50nM)，常常在10ng/mL(25nM)甚至更低。PTH水平升高(继发性甲状旁腺功能亢进)会在维生素D缺乏或作用抵抗后出现，以尽可能长时间维持血清钙水平。随着疾病进展，当骨骼肌钙离子储存和(或)摄入不足时，可出现低钙血症或低磷血症。当完整PTH明显升高，往往可明确诊断，并与甲状旁腺功能减退相鉴别。

在评价低钙血症患者过程中，通常需要测定血清$1,25(OH)_2D$水平，但并不是很有意义。其水平常常在甲状旁腺功能减退、镁离子不足甚至维生素D缺乏患者中是正常的。$1,25(OH)_2D$水平在假性甲状旁腺功能减退中常常并不总是低的。在1型维生素D依赖性佝偻病中，由于25(OH)D 1α-羟化酶缺乏活性，血清$1,25(OH)_2D$水平降低；而在2型维生素D佝偻病中，由于维生素D受体突变往往升高[50]。这些儿童可根据佝偻病、生长受限及常伴有的秃头症而被诊断。

24小时尿钙测定是有价值的。主要原因是甲状旁腺功能减退患者检测时存在低血清钙导致的尿钙减少，而CaSR激活突变的低钙血症患者可出现显著的高尿钙[19,20]。在获得明确的基因分析之前，尿钙是一个关键的典型特征，可以指示潜在的遗传致病机制。显然，维生素D缺乏或抵抗以及低钙血症患者均存在低尿钙，原因在于继发性甲状旁腺功能亢进导致钙滤过减少，肾钙重吸收增加。因此，当甲状旁腺功能减退诊断明确后，尿钙测定是最有用的检查方法。然而，伴有经由CaSR控制PTH分泌致细胞外钙离子浓度变化时，G蛋白α亚基突变引起甲状旁腺功能减退，PTH受到抑制，GNA11突变获得功能时与高尿钙无关[38,39]。在这种组成性CaSR信号中，没有明显的肾CaSR活性增强。

基因和抗体检测

一旦慢性低钙血症诊断明确(图47.1)，临床医生必须进行常规的临床化验以明确诊断。表47.3描述的特殊的临床化验可以极大地缩小鉴别诊断的范围，尤其在发现一些特异性问题时，如肾脏畸形、感音神经性耳聋或视网膜病变等。然而并不总是如此。当处理遗传基础疾病时，制订治疗方案和对家庭成员提供建议，明确的诊断是必要的(表47.5)。

有几个特异性检查用于诊断DiGeorge综合征及其

表47.5 甲状旁腺功能减退患者基因和抗体检测

疾病	检测
DiGeorge综合征 腭心面综合征 22q11.2缺失综合征	对染色体22q11或TBX1基因缺失进行FISH分析、PCR和SNP检测
HDR综合征	GATA3突变分析
孤立常染色显性遗传甲状旁腺功能减退	CaSR、GATA3、GCMB、GNA11、PTH突变分析
孤立常染色体隐性遗传甲状旁腺功能减退	GcmB，PTH或AIRE突变分析
HRD综合征	TBCE突变分析
具体线粒体疾病特征	线粒体DNA分析
自身免疫性多腺体综合征(APS1)或孤立自身免疫性甲状旁腺功能减退	抗21羟化酶抗体（同时存在肾上腺疾病）；抗CaSR或抗NALP5抗体(如果存在自身免疫性甲状旁腺疾病)；抗干扰素抗体(如果存在APS1) AIRE突变分析

简写：HDR，甲状旁腺功能减退–感音神经性耳聋–肾脏发育不良；FISH，原位免疫荧光杂交；GATA3，GATA结合蛋白3；CaSR，细胞外钙离子敏感受体；GCMB，胶质细胞丢失b；GNA11，G蛋白α亚基11；PTH，甲状旁腺激素；AIRE，自身免疫性调节体；TBX1，T-BOX1；NALP5，NACHT亮氨酸富含重复蛋白5；TBCE，微管蛋白特异性伴侣E。

变异疾病。这些检查包括 FISH 和比较基因组杂交测定。对于其他引起甲状旁腺功能减退的单基因疾病检测包括对于怀疑相关基因测序来明确一个突变（如编码 CaSR、PTH、GNA11、GCMB、GATA3 等基因）。美国的 CLIA 认证实验室和其他国家的可靠实验室，均可提供甲状旁腺功能减退基因检测和其他基因紊乱为基础的低钙血症鉴别诊断的基因检测服务。伴随着时间周转，通过更高效 PCR 和测序方法，这些检测方法不断改进。在一些病例中，研究这些疾病的研究实验室是患者及其家庭的唯一选择，随着为明确诊断满足临床需要可提供检测范围的扩展，这种病例越来越少。内分泌学家或产科医生应该寻求基因专家的建议，选择最好的推荐实验室进行感兴趣疾病的测试，个体病例精确测定，解释化验结果，同时为先症者及其家庭成员提供必要的咨询。

在某些低钙血症疾病中，抗体测定在诊断中相当有价值。几项研究证实了自身免疫性甲状旁腺功能减退患者自身抗体存在多样性，或者是单独存在或者是 APS1 一部分。这类患者的自身抗体可以通过免疫杂交或免疫沉淀与 CaSR 反应，或者可以激活 CaSR 信号传导，并功能性抑制 PTH 分泌[56,57]。APS1 患者存在与甲状旁腺内信号蛋白(NALP5)直接结合的自身抗体，这些抗体对于甲状旁腺功能减退高度特异[58]。数个研究小组都报道 APS1 患者存在对干扰素 α 和 ω 的自身抗体，流行率很高(>90%)[59,60]。这些抗体在靶器官功能障碍/缺乏表现之前就可能存在。抗体测试作为一个筛查化验筛选患者更加容易，而不用 AIRE 基因测定，原因在于在家系中使用全基因组测序是十分复杂的。截至目前，在研究实验室外抗 CaSR、抗 NALP5 和抗干扰素抗体均不能稳定应用。临床医生对于存在肾上腺功能不足、肾上腺储备功能减退同时伴有甲状旁腺功能减退的患者，同样使用 21-羟化酶自身抗体证实自身免疫性肾上腺炎，作为免疫机制存在的一个线索。一般来说，对于罕见基因疾病的诊断范围正在快速发展，期望技术进展会在未来快速应用到临床实践中。

（朱崇贵 译）

参考文献

1. Hannan FM, Thakker RV. Investigating hypocalcaemia. *Brit Med J* 2013;**346**:f2213.
2. Steele T, Kolamunnage-Dona R, Downey C, Toh CH, Welters I. Assessment and clinical course of hypocalcemia in critical illness. *Critical Care* 2013;**17**:R106.
3. Zivin JR, Gooley T, Zager RA, Ryan MJ. Hypocalcemia: a pervasive metabolic abnormality in the critically ill. *Am J Kidney Dis* 2001;**37**:689–98.
4. Kelly A, Levine MA. Hypocalcemia in the critically ill patient. *J Intensive Care Med* 2013;**28**:166–77.
5. Egi M, Kim I, Nichol A, Stachowski E, French CJ, Hart GK, et al. Ionized calcium concentration and outcome in critical illness. *Crit Care Med* 2011;**39**:314–21.
6. Barron R, Freebairn R. Electrolyte disorders in the critically ill. *Anaesth Intensive Care Med* 2010;**11**:523–8.
7. Rogers A, Thakker RV. Clinically relevant genetic advances in endocrinology. *Clin Med* 2013;**13**:299–305.
8. Shoback D. Clinical practice: hypoparathyroidism. *N Engl J Med* 2008;**359**:391–403.
9. Bilezikian JP, Khan A, Potts Jr JT, Brandi ML, Clarke BL, Shoback D, et al. Hypoparathyroidism in the adult: epidemiology, diagnosis, pathophysiology, target organ involvement, treatment and challenges for future research. *J Bone Min Res* 2011;**26**:2317–37.
10. De SV, Soliman A, Fiscina B. Hypoparathyroidism: from diagnosis to treatment. *Curr Opin Endocrinol Diabetes Obes* 2012;**19**:435–42.
11. Schafer AL, Shoback D. Hypocalcemia: definition, etiology, pathogenesis, diagnosis and management. 8th ed. *Primer on the Metabolic Bone Diseases and Disorders of Mineral Metabolism*, Wiley-Blackwell; 2013:572–8.
12. Khan MI, Waguespack SG, Hu MI. Medical management of postsurgical hypoparathyroidism. *Endo Pract* 2011;**17**:18–25.
13. Vargas-Poussou R, Huang C, Hulin P, Houillier P, Jeunemaître X, Paillard M, et al. Functional characterization of a calcium-sensing receptor mutation in severe autosomal dominant hypocalcemia a Bartter-like syndrome. *J Am Soc Nephrol* 2002;**13**:2259–66.
14. Burren CP, Curley A, Christie P, Rodda CP, Thakker RV. A family with autosomal dominant hypocalcaemia with hypercalciuria (ADHH): mutational analysis, phenotypic variability and treatment challenges. *J Ped Endocrinol Metab* 2005;**18**:689–99.
15. Mittelman SD, Hendy GN, Fefferman RA, Canaff L, Mosesova I, Cole DE, et al. A hypocalcemic child with a novel activating mutation of the calcium-sensing receptor gene: successful treatment with recombinant human parathyroid hormone. *J Clin Endocrinol Metab* 2006;**91**:2474–9.
16. Sanda S, Schlingmann KP, Newfield RS. Autosomal dominant hypoparathyroidism with severe hypomagnesemia and hypocalcemia, successfully treated with recombinant PTH and continuous subcutaneous magnesium infusion. *J Ped Endocrinol Metab* 2008;**21**:386–91.
17. Pollak MR, Brown EM, Estep HL, McLaine PN, Kifor O, Park J, et al. Autosomal dominant hypocalcemia caused by a Ca2+-sensing receptor gene mutation. *Nat Genet* 1994;**8**:303–7.
18. Pearce SH, Williamson C, Kifor O, Bai M, Coulthard MG, Davies M, et al. A familial syndrome of hypocalcemia with hypercalciuria due to mutations in the calcium-sensing receptor. *N Engl J Med* 1996;**335**:1115–22.
19. Yamamoto M, Akatsu T, Nagase T, Ogata E. Comparison of hypocalcemic hypercalciuria between patients with idiopathic hypoparathyroidism and those with gain-of-function mutations in the calcium-sensing receptor: is it possible to differentiate the two disorders? *J Clin Endocrinol Metab* 2000;**85**:4583–91.
20. Nagase T, Murakami T, Tsukada T, Kitamura R, Chikatsu N, Takeo H, et al. A family of autosomal dominant hypocalcemia with a positive correlation between serum calcium and magnesium: identification of a novel gain of function mutation (Ser(820) Phe) in the calcium-sensing receptor. *J Clin Endocrinol Metabol* 2002;**87**:2681–7.
21. Raue F, Pichl J, Dörr HG, Schnabel D, Heidemann P, Hammersen G, et al. Activating mutations in the calcium-sensing receptor: genetic and clinical spectrum in 25 patients with autosomal dominant hypocalcaemia—a German survey. *Clin Endocrinol* 2011;**75**:760–5.
22. Hannan FM, Nesbit MA, Zhang C, Cranston T, Curley AJ, Harding B, et al. Identification of 70 calcium-sensing receptor mutations in hyper-and hypocalcaemic patients: evidence for clustering of extracelluar domain mutations at calcium-binding sites. *Hum Mol*

Genet 2012;**21**:2768–78.
23. Michels AW, Gottlieb PA. Autoimmune polyglandular syndromes. *Nat Rev Endocrinol* 2010;**6**:270–7.
24. Kisand K, Peterson P. Autoimmune polyendocrinopathy candidiasis ectodermal dystrophy: known and novel aspects of the syndrome. *Ann NY Acad Sci* 2011;**1246**:77–91.
25. Akirav EM, Ruddle NH, Herold KC. The role of AIRE in human autoimmune disease. *Nat Rev Endocrinol* 2011;**7**:25–33.
26. Ding C, Buckingham B, Levine MA. Familial isolated hypoparathyroidism caused by a mutation in the gene for the transcription factor GCMB. *J Cin Invest* 2001;**108**:1215–20.
27. Baumber L, Tufarelli C, Patel S, King P, Johnson CA, Maher ER, et al. Identification of a novel mutation disrupting the DNA binding activity of GCM2 in autosomal recessive familial isolated hypoparathyroidism. *J Med Genet* 2005;**42**:443–8.
28. Thomée C, Schubert SW, Parma J, Lê PQ, Hashemolhosseini S, Wegner M, et al. GCMB mutation in familial isolated hypoparathyroidism with residual secretion of parathyroid hormone. *J Clin Endocrinol Metab* 2005;**90**:2487–92.
29. Mannstadt M, Bertrand G, Muresan M, Weryha G, Leheup B, Pulusani SR, et al. Dominant-negative GCMB mutations cause an autosomal dominant form of hypoparathyroidism. *J Clin Endocrinol Metab* 2008;**93**:3568–76.
30. Yi HS, Eom YS, Park IeB, Lee S, Hong S, Jüppner H, et al. Identification and characterization of C106R, a novel mutation in the DNA-binding domain of GCMB, in a family with autosomal-dominant hypoparathyroidism. *Clin Endocrinol* 2010;**76**:625–33.
31. Muroya K, Hasegawa T, Ito Y, Nagai T, Isotani H, Iwata Y, et al. GATA3 abnormalities and the phenotypic spectrum of HDR syndrome. *J Med Genet* 2001;**38**:374–80.
32. Ali A, Christie PT, Grigorieva IV, Harding B, Van Esch H, Ahmed SF, et al. Functional characterization of GATA3 mutations causing the hypoparathyroidism-deafness-renal (HDR) dysplasia syndrome: insight into mechanisms of DNA binding by the GATA3 transcription factor. *Hum Mol Genet* 2007;**16**:265–75.
33. Fukami M, Muroya K, Miyake T, Iso M, Kato F, Yokoi H, et al. GATA3 abnormalities in six patients with HDR syndrome. *Endocr J* 2011;**58**:117–21.
34. Arnold A, Horst SA, Gardella TJ, Baba H, Levine MA, Kronenberg HM. Mutation of the signal peptide-encoding regions of the preproparathyroid hormone gene in familial isolated hypoparathyroidism. *J Clin Invest* 1990;**86**:1084–7.
35. Parkinson D, Thakker R. A donor splice site mutation in the parathyroid hormone gene is associated with autosomal recessive hypoparathyroidism. *Nature Genet* 1992;**1**:149–53.
36. Sunthornthepvarakul T, Churesigaew S, Ngowngarmratana A. A novel mutation of the signal peptide of the preproparathyroid hormone gene associated with autosomal recessive familial isolated hypoparathyroidism. *J Clin Endocrinol Metab* 1999;**84**:3792–6.
37. Ertl DA, Stary S, Streubel B, Raimann A, Haeusler G. A novel homozygous mutation in the parathyroid hormone gene (PTH) in a girl with isolated hypoparathyroidism. *Bone* 2012;**51**:629–32.
38. Mannstadt M, Harris M, Bravenboer B, Chitturi S, Dreijerink KM, Lambright DG, et al. Germline mutations affecting Gα11 in hypoparathyroidism. *N Engl J Med* 2013;**368**:2532–4.
39. Nesbit MA, Hannan FM, Howles SA, Babinsky VN, Head RA, Cranston T, et al. Mutations affecting G-protein subunit α11 in hypercalcemia and hypocalcemia. *N Engl J Med* 2013;**368**:2476–86.
40. Zupanc ML, Moraes CT, Shanske S, Langman CB, Ciafaloni E, DiMauro S. Deletion of mitochondrial DNA in patients with combined features of Kearns-Sayre and MELAS syndromes. *Ann Neurol* 1991;**29**:680–3.
41. Chinnery PF, Turnbull DM. Mitochondrial medicine. *Quart J Med* 1997;**90**:657–67.
42. Wilichowski E, Grüters A, Kruse K, Rating D, Beetz R, Korenke GC, et al. Hypoparathyroidism and deafness associated with pleioplasmic large scale rearrangements of the mitochondrial DNA: a clinical and molecular genetic study of four children with Kearns-Sayre syndrome. *Pediatr Res* 1997;**41**:193–200.
43. Tengan CH, Kiyomoto BH, Rocha MS, Tavares VL, Gabbai AA, Moraes CT. Mitochondrial encephalomyopathy and hypoparathyroidism associated with a duplication and a deletion of mitochondrial deoxyribonucleic acid. *J Clin Endocrinol Metab* 1998;**83**:125–9.
44. Katsanos KH, Elisaf M, Bairaktari E, Tsianos EV. Severe hypomagnesemia and hypoparathyroidism in Kearns-Sayre syndrome. *Am J Nephrol* 2001;**21**:150–3.
45. Labarthe F, Benoist JF, Brivet M, Vianey-Saban C, Despert F, de Baulny HO. Partial hypoparathyroidism associated with mitochondrial trifunctional protein deficiency. *Eur J Pediatr* 2006;**165**:389–91.
46. Upadhyay J, Steenkamp DW, Milunsky JM. The syndrome of hypoparathyroidism, deafness, and renal anomalies. *Endocr Pract* 2013;**19**:1035–42.
47. Sullivan KE. Chromosome 22q11.2 deletion syndrome: DiGeorge syndrome/velocardiofacial Syndrome. *Immunol Allergy Clin North Am* 2008;**28**:353–66.
48. Scambler PJ. 22q11 deletion syndrome: a role for TBX1 in pharyngeal and cardiovascular development. *Pediatr Cardiol* 2010;**31**:378–90.
49. McDonald-McGinn DM, Sullivan KE. Chromosome 22q11.2 deletion syndrome (DiGeorge syndrome/velocardiofacial syndrome). *Medicine* 2011;**90**:1–18.
50. Malloy PJ, Feldman D. Genetic disorders and defects in vitamin D action. *Endocrinol Metab Clin North Am* 2010;**39**:5313–23.
51. Alexander RT, Hoenderop JG, Bindels RJ. Molecular determinants of magnesium homeostasis: insights from human disease. *J Am Soc Nephrol* 2008;**19**:1451–8.
52. Brown J, Nunez S, Russell M, Spurney C. Hypocalcemic rickets and dilated cardiomyopathy: case reports and review of literature. *Pediatr Cardiol* 2009;**30**:818–23.
53. Ballane GT, Sfeir JG, Dakik HA, Brown EM, El-Hajj Fuleihan G. Use of recombinant human parathyroid hormone in hypocalcemic cardiomyopathy. *Eur J Endocrinol* 2012;**166**:1113–20.
54. Mitchell DM, Regan S, Cooley MR, Lauter KB, Vrla MC, Becker CB, et al. Long-term follow-up of patients with hypoparathyroidism. *J Clin Endocrinol Metab* 2012;**97**:4507–14.
55. Abe S, Tojo K, Ichida K, Shigematsu T, Hasegawa T, Morita M, et al. A rare case of idiopathic hypoparathyroidism with varied neurological manifestations. *Intern Med* 1996;**35**:129–34.
56. Brown EM. Anti-parathyroid and anti-calcium sensing receptor antibodies in autoimmune hypoparathyroidism. *Endocrinol Metab Clin North Am* 2009;**38**:437–45.
57. Kemp EH, Gavalas NG, Krohn KJ, Brown EM, Watson PF, Weetman AP. Activating autoantibodies against the calcium-sensing receptor detected in two patients with autoimmune polyendocrine syndrome type 1. *J Clin Endocrinol Metab* 2009;**94**:4749–56.
58. Tomar N, Kaushal E, Das M, Gupta N, Betterle C, Goswami R. Prevalence and significance of NALP5 autoantibodies in patients with idiopathic hypoparathyroidism. *J Clin Endocrinol Metab* 2012;**97**:1219–26.
59. Meloni A, Furcas M, Cetani F, Marcocci C, Falorni A, Perniola R, et al. Autoantibodies against type I interferons as an additional diagnostic criterion for autoimmune polyendocrine syndrome type I. *J Clin Endocrinol Metab* 2008;**93**:4389–97.
60. Wolff AS, Sarkadi AK, Maródi L, Kärner J, Orlova E, Oftedal BE, et al. Anti-cytokine autoantibodies preceding onset of autoimmune polyendocrine syndrome type I features in early childhood. *J Clin Immunol* 2013;**33**:1341–8.

第 48 章

镁缺乏和甲状旁腺功能

Gordon L. Klein

引言

镁离子是脊椎动物细胞内第二丰富、整个脊椎动物有机体内第四丰富的阳离子。镁是人体代谢的关键元素，其各种作用见表 48.3。镁元素得名于首次发现的所在地区，希腊 Thessaly 的 Magnesia 遗址。成人镁含量大约为 25g。人体镁含量的 60%都沉积在骨中，作为一个储存仓库。储存镁大约 1/3 可以交换，可帮助身体调节细胞外镁离子浓度[18]，见图 48.2。细胞外镁组成身体总镁的 1%，正常血镁范围为 0.71~0.91mmol/L，或 1.7~2.2mg/dL。

大约 3/4 血浆镁由肾超滤，大部分超滤的镁为离子形式，其余主要与白蛋白结合。细胞内镁浓度波动为 $(1\sim3)\times10^{-3}$mol/L。少于 5%的细胞内镁是自由态[18,19]。

本章在探索镁缺乏对甲状旁腺功能影响这个核心问题之前，先讨论镁平衡、镁缺乏情况以及检测这类情况的方法。之所以这样选择，原因在于将镁缺乏置于其病因中讨论很重要，以区别镁缺乏本身的相对风险而不是相关表现。

目前最适合镁在甲状旁腺功能中作用的假说推测与其甲状旁腺钙敏感受体作用有关。重要的是，需要知道没有动物模型可以明确证实镁缺乏与钙敏感受体上调有关。因此，为了更好地理解为何钙敏感受体上调可能解释镁缺乏对甲状旁腺功能作用有吸引力，首先要理解钙敏感受体。

钙敏感受体

钙敏感受体是跨膜 G 蛋白偶联受体，包括一个含有近 600 个氨基酸的大细胞外区域、跨膜区和含有几个磷酸化位点羧基端的胞内区域，如图 48.1 所示。钙结合到细胞外区域。推测的二维模型由 Kumar 和 Thompson 使用谷氨酸受体细胞外区域建造[1]。使用这种模型鉴定出可能的镁结合位点在钙敏感受体上叶。这些推测的镁结合位点如何起作用仍未明确。

一旦钙结合到细胞外区域，构象就会发生改变，钙会传递到细胞内区域，与 G 蛋白亚基结合，激活磷脂酶 C(PLC)。PLC 催化 PIP_2 产生三磷酸肌醇(IP_3) 和二酰基甘油(DAG)。1,4,5-三磷酸结合到细胞器受体动员细胞内钙离子。这一系列事件会促发甲状旁腺释放 PTH。由于钙敏感受体上调可能导致细胞内钙离子释放，推测细胞内钙离子动员抑制 PTH 分泌是合理的，而 PTH 受到抑制可见于多种情况，此时钙敏感受体得到上调。

镁在钙敏感受体功能中的作用

镁在钙敏感受体中的作用并未完全阐明。下面所述是经过很多研究推测，并形成了镁作用机制的合理解释。

假设的钙敏感受体上镁结合位点作用并不清楚，镁在钙敏感受体功能上有其他潜在作用。尽管在 PLC 激活中某种镁依赖 G 蛋白会起作用[2,3]，假如镁缺乏影响这些蛋白，会减少 PLC 激活并阻碍胞浆钙的释放。这与我们看到的镁缺乏作用相反。更好的解释是，镁通过非竞争性抑制干扰了 IP_3 诱导的钙释放[4]。在这种情况下，如体外所证实，镁缺乏会增强胞浆钙释放[4]。虽然证据显示钙敏感受体在镁缺乏情况下得到上调，镁缺乏本身与钙敏感受体上调的相关性不是完全清楚，后续会有一些细节描述。完全可能的是，镁缺乏相关的其他异常可能影响钙敏感受体，但实际上不是镁不足。

重要的是，$1,25(OH)_2D$ 介导钙敏感受体转录发生在甲状旁腺主细胞。当血浆 $1,25(OH)_2D$ 水平低，钙敏感受体数量减少，如同对血液离子钙水平的反应。钙敏感受体转录减少被认为在慢性肾脏病中对甲状旁腺增

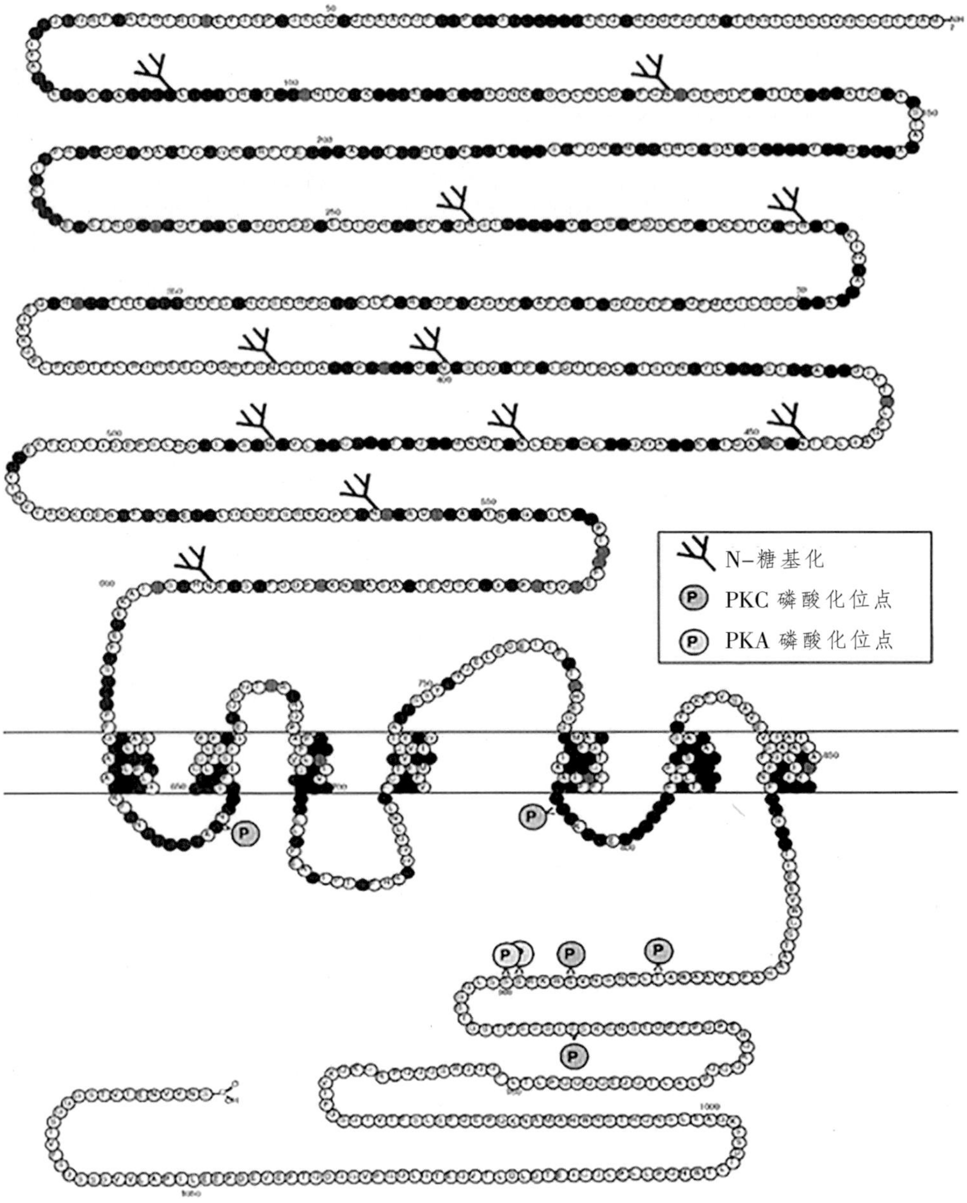

图 48.1 钙敏感受体蛋白结构图。大的 N-末端区域在甲状旁腺主细胞外，而 C-末端区域在细胞内。

生起作用[5]。然而，其也有相反例子，如甲状旁腺中高水平 1,25$(OH)_2$D 可以上调钙敏感受体高于正常。

我们已阐明镁缺乏与甲状旁腺钙敏感受体可能的作用，下面我们将讨论镁缺乏的临床表现和所遇到的情况。

镁缺乏的临床表现

除非是原发的基因突变，镁缺乏通常不是孤立表现，后续会进一步介绍。一般来说，镁缺乏会使其他疾病复杂化，由于一系列原发病是异质性的，其他疾病症状会掩盖镁缺乏症状。因此，临床医生必须意识到镁缺乏伴有其他潜在疾病时的风险。可能被镁缺乏复杂化的一系列疾病见表 48.1。表 48.2 列出镁缺乏最常见的表现。

镁缺乏最早的表现是神经肌肉易激性，随后出现阳性 Chvostek 征或 Trousseau 征、手足痉挛或癫痫发作。低钙血症是一个常见特征，上述症状常是低钙血症表现[6]，但无低钙血症的低镁血症也有过报道[7]。心律失常（如室上性心动过速、房性心动过速、房性期前收缩、室性期前收缩、室性心动过速和室颤）伴随着 PR 和 QT 间期延长，亦常见于镁缺乏[8,9]。低钾血症常见于进行生化检测筛查时。这是由细胞内钾离子缺乏同时伴有肾脏重吸收钾能力差共同导致。据推测低钾血症同样导致心律失常，但钾充足必须伴随镁充足，这有利于低钾血症的解决[10–12]。

低钙血症常伴有镁缺乏，同样由于甲状旁腺钙敏

表 48.1 镁缺乏的病因

胃肠道丢失
持续胃肠减压未充分替代治疗
吸收不良综合征,先天性或获得性
外科肠道切除或遗传学短肠综合征
慢性胃肠炎
蛋白质能量营养不良
急性出血性胰腺炎
原发低镁血症(低镁血症伴有继发低钙血症)
肾丢失
慢性肠外液体治疗
继发于葡萄糖、甘露醇或尿素的渗透性利尿
高钙血症
酒精
药物
襻利尿剂(如呋塞米)
氨基糖苷类药物
顺铂
两性霉素 B
喷他脒
强心苷?
代谢性酸中毒、饥饿、酮症酸中毒、酒精中毒
慢性肾脏病
肾盂肾炎、间质性肾炎、肾小球肾炎
急性肾小管坏死的多尿期
梗阻后肾病
肾小管酸中毒
肾移植后
原发低镁血症
内分泌和代谢病
糖尿病
磷丢失
原发性甲状旁腺功能亢进症
甲状腺功能亢进症
原发性醛固酮增多症
骨饥饿综合征
过度哺乳
Gitelman 综合征(远曲小管噻嗪类敏感 NaCl 共转运体基因突变)(位于第 16 染色体)
医源性的
未进行镁液体替代治疗补充镁丢失(在短肠综合征和烧伤液体灌注治疗行全胃肠外营养时使用不含镁的林格液)

表 48.2 中度至重度镁缺乏:可能的临床体征和症状

生物化学表现
肾钾丢失导致的低钾血症
细胞内钾的减少
来自钙敏感受体上调的低钾血症
末梢器官对 PTH 的抵抗
神经肌肉表现
Chvostek 征或 Trousseau 征阳性(低钙血症)
自发性手足痉挛(低钙血症)
惊厥(类似低钙血症)
眩晕、共济失调、眼球震颤、锥体外系运动
肌肉无力、震颤、自发性收缩、萎缩
精神抑郁、精神病
心脏表现
心电图:PR 和 QT 间期延长,U 波
房性心动过速、房性期前收缩、房颤
功能性心律失常
室性期前收缩、心动过速、室颤
对于洋地黄药物中毒易感性增加
尖端扭转型室型心动过速

感受体功能性上调而发生。其常常伴有肾脏和骨骼肌对于 PTH 和维生素 D 的抵抗,这些后续会有阐述。甲状旁腺钙敏感受体在钙镁平衡中所起到的关键作用越来越得到证实。在 Quinn 等的最近报道中[13],钙敏感受体和 PTH 靶向敲除的小鼠相比,野生型小鼠血镁更低。镁负荷在 PTH 和钙敏感受体敲除小鼠会更大程度地增加血清钙水平,这可能由于成纤维细胞生长因子(FGF23)在基因敲除小鼠中水平更低。因此,钙敏感受体无论受体上调还是下调,其在钙镁平衡中均起到重要作用。

至于镁缺乏时如何定义外周对 PTH 的抵抗,这一概念在肾和骨骼很难定义,但近来至少对于肾脏稍微清楚了一些。如果镁缺乏能够以上调甲状旁腺钙敏感受体相近的方式上调肾近端小管钙敏感受体,就可以增加近端肾小管磷重吸收,被称为 PTH 抵抗磷作用[14]。所谓骨骼肌对 PTH 抵抗可能存在相似解释,如同镁缺乏情况下,更多全身组织钙敏感受体得到上调,可以解释低钙血症和外周对 PTH 的抵抗。

在烧伤儿童的研究中,我们观察到镁缺乏的表现,包括低钙血症甲状旁腺功能减退症、外周对 PTH 抵抗[15]。在烧伤山羊模型中,可以看到甲状旁腺钙敏感受体上

表 48.3 在代谢中镁作用

酶亚基，如在 ATP-MG 或 GTP-MG
激酶（蛋白质激酶、肌酸激酶、己糖激酶）
ATP 酶或 GTP 酶（Na、K ATPase、Ca ATPase）
环化酶（腺苷酸或鸟苷酸环化酶）
酶直接活化
磷酸果糖激酶
肌酸激酶
5-磷酸核糖焦磷酸合成酶
腺苷酸环化酶
磷脂酶 C
Na、K ATP 酶
膜属性
神经传导
钙通道功能
钾运输

调[16]。同样值得注意的是，作为改良 Ellsworth-Howard 实验的一部分，肾对于皮下注射 PTH 反应迟钝。检测烧伤山羊骨骼中 PTH 受体下调的尝试没有成功（Klein GL，Brown EM，Schipani E，未发表数据）。儿科烧伤患者和烧伤山羊模型都存在镁不足，至少部分原因是急性液体输注用的林格液不含镁。

导致镁缺乏的情况

与镁缺乏相关的情况列于表 48.1。如前所述，其是

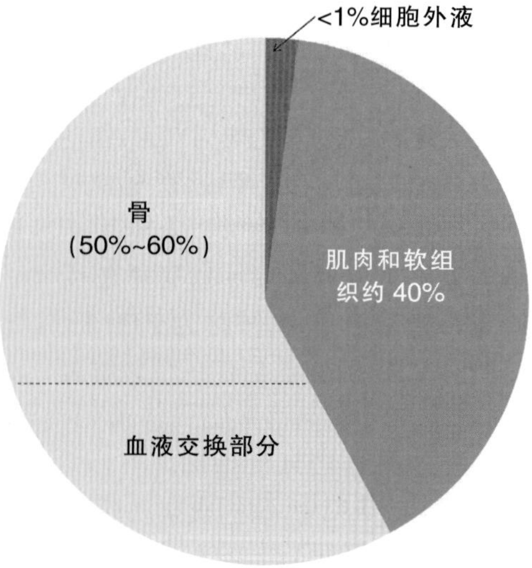

图 48.2 镁在人体各组织中的分布，最大比例在骨骼中，其次是肌肉和软组织。

一组异质性疾病，大部分镁缺乏导致病情中的致病机制仍未完全阐述。除了因原发性缺乏导致的疾病，大部分与镁缺乏有关的疾病是由胃肠道或肾脏丢失过多、同时未能充分补充镁丢失所致。因此，导致慢性呕吐、腹泻或慢性肾脏病的疾病容易伴有中度以上镁缺乏。然而，仍然存在各种导致镁缺乏机制不明的疾病和药物，临床医生必须保持警惕，监测患者的临床和实验室缺镁证据。其中包括慢性酒精中毒，原因可能是缺乏营养摄入，还有某些可能引起镁消耗的药物，如氨基糖苷类、襻利尿剂、顺铂、环孢素和两性霉素 B。代谢性酸中毒和数种慢性肾脏病也可能与镁缺乏相关，包括慢性肾盂肾炎、慢性间质性肾炎和肾小球肾炎。原发性镁缺乏症，由于先天代谢异常，也可以导致镁缺乏状态，例如在先天性镁离子通道 TRPM6 缺失。

此表必须增加一种情况：医源性。如上所述，严重烧伤后，患者接受大量不含镁的乳酸林格液进行复苏[15,16]。在加尔维斯敦 Shriners 烧伤医院的一项研究中，所有被烧伤的儿童都存在镁缺乏[17]。此外，长期接受肠外营养治疗的患者也存在不同程度的镁缺乏，这取决于他们的潜在疾病。没有准确估计这些损耗，而且充分补充也会导致镁耗尽。

为更好地了解如何诊断和治疗镁缺乏，首先需要了解镁动态平衡。人体如何处理镁将会为诊断镁缺乏和补充镁储备的方法提供理论基础。但是，镁补充后是否会纠正镁缺乏症状仍然不确定，这个问题将在下面进行更详细的讨论。

镁平衡和功能

负责镁平衡的主要器官是肾脏，肾脏是当前明确镁缺乏检测的重点[20]。伴随着镁耗竭，肾脏保存镁，每天少于 1mEq 镁被排到尿液中。髓袢升支粗段是镁再吸收的主要部位，大约占 60%，而近端肾曲小管和远端小管占另外 25%[21]。

虽然我们了解肾脏是主要镁稳态调节脏器，但是肾脏完成这项任务方式或方法还远不明确。甲状旁腺的临床疾病似乎没有影响肾脏在维持镁平衡方面的作用[22]。Brown 等研究报道[23]，细胞外液镁或钙离子浓度在一定程度上影响髓袢升支粗段的镁摄取。Quinn 等最近对 CaSR/PTH 敲除小鼠的研究也间接支持上述结论[13]。

已知在肠内镁吸收比例与镁摄入量成反比，正常成年人平均 300mg/d[24]。通常，30%~50%摄入镁被吸收[25]。虽然镁似乎在整个小肠均被吸收，但是大部分吸收似

乎发生在远端空肠和回肠[26]。肠道镁运输方式被描述为主动和被动，虽然在这些过程中的影响因素目前尚不清楚。维生素 D 可能在镁吸收中发挥重要作用[27]。然而，鉴于钙敏感受体存在于小肠不同区域，并且在不同部位存在不同调节[28]，肠道钙敏感受体在镁吸收中的作用需要进一步研究[29]。

最近，离子通道瞬态受体电位(TRP)家族被确定，其中一类 TRPM6 可能介导镁跨细胞进入肠细胞。这个通道的突变是常染色体隐性遗传病低镁血症伴有继发性低钙血症(HSH)的推测病因[30,31]。TRPM6 也发现在肾远端曲小管，并可能在镁吸收中发挥积极作用[32]。

镁缺乏诊断

目前镁缺乏症的诊断标准主要基于 Rude 和同事的工作[18,19,33]。在上述的镁平衡部分，我们讨论了不多于 1%的身体镁存在于细胞外液。因此，血清镁浓度不一定反映镁在细胞内浓度。细胞内镁含量的研究，特别是在淋巴细胞内，反映了其与骨骼和心肌镁含量有良好的相关性[18,19,33]，但这些值可能不能充分区别正常和镁缺乏状态。因此，淋巴细胞镁含量测定作为诊断工具的临床应用是有限的。

镁耐量试验

表 48.4 中 Rude 描述的这项试验似乎是最敏感且最实用的[34]。作者使用这种方法发现 23 名正常人保留了 14%±4%(SEM)镁负荷，而 15 例低镁患者保留 85%±3%。另外，存在镁缺乏风险的 24 例酗酒患者保留镁负荷 51%±5%。在一般情况下，这项测试是准确的，但如果患者肾脏有镁消耗，也可能出现问题，其原因可能是病理性丢失或者是由药物治疗导致的。在这方面要着重指出的是，正常人群变异如同数据给出的标准误差一样大，而不是标准偏差。此外，研究的人群小提示平均值加上两个标准差将会是近似 50%保留上限，但在没有进一步更确切的研究之前不应该使用。

表 48.4　镁保留试验流程

1.收集基线(时间点或者规定时间段)尿液来测定镁与肌酐比值

2.按照每公斤体重 0.2mEq(2.4mg)镁元素溶于 50mL 5%葡萄糖溶液中进行输注(输注时间大于 4 小时)

3.输注开始后收集 24 小时尿

4.用如下公式计算输注镁在体内保留利用的比例：

镁保留百分比=

$$1-\frac{\text{输注后 24 小时尿镁含量}-\text{输注前尿镁与肌酐比}\times\text{输注后尿肌酐}}{\text{镁元素总输注量}}\times 100$$

24 小时保留百分比>50%=确定性镁不足

24 小时保留百分比在 25%~50% =可能性镁不足

镁缺乏治疗和对甲状旁腺钙敏感受体的作用

虽然我们描述了一个可能的机制，即镁缺乏可能有助于增加甲状旁腺内钙进而抑制 PTH 分泌，但我们还没有确认纠正镁缺乏能纠正低钙血症相关的甲状旁腺功能减退症。

镁缺乏治疗当前建议

成年患者出现镁缺乏症状(表 48.2)应该用镁静脉注射治疗，600mg 镁 24 小时持续给予。血清镁浓度应正常或略升高。然而，为了补充身体已经耗尽的储存镁，治疗应持续 3~7 天，在此期间症状应被解决，包括低钙血症和低钾血症。如果发生低血镁性癫痫发作或心律失常，应在 5~10 分钟内静脉注射 100~200mg 镁，接着每日补充 600mg。如果患者有持续的肾脏或胃肠道镁消耗，治疗可能需要延长，并且长期口服治疗。

直到最近，已经认为中度至重度镁缺乏症患者进行单独镁治疗几天内可逆转低钙血症的症状[6]。镁缺乏相关低钙血症，无论有无临床体征和症状，也可见于各种动物，特别是牛、猴、羊、狗、猪、小鸡和豚鼠[35]。镁注射可以使血清 PTH 水平升高至正常水平[6,36]，低镁饮食正常人表现为血清 PTH 水平升高。后一种情况在镁状态正常时是见不到的[38]。

然而，从现有证据来看，目前尚不清楚镁缺乏本身是否上调甲状旁腺钙敏感受体，正如在镁和钙敏感受体功能章节中讨论的一样。最近的一项报道[39]指出，啮齿动物中镁缺乏导致释放物质 P，促进炎症介质和生物氧自由基释放，产生炎症和过氧化损伤。此外，这些发现由 Rude 等证实[40]，发现释放的物质 P 刺激前炎症细胞因子白细胞介素-1β(IL-1β)和肿瘤坏死因子-α(TNF-α)。这些发现提出了一个问题，即镁缺乏或随后出现的炎症是否可以介导甲状旁腺钙敏感受体上调。恰当的例子是发生在儿科急性重症烧伤中的一系列事件。当考虑到医源性镁缺乏时，应考虑上述情况。然而，烧伤内在表现的全身性炎症在接下来的头24小时内伤害明显,伴随着循环细胞因子(如IL-1β和IL-6)显著升高。两种细胞因子已被证明上调甲状旁腺钙敏感受体[41-43],可能作为一种适应性反应保护身体免受细胞因子介导的骨吸收,从而引起高钙血症[44]。此外,如前所述,烧伤患者存在高浓度循环细胞因子[45],如先前在羊烧伤模型中甲状旁腺钙敏感受体上调一样(图48.3)[16]。

先前注意到通过使用镁负荷实验诊断严重烧伤儿童是镁耗竭的,假使低镁饮食行为的患者用镁补充充足,血清PTH和离子钙的浓度将恢复正常。但是,情况并非如此。尽管口服和肠胃外镁的总量约为14mg/(kg·d),急性期住院结束时重复镁保留试验,只有50%的患者成功补足镁。在镁充足和不足患者中,用离子钙活性与PTH制图时,两组之间没有观察到差异(图48.4)[17]。因此,尽管事实上这些烧伤儿童清楚地表现出镁缺乏,强化补充镁后,儿童仍无法恢复到血清全段PTH或血液离子钙浓度正常值。

因为这组患者存在高水平循环的促炎细胞因子,烧伤后会持续几个月,可以假设在这种情况下炎症而不是镁消耗是甲状旁腺钙敏感受体最主要的驱动力。尽管没有研究表明,这组患者中钙敏感受体持续性上调,低钙血症甲状旁腺功能减退症烧伤后至少会持续1年,伴随着钙敏感受体上调可能性。假使存在镁缺乏时物质P介导的炎症,我们必须思考列在表48.1中症状性镁缺乏相关的很多疾病是否介导了甲状旁腺钙敏感受体上调,而与单纯镁缺乏截然相反。炎症作为特异性解释可能是胃肠炎、胰腺炎、肾盂肾炎和蛋白质热量营养不良的基础。因此,镁耗竭原因多种多样,必须谨慎将低钙血症甲状旁腺功能减退归因于镁耗竭。

镁耗竭和维生素D状态

最后,我们将考虑镁耗竭对维生素D代谢影响以确定1,25 $(OH)_2D$浓度在何种程度上改变甲状旁腺钙敏感受体。除了正常人群实验性镁缺乏研究外,大多数镁缺乏与维生素D代谢异常的证据未经证实。镁缺乏与维生素D代谢之间的一个明确联系是大多数低钙血症镁缺乏患者存在低血清浓度的1,25$(OH)_2D$[46-49]。Saggese等[50]报道镁缺乏糖尿病儿童低钙饮食后出现血清PTH和1,25$(OH)_2D$正常值以内的升高,表明镁缺乏可能会损害这个通路的正常功能。正如我们所看到的,镁缺乏与全段PTH浓度降低相关,因为PTH是1,25$(OH)_2D$合成中的营养因子,低PTH水平可能是镁缺乏中1,25$(OH)_2D$水平低的主要原因。然而,如Rude等所述[46],镁补充迅速将PTH恢复至正常,但1,25$(OH)_2D$水平经过1周的镁治疗仍没有达到正常浓度,这表明无论是肾脏合成1,25$(OH)_2D$或25-羟基维生素D-1α-羟化酶转化酶均依赖于正常水平的镁。同样,Fatemi等[37]证明与未给予低镁饮食相比,人类受试者在给予低镁饮食3周后再给予PTH(1-34),血清1,25$(OH)_2D$浓度升高较慢。

关于镁缺乏、PTH和维生素D代谢潜在作用的关键问题是血液循环中低1,25$(OH)_2D$水平在多大程度上反映甲状旁腺内低1,25$(OH)_2D$水平。在本章的前面讨论

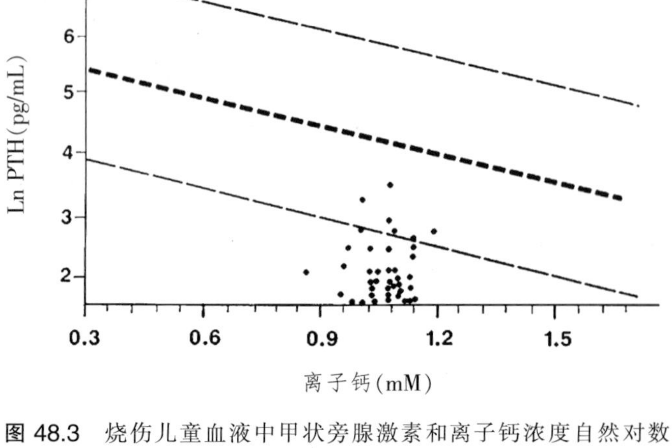

图48.3 烧伤儿童血液中甲状旁腺激素和离子钙浓度自然对数的关系。注意低钙血症甲状旁腺功能减退症中可见钙敏感受体上调。(Reprinted from[15].)

图示PTH正常范围(自然对数转化)

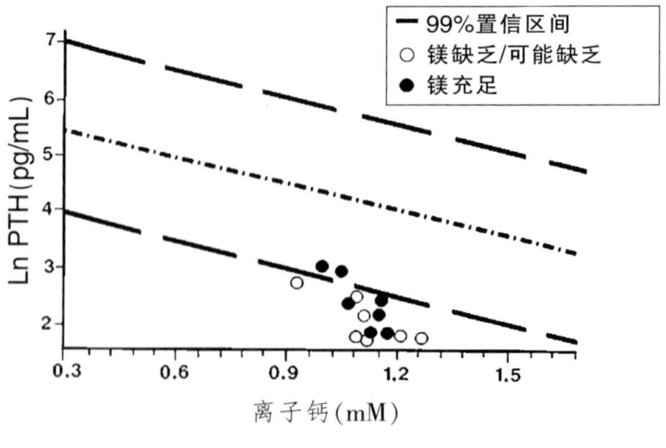

图48.4 镁缺乏和镁充足组中烧伤儿童血液中甲状旁腺激素和离子钙浓度的自然对数关系。两组之间在低钙血症甲状旁腺功能减退症中没有明显差异。见图48.3。(Reproduced by permission from[17].)

了甲状旁腺 1,25 (OH)$_2$D 水平在钙敏感受体转录中的重要性[5]。维生素 D 反应元素在钙敏感受体基因的转录起始位点两个启动子上游被鉴定出来[51]。在慢性肾脏病中,推测由于低血清水平 1,25(OH)$_2$D 致甲状旁腺钙敏感受体减少[52,53]。按照这个逻辑,镁缺失将导致血清中的 1,25(OH)$_2$D 水平降低,反映甲状旁腺素中 1,25(OH)$_2$D 含量减少,继而减少钙敏感受体转录。在理论上,这与镁缺乏所可能出现的结果相反,即甲状旁腺钙敏感受体上调。但是,如果有人假设甲状旁腺中 1,25(OH)$_2$D 水平是结果而不是 PTH 分泌减少的原因,那么 1,25(OH)$_2$D 控制钙敏感受体转录可能意味着身体尝试调节镁耗竭对钙敏感受体上调的影响,随后出现低钙血症甲状旁腺功能减退症,如图 48.5 所示。

结论

镁消耗导致低钙血症甲状旁腺功能减退的基本机制仍旧不明。证据表明,甲状旁腺钙敏感受体特异性镁依赖机制或相关炎症改变致甲状旁腺钙敏感受体上调,

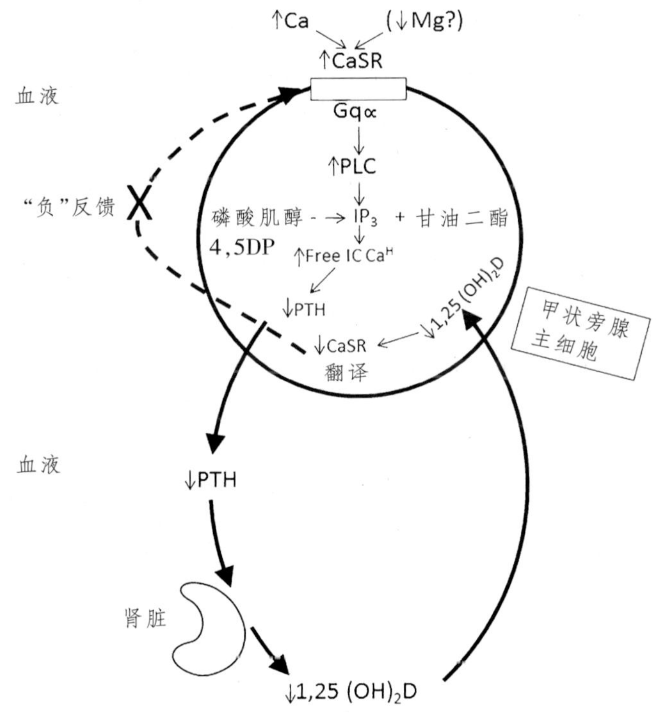

图 48.5 推测的反馈回路图。镁缺乏症上调甲状旁腺钙敏感受体并促使增加细胞内钙释放、抑制 PTH 分泌,从而肾脏减少 1,25(OH)$_2$D 合成,降低甲状旁腺 1,25(OH)$_2$D 含量,继而甲状旁腺钙敏感受体转录,其将负反馈钙敏感受体上调数量。

在任何一种情况下都会导致 PTH 抑制和终末器官对外源性 PTH 的抵抗。PTH 抑制的后果是 1,25(OH)$_2$D 循环水平降低,其可能是由于 25-羟维生素 D-1α-羟化酶转化酶减少。低水平循环 1,25(OH)$_2$D 继发钙敏感受体转录的减少试图提供反馈抑制和减弱镁缺乏的不利影响。

(朱崇贵 译)

参考文献

1. Kumar R, Thompson JR. The regulation of parathyroid hormone secretion and synthesis. *J Am Soc Nephrol* 2011;**22**:216–24.
2. Babich M, King KL, Nissenson RA. G protein-dependent activation of phosphoinositide-specific phospholipase C in UMR 106 osteosarcoma cell membranes. *J Bone Miner Res* 1989;**4**:549–56.
3. Litosch I. G protein regulation of phospholipase C activity in a membrane-solubilized system occurs through a Mg^{2+}- and time-dependent mechanism. *J Biol Chem* 1991;**266**:4764–71.
4. Volpe P, Alderson Lang GH, Nickols GA. Regulation of inositol 1,4,5 trisphosphate-induced Ca^{2+} release. 1. Effect of Mg^{2+}. *Am J Physiol* 1990;**258**:C1077–85.
5. Brown AL, Zhong M, Finch J, Ritter C, McCracken R, Morrissey J, et al. Rat calcium-sensing receptor is regulated by vitamin D but not by calcium. *Am J Physiol* 1996;**270**:F454–60.
6. Rude RK, Oldham SB, Singer FR. Functional hypoparathyroidism and parathyroid hormone end-organ resistance in human magnesium deficiency. *Clin Endocrinol* 1976;**5**:209–24.
7. Wacker WEC, Moore FD, Ulmer DD, Vallee BL. Normocalcemic magnesium deficiency tetany. *JAMA* 1962;**180**:161–3.
8. Iseri LT, Fairshter RD, Hardemann JL, Brodsky MA. Magnesium and potassium therapy in multifocal atrial tachycardia. *Am Heart J* 1985;**110**:789–94.
9. Dyckner T, Wester PO. Magnesium deficiency contributing to ventricular tachycardia. *Acta Med Scand* 1982;**212**:89–91.
10. Whang R, Oei TO, Aikawa JK, Watanabe A, Vannatta J, Fryer A, et al. Predictors of clinical hypomagnesemia. *Arch Int Med* 1984;**144**:1794–6.
11. Shils ME. Experimental magnesium deficiency. *Medicine* 1969;**48**:61–82.
12. Ryan MP. Interrelationships of magnesium and potassium homeostasis. *Miner Electrolyte Metab* 1993;**19**:290–5.
13. Quinn SJ, Thomsen AR, Egbuna O, Pang J, Baxi K, Goltzman D, et al. CaSR-mediated interactions between calcium and magnesium homeostasis in mice. *Am J Physiol* 2013;**304**:E724–33.
14. Vezzoli G, Soldati L, Gambaro G. Roles of the calcium-sensing receptor (CaSR) in renal mineral ion transport. *Curr Pharm Biotechol* 2009;**10**:302–10.
15. Klein GL, Nicolai M, Langman CB, Cuneo BF, Sailer DE, Herndon DN. Dysregulation of calcium homeostasis following burn injury in children: a possible role of magnesium deficiency. *J Pediatr* 1997;**131**:246–51.
16. Murphey ED, Chattopadhyay N, Bai M, Kifor O, Harper D, Traber DL, et al. Up-regulation of the parathyroid calcium-sensing receptor in a sheep model of burn injury: a possible factor in post-burn hypocalcemia. *Crit Care Med* 2000;**28**:3885–90.
17. Klein GL, Herndon DN, Langman CB. Persistent hypoparathyroidism following magnesium repletion in burn-injured children. *Pediatr Nephrol* 2000;**14**:301–4.

18. Rude RK. Magnesium disorders. In: Kokko JP, Tannen RL, editors. *Fluids and Electrolytes*. 3rd ed. Philadelphia: Saunders; 1996. p. 421–45.
19. Elin R. Assessment of magnesium status. *Clin Chem* 1987;**33**:1965–70.
20. Quamme GA. Magnesium homeostasis and renal magnesium handling. *Miner Electrolyte Metab* 1993;**19**:218–25.
21. Quamme GA. Renal magnesium handling: new insights in understanding old problems. *Kidney Int* 1997;**52**:1180–95.
22. Rude RK, Ryzen E. TmMg and renal magnesium threshold in normal man in certain pathophysiologic conditions. *Magnesium* 1986;**5**:273–81.
23. Brown EM, Hebert SC. A cloned Ca^{++}-sensing receptor: a mediator of direct effects of extracellular Ca^{++} on renal function. *J Am Soc Nephrol* 1995;**6**:1530–40.
24. Quamme GA, de Rouffignac C. Epithelial magnesium transport and regulation by the kidney. *Front Biosci* 2000;**5**:D694–711.
25. Fine KD, Santa Ana CA, Porter JL, Fordtran JS. Intestinal absorption of magnesium from food and supplement. *J Clin Invest* 1991;**88**:396–402.
26. Kayne LH, Lee DBN. Intestinal magnesium absorption. *Miner Electrolyte Metab* 1993;**19**:210–7.
27. Krejs G, Nicar M, Zerwekh JE, Normal DA, Kane MG, Pak CY. Effect of 1,25-dihydroxyvitamin D_3 on calcium and magnesium absorption in healthy human jejunum and ileum. *Am J Med* 1983;**75**:973–6.
28. Bick RJ, Poindexter BJ, Sheik-Hamad D, Santora RJ, Kozar RA, Klein GL. Changes in the calcium-sensing receptor and stanniocalcin-1 in rat small intestine in response to ischemia reperfusion injury. *Curr Topics in Peptide Prot Res* 2009;**10**:37–43.
29. Geibel JP, Hebert SC. The functions and roles of the extracellular Ca^{2+}-sensing receptor along the gastrointestinal tract. *Annu Rev Physiol* 2009;**71**:205–17.
30. Schlingmann KP, Weber S, Peters M, Niemann-Nejsum L, Vizthum H, Klingel K, et al. Hypomagnesemia with secondary hypocalcemia is caused by mutations in TRPM6, a new member of the TRPM family. *Nat Gen* 2002;**31**:166–70.
31. Walser RY, Landau D, Meyer D, Shalev H, Tsolia M, Borochowitz Z, et al. Mutation of the TRPM6 causes familial hypomagnesemia with secondary hypocalcemia. *Nat Gen* 2002;**31**:171–4.
32. Hoenderop JGJ, Bindels RJM. Calciotropic and magnesiotropic TRP channels. *Physiology (Bethesda)* 2008;**23**:32–40.
33. Rude RK. Magnesium. In: Stepanuk MH, editor. *Biochemical and physiological aspects of human nutrition*. Philadelphia: Saunders; 2000. p. 671–85.
34. Ryzen E, Elbaum N, Singer FR, Rude RK. Parenteral magnesium tolerance testing in the evaluation of magnesium deficiency. *Magnesium* 1985;**4**:137–47.
35. Shils ME. Magnesium, calcium, and parathyroid hormone interactions. *Ann NY Acad Sci* 1980;**355**:165–80.
36. Anast CS, Mohs JL, Kaplan SL, Burns TW. Evidence for parathyroid failure in magnesium deficiency. *Science* 1972;**177**:606–8.
37. Fatemi S, Ryzen E, Flores J, Endres DB, Rude RK. Effect of human experimental magnesium depletion on parathyroid hormone secretion and 1,25-dihydroxyvitamin D metabolism. *J Clin Endocrinol Metab* 1991;**73**:1067–72.
38. Rude RK, Oldham SB, Sharp Jr CF, Singer FR. Parathyroid hormone secretion in magnesium deficiency. *J Clin Endocrinol Metab* 1978;**47**:800–6.
39. Kramer JH, Spurney C, Iantorno M, Tziros C, Mak IT, Tejero-Taldo MI, et al. Neurogenic inflammation and cardiac dysfunction due to hypomagnesemia. *Am J Med Sci* 2009;**338**:22–7.
40. Rude RK, Singer FR, Gruber H. Skeletal and hormonal effects of magnesium deficiency. *J Am Coll Nutr* 2009;**28**:131–41.
41. Nielsen PK, Rasumssen AK, Butters R, Feldt-Rasmussen U, Bendtzen K, Diaz R, et al. Inhibition of PTH secretion by interleukin-1 in vitro is associated with the up-regulation of the calcium-sensing receptor mRNA. *Biochem Biophys Res Comm* 1997;**238**:880–5.
42. Toribio RE, Kohn CW, Capen CC, Rosol TJ. Parathyroid hormone (PTH) secretion, PTH mRNA, and calcium-sensing receptor mRNA expression in equine parathyroid cells and effects of interleukin (IL)-1, IL-6, and tumor necrosis factor on equine parathyroid cell function. *J Mol Endocrinol* 2003;**31**:609–20.
43. Cannaff L, Zhou X, Hendy GN. The pro-inflammatory cytokine, interleukin-6, upregulates the calcium-sensing receptor gene transcription via Stat 1/3 and Sp 1/3. *J Biol Chem* 2008;**283**:13586–600.
44. Klein GL, Xie Y, Qin YX, Lin L, Hu M, Enkhbaatar P, et al. Preliminary evidence of early bone resorption in a sheep model of acute burn injury: an observational study. *J Bone Miner Metab* 2014;**32**:136–41.
45. Klein GL, Herndon DN, Goodman WG, Langman CB, Phillips WA, Dickson IR, et al. Histomorphometric and biochemical characterization of bone following acute severe burns in children. *Bone* 1995;**17**:455–60.
46. Rude RK, Adams JS, Ryzen E, Endres DB, Niimi H, Horst RL, et al. Low serum concentrations of 1,25-dihydroxyvitamin D in human magnesium deficiency. *J Clin Endocrinol Metab* 1985;**61**:933–40.
47. Fuss M, Cogan E, Gillet C, Karmali R, Guerts J, Bergans A, et al. Magnesium administration reverses hypocalcaemia secondary to hypomagnesaemia despite low circulating levels of 25-hydroxyvitamin D and 1,25-dihydroxyvitamin D. *Clin Endocrinol (Oxf)* 1985;**22**:807–15.
48. Fuss M, Bergmann P, Bergans A, Bagon J, Cogan E, Pepersak T, et al. Correction of low circulating levels of 1,25-dihydroxyvitamin D by 25-hydroxyvitamin D during reversal of hypomagnesaemia. *Clin Endocrinol (Oxf)* 1989;**31**:31–8.
49. Leicht E, Schmidt-Gayk H, Langer HJ, Sneige N, Biro G. Hypomagnesaemia-induced hypocalcaemia: concentration of parathyroid hormone, prolactin, and 1,25-dihydroxyvitamin D during magnesium replenishment. *Magnesium Res* 1992;**5**:33–6.
50. Saggese G, Federico G, Bertelloni S, Baroncelli GI, Calisti L. Hypomagnesemia and the parathyroid hormone-vitamin D endocrine system in children with diabetes mellitus: effects of magnesium administration. *J Pediatr* 1991;**118**:220–5.
51. Cannaff L, Hendy GN. Human calcium-sensing receptor gene: vitamin D response elements in promoters P1 and P2 confer transcriptional responsiveness to 1,25-dihydroxyvitamin D. *J Biol Chem* 2002;**277**:30337–50.
52. Mathias RS, Nouven HT, Zhang MY, Portale AA. Reduced expression of the renal calcium-sensing receptor in rats with chronic renal insufficiency. *J Am Soc Nephrol* 1998;**9**:2067–74.
53. Martin-Salvano M, Villar-Rodriguez H, Palma-Alvarez A, Beato-Moreno A, Galera-Davidson H. Decreased expression of calcium receptor in parathyroid tissue in patients with hyperparathyroidism secondary to chronic renal failure. *Endocr Pathol* 2003;**14**:61–70.

第 49 章

甲状旁腺功能减退症的流行病学

Monica Therese B. Cating-Cabral, Bart L. Clarke

引言

甲状旁腺功能减退症是一种以低血钙和低/正常低限甲状旁腺激素水平为特征的罕见病。其可分为获得性或遗传性。75%的获得性甲状旁腺功能减退症是由于颈部手术(甲状腺疾病、头颈肿瘤或甲状旁腺疾病)过程中意外移除或损伤甲状旁腺及其血供导致的。其余病例中成人最常见的原因是自身免疫性疾病，影响甲状旁腺或多种其他内分泌器官；其他罕见的原因有浸润性疾病、转移性疾病、铁铜过量、电离辐射暴露或罕见基因疾病。

本章介绍了鲜为人知的甲状旁腺功能减退症的流行病学。将讨论甲状旁腺功能减退症的发病率和危险因素、患病率、患者的医疗费用、作为并发症的发生率及与此相关的发病率和死亡率。

发病率和危险因素

术后甲状旁腺功能减退症

获得性甲状旁腺功能减退症最常见的原因是甲状(旁)腺手术或根治性颈部清扫中无意中移除甲状旁腺或不可逆腺体损伤,通常是因为影响其血供[1]。术后甲状旁腺功能减退症的发生率因中心、术式和术者专长不同而不同。大系列研究表明其发生率为 5.4%~8.8%,但是大多数病例为暂时性(4.9%~7.3%)[2-4]。其他较小规模研究报道，暂时性甲状旁腺功能减退症发病率为 25.4%~83%[5-9]。

永久性术后甲状旁腺功能减退症的定义有很多种,但最常见的定义是:手术后 6 个月每日摄取足量的钙和维生素 D 后,甲状旁腺激素(PTH)仍不足以维持正常血钙[1,10]。其发生率为 0.12%~4.6%[2-8]。

由暂时性进展为永久性甲状旁腺功能减退症取决于多个危险因素:超过 1 枚甲状旁腺在甲状腺切除术中被意外切除[2,9]、术后 1 周血钙仍低(≤8.0mg/dL 或 2mmol/L)、口服钙治疗后血磷升高(≥4mg/dL 或 1.29mmol/L)[2]。

术后甲状旁腺功能减退症的发生率取决于术者经验。曾有一篇报道,由外科住院医生实施手术的患者中有 32.8%出现了一过性术后甲状旁腺功能减退症,而由有经验的内分泌外科医生实施手术的患者中仅有 19.4%发生[6]。在一项回顾性分析中,在甲状腺癌患者甲状腺全切除术中,对于同一名术者而言,永久性甲状旁腺功能减退症的发生率在其职业生涯早期较高[5,11]。

甲状腺疾病的分类也对术后低钙血症的风险有所影响。晚期甲状腺癌、Grave 病或术前有甲状腺功能亢进症状的患者,术后低钙血症的发生率较肿瘤较小或良性、甲状腺功能正常疾病的患者显著升高。手术范围也可增加低钙血症的发生率,如甲状腺全切除术、反复甲状腺手术和甲状腺切除+颈部清扫为风险较高的术式[9,11]。

术后 PTH 和血钙水平是术后甲状旁腺功能减退症的预测因素。PTH 水平低于正常范围和血钙≤8mg/dL(2mmol/L)的患者甲状旁腺功能长期减退的风险增加[6,12]。在一项 170 例研究中,甲状腺全切术后 24 小时测 PTH 和术后第二天的血钙水平相结合预测甲状旁腺功能减退症,具有高度敏感性、特异性和阳性预测值。术后甲状旁腺功能减退症预测的最佳敏感性为 97.7%,即术后 24 小时测 PTH;最佳特异性为 96.1%,即术后第一天测血钙。同时应用 PTH 和血钙,最佳结果为术后第一天 PTH<15pg/mL,术后第二天血钙≤7.6mg/dL(1.9mmol/L)。该方法敏感性为 96.3%、特异性为 96.1%和阳性预测值(PPV)为 86%以及阴性预测值(NPV)

为 99%[6]。

甲状旁腺损伤的原因包括：甲状旁腺意外切除、血供离断、继发于背膜下血肿的破坏[13]。为避免发生永久性甲状旁腺功能减退症，建议在可疑发现永久性甲状旁腺功能减退症患者中应用甲状旁腺自体移植。虽然自体移植已被证明是一过性甲状旁腺功能减退症的危险因素，由于移植的甲状旁腺组织需要一些时间来恢复功能，自体移植后永久性甲状旁腺功能减退症的发生率较低[5,13-15]。一项研究表明，移植的甲状旁腺越多，一过性甲状旁腺功能减退症发生率越高，不移植、移植1个、2个、3个发生率分别为 9.8%、11.9%、15.1%和31.4%(P<0.05)[14]。但永久性甲状旁腺功能减退症的发生率随移植数量增加而下降，移植数量 1~4 个的发生率分别是 0.98%、0.77%、0.97%和 0%(P=NS)(表 49.1)。

自身免疫性甲状旁腺功能减退症

自身免疫性甲状旁腺功能减退症是成人甲状旁腺功能减退症的第二大常见原因。自身免疫性孤立性甲状旁腺功能减退症可散发，缓解率较低，为 3.8%[16]。自身免疫性甲状旁腺功能减退症亦可作为自身免疫性多内分泌腺病综合征 1 型(APS1)，又名自身免疫性多内分泌腺病-念珠菌病-外胚层营养障碍(APECED)的一部分与其他自身免疫性内分泌疾病共同出现[17]。该疾病引起甲状旁腺功能减退症、Addison 病、念珠菌病和至少以下两点：胰岛素依赖性的糖尿病、原发性性腺功能减退、自身免疫性甲状腺疾病、恶性贫血、慢性活动性肝炎、脂肪泻、脱发或白癜风。80%以上的 APS1 患者有甲状旁腺功能减退症，有时甚至是该疾病的唯一表现。APS1 是由自身免疫调控(AIRE)基因突变导致的常染色体隐性遗传疾病，不过也曾有显性遗传的报道。AIRE 基因的产物是在胸腺和淋巴结中发现的锌指转录因子，对胸腺介导的中枢耐受至关重要[18]。与其他免疫性疾病相比，该疾病为单基因病变，与主要组织相容性复合物无关，而且也没有显示出基因型-表型相关性[19]。

表 49.1 甲状旁腺功能减退疾病的分类

甲状旁腺组织的破坏与移除，无法维持足够的激素分泌
术后甲状旁腺功能减退症
自身免疫性甲状旁腺功能减退症
甲状旁腺组织中重金属的沉积
放射性诱发的甲状旁腺组织破坏
甲状旁腺转移性浸润
PTH 分泌的可逆性受损或 PTH 功能受到抑制
严重镁缺乏
高镁血症
影响 PTH 生物合成和甲状旁腺发育的遗传病
持续活化的钙敏感受体(CaSR)
PTH 基因突变
甲状旁腺发育过程中转录因子或其他调控子的基因突变或缺失染色体 DNA 的突变

缩写：PTH，甲状旁腺激素；CaSR，钙敏感受体；DNA，脱氧核糖核酸。

Adapted from Table 1 from[10].

大多数 APS1 患者在儿童时期或青少年时期可诊断出，但是这些患者需要长期随访以发现疾病相关其他症状的逐渐出现。APS1 每年全球发病率约为 1/1 000 000 人，但是在三个不同区域人口中发病率较高：芬兰 1:25 000，撒丁人 1:14 500，伊朗犹太人 1:9000[20]。

NACHT 富亮氨酸重复蛋白 5(NALP5)是在甲状旁腺中表达的细胞内信号分子，是表达在甲状旁腺功能减退症 APS1 患者甲状旁腺中可能的甲状旁腺特异性自身抗原。非 APS1 患者中未发现 NALP5 抗体[21]。钙敏感受体的胞外结构域也可能是自身免疫性甲状旁腺功能减退症患者的一种自身抗原，其激活抗体在 APS1 和获得性甲状旁腺功能减退症患者中均有发现[22-24]。这些发现表明，尽管大多数 APS1 患者没有 CaSR 抗体，仍有一些患者的甲状旁腺功能减退症是由于甲状旁腺功能受到抑制，而非甲状旁腺腺体的不可逆性破坏[25,26]。

钙敏感受体(CaSR)是一种 G 蛋白偶联受体(GPCR)，与谷氨酸、γ-氨基丁酸(GABA)、气味、甜味和信息素感受器同属一个家族(家族 3 或 C)[27]。该受体家族含有大型氨基端胞外结构域，在人类 CaSR 中包含 612 个氨基酸，以及 GPCR 超家族特征性的七个跨膜螺旋结构。CaSR 高度糖基化且类似双硫样二聚体固定在细胞表面。完全缺乏细胞外结构域的“无头”受体仍然对钙有应答，因此在七跨膜区仍有额外的钙结合区域，但胞外结构域也含有结合钙的重要决定因子，即受体主要的生物学相关配体。CaSR 在钙稳态中的最佳作用是抑制甲状旁腺细胞增殖、PTH 分泌、PTH 基因表达以刺激降钙素分泌，并直接抑制肾小管对钙的重吸收[28]。较少涉及的是促进成骨细胞增生、趋化、分化和骨化，以及抑制破骨细胞分化和活性的作用[29]。

一项早期研究报道，75 例特发性甲状旁腺功能减退症患者中有 38%存在抗甲状旁腺抗体，而 92 例 Addison 病中有 26%，49 例桥本甲状腺炎中有 12%，245 例正常对照组中有 6%[30]。后续研究显示，部分抗甲状旁腺抗体对线粒体或自身抗原有特异性。Li 等报道了来自 25 例自身免疫性甲状旁腺功能减退症、特发性甲状旁腺功能减退症或自身免疫性多腺体综合征 1 型患者的血清中，20%含有直接对抗 CaSR 的抗体[31]。病程不到 5 年的自身免疫性甲状旁腺功能减退症患者更可能发现抗 CaSR 抗体，而在 22 例健康对照组或 50 例无甲状旁腺功能减退症状的自身免疫性疾病患者中未发现抗 CaSR 抗体。抗 CaSR 抗体是否在该疾病中起到关键作用或是否可以作为组织损伤的标志物尚不明确[32]。另一项关于 2 例激活了抗 CaSR 抗体的患者的研究表明，这些抗体通过分散的甲状旁腺腺体细胞来抑制 PTH 释放，说明其甲状旁腺功能减退是由于抗体对 CaSR 的抑制作用而非甲状旁腺的不可逆损伤[33]。

铁和铜过量

地中海贫血患者的多次输血或血色素沉积症患者的过多铁吸收，可导致过量铁聚集在甲状旁腺中，患者很少发生甲状旁腺功能减退症[34]。Vogiatzi 等发现，亚临床甲状旁腺功能减退症和高钙尿症在北美各型地中海贫血患者中更常见[35]。最近的一次研究表明，在 β-地中海贫血需慢性输血治疗的阿联酋患者中，甲状旁腺功能减退症的发病率预计为 10.5%[36]。一项来自沙特阿拉伯西北的类似研究表明，发病率为 11.1%[37]。关于血色素沉积症中甲状旁腺功能减退症的发病率尚无最新数据。甲状旁腺中过量铜沉积导致的甲状旁腺功能减退症可发生在 Wilson 病中，预计发病率为 1:50 000 至 1:100 000[38]。

镁缺乏

由于吸收障碍、酗酒和营养不良导致的镁缺乏[39]可引起可逆性甲状旁腺功能减退症。质子泵抑制剂疗法可能与甲状旁腺功能减退症的低钙血症有关[40]。由于早产保胎治疗引起的高镁血症可引起镁介导的 PTH 分泌抑制，导致甲状旁腺功能减退症[41]。对镁缺乏或过量引起甲状旁腺功能减退症发病率的预估尚未有研究发表。

电离辐射暴露

获得性甲状旁腺功能减退症罕有发生在甲状腺功能亢进症或甲状腺癌行 ^{131}I 治疗后的。

转移性疾病

甲状旁腺功能减退症时有发生在涉及转移到甲状旁腺的恶性疾病[43]。

遗传因素

散发性甲状旁腺功能减退症的遗传因素较罕见，除 DiGeorge 综合征之外的遗传因素发生率尚未明确。家族性的散发性甲状旁腺功能减退症可能与常染色体显性遗传、常染色体隐性遗传、X 连锁隐性遗传有关。常染色体显性遗传形式的甲状旁腺功能减退症可以由合成 CaSR、PTH 与胶质细胞缺失同源物 B（GCMB）的基因突变引起[44-48]。大多数特发性甲状旁腺功能减退症的遗传突变仍然未知，可能由多个基因突变导致散发性甲状旁腺功能减退症（表 49.2）。

CaSR 基因突变引起蛋白质构成性激活，从而引起常染色体显性遗传低钙血症，这可能是非手术源性甲状旁腺功能减退症最常见的原因[49]。受累个体和特发性或术后甲状旁腺功能减退症有着相似的生物化学特性，尤其是少有与轻度低血钙和轻度降低的 PTH 水平相关的症状，同时由于肾小管上受体的构成性激活，尿钙排泄相对增加。有这种疾病的家族通常在家族内生化表型中具有广泛的变异性，但可通过测序先证者 CaSR 基因以及与未受影响的家族成员 CaSR 基因对比，做出明确诊断。在这种疾病患者中，已报道了 CaSR 基因的

表 49.2　先天性甲状旁腺功能减退疾病的基因分型

疾病	基因缺陷/染色体位点
散发性甲状旁腺功能减退症	
常染色体隐性	PTH/11p15
	GCMB/6p24.2
常染色体显性	PTH/11p15
	CaSR/3q21/1
	GCMB/6p24.2
X 染色体连锁	SOX3/Xq26-27
有额外特点的甲状旁腺功能减退症	
自身免疫性多腺体综合征 1 型	AIRE/21q22.3
DiGeorge 综合征	TBX1/22q11
甲状旁腺功能减退症-耳聋-畸形综合征	TBCE/1q42-43
甲状旁腺功能减退症-智力迟钝-肾发育不良综合征	GATA3/10p13-14
甲状旁腺功能减退症相关线粒体疾病	
Kearns-Sayre 综合征	线粒体基因组
线粒体脑病、乳酸性酸中毒和卒中样发作	线粒体基因组
线粒体三功能蛋白缺乏综合征	线粒体基因组
其他形式	未知

Adapted from Table 1 from[10]. Used with permission.

许多点突变,这些点突变导致蛋白质的过度活化,出现胞外低钙或正常低值。因报道称 CaSR 基因可能有多种良性多态性,所以在进行体外实验前很难知道新突变的功能效应。

其他散发性甲状旁腺功能减退症的遗传原因包括 PTH 和 GCMB 突变,但在大多数案例突变未被鉴定。PTH 基因导致前原 PTH 蛋白和(或)mRNA 转录过程改变的突变可能是由常染色体隐性或显性遗传导致[50,51]。前原 PTH 基因的纯合突变可导致 PTH 极低或测不出。常染色体显性遗传散发性甲状旁腺功能减退症患者可能在外显子 2 的密码子 18 中具有单个胸腺嘧啶/胞嘧啶碱基置换,与所得的 PTH 肽链具有显性负效应,可导致野生型和突变体无转移或非常低效易位 PTH 分子穿过内质网和甲状旁腺细胞凋亡[52,53]。

GCMB 基因几乎完全在甲状旁腺细胞中表达[54]。该基因突变导致甲状旁腺细胞无法正常发育,从而引起甲状旁腺功能减退。这些突变并不影响细胞对 PTH 的反应。

X 染色体连锁隐性甲状旁腺功能减退症在美国密苏苏里州 2 个相关的家族中被发现[55,56]。男性婴儿受累于低钙血症引发的痉挛,其突变位点在染色体 Xq26–27[57]。染色体 2p25.3 的遗传物质插入了 Xq27.1 区域,导致了控制 SOX3 基因转录的调控元件的位置效应,引起甲状旁腺腺体发育受损[58]。

DiGeorge 综合征影响 1:(4000~5000)婴儿[59],由于甲状旁腺功能减退症引起无症状低钙血症的表型占 60%,还有胸腺不发育或发育不全与免疫缺陷、先天性心脏缺陷、腭裂、畸形面容和肾功能受损的肾异常。DiGeorge 综合征由于早期胚胎发育过程中的缺陷导致表型异质化。DiGeorge 综合征多数因为新发突变进展,亦可能发生常染色体显性遗传。分子学研究表明,70%~80%的 DiGeorge 综合征源自常染色体 22q11.21–q11.23 区域的半合子缺失[59]。该区域内的 TBX1 基因被证实在某些 DiGeorge 综合征患者中携带失活点突变。其他有 DiGeorge 综合征相似特征的患者被发现在染色体 10p13、17p13 和 18q21 有缺失。染色体 22q11 区域的缺失可导致先天性畸形面容和腭心面综合征。高达 20%的腭心面综合征患者中发现低钙血症。染色体 22q11 缺失引起的综合征包含异常面容、胸腺发育不良、唇腭裂和低钙血症,缩写为 CATCH-22。

甲状旁腺功能减退症–发育迟缓–畸形(HRD)综合征也被称为 Sanjad-Sakati 或 Kenney-Caffey 综合征,是一种常染色体隐性遗传病[60,61]。染色体 1q42–43 上的 TCBE 基因突变引起受累组织中微管组装的改变。Sanjad-Sakati 综合征与甲状旁腺发育不良、身材矮小、智力迟钝、小眼球、小头畸形、小手脚和牙齿异常相关,多见于阿拉伯地区的个体中。Kenney-Caffey 综合征的特征是甲状旁腺功能减退症、侏儒症、长骨的髓腔狭窄和眼球异常。

甲状旁腺功能减退症–感觉神经性耳聋–肾发育不良(HDR)综合征的特征是 10p14–10pter 上 GATA3 基因的常染色体显性遗传的突变或缺失而造成的异常。这些基因突变或缺失引起 GATA3 转录因子——一种对于正常甲状旁腺、肾脏和耳囊发育有着重要作用的蛋白的表达不足[62]。该综合征最初报道于 1992 年的一个家族[63]。患者有着 PTH 测不出或正常低值的无症状低钙血症,对 PTH 激素有正常反应。

甲状旁腺功能减退症在以下 3 种疾病中与线粒体障碍有关:Kearns-Sayre 综合征、MELAS(线粒体脑病、乳酸性酸中毒和卒中样发作)综合征和线粒体三功能蛋白缺乏综合征。通过母体遗传的线粒体 DNA 点突变、缺失、重组和复制在上述这些疾病中均有描述[64]。

患病率

仅有少数几篇文献报道了甲状旁腺功能减退症的患病率。最近一项采用美国大型医保报销数据库的研究结果显示,2008 年共有 65 389 例已投保的慢性甲状旁腺功能减退症患者[4]。另外,推断约 78 000 未投保人患病。该数据库包含了完全裁定的医疗和药物报销,包括来自美国 75 个卫生计划的近 7700 万例患者的纵向数据。通常采用两种方法通过计算 12 个月周期内甲状旁腺功能减退的诊断数量获得患病率估值。第一种方法基于诊断,而第二种方法基于手术。尽管已被用于其他疾病的流行病学评估,但该保障数据库尚未与其他数据库进行交叉验证。

Underbjerg 等通过丹麦国家患者注册目录和一个处方数据库来确定可能的术后甲状旁腺功能减退症患者[65]。通过审查患者的病例记录确认诊断结果。每例在 1988—2012 年间由非恶性疾病手术引起的术后甲状旁腺功能减退症患者,对应选取了 3 个年龄(±2 岁)和性别匹配的丹麦人作为对照组。术后甲状旁腺功能减退症的患病率为 22/100 000。自 1988 年以来,共 688 例患者接受了颈部手术,随后诊断显示伴随低钙血症和甲状旁腺激素水平异常,需要用钙和(或)维生素 D 补充治疗 6 个月以上。患者平均年龄为 49 岁(17~87 岁),女性占 88%。16%的患者在接受导致甲状旁腺功能减退症的手术之前已经进行了颈部手术。与对照组相比,甲状旁腺功能减退症患者肾脏并发症的风险增加(HR

3.67,95% CI,2.41~5.59),癫痫引起的住院率提高(HR 3.82,95% CI,2.15~6.79);但心律失常(HR 1.11;95 %CI,0.79~1.57)、心血管疾病和死亡(HR 0.89,95% CI,0.73~1.09)的风险无明显增加。该研究表明,甲状旁腺功能减退症增加了患者癫痫发作和肾脏并发症的风险,但不会增加死亡率和心血管疾病或心律失常的风险。

在一项初步研究报道中,采用基于人口的纵向罗切斯特流行病学项目医疗记录结合资源数据来确定1945—2009 年间明尼苏达州奥姆斯特德县诊断为甲状旁腺功能减退症的人数[66]。审核详细的医疗记录用以确认诊断结果和分析病因。研究对象分成两个年龄–性别匹配的对照组,并且评估了 2006—2008 年间所有的医疗诊断记录用以将国际疾病分类(第 9 版,临床修订)(ICD-9-CM)每个章节和分章中的案例记录与对照组进行对比。共有 54 例确诊病例,发病率约为 37/100 000,进而估算出美国全国大约有 115 000 例甲状旁腺功能减退症患者。其中,71%为女性,平均年龄为(58±20)岁。手术是甲状旁腺功能减退症的主要致病因素,占 78%,公认的继发性因素占 9%,家族性疾病占 7%,特发性病例占 6%。在 17 个分类章节中和 15 个分章的病例中,患病率大于 1/7,高于对照组($P<0.05$)。这些甲状旁腺功能减退症患病率和病例特征有关的基于人口的数据表明,与自然对照组相比,甲状旁腺功能减退症患者在多个维度上显示出明显的并发疾病负担。

利用男性骨质疏松性骨折(MrOS)研究和达拉斯心脏研究(DHS)结果来识别无症状的血钙正常性甲状旁腺功能减退症受试者[67]。血钙正常性甲状旁腺功能减退症是指患者血钙水平正常,而 PTH 水平低于参考值。横截面数据显示,在 2364 例 MrOS 男性患者中,有 26 例为血钙正常性甲状旁腺功能减退症,患病率为 1.1%。DHS 的基线数据显示,在 3450 名个体中,68 人患有血钙正常性甲状旁腺功能减退症,患病率为 1.9%。对这些患者超过 8 年的随访资料显示,没有患者发展为明显的甲状旁腺功能减退症,2 例患者(0.09%)表现为持续的血钙正常性甲状旁腺功能减退症。

由于甲状旁腺功能减退症是一种罕见的疾病,因此需要进行其他大量的基于人群的研究来确定美国人口中这一疾病的真实发病率。

费用

采用明尼苏达州罗切斯特流行病学项目的基于人口的纵向医疗记录结合资源数据来评估甲状旁腺功能减退症的医疗费用[68]。筛选出 1945—2009 年间奥姆斯特德县诊断为甲状旁腺功能减退的患者,审核详细的医疗记录用以确认诊断结果和分析病因。每个研究对象分配两个年龄–性别匹配的对照组,为每个对照组成员设置短期随访。自 1987 年以来,罗切斯特流行病学项目资源数据还包括奥姆斯特德县所有居民的医疗服务和程序的账单数据,使得能够以国家标准工资和通货膨胀调整后的美元水平估算费用。门诊处方费用不包含在这些估值中。利用这些资源获得了 2006—2008 年间所有的医疗费用,并以 2009 年的美元水平将病例费用与对照组进行对比。费用对比结果显示,甲状旁腺功能减退症患者的医疗费用约为对照组的 3 倍。这些基于人口的医疗费用数据表明,尽管甲状旁腺功能减退症是一种较为罕见的疾病,但伴随 HPT 的医疗负担相当大,并且是持续的。需要进一步的调查来阐明与对照组相比的额外费用来源。

住院治疗

Leibson 等的研究量化了甲状旁腺功能减退症患者总的治疗费用,但没有将门诊、住院、用药等的单独成本和利用频率分离开[68]。没有其他研究关注甲状旁腺功能减退症患者相比于对照组的住院率问题,但有研究假设,支气管痉挛、喉痉挛、癫痫、心律失常等甲状旁腺功能减退症并发症的住院治疗比例有所增加。

发病率

鉴于目前没有正式的指导原则,甲状旁腺功能减退症的治疗是以医生的经验和临床判断为基础的[1]。慢性甲状旁腺功能减退症的主要治疗目标包括维持血清总钙水平在正常低值,血清磷水平维持在正常高值,24 小时尿钙少于 300mg(7.5mmol),磷酸钙产物低于 $55mg^2/dL^2(4.4mmol^2/L^2)$[69–71]。

目前公认的甲状旁腺功能减退症的标准治疗有补充钙和维生素 D、维生素 D 代谢物或维生素 D 类似物,但不采用缺失激素 PTH 替代治疗[72]。慢性甲状旁腺功能减退症治疗的并发症由治疗不足和过度治疗引起。由于缺乏大型自然病例研究,难以估计甲状旁腺功能减退症及其治疗并发症的发病率。

低钙血症

治疗甲状旁腺功能减退症时,钙或维生素 D 剂量不足可能造成频繁的症状性低钙血症。目前的估计显示，33%的慢性甲状旁腺功能减退症患者每年至少需要一次急诊治疗或入院治疗[72]。其中 62%是由于症状性低钙血症。多达 15%的甲状旁腺功能减退症患者伴有癫痫。由于长期或频繁的低钙血症，少数患者也可能患扩张性心肌病。

高钙血症和高钙尿症

由于需要相对较高剂量的钙和维生素 D 及其类似物补充来维持血钙水平接近正常范围，高钙血症是甲状旁腺功能减退症患者的常见问题[10]。然而，由于 PTH 不足会影响肾脏对钙的重吸收，甲状旁腺功能减退症的替代治疗方案又会导致高钙尿症[72]。高钙尿症可以引发肾结石、肾钙质沉积、肾功能不全[73,74]。

甲状旁腺功能减退症患者肾结石的发病率随研究对象数量的不同而不同。在一项 25 例术后甲状旁腺功能减退症患者的横断面研究中，23%的患者 24 小时尿钙排泄水平高于 320mg，8%的患者肾脏超声显示出无症状性肾结石[74]。在另一项 33 例甲状旁腺功能减退症患者的横断面研究中，15%的患者有肾结石病史[75]。一项 120 例大型回顾性群体研究中，31%的无症状患者伴随有肾结石和肾钙化。3 级或以上慢性肾脏病的发生率比年龄匹配的对照组高出 2~17 倍[72]。

Winer 等报道，在参与国家卫生研究院临床研究的患者中，肾脏并发症发生率较高[76-78]。在一项甲状旁腺功能减退症疗法对比的短期随机性对照试验中，80%的患者表现出肾功能不全(n=10)，4 例受试者的影像学资料显示患肾钙质沉着症，2 例患有复发肾结石[76]。在另一项 17 例患者的群体研究中，8 例患者(47%)的 CT 扫描结果显示患有肾钙质沉着症，14 例患者(80%)患有肾功能不全[77]。在进一步的甲状旁腺功能减退症的长期疗法对比随机性对照试验中，27 例患者中 40%有肾钙化，2/3 患者的肌酐清除率低于正常范围[78]。

幸福感和情绪

有证据表明，慢性甲状旁腺功能减退症患者接受标准治疗(钙和维生素 D)后，其幸福感和情绪明显受到影响。在一项横断面对照研究中，对 25 例女性术后甲状旁腺功能减退症患者和 25 例年龄、性别、手术时间匹配的对照病例进行了心理评估，这些患者接受了(6.4±8.0)年的钙和维生素 D(或类似物)治疗[71]。采用了 3 种验证过的问卷调查，包括修订版的症状检查表 (SCL-90-R)、Von Zerssen 症状列表 (B-L Zerssen)、Giessen 并发症列表(GBB-24)。三种心理测量方式的得分或子量表得分越高，相应的幸福感受损程度就越大。在这项研究中，甲状旁腺功能减退症患者的各项评分均高于对照组，SCL-90-R (P=0.020)，B-L Zerssen (P=0.002)，GBB-24(P=0.036)，主要是焦虑、恐惧焦虑等子量表得分或相应的物理当量增加明显。

Aggarwal 等的研究表明，特发性甲状旁腺功能减退症患者患神经心理障碍的比例明显高于对照组[32.3% (95% CI，20.9~45.3)对 5.7%(95% CI，1.6~14.0)，(P<0.001)][79]。35.5%的患者表现出神经系统症状(锥体束外的占 16.1%；小脑的占 20.9%)。不管是否患有神经心理、锥体束外及小脑的功能障碍，患者的基底核钙化体积和颅内钙化位点个数(包括小脑和齿状核)是相当的。男性患者的认知障碍评分比女性患者低 1.7 分(P=0.02)，且在整个疾病进程中，该评分每年分别增大 0.21 和 5.5(P=0.001)，且血清中磷酸钙产物每年增大 1 个单位(P=0.01)。血钙每增加 1.0mg/dL，该评分增大 0.27 (P=0.001)。该研究得出结论，多达 1/3 的特发性甲状旁腺功能减退症患者存在神经心理功能障碍，其发生率与随访期间的疾病持续时间、女性、血钙水平、磷酸钙产物有关，而与颅内钙化无关。这些功能障碍可能会影响患者的日常能力、安全性、药物依从性。

Clarke 等利用基于互联网的自我报告问卷评估了确诊超过 6 个月的 18 岁以上甲状旁腺功能减退症患者的临床症状[80]。研究对象(n=374)中 85%为平均年龄 49 岁的女性。43%的患者中，甲状腺、甲状旁腺、颈部癌症手术是引发甲状旁腺功能减退症的原因。平均病程为 13 年，中度或重度疾病占 79%。患者在确诊前后平均接受 6 位不同专家或医生的诊断。尽管使用了钙和活性维生素 D 补充剂治疗进行基础症状治疗，在 12 个月内，72%的患者有超过 10 种症状。每天伴有症状的时间平均为 13 小时。69%的患者出现并发症。79%的患者需要接受住院治疗或急诊。56%的患者表示对诊断的状况感到措手不及，60%的患者表示甲状旁腺功能减退症的控制比预想的要困难，75%的患者表现出对目前的药物治疗可能引发的长期并发症的担忧。45%的患者表示在日常生活中甲状旁腺功能减退症明显造成了干扰。该研究得出结论，甲状旁腺功能减退症患者会承受多个方面的疾病、并发症、急性低钙血症、其他持续症状(除标准症状治疗外)负担。

基底核钙化症

基底核钙化症是一种常见的甲状旁腺功能减退并

发症[81],但不清楚为什么基底神经节比其他组织更倾向于出现这种问题。在病程超过 10 年的长期甲状旁腺功能减退症患者中,易发生基底核钙化症,甚至发生进一步的弥漫性脑钙化症[82-85]。尽管这种疾病通常无症状,但据报道在一些病例中会伴有认知功能障碍[85]甚至器官性紊乱[86,87]。

一般人群的基底核钙化症发病率难以确定,但报道为 2%~12.5%[88,89]。在甲状旁腺功能减退症患者中,文献报道的基底核钙化症发生率不一致,从一项 33 例[75]群体研究的 12%变化到一项 25 例 CaSR 突变研究的 36%[90]。在一项多数为术后甲状旁腺功能减退症的群体研究中,31 例患者中 52%的脑部 CT 扫描结果显示有基底核钙化症状[72]。相比之下,在另一项 145 例特发性甲状旁腺功能减退症患者的群体研究中,74%的脑部 CT 扫描显示出基底核钙化,且与低钙血症、脉络丛钙化、癫痫、白内障的持续时间相关[91]。

已有研究证明,家族性特发性基底核钙化症是由Ⅲ型磷酸钠转运蛋白的突变引起的,该突变导致无机磷酸盐的细胞摄取受损[92]。这一发现表明,在慢性高磷血症模型中,细胞外磷酸浓度的增加可能导致了甲状旁腺功能减退症的基底核钙化症。已有研究发现基底核钙化症患者的血清磷浓度明显高于正常个体[72]。

白内障

长久以来认为,罹患白内障与手术后(55%)[71]和特发性(41%~51%)[91,93]甲状旁腺功能减退症相关。白内障患者的甲状旁腺功能减退症病程长于无白内障患者[(7.5±11.0)年对(4.8±4.0)年,P=0.49],且白内障患者的年龄更大[(53.6±15.3)岁对(43.2±11.5)岁,P=0.11][71]。

伴有颅内钙化的特发性甲状旁腺功能减退症患者,其白内障的发病率比无钙化的患者更高(19/39,48.7%对 2/12,17.7%,P=0.048)[93]。伴有颅内钙化或白内障患者的平均病程比无并发症患者更长[(9.0±9.5)年对(2.4±4.1)年,P=0.002;(11.6±10.4)年对(4.4±6.4)年,P=0.01]。在以症状出现年龄、患病时间和血钙水平为独立变量的模型中,数据线性回归分析显示,患病时间仅能解释 15%~16%的患者白内障或基底核钙化发生频率的变化情况,这表明有其他因素在致病过程中起作用。

骨骼疾病

在缺少 PTH 的情况下,骨重塑显著减少[94-96]。甲状旁腺功能减退症患者的长期低骨量转换会导致其骨量高于年龄、性别匹配的对照组[97-100]。有研究选择了 33 例甲状旁腺功能减退症患者和 33 例无已知代谢性骨病的年龄、性别匹配对照进行研究,四环素双重标记后,进行经皮髂骨活组织检查,并对静态和动态结构骨骼参数进行组织形态学评估。结果表明,甲状旁腺功能减退症的受试者具有比对照受试者更大的松质骨体积、骨小梁宽度、皮质厚度。在甲状旁腺功能减退症患者中,矿化表面、骨骼形成率等动态骨骼指数大幅度减小[75]。

死亡率

甲状旁腺功能减退症的患者由于慢性低钙血症、间歇性高钙血症、显著高钙尿症和多发并发症的影响,可能导致死亡率升高,但尚未有研究报道。

结论

甲状旁腺功能减退症作为一种罕见的疾病,其流行病学研究仍然是不完整的,仅有少数研究试图量化其发生率、相关危险因素、患病率、治疗费用、住院治疗、病状、死亡率等。需要进一步开展大型的基于人口的研究来提供缺失的信息,以完善人们对这一疾病的了解。之前的研究已给出了术后甲状旁腺功能减退症的发病率和危险因素预估,但对于自身免疫性甲状旁腺功能减退症和其他罕见的非手术原因的信息较少。而甲状旁腺功能减退症的遗传原因研究更少,在很多情况下限于少数亲属和个体。未来的研究将解决这些问题,并有希望阐明我们对甲状旁腺功能减退症流行病学的认识。

(郭伯敏 樊友本 译)

参考文献

1. Shoback D. Clinical practice. Hypoparathyroidism. *N Engl J Med* 2008;**359**:391–400.
2. Pattou F, Combemale F, Fabre S, Carnaille B, Decoulx M, Wemeau JL, et al. Hypocalcemia following thyroid surgery: incidence and prediction of outcome. *World J Surg* 1998;**22**:718–24.
3. Thomusch O, Machens A, Sekulla C, Ukkat J, Brauckhoff M, Dralle H. The impact of surgical technique on postoperative hypoparathyroidism in bilateral thyroid surgery: a multivariate analysis of 5846 consecutive patients. *Surgery* 2003;**133**:180–5.
4. Powers J, Joy K, Ruscio A, Lagast H. Prevalence and incidence of hypoparathyroidism in the USA using a large claims database. *J Bone Miner Res* 2013;**28**:2570–6.
5. Paek SH, Lee YM, Min SY, Kim SW, Chung KW, Youn YK. Risk factors of hypoparathyroidism following total thyroidectomy for thyroid cancer. *World J Surg* 2013;**37**:94–101.
6. Asari R, Passler C, Kaczirek K, Scheuba C, Niederle B. Hypoparathyroidism after total thyroidectomy: a prospective study. *Arch Surg* 2008;**143**:132–7.

7. Page C, Strunski V. Parathyroid risk in total thyroidectomy for bilateral, benign, multinodular goitre: report of 351 surgical cases. *J Laryngol Otol* 2007;**121**:237–41.
8. Pereira JA, Jimeno J, Miquel J, Iglesias M, Munné A, Sancho JJ, et al. Nodal yield, morbidity, and recurrence after central neck dissection for papillary thyroid carcinoma. *Surgery* 2005;**138**:1095–101.
9. Wingert DJ, Friesen SR, Iliopoulos JI, Pierce GE, Thomas JH, Hermreck AS. Post-thyroidectomy hypocalcemia. Incidence and risk factors. *Am J Surg* 1986;**152**:606–10.
10. Bilezikian JP, Khan A, Potts Jr JT, Brandi ML, Clarke BL, Shoback D, et al. Hypoparathyroidism in the adult: epidemiology, diagnosis, pathophysiology, target-organ involvement, treatment, and challenges for future research. *J Bone Miner Res* 2011;**26**:2317–37.
11. Toniato A, Boschin IM, Piotto A, Pelizzo M, Sartori P. Complications in thyroid surgery for carcinoma: one institution's surgical experience. *World J Surg* 2008;**32**:572–5.
12. Lindblom P, Westerdahl J, Bergenfelz A. Low parathyroid hormone levels after thyroid surgery: a feasible predictor of hypocalcemia. *Surgery* 2002;**131**:515–20.
13. Shaha AR, Burnett C, Jaffe BM. Parathyroid autotransplantation during thyroid surgery. *J Surg Oncol* 1991;**46**:21–4.
14. Palazzo FF, Sywak MS, Sidhu SB, Barraclough BH, Delbridge LW. Parathyroid autotransplantation during total thyroidectomy—does the number of glands transplanted affect outcome? *World J Surg* 2005;**29**:629–31.
15. Zedenius J, Wadstrom C, Delbridge L. Routine autotransplantation of at least one parathyroid gland during total thyroidectomy may reduce permanent hypoparathyroidism to zero. *Aust NZ J Surg* 1999;**69**:794–7.
16. Goswami R, Goel S, Tomar N, Gupta N, Lumb V, Sharma YD. Prevalence of clinical remission in patients with sporadic idiopathic hypoparathyroidism. *Clin Endocrinol (Oxf)* 2010;**72**:328–33.
17. Ahonen P, Myllarniemi S, Sipila I, Perheentupa J. Clinical variation of autoimmune polyendocrinopathy-candidiasis-ectodermal dystrophy (APECED) in a series of 68 patients. *N Engl J Med* 1990;**322**:1829–36.
18. Bjorses P, Halonen M, Palvimo JJ, Kolmer M, Aaltonen J, Ellonen P, et al. Mutations in the AIRE gene: Effects on subcellular location and transactivation function of the autoimmune polyendocrinopathy-candidiasis-ectodermal dystrophy protein. *Am J Hum Genet* 2000;**66**:378–92.
19. Su MA, Giang K, Zumer K, Jiang H, Oven I, Rinn JL, et al. Mechanisms of autoimmunity syndrome in mice caused by dominant mutation in Aire. *J Clin Invest* 2008;**358**:1018–28.
20. Lankisch TO, Jaeckel E, Strassburg CP. The autoimmune polyendocrinopathy-candidiasis-ectodermal dystrophy or autoimmune polyglandular syndrome type 1. *Semin Liver Dis* 2009;**29**:307–14.
21. Alimohammadi M, Bjorklund P, Hallgren A, Pöntynen N, Szinnai G, Shikama N, et al. Autoimmune polyendocrine syndrome type 1 and NALP5, a parathyroid autoantigen. *N Engl J Med* 2008;**358**:1018–28.
22. Hendy GN, Guarnieri V, Canaff L. Calcium-sensing receptor and associated diseases. *Prog Mol Biol Transl Sci* 2009;**89**:31–95.
23. Gavalas NG, Kemp EH, Krohn KJE, Brown EM, Watson PF, Weetman AP. The calcium-sensing receptor is a target of autoantibodies in patients with autoimmune polyendocrine syndrome type 1. *J Clin Endocrinol Metab* 2007;**92**:2107–14.
24. Husebye ES, Perhentupa J, Rautemaa R, Kampe O. Clinical manifestations and management of patients with autoimmune polyendocrine syndrome type 1. *J Int Med* 2009;**265**:514–29.
25. Kemp EH, Gavalas NG, Krohn KJE, Brown EM, Watson PF, Weetman AP. Activating autoantibodies against the calcium-sensing receptor detected in two patients with autoimmune polyendocrine syndrome type 1. *J Clin Endocrinol Metab* 2009;**94**:4749–56.
26. Tomar N, Gupta N, Goswami R. Calcium-sensing receptor autoantibodies and idiopathic hypoparathyroidism. *J Clin Endocrinol Metab* 2013;**98**:3884–91.
27. Brauner-Osborne H, Wellendorph P, Jensen AA. Structure, pharmacology and therapeutic prospects of family C G-protein coupled receptors. *Curr Drug Targets* 2007;**8**:169–84.
28. Hauache OM. Extracellular calcium-sensing receptor: structural and functional features and association with diseases. *Braz J Med Biol Res* 2001;**34**:577–84.
29. Brown EM, MacLeod RJ. Extracellular calcium sensing and extracellular calcium signaling. *Physiol Rev* 2001;**81**:239–97.
30. Blizzard RM, Chee D, Davis W. The incidence of parathyroid and other antibodies in the sera of patients with idiopathic hypoparathyroidism. *Clin Exp Immunol* 1966;**1**:119–28.
31. Li Y, Song YH, Rais N, Connor E, Schatz D, Muir A, et al. Autoantibodies to the extracellular domain of the calcium sensing receptor in patients with acquired hypoparathyroidism. *J Clin Invest* 1996;**97**:910–4.
32. Brown EM. Anti-parathyroid and anti-calcium sensing receptor antibodies in autoimmune hypoparathyroidism. *Endocrinol Metab Clin North Am* 2009;**38**:437–45.
33. Kifor O, McElduff A, LeBoff MS, Moore Jr FD, Butters R, Gao P, et al. Activating antibodies to the calcium-sensing receptor in two patients with autoimmune hypoparathyroidism. *J Clin Endocrinol Metab* 2004;**89**:548–56.
34. Vogiatzi MG, Macklin EA, Trachtenberg FL, Fung EB, Cheung AM, Vichinsky E, et al. Differences in the prevalence of growth, endocrine and vitamin D abnormalities among the various thalassaemia syndromes in North America. *Br J Haematol* 2009;**146**:546–56.
35. Belhoul KM, Bakir ML, Kadhim AM, Dewedar HE, Eldin MS, Alkhaja FA. Prevalence of iron overload complications among patients with b-thalassemia major treated at Dubai Thalassemia Centre. *Ann Saudi Med* 2013;**33**:18–21.
36. Habeb AM, Al-Hawsawi ZM, Morsy MM, Al-Harbi AM, Osilan AS, Al-Magamsi MS, et al. Endocrinopathies in beta-thalassemia major. Prevalence, risk factors, and age at diagnosis in Northwest Saudi Arabia. *Saudi Med J* 2013;**34**:67–73.
37. Toumba M, Sergis A, Kanaris C, Skordis N. Endocrine complications in patients with thalassemia major. *Pediatr Endocrinol Rev* 2007;**5**:642–8.
38. Carpenter TO, Carnes Jr DL, Anast CS. Hypoparathyroidism in Wilson's disease. *N Engl J Med* 1983;**309**:873–7.
39. Tong GM, Rude RK. Magnesium deficiency in critical illness. *J Intensive Care Med* 2005;**20**:3–17.
40. Milman S, Epstein EJ. Proton pump inhibitor-induced hypocalcemic seizure in a patient with hypoparathyroidism. *Endocr Pract* 2011;**17**:104–7.
41. Cholst IN, Steinberg SF, Tropper PJ, Fox HE, Segre GV, Bilezikian JP. The influence of hypermagnesemia on serum calcium and parathyroid hormone levels in human subjects. *N Engl J Med* 1984;**310**:1221–5.
42. Pauwels EK, Smit JW, Slats A, Bourguignon M, Overbeek F. Health effects of therapeutic use of 131I in hyperthyroidism. *Q J Nucl Med* 2000;**44**:333–9.
43. Goddard CJ. Symptomatic hypocalcaemia associated with metastatic invasion of the parathyroid glands. *Br J Hosp Med* 1990;**43**:72.
44. Thakker RV. Molecular basis of PTH underexpression. In: *Principles of Bone Biology*. New York, NY, USA: Academic Press; 1996. p. 837–51.
45. Bilezikian JP, Thakker RV. Hypoparathyroidism. *Curr Opin Endocrinol Diabetes* 1998;**4**:427–32.
46. Mirczuk SM, Bowl MR, Nesbit MA, Cranston T, Fratter C, Allgrove J, et al. A missense glial cells missing homolog B (GCMB) mutation, Asn502His, causes autosomal dominant hypoparathyroidism. *J Clin Endocrinol Metab* 2010;**95**:3512–6.
47. Thakker RV. Genetic developments in hypoparathyroidism. *Lancet* 2001;**357**:974–6.
48. Thakker RV, Juppner H. Genetic disorders of calcium homeostasis caused by abnormal regulation of parathyroid hormone secretion or responsiveness. In: DeGroot LJ, Jameson JL, editors.

Endocrinology. 4th ed. Philadelphia, PA, USA: WB Saunders Company; 2001. p. 1062–74.
49. Pollak MR, Brown EM, Estep HL, McLaine PN, Kifor O, Park J, et al. Autosomal dominant hypocalcemia caused by a calcium-sensing receptor mutation. *Nature Genet* 1994;**8**:303–7.
50. Sunthornthepvarakul T, Churesigaew S, Ngowngarmratana S. A novel mutation of the signal peptide of the pre-pro-parathyroid hormone gene associated with autosomal recessive familial isolated hypoparathyroidism. *J Clin Endocrinol Metab* 1999;**84**:3792–6.
51. Parkinson DB, Thakker RV. A donor splice site mutation in the parathyroid hormone gene is associated with autosomal recessive hypoparathyroidism. *Nature Genet* 1992;**1**:149–53.
52. Arnold A, Horst SA, Gardella TJ, Baba H, Levine MA, Kronenberg HM. Mutations in the signal peptide encoding region of preproparathyroid hormone gene in isolated hypoparathyroidism. *J Clin Invest* 1990;**86**:1084–7.
53. Datta R, Waheed A, Shah GN, Sly WS. Signal sequence mutation in autosomal dominant form of hypoparathyroidism induces apoptosis that is corrected by a chemical chaperone. *Proc Natl Acad Sci USA* 2007;**104**:19989–94.
54. Gunther T, Chen ZF, Kim J, Priemel M, Rueger JM, Amling M, et al. Genetic ablation of parathyroid glands reveals another source of parathyroid hormone. *Nature* 2000;**406**:199–203.
55. Whyte MP, Weldon VV. Idiopathic hypoparathyroidism presenting with seizures during infancy: X-linked recessive inheritance in a large Missouri kindred. *J Pediatr* 1981;**99**:608–11.
56. Mumm S, Whyte MP, Thakker RV, Buetow KH, Schlessinger D. mtDNA analysis shows common ancestry in two kindreds with X-linked recessive hypoparathyroidism and reveals a heteroplasmic silent mutation. *Am J Hum Genet* 1997;**60**:153–9.
57. Thakker RV, Davies KE, Whyte MP, Wooding C, Riordan JL. Mapping the gene causing X-linked recessive idiopathic hypoparathyroidism to Xq26-Xq27 by linkage studies. *J Clin Invest* 1990;**86**:40–5.
58. Bowl MR, Nesbit MA, Harding B, Levy E, Jefferson A, Volpi E, et al. An interstitial deletion-insertion involving chromosome 2p25.3 and Xq27.1, near SOX3, causes X-linked recessive hypoparathyroidism. *J Clin Invest* 2005;**115**:2822–33.
59. Kobrynski LJ, Sullivan KE. Velocardiofacial syndrome, DiGeorge syndrome: the chromosome 22q11.2 deletion syndrome. *Lancet* 2007;**370**:1443–52.
60. Parvari R, Diaz GA, Hershkovitz E. Parathyroid development and the role of tubulin chaperone E. *Horm Res* 2007;**358**:12–21.
61. Sanjad SA, Sakati NA, Abu-Osba YK, Kaddoura R, Nilner RDG. A new syndrome of congenital hypoparathyroidism, severe growth failure, and dysmorphic features. *Arch Dis Child* 1991;**66**:193–6.
62. Ali A, Christie PT, Grigorieva IV, Harding B, Van Esch H, Ahmed SF, et al. Functional characterization of GATA3 mutations causing the hypoparathyroidism-deafness-renal (HDR) dysplasia syndrome: insight into mechanisms of DNA binding by the GATA3 transcription factor. *Hum Mol Genet* 2007;**16**:265–75.
63. Bilous RW, Murty G, Parkinson DB, Thakker RV, Coulthard MG, Burn J, et al. Brief report: autosomal dominant familial hypoparathyroidism, sensorineural deafness and renal dysplasia. *N Engl J Med* 1992;**327**:1069–74.
64. Underbjerg L, Sikjaer T, Mosekilde L, Rejnmark L. Cardiovascular and renal complications to postsurgical hypoparathyroidism: a Danish nationwide controlled historic follow-up study. *J Bone Miner Res* 2013;**28**:2277–85.
65. Thakker RV. Genetics of endocrine and metabolic disorders: parathyroid. *Rev Endocr Metab Dis* 2004;**5**:37–51.
66. Clarke BL, Leibson C, Emerson J, Ransom JE, Lagast H. Co-morbid-medical conditions associated with prevalent hypoparathyroidism: a population-based study. *J Bone Miner Res* 2011;**26**:S182 (Abstract SA1070).
67. Cusano NE, Maalouf NM, Wang PY, Zhang C, Cremers SC, Haney EM, et al. Normocalcemic hyperparathyroidism and hypoparathyroidism in two community-based non-referral populations. *J Clin Endocrinol Metab* 2013;**98**:2734–41.
68. Leibson C, Clarke BL, Ransom JE, Lagast H. Medical care costs for persons with and without prevalent hypoparathyroidism: a population-based study. *J Bone Miner Res* 2011;**26**:S182 (Abstract SA1071).
69. Maeda SS, Fortes EM, Oliveira UM, Borba VC, Lazaretti-Castro M. Hypoparathyroidism and pseudohypoparathyroidism. *Arq Bras Endocrinol Metab* 2006;**50**:664–73.
70. Noordzij M, Voormolen NMC, Boeschoten EW, Dekker FW, Bos WJ, Krediet RT, et al. Disordered mineral metabolism is not a risk factor for loss of residual renal function in dialysis patients. *Nephrol Dial Transplant* 2009;**24**:1580–7.
71. Arlt W, Fremerey C, Callies F, Reincke M, Schneider P, Timmermann W, et al. Well-being, mood and calcium homeostasis in patients with hypoparathyroidism receiving standard treatment with calcium and vitamin D. *Eur J Endocrinol* 2002;**146**:215–22.
72. Mitchell DM, Regan S, Cooley MR, Lauter KB, Vrla MC, Becker CB, et al. Long-term follow-up of patients with hypoparathyroidism. *J Clin Endocrinol Metab* 2012;**97**:4507–14.
73. Santos F, Chan JC. Idiopathic hypoparathyroidism: a case study on the interactions between exogenous parathyroid hormone infusion and 1,25-dihydroxyvitamin D. *Pediatrics* 1986;**78**:1139–41.
74. Weber G, Cazzuffi MA, Frisone F, de Angelis M, Pasolini D, Tomaselli V, et al. Nephrocalcinosis in children and adolescents: sonographic evaluation during long-term treatment with1,25-dihydroxycholecalciferol. *Child Nephrol Urol* 1988;**9**:273–6.
75. Rubin MR, Dempster DW, Zhou H, Shane E, Nickolas T, Sliney Jr J, et al. Dynamic and structural properties of the skeleton in hypoparathyroidism. *J Bone Miner Res* 2008;**23**:2018–24.
76. Winer KK, Yanovski JA, Cutler Jr GB. Synthetic human parathyroid hormone 1–34 vs calcitriol and calcium in the treatment of hypoparathyroidism. *JAMA* 1996;**276**:631–6.
77. Winer KK, Yanovski JA, Sarani B, Cutler Jr GB. A randomized, cross-over trial of once-daily versus twice-daily parathyroid hormone 1-34 in treatment of hypoparathyroidism. *J Clin Endocrinol Metab* 1998;**83**:3480–6.
78. Winer KK, Ko CW, Reynolds JC, Dowdy K, Keil M, Peterson D, et al. Long-term treatment of hypoparathyroidism: a randomized controlled study comparing parathyroid hormone (1–34) versus calcitriol and calcium. *J Clin Endocrinol Metab* 2003;**88**:4214–20.
79. Aggarwal S, Kailash S, Sagar R, Tripathi M, Sreenivas V, Sharma R, et al. Neuropsychological dysfunction in idiopathic hypoparathyroidism and its relationship with intracranial calcification and serum total calcium. *Eur J Endocrinol* 2013;**168**:895–903.
80. Hadker N, Egan J, Sanders J, Lagast H, Clarke BL. Understanding the burden of illness associated with hypoparathyroidism reported among patients in the Paradox Study. *Endocr Pract* 2014;**21**:1–35.
81. Eaton LM, Camp JD, Love JG. Symmetric cerebral calcification, particularly of the basal ganglia, demonstrable roentgenographically. *Arch Neurol Psychiatry* 1939;**41**:921–42.
82. Posen S, Clifton-Bligh P, Cromer T. Computerized tomography of the brain in surgical hypoparathyroidism. *Ann Int Med* 1979;**91**:415–7.
83. Forman MB, Sandler MP, Danziger A, Kalk WJ. Basal ganglia calcification in postoperative hypoparathyroidism. *Clin Endocrinol (Oxf)* 1980;**12**:385–90.
84. Illum F, Dupont E. Prevalences of CT-detected calcification in the basal ganglia in idiopathic hypoparathyroidism and pseudohypoparathyroidism. *Neuroradiol* 1985;**27**:32–7.
85. Kowdley KV, Coull BM, Orwoll ES. Cognitive impairment and intracranial calcification in chronic hypoparathyroidism. *Am J Med Sci* 1999;**317**:273–7.
86. Trautner RJ, Cummings JL, Read SL, Benson DF. Idiopathic basal ganglia calcification and organic mood disorder. *Am J Psych* 1988;**145**:350–3.
87. Lopez-Villegas D, Kulisevsky J, Deus J, Junque C, Pujol J, Guardia E, et al. Neuropsychological alterations in patients with

computed tomography-detected basal ganglia calcification. *Arch Neurol* 1996;**53**:251–6.

88. Fenelon G, Gray F, Paillard F, Thibierge M, Mahieux F, Guillani A. A prospective study of patients with CT-detected pallidal calcifications. *J Neurol Neurosurg Psychiatry* 1993;**56**:622–5.
89. Gomille T, Meyer RA, Falkai P, Gaebel W, Konigshausen T, Christ F. Prevalence and clinical significance of computerized tomography verified idiopathic calcinosis of the basal ganglia. *Radiologe* 2001;**41**:205–10 (German).
90. Raue F, Pichl J, Dorr HG, Schnabel D, Heidemann P, Hammersen G, et al. Activating mutations in the calcium-sensing receptor: genetic and clinical spectrum in 25 patients with autosomal dominant hypocalcaemia: a German survey. *Clin Endocrinol (Oxf)* 2001;**75**:760–5.
91. Goswami R, Sharma R, Sreenivas V, Gupta N, Ganapathy A, Das S. Prevalence and progression of basal ganglia calcification and its pathogenic mechanism in patients with idiopathic hypoparathyroidism. *Clin Endocrinol (Oxf)* 2012;**77**:200–6.
92. Wang C, Li Y, Shi L, Ren J, Patti M, Wang T, et al. Mutations in SLC20A2 link familial idiopathic basal ganglia calcification with phosphate homeostasis. *Nature Genet* 2012;**44**:254–6.
93. Goswami R, Brown EM, Kochupillai N, Gupta N, Rani R, Kifor O, et al. Prevalence of calcium sensing receptor autoantibodies in patients with sporadic idiopathic hypoparathyroidism. *Eur J Endocrinol* 2004;**150**:9–18.
94. Langdahl BL, Mortensen L, Vesterby A, Eriksen EF, Charles P. Bone histomorphometry in hypoparathyroid patients treated with vitamin D. *Bone* 1996;**18**:103–8.
95. Kruse K, Kracht U, Wohlfart K, Kruse U. Biochemical markers of bone turnover, intact serum parathyroid horn and renal calcium excretion in patients with pseudohypoparathyroidism and hypoparathyroidism before and during vitamin D treatment. *Eur J Pediatr* 1989;**148**:535–9.
96. Mizunashi K, Furukawa Y, Miura R, Yumita S, Sohn HE, Yoshinaga K. Effects of active vitamin D3 and parathyroid hormone on the serum osteocalcin in idiopathic hypoparathyroidism and pseudohypoparathyroidism. *J Clin Invest* 1988;**82**:861–5.
97. Abugassa S, Nordenstrom J, Eriksson S, Sjoden G. Bone mineral density in patients with chronic hypoparathyroidism. *J Clin Endocrinol Metab* 1993;**76**:1617–21.
98. Fujiyama K, Kiriyama T, Ito M, Nakata K, Yamashita S, Yokoyama N, et al. Attenuation of postmenopausal high turnover bone loss in patients with hypoparathyroidism. *J Clin Endocrinol Metab* 1995;**80**:2135–8.
99. Seeman E, Wahner HW, Offord KP, Kumar R, Johnson WJ, Riggs BL. Differential effects of endocrine dysfunction on the axial and the appendicular skeleton. *J Clin Invest* 1982;**69**:1302–9.
100. Touliatos JS, Sebes JI, Hinton A, McCommon D, Karas JG, Palmieri GM. Hypoparathyroidism counteracts risk factors for osteoporosis. *Am J Med Sci* 1995;**310**:56–60.

第 50 章

甲状旁腺功能减退症的分子遗传学

Luisella Cianferotti, Maria Luisa Brandi

引言

甲状旁腺功能减退症是指一种以低钙血症和高磷血症为特征的疾病，由 PTH 分泌不足、PTH 作用或信号传导异常引起[1]。对于 PTH 分泌不足的病例，PTH 浓度检测不到或低于正常范围，而在 PTH 受体活性改变的病例中循环 PTH 浓度则通常较高。除了常见的由手术导致的甲状旁腺功能减退症（见第 51 章），其他形式的甲状旁腺功能减退症极为罕见[根据各种国际定义，影响小于 1/(1000~200 000)]，其患病率及发病率尚未得到多医疗中心横断面及纵向研究的系统评估。

甲状旁腺功能减退症可能是由甲状旁腺异常发育或损伤、异常合成或 PTH 分泌量改变、PTH 受体信号缺陷或由于矿物质紊乱（如低镁血症）引起的对 PTH 功能性抵抗而引起。在过去 20 年中，特定的遗传原因在许多病例中已被确定，这些病例以前被称为特发性甲状旁腺功能减退症[2]。这也促进了对甲状旁腺发育、分化和功能的特定机制的认识（图 50.1）[3,4]。随着特异的基因检测的应用，被分类为特发性甲状旁腺功能减退症的病例已经很少。尽管如此，对于不同形式的非手术导致的甲状旁腺功能减退症，仍然缺乏基于循证医学的鉴别诊断方法，且主要在三级转诊中心进行。

许多特发性甲状旁腺功能减退症是散发性的，而家族性疾病可以通过常染色体显性或隐性方式进行遗传。

遗传性甲状旁腺功能减退症可作为唯一表型（孤立性甲状旁腺功能减退症）或作为涉及其他器官综合征表型的一部分（甲状旁腺功能减退症出现在综合征中）（表 50.1）。在这两种情况下，甲状旁腺功能减退症可以在出生时出现，但出生之后逐渐出现临床症状的情况更常见（通常 20 岁之前）。甲状旁腺功能减退症的临床表现可能为轻度低钙血症引起的无症状状态（血清钙：2.15~2.65mmol/L）到轻度至重度的症状性低钙血症（血清钙<2mmol/L），表现为神经肌肉应激性（从感觉异常到强直性收缩、癫痫发作和喉痉挛）。当低钙血症是轻度和（或）长期存在时，该疾病可以是无症状的，仅因相关症状就诊时通过生物化学检验发现。在长期低钙血症的情况下，其可能发生基底神经节与锥体外系紊乱、外胚层和牙齿异常以及囊下性白内障。

对症治疗的目标是使用钙和活性维生素 D 类似物将血清钙浓度提高到足以控制低钙引起的症状。对于由于低钙血症引起的高尿钙导致肾并发症（肾结石、肾钙质沉着症）的患者对症治疗尤其重要。在这些患者中，激素[PTH(1–84)或 PTH(1–34)]替代疗法可以减少钙和骨化三醇的累积剂量，具有巨大的优势（第 56 章和第 57 章）。

本章将详细讨论非手术引起的遗传性甲状旁腺功能减退症的分子遗传学和病理生理学，但甲状旁腺激素抵抗综合征除外，其内容将在假性甲状旁腺功能减退症的章节中进行描述（第 55 章）。

本文中疾病的缩略语、表型和基因/位点编号将根据 OMIM（Online Mendelian Inheritance in Men）数据库（http://www.ncbi.nlm.nih.gov/omim）的命名来描述，OMIM 条目前面有数字符号（#），表示突变已被证明是导致该表型的基因/基因位点的特异性 OMIM 条目（http://web.udl.es/dept/cmb/biomatica/OMIM.PDF）。基因/基因位点的名称由 HGNC（HUGO 基因命名委员会，http://www.genenames.org）批准。

孤立性甲状旁腺功能减退症

家族性或获得性甲状旁腺功能减退症是由一组罕见、遗传性异质性疾病组成，其特征是早期出现甲状旁

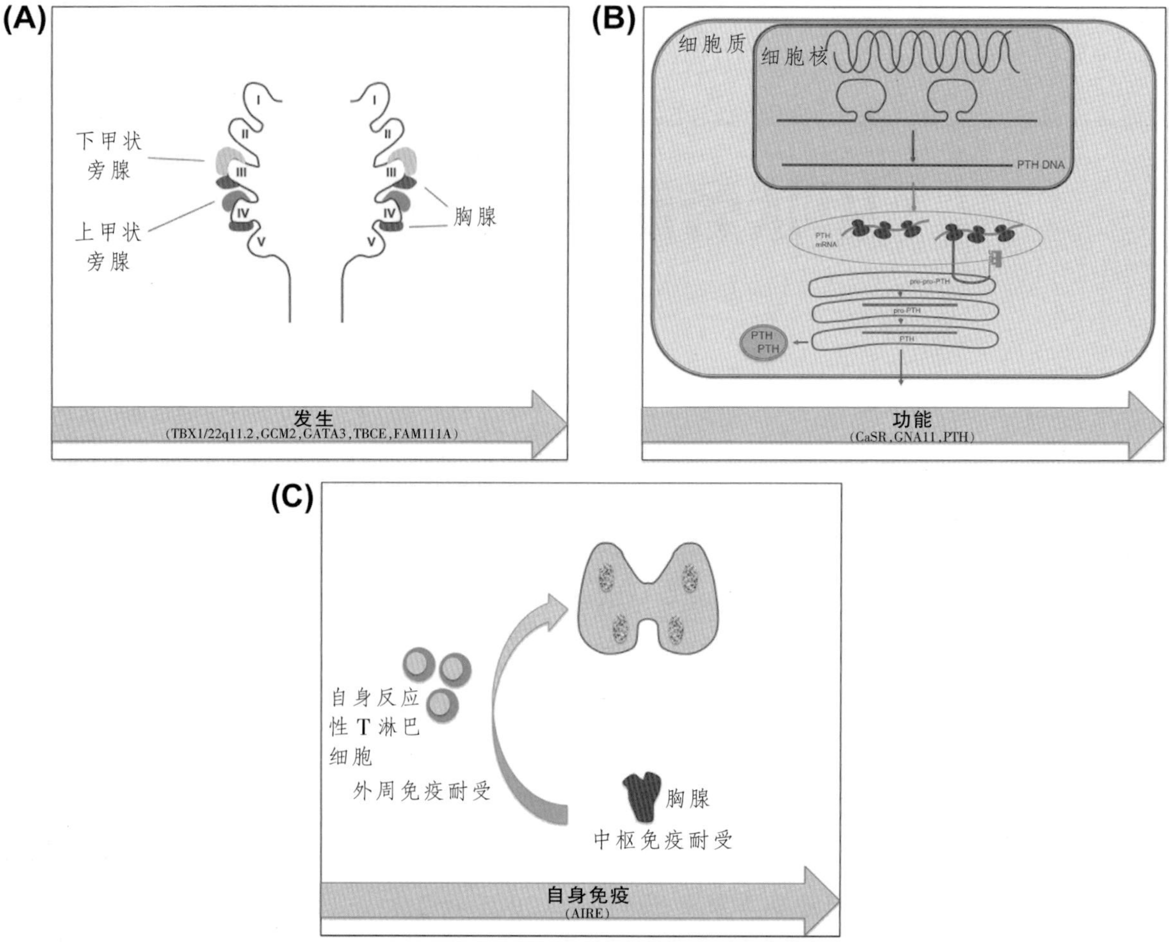

图 50.1 甲状旁腺成熟过程中,非手术性甲状旁腺功能减退症可能是单个基因导致的,影响甲状旁腺发生(A)、功能(B)或表现为对成熟甲状旁腺的自身免疫反应(C)。括号中为各种不同功能的基因。

腺功能低下(通常发生在出生后 10 年内),可以通过常染色体显性、常染色体隐性或 X 连锁方式遗传。除了常染色体显性低钙血症伴高尿钙症之外,该病发病率低于 1:70 000,根据 Orphanet(www.orpha.net)统计,发生孤立性甲状旁腺功能减退症(ICD–10 E20.8,Q89.2)在 100 万人中不到 1 人。

常染色体显性低钙血症伴高钙尿症

常染色体显性低钙血症 (HYPOC) 是钙稳态的失衡,其特征为甲状旁腺分泌 PTH 功能受损并通过常染色体显性遗传。

HYPOC 1 型(HYPOC1,也被称为常染色体显性低钙血症伴高钙尿症或高钙尿性低钙血症或家族性低钙血症,OMIM 表型数字 #601198)是由钙敏感受体(CaSR,染色体 3q21 上的基因/位点 601199)的突变引起的[5–7]。CaSR 是由 1078 个氨基酸组成的 G 蛋白偶联受体,主要分布在甲状旁腺主细胞和肾小管上皮细胞。其通过检测细胞外钙浓度[Ca^{2+}]的细小变化来调节 PTH 分泌和旁腺细胞的增殖,但由于 Ca-PTH 关系的“设定点”确定,其调节范围保持在较小范围内(1.1~1.3mM)。简而言之,甲状旁腺通过 CaSR 检测钙浓度的上升,活化的 CaSR 通过 Gαq/11 或 Gαi/o 激活几种通路,包括磷脂酶 C(PLC),最终使钙浓度快速上升,抑制 PTH 的合成和分泌及肾钙回收减少[8]。相反,钙浓度减少,在短期内增加 PTH 的合成和分泌[9],长期则影响甲状旁腺细胞增殖。CaSR 在调节钙稳态过程中扮演着重要的角色。其中杂合 CaSR 的失活突变导致家族性低钙血症低钙尿症“重设”血清钙浓度(HHC、OMIM 表型数字 #145980),而活化的 CaSR 突变引起相反表型,即 HYPOC1,具有相对或绝对高钙尿症的低钙血症。大部分导致 HYPOC1 的 CaSR 功能突变为错义突变(更新于 http://www.casrdb.mcgill.ca/)并可能导致关键的构象变化,主要集中在细胞外结构域的两个位点之间:细胞外的第二个肽环结构域(AA 116–136)的二聚化并以此激活受体以及

表 50.1　基因缺陷相关甲状旁腺功能减退症分类、缺陷基因、染色体定位及 OMIM 编码(OMIM:Online Mendelian Inheritance in Men,OMIM,Database)

	疾病(OMIM 疾病缩写)	OMIM 表型数字	染色体定位	缺陷基因	OMIM 基因数字
孤立性甲状旁腺功能减退症	常染色体显性遗传性高钙尿症低钙血症				
	-HYPOC1/Bartter 综合征 V 亚型	#601198	3q21	CaSR	601199
	-HYPOC2	#615361	19p13	GNA11	139313
	家族性孤立性甲状旁腺功能减退症(FIH)				
	-常染色体显性/常染色体隐性	#146200	11p15	PTH	168450
	-常染色体显性/常染色体隐性	#146200	6p24.2	GCMB	603716
	-X 连锁隐性	#307700	Xq26-27	SOX3	-
复杂综合征伴甲状旁腺功能减退症	DiGeorge 综合征				
	-DGS1	#188400	22q11.2	Tbx1	602054
	-DGS2		10p14-p13	NEBL	-
	甲状旁腺功能减退症-耳聋-肾发育不良综合征(HDR)	#146255	10p14	GATA3	131320
	Kenny-Caffey 综合征				
	-KCS1	#244460	1q42.3	TBCE	604934
	-KCS2	#127000	11q12.1	FAM111A	615292
	甲状旁腺功能减退症-发育迟缓-畸形综合征(HRD)	#241410	1q42.3	TBCE	604934
	Gracile 骨发育不良综合征(GCLEB)	#602361	11q12.1	FAM111A	615292
	自身免疫性多内分泌腺病综合征 1 型(APS1)	#240300	21q22.3	AIRE	607358
	线粒体疾病相关性甲状旁腺功能减退症				
	-Kearns-Sayre 综合征(KSS)	#530000		线粒体	
	-线粒体肌病-脑病-乳酸中毒-卒中样发作综合征(MELAS)	#540000		DNA	
	-线粒体三功能蛋白缺陷症(MTPD)	#609015	2p23.3	HADHA/HADHB	600890/143450
	中链脂酰 CoA 脱氢酶缺陷症(ACADMD)	#201450	1p31.1	ACADM	607008
甲状旁腺激素抵抗	假性甲状旁腺功能减退症				
	-1a 型	#103580	20q13.32	GNAS	139320
	-1b 型	#603233	20q13.32	STX16	603666
		#603233	20q13.32	GNASAS1	610540
		#603233	20q13.32	GNAS	139320
	Blomstrand 软骨发育不良症	#215045	3p21.31	PTHR1	168468

包含跨膜结构域6和7的部分，其中包括第三细胞外环(AA 819-837)[10,11]。最近,含有5个的钙结合位点的CaSR的Venus捕获区域已被确定为灭活和激活突变的关键区域[12]。磷酸激酶C(PKC)磷酸化位点的突变也已被证实与此相关[13]。有趣的是,相同氨基酸(P.N802)的错义突变可能导致体内相反的表型(即HYPOC1和HHC),伴有体外功能活性相应的增加和减少,这就暗示此区域对于CaSR功能调节起关键作用[14]。HYPOC1的表型已通过小鼠纯合或杂合的方式进行体外复制，获得功能增强的CaSR突变Leu723Glu,分别为Nuf/Nuf或Nuf/+[15]。

HYPOC1中的低钙血症通常是轻度或中度(血清钙水平通常在正常范围下限，不常低于1.50mmol/L),通常表现为无症状，几乎不发生强直性痉挛和癫痫发作[9,16]。血清镁浓度也较低或处于低正常范围,而磷酸盐水平处于正常范围的上限水平。尽管如此,PTH浓度通常在较低正常范围内,并不像其他形式的甲状旁腺功能减退症那样完全检测不到。钙排泄率相对较高,但在未治疗前甲状旁腺功能减退症患者中可以是正常或较低的[17,18]。

CaSR的功能性突变也是严重低钙血症引起低钾血症性碱中毒、高肾素血症和醛固酮增多症的原因。突变体CaSR的功能活性很可能决定了其严重程度。事实上,通过对HYPOC患者研究已经明确,血清镁浓度、镁的部分排泄和PTH浓度与突变体CaSR的功能活性相关[19]。

最近,GNA11基因（染色体19p13上的OMIM基因/位点编号139313)的功能增强突变,编码CaSR信号传导的关键介质[即鸟嘌呤核苷酸结合蛋白G11(Gαq)的α亚基]已经由两个不同的研究组独立地鉴定为引起HYPOC1的原因，被称为HYPOC2型(HYPOC2、OMIM表型数字#615361)[20,21]。相反,GNA11的功能丧失突变已证明为引起HHC1(即HHC2)的原因[21]。由于接头蛋白-2亚基(AP2S1)(CaSR调节因子)的功能丧失突变已表明为引起HHC1的原因(即HHC3)[21],已有研究对特发性甲状旁腺功能减退症患者进行AP2S1突变的研究,但未能发现任何核苷酸变化[22]。

使用钙和维生素D类似物（即骨化三醇和阿法骨化醇）进行对症治疗可以引起或恶化高钙尿症，导致HYPOC患者的多种并发症(肾结石、肾病、多尿和多发性糖尿病)[9,16],其他治疗方法也已经被尝试,比如针对由CaSR突变[23-27]和重组PTH(1-34)[28]改变的特定区域的calcilytics(即CaSR拮抗剂),以便更好地控制低钙血症,同时避免高钙尿症。此外,推荐使用活性维生素D类似物来治疗有症状型疾病。在使用钙和维生素D类似物治疗期间，建议将血清钙维持在正常范围下限内,同时(或)使用一种保钙的噻嗪类利尿剂。

家族性孤立性甲状旁腺功能减退症

家族性孤立性甲状旁腺功能减退症(FIH)可以通过常染色体显性遗传、常染色体隐性遗传或X连锁性遗传。在这些类型中,甲状旁腺功能异常常伴有症状并且较为严重,通常在生命早期(新生儿期)发生。

常染色体显性遗传和常染色体隐性FIH(OMIM表型数字#146200)均可能是由前原PTH基因(染色体11p15.2上的OMIM基因/位点168450)的突变引起的。PTH突变首先在家族性个体中发现,其中孤立性甲状旁腺功能减退症被常染色体显性遗传[30]。突变型前原PTH基因中位于第二个外显子(p.Cys18Arg)的杂合错义突变已被鉴别，其主要作用是用于编码信号肽疏水核心区域。信号肽与特异性对接蛋白的结合对通过内质网的前原PTH的形成及其最终在细胞内成熟和向外膜转运都至关重要。事实上,体外研究表明,前原PTH的转运及其信号肽酶的切割功能都受到损害[30,31]。最近的研究表明,这种异常蛋白质积累在内质网中,对甲状旁腺细胞有害并最终导致其凋亡。这项研究进一步表明，这种体外表型可以通过药理作用来恢复，可恢复PTH正常分泌并预防细胞死亡[32]。

PTH突变也被证明是3个家族中常染色体隐性遗传FIH的原因。首先,在近亲结婚的个体中发现了前原PTH基因(单碱基转移G→C)的2号内含子中的纯合供体的剪接位点。这种突变导致前原PTH mRNA的异常剪接,导致2号外显子的丢失,其包含mRNA翻译的起始密码子和编码信号肽的序列[33]。另一种纯合突变在亲生父母(p.Ser23Pro)与新生儿甲状旁腺功能减退症的关系被发现,其位于全PTH基因的2号外显子中。该突变影响了切割位点,即信号肽酶识别位点,并且可能会影响前原PTH在内质网的运输[34]。最近发现,在相同位置的突变可导致翻译过早终止，在早发性甲状旁腺功能减退症父母和患儿中检测到缩短了的前原PTH蛋白，进一步表明2号外显子是前原PTH基因突变的关键点[35]。

常染色体显性遗传和常染色体隐性FIH也可能由GCM2基因(胶质细胞缺失-2,也被称为GCMB,染色体6p24.2上的OMIM基因/位点数字603716）突变引起，编码在甲状旁腺细胞中表达的转录因子，同时对于甲状旁腺发育、分化和功能表达也是所必要的，这在缺乏Gcm2[36-39]的小鼠中已经证实。事实上，Gcm2 表达发生在小鼠发育(E9.5)的早期，位于第三咽囊胚胎，编码甲状旁腺和胸腺，然后持续整个成年期。GCM2 与其他转录因子的相互作用对于调节甲状旁腺激素至关重要[40,41]。最新研究显示，GCM2 调节成熟甲状旁腺细胞中 CaSR 和 PTH 基因的表达[42,43]。

由于 Gcm2 在甲状旁腺生物学中扮演关键角色，已有基因检测评估 GCM2 的缺失是否会引起人类甲状旁腺功能低下。在一位属于家族性孤立性甲状旁腺功能减退症且 PTH 浓度不可测的女孩中，已经发现 GCM2 的纯合子基因缺失[44]。尽管事实上在该亲缘关系中没有发现阳性家族史，但是基因型分析显示原发病的两个等位基因可能来源于共同的祖先[44]。在这一报道中，两个姐弟中发现 GCMB(p.Gly63Ser)的错义突变，分别在 10 个月和 5 岁发生甲状旁腺功能减退症，伴有可检测到的 PTH 并且此姐弟因近亲结婚出生。这种突变的 GCM2 基因编码的突变转录因子仍然与 DNA 结合但没有转录能力[45]。相反，GCM2(p.Arg47Leu)的另一种常染色体隐性突变则被发现能影响 DNA 结合[46]。一项在印度家族中常染色体隐性甲状旁腺功能减退症的研究表明，GCM2 突变是非常频繁的(高达 80%)，表明 GCM2 突变分析在没有血缘关系的情况下也必须进行[47]。

对于一些 GCM2 突变，已经证实是一种常染色体显性遗传。实际上，两种移码突变(c.1389delT 和 c.1399delC)都被证明是造成两个不相关但家族中有常染色体显性遗传甲状旁腺功能减退症成员的异常 PTH 分泌的原因，并且这两种突变所编码的功能蛋白能抑制野生型 GCM2 蛋白的转录功能[48]。由 GCM2(Asn502His)错义突变编码的 GCM2 突变体也是如此。有趣的是，其他 GCM2 突变表现为通过野生型蛋白抑制 CaSR 的转录功能，从而发挥类似于阴性效应[50]。另外，伴有突变的 DNA 结合位点的 GCM2 蛋白已被证明可引起常染色体显性遗传性甲状旁腺功能减退症，尽管精确的机制仍有待阐明[51]。

在一项系统性评估特发性甲状旁腺功能减退症患者 GCM2 突变发生率的研究中，仅发现单一核苷酸多态性[52]。这些单核苷酸变化并未与甲状旁腺功能减退症遗传无关，但体外实验证实此类变化影响 GCM2 基因的核定位和转录能力。因此，GCM2 突变不是特发性甲状旁腺功能减退症的常见原因；GCM2 的多态变化可调节甲状旁腺功能及其功能减退[52,53]。

X 连锁隐性甲状旁腺功能减退症是一种早期发病的孤立性甲状旁腺功能减退症，在男性中表现为甲状旁腺发育不全和严重的低钙血症。它只在美国的两个家族中被描述过。连锁分析将这种病症映射到染色体 Xq27 上的 988Kb 间隔，其携带三种不同的基因：ATP11C、U7sn-RNA 和 SOX3[54-56]。虽然这些基因的突变分析未能显示任何突变，但随后的研究确定了涉及染色体 2p25 和 Xq27，SOX3 下游的缺失并可能影响 SOX3 表达[57]。SOX3、SRY(染色体 Y 上的性别决定基因)相关高迁移率(HMG)盒，在甲状旁腺发育(自 E10.5)早期表达，并且可能调节甲状旁腺胚胎发育和分化。然而，没有 SOX3 的小鼠则表现为性腺功能减退，未能发现任何明显的甲状旁腺异常[58]。

伴有复杂缺陷的甲状旁腺功能减退症

遗传性的甲状旁腺功能减退症为累及多种器官的复杂综合征的一部分，可能来自发育缺陷，一般涉及转录因子(DiGeorge 综合征、甲状旁腺功能减退症-耳聋-肾发育不良综合征)[4]、甲状旁腺自身免疫性损伤(多腺自身免疫综合征或 APECED)或线粒体疾病。

DiGeorge 综合征

DiGeorge 综合征(DGS，也被称为染色体 22q11.2 缺失综合征或胸腺和甲状旁腺发育不全或第三和第四位咽囊综合征，MIM 表型数字 #188400)是人类最常见的缺失障碍。其包括由 achronim CATCH22 引起的症状(心脏缺陷、异常面容、胸腺发育不良、腭裂和低血钙)(见第 52 章)。其特征有甲状旁腺功能减退症、原发性 T 淋巴细胞以及最近证明的 B 淋巴细胞免疫缺陷[60]，心脏和大血管的发育异常，以及口腔、鼻子和耳朵的典型面部外观、眼睛缺陷和认知障碍，此外精神分裂症和孤独症的患病风险也会增加[61]。这种先天性疾病是由于第三和第四咽囊衍生物发育异常的结果，包括甲状旁腺和甲状腺发育不全/发育异常[62]。该病发生在 1:(2000~4000)新生儿中。DGS 是先天性心脏畸形的主要原因(约 5%的先天性心脏病患者)[63]，智力迟钝的第二个原因(大约 2.4%延迟发生)[64]。该病可为散发性疾病或很少以常染色体显性方式遗传。DGS 的表型变异性较大。患者表现出广泛的轻度至重度症状，但到目前为止，可能是由于样本量原因，并没有相关基因表型被证实与此相关[65]。

即使是具有相同染色体变异的单卵双胞胎也可以

显示不一致的表型[66]。然而，迟发型 DGS 1 型(DGS1)趋向于在 22q11.2 区域中出现类似的微缺失。这可能是染色体与环境和其他基因编辑器相互作用的结果[67]。甲状旁腺功能减退症本身可能发生不同程度的外显率。当出现较小程度的外显率时，发生迟发性疾病。如果甲状旁腺发育不全发生或者较迟出现功能（儿童期、青春期、成年期），那么将出现严重的新生儿低钙血症，而当只出现甲状旁腺发育不良时，则只出现潜在性甲状旁腺功能减低[68]。

大约 90%具有 DGS1 的患者在 22q11.2 的染色体上出现半合子缺失，这是由低拷贝数之间的减数分裂的非等位基因同源重组事件引起的(即分段复制)。最近，已经报道了母体来源缺失的增加[69]。在 22q11.2 中的缺失也可能导致甲状旁腺功能减退症、颅缝管狭窄和生长缺陷为特征的不同表型[70-72]。在少数 DSG 病例中，对于 22q11.2 阴性改变、染色体 10p13-14 中的杂合缺失已经被阐明，因此被称为 DGS 2 型(DGS2，MIM 表型数字 #601362)。该位点捕获已经显示在 DSG2 患者的细胞系中杂合缺失的星去基因（NEBL），因此代表 DSG2 的潜在候选基因[73,74]。

虽然在 1.5~3.0Mb 长的临界区域内保留了 60 个基因和 4 个微小 RNA，但是编码 Tbx1 蛋白(基因/位点 MIM 表型数字 #602054）被认为是导致 DiGeorge 症状的主要基因改变，此结论在 Tbx1 敲除小鼠实验中首次提出[75]。通常，22q11.2 缺失包括 Tbx1 基因位点[76]，但是在 22q11.2 的远端部分的非典型缺失不包括 Tbx1，以此用来解释 DSG 表型的变异性[77]。实际上，在没有携带 22q11.2 缺失的 DSG1 患者亚群中，Tbx1 基因序列分析显示功能丧失的突变将导致蛋白量的减少[76,78,79]，而功能性突变引发相同的表型。T-box 1 是一种转录因子，其功能在胚胎形成和发育过程中是必要的。小鼠的同源物与人类 T-box 1 具有 98%的氨基酸序列同源性。转基因小鼠敲除 Tbx1 显示类似于 DSG1 患者的表型，颅面发育异常包括腭裂、甲状旁腺和胸腺发育不良、心脏流出道改变和行为障碍[75,81]。转录因子 GCM2 是在 Tbx1 敲除小鼠中下调，提示 Tbx1 在甲状旁腺发育中的关键作用[82]。最近的研究表明，Hes1(Notch 信号传导的主要效应物）在咽囊衍生结构的生长发育中作用于 Tbx1 的下游[83]，如 Wnt11r(Wnt11 相关)，一个非典型 Wt 信号通路的成员，可调节心脏循环和分化[84]。在 22q11.2 区域内外，Tbx1 与其他遗传/表观遗传因子的相互作用可能是导致综合征表达变异的原因。NAP29 在未缺失的 22q11.3 区域中的突变确认了一种导致更严重 DSG 类型的常染色体隐性遗传[85]。敲除 VEGF164 的转基因小鼠表现出与 22q11.2 缺失小鼠相似的表型，因为 VEGF 与 Tbx1 是相互作用的[86]。小鼠 β-连环蛋白(Ctnnb1)的间质失活引起 DiGeorge 样表型，如果同时存在 Tbx1 不足的话，则情况将会更差，由此表明 β-连环蛋白是 Tbx1 的关键上游调节因子[87]。最近研究显示，缺乏修饰染色体的基因(即乙酰基转移酶 MOZ)，将导致 DGS 的变化。实际上，MOZ 占据了 Tbx1 基因位点，使得 MOZ 的纯合突变小鼠或具有 Tbx1 不足小鼠和 MOZ 突变杂合的小鼠表现出 DiGeorge 症状。相反，MOZ 纯合突变小鼠的症状可由 Tbx1 转基因进行改善，这表明与遗传和表观遗传因子的相互作用可能影响 DGS 表达和外显率[88]。小鼠有或无 chordin 已被证明可以调节由 Tbx1 不足引起的颅面改变表型[89]。总之，这些结果表明 DSG 遗传扮演和表型异质性的角色。

表达 Tbx1GFP 融合蛋白的小鼠将有助于进一步鉴定 Tbx1 的其他下游靶标和蛋白质结合配偶体[90]。

通过 DiGeorge 患者与对照组相比较，在实验组中发现一种特异性微 RNA。微 RNA 是转录后调节基因表达的非编码 RNA 分子。在 DGS 中，特异性的微 RNA 模式也可以解释表型变异性。

最近，一名患有严重症状的 DGS 的日本男孩接受检测，其症状包括进行性肾衰竭和精神发育迟滞，基因检测结果显示染色体 22q11 和 10p14 中的双重缺失(引起甲状旁腺功能低下、肾性耳聋和肾发育不良综合征，见本章下文)。这强烈地表明，当表型不典型和(或)与异常并发症相关时，必须进行额外的基因检测。

甲状旁腺功能减退症-耳聋-肾发育不良综合征

甲状旁腺功能减退症-耳聋-肾发育不良综合征(HDR，也被称为甲状旁腺功能减退症-感觉神经性耳聋-肾发育不良综合征，或 Barakat 综合征，或肾病-神经性耳聋-甲状旁腺功能减退症，OMIM 表型数字 #146255)。其被认为是常染色体显性遗传。1977 年，Barakat 报道了 2 名患有类固醇抵抗肾病的兄弟在 10 岁前死亡，由于甲状旁腺发育不全或发育不良，2 人在 3 岁时出现双侧耳聋和甲状旁腺功能减退症，死亡与此症状密切相关。他假设以常染色体隐性方式遗传，因为在长达五代人的研究中没有其他亲属受到影响[93]。在两对不相关的双胞胎中表现出类似的表型，甲状旁腺纤维化，并且具有肾小球基底膜的改变。在这些初步报道中，同样有对具有相似特征的患者进行过报道[94,95]，但没有进行遗传分析。

1992 年，报道了以常染色体显性遗传且表型相似的 1 个家族[96]。在患病的成员中(2 名兄弟以及其中 1 名兄弟的 2 名女儿)，甲状旁腺功能减退症主要表现为无症状型，双侧耳聋，主要影响对高频声音的听力，双侧影响程度较为对称且病程不随年龄增长而加重，同时具有肾功能减退的中度至重度肾发育不良，并具有浓缩系统的异常同时伴有或不伴有肾囊肿。PTH 基因的突变已被排除。虽然遗传方式不同，但此综合征与 Barakat 综合征相似。因此，两种表型相似的疾病之间出现不同的遗传模式可能是由于同一基因的不同突变位点或其他常染色体显性特征的减少(Barakat 综合征中，确实在祖母和在她的三位同胞亲戚中发现耳聋)[97]。

1997 年，在 1 名日本女孩首次报道同样的综合征并被命名为“HDR 综合征”，同时伴有室间隔缺损[97]。细胞遗传学分析排除了 22q11.2 缺失，并伴有 10 号染色体 p13 断裂点终止点的缺失。1 年后出现类似症状，甲状旁腺功能减退症为常染色体显性遗传，耳聋发生于儿童早期，但无肾发育异常。在本例中，22q11.2 缺失被排除，CaSR 和前原 PTH 基因的突变分析为阴性[98]。虽然一部分 10p 患者可以归类为 DSG2 定位于 10p13–14，部分出现 HDR 综合征的病例无 T 细胞和心脏异常，这是由于更多的端粒、非重叠区域(10p14–10pter)的单倍体不足[99]。进一步的缺失谱系研究发现了包含 GATA3 的关键性 200Kb 区域的细化基因(OMIM 131320)。基因组 GATA3 功能丧失突变被认为引发了其他类型的 HDR 综合征病例，但除去完全删除 GATA3 基因和侧翼位点的全部序列，这些突变都导致 GATA3 单倍体区域缺失[100,101]。GATA3 属于一个家族的锌指转录因子，在脊椎动物胚胎发育中起关键作用。GATA3 在甲状旁腺、内耳、肾脏、中枢神经系统、胸腺和造血细胞谱系中都有表达[102]，但在 GATA3 不足的人类受试者中报道未出现任何免疫学异常。功能性 GATA3 基因的缺失导致 $Gata3^{-/-}$ 小鼠在 E11.5–E12.5 中死亡，主要是由于在交感神经元中缺少去甲肾上腺素[103,104]；$GATA3^{+/-}$ 小鼠中该基因缺失会造成听力下降，主要是由于进行性耳蜗变性，甲状旁腺发育不全或发育不良以及肾脏小管缺损[62]。特别是，GATA3 已被证明是甲状旁腺祖细胞分化和生存的关键因素。实际上，Gcm2 是人类 GCMB 的小鼠同源物，由 GATA3 转录调节[105]。GATA3 基因由编码 444 个氨基酸的蛋白质的 6 个外显子组成，包括两个锌指和两个反式激活结构域[106,107]。

虽然 GATA3 的 C–末端锌指(ZnF2，由外显子 5 编码)结合 DNA，但是这种相互作用通过与 N–末端锌指(ZnF1，由外显子 4 编码)的结合而进一步稳定，其也与其他转录因子相互作用，特别是多型锌指 GATA(FOG)[108]。ZnF2 突变破坏了与 DNA 结合能力，而 ZnF1 的突变改变了与 DNA 的亲合力以及与 FOG(特别是 FOG2)的结合，其主要通过构象改变而相互作用，这个现象已经通过电泳迁移率变化和免疫沉淀测定法证实，并通过三维分子模拟预测[100,108–110]。ZnF1 中的突变占所有 GATA3 突变的 90%以上[111]。尽管绝大多数(90%)具有 HDR 的个体携带 GATA3 缺失/突变，GATA3 基因改变只有小部分(10%)是阴性。在后一种情况下，GATA3 可能调控侧翼区域的突变[112]。

报道的 GATA3 遗传改变包括遗传的无义突变、基因缺失/插入，错义突变引起转录下降或受体/供体剪接突变导致移框突变和过早终止翻译[101,109,111,113,114]，或可能由亲代发生嵌合[115]。

最新研究表明，突变的 GATA3 蛋白质对野生型蛋白质具有显性负性作用[161]。没有基因型–表型的相关性存在，因为相同的突变在同一亲属中可引起甲状旁腺功能减退症、耳聋、肾发育不良的不同组合。尤其要指出的是，耳聋和甲状旁腺功能减退症几乎都出现(>90%)。迄今为止，在孤立性甲状旁腺功能减退症患者中没有发现 GATA3 突变[111]，肾功能异常则表现出程度可变的外显率(约 80%)，甚至出现在同一家庭内具有相同突变的受试者中[113]。

感音神经性耳聋往往在出生时表现出来，甲状旁腺功能减症退通常出现在出生后的 10 年内。当出现肾功能异常时，其往往是高度异质性的，从无症状发育异常(如发育不全、囊肿、膀胱输尿管反流)到明显肾炎综合征、蛋白尿、血尿和肾小管性酸中毒。

HDR 的可变性表型刚好证明了最近在 HDR[117]的斑马鱼模型中证实的概念，即调节脊椎动物发育的关键基因的不足通常表现出不一致的表达率和外显率，可能是由于与环境和遗传因素的相互作用[113]。除了已知的三大症状外，其他特征如神经系统症状、牛皮癣、生殖道多发畸形以及肠或颅面缺陷都可以出现[121,114]。

最近，乳腺癌中 GATA3 的体细胞突变已被证明与异常核定位相关，其具有降低转录活性和改变的 TGF-β 介导的细胞运动的作用[118,119]，进一步说明了 GATA3 蛋白在细胞生物学中扮演着多重角色。

Kenny-Caffey 综合征、甲状旁腺功能低下-发育迟缓-畸形综合征（Sanjad-Sakati综合征）和 Gracile 骨发育不良

Kenny-Caffey 综合征(KCS)是一种罕见的骨发育不良综合征，其特征表现为出生后发育迟缓、身材矮小、长骨的皮质增厚或者小而薄、头颅骨硬化畸形，同时伴有短暂性或永久性甲状旁腺功能减退。在 20 世纪 60 年代，Kenny 和 Caffey 第一次描述了一位母亲及其儿子的这种表型，两者都明显矮化，长骨骨骼发育不良(皮质增厚和严重髓质狭窄)，椎骨和骨盆骨骼未累及，颅骨成骨的改变（骨质硬化或延迟关闭新生儿前囟门)，有缺陷的牙齿，三角面前伴额头突出，急性低钙血症出现则提示为常染色体显性遗传[120,121]。

其他报道进一步描述了这种表型不相关的子代中分布、出生前和出生后严重发育迟缓、骨质疏松和复发性低钙血症，往往在出生时就已发生，又在代谢应激时复发，同时伴有 PTH 浓度较低或不正常。除了这些特征，眼部缺陷、免疫学和牙齿改变以及中枢神经系统畸形也发生在 KCS 患者中。1992 年，两个兄妹出现了类似的表型，他们是近亲所生，父母都正常，意味着存在常染色体隐性变异[222]。KCS 患者被认为是常染色体隐性遗传，这一模式在 6 个不相关家庭的 16 名儿童中被证实，这些儿童颅面畸形和精神运动迟缓，父母具有健康的贝都因血统[233]。另外，综合征的临床症状也存在差异，骨骼受累与严重的低钙血症之间也缺乏相关性。

特征性的表型在于内分泌生长迟缓、精神发育迟滞、先天性甲状旁腺功能亢进症和癫痫发作，以及典型的面部畸形(正面凸起、异常外耳和眼睛深陷)，轻度骨质疏松症并通过常染色体隐性遗传，这些症状都出现在阿拉伯血统的儿童中，被称为甲状旁腺功能减退症-发育迟缓-畸形综合征(HRD)(也被称为 Sanjad-Sakati 综合征，OMIM 表型数字 #241410)[124-129]。眼睛异常包括小眼睑炎伴有乳头水肿、视网膜血管曲张以及钙沉积所致的角膜混浊导致视敏度降低和复发性感染，这些可以在 KCS 和 HRD 患者中进行鉴别[130]，而牙齿异常伴有短的牙根，被认为是 KCS 的一个持续性特征[131]。另外一个更严重的表型为神经性骨发育不良(GCLEB 或 OCS，OMIM 表型数字 #602361)，其特征是围生期致死率高、长骨较细、基底颅缝过早闭合、存在狭窄长骨骨髓和颅骨的髓腔、小眼睑炎、三角脸及前突以及甲状旁腺功能亢进，这些症状在新生儿存活下来少数婴儿中不断发展[132-134]。

1998 年，荧光原位杂交(FISH)分析显示，在患有 KCS(两个受影响的同位素及其未受影响的母亲)的贝都因祖先中有 22q11.2 单倍体不足，因此 KCS 包括在 CATCH22 的疾病谱中。但通过在不相关的患者中的进一步遗传分析证实，这仍然是一个孤立的发现，从而表明遗传异质性[136-138]。

同时，八个近亲科威特家族的全基因组和单倍型分析将 KCS 映射到染色体条带上的关键性 4cM 区域 1q42-q43[139]。表型与相似的单倍型分离表明了由共同祖先突变而来。在与 HRD 明显不相关的个人中进行类似分析，将该综合征定位于与 KCS(1q42-q43)相同染色体位置的 1cM 区域[140,141]。将患有 HRD 的沙特阿拉伯患者与患有常染色体隐性 KCS 的科威特裔患者进行联合分析，发现两者共享同一单倍体，这表明不仅 HRD 和 KCS 是等位基因，而且它们也是由相同的祖传突变引起的[142]。此后不久，关键性染色体区域进一步明确，TBCE(微管蛋白折叠辅因子 E，染色体 1q42.3 上的 OMIM 基因座数字 604934）被认为是引起两种综合征的基因（常染色体隐性 KCS 或 KCS1，OMIM 表型数字 #244460；HRD，OMIM 表型数字 #241410)[143]。TBCE 编码 α-β 异源二聚体中 α-微管蛋白折叠和组装必要的分子伴侣蛋白，在细胞极化中起关键作用。HRD 和 KCS 出现甲状旁腺功能减退症都是由 TBCE 突变引起的，即微管蛋白装配在甲状旁腺发育中的可能作用，即使甲状旁腺细胞没有极化[143,144]。

尽管如此，并非所有的 KCS/HRD 病例都有TBCE 突变，因此至少可以假设这些综合征具有第二个位点[145]。

由于上述 KCS 和 GCLEB/OCS 之间的相似性，最近人们认为它们可能是等位基因突变而来。实际上，在 5 例无血缘关系患有 KCS 的患者和 5 例患有 GCLEB/OCS 的患者进行全外显子测序，表明 FAM111A（染色体 11q12.1 上的 OMIM 基因数字 615292)的杂合突变。在 Kenney 和 Caffey 的原始描述中，通过母子传播方式传播并且表现出两种综合征中一种的受试者没有受影响的兄弟姐妹，从而我们可以推断此病为常染色体显性遗传(常染色体显性遗传 KCS 或 KCS2，OMIM 表型数字 #127000)，表现为 de novo 突变。FAM111A 的单倍体不足与生物体高度保守的氨基酸中发生错义突变(Arg569His)或缺失(Ser342del)相关，且这一突变具有较强的基因型与表型相关性(具有 Arg569His 的中度疾病，更严重的围生期致死性疾病与 Ser342del)。FAM111A

编码 611 个氨基酸的蛋白质，由于核定位和细胞周期依赖性表达而调节基因转录[146]。另一项报道已经证明无关联的日本家族中存在 Arg569His 突变，表明这是 KCS2 的一个热点[147]。FAM11A 可能在骨骼和甲状腺发育中起关键作用。

自身免疫性多内分泌腺病综合征 1 型(APS1)(见第 52 章)

自身免疫性多内分泌腺病综合征 1 型(APS1,也被称为自身免疫性多内分泌腺病-念珠菌病-外胚层营养不良综合征,APECED,OMIM 表型数字 #240300) 是一种罕见的常染色体隐性遗传性疾病，其特征是存在至少两种 Whitaker 三联征:慢性黏膜皮肤念珠菌病、甲状旁腺功能减退症和 Addison 病[148]。在一个亲缘关系中，已经描述了常染色体显性遗传[149]。如果一个兄弟姐妹受到影响,一种临床表现就足以诊断这种疾病。黏膜皮肤念珠菌病(口腔鹅口疮)是 T 细胞免疫缺陷的征兆，一般存在于新生儿；甲状旁腺功能减退症发生在出生后 10 年内,而肾上腺功能不全则在 30 年后显现。甲状旁腺功能减退症在 100%女性和 60%男性中显现。这确实是该综合征最常见的自身免疫性表现,并且可能是内分泌参与的唯一症状,这一结果是在芬兰和伊朗犹太患者研究中获得的。表型和疾病严重程度具有可变性,可能包括其他内分泌和非内分泌表现,如胰岛素依赖性糖尿病、原发性性腺衰竭、自身免疫性甲状腺疾病、白癜风、脱发、恶性贫血、慢性活动性肝炎、肠道吸收不良/腹腔疾病和其他外胚层异常(角膜结膜炎、釉质发育不全、指甲营养不良)。最近的一项研究表明,APS1 患者的生活质量在总体健康、情绪健康和活力方面都有受损。

芬兰亲族的初步基因分析将 APECED 基因定位于染色体 21q22.3 上的 2.6cM 区域[151]。接下来,AIRE-1(自身免疫调节因子 1 型,染色体 21q22.3 上的 OMIM 位点数字 607358) 通过定位克隆被鉴定为引起该疾病的基因[152]。从那时起,已经在数据库(http://structure.bmc.lu.se/idbase/)中描述并收集了超过 200 个 AIRE-1 功能缺失突变,包括缺失、插入、错义、无义突变。最近,在中国家庭中发现选择性剪接突变 c.463G>A(p.Gly155Ser)而产生的短链蛋白。

AIRE-1 基因由 14 个外显子组成编码 545 个氨基酸转录因子,具有 2 个 PHD(植物同源结构域)型锌指基序、3 个 LXXLL 基序和富含脯氨酸的区域。它在胸腺、淋巴结、胎肝、脾脏和周边造血组织中表达。AIRE-1 在建立中枢和外周免疫耐受发生中起关键作用[153-155]。如在 Aire$^{-/-}$小鼠中所示,相对于 AIRE-1 突变的人,其症状相对较轻,缺乏功能性 AIRE-1 的小鼠导致多器官自身免疫性疾病，因为胸腺对自身反应性 T 淋巴细胞中阴性选择能力已经丧失[156]。事实上,在 AIRE 基因缺失的情况下，胸腺髓质上皮细胞表达组织特异性抗原的能力已经丧失。另外,淋巴结和脾脏器官对于特异性 T 细胞的阴性选择能力也受到损害。最新研究指出,羧基末端 PHD-2 对于维持中枢的耐受性至关重要，其作用于参与染色质重塑过程中的重要因子[157]。

虽然 APS1 总体上是一种罕见的疾病,但是由于发现者的努力,对于那些具有遗传特征的人来说此疾病已经较为常见。因此,流行率可能存在差异,从伊朗犹太人的 1:9000,撒丁岛的 1:14 000,芬兰人口的 1:25 000 到法国的 1:500 000[158]。最初发现的突变类型在地理区域限制性的人群中普遍存在,如芬兰、德国、英国、瑞士和意大利北部家庭的 c.769C>T(p.Arg257Stop)、撒丁岛家庭的 c.415C>T(p.Arg139Stop)、伊朗犹太家庭的 c.254A >G(p.Tyr85Cys)以及挪威、美国、英国和爱尔兰家庭的 c.967-979del13(p.Leu323SerfsX51)。其中一些突变与疾病严重程度密切相关[159]。

关于器官特异性自身免疫，在受影响的腺体/器官中检测到由自身反应性 T-淋巴细胞浸润引起的慢性炎症,并且与针对所涉及组织的各种自身抗体相关。一些自身抗体是 APS1 特异性的,而其他自身抗体也可以在非综合征性自身免疫性疾病中发现。抗 T 型辅助 17 型细胞相关细胞因子 I 型干扰素(IFN)可能与念珠菌感染易感性相关,这类抗体在 APS1 的早期和晚期较为常见,因此代表了此疾病特异性标志物[160-162]。抗甲状旁腺自身抗原的抗体可能与甲状旁腺功能减退症并存。对于 CaSR 细胞外结构域也存在自身抗体,但它们总体上不如自身免疫性甲状旁腺功能减退症常见，因此它们也许对于综合征不具有特异的代表性[163,164]。同时,生化指标和甲状旁腺功能减退症症状严重程度以及 NALP5(NACHT 富含亮氨酸重复蛋白 5)自身抗体的水平之间存在联系也已经明确[165]。然而,最近的一项研究评估了 APS1 患者中 CaSR 和 NALP5 自身抗体的普遍程度,发现 CaSR 及 NALP5 抗体分别占 APS1 患者的 36%和 30%。虽然 CaSR 和 NALP5 对甲状旁腺功能减退症的诊断具有 83%和 50%的特异性，但两者对于甲状旁腺功能减退症的诊断显示较低的敏感性 (分别为 39%和 26%)。所以,它们既不能被用作 APS1 患者中甲状旁腺功能减退症的诊断，也不能作为临床严重程度的敏感指标[166]。

APS1 的临床谱具有可变性，甚至表现为不同的表型，即使在具有相同 AIRE 突变的兄弟姐妹中也可能由于遗传和环境易感因素之间的相互作用而产生差异[167]。另外，一些 APS1 病例缺乏可识别的 AIRE 突变。最近，体外研究已经证明，AIRE 表达由 miR-220b 调控[168]。因此，可以想象微 RNA 或其他表观遗传因子可以调节 AIRE 基因翻译。

线粒体疾病中甲状旁腺功能减退症

甲状旁腺功能减退症是由线粒体异常引起的复杂疾病的表现之一，例如，Kearns-Sayre 综合征（KSS，OMIM 表型数字 #530000）、线粒体肌病脑炎、乳酸性酸中毒和卒中样发作（MELAS，OMIM 表型数字 #540000）、线粒体三功能蛋白缺乏症（MTPD，OMIM 表型数字 #609015）和中链酰基 CoA 脱氢酶缺乏症（ACADMD，OMIM 表型数字 #201450）都在罕见疾病中遇到。

KSS 和 MELAS 是由线粒体 DNA（mtDNA）中的点突变、缺失和重复引起的。其中大多数是新生病例，而少数病例是母亲遗传的[169]。

KSS 的主要特征是慢性、缓慢进行性外眼肌麻痹；20 岁之前出现双眼视网膜色素变性和心肌病[170]。这些主要是由新生 mtDNA 缺失引起。

甲状旁腺功能减退症以及其他内分泌疾病（如性腺功能减退症、糖尿病、生长激素缺乏症、耳聋、小脑共济失调和广泛性肌病等）相互之间都有联系。事实上，在没有对矿物代谢进行系统评估的情况下，很少有症状性的甲状旁腺功能减退症被发现，此种疾病通常表现在 20 岁以前[171-176]。

在 1 例 MELAS 报道中，患者有糖尿病合并甲状旁腺功能减退症，其主要是由线粒体基因 tRNA 亮氨酸（UUR）中的点突变引起[177]。

MTPD 中已经报道了甲状旁腺功能减退症，这是由于编码线粒体功能蛋白的 α 亚基 HADHA（OMIM 基因座 600890）或 β 亚基 HADHB（OMIM 基因座 143450）的基因发生纯合或复合杂合突变，即该复合物作用于脂肪酸 β 氧化。病情可能呈现出不同的严重程度，如新生儿期死亡，婴幼儿期发生的中等程度症状且出现类似于 Reye 综合征情形，青春期则主要表现为肌病。迄今为止，已经将 2 例甲状旁腺功能减退症描述为与该综合征有关[178,179]。

近来，ACADMD 是一种由中链酰基 CoA 脱氢酶基因（ACADM，染色体 1p31.1 上的 OMIM 基因/位点数字 607008）的纯合或杂合突变引起的疾病，据报道与甲状旁腺功能减退症有关[180]。ACADM 是线粒体脂肪酸氧化（MFAO）中最常见的病因。甲状旁腺功能减退症也已经在其他类型的疾病中被发现，因此建议在 MFAO 疾病中筛查这种内分泌病。

目前线粒体疾病中甲状旁腺功能减退症的发病机制还未被阐明，也没有对甲状旁腺病理生理学进行系统动物模型评估[81]。值得注意的是，DGS 中的缺失还包括线粒体基因，其单倍体不足可能有助于甲状旁腺功能减退症的发展[182,183]。

非手术性特发性甲状旁腺功能减退症的诊断、产前检查及遗传咨询

出现低钙血症、高磷血症、不可检测/非正常下降的 PTH 水平，特发性甲状旁腺功能减退症常常是排除性诊断，首先排除颈部手术史和（或）镁缺乏。

特发性甲状旁腺功能减退症诊断流程如图 50.2 所示。

尽管大多数非手术性甲状旁腺功能减退症的病例显示为散发性，但是必须了解其详尽的家族史，以寻找父母的血缘关系和甲状旁腺功能减退症和（或）相关表现（如耳聋）的症状来排除家族性甲状旁腺功能减退症，特别是具有自身遗传模式的家族成员。例如，如果怀疑 HYPOC，建议测试一级亲属血清钙、镁和磷酸盐。

回顾病史，患者年龄较小的念珠菌病和（或）其他自身免疫性内分泌病的症状暗示甲状旁腺功能减退症的自身免疫起源，尤其对于 APS1 而言。甲状旁腺功能减退症发病时间是诊断的重要线索。事实上，发生在新生儿期或 10 岁前的严重甲状旁腺功能减退症主要表现为常染色体隐性遗传性疾病。

寻找其他相关的临床症状是有必要的。一般来说，特殊体细胞特征的存在表明有发育或胚胎学障碍。畸形、颅面畸形、免疫缺陷、相关的自身免疫性疾病、精神发育迟滞或异常生长的存在则表明更复杂的综合征。在这方面，诸如超声心动图、腹部超声和听力测量之类的检查在检测其他器官畸形（即心脏、生殖器、泌尿系统缺陷）、耳聋或骨/牙齿异常方面可能是特别重要的。例如，耳聋或牙齿异常将分别暗示患有 HDR 或 KCS，在这两者中这些特征一直存在。

线粒体疾病除外，由于儿童早期出现的症状较为严重，故易于诊断。此外，在非手术性甲状旁腺功能减退症的患者中肌肉组织是 mtDNA 分子分析的最佳来源，外周血白细胞是进行细胞遗传学/遗传学评估的最佳材料。

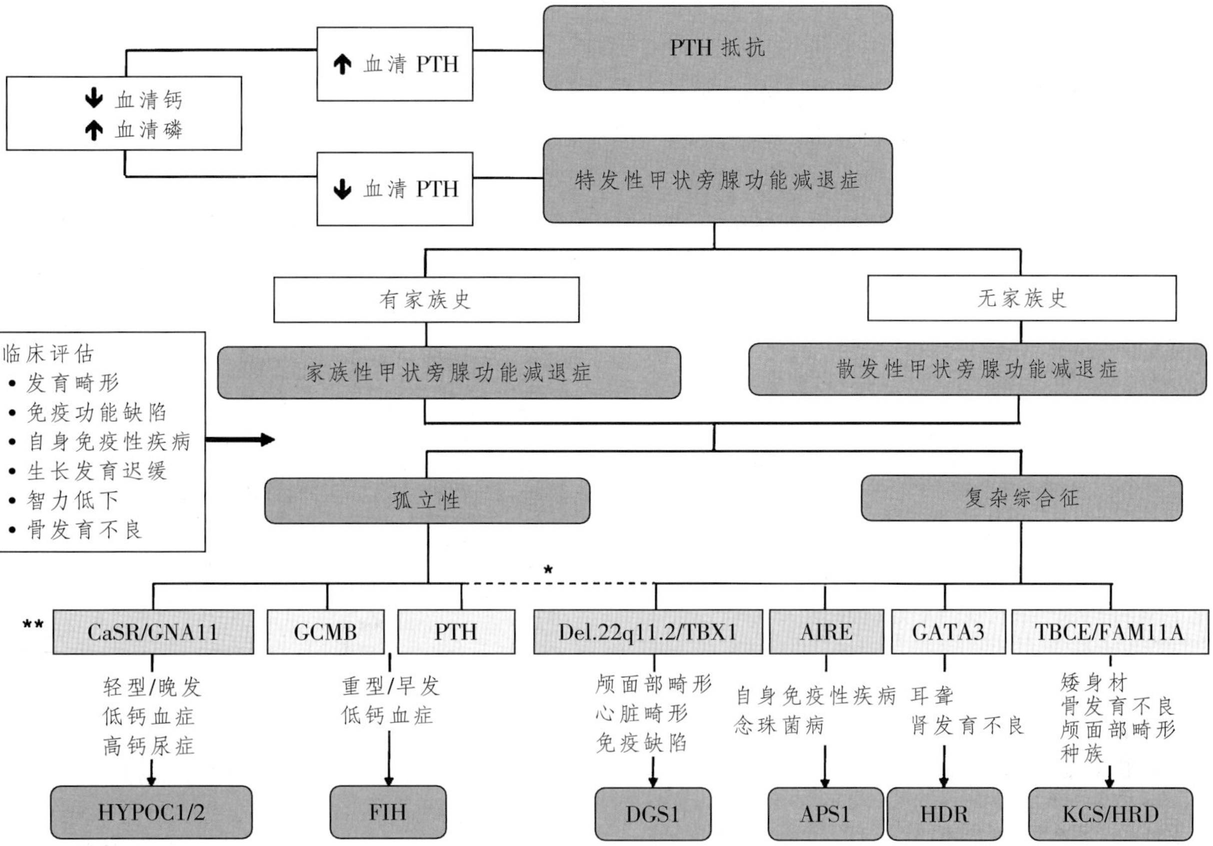

图 50.2　特发性甲状旁腺功能减退症的筛查流程(解释见正文;在此没有列出线粒体疾病,其诊断通常依赖出现严重的明显相关表现)。* 由于基因突变可以从无出现或因为隐性遗传的原因不能发现家族史,散发病例和家族性病例的界限并不确定。因此,对散发病例进行家族性疾病相关的细胞遗传/基因突变分析/典型缺失筛查是有意义的。** 为明确特发性甲状旁腺功能减退症建议进行的细胞遗传/基因异常检测;深灰=由于出现频率较高而强烈建议进行的检测。

鉴于 CATCH22 综合征的发病率相对较高且表型的表达不一(从新生儿严重低钙血症到轻度/晚期甲状旁腺功能减退症),所以始终建议进行细胞遗传学分析[通过荧光原位杂交(FISH)、多重连接探针测定(MLPA)或染色体微阵列技术(CMA)]排除和确认 22q11.2 缺失[59,184]。出于同样的原因,对 CaSR 进行突变分析也是有用的,而对于具有特异临床特征的病例以及小儿和成人具有较大差别的病例而言,异常基因的筛选结果需要保留。在常染色体显性异常或显性阴性遗传的情况下,需要进行适当的遗传咨询[185]。

由于甲状旁腺抗体的敏感性低,目前尚无自动测定方法,因此不能将 CaSR 或 NALP5 抗体筛选作为除实验研究以外的诊断工具[186,187]。最近的报道显示,特定的 HLA 单倍体(HLAA* 26.01)与印度人的特发性甲状旁腺功能减退症的发展密切相关,其他自身免疫性疾病(如 1 型糖尿病、类风湿性关节炎或白癜风)也能找到单倍体[188]。虽然这一发现必须在其他种族群体中得到证实,但当怀疑自身免疫性发病机制时,将来可以通过在诊断流程图中了解到具有 HLA 特异性的免疫遗传学。尽管如此,在经过适当评估之后,仍然有高达 90%的孤立性散发性甲状旁腺功能减退症和 30%的家族性病例的病因无法确定[1]。

结论

在过去 20 年中,对于非手术导致的特发性甲状旁腺功能减退症的分子评估已经为老症状增添了新的遗传线索。如今,可以进行准确的靶向细胞学/遗传分析,并进一步推动后续的临床治疗。遗传性甲状旁腺功能减退症领域的研究不断增长将进一步揭示驱动甲状旁腺发育和生理功能的复杂机制,并进一步明确已经建立的概念和矿物质代谢调节作用。

(孙滨　伍波　樊友本　译)

参考文献

1. Bilezikian JP, Khan A, Potts Jr JT, Brandi ML, Clarke BL, Shoback D, et al. Hypoparathyroidism in the adult: epidemiology, diagnosis, pathophysiology, target-organ involvement, treatment, and challenges for future research. *J Bone Miner Res* 2011;**26**:2317–37.
2. Brandi ML. Genetics of hypoparathyroidism and pseudohypoparathyroidism. *J Endocrinol Invest* 2011;**34**:27–34.
3. Zajac JD, Danks JA. The development of the parathyroid gland: from fish to human. *Curr Opin Nephrol Hypertens* 2008;**17**:353–6.
4. Grigorieva IV, Thakker RV. Transcription factors in parathyroid development: lessons from hypoparathyroid disorders. Ann N Y Acad Sci 2011;**1237**:24–38.
5. Pollak MR, Brown EM, Estep HL, McLaine PN, Kifor O, Park J, et al. Autosomal dominant hypocalcaemia caused by a Ca(2+)-sensing receptor gene mutation. *Nat Genet* 1994;**8**:303–7.
6. Pearce SH, Williamson C, Kifor O, Bai M, Coulthard MG, Davies M, et al. A familial syndrome of hypocalcemia with hypercalciuria due to mutations in the calcium-sensing receptor. *N Engl J Med* 1996;**335**:1115–22.
7. Baron J, Winer KK, Yanovski JA, Cunningham AW, Laue L, Zimmerman D, et al. Mutations in the Ca(2+)-sensing receptor gene cause autosomal dominant and sporadic hypoparathyroidism. *Hum Mol Genet* 1996;**5**:601–6.
8. Ranieri M, Tamma G, Di Mise A, Vezzoli G, Soldati L, Svelto M, et al. Excessive signal transduction of gain-of-function variants of the calcium-sensing receptor (CaSR) are associated with increased ER to cytosol calcium gradient. *PLoS One* 2013;**8**. e79113.
9. Egbuna OI, Brown EM. Hypercalcaemic and hypocalcaemic conditions due to calcium-sensing receptor mutations. *Best Pract Res Clin Rheumatol* 2008;**22**:129–48.
10. Jensen AA, Spalding TA, Burstein ES, Sheppard PO, O'Hara PJ, Brann MR, et al. Functional importance of the Ala(116)-Pro(136) region in the calcium-sensing receptor. Constitutive activity and inverse agonism in a family C G-protein-coupled receptor. *J Biol Chem* 2000;**275**:29547–55.
11. Hu J, McLarnon SJ, Mora S, Jiang J, Thomas C, Jacobson KA, et al. A region in the seven-transmembrane domain of the human Ca2+ receptor critical for response to Ca2+. *J Biol Chem* 2005;**280**:5113–20.
12. Hannan FM, Nesbit MA, Zhang C, Cranston T, Curley AJ, Harding B, et al. Identification of 70 calcium-sensing receptor mutations in hyper- and hypo-calcaemic patients: evidence for clustering of extracellular domain mutations at calcium-binding sites. *Hum Mol Genet* 2012;**21**:2768–78.
13. Lazarus S, Pretorius CJ, Khafagi F, Campion KL, Brennan SC, Conigrave AD, et al. A novel mutation of the primary protein kinase C phosphorylation site in the calcium-sensing receptor causes autosomal dominant hypocalcemia. *Eur J Endocrinol* 2011;**164**:429–35.
14. Lia-Baldini AS, Magdelaine C, Nizou A, Airault C, Salles JP, Moulin P, et al. Two novel mutations of the calcium-sensing receptor gene affecting the same amino acid position lead to opposite phenotypes and reveal the importance of p.N802 on receptor activity. *Eur J Endocrinol* 2013;**168**:K27–34.
15. Hough TA, Bogani D, Cheeseman MT, Favor J, Nesbit MA, Thakker RV, et al. Activating calcium-sensing receptor mutation in the mouse is associated with cataracts and ectopic calcification. *Proc Natl Acad Sci USA* 2004;**101**:13566–71.
16. Hannan FM, Thakker RV. Calcium-sensing receptor (CaSR) mutations and disorders of calcium, electrolyte and water metabolism. *Best Pract Res Clin Endocrinol Metab* 2013;**27**:359–71.
17. Yamamoto M, Akatsu T, Nagase T, Ogata E. Comparison of hypocalcemic hypercalciuria between patients with idiopathic hypoparathyroidism and those with gain-of-function mutations in the calcium-sensing receptor: is it possible to differentiate the two disorders? *J Clin Endocrinol Metab* 2000;**85**:4583–91.
18. Raue F, Pichl J, Dörr HG, Schnabel D, Heidemann P, Hammersen G, et al. Activating mutations in the calcium-sensing receptor: genetic and clinical spectrum in 25 patients with autosomal dominant hypocalcaemia—a German survey. *Clin Endocrinol (Oxf)* 2011;**75**:760–5.
19. Kinoshita Y, Hori M, Taguchi M, Watanabe S, Fukumoto S. Functional activities of mutant calcium-sensing receptors determine clinical presentations in patients with autosomal dominant hypocalcemia. *J Clin Endocrinol Metab* 2013;**99**:E363–8.
20. Mannstadt M, Harris M, Bravenboer B, Chitturi S, Dreijerink KM, Lambright DG, et al. Germline mutations affecting Gα11 in hypoparathyroidism. *N Engl J Med* 2013;**368**:2532–4.
21. Nesbit MA, Hannan FM, Howles SA, et al. Mutations affecting G-protein subunit α11 in hypercalcemia and hypocalcemia. *N Engl J Med* 2013;**368**:2476–86.
22. Lambert AS, Grybek V, Francou B, Esterle L, Bertrand G, Bouligand J, et al. Analysis of AP2S1, a calcium-sensing receptor regulator, in familial and sporadic isolated hypoparathyroidism. *J Clin Endocrinol Metab* 2014;**99**(3):E469-73.
23. Mittelman SD, Hendy GN, Fefferman RA, Canaff L, Mosesova I, Cole DE, et al. A hypocalcemic child with a novel activating mutation of the calcium-sensing receptor gene: successful treatment with recombinant human parathyroid hormone. *J Clin Endocrinol Metab* 2006;**91**:2474–9.
24. Sanda S, Schlingmann KP, Newfield RS. Autosomal dominant hypoparathyroidism with severe hypomagnesemia and hypocalcemia, successfully treated with recombinant PTH and continuous subcutaneous magnesium infusion. *J Pediatr Endocrinol Metab* 2008;**21**:385–91.
25. Letz S, Rus R, Haag C, Dörr HG, Schnabel D, Möhlig M, et al. Novel activating mutations of the calcium-sensing receptor: the calcilytic NPS-2143 mitigates excessive signal transduction of mutant receptors. *J Clin Endocrinol Metab* 2010;**95**:E229–33.
26. Park SY, Mun HC, Eom YS, Baek HL, Jung TS, Kim CH, et al. Identification and characterization of D410E, a novel mutation in the loop 3 domain of CASR, in autosomal dominant hypocalcemia and a therapeutic approach using a novel calcilytic, AXT914. *Clin Endocrinol (Oxf)* 2013;**78**:687–93.
27. Nemeth EF, Shoback D. Calcimimetic and calcilytic drugs for treating bone and mineral-related disorders. *Best Pract Res Clin Endocrinol Metab* 2013;**27**:373–84.
28. Theman TA, Collins MT, Dempster DW, Zhou H, Reynolds JC, Brahim JS, et al. PTH(1–34) replacement therapy in a child with hypoparathyroidism caused by a sporadic calcium receptor mutation. *J Bone Miner Res* 2009;**24**:964–73.
29. Sato K, Hasegawa Y, Nakae J, Nanao K, Takahashi I, Tajima T, et al. Hydrochlorothiazide effectively reduces urinary calcium excretion in two Japanese patients with gain-of-function mutations of the calcium-sensing receptor gene. *J Clin Endocrinol Metab* 2002;**87**:3068–73.
30. Arnold A, Horst SA, Gardella TJ, Baba H, Levine MA, Kronenberg HM. Mutation of the signal peptide-encoding region of the preproparathyroid hormone gene in familial isolated hypoparathyroidism. *J Clin Invest* 1990;**86**:1084–7.
31. Karaplis AC, Lim SK, Baba H, Arnold A, Kronenberg HM. Inefficient membrane targeting, translocation, and proteolytic processing by signal peptidase of a mutant preproparathyroid hormone protein. *J Biol Chem* 1995;**270**:1629–35.
32. Datta R, Waheed A, Shah GN, Sly WS. Signal sequence mutation in autosomal dominant form of hypoparathyroidism induces apoptosis that is corrected by a chemical chaperone. *Proc Natl Acad Sci USA* 2007;**104**:19989–94.
33. Parkinson DB, Thakker RV. A donor splice site mutation in the parathyroid hormone gene is associated with autosomal recessive hypoparathyroidism. *Nat Genet* 1992;**1**:149–52.
34. Sunthornthepvarakul T, Churesigaew S, Ngowngarmratana S. A novel mutation of the signal peptide of the preproparathyroid hormone gene associated with autosomal recessive familial isolated hypoparathyroidism. *J Clin Endocrinol Metab* 1999;**84**:3792–6.

35. Ertl DA, Stary S, Streubel B, Raimann A, Haeusler G. A novel homozygous mutation in the parathyroid hormone gene (PTH) in a girl with isolated hypoparathyroidism. *Bone* 2012;**51**:629–32.
36. Günther T, Chen ZF, Kim J, Priemel M, Rueger JM, Amling M, et al. Genetic ablation of parathyroid glands reveals another source of parathyroid hormone. *Nature* 2000;**406**:199–203.
37. Gordon J, Bennett AR, Blackburn CC, Manley NR. Gcm2 and Foxn1 mark early parathyroid- and thymus-specific domains in the developing third pharyngeal pouch. *Mech Dev* 2001;**103**:141–3.
38. Liu Z, Yu S, Manley NR. Gcm2 is required for the differentiation and survival of parathyroid precursor cells in the parathyroid/thymus primordia. *Dev Biol* 2007;**305**:333–46.
39. Zajac JD, Danks JA. The development of the parathyroid gland: from fish to human. *Curr Opin Nephrol Hypertens* 2008;**17**:353–6.
40. Grevellec A, Graham A, Tucker AS. Shh signalling restricts the expression of Gcm2 and controls the position of the developing parathyroids. *Dev Biol* 2011;**353**:194–205.
41. Kamitani-Kawamoto A, Hamada M, Moriguchi T, Miyai M, Saji F, Hatamura I, et al. MafB interacts with Gcm2 and regulates parathyroid hormone expression and parathyroid development. *J Bone Miner Res* 2011;**26**:2463–72.
42. Mizobuchi M, Ritter CS, Krits I, Slatopolsky E, Sicard G, Brown AJ. Calcium-sensing receptor expression is regulated by glial cells missing-2 in human parathyroid cells. *J Bone Miner Res* 2009;**24**:1173–9.
43. Kawahara M, Iwasaki Y, Sakaguchi K, Taguchi T, Nishiyama M, Nigawara T, et al. Involvement of GCMB in the transcriptional regulation of the human parathyroid hormone gene in a parathyroid-derived cell line PT-r: effects of calcium and 1,25(OH)2D3. *Bone* 2010;**47**:534–41.
44. Ding C, Buckingham B, Levine MA. Familial isolated hypoparathyroidism caused by a mutation in the gene for the transcription factor GCMB. *J Clin Invest* 2001;**108**:1215–20.
45. Thomée C, Schubert SW, Parma J, Lê PQ, Hashemolhosseini S, Wegner M, et al. GCMB mutation in familial isolated hypoparathyroidism with residual secretion of parathyroid hormone. *J Clin Endocrinol Metab* 2005;**90**:2487–92.
46. Baumber L, Tufarelli C, Patel S, King P, Johnson CA, Maher ER, et al. Identification of a novel mutation disrupting the DNA binding activity of GCM2 in autosomal recessive familial isolated hypoparathyroidism. *J Med Genet* 2005;**42**:443–8.
47. Bowl MR, Mirczuk SM, Grigorieva IV, Piret SE, Cranston T, Southam L, et al. Identification and characterization of novel parathyroid-specific transcription factor Glial Cells Missing Homolog B (GCMB) mutations in eight families with autosomal recessive hypoparathyroidism. *Hum Mol Genet* 2010;**19**:2028–38.
48. Mannstadt M, Bertrand G, Muresan M, Weryha G, Leheup B, Pulusani SR, et al. Dominant-negative GCMB mutations cause an autosomal dominant form of hypoparathyroidism. *J Clin Endocrinol Metab* 2008;**93**:3568–76.
49. Mirczuk SM, Bowl MR, Nesbit MA, Cranston T, Fratter C, Allgrove J, et al. A missense glial cells missing homolog B (GCMB) mutation, Asn502His, causes autosomal dominant hypoparathyroidism. *J Clin Endocrinol Metab* 2010;**95**:3512–6.
50. Canaff L, Zhou X, Mosesova I, Cole DE, Hendy GN. Glial cells missing-2 (GCM2) transactivates the calcium-sensing receptor gene: effect of a dominant-negative GCM2 mutant associated with autosomal dominant hypoparathyroidism. *Hum Mutat* 2009;**30**:85–92.
51. Yi HS, Eom YS, Park IeB, Lee S, Hong S, Jüppner H, et al. Identification and characterization of C106R, a novel mutation in the DNA-binding domain of GCMB, in a family with autosomal-dominant hypoparathyroidism. *Clin Endocrinol (Oxf)* 2012;**76**:625–33.
52. Maret A, Ding C, Kornfield SL, Levine MA. Analysis of the GCM2 gene in isolated hypoparathyroidism: a molecular and biochemical study. *J Clin Endocrinol Metab* 2008;**93**:1426–32.
53. Tomar N, Bora H, Singh R, Gupta N, Kaur P, Chauhan SS, et al. Presence and significance of a R110W mutation in the DNA-binding domain of GCM2 gene in patients with isolated hypoparathyroidism and their family members. *Eur J Endocrinol* 2010;**162**:407–21.
54. Thakker RV, Davies KE, Whyte MP, Wooding C, O'Riordan JL. Mapping the gene causing X-linked recessive idiopathic hypoparathyroidism to Xq26-Xq27 by linkage studies. *J Clin Invest* 1990;**86**:40–5.
55. Trump D, Dixon PH, Mumm S, Wooding C, Davies KE, Schlessinger D, et al. Localisation of X linked recessive idiopathic hypoparathyroidism to a 1.5 Mb region on Xq26-q27. *J Med Genet* 1998;**35**:905–9.
56. Andrew Nesbit M, Bowl MR, Harding B, Schlessinger D, Whyte MP, Thakker RV. X-linked hypoparathyroidism region on Xq27 is evolutionarily conserved with regions on 3q26 and 13q34 and contains a novel P-type ATPase. *Genomics* 2004;**84**:1060–70.
57. Bowl MR, Nesbit MA, Harding B, Levy E, Jefferson A, Volpi E, et al. An interstitial deletion-insertion involving chromosomes 2p25.3 and Xq27.1, near SOX3, causes X-linked recessive hypoparathyroidism. *J Clin Invest* 2005;**115**:2822–31.
58. Weiss J, Meeks JJ, Hurley L, Raverot G, Frassetto A, Jameson JL. Sox3 is required for gonadal function, but not sex determination, in males and females. *Mol Cell Biol* 2003;**23**:8084–91.
59. McDonald-McGinn DM, Emanuel BS, et al. 22q11.2 Deletion Syndrome. In: Pagon RA, Adam MP, Bird TD, Dolan CR, Fong CT, Stephens K, editors. *GeneReviews™ [Internet]*. Seattle (WA, USA): University of Washington, Seattle; 1993–2013. 1999 [updated 2013 Feb 28].
60. Patel K, Akhter J, Kobrynski L, Benjamin Gathmann MA, Davis O, Sullivan KE. Immunoglobulin deficiencies: the B-lymphocyte side of DiGeorge Syndrome. *J Pediatr* 2012;**161**:950–3.
61. Murphy KC, Owen MJ. Velo-cardio-facial syndrome: a model for understanding the genetics and pathogenesis of schizophrenia. *Br J Psychiatry* 2001;**179**:397–402.
62. Thakker RV. Hypoparathyroidism. In: *Genetics of Bone Biology and Skeletal Disease*. London (UK): Academic Press; 2012. p. 409–23.
63. Wilson DI, Cross IE, Wren C. Minimum prevalence of chromosome 22q11 deletions. *Am J Hum Genet* 1994;(Suppl. 55):A169.
64. Rauch A, Hoyer J, Guth S, Zweier C, Kraus C, Becker C, et al. Diagnostic yield of various genetic approaches in patients with unexplained developmental delay or mental retardation. *Am J Med Genet A* 2006;**140**:2063–74.
65. Michaelovsky E, Frisch A, Carmel M, Patya M, Zarchi O, Green T, et al. Genotype-phenotype correlation in 22q11.2 deletion syndrome. *BMC Med Genet* 2012;**13**:122.
66. Halder A, Jain M, Chaudhary I, Varma B. Chromosome 22q11.2 microdeletion in monozygotic twins with discordant phenotype and deletion size. *Mol Cytogenet* 2012;**5**:13.
67. Aggarwal VS, Morrow BE. Genetic modifiers of the physical malformations in velo-cardio-facial syndrome/DiGeorge syndrome. *Dev Disabil Res Rev* 2008;**14**:19–25.
68. Hiéronimus S, Bec-Roche M, Pedeutour F, Lambert JC, Wagner-Malher K, Mas JC, et al. The spectrum of parathyroid gland dysfunction associated with the microdeletion 22q11. *Eur J Endocrinol* 2006;**155**:47–52.
69. Delio M, Guo T, McDonald-McGinn DM, Zackai E, Herman S, Kaminetzky M, et al. Enhanced maternal origin of the 22q11.2 deletion in velocardiofacial and DiGeorge syndromes. *Am J Hum Genet* 2013;**92**:439–47.
70. Nagasaki K, Itoh M, Naoki O, Kubota M, Kikuchi T, Uchiyama M. Two cases of 22q11.2 deletion syndrome with anorectal anomalies and growth retardation. *J Pediatr Endocrinol Metab* 2011;**24**:585–6.
71. Al-Hertani W, Hastings VA, McGowan-Jordan J, Hurteau J, Graham GE. Severe craniosynostosis in an infant with deletion 22q11.2 syndrome. *Am J Med Genet A* 2013;**161A**:153–7.
72. Rojnueangnit K, Robin NH. Craniosynostosis and radial ray defect: a rare presentation of 22q11.2 deletion syndrome. *Am J Med Genet A* 2013;**161A**:2024–6.

73. Daw SC, Taylor C, Kraman M, Call K, Mao J, Schuffenhauer S, et al. A common region of 10p deleted in DiGeorge and velocardiofacial syndromes. *Nat Genet* 1996;**13**:458–60.
74. Villanueva MP, Aiyer AR, Muller S, Pletcher MT, Liu X, Emanuel B, et al. Genetic and comparative mapping of genes dysregulated in mouse hearts lacking the Hand2 transcription factor gene. *Genomics* 2002;**80**:593–600.
75. Jerome LA, Papaioannou VE. DiGeorge syndrome phenotype in mice mutant for the T-box gene, Tbx1. *Nat Genet* 2001; **27**:286–91.
76. Papangeli I, Scambler P. The 22q11 deletion: DiGeorge and velocardiofacial syndromes and the role of TBX1. *Wiley Interdiscip Rev Dev Biol* 2013;**2**:393–403.
77. Verhagen JM, Diderich KE, Oudesluijs G, Mancini GM, Eggink AJ, Verkleij-Hagoort AC, et al. Phenotypic variability of atypical 22q11.2 deletions not including TBX1. *Am J Med Genet A* 2012;**158A**:2412–20.
78. Yagi H, Furutani Y, Hamada H, Sasaki T, Asakawa S, Minoshima S, et al. Role of TBX1 in human del22q11.2 syndrome. *Lancet* 2003;**362**:1366–73.
79. Arnold JS, Braunstein EM, Ohyama T, Groves AK, Adams JC, Brown MC, et al. Tissue-specific roles of Tbx1 in the development of the outer, middle and inner ear, defective in 22q11DS patients. *Hum Mol Genet* 2006;**15**:1629–39.
80. Zweier C, Sticht H, Aydin-Yaylagül I, Campbell CE, Rauch A. Human TBX1 missense mutations cause gain of function resulting in the same phenotype as 22q11.2 deletions. *Am J Hum Genet* 2007;**80**:510–7.
81. Paylor R, Glaser B, Mupo A, Ataliotis P, Spencer C, Sobotka A, et al. Tbx1 haploinsufficiency is linked to behavioral disorders in mice and humans: implications for 22q11 deletion syndrome. *Proc Natl Acad Sci USA* 2006;**103**:7729–34.
82. Ivins S, Lammerts van Beuren K, Roberts C, James C, Lindsay E, Baldini A, et al. Microarray analysis detects differentially expressed genes in the pharyngeal region of mice lacking Tbx1. *Dev Biol* 2005;**285**:554–69.
83. van Bueren KL, Papangeli I, Rochais F, Pearce K, Roberts C, Calmont A, et al. Hes1 expression is reduced in Tbx1 null cells and is required for the development of structures affected in 22q11 deletion syndrome. *Dev Biol* 2010;**340**:369–80.
84. Choudhry P, Trede NS. DiGeorge syndrome gene tbx1 functions through wnt11r to regulate heart looping and differentiation. *PLoS One* 2013;**8**:e58145.
85. McDonald-McGinn DM, Fahiminiya S, Revil T, Nowakowska BA, Suhl J, Bailey A, et al. Hemizygous mutations in SNAP29 unmask autosomal recessive conditions and contribute to atypical findings in patients with 22q11.2DS. *J Med Genet* 2013;**50**:80–90.
86. Stalmans I, Lambrechts D, De Smet F, Jansen S, Wang J, Maity S, et al. VEGF: a modifier of the del22q11 (DiGeorge) syndrome? *Nat Med* 2003;**9**:173–82.
87. Huh SH, Ornitz DM. Beta-catenin deficiency causes DiGeorge syndrome-like phenotypes through regulation of Tbx1. *Development* 2010;**137**:1137–47.
88. Voss AK, Vanyai HK, Collin C, Dixon MP, McLennan TJ, Sheikh BN, et al. MOZ regulates the Tbx1 locus, and Moz mutation partially phenocopies DiGeorge syndrome. *Dev Cell* 2012;**23**:652–63.
89. Choi M, Klingensmith J. Chordin is a modifier of tbx1 for the craniofacial malformations of 22q11 deletion syndrome phenotypes in mouse. *PLoS Genet* 2009;**5**:e1000395.
90. Freyer L, Nowotschin S, Pirity MK, Baldini A, Morrow BE. Conditional and constitutive expression of a Tbx1-GFP fusion protein in mice. *BMC Dev Biol* 2013;**13**:33.
91. de la Morena MT, Eitson JL, Dozmorov IM, Belkaya S, Hoover AR, Anguiano E, et al. Signature MicroRNA expression patterns identified in humans with 22q11.2 deletion/DiGeorge syndrome. *Clin Immunol* 2013;**147**:11–22.
92. Fukai R, Ochi N, Murakami A, Nakashima M, Tsurusaki Y, Saitsu H, et al. Co-occurrence of 22q11 deletion syndrome and HDR syndrome. *Am J Med Genet A* 2013;**161**:2576–81.
93. Barakat AY, D'Albora JB, Martin MM, Jose PA. Familial nephrosis, nerve deafness, and hypoparathyroidism. *J Pediat* 1977;**91**:61–4.
94. Yumita S, Furukawa Y, Sohn HE, Unakami H, Miura R, Yoshinaga K. Familial idiopathic hypoparathyroidism and progressive sensorineural deafness. *Tohoku J Exp Med* 1986;**148**:135–41.
95. Shaw NJ, Haigh D, Lealmann GT, Karbani G, Brocklebank JT, Dillon MJ. Autosomal recessive hypoparathyroidism with renal insufficiency and developmental delay. *Arch Dis Child* 1991;**66**:1191–4.
96. Bilous RW, Murty G, Parkinson DB, Thakker RV, Coulthard MG, Burn J, et al. Autosomal dominant familial hypoparathyroidism, sensorineural deafness, and renal dysplasia. *New Eng J Med* 1992;**327**:1069–74.
97. Hasegawa T, Hasegawa Y, Aso T, Koto S, Nagai T, Tsuchiya Y, et al. HDR syndrome (hypoparathyroidism, sensorineural deafness, renal dysplasia) associated with del(10)(p13). *Am J Med Genet* 1997;**73**:416–8.
98. Watanabe T, Bai M, Lane CR, Matsumoto S, Minamitani K, Minagawa M, et al. Familial hypoparathyroidism: identification of a novel gain of function mutation in transmembrane domain 5 of the calcium-sensing receptor. *J Clin Endocrinol Metab* 1998;**83**:2497–502.
99. Lichtner P, König R, Hasegawa T, Van Esch H, Meitinger T, Schuffenhauer S. An HDR (hypoparathyroidism, deafness, renal dysplasia) syndrome locus maps distal to the DiGeorge syndrome region on 10p13/14. *J Med Genet* 2000;**37**:33–7.
100. Van Esch H, Groenen P, Nesbit MA, Schuffenhauer S, Lichtner P, Vanderlinden G, et al. GATA3 haplo-insufficiency causes human HDR syndrome. *Nature* 2000;**406**:419–22.
101. Muroya K, Hasegawa T, Ito Y, Nagai T, Isotani H, Iwata Y, et al. GATA3 abnormalities and the phenotypic spectrum of HDR syndrome. *J Med Genet* 2001;**38**:374–80.
102. Debacker C, Catala M, Labastie MC. Embryonic expression of the human GATA-3 gene. *Mech Dev* 1999;**85**:183–7.
103. Pandolfi PP, Roth ME, Karis A, Leonard MW, Dzierzak E, Grosveld FG, et al. Targeted disruption of the GATA3 gene causes severe abnormalities in the nervous system and in fetal liver haematopoiesis. *Nat Genet* 1995;**11**:40–4.
104. Moriguchi T, Takako N, Hamada M, Maeda A, Fujioka Y, Kuroha T, et al. Gata3 participates in a complex transcriptional feedback network to regulate sympathoadrenal differentiation. *Development* 2006;**133**:3871–81.
105. Grigorieva IV, Mirczuk S, Gaynor KU, Nesbit MA, Grigorieva EF, Wei Q, et al. Gata3-deficient mice develop parathyroid abnormalities due to dysregulation of the parathyroid-specific transcription factor Gcm2. *J Clin Invest* 2010;**120**:2144–55.
106. Labastie MC, Bories D, Chabret C, Grégoire JM, Chrétien S, Roméo PH. Structure and expression of the human GATA3 gene. *Genomics* 1994;**21**:1–6.
107. Yang Z, Gu L, Romeo PH, Bories D, Motohashi H, Yamamoto M, et al. Human GATA-3 trans-activation, DNA-binding, and nuclear localization activities are organized into distinct structural domains. *Mol Cell Biol* 1994;**14**:2201–12.
108. Zahirieh A, Nesbit MA, Ali A, Wang K, He N, Stangou M, et al. Functional analysis of a novel GATA3 mutation in a family with the hypoparathyroidism, deafness, and renal dysplasia syndrome. *J Clin Endocrinol Metab* 2005;**90**:2445–50.
109. Nesbit MA, Bowl MR, Harding B, Ali A, Ayala A, Crowe C, et al. Characterization of GATA3 mutations in the hypoparathyroidism, deafness, and renal dysplasia (HDR) syndrome. *J Biol Chem* 2004;**279**:22624–34.
110. Gaynor KU, Grigorieva IV, Nesbit MA, Cranston T, Gomes T, Gortner L, et al. A missense GATA3 mutation, Thr272Ile, causes the hypoparathyroidism, deafness, and renal dysplasia syndrome. *J Clin Endocrinol Metab* 2009;**94**:3897–904.
111. Ali A, Christie PT, Grigorieva IV, Harding B, Van Esch H, Ahmed SF, et al. Functional characterization of GATA3 mutations causing the hypoparathyroidism-deafness-renal (HDR) dysplasia syndrome: insight into mechanisms of DNA binding by the GATA3 transcription factor. *Hum Mol Genet* 2007;**16**:265–75.

112. Upadhyay J, Steenkamp DW, Milunsky JM. The syndrome of hypoparathyroidism, deafness, and renal anomalies. *Endocr Pract* 2013;**19**:1035–42.
113. Chiu WY, Chen HW, Chao HW, Yann LT, Tsai KS. Identification of three novel mutations in the GATA3 gene responsible for familial hypoparathyroidism and deafness in the Chinese population. *J Clin Endocrinol Metab* 2006;**91**:4587–92.
114. Ferraris S, Del Monaco AG, Garelli E, Carando A, De Vito B, Pappi P, et al. HDR syndrome: a novel "de novo" mutation in GATA3 gene. *Am J Med Genet A* 2009;**149A**:770–5.
115. Sun Y, Xia W, Xing X, Li M, Wang O, Jiang Y, et al. Germinal mosaicism of GATA3 in a family with HDR syndrome. *Am J Med Genet A* 2009;**149A**:776–8.
116. Ohta M, Eguchi-Ishimae M, Ohshima M, Iwabuki H, Takemoto K, Murao K, et al. Novel dominant-negative mutant of GATA3 in HDR syndrome. *J Mol Med (Berl)* 2011;**89**:43–50.
117. Sheehan-Rooney K, Swartz ME, Zhao F, Liu D, Eberhart JK. Ahsa1 and Hsp90 activity confers more severe craniofacial phenotypes in a zebrafish model of hypoparathyroidism, sensorineural deafness and renal dysplasia (HDR). *Dis Model Mech* 2013;**6**:1285–91.
118. Sun J, He H, Pillai S, Xiong Y, Challa S, Xu L, et al. GATA3 Transcription factor abrogates Smad4 transcription factor-mediated fascin overexpression, invadopodium formation, and breast cancer cell invasion. *J Biol Chem* 2013;**288**:36971–82.
119. Gaynor KU, Grigorieva IV, Allen MD, Esapa CT, Head RA, Gopinath P, et al. GATA3 mutations found in breast cancers may be associated with aberrant nuclear localization, reduced transactivation and cell invasiveness. *Horm Cancer* 2013;**4**:123–39.
120. Kenny FM, Linarelli L. Dwarfism and cortical thickening of tubular bones. Transient hypocalcemia in a mother and son. *Am J Dis Child* 1966;**111**:201–7.
121. Caffey J. Congenital stenosis of medullary spaces in tubular bones and calvaria in two proportionate dwarfs—mother and son; coupled with transitory hypocalcemic tetany. *Am J Roentgenol Radium Ther Nucl Med* 1967;**100**:1–11.
122. Franceschini P, Testa A, Bogetti G, Girardo E, Guala A, Lopez-Bell G, et al. Kenny-Caffey syndrome in two sibs born to consanguineous parents: evidence for an autosomal recessive variant. *Am J Med Genet* 1992;**42**:112–6.
123. Tahseen K, Khan S, Uma R, Usha R, Al Ghanem MM, Al Awadi SA, et al. Kenny-Caffey syndrome in six Bedouin sibships: autosomal recessive inheritance is confirmed. *Am J Med Genet* 1997;**69**:126–32.
124. Sanjad S, Sakati NA, Abu-Osba Y. Congenital hypoparathyroidism with dysmorphic features: a new syndrome. *Pediatr Res* 1988:22 (abstract).
125. Richardson RJ, Kirk JMW. Short stature, mental retardation and hypoparathyroidism: a new syndrome. *Arch Dis Child* 1990;**65**:1113–7.
126. Sanjad SA, Sakati NA, Abu-Obsa YK, Kaddoura R, Milner RD. A new syndrome of congenital hypoparathyroidism, severe growth failure and dysmorphic features. *Arch Dis Child* 1991;**66**:193–6.
127. Kalam MA, Hafeez W. Congenital hypoparathyroidism, seizures, extreme growth failure, with developmental delay and dysmorphic features—another case of this new syndrome. *Clin Genet* 1992;**42**:110–3.
128. Marsden D, Nyhan WL, Sakati NO. Syndrome of hypoparathyroidism with growth hormone deficiency and multiple minor anomalies. *Am J Med Genet* 1994;**52**:334–8.
129. Herchkovitz E, Shalitin S, Levy J, Leiberman E, Weinshtock A, Varsano I, et al. The new syndrome of congenital hypoparathyroidism, growth retardation, and developmental delay. a report of six patients. *Isr J Med Sci* 1995;**31**:293–7.
130. Khan AO, Al-Assiri A, Al-Mesfer S. Ophthalmic features of hypoparathyroidism-retardation-dysmorphism. *J AAPOS* 2007;**11**:288–90.
131. Moussaid Y, Griffiths D, Richard B, Dieux A, Lemerrer M, Léger J, et al. Oral manifestations of patients with Kenny-Caffey Syndrome. *Eur J Med Genet* 2012;**55**:441–5.
132. Verloes A, Narcy F, Grattagliano B, Delezoide AL, Guibaud P, Schaaps JP, et al. Osteocraniostenosis. *J Med Genet* 1994;**31**:772–8.
133. Elliott AM, Wilcox WR, Spear GS, Field FM, Steffensen TS, Friedman BD, et al. Osteocraniostenosis-hypomineralized skull with gracile long bones and splenic hypoplasia. Four new cases with distintive chondro-osseous morphology. *Am J Med Genet A* 2006;**140**:1553–63.
134. Spear GS. Parietal bone agenesis with gracile bones and splenic hypoplasia/aplasia: clinico-pathologic report and differential diagnosis with review of cranio-gracile bone syndromes, "osteocraniostenosis" and Kleeblattschädel. *Am J Med Genet. A* 2006;**140**:2341–8.
135. Sabry MA, Zaki M, Abul Hassan SJ, Ramadan DG, Abdel Rasool MA, al Awadi SA, et al. Kenny-Caffey syndrome is part of the CATCH 22 haploinsufficiency cluster. *J Med Genet* 1998;**35**:31–6.
136. Yorifuji T, Muroi J, Uematsu A. Kenny-Caffey syndrome without the CATCH 22 deletion. *J Med Genet* 1998;**35**:1054.
137. Sabry MA, Zaki M, Shaltout A. Genotypic/phenotypic heterogeneity of Kenny-Caffey syndrome. *J Med Genet* 1998;**35**:1054–5.
138. Sabry MA, Farag TI, Shaltout AA, Zaki M, Al-Mazidi Z, Abulhassan SJ, et al. Kenny-Caffey syndrome: an Arab variant? *Clin Genet* 1999;**55**:44–9.
139. Diaz GA, Khan KT, Gelb BD. The autosomal recessive Kenny-Caffey syndrome locus maps to chromosome 1q42-q43. *Genomics* 1998;**54**:13–8.
140. Parvari R, Hershkovitz E, Kanis A, Gorodischer R, Shalitin S, Sheffield VC, et al. Homozygosity and linkage-disequilibrium mapping of the syndrome of congenital hypoparathyroidism, growth and mental retardation, and dysmorphism to a 1-cM interval on chromosome 1q42-43. *Am J Hum Genet* 1998;**63**:163–9.
141. Kelly TE, Blanton S, Saif R, Sanjad SA, Sakati NA. Confirmation of the assignment of the Sanjad-Sakati (congenital hypoparathyroidism) syndrome (OMIM 241410) locus to chromosome lq42-43. *J Med Genet* 2000;**37**:63–4.
142. Diaz GA, Gelb BD, Ali F, Sakati N, Sanjad S, Meyer BF, et al. Sanjad-Sakati and autosomal recessive Kenny-Caffey syndromes are allelic: evidence for an ancestral founder mutation and locus refinement. *Am J Med Genet* 1999;**85**:48–52.
143. Parvari R, Hershkovitz E, Grossman N, Gorodischer R, Loeys B, Zecic A, et al. Mutation of TBCE causes hypoparathyroidism-retardation-dysmorphism and autosomal recessive Kenny-Caffey syndrome. *Nat Genet* 2002;**32**:448–52.
144. Kortazar D, Fanarraga ML, Carranza G, Bellido J, Villegas JC, Avila J, et al. Role of cofactors B (TBCB) and E (TBCE) in tubulin heterodimer dissociation. *Exp Cell Res* 2007;**313**:425–36.
145. Courtens W, Wuyts W, Poot M, Szuhai K, Wauters J, Reyniers E, et al. Hypoparathyroidism-retardation-dysmorphism syndrome in a girl: A new variant not caused by a TBCE mutation—clinical report and review. *Am J Med Genet A* 2006;**140**:611–7.
146. Unger S, Górna MW, Le Béchec A, Do Vale-Pereira S, Bedeschi MF, Geiberger S, et al. FAM111A mutations result in hypoparathyroidism and impaired skeletal development. *Am J Hum Genet* 2013;**92**:990–5.
147. Isojima T, Doi K, Mitsui J, Oda Y, Tokuhiro E, Yasoda A, et al. A recurrent de novo FAM111A mutation causes Kenny-Caffey syndrome type 2. *J Bone Miner Res* 2014;**29**:992–8.
148. Perheentupa J. Autoimmune polyendocrinopathy-candidiasis-ectodermal dystrophy. *J Clin Endocrinol Metab* 2006;**91**:2843–50.
149. Cetani F, Barbesino G, Borsari S, Pardi E, Cianferotti L, Pinchera A, et al. A novel mutation of the autoimmune regulator gene in an Italian kindred with autoimmune polyendocrinopathy-candidiasis-ectodermal dystrophy, acting in a dominant fashion and strongly cosegregating with hypothyroid autoimmune thyroiditis. *J Clin Endocrinol Metab* 2001;**86**:4747–52.
150. Kluger N, Jokinen M, Krohn K, Ranki A. What is the burden of living with autoimmune polyendocrinopathy candidiasis ectodermal dystrophy (APECED) in 2012? A health-related quality-of-life assessment in Finnish patients. *Clin Endocrinol (Oxf)* 2013;**79**:134–41.
151. Björses P, Aaltonen J, Vikman A, Perheentupa J, Ben-Zion G, Chiumello G, et al. Genetic homogeneity of autoimmune polyglandular disease type I. *Am J Hum Genet* 1996;**59**:879–86.
152. Finnish-German APECED Consortium. An autoimmune dis-

ease, APECED, caused by mutations in a novel gene featuring two PHD-type zinc-finger domains. *Nat Genet* 1997;**17**:399–403.
153. Zhang J, Liu H, Liu Z, Liao Y, Guo L, Wang H, et al. A functional alternative splicing mutation in AIRE gene causes autoimmune polyendocrine syndrome type 1. *PLoS One* 2013;**8**:e53981.
154. Gallo V, Giardino G, Capalbo D, Palamaro L, Romano R, Santamaria F, et al. Alterations of the autoimmune regulator transcription factor and failure of central tolerance: APECED as a model. *Expert Rev Clin Immunol* 2013;**9**:43–51.
155. Perniola R, Musco G. The biophysical and biochemical properties of the autoimmune regulator (AIRE) protein. *Biochim Biophys Acta* 2014;**1842**:326–37.
156. Ramsey C, Winqvist O, Puhakka L, Halonen M, Moro A, Kämpe O, et al. Aire deficient mice develop multiple features of APECED phenotype and show altered immune response. *Hum Mol Genet* 2002;**11**:397–409.
157. Yang S, Bansal K, Lopes J, Benoist C, Mathis D. Aire's plant homeodomain (PHD)-2 is critical for induction of immunological tolerance. *Proc Natl Acad Sci USA* 2013;**110**:1833–8.
158. Proust-Lemoine E, Saugier-Veber P, Wémeau JL. Polyglandular autoimmune syndrome type I. *Presse Med* 2012;**41**:e651–62.
159. Meloni A, Willcox N, Meager A, Atzeni M, Wolff AS, Husebye ES, et al. Autoimmune polyendocrine syndrome type 1: an extensive longitudinal study in Sardinian patients. *J Clin Endocrinol Metab* 2012;**97**:1114–24.
160. Kisand K, Link M, Wolff AS, Meager A, Tserel L, Org T, et al. Interferon autoantibodies associated with AIRE deficiency decrease the expression of IFN-stimulated genes. *Blood* 2008;**112**:2657–66.
161. Laakso SM, Kekäläinen E, Rossi LH, Laurinolli TT, Mannerström H, Heikkilä N, et al. IL-7 dysregulation and loss of CD8+ T cell homeostasis in the monogenic human disease autoimmune polyendocrinopathy-candidiasis-ectodermal dystrophy. *J Immunol* 2011;**187**:2023–30.
162. Kisand K, Bøe Wolff AS, Podkrajsek KT, Tserel L, Link M, Kisand KV, et al. Chronic mucocutaneous candidiasis in APECED or thymoma patients correlates with autoimmunity to Th17-associated cytokines. *J Exp Med* 2010;**207**:299–308.
163. Gavalas NG, Kemp EH, Krohn KJ, Brown EM, Watson PF, Weetman AP. The calcium-sensing receptor is a target of autoantibodies in patients with autoimmune polyendocrine syndrome type 1. *J Clin Endocrinol Metab* 2007;**92**:2107–14.
164. Kemp EH, Gavalas NG, Krohn KJ, Brown EM, Watson PF, Weetman AP. Activating autoantibodies against the calcium-sensing receptor detected in two patients with autoimmune polyendocrine syndrome type 1. *J Clin Endocrinol Metab* 2009;**94**:4749–56.
165. Alimohammadi M, Björklund P, Hallgren A, Pöntynen N, Szinnai G, Shikama N, et al. Autoimmune polyendocrine syndrome type 1 and NALP5, a parathyroid autoantigen. *N Engl J Med* 2008;**358**:1018–28.
166. Kemp EH, Habibullah M, Kluger N, Ranki A, Sandhu HK, Krohn KJ, et al. Prevalence and clinical associations of calcium-sensing receptor and NALP5 autoantibodies in Finnish APECED patients. *J Clin Endocrinol Metab* 2014;**99**(3):1064–71.
167. De Martino L, Capalbo D, Improda N, D'Elia F, Di Mase R, D'Assante R, et al. APECED: a paradigm of complex interactions between genetic background and susceptibility factors. *Front Immunol* 2013;**4**:331.
168. Matsuo T, Noguchi Y, Shindo M, Morita Y, Oda Y, Yoshida E, et al. Regulation of human autoimmune regulator (AIRE) gene translation by miR-220b. *Gene* 2013;**530**:19–25.
169. Schmiedel J, Jackson S, Schäfer J, Reichmann H. Mitochondrial cytopathies. *J Neurol* 2003;**250**:267–77.
170. Kearns TP. External ophthalmoplegia, pigmentary degeneration of the retina, and cardiomyopathy: a newly recognized syndrome. *Trans Am Ophthalmol Soc* 1965;**63**:559–625.
171. Harvey JN, Barnett D. Endocrine dysfunction in Kearns-Sayre syndrome. *Clin Endocrinol (Oxf)* 1992;**37**:97–103.
172. Isotani H, Fukumoto Y, Kawamura H, Furukawa K, Ohsawa N, Goto Y, et al. Hypoparathyroidism and insulin-dependent diabetes mellitus in a patient with Kearns-Sayre syndrome harbouring a mitochondrial DNA deletion. *Clin Endocrinol (Oxf)* 1996;**45**:637–41.
173. Wilichowski E, Grüters A, Kruse K, Rating D, Beetz R, Korenke GC, et al. Hypoparathyroidism and deafness associated with pleioplasmic large scale rearrangements of the mitochondrial DNA: a clinical and molecular genetic study of four children with Kearns-Sayre syndrome. *Pediatr Res* 1997;**41**:193–200.
174. Moraes CT, DiMauro S, Zeviani M, Lombes A, Shanske S, Miranda AF, et al. Mitochondrial DNA deletions in progressive external ophthalmoplegia and Kearns-Sayre syndrome. *N Engl J Med* 1989;**320**:1293–9.
175. Katsanos KH, Elisaf M, Bairaktari E, Tsianos EV. Severe hypomagnesemia and hypoparathyroidism in Kearns-Sayre syndrome. *Am J Nephrol* 2001;**21**:150–3.
176. Tzoufi M, Makis A, Chaliasos N, Nakou I, Siomou E, Tsatsoulis A, et al. A rare case report of simultaneous presentation of myopathy, Addison's disease, primary hypoparathyroidism, and Fanconi syndrome in a child diagnosed with Kearns-Sayre syndrome. *Eur J Pediatr* 2013;**172**:557–61.
177. Morten KJ, Cooper JM, Brown GK, Lake BD, Pike D, Poulton J. A new point mutation associated with mitochondrial encephalomyopathy. *Hum Mol Genet* 1993;**2**:2081–7.
178. Labarthe F, Benoist JF, Brivet M, Vianey-Saban C, Despert F, de Baulny HO. Partial hypoparathyroidism associated with mitochondrial trifunctional protein deficiency. *Eur J Pediatr* 2006;**165**:389–91.
179. Dionisi-Vici C, Garavaglia B, Burlina AB, Bertini E, Saponara I, Sabetta G, et al. Hypoparathyroidism in mitochondrial trifunctional protein deficiency. *J Pediatr* 1996;**129**:159–62.
180. Baruteau J, Levade T, Redonnet-Vernhet I, Mesli S, Bloom MC, Broué P. Hypoketotic hypoglycemia with myolysis and hypoparathyroidism: an unusual association in medium chain acyl-CoA desydrogenase deficiency (MCADD). *J Pediatr Endocrinol Metab* 2009;**22**:1175–7.
181. Wallace DC, Fan W. The pathophysiology of mitochondrial disease as modeled in the mouse. *Genes Dev* 2009;**23**:1714–36.
182. Maynard TM, Meechan DW, Dudevoir ML, Gopalakrishna D, Peters AZ, Heindel CC, et al. Mitochondrial localization and function of a subset of 22q11 deletion syndrome candidate genes. *Mol Cell Neurosci* 2008;**39**:439–51.
183. Meechan DW, Maynard TM, Tucker ES, LaMantia AS. Three phases of DiGeorge/22q11 deletion syndrome pathogenesis during brain development: patterning, proliferation, and mitochondrial functions of 22q11 genes. *Int J Dev Neurosci* 2011;**29**:283–94.
184. Stofanko M, Gonçalves-Dornelas H, Cunha PS, Pena HB, Vianna-Morgante AM, Pena SD. Simple, rapid and inexpensive quantitative fluorescent PCR method for detection of microdeletion and microduplication syndromes. *PLoS One* 2013;**8**:e61328.
185. Altarescu G, Barenholz O, Renbaum P, Beeri R, Levy-Lahad E, Margalioth EJ, et al. Preimplantation genetic diagnosis (PGD)—prevention of the birth of children affected with endocrine diseases. *J Pediatr Endocrinol Metab* 2011;**24**:543–8.
186. Tomar N, Gupta N, Goswami R. Calcium-sensing receptor autoantibodies and idiopathic hypoparathyroidism. *J Clin Endocrinol Metab* 2013;**98**:3884–91.
187. Tomar N, Kaushal E, Das M, Gupta N, Betterle C, Goswami R. Prevalence and significance of NALP5 autoantibodies in patients with idiopathic hypoparathyroidism. *J Clin Endocrinol Metab* 2012;**97**:1219–26.
188. Goswami R, Singh A, Gupta N; Indian Genome Variation Consortium, Rani R. Presence of strong association of the major histocompatibility complex (MHC) class I allele HLA-A*26:01 with idiopathic hypoparathyroidism. *J Clin Endocrinol Metab* 2012;**97**:E1820–4.

第 51 章

术后甲状旁腺功能减退症

P. Miccoli, C.E. Ambrosini

引言

术后甲状旁腺功能减退症(HYPOPARA)是由于手术后引起甲状旁腺激素(PTH)分泌不足造成的。这是在颈部手术过程中损伤或切除甲状旁腺组织的结果,通常是指涉及甲状腺或甲状旁腺的手术。在大多数情况下,这些腺体是无意中受到损伤或切除。在原发性甲状旁腺功能亢进症(PHPT)或继发性三级甲状旁腺功能亢进症(SHPT)手术中,一个或多个甲状旁腺切除后也可发生 HYPOPARA。HYPOPARA 临床上可分为两大类:①全部或近全部甲状腺切除术后;②在甲状旁腺手术后,其可以包括在 PHPT 或 SHPT 中去除单个甲状旁腺腺瘤或几个受影响的腺体(多腺体病)。

手术后发生的 HYPOPARA 在流行病学方面更有意义,因为施行的甲状腺手术远多于甲状旁腺手术。颈部手术的 HYPOPARA 通常在手术后几小时内出现,但也可能发生在稍晚时间,如术后 1~2 天。更少见的是,HYPOPARA 甚至会发生在更晚时间。术后 HYPOPARA 可以是暂时性(t-HYPOPARA)或永久性(p-HYPOPARA)。t-HYPOPARA 通常在几周内缓解,但手术后可能持续 6 个月。5 个月后如果 HYPOPARA 持续存在,临床上必须定义为永久性。

甲状腺手术后的甲状旁腺功能减退症

甲状腺手术期间,在甲状旁腺动脉分支起始处的近端阻断甲状腺动脉血供(即血管蒂的近端结扎),或者通过使用任何能量装置(如射频或超声)热诱导引起的意外电凝热损伤,或者极少情况下无意地去除或损伤旁腺。即使小的创伤(如甲状旁腺组织“切痕”)也可导致 HYPOPARA[1-3]。

为了在甲状腺手术期间保留甲状旁腺组织,必须确保其解剖学完整性。因此,在甲状腺切除时应始终确认识别甲状旁腺。为了保持甲状旁腺的血供,最重要的是结扎甲状腺动脉时应尽可能地靠近甲状腺且远离甲状旁腺血管。如果甲状旁腺意外离断血管,切除或单纯的牵拉也可能发展为各种级别的甲状旁腺功能不全[4,5]。对甲状腺手术并发症的真实影响进行确切评估是很难的,因为其发生率在不同的外科手术过程和不同外科医生的手术经验中都有很大的不同。经验丰富的甲状腺外科医生可以根据每年进行的甲状腺切除手术的数量来定义,经验丰富的甲状腺外科医生发生 HYPOPARA 的概率会比不常做甲状腺手术的医生低很多[6,7]。

定义有经验的甲状腺外科医生是有争议的,但每年至少有 100 例甲状腺切除术被认为是最低限度的,纵向和回顾性研究表明,有丰富甲状腺手术经验的医生切除甲状腺后 t-HYPOPARA 和 p-HYPOPARA 的比率分别可低至 5.4%~9.6%和 0.5%~1.7%[4,5,8-10]。最近在多医疗中心基于注册者的回顾性斯堪的纳维亚研究中评估甲状腺手术后并发症的发生率,t-HYPOPARA 发生在 5.5%的患者中[11]。

手术后 HYPOPARA 的发生率在很大程度上取决于手术技术,同时也取决于甲状腺切除的程度、手术的复杂性和持续时间:广泛的甲状腺癌手术、彻底的颈部淋巴结清扫以及体积大和胸骨后的甲状腺肿都是影响术后 HYPOPARA 的危险因素。另一个发挥重要作用的是甲状腺基础病理。Graves 病行甲状腺切除术后 HYPOPARA 的风险较高[12]。多次手术的 HYPOPARA 的高风险通常与以下几个原因有关:其意味着过程的持续时间较长,更复杂的困难和手术技术挑战。

现有的临床症状也对确定手术后症状性低钙血症的发生起重要作用。包括低 25-羟维生素 D、镁缺乏和术前严重甲状旁腺功能亢进症造成的高骨转换率。后一个例子是“骨饥饿综合征”，甲状腺功能亢进症导致骨吸收的快速正常化。骨质形成过程中骨吸收因缺乏钙补偿导致钙从血液“吸”到骨骼中。骨饥饿综合征可持续数周[14]。此综合征与血钙和血磷含量急剧下降相关联。然而，一些患者有正常甚至高的血清 PTH 浓度，表现为补偿性行为的正常甲状旁腺状态。

甲状旁腺手术后的 HYPOPARA

在甲状旁腺手术中，外科医生的经验是重要的，如在甲状腺手术中准确识别甲状旁腺，发生手术后 HYPOPARA 的风险会小很多。更重要的是，应保持其余甲状旁腺的解剖和生理完整性。通常，在甲状旁腺手术过程中留下的腺体不能起作用，因为过度活跃的甲状旁腺组织具有生理上的抑制作用。如果严重的 PHPT 或 SHPT 术后，剩余的甲状旁腺组织可能需要一小段时间才能恢复。恢复的时间在很大程度上取决于甲状旁腺的状态。

HYPOPARA 是甲状旁腺手术后严重但相对少见的并发症[16]。就像甲状腺手术后一样，必须与“骨饥饿综合征”区别开来。骨饥饿综合征时 PTH 浓度会升高，而在暂时性或永久性 HYPOPARA 中，PTH 将被抑制。类似于甲状腺术后通过增加钙转入骨骼使“骨饥饿综合征”得到缓解[17]。

术后骨饥饿综合征的发病率随甲状旁腺疾病的严重程度而变化[16,18]。各种危险因素已经被建议用于这种综合征，包括：年龄、体重和切除甲状旁腺的体积，骨病的影像学证据改变，术前较高的血钙、碱性磷酸酶、PTH、血尿素氮值和维生素 D 缺乏症[18]。如果出现放射学上明显的甲状旁腺骨质疾病，应在术后早期预期发生骨饥饿综合征。然而，更常见的是，没有影像学证据表明甲状旁腺相关的骨疾病，在这种情况下，骨饥饿综合征是不太可能且不可预期的。如果存在，治疗旨在通过补充钙和维生素 D 维持血钙水平。经常需要静脉内给予钙。镁缺乏症的充分纠正也很重要。

在肾源性散发性甲状旁腺功能亢进症中，近全或次全甲状旁腺切除术后骨饥饿综合征的发生率比 PHPT 更多见，发病率为 27%[19]~51.2%[20]。症状通常在手术后 18 小时内出现；所以可能需要延长住院时间。只有两个可识别的早期发病危险因素，即年龄较小和术前钙浓度低。这样的高风险患者术前补钙需要慎重。先前的维生素 D 治疗确实防止了这种并发症，但是对所需的静脉补钙的时间并没有影响。手术后至少需要 3 周时间监测血钙浓度[20]。

临床表现

手术后 HYPOPARA 的临床表现是如此的典型，以至于不可能被忽略，特别是术后第一天发生严重的血钙浓度下降。如果血钙的降低是轻度的，低钙血症也可以是无症状的。如果这些表现是突然的，则必须立即治疗。外科医生要快速认识到这种并发症，并开始用钙进行“抢救”治疗。如果不能快速识别，术后甲状旁腺功能减退症可能危及生命。

急性低钙血症与特征性神经肌肉兴奋性的神经症状相关；有时还可以看到心电图改变。首次可能是激烈的肢体感觉异常，一般在指尖和口唇周围区域首先出现手脚麻木和刺痛。随着血钙浓度的下降，特别是急性发作时会出现诸如腕管或脚底痉挛等症状（Trousseau 征是典型的，图 51.1）。通常报道的另一种表现是 Chvostek 征，包括在靠近外耳道出口处的面神经上轻微敲击引起的面部肌肉收缩。支气管和喉痉挛这两种不常见的症状可能引起患者和医生的极度关注：必须仔细区分是否为双侧喉返神经麻痹，这是甲状腺手术非常罕见且非常类似喉痉挛并发症的表现。

除神经肌肉症状外，还有中枢神经系统症状，如辨别不清、定向障碍和谵妄。低钙血症引起的心脏变化通常由心电图上延长的 QT 间期表达。低血压综合征的其他心脏病学表现包括心律失常，但很少有充血性心力衰竭[21]。

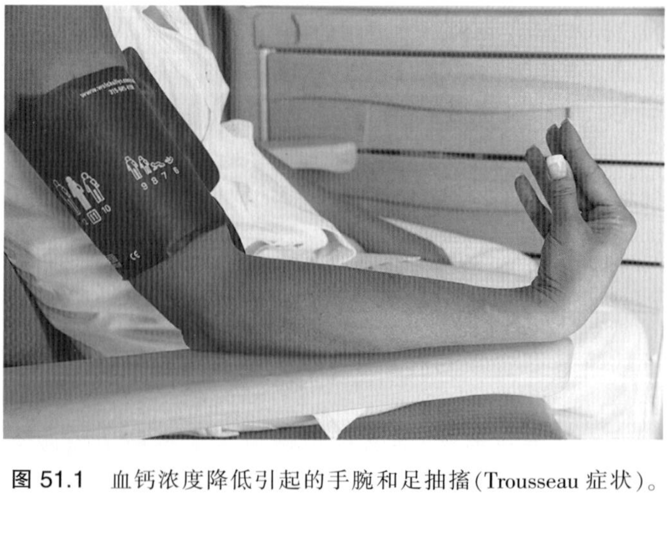

图 51.1 血钙浓度降低引起的手腕和足抽搐（Trousseau 症状）。

虽然术后第一天可能出现低钙血症的症状，但是有时直到术后第 3 天或更长时间钙浓度才能下降到其最低点。因此，在以前几乎无症状的患者手术后几天可以表现为低钙血症[22]。此外，也可能发展为完全无症状的低钙血症。基于此，即使没有临床症状，所有接受甲状腺手术的患者均应在手术后 1 周内测量血钙浓度。白蛋白相关的血钙或离子钙的围术期测量是排除或确认术后 HYPOPARA 的可靠方法。测量完整的 PTH 和磷酸盐可进一步帮助建立手术后甲状旁腺功能的评估[23,24]。低 PTH 和高磷酸盐水平是 HYPOPARA 诊断的线索和依据，而 PTH 和磷酸盐的正常值则可以令人放心。术语甲状旁腺功能不全[23]或部分甲状旁腺功能减退症[24]已被用于表示被测甲状旁腺指标处于正常值水平以下，PTH 不足以维持正常的血钙水平。血清镁浓度也有助于辨认"真正"甲状旁腺功能减退症的存在[25]。当低镁血症存在时，不仅 PTH 分泌被抑制，而且 PTH 存在外周抵抗，从而加剧和延长低钙血症的症状和持续时间。

预测和预防手术后甲状旁腺功能减退症

HYPOPARA 的发病是限制甲状腺和甲状旁腺手术患者早期出院的主要因素之一，特别是术后第一天或第二天发生 HYPOPARA。考虑到目前使用日间手术的趋势，其特别推崇采用微创技术[26]以及应用局部麻醉[27]，这是非常有利的深入了解手术后可能导致 HYPOPARA 的因素，应在手术前进行适当的干预以预防这种结果。

术中测量和术后即刻测量血清 PTH 浓度似乎构成了诊断手术相关 HYPOPARA 最可靠和最早的预测因素，这主要是因为 PTH 在循环中的半衰期非常短[22]。重要的是使用快速甲状旁腺激素免疫测定和 PTH 的标准测量之间的区分，通常在样品获得后几个小时才能测定。从手术后 12 小时内测量的稳定性来看，使用快速 PTH 测定是没有用的，虽然它有助于制订甲状旁腺切除术的策略[28]。有些人质疑了术中 PTH 测定的成本效益[29]。相比之下，在手术期间或手术后不久测量循环 PTH，特别是如果同时联用 6 小时或 12 小时的血钙测量，通常被认为是评估术后 HYPOPARA 可能性的有效方法[30-32]。尽管在这一点上存在争议，如果 PTH 浓度在手术后不久低于 10pg/mL，术后第一天可能会出现血钙浓度的显著降低。同样的，手术中 PTH 下降大于 75%或术后 6 小时内下降大于 65%与术后第一天 HYPOPARA 的发作一致[33-37]。在 9 个医疗中心进行的观察性研究中，甲状腺切除术后 PTH 降低超过 65%的患者在预测术后 HYPOPARA 中的敏感性为 96.4%，特异性为 91.4%[38]。总之，这些数据似乎支持早期 PTH 监测以便选择哪些患者易发展成手术后低钙症状。此类患者可能会在此期间应用更多的钙剂补充。

手术在预防 HYPOPARA 方面发挥主要作用。精准的手术技术是最佳预防措施。这包括在甲状腺手术期间识别所有的甲状旁腺。如果一个或多个甲状旁腺不慎被去除，应及时重新植入。甲状腺标本取出后应立即进行检查。原位损伤的甲状旁腺也必须彻底检查和评估。颜色的重大变化表明腺体的血液供应可能受到的影响。白色或浅色可能意味着对动脉供血的损害，而蓝色、深色与静脉回流不足相一致。动脉供应中断是一个更为迫切的情况。在这些条件下，建议将损伤的腺体再植入带状肌肉或进入胸锁乳突肌中[39]。甲状旁腺的分泌通常接收来自甲状腺下血管的血液供应，因此一般的规律是：不要彻底结扎下动脉主干，应该结扎其非常接近甲状腺包膜的分支。然而，在少数情况下，血液供应也可以来自甲状腺上段，外科医生应该记住这种解剖学变异。

尽管采取了这些预防措施，术后仍然可以发展为 HYPOPARA，因此在手术前对患者代谢状态的准确评估是非常明智的，特别是监测维生素 D 和镁状态。其缺陷会影响或恶化低钙血症[2]。2011 年，一项共识报道表明[40]，在 25-羟维生素 D 水平低于 20ng/mL 的情况下，必须适当补充胆钙化醇（维生素 D_3）、麦角钙化醇（维生素 D_2）或骨化二醇（25-羟维生素 D），以保持正常的矿物离子稳态。

在镁缺乏方面应该记住，几种临床或亚临床情况的特征是轻度甚至重度的低镁血症：使用化疗剂、不同程度的营养缺乏症、长期使用利尿剂和酒精中毒可能会影响镁代谢。因此，重要的是优化甲状腺或甲状腺手术前的镁储备。在术后 HYPOPARA 风险较高的患者中，如接受反复手术、患有严重肿瘤性疾病的复杂手术或 Graves 病的患者，在手术前和术后即刻开始用骨化三醇治疗可能是有利的[42,43]。

甲状旁腺自体移植

当手术后发生 HYPOPARA 的可能性很高时，尤其是对于 Graves 病、胸骨后甲状腺肿、甲状腺恶性肿瘤或甲状腺再次手术，应该考虑甲状旁腺自体移植[44,45]。移植可以是在甲状腺手术中立即完成，或是初次手术切取自体甲状旁腺组织后存储（冷冻保存）延期实施[45]。各个医疗中心甲状旁腺自体移植的技术相差很大，而移植甲状旁腺组织的准备，可以是薄切片、剁碎或均质化成膏状[46]。根据一些作者报道[47]，如果无意中切除甲状旁腺，按照确切的方法将其储存在冰盐水中<120分钟，切片，然后将切碎的组织嫁接到胸锁乳突肌肉内。手术后永久性HYPOPARA可以减少到只有1%的风险，其他作者证实，在甲状腺切除术期间常规自体移植1~2个甲状旁腺几乎消除了术后甲状旁腺功能减退症[46]。

甲状腺手术期间无意中移除甲状旁腺后即刻自体移植的必要性和优势是毫无疑问的，特别是进行中央区淋巴结清扫。这种情况在甲状旁腺手术时更为棘手。特别是在多发性内分泌肿瘤1型(MEN1)相关性甲状旁腺功能亢进症与慢性肾衰竭后的SHPT之间必须进行区分。

与MEN1相关的甲状旁腺功能亢进症是一种异常的多种内分泌腺体的疾病。通过行甲状旁腺切除术（$3^1/_2$腺体）或者全部甲状旁腺切除术，然后将甲状腺自体植入非惯用的前臂。优秀的外科医生术后这两种方法的功效相似，两者都应辅以预防性胸腺切除术。甲状旁腺切除（$3^1/_2$腺体）10年后复发性甲状旁腺功能亢进症率为30%~40%；经甲状旁腺全切除加自体移植复发率约30%[45]。目前，甲状旁腺近全切除术是全球首选的方法，但有些作者证实，甲状旁腺全切除术加自体移植术可以作为一种有效的选择。Montenegro等报道了83例患有MEN1相关性甲状旁腺功能亢进症的患者，40%的患者在手术后的最初几个月内需要补钙治疗（平均摄入量为1.6g/d），随着随访时间的延长而下降到28%。这些发现表明可能需要数月才能通过甲状旁腺自体植入物实现足够的分泌。在最初手术几年后多达15%的病例中观察到甲状旁腺功能亢进症复发[48]。Waldmann等用较少的患者进行队列研究，报道术后低钙血症发生率相似，但复发性甲状旁腺亢进症发生率较低，仅为4%左右[49]。甲状旁腺全部切除术加自体移植术的主要缺点是永久性HYPOPARA的发生率高，在移植物衰竭的情况下终身依赖钙和维生素D的补充。在这种情况下，冷冻保存组织的延迟移植可能是一个有效的选择[45]。有些作者虽然为了避免术后HYPOPARA提出了MEN1的简单腺瘤切除术（仅切除肿瘤腺体），也考虑到患者的年龄和发展成复发性甲状旁腺功能亢进症的可能性，但是在操作有限的情况下发生率更高。最近已经提出的一种“单侧的清除术”，其中一侧切除两个腺体，不用探查对侧也可以，从而大大方便了第二次干预手术的实施[50]。

至于由慢性肾衰竭引起的SHPT，科学界支持三种不同的手术态度：

1. 一些作者认为，行全甲状旁腺切除术，无论是否进行自体移植，在术后疾病持续和复发中具有可比性[51]。

2. 另一些作者认为，行甲状旁腺全切除术而不进行自体移植，优选治疗进展型的SHPT或长期透析没有肾移植可能的患者，其复发率较自体移植低(5%对20%)。术后无甲状旁腺功能症是罕见的，而HYPOPARA和低钙血症可以通过药物治疗得到很好控制。此外，前臂自体移植可能并发甲状旁腺肉芽肿（甲状旁腺细胞的种植）。

3. 还有一些作者认为，甲状旁腺全切除术与前臂自体移植治疗是对维生素D类似物和拟钙剂治疗抵抗的肾性甲状旁腺功能亢进症的首选[55]。这样的治疗选择不仅对成年人有效，而且适用于年轻人和儿童[56]。此术式对肾移植后三发性甲状旁腺功能亢进症并没有作用。在肾移植后发生三发性甲状旁腺功能亢进症的大型患者研究中，从文献中获得最长时间的随访来看，全部甲状旁腺切除术可以避免疾病的持续和复发[57]。

在甲状腺或甲状旁腺手术时冷冻保存的甲状旁腺组织，延迟异位自体移植(CHPA)平均成功率为60%，移植物只有40%达到完全的活力。事实上，一些患者具有移植功能的证据即正常PTH浓度，但血钙仍然不正常。MEN、散发性非遗传性甲状旁腺功能亢进症和SHPT患者的结果也相似。冷冻保存的时间长短是移植失败的重要指标，已观察到自体移植物冷冻贮藏超过22个月没有功能。CHPA是甲状腺或甲状旁腺术后对即刻甲状旁腺自体移植无反应的低钙血症患者的有效治疗方式[58]。此外，由于大多数HYPOPARA是暂时性的，即刻自体移植使患者（尤其是PHPT）的术后监测复杂化[59]。另一方面，因为它需要大量的保障和技术要求，CHPA只有在非常大的研究中心采用并治疗成功[60]。

总之，为了避免SHPT术后持续性低钙血症，清楚并界定明确的外科术式推荐似乎很难实现。最近对来自不同内分泌外科学会[61]的80多名委员的国际调查报道都没有达成共识，除了通常不应该常规进行冷冻保存。

关于术后即刻发生的甲状旁腺功能减退症的建议

有症状的HYPOPARA是一种内分泌危象，应该立即给予钙和维生素D补充治疗（见第56章）。图51.2

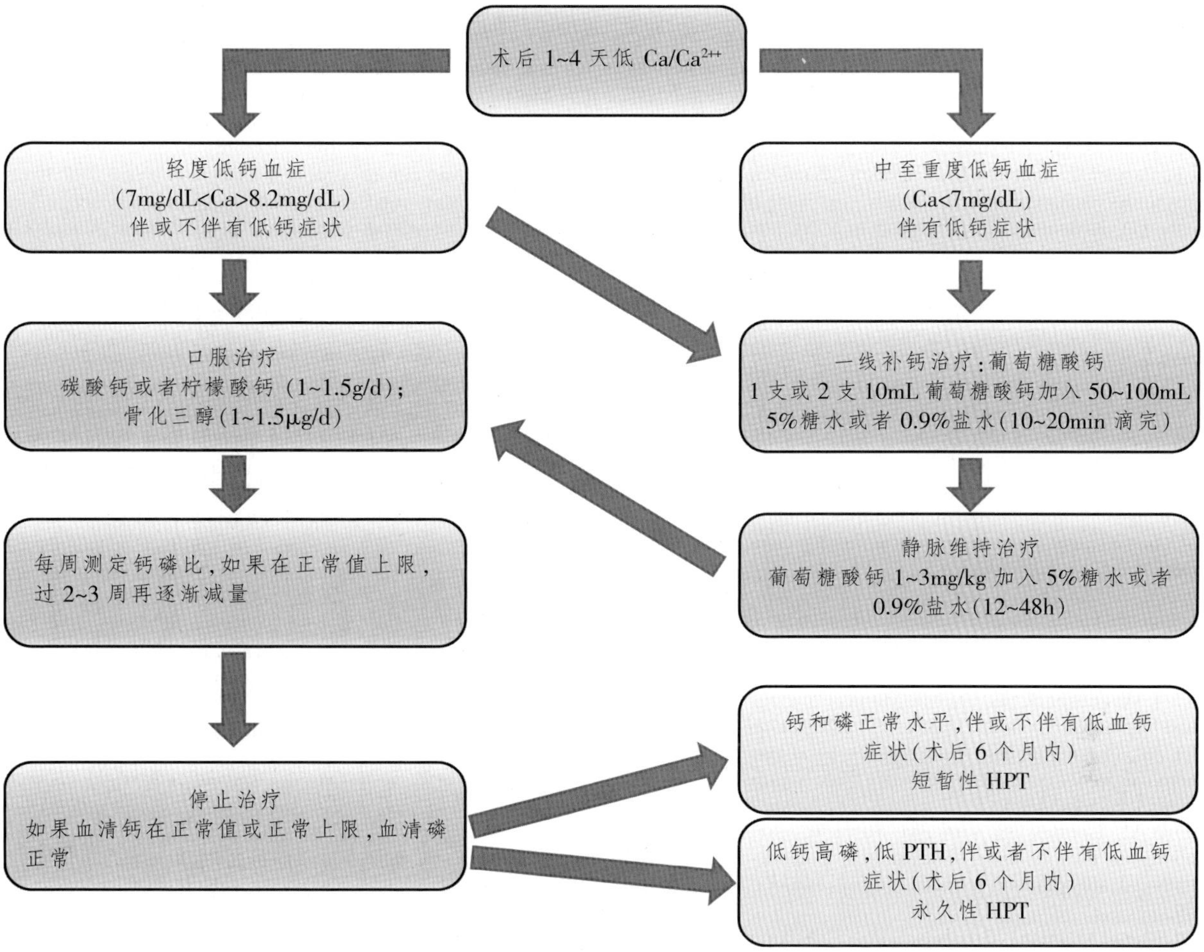

图 51.2　术后甲状旁腺功能减退症的处理流程。

的流程图简要地描述了我们应如何处理术后即刻发生的甲状旁腺功能减退症[62]。

结论

术后 HYPOPARA 的最佳方法是预防。本章总结的措施有助于避免甲状腺或甲状旁腺手术的不必要的并发症。手术经验丰富的外科医生是最有效的预防措施之一。当术后 HYPOPARA 发生时,需要立即进行临床评估,以确定如何补钙,通过哪种途径以及如何积极执行。在某些情况下,术后 HYPOPARA 很可能发生。在这种情况下，甲状腺或甲状旁腺术后的甲状旁腺移植应被视为即刻或长期的选择。

(叶卫东　邓先兆　樊友本　译)

参考文献

1. Walker Harris V, Jan de Beur S. Postoperative HPT: medical and surgical therapeutic options. *Thyroid* 2009;**19**:967–73.
2. Khan MI, Waguespack SG, Hu MI. Medical management of post-surgical HPT. *Endocr Pract* 2011;**17**:18–25.
3. Paek SH, Lee YM, Min SY, Kim SW, Chung KW, Youn YK. Risk factors of hypoparathyroidism following total thyroidectomy for thyroid cancer. *World J Surg* 2013;**37**:94–101.
4. Rosato L, Avenia N, Bernante P, De Palma M, Gulino G, Nasi PG, et al. Complications of thyroid surgery: analysis of a multicentric study on 14,934 patients operated on in Italy over 5 years. *World J Surg* 2004;**28**:271–6.
5. Page C, Strunski V. Parathyroid risk in total thyroidectomy for bilateral, benign, multinodular goitre: report of 351 surgical cases. *J Laryngol Otol* 2007,**121**.237–41.
6. Zarnegar R, Brunaud L, Clark OH. Prevention, evaluation, and management of complications following thyroidectomy for thyroid carcinoma. *Endocrinol Metab Clin North Am* 2003;**32**:483–502.
7. Udelsman R. Experience counts. *Ann Surg* 2004;**240**:26–7.
8. Zambudio AR, Rodríguez J, Riquelme J, Soria T, Canteras M, Parrilla P. Prospective study of postoperative complications after

total thyroidectomy for multinodular goiters by surgeons with experience in endocrine surgery. *Ann Surg* 2004;**240**:18–25.

9. Thomusch O, Machens A, Sekulla C, Ukkat J, Brauckhoff M, Dralle H. The impact of surgical technique on postoperative HPT in bilateral thyroid surgery: a multivariate analysis of 5846 consecutive patients. *Surgery* 2003;**133**:180–5.
10. Asari R, Passler C, Kaczirek K, Scheuba C, Niederle B. HPT after total thyroidectomy: a prospective study. *Arch Surg* 2008;**143**:132–7.
11. Bergenfelz A, Jansson S, Kristoffersson A, Mårtensson H, Reihnér E, Wallin G, et al. Complications to thyroid surgery: results as reported in a database from a multicenter audit comprising 3,660 patients. *Langenbecks Arch Surg* 2008;**393**:667–73.
12. Shoback D. Clinical practice. Hypoparathyroidism. *N Engl J Med* 2008;**359**:391–403.
13. Sousa Ade A, Salles JM, Soares JM, Moraes GM, Carvalho JR, Savassi-Rocha PR. Predictors factors for post-thyroidectomy hypocalcaemia. *Rev Col Bras Cir* 2012;**39**:476–82.
14. Welch KC. McHenry CR. Total thyroidectomy: is morbidity higher for Grave's disease than nontoxic goiter? *J Surg Res* 2011;**170**:96–9.
15. See AC, Soo KC. Hypocalcaemia following thyroidectomy for thyrotoxicosis. *Br J Surg* 1997;**84**:95–7.
16. Witteveen JE, van Thiel S, Romijn JA, Hamdy NA. Hungry bone syndrome: still a challenge in the post-operative management of primary hyperparathyroidism: a systematic review of the literature. *Eur J Endocrinol* 2013;**168**:R45–53.
17. Khan MI, Waguespack SG, Hu MI. Medical management of postsurgical hypoparathyroidism. *Endocr Pract* 2011;**17**:18–25.
18. Brasier AR, Nussbaum SR. Hungry bone syndrome: clinical and biochemical predictors of its occurrence after parathyroid surgery. *Am J Med* 1988;**84**:654–60.
19. Goldfarb M, Gondek SS, Lim SM, Farra JC, Nose V, Lew JI. Postoperative hungry bone syndrome in patients with secondary hyperparathyroidism of renal origin. *World J Surg* 2012;**36**: 1314–9.
20. Latus J, Roesel M, Fritz P, Braun N, Ulmer C, Steurer W, et al. Incidence of and risk factors for hungry bone syndrome in 84 patients with secondary hyperparathyroidism. *Int J Nephrol Renovasc Dis* 2013;**6**:131–7.
21. Cooper MS, Gittoes NJ. Diagnosis and management of hypocalcaemia. *BMJ* 2008;**336**:1298–302.
22. Hermann M, Ott J, Promberger R, Kober F, Karik M, Freissmuth M. Kinetics of serum parathyroid hormone during and after thyroid surgery. *Br J Surg* 2008;**95**:1480–7.
23. Promberger R, Ott J, Kober F, Karik M, Freissmuth M, Hermann M. Normal parathyroid hormone levels do not exclude permanent HPT after thyroidectomy. *Thyroid* 2011;**21**:145–50.
24. Prichard RS, Edhouse PJ, Sidhu SB, Sywak MS, Delbridge L. Postoperative partial hypoparathyroidism: an under-recognized disorder. *ANZ J Surg* 2011;**81**:524–7.
25. Wilson RB, Erskine C, Crowe PJ. Hypomagnesemia and hypocalcemia after thyroidectomy: prospective study. *World J Surg* 2000;**24**:722–6.
26. Seybt MW, Terris D. Outpatient thyroidectomy: experience in over 200 patients. *Laryngoscope* 2010;**120**:959–65.
27. Miccoli P, Barellini L, Monchick JM, Rago R, Berti P. Randomized clinical trial comparing regional and general anesthesia in minimally invasive video assisted parathyroidectomy. *Brit J Surg* 2005;**97**: 814–8.
28. Müller-Stich BP, Brändle M, Binet I, Warschkow R, Lange J, Clerici T. To autotransplant simultaneously or not—can intraoperative parathyroid hormone monitoring reliably predict early postoperative parathyroid hormone levels after total parathyroidectomy for hyperplasia? *Surgery* 2007;**142**:47–56.
29. Miccoli P. Intraoperative parathyroid hormone assay during surgery for secondary hyperparathyroidism: is it time to give up the chase at the hormone? *Endocrine* 2012;**42**:459–60.
30. Lindblom P, Westerdahl J, Bergenfelz A. Low parathyroid hormone levels after thyroid surgery: a feasible predictor of hypocalcemia. *Surgery* 2002;**131**:515–20.
31. Wong C, Price S, Scott-Coombes D. Hypocalcaemia and parathyroid hormone assay following total thyroidectomy: predicting the future. *World J Surg* 2006;**30**:825–32.
32. Miccoli P, Minuto MN, Panicucci E, Cetani F, D'Agostino J, Vignali E, et al. The impact of thyroidectomy on parathyroid glands: a biochemical and clinical profile. *J Endocrinol Invest* 2007;**30**:666–71.
33. Soon PS, Magarey CJ, Campbell P, Jalaludin B. Serum intact parathyroid hormone as a predictor of hypocalcaemia after total thyroidectomy. *ANZ J Surg* 2005;**75**:977–80.
34. Quiros RM, Pesce CE, Wilhelm SM, Djuricin G, Prinz RA. Intraoperative parathyroid hormone levels in thyroid surgery are predictive of postoperative HPT and need for vitamin D supplementation. *Am J Surg* 2005;**189**:306–9.
35. Barczyński M, Cichoń S, Konturek A. Which criterion of intraoperative iPTH assay is the most accurate in prediction of true serum calcium levels after thyroid surgery? *Langenbecks Arch Surg* 2007;**392**:693–8.
36. Grodski S, Lundgren CI, Sidhu S, Sywak M. Delbridge L Postoperative PTH measurement facilitates day 1 discharge after total thyroidectomy. *Clin Endocrinol (Oxf)* 2009;**70**:322–5.
37. Grodski S, Serpell J. Evidence for the role of perioperative PTH measurement after total thyroidectomy as a predictor of hypocalcemia. *World J Surg* 2008;**32**:1367–73.
38. Noordzij JP, Lee SL, Bernet VJ, Payne RJ, Cohen SM, McLeod IK, et al. Early prediction of hypocalcemia after thyroidectomy using parathyroid hormone: an analysis of pooled individual patient data from nine observational studies. *J Am Coll Surg* 2007;**205**:748–54.
39. Darr EA, Randolph GW. Management of laryngeal nerves and parathyroid glands at thyroidectomy. *Oral Oncol* 2013;**49**:665–70.
40. Ross AC, Manson JE, Abrams SA, Aloia JF, Brannon PM, Clinton SK, et al. The 2011 report on dietary reference intakes for calcium and vitamin D from the Institute of Medicine: what clinicians need to know. *J Clin Endocrinol Metab* 2011;**96**:53–8.
41. Bentrem DJ, Rademaker A, Angelos P. Evaluation of serum calcium levels in predicting HPT after total/near-total thyroidectomy or parathyroidectomy. *Am Surg* 2001;**67**:249–51.
42. Hammerstad SS, Norheim I, Paulsen T, Amlie LM, Eriksen EF. Excessive decrease in serum magnesium after total thyroidectomy for Graves' disease is related to development of permanent hypocalcemia. *World J Surg* 2013;**37**:369–75.
43. Wilson RB, Erskine C, Crowe PJ. Hypomagnesemia and hypocalcemia after thyroidectomy: prospective study. *World J Surg* 2000;**24**:722–6.
44. Asari R, Passler C, Kaczirek K, Scheuba C, Niederle B. Hypoparathyroidism after total thyroidectomy: a prospective study. *Arch Surg* 2008;**143**:132–7. discussion 138.
45. Moffett JM, Suliburk J. Parathyroid autotransplantation. *Endocr Pract* 2011;**17**:83–9.
46. Lo CY, Lam KY. Parathyroid autotransplantation during thyroidectomy: is frozen section necessary? *Arch Surg* 1999;**134**:258–60.
47. Olson Jr JA, DeBenedetti MK, Baumann DS, Wells Jr SA. Parathyroid autotransplantation during thyroidectomy. Results of long-term follow-up. *Ann Surg* 1996;**223**:472–8. discussion 478–80.
48. Montenegro FL, Lourenço Jr DM, Tavares MR, Arap SS, Nascimento Jr CP, Massoni Neto LM, et al. Total parathyroidectomy in a large cohort of cases with hyperparathyroidism associated with multiple endocrine neoplasia type 1: experience from a single academic center. *Sao Paulo: Clinics* 2012;**67** (Suppl. 1):131–9.
49. Waldmann J, López CL, Langer P, Rothmund M, Bartsch DK. Surgery for multiple endocrine neoplasia type 1-associated primary hyperparathyroidism. *Br J Surg* 2010;**97**:1528–34.
50. Versnick M, Popadich A, Sidhu S, Sywak M, Robinson B, Delbridge L. Minimally invasive parathyroidectomy provide a conservative surgical option for multiple endocrine neoplaia type I primary hyperparathyroidism. *Surgery* 2013;**154**:101–5.
51. Schneider R, Slater EP, Karakas E, Bartsch DK, Schlosser K. Initial parathyroid surgery in 606 patients with renal hyperparathyroidism. *World J Surg* 2012;**36**:318–26.

52. Conzo G, Perna AF, Sinisi AA, Palazzo A, Stanzione F, Della Pietra C, et al. Total parathyroidectomy without autotransplantation in the surgical treatment of secondary hyperparathyroidism of chronic kidney disease. *J Endocrinol Invest* 2012;**35**:8–13.
53. Coulston JE, Egan R, Willis E, Morgan JD. Total parathyroidectomy without autotransplantation for renal hyperparathyroidism. *Br J Surg* 2010;**97**:1674–9.
54. Melck AL, Carty SE, Seethala RR, Armstrong MJ, Stang MT, Ogilvie JB, et al. Recurrent hyperparathyroidism and forearm parathyromatosis after total parathyroidectomy. *Surgery* 2010;**148**: 867–73. discussion 873–5.
55. Naranda J, Ekart R, Pečovnik-Balon B. Total parathyroidectomy with forearm autotransplantation as the treatment of choice for secondary hyperparathyroidism. *J Int Med Res* 2011;**39**:978–87.
56. Kievit AJ, Tinnemans JG, Idu MM, Groothoff JW, Surachno S, Aronson DC. Outcome of total parathyroidectomy and autotransplantation as treatment of secondary and tertiary hyperparathyroidism in children and adults. *World J Surg* 2010;**34**:993–1000.
57. Sadideen HM, Taylor JD, Goldsmith DJ. Total parathyroidectomy without autotransplantation after renal transplantation for tertiary hyperparathyroidism: long-term follow-up. *Int Urol Nephrol* 2012;**44**:275–81.
58. Cohen MS, Dilley WG, Wells Jr SA, Moley JF, Doherty GM, Sicard GA, et al. Long-term functionality of cryopreserved parathyroid autografts: a 13-year prospective analysis. *Surgery* 2005;**138**: 1033–40. discussion 1040–1.
59. Guerrero MA. Cryopreservation of parathyroid glands. *Int J Endocrinol* 2010;**2010**:829540.
60. Borot S, Lapierre V, Carnaille B, Goudet P, Penfornis A. Results of cryopreserved parathyroid autografts: a retrospective multicenter study. *Surgery* 2010;**147**:529–35.
61. Riss P, Asari R, Scheuba C, Niederle B. Current trends in surgery for renal hyperparathyroidism (RHPT)—an International Survey. *Langenbeck's Arch Surg* 2013;**398**:121–30.
62. Marcocci C, Cianferotti L. Thyroid surgery—preventing and managing complications. In: Miccoli P, Terris D, Minuto MN, Seybt MW, editors. *The Parathyroids*. Wiley-Blackwell Editions; February; 2013. pp. 227–36.

第 52 章

自身免疫性甲状旁腺功能减退症

Michael P. Whyte

引言

原发性甲状旁腺功能减退症可能是暂时性的或永久性的，是由多种病因导致的[1]。原发性甲状旁腺功能减退症大多数是由于颈部手术造成甲状旁腺损伤导致的，但还有少数是特发性的，其中一些是家族性的、先天性的、基因缺陷造成的，这类基因缺陷性甲状旁腺功能减退症可以常染色体隐性、X 连锁隐性或常染色体显性方式遗传[2](见第 50 章)。还有一小部分甲状旁腺功能减退症是一种常染色体隐性遗传性复杂综合征(OMIM 表型数字 # 240300)的一部分[2]，这种综合征主要表现为多发内分泌腺功能减退以及其他自身免疫性疾病。这种综合征曾被称为多内分泌腺病-念珠菌病-外胚层发育不良综合征(APECED)，后又被命名为自身免疫性多内分泌腺病综合征 1 型(APS1)[1,2]。APS1 主要表现为原发性甲状旁腺功能减退症、原发性肾上腺皮质功能减退症和慢性复发性皮肤黏膜念珠菌感染，因此，又缩写为 HAM[3]。APS1 先证者需要至少具备以上三种表现中的两种方可诊断[4-6]，但如果已有同胞兄妹被诊断为 APS1，则具备以上一种就可诊断[4]。目前认为 APS1 的病因是自身免疫调节基因(AIRE)基因的失功能性突变[1,2]。AIRE 基因位于 21 号染色体，在胸腺表达自身抗原、对自身反应性 T 细胞的阴性选择、诱导免疫耐受中发挥重要的作用[7]。Akirav 及其团队在 2011 年全面综述了 AIRE 在人类自身免疫性疾病中的作用[8]。DiGeorge 综合征也可发生免疫缺陷，但其甲状旁腺功能减退症的原因主要是腺体发育不良，而非自身免疫性损害[9,10]。此外，还有一些综合征目前对其发病机制尚不清楚，也可表现为自身免疫性甲状旁腺功能减退症[11-17]。本章关于自身免疫性甲状旁腺功能减退症的内容主要集中在 APS1。

历史

在 20 世纪初，人们认为垂体功能减退是同一个体发生多个内分泌腺体功能减退的原因。到 1908 年，Claude 和 Gougerot[18]发现在多个内分泌腺体均存在淋巴细胞浸润和纤维化，因此推测自身免疫可能是导致内分泌腺体功能减退的第二大原因，并将这类疾病称为“多内分泌腺体萎缩”。4 年后，Falta[19]发现，多内分泌腺体部分萎缩可造成这类疾病较轻微的类型。1926 年，Schmidt 描述了 2 例慢性淋巴性甲状腺炎患者，在此基础上又发生了肾上腺皮质功能减退症，进一步证明了这一发病机制[20]。随后，内分泌功能减退合并念珠菌病的病例报道见著文献。1929 年，Thorpe 和 Handley[21]报道了 1 例儿童患者合并甲状旁腺功能减退症和口腔念珠菌病。1943 年，又有甲状旁腺功能减退症合并 Addison 病[22]和念珠菌病[23]的家系病例报道，提示这一疾病的发生可能与基因缺陷有关。同年，第一个甲状旁腺功能减退症合并念珠菌病和特发性肾上腺皮质功能减退的病例被报道[24]。1946 年，人们认识到特发性肾上腺皮质功能减退和特发性甲状旁腺功能减退症可能由同一病因造成[25]。1955 年，Craig 及其团队[26]提出让大家重视这类家族性慢性念珠菌病合并甲状旁腺功能减退症和非结核性 Addison 病的疾病。1 年后，Whitaker 及其同事[27]提出需重视“家族性青少年性肾上腺皮质功能减退合并甲状旁腺功能减退症和念珠菌病”这类疾病。

1956 年，Roitt 及其团队[28]发现淋巴细胞性甲状腺炎(Hashimoto 甲状腺炎)患者体内存在抗甲状腺球蛋白抗体，并进一步提出可能是器官特异性自身抗体造成了内分泌腺体的萎缩，人们才开始了解 APS1 真正的发病机制。1957 年和 1962 年，Anderson[29]等和 Blizzard 等[30]分别提出自身抗体可能是造成非结核性 Addison 病的原因。

在20世纪60年代早期，APS1的临床特征性表现扩展为甲状旁腺功能减退症、Addison病合并皮肤黏膜念珠菌病。1962年，Gass[31]报道了合并角膜结膜炎的病例。1963年，Kunin及其团队[32]发现，"脂肪泻""巨幼细胞性贫血"和"肝硬化"可与APS1合并存在。1966年，Taitz及其团队[3]考虑近1/3的患者患有念珠菌病，因此将其缩写为"HAM"综合征。至1972年[33]，共报道8例类似患者[22,23,26,27,34-36]。

1980—1981年间，Neufeld及其同事[4,37-38]将这类疾病总结命名为"多内分泌腺自身免疫病(PGA)"。表52.1总结了4型APS特征。PGA Ⅰ型(APS1)主要包括儿童时期出现的甲状旁腺功能减退症、肾上腺皮质功能减退和(或)慢性皮肤黏膜念珠菌病。此型还可表现为胰岛素依赖型(1型)糖尿病、原发性性腺功能减退、自身免疫性甲状腺疾病、恶性贫血、慢性活动性肝炎、肠吸收不良综合征和白癜风[38]。PGA Ⅱ型不包括甲状旁腺功能减退症，但包括肾上腺皮质功能减退、自身免疫性甲状腺疾病和(或)胰岛素依赖型(1型)糖尿病[38,39]。PGA Ⅲ型通常成年发病，女性较男性多见[4]。PGA Ⅲ型的特征性表现包括自身免疫性甲状腺疾病伴胰岛素依赖型(1型)糖尿病、恶性贫血、白癜风、脱发或其他器官特异性免疫性疾病(如肝脏功能障碍)[38]。最后，PGA Ⅳ型包括两个或更多不被Ⅰ型、Ⅱ型或Ⅲ型包括的器官特异性自身免疫性疾病。此外，Neufeld及其同事[4]发现20%的孤立性Addison病患者体内存在抗甲状旁腺自身抗体。

表52.1 自身免疫性多内分泌腺病综合征的分型[a]

类型	主要特征
Ⅰ型	念珠菌病、甲状旁腺功能减退症、Addison病、胰岛素依赖型(1型)糖尿病、原发性性腺功能减退、自身免疫性甲状腺疾病、恶性贫血、慢性活动性肝炎、肠吸收不良综合征、脱发、白癜风[b]
Ⅱ型	Addison病+自身免疫性甲状腺疾病和(或)胰岛素依赖型(1型)糖尿病
ⅢA型	自身免疫性甲状腺疾病+胰岛素依赖型(1型)糖尿病
ⅢB型	自身免疫性甲状腺疾病+恶性贫血
ⅢC型	自身免疫性甲状腺疾病+白癜风和(或)脱发和(或)其他器官特异性自身免疫性疾病
Ⅳ型	2~3种器官特异性自身免疫性疾病（不包括在Ⅰ、Ⅱ、Ⅲ型中)

[a] From Ref[38]. With permission.

[b] Adapted from Ref[4].

1956年，APS1被称为家族性青少年性肾上腺皮质功能减退–甲状旁腺功能减退症–皮肤黏膜念珠菌病[27]，1966年被命名为HAM综合征[3]。此外还有如下命名：①多发性内分泌功能减退伴自身免疫性念珠菌病(MEDAC)；②自身免疫性多内分泌腺病综合征Ⅰ型；③自身免疫性多内分泌腺病–念珠菌病综合征(APECS)[40]。目前更推荐使用APECS命名[1,2]。截至目前，已有数百例APS1患者被报道[24]。

APS1的临床表现

随着年龄的增长，自身免疫性疾病的发病率也会增加。其中多个器官受累的自身免疫性疾病较单一系统受累更为多见。合并其他非APS1表现的甲状旁腺功能减退症也很可能是由于自身免疫性损害致病的[17]。甲状旁腺功能减退症(有时合并其他内分泌紊乱，如甲状腺功能减退症和糖尿病)可发生于Kearns-Sayre综合征中[13]。有文献报道，1例甲状旁腺功能减退症患者与Down综合征和自身免疫性甲状腺功能亢进症合并存在[11]。甲状旁腺功能减退症还可与急性间质性肾炎和葡萄膜炎伴发[10]。1例患有Paget骨病的老年患者被发现同时存在甲状旁腺组织淋巴细胞浸润和腺体萎缩，进而导致甲状旁腺功能减退症[15]。在进展性系统性硬化症[41]和Riedel甲状腺炎[42]中，甲状旁腺可发生纤维化进而导致甲状旁腺功能减退症。在1例术后甲状旁腺功能减退症的老年女性患者中，应用放射免疫法检测血清PTH水平，结果发现PTH水平明显升高，之后发现检测时使用了抗人PTH羧基端肽，患者体内可能存在一种免疫球蛋白G(IgG)，它与检测使用的抗血清存在交叉反应，导致PTH水平明显升高[14]。还有1例术后获得性甲状旁腺功能减退症的老年患者，因血清中存在抗独特型PTH自身抗体导致其PTH水平假性升高[16]。随着人们对疾病的认识的增加，发现越来越多的自身免疫性综合征可表现出甲状旁腺功能减退症，但APS1仍是最主要的一类自身免疫性甲状旁腺功能减退症。在婴幼儿和儿童中，APS1是最常见的同时累及内分泌系统和非内分泌系统的自身免疫性疾病[24]。

APS1是一种常染色体隐性疾病，其特征为：①自身免疫性多内分泌腺体功能减退(甲状旁腺功能减退症、肾上腺皮质功能减退、糖尿病、性腺功能减退、甲状腺功能减退)；②慢性皮肤黏膜念珠菌病；③外胚层发育不良，包括牙釉质、指甲和鼓膜等，可导致白癜风、脱发和皮肤角化病[5,43]。还可伴随恶性贫血、肝炎、肠吸收不良综合征、脾脏萎缩或胆囊结石，部分患者发展为口腔黏膜的鳞状细胞癌[5,44]，必须有以上三联征（甲状旁腺功能减退症、黏膜念珠菌病、外胚层发育不良）中的两条才可以诊断为 APS1[4,37,38]。

多数 APS1 是家族遗传性的，呈常染色体隐性遗传，男性和女性患病率无差异[2,24,45,46]。APS1 在世界各民族中均有发生，但在芬兰人（发病率 1:25 000）和伊朗犹太人（发病率 1:9000）中发病率更高[5]。家族性和散发性 APS1 发病年龄并无差异[24,25]。

APS1 第一种疾病出现的平均年龄是 8 岁，一些患者发病年龄在 10 岁以上[4,48]。三种疾病发病的顺序一般是慢性皮肤黏膜念珠菌病最早，其次是甲状旁腺功能减退症，最后是 Addison 病。一项荟萃分析总结这三种疾病先后发病年龄平均分别为 5 岁、9 岁和 14 岁[40]。

有趣的是，在一个家庭中，某个个体可能患有念珠菌病、甲状旁腺功能减退症和肾上腺皮质功能减退，其他受累的兄弟姐妹可能只表现为其中的 1~2 种疾病[27,45,49]。甲状旁腺功能减退症和 Addison 病似乎在同一个体中并不是独立发生的[46]。因为甲状旁腺功能减退症通常在 Addison 病之前出现，很少有 Addison 病的患者后来又发生甲状旁腺功能减退症[4,45]。

许多 APS1 的患者会出现“萎缩样表现”，包括恶性贫血、脱发、卵巢早衰、糖尿病、白癜风和自身免疫性甲状腺疾病[4,40]。1966 年，Bizzard 及其同事[51]总结了 32 例特发性甲状旁腺功能减退症患者的病例特征，他们患有以下疾病的概率分别为：念珠菌病（66%）、Addison 病（56%）、恶性贫血（22%）、甲状腺疾病（19%）、脱发（13%）、25 岁前过早绝经（6%）和青少年肝硬化（6%）。1969 年，Fanconi[52]进行了一项大规模的 APS1 患者回顾性分析，结果发现 72%的患者合并念珠菌病（平均年龄 3 岁）、Addison 病 58%（平均年龄 11 岁）、肠吸收不良综合征 26%（平均年龄 8 岁）、恶性贫血 9%（平均年龄 17 岁）；32%的患者三项表现均具备，甲状旁腺功能减退症合并念珠菌病者占 40%，而孤立性 Addison 病占 28%。1990 年，Aaltonen 及其团队[53]随访报道了 68 例 APS1 患者的临床资料，结果发现：患者的临床表现差异很大，但几乎所有患者都曾患过念珠菌病；多数患者具有以上 3~5 种临床表现；所有患者都需要终身进行随访和监测。此后，对北爱尔兰[6]、俄罗斯[54]、法国[55]和意大利[5,6]人群 APS1 患者的临床特征都有详细的报道。我们将在以下的内容重点介绍 APS1 的各种临床表现，尤其是甲状旁腺功能减退症的特征。

特发性甲状旁腺功能减退症

APS1 表现为特发性甲状旁腺功能减退症。由于 APS1 往往伴随多种疾病，临床表现多样，这会对甲状旁腺功能减退症的诊断和治疗造成阻碍[33,40]。甲状旁腺功能减退症[伴或不伴 Addison 病和（或）念珠菌病]的发病年龄为 6 个月到 20 岁[31]。在念珠菌病发病 4 年后，发病的平均年龄为 6~9 岁[40]，具体年龄因不同的研究人群而异。有趣的是，甲状旁腺功能减退症几乎都在 Addison 病之前发病[4,45]，其临床表现和生化异常与孤立性特发性甲状旁腺功能减退症无异。与其他原因的甲状旁腺功能减退症一样，其所导致的低钙血症发作时也会致血清肌酸激酶水平升高[57]。如果患者同时合并 Addison 病、胃肠疾病等，将会给甲状旁腺功能减退症的治疗带来困难（详见本章治疗部分）。

Addison 病

1974 年，人们发现特发性和结核病相关的 Addison 病是两种完全不同的疾病[58]。与结核导致的 Addison 病不同，约有 14%的特发性 Addison 病患者同时伴有甲状旁腺功能减退症、糖尿病、甲状腺疾病、恶性贫血或者性腺功能减退[58]。仅在少数 APS1 患者中，Addison 病仅选择性地累及肾上腺皮质球状带，造成孤立的醛固酮减少症[59]。

自身免疫相关的 Addison 病是 PGA Ⅰ型（APS1）和Ⅱ型的组成成分，但是两者的发病年龄、遗传基础和发病机制均有所不同[4]。在 APS1 患者中，Addison 病几乎从未在念珠菌病之前发病，而且也很少在甲状旁腺功能减退症之前发病[49,60]。据报道，Addison 病平均于甲状旁腺功能减退症发病后 5 年出现，平均发病年龄为 14 岁[40]。

如果没有及时治疗，Addison 病可能危及生命[25]。其死亡率较高的原因与发病年龄早以及合并低钙血症等其他疾病有关[35,61]。需要注意的是，未经治疗的 Addison 病可掩盖合并存在的甲状旁腺功能减退症的症状，容易被漏诊。

念珠菌病

慢性皮肤黏膜念珠菌病是免疫缺陷的常见表现[62]。免疫缺陷症主要包括胸腺及其相关组织发育不良，进而导致明显的细胞免疫缺陷（如 DiGeorge 综合征）；以及其他细胞和体液免疫缺陷症（如丙种球蛋白缺乏症）[62]。事实上，应该将慢性皮肤黏膜念珠菌病视为免疫缺陷

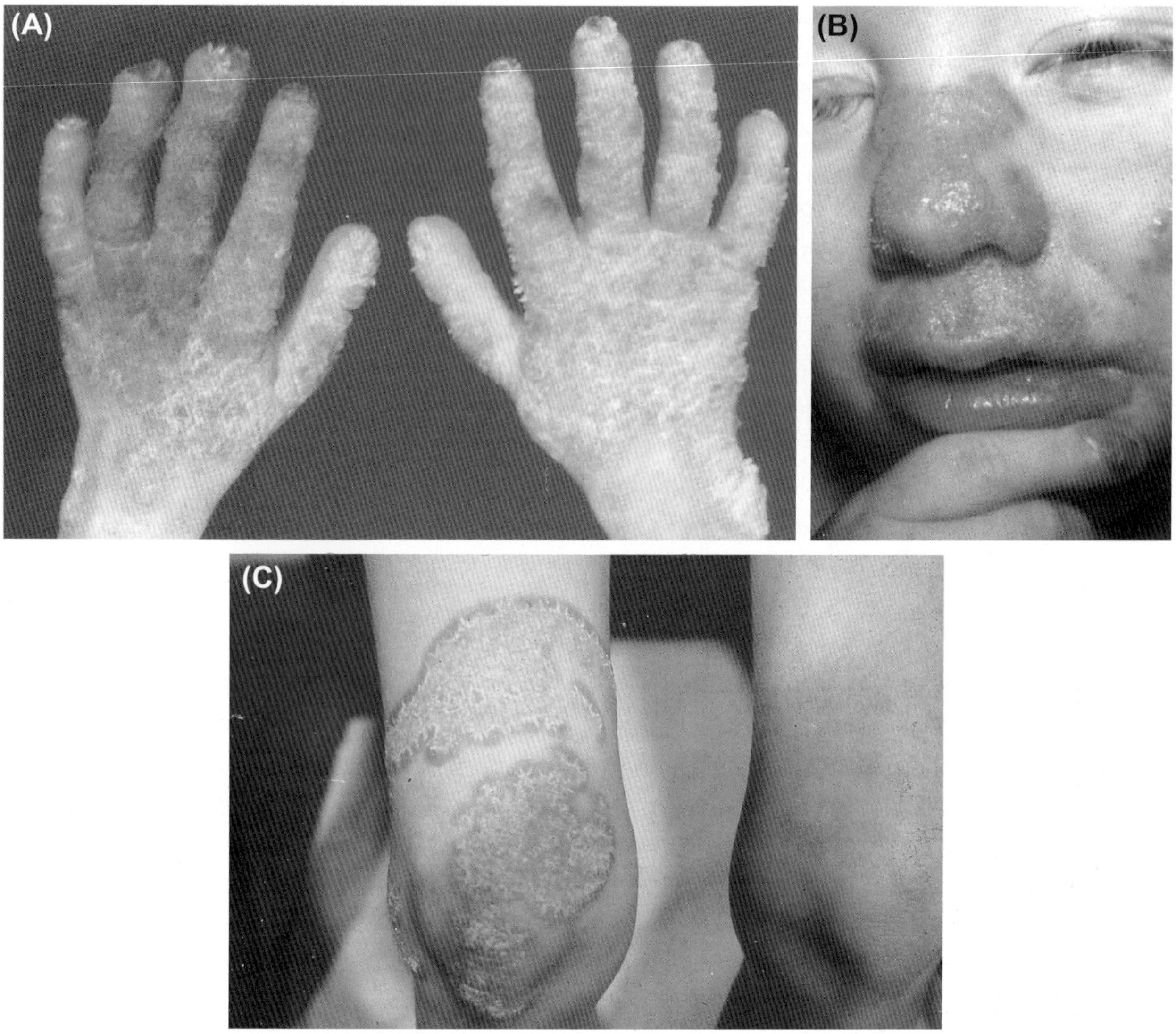

图 52.1 这名年轻的 APS1 患者表现为严重的皮肤黏膜念珠菌病，除了口咽部和指甲受累外，感染的皮肤可见明显的角质层增厚和变形，如图所示。(A)双手。(B)面部。(C)下肢。

的一种表现，而非一种原发性疾病[62]。慢性皮肤黏膜念珠菌病通常与甲状旁腺功能减退症相伴发生，有时也同 Addison 病等伴发[63]。

大约 14%的甲状旁腺功能减退症患者存在白色念珠菌感染。念珠菌病通常是 APS1 的首发表现，于儿童早期发病，早于甲状旁腺功能减退症或其他内分泌功能紊乱 1~4 年[24,35]。念珠菌病更易发生在随后出现肾上腺皮质功能减退或恶性贫血的患者中。感染多数局限于躯体的某一部分，但偶尔会累及几乎全身(图 52.1)。黏膜念珠菌病最常累及口腔，病变一般较为弥散，可导致嘴角和嘴唇的裂缝。第二常见的受累部位是指甲，有时会合并甲沟炎。脚趾甲也可能被感染。几乎整个指甲均被累及，指甲会粗厚变形。由于其特征与低钙血症导致的指甲改变相似，容易被误认为是甲状旁腺功能减退症或肝胆、胃肠等疾病所致的低钙血症导致的[23]。阴道也可能被感染。手和脚的皮肤较少受累，但感染后会表现为角质层增厚和变形[60]。慢性皮肤黏膜念珠菌病患者易患其他皮肤感染[62]。相对来说，系统性念珠菌病罕见，仅在机体免疫防御身制明显损害时发生(如合并糖尿病)。

对于临床医生来说，认识到念珠菌病和甲状旁腺功能减退症及其他内分泌疾病的关联是非常重要的。许多患有念珠菌病的患者可能会相继出现内分泌系统疾病，如果不加注意，早期容易漏诊[62,63]。

其他内分泌系统疾病

APS1 患者可能出现的其他内分泌系统疾病包括

胰岛素依赖型(1 型)糖尿病、桥本甲状腺炎[47,50,64]、甲状腺功能减退症[65]和卵巢早衰[66-70]。一些患有念珠菌病的 APS1 患者会相继出现严重的多发内分泌腺功能减退,有时包括甲状旁腺、肾上腺、甲状腺以及卵巢[47,66]。目前没有垂体受累的直接证据,但有合并垂体瘤导致垂体共减退和生长激素缺乏症的病例报道。

APS1 合并抗卵巢抗体导致的卵巢功能早衰已有报道[66]。在原发性闭经的患者中,卵巢功能早衰可能被认为是性腺发育异常,而继发性闭经的患者一般在发病前月经都是规律的。与其他原因导致的原发性性腺功能减退类似,卵巢早衰患者血清 FSH 和 LH 浓度会大幅升高。

非内分泌系统疾病

除念珠菌病外,其他非内分泌系统疾病也常常发生在 APS1 患者身上,其中,恶性贫血是最常见的[33,34,47,48,61,69,71,72],通常在甲状旁腺功能减退症之后 5~10 年发病[33]。相对来说,恶性贫血发病较晚,呈"成人型",在 20 岁之前发病者少见[33]。患者胃黏膜萎缩,失去正常的分泌功能。通常,血清中可以检测到抗壁细胞抗体和抗内因子抗体,这一点与"青少年型"恶性贫血不同,后者也存在内因子缺乏,但抗体阴性。恶性贫血还需与那些因脂肪泻或者非特异性胃肠道疾病导致的维生素 B_{12} 吸收不良的疾病相鉴别。1964 年,Ikkala 及其团队[72]发现,后者也可能发生在手术后甲状旁腺功能减退症的患者中。事实上,在非 APS1 伴发的甲状旁腺功能减退症中,纠正低钙血症可明显改进脂肪和维生素 B_{12} 的吸收能力。

1929 年,文献首次报道了特发性甲状旁腺功能减退症患者的角膜异常[73]。起初人们认为角膜结膜炎在 APS1 中是罕见的[23,25,74],但 1962 年的一项综述总结发现,其发病率可达 10%[75]。同年,Gass[31]报道了 12 例角膜结膜炎患者,均合并念珠菌病和(或)内分泌系统疾病。目前发现 APS1 中有 50%的患者存在角膜结膜炎[31]。事实上,这是 APS1 早期表现之一[31]。轻症患者主要表现为结膜轻度充血发红、畏光和睑痉挛。严重的畏光和流泪发生在角膜炎急性期[25,49,74]。重症患者会表现为溃疡、瘢痕和血管增生,最终导致角膜变薄、视力损害[31]。传统观点认为角膜结膜炎是身体对念珠菌感染的继发过敏反应,而非一种独立的综合征[74,77,78]。但是角膜结膜炎有时也在没有念珠菌感染的情况下发生[31]。1987 年,Wagman 及其团队[76]对 16 例 APS1 患者进行了总结分析,结果发现其中 4 例儿童患角膜结膜炎,发病年龄为 2~9 岁;4 例患者中有 2 例累及视力,并且之后出现了内分泌系统疾病。作者认为,角膜结膜炎是独立的疾病,而非有念珠菌病或者甲状旁腺功能减退症导致的[76]。但是,还有一些其他研究发现,当甲状旁腺功能减退症患者血钙水平得到改善时,角膜结膜炎会随之减轻[74]。

APS1 患者的眼部异常还包括斜视、眉毛和睫毛脱落、反复发作性睑缘炎、色性视网膜炎、假性上睑下垂、白内障和视盘水肿[74,76]。白内障和视盘水肿可能与甲状旁腺功能减退症所致的低钙血症和高磷血症相关。1999 年,文献报道 1 例患者由于急性肝、肾衰竭导致血钙和磷的浓度明显降低,并导致白内障快速进展[79]。

APS1 和特发性甲状旁腺功能减退症还会导致外胚层发育不良,其表现包括皮肤干燥粗糙、头发毛躁易折、指甲开裂等[25,64,73,80]。还可表现为皮肤色素沉着[25,36]和过度角化[23]。还有文献报道患者表现为色素痣[27]。个别患者可合并其他真菌感染导致的皮肤病[80],如红色毛癣菌[70,73]。此外,反复发作性的皮肤金葡菌感染也较常见[62]。

全秃也是 APS1 较为常见的皮肤表现[25,51,63,64,70]。此外还可表现为斑秃[25,36,63,73]、白癜风[63,71]等。APS1 患者中大约有 30%会出现毛发脱落问题,并且可能累及眉毛和睫毛[74]。

APS1 还可表现为牙齿发育异常[25,36],包括牙齿部分缺损、牙釉质发育不良以及牙齿萌出延迟[47,61,74,81]。牙齿发育异常可能在甲状旁腺功能减退症发生之前出现,并且在没有低钙血症的情况下也会发生。一项小样本人群研究发现,牙釉质发育不良可累及所有的牙齿,但以犬齿最为严重[82]。

病程较长的甲状旁腺功能减退症患者可发生颅内钙化[25,61,80],部分患者会表现为癫痫和智力受损[61]。由于颅内压升高,患者还可出现视盘水肿[23,25]。

APS1 的患者还可表现为多种腹部疾病[83]。自体免疫性肝炎可能是最多见的一种[84],并且可发展为肝硬化[26,27]。慢性活动性肝炎[49]、"少年型肝硬化"[51]、肝炎后肝硬化[27,31,32,81]、胰腺囊性纤维化[61,71]和脂肪泻[49,69,71,83,85]均可见报道。脂肪泻可导致吸收不良综合征[68,69]。对于脂肪泻的发病机制, 有观点认为它是一种独立的疾病;也有观点认为它是继发于甲状旁腺功能减退症和低钙血症或者肠道念珠菌病[86-90];还有观点认为它是继发于肝功能异常[32-91]。APS1 患者也是病毒性肝炎、麻疹和脑脊髓膜炎的易感人群[73]。

APS1 患者口腔和食管鳞状细胞癌的发病率也较高,但是,目前其确切发病机制尚不清楚[92,93]。APS1 患者易发颅内钙化,并且通过 PET-FDC 扫描发现出现症状的颅内钙化患者细胞呈低代谢水平[94]。

此外，目前文献报道1例APS1患者表现为生长激素缺乏、身材矮小和青少年型类风湿性关节炎[95]。

发病机制

DiGeorge综合征与APS1的临床特征都包括甲状旁腺功能减退症和念珠菌病。这是因为两者都是由基因缺陷造成的，该基因与甲状旁腺和胸腺的发育密切相关[10,11]。胸腺发育不良可导致T-淋巴细胞功能缺陷，进而导致念珠菌感染[10,11]。近来，有报道发现DiGeorge综合征患者同样存在自身免疫的问题[96]。APS1的主要特征是靶器官淋巴细胞浸润、血清中存在器官特异性的自身抗体，并最终导致器官功能衰退[97]。造成APS1免疫功能缺陷的机制是AIRE基因的失功能性突变，该突变可导致胸腺诱导自身免疫耐受机制缺陷[7-8]。

1956年，Whitaker及其团队[27]提出，念珠菌病可能是由于甲状旁腺功能减退症造成皮肤、黏膜和指甲的营养不良而引起的。但是，由于念珠菌病通常早于甲状旁腺功能减退症5年发病，因此，此假说并不成立。此外，尽管随着低钙血症被改善，皮肤黏膜营养不良也会随之改善，但念珠菌感染并不能相应地得到缓解[23]。1961年，Morse及其团队[86]提出了一种假说，他们认为是胃肠道功能缺陷导致某种因子吸收障碍，进而造成了甲状旁腺和肾上腺功能异常。1963年，Kunin及其团队[32]回顾总结了一类合并肝炎后肝硬化的APS1病例，并提出可能病毒感染参与了APS1的发病机制。

1966年，Sjöberg[69]在3例APS1患者中发现了针对白色念珠菌的抗体滴度很高。之前也有文献报道慢性念珠菌病的患者血清中存在一种对热稳定的抑制因子，可抑制念珠菌生长[98,99]。1967年，Esterly及其团队[100]发现，缺乏这种抑制因子并不会导致真菌感染。

直到20世纪70年代，医学界开始提出，念珠菌病可能与甲状旁腺功能减退症和内分泌疾病相关[86,101,102]。但是，尸检研究发现甲状旁腺和内脏器官并无念珠菌感染迹象[27,47,71]。

Sjöberg[69](1966)和Windorfer[103](1970)提出念珠菌可能分泌一种毒素导致内分泌腺体损害和功能减退[104]。但后来的研究并未找到这种毒素，并且也未找到念珠菌感染导致APS1多内分泌腺病的直接证据[63]。

APS1自身免疫发病机制的提出是因组织学发现了淋巴细胞浸润、血清学研究发现了自身抗体[58]，而且，同期也有观点提出其他综合征导致特发性甲状旁腺功能减退症的原因是自身免疫机制[11-16]。早前对APS1的尸检研究就发现内分泌腺体存在淋巴细胞浸润和纤维化，这可能是导致腺体上皮细胞破坏的原因[73]。对甲状旁腺的尸检研究发现，腺体存在不同程度的淋巴细胞聚集[25,27,105]、脂肪变和萎缩[31]。肾上腺皮质同样也发现淋巴细胞浸润和纤维化，并导致组织萎缩[25,31]。

在20世纪60年代，自身免疫在APS1发病机制中的作用进一步发展。1966年，Blizzard、Chee和Davis发现38%的甲状旁腺功能减退症患者存在抗甲状旁腺自身抗体，Addison病患者为26%，桥本甲状腺炎患者为12%，而正常对照人群只有6%，因此提出自身抗体可能是导致甲状旁腺病变的主要致病物质[51]。这些自身抗体似乎是甲状旁腺组织特异性的。在一些甲状旁腺腺瘤中也发现了这种抗体。但是，由于正常甲状旁腺组织很难获得，这阻碍了对甲状旁腺自身抗体阳性率及其特征和临床意义的研究[51]。研究人员同时发现，许多特发性甲状旁腺功能减退症的儿童患者和一些成人患者体内也存在抗肾上腺抗体(10%)和抗胃壁细胞抗体(7%)[51]。此外，这些抗体与念珠菌之间并无反应。

1967年，Wuepper和Funderberg[49]发现甲状旁腺功能减退症患者的亲属中也存在免疫异常，因此推测自身免疫可能具有遗传学基础。他们发现这些患者对念珠菌呈延迟过敏反应(皮肤试验阳性)，但缺乏正常人群血清中那种抗念珠菌因子[49]。在接下来的一年里，Blizzard和Gibbs[63]发现，在44例皮肤黏膜念珠菌病的患者中，有40%的患者患有一种与自身免疫相关的疾病，并且多数患者体内存在可与内分泌腺体或胃肠发生反应的自身抗体。研究者认为这些抗体与局灶性或弥散性的淋巴细胞浸润有关。但是，还不能确定念珠菌病和内分泌腺疾病之间具有怎样的关联性[63]。在念珠菌和肾上腺皮质以及甲状腺组织之间并无交叉反应性[106]。1969年，Irvine和Scarth[107]在9例甲状旁腺功能减退症患者中发现有1例患者存在抗甲状旁腺嗜酸性上皮细胞的IgG抗体，但在手术后甲状旁腺功能减退症人群中并未发现这种抗体。

从20世纪60年代开始，几组研究人员均发现，在接受甲状旁腺组织免疫的动物中，存在甲状旁腺组织淋巴细胞浸润甚至组织萎缩[108,109]。1968年，Lupulescu及其团队[110]对狗进行同种异体甲状旁腺组织免疫，结果发现狗的甲状旁腺组织存在淋巴细胞和浆细胞浸润以及不同程度的组织萎缩。1974年，研究者用抗甲状旁腺血清对大鼠进行被动免疫，结果导致明显的甲状旁腺炎症，但未导致甲状旁腺功能减退症。

1969年，Spinner及其团队[111]对APS1患者的父母和兄弟姐妹均检测了抗内分泌腺体和胃组织的抗体，进一步对甲状旁腺功能减退症和(或)Addison 病的基因学和临床分类提供了依据[45]。同年，Hermans 及其团队[73]提出，病毒感染可能在具有一定遗传易感性的个体发生 APS1 中发挥了重要的作用。此外，“免疫缺陷，尤其是与迟发型超敏反应相关的免疫缺陷，可能在慢性皮肤黏膜念珠菌病的发病中发挥了至关重要的作用。”

1977 年，Swana 及其团队[112]报道，导致甲状旁腺功能减退症的可能是一种对甲状旁腺组织有反应性的抗线粒体抗体。1981 年，有报道指出肾上腺皮质功能减退患者中有 20%存在抗甲状旁腺抗体[4]。同年，Doniach 和 Bottazzo[113]指出，器官特异性的抗甲状旁腺抗体很少出现在自身免疫性多内分泌腺病的患者中。1983 年，Haspel 及其团队[114]发现，感染了反转录病毒的小鼠可以发展为自身免疫性多内分泌腺病，并产生器官特异性自身抗体。1985 年，Betterle 及其团队[115]发现了一种 IgG 型的抗线粒体抗体，这种抗体并非特异性地针对甲状旁腺组织，其可与 31%的 APS1 患者体内一种 46-kDa 的线粒体膜蛋白发生反应。抗体可能在内分泌功能异常前就出现了[116]。1986 年，Posillico 及其团队[117]发现 3 例特发性甲状旁腺功能减退症患者的血清中含有一种自身抗体，该抗体可抑制甲状旁腺组织分泌 PTH。这些抗体可与甲状旁腺细胞表面的抗原决定簇发生反应，并干扰信号识别和转导系统，进而影响受钙离子调控的 PTH 分泌[117]。同年，Brandi 等[118]发现，7 例自身免疫性甲状旁腺功能减退症患者的血清中存在具有补体依赖性细胞毒作用的抗体，但在 15 例健康个体和 41 例患有其他免疫功能缺陷的患者中并没有。1988 年，Fattorossi 等[119]进一步扩展了这项工作，他们使用荧光流式细胞和免疫组化技术进行检测，发现患者血清中的 IgM 抗体可与培养的牛甲状旁腺上皮细胞和组织切片产生反应。该抗体并非完全的种系和器官特异性的。这些免疫球蛋白可能扰乱了腺体上皮细胞与内分泌机制之间的生理联系[119]。具有自身免疫性多内分泌腺病的小鼠体内也可产生 IgM 型抗体。

然而，即使是在同一家族的患病成员中，抗体和临床表现之间也没有一致性。存在于患病个体的抗体提示患者可能会出现腺体功能减退，但存在于健康人群的抗体的意义不明。

1971 年，Kirkpatrick 等[62]以及 Block 等[120]总结了在 APS1 患者中存在细胞免疫异常的依据。1 例患有甲状旁腺功能减退症、念珠菌病、Addison 病和卵巢早衰的女性患者，并无对念珠菌的迟发型过敏反应，但体外实验发现其细胞免疫活性是正常的[120]。同年，Levy 等[121]报道 1 例患有念珠菌病、Addison 病、恶性贫血和胃肠道吸收不良的 17 岁男性，该患者存在细胞免疫缺陷，在移植了胎儿胸腺组织后鹅口疮痊愈。1974 年，Rao 及其团队[122]指出，特发性甲状旁腺功能减退症患者对念珠菌的细胞免疫反应能力受损。1975 年，研究发现 APS1 和甲状旁腺功能减退症患者 T-淋巴细胞功能异常[123]。1979 年，研究发现 APS1 患者存在异常的 T-淋巴细胞功能抑制、低 IgA 水平以及对念珠菌的细胞免疫缺陷[124]。但是，那时尚未发现针对内因子和胃壁细胞的自身抗体。

在 20 世纪 70 年代末，有证据表明，多腺体功能减退综合征与 HLA-B8 密切相关[125,126]。因此，免疫功能异常可能与染色体或基因异常相关[126,127]。已有多项研究表明 PGA Ⅱ 型与 HLA-B8(DW3)相关[4,126,127]，但并未发现 APS1 与 HLA 相关[4,124,127]。

1992 年，Wortsman 等[128]发现，成人发病的甲状旁腺功能减退症也存在 T-细胞的活化，这表明免疫紊乱或者说自身免疫可能也是这一类型甲状旁腺功能减退症的病因[128]。

1996 年，为了研究抗体对念珠菌的反应，Peterson 及其团队应用患者的血清筛选构建了念珠菌 cDNA 表达库[129]。结果发现，与抗体反应最强烈的是烯醇化酶(80%的患者发生反应)，其次是热休克蛋白 90(67%)、丙酮酸激酶(63%)和酒精脱氢酶(64%)[129]。总的来说，96%的 APS1 患者含有至少对一种蛋白发生反应的抗体。因此，这 4 种含量丰富的念珠菌蛋白质是主要的抗原，可作为 APS1 患者念珠菌感染的标志物[129]。

1996 年，有研究发现，获得性甲状旁腺功能减退症患者可能与患者体内存在针对钙敏感受体(CaSR)胞外段的抗体有关[130]。之后，又有研究报道，APS1 患者体内存在针对内分泌和非内分泌器官的自体抗体[131-132]。2009 年，Kemp 等[133]发现，一些 APS1 患者体内存在抗 CaSR 抗体，该抗体可激活受体。这表明可能有一小部分 APS1 患者出现甲状旁腺功能减退症是由于抗体造成了甲状旁腺功能被抑制，而非腺体的不可逆性损害。随后，有研究发现这些 APS1 患者体内的抗 CaSR 抗体的抗原决定簇位于 CaSR 胞外段的 N 端[134]。

虽然 APS1 患者发生双侧角膜结膜炎的发病机制尚不清楚，但似乎罪魁祸首并非甲状旁腺功能减退症。首先，其他类型的甲状旁腺功能减退症患者并无角膜结膜炎的表现。其次，角膜结膜炎也可以在没有甲状旁腺功能减退症的情况下发生[76]。尽管有假说认为角膜结膜炎可能是身体对念珠菌感染的高敏反应[31]，但鉴于类似的原因,这种可能性也很难成立[76]。

大约1/3的APS1患者会发生斑秃,通常发生于3~30岁,尤其是那些病情较重的患者[132]。通过对头皮的cDNA库进行免疫筛选,在患者的血清中发现了一种新的自身抗原——酪氨酸羟化酶[131]。体外实验发现,在94例APS1患者中,有41例(44%)患者血清对酪氨酸羟化酶发生免疫反应。这些发现提示,神经递质生物合成中所需要的酶可能在APS1的发病中充当了自身抗原的靶点[131]。其中,谷氨酸脱羧酶抗体较为常见[135]。许多脱发的患者体内都有高滴度的自身抗体,这些抗体主要针对毛发生长期基质、角质层、角质细胞和黑色素细胞的核抗原[132]。转录因子SOX9和SOX10是APS1患者发生白癜风的相关抗原[136]。2008年,在几乎所有的APS1患者体内都发现了抗干扰素抗体[137,138]。

间歇性胃肠功能紊乱发生在25%~30%的APS1患者中,包括顽固性脂肪泻、腹泻或便秘[139]。与APS1患者胃肠功能紊乱相关的抗体仅在该疾病患者群中发现,在其他胃肠道疾病和健康对照人群中并未发现[139]。色氨酸羟化酶是APS1中的一种肠道自身抗原[139]。通过对该抗体的检测可帮助鉴别APS1患者,这些患者通常为儿童,表现为非典型的胃肠道症状[139]。至今,已有大量针对肾上腺皮质、胰腺和胃肠道内多种酶的自身抗体及其相应的抗原被发现[133]。

病因学

现在我们已经了解APS1是由调节免疫功能的AIRE基因缺陷引起的[140]。近来研究发现AIRE是外周抗原递呈的调节因子,影响T-淋巴细胞在胸腺发育选择过程[8]。

APS1是第一个明确的具有单基因遗传背景的系统性自身免疫性疾病,也是第一个非MHC(位于第6号染色体)相关的自身免疫性疾病[53]。1994年,据报道芬兰APS1家系的研究将该病病因定位于染色体21q22.3[141]。1997年,APS1的致病基因被发现,并被命名为免疫调节因子(AIRE-1)(OMIM 607358)[140]。研究发现,AIRE-1的失功能性突变导致了APS1[142]。少数APS1是由染色体4q末端缺失造成的,这类APS1往往合并自身免疫性肾病及肾衰竭[143]。然而,研究人员制备的APS1小鼠模型只表现为轻微的自身免疫性疾病表型[144]。

AIRE-1基因编码了一段545个氨基酸、富含脯氨酸的蛋白质,分子量为58kDa。113~133位之间的氨基酸序列从结构上看是一段与核酸作用的区域[145]。无论是体内还是体外研究均发现,AIRE-1蛋白主要定位于细胞核中[145]。其包含了两段具有植物同源域(PHD)的锌指结构域,在许多核蛋白中可见这类结构[145]。这表明AIRE-1蛋白可能在基因表达的调控中发挥重要的作用[142,145]。

2004年,Dittmar和Kahaly[146]回顾总结了自身免疫性甲状旁腺功能减退症的分子遗传学研究结果。同期,Bowl等[147]总结了AIRE-1基因杂合突变导致APS1的病例研究。

已经确定的AIRE-1基因突变类型有60多种,分布在整个编码区域[56,145]。目前并未发现APS1的基因型与表型的明确相关性,表明其他的遗传和环境因素同样影响了患者的临床表现和疾病进展[148]。2012年,Capalbo及其团队[97]回顾分析了APS1基因型与表型的相关性。

治疗

目前还没有针对APS1的靶向治疗,仍以激素替代和临床对症治疗为主[96]。免疫抑制治疗仅适用于较为严重的脏器损害,如自身免疫性肝炎、肾炎或严重的吸收不良等。2013年,O'Gorman及其团队[149]报道了1名年轻的女性APS1患者,该患者对免疫抑制剂麦考酚酸酯治疗反应良好。一些研究者对AIRE基因敲除的小鼠进行以T细胞和B细胞为靶向的免疫调节治疗方法[150,151],这可能为APS1患者的临床治疗策略提供新的方法。目前,一种针对B细胞的单克隆抗体——利妥昔单抗已经成功地用于治疗APS1患者的肺部疾病[152]。

对于患有特发性甲状旁腺功能减退症或Addison病的儿童,临床医生需注意筛查、随访,因为患者可能相继出现APS1的多种疾病。不仅如此,Addison病本身可升高血钙水平,从而掩盖低血钙的表现,导致甲状旁腺功能减退症被漏诊[105]。而单独应用糖皮质激素治疗可降低血钙,导致甲状旁腺功能减退症病情恶化,甚至可能致命[25-27,36,91,153]。Addison病患者由于缺乏肾上腺皮质激素,可升高血钙浓度,在皮质激素替代治疗后导致肠钙吸收减少、尿钙排泄增加[27],进而迅速降低血钙水平。同样,对于卵巢早衰患者应用雌激素替代治疗可抑制骨吸收,进而降低血钙浓度[69]。因此,对于特发性甲状旁腺功能减退症患者,一定要注意筛查是否合并APS1的其他疾病,尤其是那些可能造成血钙浓度波动的疾病,并且在治疗过程中也需要谨慎调整维生素D[36]的剂量,以避免血钙浓度大幅波动。

甲状旁腺功能减退症

APS1 甲状旁腺功能减退症(甲状旁腺功能减退症)患者的临床治疗与管理策略和孤立性甲状旁腺功能减退症相同(见第 56 章和第 57 章)。但是,APS1 合并的多种疾病可能对钙磷代谢具有潜在的影响,因此,治疗更为复杂。如上所述,Addison 病是一个重要的影响因素,糖皮质激素对血钙水平影响很大。2011 年,Wallace 等[154]指出异位钙化可造成 APS1 患者多发血管钙化和组织缺血,因此,需重视治疗过程中血钙浓度的波动,这可能引起血管钙化。另一个重要的影响因素是,在 1 例儿童 APS1 病例中发现,由于严重的自身免疫性肝炎和肝硬化导致维生素 D 的 25-羟化酶缺乏[155]。众所周知,1,25(OH)$_2$D$_3$ 是治疗甲状旁腺功能减退症的最佳选择[155]。2004 年,Bertelloni 及其团队[156]报道了他们对 APS1 甲状旁腺功能减退症患者长期随访的结果。同年,Jork 等[157]报道了甲状旁腺细胞移植治疗的效果。2013 年,Matarazzo 等[158]报道了应用 rhPTH 治疗甲状旁腺功能减退症的疗效观察。

Addison 病

在 APS1 甲状旁腺功能减退症的治疗过程中,Addison 病是最重要的干扰因素[159]。在 20 世纪 50 年代之前,肾上腺皮质功能减退是一种致命性的疾病。超过 80%的患者在诊断为肾上腺皮质功能减退后的 2 年内死亡[73]。到 1969 年,随着激素替代治疗的诞生,死亡人数降低到 1/3[52]。目前,应用糖皮质激素和盐皮质激素替代治疗可使患者长期存活。

APS1 患者的 Addison 病通常在甲状旁腺功能减退症后发生。肾上腺皮质功能减退及其治疗都对甲状旁腺功能减退症的症状和临床表现有显著的影响。当体内缺乏肾上腺皮质激素时,血钙水平会升高,临床症状减轻,但当开始糖皮质激素替代治疗后,血钙水平会迅速降低,症状加重[36]。如果患者本身有低钙血症,则糖皮质激素替代治疗可能会导致病情迅速恶化。糖皮质激素可通过减少肠钙吸收、促进尿钙排泄来降低血钙。因此,在 Addison 病治疗之前,必须明确患者是否合并低钙血症和甲状旁腺功能减退症,并给予相应的治疗。1961 年,Morse 等[61]报道了 1 例甲状旁腺功能减退症的儿童病例,其血清总钙浓度为 5.5mg/dL,患者之后又患了 Addison 病,而其血钙浓度也自发缓解到 10.3mg/dL;给予患者糖皮质激素替代治疗(未启用维生素 D 治疗)后,血钙水平迅速下降到 4.7mg/dL。Leonard[25]、Leifer 和 Hollander 等[159]、Quichaud 等[160]也报道了类似的病例。相反,1964 年,Kenny 和 Holliday[50]报道 1 名控制良好的甲状旁腺功能减退症患者,之后发生 Addison 病,在启动肾上腺皮质激素替代治疗后,患者出现了高血钙,达 14.5mg/dL。

念珠菌病

低血钙导致的外胚层营养不良表现包括指甲变脆等,在纠正钙磷代谢水平后可得到明显改善;然而,念珠菌病导致的皮肤黏膜等病变不会随之好转[23]。难治性念珠菌病包括黏膜、皮肤和指甲感染,治疗起来非常棘手,一旦确诊很难根除。

尽管皮肤黏膜念珠菌病的治疗效果通常是令人失望的,但在几年前有一项研究对健康人群应用白色念珠菌进行免疫,并将其血清联合两性霉素 B 输注入多名念珠菌病患者体内,结果成功治愈了念珠菌病。然而,Kirkpatrick 等[161]在 1979 年对 19 例慢性皮肤黏膜念珠菌病的患者进行研究,他们中大多数均存在细胞免疫异常,但是几乎所有人外周血中 T 细胞和 B 细胞数目及其对植物血凝素和刀豆素 A 的反应均正常。不仅如此,大多数人对念珠菌皮肤试验反应都是阴性的,而且应用健康人群免疫后的血清治疗(联合局部抗真菌药物治疗)都失败了。还有研究发现,大多数患者单用静脉注射两性霉素 B 可使病情得到缓解[62]。头面部的病变最容易治疗,但也容易复发。想要彻底、持久地根除念珠菌是难以实现的[102]。

由于经常在应用次氯酸盐进行消毒的游泳池中游泳的患者,皮肤和指甲的念珠菌病会有所改善,因此,局部应用次氯酸盐治疗念珠菌病可能有效。除非全身的念珠菌感染被控制,否则,即便对患者进行拔甲治疗,新长出的指甲也很容易再次被感染[62]。

目前,长期口服酮康唑是治疗皮肤黏膜念珠菌病的首选方法[162]。对于难治性和泛发性的病例,口服酮康唑也是有效的[163,164]。口服联合局部应用制霉菌素可有效预防真菌感染病变扩散,但很少能根除感染。

其他疾病

对于 APS1 患者必须定期筛查是否合并其他异常[4]。对患者进行 AIRE-1 基因检测有助于确诊,并且可以筛查看似健康的兄弟姐妹是否患病。如果没有条件进行基因检测,则建议对患者的兄弟姐妹至少每年检查内分泌功能[165]。由于 13%的 APS1 患者会出现自身免疫性肝炎,患者应常规进行肝功能和抗平滑肌抗体、抗线粒体抗体检测[4]。

皮质类固醇眼药水可用于治疗角膜结膜炎。外科治疗包括角膜切除术和角膜移植[74,76]。Wagman 及其团队[76]提出，对没有外科手术指征的患者应进行积极的药物治疗和管理。对于病情活跃的患者可给予局部抗生素和皮质类固醇药物点眼治疗，而不需要皮质类固醇或免疫抑制剂全身治疗[76]。研究者们注意到，在患病后大约 10 年，疾病进入一个相对稳定期。有趣的是，有研究报道，西咪替丁对角膜结膜炎也有一定的疗效，这也许与其具有部分免疫调节功能有关[166]。

Ward 及其团队报道 1 例 APS1 患者，由于严重的胰腺外分泌功能受损和角膜结膜炎而接受了环孢素 A 治疗，结果患者畏光症状完全缓解、毛发再生，而且药物不良反应轻微[167]。

APS1 患者由于内因子缺乏可导致严重的恶性贫血。脂肪泻也是 APS1 的一种重要表现。由于患者表现为低钙血症、脂肪泻和巨幼细胞性贫血，容易被误诊为叶酸缺乏症。如果脂肪泻较为严重，可影响维生素 D 的吸收能力，这时甲状旁腺功能减退症的治疗会更加困难。由于 1,25$(OH)_2D_3$ 较形式的维生素 D 水溶性强，应作为首选治疗药物；在这种情况下，应给予患者静脉注射钙剂治疗[68]。富含中链三酰甘油的饮食有助于减少因皂化作用导致的肠钙流失[68]。文献报道 1 例 APS1 患者，其表现为难治性腹泻、脂肪泻和低钙血症，仅在大剂量静脉注射甲泼尼龙和口服甲氨蝶呤后，病情才得到控制[168]。

1 例 10 岁的女性 APS1 患者表现为纯红细胞再生障碍，因常规治疗无效，患者接受了丙种球蛋白肌内注射治疗，之后病情得到缓解[20]。研究人员推测丙种球蛋白可能阻断了患者体内特异型–抗特异型抗体的相互作用，而使病情得到缓解[169]。

（王坤玲 译）

参考文献

1. Thakker RV. Hypoparathyrodism. In: Thakker RV, Whyte MP, Eisman JA, Igarashi T, editors. *Genetics of Bone Biology and Skeletal Disease*. San Diego: Elsevier, Inc.; 2013. p. 409–23.
2. Online Mendelian Inheritance in Man, OMIM™. McKusick-Nathans Institute for Genetic Medicine, Johns Hopkins University (Baltimore, MD) and National Center for Biotechnology Information, National Library of Medicine (Bethesda, MD).
3. Taitz LS, Zarate-Salvador C, Schwartz E. Congenital absence of the parathyroid and thymus glands in an infant (III and IV pharyngeal pouch syndrome). *Pediatrics* 1966;**38**:412–8.
4. Neufeld M, Maclaren NK, Blizzard RM. Two types of autoimmune Addison's disease associated with different polyglandular autoimmune (PGA) syndromes. *Medicine* 1981;**60**:355–62.
5. Aaltonen J, Björses P, Perheentupa J, Horelli-Kuitunen N, Palotie A, Peltonen L, et al. An autoimmune disease, APECED, caused by mutations in a novel gene featuring two PHD-type zinc-finger domains. *Nat Genet* 1997;**17**:399–403.
6. Millar S, Carson D. Clinical phenotypes of autoimmune polyendocrinopathy-candidiasis-ectodermal dystrophy seen in the Northern Ireland paediatric population over the last 30 years. *Ulster Med J* 2012;**81**:118–22.
7. Chen MH, Shum AK, Anderson MS. What's new in the Aire? *Trends Immunol* 2007;**28**:321–7.
8. Akirav EM, Ruddle NH, Herold KC. The role of AIRE in human autoimmune disease. *Nat Rev Endocrinol* 2011;**7**:25–33.
9. Greenberg F, Valdes C, Rosenblatt HM, Kirkland JL, Ledbetter DH. Hypoparathyroidism and T cell immune defect in a patient with 10p deletion syndrome. *J Pediatr* 1986;**109**:489–92.
10. Hong R. The DiGeorge anomaly. *Immunodeficiency Rev* 1991;**3**:1–14.
11. Blumberg D, AvRuskin T. Down's syndrome, autoimmune hyperthyroidism, and hypoparathyroidism: a unique triad (letter). *AJDC* 1987;**141**:1149.
12. Catalano C, Harris PE, Enia G, Postorino M, Martorano C, Maggiore Q. Acute interstitial nephritis associated with uveitis and primary hypoparathyroidism. *Am J Kid Dis* 1989;**14**:317–8.
13. Scully RE, Mark EJ, McNeely WF, McNeely BU. Case records of the Massachusetts General Hospital. *N Engl J Med* 1987;**317**:493–501.
14. Kasono K, Sato K, Suzuki T, Ohmura D, Demura R, Shizume K, et al. Falsely elevated serum parathyroid hormone levels due to immunoglobulin G in a patient with idiopathic hypoparathyroidism. *J Clin Endocrinol Metab* 1991;**72**:217–22.
15. Van de Casseye M, Gepts W. Primary (autoimmune?) parathyroiditis. *Virchows Arch Abt A Path Anat* 1973;**361**:257–61.
16. McElduff A, Lackmann M, Wilkinson M. Antiidiotypic PTH antibodies as a cause of elevated immunoreactive parathyroid hormone in idiopathic hypoparathyroidism, a second case: another manifestation of autoimmune endocrine disease? *Calcif Tissue Int* 1992;**51**:121–6.
17. Li Y, Song YH, Rais N, Connor E, Schatz D, Muir A, et al. Autoantibodies to the extracellular domain of the calcium sensing receptor in patients with acquired hypoparathyroidism. *J Clin Invest* 1996;**97**:910–4.
18. Claude M, Gougerot H. Insuffisance pluriglandulaire endocrinienne. *J Physiol Pathol Gen* 1908;**10**:469–80.
19. Falta W. Spateunuchoidismus und multiple Blutdrusensklerose. II. Die multiple Blut drusensklerose. *Berl Klin Wochenschr* 1912;**49**:1477–81.
20. Schmidt MB. Eine biglanduläre erkrankung (Nebennieren und Schilddrüsse) be: morbus Addisonii. *Verh Dtsch Pathol Ges* 1926;**21**:212–21.
21. Thorpe E, Handley H. Chronic tetany and chronic mycelial stomatitis in a child aged four and one-half year. *Am J Dis Child* 1929;**38**:328–38.
22. Talbot NB, Butler AM, MacLachlan EA. Effect of testosterone and allied compounds on mineral, nitrogen, and carbohydrate metabolism of a girl with Addison's disease. *J Clin Invest* 1943;**22**:583–93.
23. Sutphin A, Albright F, McCune DJ. Five cases (three in siblings) of idiopathic hypoparathyroidism associated with moniliasis. *J Clin Endocrinol* 1943;**3**:625–34.
24. Betterle C, Greggio NA, Volpato M. Clinical Review 93 Autoimmune polyglandular syndrome type 1. *J Clin Endo Metab* 1998;**83**:1049–55.
25. Leonard MF. Chronic idiopathic hypoparathyroidism with superimposed Addison's disease in a child. *J Clin Endocrinol* 1946;**6**:493–506.
26. Craig JM, Schiff LH, Boone JE. Chronic moniliasis associated with Addison's disease. *Am J Dis Child* 1955;**89**:669–84.
27. Whitaker J, Landing BH, Esselborn VM, Williams RR. The syndrome of familial juvenile hypoadrenocorticism, hypopara-

thyroidism and superficial moniliasis. *J Clin Endocrinol Metab* 1956;**16**:1374–87.
28. Roitt IM, Doniach D, Campbell PN, Hudson RV. Autoantibodies in Hashimoto's disease (lymphadenoid goitre). *Lancet* 1956:820–1.
29. Anderson JR, Goudie RB, Gray KG, Timbury GC. Auto-antibodies in Addison's disease. *Lancet* 1957:1123–4.
30. Blizzard RM, Chandler RW, Kyle MA, Hung W. Adrenal antibodies in Addison's disease. *Lancet* 1962:901–5.
31. Gass JDM. The syndrome of keratoconjunctivitis, superficial moniliasis, idiopathic hypoparathyroidism and Addison's disease. *Am J Ophthalmol* 1962;**54**:660–74.
32. Kunin AS, MacKay BR, Burns SL, Halberstam MJ. The syndrome of hypoparathyroidism and adrenocortical insufficiency, a possible sequel of hepatitis. *Am J Med* 1963;**34**:856–66.
33. Olin R, Poindexter MH. Familial idiopathic hypoparathyroidism: with superficial moniliasis, pernicious anemia and Addison's disease. *Minn Med* 1972;**55**:701–4.
34. Hung W, Migeon CJ, Parrott RH. Possible autoimmune basis for Addison's disease in three siblings—one with idiopathic hypoparathyroidism, pernicious anemia and superficial moniliasis. *N Eng J Med* 1963;**269**:658–63.
35. Castleman B, Towne VW. Case Records of the Massachusetts General Hospital. *N Engl J Med* 1954;**251**:442–8.
36. Papadatos C, Klein R. Addison's disease in a boy with hypoparathyroidism. *J Clin Endocrinol* 1954;**14**:653–60.
37. Neufeld M, MacLaren N, Blizzard RM. Autoimmune polyglandular syndromes. *Pediatr Ann* 1980;**9**:154–62.
38. Neufeld M, Blizzard RM. Polyglandular autoimmune disease. In: Pinchera A, Doniach D, Fenzi GF, et al., editors. *Symposium on Autoimmune Aspects of Endocrine Disorders*. New York: Academic Press; 1980. p. 357–65.
39. Lechuga-Gomez EE, Meyerson J, Bigazzi PE, Walfish PG. Polyglandular autoimmune syndrome type II. *CMAJ* 1988;**138**:632–4.
40. Parfitt AM. Surgical, idiopathic, and other varieties of parathyroid hormone-deficient hypoparathyroidism. In: DeGroot LJ, Cahill Jr GF, Odell WD, Martini L, Potts Jr JT, Nelson DH, et al., editors. *Endocrinology*, vol. 2. New York: Grune & Stratton; 1979. p. 755–68.
41. Sentochnik DE, Hoffman GS. Hypoparathyroidism due to progressive systemic sclerosis. *J Rheumatol* 1988;**15**:711–3.
42. Best TB, Munro RE, Burwell S, Volpé R. Riedel's thyroiditis associated with Hashimoto's thyroiditis, hypoparathyroidism, and retroperitoneal fibrosis. *J Endocrinol Invest* 1991;**14**:767–72.
43. Obermayer-Straub P, Manns MP. Autoimmune polyglandular syndromes. *Baillière's Clin Gastroenter* 1998;**12**:293–315.
44. Pearce SHS, Cheetham T, Imrie H, Vaidya B, Barnes ND, Bilous RW, et al. A common and recurrent 13-bp deletion in the autoimmune regulator gene in British kindreds with autoimmune polyendocrinopathy type 1. *Am J Hum Genet* 1998;**63**:1675–84.
45. Spinner MW, Blizzard RM, Childs B. Clinical and genetic heterogeneity in idiopathic Addison's disease and hypoparathyroidism. *J Clin Endocr* 1968;**28**:795–804.
46. Hooper MJ, Carter JN, Stiel JN. Idiopathic hypoparathyroidism and idiopathic hypoadrenalism occurring separately in two siblings. *Med J Aust* 1973;**1**:990–3.
47. Drury MI, Keelan DM, Timoney FJ, Irvine WJ. Juvenile familial endocrinopathy. *Clin Exp Immunol* 1970;**7**:125–32.
48. Comin DB, Hines JD, Wieland RG. Coexistent pernicious anemia and idiopathic hypoparathyroidism in a woman. *JAMA* 1969;**207**:1147–9.
49. Wuepper KD, Fudenberg HH. Moniliasis, "autoimmune" polyendocrinopathy, and immunologic family study. *Clin Exp Immunol* 1967;**2**:71–82.
50. Kenny FM, Holliday MA. Hypoparathyroidism, moniliasis, Addison's and Hashimoto's diseases. *N Engl J Med* 1964;**271**:708–13.
51. Blizzard RM, Chee D, Davis W. The incidence of parathyroid and other antibodies in the sera of patients with idiopathic hypoparathyroidism. *Clin Exp Immunol* 1966;**1**:119–28.
52. Fanconi A. Hypoparathyreoidismus im Kindesalter. *Ergeb Inn Med Kinderheik* 1969;**28**:54–119.
53. Aaltonen P, Myllamiomi S, Sipila I, Perheentupa J. Clinical variation of autoimmune polyendocrinopathy-candidiasis-ectodermal dystrophy (APECED) in a series of 68 patients. *N Engl J Med* 1990;**322**:1829–36.
54. Orlova EM, Bukina AM, Kuznetsova ES, Kareva MA, Zakharova EU, Peterkova VA, et al. Autoimmune polyglandular syndrome type 1 in Russian patients: clinical variants and autoimmune regulator mutations. *Horm Res Paediatr* 2010;**73**:449–57.
55. Proust-Lemoine E, Saugier-Veber P, Lefranc D, Dubucquoi S, Ryndak A, Buob D, et al. Autoimmune polyendocrine syndrome type 1 in north-western France: AIRE gene mutation specificities and severe forms needing immunosuppressive therapies. *Horm Res Paediatr* 2010;**74**:275–84.
56. Betterle C, Ghizzoni L, Cassio A, Baronio F, Cervato S, Garelli S, et al. Autoimmune-polyendocrinopathy-candidiasis-ectodermal-dystrophy in Calabria: clinical, immunological and genetic patterns. *J Endocrinol Invest* 2012;**35**:877–81.
57. Battistella PA, Pozzan GB, Rigon F, Zancan L, Zacchello F. Autoimmune hypoparathyroidism and hyper-CK-emia (letter). *Brain Dev* 1991;**13**:61.
58. Nerup J. Addison's disease—a review of some clinical, pathological and immunological features. *Danish Med Bull* 1974;**21**:201–17.
59. Marieb NJ, Melby JC, Lyall SS. Isolated hypoaldosteronism associated with idiopathic hypoparathyroidism. *Arch Intern Med* 1974;**134**:424–9.
60. Lehner T. Classification and clinicopathological features of Candida infections in the mouth. In: Winner HI, Hurley R, editors. *Symposium on Candida Infections*. Edinburg: E & S Livingstone; 1966. p. 119.
61. Morse WI, Cochrane WA, Landrigan PL. Familial hypoparathyroidism with pernicious anemia, steatorrhea and adrenocortical insufficiency. *N Eng J Med* 1961;**264**:1021–6.
62. Kirkpatrick CH, Rich RR, Bennett JE. Chronic mucocutaneous candidiasis: model-building in cellular immunity. *Ann Intern Med* 1971;**74**:955–78.
63. Blizzard RM, Gibbs JH. Candidiasis: studies pertaining to its association with endocrinopathies and pernicious anemia. *Pediatrics* 1968;**42**:231–7.
64. Fields JP, Fragola L, Hadley TP. Hypoparathyroidism, candidiasis, alopecia and vitiligo. *Arch Derm* 1971;**103**:687–9.
65. Presley SJ, Paul JT. Idiopathic hypoparathyroidism. Report of a case. *Ill Med J* 1960;**118**:298–300.
66. Vazquez AM, Kenny FM. Ovarian failure and antiovarian antibodies in association with hypoparathyroidism, moniliasis, and Addison's and Hashimoto's diseases. *Obstet Gynec* 1973;**41**:414–8.
67. Golonka JE, Goodman AD. Coexistence of primary ovarian insufficiency, primary adrenocortical insufficiency and idiopathic hypoparathyroidism. *J Clin Endocr* 1968;**28**:79–82.
68. Lorenz R, Burr IM. Idiopathic hypoparathyroidism and steatorrhea: a new aid in management. *J Peds* 1974;**85**:522–5.
69. Sjöberg K-H. Moniliasis—an internal disease?: three cases of idiopathic hypoparathyroidism with moniliasis, steatorrhea, primary amenorrhea and pernicious anemia. *Acta Medica Scand* 1966;**179**:157–66.
70. Kleerekoper M, Basten A, Penny R, Posen S. Idiopathic hypoparathyroidism with primary ovarian failure. *Arch Intern Med* 1974;**134**:944–7.
71. McMahon FG, Cookson DU, Kabler JD, Inhorn SL. Idiopathic hypoparathyroidism and idiopathic adrenal cortical insufficiency occurring with cystic fibrosis of the pancreas. *Ann Intern Med* 1959;**51**:371–84.
72. Ikkala E, Siurala M, Viranko M. Hypoparathyroidism and pernicious anemia. *Acta Med Scand* 1964;**176**:73–7.
73. Hermans PE, Ulrich JA, Markowitz H. Chronic mucocutaneous

candidiasis as a surface expression of deep-seated abnormalities. Report of a syndrome of superficial candidiasis, absence of delayed hypersensitivity and aminoaciduria. *Am J Med* 1969;**47**:503–19.
74. Stieglitz LN, Kind HP, Kazdan JJ, Fraser D, Kooh SW. Keratitis with hypoparathyroidism. *Am J Ophthal* 1977;**84**:467–72.
75. Pohjola S. Ocular manifestations of idiopathic hypoparathyroidism: case report and review of the literature. *Acta Ophthalmol* 1962;**40**:255–65.
76. Wagman RD, Kazdan JJ, Kooh SW, Fraser D. Keratitis associated with the multiple endocrine deficiency, autoimmune disease, and candidiasis syndrome. *Am J Ophthal* 1987;**103**:569–75.
77. Svane-Knudsen P. Severe secondary ocular changes in a patient suffering from idiopathic hypoparathyroidism and pernicious anemia. *Acta Ophthalmol* 1959;**37**:560–7.
78. Wagner R. The syndrome of chronic hypoparathyroidism, Addison's disease and superficial moniliasis. *Exp Med Surg* 1960;**18**:157–60.
79. Haviv JS, Safadi R, Zamir E. A rapidly progressive cataract in a patient with autoimmune hypoparathyroidism and acute liver and renal failure. *Am J Nephrol* 1999;**19**:523–6.
80. Kalb RE, Grossman ME. Ectodermal defects and chronic mucocutaneous candidiasis in idiopathic hypoparathyroidism. *J Am Acad Dermatol* 1986;**15**:353–6.
81. Williams E, Wood C. The syndrome of hypoparathyroidism and steatorrhoea. *Arch Dis Child* 1959;**34**:302–6.
82. Perniola R, Tamborrino G, Marsigliante S, De Rinaldis C. Assessment of enamel hypoplasia in autoimmune polyendocrinopathy-candidiasis-ectodermal dystrophy (APECED). *J Oral Pathol Med* 1998;**27**:278–82.
83. Jackson WPU. Steatorrhoea and hypoparathyroidism (letter). *Lancet* 1957:1086–7.
84. Bialkowska J, Zygmunt A, Lweinski A, Stankiewicz W, Knopik-Dabrowicz A, Szubert W, et al. Hepatitis and the polyglandular autoimmune syndrome, type 1. *Arch Med Sci* 2011;**7**:536–9.
85. Cochrane WA, Morse WI, Landrigan P. Familial hypoparathyroidism with pernicious anemia and adrenal insufficiency related to intestinal dysfunction. *Am J Dis Child* 1960;**100**:544–5.
86. Morse WI, Cochrane WA, Landrigan PL. Familial hypoparathyroidism with pernicious anemia, steatorrhea and adrenocortical insufficiency. *N Engl J Med* 1961;**264**:1021.
87. Clarkson B, Kowlessar OD, Horwith M, Sleisenger MH. Clinical and metabolic study of a patient with malabsorption and hypoparathyroidism. *Metabolism* 1960;**9**:1093–106.
88. DiGeorge AM, Paschkis K. The syndrome of Addison's disease, hypoparathyroidism and superficial moniliasis. *Am J Dis Child* 1957;**94**:476–8.
89. Russell RI. Hypoparathyroidism and malabsorption. *Br Med J* 1967;**3**:781.
90. Snodgrass RW, Mellinhoff SM. Idiopathic hypoparathyroidism with small bowel x-ray features of sprue, without steatorrhea. *Am J Dig Dis* 1962;**7**:273–80.
91. Miettinen TA, Perheentupa J. Bile salt deficiency in fat malabsorption of hypoparathyroidism. *Scand J Clin Lab Invest* 1971;**27**(Suppl. 116):36.
92. Bockle BC, Wilhelm M, Muller H, Gotsch C, Sepp NT. Oral mucous squamous cell carcinoma—an anticipated consequence of autoimmunepolyendocrinopathy-candidiasis-ectodermal dystrophy (APECED). *J Am Acad Dermatol* 2010;**62**:864–8.
93. Shephard MK, Schifter M, Palme CE. Multiple oral squamous cell carcinomas associated with autoimmune polyendocrinopathy-candidias-ectodermal dystrophy. *Oral Surg Oral Med Oral Pathol Oral Radiol* 2012;**114**:e36–42.
94. Abraham A, Ziv I, Steinmetz A, Groshar D, Djaldetti R. Autoimmune polyendocrine syndrome type I and brain calcinosis. *Parkinsonism Relat Disord* 2010;**16**:101–4.
95. Pun T, Chandurkar V. Growth hormone deficiency, short stature, and juvenile rheumatoid arthritis in a patient with autoimmune polyglandular syndrome type 1: case report and brief review of literature. *ISRN Endocrinol* 2011;**2011**:462759.
96. Lima K, Abrahamsen TG, Wolff AB, Husebye E, Alimohammadi M, Kampe O, et al. Hypoparathyroidism and autoimmunity in the 22q11.2 deletion syndrome. *Eur J Endocrinol* 2011;**165**: 345–52.
97. Capalbo D, DeMartino L, Giardino G, DiMase R, DiDonato I, Parenti G, et al. Autoimmune polyendocrinopathy candidiasis ectodermal dystrophy: insights into genotype-phenotype correlation. *Int J Endocrinol* 2012;**2012**:353250.
98. Louria DB, Brayton RG. Substance in blood lethal for Candida albicans. *Nature* 1964;**201**:309.
99. Roth Jr FJ, Boyd CC, Sagami S, Blank H. An evaluation of the fungistatic activity in serum. *J Invest Derm* 1959;**32**:549–56.
100. Esterly NB, Brammer SR, Crounse RG. In vitro inhibition of candidal growth by human serum. *J Invest Derm* 1967;**49**:246–50.
101. Dobias B. Moniliasis in pediatrics. *J Dis Child* 1957;**94**:234–9.
102. Strom L, Winberg J. Idiopathic hypoparathyroidism. *Acta Pediat* 1954;**43**:574–81.
103. Windorfer A. Kasuistischer beitrag zum syndrom moniliasis, hypoparathyreoidismus und morbus Addison. *Mschr Kinderheilk* 1970;**118**:103–5.
104. Jellinek. (Discussion). In: Fields JP, Fragola L, Hadley TP, editors. *Hypoparathyroidism, candidiasis, alopecia, and vitiligo. Arch Dermatol* 1971; **103**: 687–9.
105. McQuarrie I, Hansen AE, Zeigler MR. Studies on the convulsive mechanism in idiopathic hypoparathyroidism. *J Clin Endocrinol* 1941;**1**:789–98.
106. Blizzard RM, Kyle M. Studies of the adrenal antigens and antibodies in Addison's disease. *J. Clin Invest* 1962;**42**:1653–60.
107. Irvine WJ, Scarth L. Antibody to the oxyphil cells of the human parathyroid in idiopathic hypoparathyroidism. *Clin Exp Immunol* 1969;**4**:505–10.
108. Jankovic BD, Isvaneski M, Popeskovic L, Mitrovic K. Experimental allergic thyroiditis (and parathyroiditis) in neonatally thymectomized and bursectomized chickens. Participation of the thymus in development of disease. *Int Arch Allergy* 1965;**26**:18–33.
109. Lupulescu A, Pop A, Merculiev E, Neascu C, Heithmanek C. Experimental iso-immune hypoparathyroidism in rats. *Nature, London* 1965;**206**:415–6.
110. Lupulescu A, Potorac E, Pop A, Heitmanek C, Merculiev E, Chisiu N, et al. Experimental investigations on immunology of the parathyroid gland. *Immunology* 1968;**14**:475–82.
111. Spinner MW, Blizzard RM, Gibbs J, Abbey H, Childs B. Familial distributions of organ specific antibodies in the blood of patients with Addison's disease and hypoparathyroidism and their relatives. *Clin Exp Immunol* 1969;**5**:461–8.
112. Swana GT, Swana MR, Bottazzo CF, Doniach D. A human specific mitochondrial antibody: its importance in the identification of organ-specific reactions. *Clin Exp Immunol* 1977;**28**:517–25.
113. Doniach D, Bottazzo GF. Polyendocrine autoimmunity. In: Franklin EC, editor. *Clinical Immunology Update*, vol. 2. New York: Elsevier; 1981. p. 95–121.
114. Haspel MV, Onodera T, Prabhakar BS, Horita M, Suzuki H, Notkins AL. Viral-induced autoimmunity: monoclonal antibodies that react with endocrine tissues. *Science* 1983;**220**:304–6.
115. Betterle C, Caretto A, Zeviani M, Pedini B, Salviati C. Demonstration and characterization of anti-human mitochondria autoantibodies in idiopathic hypoparathyroidism and in other conditions. *J Exp Immunol* 1985;**62**:353–60.
116. Burckhardt P. Idiopathic hypoparathyroidism and autoimmunity. *Hormone Res* 1982;**16**:304–7.
117. Posillico JT, Wortsman J, Srikanta S, Eisenbarth GS, Mallette LE, Brown EM. Parathyroid cell surface autoantibodies that inhibit parathyroid hormone secretion from dispersed human parathyroid cells. *J Bone Min Res* 1986;**1**:475–83.
118. Brandi M-L, Aurbach GD, Fattorossi A, Quarto R, Marx SJ, Fitzpatrick LA. Antibodies cytotoxic to bovine parathyroid cells

in autoimmune hypoparathyroidism. *Proc Natl Acad Sci USA* 1986;**83**:8366–9.
119. Fattorossi A, Aurbach GD, Sakaguchi K, Cama A, Marx SJ, Streeten EA, et al. Anti-endothelial cell antibodies: detection and characterization in sera from patients with autoimmune hypoparathyroidism. *Proc Natl Acad Sci USA* 1988;**85**:4015–9.
120. Block MB, Pachman LM, Windhorst D, Goldfine ID. Immunological findings in familial juvenile endocrine deficiency syndrome associated with mucocutaneous candidiasis. *Am J Med Sci* 1971;**261**:213–8.
121. Levy RL, Bach ML, Huang S, Bach FH, Hong R, Ammann AJ, et al. Thymic transplantation in a case of chronic mucocutaneous candidiasis. *Lancet* 1971:898–900.
122. Rao KJ, Tomar RH, Moses AM. Cell mediated immunity in hypoparathyroidism (abstract). *Clin Res* 1974;**22**:704A.
123. Irvine WJ, Barnes EW. Addison's disease, ovarian failure, and hypoparathyroidism. *Clin Endocrinol Metab* 1975;**4**:379–434.
124. Arulanantham K, Dwyer JM, Genel MD. Evidence for defective immunoregulation in the syndrome of familial candidiasis endocrinopathy. *N Engl J Med* 1979;**300**:164–8.
125. Wirfält A. Genetic heterogeneity in autoimmune polyglandular failure. *Acta Med Scan* 1981;**210**:7–13.
126. Eisenbarth G, Wilson P, Ward F, Lebovitz HE. HLA type and occurrence of disease in familial polyglandular failure. *N Engl J Med* 1978;**298**:92–4.
127. Eisenbarth GS, Wilson PW, Ward F, Buckley C, Lebovitz H. The polyglandular failure syndrome: disease inheritance, HLA type, and immune function: studies in patients and families. *Ann Intern Med* 1979;**91**:528–33.
128. Wortsman J, McConnachie P, Baker Jr JR, Mallette LE. T-Lymphocyte activation in adult-onset idiopathic hypoparathyroidism. *Am J Med* 1992;**92**:352–6.
129. Peterson P, Perheentupa J, Krohn KJE. Detection of candidal antigens in autoimmune polyglandular syndrome type 1. *Clin Diag Lab Immun* 1996;**3**:290–4.
130. Rose NR. Is idiopathic hypoparathyroidism an autoimmune disease? *J Clin Invest* 1996;**97**:899–900.
131. Hedstrand H, Ekwall O, Haavik J, Landgren E, Betterle C, Perheentupa J, et al. Identification of tyrosine hydroxylase as an autoantigen in autoimmune polyendocrine syndrome type 1. *Biochem Biophys Res Comm* 2000;**265**:456–61.
132. Hedstrand H, Perheentupa J, Ekwall O, Gustafsson J, Michaëlsson G, Husebye E, et al. Antibodies against hair follicles are associated with alopecia totalis in autoimmune polyendocrine syndrome type I. *Soc Invest Dermat* 1999;**113**:1054–8.
133. Kemp EH, Gavalas NG, Krohn KJE, Brown EM, Watson PF, Weetman AP. Activating autoantibodies against the calcium-sensing receptor detected in two patients with autoimmune polyendocrine syndrome type 1. *J Clin Endocrinol Metab* 2009;**94**:4749–56.
134. Kemp EH, Gavalas NG, Akhtar S, Krohn KJ, Pallais JC, Brown EM, et al. Mapping of human autoantibody binding sites on the calcium-sensing receptor. *J Bone Miner Res* 2010;**25**:132–40.
135. Kelmetti P, Björses P, Tuomi T, Perheentupa J, Partanen J, Rautonen N, et al. Autoimmunity to glutamic acid decarboxylase in patients with autoimmune polyendocrinopathy-candidiasis-ectodermal dystrophy (APECED). *Clin Exp Immunol* 2000;**119**:419–25.
136. Hedstrand H, Ekwall O, Olsson MJ, Landgren FE, Kemp EH, Weeetman AP, et al. The transcription factors SOX9 and SOX10 are vitiligo autoantigens in autoimmune polyendocrine syndrome type 1. *J Biol Chem* 2001;**276**:35390–5.
137. Kisand K, Link M, Wolff AS, Meager A, Tserel L, Org T, et al. Interferon autoantibodies associated with AIRE deficiency decrease the expression of IFN-stimulated genes. *Blood* 2008;**112**:2647–66.
138. Oftedal BE, Wolff AS, Bratland E, Kampe O, Perheentupa J, Myhre AG, et al. Radio-immunoassay for autoantibodies against interferon omega; its use in the diagnosis of autoimmune polyendocrine syndrome type I. *Clin Immunol* 2008;**129**:163–9.
139. Ekwall O, Sjöberg K, Mirakian R, Rorsman F, Kämpe O. Tryptophan hydroxylase autoantibodies and intestinal disease in autoimmune polyendocrine syndrome type 1. *Lancet* 1999;**354**:568.
140. Nagamine K, Peterson P, Scott HS, Kudoh J, Minoshima S, Heino M, et al. Positional cloning of the APECED gene. *Nat Genet* 1997;**17**:393–8.
141. Aaltonen J, Björses P, Sandkuijl L, Perheentupa J, Peltonen L. An autosomal locus causing autoimmune disease: autoimmune polyglandular disease type I assigned to chromosome 21. *Nat Genet* 1994;**8**:83–7.
142. Gibson TJ, Ramu C, Gemünd Aasland R. The APECED polyglandular autoimmune syndrome protein, AIRE-1, contains the SAND domain and is probably a transcription factor. *Trends Biochem Sci* 1998;**23**:242–4.
143. Al-Owain M, Kaya N, Al-Zaidan H, Hussain IB, Al-Manea H, Al-Hindi H, et al. Renal failure associated with APECED and terminal 4q deletion: evidence of autoimmune nephropathy. *Clin Dev Immunol* 2010;**2010**:586345.
144. Hubert FX, Kinkel SA, Crewther PE, Cannon PZ, Webster KE, Link M, et al. Aire-deficient C57BL/6 mice mimicking the common human 13-base pair deletion mutation present with only a mild autoimmune phenotype. *J Immunol* 2009;**182**:3902–18.
145. Björses P, Halonen M, Palvimo JJ, Kolmer M, Aaltonen J, Ellonen P, et al. Mutations in the AIRE gene: Effects on subcellular location and transactivation function of the autoimmune polyendocrinopathy-candidiasis-ectodermal dystrophy protein. *Am J Hum Genet* 2000;**66**:378–92.
146. Dittmar M, Kahaly GJ. Genetics of autoimmune hypoparathyroidism. *Clin Cases Min Bone Metab* 2004;**1**:113–6.
147. Bowl MR, Nesbit MA, Turner JJO, Harding B, Thakker RV. Compound heterozygous AIRE-1 mutations causing autoimmune polyendocrinopathy syndrome type 1. *Clin Cases Min Bone Metab* 2004;**1**:143–5.
148. Heino M, Scott HS, Chen Q, Peterson P, Mäenpää U, Papasavvas M-P, et al. Mutation analyses of North American APS-1 patients. *Hum Mutat* 1999;**13**:69–74.
149. O'Gorman CS, Shulman R, Lara-Corrales I, Pope E, Marcon M, Grasemann H, et al. A child with autoimmune polyendocrinopathy candidiasis and ectodermal dysplasia treated with immunosuppression: a case report. *J Med Case Rep* 2013;**7**:44.
150. Devoss JJ, Shum AK, Johannes KP, Lu W, Krawisz AK, Wang P, et al. Effector mechanisms of the autoimmune syndrome in the murine model of autoimmune polyglandular syndrome type 1. *J Immunol* 2008;**181**:4072–9.
151. Gavanescu I, Benoist C, Mathis D. B cells are required for Aire-deficient mice to develop multi-organ autoinflammation: a therapeutic approach for APECED patients. *Proc Natl Acad Sci USA* 2008;**105**:13009–14.
152. Popler J, Alimohammadi M, Kämpe O, Dalin F, Dishop MK, Barker JM, et al. Autoimmune polyendocrine syndrome type 1: utility of KCNRG autoantibodies as a marker of active pulmonary disease and successful treatment with rituximab. *Pediatr Pulmonol* 2012;**47**:84–7.
153. Jeffcoate WJ, Hosking DJ, Jones RM. Hypoparathyroidism and Addison's disease: a potentially lethal combination. *J Royal Soc Med* 1987;**80**:709–10.
154. Wallace IR, McConnell V, Bell PM, Lindsay JR. Challenges in management of primary hypoparathyroidism associated with autoimmune polyglandular syndrome type 1. *Case Rep Endocrinol* 2011;**2011**:281758.
155. Gustafsson J, Holmberg I, Hardell L-I, Foucard T. Hypoparathyroidism and liver disease—evidence for a vitamin D hydroxylation defect: a case report. *Acta Endocrinologica* 1984;**105**:211–4.
156. Bertelloni S, Parrino R, Baroncelli GI, Cetani F. Hypoparathyroidism due to autoimmune polyendocrinopathy-candidiasis-ectodermal dystrophy: long-term clinical follow-up. *Clin Cases Min Bone Metab* 2004;**1**:137–41.
157. Jork A, Glockner H, Thurmer F, Ulrich F, Brandi ML. Cell therapies in hypoparathyroidism. *Clin Cases Min Bone Metab* 2004;**1**:163–6.
158. Matarazzo P, Tuli G, Fiore L, Mussa A, Feyles F, Peiretti V, et al.

Teriparatide (rhPTH) treatment in children with syndromic hypoparathyroidism. *J Pediatr Endocirnol Metab* 2013;**14**:1–7.
159. Leifer E, Hollander W. Idiopathic hypoparathyroidism and chronic adrenal insufficiency: a case report. *J Clin Endocrinol Metab* 1953;**13**:1264–9.
160. Quichaud J, Le Bozec R, Frison B, Galez A, Massy B, Blanchard J. Syndrome candidose—hypoparathyroïdie insuffisance surrénale idiopathique chez un garçon de 10 ans: considérations nosologiques et étiopathogéniques. *Ann D'Endocrinologie* 1969;**30**: 682–95.
161. Kirkpatrick CH, Greenberg LE. In: Khan A, Kirkpatrick CH, Hill NO, editors. *Immune Regulators in Transfer Factor*, New York and London: Academic Press; 1979.
162. Tomeck KJ, Dijkstra JWE. Superficial fungal infections of the skin. In: Rakel RE, editor. *Conn's Current Therapy 1993*. Philadelphia: WB Saunders Company; 1993. p. 792–4.
163. Peterson EQ, Alling DW, Kirkpatrick CH. Treatment of chronic mucocutaneous candidiasis with ketoconazole: controlled clinical trial. *Ann Intern Med* 1980;**93**:791–5.
164. Horsburg Jr CR, Kirkpatrick CH. Long-term therapy of mucocutaneous candidiasis with ketoconazole: Experience with twenty-one patients. *Am J Med* 1983;**74**:23–9.
165. Daneman D, Kooh SW, Fraser D. Hypoparathyroidism and pseudohypoparathyroidism in childhood. *Clin Endocrinol Metab* 1982;**11**:211–31.
166. Jorizzo JL, Sams Jr WM, Jegasothy BV, Olansky AJ. Cimetidine as an immunomodulator: chronic mucocutaneous candidiasis as a model. *Ann Intern Med* 1980;**92**:192–5.
167. Ward L, Paquette J, Seidman E, Huot C, Alvarez F, Crock P, et al. Severe autoimmune polyendocrinopathy-candidiasis-ectodermal dystrophy in an adolescent girl with a novel AIRE mutation: response to immunosuppressive therapy. *J Clin Endo Metab* 1999;**84**:844–52.
168. Padeh S, Theodor R, Jonas A, Passwell JH. Severe malabsorption in autoimmune polyendocrinopathy-candidosis-ectodermal dystrophy syndrome successfully treated with immunosuppression. *Arch Dis Child* 1997;**76**:532–4.
169. Etzioni A, Atias D, Pollack S, et al. Complete recovery of pure red cell aplasia by intramuscular gammaglobulin therapy in a child with hypoparathyroidism. *Am J Hematol* 1986;**22**:409–14.

第 53 章

甲状旁腺功能减退症的临床表现

Michael Mannstadt, Deborah M. Mitchell

引言

甲状旁腺功能减退症的大部分临床表现和体征与低钙血症有关，感觉异常、手足抽搐、癫痫、低血钙性心肌病是其典型表现。根据低钙血症的严重程度及发病速度，临床症状有所差异。此外，个体之间出现低钙血症的血清钙阈值也是不同的。其他特征，明显的颅内钙化和低血钙的水平没有直接关系，而与高磷血症和血清钙磷酸产物过多有关。因为这种疾病少见，使得大规模和系统性研究比较困难[1,2]。在一篇甲状腺术后甲状旁腺功能减退症发病率研究的评论中，很好地描述了甲状旁腺功能减退症临床表现的变异性和隐匿性：

当抽搐的症状出现时（甲状旁腺功能减退症）诊断并不困难，但这些症状常常没有。患者可能因湿疹、疱疹样脓疱病、脱发、指甲变化就诊于皮肤科，因腹部疼痛就诊于胃肠病科，因冰冻肩就诊于理疗科，因白内障就诊于眼科，因视盘水肿就诊于神经内科，因喘鸣音就诊于喉科，因焦虑症或抑郁症就诊于精神科。或者患者不是来自任何一个科室，但经常与他的手术医生抱怨自从术后出现乏力和身体不适[3]。

神经系统表现

神经肌肉兴奋性

甲状旁腺功能减退症的经典表现是神经肌肉兴奋性明显增加。在用乌贼轴突做的一系列典型实验中发现，低钙血症可使细胞膜去极化的阈值降低并导致神经冲动传导[4]。中度的神经兴奋性增加表现为感觉异常，常见于口周、手指及脚趾末端[5]。更严重的低钙血症可以导致肌肉痉挛，特别是手足痉挛（助产士手），其特征为手腕和掌指关节弯曲、指间关节延伸、拇指内收[6]。肌电图显示为自发的快速射击，通常是双峰[6]。呼吸肌受影响后可出现喉痉挛和支气管痉挛，严重者可危及生命[7-9]。

体检发现 Chvostek 征和 Trousseau 征阳性提示神经肌肉兴奋性增加[10]。Chvostek 征（面神经叩击征）是通过轻拍耳垂前大约 2cm 的脸颊上周围的口面部肌肉，出现肌肉收缩为阳性。Trousseau 征（束臂加压试验）（图 53.1）是给予血压计袖带加压且超过腕部近端血压并持续 3 分钟后出现的腕关节痉挛。这两者的机制被认为是降低了神经冲动传导的阈值，通过机械刺激（Chvostek 征）或缺血（Trousseau 征）诱发。Chvostek 征的敏感性和特异性比较低，一项研究提出 29%的低钙血症患者 Chvostek 征为阴性，而另一项研究表明 25%的健康者 Chvostek 征为阳性[10-12]。Trousseau 征有较高的鉴别力，其敏感性为 94%~100%，特异性为 96%~99%[13,14]。

比较严重或进展较快的低钙血症会出现癫痫。局灶性和全身性强直-阵挛性癫痫发作都曾被报道，这些甚至会发生在没有感觉异常或手足搐搦的患者中[12,15]。癫痫在低钙血症患者中的发病率在早期报道比较高，为 30%~70%[1,12,16]。值得注意的是，一项报道指出，与手术后出现的甲状旁腺功能减退症（18%）相比，癫痫在特发性甲状旁腺功能减退症（86%）中更常见[12]。最近大规模数据研究报道显示癫痫发病率减少到 4%~8%[17,18]。随着时间推移，导致癫痫发作风险降低的因素包括早期诊断、改善治疗和监测或患者患病比例的改变（即手术后甲状旁腺功能减退症患者比例较高）。

神经运动表现

甲状旁腺功能减退症与多种神经运动表现有关。最常见的症状是帕金森综合征（运动迟缓、面具脸、静止性震颤、慌张步态）[19-23]。其他锥体外系症状包括舞蹈

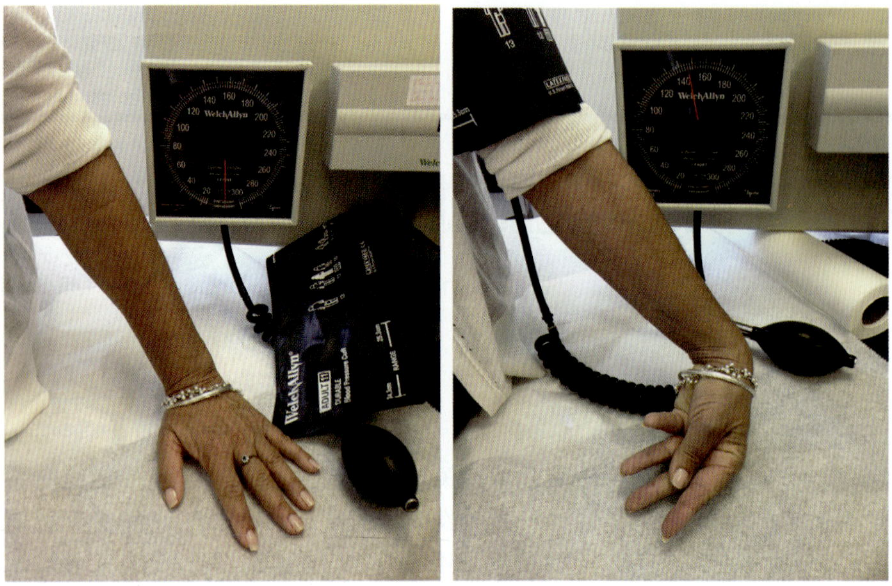

图 53.1 Trousseau 征：特发性甲状旁腺功能减退症的 50 岁女性患者，血清总钙为 6.8mg/dL。血压计袖带充气膨胀且血压计读数超过收缩压，3 分钟后，患者手部（左图）肌肉收缩（右图），腕关节、掌指关节、拇指弯曲、手指过伸，被称为“助产士手”。

病样运动和偏身投掷症也都有描述[24-27]。一些少见的小脑症状，如共济失调、构音障碍在甲状旁腺功能减退症中也被发现。

甲状旁腺功能减退症神经运动表现的发病率不清楚，而且根据潜在病因而有所差异。在病例报道中，锥体外系症状发生率为 4%~12%[23]。在一组 120 例患者的分析中，约 2/3 的患者为术后甲状旁腺功能减退症，仅 2% 由图表评分诊断为帕金森综合征（Mitchell 等，未发表的数据）。对 31 例有神经运动表现的甲状旁腺功能减退症的病例进行总结时，Abe 等注意到舞蹈病和舞蹈手足徐动症在特发性疾病患者中更为常见，虽然这种病因的发病率总体较低。这种差异是否因为疾病的病理生理与性别分布、发病年龄或疾病持续时间的差异还未知。

与图表审查和病例报道相比，对甲状旁腺功能减退症患者进行专门的神经病学检查发现，甲状旁腺功能减退症患者的神经功能障碍发生率更高。在一项小样本病例对照研究中，11 例（45%）甲状旁腺功能减退症患者在体检中发现有“神经异常”，但没有报道这些异常的细节[28]。在最近一项 62 例特发性甲状旁腺功能减退症患者的研究中报道，16%的患者有锥体外系症状，21%有小脑功能障碍表现。

在甲状旁腺功能减退症中，神经运动现象的原因仍不清楚。人们很容易将这些归因于甲状旁腺功能减退症中很常见的基底神经节钙化以及其他脑内钙化，包括小脑内的钙化[29]。确实，在大部分有神经功能障碍的病例报道中，脑钙化是存在的。在一项小型研究中，脑钙化的严重程度与异常运动发现呈正相关[23,28]。此外，类似的神经运动的功能障碍见于家族性特发性基底神经节钙化（Fahr 病）[30]，它与血清矿物质离子和钙调节激素无关，在某些情况下为Ⅲ型钠依赖磷酸盐转运体突变所致[31]。另一方面，多数病例报道也记载部分/不完全的低钙血症的改善[19,23-26]。虽然这些病例中没有特别的监测，血清钙正常并不能解决基底神经节钙化的问题[29]。此外，一项系统性研究发现，基底神经节钙化的体积在有或没有神经运动功能障碍的患者中无区别，并且在有或没有小脑钙化的患者中出现小脑症状的频率近似[32]。这些相互矛盾表现的可能原因是，低血钙通过脑钙化加重神经功能障碍，这可能并不能在每个病例中通过影像来解释[25]。

神经认知和神经精神表现

许多甲状旁腺功能减退症患者的注意力和精神敏感性下降[33]。甲状旁腺功能减退协会宣传团体成员常常用“一头雾水”来描述这种感觉[5]。一些病例报道详细描述了认知障碍甚至明显的痴呆与甲状旁腺功能减退症有关[19,24,34]。在一项 11 例甲状旁腺功能减退症患者的小型病例对照研究中，65%的患者有一定程度的认知障碍[28]。在最近一项对 62 例甲状旁腺功能减退症患者进行的病例对照研究中，甲状旁腺功能减退症与认知功能障碍评分显著恶化相关，32%的患者在“受损”范围内得分，而仅 6%的正常人在此范围内[32]。在其他几个认知领域包括语言智力、视觉空间功能和记忆等也都存在显著差异[32]。

此外，患者经常抱怨疲劳、情绪改变和焦虑。一项旨在评价情绪和幸福感的病例对照研究中，选取 25 例甲状腺术后甲状旁腺功能减退症患者和 25 例甲状腺术后无甲状旁腺功能减退症者[35]。根据症状自评量表 90（这是一份有效的一般心理症状问卷），甲状旁腺功能减退症患者总体症状严重程度显著高于对照组，48% 的患者在重度受损区域，而对照组仅 24%。甲状旁腺功能减退症患者得分较高，提示可能存在更严重的症状，包括躯体症状、抑郁、焦虑、敌对、恐惧性焦虑和精神病倾向。在同一项研究中，患者有更多的身体主诉，包括“易疲劳”、四肢疼痛和心脏不适（如心悸）等[35]。

随着神经运动学的出现，许多作者将神经精神症状与基底神经节和其他脑内钙化相关联。在一项 11 例患者的研究中，发现认知功能障碍与脑钙化严重程度相关的趋势（P=0.07）[28]。但大规模研究并没有这种关联[32]。然而，这项研究发现，在诊断之前长时间的症状以及诊断后应用较高的钙磷酸盐产品是认知功能受损的独立预测因子，提示微血管钙化或其他异位钙沉积可能起作用[32]。

低血钙本身可能导致急性认知功能障碍，并改变健康状况。在许多病例报道中，开始或恢复钙和活性维生素 D 治疗后，认知功能障碍是迅速可逆的。Eraut 等描述 1 例 80 岁男性因痴呆入院治疗，他完全失去方向感，也无法回应指令。在甲状旁腺功能减退症被确诊并纠正低血钙后，他的痴呆症状完全解决了，“他对钙代谢表现出浓厚的兴趣”[19]。为了进一步说明血清钙水平的作用，一项对 62 例患者的纵向研究发现，血清钙的增加与认知功能的改善有关[32]。

血清钙不可能是导致与甲状旁腺功能减退症相关的心理症状的唯一因素。在上述使用症状自评量表 90[35] 的研究中显示，血清钙与全球心理压力或任何分量表无关。事实上，与甲状旁腺功能减退症控制良好的患者相比，控制不良的患者（定义为血清钙<8.0mg/dL 或>9.6mg/dL）有较好的得分。

PTH 的直接作用已被提出，因为脑内一些区域存在 PTH/PTHrP 受体以及 PTH2R [36]。PTH2R 及其配体（TIP39）与一些神经和神经内分泌功能相关，包括疼痛感觉和焦虑以及垂体功能[37]。虽然这种受体的主要配体是 TIP39，在体外研究中 PTH 也可以激活这种受体[38]。体内 PTH 是否能跨越血–脑屏障在中枢神经系统内起作用仍不清楚。有趣的是，在对 54 例甲状旁腺功能减退症患者进行无对照的开放性研究中，通过 36 项健康调查（SF-36）评定，PTH（1–84）治疗后患者在身体和心理健康得到提高和改善，尽管仍未达正常[39]。迄今为止，没有双/单盲、对照试验研究指出 PTH 治疗对认知功能和情绪的改善有效。

心脏表现

与甲状旁腺功能减退症相关的低钙血症可导致几种心电图异常。最值得注意的是，由于动作电位的第二时相增加导致的 QT 间期延长[40]（图 53.2）。对 8 例平均血清钙浓度为 7.2mg/dL 的年轻低钙血症患者的前瞻性研究表明，8 例患者中有 6 例（75%）QTc 延长，平均 QTc 延长为（0.438±0.041）s（正常范围≤0.410s）[41]。在这项研究中，其他的心电图异常包括显著的 U 波（占受试者的 63%）和 T 波异常（占受试者的 50%）[41]。

一些病例报道记录了严重低钙血症时可出现心肌

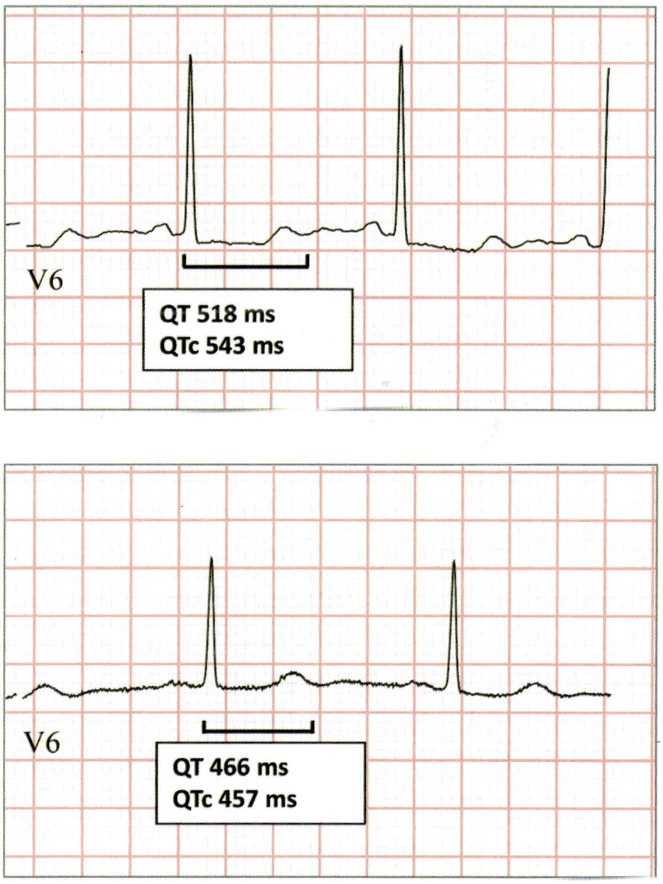

图 53.2　低钙血症的心电图表现。上图：1 例 79 岁医源性甲状旁腺功能减退症女性的 ECG，其表现为充血性心力衰竭，血清总钙水平为 7.3mg/dL。注意校正 QT 间期（QTc）延长至 543ms（正常≤440ms）以及轻度 ST 段压低。冠状动脉导管显示无动脉粥样硬化疾病，无其他原因引起心力衰竭。下图：同一名女性的 ECG 跟踪，9 年后，血清钙水平为 9.2mg/dL 时，QTc 有所改善，虽然为 457ms 仍有轻度延长。

病和充血性心力衰竭[42-46]。Newman等在最近的一项系统性回顾中统计了47例病例报道，其中39例低钙血症由甲状旁腺功能减退症引起[47]。报道常描述为潜在的心力衰竭出现，表现为对利尿剂和其他标准治疗方法的抵抗。超声心动图证实为一种扩张性心肌病，表现为全心肌运动功能减退和四个心腔的轻度扩张。Newman等报道了1例左心室射血分数(LVEF)为33%(正常范围55%~70%)的病例。心脏功能障碍对纠正低钙血症有明显反应，在47例病例研究中，46例(98%)有明显反应[47]。最近详细记录了1例68岁男性患者，血清钙浓度为5.6mg/dL，超声心动图测量显示左心室射血分数(LVEF)为23%[48]。开始治疗后血清钙上升到正常范围低值，LVEF在15天后增加到38%，3个月后增加到59%。在1例低钙血症致严重心肌病中，特立帕肽的成功应用也已经被报道[49]。

在几例复发性心力衰竭患者中，心肌功能障碍恶化与低钙血症的巧合强烈提示了低钙血症可能是其原因[46,50]。此外，已发表的病例报道的荟萃分析表明，LVEF与总钙和离子钙之间有明显的正、线性关系[47]。在动物模型和人类受试者中，实验性诱导的低血钙可导致心肌收缩力下降[51,52]。虽然低血清钙导致心肌病的机制尚未完全阐明，但可能的解释是心肌兴奋收缩偶联的重要调节器——细胞外钙浓度的改变。钙通过L型钙通道流入并刺激钙从肌浆网释放("钙诱导钙释放")。钙与肌钙蛋白C结合的增加最终激活了肌肉纤维收缩[53]。通过减弱细胞内钙释放减少细胞外钙，可能损害这一过程。

虽然描述很多，低血钙性心力衰竭在甲状旁腺功能减退症中是少见的并发症。在早期的52例甲状旁腺功能减退症患者中没有提到心脏疾病[1]。在最近一项较大的病例分析中，120例患者中仅1例出现心力衰竭[17]。在对1568例手术后甲状旁腺功能减退症患者的回顾性病例对照研究中，调整心源性心脏病基线患病率后，未发现心血管疾病或心律失常的风险增加[18]。这些研究由于其回顾性的性质而受到限制。在一项6例特发性甲状旁腺功能减退症和慢性低钙血症患者的前瞻性研究中，虽然心电图异常但心功能正常[41]。对这些数据的一个可能解释是，甲状旁腺功能减退症及其相关的低钙血症在某些患甲状旁腺功能减退症脆弱的亚群中可能会引起心肌病和可逆性心力衰竭。

眼科表现

白内障使通常的半透明晶状体变混浊，是甲状旁腺功能减退症的一种常见并发症。在某些情况下，白内障可能实际上是这种紊乱的表现[54,55]。在一些病例中，大约50%的甲状旁腺功能减退症患者会发现白内障[1,35,56,57]。例如，在对52例患者的老年系统检查中，26例报道了白内障(50%)[58]。在最近一项关于女性手术后甲状旁腺功能减退症的单医疗中心研究中，Arlt等对20例患者进行裂隙灯检查，发现11例(50%)患有白内障[35]。在这11例病例中，9例白内障是双侧的。与没有白内障的患者相比，白内障患者往往年龄较大、病程长和(或)低钙血症[35,57]。

甲状旁腺功能减退症相关性白内障的表现和位置不同于标准老年性白内障。后者通常表现为核混浊，由氧化损伤引起的晶体蛋白聚合，虽然皮质和被膜下的区域可能也参与[59]。Arlt等报道的11例甲状旁腺功能减退症相关性白内障中，有8例主要是皮质病变，2例为核病变，被膜下损伤1例。晶体通常被描述为小的点状晶体。Blake对1例8岁时患有特发性甲状旁腺功能减退症男孩的白内障的详细描述具有代表性[54]:

> 在表层皮质呈放射状排列的多种白色点状和片状，伴有多种红色、绿色和蓝色的高折射的晶体。在表层的后皮层，混浊形成的特征致密圈有时在这种情况下可见到。

甲状旁腺功能减退症的白内障形成机制尚不清楚。有趣的是，常染色体显性低钙血症小鼠模型中一个基因突变的检测揭示了钙敏感受体(CaSR)的激活突变在小鼠白内障中的作用[60]。这些小鼠因为"核斑点"被称为"Nuf"，4周龄小鼠逐渐发展为小的、非进展性、点状晶状体混浊。与人类疾病不同，这些混浊主要位于晶状体核内。作者提出，由于在晶状体上皮中发现CaSR，CaSR的低激活阈值可能导致晶状体上皮细胞中钙的释放增加、钙蛋白酶激活和晶状体蛋白的修饰[60]。基于这种模型，已报道在皮质性白内障中细胞内钙含量增加[61,62]。然而，这种机制不能解释手术后或其他形式的甲状旁腺功能减退症患者白内障的形成机制。动物模型中晶状体上皮细胞的体外研究表明，在低血钙介质中细胞膜肿胀、通透性增加[63]。这些观察结果与低血钙性白内障的相关性仍然不清楚。

罕见的，甲状旁腺功能减退症可能与视盘水肿相关[54,58,64]。与白内障一样，视盘水肿的病因不明，虽然已被指出可增加颅内压和孤立性视神经肿胀[65,66]。视盘水肿通常会随低钙血症的纠正而消退[64,67-70]。一些病例报道了睑痉挛、强烈的畏光、面型角膜结膜炎和甲状旁腺功能减退症相关[1,54,58]。在大多数病例中，APS1的其他特征也存在,提示这些症状可能与 APS1 相关的其他自身免疫疾病有关,而不是甲状旁腺功能减退症的直接结果[71]。

皮肤表现

甲状旁腺功能减退症与一些皮肤变化有关。大约 50%的患者皮肤干燥、呈鳞状[72,73]。此外,一些病例报道了泛发型脓疱型银屑病[74–78]和没有水疱形成的广泛性剥脱性皮炎[76,77,79,80]。在所有已报道的病例中,症状的发作与明显的低钙血症有关，随着血清钙水平升高症状缓解。这些观察表明,低血钙是这种疾病发作的触发因素。有作者提出,低血钙导致细胞黏附分子功能受损,出现皮肤症状,但是到目前为止这一机制仍未知[76]。

皮肤附属器(包括头发和指甲)也受低血钙影响。特别是在一系列研究中发现，多达 50%的患者低血钙与头发的粗化和变细以及腋毛和阴毛的丢失有关[72,73,81]。约 1/3 的患者指甲呈脆性,呈横向起垄[72,73]。至少有一项报道,在手足搐搦发作后大约 1 个月出现指甲横脊，这可能反映了严重的低钙血症发作。甲脱离或指甲从指甲床中分离、指甲远端的分裂或解体也常被报道[72,73,81]。

牙科表现

甲状旁腺功能减退症的各种牙科表现已被广泛报道。在一个病例系列报道中,大约 1/3 的患者有牙齿问题,从缺失或发育不全的牙齿到异常齿间距及“粗短的”牙根[82]。牙釉质发育不全常被认为是甲状旁腺功能减退症最具特色的牙齿表现,据报道其发病率为 20%~80%,而正常对照组为 3%~15%[83,84]。对不同矿物质离子代谢障碍患者包括甲状旁腺功能减退症、X 连锁低磷血症和维生素 D 依赖性佝偻病进行系统的比较发现,牙釉质发育不全只在伴有低钙血症的年轻人中出现,与血清磷水平无关[84]。

甲状旁腺功能减退症相关性肌病

神经肌肉兴奋性相关的抽筋和手足搐搦是一个常见现象，一些病例报道也描述了甲状旁腺功能减退症患者常抱怨肌肉无力和(或)僵硬[85–96]。神经肌肉检查显示了包括肌肉张力增高[87,94]和远端肌腱反射减少[88,92]在内的更多症状。所有这些病例报道中常见的是循环中肌酶升高,特别是肌酸磷酸激酶(CPK)曾报道可升高至正常上限的 1.5~10 倍[96]。也曾报道过显著但无症状的 CPK 升高[97–100]。在大多病例中进行的肌电图研究,偶尔出现的自发性运动单位的爆发可能是低钙血症的典型特征[90,92,97,98]。在少数病例中描述了包括早期招募运动单位的肌病的证据[89,93]。同样,在某些病例中肌肉活检是正常的,而其他病例则显示轻度、非特异性肌病有关的变化,包括肌肉萎缩和(或)肌纤维坏死、核内移和炎细胞浸润[89,91–93,97]。

值得注意的是，所有被报道的病例患者都有明显的低钙血症，而且随着治疗后血清钙水平的增加大部分病例肌酶均下降至正常水平。在两个特别说明性的病例中,患者间歇性停止补钙治疗;肌酸磷酸激酶随着血钙下降而升高,随着治疗的恢复而下降[95,97]。肌肉无力和易疲劳性随补钙治疗亦改善。这些数据指出低钙血症可作为观察肌病的一个病因。虽然与低钙血症有关的手足搐搦和（或）癫痫推测可能是因肌肉缺血导致 CPK 增加,但几例近期没有手足搐搦或癫痫病史的患者亦发现 CPK 升高[89,91,92,99]。有作者提出低钙血症导致可逆的肌肉细胞膜不稳定和细胞质酶释放[88,89,92,98]。

胃肠道表现

脂肪泻被认为是甲状旁腺功能减退症的表现,其机制被认为是胆囊收缩素(CCK)分泌不足[101,102]。2 例 CCK 不足的患者有明显的临床证据表明为自身免疫性多腺综合征 1 型，其表现正如许多人所描述的脂肪泻一样[101,103,104]。这些症状尽管在许多低钙血症经治疗后有所改善，但仍不清楚脂肪泻是否为甲状旁腺功能减退症的直接结果还是其他免疫功能障碍。

骨骼表现

甲状旁腺功能减退症患者骨密度和微体系结构改变明显不典型。一些病例显示经单光子吸光测定法或双能 X 线骨密度吸光测定法测量的骨密度增加[17,105–108]。这种骨密度的增加在腰椎最显著，因其主要由骨小梁组成[17,108]。甲状旁腺功能减退症似乎可以防止与年龄相关的骨密度丢失,最明显的是在绝经后[105,107]。与此一致,甲状旁腺功能减退症患者髂骨组织活检的骨形态计量学分析显示,骨小梁密度增加,骨皮质和骨小梁的宽度增加[108]。动态骨形态计量学指标显示骨形成明显减少,骨吸收减少[108,109]。三维显微 CT 对髂骨的活检再次分析显示骨小梁密度增加,并具有不寻常的板状骨小梁[110]。骨密度增加和异常的微体系结构的发现归因于一个低的骨转换状态，甲状旁腺功能减退症中血清骨形成和骨吸收标志物水平降低支持这一假设[111-115]。迄今为止，尚没有大规模系统的关于甲状旁腺功能减退症患者骨折发生率的报道。因此，这些骨异常的临床意义仍有待阐明。关于甲状旁腺功能减退症骨骼系统的更完整的讨论参见第54章。

肾脏表现

肾钙化和肾功能损害是甲状旁腺功能减退症的主要并发症。预防这些结果是疾病管理的主要目标之一。甲状旁腺功能减退症本身并不会引起肾脏疾病。在较早的病例中未提及肾结石或肾衰竭是此疾病的特征[1,16]。即使在钙敏感受体激活突变的患者中，由于肾脏钙重吸收减少而出现高钙尿症，而肾钙质沉着在新诊断的患者中并不明显[116]。然而，补充钙和维生素D或其活性代谢产物的标准治疗可引起以肾钙质沉着和肾结石形式的肾脏钙化[117]。在没有PTH的情况下，维持一个预防症状且不导致尿钙排泄升高的血清钙水平是比较困难的，因为任何给定的血清钙浓度、尿钙损失都高于其他情况[35,118]。据估计肾结石的患病率为2%~15%，其风险比正常人高4倍[18,35,108]。已报道肾髓质钙化的概率为12%~57%，而钙敏感受体突变患者的概率更高[116,119,120]。不同的评估方式可能结果不同，因为已证明超声比CT更敏感[121]。

肾钙化除了有症状的肾绞痛外，也可能导致肾功能受损。在PTH替代治疗试验的27名受试者中有2/3肌酐清除率低于正常范围，而有肾钙质沉着的受试者平均肾小球滤过率(GFR)较无肾钙质沉着者更低[119]。在一项120例患者的医院系统的队列研究中，估计41%的患者GFR小于60mL/(min·1.73m^2)，相当于慢性肾脏疾病3期或更高[17]。如图53.3所示，甲状旁腺功能减退症患者GFR下降的患病率比同年龄人群高2~35倍[122]。本研究中较低GFR的预测因素包括年龄、病程和相对的高血钙。此外，本研究中有2例患者(1.7%)进展到需要移植的严重肾衰竭。

隐性和亚临床甲状旁腺功能减退症

甲状旁腺功能减退症可能会一直未被诊断，直到遇到一些应激源，如使用双膦酸盐等。一些病例报道描述了甲状旁腺功能减退症患者的危险因素，例如甲状腺切除术病史或铁负荷过量，在应用双膦酸盐治疗后出现低血钙症状[123-125]。最近一项报道调查了双膦酸盐相关的非典型股骨骨折的病因，表明与典型骨折患者相比，血清钙和PTH水平更低，提示PTH不足可能会导致这种并发症[126]。在一小群患有地中海贫血的患者中，夜间PTH水平和PTH/Ca比值与对照组相比明显降低，且有正常血清钙水平但低PTH水平的早期或亚临床甲状旁腺功能减退症表现[127]。对包括超过5000例患者的两项大型队列的调查发现，正常血清钙中1.6%的PTH在检测参考范围以下[128]。对低PTH患者进行长期随访(n=26)，发现没有进展成为明显的甲状旁腺功能减退症，8%的PTH值仍较低。

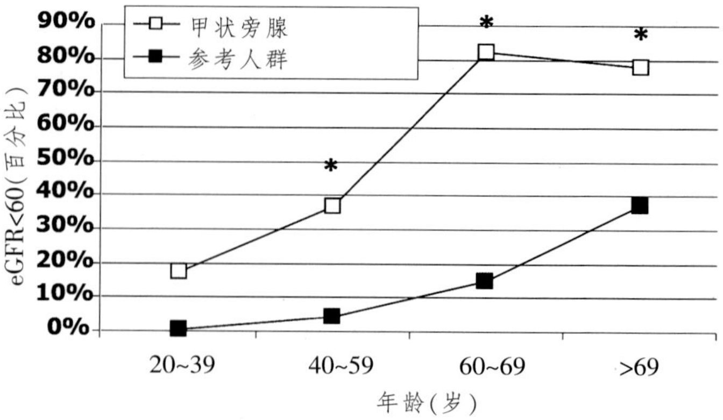

图53.3 不同年龄组甲状旁腺功能减退症患者肾功能受损[eGFR<60mL/(min·1.73m^2)]比例。空心方格：甲状旁腺功能减退症患者(n=120)。黑色方格：1999—2006年国家健康和营养调查(NHANES)的年龄匹配参考人群。*P<0.001，通过单样本t检验进行比较。

显性的症状和体征

在过去的几十年中，甲状旁腺功能减退症患者常因出现严重症状，包括手足搐搦、癫痫和喘鸣而受到关注[1,16]。近年来，随着实验室技术的出现简化了血清钙的测量以及对甲状腺手术后的患者进行频繁的监测，无症状甲状旁腺功能减退症变得更为常见。在对一个医院系统的120例患者进行的图表回顾中，73例(61%)患者有明显的症状，或在记录中注明了评价的症状或原因。如表53.1所示，在医源性甲状旁腺功能减退症患者中，大多数(62%)患者在术后常规监测时发现低钙血症。然而，在大量低钙血症患者中有症状的仅为少数。在非外科手术所致甲状旁腺功能减退症患者中，有43%是偶然发现的，其余患者是有症状或由于有明显家族史而接受的评估(Mitchell和Mannstadt，未发表的数据)。

表 53.1 甲状旁腺功能减退症表现的回顾性图表分析

	总数(n,%) n=73	术后(n,%) n=45	非手术(n,%) n=28
术后监护	28(38%)	28(62%)	n/a
偶发性低钙血症	14(19%)	2(4%)	12(43%)
皮肤感觉异常	11(15%)	7(16%)	4(14%)
手足抽搐	14(19%)	8(18%)	6(21%)
癫痫发作	3(4%)	-	3(11%)
呼吸短促	2(3%)	1(2%)	1(4%)
喉痉挛	1(1%)	-	1(4%)
颤抖	1(1%)	1(2%)	-
新生儿"神经过敏"	1(1%)	-	1(4%)
家族史	3(4%)	-	3(11%)

注意:5 个病例有 1 个以上的表现,2 例有感觉异常和手足抽搐(1 例为外科术后和 1 例为非手术),1 例有手足抽搐和癫痫(非手术),1 例有手足抽搐和喉痉挛(非手术)。1 例在外科术后监护时发现皮肤感觉异常和低钙血症。(Mitchell and Mannstad,unpublished data.)

(郭伟红 译)

参考文献

1. Steinberg H, Waldron BR. Idiopathic hypoparathyroidism; an analysis of fifty-two cases, including the report of a new case. *Medicine (Baltimore)* 1952;**31**:133–54.
2. Powers J, Joy K, Ruscio A, Lagast H. Prevalence and incidence of hypoparathyroidism in the USA using a large claims database. *J Bone Miner Res* 2013;**28**:2570–6.
3. Parathyroid Insufficiency. *Lancet* 1961;**278**:1441–2.
4. Frankenhaeuser B, Hodgkin AL. The action of calcium on the electrical properties of squid axons. *J Physiol* 1957;**137**:218–44.
5. Bilezikian JP, Khan A, Potts Jr JT, Brandi ML, Clarke BL, Shoback D, et al. Hypoparathyroidism in the adult: epidemiology, diagnosis, pathophysiology, target-organ involvement, treatment, and challenges for future research. *J Bone Miner Res* 2011;**26**:2317–37.
6. Layzer RB, Rowland LP. Cramps. *N Engl J Med* 1971;**285**:31–40.
7. Williams GT, Brown M. Laryngospasm in hypoparathyroidism. *J Laryngol Otol* 1974;**88**:369–73.
8. van Veelen MJ, Visser MF, Baggen MG, Dees A. Hypocalcaemic laryngospasm in the emergency department. *BMJ Case Rep* 2011:2011.
9. Chakrabarty AD. Adult primary hypoparathyroidism: a rare presentation. *Indian J Endocrinol Metab* 2013;**17**:S201–2.
10. Urbano FL. Signs of hypocalcemia: Chvostek's and Trousseau's signs. *Hospital Physician* 2000;March:43–5.
11. Hoffman E. The Chvostek sign; a clinical study. *Am J Surg* 1958; **96**:33–7.
12. Fonseca OA, Calverley JR. Neurological manifestations of hypoparathyroidism. *Arch Intern Med* 1967;**120**:202–6.
13. Schaaf M, Payne CA. Effect of diphenylhydantoin and phenobarbital on overt and latent tetany. *N Engl J Med* 1966;**274**:1228–33.
14. Kugelberg E. Activation of human nerves by ischemia; Trousseau's phenomenon in tetany. *Arch Neurol Psychiatry* 1948;**60**:140–64.
15. Mrowka M, Knake S, Klinge H, Odin P, Rosenow F. Hypocalcemic generalised seizures as a manifestation of iatrogenic hypoparathyroidism months to years after thyroid surgery. *Epileptic Disord* 2004;**6**:85–7.
16. Bronsky D, Kushner DS, Dubin A, Snapper I. Idiopathic hypoparathyroidism and pseudohypoparathyroidism: case reports and review of the literature. *Medicine (Baltimore)* 1958;**37**:317–52.
17. Mitchell DM, Regan S, Cooley MR, Lauter KB, Vrla MC, Becker CB, et al. Long-term follow-up of patients with hypoparathyroidism. *J Clin Endocrinol Metab* 2012;**97**:4507–14.
18. Underbjerg L, Sikjaer T, Mosekilde L, Rejnmark L. Cardiovascular and renal complications to postsurgical hypoparathyroidism: a Danish nationwide controlled historic follow-up study. *J Bone Miner Res* 2013;**28**:2277–85.
19. Eraut D. Idiopathic hypoparathyroidism presenting as dementia. *Br Med J* 1974;**1**:429–30.
20. Klawans HL, Lupton M, Simon L. Calcification of the basal ganglia as a cause of levodopa-resistant parkinsonism. *Neurology* 1976;**26**:221–5.
21. Berendes K, Dorstelmann D. Unsuccessful treatment with levodopa of a Parkinsonian patient with calcification of the basal ganglia. *J Neurol* 1978;**218**:51–4.
22. Berger JR, Ross DB. Reversible Parkinson syndrome complicating postoperative hypoparathyroidism. *Neurology* 1981;**31**:881–2.
23. Abe S, Tojo K, Ichida K, Shigematsu T, Hasegawa T, Morita M, et al. A rare case of idiopathic hypoparathyroidism with varied neurological manifestations. *Intern Med* 1996;**35**:129–34.
24. Hossain M. Neurological and psychiatric manifestations in idiopathic hypoparathyroidism: response to treatment. *J Neurol Neurosurg Psychiatry* 1970;**33**:153–6.
25. Tabaee-Zadeh MJ, Frame B, Kapphahn K. Kinesiogenic choreoathetosis and idiopathic hypoparathyroidism. *N Engl J Med* 1972;**286**:762–3.
26. Salti I, Faris A, Tannir N, Khouri K. Rapid correction by 1-alpha-hydroxycholecalciferol of hemichorea in surgical hypoparathyroidism. *J Neurol Neurosurg Psychiatry* 1982;**45**:89–90.
27. Hattori H, Yorifuji T. Infantile convulsions and paroxysmal kinesigenic choreoathetosis in a patient with idiopathic hypoparathyroidism. *Brain Dev* 2000;**22**(7):449–50.
28. Kowdley KV, Coull BM, Orwoll ES. Cognitive impairment and intracranial calcification in chronic hypoparathyroidism. *Am J Med Sci* 1999;**317**:273–7.
29. Goswami R, Sharma R, Sreenivas V, Gupta N, Ganapathy A, Das S. Prevalence and progression of basal ganglia calcification and its pathogenic mechanism in patients with idiopathic hypoparathyroidism. *Clin Endocrinol (Oxf)* 2012;**77**:200–6.
30. Manyam BV. What is and what is not "Fahr's disease." *Parkinsonism Relat Disord* 2005;**11**:73–80.
31. Wang C, Li Y, Shi L, Ren J, Patti M, Wang T, et al. Mutations in SLC20A2 link familial idiopathic basal ganglia calcification with phosphate homeostasis. *Nat Genet* 2012;**44**:254–6.
32. Aggarwal S, Kailash S, Sagar R, Tripathi M, Sreenivas V, Sharma R, et al. Neuropsychological dysfunction in idiopathic hypoparathyroidism and its relationship with intracranial calcification and serum total calcium. *Eur J Endocrinol* 2013;**168**:895–903.
33. Hadker N, Egan J, Sanders J, Lagast H, Clarke BL. *Clinical symptoms and morbidities reported among patients with hypoparathyroidism: Patients' Attitudes and Responses About hypoparathyroiDism tOleration eXplored (PARADOX Study)*. San Francisco, USA: Presented at Endocrine Society Annual Meeting 2013; 2013. Abstract SUN-249.
34. Kumar G, Kaur D, Aggarwal P, Khurana T. Hypoparathyroidism presenting as cognitive dysfunction. *BMJ Case Rep* 2013:2013.
35. Arlt W, Fremerey C, Callies F, Reincke M, Schneider P, Timmermann W, et al. Well-being, mood and calcium homeostasis in patients with hypoparathyroidism receiving standard treatment with calcium and vitamin D. *Eur J Endocrinol* 2002;**146**:215–22.

36. Bago AG, Dimitrov E, Saunders R, Seress L, Palkovits M, Usdin TB, et al. Parathyroid hormone 2 receptor and its endogenous ligand tuberoinfundibular peptide of 39 residues are concentrated in endocrine, viscerosensory and auditory brain regions in macaque and human. *Neuroscience* 2009;**162**:128–47.
37. Usdin TB, Wang T, Hoare SR, Mezey E, Palkovits M. New members of the parathyroid hormone/parathyroid hormone receptor family: the parathyroid hormone 2 receptor and tuberoinfundibular peptide of 39 residues. *Front Neuroendocrinol* 2000;**21**:349–83.
38. Usdin TB, Gruber C, Bonner TI. Identification and functional expression of a receptor selectively recognizing parathyroid hormone, the PTH2 receptor. *J Biol Chem* 1995;**270**:15455–8.
39. Cusano NE, Rubin MR, McMahon DJ, Irani D, Tulley A, Sliney Jr J, et al. The effect of PTH(1–84) on quality of life in hypoparathyroidism. *J Clin Endocrinol Metab* 2013;**98**:2356–61.
40. Braunwald E, Bonow RO. *Braunwald's Heart Disease: A Textbook of Cardiovascular Medicine*. 9th ed. Philadelphia: Saunders; 2012.
41. Vered I, Vered Z, Perez JE, Jaffe AS, Whyte MP. Normal left ventricular performance documented by Doppler echocardiography in patients with long-standing hypocalcemia. *Am J Med* 1989;**86**:413–6.
42. Rose E. Hypoparathyroidism. *Clinics* 1943:1179–96.
43. Schulman JL, Ratner H. Idiopathic hypoparathyroidism with bony demineralization and cardiac decompensation. *Pediatrics* 1955;**16**:848–56.
44. Bashour T, Basha HS, Cheng TO. Hypocalcemic cardiomyopathy. *Chest* 1980;**78**:663–5.
45. Giles TD, Iteld BJ, Rives KL. The cardiomyopathy of hypoparathyroidism. Another reversible form of heart muscle disease. *Chest* 1981;**79**:225–9.
46. Connor TB, Rosen BL, Blaustein MP, Applefeld MM, Doyle LA. Hypocalcemia precipitating congestive heart failure. *N Engl J Med* 1982;**307**:869–72.
47. Newman DB, Fidahussein SS, Kashiwagi DT, Kennel KA, Kashani KB, Wang Z, et al. Reversible cardiac dysfunction associated with hypocalcemia: a systematic review and meta-analysis of individual patient data. *Heart Fail Rev* 2014;**19**:199–205.
48. Tziomalos K, Kakavas N, Kountana E, Harsoulis F, Basayannis E. Reversible dilated hypocalcaemic cardiomyopathy in a patient with primary hypoparathyroidism. *Clin Endocrinol (Oxf)* 2006;**64**:717–8.
49. Ballane GT, Sfeir JG, Dakik HA, Brown EM, El-Hajj Fuleihan G. Use of recombinant human parathyroid hormone in hypocalcemic cardiomyopathy. *Eur J Endocrinol* 2012;**166**:1113–20.
50. Huddle KR. Cardiac dysfunction in primary hypoparathyroidism. A report of 3 cases. *S Afr Med J* 1988;**73**:242–4.
51. Drop LJ, Geffin GA, O'Keefe DD, Newell JB, Jacobs ML, Fowler BN, et al. Relation between ionized calcium concentration and ventricular pump performance in the dog under hemodynamically controlled conditions. *Am J Cardiol* 1981;**47**:1041–51.
52. Lang RM, Fellner SK, Neumann A, Bushinsky DA, Borow KM. Left ventricular contractility varies directly with blood ionized calcium. *Ann Intern Med* 1988;**108**:524–9.
53. Bers DM. Calcium fluxes involved in control of cardiac myocyte contraction. *Circ Res* 2000;**87**:275–81.
54. Blake J. Eye signs in idiopathic hypoparathyroidism. *Trans Ophthalmol Soc UK* 1976;**96**:448–51.
55. Rajendram R, Deane JA, Barnes M, Swift PG, Adamson K, Pearce S, et al. Rapid onset childhood cataracts leading to the diagnosis of autoimmune polyendocrinopathy-candidiasis-ectodermal dystrophy. *Am J Ophthalmol* 2003;**136**:951–2.
56. Pohjola S. Ocular manifestations of idiopathic hypoparathyroidism. *Acta Ophthalmol (Copenh)* 1962;**40**:255–65.
57. Ireland AW, Hornbrook JW, Neale FC, Posen S. The crystalline lens in chronic surgical hypoparathyroidism. *Arch Intern Med* 1968;**122**:408–11.
58. Walsh FB, Murray RG. Ocular manifestations of disturbances in calcium metabolism. *Am J Ophthalmol* 1953;**36**:1657–76.
59. Kahn HA, Leibowitz HM, Ganley JP, Kini MM, Colton T, Nickerson RS, et al. The Framingham Eye Study. I. Outline and major prevalence findings. *Am J Epidemiol* 1977;**106**:17–32.
60. Hough TA, Bogani D, Cheeseman MT, Favor J, Nesbit MA, Thakker RV, et al. Activating calcium-sensing receptor mutation in the mouse is associated with cataracts and ectopic calcification. *Proc Natl Acad Sci USA* 2004;**101**:13566–71.
61. Sanderson J, Marcantonio JM, Duncan G. A human lens model of cortical cataract: Ca2+-induced protein loss, vimentin cleavage and opacification. *Invest Ophthalmol Vis Sci* 2000;**41**:2255–61.
62. Rhodes JD, Sanderson J. The mechanisms of calcium homeostasis and signalling in the lens. *Exp Eye Res* 2009;**88**:226–34.
63. Bunce GE, Kinoshita J, Horwitz J. Nutritional factors in cataract. *Annu Rev Nutr* 1990;**10**:233–54.
64. Ayuk J, Matthews T, Tayebjee M, Gittoes NJ. A blind panic. *Lancet* 2001;**357**:1262.
65. Grant DK. Papilloedema and fits in hypoparathyroidism, with a report of three cases. *Q J Med* 1953;**22**:243–59.
66. Bajandas FJ, Smith JL. Optic neuritis in hypoparathyroidism. *Neurology* 1976;**26**:451–4.
67. Palmer RF, Searles HH, Boldrey EB. Papilloedema and hypoparathyroidism simulating brain tumor. *J Neurosurg* 1959;**16**:378–84.
68. Fowler Jr WM, Ling S. Convulsions and papilledema in a child with idiopathic hypoparathyroidism. *Calif Med* 1961;**95**:180–2.
69. Sambrook MA, Hill LF. Cerebrospinal fluid absorption in primary hypoparathyroidism. *J Neurol Neurosurg Psychiatry* 1977;**40**:1015–7.
70. Sheldon RS, Becker WJ, Hanley DA, Culver RL. Hypoparathyroidism and pseudotumor cerebri: an infrequent clinical association. *Can J Neurol Sci* 1987;**14**:622–5.
71. Gass JD. The syndrome of keratoconjunctivitis, superficial moniliasis, idiopathic hypoparathyroidism and Addison's disease. *Am J Ophthalmol* 1962;**54**:660–74.
72. Simpson JA. Dermatological changes in hypocalcaemia. *Br J Dermatol* 1954;**66**:1–15.
73. Sarkar S, Mondal M, Das K, Shrimal A. Mucocutaneous manifestations of acquired hypoparathyroidism: An observational study. *Indian J Endocrinol Metab* 2012;**16**:819–20.
74. Learner N, Brown CL. Ectodermal Disorders in Chronic Hypoparathyroidism. *J Clin Endocrinol Metab* 1943;**3**:261–4.
75. Tercedor J, Rodenas JM, Munoz M, Cespedes S, Naranjo R. Generalized pustular psoriasis and idiopathic hypoparathyroidism. *Arch Dermatol* 1991;**127**:1418–9.
76. Kawamura A, Kinoshita MT, Suzuki H. Generalized pustular psoriasis with hypoparathyroidism. *Eur J Dermatol* 1999;**9**:574–6.
77. Lee Y, Nam YH, Lee JH, Park JK, Seo YJ. Hypocalcaemia-induced pustular psoriasis-like skin eruption. *Br J Dermatol* 2005;**152**:591–3.
78. Dent CE, Garretts M. Skin changes in hypocalcaemia. *Lancet* 1960;**1**:142–6.
79. Harell-Steinberg A, Ziprkowski L, Haim S, Gafni J, Levin M. Observations on hypoparathyroidism. I. Exfoliative dermatitis as the presenting sign of hypoparathyroidism: a case report. *J Clin Endocrinol Metab* 1957;**17**:1094–8.
80. Hirano K, Ishibashi A, Yoshino Y. Cutaneous manifestations in idiopathic hypoparathyroidism. *Arch Dermatol* 1974;**109**:242–4.
81. Kalb RE, Grossman ME. Ectodermal defects and chronic mucocutaneous candidiasis in idiopathic hypoparathyroidism. *J Am Acad Dermatol* 1986;**15**:353–6.
82. Pisanty S, Garfunkel A. Familial hypoparathyroidism with candidiasis and mental retardation. *Oral Surg Oral Med Oral Pathol* 1977;**44**:374–83.
83. Jensen SB, Illum F, Dupont E. Nature and frequency of dental changes in idiopathic hypoparathyroidism and pseudohypoparathyroidism. *Scand J Dent Res* 1981;**89**:26–37.

84. Nikiforuk G, Fraser D. The etiology of enamel hypoplasia: a unifying concept. *J Pediatr* 1981;**98**:888–93.
85. Wolf SM. CPK activity in hypoparathyroidism. *N Engl J Med* 1973;**288**:215.
86. Hower J, Struck H, Tackmann W, Stolecke H. CPK activity in hypoparathyroidism. *N Engl J Med* 1972;**287**:1098.
87. Walters RO. Idiopathic hypoparathyroidism with extrapyramidal and myopathic features. *Arch Dis Child* 1979;**54**:236–8.
88. Kruse K, Scheunemann W, Baier W, Schaub J. Hypocalcemic myopathy in idiopathic hypoparathyroidism. *Eur J Pediatr* 1982;**138**:280–2.
89. Yamaguchi H, Okamoto K, Shooji M, Morimatsu M, Hirai S. Muscle histology of hypocalcaemic myopathy in hypoparathyroidism. *J Neurol Neurosurg Psychiatry* 1987;**50**:817–8.
90. Van Offel JF, De Gendt CM, De Clerck LS, Stevens WJ. High bone mass and hypocalcaemic myopathy in a patient with idiopathic hypoparathyroidism. *Clin Rheumatol* 2000;**19**:64–6.
91. Barber J, Butler RC, Davie MW, Sewry CA. Hypoparathyroidism presenting as myopathy with raised creatine kinase. *Rheumatology (Oxford)* 2001;**40**:1417–8.
92. Nora DB, Fricke D, Becker J, Gomes I. Hypocalcemic myopathy without tetany due to idiopathic hypoparathyroidism: case report. *Arq Neuropsiquiatr* 2004;**62**:154–7.
93. Syriou V, Kolitsa A, Pantazi L, Pikazis D. Hypoparathyroidism in a patient presenting with severe myopathy and skin rash. Case report and review of the literature. *Hormones (Athens)* 2005;**4**:161–4.
94. Zambelis T, Licomanos D, Leonardos A, Potagas C. Neuromyotonia in idiopathic hypoparathyroidism. *Neurol Sci* 2009;**30**:495–7.
95. Kajitani TR, Silva RV, Bonfa E, Pereira RM. Hypoparathyroidism mimicking ankylosing spondylitis and myopathy: a case report. *Clinics (Sao Paulo)* 2011;**66**:1287–90.
96. Policepatil SM, Caplan RH, Dolan M. Hypocalcemic myopathy secondary to hypoparathyroidism. *WMJ* 2012;**111**:173–5.
97. Snowdon JA, Macfie AC, Pearce JB. Hypocalcaemic myopathy with paranoid psychosis. *J Neurol Neurosurg Psychiatry* 1976;**39**:48–52.
98. Shane E, McClane KA, Olarte MR, Bilezikian JP. Hypoparathyroidism and elevated muscle enzymes. *Neurology* 1980;**30**:192–5.
99. Ishikawa T, Inagaki H, Kanayama M, Manzai T. Hypocalcemic hyper-CK-emia in hypoparathyroidism. *Brain Dev* 1990;**12**:249–52.
100. Roca B, Minguez C, Saez-Royuela A, Simon E. Dementia, myopathy, and idiopathic hypoparathyroidism. *Postgrad Med J* 1995;**71**:702.
101. Heubi JE, Partin JC, Schubert WK. Hypocalcemia and steatorrhea—clues to etiology. *Dig Dis Sci* 1983;**28**:124–8.
102. Abboud B, Daher R, Boujaoude J. Digestive manifestations of parathyroid disorders. *World J Gastroenterol* 2011;**17**:4063–6.
103. Morse WI, Cochrane WA, Landrigan PL. Familial hypoparathyroidism with pernicious anemia, steatorrhea and adrenocortical insufficiency: a variant of mucoviscidosis. *N Engl J Med* 1961;**264**:1021–6.
104. Lorenz R, Burr IM. Idiopathic hypoparathyroidism and steatorrhea: a new aid in management. *J Pediatr* 1974;**85**:522–5.
105. Seeman E, Wahner HW, Offord KP, Kumar R, Johnson WJ, Riggs BL. Differential effects of endocrine dysfunction on the axial and the appendicular skeleton. *J Clin Invest* 1982;**69**:1302–9.
106. Abugassa S, Nordenstrom J, Eriksson S, Sjoden G. Bone mineral density in patients with chronic hypoparathyroidism. *J Clin Endocrinol Metab* 1993;**76**:1617–21.
107. Fujiyama K, Kiriyama T, Ito M, Nakata K, Yamashita S, Yokoyama N, et al. Attenuation of postmenopausal high turnover bone loss in patients with hypoparathyroidism. *J Clin Endocrinol Metab* 1995;**80**:2135–8.
108. Rubin MR, Dempster DW, Zhou H, Shane E, Nickolas T, Sliney Jr J, et al. Dynamic and structural properties of the skeleton in hypoparathyroidism. *J Bone Miner Res* 2008;**23**:2018–24.
109. Langdahl BL, Mortensen L, Vesterby A, Eriksen EF, Charles P. Bone histomorphometry in hypoparathyroid patients treated with vitamin D. *Bone* 1996;**18**:103–8.
110. Rubin MR, Dempster DW, Kohler T, Stauber M, Zhou H, Shane E, et al. Three dimensional cancellous bone structure in hypoparathyroidism. *Bone* 2010;**46**:190–5.
111. Price PA, Parthemore JG, Deftos LJ. New biochemical marker for bone metabolism. Measurement by radioimmunoassay of bone GLA protein in the plasma of normal subjects and patients with bone disease. *J Clin Invest* 1980;**66**:878–83.
112. Duda Jr RJ, O'Brien JF, Katzmann JA, Peterson JM, Mann KG, Riggs BL. Concurrent assays of circulating bone Gla-protein and bone alkaline phosphatase: effects of sex, age, and metabolic bone disease. *J Clin Endocrinol Metab* 1988;**66**:951–7.
113. Kruse K, Kracht U, Wohlfart K, Kruse U. Biochemical markers of bone turnover, intact serum parathyroid horn and renal calcium excretion in patients with pseudohypoparathyroidism and hypoparathyroidism before and during vitamin D treatment. *Eur J Pediatr* 1989;**148**:535–9.
114. Ebeling PR, Peterson JM, Riggs BL. Utility of type I procollagen propeptide assays for assessing abnormalities in metabolic bone diseases. *J Bone Miner Res* 1992;**7**:1243–50.
115. Minisola S, Dionisi S, Pacitti MT, Paglia F, Carnevale V, Scillitani A, et al. Gender differences in serum markers of bone resorption in healthy subjects and patients with disorders affecting bone. *Osteoporos Int* 2002;**13**:171–5.
116. Raue F, Pichl J, Dorr HG, Schnabel D, Heidemann P, Hammersen G, et al. Activating mutations in the calcium-sensing receptor: genetic and clinical spectrum in 25 patients with autosomal dominant hypocalcaemia—a German survey. *Clin Endocrinol (Oxf)* 2011;**75**:760–5.
117. Hossain M. Vitamin-D intoxication during treatment of hypoparathyroidism. *Lancet* 1970;**1**:1149–51.
118. Peacock M, Robertson WG, Nordin BE. Relation between serum and urinary calcium with particular reference to parathyroid activity. *Lancet* 1969;**1**:384–6.
119. Winer KK, Ko CW, Reynolds JC, Dowdy K, Keil M, Peterson D, et al. Long-term treatment of hypoparathyroidism: a randomized controlled study comparing parathyroid hormone-(1–34) versus calcitriol and calcium. *J Clin Endocrinol Metab* 2003;**88**:4214–20.
120. Lienhardt A, Bai M, Lagarde JP, Rigaud M, Zhang Z, Jiang Y, et al. Activating mutations of the calcium-sensing receptor: management of hypocalcemia. *J Clin Endocrinol Metab* 2001;**86**:5313–23.
121. Boyce AM, Shawker TH, Hill SC, Choyke PL, Hill MC, James R, et al. Ultrasound is superior to computed tomography for assessment of medullary nephrocalcinosis in hypoparathyroidism. *J Clin Endocrinol Metab* 2013;**98**:989–94.
122. Levey AS, Stevens LA, Schmid CH, Zhang YL, Castro 3rd AF, Feldman HI, et al. A new equation to estimate glomerular filtration rate. *Ann Intern Med* 2009;**150**:604–12.
123. Schussheim DH, Jacobs TP, Silverberg SJ. Hypocalcemia associated with alendronate. *Ann Intern Med* 1999;**130**:329.
124. Kashyap AS, Kashyap S. Hypoparathyroidism unmasked by alendronate. *Postgrad Med J* 2000;**76**:417–8.
125. Tanimoto K, Okubo Y, Harada C, Saito H, Sata A, Nishikawa A, et al. Latent hypoparathyroidism in an osteoporotic patient with multiple endocrinopathies and secondary hemochromatosis due to multiple blood transfusions, unmasked by alendronate and glucocorticoid at adrenal crisis. *Intern Med* 2008;**47**:515–20.
126. Franceschetti P, Bondanelli M, Caruso G, Ambrosio MR, Lorusso V, Zatelli MC, et al. Risk factors for development of atypical femoral fractures in patients on long-term oral bisphosphonate therapy. *Bone* 2013;**56**:426–31.
127. Even L, Bader T, Hochberg Z. Nocturnal calcium, phosphorus and parathyroid hormone in the diagnosis of concealed and subclinical hypoparathyroidism. *Eur J Endocrinol* 2007;**156**:113–6.
128. Cusano NE, Maalouf NM, Wang PY, Zhang C, Cremers SC, Haney EM, et al. Normocalcemic hyperparathyroidism and hypoparathyroidism in two community-based nonreferral populations. *J Clin Endocrinol Metab* 2013;**98**:2734–41.

第 54 章

甲状旁腺功能减退症的骨骼表现

Mishaela R. Rubin, Claudio Marcocci, John P. Bilezikian

引言

慢性甲状旁腺激素(PTH)缺乏对人体骨骼的影响是巨大的。在正常成年人中,骨量通过骨重塑过程中骨吸收和骨形成之间的精确平衡来调节。PTH 是这个过程中速率和程度的关键调节剂,其特征在于随着循环中 PTH 减少或缺乏骨转换明显减少[1-6,11]。大量生化、影像和组织形态学方法的证据表明,骨骼中的主要异常是由 PTH 的缺乏造成[1,10]。最近的研究表明,许多异常在给予 PTH 治疗后是可逆的[2,3,12]。

甲状旁腺功能减退症的骨骼表现

甲状旁腺功能减退症的骨转换生化指标

骨转换生化指标低值是甲状旁腺功能减退症的一个公认特征[13,14]。Rubin 等测量了 64 例甲状旁腺功能减退症患者骨转换标志物的组织形态计量学(48 名女性和 16 名男性)[2]。这些甲状旁腺功能减退症的病因是甲状腺手术后(n=32)、自身免疫性疾病(n=30)和 DiGeorge 综合征(n=2);平均病程(15±13)岁。受试者接受补充维生素 D 50~75 000IU/d 和钙剂 0~9g/d 的治疗。循环中骨形成标志物(P1NP、BAP 和骨钙蛋白)和骨吸收(TRAP-5b 和血清 CTx)均在正常参考范围的下半部分[2]。其他研究亦显示骨转换标志物值同样较低[3-5]。与骨转换标志物值降低有关,Rubin 等提出循环中成骨前体细胞[15]数量减少且骨硬化蛋白浓度增加[16]。

甲状旁腺功能减退症的骨密度

甲状旁腺功能减退症因长期低骨转换导致骨量相对高于同年龄和同性别的对照人群[6-9]。以均做甲状腺切除术后 10~13 年的患者为例,13 例甲状腺术后有甲状旁腺功能减退症患者的骨质量较 13 例甲状腺术后没有甲状旁腺功能减退症患者的骨质量高 21%~28%[6]。双能 X 线骨吸光测定法(DXA)发现,甲状腺切除术后有甲状旁腺功能减退症的绝经后女性在腰椎和股骨近端的骨密度(BMD)高于同年龄预期骨密度,而不是在桡骨远端[17]。通过 DXA 测量发现甲状旁腺功能减退症可延缓绝经后骨量丢失速率[7]。当少数甲状旁腺功能减退症患者与原发性甲状旁腺功能亢进症(PHPT)患者比较时,并未显示甲状旁腺功能减退症患者 PTH 对降低股骨颈 BMD 分解代谢的影响[17]。

通过外周定量 CT(pQCT)可以更深入地了解骨量增加的基础。使用这种技术,Chen 及其同事们比较了手术后绝经后女性与特发性甲状旁腺功能减退症、PHPT 与正常对照组桡骨远端和中间的体积骨密度(vBMD)及几何结构[11]。在富含松质骨的桡骨 4%远端位置,小梁 vBMD 从高到低依次为甲状旁腺功能减退症>对照组>PHPT。在 20%的桡骨中间位置,皮质 vBMD 也是相同的顺序。这三组之间 BMD 的差异可以用骨几何结构差异来解释。在两个径向位置,PHPT 中的总骨骼面积以及骨膜和骨内膜表面都比甲状旁腺功能减退症患者和对照组更大,皮质厚度和面积在甲状旁腺功能减退症中较高,且顺序依次为甲状旁腺功能减退症>对照组>PHPT。

甲状旁腺功能减退症的骨骼组织形态学

关于甲状旁腺功能减退症对骨骼影响的最全面的信息来自髂骨活检的骨组织形态学分析。第一次对甲状旁腺功能减退症骨骼的研究涉及 12 例患者,结果表明 PTH 缺乏与骨转换异常有关[1]。这些研究对象是甲状腺术后甲状旁腺功能减退症或特发性甲状旁腺功能减退症,均给予不同量的维生素 D 治疗。与同年龄同性别的甲状旁腺功能正常的对照相比，甲状旁腺功能减退患者的骨静止周期明显延长(7.6 年对 1.7 年，$P<0.001$)，骨吸收率降低(0.9μm/d 对 3.8μm/d，$P<0.001$)，骨形成率降低(0.016 对 0.081，$P<0.001$)，转化频率降低(0.13/年对 0.6/年，$P<0.001$)[1]。尽管骨重建活动明显减少，反映松质骨数量和微结构的变量(如松质骨体积、骨小梁厚度和骨髓空间体积)均是正常的。在早期对甲状旁腺功能减退症狗的研究中报道了类似的骨转换抑制，其中维生素 D 治疗无法恢复正常的骨转换[18]。

最近 Rubin 等进行的较大规模的组织形态学研究提供了进一步的见解[2,10]。与较早较小的研究[1]相反，甲状旁腺功能减退症患者的松质骨体积升高(图 54.1 和图 54.2)。甲状旁腺功能减退症松质骨体积增加的结构基础是小梁宽度增加；小梁数量和小梁间距都与对照组相似。甲状旁腺功能减退症患者的皮质厚度也趋于增加，皮层孔隙度较对照组降低。分别对松质骨、皮质骨内皮层和皮质内骨表面骨重建活动进行评估。在所有三个骨表面中，甲状旁腺功能减退症的表面类骨质

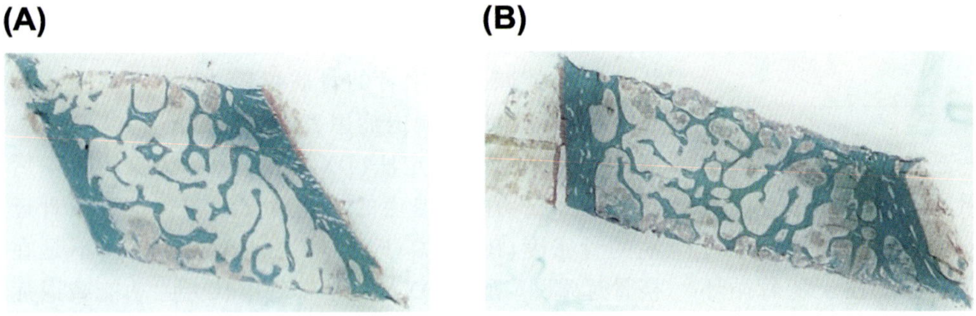

图 54.1　来自对照受试者(A)和甲状旁腺功能减退症患者(B)髂骨的骨活检的低骨转换率图。Goldner 三色染色法。注意甲状旁腺功能减退症中松质骨体积和皮质厚度的增加。(Reproduced with permission from[10].)

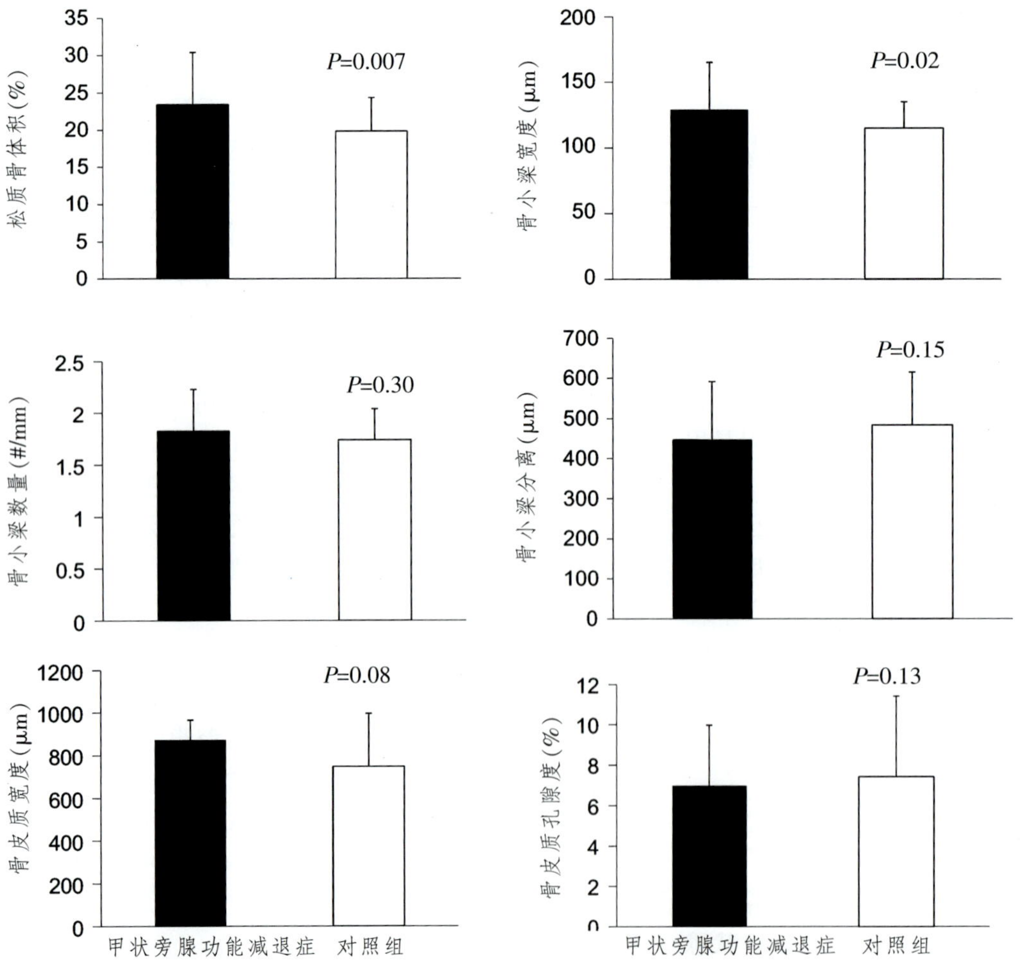

图 54.2　通过组织形态学测量获得的甲状旁腺功能减退症(黑条)和对照受试者(白条)的松质骨和皮质骨参数。(Reproduced with permission from[15].)

表面积和宽度均降低。在甲状旁腺功能减退症患者的三个骨表面中，四环素标记的骨形成率（BFR）显著降低，而在松质骨内膜中减少最显著（图 54.3）。BFR 的减少是由于所有三层骨膜中矿化表面和矿物附着率显著降低。甲状旁腺功能减退症和正常受试者的骨侵蚀表面没有差异，但在三个骨表面中甲状旁腺功能减退症患者的骨吸收率显著降低。与早期的研究一样[1]，这些发现都表明甲状旁腺功能减退症的骨转换率有显著降低，并伴随着松质骨和皮质间隔的骨量增加。

通过非侵入性成像检查和二维（2D）组织形态计量学最初观察到 PTH 缺乏对松质骨和皮质骨的骨量的影响，并通过显微计算机断层扫描（μCT）三维（3D）分析来证实[19]。本研究结果证实了甲状旁腺功能减退症患者的松质骨体积和骨小梁厚度的增加，与相匹配的对照组相比，骨小梁数量和小梁连接性增加。此外，甲状旁腺功能减退症的结构模型指数较低，表明小梁结构更像板状结构（图 54.4）。

甲状旁腺功能减退症骨基质的组成成分也已被研究。虽然与正常对照组相比甲状旁腺功能减退症患者的矿化参数个体间差异较大，使用反向散射电子成像技术发现甲状旁腺功能减退症患者的髂骨平均矿化密度与对照组相似[20]。这个结果令人惊讶，因为人们可能预期由于骨骼“老化”的低周转率和伴随的矿化增加，甲状旁腺功能减退症的骨矿化密度将会增强。这表明矿化密度受其他因素的控制，除二次矿化程度外，还表明甲状旁腺功能减退症中光密度测定的较高 BMD 在很大程度上是由于骨组织体积的增加而不是骨组织内矿物含量的增加。

甲状旁腺功能减退症的非侵入性成像

新的非侵入性成像技术，包括高分辨率外周定量计算机断层扫描（HRpQCT）和小梁骨评分（TBS），已用于进一步了解甲状旁腺功能减退症的骨骼表现。与标准值相比，使用 HRpQCT 发现 45 例甲状旁腺功能减退症女性患者的 Z 值具有特异性位点差异[21]。与组织形态学检查髂骨小梁厚度增加的结果相比[2]，甲状旁腺功能减退症患者的桡骨和胫骨部位通过 HRpQCT 发现小梁厚度降低、小梁数量增加、胫骨小梁分离减少而桡骨未发现。皮质骨参数（包括皮质 vBMD 和皮质厚度）在甲

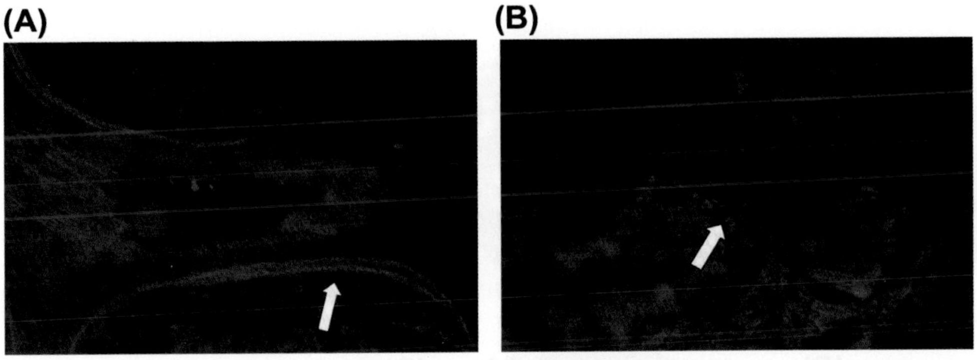

图 54.3　甲状旁腺功能减退症（A）和对照受试者（B）中的四环素标记。甲状旁腺功能减退症中四环素摄取显著降低，反映了骨转换率低。（Reproduced with permission from[10].）

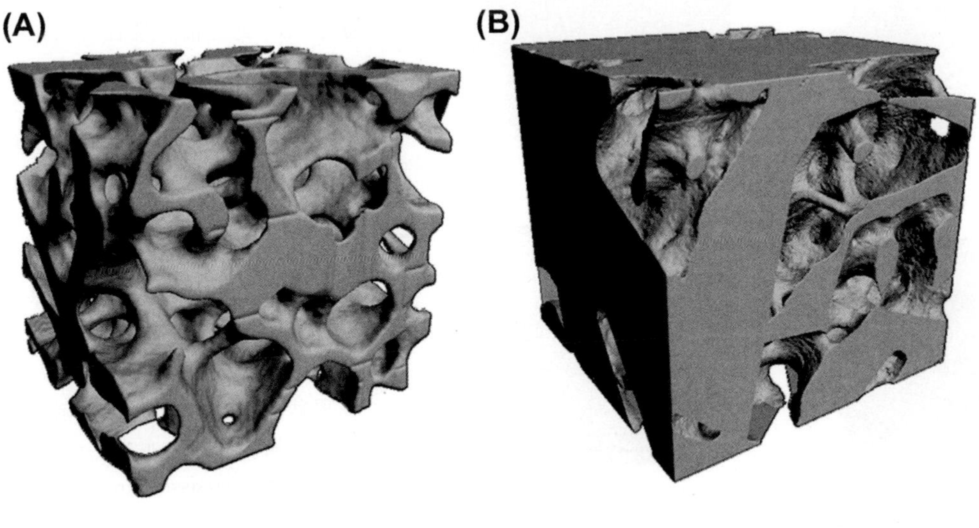

图 54.4　对照受试者（A）和甲状旁腺功能减退症（B）松质骨 μCT 重建图像。注意甲状旁腺功能减退症的致密骨小梁结构。（Reproduced with permission from[19].）

状旁腺功能减退症患者中增加，虽然仅在桡骨中被发现。这些数据表明，在骨骼负重的部位（如胫骨），PTH 缺乏时可能不易出现异常皮质增加[21]。

骨小梁评分（TBS）是应用于脊柱 DXA 图像的新型灰度纹理分析，可间接估计小梁微结构，并通过 μCT 和 HRpQCT 与骨骼微结构测量相关[22]。对 39 例甲状旁腺功能减退症患者使用 TBS iNsight 软件进行初步分析，在绝经前女性（n=18）、绝经后女性（n=10）和男性（n=11）的 DXA 图像中提取了位点匹配的腰椎 TBS 数据。尽管 TBS 在绝经后女性中最低，但在甲状旁腺功能减退症患者中总体的 TBS 正常（平均 TBS：1.429±0.020，正常≥1.35），可能提示 PTH 缺乏时骨小梁微结构在脊柱是完整的[23]。

甲状旁腺功能减退症的骨折风险

甲状旁腺功能减退症骨折风险的前瞻性数据不详。在一项回顾性队列研究中，随访 7 年以上发现 21/120 例患者（18%）有骨折[24]。通过有限元分析的图像应力加载模拟强度研究表明，甲状旁腺功能减退症的机械强度是正常的（图 54.5）[25]。鉴于这些骨骼异常，有理由担心甲状旁腺功能减退症中骨骼的脆弱性，但是需要进一步的研究证实[10]。

甲状旁腺功能减退症中 PTH 治疗对骨骼的影响

甲状旁腺功能减退症是唯一一种没有经过批准的激素替代治疗的典型激素缺乏症。已经研究了使用经过缩短的 PTH（1–34）分子以及完全 PTH（1–84）制剂的治疗在甲状旁腺功能减退症中的骨骼效应。PTH（1–34）的研究旨在消除补充治疗活性维生素 D 类似物的需要[3,5,26–29]，而 PTH（1–84）的研究是将这种激素作为一种固定剂量“加入”钙和维生素 D 的常规治疗中[2,4,12,30,31]（见第 57 章）。

PTH 治疗对骨转换的影响

给予 PTH 治疗后骨转换的生化标志物最初显著增加[3–5,31]。在 Gafni 等的队列研究中，5 例甲状旁腺功能低下患者 PTH（1–34）治疗 1.5 年，骨转换标志从基线增加 2~7 倍[5]。在长时间大规模的随机平行组研究中，Winer

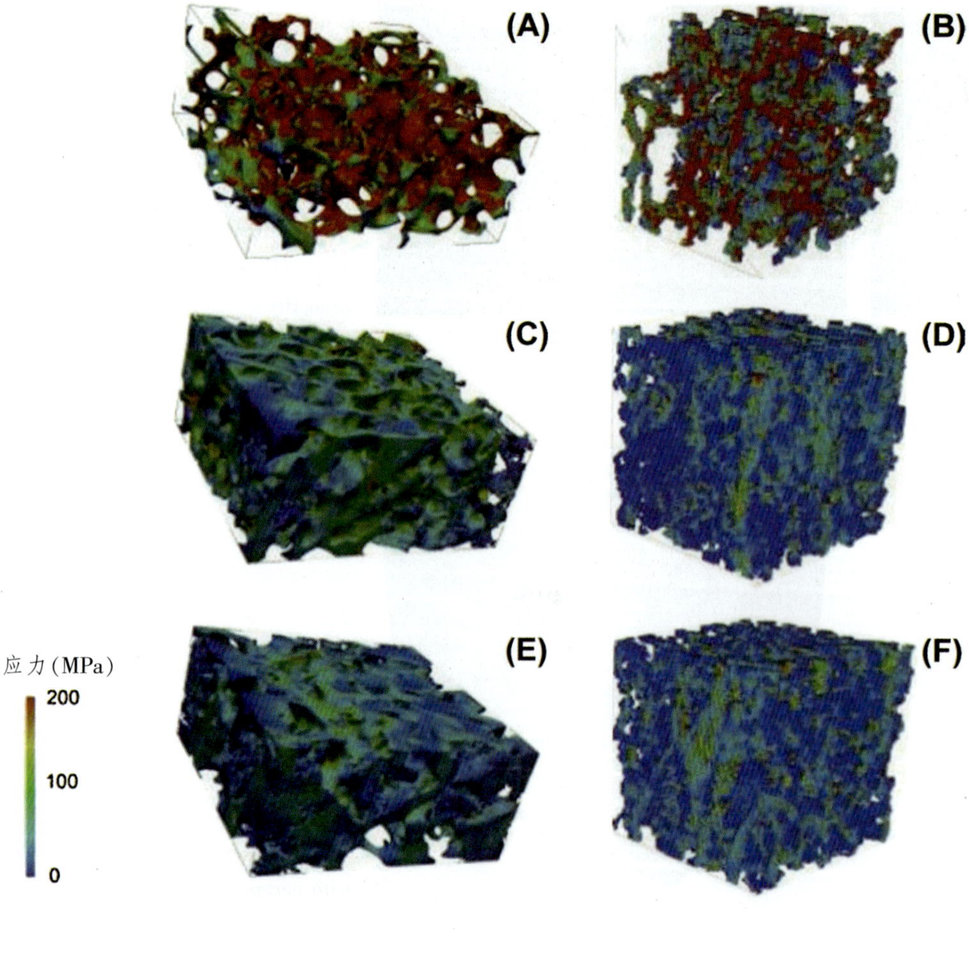

图 54.5 绝经前特发性骨质疏松症（A，B），绝经前正常对照组（C，D）和甲状旁腺功能减退症患者（E，F）的女性，通过基于髂骨活检（A，C，E）的显微 CT 和桡骨活检（B，D，F）的高分辨率边缘定量计算机断层扫描的微量有限元分析产生的轴向负载下的组织应力水平的图像。深蓝色表示应力最低的区域，深红色表示应力最高的区域。在甲状旁腺功能低下的受试者中观察到最低的压力水平。（Reproduced with permission from[25].）

等用骨化三醇或 PTH(1–34)治疗 27 例甲状旁腺功能减退症患者 3 年(术后 n=11,特发性 n=8,钙受体感知突变 n=6,多腺体衰竭 n=2)[3]。骨转换标志物(包括碱性磷酸酶、骨钙素、尿吡啶啉和脱氧吡啶啉)明显高于正常范围,但从 2.5 年后出现轻微的下降趋势[3]。最近,Sikjaer 等发现在 6 个月的随机双盲安慰剂对照研究中,PTH(1–84)以 100μg/d 的剂量给予 62 例甲状旁腺功能减退症患者(术后 n=58,特发性 n=4),骨的生化标志物(P1NP 为 1315%,s-CTx 增加了 1209%)出现急剧升高,虽然骨钙素和 s-CTx 的水平在 20~24 周出现平稳期[4]。类似的,Cusano 等用 PTH(1–84)治疗 27 例受试者(术后 n=16,特发性 n=10,DiGeorge n=1)4 年,骨转换标志物显著增加,在 6~12 个月时达到基线值 3 倍的峰值,随后在 30 个月时下降到稳态水平,P1NP 和 TRAP 在统计学上仍高于基线水平[31]。综上所述,这些数据表明,PTH 有一个强力的初始作用来增加骨转换的生化标志物,随着时间的推移,会出现一个新的、稳态的、更加正常的甲状旁腺激素水平。当 PTH 以连续方式给药时,可能会对骨转换生化标志物产生不显著的影响。当 8 例患者通过胰岛素泵连续给予 PTH(1–34)时,骨转换标志物在 3 个月内增加至正常范围,无过度刺激证据[32]。

PTH 治疗对骨矿物质密度的影响

与 Winer 等用骨化三醇治疗相比,对成人甲状旁腺功能减退症患者用 PTH(1–34)维持血清钙水平治疗 3 年未见 BMD 的变化,尽管在腰椎和桡骨 BMD 有非显著性下降趋势[3]。在儿童中,PTH(1–34)治疗 3 年后桡骨 BMD 下降明显[29]。Sikjaer 等在给予成人 PTH(1–84) 100μg/d 治疗 6 个月时,全身、脊柱、髋部和股骨颈 BMD 降低(而非前臂);骨密度降低与骨转换生化标志物增加有关[4]。该队列研究的定量 CT(QCT)分析显示,尽管腰椎的 aBMD 减少,但松质骨的 vBMD 增加,而皮质骨的 vBMD 减少[4]。这些数据表明骨小梁和皮质骨的相对分布可能因特定骨骼部位的 PTH 治疗而不同。在 PTH(1–84)治疗 4 年的研究中,腰椎 BMD 增加 5.5%,而股骨颈和全髋 BMD 保持稳定;远端桡骨 BMD 减少,但 4 年后与基线没有差异[31]。

PTH 治疗对组织形态定量分析指标的影响

由 Sikjaer 等进行的 RCT 研究,对用 PTH(1–84)治疗 6 个月的 51 例患者(PTH 组 n=26;安慰剂组 n=25)行髂骨的骨活检[21]。显微 CT 分析显示 PTH 治疗的骨小梁厚度较低、骨表面增加、骨小梁网更复杂,提示骨小梁发展得更薄、连接更好[12]。在 PTH(1–84)组中观察到小梁内隧道效应,或单个骨小梁纵向分裂为两个较薄的新骨小梁(图 54.6)。小梁内隧道的存在与更大的钙动员有关,更高的骨转换以及钙和活性维生素 D 补充

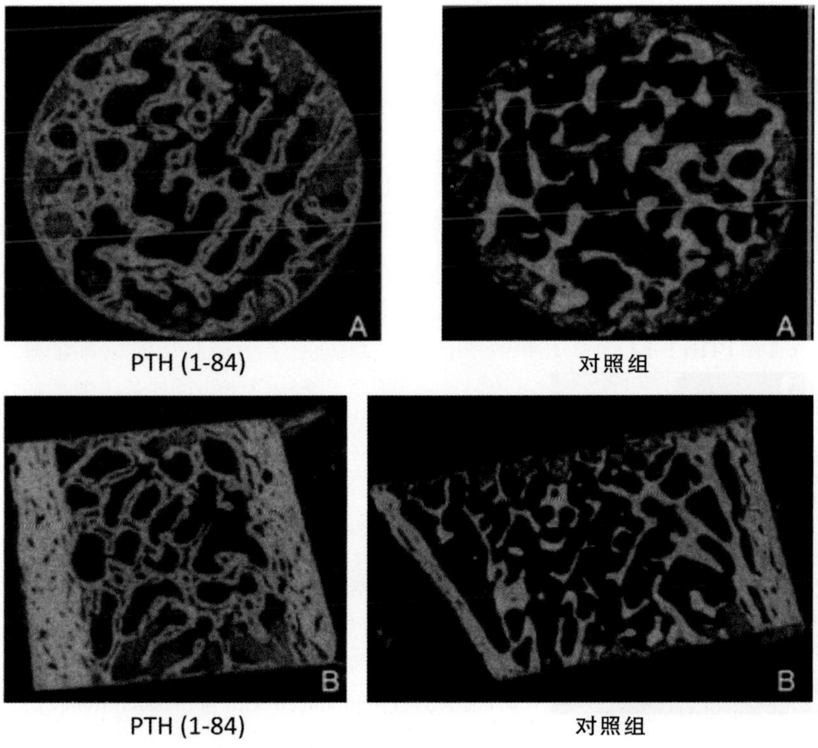

图 54.6　髂骨活检骨组织检查,1 例来自患有 PTH (1–84)100mg/d 的患者的 24 小时小梁隧道,1 例为安慰剂治疗的小梁隧道。(A)横断面图;(B)纵切面图。(Reproduced with permission from[12].)

剂的明显降低趋势可证明[4,12]。对于皮质骨，6 个月时观察到每单位面积的哈弗斯管增多，皮质孔隙度有增加趋势，但皮质骨组织密度没有差异[12]。在 Gafni 等进行的 1.5 年开放性研究中观察到类似的模式，松质骨体积、小梁数量和皮质孔隙度增加，小梁分离减少[5]。

在一个开放标签 PTH(1–84)进行为期 2 年的研究中，分别于 PTH(1–84)治疗 1 年(n=14)和 2 年(n=16)前后行髂骨的骨组织活检切片检查；一个单独的组在 3 个月时有一个早期的“四重标签”活检(n=16)[2,33]。在 3 个月时矿化表面(MS)、类骨质表面和骨形成率早期增加(基线时 MS 为 0.39%±0.6%，3 个月时为 5.47%±6.0%，即刻合成代谢作用明显，P=0.004)，其在 12 个月达到峰值(基线时 MS 为 0.7%±0.6%，1 年时 MS 为 7.1%±6.0%，P=0.001)，与 2 年时的甲状旁腺功能水平相似(基线时 MS 为 1.18%±2.2%，2 年时 MS 为 3.34%±0.8%，P=0.04；健康对照组 MS 为 4.33%±3.2%)。1 年后松质骨包膜的重塑变化最为明显；在 2 年内，除类骨质表面外，内皮质和皮质内包膜上差异不显著[2]。PTH(1–84)治疗 2 年后的结构变化包括小梁宽度减小[(144±34)μm~(128±34)μm，P=0.03]、小梁数量增加 [(1.74±0.34)mm~(2.07±0.50)mm，P=0.02]。在 Sikjaer 等和 Gafni 等的研究中，小梁隧道明显(图 54.7)。治疗 2 年后，虽然皮质宽度没有变化，皮质孔隙度增加(7.4%±3.2%~9.2%±2.4%，P=0.03；图 54.7)。最近通过显微 CT 采用纵向 3D 分析活检的数据证实，微结构变化包括小梁厚度减少和连接密度增加，这些变化在 PTH 治疗相对较早时就可观察到，并且第 1 年比第 2 年更明显[34]。总之，骨组织形态学数据表明，PTH 的应用可改善甲状旁腺功能减退症的异常骨骼动力学和结构特性，恢复正常甲状旁腺功能水平的骨代谢。

PTH 治疗对非侵入性成像的影响

在 PTH 治疗期间使用 HRpQCT 图像的初步数据显示皮质微结构的变化[35]。在用 PTH(1–84)治疗 4 年后的 30 例甲状旁腺功能减退症患者中，皮质骨较前致密性下降，且多孔。虽然皮质厚度没有变化，皮质 vBMD 和胫骨组织矿物质密度明显下降[35]。初步资料分析甲状旁腺功能减退症患者 PTH (1–84) 治疗的 TBS 变化显示，在绝经前女性中 TBS 改善超过 4 年，并在绝经后女性和男性中保持，表明由 PTH(1–84)治疗引起的微结构改善可能在年轻人中更明显[23]。

PTH 治疗对骨折的影响

目前尚无关于 PTH 治疗对骨折风险的影响的数据。鉴于骨骼特性的良好改善，预计骨折风险降低，但是这一预期值需要更长时间的研究。

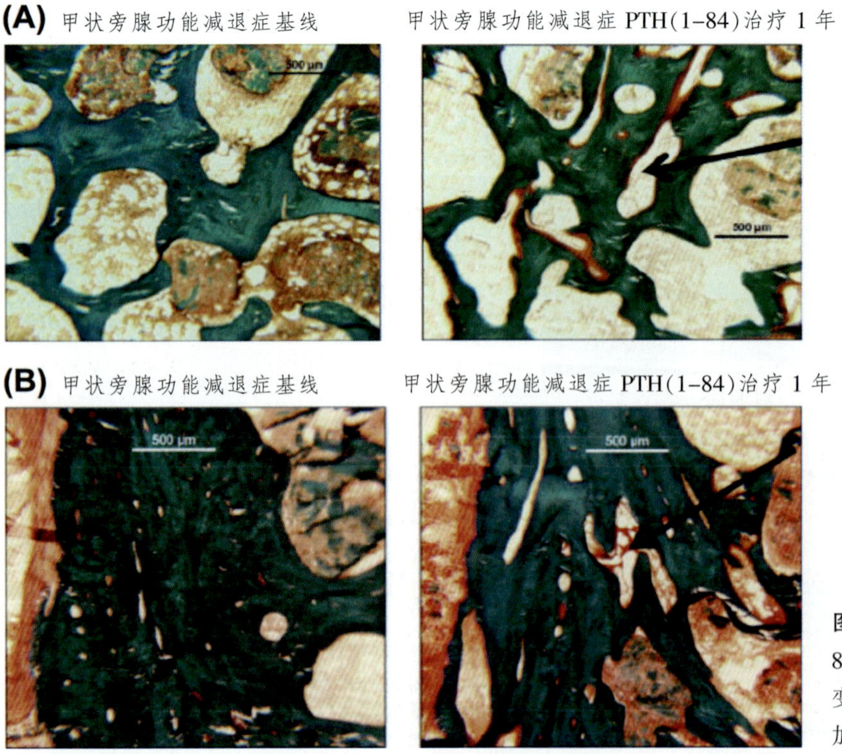

图 54.7 髂骨活检显示在甲状旁腺患者 PTH (1–84)治疗 1 年前后骨小梁(A)和骨皮质(B)结构的变化。注意治疗后活检中小梁隧道和皮质孔隙度增加(箭头)。(Reproduced with permission from[2].)

PTH 治疗后骨肉瘤风险

研究发现，PTH（1–34）和 PTH（1–84）可以增加大鼠骨肉瘤的风险[36]。然而，出现骨肉瘤的风险与 PTH 剂量和持续时间相关，并且非致癌剂量为 PTH（1–34）[（4.5μg/(kg·d)]和 PTH（1–84）[10μg/(kg·d)]，明显高于治疗甲状旁腺功能减退症的剂量[37]。虽然这个问题可能在骨骺未闭合的儿童中特别关注，但 Winer 等[29]在儿童中的 3 年数据研究以及 1 例 13 岁儿童[38]的病例报道在这方面的 结果令人鼓舞。最重要的是，2002 年批准了重组人类 PTH（1–34）（Forteo）后，超过 50 万例患者应用骨质疏松治疗，但骨肉瘤风险并未增加[39]。

结论

正如本文中所引用的研究，新技术在甲状旁腺功能减退症研究中的应用对这种疾病的骨骼异常有了新的认识。预计这一进展将在今后几年继续加快，将有助于更好地了解 PTH 在维持骨骼结构和功能方面的重要作用。

（郭伟红 译）

参考文献

1. Langdahl BL, Mortensen L, Vesterby A, Eriksen EF, Charles P. Bone histomorphometry in hypoparathyroid patients treated with vitamin D. *Bone* 1996;**18**:103–8.
2. Rubin MR, Dempster DW, Sliney Jr J, Zhou H, Nickolas TL, Stein EM, et al. PTH(1–84) administration reverses abnormal bone-remodeling dynamics and structure in hypoparathyroidism. *J Bone Miner Res* 2011;**26**:2727–36.
3. Winer KK, Ko CW, Reynolds JC, Dowdy K, Keil M, Peterson D, et al. Long-term treatment of hypoparathyroidism: a randomized controlled study comparing parathyroid hormone-(1–34) versus calcitriol and calcium. *J Clin Endocrinol Metab* 2003;**88**:4214–20.
4. Sikjaer T, Rejnmark L, Rolighed L, Heickendorff L, Mosekilde L. The effect of adding PTH(1–84) to conventional treatment of hypoparathyroidism: a randomized, placebo-controlled study. *J Bone Miner Res* 2011;**26**:2358–70.
5. Gafni RI, Brahim JS, Andreopoulou P, Bhattacharyya N, Kelly MH, Brillante BA, et al. Daily parathyroid hormone 1–34 replacement therapy for hypoparathyroidism induces marked changes in bone turnover and structure. *J Bone Miner Res* 2012;**27**:1811–20.
6. Abugassa S, Nordenstrom J, Eriksson S, Sjoden G. Bone mineral density in patients with chronic hypoparathyroidism. *J Clin Endocrinol Metab* 1993;**76**:1617–21.
7. Fujiyama K, Kiriyama T, Ito M, Nakata K, Yamashita S, Yokoyama N, et al. Attenuation of postmenopausal high turnover bone loss in patients with hypoparathyroidism. *J Clin Endocrinol Metab* 1995;**80**:2135–8.
8. Seeman E, Wahner HW, Offord KP, Kumar R, Johnson WJ, Riggs BL. Differential effects of endocrine dysfunction on the axial and the appendicular skeleton. *J Clin Invest* 1982;**69**:1302–9.
9. Touliatos JS, Sebes JI, Hinton A, McCommon D, Karas JG, Palmieri GM. Hypoparathyroidism counteracts risk factors for osteoporosis. *Am J Med Sci* 1995;**310**:56–60.
10. Rubin MR, Dempster DW, Zhou H, Shane E, Nickolas T, Sliney Jr J, et al. Dynamic and structural properties of the skeleton in hypoparathyroidism. *J Bone Miner Res* 2008;**23**:2018–24.
11. Chen Q, Kaji H, Iu MF, Nomura R, Sowa H, Yamauchi M, et al. Effects of an excess and a deficiency of endogenous parathyroid hormone on volumetric bone mineral density and bone geometry determined by peripheral quantitative computed tomography in female subjects. *J Clin Endocrinol Metab* 2003;**88**:4655–8.
12. Sikjaer T, Rejnmark L, Thomsen JS, Tietze A, Bruel A, Andersen G, et al. Changes in 3-dimensional bone structure indices in hypoparathyroid patients treated with PTH(1–84): a randomized controlled study. *J Bone Min Res* 2012;**27**:781–8.
13. Kruse K, Kracht U, Wohlfart K, Kruse U. Biochemical markers of bone turnover, intact serum parathyroid horn and renal calcium excretion in patients with pseudohypoparathyroidism and hypoparathyroidism before and during vitamin D treatment. *Eur J Pediatr* Apr 1989;**148**:535–9.
14. Mizunashi K, Furukawa Y, Miura R, Yumita S, Sohn HE, Yoshinaga K. Effects of active vitamin D3 and parathyroid hormone on the serum osteocalcin in idiopathic hypoparathyroidism and pseudohypoparathyroidism. *J Clin Invest* 1988;**82**:861–5.
15. Rubin MR, Manavalan JS, Dempster DW, Shah J, Cremers S, Kousteni S, et al. Parathyroid hormone stimulates circulating osteogenic cells in hypoparathyroidism. *J Clin Endocrinol Metab* 2011;**96**:176–86.
16. Costa AG, Cremers S, Rubin MR, McMahon DJ, Sliney Jr J, Lazaretti-Castro M, et al. Circulating sclerostin in disorders of parathyroid gland function. *J Clin Endocrinol Metab* 2011;**96**:3804–10.
17. Duan Y, De Luca V, Seeman E. Parathyroid hormone deficiency and excess: similar effects on trabecular bone but differing effects on cortical bone. *J Clin Endocrinol Metab* 1999;**84**:718–22.
18. Malluche HH, Matthews C, Faugere MC, Fanti P, Endres DB, Friedler RM. 1,25-Dihydroxyvitamin D maintains bone cell activity, and parathyroid hormone modulates bone cell number in dogs. *Endocrinology* 1986;**119**:1298–304.
19. Rubin MR, Dempster DW, Kohler T, Stauber M, Zhou H, Shane E, et al. Three dimensional cancellous bone structure in hypoparathyroidism. *Bone* 2010;**46**:190–5.
20. Paschalis EP, Roschger P, Rubin MR, Shane E, Zoehrer R, Misof B, et al. Bone mineralization density and collagen cross-link ratios in hypoparathyroidism. *J Bone Miner Res* 2009;(Supp. 1):2006.
21. Boutroy S, Silva B, Rubin M, Sliney J, McMahon DJ, Zhang C, et al. Skeletal microstructural abnormalities in hypoparathyroidism by high resolution peripheral quantitative computed tomography. *J Bone Miner Res* 2012;**27**(Supp. 1). Avaialble at http://www.asbmr.org/Meetings/AnnualMeeting/AbstractDetail.aspx?aid=c26c3a56-a0e2-4b55-8307-d3ff066d5a6c. [accessed 23.10.13].
22. Hans D, Goertzen AL, Krieg MA, Leslie WD. Bone microarchitecture assessed by TBS predicts osteoporotic fractures independent of bone density: the Manitoba study. *J Bone Miner Res* 2011;**26**:2762–9.
23. Silva B, Cusano N, Zhang C, Irani D, Sliney J, Lenane Z, et al. Beneficial effects of PTH(1–84) in hypoparathyroidism as determined by microarchitectural texture assessment (TBS): a 4-year experience. *J Bone Miner Res* 2013;**28**(Supp. 1). Available at http://www.asbmr.org/asbmr-2013-abstract-detail?aid=d1c1e9e9-b2bb-4b86-b123-3ed6114a3c5d. [accessed 23.10.13].
24. Mitchell DM, Regan S, Cooley MR, Lauter KB, Vrla MC, Becker CB, et al. Long-term follow-up of patients with hypoparathyroidism. *J Clin Endocrinol Metab* 2012;**97**:4507–14.
25. Cohen A, Dempster DW, Muller R, Guo XE, Nickolas TL, Liu XS, et al. Assessment of trabecular and cortical architecture and mechanical competence of bone by high-resolution peripheral computed tomography: comparison with transiliac bone biopsy. *Osteoporos Int* 2010;**21**:263–73.

26. Winer KK, Yanovski JA, Cutler Jr GB. Synthetic human parathyroid hormone 1–34 vs calcitriol and calcium in the treatment of hypoparathyroidism. *JAMA* 1996;**276**:631–6.
27. Winer KK, Yanovski JA, Sarani B, Cutler Jr GB. A randomized, cross-over trial of once-daily versus twice-daily parathyroid hormone 1–34 in treatment of hypoparathyroidism. *J Clin Endocrinol Metab* 1998;**83**:3480–6.
28. Winer KK, Sinaii N, Peterson D, Sainz Jr B, Cutler Jr GB. Effects of once versus twice-daily parathyroid hormone 1–34 therapy in children with hypoparathyroidism. *J Clin Endocrinol Metab* 2008;**93**:3389–95.
29. Winer KK, Sinaii N, Reynolds J, Peterson D, Dowdy K, Cutler Jr GB. Long-term treatment of 12 children with chronic hypoparathyroidism: a randomized trial comparing synthetic human parathyroid hormone 1–34 versus calcitriol and calcium. *J Clin Endocrinol Metab* 2010;**95**:2680–8.
30. Rubin MR, Sliney Jr J, McMahon DJ, Silverberg SJ, Bilezikian JP. Therapy of hypoparathyroidism with intact parathyroid hormone. *Osteoporos Int* 2010;**21**:1927–34.
31. Cusano NE, Rubin MR, McMahon DJ, Zhang C, Ives R, Tulley A, et al. Therapy of hypoparathyroidism with PTH(1–84): a prospective four-year investigation of efficacy and safety. *J Clin Endocrinol Metab* 2013;**98**:137–44.
32. Winer KK, Zhang B, Shrader JA, Peterson D, Smith M, Albert PS, et al. Synthetic human parathyroid hormone 1–34 replacement therapy: a randomized crossover trial comparing pump versus injections in the treatment of chronic hypoparathyroidism. *J Clin Endocrinol Metab* 2012;**97**:391–9.
33. Lindsay R, Cosman F, Zhou H, Bostrom MP, Shen VW, Cruz JD, et al. A novel tetracycline labeling schedule for longitudinal evaluation of the short-term effects of anabolic therapy with a single iliac crest bone biopsy: early actions of teriparatide. *J Bone Miner Res* 2006;**21**:366–73.
34. Rubin M, Zwahlen A, Dempster D, Zhou H, Cusano N, Sliney J, et al. PTH(1–84) administration alters three dimensional cancellous bone structure in hypoparathyroidism. *J Bone Miner Res* 2013;**28**(Supp. 1). Available at http://www.asbmr.org/asbmr-2013-abstract-detail?aid=ed685e42-6df2-47f7-8955-5fd09bc92a3b. [accessed 23.10.13].
35. Boutroy S, Rubin MR, Cusano NE, Costa AG, Lenane Z, Sliney J, et al. Four-Year Effects of PTH(1–84) on Cortical Bone in Hypoparathyroidism. *J Bone Miner Res* 2012;**27**(Supp. 1). Available at http://www.asbmr.org/Meetings/AnnualMeeting/AbstractDetail.aspx?aid=7f608f48-2f9e-4ec6-be9f-206a238c4a05. [accessed 23.10.13.]
36. Watanabe A, Yoneyama S, Nakajima M, Sato N, Takao-Kawabata R, Isogai Y, et al. Osteosarcoma in Sprague-Dawley rats after long-term treatment with teriparatide (human parathyroid hormone (1–34)). *J Toxicol Sci* 2012;**37**:617–29.
37. Jolette J, Wilker CE, Smith SY, Doyle N, Hardisty JF, Metcalfe AJ, et al. Defining a noncarcinogenic dose of recombinant human parathyroid hormone 1–84 in a 2-year study in Fischer 344 rats. *Toxicol Pathol* 2006;**34**:929–40.
38. Theman TA, Collins MT, Dempster DW, Zhou H, Reynolds JC, Brahim JS, et al. PTH(1–34) replacement therapy in a child with hypoparathyroidism caused by a sporadic calcium receptor mutation. *J Bone Miner Res* 2009;**24**:964–73.
39. Andrews EB, Gilsenan AW, Midkiff K, Sherrill B, Wu Y, Mann BH, et al. The US postmarketing surveillance study of adult osteosarcoma and teriparatide: study design and findings from the first 7 years. *J Bone Min Res* 2012;**27**:2429–37.

第 55 章

假性甲状旁腺功能减退症的分子和临床特征

Michael A. Levine

历史和疾病分类

在最初的假性甲状旁腺功能减退症(PHP)报道中，Fuller Albright 及其同事描述了患有这种综合征的患者注射甲状旁腺提取物后未显示磷酸化反应[1]。这些观察结果导致人们推测，PHP 中的生化性甲状旁腺功能减退症是由于靶器官骨骼和肾脏对 PTH 无反应。因此，Albright 称这种不寻常的综合征为“假性甲状旁腺功能减退症”，以引起人们对与甲状旁腺功能减退症一致生化特征的注意，同时强调两种疾病非常不同的病理生理学。假设 PHP 由于靶组织对 PTH 无反应而产生，他将 PHP 比作 Sebright 矮公鸡，其雌性化羽毛被认为是对雄激素的反应不足[2]。在这里，Albright 可能会被原谅的两个错误，首先是 Sebright 的拼写错误为“Seabright”，第二是假定雄激素抵抗为雌性化羽毛的基础，后来显示是由芳香化酶缺陷致皮肤雌激素合成增加引起的[3]。Albright 研究的最初患者也表现出一系列发育缺陷，包括肥胖、圆脸、身材矮小、短指、异位骨化和认知障碍。这些特征后来被称为 Albright 遗传性骨营养不良(AHO)[4](图 55.1)。Albright 和其他人随后观察到具有正常激素反应的 AHO 特征的患者，称为“假性假甲状旁腺功能减退症”(假性 PHP)[5]。此外，某些家族中包含 PHP 或假性 PHP 的成员，尽管是不同的世代[6]。

为了鉴别缺乏 AHO[7]特征的 PHP 患者，开发了用于体外测定 PHP 患者细胞中 Gαs 的功能或表达[8,9]，将 PHP 分为几种形式：①1a 型(OMIM 103580)，患者具有 AHO 和 PTH 抵抗以及 Gαs 的水平降低；②1b 型(OMIM 603233)，患者仅显示 PTH 抵抗，在细胞膜中具有正常水平的 Gαs；③1c 型(OMIM 612462)，其等同于 PHP 1a 型，除了明显的红细胞 Gs 活性正常。分子生化研究为区分 PHP 1 型不同形式提供了进一步的基础(表 55.1)，尽管出现了很多重叠：PHP 1a 型和 PHP 1c 型患者在母系遗传的 GNAS 等位基因外显子 1–13 中

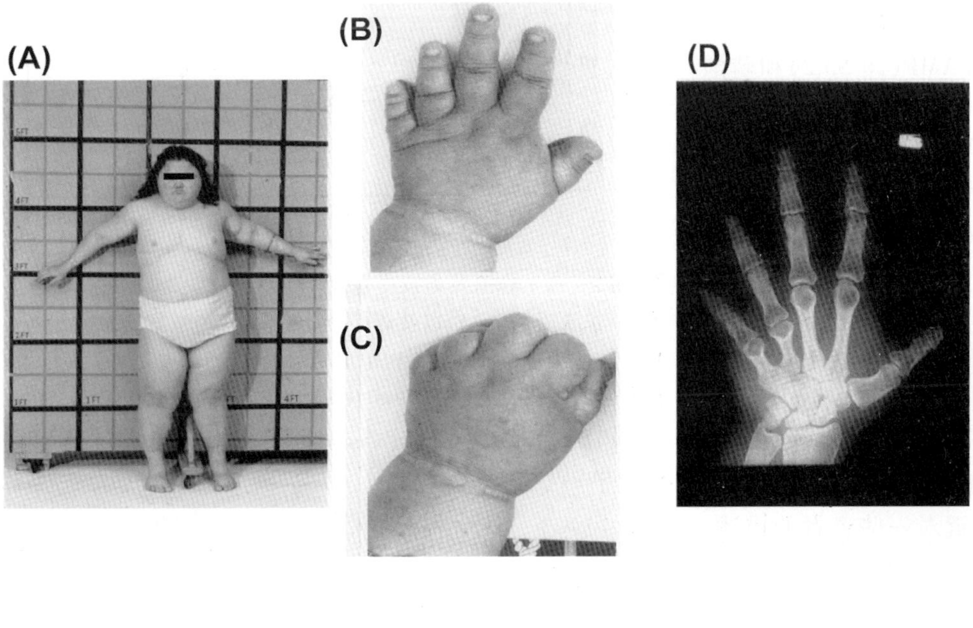

图 55.1 Albright 遗传性骨营养不良(AHO)的典型特征。(A)一名具有 AHO 表现特征的年轻女性，注意其身材矮小、四肢缩短、肥胖和圆脸。(B)手指伸出，注意拇指符号，第 4 和第 5 手指缩短。(C)Archibald 体征，由凹痕代替指关节。(D)患者手部放射照片显示第 4 和第 5 掌骨明显缩短。

表 55.1 PHP 相关障碍的分类

	分子缺陷	GNAS 等位基因的父母来源	内分泌缺陷	临床特征	其他特点
PHP 1a 型	GNAS 基因中的杂合突变可降低 Gαs 的表达或功能	母亲	多种激素抵抗[a]	AHO[b] 早期出现肥胖	认知障碍
PPHP	GNAS 基因中的杂合突变	父亲	无	AHO	
PHP 1c 型	GNAS 中的杂合突变损害了七次跨膜螺旋结构受体与腺苷酸环化酶的偶联	母亲	多种激素抵抗	AHO	认知障碍
家族性 PHP 1b 型	STX16、NESP55 和(或)AS 外显子杂合缺失	母亲	PTH 抵抗，TSH 部分抵抗	轻中度短指症	外显子 A/B 中甲基化丧失
散发性 PHP 1b 型	父系 UPD	母亲	PTH 抵抗，TSH 部分抵抗	轻中度短指症	3 个 DMR 的甲基化的广泛缺陷
进行性骨发育异常	GNAS 基因中的杂合突变可降低 Gαs 的表达或功能	父亲	无	进行性异位骨化延伸至深部结缔组织	
皮肤骨瘤	GNAS 基因中的杂合突变可降低 Gαs 的表达或功能	父亲	无	异位骨化局限于真皮和皮下组织	
PHP 2 型	无	N/A	PTH 抵抗	严重低钙血症	维生素 D 缺乏

[a] 多种激素抵抗，PTH、TSH、GHRH 和促性腺激素抵抗。

[b] AHO，Albright 遗传性骨营养不良；包括圆脸、身材矮小、短指症/中手骨短缩症、异位骨化。

具有杂合突变，导致 Gαs 蛋白广泛缺乏和多种组织中激素抵抗；PHP 1c 型患者有异常的 Gαs 蛋白，不能在体内介导受体依赖的腺苷酸环化酶的活化，但在常规体外测定中没有证实活性降低[10,11]。PHP 1b 型患者(OMIM 603233)Gαs 的缺陷更为明显，由于表观遗传缺陷使来自母体遗传的 GNAS 等位基因的表达减少，内分泌缺陷主要是 PTH 抵抗(如下)。

PHP 1 型患者没有显出肾 cAMP(图 55.2)和磷酸盐(图 55.3)尿排泄量的适当增加[2]，表明产生 cAMP 的肾脏 PTH 受体(腺苷酸环化酶复合物)的异常是 PTH 反应损伤的基础。通过以下发现确认了此假说：将二丁酰 cAMP 给予 PHP 1 型的患者产生了尿磷酸化反应，这清楚地表明肾脏对 cAMP 反应机制是完整的[12]。另一种不常见的 PHP 形式为患者有 PTH 抵抗但没有 AHO 的特征。给予这些被认为 PHP 2 型的患者 PTH，可出现尿 cAMP 的正常增加，但不能引起适当的尿磷酸化反应[13]。这些观察结果表明 PHP 2 型的 PTH 抵抗来自与 PTH 刺激的 cAMP 生成无关或远端的生物化学缺陷。PHP 和 AHO 的进一步混淆产生于最近对一些患者的描述，

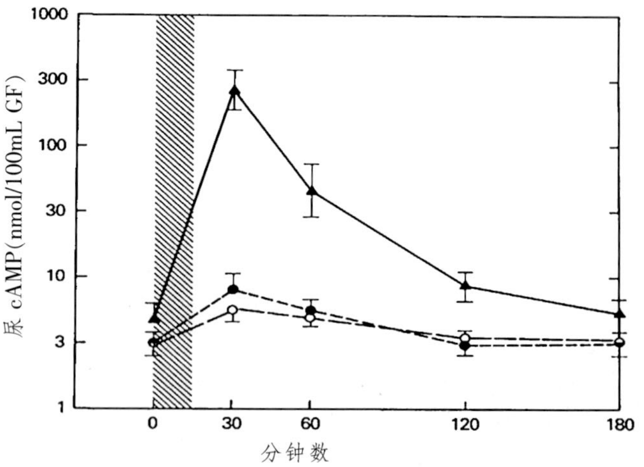

图 55.2 尿 cAMP 排泄反应输注牛甲状旁腺提取物(300 USP 单位)。正常受试者(Δ)以及假性 PHP(·)的峰值反应为基数的 50~100 倍。PHP 1a 型(0)或 PHP 1b 型(未显示)的受试者只显示 2~5 倍的增加。尿 cAMP 以每 100mL GF 纳摩尔表示，U_{cAMP}(nmol/100mL GF)=U_{cAMP}(nmol/dL)×S_{Cre}(mg/dL)/U_{Cre}(mg/dL)。(Reprinted by permission from[268].)

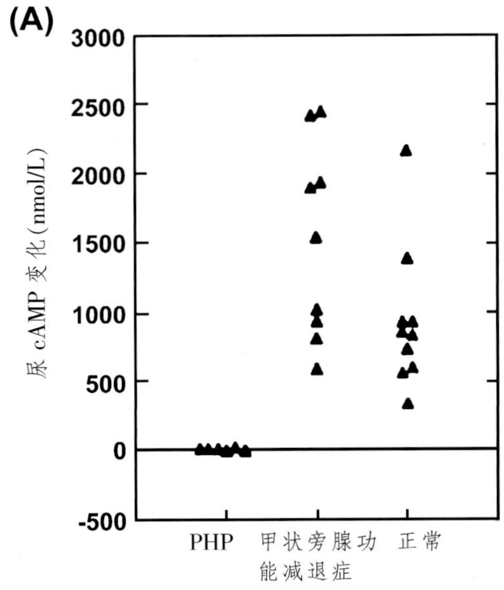

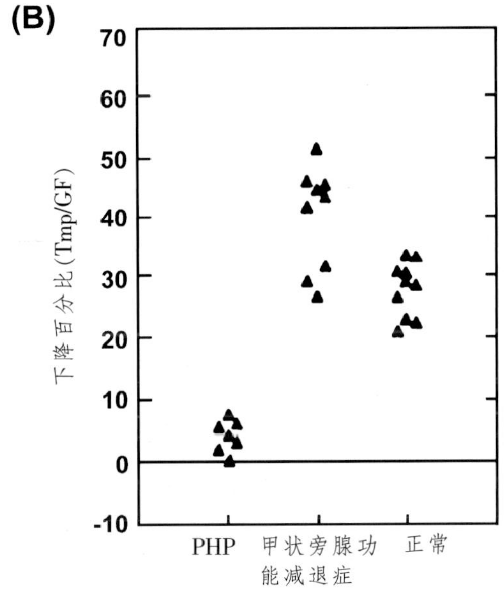

图 55.3　PHP 1 型、甲状旁腺功能减退症患者和正常受试者输注特立帕肽[PTH(1-34)]后尿 cAMP 和磷酸盐排泄反应的变化(A)。第一个 30 分钟收集期的 cAMP 排泄平均增加为 6.3nmol/L GF，个体值范围为 0~20。在甲状旁腺功能减退症患者中的增加为 1512，最小值超过 500nmol/L GF。在正常受试者中，cAMP 平均升高为 937nmol/L GF，最小增加约为 300(B)。(A)列出了三组 PTH(1-34)输注后第一个小时的基线值，TmP/GF 的百分比下降。(Reprinted by permission from[269].)

这些患者存在侵袭性疾病，一种异质性、不常见的骨骼发育不良，其存在着与 AHO 相似的几种临床和放射学特征，包括手指过短以及 PHP(如 PTH 抵抗)，这种缺陷导致 cAMP 信号通路受损[14]。

PHP 1a/1c 型和 1b 型患者的激素抵抗与遗传或表观遗传学缺陷有关，从而降低了母体遗传的 GNAS 等位基因中功能性 Gαs 的表达。相比之下，在父亲遗传等位基因上携带相同突变的患者具有正常的激素反应性，但表现出的 AHO 表型是多种多样的。最极端的例子是假性 PHP，其中存在 AHO 的所有特征。一种特殊的变体是进行性骨发育异常(POH)[15]，其中患者发展成广泛且使人虚弱的异位骨化并可延伸至深层结缔组织，但没有 AHO 的其他特征。POH 的更微妙的表现是皮肤骨瘤，其异位骨化仅局限于皮肤[16-18]。最后，PHP 2 型[13]的基础可能是无法识别的维生素 D 缺乏症[19]，因为 cAMP 信号传导的缺陷导致肢端发育不全，由于 cAMP 信号的两个关键组成部分 PRKAR1A(编码蛋白激酶 A 的调节亚基)或 PDE4D(编码一个关键的 cAMP 磷酸二酯酶)的杂合突变导致代谢异常[20]。这些 PHP 变体的特征已经产生了基于临床、生物化学和分子特征的诊断分类(表 55.1)。本章全面阐述了这些变体及其临床和分子病理生理学。

PTH 信号转导与 G 蛋白的作用

PTH 通过结合和激活在靶细胞膜上表达的特异性受体来调节骨和矿物质代谢。经典的 PTH 受体是一种大约 75kDa 的糖蛋白，通常被称为 PTH/PTHrP 或 1 型 PTH 受体(PTH1R)。PTH1R 以相同的亲和力结合 PTH 和甲状旁腺激素相关蛋白(PTHrP)，这说明了两种激素的相似活性。除了经典的 PTH 受体(PTH1R)之外，已经发现了另外两种具有独特特征的称为 2 型和 3 型 PTH 受体的受体蛋白。人类 2 型 PTH 受体(PTH2R)与人类 PTH1R 具有 52%的氨基酸序列一致性，并且在中枢神经系统、胰腺、睾丸和胎盘中表达，但不在经典 PTH 靶组织(即骨和肾)中表达，并与 PTH 相互作用，而不与 PTHrP 相互作用[21-23]。结节性纤维蛋白肽是 39 个氨基酸(TIP39)的下丘脑肽，与具有亚纳摩尔亲和力(0.59nM)、并能强烈激活腺苷酸环化酶的 PTH2R 结合，可能代表该受体的天然配体。TIP39 有 4 个氨基酸与 PTH 和 PTHrP 一致，6 个与 PTH 一致。其更多的残基具有相似的电荷或疏水性，并且具有相似的构象[24]。尽管 TIP39 以中等亲和力(59nM)结合 PTH1R，但其很少刺激 cAMP 产生或积聚[25,26]。斑马鱼中已鉴定出 3 型受体(PTH3R)，可与 PTH 和 PTHrP 相互作用，并激活腺苷酸环化酶，而不是激活磷脂酶 C[27,28]。已经发现至少两种在人类 PTH1R 上活跃的斑马鱼 PTH[29]。所有三种 PTH 受体均为大型受体蛋白家族的成员，代表脊椎动物基因组的 1%以上，结合激素、神经递质、细胞因子、光子、味道和气味分子。这些受体由单个多肽链组成,其通过疏水性图预测跨越具有7个α螺旋(即七叶形)的质膜,形成3个细胞外和3个或4个胞内环及细胞质羧基末端尾。跨膜螺旋结构受体通过异源三聚体(αβγ)G蛋白偶联到位于质膜内表面的信号效应分子[30](图55.4)。G蛋白偶联受体(GPCR)也被称为七个跨膜结构受体、7TM受体、七面体受体和蛇纹石受体。

异源三聚体G蛋白是由α亚基和紧密结合的βγ二聚体组成的共同结构。α亚基与效应分子相互作用,结合GTP,激活GTPase活性[31]。哺乳动物有超过20个

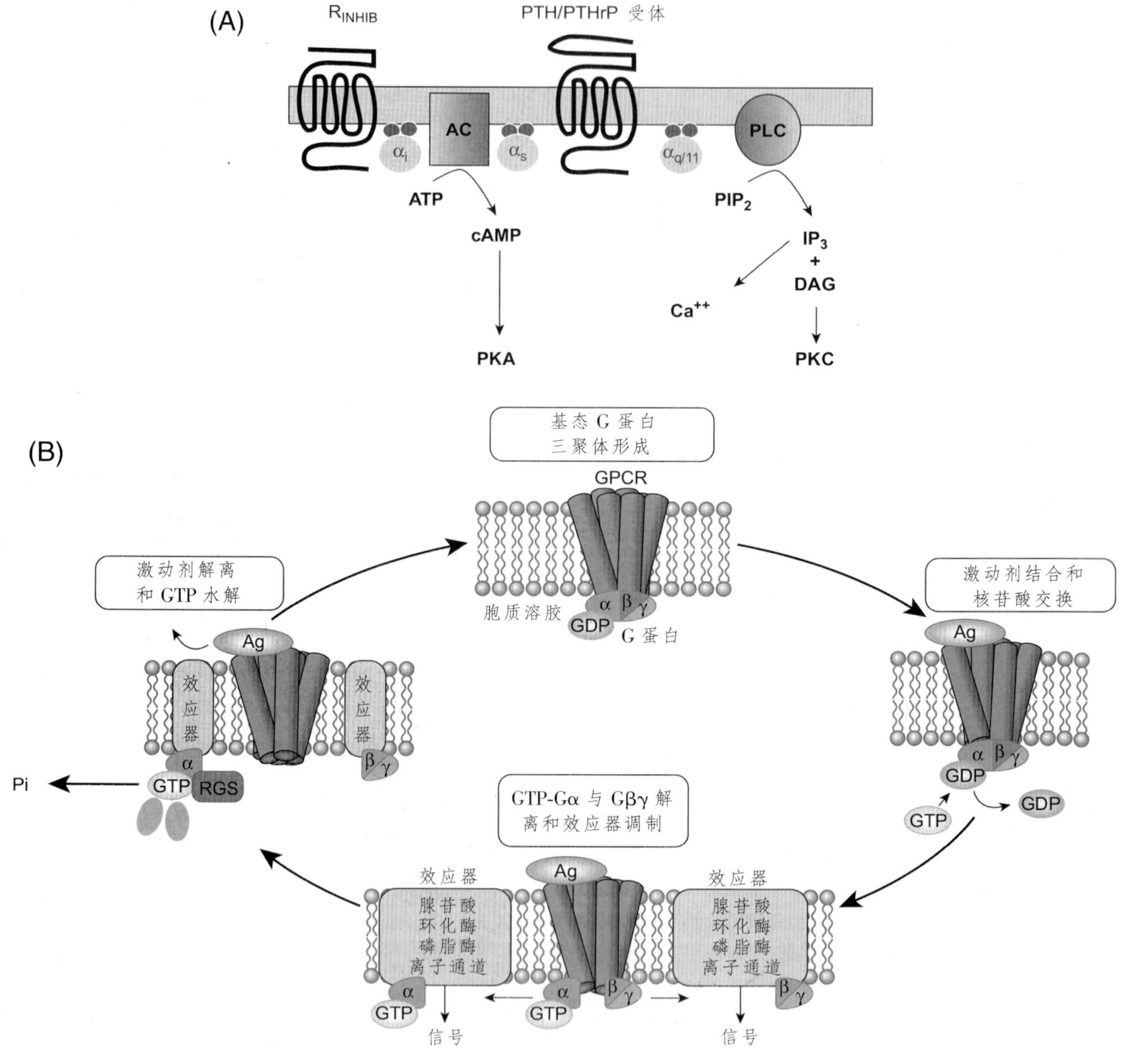

图55.4 PTH和G蛋白信号转导。(A)PTH的细胞表面受体与两类G蛋白偶联。Gs介导腺苷酸环化酶(AC)的刺激和cAMP的产生,其又激活蛋白激酶A(PKA)。$G_{q/11}$刺激磷脂酶C(PLC)从膜结合磷脂酰肌醇-(4,5)-二磷酸形成第二信使肌醇-(1,4,5)-三磷酸(IP_3)和二酰基甘油(DAG)。IP_3增加细胞内钙(Ca^{2+})和DAG刺激蛋白激酶C(PKC)活性。腺苷酸环化酶也通过与Gi偶联的受体抑制控制。每个G蛋白由独特的α链和βγ二聚体组成。(B)激素依赖性GTP结合和水解的循环,调节异源三聚体G蛋白信号转导。在非刺激时(即基础状态下),GDP与异源三聚体G蛋白的α链紧密结合。激动剂(配体)与其受体(用7个跨膜跨越区域描述)的结合诱导受体构象变化,并激活G蛋白。G蛋白释放GDP,并结合胞质溶胶中的GTP。GTP与α链的结合导致α-GTP与βγ二聚体的解离,并且这些分子中的每一个现在可以自由调节下游效应蛋白。通过α链的内在GTP酶将GTP水解为GDP促进α-GDP与βγ的重新结合,并恢复非活性状态。异源三聚体G蛋白准备好激素诱导激活的另一个循环。

由 16 个基因编码的 G 蛋白 α 链；蛋白质多样性是由 mRNA 的选择性剪接产生的。哺乳动物 α 亚基中 40%~90%的氨基酸序列是相同的，总长度为 350~395 个残基。基于其一级序列同源性和功能相似性(Gs、Gi、Gq、G12)，16 个 α 亚基可以分为四类。在过去几年中，已经定义了与 GDP、GTPγS 或氟化铝以及 G 蛋白异源三聚体结合的各种 G 蛋白 α 亚基的晶体结构[32,33]。G 蛋白 α 亚基由 GTP 酶结构域和可变螺旋结构域组成，GTP 酶结构域与较小的 Ras 样蛋白和 GTPase 超家族的其他成员结构非常相似；可变螺旋结构域比较不保守且仅存在于异源三聚体 G 蛋白的 α 亚基。鸟嘌呤核苷酸通过开关区域Ⅰ和Ⅱ控制在一个裂缝内，活化后改变构象。开关区域是对鸟嘌呤核苷酸敏感的 α 螺旋环。螺旋插入域在区域Ⅰ切换之前插入到 GTP 结合结构域中，并且对于异源三聚体 G 蛋白是特异的。该螺旋插入域在与 GTP 结合结构域的界面处螯合鸟嘌呤核苷酸并且置换，以使核苷酸解离。

α 亚基与较小的 θ[5]和 K[13]亚基组相关联[32]。β 和 γ 亚基彼此紧密结合[34,35]，合成的 βγ 二聚体与不同 α 亚基有优先关联[36,37]。各种 G 蛋白亚基之间的组合特异性提供了巨大的多样性的潜力，并且可能允许不同的异源三聚体选择性地与数量有限的超过 1000 个 G 蛋白偶联受体相互作用[38,39]。目前尚不清楚特定的 G 蛋白亚基关联是否随机发生，或者是否存在确定异源三聚体亚基组成的调控机制。

G 蛋白诱导的信号产生(图 55.4)由通过 GTP 交换和水解速率决定的“分子计时器”调节[40]。通过非常缓慢的 GDP 与 α 链的解离速率($K\approx0.01/min$)维持非活性状态。配体结合的受体与 G 蛋白的相互作用促进紧密结合的 GDP 释放和随后细胞质 GTP 的结合。GTP 与 α 链结合诱导构象变化，促进 α-GTP 链与 βγ 二聚体和受体的解离。现在游离的 α-GTP 链能够与靶酶和离子通道相互作用。此外，βγ 二聚体还通过与不断扩大的靶序列(包括某些形式的腺苷酸环化酶和磷脂酶 C、钾通道和 G 蛋白偶联受体激酶)的相互作用参与下游信号传导事件。

G 蛋白信号通过 α 链特征的缓慢($k_{cat}\approx4/min$)GTP 酶将 α-GTP 水解成 α-GDP 来终止。GTPase 反应是需要将 γ-磷原子与水分子的氧结合的高能过渡态。Gαs 中的精氨酸[201]和谷氨酰胺[2,27]作为“手指”起作用，用于定位 GTP 的 γ-磷酸酯。由于 GTP 水解为 GDP，α-GDP 链与 βγ 二聚体重新结合，异源三聚体 G 蛋白能够参与另一个受体激活信号的循环。因此，Gα 链的 GTP 酶提供了分子“定时开关”，其控制信号事件的持续时间，从而控制信号事件的强度。G 蛋白 α 链 GTP 水解的固有速率差异很大，对影响 GTPase 反应速率的相互作用可能产生深远的后果。几种因子可以作为“GTP 酶激活蛋白”或 GAP[41]，以加速 Gα 蛋白 GTP 水解的缓慢固有速率。例如，通过稳定 GTPase 反应的转变状态，RGS 蛋白(对于“G 蛋白信号传导的调节剂”)通过 Gi、Go、Gz 和 Gq 的 GAP 起作用，从而降低了该反应的活化能。RGS 蛋白可以刺激这些 α 链，将 GTP 水解的催化速率提高 40 倍，从而显著加速 G 蛋白信号传导的终止(图 55.4)。GTP 水解后，Gα-GDP 链与 θK 二聚体重新结合；异源三聚体 G 蛋白的重新结合将信号传导机制恢复到基础状态，其现在能够参与另一个受体激活信号的循环。

PTH 与 PTH1R 受体的结合导致 Gs 的激活，从而造成腺苷酸环化酶的刺激和 cAMP 的产生。另外，在配体浓度高约 10 倍时，PTH1R 也激活 Gq 和 G11，导致磷脂酶 C 的刺激和肌醇-(1,4,5)-磷酸盐(IP_3)和二酰基甘油(DAG)的产生(图 55.4)。除了这些 G 蛋白偶联的信号通路，最近的研究表明，PTH 和 PTH1R 可以与低密度脂蛋白受体相关蛋白 6(Lrp6)形成三聚体复合物，这是一种膜共同受体，通常与卷曲(Fzl)和 Wnt 相互作用，导致 β-连环蛋白稳定和下游信号传导(第 7 章中讨论了这些第二信使的具体分子靶点及其后续的转录和非转录效应)。

GNAS 基因的分子生物学研究

GNAS 是一个复杂的转录单位，通过使用替代的第一外显子、下游外显子的选择性剪接、反义转录物和由不同甲基化区域(DMR)控制的相互印记来获得相当大的可塑性(图 55.5)。Gαs 由外显子 1–13 编码，分别基于包含或排除外显子 3 而合成为 52kDa 或 45kDa 蛋白质。长型和短型的 Gαs 表现出组织特异性表达模式[42]，既能刺激腺苷酸环化酶又能开放钙通道[43]。然而，这些异构体的生物化学特性表明，在 GDP 的结合常数、通过激动剂结合激活形式的速率、腺苷酸环化酶刺激的效率和 GTP 水解的速率存在微妙差异。这些差异的意义尚不清楚[43–45]，但这些差异意味着这些 G 蛋白存在尚未确定的作用[46]。外显子 1 的上游是替代的第一外显子，每个外显子拼接到外显子 2–13 上以产生新的转录物。最上游是控制分泌蛋白 Nesp55(嗜铬蛋白样蛋白)的转录物表达的可变启动子。GNAS 的外显子 2–13 位

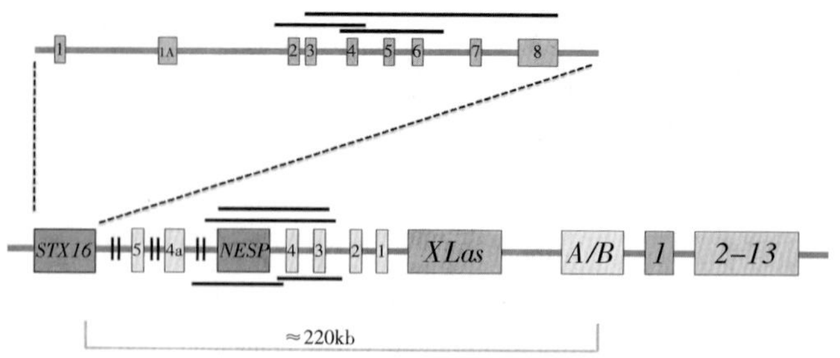

图 55.5 GNAS 基因复合物和 STX16 基因的一般结构。GNAS 基因复合物由编码信号蛋白 Gαs 的 13 个外显子组成。外显子 1 的上游是 3 个替代的第一外显子，其标记为外显子 A/B、XLα 和 Nesp55；还描述了 NESP 反义转录物(AS)的外显子 1–5。3 个外显子被拼接到外显子 2–13 以产生独特的转录物(见文字)。Nesp55 仅从母系等位基因转录；XLα、AS 和外显子 A/B 仅从父系等位基因转录。Nesp AS(反义)和外显子 A/B 转录物产生非编码 RNA。Gαs 转录本都是二等位基因表达的，除了少数组织(如肾近端小管、甲状腺、性腺和垂体生长激素)之外，其优先表达来自母系等位基因。STX16 基因的 9 个编码外显子显示在 GNAS 基因座上方，STX16、NESP55 和 AS 中的缺失位置显示为黑线(见文字)。

于 NESP55 转录本的 3'非翻译区内，因此 NESP55 与 Gαs 不存在蛋白质同源性。NESP55 的 DMR 在父系等位基因上甲基化，因此 NESP55 的表达仅来自母系等位基因。在下游且更接近外显子 1 的位置是调节外显子 XL 表达的另一个启动子，其仅在父系等位基因上有活性，在母系 DMR 上甲基化。该启动子产生具有编码 XLαs 和 ALEX 的重叠开放阅读框的转录物。这两种蛋白质是相互作用的辅因子，主要是在神经内分泌组织，如新生鼠和成年鼠下丘脑的垂体和诱发神经元表达。XLαs 是比 Gαs(≈78kDa 与 45~52kDa)要大得多的信号蛋白，并且可以在体外与 PTH 和各种其他激素受体相互作用，但在体内与 XLαs 相互作用的天然受体目前尚未知。当 XLαs 在转基因小鼠的近端小管异位表达时，其在体内可模拟或增强 Gαs 作用[47]。然而，有报道称 XLαs 可能拮抗 Gαs，因为它抑制体内腺苷酸环化酶和 cAMP 信号传导[48,49]。

最近研究表明，XLαs 主要参与骨骼和脂肪细胞代谢的调节[50]。在相同的 DMR 内，仅在 XLαs 启动子的上游存在驱动由 NESP55 侧翼 5 个外显子组成的反义转录物(小鼠中的 AS 或 Nespas)表达的另一个启动子。类似于 XLαs，AS 转录物仅来自父系等位基因。AS 的转录物没有被翻译，没有已知功能。替代的第一外显子 A/B(相关的第一外显子，在小鼠中也被称为外显子 1A)位于外显子 1 的上游，并且仅从父系等位基因表达。A/B 转录物被推测没有被翻译，尽管最近的一项研究表明它可能导致具有生物活性的氨基末端截短的 Gαs 变异[51]。这些替代的第一外显子和 AS 与含有 DMR 的启动子相关，每个 DMR 在非表达的等位基因上被甲基化。

发育过程中 GNAS 印记的发生和调控尚未被完全了解。对小鼠的研究表明，Nespas-Gnasxl DMR 是一种配子印记[52]，与 Gnas 外显子 1A 的早期鉴定种系 DMR 一起[53]，预测该基因座可能包含两个印记控制区，并被分为两个不同的区域独立印记机制。在人类中，已经在 GNAS 基因座内或附近识别出两个印记控制区。一个位于 STX16 基因附近，并且仅在控制 A/B DMR 上建立印记[54]；第二个印记区域包含 AS 外显子 3 和 AS 外显子 4，并且在控制整个 GNAS 基因座上建立印记[55-57]。对具有遗传微缺失的 1b 型 PHP 患者的研究表明，STX16 位点和 NESP55 DMR 上游的序列是建立和(或)维持外显子 A/B 母系特异性甲基化的关键[55,56,58]。相比之下，控制 Gαs 转录的印记机制仍然不确定，因为没有与 Gαs 转录物相关的 DMR。1b 型 PHP 患者母系 A/B 外显子和启动子去甲基化可以导致 A/B 转录物的双重表达和肾脏对 PTH 的抵抗，推测是由于肾近端小管中母系等位基因的 Gαs 表达的沉默[53,59]。这一发现表明，外显子 A/B 控制组织特异性 Gαs 印记，但外显子 A/B 调节 GNAS 对父系等位基因沉默的机制仍未知。拟议的机制包括共享转录元件外显子 1 和外显子 A/B 启动子之间的竞争，组织特异性甲基化敏感沉默或激活因子与外显子 A/B DMR 的结合，或外显子 1 启动子上的外显子 A/B 转录物的转录干扰。

GNAS 印记是在发育的早期建立起来的。人类印记研究表明，早在 6~13 周的胎儿发育过程中，XLα 和 NESP55 在分化组织中表达，特别是心脏、脊髓、肌肉、肾脏、肺、肠、眼、脑、肾上腺、胃和卵巢，而 Gαs 的表达是双重的[60-62]。最近在人类胚胎生殖细胞方面的研究已经证明了 Gαs 的双重表达，但通常是 NESP55 和 XLαs 的单等位基因表达，这些表达分别优先于母系或父系等位基因[63]。这些结果表明，XLαs 的印记在受精后很早就发生，而 NESP55 的完全印记发生在后期，可能为受精后 5~11 周[63]。虽然已经提出 Gαs 的组织特异性印记早在受精人类胚胎后 11 周才发生[64]，最近一项关于小鼠的研究提出 Gαs 在肾近端小管中的印记可能会延迟，其根据主要是在母体 Gnas 等位基因中观察到 Gαs mRNA 在出生后第 3 天是双倍的[65]。

GNAS 组织特异性印记

分子研究为 GNAS 遗传或表观遗传学缺陷患者 Gαs 表达降低提供了基础，但并没有解释生物化学和临床表型的显著差异。为什么一些 Gαs 偶联途径显示出降低激素反应性（例如，PTH、TSH、促性腺激素、生长激素释放激素），而其他途径在临床上不受影响（肾上腺中的 ACTH 和肾髓质中的加压素）？更有趣的是，Gαs 缺乏可能与激素抵抗和 AHO（PHP 1a 型）、仅 AHO（假性 PHP）、POH[66]或骨瘤切除术[17]有关，或根本没有明显的后果[67]。这些研究的观察结果表明细胞膜中的 Gs 分子数量大大超过受体或腺苷酸环化酶分子的数量[68]，提出了一个假设，即 50%的 Gαs 缺乏可能损害激素反应性。实际上，对具有 50% Gαs 降低的受试者的组织和细胞的体外研究通常表现出正常的激素反应性[69]。

GNAS 基因的组织和细胞特异性印记为从相同 GNAS 基因缺陷产生的可变表型提供了分子基础，使得影响母系遗传的 GNAS 等位基因的遗传或表观遗传缺陷导致 PHP 1 型和激素抵抗，而当相同的缺陷影响父系 GNAS 等位基因时，激素反应性是正常的。

在大多数人体组织中，Gαs 的表达似乎是双重的[60-62]，但是来自母系衍生的等位基因的单等位基因表达已经从人和敲除小鼠模型的一些组织（例如，垂体生长激素分泌区、近端肾小管细胞、甲状腺上皮细胞、性腺细胞和大脑区域）中得到记录，其中 Gnas 破坏导致全部[70,71]或选择性[72-78]缺乏 Gαs。最近的研究表明，其他组织（包括乳腺脂肪组织和心脏）可能显示适度的优先表达母系等位基因[79]。因此，携带有缺陷的母系 GNAS 基因的人（和小鼠）仅表达印记组织中的等位基因，例如 PTH 敏感的肾近端小管，结果是没有功能性 Gαs 蛋白。相比之下，表达 GNAS 等位基因的单倍体非印记组织中发生的 Gαs 表达降低 50%，可能保留足够的 Gs 以促进正常的信号转导，在一些部位（例如，肾髓质、肾上腺皮质、成骨细胞）仍有正常激素的反应。

假性甲状旁腺功能减退症 PTH 抵抗的病理生理学机制

PHP 1 型的特征是对 PTH 的肾性抵抗。外源性 PTH 无法引起肾脏 cAMP 和磷酸二氢钠[2]排泄物适当增加，这与近端肾小管细胞中腺苷酸环化酶对 PTH 无反应一致。相比之下，肾脏其他区域的细胞对 PTH 呈现完全响应，正如观察到的在 PHP 1 型患者中肾脏对钙的重吸收正常[80-82]。这种明显的差异反映了 PTH-PTH1R 系统的双重信号传导特性：PTH 通过促进网格蛋白介导的胞吞作用和两种依赖于钠的磷酸盐转运蛋白 NaPi-Ⅱa 和 NaPi-Ⅱc的降解来增加尿磷酸盐的排泄。这种效应是由蛋白激酶 A（PKA）通过偶联到 Gs 或蛋白激酶 C（PKC）信号偶联到 Gq 调节，并受空间和时间信号特性的影响。PKC 信号在腔膜中最重要，而 PKC 和 PKA 信号发生在肾近端小管的基底外侧膜[83]。PTH 活性的急性作用是通过 PTH1R 与 Gs 的偶联来刺激 PKA 而介导的。相比之下，PTH 受体刺激的持续作用似乎通过与 Gq 偶联而激活 PKC 来介导[84]。PTH 控制远端小管钙重吸收是通过 PKC 信号激活瞬时受体电位、钙通道成分香草素 5（TRPV5）。PTH 抑制细胞因子介导的 TRPV5 内吞作用，从而允许 TRPV5 保留在细胞表面并促进钙重吸收进入血流。

GNAS 的单纯性不足导致特异性骨表型（例如，骨骼缩短和生长板缺陷），在具有 AHO 的人和小鼠中[72,85-87]，当 Gnas 表达被降低或缺失时，可反映受损的 PTHrP 信号传导。相比之下，PHP 1 型患者的骨细胞对 PTH 具有天然耐药性的假设仍未得到证实。来自 PHP 1 型患者的骨细胞培养表明，通过体外 PTH 治疗可增加细胞内 cAMP 水平[88]。骨细胞对 PTH 无反应的证据大部分来自一些观察，如 PHP 1 型患者是低钙血症，应用 PTH 后并不增加血浆钙水平。然而，临床、放射学或组织学证据表明，PHP 1 型患者骨转换和去矿化作用（图 55.6）增加是很常见的。对 PTH 可变骨反应性的一个可能的解释是在 PTH 中发挥作用的骨存在两种不同的细胞系统：重塑系统和矿物动员或稳态系统。在 PHP 1 型患者中骨骼重塑系统对 PTH 反应似乎比稳态系统更敏感。这种变异性可能反映了重塑系统对 1,25$(OH)_2$D 的正常血浆浓度的依赖性较小。具有 PHP 1 型的低钙血症患者循环 1,25$(OH)_2$D 减少[89]，这可以解释这些患者中很多是低钙血症和骨骼重塑增加同时发生。低钙血症导致 PTH 代偿性过度产生，最终克服了依赖 1,25$(OH)_2$D 的骨重塑，而不是用于 PTH 刺激的钙动员。

一些观察提出了 1,25$(OH)_2$D 在调节钙稳态系统对 PTH 反应性方面的作用。首先，血清钙对 PTH 反应缺失不仅存在于 PHP 1 型患者中，而且还存在于血浆 1,25$(OH)_2$D 浓度低的低血钙患者中。此外，通过使用生理剂量的 1,25$(OH)_2$D 或药理剂量的维生素 D，使 PHP 1 型患者的血清钙水平正常化，恢复了血清钙的反应[90]。其次，具有正常血清钙和 1,25$(OH)_2D_3$，未用维生

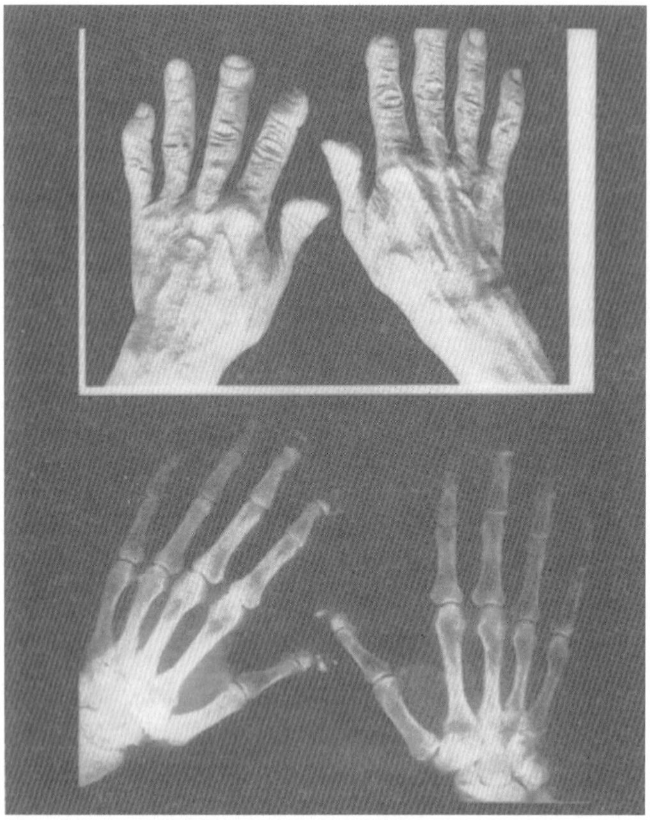

图 55.6　具有明显甲状旁腺功能亢进骨病患者手的照片和 X 线片。远端指骨明显的骨膜骨质侵蚀导致“假性杵状指”。(Reprinted by permission from[270].)

素 D 治疗(所谓“正常血清钙的”PHP)的 PHP 1 型患者给予 PTH 后显示出正常的血清钙反应[90]。这些研究结果表明,1,25 $(OH)_2D$ 缺乏是在有低血钙的 PHP 1 型患者中缺乏 PTH 对钙反应的基础，这也挑战了骨细胞对 PTH 作用具有天然抵抗的假设。

高磷血症对代谢有一些重要的影响。升高的血浆磷酸盐浓度可以通过增加细胞外钙在骨骼和软组织中的沉积以及减少骨骼中钙的动员来降低血浆钙水平。此外,升高的血浆磷酸盐浓度可以减少肾小管细胞中编码 1α-羟化酶的 CYP27b1 的表达,并减少 1,25$(OH)_2D$ 的合成。在大多数情况下,高磷血症对 CYP27b1 的抑制作用是通过诱导 FGF23(主要的磷酸激素或“排磷素”)介导的。然而,在具有低循环水平 1,25$(OH)_2D$ 的 PHP 1 型患者中[91],FGF23 的水平可能并不高,表明肾 cAMP 对 PTH 反应的缺陷可能是 1,25$(OH)_2D$ 生成不足的直接原因。

低钙血症是由于骨骼钙的动员受损、肠道钙的吸收减少[通过 1,25$(OH)_2D$ 生成缺乏]和尿钙流失。在这些缺陷中，钙从骨储存到细胞外液中的运动减少可能在低钙血症的产生中起着重要作用。骨化三醇或其他维生素 D 类似物的强化治疗可改善肠钙吸收和骨钙动员,将血浆钙恢复正常,并降低循环 PTH 水平。因此,虽然 PTH 抵抗似乎是生物化学缺陷,但在 PHP 1 型患者中，矿物质代谢异常在很大程度上可由循环中 1,25$(OH)_2D$ 的缺陷的基础知识解释。

假性甲状旁腺功能减退症的分子类型

目前的研究表明,PHP 1 型可能通过四种不同的突变机制发生,影响位于染色体 20q13.2→13.3[92]的母系来源的 GNAS 基因座:内含子突变;基因的缺失(例如,通过染色体微缺失);无母体染色体 20 的父系单系二体性(UPD);以及控制 Gαs 转录的印记中心(IC)的缺陷。前两种机制与大多数 PHP 1a 型和 PHP 1c 型有关,而后两种机制与大多数 PHP 1b 型相关。虽然这些机制是独立的并且可以预测特定家族的受影响成员中的特定表型，但是受影响成员携带 GNAS 中的遗传或表观遗传缺陷的家族是罕见的，这也可以解释在同一家族中分别存在 PHP 1a 型或 PHP 1b 型[93]。

假性甲状旁腺功能减退症:1a 型/1c 型

来自 AHO 受试者的 DNA 分子研究已经公开了 GNAS 基因中的多种失活突变[94],这种失活突变负责相关组织 Gαs 蛋白 50%的表达减少。有一种已知的例外,一名受 PHP 1a 型和血栓前状态严重影响的男孩,携带复合杂合 GNAS 突变[95],携带这种突变的所有患者一般都是杂合子，并具有一个正常的 GNAS 等位基因和一个缺陷等位基因。GNAS 基因突变是异质的,包括错义突变[67,96-99]、破坏有效剪接的点突变[100]或过早终止翻译[101]和小缺失[67,100,102-105]。在极少数情况下,亚显微缺失可能导致整个 GNAS 基因座的丧失[106]。虽然在几乎所有研究的家族中都发现了突变[94],在多个家族中发现外显子 7 中的 4 碱基缺失[102,107-111],表明该区域可能是遗传的“热点”。总之,似乎没有任何明显的基因型-表型的关联[94]。

大多数基因突变导致 Gαs mRNA 的表达降低[112,113],但在一些受试者中，突变等位基因产生编码功能失调 Gαs 蛋白[97-99,115,116]的正常水平的 Gαs mRNA[112-114]。外显子 1 的突变破坏了起始密码子，导致 Gαs 的氨基末端截短并产生缺少前 59 个氨基酸的较小蛋白质[117]。该突变体通过以 GPCR 选择性方式抑制正常 Gαs 蛋白的活性成为 PHP 1a 型的发病机制[51]。Gαs 的羧基末端氨基酸的替代或蛋白质过早的羧基末端截短可能会从受体中"脱离"Gs，从而阻止受体活化，导致一种选择性 PTH 抵抗[97]或更广泛的受体介导的腺苷酸环化酶的活化[11]。在这些情况下，cAMP 累积的受体无依赖性活化保持完整。这些观察结果为 PHP 1c 型提供了分子基础。通过组氨酸在 231 位点替换精氨酸也可以防止 Gs 的受体活化，而且是通过完全不同的机制[98]。精氨酸 231 位点的替代阻碍了 GTP 与 α 链的结合，从而抑制 Gαs 受体诱导的 Gβγ 解离。同样的，用色氨酸取代位点 258 处的精氨酸导致 GDP 释放增加和受体介导的激活受损[99]。

不常见的情况可以提供新的见解。例如，存在长形式而不是短形式的 Gαs 蛋白的外显子 3 中的突变，也可能由于长形式的 Gαs 蛋白的选择性缺陷而导致 PHP 1a 型和 AHO，并且仅部分 Gαs 活性降低[118]。该报道表明，Gαs 的长形式在印记组织中可能比受体介导的腺苷酸环化酶激活的短形式更重要。在具有共存的 PHP 1a 型和促性腺激素非依赖性早熟青春期的两个无关的年轻男孩中，已经鉴定了外显子 13(A366S)中的错义突变[115]。这种突变导致 Gαs 在 37℃迅速降解，但在睾丸温度下组成型激活腺苷酸环化酶，同时解释了 PHP 1a 型和睾丸毒症。

假性甲状旁腺功能减退症：1b 型

PHP 1b 型(MIM 603233)的个体缺乏 AHO 的典型特征，但可能具有轻度短指症[119-122]或 Madelung 畸形[123]。PTH 抵抗是激素抵抗的主要表现，但有些患者血清 TSH 水平略有升高，甲状腺激素血清浓度正常值是部分 TSH 抵抗的证据[123,124]。在不同体外测定中，血细胞 Gαs 活性水平在 PHP 1b 型患者中正常或轻度降低[125,126]。尽管 PHP 1b 型患者不能显示对 PTH 的肾源性 cAMP 反应(图 55.2)，但他们常常表现出与甲状旁腺功能亢进症患者(包括纤维囊性骨炎)相似的骨质减少或骨骼损伤(图 55.6)[127]。1 例患有 PHP 1b 型和纤维囊性囊肿患者的骨细胞培养显示，其在体外对 PTH 具有正常的腺苷酸环化酶反应[88]。这些观察结果表明，偶联到 PTH 受体的至少一种细胞内信号通路在 PHP 1b 型患者中是完整的。

越来越多的研究证实，影响母系 GNAS 等位基因 DMR 甲基化的表观遗传缺陷是 PHP 1b 型的基础，也解释了印记组织和细胞中 Gαs 表达降低的原因。多种甲基化模式曾被观察到：在 A/B DMR 下甲基化的损失一致，但有时在 XL 和 AS DMR 下甲基化也丧失，并且在 NESP DMR 下甲基化增加[128-130](图 55.5)。在某些散发的 PHP 1b 型病例中，与体细胞嵌合相兼容的所有 DMR 都有不完整的变化[131]。大多数 PHP 1b 型病例是常染色体显性遗传(AD)，是由母系等位基因的微缺失引起的，其中包括位于 GNAS 外显子 A/B 上游约 220kb 编码 syntaxin-16(STX16)的基因外显子[58,128,132-134]。STX16 外显子 4-6 缺失 3kb 是 AD-PHP 1b 型最常见的遗传缺陷[54]，而在少数家族病例中已经检测到 4.4kb 的缺失与较小的重叠并且去除 STX16 外显子 2-4[58]。最近，在一个家族中发现了一个 24.6kb 的缺失，并去除了 STX16 的外显子 3-8[133]。这些观察结果证实，STX16 基因含有涉及人类外显子甲基化的重要调控元素，但没有回答为什么在转基因小鼠中靶向缺失 STX16 的外显子 4-6 不能产生类似的作用[135]。

STX16 外显子 4-6 的 3kb 缺失的频繁复发可能是由于在缺失区域侧翼的内含子 3 和 6 的重复序列中 391bp 的同源重组。已经鉴定了另外三个母系遗传的涉及 NESP55 和 AS(delNESP55/ASdel3-4)或 AS(delAS3-4)的微缺失[56]，这些缺失破坏了三种 GNAS DMR(A/B、XL/AS 和 NESP55)的甲基化(图 55.1)。最近，Richard 等[57]在 PHP 1b 型家族成员中确定了覆盖 NESP55 的 18 988bp 的新缺失。此缺失与先前报道的 del-NESP55/delAS3-4 和 delAS3-4 仅 342bp 重叠(图 55.1)，并且不会破坏 XL/AS 的甲基化。NESP55 DMR 中甲基化的增加是由于在该区域中未甲基化母系 DMR 的物理缺失，而外显子 A/B 的甲基化丧失是缺失的长距离后果。因此，这种缺失可能会破坏母系等位基因中建立或维持母体 A/B 甲基化，而不影响 XL/AS DMR 所需的顺式作用元素。或者，该区域的缺失可能揭示母系表达的 NESP55 转录物或 AS 非编码大 RNA(ncRNA)的未知功能。甲基化的这种模式与在 Nesp55 靶向丢失的小鼠中观察到的类似[136]，但与 Nesp55-Nespas2-4 区域在小鼠中靶向缺失的作用相反[137]，Nesp55-Nespas2-4 区域与 Nespas/Gnaxl 和外显子 1A DMR 的甲基化丧失相关。因此，这些结果表明，XL/AS DMR 的甲基化异常可能是由于 AS 的丧失而不是 NESP55 引起的。

大多数散发性 PHP 1b 型病例的遗传基础仍是未知的，其可能不直接涉及 GNAS 基因座[138,139]。在极少数情况下，已报道 STX16 的从头缺失导致有限的甲基化缺陷，其类似于患有家族性 PHP 1b 型的患者[134]。然而，大多数散发性 PHP 1b 型患者在甲基化方面具有整体表观遗传学缺陷，影响全部三种 DMR[131,140]。而在某些情况下，由于 20 号染色体部分或完全的父系单系二体性(UPD)[141-144],GNAS的两个正常拷贝都来自父亲。父系UPD可预测Gαs在不转录父系等位基因的印记细胞和组织中的近似完全缺陷。

假性假甲状旁腺功能减退症和进行性骨发育异常

假性PHP、POH和皮肤骨瘤与来自父系起源的GNAS等位基因的突变有关,这种突变可能与母系起源的引起PHP 1a/1c型的等位基因一致[15]。POH代表了父系GNAS突变最不常见的表现,因为这种罕见和致残性疾病的特征是从皮肤和皮下组织深入骨骼肌的广泛的异位骨化。基于临床标准,POH处于与骨骼外骨化相关的GNAS失活条件表型谱的最末端。对于更严重的POH异位骨化的一个可能的解释是基于以下假设:与母系遗传的GNAS突变或不影响XLαs的表达相比,父系来源的等位基因上GNAS突变将降低XLαs和Gαs的表达或功能,从而导致更严重的Gs信号丢失。然而,已经注意到具有外显子1 GNAS突变的POH患者,其不会影响XLαs,并且没有特异性基因型-表型相关性来区分进行性异位骨化(如POH)与非进行性异位骨化(如皮肤骨瘤、AHO和PHP 1a/1c型)[145]。已经描述的具有进行性异位骨化的AHO和PHP 1a/1c型的偶发患者引出一个问题,POH是否真的是一种独特的疾病[146]。

假性甲状旁腺功能减退症1a型中的多种激素抵抗

虽然生化甲状旁腺功能减退症是PHP 1a型中最常见的内分泌缺陷,但患者对其他激素(例如,促甲状腺激素、促性腺激素、降钙素和生长激素释放激素)有抵抗,其靶组织显示出来自母系GNAS等位基因的Gαs的主要或排他性表达。特别是在早期临床研究中描述了PHP 1a型的甲状腺功能减退症和性腺功能减退症[147-149]。原发性甲状腺功能减退症发生在多数PHP 1a型患者中,轻度且很少有症状[125]。通常这种患者缺乏甲状腺肿或抗甲状腺抗体,有血清TSH升高,并对TRH具有夸张反应。血清T_4水平可能低或正常。甲状腺功能减退症可能在生命的早期发生,出现在低钙血症之前,并在新生儿筛查期间常常可检测到血清TSH水平升高[150-152]。逐渐发展的TSH抵抗反映了Gαs在甲状腺中的部分印记,优先表达母系GNAS等位基因[153-154]。不幸的是,早期甲状腺激素替代似乎没有阻止神经认知功能障碍的后期发展[151]。

对生长激素释放激素的抵抗在PHP 1a型患者中是非常常见的,生长激素替代对这些儿童可能是有益的[155-159]。在一项初步报道中,研究了重组人生长激素(rhGH)对8例PHP 1a型青春期前儿童身高速度的影响,并记录了生长激素缺乏[159]。这些患者(7名女孩和1名男孩,年龄为5.8~12岁)用rhGH进行了3~8年的治疗,12个月后身高SD评分从-2.4 ± 0.58增加到-1.8 ± 0.47(P=0.04)。经3年治疗后,身高生长速度和身高生长速度SD评分显示都有明显增加,分别从(3.5 ± 0.6)cm/年至(7.0 ± 0.9)cm/年($P<0.0001$),-2.8 ± 0.8至$+2.2\pm1.0$($P<0.0001$)。然而,6名患者治疗4~8年出现青春发育迟钝,并没有改善其成年身高。虽然这些数据表明,GH替代可以增加生长速度,但可能需要早期治疗以克服Gαs缺乏的影响,从而促进生长板的成熟并诱导骨骺的早期闭合。

青春期疾病和生殖功能障碍在PHP 1a型患者中很常见,特别是女性患者。PHP 1a型的女性患者除骨龄提前[160]外,还可能伴有青春期延迟、月经稀发、不孕[125]。血浆促性腺激素水平可能升高,但更常见的是正常或仅轻度增加[161,162]。一些患者对GnRH刺激表现出过度反应[149,160,163]。男性中性功能不全的特征可能并不明显,血清睾酮水平变化范围从正常逐渐减少。睾丸可能会显示成熟受阻或无法正常下降。PHP 1a型男性患者的生育率似乎有所下降。在一些PHP 1型患者中已经报道了催乳素分泌缺乏(基础的和对促分泌激素如TRH的反应)[164],但是后来的研究尚未证实这些早期发现[125]。

肥胖在PHP 1a型患者中出现非常早,病态肥胖在生命的第一年内曾被记录[165,166]。虽然肥胖在PHP 1a型和PHP 1c型患者中很常见,但与普通人群相比,在具有父系等位基因遗传GNAS突变的假性PHP患者中并不常见[167]。这些亲源效应对体重的影响也在小鼠中被观察到,并且与脑中特定区域的Gαs的印记一致[168]。具有母系(不是父系)生殖系统Gnas等位基因破坏的小鼠,可导致全面[168,169]或仅在中枢神经系统[77,170]出现特异性Gαs缺乏,在正常食物摄入条件下发展成肥胖和胰岛素抵抗性糖尿病,这可能是由于中枢黑皮质素受损刺激交感神经系统活动和能量消耗[77,168,170,171]。这个假设的支持来自用大麻素受体1(CB1)拮抗剂成功治疗一例PHP 1c型患者的报道,将患者的体重指数从40.5降低到33.5[165],这与下丘脑印记区域的Gαs缺乏会削弱黑皮质素-4受体信号传导并导致CB1受体的上调一致。

在没有饮食亢进的情况下,已经有PHP 1a型患者肥胖症的记录[166],这也表明降低能量消耗而不是卡路里摄入量增加是导致肥胖的原因。然而,对 PHP 1a 型的儿童和成年人的研究出现了相互矛盾的证据，表明静息时能量消耗和全身交感神经系统存在缺陷。最近对成年人的研究发现,尿儿茶酚胺排泄量在休息、总能量消耗或全身交感神经系统活动时没有明显差异[172]。成年 PHP 1a 型患者饮食诱导的产热是一种需要中枢性黑皮质素活化的反应[172],往往较低,与 PHP 1a 型儿童相似[173]。相比之下,另外两项研究显示,与肥胖症患者相比,PHP 1a 型儿童中血清去甲肾上腺素明显减少且休息时能量消耗降低[173,174]。这些研究意味着 PHP 1a 型儿童的代谢差异可能比成年人更重要，这与观察到的 PHP 1a 型的儿童肥胖比成年人更严重一致[167]。

除了肥胖之外,PHP 1a 型患者与类似肥胖患者相比具有更强的胰岛素抵抗,这表明除肥胖因素外仍有其他原因导致了这些患者的胰岛素敏感性降低[172],并通过胰岛素胰腺分泌受损进一步增加糖尿病的风险[175]。

某些组织中可能出现异常的激素反应，没有明显的临床后遗症。例如,肝脏葡萄糖对胰高血糖素的反应是正常的,但血浆 cAMP 浓度未正常增加[125,176]。在其他组织中,尽管 Gαs 明显减少,但不会发生明显的激素抵抗。尿崩症不是一种 PHP 1a 型的特征,尿液在受影响的患者中对血管升压素反应正常[177]。母系或父系 Gnas 等位基因被破坏的小鼠模型的肾脏分析表明,Gαs 不是在肾髓质中印记[168,169],表明 Gαs 减少 50%的细胞仍然能够通过加压素 2 型受体正常转导加压素信号并激活腺苷酸环化酶。尽管有 1 例 PHP 1a 型患者肾上腺皮质功能不全的报道[178],但是肾上腺皮质功能减退不是 PHP 1a 型的典型特征，肾上腺皮质对腺苷酸环化酶的反应是正常的[125]。PHP 1a 型的患者有报道降钙素水平升高，其原因可能是靶组织中对降钙素的反应降低[179]。

临床特征

Albright 遗传性骨营养不良症

具有 PHP 1a 型或假性 PHP 患者通常有发育缺陷的特征性表现，被称为 Albright 遗传性骨营养不良症，其包括身材矮小、肥胖、圆脸、短指症、皮下骨化和牙齿发育不全(图 55.1)[1,5]。即使在一个受影响的家庭中,这些特征的临床表现在每个人中也有相当大的变异性,并且这些特征不是每个人都有[180]。极少数情况下,在具有 Gαs 缺陷的个体中可能没有 AHO 的任何特征[67,181]。

虽然 AHO 患者的身高可能正常,约 66%的儿童和 80%的成年人身高低 10 个百分点。这反映了四肢不成比例地缩短,大多数患者的指间距缩短小于身高。肥胖在 AHO 患者中很常见,与假性 PHP 相比,超重与 PHP 1a 型(和 PHP 1c 型)关系更密切[167]。AHO 患者通常有圆脸、短颈和扁平鼻梁的特征。头颈部的许多其他异常也曾被发现。眼科检查包括眼距过宽、斜视、眼球震颤、瞳孔不等大、复视、小眼症以及各种眼底检查发现的不规则色素沉着、视神经萎缩和黄斑变性。头围在大多数儿童中位于第 90 百分位之上[6]。牙齿异常在 PHP 1a 型患者中也很常见,包括牙质和釉质发育不全、牙根短而钝、出牙延迟或缺乏[182]。

短指症是 AHO 的一个显著特征,但也发生在一些 PHP 1b 型的患者中(见上文)。短指/趾可能是对称的或不对称的,涉及一只或两只手或者脚(图 55.1)。以前在 AHO 中无法识别的并发症似乎是腕管综合征，这可能导致症状性感觉异常，与低钙血症引起的类似症状相混淆。AHO 中最常见的异常是拇指远端指骨缩短;在身体检查中这是很明显的，其中指甲的宽度与长度成比例的增加(所谓的“谋杀者的拇指”或“波特的拇指”,图 55.1D)。掌骨缩短导致手指缩短,特别是第四指和第五指。在身体检查中,握紧拳头时的指关节可看到掌骨缩短(Archibald 标志,图 55.1C)。通常明确诊断需要查手/脚的 X 线(图 55.1B)。手的骨骼缩短的特定类型已确定,其中拇指的远端指骨和第三至第五掌骨是最严重缩短的[184,185]。这可能有助于区分 AHO 与其他不相关的综合征,如家族性短指症、特纳综合征和 Klinefelter 综合征[184]。短指症也发生在肢端发育不全的患者中(OMIM 101800),这是罕见的骨骼发育异常,其中严重的指过短与颅面成骨不全、鼻骨发育不全、身材矮小以及内分泌功能障碍有关。肢端发育不全患者在编码 PRKAR1A 基因、蛋白激酶 A 的 cAMP 依赖性调节亚基和 PDE4D 基因中存在种系突变，这些编码调节 cAMP 浓度的Ⅳ类 cAMP 特异性磷酸二酯酶[186,187]。这些突变提供的进一步证据表明,cAMP 信号传导的丧失是 AHO 骨骼特征的基础。肢端发育不全和 AHO 患者均有明显的骨骼成熟过快,导致生长板过早融合和指发育过短。

除了短指症外,AHO 中还可见其他一些骨骼异常。已被报道的长骨畸形,包括短尺骨、弓形桡骨、畸形肘或肘外翻、髋内翻、髋外翻、膝内翻畸形和外翻畸形[6]。马德隆畸形也可能发生[188]。最常见的颅骨异常是额部骨质增生和颅骨增厚。在儿童5岁之前,AHO的骨骼异常可能不明显[189]。大多数患者的骨龄提前2~3年[6]。有几例AHO患者报道有脊髓压迫[190]。

AHO的患者出现软组织或皮肤(皮下骨瘤)的异位钙化,表现为真正的膜内骨,而不是转移性钙化,并且与细胞外钙和(或)磷浓度无关。25%~50%的患者存在皮下骨瘤,通常在婴儿期或儿童早期被发现。偶尔,皮肤骨化是AHO的表现特征[191,192]。蓝色、石质、硬丘疹或结节状病变,从针尖大小到5cm不等,通常发生在轻微创伤的部位,可能在连续检查时是变化的[191]。这些病变的活检显示了矿化类骨质和钙化软骨。影响深层结缔组织更广泛和进展的骨化发生在POH患者中,是一种与AHO相关的疾病,但其父系衍生的GNAS等位基因的失活突变仅导致异位骨化[66]。尽管种系GNAS突变与POH相关,但是所产生的异位骨化以马赛克模式发生,这表明除了GNAS突变之外,还有一个未知的"第二次打击"可能是必要的[193]。

异位骨化可能反映了骨髓间充质干细胞的错误分化[194]。过去的研究表明,减少间充质干细胞中Gαs的表达可诱导成骨细胞形成的早期标志物Cbfa1/Runx2和I型胶原和骨桥蛋白的异位表达[195,196]。为了解决Gαs缺陷的作用,两个研究小组(Pignolo等[194]和Huso等[197])最近使用相同的杂合Gnas外显子1敲除小鼠系,其中只有Gαs缺失,以研究异位骨化的发生。这种敲除小鼠系形成异位的骨骼似乎是在皮下脂肪组织中开始的。出生后骨化病变数量和大小在增加,并在成年小鼠1岁时被检测到。骨化病变通常位于真皮层和皮下组织及皮肤毛囊周围。这些病变在易受伤或挤压的皮肤中特别突出。骨化病变包括具有矿物质沉积和骨髓成分证据的成熟骨,并且病变处骨粘连蛋白和骨桥蛋白都是阳性的[197]。Pignolo等[194]已经表明,$Gnas^{+/-}$小鼠中Gαs的单倍体不足导致与体外脂肪基质细胞加速成骨细胞分化相关的多种转录变化。这种异位骨形成过程似乎严重依赖于上调的Hedgehog信号,因为Gαs活性通过抑制间充质干细胞中的Hedgehog信号来抑制骨形成[198]。基因介导的异位Hedgehog信号足以诱导异位骨化,而通过遗传或药理学手段抑制该信号传导途径大大降低了这种病症的严重程度[198]。

这些发育异常和骨骼异常的存在并不一定表示患者有AHO和Gαs缺乏症。AHO的特征(特别是缩短的掌骨或跖骨)可能发生在正常人以及激素缺乏型甲状旁腺功能减退症[199-201]、高尿钙症[202]和原发性甲状旁腺功能亢进症患者中[203]。越来越多的报道描述了具有AHO样综合征的患者中2q37[del(2)(q37.3)]小的末端缺失[204,205]。然而,这些患者具有正常的内分泌功能和正常的Gαs活性[205]。因此,高分辨率染色体分析、生化/分子分析和仔细的体格检查以及放射检查对于区分这些拟表型和AHO是至关重要的。

低钙血症

PHP的必要条件是靶组织对PTH作用的抵抗,PHP的主要临床表现是血液和细胞外液中离子钙浓度降低的结果。PHP中低钙血症的发展是可变的,虽然PHP是先天性的,但在出生时通常无低血钙,儿童期PTH抵抗逐渐出现。低钙血症的早期表现是手足搐搦,通常发生在3~8岁。然而,这些有意义的发现可能不会立即引起关注,低钙血症和PHP的诊断可能会延迟数月甚至数年。据报道,在儿童3~3.5岁时,血清磷酸盐、PTH和1,25 $(OH)_2D_3$水平升高的出现早于低血钙[206]。这些发现似乎意味着PTH抵抗的早期表现是不能诱导尿液磷酸化。事实上,我们发现一些非常小的婴儿通过基因筛选发现轻度高钙血症,其是对增加PTH和$1,25(OH)_2D$水平的明显反应,这意味着即使在肾脏抵抗出现时也能维持PTH对骨骼的反应(未发表的文章)。在另一项研究报道中,连续输注PTH用于评估激素反应性。这名儿童在3个月时具有正常的cAMP反应,血清钙、磷和PTH水平正常,但是在2.6岁时发现手足搐搦和低血钙,重新测试时发现cAMP反应异常[207]。在第二次PTH输注时,这名儿童血清磷浓度和PTH浓度明显升高,并且接受甲状腺素治疗最近诊断的甲状腺功能减退症[207]。这些观察结果表明抑制从父系GNAS等位基因来源的Gαs转录的印记机制在出生时并不完全活跃,可能在之后才能完全起作用。类似的,近来关于小鼠肾近端小管中Gαs表达的研究表明,母系和父系Gnas等位基因对Gαs mRNA的贡献在出生后第3天相同,但是3周龄时,Gαs表达主要来自母系Gnas等位基因[65],表明在早期产后发育过程中,父系Gαs等位基因沉默。

一些受影响的儿童几乎没有发现搐搦症状,是在偶然发现低钙血症后或当AHO的特征变得明显时,在生命后期诊断出PHP。低钙血症可能并不总是为PHP的临床诊断提供线索,但一些PHP患者能够在没有治疗的情况下维持正常的血清钙水平(即正常血钙PHP)[90]。然而,PHP患者的血清PTH水平会升高,如果用钙和活性维生素D进行治疗不能充分控制PTH分泌,患者可能发生伴有高钙血症的三发性甲状旁腺功能亢进症[208]。

骨骼重塑

骨骼的 PTH 反应性在 PHP 患者中是多种多样的。与肾脏对 PTH 的抵抗相反，没有足够的证据支持骨细胞在 PHP 中对 PTH 有抵抗。在 PHP 中存在一系列骨病：一些患者具有正常表现的骨骼，而另一些患者有放射学或组织学证据表明具有明显的骨吸收[209]。PHP 1a 型患者通常很少或没有弥漫性骨骼受累的证据，而 PHP 1b 型患者经常表现出骨量减少或甲状旁腺功能亢进症骨病(包括纤维囊性骨炎)，如果治疗不当，可能发展为三发性甲状旁腺功能亢进症[208](图 55.6)。来自 1 例 PHP 1b 型和纤维囊性骨炎患者的骨细胞培养显示，在体外对 PTH 具有正常的腺苷酸环化酶反应性[88]。

大多数患有 PHP 1a[210]型和 PHP 1b 型[208,211]的患者，骨密度(BMD)正常或升高。Long 等[210]研究结果显示，PHP 1a 型的儿童和成人的骨密度明显高于对照组，但 PTH 水平与 BMD Z 值评分或体重指数与 BMD Z 值评分无相关性。类似的，Sbrocchi 等[211]通过 DXA 和骨组织形态学测量在两个 PHP 1b 型的兄弟中评估骨密度，由于在 STX16 中常见的 3kb 缺失出现腰椎骨硬化。两兄弟腰椎 BMD 升高(Z 值评分+ 5.4 和+4.9)，经髂嵴骨活检显示皮质厚度明显升高，骨皮质和小梁表面的骨形成速率均有升高趋势。这些研究均表明，在 PHP 1a 型和 PHP 1b 型中高浓度的 PTH 具有主要的吸收或合成代谢作用，可能涉及非 Gαs 依赖性信号通路，如 θ-抑制蛋白[212]或 LRP6[213]。

PHP 患者可能会发生骨代谢异常，包括骨软化症[209]、佝偻病[214]、肾性骨营养不良[215]和骨量减少[216]。这些骨骼异常是由 PTH 过多或 1,25$(OH)_2D_3$ 缺乏引起的。

主要感觉异常

PHP 1a 型患者经常表现出明显的与内分泌功能障碍无关的嗅觉[217]、触觉[218]和听觉[219]异常。随着调节与视觉[220,221]、嗅觉[222]和味觉[223]相关信号转导路径的独特 G 蛋白的发现，这些神经感觉缺陷的分子基础变得更加模糊。

Henkin 首先在 PHP 1 型患者中报道出味觉障碍[218]，但是还没有能够区分 PHP 1a 型和 PHP 1b 型的生物化学方法。这些患者在检测和识别酸味、苦味的阈值升高。此外，检测和识别测试的所有蒸气的嗅觉阈值同样升高。用钙、甲状旁腺提取物或两者共同治疗均未恢复正常的味觉或嗅觉。随后在由 Gs 样蛋白刺激的青蛙和大鼠嗅觉神经上皮中识别出气味敏感的腺苷酸环化酶，这促进了对 PHP 1 型患者嗅觉功能的进一步研究[224-226]。使用定量测试来评估患者识别常见气味的能力，几项早期研究显示，与具有正常 Gαs 活性的 PHP 1b 型患者相比，PHP 1a 型患者的嗅觉变化较大[217,227]。随后通过对气味的全面检测、鉴定和记忆的综合测试证明，与相对匹配的对照组相比，PHP 1a 型患者以及 PHP 1b 型患者具有嗅觉功能障碍；而 PPHP 患者嗅觉功能正常[228]。这些研究意味着其他机制(例如，与 PTH 或 PTHrP 抵抗相关机制)是造成这种疾病嗅觉缺陷的原因，并且与嗅觉神经上皮细胞中独特的 G 蛋白(称为 G_{olf}[222])的存在相一致，并可与腺苷酸环化酶独特形式的受体（Ⅲ型)结合[229]。

Koch 等[229]发现有 Gαs 缺陷的 PHP 1a 型患者具有对称的感觉神经性听觉障碍。作者推测 G 蛋白腺苷酸环化酶复合物的丢失可导致内耳液电解质构成紊乱，引起耳蜗毛细胞的进行性损伤。

视觉功能的改变已经在 PHP 1a 型患者中被描述。例如，在 PHP 1a 型患者中观察到颜色辨别性降低和对比度敏感性增强[230]。这些光感受器改变的病理生理学基础还未知，Gαs 在视网膜光传导中似乎没有发挥作用。在视杆细胞和视锥细胞中表达的特异性受体蛋白视紫红质和视蛋白被光激活后，分别与原来被称为转导蛋白的 G 蛋白刺激环状 GMP 磷酸二酯酶偶联[220,221]。虽然这些 G 蛋白与 Gs 的亚基结构和作用机制有很大的相似性，但其表达仅限于视网膜感光细胞，并且具有独特的信号传导功能。

神经认知异常

轻度至中度的智力障碍在 PHP 1a 型(也可能是 PHP 1c 型)中很常见，但不是假性 PHP，与原始母系效应一致[231]。Farfel 和 Friedman 对 25 例 Gαs 活性已确定的 PHP 1 型患者进行了智力评估[232]。作者发现智力障碍与 Gαs 缺乏之间的关系，并推测皮质组织中 cAMP 水平的降低可能导致智力低下。其他可能导致 PHP 1a 型患者智力障碍的因素包括甲状腺功能减退症和低钙血症；然而，控制这些并没有阻止所有患者的认知功能障碍，这表明 Gαs 缺乏可能导致神经递质信号传导的原发性异常。癫痫发作也经常被报道。这些可能反映了由于低钙血症(脑手足搐搦症)或癫痫发作恶化而引起的不典型发作。这些癫痫发作可能在发现低钙血症之前发生[233,234]。也有关于 AHO 患者精神病的报道[235]。与甲状旁腺功能减退症患者一样，具有基底节广泛性钙化的 PHP 1 型患者可能会出现运动障碍[236-240]。

假性甲状旁腺功能减退症的诊断

任何具有生化甲状旁腺功能减退症和血清PTH浓度升高表现的患者均应考虑诊断PHP。镁或维生素D的缺乏可以产生PTH抵抗的生物化学特征,必须排除。尽管大多数PHP患者在生命第一个十年末出现低钙血症,但偶尔有患者直到50多岁才出现[241]。

白内障和颅内钙化(特别是基底神经节钙化)常常在患有所有形式的慢性甲状旁腺功能减退症的患者(包括PHP)中出现。这些钙化的存在对于区分低钙血症和高磷血症的原因没有帮助[242],但确实表明矿物质缺陷已存在5~10年。当采用CT扫描时容易发现颅内钙化[243,244],偶尔可能与帕金森病等症状相关[245]。PHP的其他不寻常的表现包括新生儿甲状腺功能减退症[151,246]、不明原因的心力衰竭[247]、帕金森病[245]和脊髓压迫[248]。

AHO的表现和多激素抵抗(如甲状腺功能减退或性腺功能减退)的表现,支持PHP 1a型/PHP 1c型的诊断。相比之下,当激素抵抗仅限于PTH且没有AHO的特征时,更有可能考虑PHP 1b型的诊断。血清钙值在PHP患者中可出现波动,偶尔在没有治疗的情况下血清钙正常,从而混淆了PHP 1a型/PHP 1c型和假性PHP之间的区别[90,249]。然而,即使血清钙水平自发正常,PHP 1型患者血清中的PTH浓度也会升高。在一些情况下可能需要考虑注射PTH试验来区分这两种疾病(图55.2)。PHP的经典试验、Ellsworth-Howard试验和之后被Chase、Melson和Aurbach[2]修改的试验,注射200~300USP单位纯化的牛PTH或甲状旁腺提取物。尽管这些制剂不再使用,但特立帕肽对人类PTH(1–34)序列是可用的,并且已经有了用于鉴别诊断甲状旁腺功能减退症的几种方案。这些方案基于静脉输注肽类物质,但是在皮下注射后可获得类似的结果[250]。患者应禁食,液体除外(从早上6:00至中午每小时250mL水)。上午9:00前收集两个对照尿标本。上午9:00特立帕肽(0.625μg/kg体重,静脉用最大量为25μg,皮下注射最大量为40μg)皮下注射或静脉滴注15分钟,收集实验尿标本,收集时间为上午9:00至9:30、9:30至10:00、10:00至11:00以及11:00至12:00。上午9:00和11:00取血,以测量血清肌酐和磷浓度。对尿标本进行cAMP、磷、肌酐浓度的分析,结果表示为每100mL GF和TmP/GFR中cAMP纳摩尔浓度。正常受试者通常显示尿cAMP排泄量增加10~20倍,TmP/GFR降低20%~30%。尽管在具有正常血清钙或PTH水平的PHP 1型患者中,磷酸盐反应可能是正常的,但是典型PHP 1型患者磷酸化反应减弱,肾源性cAMP反应减弱(图55.3)。因此,该试验可以从假性PHP患者(对PTH具有正常的尿cAMP反应)中区分所谓的“血钙正常的”PHP患者(即能够维持正常血清钙水平而不需治疗的PTH抵抗的患者)。当收集尿液不可行时(如在幼儿中)[251],可以测量给予特立帕肽后血浆cAMP[251–253]或1,25(OH)$_2$D[254,255]的反应。

PHP 2型的诊断需要排除镁或维生素D缺乏症。文献中升高的血清PTH和肾源性cAMP是确定诊断PHP 2型的必要条件。这些患者对注射PTH有正常的尿cAMP反应,但特征在于不能显示出磷酸化反应,这种模式类似于各种形式的维生素D缺乏症患者[19]。不幸的是,通过磷酸盐清除的随机变化来解释PTH磷酸化反应是复杂的,并且有时不可能将磷酸化反应分为正常或亚正常状态,这与所采用的标准无关。

基因检测可以帮助诊断PHP 1型。GNAS基因突变分析可在多个已获批准的临床实验室进行,并且可以确定大多数患者中PHP 1a型和PHP 1c型的诊断。目前的基因检测不能区分PHP 1a型/PHP 1c型和假性PHP,因为常规基因型分析不能确定缺陷型GNAS等位基因的亲本来源。外显子A/B差异甲基化区域(DMR)的甲基化分析已被采用,在散发性和家族性PHP 1b型中一直呈低度甲基化。

治疗

急性或严重症状性低钙血症患者(或其他形式的甲状旁腺功能减退症)最好通过静脉输注钙进行紧急治疗。维生素D不是必要的。目的是缓解症状和预防喉痉挛和癫痫发作。高磷血症、碱中毒和低镁血症应予以纠正。血清钙应升高至正常范围中间。通常可以在10分钟内注射1~3mg葡萄糖酸钙(93~279mg元素钙,10~30mL 10%葡萄糖酸钙),然后用1L 5%葡萄糖溶液中加入100mL 10%的葡萄糖酸钙(930mg元素钙),连续输入钙(最高达100mg/h)。10%的氯化钙溶液可静脉使用,但对静脉非常刺激。应定期监测血清钙浓度,并对静脉补钙进行相应调整。当患者接受洋地黄类药物时,应进行心电图监测,因为血清钙升高可能会导致洋地黄中毒。口服钙和维生素D治疗应尽快开始,逐渐调整剂量以替代静脉注射钙[256]。

PHP患者低钙血症的长期治疗涉及口服钙和维生

素 D 或活性类似物的给药；PTH 或 PTH 片段无作用，因为患者对外源性 PTH 有抵抗。治疗目标是将血清离子钙维持在正常范围内，避免高钙尿症，并抑制 PTH 水平。甲状旁腺功能减退症患者与血清钙相关的尿钙排泄量增加，因此容易发生高钙尿症[257]。相比之下，PHP 患者与血清钙相比具有明显降低的尿钙[257,258]，并且在可以耐受正常范围内的血清钙水平而不发展为高钙尿症[80]。

推荐用每天 1~2g(25~50mg/kg)元素钙以提供足够的钙，并管理膳食磷的摄入量，增加食物补钙可获得最佳效果。患者无法将维生素 D 的母体化合物转化为完全活性形式，因为缺乏 PTH 和高磷血症都能抑制肾 1α–羟化酶活性，1α–羟化酶可将 25–羟维生素 D 转化为 $1,25(OH)_2D$。1α–羟维生素 D 代谢物(例如，骨化三醇和阿法骨化醇或 1α–羟维生素 D)是维生素 D 的首选形式，因为这些药物可避免维生素 D 活化中酶的阻断。因为骨化三醇的血浆半衰期只有 10~15 小时，体内不蓄积，故必须每天多次给药。相比之下，阿法骨化醇具有更长的半衰期，可每天一次给药，尽管剂量是骨化三醇剂量的 2~3 倍。以前使用过多种维生素 D 制剂，包括维生素 D_3 或 D_2；然而，通常需要非常大的浓度来提高血清钙。在这种情况下，维生素 D 在体内蓄积，增加了维生素 D 的毒性风险。氢氯噻嗪治疗可有效地降低维生素 D 的需求，但需补充钾以抵消噻嗪类诱导的低钾血症。

骨化三醇为维生素 D 的活性形式，是 PHP 患者治疗最生理的选择。PHP 患者需要约 75%的骨化三醇来维持正常血清钙，与甲状旁腺功能减退症患者一样[259]。几乎所有 PHP 患者都可以用骨化三醇 0.25μg 每天 2 次至 0.5μg 每天 3 次进行有效治疗。

雌激素治疗和妊娠对 PHP 患者的钙稳态有特别意义的影响。雌激素治疗可以降低女性 PHP 1 型[260]和甲状旁腺功能减退症女性患者[261]的血清钙浓度。相比之下，在月经期的雌激素水平低时，一些经过良好治疗的甲状旁腺功能减退症的女性可能会出现症状性低钙血症[262]。PHP 女性中偶尔也会出现同样的现象。这与 PHP 的女性妊娠对矿物质代谢影响的报道相互冲突。几例病例报道显示，妊娠期间低钙血症有所改善，在没有治疗剂量的钙或维生素 D 类似物的情况下能维持正常的血清钙水平[260,263]。相比之下，其他病例报道表明，需要增加钙和骨化三醇的剂量才能将血清钙维持在正常范围[264]。在怀孕期间改善 PHP 的机制尚不清楚，但可能包括雌二醇和其他妊娠相关激素对 1α–羟化酶的影响，因为在孕中期和孕晚期，两名具有类似 PHP 的女性骨化三醇水平较正常女性增加了 1 倍以上[260]。在 4 例怀孕的 PHP 女性中，胎儿胎盘生成的骨化三醇与正常胎盘相同[265]，但是这一观察结果的意义不确定，因为孕期大多数循环中的骨化三醇来自母体肾脏，胎盘很少或没有。

哺乳期对 PHP 代谢的影响还没有文献报道。这些患者对 PTH 没有骨骼抵抗，继发于骨骼吸收增强，钙和维生素 D 需求可能减少，因为内源性高 PTH 水平的叠加效应增加 PTHrP 从乳房释放以及哺乳引起的雌激素缺乏。在哺乳期，PHP 女性可能比正常女性丢失更多的骨密度[266]。

有 AHO 的患者可能需要针对与其发育和骨骼异常有关异常问题的特殊治疗。对于 PHP 1a 型患者，应对其相关的性腺功能减退和甲状腺功能减退进行治疗。异位骨化很少引起问题，尽管有时大范围的进行性骨骼外骨化可能需要手术切除以缓解压力症状。其也可能需要手术来缓解韧带骨化导致的神经症状[267]。骨骼异常(如肘关节畸形、髋关节畸形以及胫骨弯曲)可能需要骨科评估和治疗。更常见的治疗是针对足部的骨异常。

结论

对 PHP 患者的研究，包括对 GPCR 信号传导、cAMP 在发育生物学中的作用以及基因组印记的复杂性成果是瞩目的。对于已经明确了致病基因的许多其他人类疾病也是如此，GNAS 遗传和表观遗传缺陷的特征性描述扩展了疾病的临床谱。同样重要的是，PHP 和相关动物模型的研究已经出现对 Gαs 依赖性路径在调节骨骼内稳态和能量代谢中作用的新见解，并确定了新的治疗靶点。未来的工作将重点发展基因治疗和基于 GPCR 的药理学，以改善这些传导路径。

(郭伟红 译)

参考文献

1. Albright F, Burnett CH, Smith PH. Pseudohypoparathyroidism: an example of "Seabright-Bantam syndrome." *Endocrinology* 1942;**30**:922–32.
2. Chase LR, Melson GL, Aurbach GD. Pseudohypoparathyroidism: defective excretion of 3′,5′-AMP in response to parathyroid hormone. *J Clin Invest* 1969;**48**:1832–44.
3. George FW, Wilson JD. Pathogenesis of the henny feathering trait in the Sebright bantam chicken. Increased conversion of androgen to estrogen in skin. *J Clin Invest* 1980;**66**:57–65.
4. Mann JB, Alterman S, Hills AG. Albright's hereditary osteodystrophy comprising pseudohypoparathyroidism and pseudo-

pseudohypoparathyroidism with a report of two cases representing the complete syndrome occuring in successive generations. *Ann Intern Med* 1962;**56**:315–42.
5. Albright F, Forbes AP, Henneman PH. Pseudopseudohypoparathyroidism. *Trans Assoc Am Phys* 1952;**65**:337–50.
6. Fitch N. Albright's hereditary osteodystrophy: a review. *Am J Med Genet* 1982;**11**:11–29.
7. Winter JSD, Hughes IA. Familial pseudohypoparathyroidism without somatic anomalies. *Can Med Assoc J* 1980;**123**:26–31.
8. Levine MA, Downs Jr RW, Singer Jr MJ, Marx SJ, Aurbach GD, Spiegel AM. Deficient activity of guanine nucleotide regulatory protein in erythrocytes from patients with pseudohypoparathyroidism. *Biochem Biophys Res Commun* 1980;**94**:1319–24.
9. Farfel Z, Brickman AS, Kaslow HR, Brothers VM, Bourne HR. Defect of receptor-cyclase coupling protein in pseudohypoparathyroidism. *N Engl J Med* 1980;**303**:237–42.
10. Linglart A, Carel JC, Garabedian M, Le T, Mallet E, Kottler ML. GNAS1 lesions in pseudohypoparathyroidism Ia and Ic: genotype phenotype relationship and evidence of the maternal transmission of the hormonal resistance. *J Clin Endocrinol Metab* 2002;**87**:189–97.
11. Thiele S, de Sanctis L, Werner R, Grotzinger J, Aydin C, Juppner H, et al. Functional characterization of GNAS mutations found in patients with pseudohypoparathyroidism type Ic defines a new subgroup of pseudohypoparathyroidism affecting selectively Gsalpha-receptor interaction. *Hum Mutat* 2011;**32**:653–60.
12. Bell NH, Avery S, Sinha T, Clark Jr CM, Allen DO, Johnston Jr C. Effects of dibutyryl cyclic adenosine 3′,5′-monophosphate and parathyroid extract on calcium and phosphorous metabolism in hypoparathyroidism and pseudohypoparathyroidism. *J Clin Invest* 1972;**51**:816–23.
13. Drezner MK, Neelon FA, Lebovitz HE. Pseudohypoparathyroidism type II: a possible defect in the reception of the cyclic AMP signal. *N Engl J Med* 1973;**280**:1056–60.
14. Silve C, Le-Stunff C, Motte E, Gunes Y, Linglart A, Clauser E. Acrodysostosis syndromes. *Bonekey Rep* 2012;**1**:225.
15. Shore EM, Ahn J, Jan de Beur S, Li M, Xu M, Gardner RJ, et al. Paternally inherited inactivating mutations of the GNAS1 gene in progressive osseous heteroplasia. *N Engl J Med* 2002;**346**:99–106.
16. Lau K, Willig RP, Hiort O, Hoeger PH. Linear skin atrophy preceding calcinosis cutis in pseudo-pseudohypoparathyroidism. *Clin Exp Dermatol* 2012;**37**:646–8.
17. Martin J, Tucker M, Browning JC. Infantile osteoma cutis as a presentation of a GNAS mutation. *Pediatr Dermatol* 2012;**29**:483–4.
18. Ward S, Sugo E, Verge CF, Wargon O. Three cases of osteoma cutis occurring in infancy. A brief overview of osteoma cutis and its association with pseudo-pseudohypoparathyroidism. *Australas J Dermatol* 2011;**52**:127–31.
19. Rao DS, Parfitt AM, Kleerekoper M, Pumo BS, Frame B. Dissociation between the effects of endogenous parathyroid hormone on adenosine 3′,5′-monophosphate generation and phosphate reabsorption in hypocalcemia due to vitamin D depletion: an acquired disorder resembling pseudohypoparathyroidism type II. *J Clin Endocrinol Metab* 1985;**61**:285–90.
20. Linglart A, Fryssira H, Hiort O, Holterhus PM, Perez de Nanclares G, Argente J, et al. PRKAR1A and PDE4D mutations cause acrodysostosis but two distinct syndromes with or without GPCR-signaling hormone resistance. *J Clin Endocrinol Metab* 2012;**97**:E2328–38.
21. Usdin TB, Wang T, Hoare SR, Mezey E, Palkovits M. New members of the parathyroid hormone/parathyroid hormone receptor family: the parathyroid hormone 2 receptor and tuberoinfundibular peptide of 39 residues. *Front Neuroendocrinol* 2000;**21**:349–83.
22. Usdin TB, Bonner TI, Hoare SR. The parathyroid hormone 2 (PTH2) receptor. *Receptors Channels* 2002;**8**:211–8.
23. Dobolyi A, Palkovits M, Usdin TB. The TIP39-PTH2 receptor system: unique peptidergic cell groups in the brainstem and their interactions with central regulatory mechanisms. *Prog Neurobiol* 2010;**90**:29–59.
24. Piserchio A, Usdin T, Mierke DF. Structure of tuberoinfundibular peptide of 39 residues. *J Biol Chem* 2000;**275**:27284–90.
25. Clark JA, Bonner TI, Kim AS, Usdin TB. Multiple regions of ligand discrimination revealed by analysis of chimeric parathyroid hormone 2 (PTH2) and PTH/PTH-related peptide (PTHrP) receptors. *Mol Endocrinol* 1998;**12**:193–206.
26. Hoare SR, Clark JA, Usdin TB. Molecular determinants of tuberoinfundibular peptide of 39 residues (TIP39) selectivity for the parathyroid hormone-2 (PTH2) receptor. N-terminal truncation of TIP39 reverses PTH2 receptor/PTH1 receptor binding selectivity. *J Biol Chem* 2000;**275**:27274–83.
27. Hoare SR, Rubin DA, Juppner H, Usdin TB. Evaluating the ligand specificity of zebrafish parathyroid hormone (PTH) receptors: comparison of PTH, PTH-related protein, and tuberoinfundibular peptide of 39 residues. *Endocrinology* 2000;**141**:3080–6.
28. Rubin DA, Juppner H. Zebrafish express the common parathyroid hormone/parathyroid hormone-related peptide receptor (PTH1R) and a novel receptor (PTH3R) that is preferentially activated by mammalian and fugufish parathyroid hormone-related peptide. *J Biol Chem* 1999;**274**:28185–90.
29. Gensure RC, Ponugoti B, Gunes Y, Papasani MR, Lanske B, Bastepe M, et al. Identification and characterization of two parathyroid hormone-like molecules in zebrafish. *Endocrinology* 2004;**145**:1634–9.
30. Holinstat M, Oldham WM, Hamm HE. G-protein-coupled receptors: evolving views on physiological signalling: symposium on G-protein-coupled receptors: evolving concepts and new techniques. *EMBO Rep* 2006;**7**:866–9.
31. Bohm A, Gaudet R, Sigler PB. Structural aspects of heterotrimeric G-protein signaling. *Curr Opin Biotechnol* 1997;**8**:480–7.
32. Oldham WM, Hamm HE. Structural basis of function in heterotrimeric G proteins. *Q Rev Biophys* 2006;**39**:117–66.
33. Van Eps N, Oldham WM, Hamm HE, Hubbell WL. Structural and dynamical changes in an alpha-subunit of a heterotrimeric G protein along the activation pathway. *Proc Natl Acad Sci USA* 2006;**103**:16194–9.
34. Schmidt CJ, Neer EJ. In vitro synthesis of G protein beta gamma dimers. *J Biol Chem* 1991;**266**:4538–44.
35. Schmidt CJ, Thomas TC, Levine MA, Neer EJ. Specificity of G protein beta and gamma subunit interactions. *J Biol Chem* 1992;**267**:13807–10.
36. Rahmatullah M, Robishaw JD. Direct interaction of the α and g subunits of the G proteins. *J Biol Chem* 1994;**269**:3574–80.
37. Rahmatullah M, Ginnan R, Robishaw JD. Specificity of G protein alpha-gamma subunit interactions. N- terminal 15 amino acids of gamma subunit specifies interaction with alpha subunit. *J Biol Chem* 1995;**270**:2946–51.
38. Taussig R, Zimmermann G. Type-specific regulation of mammalian adenylyl cyclases by G protein pathways. *Adv Second Messenger Phosphoprotein Res* 1998;**32**:81–98.
39. Wess J. Molecular basis of receptor/G-protein-coupling selectivity. *Pharmacol Ther* 1998;**80**:231–64.
40. Sprang SR, Chen Z, Du X. Structural basis of effector regulation and signal termination in heterotrimeric Galpha proteins. *Adv Protein Chem* 2007;**74**:1–65.
41. Ross EM, Wang J, Tu Y, Biddlecome GH. Guanosine triphosphatase-activating proteins for heterotrimeric G-proteins. *Adv Pharmacol* 1998;**42**:458–61.
42. Bhatt B, Burns J, Flanner D, McGee J. Direct visualization of single copy genes on banded metaphase chromosomes by nonisotopic in situ hybridization. *Nucleic Acids Res* 1988;**16**:3951–61.
43. Boyajian CL, Cooper DM. Potent and cooperative feedback inhibition of adenylate cyclase activity by calcium in pituitary-derived GH3 cells. *Cell Calcium* 1990;**11**:299–307.
44. Jones DT, Masters SB, Bourne HR, Reed RR. Biochemical characterization of three stimulatory GTP-binding proteins. *J Biol Chem* 1990;**265**:2671–6.
45. Graziano MP, Freissmuth M, Gilman AG. Expression of Gs alpha in Escherichia coli. Purification and properties of two forms of the protein. *J Biol Chem* 1989;**264**:409–18.

46. Novotny J, Svoboda P. The long (Gs(alpha)-L) and short (Gs(alpha)-S) variants of the stimulatory guanine nucleotide-binding protein. Do they behave in an identical way? *J Mol Endocrinol* 1998;**20**:163–73.
47. Liu Z, Segawa H, Aydin C, Reyes M, Erben RG, Weinstein LS, et al. Transgenic overexpression of the extra-large Gsalpha variant XLalphas enhances Gsalpha-mediated responses in the mouse renal proximal tubule in vivo. *Endocrinology* 2011;**152**:1222–33.
48. Plagge A, Gordon E, Dean W, Boiani R, Cinti S, Peters J, et al. The imprinted signaling protein XL alpha s is required for postnatal adaptation to feeding. *Nat Genet* 2004;**36**:818–26.
49. Xie T, Plagge A, Gavrilova O, Pack S, Jou W, Lai EW, et al. The alternative stimulatory G protein alpha-subunit XLalphas is a critical regulator of energy and glucose metabolism and sympathetic nerve activity in adult mice. *J Biol Chem* 2006;**281**:18989–99.
50. Eaton SA, Williamson CM, Ball ST, Beechey CV, Moir L, Edwards J, et al. New mutations at the imprinted Gnas cluster show gene dosage effects of Gsalpha in postnatal growth and implicate XLalphas in bone and fat metabolism but not in suckling. *Mol Cell Biol* 2012;**32**:1017–29.
51. Puzhko S, Goodyer CG, Kerachian MA, Canaff L, Misra M, Juppner H, et al. Parathyroid hormone signaling via Galphas is selectively inhibited by an NH(2)-terminally truncated Galphas: implications for pseudohypoparathyroidism. *J Bone Miner Res* 2011;**26**:2473–85.
52. Coombes C, Arnaud P, Gordon E, Dean W, Coar EA, Williamson CM, et al. Epigenetic properties and identification of an imprint mark in the Nesp-Gnasxl domain of the mouse Gnas imprinted locus. *Mol Cell Biol* 2003;**23**:5475–88.
53. Liu J, Litman D, Rosenberg MJ, Yu S, Biesecker LG, Weinstein LS. A GNAS1 imprinting defect in pseudohypoparathyroidism type IB. *J Clin Invest* 2000;**106**:1167–74.
54. Bastepe M, Frohlich LF, Hendy GN, Indridason OS, Josse RG, Koshiyama H, et al. Autosomal dominant pseudohypoparathyroidism type Ib is associated with a heterozygous microdeletion that likely disrupts a putative imprinting control element of GNAS. *J Clin Invest* 2003;**112**:1255–63.
55. Bastepe M, Frohlich LF, Linglart A, Abu-Zahra HS, Tojo K, Ward LM, et al. Deletion of the NESP55 differentially methylated region causes loss of maternal GNAS imprints and pseudohypoparathyroidism type Ib. *Nat Genet* 2005;**37**:25–7.
56. Chillambhi S, Turan S, Hwang DY, Chen HC, Juppner H, Bastepe M. Deletion of the noncoding GNAS antisense transcript causes pseudohypoparathyroidism type Ib and biparental defects of GNAS methylation in cis. *J Clin Endocrinol Metab* 2010;**95**:3993–4002.
57. Richard N, Abeguile G, Coudray N, Mittre H, Gruchy N, Andrieux J, et al. A new deletion ablating NESP55 causes loss of maternal imprint of A/B GNAS and autosomal dominant pseudohypoparathyroidism type Ib. *J Clin Endocrinol Metab* 2012;**97**:E863–7.
58. Linglart A, Gensure RC, Olney RC, Juppner H, Bastepe M. A novel STX16 deletion in autosomal dominant pseudohypoparathyroidism type Ib redefines the boundaries of a cis-acting imprinting control element of GNAS. *Am J Hum Genet* 2005;**76**:804–14.
59. Bastepe M, Lane AH, Juppner H. Paternal uniparental isodisomy of chromosome 20q—and the resulting changes in GNAS1 methylation—as a plausible cause of pseudohypoparathyroidism. *Am J Hum Genet* 2001;**68**:1283–9.
60. Hayward BE, Kamiya M, Strain L, Moran V, Campbell R, Hayashizaki Y, et al. The human GNAS1 gene is imprinted and encodes distinct paternally and biallelically expressed G proteins. *Proc Natl Acad Sci USA* 1998;**95**:10038–43.
61. Hayward BE, Moran V, Strain L, Bonthron DT. Bidirectional imprinting of a single gene: GNAS1 encodes maternally, paternally, and biallelically derived proteins. *Proc Natl Acad Sci USA* 1998;**95**:15475–80.
62. Campbell R, Gosden CM, Bonthron DT. Parental origin of transcription from the human GNAS1 gene. *J Med Genet* 1994;**31**:607–14.
63. Crane JL, Shamblott MJ, Axelman J, Hsu S, Levine MA, Germain-Lee EL. Imprinting status of Galpha(s), NESP55, and XLalphas in cell cultures derived from human embryonic germ cells: GNAS imprinting in human embryonic germ cells. *Clin Transl Sci* 2009;**2**:355–60.
64. Crane JK, Hewlett EL, Weikel CS. Failure of pertussis toxin to inhibit activation of guanylate cyclase by the heat-stable enterotoxin of Escherichia coli (STa) in the T84 cell line. *Infect Immun* 1989;**57**:1186–91.
65. Turan S, Fernandez-Rebollo E, Aydin C, Zoto T, Reyes M, Bounoutas G, et al. Postnatal establishment of allelic galphas silencing as a plausible explanation for delayed onset of parathyroid hormone resistance owing to heterozygous galphas disruption. *J Bone Miner Res* 2014;**29**:749–60.
66. Shore EM, Li M, Jan de Beur SM, Hebela N, Eddy MC, Whyte MP, et al. Mutations in the gene encoding the stimulatory G protein of adenylyl cyclase in progressive osseous heteroplasia. *J Bone Miner Res* 1999;**14**:s342.
67. Miric A, Vechio JD, Levine MA. Heterogeneous mutations in the gene encoding the alpha subunit of the stimulatory G protein of adenylyl cyclase in Albright hereditary osteodystrophy. *J Clin Endocrinol Metab* 1993;**76**:1560–8.
68. Levis MJ, Bourne HR. Activation of the alpha subunit of Gs in intact cells alters its abundance, rate of degradation, and membrane avidity. *J Cell Biol* 1992;**119**:1297–307.
69. Levine MA. Pseudohypoparathyroidism. In: Bilezikian JP, Raisz LG, Rodan GA, editors. *Principles of Bone Biology*. San Diego: Academic Press; 1996. p. 853–76.
70. Yu S, Yu D, Lee E, Eckhaus M, Lee R, Corria Z, et al. Variable and tissue-specific hormone resistance in heterotrimeric Gs protein alpha-subunit (Gsalpha) knockout mice is due to tissue-specific imprinting of the gsalpha gene. *Proc Natl Acad Sci USA* 1998;**95**:8715–20.
71. Schwindinger WF, Lawler AM, Gearhart JD, Levine MA. *A murine model of Albright hereditary osteodystrophy*. New Orleans: Endocrine Society; 1998. p. 480.
72. Castrop H, Oppermann M, Mizel D, Huang Y, Faulhaber-Walter R, Weiss Y, et al. Skeletal abnormalities and extra-skeletal ossification in mice with restricted Gsalpha deletion caused by a renin promoter-Cre transgene. *Cell Tissue Res* 2007;**330**:487–501.
73. Xie T, Chen M, Zhang QH, Ma Z, Weinstein LS. Beta cell-specific deficiency of the stimulatory G protein alpha-subunit Gsalpha leads to reduced beta cell mass and insulin-deficient diabetes. *Proc Natl Acad Sci USA* 2007;**104**:19601–6.
74. Xie T, Chen M, Gavrilova O, Lai EW, Liu J, Weinstein LS. Severe obesity and insulin resistance due to deletion of the maternal Gsalpha allele is reversed by paternal deletion of the Gsalpha imprint control region. *Endocrinology* 2008;**149**:2443–50.
75. Wu JY, Purton LE, Rodda SJ, Chen M, Weinstein LS, McMahon AP, et al. Osteoblastic regulation of B lymphopoiesis is mediated by Gs{alpha}-dependent signaling pathways. *Proc Natl Acad Sci USA* 2008;**105**:16976–81.
76. Chen M, Feng HZ, Gupta D, Kelleher J, Dickerson KE, Wang J, et al. G(s)alpha deficiency in skeletal muscle leads to reduced muscle mass, fiber-type switching, and glucose intolerance without insulin resistance or deficiency. *Am J Physiol Cell Physiol* 2009;**296**:C930–40.
77. Chen M, Wang J, Dickerson KE, Kelleher J, Xie T, Gupta D, et al. Central nervous system imprinting of the G protein G(s)alpha and its role in metabolic regulation. *Cell Metab* 2009;**9**:548–55.
78. Sakamoto A, Weinstein LS, Plagge A, Eckhaus M, Kelsey G. GNAS haploinsufficiency leads to subcutaneous tumor formation with collagen and elastin deposition and calcification. *Endocr Res* 2009;**34**:1–9.
79. Klenke S, Siffert W, Frey UH. A novel aspect of GNAS imprinting: higher maternal expression of Galphas in human lymphoblasts, peripheral blood mononuclear cells, mammary adipose tissue, and heart. *Mol Cell Endocrinol* 2011;**341**:63–70.
80. Mizunashi K, Furukawa Y, Sohn HE, Miura R, Yumita S,

Yoshinaga K. Heterogeneity of pseudohypoparathyroidism type I from the aspect of urinary excretion of calcium and serum levels of parathyroid hormone. *Calcif Tissue Int* 1990;**46**:227–32.
81. Shima M, Nose O, Shimizu K, Seino Y, Yabuuchi H, Saito T. Multiple associated endocrine abnormalities in a patient with pseudohypoparathyroidism type 1a. *Eur J Pediatr* 1988;**147**:536–8.
82. Stone MD, Hosking DJ, Garcia-Himmelstine C, White DA, Rosenblum D, Worth HG. The renal response to exogenous parathyroid hormone in treated pseudohypoparathyroidism. *Bone* 1993;**14**:727–35.
83. Biber J, Hernando N, Forster I, Murer H. Regulation of phosphate transport in proximal tubules. *Pflugers Arch* 2009;**458**:39–52.
84. Guo J, Song L, Liu M, Segawa H, Miyamoto K, Bringhurst FR, et al. Activation of a non-cAMP/PKA signaling pathway downstream of the PTH/PTHrP receptor is essential for a sustained hypophosphatemic response to PTH infusion in male mice. *Endocrinology* 2013;**154**:1680–9.
85. Bastepe M, Weinstein LS, Ogata N, Kawaguchi H, Juppner H, Kronenberg HM, et al. Stimulatory G protein directly regulates hypertrophic differentiation of growth plate cartilage in vivo. *Proc Natl Acad Sci USA* 2004;**101**:14794–9.
86. Sakamoto A, Chen M, Kobayashi T, Kronenberg HM, Weinstein LS. Chondrocyte-specific knockout of the G protein G(s)alpha leads to epiphyseal and growth plate abnormalities and ectopic chondrocyte formation. *J Bone Miner Res* 2005;**20**:663–71.
87. Sakamoto A, Chen M, Nakamura T, Xie T, Karsenty G, Weinstein LS. Deficiency of the G-protein alpha-subunit G(s)alpha in osteoblasts leads to differential effects on trabecular and cortical bone. *J Biol Chem* 2005;**280**:21369–75.
88. Murray TM, Rao LG, Wong MM, Waddell JP, McBroom R, Tam CS, et al. Pseudohypoparathyroidism with osteitis fibrosa cystica: direct demonstration of skeletal responsiveness to parathyroid hormone in cells cultured from bone. *J Bone Miner Res* 1993;**8**:83–91.
89. Drezner MK, Neelon FA, Haussler M, McPherson HT, Lebovitz HE. 1,25-Dihydroxycholecalciferol deficiency: the probable cause of hypocalcemia and metabolic bone disease in pseudohypoparathyroidism. *J Clin Endocrinol Metab* 1976;**42**:621–8.
90. Drezner MK, Haussler MR. Normocalcemic pseudohypoparathyroidism. *Am J Med* 1979;**66**:503–8.
91. Collins MT, Lindsay JR, Jain A, Kelly MH, Cutler CM, Weinstein LS, et al. Fibroblast growth factor-23 is regulated by 1alpha,25-dihydroxyvitamin D. *J Bone Miner Res* 2005;**20**:1944–50.
92. Degtyarev MY, Spiegel AM, Jones TL. The G protein alpha s subunit incorporates [3H]palmitic acid and mutation of cysteine-3 prevents this modification. *Biochemistry* 1993;**32**:8057–61.
93. Lecumberri B, Fernandez-Rebollo E, Sentchordi L, Saavedra P, Bernal-Chico A, Pallardo LF, et al. Coexistence of two different pseudohypoparathyroidism subtypes (Ia and Ib) in the same kindred with independent Gs{alpha} coding mutations and GNAS imprinting defects. *J Med Genet* 2010;**47**:276–80.
94. Elli FM, deSanctis L, Ceoloni B, Barbieri AM, Bordogna P, Beck-Peccoz P, et al. Pseudohypoparathyroidism type Ia and pseudo-pseudohypoparathyroidism: the growing spectrum of GNAS inactivating mutations. *Hum Mutat* 2013;**34**:411–6.
95. Freson K, Izzi B, Labarque V, Van Helvoirt M, Thys C, Wittevrongel C, et al. GNAS defects identified by stimulatory G protein alpha-subunit signalling studies in platelets. *J Clin Endocrinol Metab* 2008;**93**:4851–9.
96. Bellus GA, Gaudenz K, Zackai EH, Clarke LA, Szabo J, Francomano CA, et al. Identical mutations in three different fibroblast growth factor receptor genes in autosomal dominant craniosynostosis syndromes. *Nat Genet* 1996;**14**:174–6.
97. Schwindinger WF, Miric A, Zimmerman D, Levine MA. A novel Gsα mutant in a patient with Albright hereditary osteodystrophy uncouples cell surface receptors from adenylyl cyclase. *J Biol Chem* 1994;**269**:25387–91.
98. Farfel Z, Iiri T, Shapira H, Roitman A, Mouallem M, Bourne HR. Pseudohypoparathyroidism, a novel mutation in the betagamma-contact region of Gsalpha impairs receptor stimulation. *J Biol Chem* 1996;**271**:19653–5.
99. Warner DR, Weng G, Yu S, Matalon R, Weinstein LS. A novel mutation in the switch 3 region of Gsalpha in a patient with Albright hereditary osteodystrophy impairs GDP binding and receptor activation. *J Biol Chem* 1998;**273**(37):23976–83.
100. Kim UJ, Birren BW, Slepak T, Mancino V, Boysen C, Kang HL, et al. Construction and characterization of a human bacterial artificial chromosome library. *Genomics* 1996;**34**:213–8.
101. Jan de Beur SM, Deng Z, Ding CL, Levine MA. Amplification of the GC-rich exon 1 of GNAS1 and identification of three novel nonsense mutations in Albright's hereditary osteodystrophy. *Endocr Soc* 1998.
102. Weinstein LS, Gejman PV, de Mazancourt P, American N, Spiegel AM. A heterozygous 4-bp deletion mutation in the G s α gene (GNAS1) in a patient with Albright hereditary osteodystrophy. *Genomics* 1992;**13**:1319–21.
103. Shapira H, Mouallem M, Shapiro MS, Weisman Y, Farfel Z. Pseudohypoparathyroidism type Ia: two new heterozygous frameshift mutations in exons 5 and 10 of the Gs alpha gene. *Hum Genet.* 1996;**97**:73–5.
104. Light DB, McCann FV, Keller TM, Stanton BA. Amiloride-sensitive cation channel in apical membrane of inner medullary collecting duct. *Am J Physiol* 1988;**255**:F278–86.
105. Fischer JA, Egert F, Werder E, Born W. An inherited mutation associated with functional deficiency of the alpha-subunit of the guanine nucleotide-binding protein Gs in pseudo- and pseudo-pseudohypoparathyroidism. *J Clin Endocrinol Metab* 1998;**83**:935–8.
106. Mitsui T, Nagasaki K, Takagi M, Narumi S, Ishii T, Hasegawa T. A family of pseudohypoparathyroidism type Ia with an 850-kb submicroscopic deletion encompassing the whole GNAS locus. *Am J Med Genet* 2012;**158A**:261–4.
107. de Sanctis L, Romagnolo D, Olivero M, Buzi F, Maghnie M, Scire G, et al. Molecular analysis of the GNAS1 gene for the correct diagnosis of Albright hereditary osteodystrophy and pseudohypoparathyroidism. *Pediatr Res* 2003;**53**:749–55.
108. Ahmed SF, Dixon PH, Bonthron DT, Stirling HF, Barr DG, Kelnar CJ, et al. GNAS1 mutational analysis in pseudohypoparathyroidism. *Clin Endocrinol (Oxf)* 1998;**49**:525–31.
109. Yokoyama M, Takeda K, Iyota K, Okabayashi T, Hashimoto KA. 4-base pair deletion mutation of Gs alpha gene in a Japanese patient with pseudohypoparathyroidism. *J Endocrinol Invest* 1996;**19**:236–41.
110. Walden U, Weissortel R, Corria Z, Yu D, Weinstein L, Kruse K, et al. Stimulatory guanine nucleotide binding protein subunit 1 mutation in two siblings with pseudohypoparathyroidism type 1a and mother with pseudopseudohypoparathyroidism. *Eur J Pediatr* 1999;**158**:200–3.
111. Nakamoto JM, Sandstrom AT, Brickman AS, Christenson RA, Van Dop C. Pseudohypoparathyroidism type Ia from maternal but not paternal transmission of a Gsalpha gene mutation. *Am J Med Genet* 1998;**77**:261–7.
112. Alblas J, van Etten I, Khanum A, Moolenaar WH. C-terminal truncation of the neurokinin-2 receptor causes enhanced and sustained agonist-induced signaling. Role of receptor phosphorylation in signal attenuation. *J Biol Chem* 1995;**270**:8944–51.
113. Carter A, Bardin C, Collins R, Simons C, Bray P, Spiegel A. Reduced expression of multiple forms of the alpha subunit of the stimulatory GTP-binding protein in pseudohypoparathyroidism type Ia. *Proc Natl Acad Sci USA* 1987;**84**:7266–9.
114. Mallet E, Carayon P, Amr S, Brunelle P, Ducastelle T, Basuyau JP, et al. Coupling defect of thyrotropin receptor and adenylate cyclase in a pseudohypoparathyroid patient. *J Clin Endocrinol Metab* 1982;**54**:1028–32.
115. Iiri T, Herzmark P, Nakamoto JM, van Dop C, Bourne HR. Rapid GDP release from Gs alpha in patients with gain and loss of endocrine function. *Nature* 1994;**371**:164–8.

116. Wu WI, Schwindinger WF, Aparicio LF, Levine MA. Selective resistance to parathyroid hormone caused by a novel uncoupling mutation in the carboxyl terminus of Gαs: a cause of pseudohypoparathyroidism Type Ib. *J Biol Chem* 2001;**276**:165–71.
117. Patten JL, Johns DR, Valle D, Eil C, Gruppuso PA, Steele G, et al. Mutation in the gene encoding the stimulatory G protein of adenylate cyclase in Albright's hereditary osteodystrophy. *N Engl J Med* 1990;**322**:1412–9.
118. Thiele S, Werner R, Ahrens W, Hoppe U, Marschke C, Staedt P, et al. A disruptive mutation in exon 3 of the GNAS gene with albright hereditary osteodystrophy, normocalcemic pseudohypoparathyroidism, and selective long transcript variant Gsalpha-L deficiency. *J Clin Endocrinol Metab* 2007;**92**:1764–8.
119. Mantovani G, de Sanctis L, Barbieri AM, Elli FM, Bollati V, Vaira V, et al. Pseudohypoparathyroidism and GNAS epigenetic defects: clinical evaluation of albright hereditary osteodystrophy and molecular analysis in 40 patients. *J Clin Endocrinol Metab* 2010;**95**:651–8.
120. Mariot V, Maupetit-Mehouas S, Sinding C, Kottler ML, Linglart A. A maternal epimutation of GNAS leads to Albright osteodystrophy and parathyroid hormone resistance. *J Clin Endocrinol Metab* 2008;**93**:661–5.
121. Unluturk U, Harmanci A, Babaoglu M, Yasar U, Varli K, Bastepe M, et al. Molecular diagnosis and clinical characterization of pseudohypoparathyroidism type-Ib in a patient with mild Albright's hereditary osteodystrophy-like features, epileptic seizures, and defective renal handling of uric acid. *Am J Med Sci* 2008;**336**:84–90.
122. de Nanclares GP, Fernandez-Rebollo E, Santin I, Garcia-Cuartero B, Gaztambide S, Menendez E, et al. Epigenetic defects of GNAS in patients with pseudohypoparathyroidism and mild features of Albright's hereditary osteodystrophy. *J Clin Endocrinol Metab* 2007;**92**:2370–3.
123. Sanchez J, Perera E, Jan de Beur S, Ding C, Dang A, Berkovitz GD, et al. Madelung-like deformity in pseudohypoparathyroidism type 1b. *J Clin Endocrinol Metab* 2011;**96**:E1507–11.
124. Mantovani G, Bondioni S, Linglart A, Maghnie M, Cisternino M, Corbetta S, et al. Genetic analysis and evaluation of resistance to thyrotropin and growth hormone-releasing hormone in pseudohypoparathyroidism type Ib. *J Clin Endocrinol Metab* 2007;**92**:3738–42.
125. Levine MA, Downs Jr RW, Moses AM, Breslau NA, Marx SJ, Lasker RD, et al. Resistance to multiple hormones in patients with pseudohypoparathyroidism. Association with deficient activity of guanine nucleotide regulatory protein. *Am J Med* 1983;**74**:545–56.
126. Zazo C, Thiele S, Martin C, Fernandez-Rebollo E, Martinez-Indart L, Werner R, et al. Gsalpha activity is reduced in erythrocyte membranes of patients with psedohypoparathyroidism due to epigenetic alterations at the GNAS locus. *J Bone Miner Res* 2011;**26**:1864–70.
127. Kidd GS, Schaaf M, Adler RA, Lassman MN, Wray HL. Skeletal responsiveness in pseudohypoparathyroidism: a spectrum of clinical disease. *Am J Med* 1980;**68**:772–81.
128. Izzi B, Van Geet C, Freson K. Recent advances in GNAS epigenetic research of pseudohypoparathyroidism. *Curr Mol Med* 2012;**12**:566–73.
129. Mantovani G. Clinical review: pseudohypoparathyroidism: diagnosis and treatment. *J Clin Endocrinol Metab* 2011;**96**:3020–30.
130. Mantovani G, Elli FM, Spada A. GNAS epigenetic defects and pseudohypoparathyroidism: time for a new classification? *Horm Metab Res* 2012;**44**:716–23.
131. Maupetit-Mehouas S, Mariot V, Reynes C, Bertrand G, Feillet F, Carel JC, et al. Quantification of the methylation at the GNAS locus identifies subtypes of sporadic pseudohypoparathyroidism type Ib. *J Med Genet* 2011;**48**:55–63.
132. Yuno A, Usui T, Yambe Y, Higashi K, Ugi S, Shinoda J, et al. Genetic and epigenetic states of the GNAS complex in pseudohypoparathyroidism type Ib using methylation-specific multiplex ligation-dependent probe amplification assay. *Eur J Endocrinol* 2013;**168**:169–75.
133. Elli FM, de Sanctis L, Peverelli E, Bordogna P, Pivetta B, Miolo G, et al. Autosomal Dominant Pseudohypoparathyroidism type Ib: a novel inherited deletion ablating STX16 causes Loss of Imprinting at the A/B DMR. *J Clin Endocrinol Metab* 2014;**99**:E724–8.
134. Turan S, Ignatius J, Moilanen JS, Kuismin O, Stewart H, Mann NP, et al. De novo STX16 deletions: an infrequent cause of pseudohypoparathyroidism type Ib that should be excluded in sporadic cases. *J Clin Endocrinol Metab* 2012;**97**:E2314–9.
135. Frohlich LF, Bastepe M, Ozturk D, Abu-Zahra H, Juppner H. Lack of Gnas epigenetic changes and pseudohypoparathyroidism type Ib in mice with targeted disruption of syntaxin-16. *Endocrinology* 2007;**148**:2925–35.
136. Chotalia M, Smallwood SA, Ruf N, Dawson C, Lucifero D, Frontera M, et al. Transcription is required for establishment of germline methylation marks at imprinted genes. *Genes Dev* 2009;**23**:105–17.
137. Frohlich LF, Mrakovcic M, Steinborn R, Chung UI, Bastepe M, Juppner H. Targeted deletion of the Nesp55 DMR defines another Gnas imprinting control region and provides a mouse model of autosomal dominant PHP-Ib. *Proc Natl Acad Sci USA* 2010;**107**:9275–80.
138. Fernandez-Rebollo E, Perez dN, Lecumberri B, Turan S, Anda E, Perez-Nanclares G, et al. Exclusion of the GNAS locus in PHP-Ib patients with broad GNAS methylation changes: evidence for an autosomal recessive form of PHP-Ib? *J Bone Miner Res* 2011;**26**:1854–63.
139. Jan de Beur SM, Ding C, Germain-Lee E, Cho J, Maret A, Levine MA. Discordance between genetic and epigenetic defects in pseudohypoparathyroidism type 1b revealed by inconsistent loss of maternal imprinting at GNAS1. *Am J Hum Genet* 2003;**73**:314–22.
140. Liu J, Nealon JG, Weinstein LS. Distinct patterns of abnormal GNAS imprinting in familial and sporadic pseudohypoparathyroidism type IB. *Hum Mol Genet* 2005;**14**:95–102.
141. Fernandez-Rebollo E, Lecumberri B, Garin I, Arroyo J, Bernal-Chico A, Goni F, et al. New mechanisms involved in paternal 20q disomy associated with pseudohypoparathyroidism. *Eur J Endocrinol* 2010;**163**:953–62.
142. Bastepe M, Altug-Teber O, Agarwal C, Oberfield SE, Bonin M, Juppner H. Paternal uniparental isodisomy of the entire chromosome 20 as a molecular cause of pseudohypoparathyroidism type Ib (PHP-Ib). *Bone* 2011;**48**:659–62.
143. Dixit A, Chandler KE, Lever M, Poole RL, Bullman H, Mughal MZ, et al. Pseudohypoparathyroidism type 1b due to paternal uniparental disomy of chromosome 20q. *J Clin Endocrinol Metab* 2013;**98**:E103–8.
144. Bastepe M, Altug-Teber O, Agarwal C, Oberfield SE, Bonin M, Juppner H. Paternal uniparental isodisomy of the entire chromosome 20 as a molecular cause of pseudohypoparathyroidism type Ib (PHP-Ib). *Bone* 2011;**48**:659–62.
145. Adegbite NS, Xu M, Kaplan FS, Shore EM, Pignolo RJ. Diagnostic and mutational spectrum of progressive osseous heteroplasia (POH) and other forms of GNAS-based heterotopic ossification. *Am J Med Genet A* 2008;**146A**:1788–96.
146. Eddy MC, Jan de Beur SM, Yandow S, McAlister WH, Shore EM, Kaplan FS, et al. Deficiency of the α-subunit of the stimulatory G protein (Gsα) and severe extraskeletal ossification. *J Bone Miner Res* 2000;**15**:2074–83.
147. Marx SJ, Hershman JM, Aurbach GD. Thyroid dysfunction in pseudohypoparathyroidism. *J Clin Endocrinol Metab* 1971;**33**:822–8.
148. Werder EA, Illig R, Bernasconi S, Kind H, Prader A. Excessive thyrotropin-releasing hormone in pseudohypoparathyroidism. *Pediatr Res* 1975;**9**:12–6.
149. Wolfsdorf JI, Rosenfield RL, Fang VS, Kobayashi R, Razdan AK, Kim MH. Partial gonadotrophin-resistance in pseudohypoparathyroidism. *Acta Endocrinol* 1978;**88**:321–8.

150. Escobar ME, Gryngarten M, Domene H, Ropelato G, Lopez MR, Bergada C. Persistence of autonomous ovarian activity after discontinuation of therapy for precocious puberty in McCune-Albright syndrome. *J Pediatr Adolesc Gynecol* 1997;**10**:147–51.
151. Weisman Y, Golander A, Spirer Z, Farfel Z. Pseudohypoparathyroidism type Ia presenting as congenital hypothyroidism. *J Pediatr* 1985;**107**:413–5.
152. Altschul SF, Gish W. Local alignment statistics. *Methods Enzymol* 1996;**266**:460–80.
153. Liu J, Erlichman B, Weinstein LS. The stimulatory G protein alpha-subunit Gs alpha is imprinted in human thyroid glands: implications for thyroid function in pseudohypoparathyroidism types 1A and 1B. *J Clin Endocrinol Metab* 2003;**88**:4336–41.
154. Germain-Lee EL, Ding CL, Deng Z, Crane JK, Saji M, Ringel MD, et al. Paternal imprinting of Galpha(s) in the human thyroid as the basis of TSH resistance in pseudohypoparathyroidism type 1a. *Biochem Biophys Res Commun* 2002;**296**:62–72.
155. Mantovani G, Maghnie M, Weber G, De Menis E, Brunelli V, Cappa M, et al. Growth hormone-releasing hormone resistance in pseudohypoparathyroidism type 1a: new evidence for imprinting of the Gs alpha gene. *J Clin Endocrinol Metab* 2003;**88**:4070–4.
156. Germain-Lee EL, Groman J, Crane JL, Jan de Beur SM, Levine MA. Growth hormone deficiency in pseudohypoparathyroidism type 1a: another manifestation of multi-hormone resistance. *J Clin Endocrinol Metab* 2003;**88**:4059–69.
157. Kaji M, Umeda K, Ashida M, Tajima T. A case of pseudohypoparathyroidism type la complicated with growth hormone deficiency: recovery of growth hormone secretion after vitamin D therapy. *Eur J Pediatr* 2001;**160**:679–81.
158. Scott DC, Hung W. Pseudohypoparathyroidism type Ia and growth hormone deficiency in two siblings. *J Pediatr Endocrinol Metab* 1995;**8**:205–7.
159. Mantovani G, Ferrante E, Giavoli C, Linglart A, Cappa M, Cisternino M, et al. Recombinant human GH replacement therapy in children with pseudohypoparathyroidism type Ia: first study on the effect on growth. *J Clin Endocrinol Metab* 2010;**95**:5011–7.
160. Kruse K. Delayed puberty in pseudohypoparathyroidism type-I (Php-I). *Pediatr Res* 1984;**18**:1224.
161. Namnoum AB, Merriam GR, Moses AM, Levine MA. Reproductive dysfunction in women with Albright's hereditary osteodystrophy. *J Clin Endocrinol Metab* 1998;**83**:824–9.
162. de Sanctis C, Lala R, Matarazzo P, Andreo M, de Sanctis L. Pubertal development in patients with McCune-Albright syndrome or pseudohypoparathyroidism. *J Pediatr Endocrinol Metab* 2003;**16**(Suppl. 2):293–6.
163. Downs Jr RW, Levine MA, Drezner MK, Burch Jr WM, Spiegel AM. Deficient adenylate cyclase regulatory protein in renal membranes from a patient with pseudohypoparathyroidism. *J Clin Invest* 1983;**71**:231–5.
164. Carlson HE, Brickman AS, Bottazzo CF. Prolactin deficiency in pseudohypoparathyroidism. *N Engl J Med* 1977;**296**:140–4.
165. Al Salameh A, Despert F, Kottler ML, Linglart A, Carel JC, Lecomte P. Resistance to epinephrine and hypersensitivity (hyperresponsiveness) to CB1 antagonists in a patient with pseudohypoparathyroidism type Ic. *Eur J Endocrinol* 2010;**162**:819–24.
166. Dekelbab BH, Aughton DJ, Levine MA. Pseudohypoparathyroidism type 1A and morbid obesity in infancy. *Endocr Pract* 2009;**15**:249–53.
167. Long DN, McGuire S, Levine MA, Weinstein LS, Germain-Lee EL. Body mass index differences in pseudohypoparathyroidism type 1a versus pseudopseudohypoparathyroidism may implicate paternal imprinting of Galpha(s) in the development of human obesity. *J Clin Endocrinol Metab* 2007;**92**:1073–9.
168. Chen M, Nemechek NM, Mema E, Wang J, Weinstein LS. Effects of deficiency of the G protein Gsalpha on energy and glucose homeostasis. *Eur J Pharmacol* 2011;**660**:119–24.
169. Germain-Lee EL, Schwindinger W, Crane JL, Zewdu R, Zweifel LS, Wand G, et al. A mouse model of Albright hereditary osteodystrophy generated by targeted disruption of exon 1 of the Gnas gene. *Endocrinology* 2005;**146**:4697–709.
170. Chen M, Gavrilova O, Liu J, Xie T, Deng C, Nguyen AT, et al. Alternative Gnas gene products have opposite effects on glucose and lipid metabolism. *Proc Natl Acad Sci USA* 2005;**102**:7386–91.
171. Chen M, Haluzik M, Wolf NJ, Lorenzo J, Dietz KR, Reitman ML, et al. Increased insulin sensitivity in paternal Gnas knockout mice is associated with increased lipid clearance. *Endocrinology* 2004;**145**:4094–102.
172. Muniyappa R, Warren MA, Zhao X, Aney SC, Courville AB, Chen KY, et al. Reduced insulin sensitivity in adults with pseudohypoparathyroidism type 1a. *J Clin Endocrinol Metab* 2013; **98**:E1796–801.
173. Shoemaker AH, Lomenick JP, Saville BR, Wang W, Buchowski MS, Cone RD. Energy expenditure in obese children with pseudohypoparathyroidism type 1a. *Int J Obes (Lond)* 2013;**37**:1147–53.
174. Carel JC, Le Stunff C, Condamine L, Mallet E, Chaussain JL, Adnot P, et al. Resistance to the lipolytic action of epinephrine: a new feature of protein Gs deficiency. *J Clin Endocrinol Metab* 1999;**84**:4127–31.
175. Nwosu BU, Lee MM. Pseudohypoparathyroidism type 1a and insulin resistance in a child. *Nat Rev Endocrinol* 2009;**5**:345–50.
176. Bates AS, Farrell WE, Bicknell EJ, McNicol AM, Talbot AJ, Broome JC, et al. Allelic deletion in pituitary adenomas reflects aggressive biological activity and has potential value as a prognostic marker. *J Clin Endocrinol Metab* 1997;**82**:818–24.
177. Green A, Gasic S, Milligan G, Dobias SB. Increased concentrations of proteins Gi1 and Gi2 in adipocytes from aged rats alter the sensitivity of adenylyl cyclase to inhibitory and stimulatory agonists. *Metabolism* 1995;**44**:239–44.
178. Gardella TJ, Luck MD, Fan MH, Lee C. Transmembrane residues of the parathyroid hormone (PTH)/PTH-related peptide receptor that specifically affect binding and signaling by agonist ligands. *J Biol Chem* 1996;**271**:12820–5.
179. Vlaeminck-Guillem V, D'Herbomez M, Pigny P, Fayard A, Bauters C, Decoulx M, et al. Pseudohypoparathyroidism Ia and hypercalcitoninemia. *J Clin Endocrinol Metab* 2001;**86**:3091–6.
180. Faull CM, Welbury RR, Paul B, Kendall-Taylor P. Pseudohypoparathyroidism: its phenotypic variability and associated disorders in a large family. *Q J Med* 1991;**78**:251–64.
181. Weinstein LS, Gejman PV, Friedman E, Kadowaki T, Collins RM, Gershon ES, et al. Mutations of the Gs alpha-subunit gene in Albright hereditary osteodystrophy detected by denaturing gradient gel electrophoresis. *Proc Natl Acad Sci USA* 1990;**87**:8287–90.
182. Croft LK, Witkop CJ, Glas JE. Pseudohypoparathyroidism. *Oral SurgOral Med Oral Pathol* 1965;**20**:758–70.
183. Joseph AW, Shoemaker AH, Germain-Lee EL. Increased prevalence of carpal tunnel syndrome in Albright hereditary osteodystrophy. *J Clin Endocrinol Metab* 2011;**96**:2065–73.
184. Poznanski AK, Werder EA, Giedion A, Martin A, Shaw H. The pattern of shortening of the bones of the hand in PHP and PPHP—a comparison with brachydactyly E, Turner syndrome, and acrodysostosis. *Radiology* 1977;**123**:707–18.
185. Graudal N, Galloe A, Christensen H, Olesen K. The pattern of shortened hand and foot bones in D- and E-brachydactyly and pseudohypoparathyroidism/pseudopseudohypoparathyroidism. *ROFO Fortschr Geb Rontgenstr Nuklearmed* 1988;**148**:460–2.
186. Linglart A, Menguy C, Couvineau A, Auzan C, Gunes Y, Cancel M, et al. Recurrent PRKAR1A mutation in acrodysostosis with hormone resistance. *N Engl J Med* 2011;**364**:2218–26.
187. Michot C, Le Goff C, Goldenberg A, Abhyankar A, Klein C, Kinning E, et al. Exome sequencing identifies PDE4D mutations as another cause of acrodysostosis. *Am J Hum Genet* 2012;**90**:740–5.
188. Rump P, Jongbloed JD, Sikkema-Raddatz B, Mundlos S, Klopocki E, van der Luijt RB. Madelung deformity in a girl with a novel and de novo mutation in the GNAS gene. *Am J Med Genet A* 2011;**155A**:2566–70.

189. Steinbach HL, Rudhe U, Jonsson M, Young DA. Evolution of skeletal lesions in pseudohypoparathyroidism. *Radiology* 1965;**85**:670–6.
190. Alam SM, Kelly W. Spinal cord compression associated with pseudohypoparathyroidism. *J R Soc Med* 1990;**83**:50–1.
191. Pollard AJ, Prendergast M, al-Hammouri F, Rayner PH, Shaw NJ. Different subtypes of pseudohypoparathyroidism in the same family with an unusual psychiatric presentation of the index case. *Arch Dis Child* 1994;**70**:99–102.
192. Izraeli S, Metzker A, Horev G, Karmi D, Merlob P, Farfel Z. Albright hereditary osteodystrophy with hypothyroidism, normocalcemia, and normal Gs protein activity. *Am J Med* 1992;**43**:764–7.
193. Cairns DM, Pignolo RJ, Uchimura T, Brennan TA, Lindborg CM, Xu M, et al. Somitic disruption of GNAS in chick embryos mimics progressive osseous heteroplasia. *J Clin Invest* 2013;**123**:3624–33.
194. Pignolo RJ, Xu M, Russell E, Richardson A, Kaplan J, Billings PC, et al. Heterozygous inactivation of Gnas in adipose-derived mesenchymal progenitor cells enhances osteoblast differentiation and promotes heterotopic ossification. *J Bone Miner Res* 2011;**26**:2647–55.
195. Lietman SA, Ding C, Cooke DW, Levine MA. Reduction in Gsalpha induces osteogenic differentiation in human mesenchymal stem cells. *Clin Orthop Relat Res* 2005;**434**:231–8.
196. Rios CN, Skoracki RJ, Mathur AB. GNAS1 and PHD2 short-interfering RNA support bone regeneration in vitro and in an in vivo sheep model. *Clin Orthop Relat Res* 2012;**470**:2541–53.
197. Huso DL, Edie S, Levine MA, Schwindinger W, Wang Y, Juppner H, et al. Heterotopic ossifications in a mouse model of Albright hereditary osteodystrophy. *PLoS One* 2011;**6**:21755.
198. Regard JB, Malhotra D, Gvozdenovic-Jeremic J, Josey M, Chen M, Weinstein LS, et al. Activation of Hedgehog signaling by loss of GNAS causes heterotopic ossification. *Nat Med* 2013;**19**:1505–12.
199. Moses AM, Rao KJ, Coulson R, Miller R. Parathyroid hormone deficiency with Albright's hereditary osteodystrophy. *J Clin Endocrinol Metab* 1974;**39**:496–500.
200. Isozaki O, Sato K, Tsushima T, Shizume K, Takamatsu J. A patient of short stature with idiopathic hypoparathyroidism, round face and metacarpal signs. *Endocrinol Jpn* 1984;**31**:363–7.
201. Le Roith D, Burshell AC, Ilia R, Glick SM. Short metacarpal in a patient with idiopathic hypoparathyroidism. *Israel J Med Sci* 1979;**15**:460–1.
202. Moses AM, Notman DD. Albright's osteodystrophy in a patient with renal hypercalciuria. *J Clin Endocrinol Metab* 1979;**49**:794–7.
203. Sasaki H, Tsutsu N, Asano T, Yamamoto T, Kikuchi M, Okumura M. Co-existing primary hyperparathyroidism and Albright's hereditary osteodystrophy—an unusual association. *Postgrad Med J* 1985;**61**:153–5.
204. Wilson LC, Leverton K, Oude Luttikhuis ME, Oley CA, Flint J, Wolstenholme J, et al. Brachydactyly and mental retardation: an Albright hereditary osteodystrophy-like syndrome localized to 2q37. *Am J Hum Genet* 1995;**56**:400–7.
205. Phelan MC, Rogers RC, Clarkson KB, Bowyer FP, Levine MA, Estabrooks LL, et al. Albright hereditary osteodystrophy and del(2)(q37.3) in four unrelated individuals. *Am J Med Genet* 1995;**58**:1–7.
206. Tsang RC, Venkataraman P, Ho M, Steichen JJ, Whitsett J, Greer F. The development of pseudohypoparathyroidism. *Am J Dis Child* 1984;**138**:654–8.
207. Barr DG, Stirling HF, Darling JA. Evolution of pseudohypoparathyroidism: an informative family study. *Arch Dis Child* 1994;**70**:337–8.
208. Neary NM, El-Maouche D, Hopkins R, Libutti SK, Moses AM, Weinstein LS. Development and treatment of tertiary hyperparathyroidism in patients with pseudohypoparathyroidism type 1B. *J Clin Endocrinol Metab* 2012;**97**:3025–30.
209. Burnstein MI, Kottamasu SR, Pettifor JM, Sochett E, Ellis BI, Frame B. Metabolic bone disease in pseudohypoparathyroidism: radiologic features. *Radiol J* 1985;**155**:351–6.
210. Long DN, Levine MA, Germain-Lee EL. Bone mineral density in pseudohypoparathyroidism type 1a. *J Clin Endocrinol Metab* 2010;**95**:4465–75.
211. Sbrocchi AM, Rauch F, Lawson ML, Hadjiyannakis S, Lawrence S, Bastepe M, et al. Osteosclerosis in two brothers with autosomal dominant pseudohypoparathyroidism type 1b: bone histomorphometric analysis. *Eur J Endocrinol* 2011;**164**:295–301.
212. Wehbi VL, Stevenson HP, Feinstein TN, Calero G, Romero G, Vilardaga JP. Noncanonical GPCR signaling arising from a PTH receptor-arrestin-Gbetagamma complex. *Proc Natl Acad Sci USA* 2013;**110**:1530–5.
213. Wan M, Yang C, Li J, Wu X, Yuan H, Ma H, et al. Parathyroid hormone signaling through low-density lipoprotein-related protein 6. *Genes Dev* 2008;**22**:2968–79.
214. Dabbaugh S, Chesney RW, Langer LO, DeLuca HF, Gilbert EF, DeWeerd Jr JH. Renal-non-responsive, bone-responsive pseudohypoparathyroidism. A case with normal vitamin D metabolite levels and clinical features of rickets. *Am J Dis Child* 1984;**138**:1030–3.
215. Hall FM, Segall-Blank M, Genant HK, Kolb FO, Hawes LE. Pseudohypoparathyroidism presenting as renal osteodystrophy. *Skeletal Radiol* 1981;**6**:43–6.
216. Breslau NA, Moses AM, Pak CYC. Evidence for bone remodeling but lack of calcium mobilization response to parathyroid hormone in pseudohypoparathyroidism. *J Clin Endocrinol Metab* 1983;**57**:638–44.
217. Weinstock RS, Wright HN, Spiegel AM, Levine MA, Moses AM. Olfactory dysfunction in humans with deficient guanine nucleotide binding protein. *Nature* 1986;**322**:635–6.
218. Henkin RI. Impairment of olfaction and of the tastes of sour and bitter in pseudohypoparathyroidism. *J Clin Endocrinol Metab* 1968;**28**:624–8.
219. Koch T, Lehnhardt E, Bottinger H, Pfeuffer T, Palm D, Fischer B, et al. Sensorineural hearing loss owing to deficient G proteins in patients with pseudohypoparathyroidism: results of a multicentre study. *Eur J Clin Invest* 1990;**20**:416–21.
220. Lerea CL, Somers DE, Hurley JB, Klock IB, Bunt Milam AH. Identification of specific transducin alpha subunits in retinal rod and cone photoreceptors. *Science* 1986;**234**:77–80.
221. Lochrie MA, Hurley JB, Simon MI. Sequence of the alpha subunit of photoreceptor G protein: homologies between transducin, ras, and elongation factors. *Science* 1985;**228**:96–9.
222. Jones DT, Reed RR. Golf: an olfactory neuron specific-G protein involved in odorant signal transduction. *Science* 1989;**244**:790–5.
223. McLaughlin SK, McKinnon PJ, Margolskee RF. Gustducin is a taste-cell specific G protein closely related to the transducins. *Nature* 1992;**357**:563–8.
224. Sklar PB, Anholt RRH, Snyder SH. The odorant-sensitive adenylate cyclase of olfactory receptor cells. *J Biol Chem* 1986;**261**:15538–43.
225. Pace U, Hanski E, Salomon Y, Lancet D. Odorant-sensitive adenylate cyclase may mediate olfactory reception. *Nature* 1985;**316**:255–8.
226. Pace U, Lancet D. Olfactory GTP-binding protein: signal-transducing | polypeptide of vertebrate chemosensory neurons. *Proc Natl Acad Sci USA* 1986;**83**:4947–51.
227. Ikeda K, Sakurada T, Sasaki Y, Takasaka T, Furukawa Y. Clinical investigation of olfactory and auditory function in type I pseudohypoparathyroidism: participation of adenylate cyclase system. *J Laryngol Otol* 1988;**102**:1111–4.
228. Doty RL, Fernandez AD, Levine MA, Moses A, McKeown DA. Olfactory dysfunction in type I pseudohypoparathyroidism: dissociation from Gs alpha protein deficiency. *J Clin Endocrinol Metab* 1997;**82**:247–50.
229. Bakalyar HA, Reed RR. Identification of a specialized adenylyl cyclase that may mediate odorant detection. *Science* 1990;**250**:1403–6.
230. Jackowski MM, Hannon D, Sturr JF, Moses AM. *Enhanced contrast sensitivity in patients with pseudohypoparathyroidism*. Program of the Annual Meeting of ARVO; 1992. Abstract 1371–20:966.

231. Mouallem M, Shaharabany M, Weintrob N, Shalitin S, Nagelberg N, Shapira H, et al. Cognitive impairment is prevalent in pseudohypoparathyroidism type Ia, but not in pseudopseudohypoparathyroidism: possible cerebral imprinting of Gsalpha. *Clin Endocrinol (Oxf)* 2008;**68**:233–9.
232. Farfel Z, Friedman E. Mental deficiency in pseudohypoparathyroidism type I is associated with Ns-protein deficiency. *Ann Intern Med* 1986;**105**:197–9.
233. Faig JC, Kalinyak J, Marcus R, Feldman D. Chronic atypical seizure disorder and cataracts due to delayed diagnosis of pseudohypoparathyroidism. *West J Med* 1992;**157**:64–5.
234. Bonadio WA. Hypocalcemia caused by pseudohypoparathyroidism presenting as convulsion. *Pediatr Emerg Care* 1989;**5**:22–3.
235. Furukawa T. Periodic psychosis associated with pseudopseudohypoparathyroidism. *J Nerv Ment Dis* 1991;**179**:637–8.
236. Klawans HL, Lupton M, Simon L. Calcification of the basal ganglia as a cause of levodopa-resistant parkinsonism. *Neurology* 1976;**26**:221–5.
237. Dure LS, Mussell HG. Paroxysmal dyskinesia in a patient with pseudohypoparathyroidism. *Mov Disord* 1998;**13**:746–8.
238. Vaamonde J, Legarda I, Jimenez-Jimenez J, Zubieta JL, Obeso JA. Levodopa-responsive parkinsonism associated with basal ganglia calcification and primary hypoparathyroidism. *Mov Disord* 1993;**8**:398–400.
239. Uncini A, Tartaro A, Di Stefano E, Gambi D. Parkinsonism, basal ganglia calcification and epilepsy as late complications of postoperative hypoparathyroidism. *J Neurol* 1985;**232**:109–11.
240. Tambyah PA, Ong BK, Lee KO. Reversible parkinsonism and asymptomatic hypocalcemia with basal ganglia calcification from hypoparathyroidism 26 years after thyroid surgery. *Am J Med* 1993;**94**:444–5.
241. Hamilton DV. Familial pseudohypoparathyroidism presenting in adult life. *J R Soc Med* 1980;**73**:724–6.
242. Litvin Y, Rosler A, Bloom RA. Extensive cerebral calcification in hypoparathyroidism. *Neuroradiology* 1981;**21**:271–2.
243. Sachs C, Sjoberg HE, Ericson K. Basal ganglia calcifications on CT: relation to hypoparathyroidism. *Neurology* 1982;**32**:779–82.
244. Korn-Lubetzki I, Rubinger D, Siew F. Visualization of basal ganglion calcification by cranial computed tomography in a patient with pseudohypoparathyroidism. *Israel J Med Sci* 1980;**16**:40–1.
245. Pearson DWM, Durward WF, Fogelman I, Boyle IT, Beastall G. Pseudohypoparathyroidism presenting as severe Parkinsonism. *Postgrad Med J* 1981;**57**:445–7.
246. Levine MA, Jap TS, Hung W. Infantile hypothyroidism in two sibs: an unusual presentation of pseudohypoparathyroidism type Ia. *J Pediatr* 1985;**107**:919–22.
247. Miano A, Casadel G, Biasini G. Cardiac failure in pseudohypoparathyroidism. *Helv Paediatr Acta* 1981;**36**:191–2.
248. Cavallo A, Meyer III WJ, Bodensteiner JB, Chesson AL. Spinal cord compression: an unusual manifestation of pseudohypoparathyroidism. *Am J Dis Child* 1980;**134**:706–7.
249. Breslau NA, Notman D, Canterbury JM, Moses AM. Studies on the attainment of normocalcemia in patients with pseudohypoparathyroidism. *Am J Med* 1980;**68**:856–60.
250. Lindsay R, Nieves J, Henneman E, Shen V, Cosman F. Subcutaneous administration of the amino-terminal fragment of human parathyroid hormone-(1–34): kinetics and biochemical response in estrogenized osteoporotic patients. *J Clin Endocrinol Metab* 1993;**77**:1535–9.
251. Stirling HF, Darling JA, Barr DG. Plasma cyclic AMP response to intravenous parathyroid hormone in pseudohypoparathyroidism. *Acta Paediatr Scand* 1991;**80**:333–8.
252. Furlong TJ, Seshadri MS, Wilkinson MR, Cornish CJ, Luttrell B, Posen S. Clinical experiences with human parathyroid hormone 1–34. *Aust NZ J Med* 1986;**16**:794–8.
253. Sohn HE, Furukawa Y, Yumita S, Miura R, Unakami H, Yoshinaga K. Effect of synthetic 1–34 fragment of human parathyroid hormone on plasma adenosine 3′, 5′-monophosphate (cAMP) concentrations and the diagnostic criteria based on the plasma cAMP response in Ellsworth-Howard test. *Endocrinol Jpn* 1984;**31**:33–40.
254. Miura R, Yumita S, Yoshinaga K, Furukawa Y. Response of plasma 1,25-dihydroxyvitamin D in the human PTH(1– 34) infusion test: an improved index for the diagnosis of idiopathic hypoparathyroidism and pseudohypoparathyroidism. *Calcif Tissue Int* 1990;**46**:309–13.
255. McElduff A, Lissner D, Wilkinson M, Cornish C, Posen SA. 6-hour human parathyroid hormone (1–34) infusion protocol: studies in normal and hypoparathyroid subjects. *Calcif Tissue Int* 1987;**41**:267–73.
256. Lebowitz MR, Moses AM. Hypocalcemia. *Semin Nephrol* 1992; **12**:146–58.
257. Litvak J, Moldawer MP, Forbes AP, Henneman PH. Hypocalcemic hypercalciuria during vitamin D and dihydrotachysterol therapy of hypoparathyroidism. *J Clin Endocrinol Metab* 1958;**18**:246–52.
258. Yamamoto M, Takuwa Y, Masuko S, Ogata E. Effects of endogenous and exogenous parathyroid hormone on tubular reabsorption of calcium in pseudohypoparathyroidism. *J Clin Endocrinol Metab* 1988;**66**:618–25.
259. Okano K, Furukawa Y, Morii H, Fujita T. Comparative efficacy of various vitamin D metabolites in the treatment of various types of hypoparathyroidism. *J Clin Endocrinol Metab* 1982;**55**:238–43.
260. Breslau NA, Zerwekh JE. Relationship of estrogen and pregnancy to calcium homeostasis in pseudohypoparathyroidism. *J Clin Endocrinol Metab* 1986;**62**:45–51.
261. Verbeelen D, Fuss M. Hypercalcemia induced by estrogen withdrawal in vitamin D-treated hypoparathyroidism. *BM J* 1979;**1**:522–3.
262. Mallette LE. Case report: hypoparathyrodisim with menses-associated hypocalcemia. *Am J Med Sci* 1992;**304**:32–7.
263. Singh A, Agarwal N, Chopra S, Sikka P, Suri V, Kumar B, et al. Management of Pseudohypoparathyroidism type 1a during pregnancy and labor: a case report. *Case Rep Obstet Gynecol* 2012. 2012:629583.
264. O'Donnell D, Costa J, Meyers AM. Management of pseudohypoparathyroidism in pregnancy. Case report. *Br J Obstet Gynaecol* 1985;**92**:639–41.
265. Zerwekh JE, Breslau NA. Human placental production of 1 alpha,25-dihydroxyvitamin D3: biochemical characterization and production in normal subjects and patients with pseudohypoparathyroidism. *J Clin Endocrinol Metab* 1986;**62**:192–6.
266. Kovacs CS. Calcium and bone metabolism disorders during pregnancy and lactation. *Endocrinol Metab Clin North Am* 2011;**40**:795–826.
267. Firooznia H, Golimbu C, Rafii M. Progressive paraparesis in a woman with pseudohypoparathyroidism with ossification of the posterior longitudinal ligament from C4 to T5. *Skelatal Radiol* 1985;**13**:310–3.
268. Levine MA, Jap TS, Mauseth RS, Downs RW, Spiegel AM. Activity of the stimulatory guanine nucleotide-binding protein is reduced in erythrocytes from patients with pseudohypoparathyroidism and pseudopseudohypoparathyroidism: biochemical, endocrine, and genetic analysis of Albright's hereditary osteodystrophy in six kindreds. *J Clin Endocrinol Metab* 1986;**62**:497–502.
269. Mallette LE, Kirkland JL, Gagel RF, Law Jr WM, Heath III H. Synthetic human parathyroid hormone-(1–34) for the study of pseudohypoparathyroidism. *J Clin Endocrinol Metab* 1988;**67**:964–72.
270. Levine MA, Parfrey NA, Feinstein RS. Pseudohypoparathyroidism. *The Johns Hopkins Med J* 1982;**151**:137–46.

第 56 章

钙和维生素 D 治疗甲状旁腺功能减退症

M. Zohair Rahman, Aliya A. Khan

甲状旁腺功能减退症的特点是低钙血症伴有低或不适当的正常的血清 PTH(甲状旁腺激素)[1]浓度。甲状旁腺激素可以保证血清钙离子处于正常水平，从而维持钙的稳态。血清钙的降低可反应性刺激甲状旁腺合成和分泌PTH[2]。PTH 促进肾脏对钙的重吸收和磷酸盐的排泄[3],同时刺激骨吸收,促进 25(OH)D 转化为 1,25$(OH)_2$D(活性维生素 D 代谢产物)以增加小肠对钙的重吸收[3]。PTH 不足则引起低钙血症、高磷血症及尿钙过多[3]。

甲状旁腺功能减退症的临床表现取决于低钙血症的程度、血清钙浓度的下降速度和低钙血症症状的个体差异性[4]。具体包括虚弱、乏力、肌肉痉挛、抽搐、感觉异常、意识障碍、喉痉挛、支气管痉挛、癫痫、充血性心力衰竭[2]。亚临床甲状旁腺功能减退症患者可仅在常规血液检查时发现低钙血症。钙磷乘积的升高增加异位钙化的风险,引起肾钙质沉积症、白内障、基底节钙化。

甲状旁腺功能减退症的病因复杂，可以是获得性的也可以是先天性的。颈部手术(如甲状腺切除术、甲状旁腺切除术及其他颈前手术)可导致甲状旁腺组织的切除或其血供的中断。若甲状旁腺功能减退症是由暂时性的甲状旁腺功能损伤所引起,其功能通常可在 6 个月内恢复;若术后低钙血症持续 6 个月以上,则考虑术后永久性甲状旁腺功能减退症[4]。其他引起甲状旁腺功能减退症的可逆性原因还包括显著的低镁血症或高镁血症,在这种情况下,纠正镁代谢紊乱即可改善 PTH 功能[5,6]。甲状旁腺铁和铜的聚积同样可引起甲状旁腺功能减退症[7,8]。放射性碘治疗以及恶性肿瘤甲状旁腺转移亦可损伤甲状旁腺[9,10]。先天性甲状旁腺功能减退症最常见原因之一是多内分泌腺自身免疫综合征 1 型(APS1)，患者携带一种失活的突变自身免疫调节基因(AIRE)。患有这种常染色体隐性疾病的个体可仅表现甲状旁腺功能减退症,进而出现其他表现,包括口腔或阴道念珠菌病和肾上腺功能不全。其他可能出现的特征包括性腺功能减退、1 型糖尿病、甲状腺功能减退、白癜风、脱发、肝炎和维生素 B_{12} 缺乏症(见第 52 章)。钙敏感受体的常染色体显性突变是先天性甲状旁腺功能减退症的重要原因。这种患者的临床特征为更严重的高钙尿症。其他导致先天性甲状旁腺功能减退症的突变基因包括 PTH 基因、GCMB 基因、SOX3 基因、GATA3、TBX1 基因和 TBCE 基因的突变(见第 50 章)。假性甲状旁腺功能减退症和假性假甲状旁腺功能减退症与 PTH 抵抗有关,由 GNAS 基因突变引起[4](见第 55 章)。

甲状旁腺功能减退症的诊断要结合病史和体格检查,寻找能够解释病因的症状和体征,同时需要完善详细的生物化学检查。对于一些病因不明确的病例,适当的 DNA 分析是有价值的。

治疗

治疗方法是基于出现低钙血症的速度和严重程度。其中一个治疗目标是缓解患者的症状,并使其血清钙浓度达到并维持在正常低值参考范围(8.0~8.5mg/dL 或 2.0~2.12mmol/L)；另一个治疗目标是保持 24 小时尿钙排泄量低于 300mg 或 10mmol/d。另外,要维持钙磷乘积低于 $55mg^2/dL^2$ 或 $4.4mmol^2/L^2$。低磷饮食使血清磷保持在低于 1.93mmol/L 水平,必要时可使用磷结合剂治疗[1]。

急性症状性低钙血症需要静脉注射钙剂，首选葡萄糖酸钙。应避免使用氯化钙,因其可产生血管刺激性[11]。若溶液渗出血管流至软组织内,可在局部形成硬结引起疼痛。静脉应用钙剂可暂时升高血清钙,因此需持续静脉输注直到患者病情稳定并且口服钙和维生素 D 补充剂获益后。当需要紧急静脉补钙时,建议对患者进行 EKG 监测。

1g 葡萄糖酸钙提供 90mg 元素钙,需静脉注射超过 10 分钟。静脉注射钙剂不应急性推注给药。这种治疗方法即使对于有明显症状的患者也可能导致严重的不良后果，如致死性心搏骤停。静脉补钙后，可以持续静脉泵入达到目标血钙。标准方案是 15mg/kg 元素钙静脉泵注超过 4 小时。血清钙通常会增加 0.5~0.75mmol/L(2~3mg/dL)。如果患者同时存在酸中毒，则需注意在纠正酸中毒之前纠正血清钙，以防止离子化的血清钙浓度急剧下降。该建议基于以下事实：在酸中毒情况下，大部分钙是以游离和生理离子化形式存在的。如果在纠钙之前纠酸，离子钙将进一步下降，导致低钙血症症状恶化。

当患者的低钙血症是由于严重的镁缺乏引起而甲状旁腺是完整无损的，则在静脉补钙的同时补充镁[4]。镁耗竭与 PTH 的分泌减少和组织对 PTH 的抵抗有关。

口服钙剂治疗慢性甲状旁腺功能减退症是必要的。碳酸钙和柠檬酸钙是最合适的选择。碳酸钙约含 40%元素钙，而柠檬酸钙约含 21%元素钙。柠檬酸钙无须与膳食同服，因其吸收不依赖于胃 pH 值。相反，碳酸钙最好在用餐时服用[2]。元素钙需求量为 500~1000mg，每天 3~4 次[4]。

活性维生素 D 代谢物治疗在甲状旁腺功能减退症的治疗中起关键作用。骨化三醇[$1,25(OH)_2D_3$]增强肠钙吸收[12]。它还通过 RANKL 信号通路刺激骨重塑[12]。骨化三醇的剂量为 0.25~2.0μg/d。骨化三醇可在 3 天内显著增加血清钙浓度[13-19]。阿法骨化醇(1α-羟维生素 D_3)也可应用，但其效果弱于骨化三醇，在使用 1~2 天之内起效，其半衰期比骨化三醇更长，5~7 天内观察到作用消失[20]。阿法骨质醇的治疗与 GFR 的降低有关[21-25]，这被认为与肾钙质沉积症的形成有关[26]。骨化三醇治疗过程中可观察到高钙尿症[27-29]。即使在严格控制饮食钙摄入的情况下，高钙尿仍然可存在，并被认为是继发于骨吸收[29,30]。

对 17 例长期使用阿法骨化醇治疗的甲状旁腺功能减退症患者进行了为期 10 年以上的前瞻性研究[20]。除了 0.5~1g/d 的葡乳醛酸钙之外，阿法骨化醇最初以 2.0μg/d 的剂量给予，随后根据临床症状和实验室数据调整葡乳醛酸钙的剂量。阿法骨化醇增加血清钙浓度，但也导致尿钙排泄显著增加，肾功能保持稳定[20](图 56.1 和图 56.2)。

在 3 例甲状旁腺功能减退症患者、6 例慢性肾脏疾病患者和 10 例肾性低血磷性佝偻病患者中，对于骨化三醇的长期治疗进行了评估[27]。骨化三醇既提高血清钙水平也增加尿钙排泄，同时导致肾脏钙化及异位钙化的增加(图 56.3)。

除了活性维生素 D 之外，还可以使用麦角骨化醇

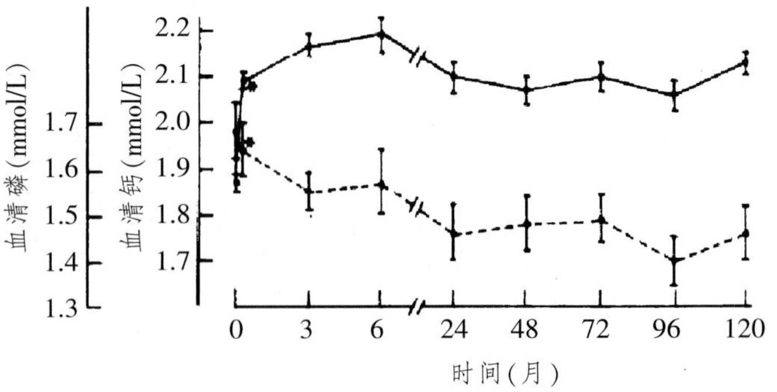

图 56.1　17 例甲状旁腺功能减退症患者在阿法骨化醇治疗前后的血清钙(Ca)和磷(Pi)。(Reproduced with permission from[20].)

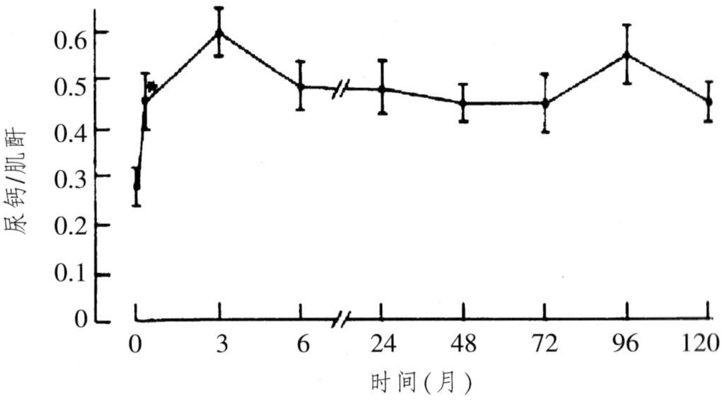

图 56.2　17 例甲状旁腺功能减退症患者在阿法骨化醇治疗前后24 小时尿钙肌酐比例(Ca/Cr)。(Reproduced with permission from[20].)

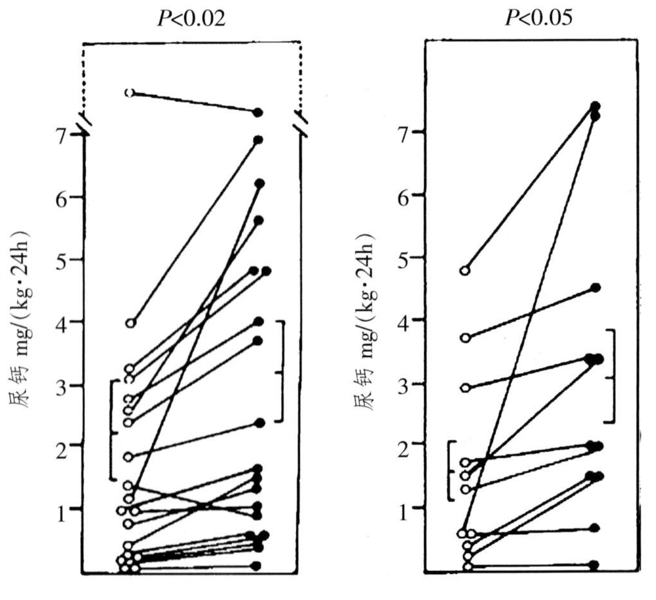

图 56.3　长期应用骨化三醇引起的高钙尿症。(Reproduced with permission from[27].)

(维生素 D_2)或胆钙化醇(维生素 D_3)。它们较长的半衰期可以帮助调控血清钙,并且改善低维生素 D 浓度而 PTH 正常的情况。由于 PTH 增加 25(OH)D 到 1,25$(OH)_2$D 的转化,较高水平的 PTH 将对维生素 D_2 或 D_3 治疗产生更大的反应。

目前用钙和维生素 D 代谢物治疗甲状旁腺功能减退症的方法仍然不太理想。大多数患者仍然遭受血清钙的波动以及其对生活质量的负面影响。

结论

钙和维生素 D 代谢物治疗目前是甲状旁腺功能减退症治疗的基石。治疗的局限性包括高钙尿症和高磷血症的产生、异位钙化风险增加和肾功能受损。采用这种治疗方法的血清钙的波动较大,也显著影响着生活质量。治疗进展包括苯噻二嗪类药物,其可有效增强肾脏钙的重吸收并降低尿钙排泄。PTH 治疗包括 rhPTH(1-34)和 rhPTH(1-84),这些都是重要的潜在治疗进展(见第 57 章)。

(柴韵 译)

参考文献

1. Bilezikian JP, Khan A, Potts Jr JT, Brandi ML, Clarke BL, Shoback D, et al. Hypoparathyroidism in the adult: epidemiology, diagnosis, pathophysiology, target-organ involvement, treatment, and challenges for future research. *J Bone Min Res* 2011;**26**:2317–37.
2. Shoback D. Clinical practice: hypoparathyroidism. *N Engl J Med* 2008;**359**:391–403.
3. Khan A, Bilezikian JP. Primary hyperparathyroidism: pathophysiology and impact on bone. *CMAJ* 2000;**163**:184–7.
4. Al-Azem H, Khan AA. Hypoparathyroidism. *Best Pract Res Clin Endocrinol Metab* 2012;**26**:517–22.
5. Cholst IN, Steinberg SF, Tropper PJ, Fox HE, Segre GV, Bilezikian JP. The influence of hypermagnesemia on serum calcium and parathyroid hormone levels in human subjects. *N Engl J Med* 1984;**310**:1221–5.
6. Koontz SL, Friedman SA, Schwartz ML. Symptomatic hypocalcemia after tocolytic therapy with magnesium sulfate and nifedipine. *Am J Obstet Gynecol* 2004;**190**:1773–6.
7. de Seze S, Solnica J, Mitrovic D, Miravet L, Dorfmann H. Joint and bone disorders and hypoparathyroidism in hemochromatosis. *Sem Arth Rheum* 1972;**2**:71–94.
8. Carpenter TO, Carnes Jr DL, Anast CS. Hypoparathyroidism in Wilson's disease. *N Engl J Med* 1983;**309**:873–7.
9. Winslow CP, Meyers AD. Hypocalcemia as a complication of radioiodine therapy. *Am J Otolaryngol* 1998;**19**:401–3.
10. Goddard CJ, Mbewu A, Evanson JM. Symptomatic hypocalcemia associated with metastatic invasion of the parathyroid glands. *Br J Hosp Med* 1990;**43**:72.
11. Reber PM, Heath III H. Hypocalcemic emergencies. *Med Clin N Am* 1995;**79**:93–106.
12. Holick MF. Vitamin D deficiency. *N Engl J Med* 2007;**357**:266–81.
13. Russell RGG, Walton RJ, Smith R, Preston C, Basson R, Henderson RG, et al. 1,25-Dihydroxycholecalciferol and 1[alpha]-hydroxycholecalciferol in hypoparathyroidism. *Lancet* 1974;**304**:14–7.
14. Broadus A, Horst R, Lang R, Littledike E, Rasmussen H. The importance of circulating 1,25-dihydroxyvitamin D in the pathogenesis of hypercalciuria and renal-stone formation in primary hyperparathyroidism. *N Engl J Med* 1980;**302**:421–6.
15. Mortensen L, Hyldstrup L, Charles P. Effect of vitamin D treatment in hypoparathyroid patients: a study on calcium, phosphate and magnesium homeostasis. *Eur J Endocrinol* 1997;**136**:52–60.
16. Neer RM, Holick MF, DeLuca HF, Potts JT. Effects of 1alpha-hydroxy-vitamin D3 and 1,25-dihydroxy-vitamin D3 on calcium and phosphorus metabolism in hypoparathyroidism. *Metab Clin Exp* 1975;**24**:1403–13.
17. Kooh S, Fraser D, DeLuca H, Holick MF, Belsey RE, Clark MB, et al. Treatment of hypoparathyroidism and pseudohypoparathyroidism with metabolites in vitamin D: evidence for impaired conversion of 25-hydroxyvitamin D to 1alpha,25-dihydroxyvitamin D. *N Engl J Med* 1975;**293**:840–4.
18. Quack I, Zwernemann C, Weiner SM, Sellin L, Henning BF, Waldherr R, et al. Dihydrotachysterol therapy for hypoparathyroidism: consequences of inadequate monitoring: five cases and a review. *Exp Clin Endocrinol Diabetes* 2005;**113**:376–80.
19. Favus MJ, Coe FL, Kathpalia SC, Porat A, Sen PK, Sherwood LM. Effects of chlorothiazide on 1,25-dihydroxyvitamin D3, parathyroid hormone, and intestinal calcium absorption in the rat. *Am J Physiol: Gastrointest Liver Physiol* 1982;**242**:575–81.
20. Halabe A, Arie R, Mimran D, Samuel R, Liberman UA. Hypoparathyroidism—a long term follow-up experience with 1 alpha-vitamin D3 therapy. *Clin Endocrinol (Oxf)* 1994;**40**:303–7.
21. Winterborn MH, Mace PJ, Heat DA, White RHR. Impairment of renal function in patients on 1alpha-hydroxycholecalciferol. *Lancet* 1978;**2**:150–1.
22. Kanis JA, Cunis T, Naik R. 1alpha-Hydroxyderivatives of vitamin D3 and renal function. *Lancet* 1978;**2**:316–7.
23. Farrington K, Vargheze Z, Moorhead JF. Vitamin D analogues and renal function. *Lancet* 1978;**2**:941.
24. Lund B, Sorensen OH, Lund B. 1alpha-Hydroxycholecalciferol and renal function. *Lancet* 1978;**2**:731.
25. Nordin BEC. Vitamin D analogues and renal function. *Lancet* 1978;**2**:1259–60.
26. Ibles LS, Alfrey AC, Hant L, Huffer WE. Preservation of function: an experimental renal disease by dietary restriction of phosphate. *N Engl J Med* 1978;**298**:122–6.
27. Santos F, Smith V, Chan CMJ. Hypercalciuria associated with long-term administration of calcitriol. Action of hydrocholorothiazide. *Am J Dis Child* 1986;**140**:139–42.
28. Chan JCM, Young RB, Alon U, Mamunes P. Hypercalcemia in children with disorders of calcium and phosphate metabolism during the long term treatment with calcitriol. *Pediatrics* 1983;**72**:225–33.
29. Broadus AE, Horst RL, Lang R, Littledike ET, Rasmussen H. The importance of circulating 1,25-dihydroxyvitamin D in the pathogenesis of hypercalciuria and renal stone formation in primary hypoparathyroidism. *N Engl J Med* 1980;**302**:421–6.
30. Adams ND, Gray RW, Lemann Jr J, Cheung HS. Effects of calcitriol administration on calcium metabolism in healthy man. *Kidney Int* 1982;**21**:90–7.

第 57 章

甲状旁腺激素治疗甲状旁腺功能减退症

Tamara Vokes

引言

目前甲状旁腺功能减退症的治疗主要是用大剂量的钙和活性维生素 D。尽管这种方法通常可以维持正常的血清钙水平，但仍然没有解决许多重要的临床问题。很多患者抱怨必须每天多次摄入大剂量的钙剂[1,2]。由于认知功能障碍(“一头雾水”)、疲劳感和运动耐力有限,他们的生活质量往往不理想[1-4]。让患者感觉使用钙和维生素 D 治疗不舒服的原因之一在于需要将血清钙浓度保持在正常范围的低值以防止高钙尿症。因此,在下次剂量的补充之前，至少会间歇地存在低血钙的情况。甲状旁腺激素(PTH)用于治疗甲状旁腺功能减退症是一种有吸引力的替代方案，因为它有望最大限度地减少循环钙的波动，减少尿钙排泄，降低血清磷的浓度，从而降低钙磷乘积以及转移性钙化和终末器官损伤的风险。最后,甲状旁腺功能减退症是唯一一种内分泌激素缺乏状态而其替代激素却未经 FDA 或其他具体国家的监管机构批准的疾病。然而,两种 PTH 的制剂已被开发用于治疗骨质疏松症，从而为我们提供了机会来研究其在甲状旁腺功能减退症中的用途。对于骨质疏松症,在美国等国家可以应用 PTH(1–34)特立帕肽 20μg 作为每日剂量,而在欧洲 PTH(1–84)已经以 100μg 剂量批准。本章主要介绍 PTH 的临床和生化作用。PTH 对骨密度、骨结构、骨转化和骨折的影响,见第 59~61 章。

PTH(1–34)治疗甲状旁腺功能减退症

第一项验证 PTH 替代疗法在甲状旁腺功能减退症中疗效的研究纳入了 10 名成人(40%为女性),采用随机交叉设计分别接受 PTH(1–34)或骨化三醇治疗,为期 20 周[5]。甲状旁腺功能减退症的病因其中有 4 例为术后引起,3 例为家族性,2 例为多腺体功能减退,1 例为特发性的。年龄在 18~70 岁,甲状旁腺功能减退症的病程为 2~35 年。该研究分为 2 周住院剂量调整阶段和 8 周门诊维持阶段。膳食钙摄入量为 1~2g，每天补充 1000mg 碳酸钙，两次骨化三醇以及每天上午一次皮下注射 PTH。最初调整药物剂量以达到正常血清钙浓度低值(8.2~8.8mg/dL),然后再维持尿钙/肌酐小于 0.25g/d,但不允许血清钙下降到低于 7.6mg/dL。PTH(1–34)的最终剂量为 0.5~3μg/(kg·d)。有趣的是,为维持正常钙所需的 PTH 剂量,在给药的前 10 天显著上涨,却在接下来的 9 周内逐渐下降。骨化三醇组和 PTH(1–34)治疗组均可维持血清钙浓度在正常范围,而 PTH(1–34)治疗组的尿钙排泄量更低。随着一些患者血清钙降至正常范围以下,可以在 12 小时后观察到 PTH 的递减效应。

根据以上观察到的 PTH(1–34)在一天中的递减效应，相同的研究者又进行了一项每日 1 次和每日 2 次 PTH(1–34)的比较[6]。该研究招募了 17 例患有甲状旁腺功能减退症的成人(76%为女性),他们没有参加过之前的研究。甲状旁腺功能减退症的病因中 9 例为术后引起,5 例为钙敏感受体(CaSR)突变,家族性、特发性和自身免疫性多腺体综合征 1 型(APS1)各 1 例。研究的设计是随机交叉试验,持续 14 周。调整 PTH(1–34)剂量以使血清和尿钙值尽可能接近正常。停用骨化三醇，膳食钙的摄入范围在 1~2g（如果不能通过饮食获得,则补充剂量为 1g)。每日 2 次给药产生的血清钙浓度变异性较小（图 57.1）且每日 PTH 剂量较低（平均 46μg/d 对 97μg/d)。在 CaSR 突变导致甲状旁腺功能减退症的 5 名受试者中,每日 2 次给药获益明显。在这些受试者中，每日 2 次给药组血清钙值可保持于接近正常范围,而每日 1 次给药组则明显低于正常(图 57.1)。

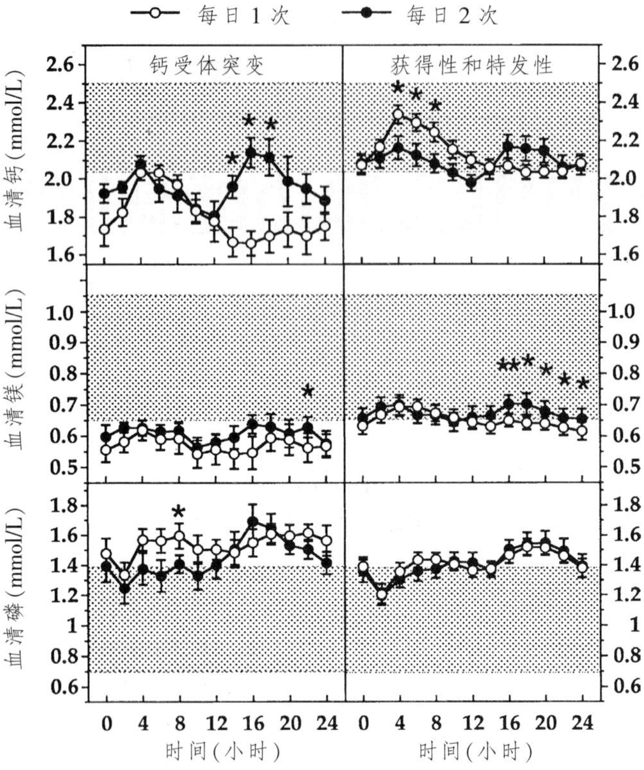

图 57.1 患有 CaSR(左)和获得性及特发性甲状旁腺功能减退症(右)每日2次(●)或每日1次 PTH(○)治疗的患者血清钙、血清磷和血清镁的24小时曲线。阴影区域表示正常范围。PTH 每日1次于0h(0900h)给药和每日2次于0h和12h给药。*$P<0.05$;**$P<0.01$ 每日2次和每日1次 PTH 治疗。(Reproduced with permission from[6].)

此外，每日2次给药组呈现更高的平均血清钙浓度水平,而不增加尿钙排泄,这表明 PTH 治疗在 CaSR 突变的患者中效果显著。

其他几项报道已经记录了 PTH(1-34)在功能获得性 CaSR 基因突变患者中治疗的优势[7-9]。其中一项报道[8]描述了一名20岁的女性从6岁开始接受了 PTH(1-34)的治疗。这名患者正常生长,尽管血清钙和血清镁的水平维持于正常低值或稍低于正常水平,仍持续出现高钙尿和高镁尿症。到19岁时,她发展为肾钙质沉积症,但没有肾功能损害。

Winer 等也研究了 PTH 治疗对甲状旁腺功能低下的儿童的疗效和安全性[10,11]。在一项持续28周的随机交叉试验中,14例4~17岁患者患有甲状旁腺功能减退症持续时间为1~11年,分别予以 PTH(1-34)每日1次及每日2次进行比较[10]。甲状旁腺功能减退症的病因其中7例为特发性的,5例为 APS 1型,1例为 CaSR 突变,1例为术后引起。与成人研究类似[6],每个14周的研究组由2周的住院剂量调整阶段和12周的门诊维持阶段组成。每日2次的方案比每日1次给药更有效地提高了血清钙和血清镁的水平，并且这在下半天尤其明显。两种给药方案均标准化了尿钙排泄,但是每日2次给药方案中给予的 PTH(1-84)的总日剂量小于每日1次给药所需的一半(平均25μg/d 对 58μg/d)。膳食钙摄入量为800~1500mg，并且大多数患儿需要补充镁，尽管血清镁的水平在每日2次的方案组中更高，尤其在下半天。

在一项长达3年研究中,对 PTH(1-24)治疗与常规钙和骨化三醇进行了对比，检查了两种治疗方案对儿童的长期影响[11]。在开放性平行试验设计下,12名5~14岁的儿童(8名为男性)加入了这项研究[10],分别接受 PTH(1-34)每日2次给药或骨化三醇以及1200mg 钙和800IU 的胆钙化醇每天治疗。调整骨化三醇和 PTH 的剂量，使血清和尿钙维持在正常范围内或接近正常范围。除2名儿童外,其他儿童均接受镁补充治疗。平均给药前血清钙水平处于或稍低于正常范围,尿钙在整个研究中均处于正常范围，两组间差异无统计学意义。两组之间的身高和体重百分比也没有差异,在研究期间保持正常。

对 PTH 替代疗法的长期安全性和疗效在27例患有甲状旁腺功能减退症的成年人中进行了研究[12]。其中有21例曾经接受 PTH 治疗,如前期研究所述[5,6]。进行3年随机、平行、开放性试验,对比每日2次 PTH(1-34)与骨化三醇(常规治疗)治疗方案。没有参加过之前 PTH 研究[5,6]的受试者首先收入临床研究中心(CRC)进行为期2周的剂量调整阶段，期间调整 PTH 和骨化三醇的剂量以将血清和尿钙值尽可能接近正常范围。鼓励所有受试者每日从饮食中摄取1000mg 的钙。14名受试者被随机分配到 PTH 治疗组,13名受试者随机分配到骨化三醇治疗组。在整个研究过程中,两种药物的剂量进一步调整以维持血清钙浓度在正常范围内或稍低于正常范围,但6例功能获得性 CaSR 基因突变患者(PTH 组有4例,骨化三醇组中有2例)必须将血清钙值保持在低于正常水平以避免尿钙排泄的显著升高。若血清镁低于0.7mmol/L(正常0.75~1.00)则接受补镁治疗,17名受试者需要补充(PTH 组为12例,骨化三醇组为5例)。所有患有 CaSR 突变的受试者均需补镁治疗。在3年的治疗过程中,血清钙在正常范围内或稍低于正常范围,两组之间没有统计学差异。平均24小时尿钙排泄量在 PTH 组处于正常范围内，但在骨化三醇组高于正常水平。肌酐清除率在两组中相似且在研究过程中没有改变，其中包括 5 例在入组时即肾功能不全的患者(肌酐清除率为 18~40mL/min)。PTH 组的一名受试者发生肾结石，且长期存在肾钙质沉积症。总体而言，不良事件组间差异无统计学意义。疲劳是骨化三醇组受试者的一个常见的主诉，而 PTH 组的几位受试者则反映疲劳感减轻和耐力增加。然而，在 7 例患者中进行的 9 分钟步行测试并没有在组间或 PTH 治疗组中的基线值和后期值之间出现明显差异（此项数据本文未提供）。然而，PTH 组的 4 例患者中，有 2 名患者在治疗 6 个月后自觉疲劳症状有 50%的改善。

在 1 例病例报道中也描述了特立帕肽的长期(5 年)治疗，其中 1 例 53 岁的常规治疗难治性甲状旁腺功能减退症的女性，通过多脉冲性皮下泵入特立帕肽而使病情得到充分的控制。

一项 6 个月随机交叉试验中，经胰岛素泵持续泵入 PTH(1-34)与每日 2 次注射 PTH(1-34)进行比较，受试者为 8 例术后甲状旁腺功能减退症的患者[14]。泵式治疗包括由研究者设定、调整的基础率和依照实验室检查及低钙血症临床表现可选的大剂量组成。该泵可储存 1.5mL(300μg)的 PTH(1-34)。与注射相比，泵治疗可保证血清钙浓度波动不明显(图 57.2)，尿钙排泄减少 50%，每日 PTH 剂量减少 65%(13μg/d 对 37μg/d)。由疲劳指数、6 分钟步行测试和 Biodex 肌肉指数评估的幸福感没有统计学差异。然而，在研究结束时，8 例患者中有 7 例表示，相较于每日 2 次注射给药，他们更喜欢泵式治疗。

PTH 泵式给药更成功地控制了常规治疗或 PTH 注射治疗中出现的难治性低钙血症[13,15,16]。

PTH(1-84)治疗甲状旁腺功能减退症

Rubin 及其同事在纽约哥伦比亚大学进行的一项调查员发起的研究中纳入了 30 例患有甲状旁腺功能

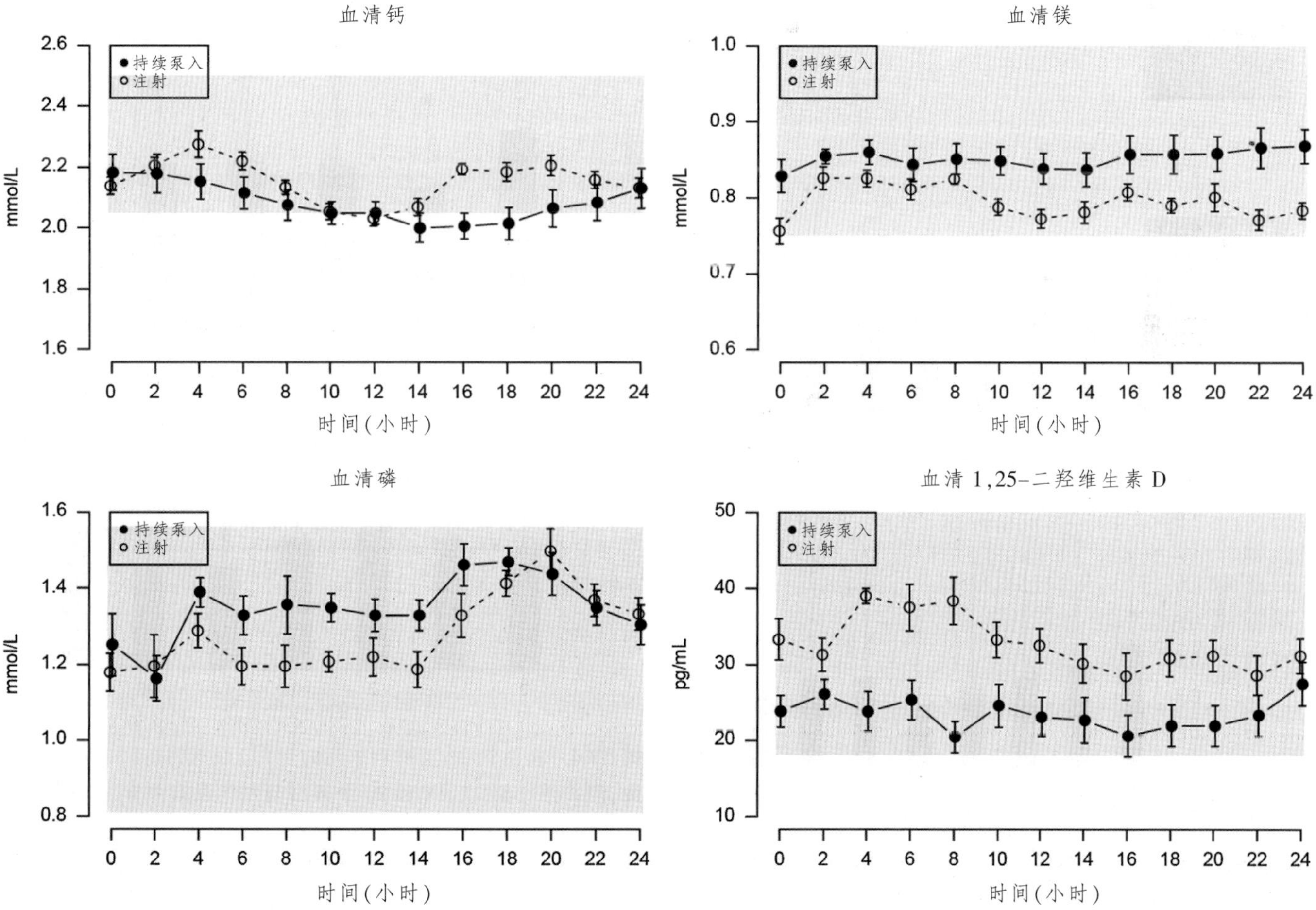

图 57.2　在每 3 个月治疗期结束时，在泵给药和每日 2 次给药时每 2 小时收集血清钙、血清镁、血清磷和 1,25-二羟维生素 D，持续 24 小时。(Reproduced with permission from[14].)

减退症的成人(73%为女性),病程为 3~45 年[17]。病因其中 15 例为术后引起,11 例为特发性,2 例为 DiGeorge 综合征,自身免疫性和常染色体显性甲状旁腺功能减退症(ADH)各 1 例。患者在入组前必须服用稳定剂量的钙和骨化三醇 6 个月。所有受试者均接受每隔一天皮下注射 100μg 的 PTH (1-84)(NPS Pharmaceuticals, Bedminster NJ, USA)[17],研究持续 24 个月,在基线时采血,然后在第 1、2、3、4、5、6、9、12、18 和 24 个月距上一次注射 PTH 后 48 小时采血。分别在基线和第 3、6、9 和 12 个月测量 24 小时尿钙排泄,在上一次注射 PTH 后 24 小时开始收集尿液。研究的设计是将钙剂量减少 500mg,直到达到日剂量 1500mg,然后将骨化三醇降低到 0.25μg 的目标剂量,同时将血清钙维持在目标范围(正常低值)。在研究期间,钙剂的需求显著下降(图 57.3),每天需要超过 1500mg 钙的受试者百分比从研究开始时的 73%下降到研究结束时的 40%。

其中两名受试者能够完全停止补钙。骨化三醇的需求也下降了(图 57.3),需要超过 0.25μg/d 剂量的受试者的百分比从研究开始时的 83%下降到研究结束时的 50%,不需要骨化三醇治疗的受试者数量也从 1 名增加到 8 名。尽管服药剂量大幅下降,血清钙浓度仍然与基线值相似(图 57.4)。高钙血症很少出现(仅占所有钙测量的 4%)。血清磷浓度与 25-羟维生素 D 水平一致显著下降(图 57.4),而 1,25-二羟维生素 D 的浓度没有变化。尿钙排泄没有显示持续变化,只有一些时间点显示稍高的水平(在钙剂量减少的初始时间)或低于基线(研究的后半部分)(图 57.4)。然而值得一提的是,尿钙是在没有给予 PTH 的那一天进行测定的,因此,已知的 PTH 可以降低尿钙排泄的作用可能未被测及。

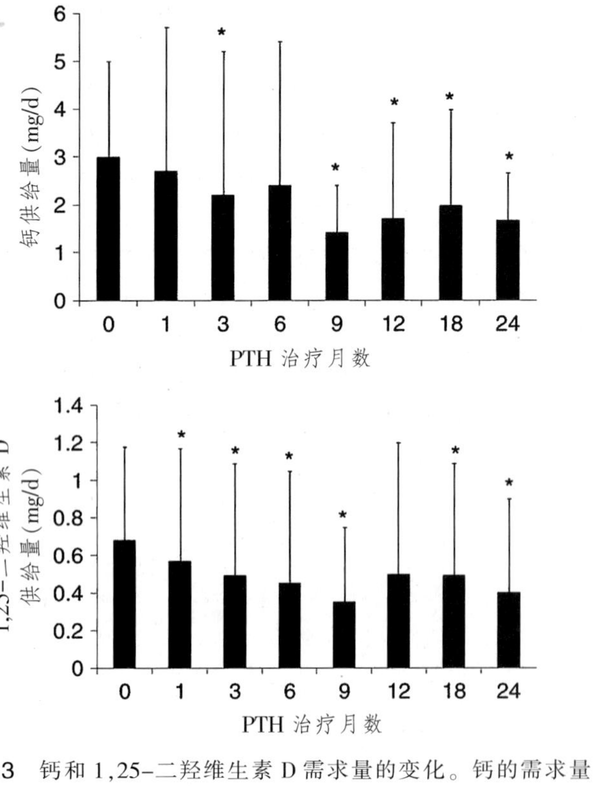

图 57.3 钙和 1,25-二羟维生素 D 需求量的变化。钙的需求量相较于基线在第 3、9、12、18 和 24 个月降低,而 1,25-二羟维生素 D 需求逐月下降。数据为平均值±标准差;与基线相比,*$P<0.05$。(Reproduced with permission from[17].)

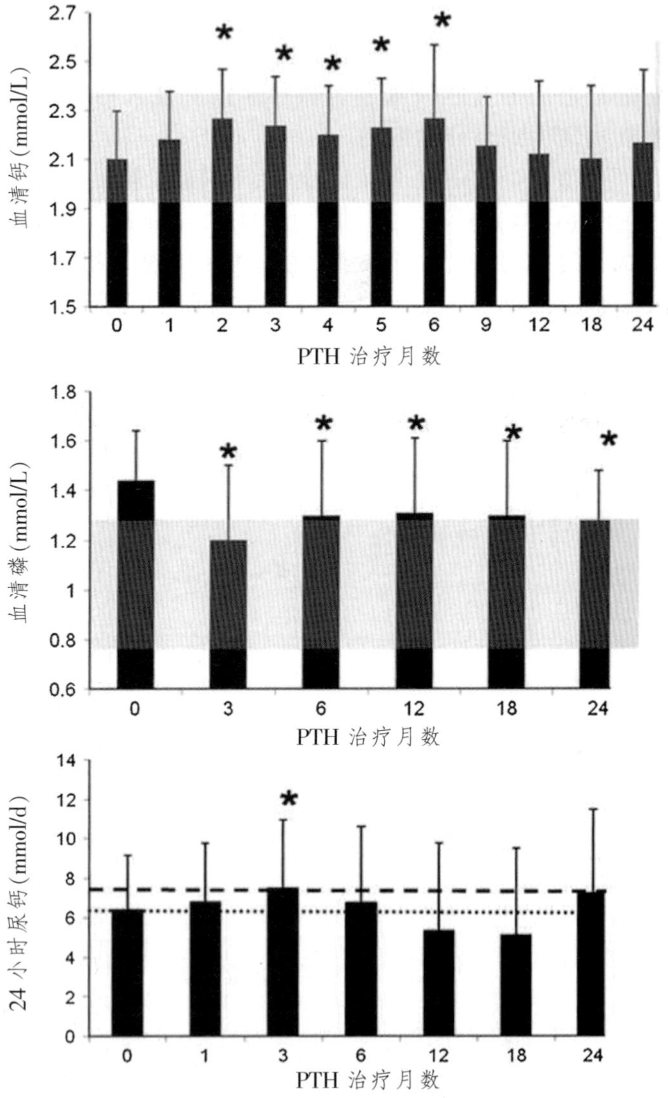

图 57.4 血清钙、血清磷和尿钙的变化。血清钙在第 2~6 个月增加,但在第 1、9、12、18 和 24 个月时与基线没有差异。血清磷在第 3 个月下降到正常范围,并保持在正常范围 24 个月。阴影区域显示血清钙和血清磷的正常范围。尿钙在 3 个月时增加,否则没有变化。较深和较浅的虚线分别显示男性和女性正常尿钙水平的上限。数据为平均值±标准差;与基线相比,*$P<0.05$。(Reproduced with permission from[17].)

在上述 27 例接受了 4 年随访的患者中研究了 PTH(1–84)治疗的长期结果[18]。PTH 治疗将钙和 $1,25(OH)_2D$ 的需求量分别降低了 37%和 45%,12 名受试者(44%)能够至少减少 50%钙和维生素 D 的剂量。7 名受试者(26%)能够停用所有活性维生素 D 制剂。一些患者需要修改给药剂量，其中 5 名受试者从原来的 100μg 隔日一次改为每日 100μg,2 名受试者修改为每 3 天 100μg,而在 50μg 剂量开始使用后,9 名受试者转为该剂量,这通常在第 42 个月后出现。血清钙维持在基线水平或以上,而在某些时间点,血清磷则与尿钙排泄一样下降(图 57.5)。高钙血症很少出现,在为期 4 年的研究期间,仅在 8 名受试者身上出现过 11 次,这是所有数值的 1.9%。大部分高钙血症事件发生在头 6 个月,并可通过减少钙和(或)骨化三醇的剂量来解决。尽管在研究中血清钙测量正常且尿钙排泄降低,但仍有 1 例患者出现肾结石。

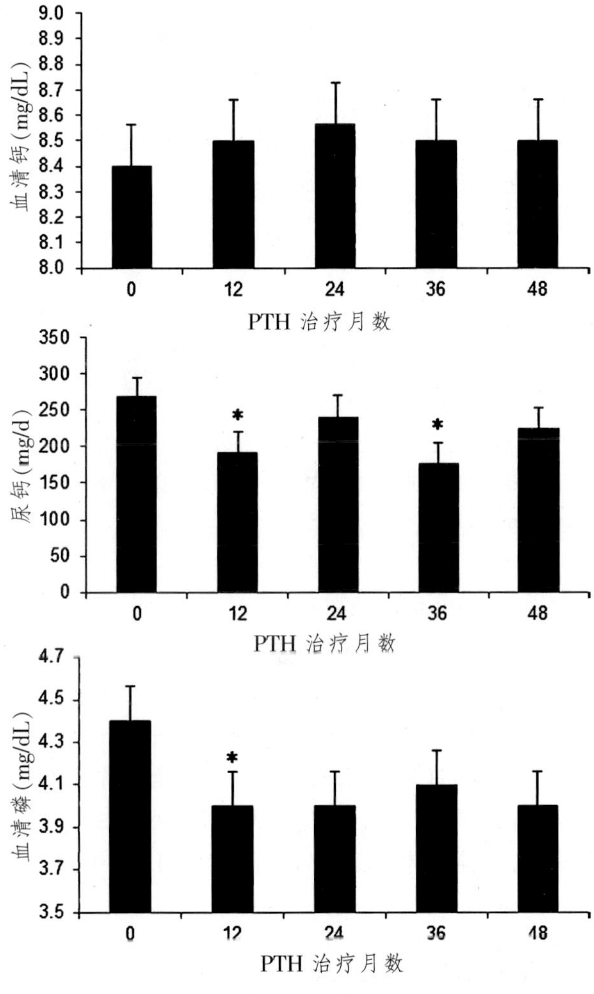

图 57.5　血清钙、尿钙和血清磷的变化。研究结论显示 6 个月后血清钙与基线无明显差异。在研究的前 6 个月,血清钙较基线的增加幅度小且在正常范围内。12 个月和 36 个月时尿钙显著降低,48 个月时尿钙更低。血清磷在整个研究期间均下降,且保持在正常范围。数据表示为平均值±标准差。与基线相比,$^*P<0.05$。(Reproduced with permission from[18].)

Cusano 及其同事还在哥伦比亚(纽约)进行了一项队列研究[19],检查 54 例甲状旁腺功能减退症患者(40 名为女性)在接受 PTH (1–84) 治疗期间的生活质量(QOL),其中一些参与了同一组织的先前研究[17,18]。其中 27 例为术后引起,26 例为自身免疫性,1 例为 DiGeorge 综合征。在这组患者中,PTH(1–84)分别将钙和骨化三醇补充剂需求降低了 52%和 51%。RAND 36 项目健康调查[20]在基线和在开始 PTH(1–84)治疗后的第 1、2、6 和 12 个月进行。在基线时,受试者的评分在所有 8 个领域都低于正常参考范围,T 值在–1.35~–0.78。应用 PTH 治疗,1 个月后得分改善,整个研究中得分均较高。可观察到整体心理评分以及三个心理健康领域(活力、社会功能和心理健康),总体物理评分和两个身体健康领域(身体功能和一般健康)的改善。术后和其他病因的患者生活质量变化没有差异，改善的生活质量评分和补充钙剂的减少之间也没有相关性。然而,骨化三醇剂量下降与身体疼痛和精神健康评分之间存在中度相关性。在接受治疗 2 年的 34 名受试者中,在 1 年时以上所有方面均显著改善。

在丹麦,Sikjaer 等[21]的研究也评估了 PTH(1–84)的作用。这是一项为期 24 周的双盲安慰剂对照研究,对于 62 例甲状旁腺功能减退症患者,每日给予 100μg PTH 或安慰剂(Preotact™ from Nycomed, Zurich, Switzerland)。这些患者(85%为女性)患有该疾病 1~37 年,其中 94%为术后引起,其余为特发性。设计将 PTH 添加到钙和活性维生素 D 的常规治疗中(1 例使用骨化三醇,59 例使用阿法骨化醇，后者为欧洲活性维生素 D 的首选药物)。仅当受试者发生高钙血症(血浆钙>1.4mmol/L)或增加 24 小时尿钙排泄量(>7.5mmol)时,补充剂量才会减少。在 PTH 治疗组中对钙和活性维生素 D 的需求分别下降了 75%和 73%,而安慰剂组没有观察到变化。在用 PTH 治疗的患者中,15 例(47%)能够停止补钙,7 例停止用骨化三醇。其中 5 例出现高钙血症,需要减少 PTH 给药频率,由每日 1 次给药降至隔日 1 次(1 名受试者),每 3 日 1 次(1 名受试者)或每周 4 次(3 名受试者)。PTH 治疗组的血清钙升高，其中 19%的钙测量值高于正常值上限(图 57.6)。11 例 PTH 治疗患者中有 17 次症状性高钙血症(一次需要住院治疗),而安慰剂组中仅发生 1 次。PTH 治疗显著降低血清磷的水平(图 57.6)。尿钙排泄

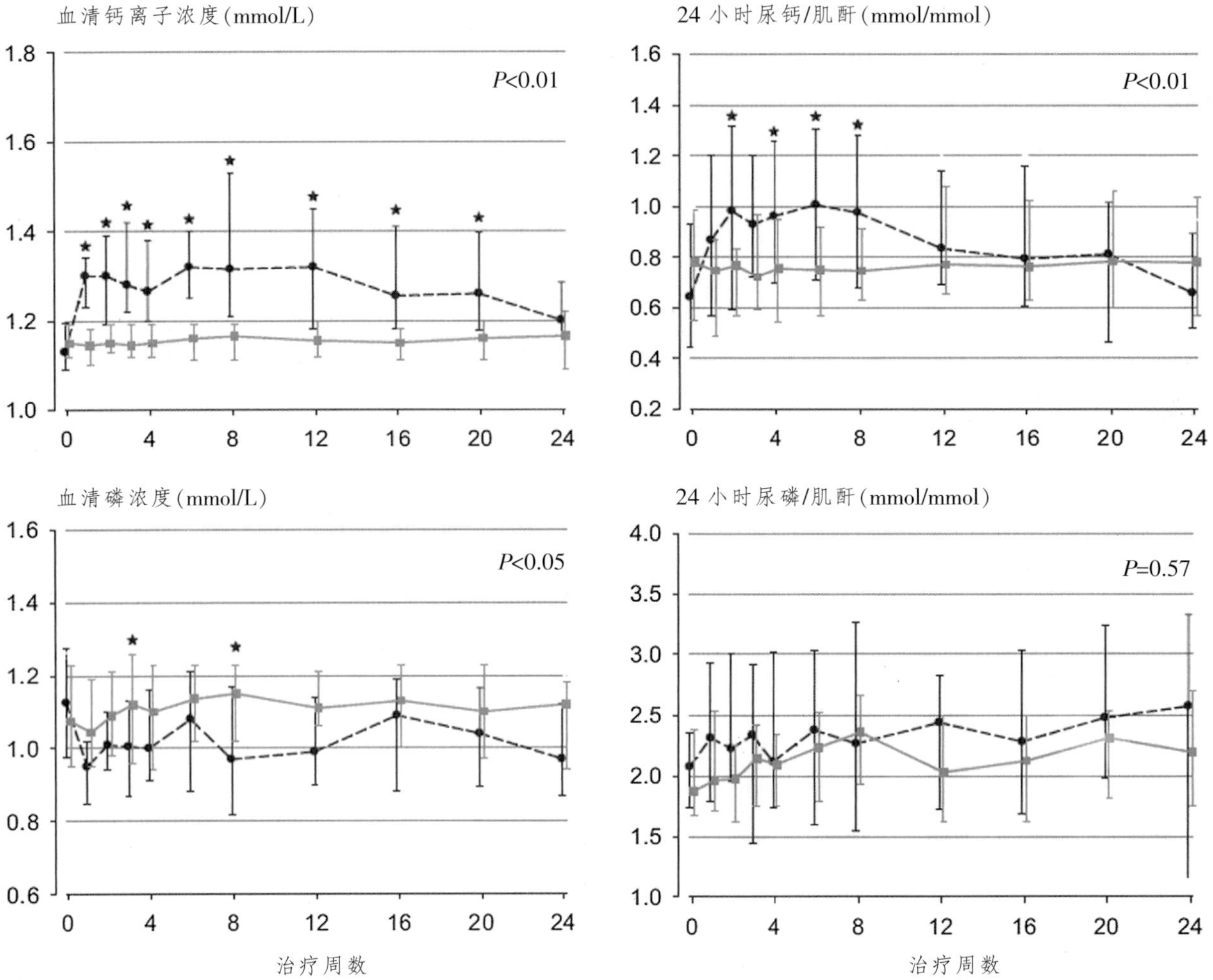

图 57.6 随机分为用 100μg PTH(1-84)(黑色圆圈;n=32)或安慰剂(灰色正方形;n=30)治疗的 62 例甲状旁腺功能减退症患者的血清钙和血清磷水平和 24 小时尿钙及尿磷排泄经尿肌酐矫正的变化 24 周。P 值通过重复测量 ANOVA 表示组间差异的显著性。1/4 中位数(25~75 百分位数)范围。组间差异 P<0.05。(Reproduced with permission from[21].)

时 PTH 组在上半期显著升高,而 12 周后组间无明显差异。在不良事件中,唯一一项在治疗患者中明显发生较高的是恶心,这被认为与高钙血症有关。没有评估健康或生活质量,但在研究结束时询问患者是否相信他们正在接受活性药物或安慰剂。在 PTH 组中,79%(29 名应答者中的 23 名)认为他们正在接受该药物治疗,而在安慰剂组中,43%(28 名应答者中的 12 名) 认为正在接受该药物治疗。

Sikjaer 等[22]还报道了完成上述研究的 38 例患者的药代动力学和药效学 24 小时研究[21]。药代动力学研究是在 6 个月 PTH(1-84)或安慰剂治疗结束时进行的,同时保持盲法研究[22]。PTH 注射到大腿上,根据以前对其他激素研究所示,该部位注射相较于腹部有更长的作用时间[23,24]。同样,曾有抽象形式的报道表明,在健康的绝经后女性中,PTH(1-84)大腿注射的作用持续时间比腹部注射长[25]。在 Sikjaer 的研究中,给药组 21 人,安慰剂组 17 人。在 24 小时住院期间,多次抽血和留取尿液。在注射后 15 分钟的中位时间后,PTH 浓度达到最大值 26.5pmol/L(图 57.7)。有趣的是,作者报道称许多受试者血浆中的 PTH 浓度都有两相增加,第一个峰值在 15 分钟,可能反映药物直接吸收到循环中;第二个峰值在 120 分钟,可能是淋巴运输的结果。PTH 的中值半衰期为 2.2 小时,大约 16 小时后恢复到基线水平(图 57.7)。血浆钙浓度在 7 小时的中值达到峰值,血浆磷浓度在 3 小时达到最低值(图 57.8)。这表明 PTH 对血浆磷的影响是由增加的肾脏磷酸盐排泄介导的,而钙的增加不仅由肾脏作用介导,而且还通过增加 1,25$(OH)_2D$ 来促进肠道吸收,并且可能受到 PTH 对于骨吸收的作用,本研究未报道。值得注意的是,PTH 组中 71%的患者的血清钙水平高于正常参考范围的上限,而安慰剂组为 12%。

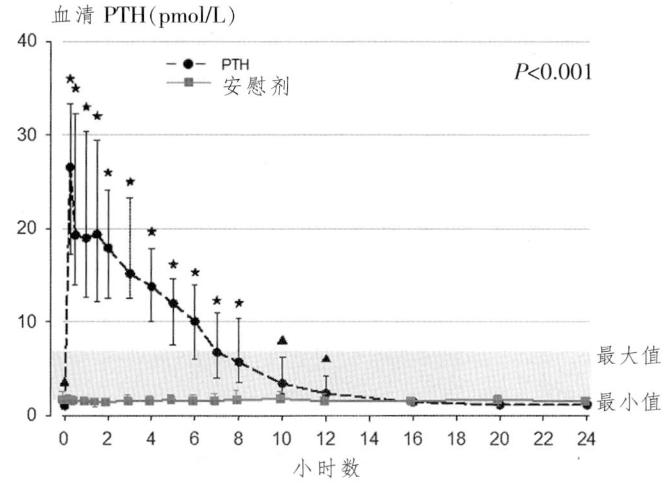

图 57.7 38 例甲状旁腺功能减退症患者随机给予 100μg PTH(1-84)(黑色)(*n*=21)或安慰剂(灰色)(*n*=17)干预 30 周期间血清 PTH 的变化。背景浅灰色方块表示参考范围。*P* 值表示通过重复测量 ANOVA 测得的组间差异的统计学意义。中位数具有四分位数（25%~75%百分位数）范围。▲*P*<0.01 和 **P*<0.001，通过 post-hoc 比较。(Reproduced with permission from[22].)

发生高钙血症的受试者与未用药物治疗的受试者及不同体重、性别、年龄或最大 PTH 浓度的受试者没有统计学差异。然而,具有高钙血症的测量数量与 PTH 测量值的曲线下面积确实存在相关性。两组之间的尿钙排泄在总体 24 小时中的数值没有统计学差异。然而,尿钙排泄模式有明显的差异，在 PTH 治疗组的患者中可观察到在 2~8 小时排泄减少，而安慰剂组未观察到(图 57.8)。尿磷排泄呈现相反的趋势,在 PTH 给药后的前 6~8 小时可观察到 PTH 的磷酸化作用。在血清钙最高时,尿钙排泄最少(即在 PTH 注射后的 2~8 小时),这表明 PTH 对尿钙排泄的作用与其在循环中出现的时间相对应。之后,当循环中的 PTH 浓度下降时,由于高血钙引起的滤过负荷的增加,尿钙排泄量增多。因此,24 小时尿钙排泄量在安慰剂组和 PTH 治疗组之间没有统计学差异,并未反映出 PTH 的直接肾钙保留作用。

该药效学研究对甲状旁腺功能减退症受试者 PTH

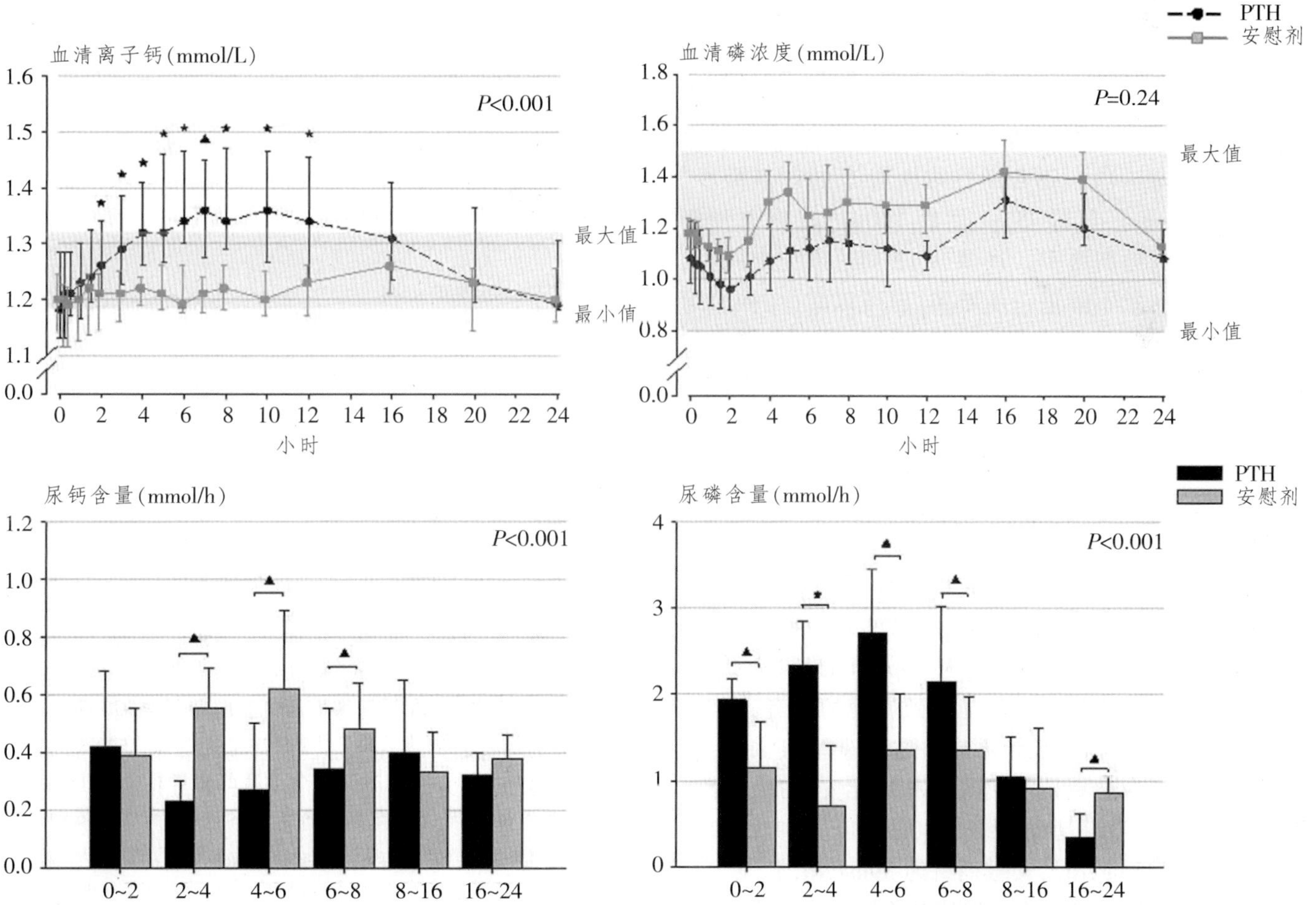

图 57.8 38 例甲状旁腺功能低下患者随机分为 100μg PTH(1-84)(黑色)(*n*=21)或安慰剂(灰色)(*n*=17)干预 30 周期间血清离子钙和血清磷水平及每小时钙和磷的肾脏排泄量的变化。背景浅灰色方块表示参考范围。*P* 值通过重复测量 ANOVA 表示组间差异的统计学意义。中位数具有四分位数(25%~75%百分位数)范围。▲*P*<0.01 和 **P*<0.001,通过 post-hoc 比较。(Reproduced with permission from[22].)

最终的临床应用具有重要意义。很明显，血清钙的峰值（在注射PTH后7~10小时）比其注射前的最低点显著升高约1mg/dL。因此，根据血清钙的测量值来调节PTH或补充剂的剂量，应该考虑到PTH注射中间的时间消逝和血液检测的时间。此外，PTH给药产生的血清钙水平短暂的升高是否与高剂量钙和骨化三醇治疗期间发生的高钙血症具有同样的不良后果，这也是不明确的。PTH诱导的高钙血症可能不是有害的，因为血清磷、钙乘积和尿钙排泄量在PTH存在时都可能较低。最后，仅在PTH(1-84)给药后的前4~6小时观察到尿钙排泄减少的观察结果表明，每日2次PTH给药可产生更低的24小时尿钙排泄量，也使血清钙水平的波动更小。

一项国际性、多中心、安慰剂对照的三期试验评估了PTH(1-84)(Natpara, NPS Pharmaceuticals, Bedminster NJ, USA)的安全性和功效，其在甲状旁腺功能减退症患者中进行了为期24周的研究[26]。该研究包括134例患者(78%为女性)，74%有外科病因，16%为特发性，其余为自身免疫性、遗传性或辐射原因。在最初的2~16周优化阶段，调整钙和活性维生素D的剂量以使血清钙维持在正常范围内。然后随机(2:1比例)给予受试者50μg PTH(1-84)或等量的安慰剂，每日注射。在接下来的12周(滴定阶段)，钙和活性维生素D的剂量减少，而PTH的剂量上升到75μg、然后100μg，以将血清钙维持在基线或更高水平。在剩余12周的研究期间(维持期)，PTH剂量不能进一步增加，但可以减少，同时可增加替代治疗的剂量以维持正常血钙。主要的研究终点是钙和活性维生素D补充剂量减少至少50%，同时维持正常的血清钙。53%的PTH治疗组患者与2%的安慰剂组患者达到这一终点(图57.9)。

次要的研究终点为不依赖活性维生素D并将口服钙降低至≤500mg/d，41%的PTH治疗组及2%的安慰剂组患者达到这一终点。研究结束时，rhPTH(1-84)组中52%(47/90)的患者为100μg/d，27%(24/90)的患者为75μg/d，21%(19/90)的患者为50μg/d的剂量。高于100μg的PTH(1-84)剂量可能导致其他的患者达到主要和次要终点，但研究设计不允许这一选择。PTH治疗组患者血清磷含量更低，钙磷乘积也比安慰剂治疗组患者降低更多(两组基线时约为40mg²/dL²，研究结束时在PTH组为35mg²/dL²，安慰剂组为39mg²/dL²)。

两组尿钙排泄均减少，但通过不同的机制进行：安慰剂组血清钙明显升高，特别是在滴定阶段(图57.10)。相比之下，在PTH治疗组中，尽管维持甚至出现血清钙的增加，但尿钙排泄也是轻度降低(图57.10)，与已知的

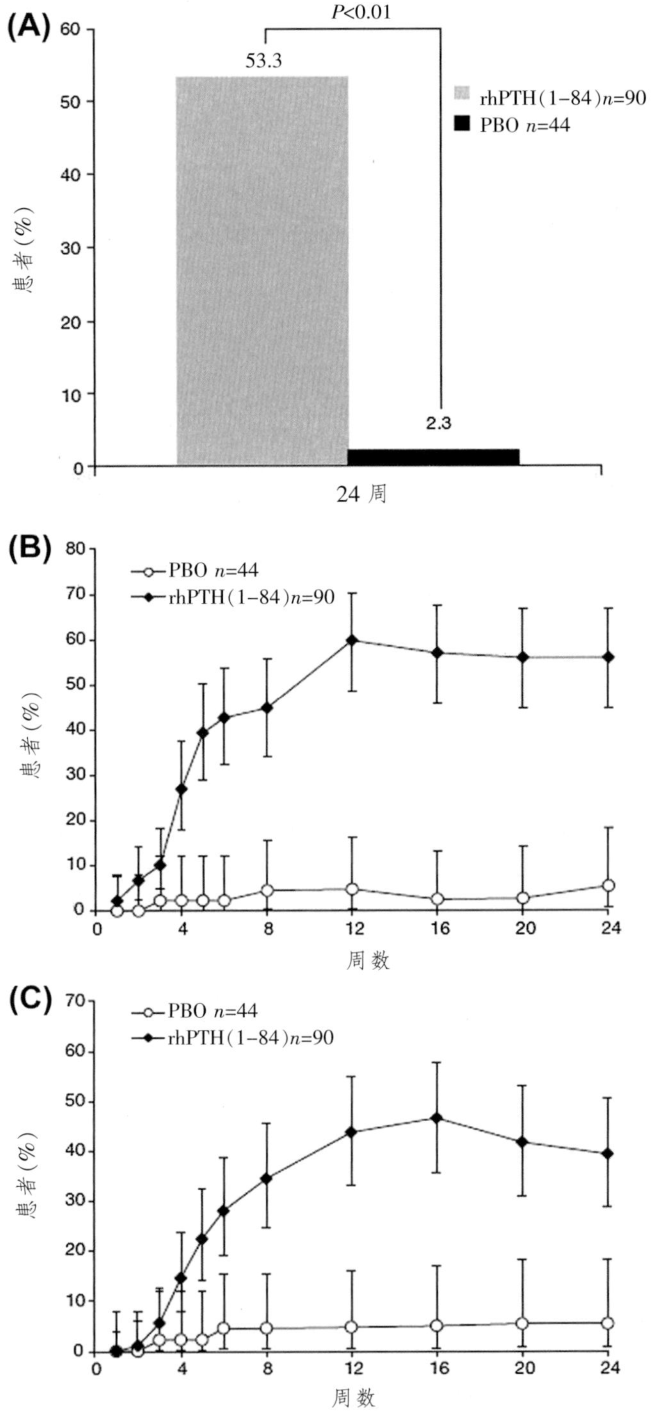

图57.9 达到口服钙和活性维生素D剂量降低≥50%的主要终点患者的百分比，同时维持第24周时的血清钙水平(A)和整个治疗期间的变化，满足符合所有3个标准的患者百分比主要终点(B)或在整个治疗期(C)，根据患者的每日数据，实现不依赖活动性维生素D和口服钙剂量≤500mg/d数据。注意，治疗组从治疗早期开始到12周滴定期结束时达到高峰，治疗组间存在明显差异；在维持期的剩余时间内，这一增长是持续的。根据意向治疗人群的数据进行分析。PBO=安慰剂(*n*=44)；PTH(1-84)=重组人甲状旁腺激素1-84(*n*=90)。(Reproduced with permission from[26].)

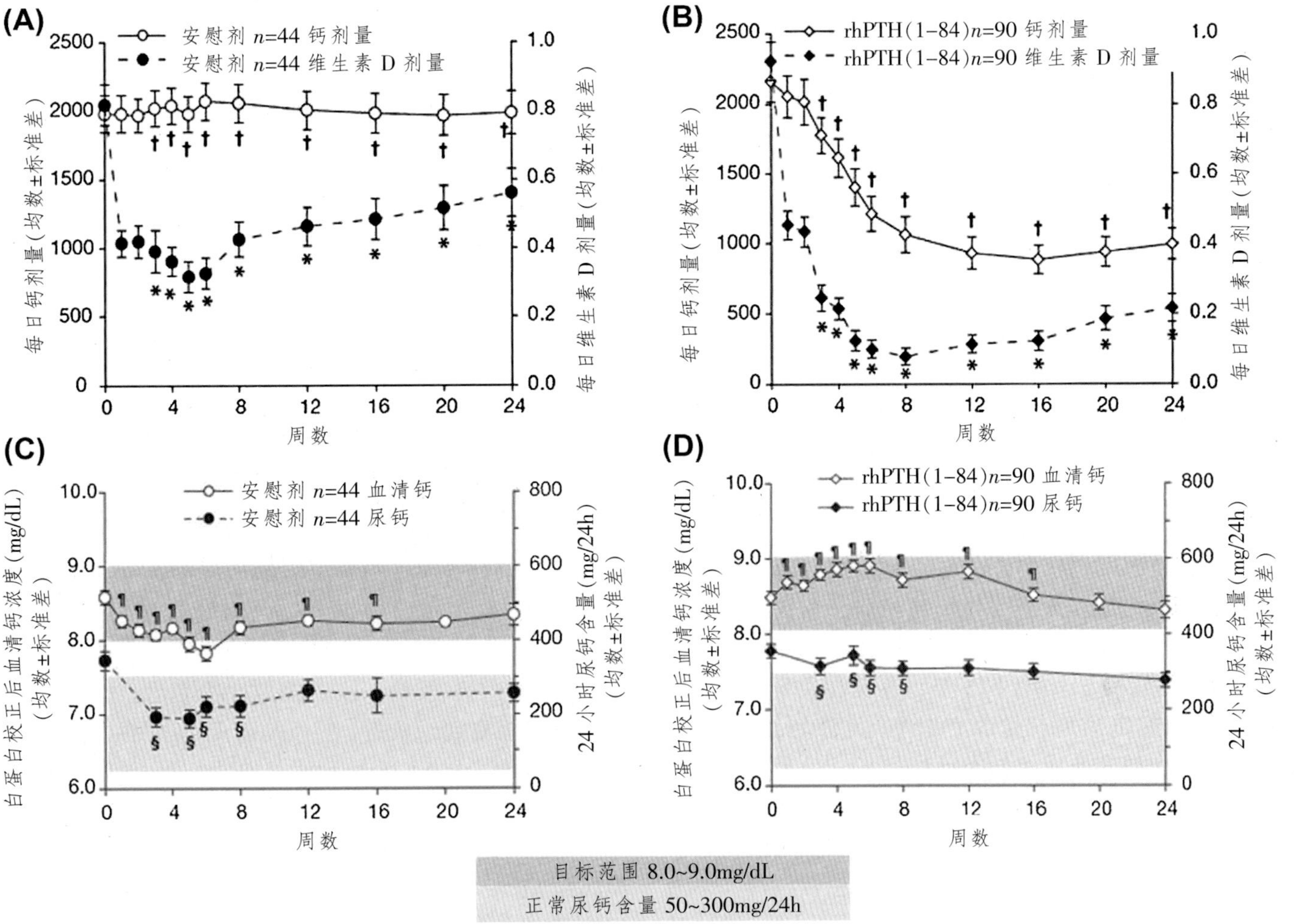

图 57.10　治疗组在治疗期间每 24 小时(C,D)的调查规定的口服钙和活性维生素 D 剂量(A,B)以及白蛋白校正的血清总钙水平和尿钙排泄量的变化。两组口服钙剂量($P<0.002$)和活性维生素 D($P<0.004$),从第 3 周开始较基线下降明显且组间差异明显,持续至 24 周。与患者每日数据具有相似的结果(未显示)。目标血清钙水平为 8.0~9.0mg/dL,正常尿钙排泄量为 50~300mg/24h。在安慰剂组($n=44$)中,血清总钙水平迅速下降,并且在研究期间保持接近目标范围的下限。平均尿钙排泄量也下降,一般遵循血清钙水平曲线。相比之下,尽管口服钙和活性维生素 D 剂量显著降低,但在 rhPTH(1-84)组($n=90$)治疗开始时血清钙水平升高,而尿钙显著降低。Ca,钙;rhPTH(1-84),重组人甲状旁腺激素 1-84;SEM,平均值的标准差;维生素 D,活性维生素 D。†和 *$P<0.005$;¶和 §$P<0.05$。(Adapted from[26].)

PTH 对尿钙的保留作用一致。两组患者的不良事件总发生率相似，维持期间 PTH 治疗组的低钙血症临床症状报道较少于安慰剂治疗组。在 4 周的随访阶段,PTH 治疗结束后,患者恢复到基础钙和骨化三醇剂量,停药后 PTH 组患者低钙血症发生的比例显著高于对照组。

上述研究很重要,原因有几个。首先,要考虑到甲状旁腺功能减退症是一种罕见病。灵活的给药方案所产生的数据提供了明确的证据表明个体之间 PTH 的需求量不同，这对于最终商业开发可购的制剂及其在临床中的应用将是很重要的。此外,该研究采用精确的滴定法，对于不熟悉甲状旁腺功能减退症患者中使用 PTH 对血清钙水平影响的速度和幅度的内科医生来说,是一项实用指南。最后,停用 PTH 后的 4 周清除阶段表明,如果 PTH 替代治疗中断,低钙血症可能相当明显，这表明停药应慎重且应大幅度增加替代剂量和频繁监测血清钙的水平。

一项较小的研究以摘要的形式报道了相同的剂型,在一些患者中,甚至更低剂量的 PTH(25μg/d)是有效的[27]。22 例患者使用上述剂量,其中 18%的患者能够将钙补充剂量减少至≤500mg/d，骨化三醇每天减少至≤0.25μg/d,9%能够将钙和骨化三醇的剂量减少至少 50%,同时将血清钙维持在目标范围内。基于上述研究，如果PTH被批准用于临床，灵活的剂量选择可能很重要，以根据每名患者的要求调节PTH剂量。

结论、不明确的部分和未来的方向

我们现在有大量使用PTH(1–34)和PTH(1–84)替代治疗甲状旁腺功能减退症的知识。已证明两种制剂能有效地维持血清钙在正常范围内，同时减少钙和(或)活性维生素D的需求。几项研究报道了治疗3~4年的疗效[11,12,18]，并以病例报道的形式记录了更长时间用药的好处[8,13]。没有关于PTH长期使用后失效或产生PTH抗体的报道，这表明PTH的长期治疗是可行的。当使用PTH治疗骨质疏松症时，治疗期限为2年。限期使用的原因部分在于关键临床试验的短期性质以及经常在大鼠研究中观察到骨肉瘤的发生[28]。然而，一些原因表明大鼠模型与人类骨骼不甚相似。相较于人类受试者，大鼠接受了更高剂量以及更长时间的干预(大鼠2年的寿命相当于人类的75年)。甚至在大鼠中已经确定了安全的、非致癌剂量的PTH[29]。另外，大鼠对PTH的反应比人类和非人灵长类动物更大，后者在接受高剂量PTH(1–34)或PTH(1–84)干预后不会发展成骨肉瘤[30,31]。此外，在使用PTH(1–34)或PTH(1–84)治疗的临床试验中以及对总数超过16 000例患者长达3年治疗的观察性研究中没有产生骨肉瘤的报道[32,33]。在150万名接受特立帕肽治疗的受试者中报道的3例骨肉瘤病例可能是巧合。已经超过57 000例患者常年接受PTH(1–84)治疗，目前没有关于用PTH(1–84)治疗的人类受试者的骨肉瘤的报道。

与高剂量钙和活性维生素D相比，PTH替代疗法的潜在优势之一是由已知的PTH的低尿钙效应引起的尿钙排泄减少。这种效应可在一些但不是全部研究中被观察到。Sikjaer[22]的药代动力学研究可能对研究中的差异提供一些解释。尿钙排泄的减少似乎仅在循环中存在PTH时才出现，而PTH对血清钙的维持作用时间更长，这导致钙的滤过负荷更高，引起尿钙排泄量增加[22]。与此相一致的是，在通过泵连续输注PTH(1–34)治疗的患者中，尿钙排泄明显减少。在这种情况下，PTH持续存在于循环中发挥其低尿钙作用，而血清钙不能达到高水平，从而防止高钙引起的滤过负荷增加。需要进一步的研究来设计理想的给药方案和PTH的给药方式，以便更好地控制高钙尿症。应该注意的是，用于甲状旁腺功能减退症的PTH替代治疗与使用PTH作为骨质疏松症的合成代谢治疗时，治疗目标是非常不同的。当骨骼短暂暴露于PTH时，才会产生PTH的促合成代谢作用发生，通常每日1次使用。相比之下，治疗甲状旁腺功能减退症需要较长时间的PTH作用。因此，具有较短作用持续时间的PTH(1–34)每日注射给药非常适合于促合成代谢治疗。而用PTH(1–34)治疗甲状旁腺功能减退症则需要每日多次注射或通过泵持续给药。PTH(1–84)具有较长的作用时间，因此即使在治疗甲状旁腺功能减退症时也可以每天注射给药，尽管上述药代动力学数据[22]表明这种制剂每日2次给药或用泵治疗可以更好地控制血清钙和尿钙。

由于许多用钙和活性维生素D治疗的甲状旁腺功能减退症患者会出现感觉、精力、力量和认知能力减退[1–4]，改善生活质量是PTH替代疗法的另一个重要目标。具体来说，PTH临床试验参与者反应改善了自我感觉和运动耐力，并且很容易吸纳他们参加每日1次或多次注射治疗的长期试验。然而，测量生活质量的改善在研究中难以记录，部分原因在于评估这些主观变量的手段可能不够敏感，或者因为这些变化不能系统地或有力地检测到。最近，在Cusano等报道的大样本量的系统性研究中，SF36显示明显的益处[19]。尽管这是一项开放性研究，只有治疗前测量值作为对照，观察到的结果也是一致的，表明PTH对幸福感有积极的影响。有趣的是，在一项对比每日2次注射PTH(1–34)及泵治疗的研究中[14]，患者更喜欢泵治疗，这表明提高幸福感可能是由于血清钙和(或)PTH水平的波动降低。需要进一步的研究来阐明甲状旁腺功能减退症的生活质量下降的生物化学基础及其用PTH治疗的改善情况。

由于研究设计的差异，直接比较PTH(1–34)和PTH(1–84)的影响是困难的。大多数关于PTH(1–34)的研究采用在住院时间寻找合适的初始剂量，然后在维持期进一步调整方案。相比之下，PTH(1–84)的研究采用固定剂量，只有一项研究使用剂量滴定作为设计的一部分[26]。在大多数研究中，PTH(1–34)以每日2次给药方案而PTH（1–84）以每日1次或隔日1次的给药方案，因为后者有更长的作用时间[36]。然而，Sikjaer的药代动力学研究表明，PTH(1–84)采用每日2次的给药方案也会有更好的效果[22]。通过这种方法，药物的日总剂量、血清钙的波动和总的尿钙排泄量可能会更低。需要进一步研究每日2次的给药方案或通过泵给予PTH（1–84)来回答这些问题。另一个有趣的可能性是使用PTH的透皮或其他储存制剂[37–40]。虽然这些方法在治疗骨质疏松症时具有挑战性（因其要求PTH的作用时间短暂)，但是它们可能更适合于甲状旁腺功能减退症中的替代治疗，因为更长的作用时间效果更佳。

总之，在用 PTH 治疗甲状旁腺功能减退症方面取得了很大进展。给药方案和模式的进一步改进以及制订个体化的治疗方案可能会对患有这种挑战性疾病的患者带来生活质量的改善和长期获益。

（柴韵 译）

参考文献

1. Shoback D. Clinical practice. Hypoparathyroidism. *N Engl J Med* 2008;**359**:391–403.
2. Bilezikian JP, Khan A, Potts Jr JT, Brandi ML, Clarke BL, Shoback D, et al. Hypoparathyroidism in the adult: epidemiology, diagnosis, pathophysiology, target-organ involvement, treatment, and challenges for future research. *J Bone Min Res* 2011;**26**:2317–37.
3. Arlt W, Fremerey C, Callies F, Reincke M, Schneider P, Timmermann W, et al. Well-being, mood and calcium homeostasis in patients with hypoparathyroidism receiving standard treatment with calcium and vitamin D. *Eur J Endocrinol* 2002;**146**:215–22.
4. Velasco PJ, Manshadi M, Breen K, Lippmann S. Psychiatric aspects of parathyroid disease. *Psychosomatics* 1999;**40**:486–90.
5. Winer KK, Yanovski JA, Cutler Jr GB. Synthetic human parathyroid hormone 1–34 vs calcitriol and calcium in the treatment of hypoparathyroidism. *JAMA* 1996;**276**:631–6.
6. Winer KK, Yanovski JA, Sarani B, Cutler Jr GB. A randomized, cross-over trial of once-daily versus twice-daily parathyroid hormone 1–34 in treatment of hypoparathyroidism. *J Clin Endocrinol Metab* 1998;**83**:3480–6.
7. Shiohara M, Shiozawa R, Kurata K, Matsuura H, Arai F, Yasuda T, et al. Effect of parathyroid hormone administration in a patient with severe hypoparathyroidism caused by gain-of-function mutation of calcium-sensing receptor. *Endocr J* 2006;**53**:797–802.
8. Theman TA, Collins MT, Dempster DW, Zhou H, Reynolds JC, Brahim JS, et al. PTH(1–34) replacement therapy in a child with hypoparathyroidism caused by a sporadic calcium receptor mutation. *J Bone Min Res* 2009;**24**:964–73.
9. Gonzales MC, Lieb DC, Richardson DW, O'Brian JT, Aloi JA, Khardori RK. Recombinant human parathyroid hormone therapy (1–34) in an adult patient with a gain-of-function mutation in the calcium-sensing receptor—a case report. *Endocr Pract* 2013;**19**:e24–8.
10. Winer KK, Sinaii N, Peterson D, Sainz Jr B, Cutler Jr GB. Effects of once versus twice-daily parathyroid hormone 1–34 therapy in children with hypoparathyroidism. *J Clin Endocrinol Metab* 2008;**93**:3389–95.
11. Winer KK, Sinaii N, Reynolds J, Peterson D, Dowdy K, Cutler Jr GB. Long-term treatment of 12 children with chronic hypoparathyroidism: a randomized trial comparing synthetic human parathyroid hormone 1–34 versus calcitriol and calcium. *J Clin Endocrinol Metab* 2010;**95**:2680–8.
12. Winer KK, Ko CW, Reynolds JC, Dowdy K, Keil M, Peterson D, et al. Long-term treatment of hypoparathyroidism: a randomized controlled study comparing parathyroid hormone-(1–34) versus calcitriol and calcium. *J Clin Endocrinol Metab* 2003;**88**:4214–20.
13. Diaz-Soto G, Mora-Porta M, Nicolau J, Perea V, Halperin I, Puig-Domingo M. Efficacy and safety of long term treatment of unresponsive hypoparathyroidism using multipulse subcutaneous infusion of teriparatide. *Hormone and Metabolic Research = Hormon- und Stoffwechselforschung = Hormones et Metabolisme* 2012;**44**:708–10.
14. Winer KK, Zhang B, Shrader JA, Peterson D, Smith M, Albert PS, et al. Synthetic human parathyroid hormone 1–34 replacement therapy: a randomized crossover trial comparing pump versus injections in the treatment of chronic hypoparathyroidism. *J Clin Endocrinol Metab* 2012;**97**:391–9.
15. Puig-Domingo M, Diaz G, Nicolau J, Fernandez C, Rueda S, Halperin I. Successful treatment of vitamin D unresponsive hypoparathyroidism with multipulse subcutaneous infusion of teriparatide. *Eur J Endocrinol* 2008;**159**:653–7.
16. Linglart A, Rothenbuhler A, Gueorgieva I, Lucchini P, Silve C, Bougneres P. Long-term results of continuous subcutaneous recombinant PTH (1–34) infusion in children with refractory hypoparathyroidism. *J Clin Endocrinol Metab* 2011;**96**:3308–12.
17. Rubin MR, Sliney Jr J, McMahon DJ, Silverberg SJ, Bilezikian JP. Therapy of hypoparathyroidism with intact parathyroid hormone. *Osteoporos Int* 2010;**21**:1927–34.
18. Cusano NE, Rubin MR, McMahon DJ, Zhang C, Ives R, Tulley A, et al. Therapy of hypoparathyroidism with PTH(1–84): a prospective four-year investigation of efficacy and safety. *J Clin Endocrinol Metab* 2013;**98**:137–44.
19. Cusano NE, Rubin MR, McMahon DJ, Irani D, Tulley A, Sliney Jr J, et al. The Effect of PTH(1–84) on Quality of Life in Hypoparathyroidism. *J Clin Endocrinol Metab* 2013;**98**:2356–61.
20. Ware Jr JE, Sherbourne CD. The MOS 36-item short-form health survey (SF-36). I. Conceptual framework and item selection. *Med Care* 1992;**30**:473–83.
21. Sikjaer T, Rejnmark L, Rolighed L, Heickendorff L, Mosekilde L. The effect of adding PTH(1–84) to conventional treatment of hypoparathyroidism: a randomized, placebo-controlled study. *J Bone Min Res* 2011;**26**:2358–70.
22. Sikjaer T, Amstrup AK, Rolighed L, Kjaer SG, Mosekilde L, Rejnmark L. PTH (1–84) replacement therapy in hypoparathyroidism: a randomized controlled trial on pharmacokinetic and dynamic effects following 6 months of treatment. *J Bone Min Res* 2013;**28**:2232–43.
23. Laursen T, Jorgensen JO, Christiansen JS. Metabolic effects of growth hormone administered subcutaneously once or twice daily to growth hormone deficient adults. *Clin Endocrinol* 1994;**41**:337–43.
24. Binder C, Lauritzen T, Faber O, Pramming S. Insulin pharmacokinetics. *Diabetes Care* 1984;**7**:188–99.
25. Fox J, Wells D, Garseau R. *Relationships between pharmacokinetic profile of human PTH(1–84) and serum calcium response in postmenopausal women following 4 different methods of administration*. American Society for Bone and Mineral Research 2011 Annual Meeting; 2011.
26. Mannstadt M, Clarke BL, Vokes T, Brandi M, Ranganath L, Fraser W, et al. Efficacy and safety of recombinant human parathyroid hormone (1–84) in hypoparathyroidism (REPLACE): a double-blind, placebo-controlled, randomised study. *Lancet Diabetes and Endocrinol* 2013;**1**:275–83.
27. Vokes T, Shoback D, Clarke B, Mannstadt M, Bilezikian J, Berg J, et al. *Efficacy and safety of low dose recombinant human parathyroid hormone (rhPTH [1–84]) in hypoparathyroidism: the RELAY study*. Poster presented at the ASBMR 34th Annual Meeting, abstract MO0133; 2012.
28. Watanabe A, Yoneyama S, Nakajima M, Sato N, Takao-Kawabata R, Isogai Y, et al. Osteosarcoma in Sprague-Dawley rats after long-term treatment with teriparatide (human parathyroid hormone (1–34)). *J Toxicol Sci* 2012;**37**:617–29.
29. Vahle JL, Long GG, Sandusky G, Westmore M, Ma YL, Sato M. Bone neoplasms in F344 rats given teriparatide [rhPTH(1–34)] are dependent on duration of treatment and dose. *Toxicol Pathol* 2004;**32**:426–38.
30. Fox J, Miller MA, Newman MK, Turner CH, Recker RR, Smith SY. Treatment of skeletally mature ovariectomized rhesus monkeys with PTH(1–84) for 16 months increases bone formation and density and improves trabecular architecture and biomechanical properties at the lumbar spine. *J Bone Min Res* 2007;**22**:260–73.
31. Vahle JL, Zuehlke U, Schmidt A, Westmore M, Chen P, Sato M. Lack of bone neoplasms and persistence of bone efficacy in cynomolgus macaques after long-term treatment with teriparatide [rhPTH(1–34)]. *J Bone Min Res* 2008;**23**:2033–9.
32. Andrews EB, Gilsenan AW, Midkiff K, Sherrill B, Wu Y, Mann BH,

et al. The US postmarketing surveillance study of adult osteosarcoma and teriparatide: study design and findings from the first 7 years. *J Bone Min Res* 2012;**27**:2429–37.
33. Cipriani C, Irani D, Bilezikian JP. Safety of osteoanabolic therapy: a decade of experience. *J Bone Min Res* 2012;**27**:2419–28.
34. Harper KD, Krege JH, Marcus R, Mitlak BH. Osteosarcoma and teriparatide? *J Bone Min Res* 2007;**22**:334.
35. Subbiah V, Madsen VS, Raymond AK, Benjamin RS, Ludwig JA. Of mice and men: divergent risks of teriparatide-induced osteosarcoma. *Osteoporos Int* 2010;**21**:1041–5.
36. Sikjaer T, Rejnmark L, Mosekilde L. PTH treatment in hypoparathyroidism. *Curr Drug Saf* 2011;**6**:89–99.
37. Ameri M, Daddona PE, Maa YF. Demonstrated solid-state stability of parathyroid hormone PTH(1–34) coated on a novel transdermal microprojection delivery system. *Pharmaceut Res* 2009;**26**:2454–63.
38. Ameri M, Fan SC, Maa YF. Parathyroid hormone PTH(1–34) formulation that enables uniform coating on a novel transdermal microprojection delivery system. *Pharmaceut Res* 2010;**27**:303–13.
39. Cosman F, Lane NE, Bolognese MA, Zanchetta JR, Garcia-Hernandez PA, Sees K, et al. Effect of transdermal teriparatide administration on bone mineral density in postmenopausal women. *J Clin Endocrinol Metab* 2010;**95**:151–8.
40. Daddona PE, Matriano JA, Mandema J, Maa YF. Parathyroid hormone (1–34)-coated microneedle patch system: clinical pharmacokinetics and pharmacodynamics for treatment of osteoporosis. *Pharmaceut Res* 2011;**28**:159–65.

第 6 部分

甲状旁腺和骨质疏松症

第 58 章

甲状旁腺激素与骨质疏松症的病理生理学作用

Sundeep Khosla

引言

纵观过去的几十年里，甲状旁腺激素(PTH)在骨质疏松症病理生理学中的潜在作用受到了相当大的关注。间歇性 PTH 治疗促进骨形成[1]，而持续性 PTH 治疗分泌增加，尤其是在原发性甲状旁腺功能亢进症中，通常引起破骨作用，这种作用在皮质骨尤为明显[2,3]。根据目前研究中使用的高分辨率外周定量 CT(HRpQCT)显示随着年龄老化，皮质骨流失占优势[4]，同时皮质骨在决定骨强度[5,6]、预测骨折风险中起重要作用，故甲状旁腺激素在骨质疏松性骨折的发病机制中扮演重要角色得到了新的关注。对于椎骨同样如此，椎骨的薄层皮质对于骨强度好像相当重要[5]。本章将论述随着女性的绝经及两性年龄的增长，PTH 在分泌及活动方面的变化。然后讨论 PTH 可能通过其潜在对皮质骨的不良影响来影响骨折风险，尤其是在老年人中。

绝经后早期骨质疏松

近期的横断面及纵向研究通过使用 QCT 已经证实，在年轻时(第三个十年之前)多处的骨小梁流失已经开始，而皮质骨量在绝经期或绝经后到来之前仍然相当稳固[7]。尽管如此，绝经过渡期会加速骨小梁的流失。以上变化会随着绝经期及年龄的增长逐渐加重，导致骨质疏松性骨折风险的不断增加[8]。

绝经早期(10 年以内)骨质疏松的主要驱动因素是雌激素的缺乏[9]，而不是甲状旁腺激素。许多涉及小鼠和人的研究已经证实了雌激素的缺乏加速骨质疏松的潜在机制。其中一个重要的机制就是雌激素对于破骨细胞产生和凋亡的直接效用的缺失[10,11]，导致了骨吸收的增强。与此同时，雌激素缺乏也与骨微环境的骨髓[12]及造血细胞[12,13]中 RANK 配体增多相关，导致了骨吸收进一步增强。此外，由于成骨细胞凋亡的增加[14]、NF-κB 的活化[15]、硬骨素的生成增多，导致了骨形成的相对不足[16,17]。

随着雌激素缺乏引起的骨吸收增强，其可导致骨钙流失。同时，由于躯体对 PTH 自身稳态的调节，血清 PTH 浓度会随之降低。可能是由于涉及的生理学变化相对微小，很难通过横断面研究论证，尤其是在急性雌激素缺乏或替代时。因此，Fiore 等[18]发现卵巢切除术后 3 个月，血清钙水平适当地升高，伴随的是循环中 PTH 水平下降，同时尿钙排泄升高(Ca/Cr 比值)(表 58.1)。相反，McKane 等[19]证实绝经早期女性补充雌激素 6 个月后，血清钙水平下降，伴随而来的是血清 PTH 及 24

表 58.1 卵巢切除术(上部分)和雌激素治疗(ET，下部分)对女性血清钙、PTH 及尿钙的影响

	基础值	卵巢切除术后
钙(mg/dL)	9.12±0.12	9.60±0.10[b]
甲状旁腺激素(pg/mL)	728±32	684±27[a]
尿钙/尿肌酐	0.114±0.04	0.121±0.03[b]
	基础值	**雌激素治疗后**
钙(mmol/L)	2.28±0.02	2.18±0.02[c]
甲状旁腺激素(pmol/L)	3.4±0.4	4.7±0.4[c]
尿钙(mmol/24h)	3.30±0.35	2.20±0.25[c]

[a] $P<0.05$。
[b] $P<0.01$。
[c] $P<0.001$ 与基础值比较。
上部分数据引自[18](n=15，卵巢切除术前后)以及下部分数据引自[19](n=18，雌激素治疗前后)。

小时尿钙排泄的升高(表 58.1)。因此,在绝经早期的骨质流失中,PTH 对骨吸收增加做出反应而不是驱动作用。

尽管在绝经早期的骨丢失中,PTH 不是主要的驱动因子,但是仍然对雌激素缺乏所致的骨质流失起调节作用,同时也是导致绝经后女性多变的骨丢失率的部分原因。考虑到只有部分女性会被称为"I 型"骨质疏松症[9]。因此,正如图 58.1A 所示,绝经后女性接受雌激素治疗会降低 PTH 并增加骨吸收的效果,这表明雌激素可能改变骨骼对 PTH 促吸收作用的敏感性[20]。此外,雌激素会降低甲状旁腺对诱导的低钙血症的敏感性(图 58.1B),导致相对于下降的血清钙水平而言较弱的 PTH 分泌[21]。因此,依赖于绝经后女性对于甲状旁腺激素的多重应答以及雌激素缺乏的作用,PTH 能够调节绝经后女性骨丢失的速度及敏感性,导致骨质疏松症。然而,Ebeling 等的研究[22]对此种假说提出了相反的观点,短期内钙的缺失(每日饮食中钙含量 230mg,使用钙结合剂治疗)导致对照组和骨质疏松症的绝经后女性内源性 PTH 分泌及骨吸收标志物同样的升高。因此,在骨质疏松症的女性中,甲状旁腺的应答以及 PTH 的骨骼作用似乎都被改变。这些有力的证据指出,至少在绝经后的早期阶段,PTH 会对雌激素缺乏导致的骨转换的变化做出应答而不是导致这种变化。

年龄相关的 PTH 分泌的变化

在 PTH 检测方法出现之后,有发现认为血清 PTH 浓度在男性及女性均会随着年龄增长而增加[23-29]。由于最初的研究所采取的检测方法是直接针对 PTH 的中间区域或羧基端,在老年人中,与年龄相关的明显不活跃片段增长可能是由于肾小球滤过减少导致的。然而,也有针对氨基末端或完整 PTH 进行检测的数据显示,在 PTH 循环中,两性均有类似的年龄相关性增长[28,30,31](图 58.2)。另外,泌尿系肾源性的循环 AMP 也被认为呈年龄相关的增长,与具有生物活性的 PTH 的年龄相关性增长一致。

尽管很多研究认为血清 PTH 的增长和年龄有密切的联系,但是更多详细分析显示女性主要的 PTH 增加发生在 70 岁以后。因此,Koh 等[32]分析来自骨折干预实验 12 238 名年龄在 55~81 岁女性的血清 PTH 浓度,发现年龄在 55~69 岁者血清 PTH 的百分比变化 10 年增长是−1.9%[95%置信区间(CI),−4.2%~0.4%]。相反,年龄在 70~81 岁每 10 年血清 PTH 增长为+3.8%(95% CI,1.0~6.7)。与此类似,Prince 等[33]检测 655 名绝经前、绝经后女性的血清 PTH 水平,注意到与年龄有关的血清 PTH 的增加大约在绝经后 20 年,平均绝经年龄大约 50 岁,约 70 岁时更加明显。

目前关于种族间血清 PTH 与年龄相关变化浓度潜在差异的数据是有限的。大量的研究已经证实,与白种人女性相比,绝经前的非洲裔美国人的循环中 PTH 水平更高[34,35]。Perrry 等[36]通过比较非洲裔美国人与白种人中年轻人(平均年龄 36 岁)与老年人(平均年龄 71 岁)的 PTH 水平,发现尽管年轻的非洲裔美国人血清 PTH 水平更高,但是这种差异在老年人中更加明显(表

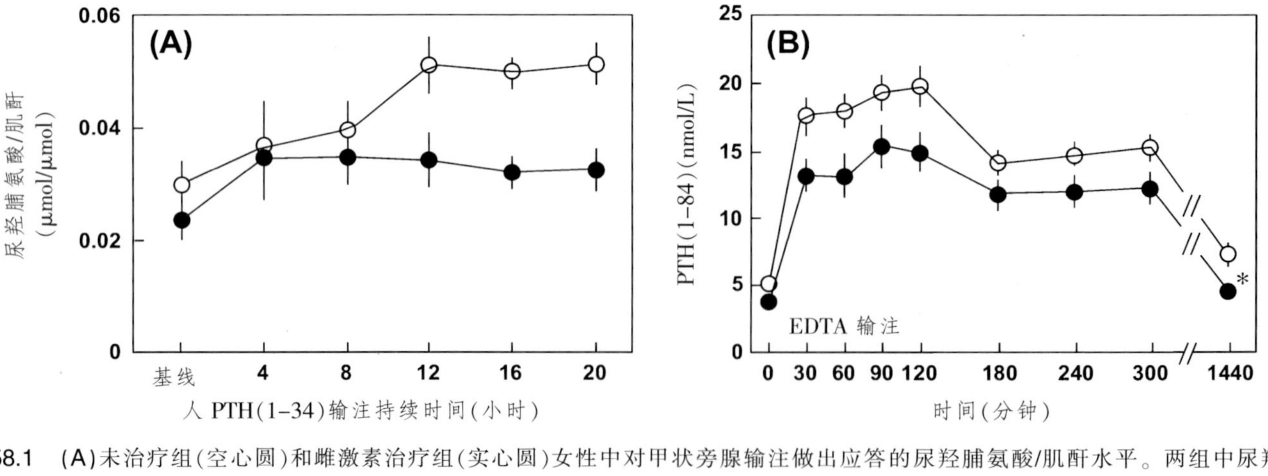

图 58.1 (A)未治疗组(空心圆)和雌激素治疗组(实心圆)女性中对甲状旁腺输注做出应答的尿羟脯氨酸/肌酐水平。两组中尿羟脯氨酸/肌酐水平均有明显升高($P<0.05$),但是升高更迅速以及达到更高峰值的是未治疗组女性。通过 ANOVA 方法发现整体组间差异($P<0.05$)。(B)经过 2 小时 EDTA 输注,未治疗组及雌激素治疗组女性 PTH 水平的平均变化。未治疗组女性达到的峰值更高($P<0.04$),通过重复 ANOVA 方法发现整体组间差异($P<0.02$)。(A, Adapted from[20] with permission. B, Adapted from[21] with permission.)

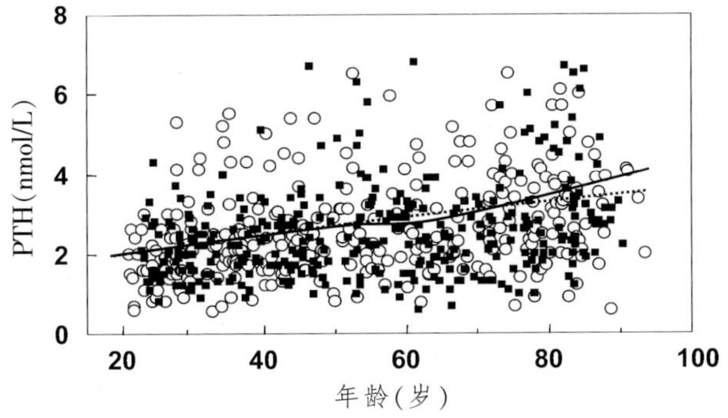

图 58.2　血清 PTH 浓度作为美国罗切斯特市和明尼苏达州男性(实线,正方形)、女性(虚线,圆形)不同年龄段的年龄函数。男女年龄相关函数为 0.3(P<0.001)。(Adapted from[31] with permission.)

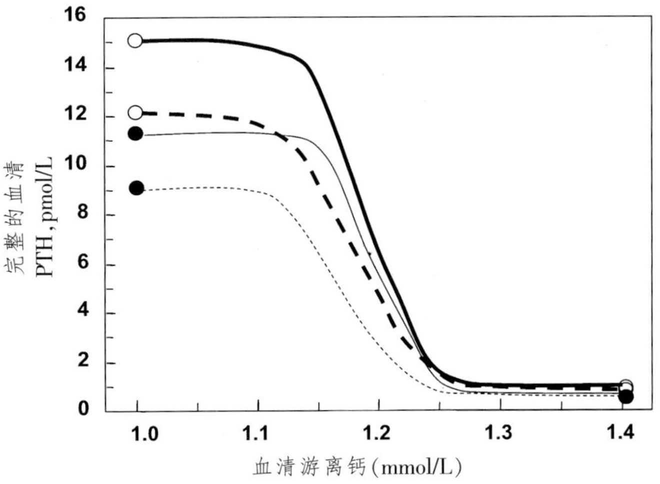

图 58.3　年轻人(实心圆)、老年人(空心圆)PTH 与游离钙匹配的 S 形曲线。实线为 1,25$(OH)_2D_3$ 治疗前,虚线为 1,25$(OH)_2D_3$ 治疗后。(Adapted from[39] with permission.)

58.2)。因此,与年龄相关的血清 PTH 分泌增加在非裔美国人中比白种人更加明显。

血清 PTH 也存在昼夜节律, 浓度峰值出现在下午 3 点和夜间[37,38]。这种昼夜节律模式在年轻人和老年人中均存在,但是 Eastell 等[37]已经证实与年龄相关的血清 PTH 增加在夜间最高。因此,由于大多数研究都是测量早晨的甲状旁腺素, 他们可能低估了与年龄相关的 PTH 分泌量增加的水平。

为了更好地描述年龄相关的甲状旁腺功能的变化,Ledger 等[39]进行了关于青年人(平均年龄为 27~34 岁)与老年人(平均年龄为 71~77 岁)的 PTH 分泌动力学的详细研究。通过连续输注钙剂与 EDTA,他们根据两组中离子钙的活性定义了完整的 PTH 分泌曲线(图 58.3)。很明显, 老年女性对诱发的低钙血症有着更夸张的反应,而且有更高的、不能被抑制的 PTH 分泌组分(老年,0.8pmol/L;青年人,0.4pmol/L;P<0.001)。值得注意的是,老年女性异常的 PTH 分泌曲线可以在 1,25$(OH)_2D_3$ 治疗 1 周后与年轻女性相同。达到的 PTH 分泌最高值一半水平设定点或游离钙水平 (每单一甲状旁腺细胞对血清游离钙水平变化的敏感性)在两组中没有差异。这些研究者将他们的发现解释为老年女性“功能性”甲状旁腺增生可被短期的 1,25$(OH)_2D_3$ 治疗逆转。

Portale 等报道了年轻人[平均值±标准差,(39±1)年]与老年人[(74±2)年]比较 PTH 分泌曲线最大和最小部分的类似变化[40]。然而,与 Ledger 等[39]的试验形成对比,Portale[40]等的研究正好相反,发现在老年人中 PTH 分泌的设定值明显升高。这种差异可能反映了 PTH 分泌动力学的真正的性别差异或者两组中使用不同的检测方法来定义 PTH 分泌动力学。总的来说,尽管两组的实验数据均始终存在老年男性和女性的功能性甲状旁腺增生,尸检研究证实了老年人中甲状旁腺增生这一趋势[41]。

表 58.2　非洲裔美国人及白种人女性血清 PTH 浓度

	非洲裔美国人		白种人	
PTH[a]	绝经前(n=28)	绝经后(n=25)	绝经前(n=20)	绝经后(n=19)
平均值±标准差	58.3±3.4[b]	79.3±6.1[c]	51.2±4.3[b]	63.3±3.5
范围	21.2~98.4	21.4~127.6	24.8~90.2	34.0~81.3

[a] PTH 值单位为 pg/L。
[b] 比相同种族的老年群体少,存在统计学差异;P<0.05。
[c] 比同年龄的白种人女性要高,存在统计学差异;P<0.05。
Adapted from[36].

年龄相关的血清 PTH 升高增加骨转换及骨流失

如前所述，与年龄相关的血清 PTH 增加被认为通过增加骨转换参与男性及女性的年龄相关骨流失。在年龄相关的成骨细胞产生或功能缺陷的情况下，骨转换的增加导致骨质流失。间接的证据来自观察老年女性血清 PTH 与骨转换标志物之间的相关性[30,42]（表 58.3）。然而，还不能证明两者间的因果关系。为了直接验证继发性甲状旁腺功能亢进症导致了年龄相关的骨吸收的增加这一假说，Ledger 等[38]使用 24 小时的钙摄入抑制 PTH 分泌，比较年轻人（平均年龄为 24~35 岁）和老年人（平均年龄为 71~78 岁）并且评估两组骨吸收标志物的变化。具体来说，相较于年轻女性，他们假设骨吸收在老年人中更加依赖 PTH，然后通过静脉注射钙剂抑制 PTH 分泌，骨吸收标志物减少，老年女性的钙剂需要量应该更大。图 58.4 显示了两组间骨吸收标志物——尿Ⅰ型胶原 N-末端肽（NTx）的差别。很明显，抑制 PTH 分泌消除了两组间 NTx 排泄的差异。甲状旁腺素被抑制后，NTx 排泄的平均减少量老年人组[（7.5±1.9）nmol/mmol 肌酐]显著高于年轻人组[（4.1±1.5）nmol/mmol 肌酐；$P<0.05$]。因此，这些实验提供了与年龄相关的 PTH 分泌增加与相应的骨吸收增加之间的因果联系。

与这些数据相同，一些[43-49]但不是所有[50]的研究发现老年受试者年龄相关的血清 PTH 增加与骨密度变化之间的关系。一些矛盾的数据可能与 PTH 优先作用使皮质骨流失而最小的（或者可能是保护性的）作用于松质骨[51]。因此，研究使用标准双能 X 线吸收仪（DXA）对不同骨骼部位整体的松质骨和皮质骨进行测量并不能

表 58.3 血清 PTH 及骨转换生化标志物的变化[a]

变量[b]	随着年龄增加	斯皮尔曼相关系数	
		与年龄相比	与 PTH 相比
PTH	54%	0.354[c]	1.00
BSAP	38%	0.329[c]	0.192[d]
OC	64%	0.392[c]	0.206[d]
fPYD	76%	0.505[c]	0.203[d]
NTx	86%	0.344[c]	0.190[d]

[a] 研究对象是来自明尼苏达州、罗切斯特市的一组第三个至第十个 10 年的 304 名女性。

[b] BSAP，骨源性碱性磷酸酶；OC，骨钙素；fPYD，尿游离吡啶啉；NTx，尿Ⅰ型胶原 N-末端肽。

[c] $P<0.0001$。

[d] $P<0.001$。

Adapted from[69].

仔细地分析 PTH 对骨骼的不同影响。针对这个问题，Boonen 等[45]使用外周定量计算断层扫描仪，其能够区分外部骨骼的皮质骨和松质骨的骨密度（BMD），以检测若干部分骨密度之间的关系以及许多变量，如 129 名 70~87 岁女性的血清 PTH 水平。通过多重回归分析，他们发现血清 PTH 是皮质骨的负面预测因子，而不涉及腕关节松质骨的骨密度。相反，Shukla 等[52]通过脊椎 CT（Z 值，+0.5~+1.8）检查发现，与年龄匹配的对照组相比，甲状旁腺功能减退症患者脊椎松质骨的骨密度变化很小或没有变化，但是他们以双光子吸收法（Z 值，+1.4~ +6.2）评估显示松质骨和皮质骨 BMD 的增加。

这些关于年龄相关的 PTH 分泌增加导致皮质骨流失之间的关系鉴于 Zebaze 等[4]的近期工作增加了相关性，他们使用 HRpQCT 以及扫描电子显微镜对皮质骨孔隙度进行新的分析论证，随着年龄的增长，皮质骨量

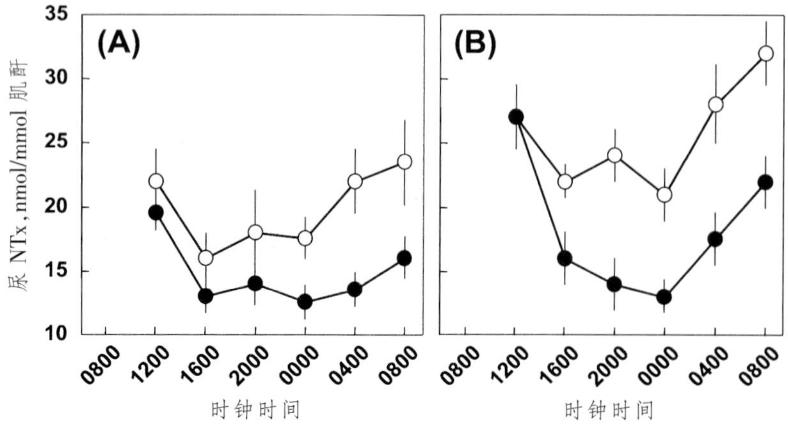

图 58.4 年轻女性（A）和老年女性（B）在开始时（空心圆）及钙干预时（实心圆）尿Ⅰ型胶原 N-末端肽（NTx）的排泄。（Adapted from[38] with permission.）

明显减少(图 58.5A)以及皮质孔隙度增加(图 58.5B)。有证据表明,PTH 也能够增加皮质孔隙度[53–55],一个合理的问题是,随着年龄的增长,PTH 是否仍会推动皮质孔隙度的增长。此外,已经明确皮质骨可能是骨骼强度的主要结构决定因素[5,6],PTH 诱导的皮质孔隙度增加对于年龄相关的骨折有着重要作用,尽管随着 PTH 治疗,这种增加的皮质孔隙度只发生在生物学作用较小的皮质骨表面[53]。因此,进一步的研究探讨 PTH 在治疗与年龄相关的皮质骨和骨折风险变化方面的潜在作用是有必要的。

老年人继发性甲状旁腺功能亢进症的病因学

诸多因素已被发现与年龄相关的循环中 PTH 的增加有关[9]。其中最主要的是维生素 D 缺乏、肾脏 1,25(OH)$_2$D 产生和活性受损以及最新提出的雌激素缺乏。毫无疑问,维生素 D 缺乏会导致继发性甲状旁腺功能亢进症[56]。然而,血清 PTH 的浓度被发现在 25(OH)D 水平没有年龄相关变化的人群中升高[57]。虽然维生素 D 缺乏会导致某些特定人群的继发性甲状旁腺功能亢进症,后者明显存在于没有维生素 D 缺乏证据的人群中。因此,其他主要的因素必须被发掘。

一部分肾 1α–羟化酶活性低下的老年患者伴随肾小球滤过率的降低[58]。这将导致血液中低 1,25(OH)$_2$D 浓度,进而破坏肠道钙的吸收以及 1,25(OH)$_2$D 对 PTH 分泌抑制负反馈的潜在缺失,最终导致继发性甲状旁腺功能亢进症。然而,Eastell 等发现在一部分相对健康的女性中,虽然 1,25(OH)$_2$D 浓度随着年龄的增加而增加,但血清 PTH 浓度也增加。与之形成对照,肠道钙的吸收不随着年龄而变化。基于以上数据,Eastell 等[30]猜测,肠道对 1,25(OH)$_2$D 浓度的抵抗行为可以解释血清中 1,25(OH)$_2$D 浓度随着年龄增长而增加,而这是由血液中升高的 PTH 水平来维持的。和该假说相一致,Ebeling 等[59]发现,老年女性的肠道中维生素 D 受体浓度是增加的,尽管这个问题仍然存在争议[60]。最后,Pattanaungkul 等在年轻和老年女性中应用对 1,25(OH)$_2$D 在体反应剂量表明,在肠道钙吸收和 1,25(OH)$_2$D/维生素 D结合蛋白的摩尔比率之间存在着斜率关系,这表示肠道对 1,25(OH)$_2$D 的敏感性在年轻女性中要明显高于老年女性。

所以,尽管在一些老年患者中维生素 D 缺乏或者肾功能损害导致 1α–羟化酶活性低下,这也许会引起继发性甲状旁腺功能亢进症,但在缺乏这些异常的情况下,年龄相关的血清 PTH 水平的增加仍然是存在的。总的来说,这些结果和破坏性肠道钙吸收起因于肠道对 1,25(OH)$_2$D 的抵抗行为是一致的,这是年龄相关的继发性甲状旁腺功能亢进症的一个主要促发因素。

最后,老龄化可能与损害性肾脏钙相关,这也将导致继发性甲状旁腺功能亢进症。因此,Ledger 等[38]发现,

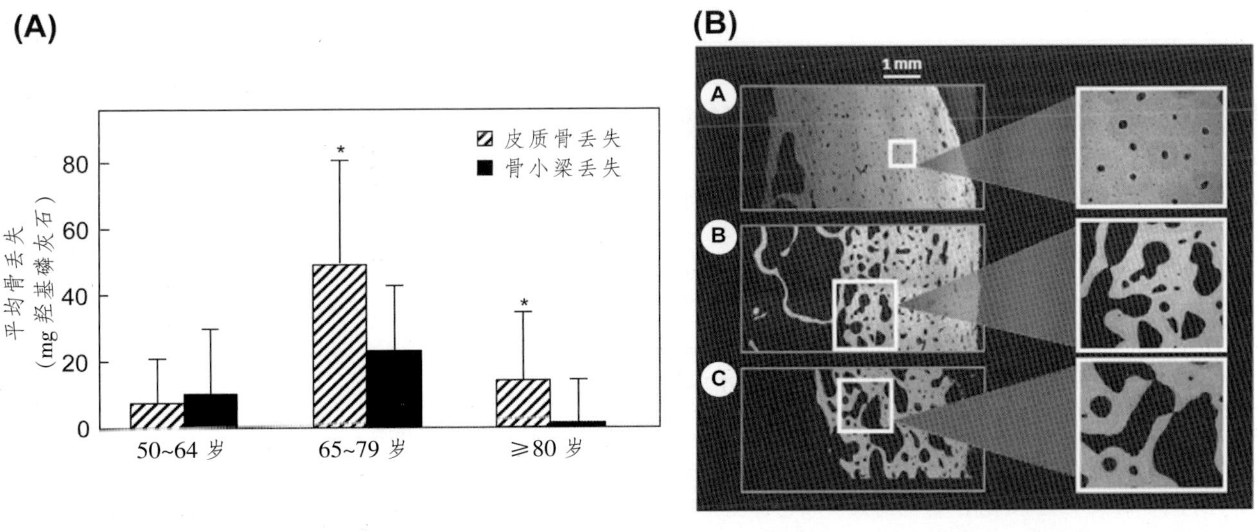

图 58.5　(A)不同年龄组桡骨远端皮质骨和骨小梁丢失。误差线代表标准差。*P<0.0001。(B)A 部分,一名 29 岁女性的标本的显微图片。孔隙形状规律,在皮质中均匀分布;B 部分,一名 67 岁女性的标本的显微图片,孔隙大而不规则,邻近的皮质与骨髓融合导致残余皮质;C 部分,一名 90 岁女性的标本的显微图片。大部分的皮质是由大且连接的孔隙形成的。显微图片来自前转子标本。(Adapted from[4] with permission.)

尽管老年女性较年轻女性的 PTH 水平高，但老年女性有明显升高的钙的分泌。

总的来说，这些结果支持该结论：在老年患者肠道钙吸收和肾脏钙运输这两方面，年龄相关的改变可作为继发性甲状旁腺功能亢进症最接近的诱因。因此，老年患者必须消耗饮食中更多的钙来预防钙的负相平衡。通过结合钙平衡及动力学方法，Heaney 等[62]发现，绝经前期的女性需要 1000mg/d，而绝经后的女性需要 1500mg/d 来维持钙平衡。这个数据显著超出美国大多数绝经后女性的平均钙摄入水平[63]。为了直接检测在钙需求量上的这些差别，McKane 等[64]在一组年轻绝经前女性、一组老年女性以及一组接受 3 年高钙摄入的老年女性中针对她们的常规钙摄入量进行了紧密的代谢研究(表 58.4)。如表中所示，未补充的老年女性中血清 PTH 和骨吸收标志物正如预期所想是偏高的，然而，已有钙补充的女性血清 PTH 和骨吸收标志物的水平与未补充的年轻女性之间没有太大差别。这些数据支持该假设：老年女性增加其钙摄入至足够高水平不能抵消年龄引起钙丢失的增加，这大幅度地导致骨吸收的增加以及继发性甲状旁腺功能亢进症的发展。然而，这项研究中个体数量相对偏少，这些结论需要在大样本的研究中进行进一步的确认和证实。

令人惊奇的是，有证据显示长期雌激素缺乏可能是年龄相关钙稳态改变和紧随发生的继发性甲状旁腺功能亢进症的一个单独因素。因此，McKane 等[65]对三组女性进行研究以评估年龄和雌激素缺乏对造成继发性甲状旁腺功能亢进症和老年女性中增加骨吸收的相对关系：年轻绝经前女性(A 组)、未治疗的老年女性(B 组)、长期接受雌激素替代治疗的老年女性(C 组)。因为 B 组和 C 组年龄可比较，但雌激素状态不同；而 A 组和 C 组针对雌激素状态可进行比较，但是年龄不同，因此年龄和雌激素缺乏的作用是分开的。正如表 58.5 所示，在雌激素缺乏被校正之后，血清 PTH 和骨吸收水平没有受到影响，这可能归因于人群的老龄化。然而，这些数据仍需要在大样本研究中得到证实。与这些观察结果相一致，Khosla 等[66]发现，在一项人群研究中，血清 PTH 和骨吸收在未治疗的绝经后女性中进行性增加，而在长期雌激素治疗的绝经后女性中没有年龄相关的增加。

关于雌激素预防年龄相关血清 PTH 水平的增加，貌似合理的解释是雌激素对骨外钙稳态的潜在效应，即对肠道钙吸收[67]、肾脏钙处理[19,68]以及可能对 PTH 分泌的直接作用[21]。虽然缺乏绝经期，但老年男性血清 PTH 水平也增高，这与老年女性中非常相似[31]。这可能是年龄相关的生物可利用的雌激素和(或)睾酮水平的降低导致老年男性钙稳态的改变，最终引起继发性甲状旁腺功能亢进症。

表 58.4 女性年龄及钙摄入量的作用比较 [a]

变量 [b]	年轻女性	老年女性 [c]	
		常规钙饮食	高钙饮食
每组人数	12	15	13
年龄(岁)	30.1±1.3	71±0.7	68.3±0.6
膳食钙(mg/d)	918±56	815±75	2414±72*
血清 PTH(pmol/L)	2.01±0.16	3.41±0.27*	2.18±0.17
尿			
PYD(nmol/mmol Cr)	43.7±1.8	51.7±3.0†	43.1±2.6
DPD(nmol/mmol Cr)	10.9±0.4	14.2±0.9*	10.7±0.7

[a] Data from[64].

[b] 完整的血清 PTH 是每 2 小时获得的样本累积为 24 小时。尿吡啶啉(PYD)和脱氧吡啶啉(DPD)通过高效液相色谱荧光检测，然后与肌酐做比值。所有结果均用平均值±标准差表示。

[c] 年轻组的差异：*P<0.05; †P<0.005。

Adapted from[69].

表 58.5 女性年龄和激素状态比较结果 [a]

变量 [b]	组 [c]		
	绝经前	绝经后未治疗组	绝经后治疗组
各组患者数量	30	30	30
血清 PTH(pmol/L)	2.7±0.2	3.6±0.3*	2.5±0.2
尿			
NTx(nmol/mmol Cr)	28.8±2.3	42.9±3.5†	24.6±2.3
PYD(nmol/mmol Cr)	45.6±1.6	61.2±3.2†	40.7±1.6
DPD(nmol/mmol Cr)	11.9±0.5	16.2±1.0†	9.4±0.5

[a] Data from[65].

[b] 完整的血清 PTH 值为晨起空腹。通过 ELISA 试剂盒测量骨吸收标志物尿Ⅰ型胶原 N-末端肽 (NTx)，在高效液相色谱法测定后，使用荧光检测尿吡啶啉(PYD)和脱氧吡啶啉(DPD)。所有结果均用平均值±标准差表示。

[c] 绝经前组的差异：*P,0.05；†P< 0.005。

Adapted from[69].

结论

在老年女性和男性中，血清 PTH 水平以一种平行模式伴随年龄增长。从功能和结构水平来说，部分原因是老年患者甲状旁腺的异常增生。直接和间接证据表明，年龄相关的血清 PTH 水平的增加至少介导了部分年龄相关的骨转换和骨丢失的增加。而且，最近证据表明，皮质骨的丢失和皮质骨孔隙的增加是年龄相关骨丢失的重要特征。考虑到已知的 PTH 对皮质骨和骨孔隙的有害效应，可得出貌似合理的假设：年龄相关的 PTH 水平的增加在很大程度上是造成老龄化皮质骨改变的原因。尽管维生素 D 缺乏和 1α-羟化酶活性受损导致 $1,25(OH)_2D$ 生成缺陷，也许在一些老年患者中造成继发性甲状旁腺功能亢进症，但年龄相关的钙稳态的改变可能与长期性激素缺乏的后果相关，也可能是老年继发性甲状旁腺功能亢进症的一个重要原因。需要进一步的研究来更好地确定性激素对男性和女性钙稳态的骨外效应以及增加的 PTH 水平对老年人皮质骨丢失的作用关系。

（王浩 译）

参考文献

1. Cipriani C, Irani D, Bilezikian JP. Safety of osteoanabolic therapy: a decade of experience. *J Bone Miner Res* 2012;**27**:2419–28.
2. Bilezikian JP, Silverberg SJ. Asymptomatic primary hyperparathyroidism. *N Engl J Med* 2004;**350**:1746–51.
3. Vu TD, Wang XF, Wang Q, Cusano NE, Irani D, Silva BC, et al. New insights into the effects of primary hyperparathyroidism on the coritcal and trabecular compartments of bone. *Bone* 2013;**55**:57–63.
4. Zebaze RMD, Ghasem-Zadeh A, Bohte A, Iuliano-Burns S, Mirams M, Price RI, et al. Intracortical remodelling and porosity in the distal radius and post-mortem femurs of women: a cross-sectional study. *Lancet* 2010;**375**:1729–36.
5. Rockoff SD, Sweet E, Bleustein J. The relative contribution of trabecular and cortical bone to the strength of human lumbar vertebrae. *Calcif Tissue Res* 1969;**3**:163–75.
6. Boutroy S, Van Rietbergen B, Sornay-Rendu E, Munoz F, Bouxsein ML, Delmas P. Finite element analysis based on in vivo HR-pQCT images of the distal radius is associated with wrist fracture in postmenopausal women. *J Bone Miner Res* 2008;**23**:392–9.
7. Khosla S, Melton 3rd LJ, Riggs BL. The unitary model for estrogen deficiency and the pathogenesis of osteoporosis: is a revision needed? *J Bone Miner Res* 2011;**26**:441–51.
8. Melton 3rd LJ, Crowson CS, O'Fallon WM. Fracture incidence in Olmsted County, Minnesota: comparison of urban with rural rates and changes in urban rates over time. *Osteoporos Int* 1999;**9**:29–37.
9. Riggs BL, Khosla S, Melton 3rd LJ. Sex steroids and the construction and conservation of the adult skeleton. *Endocr Rev* 2002;**23**:279–302.
10. Nakamura T, Imai Y, Matsumoto T, Sato S, Takeuchi K, Igarashi K, et al. Estrogen prevents bone loss via estrogen receptor alpha and induction of fas ligand in osteoclasts. *Cell* 2007;**130**:811–23.
11. Martin-Millan M, Almeida M, Ambrogini E, Han L, Zhao H, Weinstein RS, et al. The estrogen receptor-alpha in osteoclasts mediates the protective effects of estrogens on cancellous but not cortical bone. *Mol Endocrinol* 2010;**24**:323–34.
12. Eghbali-Fatourechi G, Khosla S, Sanyal A, Boyle WJ, Lacey DL, Riggs BL. Role of RANK ligand in mediating increased bone resorption in early postmenopausal women. *J Clin Invest* 2003;**111**:1221–30.
13. Onal M, Xiong J, Chen X, Thostenson JD, Almeida M, Manolagas SC, et al. Receptor activator of nuclear factor κB ligand (RANKL) protein expression by B lymphocytes contributes to ovariectomy-induced bone loss. *J Biol Chem* 2012;**287**:29851–60.
14. Manolagas SC. Birth and death of bone cells: basic regulatory mechanisms and implications for the pathogenesis and treatment of osteoporosis. *Endocr Rev* 2000;**21**:115–37.
15. Chang J, Wang Z, Tang E, Fan Z, McCauley L, Franceschi R, et al. Inhibition of osteoblastic bone formation by nuclear factor-kappaB. *Nat Med* 2009;**15**:682–9.
16. Modder UIL, Clowes JA, Hoey K, Peterson JM, McCready L, Oursler MJ, et al. Regulation of circulating sclerostin levels by sex steroids in women and men. *J Bone Miner Res* 2011;**26**:27–34.
17. Modder UI, Roforth MM, Hoey K, McCready LK, Peterson JM, Monroe DG, et al. Effects of estrogen on osteoprogenitor cells and cytokines/bone regulatory factors in postmenopausal women. *Bone* 2011;**49**:202–7.
18. Fiore CE, Falcidia E, Foti R, Caschetto S, Grimaldi DR. Postoophorectomy bone loss is associated with reduced bone Gla protein serum levels: a possible effect of osteoblastic insufficiency. *Calcif Tissue Int* 1987;**41**:303–6.
19. McKane WR, Khosla S, Burritt MF, Kao PC, Wilson DM, Ory SJ, et al. Mechanism of renal calcium conservation with estrogen replacement therapy in women in early postmenopause—a clinical research center study. *J Clin Endocrinol Metab* 1995;**80**:3458–64.
20. Cosman F, Shen V, Xie F, Seibel M, Ratcliffe A, Lindsay R. Estrogen protection against bone resorbing effects of parathyroid hormone infusion. *Ann Intern Med* 1993;**118**:337–43.
21. Cosman F, Nieves J, Horton J, Shen V, Lindsay R. Effects of estrogen on response to edetic acid infusion in postmenopausal osteoporotic women. *J Clin Endocrinol Metab* 1994;**78**:939–43.
22. Ebeling PR, Jones JD, Burritt MF, Duerson CR, Lane AW, Hassager C, et al. Skeletal responsiveness to endogenous parathyroid hormone in postmenopausal osteoporosis. *J Clin Endocrinol Metab* 1992;**75**:E1033–8.
23. Wiske PS, Epstein S, Bell NH, Queener SF, Edmondson J, Johnston CC. Increases in immunoreactive parathyroid hormone with age. *N Engl J Med* 1979;**300**:1419–21.
24. Gallagher JC, Riggs BL, Jerpbak CM, Arnaud CD. The effect of age on serum immunoreactive parathyroid hormone in normal and osteoporotic women. *J Lab Clin Med* 1980;**95**:373–85.
25. Insogna KL, Lewis AM, Lipinski BA, Bryant C, Baran DT. Effect of age on serum immunoreactive parathyroid hormone and its biological effects. *J Clin Endocrinol Metab* 1981;**53**:1072–5.
26. Marcus R, Madvig P, Young G. Age-related changes in parathyroid hormone and parathyroid hormone action in normal humans. *J Clin Endocrinol Metab* 1984;**58**:223–30.
27. Epstein S, Bryce G, Hinman JW, Miller ON, Riggs BL, Hui SL, et al. The influence of age on bone mineral regulating hormones. *Bone* 1986;**7**:421–5.
28. Young G, Marcus R, Minkoff JR, Kim LY, Segre GV. Age-related rise in parathyroid hormone in man: the use of intact and mid-molecule antisera to distinguish hormone secretion from retention. *J Bone Miner Res* 1987;**2**:367–74.
29. Forero MS, Klein RF, Nissenson RA, Nelson K, Heath III H, Arnaud CD, et al. Effect of age on circulating immunoreactive and bioactive parathyroid hormone levels in women. *J Bone Miner Res* 1987;**2**:363–6.
30. Eastell R, Yergey AL, Vieira N, Cedel SL, Kumar R, Riggs BL.

Interrelationship among vitamin D metabolism, true calcium absorption, parathyroid function and age in women: evidence of an age-related intestinal resistance to 1,25(OH)2D action. *J Bone Miner Res* 1991;**6**:125–32.
31. Khosla S, Melton 3rd LJ, Atkinson EJ, O'Fallon WM, Klee GG, Riggs BL. Relationship of serum sex steroid levels and bone turnover markers with bone mineral density in men and women: a key role for bioavailable estrogen. *J Clin Endocrinol Metab* 1998;**83**:2266–74.
32. Koh LKH, Bauer DC, Forsyth BA, Gore LR, Vogt MT, Cummings SR. PTH in postmenopausal osteoporotic women. *J Bone Miner Res* 1997;**12**:S166.
33. Prince R, Dick I, Devine A, Price R, Gutteridge D, Kerr D, et al. The effects of menopause and age on calcitropic hormones: a cross-sectional study of 655 healthy women aged 35 to 90. *J Bone Miner Res* 1995;**10**:835–42.
34. Dawson-Hughes B, Harris S, Kramich C, Dallal G, Rasmussen HM. Calcium retention and hormone levels in Black and White women on high- and low-calcium diets. *J Bone Miner Res* 1993;**8**:779–87.
35. Bell NH, Yergey AL, Vieira NE, Oexmann MJ, Shary JR. Demonstration of a difference in urinary calcium, not calcium absorption, in black and white adolescents. *J Bone Miner Res* 1993;**8**:1111–5.
36. Perry HM, Horowitz M, Morley JE, Fleming S, Jensen J, Caccione P, et al. Aging and bone metabolism in African American and Caucasian women. *J Clin Endocrinol Metab* 1996;**81**:1108–17.
37. Eastell R, Simmons PS, Colwell A, Assiri AMA, Burritt MF, Russell RGG, et al. Nyctohemeral changes in bone turnover assessed by serum bone Gla-protein concentration and urinary deoxypyridinoline excretion:effects of growth and ageing. *Clin Sci* 1992;**83**:375–82.
38. Ledger GA, Burritt MF, Kao PC, O'Fallon WM, Riggs BL, Khosla S. Role of parathyroid hormone in mediating nocturnal and age-related increases in bone resorption. *J Clin Endocrinol Metab* 1995;**80**:3304–10.
39. Ledger GA, Burritt MF, Kao PC, O'Fallon WM, Riggs BL, Khosla S. Abnormalities of parathyroid hormone secretion in elderly women that are reversible by short term therapy with 1,25-dihydroxyvitamin D3. *J Clin Endocrinol Metab* 1994;**79**:211–6.
40. Portale AA, Lonergan ET, Tanney DM, Halloran BP. Aging alters calcium regulation of serum concentration of parathyroid hormone in healthy men. *Am J Physiol* 1997;**35**:E139–46.
41. Akerstrom G, Rudberg C, Grimelius L, Bergstrom R, Johansson H, Ljunghall S, et al. Histologic parathyroid abnormalities in an autopsy series. *Hum Pathol* 1986;**17**:520–7.
42. Delmas PD, Stenner D, Wahner HW, Mann KG, Riggs BL. Increase in serum bone gamma-carboxyglutamic acid protein with aging in women: implications for the mechanism of age-related bone loss. *J Clin Invest* 1983;**71**:1316–21.
43. Khaw KT, Sneyd MJ, Compston J. Bone density parathyroid hormone and 25-hydroxyvitamin D concentrations in middle aged women. *BMJ* 1992;**305**:273–7.
44. Murphy S, Khaw KT, Prentice A, Compston JE. Relationships between parathyroid hormone, 25-hydroxyvitamin D, and bone mineral density in elderly men. *Age Ageing* 1993;**22**:198–204.
45. Boonen S, Cheng XG, Nijs J, Nicholson PHF, Verbeke G, Lesaffre E, et al. Factors associated with cortical and trabecular bone loss as quantified by peripheral computed tomography (pQCT) at the ultradistal radius in aging women. *Calcif Tissue Int* 1997;**60**:164–70.
46. von Muhlen DG, Greendale GA, Garland CF, Wan L, Barrett-Connor E. Vitamin D, parathyroid hormone levels and bone mineral density in community-dwelling older women: the Rancho Bernardo Study. *Osteoporos Int* 2005;**16**:1721–6.
47. Sneve M, Emaus N, Joakimsen RM, Jorde R. The association between serum parathyroid hormone and bone mineral density, and the impact of smoking: the Tromso Study. *Eur J Endocrinol* 2008;**158**:401–9.
48. Arabi A, Baddoura R, El-Rassi R. El-Hajj Fuleihan G. PTH level but not 25 (OH) vitamin D level predicts bone loss rates in the elderly. *Osteoporos Int* 2012;**23**:971–80.
49. Curtis JR, Ewing SK, Bauer DC, Cauley JA, Cawthon PM, Barrett-Connor E, et al. Association of intact parathyroid hormone levels with subsequent hip BMD lost: the Osteoporotic Fractures in Men (MrOS) study. *J Clin Endocrinol Metab* 2012;**97**:1937–44.
50. Flicker L, Lichtenstein M, Colman P, Buirski G, Kaymakci B, Hopper JL, et al. The effect of aging on intact PTH and bone density in women. *J Am Geriatr Soc* 1992;**40**:1135–8.
51. Bilezikian JP. Editorial: Estrogens and postmenopausal osteoporosis: was Albright right after all. *J Bone Miner Res* 1998;**13**:774–6.
52. Shukla S, Gillespy III T, Thomas Jr WC. The effect of hypoparathyroidism on the aging skeleton. *J Am Geriatr Soc* 1990;**38**:884–8.
53. Fox J, Miller MA, Newman MK, Recker RR, Turner CH, Smith SY. Effects of daily treatment with parathyroid hormone 1–84 for 16 months on density, architecture and biomechanical properties of cortical bone in adult ovariectomized rhesus monkeys. *Bone* 2007;**41**:321–30.
54. Recker RR, Bare SP, Smith SY, Varela A, Miller MA, Morris SA, et al. Cancellous and cortical bone architecture and turnover at the iliac crest of postmenopausal osteoporotic women treated with parathyroid hormone 1–84. *Bone* 2009;**44**:113–9.
55. Gafni RI, Brahim JS, Andreopoulou P, Bhattacharyya N, Kelly MH, Brillante BA, et al. Daily parathyroid hormone 1–34 replacement therapy for hypoparathyroidism induces marked changes in bone turnover and structure. *J Bone Miner Res* 2012;**27**:1811–20.
56. Chapuy MC, Schott AM, Garnero P, Hans D, Delmas PD, Meunier PJ. Healthy elderly French women living at home have secondary hyperparathyroidism and high bone turnover in winter. *J Clin Endocrinol Metab* 1996;**81**:1129–33.
57. Sherman SS, Hollis BW, Tobin JD. Vitamin D status and related parameters in a healthy population: the effect of age, sex, and season. *J Clin Endocrinol Metab* 1990;**71**:405–13.
58. Tsai KS, Heath H, Kumar R, Riggs BL. Impaired vitamin D metabolism with aging in women: possible role in pathogenesis of senile osteoporosis. *Clin Res* 1984;**32**:411A.
59. Ebeling PR, Sandgren ME, DiMagno EP, Lane AW, DeLuca HF, Riggs BL. Evidence of an age-related decrease in intestinal responsiveness to vitamin D: relationship between serum 1,25-dihydroxyvitamin D3 and intestinal vitamin D receptor concentrations in normal women. *J Clin Endocrinol Metab* 1992;**75**:176–82.
60. Kinyamu HK, Gallagher JC, Prahl JM, Deluca HF, Petranick KM, Lanspa SJ. Association between intestinal vitamin D receptor, calcium absorption, and serum 1,25 dihydroxyvitamin D in normal young and elderly women. *J Bone Miner Res* 1997;**12**:922–8.
61. Pattanaungkul S, Riggs BL, Yergey AL, Vieira NE, O'Fallon WM, Khosla S. Relationship of intestinal calcium absorption to 1,25-dihydroxyvitamin D [1,25(OH)2D] levels in young versus elderly women: evidence for age-related intestinal resistance to 1,25(OH)2D action. *J Clin Endocrinol Metab* 2000;**85**:4023–7.
62. Heaney RP, Recker RR, Saville PD. Menopausal changes in calcium balance performance. *J Lab Clin Med* 1978;**92**:953–63.
63. Looker AC, Harris TB, Madans JH, Sempos CT. Dietary calcium and hip fracture risk: the NHANES I epidemiologic follow-up study. *Osteoporos Int* 1993;**3**:177–84.
64. McKane WR, Khosla S, Egan KS, Robins SP, Burritt MF, Riggs BL. Role of calcium intake in modulating age-related increases in parathyroid function and bone resorption. *J Clin Endocrinol Metab* 1996;**81**:1699–703.
65. McKane RW, Khosla S, Risteli J, Robins SP, Muhs JM, Riggs BL. Role of estrogen deficiency in pathogenesis of secondary hyperparathyroidism and increased bone resorption in elderly women. *Proc Assoc Am Phys* 1997;**109**:174–80.
66. Khosla SK, Atkinson EJ, Melton 3rd LJ, Riggs BL. Effects of age and estrogen status on serum parathyroid hormone levels and biochemical markers of bone turnover in women: a population-based study. *J Clin Endocrinol Metab* 1997;**82**:1522–7.
67. Gennari C, Agnusdei D, Nardi P, Civitelli R. Estrogen preserves a normal intestinal responsiveness to 1,25-dihydroxyvitamin D3 in oophorectomized women. *J Clin Endocrinol Metab* 1990;**71**:1288–93.

68. Nordin BEC, Need AG, Morris HA, Horowitz M, Robertson WG. Evidence for a renal calcium leak in postmenopausal women. *J Clin Endocrinol Metab* 1991;**72**:401–7.
69. Riggs BL, Khosla S, Melton 3rd LJ. A unitary model for involutional osteoporosis: estrogen deficiency causes both type I and type II osteoporosis in postmenopausal women and contributes to bone loss in aging men. *J Bone Miner Res* 1998;**13**:763–73.

第 59 章

甲状旁腺激素与糖皮质激素相关性骨质疏松症

Robert A. Adler, Andrea Giustina

引言

糖皮质激素相关性骨质疏松症(GIOP)是最常见的继发性骨质疏松症[1]。由于以低骨转换为特征,GIOP 经常与骨折联系在一起,发生在 30%~50%的患者中[2]。由于主要累及松质骨,通常在开始应用糖皮质激素(GC)的第一个月,脊椎骨的骨折风险会相应增加[2,3]。尽管糖皮质激素会导致骨质流失以及骨折,但许多正接受或者开始长期糖皮质激素治疗的患者仍没有评估其骨骼健康。

糖皮质激素相关性骨质疏松症发病机制

GIOP 的主要病理生理机制是通过抑制成骨细胞成熟及作用减少骨形成[4]。GC 主要通过诱导过氧化物酶体增殖物激活受体(PPAR)γ2 减少骨髓间质细胞向成骨细胞转化,转而分化成脂肪细胞[5]。此外,GC 通过增加一种细胞外拮抗 Wnt 与其受体结合的拮抗因子 Dickkopf1(Dkk1)的表达,同时通过激活糖原合酶激酶 3β(GSK-3β)促进 β-连环蛋白代谢,拮抗经典的 Wnt/β-连环蛋白通路,从而抑制成骨细胞分化。事实上,无论是 Wnt 还是 β-连环蛋白的缺失,都会抑制成骨细胞增殖,促讲破骨细胞生成。在生理学方面,Wnt 与其跨膜受体及两个联合受体, 低密度脂蛋白受体结合蛋白(LRP)-5 以及(LRP)-6 结合,抑制 GSK-3β 活性,同时使 β-连环蛋白进入细胞核,使相应基因表达调控成骨细胞分化。在 GC 介导的 Wnt 被抑制的病例中,GSK-3β 导致 β-连环蛋白失活,同时 β-连环蛋白无法进入细胞核[6-11]。其他 GC 的效应是通过调控一些生长因子在骨骼上的表达介导的。特别是,GC 影响骨表达 IGF-Ⅰ,不影响成骨细胞 IGF-Ⅰ受体数量和亲和力。最后,GC 也与成骨细胞和骨细胞凋亡增加有关[4]。

糖皮质激素相关性骨质疏松症中 PTH 影响骨的合成代谢的机制

PTH 的成骨作用,无论是在实验或是临床上,都依赖于低剂量和间断注射[12]。在“间断”这个设置中,我们指的是 PTH 每天通过皮下注射能够导致循环中 PTH 快速、阶段性上升, 然后在几个小时内降低到基线浓度。间断的 PTH 注射对骨细胞产生的效用与能导致皮质分解占优势的长期持续的 PTH 作用(例如,原发性甲状旁腺功能亢进症)是不同的。间断的 PTH 作用不仅能够导致成骨细胞的谱系细胞有丝分裂, 而且还可以阻止糖皮质激素导致的成骨及骨细胞凋亡, 提高骨形成细胞的数量[13]。PTH 也通过提高 Wnt 拮抗剂 Dkk1 和硬骨素[14,15]的抑制作用促进成骨作用[12]。其次,PTH 能促进成骨细胞合成 IGF-Ⅰ, 逆转糖皮质激素的作用。实际上,IGF-Ⅰ的中和作用阻止 PTH 介导的骨胶原合成。此外,在小鼠中 PTH 的成骨作用会被 IGF-Ⅰ产生和功能的改变所抑制[16-19]。最后,PTH 已经被证实能够抑制被糖皮质激素刺激的 PPARγ 的反式激活活性。因此,能够改变间质细胞的分化,使其由脂肪细胞转向成骨细胞[20]。在暴露于糖皮质激素的早期阶段,通过类似于成骨细胞中 PTH 的作用机制,NF-κB 配体的受体激动剂(RANKL)表达增加,骨保护素的表达减少,导致骨吸收增加。糖皮质激素还会促进巨噬细胞集落刺激因子的表达,在 RANKL 存在下促进破骨细胞生成[4]。最后, 糖皮质激素已被证实能够上调破骨细胞生成细胞因子受体亚基[20]。已经有临床证据证实在糖皮质激素治疗的第一个月,骨吸收标志物表达增加。

PTH 在糖皮质激素相关性骨质疏松发病机制中的作用

GIOP 基线数据

糖皮质激素对调控胃肠道钙重吸收、维生素 D 代谢、肾脏钙调控、骨转换以及下丘脑–垂体–性腺轴和 GH-IGF-Ⅰ有着明显作用。大部分对 GIOP 的解释说明包含甲状旁腺激素继发性升高，但还没有获得最近的研究支持[3]。过时的概念认为 PTH 水平是对糖皮质激素抑制胃肠道钙的重吸收及促进肾脏钙的排泄作用的一种反馈[4]。一些研究也提出了维生素 D 缺乏或抵抗导致了钙的重吸收减少,更直接导致了 PTH 的分泌过多[4]。对于 GIOP 中的继发性甲状旁腺功能亢进症，也有一些报道提出了相反的意见。与同年龄对照人群相比较,在接受长期或短期糖皮质激素治疗的哮喘或慢性阻塞性肺疾病的患者以及接受小剂量或大剂量糖皮质激素[21-24]的女性类风湿性关节炎患者中，血清 PTH 的浓度是正常的。与此相反,其他研究认为长时间的糖皮质激素应用会升高循环中的 PTH[5,25]。导致这些矛盾结果的原因之一是单次的随机测量并不能反映个体的甲状旁腺激素自身分泌模式，结果是不能对由 GC 介导的 PTH 的分泌动力学可能的异常提供任何解释。实际上,生理学上 PTH 的分泌[26,27],像其他很多激素一样[28-31],是基础分泌与脉冲式分泌的叠加。

糖皮质激素对 PTH 脉冲式分泌的影响

由于需要频繁地采集血标本，这对于患者来说难以接受,同时对于医疗体系来说非常昂贵,所以一般的激素以及 PTH 的脉冲式分泌数据的获得变得非常困难。因此所有激素脉冲性的分析方法都被认为是一种研究工具而不适用于日常临床使用，除了在一些特定的情况下[31,32]。初步研究表明人血清中 PTH 水平的自发波动可能与血清钙、血清磷的变化相关的波动及昼夜节律有关。

近年来，已经确定 PTH 分泌的生理模式包括两个主要的组成部分：一个是主要的、持续的基础分泌模式,另一个为低幅度、高频律(每 15~20 分钟,占总分泌量的 25%)脉冲分泌模式[36]。在绝经后女性骨质疏松症中,PTH 脉冲分泌的减少已经被很多学者报道[27]。在动物和人体内小剂量间断注射 PTH(每日 1 次)会刺激骨形成[37-41],这与 PTH 脉冲分泌可能与骨中激素的受体后作用有关的概念一致[19]。

我们之前研究了 GC 对 6 名成年男性患者的 PTH 脉冲分泌的影响(年龄范围为 31~64 岁),使用长期的 GC 治疗(6 个月;每日剂量 7.5mg 或以上的泼尼松或与其剂量当量)与 10 名同年龄、同性别的正常受试者对比,6 例患者中有 3 例患有风湿性疾病 (其中 2 例患有系统性红斑狼疮,1 例患有风湿性多肌痛)。治疗的平均持续时间为 17.5 个月，泼尼松的日常平均剂量为 10mg。每 3 分钟检测血液中 PTH,持续测量 6 小时(9:00 至 15:00)确定了脉冲动力学。每名受试者的血浆 PTH 浓度应用多参数反卷积分析。GC 治疗组 PTH 基础分泌率大约是对照组的一半,然而分脉冲式 PTH 分泌占比与对照组相比超过 2 倍(峰值间隔减少)($P\leq0.01$)[42]。这些异常的 PTH 分泌动力学可以加强以下认识：外源性 PTH 应用方式对其生物学行为至关重要，某些程度上从药理学角度模拟其生理学分泌模式是可能的,并且能够了解外源性间断应用 PTH 治疗 GIOP 的疗效[43]。事实上,这种自发 PTH 分泌[37-41]的再分布可以解释为一种对长期 GC 过量的代偿性的、不充足的反应,而这种长期 GC 过量则是由血液循环中较低的维生素 D 水平或是来自骨骼中的信号通路(如 RANKL-OPG、IGF-Ⅰ)引起的，其中糖皮质激素和 PTH 可能起到完全相反的作用[44-46]。事实上,临床上间断使用 PTH 可以为内在代偿机制被抑制的患者提供更大的激素峰值,因此提供了一个对由 GC 信号导致的生化及激素环境紊乱有效的反应。涉及的两个系统包括 RANKL-OPG 和 IGF-Ⅰ,其中糖皮质激素和 PTH 可能起到完全相反的作用[44-46]。

甲状旁腺激素对 GIOP 的治疗作用

如上所述,GIOP 非常的棘手，因为当患者开始口服糖皮质激素治疗 3 个月起，骨折风险也随之升高[47]。这与绝经后骨质疏松症患者数年间骨折风险逐渐增加形成了对比。在 GIOP 病理生理学中,这种骨折风险的加速时间进程的重要原因已经被发现，再次与绝经后骨质疏松症形成了反差。绝经后雌激素的减少和骨转换活跃反映在破骨细胞和成骨细胞活性上。然而,对于绝经后骨质疏松症的女性来说，破骨细胞活性 (骨吸收)大于成骨细胞活性(骨形成)。久而久之,这就导致了骨质流失及骨微结构的破坏。相比之下,激素治疗的患者以及 GIOP 动物模型的骨组织学检查显示了成骨细胞活性减少的证据。

正如 Weinstein 等[48]所描述的，强有力的证据显示长期糖皮质激素使用减少成骨细胞的产生，增加成骨细胞凋亡，导致了成骨细胞骨形成减少。GC 治疗开始后不久破骨细胞存活能力就会增加，可能暂时大于 GC 诱导的破骨细胞生成减少。美国风湿病学会和美国骨骼和矿物研究学会建议对 GIOP 患者进行双膦酸盐治疗[49,50]。双膦酸盐能够抑制破骨细胞活性，提高骨密度以及减少 GIOP 患者形态上的椎体骨折[51,52]。增加成骨细胞活性的药物为治疗 GIOP 提供了强有力的证据。

临床前试验

如果 GC 诱导的骨质疏松症的主要致病机制为成骨细胞活性的减少，那么提高成骨细胞活性可能对降低骨折风险是有效的[53]。PTH 的生物学活性片段，完整的甲状旁腺激素及其 N-末端，即特立帕肽(PTH1-34 片段或 TPTD)的作用已经在 GIOP 患者中被证实。PTH 或特立帕肽的实际应用已经在通过数周泼尼松缓释剂干预的 Swiss-Webster 小鼠中被证实。泼尼松干预组的小鼠骨密度与对照组相比降低 10%。GC 干预组小鼠脊椎的压缩强度明显下降，股骨远端骨小梁厚度变薄(通过微型数控断层扫描测量)。泼尼松治疗小鼠每天接受人类特立帕肽注射能够保护脊椎骨密度以及股骨远端骨小梁厚度。通过特立帕肽干预也能够改善脊椎压缩强度。仔细分析这些小鼠骨组织形态学发现，泼尼松干预可以导致松质骨区域减弱，类骨质区域及骨皮质宽度减少。以上改变都能够被 TPTD 改善。在细胞水平上，泼尼松颗粒导致的成骨细胞凋亡增加、骨形成速率减低也能够被特立帕肽抑制。泼尼松会导致成骨细胞凋亡急剧加快；这也能够被特立帕肽的干预所控制。因此，在 GIOP 的动物模型中，特立帕肽是有效的[54]。

骨密度的临床疗效

检测 GIOP 患者 PTH 或 TPTD 的潜在疗效是十分重要的。在这一点上，三个主要研究已经证实了 TPTD 在 GIOP 人群中的疗效。每项研究是用不同的实验设计测试不同的人群，总的来说，都提供了有力的证据证明了 PTH 在口服 GC 的人群中的作用。通过双能 X 线吸收测量法(DXA)，Lane 等的研究比较了绝经后女性(n=51)与日激素平均用量 8~9mg 的激素替代治疗的骨质疏松症患者(DXA T 值<-2.5)[55,56]。所有的女性接受激素替代治疗长达 2 年，但有一半的患者接受 40μg TPTD 注射 1 年后，持续观察 1 年。在两年时间的研究中，仅激素替代的女性脊椎和髋部的骨密度并没有明显改变。而接受 TPTD 的女性 1 年之内脊椎骨密度上升超过 10%，髋部超过 2%。在第 2 年后，尽管停用了 TPTD，脊椎的骨密度仍维持稳定，髋部的骨密度升高，超过基线的 5%。通过定量计算机断层扫描发现，在第 1 年和第 2 年特立帕肽组也显著增加。

Saag 等[43]研究了包括 428 名每日服用相同剂量(约 8mg)的男性和女性。一半患者被随机分配到每日接受 20mg TPTD 皮下注射，另一半患者每日口服阿仑膦酸钠 10mg。适当提供阿仑膦酸钠和 TPTD 的安慰剂。每组约 70%的患者完成了 18 个月的研究。在 TPTD 及阿仑膦酸钠组脊椎的骨密度各自增加 7.2%、3.4%(P<0.001)。对于全髋骨密度的比较，TPTD 治疗组显著上升(3.8%对 2.4%)。这个研究延长至 36 个月[43]。此时，TPTD 治疗组脊椎的骨密度增加 11%，阿仑膦酸钠组上升 5%(P<0.001)。同样的，TPTD 治疗组在全髋及股骨颈的骨密度与阿仑膦酸钠组相比有着更加明显的升高。

Gluer 等[58]在近期的一项历时 18 个月的开放性研究中，将 92 例服用糖皮质激素(每日剂量约 9mg)的男性随机分为两组，一组为每日皮下注射 20μg TPTD，另外一组每周口服 35mg 利塞膦酸钠。通过 DXA 检测骨密度发现，TPTD 组升高约 7%，而利塞膦酸钠组升高 3.3%(P=0.045)。在股骨颈方面，TPTD 组男性升高了 1.52%，而利塞膦酸钠组降低了 1.1%(P=0.025)。TPTD 组男性的全髋骨密度明显上升，但是没有统计学差异。通过 QCT 检测，两组的差异更加令人关注。TPTD 组椎体的骨密度升高了 16.3%，而利塞膦酸钠组仅升高了 3.8%(P=0.004)。这些类似的数据证实 TPTD 在 GIOP 患者中提高骨密度的作用要优于激素替代疗法、阿仑膦酸钠和利塞膦酸钠。

骨转换标志物的临床效用

骨转换标志物是有效的、代表骨形成和骨吸收的标志物，能够为某一治疗药物的机制提供潜在的解释。因此，上述研究也通过测量 BTM 来确定在 GIOP 的研究对象中使用的各种治疗药物能否像预期的那样促进骨形成抑制骨吸收。每项研究都采用了不同的 BTM 检测方法。Lane 等[55,56]关于 GIOP 绝经后女性的研究发现，在 TPTD 治疗的女性中骨形成标志物骨钙素及骨特性碱性磷酸酶(BSAP)均升高，但是在仅用激素替代治疗的女性中以上两个指标没有明显变化。骨吸收标志物脱氧吡啶诺林(DPD)在 TPTD 治疗组仅有轻度的升高，而在 HRT 治疗组中变化不大。在 18 个月时，Saag

等[43]的TPTD治疗组骨形成标志物Ⅰ型胶原蛋白的N-末端肽(P1NP)明显升高，然而在阿仑膦酸钠治疗组中是降低的。TPTD及阿仑膦酸钠干预组中骨吸收标志物Ⅰ型胶原蛋白的C-末端肽(CTX)均升高。在TPTD与利塞膦酸钠的干预实验中[58,59]，对P1NP和CTX也进行了检查。TPTD组出现了P1NP和CTX的迅速升高，然而利塞膦酸钠出现了适当的抑制。直到18周，TPTD对CTX的作用减弱但是对骨形成标志物的作用持续显著存在。总之，在GIOP的患者中，与骨转换抑制剂相比，TPTD增加骨形成且在较小程度上增加骨吸收。因此，在GIOP中，骨形成和抑制骨吸收的治疗在BTM上有着预期作用，可能反映出了不同的作用机制。

新骨强度检测方法的临床效用

随着新的评估骨强度工具的发展，它们已被应用于研究骨质疏松症的治疗方法。在Gluer等[58]的研究中，几种较新的方法被用来评估接受TPTD或利塞膦酸钠治疗的男性。这在GIOP中尤为重要，因为骨折发生时DXA测量的BMD水平要高于其他形式的骨质疏松症[60]。此外，新的测量骨强度方法可以提供更深层次的对GIOP发病机制以及治疗效果的见解。尽管Gluer等[58,59]的研究是开放的，研究者阅读治疗组骨平片时采取的是盲法。通过高分辨率的QCT检查(HRQCT)，TPTD治疗组的GIOP患者相较于利塞膦酸钠治疗组来说有着更高的脊椎整体骨密度、骨小梁骨密度以及明显的骨表面体积比率。然而，皮质厚度和横截面积没有显著性差异。作者通过HRQCT图像在三个不同的模型中使用椎体的有限元素分析：轴向压缩、前弯曲和轴向扭转。在这些骨强度的测量方法中，TPTD干预组的椎体强度在干预18个月后相较于利塞膦酸钠来说显著增加。因此，这些新的检测方法证实了在GIOP的疗效上促合成的治疗效果要优于抑制骨吸收的治疗。

骨折风险的临床效用

虽然以上所有测量方法都一致认为PTH或TPTD在GIOP治疗中是有效的，但最重要的结果是对骨折风险的影响。在Lane等[56]的研究中观察到了一些小的失衡，PTH干预下没有出现椎体骨折，而只接受HRT治疗的患者出现1例椎体骨折。每组均有2例患者出现了新的非椎体骨折。在Saag的研究中[43]，治疗36个月后总结骨折情况发现，TPTD治疗组约1.7%的患者出现新发椎体骨折，而阿仑膦酸钠组有7.7%出现新发椎体骨折($P<0.01$)。这是一个惊人的发现，因为研究没有致力于发现两组间骨折发生率的不同之处。同时，两组之间新发的非椎体骨折也没有不同。在Gluer的研究中[58]，治疗18个月后，TPTD组中没有出现新的临床骨折，而利塞膦酸钠组出现了5例新发骨折(P=0.056)。没有患者出现临床的椎体骨折。虽然数量很少且不确定，但再次提供了证据表明间断给予TPTD可促进骨形成，从而能够更好地治疗GIOP。

结论

促进成骨的治疗对于应用GC后成骨细胞活性降低的骨骼来说已经被前期试验研究和三个人群研究证实存在理论优势。尽管还没有大型的研究能够清楚地证实接受PTH或TPTD治疗的患者更少出现临床椎体或者其他骨折，PTH片段在面积骨密度、体积骨密度、骨转换标志物以及促进测量骨强度方法进展的所有方面均为高骨折风险GIOP患者提供了治疗选择。

（王浩 译）

参考文献

1. Mazziotti G, Canalis E, Giustina A. Drug-induced osteoporosis: mechanisms and clinical implications. *Am J Med* 2010;**123**:877–84.
2. Mazziotti G, Angeli A, Bilezikian JP, Canalis E, Giustina A. Glucocorticoid-induced osteoporosis: an update. *Trends Endocrinol Metab* 2006;**17**:144–9.
3. Angeli A, Guglielmi G, Dovio A, Capelli G, de Feo D, Giannini S, et al. High prevalence of asymptomatic vertebral fractures in post-menopausal women receiving chronic glucocorticoid therapy: a cross-sectional outpatient study. *Bone* 2006;**39**:253–9.
4. Canalis E, Mazziotti G, Giustina A, Bilezikian JP. Glucocorticoid-induced osteoporosis: pathophysiology and therapy. *Osteoporos Int* 2007;**18**:1319–28.
5. Canalis E, Giustina A. Glucocorticoid-induced osteoporosis: summary of a workshop. *J Clin Endocrinol Metab* 2001;**86**:5681–5.
6. Ohnaka K, Tanabe M, Kawate H, Nawata H, Takayanagi R. Glucocorticoid suppresses the canonical Wnt signal in cultured human osteoblasts. *Biochem Biophys Res Commun* 2005;**329**:177–81.
7. Canalis E, Giustina A, Bilezikian JP. Mechanisms of anabolic therapies for osteoporosis. *N Engl J Med* 2007;**357**:905–16.
8. Westendorf JJ, Kahler RA, Schroeder TM. Wnt signaling in osteoblasts and bone diseases. *Gene* 2004;**341**:19–39.
9. Manelli F, Giustina A. Glucocorticoid-induced osteoporosis. *Trends Endocrinol Metab* 2000;**11**:79–85.
10. Holmen SL, Zylstra CR, Mukherjee A, Sigler RE, Faugere MC, Bouxsein ML, et al. Essential role of beta-catenin in postnatal bone acquisition. *J Biol Chem* 2005;**280**:21162–8.
11. Smith E, Frenkel B. Glucocorticoids inhibit the transcriptional activity of LEF/TCF in differentiating osteoblasts in a glycogen synthase kinase-3beta-dependent and -independent manner. *J Biol Chem* 2005;**280**:2388–94.
12. Jilka RL, Weinstein RS, Bellido T, Roberson P, Parfitt AM, Manolagas SC. Increased bone formation by prevention of osteoblast apoptosis with parathyroid hormone. *J Clin Invest* 1999;**104**:439–46.

13. Bellido T, Ali AA, Gubrij I, Plotkin LI, Fu Q, O'Brien CA, et al. Chronic elevation of parathyroid hormone in mice reduces expression of sclerostin by osteocytes: a novel mechanism for hormonal control of osteoblastogenesis. *Endocrinology* 2005;**146**:4577–83.
14. Guo J, Liu M, Yang D, Bouxsein ML, Saito H, Galvin RJ, et al. Suppression of Wnt signaling by Dkk1 attenuates PTH-mediated stromal cell response and new bone formation. *Cell Metab* 2010;**11**:161–71.
15. Giustina A, Mazziotti G, Canalis E. Growth hormone, insulin-like growth factors, and the skeleton. *Endocr Rev* 2008;**29**:535–59.
16. Canalis E, Centrella M, Burch W, McCarthy TL. Insulin-like growth factor I mediates selective anabolic effects of parathyroid hormone in bone cultures. *J Clin Invest* 1989;**83**:60–5.
17. Miyakoshi N, Kasukawa Y, Linkhart TA, Baylink DJ, Mohan S. Evidence that anabolic effects of PTH on bone require IGF-I in growing mice. *Endocrinology* 2001;**142**:4349–56.
18. Yamaguchi M, Ogata N, Shinoda Y, Akune T, Kamekura S, Terauchi Y, et al. Insulin receptor substrate-1 is required for bone anabolic function of parathyroid hormone in mice. *Endocrinology* 2005;**146**:2620–8.
19. Jilka RL. Molecular and cellular mechanisms of the anabolic effect of intermittent PTH. *Bone* 2007;**40**:1434–46.
20. Dovio A, Perazzolo L, Saba L, Termine A, Capobianco M, Bertolotto A, et al. High-dose glucocorticoids increase serum levels of soluble IL-6 receptor alpha and its ratio to soluble gp130: an additional mechanism for early increased bone resorption. *Eur J Endocrinol* 2006;**154**:745–51.
21. Slovik DM, Neer RM, Ohman JL, Lowell FC, Clark MB, Segre GV, et al. Parathyroid hormone and 25-hydroxyvitamin D levels in glucocorticoid-treated patients. *Clin Endocrinol* 1980;**12**:243–8.
22. Leboff MS, Wade JP, Mackowiak S, el-Hajj Fuleihan G, Zangari M, Liang MH. Low dose prednisone does not affect calcium homeostasis or bone density in postmenopausal women with rheumatoid arthritis. *J Rheumatol* 1991;**18**:339–44.
23. Paz-Pacheco E, Fuleihan GE, Leboff MS. Intact parathyroid hormone levels are not elevated in glucocorticoid-treated subjects. *J Bone Miner Res* 1995;**10**:1713–8.
24. Hattersley AT, Meeran K, Burrin J, Hill P, Shiner R, Ibbertson HK. The effect of long- and short-term corticosteroids on plasma calcitonin and parathyroid hormone levels. *Calcif Tissue Int* 1994;**54**:198–202.
25. Carpinteri R, Porcelli T, Mejia C, Patelli I, Bilezikian JP, Canalis E, et al. Glucocorticoid-induced osteoporosis and parathyroid hormone. *J Endocrinol Invest* 2010;**33**:16–21.
26. Samuels MH, Veldhuis J, Cawley C, Urban RJ, Luther M, Bauer R, et al. Pulsatile secretion of parathyroid hormone in normal young subjects: assessment by deconvolution analysis. *J Clin Endocrinol Metab* 1993;**77**:399–403.
27. Samuels MH, Veldhuis JD, Kramer P, Urban RJ, Bauer R, Mundy G. Episodic secretion of parathyroid hormone in post-menopausal women: assessment by deconvolution analysis and approximate entropy. *J Bone Miner Res* 1993;**12**:616–23.
28. Giustina A, Veldhuis J. Pathophysiology of the neuroregulation of growth hormone secretion in experimental animals and the human. *Endocrine Rev* 1998;**19**:717–97.
29 Samuels MH, Veldhuis JD, Henry P, Ridgway EC. Pathophysiology of pulsatile and copulsatile release of thyroid-stimulating hormone, luteinizing hormone, follicle-stimulating hormone and alpha-subunit. *J Clin Endocrinol Metab* 1990;**71**:425–32.
30 Iranmanesh A, Lizzarralde G, Short D, Veldhuis JD. Intensive venous sampling paradigms disclose high frequency adrenocorticotropin release episodes in normal men. *J Clin Endocrinol Metab* 1990;**71**:1276–83.
31. Giustina A, Girelli A, Alberti D, Bossoni S, Buzi F, Doga M, et al. Effects of pyridostigmine on spontaneous and growth hormone-releasing hormone stimulated growth hormone secretion in children on daily glucocorticoid treatment after liver transplantation. *Clin Endocrinol* 1991;**35**:491–8.
32. Giustina A, Scalvini T, Tassi C, Desenzani P, Poiesi C, Wehrenberg WB, et al. Maturation of the regulation of growth hormone secretion in young males with hypogonadotropic hypogonadism pharmacologically exposed to progressive increments in serum testosterone. *J Clin Endocrinol Metab* 1997;**82**:1210–9.
33. Harms HM, Kaptaina U, Kulpmann RW, Brabant G, Hesch RD. Pulse amplitude and frequency modulation of parathyroid hormone in plasma. *J Clin Endocrinol Metab* 1989;**69**:843–51.
34. Kitamura N, Shigeno C, Shiomi K, Lee K, Ohta S, Sone T, et al. Episodic fluctuation in serum intact parathyroid hormone concentration in men. *J Clin Endocrinol Metab* 1990;**70**:252–63.
35. Calvo MS, Eastell R, Offord KP, Bergstralh EJ, Burrit MF. Circadian variation in ionized calcium and intact parathyroid hormone: evidence for sex differences in calcium homeostasis. *J Clin Endocrinol Metab* 1991;**72**:69–76.
36. Schmitt CP, Schaefer F, Bruch A, Veldhuis JD, Schmidt-Gayk H, Stein G, et al. Control of pulsatile and tonic parathyroid hormone secretion by ionized calcium. *J Clin Endocrinol Metab* 1996;**81**:4236–43.
37. Mahoncy CA, Nissenson RA. Canine renal receptors for parathyroid hormone: down regulation in vivo by exogenous parathyroid hormone. *J Clin Invest* 1983;**72**:411–21.
38. Law WM Jr, Heath H 3rd. Rapid development of renal resistance to low doses of synthetic bovine parathyroid hormone fragment 1–34. Dissociation of urinary cyclic adenosine monophosphate, phosphaturic, and calciuric responses. *J Clin Invest* 1983;**72**:1106–13.
39. Teitelbaum AP, Silve CM, Nyiredy KO, Arnaud CD. Down-regulation of parathyroid hormone (PTH) receptors in cultured bone cells is associated with agonist-specific intracellular processing of PTH-receptor complexes. *Endocrinology* 1986;**118**:595–602.
40. Tam CS, Heersche NM, Muray TM, Parsons JA. Parathyroid hormone stimulates the bone apposition rate independently of its resorptive action: differential effects of intermittent and continuous administration. *Endocrinology* 1982;**110**:506–12.
41. Neer RM, Arnaud CD, Zanchetta JR, Prince R, Gaich GA, Reginster JY, et al. Effect of parathyroid hormone (1–34) on fractures and bone mineral density in postmenopausal women with osteoporosis. *N Engl J Med* 2001;**344**:1434–41.
42. Bonadonna S, Burattin A, Nuzzo M, Bugari G, Rosei EA, Valle D, et al. Chronic glucocorticoid treatment alters spontaneous pulsatile parathyroid hormone secretory dynamics in human subjects. *Eur J Endocrinol* 2005;**152**:199–205.
43. Saag KG, Zanchetta JR, Devogelaer JP, Adler RA, Eastell R, See K, et al. Effects of teriparatide versus alendronate for treating glucocorticoid-induced osteoporosis: thirty-six-month results of a randomized, double-blind, controlled trial. *Arthritis Rheum* 2009;**60**:3346–55.
44. Harms HM, Neubauer O, Kayser C, et al. Pulse amplitude and frequency modulation of parathyroid hormone in early post-menopausal women before and on hormone replacement therapy. *J Clin Endocrinol Metab* 1994;**78**:48–52.
45 Hofbauer LC, Gori F, Riggs BL, Lacey DL, Dunstan CR, Spelsberg TC, et al. Stimulation of osteoprotegerin ligand and inhibition of osteoprotegerin production by glucocorticoids in human osteoblastic linear cells: potential paracrine mechanisms of glucocorticoid-induced osteoporosis. *Endocrinology* 1999;**140**:4382–9.
46. Locklin RM, Khosla S, Riggs BL. Mechanisms of biphasic anabolic and catabolic effects of parathyroid hormone (PTH) on bone cells. *Bone* 2001;**28**:S80.
47. van Staa TP, Leufkens HG, Abenhaim L, Zhan B, Cooper C. Oral corticosteroids and fracture risk: relationship to daily and cumulative doses. *Rheumatology (Oxf)* 2000;**39**:1383–9.
48. Weinstein RS, Jilka RL, Parfitt AM, Manolagas SC. Inhibition of osteoblastogenesis and promotion of apoptosis of osteoblasts and osteocytes by glucocorticoids. Potential mechanisms of their deleterious effects on bone. *J Clin Invest* 1998; **102**:274–82.
49. Grossman JM, Gordon R, Ranganath VK, Deal C, Caplan L, Chen W, et al. American College of Rheumatology 2010 recommendations for the prevention and treatment of treatment of glucocorticoid-induced osteoporosis. *Arthritis Care Res* 2010;**62**: 1515–26.
50. Hansen KE, Wilson HA, Zapalowski C, Fink HA, Minisola S, Adler RA. Uncertainties in the prevention and treatment of glucocorticoid-induced osteoporosis. *J Bone Miner Res* 2011;**26**:

1989–96.
51. Adachi JD, Saag KG, Delmas PD, Liberman UA, Emkey RD, Seeman E, et al. Two-year effects of alendronate on bone mineral density and vertebral fracture in patients receiving glucocorticoids. *Arthritis Rheum* 2001;**44**:202–11.
52. Reid DM, Hughes RA, Laan RF, Sacco-Gibson NA, Wenderoth DH, Adami S, et al. Efficacy and safety of daily risedronate in the treatment of corticosteroid-induced osteoporosis in men and women: a randomized trial. *J Bone Miner Res* 2000;**15**:1006–13.
53. Silva BC, Costa AG, Cusano NE, Kousteni S, Bilezikian JP. Catabolic and anabolic actions of parathyroid hormone on the skeleton. *J Endocrinol Invest* 2011;**34**:801–10.
54. Weinstein RS, Jilka RJ, Roberson PK, Manolagas SC. Intermittent parathyroid hormone administration counteracts the adverse effects of glucocorticoids on osteoblast and osteocyte viability, bone formation, and strength in mice. *Endocrinology* 2010;**151**:2641–9.
55. Lane NE, Sanchez S, Modin GW, Genant HK, Pierini E, Arnaud CD. Parathyroid hormone treatment can reverse corticosteroid-induced osteoporosis. *J Clin Invest* 1998;**102**:1627–33.
56. Lane NE, Sanchez S, Modin GW, Genant HK, Pierini E, Arnaud CD. Bone mass continues to increase at the hip after parathyroid hormone treatment is discontinued in glucocorticoid-induced osteoporosis: results of a randomized controlled clinical trial. *J Bone Miner Res* 2000;**15**:944–51.
57. Saag KG, Shane E, Boonen S, Marín FA, Donley DW, Taylor KA, et al. Teriparatide or alendronate in glucocorticoid-induced osteoporosis. *N Engl J Med* 2007;**357**:2029–39.
58. Glüer C-C, Marin F, Ringe JD, Hawkins F, Möricke R, Papaioannu N, et al. Comparative effects of teriparatide and risedronate in glucocorticoid-induced osteoporosis in men: 18-month results of the EuroGIOPs trial. *J Bone Miner Res* 2013;**28**:1355–68.
59. Farahmand P, Marin F, Hawkins F, Möricke R, Ringe JD, Glüer CC, et al. Early changes in biochemical markers of bone formation during teriparatide therapy correlate with improvements in vertebral strength in men with glucocorticoid-induced osteoporosis. *Osteoporos Int* 6 June 2013. epublished.
60. van Staa TP, Laan RF, Barton IP, Cohen S, Reid DM, Cooper C. Bone density threshold and other predictors of vertebral fracture in patients receiving oral glucocorticoid therapy. *Arthritis Rheum* 2003;**48**: 3224–9.

第 60 章

甲状旁腺激素作为单药治疗骨质疏松症

Felicia Cosman

引言

由于其独特的作用机制，作为唯一被承认的促进骨合成作用的甲状旁腺激素，相较于其他抑制骨吸收药物，能够更显著提高骨量(特别是对于脊椎来说)。PTH 的治疗首先刺激骨形成，随后同时刺激骨吸收和骨形成；这种平衡仍有利于骨形成，甚至在 PTH 活性的最后阶段[1-3]。通过 PTH 的作用，新骨生长恢复，至少在一定程度上骨微结构中骨小梁稳定性改善以及骨皮质厚度增加[4,5]。骨形成也会在外骨膜表面被诱发[6-9]。骨膜附着是骨尺寸增加的一个机制，同时对骨强度有益处[6-8,10-13]。通过有限元建模评估脊柱和髋部的数据[14,15]发现，PTH 的治疗能够提高骨强度、减少椎体或非椎体骨质的骨折风险[16]。

本章回顾了使用单药 PTH 治疗男女性骨质疏松症，以及糖皮质激素相关性骨质疏松症的临床实验数据。还简要介绍了应用 PTH 治疗的其他适应证，包括甲状旁腺功能减退症和骨折愈合。PTH 与抑制骨吸收治疗联用或者序贯疗法将在第 61 章中讨论。

Lilly 公司(Indianapolis, IN)生产的重组人 PTH(1-34)片段以及生物化学合成方法(Bachem，CA)合成 hPTH(1-34)被称为特立帕肽(TPTD)。PTH(1-84)作为完整的人的重组分子由 NPS 制药自行研制(Bedminster，NJ)，已被欧洲批准。除了 TPTD 和 PTH(1-84)，PTH 没有其他的代表药物。

PTH 在骨质疏松症治疗中的适应证

PTH 的治疗适用于存在骨质疏松性骨折的高风险人群，包括椎体的压缩性骨折(临床或影像学上的)、其他骨密度上处在骨质疏松范围的骨质疏松性骨折，以及没有出现骨折但是低骨密度(例如，T 值小于-3)的人群。PTH 也被推荐适用于某些个体，如曾接受抑制骨吸收药物治疗或对治疗没达到最佳反应，也就是在治疗期间再次出现骨折或者骨丢失活跃的患者，还适用于虽然接受治疗但是仍存在顽固骨质疏松症的患者。对于骨肉瘤高风险的个体，如有 Paget 病的病史、不明原因骨源性碱性磷酸酶升高(可能提示 Paget 病)、成人骨骺未闭合及儿童均不能接受 PTH 治疗。此外，PTH 不能用于原发或者转移的骨肿瘤、骨髓瘤、原发性甲状旁腺功能亢进症或高钙血症。治疗持续时间为 18~24 个月[16]。很少治疗超过 24 个月[17,18]。但是，大多数生物化学数据指出，在治疗的第二年 PTH 的治疗效用逐渐衰退。一些小的实验[19,20]研究了在原有 PTH 治疗周期后至少 1 年的 PTH 治疗(第二疗程)同样能够增加骨转换及骨密度，尽管与重复用药可能不同。这可能解释很多患者虽然接受标准的治疗干预仍存在很高的骨折风险。

作用方式

每日皮下注射 TPTD 后能够有效地刺激新骨形成。开始治疗后，TPTD 几乎能够立即增加骨形成的生物化学血清标志物表达，例如 PINP(Ⅰ型胶原氨基端肽)，其后数周骨吸收的标志物开始升高，例如 CTX[1]。对髂嵴活组织检查进行组织形态定量分析发现，TPTD 导致了矿化沉积率轻度上升以及新骨形成的表面大幅升高(矿化范围)[3,8]。这归因于至少部分通过 Wnt 信号的升高以及骨硬化蛋白释放的减少[22]。PTH 介导的骨重塑升高是由于 RANK-RANK 配体通路介导的破骨细胞活性在增加。这可能与成骨细胞数量增加以及骨细胞数量继发性增加有关[23-25]。

新骨形成的增加大部分都发生在或邻近活跃的塑形位点(基于塑形的形成)；然而，休眠的衬细胞活化也有助于新骨形成，特别是在治疗开始时[8,26]。通过 PTH 治疗，成骨细胞数量和（或）活性比例的增加导致重塑腔过度充填以及邻近的表面进行重塑，骨小梁及皮质增厚以及骨质量增加的分子机制已经确定。尽管 PTH 在所有骨室间的作用已被发现，但最主要的活性还是在松质骨和皮质骨内。在皮质骨中，隧道形成需要去除旧骨导致皮质多孔性增加，在动物模型中似乎被限制到皮层的 1/3。目前还不清楚这一点在人类中是否如此，但这是一个重要的问题，因为多孔性可能会暂时削弱皮质结构。最终，皮质宽度和厚度增加且皮质骨强度增加。

在治疗的第二年，PTH 塑形和重构的效用开始衰落，生物化学和组织学数据表明了重构速率回到了基线。出现这种生物化学及组织学适应的原因尚不清楚。一种可能是由于 Wnt 信号的抑制剂 DKK-1[27]的产生增加，另一种假设（不相互排斥的）是成骨细胞前体的消耗，这一观点被循环细胞中成骨细胞系的下降所证实[21]。

TPTD 单药治疗绝经后骨质疏松症

关于 TPTD 作用的最大的研究是来自 Neer 等的骨折预防实验，涉及年龄平均为 70 岁的 1637 例存在椎体骨折的绝经后女性[16]。这些患者随机接受每日皮下注射 TPTD 20μg、40μg 或安慰剂。经过中位治疗周期 19 个月后，TPTD 治疗组脊椎骨密度升高 9.7%（20μg）和 13.7%（40μg），髋部及全身骨密度较小范围升高。桡骨骨密度轻度下降（在大剂量干预组有意义）。椎骨的骨折风险分别减少约 65%和 69%（表 60.1），大剂量组绝对风险为 4%（19/434），小剂量组为 5%（22/444），安慰剂组为 14%（64/448）。在两组 TPTD 治疗中，新的或加重的背部疼痛发生率也有所减少。在发生椎骨骨折的患者中，身高缩短情况有所减少（TPTD 组身高下降 0.21cm，安慰剂组下降 1.11cm）。非椎体骨折（图 60.1）的发生率下降 40%（TPTD 组发生率 6%对安慰剂组发生率 10%）。其中约 50%为脆性骨折，由个体研究者所证实（TPTD 组间无差异）。尽管桡骨远端 1/3 的骨密度轻度下降，但在 TPTD 治疗组女性腕骨骨折的发生率明显下降（尽管数量太少以至于无法进行统计学分析）。TPTD 治疗组的患者髋部骨折风险降低，尽管数据较少无法进行统计学分析。

在 Neer 的实验中，TPTD 导致的骨密度改变不依赖于患者年龄、基线 BMD 水平或之前骨折史[28]，而是依赖于基础的骨转换生物化学指标[29]。PTH 治疗早期骨转换标志物的变化（在 1~3 个月）能预测脊椎骨密度及骨结构的最终结局[29,30]。最后，当超过 75 岁的女性检测后与小于 75 岁的比较时，年龄并不影响安全性或疗效[31]。长时间的持续 TPTD 治疗（14 个月或更长）与短期治疗相比，非椎体骨折发生率大幅减少，同时减轻了背部疼痛[32]。

尽管血清钙浓度的短暂升高在 TPTD 注射后 6 小时内并不常见，但是持续的升高（至少复查一次）仅出现在 FDA 认证的 20μg 组 3%的患者中，40μg 组中出

表 60.1 新发椎体骨折的影像学证据

变量	安慰剂组（n=448）	PTH，20μg（n=444）	PTH，40μg（n=434）
高风险月数（随机接受治疗后最终影像学）	21±3	21±3	20±4
≥1 处骨折			
女性人数（%）	64（14）	22（5）†	19（4）†
与安慰剂组相比相对风险（95%CI）	—	0.35（0.22~0.55）	0.31（0.19~0.5）
绝对风险降低百分比	—	9	10
>1 处骨折			
女性人数（%）	22（5）	5（1）†	3（<1）†
与安慰剂组相比相对风险（95%CI）	—	0.23（0.09~0.60）	0.14（0.04~0.47）
绝对风险降低百分比	—	4	4
≥1 处中度或重度骨折			
女性人数（%）	42（9）	4（<1）†	9（2）†
与安慰剂组相比相对风险（95%CI）	—	0.10（0.04~0.27）	0.22（0.11~0.45）
绝对风险降低百分比	—	9	7

* ±为平均值±标准差。PTH，甲状旁腺激素（1–34）片段；CI，置信区间。

† P≤0.001 是与安慰剂组比较。

From[16].

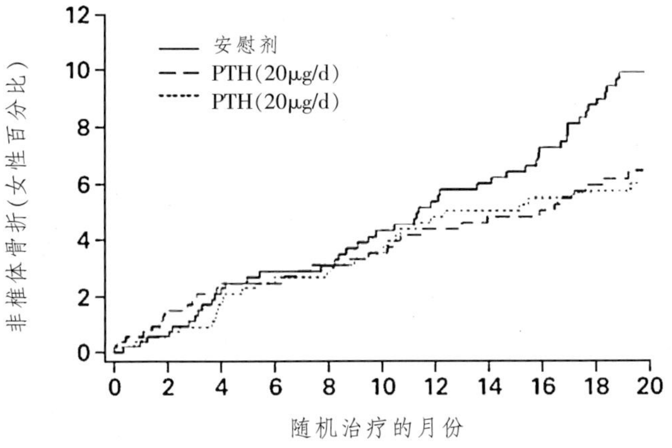

图 60.1　每日接受安慰剂或 PTH(1–34)20μg 或 40μg 后出现一处或多处非椎体骨折的累积女性比例。

现 11%。TPTD 组与安慰剂组对比,在死亡率、住院治疗、心血管疾病、肾结石、痛风方面没有显著差异,尽管平均 40mg/d 平均增加 24 小时尿钙,血清尿酸会增加 25%。总的来说,与安慰剂组相比,新发癌症更少发生在 TPTD 干预组患者中 (2%对 4%;20μg 组,P=0.03;40μg 组,P=0.07)[16]。TPTD 可能的副作用是眩晕和腿部抽筋、注射部位发红和刺激、头痛、恶心、关节痛、肌肉痛、嗜睡和虚弱。剂量越大副作用及戒断效应越严重。

动物实验发现接近终身的大剂量 TPTD 干预 344 只 Fischer 大鼠,骨肉瘤增加呈现出了剂量及时间依赖性[33,34]。虽然动物的数据常被忽略,但是一些方面仍需要注意。在内源性原发性甲状旁腺功能亢进症和甲状旁腺癌的患者中,后期发现长时间大量的 PTH 浓度,没有证据表明骨肉瘤的风险增加。此外,在超过 10 年的使用经验中,没有证据显示骨肉瘤风险增加[35-37]。一项超过 7 年的美国的大规模骨肉瘤监测研究涉及了 60%的成年人骨肉瘤病例 (年龄≥40 岁)(1448 例)[37]。在 549 例患者中,涉及的患者或其家庭成员同意接受采访。平均年龄为 61 岁,46%为女性。骨肉瘤的危险因素是骨肉瘤的前期放疗(19%)、前期损失或感染(19%)、骨肉瘤家族史(6%)及 Paget 病。有 35%的女性和 9%的男性曾服用过治疗骨质疏松症药物,但没有一个单一病例曾使用特立帕肽治疗。相同的结果也被更少的源于北欧人的数据所报道[38]。

Neer 骨折预防实验由于大鼠致癌性的出现被提前终止。女性观察平均治疗时间 19 个月后停止。在接下来的 30 个月的观察期,约 60%的女性开始接受另外的抗骨质疏松症治疗药物(最常见的是双膦酸盐类)[39]。在 TPTD 20μg 治疗组中,患者非椎体脆性骨折减少 27%(NS,P=0.2),TPTD 40μg 治疗组中为 46%(P=0.02),在序贯治疗期间(从 TPTD 治疗结束到随后的 30 个月),TPTD 联合治疗组为 36%(P<0.04)。由于抗骨吸收治疗通常在骨折发生之后开始,所以这些数据并不能真实地反映出 TPTD 序贯抗骨质疏松症药物治疗的效用。在 TPTD 治疗停止 6 个月内开始抗骨吸收治疗的患者,骨密度变化最大。起初接受 TPTD 20μg 治疗,但在 TPTD 治疗停止后未进行抗骨吸收治疗的患者,髋部及股骨颈骨密度水平在 30 个月内再次回到基线水平。

在骨折预防实验中止后,一项观察长期应用 TPTD 对椎体骨质影响的研究已经完成[40]。549 例女性接受双能 X 线检查而且没有使用任何抗骨质疏松症药物治疗,随访 18 个月,安慰剂组约为16.4%,20μg TPTD 治疗组为 10.3%,40μg TPTD 治疗组 9.4%的患者出现了一处或多处新的椎体骨折,表明 20μg 组相对风险减少 37%(P=0.08),而 40μg 组相对风险减少 42%(P=0.054)。新发椎体骨折的相对风险降低出现在 18 个月随访期间开始使用抑制骨吸收药物治疗的女性。对于各组女性单发或多处的新发椎体相对骨折风险为在 20μg 治疗组降低 41%(P=0.004),40μg 干预组降低 45%(P=0.001)。在 TPTD 治疗停止后 6 个月内开始使用抑制骨吸收治疗药物的患者脊椎骨密度升高最明显。脊椎 BMD 在 TPTD 后没有开始抑制骨吸收治疗患者中大幅下降,但在 18 个月后仍高于基线水平。

两项小规模的研究已经评估了 TPTD 与阿仑膦酸钠对比的假定终点[1,13]。在第一项研究中,146 名女性随机接受 2 倍于推荐治疗剂量的 TPTD(40μg/d)或阿仑膦酸钠(10mg/d)治疗,1 年后 TPTD 治疗组脊椎骨密度上升 15%对阿仑膦酸钠组 6%。虽然在治疗 14 个月结束时,TPTD 组相较于阿仑膦酸钠治疗组更少发生骨折(3/73 对 10/73),出现的均是很小的骨折(脚趾骨折)。

McClung 等研究了 203 例绝经后骨质疏松症女性随机接受特立帕肽(20μg/d)或阿仑膦酸钠治疗 18 个月[1]。骨转换生物化学标志物(图 60.2)在 TPTD 组中大幅上升(骨形成早于骨吸收),而在阿仑膦酸钠组中被大幅抑制(骨吸收早于骨形成)。在 TPTD 治疗组的女性中,骨转换标志物在 6 个月内上升至最高水平,这表现了一种发展阻力,就像其他 TPTD 实验所描述的[16,17,41]。通过 DXA 测量脊椎骨密度在接受 TPTD 治疗的女性中增加 10.3%,而阿仑膦酸钠组的女性则为 5.5%。通过 QCT 测量脊椎体积骨密度,接受 TPTD 治疗的女性中增加 19%,而阿仑膦酸钠组的女性则为 3.8%。通过

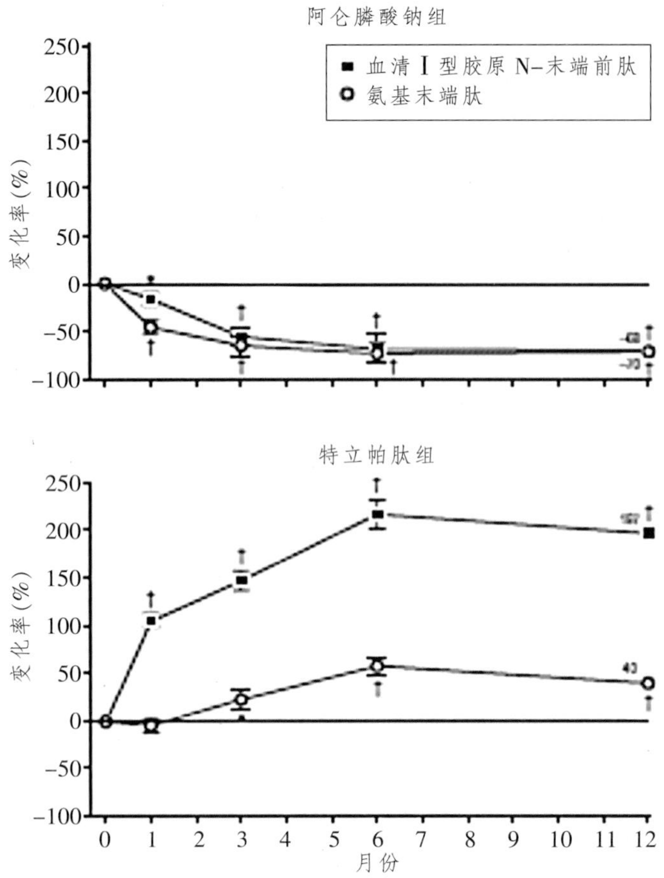

图 60.2 从基线到12个月后P1NP及NTx的百分比变化。阿仑膦酸钠及特立帕肽治疗组中血清Ⅰ型胶原N-末端前肽(PINP),以及经过肌酐矫正的尿氨基末端肽(NTx)的百分比变化(平均值±标准差)。*P<0.05;+P<0.001。(From[1].)

DXA检测股骨颈骨密度,两组均有增加,尽管通过QCT检测,股骨颈皮质容积骨密度在阿仑膦酸钠组升高7.7%,而TPTD组则下降1.2%。脊椎骨密度的改变是由于TPTD组中PINP的表达增加,阿仑膦酸钠组PINP表达减少(分别为r=0.53和r=-0.51)。临床骨折事件两组基本相同,TPTD组则为9个,阿仑膦酸钠组为8个,但是并没有对椎体骨折行影像学检查。中重度的背痛在TPTD组中较阿仑膦酸钠组中显著减少(15%对33%,P=0.003)。QCT数据的有限元建模发现,在6个月和18个月随机比较两组患者,TPTD组脊椎强度明显升高[14]。18个月时,TPTD干预组股骨强度升高(P=0.06),但是两组间无差异[15]。

Hadji等研究了710例TPTD及利塞膦酸钠对于伴有严重骨质疏松症相关的椎体骨折引起背痛的绝经后女性的疗效[42]。这项随机双盲实验涉及85%的女性至少发生一次中度或者重度的骨折,几乎75%接受过抗骨质疏松症治疗。尽管初期的结果没有差异,但是每组间约超过30%的患者在6个月时经历过严重背部疼痛的女性比例有所减少,而在6~18个月时该比例再次显著减少。而且,与利塞膦酸钠组相比,脊椎、全髋以及股骨颈的骨密度在TPTD治疗组中显著升高(图60.3)[42]。此外,超过18个月后,新发椎体骨折事件显著降低约50%,与利塞膦酸钠相比,随机接受TPTD治疗的女性(4% TPTD对9%利塞膦酸钠,P<0.01)椎体骨折的严重程度较轻(P<0.04组间差异;表60.2)。非椎体骨折发生率两组间没有差异(表60.2)。

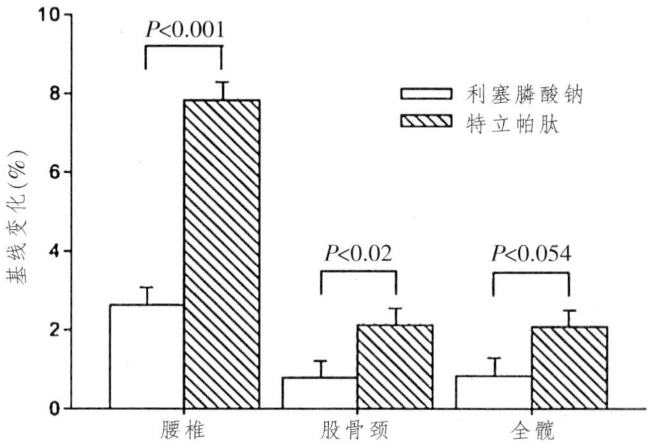

图 60.3 从基线到18个月后,腰椎骨密度平均百分比变化。在第18个月时,特立帕肽治疗组患者的腰椎骨密度(平均值±标准差,7.8±0.5%对2.63±0.5%,P<0.001)和股骨颈骨密度(2.11±0.4%对0.77±0.4%,P<0.02)。特立帕肽与利塞膦酸钠组全髋骨密度分别升高2.05%±0.4%对0.83%±0.5%,P<0.054。(From[42].)

PTH(1-84)单药治疗绝经后骨质疏松症

在一项剂量范围的研究中,217名女性随机接受50μg、75μg或100μg的PTH(1-84)或安慰剂干预。脊椎骨密度的升高呈现剂量依赖性;但是,全髋或全身骨密度没有增加。TOP骨质疏松症治疗实验是一项为期18个月的随机双盲实验,2532名绝经后骨质疏松症女性随机每日皮下注射100μg重组PTH(1-84)或安慰剂治疗[44]。平均年龄为64岁,普遍椎体骨折率基线水平为19%。与安慰剂组相比,PTH(1-84)干预组脊椎骨密度平均升高7%。在遵循治疗协议的人中(n=1870),新发的或者恶化的椎体骨折发生率在安慰剂组中为3.4%,PTH(1-84)组中为1.4%(相对风险降低58%),两组中普遍的椎体骨折均减少。然而,非椎体骨折发生率没有减少。PTH (1-84) 组中高钙血症发生率显著增加

表 60.2　骨折点

	利塞膦酸钠 35mg/W(*n*=350) 数量(%)	特立帕肽 20μg/d(*n*=360) 数量(%)	*P* 值
影像学确认的椎体骨折 [a]			
6 个月时出现≥1 处新发椎体骨折	18(5.1)	15(4.2)	0.6
6 个月时出现≥1 处新发或恶化椎体骨折	22(6.3)	23(6.4)	1
18 个月时出现≥1 处新发椎体骨折	33(9.4)	16(4.4)	0.01
轻度	6(18.2)	8(50)	0.04[b]
中度	17(51.5)	7(44)*	
重度	10(30.3)	1(6)*	
18 个月时出现≥1 处新发或恶化的椎体骨折	39(11.1)	24(6.7)	<0.05
非椎体骨折			
18 个月时出现≥1 处新发非椎体骨折	29(8.3)	28(7.8)	0.89
腕关节	2(0.6)	4(1.1)	0.69
肋骨	8(2.3)	8(2.2)	1
髋部	2(0.6)	5(1.4)	0.45
踝/足	1(0.3)	3(0.8)	0.62
肱部	5(1.4)	4(1.1)	0.75
骨盆	3(0.9)	2(0.6)	0.68
其他	13(3.7)	5(1.4)	0.06

*$P<0.01$。Fisher 精确地测试两个治疗组分别出现轻、中、重度椎体骨折发生率的区别(因果分析)[a],在利塞膦酸钠及特立帕肽组中,经过 6 个月后分别有 305 例和 310 例患者,18 个月后有 309 例和 317 例患者处在令人满意的基线水平，以及至少一次基线前后 X 线比较。在这些患者中,新发椎体骨折的缺失数据通过末次观察推进法估算 [b]。*P* 值来自此 Fisher 的精确测试进行组间的整体比较。对于发生多次骨折的患者,仅报道最严重的骨折。(From[42].)

(28.3%对对照组的 4.5%)[44]。PTH(1–84)治疗目前被欧洲批准使用,但没有被美国批准。

目前还没有大规模的头对头研究将 PTH(1–84)与 TPTD 进行比较,但最近比较小规模的开放式研究表明这些甲状旁腺激素分子的临床效用可能会有所不同。18 名女性接受 TPTD 治疗,20 名接受 PTH(1–84)治疗 18 个月。两组均提高桡骨、胫骨的皮质多孔性,减少皮质密度,只有 TPTD 组能够提高桡骨、胫骨的骨皮质厚度。通过有限元建模评估发现,TPTD 干预组的骨强度可维持稳定,但是在 PTH(1–84)出现下降。这个小规模研究的发现需要进一步证实[46]。

男性甲状旁腺激素治疗

在一项小规模研究中，特发性骨质疏松症的男性随机接受 TPTD 及安慰剂治疗[41]。在 12~18 个月达到稳定水平时,TPTD 干预组的骨转换生物化学标志物迅速升高,脊椎骨密度升高约 12%。股骨颈、全髋的骨密度分别升高 5%和 4%,桡骨的骨密度没有明显的变化。

后来的一项多中心研究针对 437 名男性（平均年龄为 49 岁)[36],伴有特发性或性腺功能减退引起的骨质疏松症。受试者随机每日接受 20μg 或 40μg TPTD 或安慰剂干预。大约 1 年后,20μg 或 40μg 组脊椎骨密度分别上升 5.4%和 8.5%,安慰剂组没有变化。髋部及全身骨密度升高呈现剂量依赖性。在实验初期,355 例患者参加了一项观察随访研究。在随访约 18 个月后,患者(包括大部分使用抑制骨吸收药物治疗的男性)复查侧位脊椎平片发现，与安慰剂组相比,TPTD 干预组患者椎体骨折风险下降 50%(P=0.07)[47]。

第三项研究为 83 例骨质疏松症男性,分别接受每日 40μg TPTD、单用阿仑膦酸钠或者在前期使用阿仑膦酸钠后 6 个月(包括持续服用阿仑膦酸钠)使用 TPTD 治疗[26,48]。由于高钙血症或副作用,TPTD 组的大部分男性需要调整剂量（25%~50%)。经过 24 个月的 TPTD 治疗,与联合组(14.8%)或阿仑膦酸钠组(7.9%)相比,TPTD 组患者脊椎骨密度上升最多(18.1%)。类似的趋势也出现在侧脊椎和股骨颈上，但对于全髋关节来说,三个治疗组中上升相似。相比之下,桡骨骨密度在 TPTD 单药干预组下降而在其他组轻度上升。通过 QCT

检查，脊椎骨小梁密度在单用 TPTD 组升高 48%，联合治疗组升高 17%，单用阿仑膦酸钠组上升 3%。

Leder 等[49]检测 TPTD 停药后的骨密度变化。观察 TPTD 治疗性功能正常男性及绝经后女性 24 个月，起初两组的脊椎、髋部骨密度均有着相似的升高，但是在 TPTD 停药后的 12 个月里，男性脊椎骨密度下降 4.1%，而女性下降 7.1%。男性髋关节骨量稳定，但是女性则出现下降，故建议女性更需要抑制骨吸收序贯治疗。

持续效应

一系列观察研究表明，BMD 在停用 TPTD 或 PTH (1–84)后没有服用抗骨吸收药物的人群中流失，而在 PTH 干预后使用抗骨吸收药物治疗可以维持 PTH 干预的获益，同时能够进一步提高骨密度[17,40,47,50–52]。Black 等提供了临床证据证实了这一观察结果[53]。受试者最初随机接受 1 年的 PTH(1–84)治疗，随后随机接受阿仑膦酸钠或者安慰剂治疗 1 年。2 年后，在 PTH(1–84)治疗后接受阿仑膦酸钠的女性脊椎骨密度上升 12.1%，而安慰剂组只上升 4.1%。脊椎松质骨通过 QCT 检查发现阿仑膦酸钠组上升了 31%，安慰剂组上升 14%。除了安慰剂组，所有组中股骨颈及全髋骨密度均上升。这些数据提示了在接受 PTH 治疗后 1 年，骨量的提高明显且会随着抗骨吸收药物治疗开始进一步升高，但是如果不接受抗骨吸收治疗，患者骨量会出现下降。

PTH 的再次应用

随机接受每日或周期性 TPTD 治疗的女性，在 TPTD 停药后，除了持续服用阿仑膦酸钠以外，持续随访 1 年时间[19]。这一年中，这些女性的骨密度维持稳定。其中仍患有骨质疏松症的志愿者接受第二个 15 个月的 TPTD 治疗。TPTD 的二次治疗能够提供与第一次治疗时类似的生化及骨密度改变[19]。在 Finkelstein 等一项为期 30 个月的研究中[20]，患者随机接受 TPTD、阿仑膦酸钠或联合治疗，停止使用 TPTD 12 个月后再次使用 TPTD。TPTD 再次干预 12 个月后，脊椎骨密度上升，但是增量相较于首次 TPTD 治疗上升微弱。

TPTD 的成本效益

Liu 等调查了 TPTD、阿仑膦酸钠或常规的钙、维生素 D 的成本效益[54]。2 年 TPTD 序贯阿仑膦酸钠干预的花费每质量调整生命年(QALY)较阿仑膦酸钠多 156 500 美元。单独使用阿仑膦酸钠的花费每 QALY 与常规治疗相比多 11 600 美元，单独 TPTD 治疗较常规治疗每 QALY 多 172 300 美元。在高龄和低骨密度方面，TPTD 的成本效益更高，提示 TPTD 对高风险人群有着成本效益。

PTH 对糖皮质激素治疗患者的治疗

PTH 作为首选的治疗糖皮质激素相关骨质疏松症的方法已得到普遍认可，因为糖皮质激素的使用能够导致一些主要的病理生理学上的骨骼问题，例如成骨细胞功能及寿命的减少，这些都能被 PTH 所抵消。因各种类风湿情况，正接受糖皮质激素治疗的女性随机分为 TPTD+HT 或继续单独使用激素治疗[50]。通过 DXA 检查，TPTD 组能够使脊椎骨密度上升 12%，股骨颈骨密度轻度上升。没有骨折事件被报道。

关于 PTH 在糖皮质激素相关性骨质疏松症中应用的大量讨论见第 59 章。这里总结一下。一项为期 18 个月的关于 TPTD 与阿仑膦酸钠治疗骨质疏松症的比较实验中，TPTD 干预组脊椎骨密度增加 7.2%，全髋增加 3.8%，均高于阿仑膦酸钠组脊椎骨密度升高的 3.4%和全髋升高的 3.4%(图 60.4)[55]。此外，特立帕肽治疗组相较于阿仑膦酸钠组更少出现新发椎体骨折(0.6%对 6.1%，P=0.004)。在 36 个月时，与阿仑膦酸钠组上升 5.3%相比，TPTD 组腰椎骨密度上升 11%，全髋骨密度为 5.2%对 2.7%，股骨颈为 6.3%对 3.4%(P 均为 0.001)。此外，TPTD 组出现更少的椎体骨折(1.7%TPTD 对 7.7%阿仑膦酸钠)[18]。两组间非椎体骨折发生率没有明显差异。

Glüer 等通过高分辨率 QCT 检查服用糖皮质激素至少 3 个月的男性脊椎骨密度并比较 TPTD (n=45)及利塞膦酸钠(n=47)的作用[56]。18 个月后，脊椎骨小梁体积平均骨密度改变在 TPTD 治疗组中上升 16.3%，在利塞膦酸钠治疗组上升 3.8%(两组差异 P=0.004)。骨皮质体积骨密度没有明显变化。两组的椎体强度均有增加，但是 TPTD 组增加幅度更高。5 例利塞膦酸钠组的患者出现新发骨折，但是 TPTD 组没有 1 例出现骨折(P=0.056)。

甲状旁腺激素治疗其他潜在应用

PTH(1–84)及 TPTD 均已经被实验证实能够成功

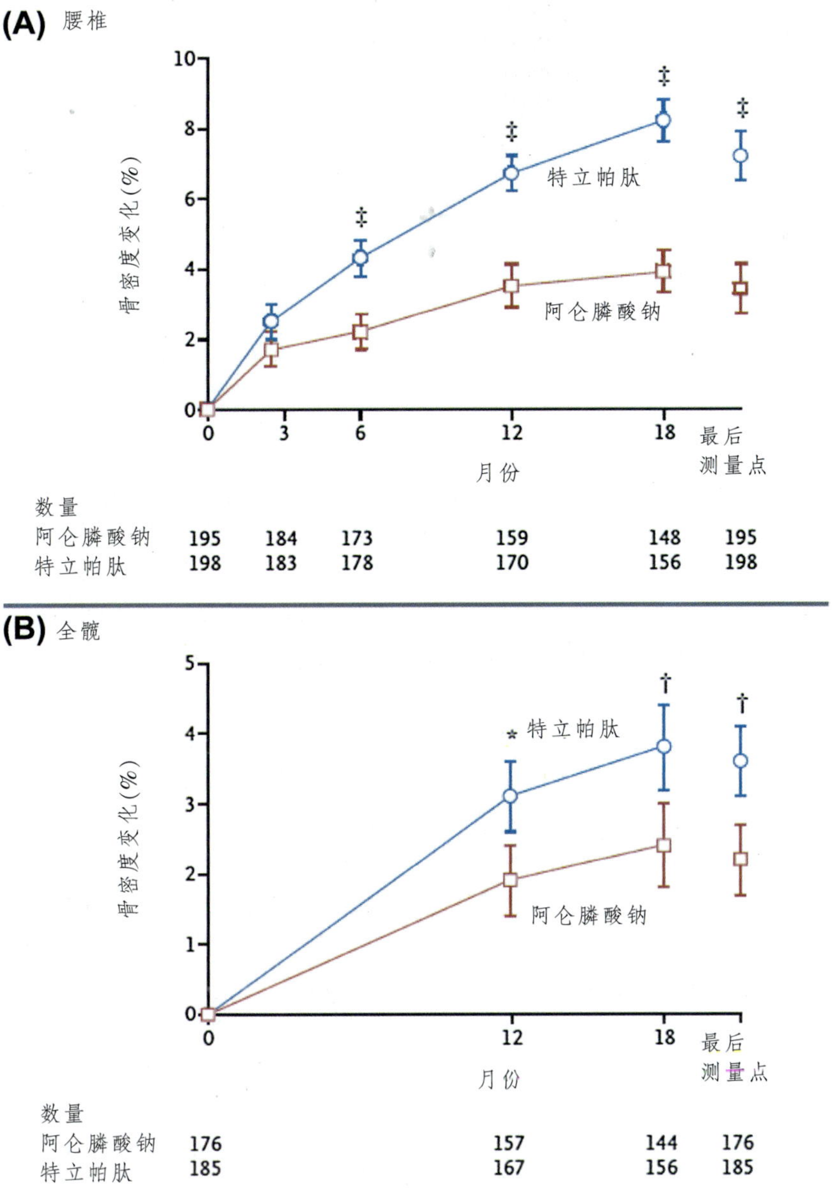

图 60.4 从开始到 18 个月或者最终测量的腰椎和全髋平均骨密度百分比变化。*$P<0.05$，†$P<0.01$，‡$P<0.001$ 两组之间比较。两组内腰椎(A)及全髋(B)从开始的各个时间点变化均有统计学差异($P<0.001$)。I 表示标准差。(From[55].)

地治疗甲状旁腺功能减退症[57,58](见第 57 章)。PTH 能够潜在促进骨折修复。一项关于存在纵向骨折的绝经后女性研究发现，20μg TPTD 治疗能够缩短愈合时间，但是这种作用在 40μg TPTD 中没有发现(见第 62 章)。PTH (1-84) 还被发现能够促进骨盆骨折的愈合[60]。TPTD 能够有效治疗长期双膦酸盐治疗相关的非典型股骨骨折[61]，并且在下颌骨坏死的治疗中发挥作用。还需要进一步的研究来探索 PTH 化合物的全部潜能。

关于骨质疏松治疗的总结

PTH 代表了一种独特的骨质疏松症的治疗方法。由于对骨微观结构、宏观结构、骨质量的潜在作用，PTH 能够长期提供保护作用对抗单用抑制骨吸收药物导致的骨折发生。然而，这方面的数据仍然欠缺。在 PTH 治疗后，明显需要抗骨吸收药物来维持 PTH 诱导的增益。仍有一些关于 PTH 治疗的未解的问题，包括最佳的治疗剂量和周期以及在 18~24 周后抵抗 PTH 效应的潜在机制。不同的 PTH 多肽和其他形式的剂型(口服、喷鼻、吸入、经皮)仍在研究中。

(王浩　译)

参考文献

1. McClung MR, San Martin J, Miller PD, Civitelli R, Bandeira F, Omizo M, et al. Opposite bone remodeling effects of teriparatide and alendronate in increasing bone mass. *Arch Intern Med* 2005;**165**:1762–8.
2. Arlot M, Meunier PJ, Boivin G, Haddock L, Tamayo J, Correa-Rotter R, et al. Differential effects of teriparatide and alendronate on bone remodeling in postmenopausal women assessed by histomorphometric parameters. *J Bone Miner Res* 2005;**20**:1244–53.
3. Lindsay R, Cosman F, Zhou H, Bostrom MP, Shen VW, Cruz JD, et al. A novel tetracycline labeling schedule for longitudinal evaluation of the short-term effects of anabolic therapy with a single iliac crest bone biopsy: early actions of teriparatide. *J Bone Miner Res* 2006;**21**:366–73.
4. Jiang Y, Zhao JJ, Mitlak BH, Wang O, Genant HK, Eriksen EF. Recombinant human parathyroid hormone (1–34) [teriparatide] improves both cortical and cancellous bone structure. *J Bone Miner Res* 2003;**18**:1932–41.
5. Dempster DW, Cosman F, Kurland ES, Zhou H, Nieves J, Woelfert L, et al. Effects of daily treatment with parathyroid hormone on bone microarchitecture and turnover in patients with osteoporosis: a paired biopsy study. *J Bone Miner Res* 2001;**16**:1846–53.
6. Burr DB. Does early PTH treatment compromise bone strength? The balance between remodeling, porosity, bone mineral, and bone size. *Curr Osteoporos Rep* 2005;**3**:19–24.
7. Parfitt AM. Parathyroid hormone and periosteal bone expansion. *J Bone Miner Res* 2002;**17**:1741–3.
8. Lindsay R, Zhou H, Cosman F, Nieves J, Dempster DW, Hodsman AB. Effects of a one-month treatment with PTH(1–34) on bone formation on cancellous, endocortical, and periosteal surfaces of the human ilium. *J Bone Miner Res* 2007;**22**:495–502.
9. Dempster DW, Zhou H, Recker RR, Brown JP, Bolognese MA, Recknor CP, et al. Skeletal histomorphometry in subjects on teriparatide or zoledronic acid therapy (SHOTZ) study: a randomized controlled trial. *J Clin Endocrinol Metab* 2012;**97**:2799–808.
10. Rehman Q, Lang TF, Arnaud CD, Modin GW, Lane NE. Daily treatment with parathyroid hormone is associated with an increase in vertebral cross-sectional area in postmenopausal women with glucocorticoid-induced osteoporosis. *Osteoporos Int* 2003;**14**:77–81.
11. Zanchetta JR, Bogado CE, Ferretti JL, Wang O, Wilson MG, Sato M, et al. Effects of teriparatide [recombinant human parathyroid hormone (1–34)] on cortical bone in postmenopausal women with osteoporosis. *J Bone Miner Res* 2003;**18**:539–43.
12. Uusi-Rasi K, Semanick LM, Zanchetta JR, Bogado CE, Eriksen EF, Sato M, et al. Effects of teriparatide [rhPTH (1–34)] treatment on structural geometry of the proximal femur in elderly osteoporotic women. *Bone* 2005;**36**:948–58.
13. Body JJ, Gaich GA, Scheele WH, Kulkarni PM, Miller PD, Peretz A, et al. A randomized double-blind trial to compare the efficacy of teriparatide [recombinant human parathyroid hormone (1–34)] with alendronate in postmenopausal women with osteoporosis. *J Clin Endocrinol Metab* 2002;**87**:4528–35.
14. Keaveny TM, Donley DW, Hoffmann PF, Mitlak BH, Glass EV, San Martin JA. Effects of teriparatide and alendronate on vertebral strength as assessed by finite element modeling of QCT scans in women with osteoporosis. *J Bone Miner Res* 2007;**22**:149–57.
15. Keaveny TM, McClung MR, Wan X, Kopperdahl DL, Mitlak BH, Krohn K. Femoral strength in osteoporotic women treated with teriparatide or alendronate. *Bone* 2012;**50**:165–70.
16. Neer RM, Arnaud CD, Zanchetta JR, Prince R, Gaich GA, Reginster JY, et al. Effect of parathyroid hormone (1–34) on fractures and bone mineral density in postmenopausal women with osteoporosis. *N Engl J Med* 2001;**344**:1434–41.
17. Cosman F, Nieves J, Woelfert L, Formica C, Gordon S, Shen V, et al. Parathyroid hormone added to established hormone therapy: effects on vertebral fracture and maintenance of bone mass after parathyroid hormone withdrawal. *J Bone Miner Res* 2001;**16**:925–31.
18. Saag KG, Zanchetta JR, Devogelaer JP, Adler RA, Eastell R, See K, et al. Effects of teriparatide versus alendronate for treating glucocorticoid-induced osteoporosis: thirty-six-month results of a randomized, double-blind, controlled trial. *Arthritis Rheum* 2009;**60**:3346–55.
19. Cosman F, Nieves JW, Zion M, Barbuto N, Lindsay R. Retreatment with teriparatide one year after the first teriparatide course in patients on continued long-term alendronate. *J Bone Miner Res* 2009;**24**:1110–5.
20. Finkelstein JS, Wyland JJ, Leder BZ, Burnett-Bowie SM, Lee H, Juppner H, et al. Effects of teriparatide retreatment in osteoporotic men and women. *J Clin Endocrinol Metab* 2009;**94**:2495–501.
21. Baron R, Hesse E. Update on bone anabolics in osteoporosis treatment: rationale, current status, and perspectives. *J Clin Endocrinol Metab* 2012;**97**:311–25.
22. Baron R, Rawadi G. Targeting the Wnt/β-catenin pathway to regulate bone formation in the adult skeleton. *Endocrinology* 2007;**148**:2635–43.
23. Bellido T, Ali AA, Plotkin LI, Fu Q, Gubrij I, Roberson PK, et al. Proteasomal degradation of Runx2 shortens parathyroid hormone-induced anti-apoptotic signaling in osteoblasts. A putative explanation for why intermittent administration is needed for bone anabolism. *J Biol Chem* 2003;**278**:50259–72.
24. Jilka RL. Molecular and cellular mechanisms of the anabolic effect of intermittent PTH. *Bone* 2007;**40**:1434–46.
25. Drake MT, Srinivasan B, Modder UI, Ng AC, Undale AH, Roforth MM, et al. Effects of intermittent parathyroid hormone treatment on osteoprogenitor cells in postmenopausal women. *Bone* 2011;**49**:349–55.
26. Ma YL, Zeng Q, Donley DW, Ste-Marie LG, Gallagher JC, Dalsky GP, et al. Teriparatide increases bone formation in modeling and remodeling osteons and enhances IGF-II immunoreactivity in postmenopausal women with osteoporosis. *J Bone Miner Res* 2006;**21**:855–64.
27. Gatti D, Viapiana O, Idolazzi L, Fracassi E, Rossini M, Adami S. The waning of teriparatide effect on bone formation markers in postmenopausal osteoporosis is associated with increasing serum levels of DKK1. *J Clin Endocrinol Metab* 2011;**96**:1555–9.
28. Marcus R, Wang O, Satterwhite J, Mitlak B. The skeletal response to teriparatide is largely independent of age, initial bone mineral density, and prevalent vertebral fractures in postmenopausal women with osteoporosis. *J Bone Miner Res* 2003;**18**:18–23.
29. Chen P, Satterwhite JH, Licata AA, Lewiecki EM, Sipos AA, Misurski DM, et al. Early changes in biochemical markers of bone formation predict BMD response to teriparatide in postmenopausal women with osteoporosis. *J Bone Miner Res* 2005;**20**:962–70.
30. Dobnig H, Sipos A, Jiang Y, Fahrleitner-Pammer A, Ste-Marie LG, Gallagher JC, et al. Early changes in biochemical markers of bone formation correlate with improvements in bone structure during teriparatide therapy. *J Clin Endocrinol Metab* 2005;**90**:3970–7.
31. Boonen S, Marin F, Mellstrom D, Xie L, Desaiah D, Krege JH, et al. Safety and efficacy of teriparatide in elderly women with established osteoporosis: bone anabolic therapy from a geriatric perspective. *J Am Geriatr Soc* 2006;**54**:782–9.
32. Lindsay R, Miller P, Pohl G, Glass EV, Chen P, Krege JH. Relationship between duration of teriparatide therapy and clinical outcomes in postmenopausal women with osteoporosis. *Osteoporos Int* 2009;**20**:943–8.
33. Vahle JL, Long GG, Sandusky G, Westmore M, Ma YL, Sato M. Bone neoplasms in F344 rats given teriparatide [rhPTH(1–34)] are dependent on duration of treatment and dose. *Toxicol Pathol* 2004;**32**:426–38.
34. Vahle JL, Sato M, Long GG, Young JK, Francis PC, Engelhardt JA, et al. Skeletal changes in rats given daily subcutaneous injections of recombinant human parathyroid hormone (1–34) for

2 years and relevance to human safety. *Toxicol Pathol* 2002;**30**: 312–21.
35. Harper KD, Krege JH, Marcus R, Mitlak BH. Osteosarcoma and teriparatide? *J Bone Miner Res* 2007;**22**:334.
36. Subbiah V, Madsen VS, Raymond AK, Benjamin RS, Ludwig JA. Of mice and men: divergent risks of teriparatide-induced osteosarcoma. *Osteoporos Int* 2010;**21**:1041–5.
37. Andrews EB, Gilsenan AW, Midkiff K, Sherrill B, Wu Y, Mann BH, et al. The US postmarketing surveillance study of adult osteosarcoma and teriparatide: study design and findings from the first 7 years. *J Bone Miner Res* 2012;**27**:2429–37.
38. Von Scheele B, Martin RD, Gilsenan AW, Ceberg J, Andrews EB, Masica D, et al. The European postmarketing adult Osteosarcoma Surveillance Study: characteristics of patients. A preliminary Report. *Acta Orthopaedica* 2009;**80**:67–74.
39. Prince R, Sipos A, Hossain A, Syversen U, Ish-Shalom S, Marcinowska E, et al. Sustained nonvertebral fragility fracture risk reduction after discontinuation of teriparatide treatment. *J Bone Miner Res* 2005;**20**:1507–13.
40. Lindsay R, Scheele WH, Neer R, Pohl G, Adami S, Mautalen C, et al. Sustained vertebral fracture risk reduction after withdrawal of teriparatide in postmenopausal women with osteoporosis. *Arch Intern Med* 2004;**164**:2024–30.
41. Kurland ES, Cosman F, McMahon DJ, Rosen CJ, Lindsay R, Bilezikian JP. Parathyroid hormone as a therapy for idiopathic osteoporosis in men: effects on bone mineral density and bone markers. *J Clin Endocrinol Metab* 2000;**85**:3069–76.
42. Hadji P, Zanchetta JR, Russo L, Recknor CP, Saag KG, McKiernan FE, et al. The effect of teriparatide compared with risedronate on reduction of back pain in postmenopausal women with osteoporotic vertebral fractures. *Osteoporos Int* 2012;**23**:2141–50.
43. Cosman F, Lane NE, Bolognese MA, Zanchetta JR, Garcia-Hernandez PA, Sees K, et al. Effect of transdermal teriparatide administration on bone mineral density in postmenopausal women. *J Clin Endocrinol Metab* 2010;**95**:151–8.
44. Greenspan SL, Bone HG, Ettinger MP, Hanley DA, Lindsay R, Zanchetta JR, et al. Effect of recombinant human parathyroid hormone (1–84) on vertebral fracture and bone mineral density in postmenopausal women with osteoporosis: a randomized trial. *Ann Intern Med* 2007;**146**:326–39.
45. Yu EW, Neer RM, Lee H, Wyland JJ, de la Paz AV, Davis MC, et al. Time-dependent changes in skeletal response to teriparatide: escalating vs. constant dose teriparatide (PTH 1–34) in osteoporotic women. *Bone* 2011;**48**:713–9.
46. Hansen S, Hauge EM, Beck Jensen JE, Brixen K. Differing effects of PTH 1–34, PTH 1–84, and zoledronic acid on bone microarchitecture and estimated strength in postmenopausal women with osteoporosis: an 18-month open-labeled observational study using HR-pQCT. *J Bone Miner Res* 2013;**28**:736–45.
47. Kaufman JM, Orwoll E, Goemaere S, San Martin J, Hossain A, Dalsky GP, et al. Teriparatide effects on vertebral fractures and bone mineral density in men with osteoporosis: treatment and discontinuation of therapy. *Osteoporos Int* 2005;**16**:510–6.
48. Finkelstein JS, Hayes A, Hunzelman JL, Wyland JJ, Lee H, Neer RM. The effects of parathyroid hormone, alendronate, or both in men with osteoporosis. *N Engl J Med* 2003;**349**: 1216–26.
49. Leder BZ, Neer RM, Wyland JJ, Lee HW, Burnett-Bowie SM, Finkelstein JS. Effects of teriparatide treatment and discontinuation in postmenopausal women and eugonadal men with osteoporosis. *J Clin Endocrinol Metab* 2009;**94**:2915–21.
50. Lane NE, Sanchez S, Modin GW, Genant HK, Pierini E, Arnaud CD. Bone mass continues to increase at the hip after parathyroid hormone treatment is discontinued in glucocorticoid-induced osteoporosis: results of a randomized controlled clinical trial. *J Bone Miner Res* 2000;**15**:944–51.
51. Kurland ES, Heller SL, Diamond B, McMahon DJ, Cosman F, Bilezikian JP. The importance of bisphosphonate therapy in maintaining bone mass in men after therapy with teriparatide [human parathyroid hormone(1–34)]. *Osteoporos Int* 2004;**15**:992–7.
52. Rittmaster RS, Bolognese M, Ettinger MP, Hanley DA, Hodsman AB, Kendler DL, et al. Enhancement of bone mass in osteoporotic women with parathyroid hormone followed by alendronate. *J Clin Endocrinol Metab* 2000;**85**:2129–34.
53. Black DM, Bilezikian JP, Ensrud KE, Greenspan SL, Palermo L, Hue T, et al. One year of alendronate after one year of parathyroid hormone (1–84) for osteoporosis. *N Engl J Med* 2005;**353**:555–65.
54. Liu H, Michaud K, Nayak S, Karpf DB, Owens DK, Garber AM. The cost-effectiveness of therapy with teriparatide and alendronate in women with severe osteoporosis. *Arch Intern Med* 2006;**166**:1209–17.
55. Saag KG, Shane E, Boonen S, Marin F, Donley DW, Taylor KA, et al. Teriparatide or alendronate in glucocorticoid-induced osteoporosis. *N Engl J Med* 2007;**357**:2028–39.
56. Glüer CC, Marin F, Ringe JD, Hawkins F, Möricke R, Papaioannu N, et al. Comparative effects of teriparatide and risedronate in glucocorticoid-induced osteoporosis in men: 18-month results of the EuroGIOPs trial. *J Bone Miner Res* 2013;**28**:1355–68.
57. Cusano NE, Rubin MR, McMahon DJ, Irani D, Tulley A, Sliney Jr J, et al. The effect of PTH(1–84) on quality of life in hypoparathyroidism. *J Clin Endocrinol Metab* 2013;**98**:2356–61.
58. Cusano NE, Rubin MR, McMahon DJ, Zhang C, Ives R, Tulley A, et al. Therapy of hypoparathyroidism with PTH(1–84): a prospective four-year investigation of efficacy and safety. *J Clin Endocrinol Metab* 2013;**98**:137–44.
59. Aspenberg P, Johansson T. Teriparatide improves early callus formation in distal radial fractures. *Acta Orthopaedica* 2010;**81**:234–6.
60. Peichl P, Holzer LA, Maier R, Holzer G. Parathyroid hormone 1–84 accelerates fracture-healing in pubic bones of elderly osteoporotic women. *J Bone Joint Surg Am* 2011;**93**:1583–7.
61. Shane E, Burr D, Abrahamsen B, Adler RA, Brown TD, Cheung AM, et al. Atypical subtrochanteric and diaphyseal femoral fractures: Second report of a task force of the American Society for Bone and Mineral Research. *J Bone Miner Res* 2014;**29**:1–23.
62. Cheung A, Seeman E. Teriparatide therapy for alendronate-associated osteonecrosis of the jaw. *N Engl J Med* 2010;**363**:2473–4.

第 61 章

甲状旁腺激素在骨质疏松症联合治疗中的作用

Benjamin Z. Leder

引言

甲状旁腺激素[PTH(1–84)]和特立帕肽[PTH(1–34)] 在绝经后女性和男性骨质疏松症中的使用已经成为骨质疏松症治疗的重要进展。作为目前唯一的骨形成促进剂,通常用于骨折风险最高的患者,并且可以减少这些高危人群中某些类型的骨折的发生[1,2]。与连续 PTH 输注起到分解代谢作用相反, 相较于常用的抗骨吸收剂,间断地皮下给予 PTH 可优先刺激新骨形成,并增加骨小梁量,特别是在承重解剖部位(见第 60章)。然而,虽然每日皮下给予 PTH 被认为是“合成代谢”类药物,但它也是破骨细胞骨吸收的有效刺激物[3,4]。实际上,PTH 这种促进骨吸收的作用可能是限制其治疗潜能的一个因素, 在 PTH 处理的骨质疏松症患者中可以观察到皮质孔隙率增加, 因此若能将 PTH 与抑制骨吸收的药物联合使用, 可能导致 PTH 的合成作用与分解作用的更大分离, 最终在高危患者中起到更好的抗骨折功能[5,6]。在过去十年中,研究人员已经在众多临床试验中验证了这一假设。因为这些试验没有足够大到足以评估骨折风险,所以其依赖于预设的功效标志物,如骨密度(BMD)来评估骨折风险。在本章中,我们将回顾 PTH 与抗骨吸收剂的各种组合的疗效及其潜在的机制,揭示每种药理学方法的不同特征。我们还将回顾前期抗骨吸收治疗可能对随后的 PTH 治疗的影响, 以及抗骨吸收药物 PTH 疗程完成后发挥的作用。一起讨论时,PTH(1–84)和 PTH(1–34)将被统称为“PTH”。

骨质疏松症的联合治疗

骨质疏松症是为数不多的联合用药作用不明确的慢性病之一。这可能有很多原因,最重要的是对于任何特定组合而言有效的数据是非常有限的。目前,用于治疗骨质疏松症的药物可以分为抗骨吸收剂和促进骨形成剂两种[7–17]。虽然这些药物以这种方式分类,但必须考虑所有目前批准的抗吸收剂也抑制骨形成, 目前批准的合成代谢剂也刺激骨吸收。一起使用两种抗吸收剂时对骨量的累加作用是非常微弱的[7–17]。促形成剂和抗吸收剂的组合具有将骨形成与吸收分开的理论潜能,因而被认为是一种更有希望的方法, 可以发挥更选择性的合成代谢作用(不增加骨吸收)或更选择性的抗吸收作用(保留骨形成)。已经使用各种动物模型来探索合成代谢和抗吸收剂的作用,但是得出了不一致的、有时相互矛盾的结论。这些不同的发现可能是由于研究的不同动物模型以及在个体实验中使用的具体药物剂量和不同给药方法造成的[18–28]。例如,在去势大鼠中进行的研究表明,当与双膦酸盐组合时,特立帕肽的促形成作用得以保留,而在羊中,当与双膦酸盐合用时,特立帕肽的促形成作用是减弱的[20,23,29–34]。

最近,在几种动物模型中测试了 PTH 和核因子 κB 受体活化因子配体(RANKL)的抑制剂的组合。RANKL 抑制剂是有效的抗吸收剂,其干扰 RANKL 与破骨细胞和破骨细胞(其是导致破骨细胞活化和骨吸收的最终常见途径)上受体的结合[35,36]。在去卵巢大鼠中,PTH 和 OPG(一种与新批准的药物狄诺塞麦性质相似的内源性 RANKL 抑制剂)的组合大大降低了破骨细胞数量但不降低成骨细胞数量,使得在脊椎和附肢骨骼上的 BMD 增加大于单药治疗效果[37]。在小鼠模型中,虽然 OPG 和 PTH 的组合再次比单药治疗增加 BMD,但与单独的 PTH 相比,成骨细胞数量和活性明显降低。最后,当给予 RANK 基因失活的小鼠 (导致完全缺乏成熟的破骨细胞) 高剂量 PTH 时,PTH 仍然能够发挥合成代谢作用,虽然这种效果是减弱的,这表明在小鼠中至少一部分 PTH 的成骨细胞刺激作用不依赖于骨吸收[38]。

甲状旁腺激素或雌激素及选择性雌激素受体激动剂联合治疗绝经后骨质疏松症

许多早期临床研究证明,PTH 与雌激素联合应用是绝经后骨质疏松症的潜在治疗方式,但是缺乏与 PTH 的单药治疗效果的对照[39-41]。在早期的 PTH 随机临床试验中,34 名接受雌激素替代治疗的女性分别给予特立帕肽(每日 25μg 皮下给药)及空白对照,持续 36 个月。在接受治疗 6 个月后,血清骨钙素及尿 N 端肽的分泌分别增加了 60%和 70%[42]。同时,治疗 36 个月后 DXA 测定的腰椎 BMD 亦增加了 13%,这一结果提示不存在明显减少 BMD 增加的作用,但是因为此研究缺乏 PTH 的单药对照,所以不能排除 PTH 对骨生长的微弱抑制作用[43]。

随后一些较大的随机对照试验均证实了这些发现,但也缺乏适当的对照组进行对比[44,45]。特立帕肽和选择性雌激素受体调节剂雷洛昔芬在 6 个月的随机双盲安慰剂对照试验中进行了评估,在这项研究中,137 名绝经后骨质疏松症女性随机接受特立帕肽(每日 20μg)及雷洛昔芬(每日 60mg)或特立帕肽加安慰剂进行治疗。研究表明,骨形成标志物Ⅰ型胶原 N-末端前肽(PINP)在两组中增加效果相似,而在特立帕肽单药治疗组中,骨吸收标志物(C-末端肽,CTX)增加更多。两组腰椎和股骨颈骨密度均增加,而特立帕肽单药治疗组髋关节骨密度增加更加明显。

最近,在一项开放标签的研究中,125 例严重绝经后骨质疏松症患者都曾经对抗吸收药物效果不理想,给予 9 个月雷洛昔芬、阿仑膦酸钠(下一节讨论)或未用药物,然后序贯 9 个月特立帕肽。特立帕肽治疗以经典的方式增加血清 PINP 和 CTX,而随后加入雷洛昔芬适度抑制 PINP 和 CTX。特立帕肽联合雷洛昔芬治疗后,经 DXA 测定腰椎骨密度(6.0%)要强于特立帕肽单药治疗效果(2.8%),而骨盆及股骨颈的骨密度则未有明显区别。总之,虽然这些初步研究没有排除雌激素或雷洛昔芬与 PTH 一起应用的显著的累加效应,但需要包括所有适当对照的更长期临床试验才能充分确定这些方法的治疗潜力。

甲状旁腺激素和双膦酸盐联合治疗绝经后骨质疏松症

含氮双膦酸盐(阿仑膦酸钠、利塞膦酸钠、伊班膦酸钠、唑来膦酸钠)是治疗绝经后女性骨质疏松症和男性骨质疏松症最常见的药物。这些药物通过抑制胆固醇生物合成途径中的法尼基二磷酸合酶抑制蛋白质香叶基化,从而起到抑制骨吸收的作用[48]。这些药物与羟基磷灰石都具有极高的亲合力,因此可在骨骼中持续较长时间,这些药物(唑来膦酸钠>阿仑膦酸钠>伊班膦酸钠>利塞膦酸钠)的持久性存在差异,在与骨形成促进剂相结合时可能导致明显的相互作用[49]。

阿仑膦酸钠是第一种被研究与 PTH 联合应用的双膦酸盐,在最初为期 6 周的试点研究中,10 名正在接受阿仑膦酸钠治疗(每日 10mg)的绝经后女性,分别单独使用阿仑膦酸钠或阿仑膦酸钠加 40μg 特立帕肽,接受阿仑膦酸钠治疗的患者骨转换生物化学标志物没有变化,而在同时使用两种药物的患者中骨钙素则增加了 49%。值得注意的是,当给予未服用抗吸收药物的女性相同剂量的特立帕肽时,骨钙素增加超过 100%[51]。在更明确的随机对照试验中,238 名绝经后骨质疏松症女性每天分别接受 PTH(1-84)100μg、阿仑膦酸钠10mg,或联合应用两种药物治疗 12 个月[52]。在这项研究中,联合用药、PTH 单药和阿仑膦酸钠单药组腰椎骨密度的增加程度相似(分别为 6.1%、6.3%和 4.6%),接受联合治疗的女性(1.9%)比单纯接受 PTH(1-84)的患者骨密度增加明显(0.3%),但低于接受阿仑膦酸钠单药治疗组(图 61.1)。此外,接受 PTH 单药治疗的患者椎体的单位骨小梁骨密度(25.5%)(通过定量计算机断层扫描技术测量)要比联合用药组(12.9%)增加近 2 倍。

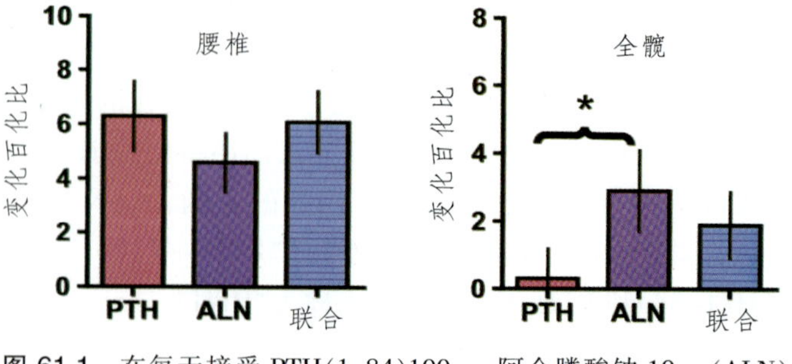

图 61.1 在每天接受 PTH(1-84)100μg、阿仑膦酸钠 10mg(ALN)或两种药物联合治疗的 238 名骨质疏松症女性中,BMD 平均增加 12 个月(*P<0.05)。误差线代表 95%置信区间。(Adapted from[52].)

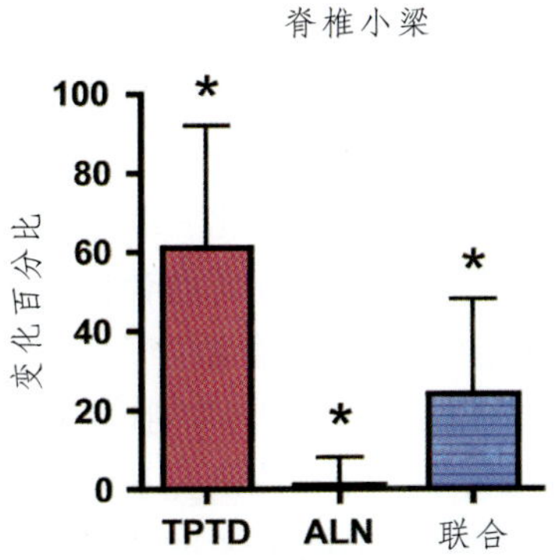

图 61.2　93 名绝经后骨质疏松症女性每天接受特立帕肽 40μg、阿仑膦酸钠（ALN）10mg 或联用两种药物治疗 30 个月后，通过 QCT 测定的脊椎小梁 BMD 平均增加百分比。TPTD 在第 6 个月开始。误差线代表标准差（$^{*}P$<0.001）。(Adapted from[51].)

在另一项研究中，绝经后骨质疏松症女性随机接受阿仑膦酸钠每天 10mg、TPTD 每天 40μg，或两药联合应用 30 个月，尽管直到第 6 个月才开始使用特立帕肽[51]。单独使用特立帕肽治疗的女性（18%）经DXA 测定的腰椎骨密度（BMD）增加高于单用阿仑膦酸钠（7%）或两种药物（9%）治疗的女性。同样，单独使用特立帕肽治疗的女性（11%）股骨颈 BMD 增加高于单用特立帕肽（4%）或两种药物（3%）治疗的女性。更大的对比是，特立帕肽单一治疗组脊椎骨密度（QCT）增加 61%，联合治疗组为 24%（图 61.2）。这些 BMD 结果与观察到的骨转换生物化学标志物的变化一致，因为单用特立帕肽，骨吸收和形成标志物的增加远远超过联用两种药物（图 61.3）[51]。

这两项研究结果之间的差异可能是由于使用不同的 PTH 制剂和剂量以及不同的治疗持续时间（PTH 应用 12 个月与 24 个月）。具体而言，已知 PTH 单药治疗在治疗第一年仅在全髋和股骨颈部有增加 BMD 的效果，随后在第二年显著增加，这可能是由于这些混合的小梁/皮质骨位置。尽管如此，这两项试验都清楚地证实了阿仑膦酸钠引起小梁棘突中 PTH 的合成代谢效应明显减弱，并且在任何部位缺乏真正的累加效应。

最近，一些研究已经超越了双膦酸盐和 PTH 的简单组合，以评估更多不同的给药策略。在一项研究中，126 名服用阿仑膦酸钠至少 1 年的骨质疏松症女性被随机分配继续使用阿仑膦酸盐 15 个月，继续使用阿仑膦酸钠同时每日皮下特立帕肽 15 个月，或继续使用阿仑膦酸钠联合特立帕肽治疗 3 个月，特立帕肽治疗 3 个月的交替治疗方案 15 个月[53]。接受特立帕肽治疗的两组之间的脊椎或髋部 BMD 增加没有差异，两组均表现出比单独使用阿仑膦酸钠的女性更大的脊椎 BMD 增加，而不是髋部 BMD 增加。另一种方法包括 193 名绝经后女性，她们以前服用阿仑膦酸钠或雷洛昔芬至少 18 个月。这些女性根据先前的抗吸收治疗进行分层，然后随机分配继续使用抗吸收药物并开始给予特立帕肽（加入组），或停止抗吸收并开始给予特立帕肽（转换组）[54]。当转用特立帕肽导致骨转换率增加时，与阿仑膦酸钠相比，特立帕肽增加了脊椎和髋部的骨转换。尽管如此，由于 15 个月不足以观察到特立帕肽单一疗法对全髋关节和股骨颈骨密度的全面影响，因此无法得出确切的结论。

PTH 和伊班膦酸盐组合研究比较了两种组合方式[55]。在这项试验中，44 名绝经后骨质疏松症女性随机接受 6 个月联合 PTH（1-84）（每日 100μg）和伊班膦酸钠（每月 150mg），然后单独接受伊班膦酸钠治疗 18 个月或两个连续 3 个月 PTH 疗程，随后给予 9 个月的伊班膦酸钠。两组患者的脊椎骨密度均增加约 8%，髋部骨密度提高约 3%。这些增加与持续的 PTH 单一治疗在相

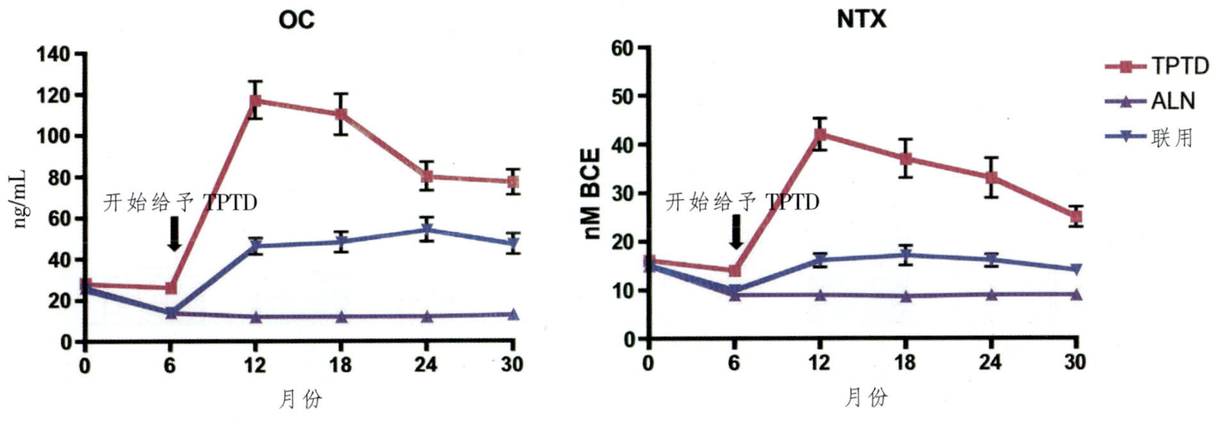

图 61.3　93 名绝经后骨质疏松症女性骨转换标志物的平均变化百分比分别为特立帕肽（TPTD）每天 40μg、阿仑膦酸钠每天 10mg（ALN）或两种药物联用。TPTD 在第 6 个月开始。误差线代表标准误差。(Adapted from[51].)

同的时间内获得的增加没有什么不同[2]。虽然这表明PTH 短程疗法和口服双膦酸盐类药物对骨密度的影响可能与持续的 PTH 疗法相似,但需要包括与 PTH 单一疗法直接比较的较大型研究来做出这一决定。

静脉注射双膦酸盐也已经与特立帕肽组合进行评估。在一项为期 12 个月的随机对照试验中,412 名患有骨质疏松症的绝经后女性被随机分为唑来膦酸钠 5mg,特立帕肽 20μg,或两种药物联合用药[56]。联合用药组和特立帕肽单药治疗组经 DXA 测定腰椎 BMD 增加程度相同,其增加幅度大于唑来膦酸钠单药治疗组。相反,联合用药组和唑来膦酸钠单药治疗组的全髋和股骨颈 BMD 增加程度相似,这些增加幅度大于特立帕肽单药治疗组(图 61.4)。值得注意的是,经过 13 周的治疗后,唑来膦酸钠和特立帕肽的联合治疗比单独使用唑来膦酸的治疗增加了全髋 BMD。但是,正如上面所讨论的,因为这项研究仅限于 12 个月,所以报道的组合和 PTH 单一治疗组之间的全髋关节和股骨颈的组间差异的临床相关性还不清楚。

最后,在上文讨论的研究中,经过 9 个月的雷洛昔芬、阿仑膦酸钠或特立帕肽治疗,加入阿仑膦酸钠导致脊椎和髋部的 BMD 增加大于特立帕肽[47]。这些发现与一些报道的结果大不相同,并可能受到高选择性的特定患者人群的影响(即绝经后骨质疏松症女性,所有患者对之前的双膦酸盐治疗反应差)。尽管如此,在正在进行的 PTH 治疗中添加双膦酸盐的方法显然值得进行更多研究。

综上所述,尽管双膦酸盐与 PTH 各种组合的研究结果似乎存在矛盾,但其中许多冲突可能反映了这与治疗的持续时间或所用 PTH 的剂量有关。一致的发现是,双膦酸盐与 PTH 联合应用抑制了 PTH 诱导的骨转换的增加,不能有效地解除成骨细胞和破骨细胞活性的关联,并且钝化了 PTH 诱导的脊椎骨小梁 BMD 的增加。尽管与 PTH 单药治疗相比,联合治疗髋、股骨颈 BMD 1 年增加通常更优,但当患者接受完整的 2 年疗程时,PTH 单药治疗优于联合治疗。因此,目前还没有力的证据支持联合应用特立帕肽和双膦酸盐治疗绝经后骨质疏松症。此外,少数研究显示在某些时间点对 BMD 有明显的改善,但必须考虑伴随两种不同药物治疗的额外成本和风险。

PTH 与狄诺塞麦联合应用治疗绝经后骨质疏松症

狄诺塞麦是引入临床实践的最新抗吸收剂。它是一种单克隆抗体,可阻断 RANKL 与其破骨细胞受体 RANK 的结合[57]。由于 RANKL 与 RANK 的结合是破骨细胞形成、激活和存活[35]所必要的,狄诺塞麦通过与双膦酸盐、雌激素或选择性雌激素受体调节剂不同的机制有效地阻断了破骨细胞介导的骨吸收。在一项为期 12 个月的随机对照试验中,94 名绝经后女性与骨质疏松症患者被随机分配接受特立帕肽(每日 20μg)、狄诺塞麦(每 6 个月 60mg),或联合应用两种药物[58]。经过 1 年的治疗,联合组腰椎 BMD 增加(9.1%)明显高于特立帕肽组或狄诺塞麦组(分别为 6.2%和 5.5%)。在全髋中,狄诺塞麦和特立帕肽组合显示出大于累加效应,BMD 增加了 4.9%。相比之下,狄诺塞麦组的全髋 BMD 只增加了 2.5%,特立帕肽组则增加了 0.7%。股骨颈 BMD 变化与全髋相似(图 61.5)。最近,这项研究延长了 1 年,他们发

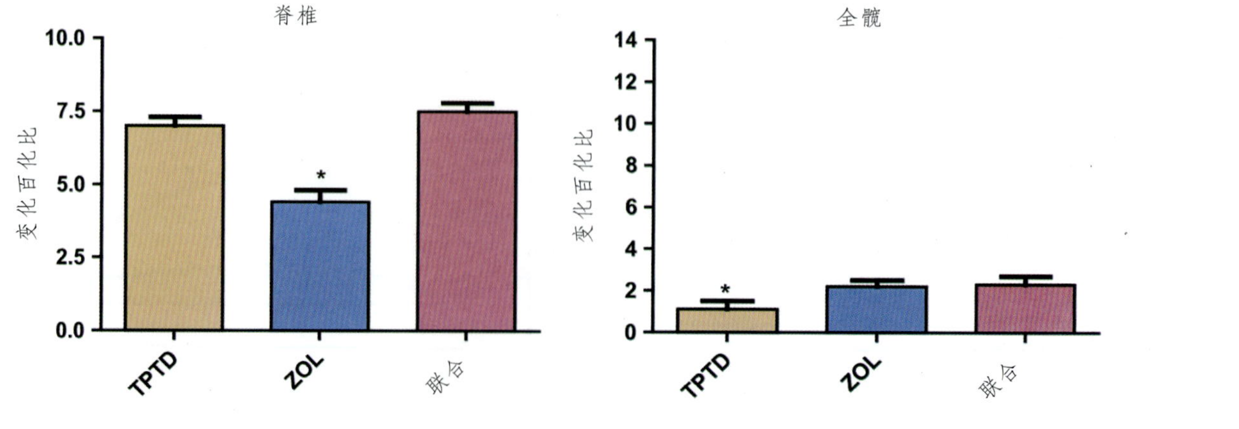

图 61.4　412 名绝经后骨质疏松症女性每天接受 20μg 特立帕肽(TPTD),单次输注唑来膦酸钠 5mg(ZOL)或两种药物联合治疗的 BMD 均值百分比变化,然后随访 12 个月。误差线代表标准误差(与其他组相比,$^{*}P<0.05$)。(Adapted from[43].)

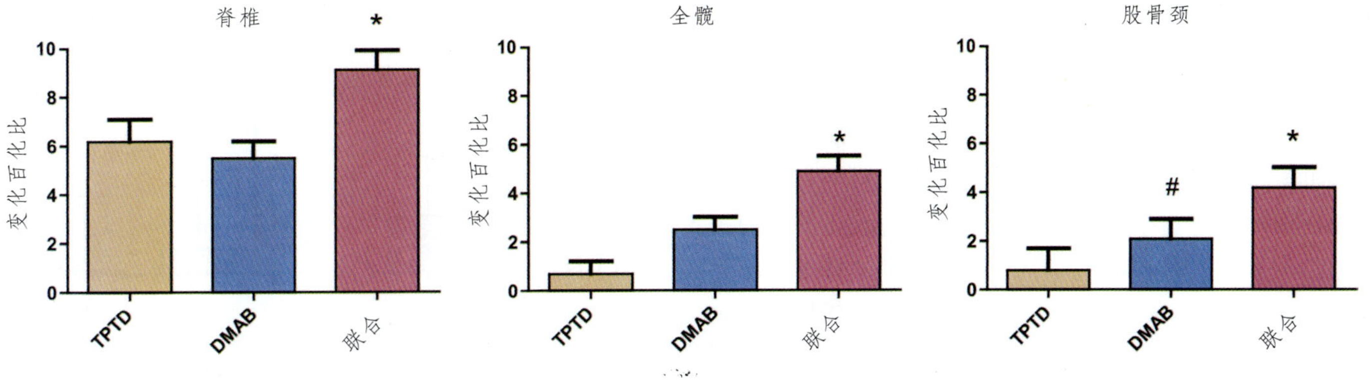

图 61.5　4 名绝经后骨质疏松症女性每天接受特立帕肽 20μg(TPTD),或 60mg 狄诺塞麦(DMAB)或两种药物(联合)治疗 12 个月的平均 BMD 变化。误差线代表标准误差(与其他组相比,$^{*}P<0.05$,与 TPTD 相比,$^{\#}P<0.05$)。(Adapted from[58].)

现在 24 个月的观察中联合治疗继续优于单药疗法[59]。

基于这种特殊组合的独特作用的机制可能与狄诺塞麦能够完全阻断特立帕肽的分解代谢效应而仅部分阻断其合成代谢效应有关。如图 61.6 所示,联合组和狄诺塞麦组血清 CTX 浓度抑制程度相同,而狄诺塞麦组血清骨钙蛋白被抑制的程度比联合组更强。

这种骨转换模式的变化不同于 PTH 和双膦酸盐联合治疗试验报告的结果,其中双膦酸盐单独使用比联合使用更能抑制骨吸收。狄诺塞麦对 PTH 诱导的骨吸收的更大抵抗力可能有助于观察狄诺塞麦/特立帕肽组合对 BMD 的累加效应。在三项类似的联合治疗研究中比较了 12 个月股骨颈 BMD 的变化(图 61.7)。

男性骨质疏松症的联合治疗

两项研究调查了男性骨质疏松症联合治疗的效

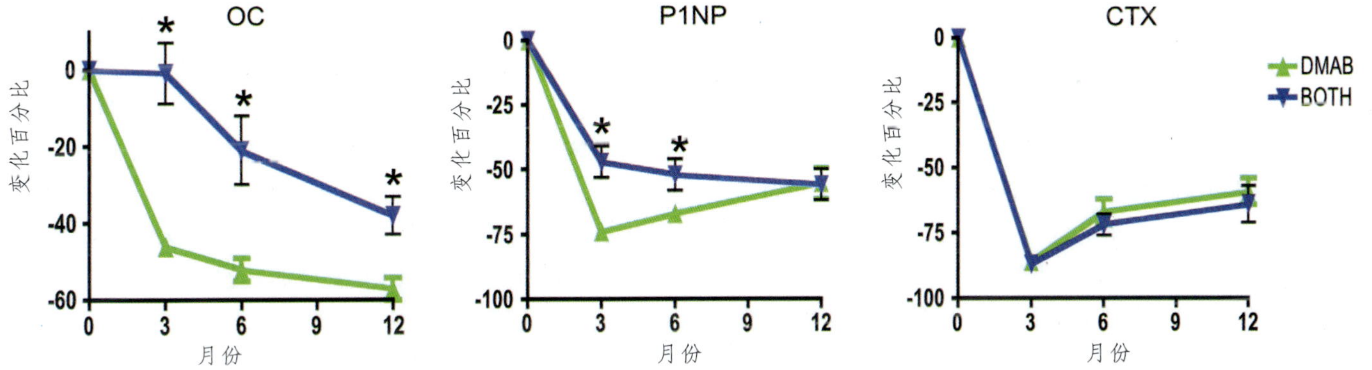

图 61.6　94 名绝经后骨质疏松症女性被分为三组:特立帕肽组 20μg/d(TPTD)、狄诺塞麦组 60mg/6 个月(DMAB)或两种药物联用组(Combo),在治疗的 12 个月中,骨钙素(OC)、I 型胶原氨基肽(PINP)和 C-末端肽(CTX)的平均百分比变化如图(TPTD 组未显示)。误差线表示标准误差(与 DMAB 相比,$^{*}P<0.05$)。(Adapted from[58].)

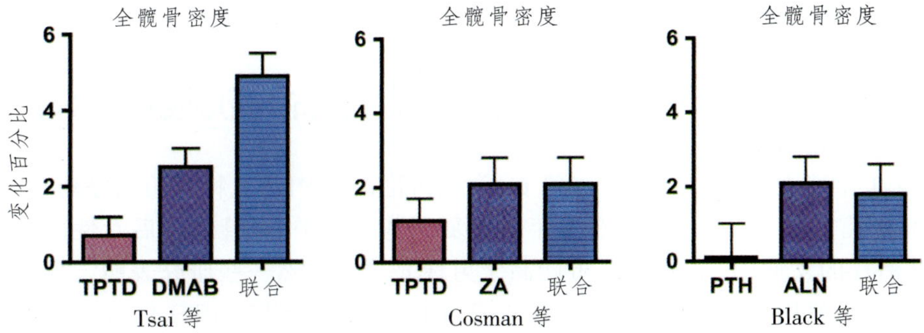

图 61.7　绝经后骨质疏松症女性接受不同药物治疗后,12 个月中全髋骨密度平均百分比变化,数据来源于三个独立研究[43,52,58]。

果。83 例首先随机分配的骨密度低的男性患者接受阿仑膦酸钠(每日 10mg),特立帕肽(每日 40μg)或两者联合治疗 30 个月(特立帕肽从 6 个月开始持续 24 个月)[60]。结果与上面讨论的绝经后女性进行的相同试验相似[51]。在使用特立帕肽治疗的男性中,脊椎和股骨颈 BMD 增加幅度高于其他组,这一发现仅在 24 个月的治疗期最后 6 个月才明显。此外,QCT 测量的脊椎骨小梁 BMD 在特立帕肽组也比其他组增加更多。在最近的一项双盲试验研究中,29 例低 BMD 男性患者被随机分配接受利塞膦酸钠(每周 35mg)、特立帕肽(每天 20μg)或两药联合应用,共 18 个月[61]。所有组的脊椎骨密度均增加。联合用药组的全髋骨密度(3.9%)明显高于特立帕肽组(0.29%)和利塞膦酸钠组(0.82%),联合用药组股骨颈 BMD 增加率(8.45%)高于利塞膦酸钠组(0.50%),而特立帕肽单药治疗组为 3.9%。虽然这些结果表明特立帕肽与利塞膦酸钠的组合与其他双膦酸盐组合相比可能具有独特的性质,但在得出确定结论前应进行更大量的研究。

抗骨吸收治疗后 PTH 的应用

由于双膦酸盐一直存在于骨基质中许多年[49],所以研究人员探讨了以前使用双膦酸盐可能会影响随后对 PTH 反应的问题。这个问题的临床相关性是显著的,因为大多数接受 PTH 或特立帕肽治疗的患者以前曾接受过抗吸收药物的治疗。一项开放性试验比较了雷洛昔芬和阿仑膦酸钠的预处理,59 名绝经后女性接受了每日 1 次的特立帕肽治疗,这些女性之前接受过抗吸收药物治疗 18~36 个月[62]。两组患者的骨转换标志物都有相似的增加,尽管之前接受过雷洛昔芬治疗的女性有稍微增高的趋势。经过 6 个月的治疗后,雷洛昔芬组之前的腰椎和全髋 BMD 均明显高于之前的阿仑膦酸钠组。到 18 个月时,各组之间的髋关节变化相似,而之前雷洛昔芬组的腰椎 BMD 增加 (10.2%) 高于之前的阿仑膦酸钠组(4.1%)(图 61.8)。此外,在雷洛昔芬治疗前,12 个月脊椎 BMD 变化与基线水平和骨代谢生物化学标志物变化呈正相关(相关系数为 0.40~0.59)。

EUROFORS 研究是一项复杂的为期 2 年的随机对照试验,其中绝经后骨质疏松症女性未接受过治疗或接受至少 1 年的抗吸收治疗,然后接受 1 年特立帕肽治疗(每日 20μg),再继续接受特立帕肽、雷洛昔芬或不治疗 1 年[63-65]。在接受 2 年特立帕肽治疗的女性中,初治受试者腰椎 BMD(13.1%)明显高于以前使用抗吸收药物治疗的女性(10.2%),而髋部和股骨颈部的变化则较为相似。当根据所使用的个体抗吸收药物(阿仑膦酸钠、利塞膦酸钠、依替膦酸钠或非双膦酸钠)评估对特立帕肽的反应时,之前接受依替膦酸钠治疗的女性脊椎 BMD 增加高于用其他抗吸收剂。没有发现其他治疗间差异。

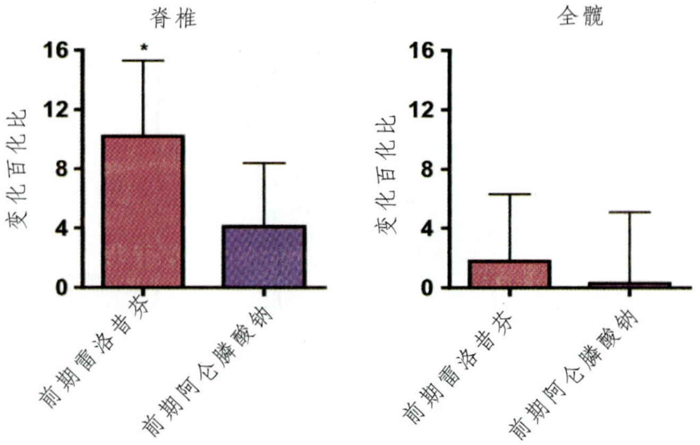

图 61.8 先前接受 18~36 个月雷洛昔芬(RLX)或阿仑膦酸盐(ALN)治疗后,再接受 18 个月特立帕肽治疗患者的骨密度均值变化百分比。误差条表示标准差。(*$P<0.05$ 表示组间差异有意义)。(Adapted from [62])。

在另一项非随机研究中,针对 324 名至少接受过 24 个月阿仑膦酸钠或者利塞膦酸钠(平均治疗期为 38 个月)治疗的女性进行特立帕肽作用的研究[66]。两组有相似的骨密度,虽然接受阿仑膦酸钠治疗的女性骨转换标志物较低。经过 12 个月的特立帕肽治疗后,小梁棘 BMD(QCT)在前期接受利塞膦酸钠组(24.1%)比前期接受阿仑膦酸钠组(13.7%)显著增加。全髋骨小梁 BMD 前期接受利塞膦酸钠组也比前期接受阿仑膦酸钠组明显增加。本研究中的差异是由于阿仑膦酸钠和利塞膦酸钠的结合亲合力不同,或者抗吸收剂间的一些其他固有差异,还是前期使用阿仑膦酸钠和利塞膦酸钠治疗患者之间一些不确定因素引起的,尚未明确。综上所述,这些数据表明:前期双膦酸钠的使用可能会轻微削弱 PTH 合成代谢的作用,虽然临床后果尚不清楚。

甲状旁腺激素治疗后的抗吸收治疗

正如第 60 章所讨论,当 PTH 或特立帕肽停药时,BMD 在 1 年内恢复到基线水平(尽管绝经后女性的骨丢失率可能高于男性)[67,68]。虽然一些研究表明,即使 BMD 在最初 1~2 年内出现下降[68,69],PTH 仍可能保留一些抗骨折效果，如果随访更长的时间，这种有益效果可能会消失。PTH 对骨骼完整性的正面影响的潜在短暂性质在临床上是重要的，因为 PTH 治疗的过程通常限于 24 个月。

几项研究调查了抗吸收剂在 PTH 或特立帕肽停药后预防骨质流失的能力。在一项早期研究中，66 名绝经后骨质疏松症女性接受了 50μg、75μg 或 100μg PTH(1–84)或安慰剂，随后 1 年阿仑膦酸钠(每日 10mg)治疗方案[70]。在阿仑膦酸钠给药期间，所有测量的解剖部位(腰椎、股骨颈、全身)的 BMD 继续增加。在对 21 名接受特立帕肽治疗 18~30 个月的特发性骨质疏松症男性的非随机随访研究中，接受双膦酸钠治疗的患者腰椎 BMD(5.1%)持续升高，而 BMD 在没有服药的人中下降了 3.7%[71]。在一项更大规模的随访研究中，作为较大 PTH /阿仑膦酸钠联合治疗试验的一部分，119 名每天接受 PTH(1–84)(100μg)的女性随机接受额外 1 年的阿仑膦酸钠(每日10mg)或安慰剂治疗[72]。随机接受安慰剂组的受试者经 DXA 测定，脊椎 BMD 降低了约 2%，而 QCT 测定的骨小梁、松质骨 BMD 降低了 10%。相比之下，从 PTH(1–84)转换到阿仑膦酸钠治疗的受试者中，大多数解剖部位 BMD 增加。而且，在 2 年治疗结束时，甲状旁腺激素治疗后接受阿仑膦酸钠治疗的患者骨小梁 BMD 增加了 31%，而甲状旁腺激素安慰剂组共增加了 14%。

最后，作为 EUROFORS 研究的一部分，507 名绝经后骨质疏松症女性接受特立帕肽(每日 20μg)治疗 1年，然后第 2 年每日给予特立帕肽、雷洛昔芬 60mg 或不治疗[63]。第 2 年接受特立帕肽治疗的受试者脊柱 BMD 增加了 3.6%，未接受治疗的受试者减少了 2.7%，第 2 年接受雷洛昔芬的受试者没有发生变化。相反，第 2 年接受特立帕肽(1.9%)和雷洛昔芬(1.5%)的女性全髋BMD增加，未接受第 2 年治疗的女性(在股骨颈处观察到类似的模式)没有变化。综上所述，在完成 PTH 治疗后用双膦酸钠或其他药物进行抗吸收治疗，以便巩固并进一步增加 BMD。

高钙血症和高尿钙与联合治疗

已知在用 PTH 治疗的患者中会发生高钙血症和高尿钙，尽管使用特立帕肽的高血钙效应比 PTH(1–84)更为短暂[73,74]。例如，在用特立帕肽进行的大型骨折疗效临床试验中，每天用 40μg 特立帕肽治疗的患者中有 28%发生高钙血症 (注射后 4~6 小时测量)，每天用 20μg 特立帕肽治疗的患者中有 11%发生高钙血症，接受安慰剂的患者中发生率为 2%。相比之下，特立帕肽给药 24 小时后高钙血症发生率很低，且特立帕肽治疗后高钙血症的发生率并不增加。在用 PTH(1–84)进行的大型骨折疗效临床试验中，高钙血症(PTH 给药 24小时后测定)在 PTH 组中发生率为 28%，而安慰剂组为 4.5%，PTH 组发生高尿钙的比例为 46%，而安慰剂组为 23%[2]。鉴于 PTH 联合抗吸收治疗刺激的骨吸收和单一疗法程度不同，人们可能会预期这些特定不良事件的发生率较低。尽管大多数联合研究太小而无法准确评估大多数安全性终点，但在 238 名接受 100μgPTH(1–84)、阿仑膦酸钠 10mg 或两者联合治疗的女性患者中，高钙血症(PTH 最后给药 24 小时后测量)在 PTH 单一治疗组中发生率为 12%，联合治疗组中为 14%。PTH 组和联合治疗组分别有 8%和 10%的患者出现高尿钙[52]。

3 名绝经后女性的研究中报道了稍微不同的模式，这些患者随机分配至每天 40μg 特立帕肽、每日 10mg阿仑膦酸钠或两者联合应用。在这项研究中，PTH 给药 4 小时后高钙血症的发生率为 15%，单用特立帕肽的发生率为 15%，联用这两种药物的发生率仅为 3.5%[51]。最后，在有关特立帕肽(每日 20μg)和唑来膦酸钠的研究中，特立帕肽组 15%的女性至少有一项钙测量超过正常(最后一次特立帕肽给药后 24 小时测量)[43]。因此，联合给予双膦酸钠似乎对保护 PTH 给药后 24 小时的高血钙症没有作用，但是可以减缓急性(4 小时)血钙升高。同样，在联合狄诺塞麦和特立帕肽的研究中，最后一次使用特立帕肽后 24 小时测量的高钙血症在所有组中都是相似的[58]。

结论

虽然骨质疏松症的治疗在过去的 10 年中已有较快发展，但目前没有单一药物能够在不刺激骨吸收的情况下刺激新骨形成，并且没有药剂能抑制吸收而不抑制形成。已经在许多临床试验研究了 PTH 和抗吸收剂的组合，希望这些组合能够更好地将骨形成与再吸收分开，并使骨骼完整性得到改善。联合治疗与 PTH 和双膦酸钠单药治疗相比没有优势，并在增加脊椎 BMD 方面明显低于 PTH 单药治疗。在髋关节和股骨颈的效果似乎根据治疗持续时间的长短而有所不同。联合治疗在治疗的第 1 年相当于或优于 PTH 单药治疗，但 2 年后 PTH 优于其他药物。雷洛昔芬联合治疗也显示单药治疗没有一致的优势，但只有有限的研究。相反，最近的一项研究表明，当特立帕肽治疗已经建立(9个月)后，开始使用阿仑膦酸钠或雷洛昔芬时，BMD 可能会更明显增加。最后，狄诺塞麦和特立帕肽的组合对脊椎、股骨颈和髋部骨密度的影响比单独使用药物（表 61.1a 和表 61.1b)显著。后一种方法现在需要进一步研究，以确定长期疗效、成本效益和安全性。

表 61.1a 联合治疗与 PTH 相比

	腰椎		髋部	
联合治疗	1年	2年	1年	2年
PTH/阿仑膦酸钠	↓	↓	↔	↓
PTH/唑来膦酸钠	↔	?	↔	?
PTH/狄诺塞麦	↑↑	↑↑	↑↑	↑↑

PTH 与抗骨吸收治疗及 PTH 单药治疗效果对比(↓↑↔与 PTH 相比)。

表 61.1b 联合治疗与抗骨吸收剂相比

	腰椎		髋部	
联合治疗	1年	2年	1年	2年
PTH/阿仑膦酸钠	↓	↓	↔	↓
PTH/唑来膦酸钠	↑→	?	↔	?
PTH/狄诺塞麦	↑↑	↑↑	↑↑	↑↑

单独使用抗骨吸收剂与 PTH/抗吸收联合方法的效果比较（↓↑↔与抗骨吸收剂相比)。

（刘雅馨 译）

参考文献

1. Neer RM, Arnaud CD, Zanchetta JR, Prince R, Gaich GA, Reginster JY, et al. Effect of parathyroid hormone (1–34) on fractures and bone mineral density in postmenopausal women with osteoporosis. *N Engl J Med* 2001;**344**:1434–41.
2. Greenspan SL, Bone HG, Ettinger MP, Hanley DA, Lindsay R, Zanchetta JR, et al. Effect of recombinant human parathyroid hormone (1–84) on vertebral fracture and bone mineral density in postmenopausal women with osteoporosis: a randomized trial. *Ann Intern Med* 2007;**146**:326–39.
3. Glover SJ, Eastell R, McCloskey EV, Rogers A, Garnero P, Lowery J, et al. Rapid and robust response of biochemical markers of bone formation to teriparatide therapy. *Bone* 2009;**45**:1053–8.
4. McClung MR, San Martin J, Miller PD, Civitelli R, Bandeira F, Omizo M, et al. Opposite bone remodeling effects of teriparatide and alendronate in increasing bone mass. *Arch Intern Med* 2005;**165**:1762–8.
5. Hansen S, Hauge EM, Jensen JE, Brixen K. Differing effects of PTH 1–34, PTH 1–84 and zoledronic acid on bone microarchitecture and estimated strength in postmenopausal women with osteoporosis. An 18 month open-labeled observational study using HR-pQCT. *J Bone Miner Res* 2013;**28**:736–45.
6. Macdonald HM, Nishiyama KK, Hanley DA, Boyd SK. Changes in trabecular and cortical bone microarchitecture at peripheral sites associated with 18 months of teriparatide therapy in postmenopausal women with osteoporosis. *Osteoporos Int* 2011;**22**:357–62.
7. Evio S, Tiitinen A, Laitinen K, Ylikorkala O, Valimaki MJ. Effects of alendronate and hormone replacement therapy, alone and in combination, on bone mass and markers of bone turnover in elderly women with osteoporosis. *J Clin Endocrinol Metab* 2004;**89**:626–31.
8. Wimalawansa SJ. Combined therapy with estrogen and etidronate has an additive effect on bone mineral density in the hip and vertebrae: four-year randomized study. *Am J Med* 1995;**99**:36–42.
9. Wimalawansa SJ. A four-year randomized controlled trial of hormone replacement and bisphosphonate, alone or in combination, in women with postmenopausal osteoporosis. *Am J Med* 1998;**104**:219–26.
10. Lindsay R, Cosman F, Lobo RA, Walsh BW, Harris ST, Reagan JE, et al. Addition of alendronate to ongoing hormone replacement therapy in the treatment of osteoporosis: a randomized, controlled clinical trial. *J Clin Endocrinol Metab* 1999;**84**:3076–81.
11. Bone HG, Greenspan SL, McKeever C, Bell N, Davidson M, Downs RW, et al. Alendronate and estrogen effects in postmenopausal women with low bone mineral density. Alendronate/Estrogen Study Group. *J Clin Endocrinol Metab* 2000;**85**:720–6.
12. Tiras MB, Noyan V, Yildiz A, Yildirim M, Daya S. Effects of alendronate and hormone replacement therapy, alone or in combination, on bone mass in postmenopausal women with osteoporosis: a prospective, randomized study. *Hum Reprod* 2000;**15**:2087–92.
13. Palomba S, Orio Jr F, Colao A, di Carlo C, Sena T, Lombardi G, et al. Effect of estrogen replacement plus low-dose alendronate treatment on bone density in surgically postmenopausal women with osteoporosis. *J Clin Endocrinol Metab* 2002;**87**:1502–8.
14. Harris ST, Eriksen EF, Davidson M, Ettinger MP, Moffett Jr AH, Baylink DJ, et al. Effect of combined risedronate and hormone replacement therapies on bone mineral density in postmenopausal women. *J Clin Endocrinol Metab* 2001;**86**:1890–7.
15. Tseng LN, Sheu WH, Ho ES, Lan HH, Hu CC, Kao CH. Effects of alendronate combined with hormone replacement therapy on osteoporotic postmenopausal Chinese women. *Metabolism* 2006;**55**:741–7.
16. Sanad Z, Ellakwa H, Desouky B. Comparison of alendronate and raloxifene in postmenopausal women with osteoporosis. *Climacteric* 2011;**14**:369–77.
17. Greenspan SL, Resnick NM, Parker RA. Combination therapy with hormone replacement and alendronate for prevention of bone loss in elderly women: a randomized controlled trial. *JAMA* 2003;**289**:2525–33.
18. Yang X, Chan YH, Muthukumaran P, Dasde S, Teoh SH, Lee T. Ibandronate does not reduce the anabolic effects of PTH in ovariectomized rat tibiae: a microarchitectural and mechanical study. *Bone* 2011;**48**:1154–63.
19. Samadfam R, Xia Q, Goltzman D. Co-treatment of PTH with osteoprotegerin or alendronate increases its anabolic effect on the skeleton of oophorectomized mice. *J Bone Miner Res* 2007;**22**:55–63.
20. Li M, Mosekilde L, Sogaard CH, Thomsen JS, Wronski TJ. Parathyroid hormone monotherapy and cotherapy with antiresorptive agents restore vertebral bone mass and strength in aged ovariectomized rats. *Bone* 1995;**16**:629–35.
21. Gasser JA, Kneissel M, Thomsen JS, Mosekilde L. PTH and interactions with bisphosphonates. *J Musculoskelet Neuronal Interact* 2000;**1**:53–6.
22. Ma YL, Bryant HU, Zeng Q, Schmidt A, Hoover J, Cole HW, et al. New bone formation with teriparatide [human parathyroid hormone-(1–34)] is not retarded by long-term pretreatment with alendronate, estrogen, or raloxifene in ovariectomized rats. *Endocrinology* 2003;**144**:2008–15.
23. Mosekilde L, Sogaard CH, McOsker JE, Wronski TJ. PTH has a more pronounced effect on vertebral bone mass and biomechanical competence than antiresorptive agents (estrogen and bisphos-

phonate) —assessed in sexually mature, ovariectomized rats. *Bone* 1994;**15**:401–8.
24. Sogaard CH, Wronski TJ, McOsker JE, Mosekilde L. The positive effect of parathyroid hormone on femoral neck bone strength in ovariectomized rats is more pronounced than that of estrogen or bisphosphonates. *Endocrinology* 1994;**134**:650–7.
25. Johnston S, Andrews S, Shen V, Cosman F, Lindsay R, Dempster DW, et al. The effects of combination of alendronate and human parathyroid hormone(1–34) on bone strength are synergistic in the lumbar vertebra and additive in the femur of C57BL/6J mice. *Endocrinology* 2007;**148**:4466–74.
26. Boyce RW, Paddock CL, Franks AF, Jankowsky ML, Eriksen EF. Effects of intermittent hPTH(1–34) alone and in combination with 1,25(OH)(2)D(3) or risedronate on endosteal bone remodeling in canine cancellous and cortical bone. *J Bone Miner Res* 1996;**11**:600–13.
27. Thomsen JS, Mosekilde LI, Gasser JA. Long-term therapy of ovariectomy-induced osteopenia with parathyroid hormone analog SDZ PTS 893 and bone maintenance in retired breeder rats. *Bone* 1999;**25**:561–9.
28. Delmas PD, Vergnaud P, Arlot ME, Pastoureau P, Meunier PJ, Nilssen MH. The anabolic effect of human PTH (1–34) on bone formation is blunted when bone resorption is inhibited by the bisphosphonate tiludronate—is activated resorption a prerequisite for the in vivo effect of PTH on formation in a remodeling system? *Bone* 1995;**16**:603–10.
29. Shen V, Birchman R, Xu R, Otter M, Wu D, Lindsay R, et al. Effects of reciprocal treatment with estrogen and estrogen plus parathyroid hormone on bone structure and strength in ovariectomized rats. *J Clin Invest* 1995;**96**:2331–8.
30. Shen V, Dempster DW, Mellish RW, Birchman R, Horbert W, Lindsay R. Effects of combined and separate intermittent administration of low-dose human parathyroid hormone fragment (1–34) and 17 beta-estradiol on bone histomorphometry in ovariectomized rats with established osteopenia. *Calcif Tissue Int* 1992;**50**:214–20.
31. Wronski TJ, Yen CF, Qi H, Dann LM. Parathyroid hormone is more effective than estrogen or bisphosphonates for restoration of lost bone mass in ovariectomized rats. *Endocrinology* 1993;**132**:823–31.
32. Hodsman AB, Drost D, Fraher LJ, Holdsworth D, Thornton M, Hock J, et al. The addition of a raloxifene analog (LY117018) allows for reduced PTH(1–34) dosing during reversal of osteopenia in ovariectomized rats. *J Bone Miner Res.* 1999;**14**:675–9.
33. Hodsman AB, Watson PH, Drost D, Holdsworth D, Thornton M, Hock J, et al. Assessment of maintenance therapy with reduced doses of PTH(1–34) in combination with a raloxifene analogue (LY117018) following anabolic therapy in the ovariectomized rat. *Bone* 1999;**24**:451–5.
34. Ma YL, Bryant HU, Zeng Q, Schmidt A, Jee WS, Sato M. Raloxifene and teriparatide (hPTH 1–34) have complementary effects on the osteopenic skeleton of ovariectomized rats. *J Bone Miner Metab* 2005;**23**(Suppl.):62–8.
35. Lacey DL, Timms E, Tan HL, Kelley MJ, Dunstan CR, Burgess T, et al. Osteoprotegerin ligand is a cytokine that regulates osteoclast differentiation and activation. *Cell* 1998;**93**:165–76.
36. Yasuda H, Shima N, Nakagawa N, Yamaguchi K, Kinosaki M, Mochizuki S, et al. Osteoclast differentiation factor is a ligand for osteoprotegerin/osteoclastogenesis-inhibitory factor and is identical to TRANCE/RANKL. *Proc Natl Acad Sci USA* 1998;**95**:3597–602.
37. Kostenuik PJ, Capparelli C, Morony S, Adamu S, Shimamoto G, Shen V, et al. OPG and PTH-(1–34) have additive effects on bone density and mechanical strength in osteopenic ovariectomized rats. *Endocrinology* 2001;**142**:4295–304.
38. Pierroz DD, Bonnet N, Baldock PA, Ominsky MS, Stolina M, Kostenuik PJ, et al. Are osteoclasts needed for the bone anabolic response to parathyroid hormone? A study of intermittent parathyroid hormone with denosumab or alendronate in knock-in mice expressing humanized RANKL. *J Biol Chem* 2010;**285**:28164–73.
39. Reeve J, Davies UM, Hesp R, McNally E, Katz D. Treatment of osteoporosis with human parathyroid peptide and observations on effect of sodium fluoride. *BMJ* 1990;**301**:314–8.
40. Reeve J, Bradbeer JN, Arlot M, Davies UM, Green JR, Hampton L, et al. hPTH 1–34 treatment of osteoporosis with added hormone replacement therapy: biochemical, kinetic and histological responses. *Osteoporos Int* 1991;**1**:162–70.
41. Reeve J, Arlot ME, Bradbeer JN, Hesp R, McAlly E, Meunier PJ, et al. Human parathyroid peptide treatment of vertebral osteoporosis. *Osteoporos Int* 1993;**3**(Suppl. 1):199–203.
42. Lindsay R, Nieves J, Formica C, Henneman E, Woelfert L, Shen V, et al. Randomised controlled study of effect of parathyroid hormone on vertebral-bone mass and fracture incidence among postmenopausal women on oestrogen with osteoporosis. *Lancet* 1997;**350**:550–5.
43. Cosman F, Eriksen EF, Recknor C, Miller PD, Guanabens N, Kasperk C, et al. Effects of intravenous zoledronic acid plus subcutaneous teriparatide [rhPTH(1–34)] in postmenopausal osteoporosis. *J Bone Miner Res* 2011;**26**:503–11.
44. Cosman F, Nieves J, Woelfert L, Formica C, Gordon S, Shen V, et al. Parathyroid hormone added to established hormone therapy: effects on vertebral fracture and maintenance of bone mass after parathyroid hormone withdrawal. *J Bone Miner Res* 2001;**16**:925–31.
45. Ste-Marie LG, Schwartz SL, Hossain A, Desaiah D, Gaich GA. Effect of teriparatide [rhPTH(1–34)] on BMD when given to postmenopausal women receiving hormone replacement therapy. *J Bone Miner Res* 2006;**21**:283–91.
46. Deal C, Omizo M, Schwartz EN, Eriksen EF, Cantor P, Wang J, et al. Combination teriparatide and raloxifene therapy for postmenopausal osteoporosis: results from a 6-month double-blind placebo-controlled trial. *J Bone Miner Res* 2005;**20**:1905–11.
47. Muschitz C, Kocijan R, Fahrleitner-Pammer A, Lung S, Resch H. Antiresorptives overlapping ongoing teriparatide treatment result in additional increases in bone mineral density. *J Bone Miner Res* 2013;**28**:196–205.
48. Reszka AA, Rodan GA. Mechanism of action of bisphosphonates. *Curr Osteoporos Rep* 2003;**1**:45–52.
49. Nancollas GH, Tang R, Phipps RJ, Henneman Z, Gulde S, Wu W, et al. Novel insights into actions of bisphosphonates on bone: differences in interactions with hydroxyapatite. *Bone* 2006;**38**:617–27.
50. Cosman F, Nieves J, Woelfert L, Shen V, Lindsay R. Alendronate does not block the anabolic effect of PTH in postmenopausal osteoporotic women. *J Bone Miner Res* 1998;**13**:1051–5.
51. Finkelstein JS, Wyland JJ, Lee H, Neer RM. Effects of teriparatide, alendronate, or both in women with postmenopausal osteoporosis. *J Clin Endocrinol Metab* 2010;**95**:1838–45.
52. Black DM, Greenspan SL, Ensrud KE, Palermo L, McGowan JA, Lang TF, et al. The effects of parathyroid hormone and alendronate alone or in combination in postmenopausal osteoporosis. *N Engl J Med* 2003;**349**:1207–15.
53. Cosman F, Nieves J, Zion M, Woelfert L, Luckey M, Lindsay R. Daily and cyclic parathyroid hormone in women receiving alendronate. *N Engl J Med* 2005;**353**:566–75.
54. Cosman F, Wermers RA, Recknor C, Mauck KF, Xie L, Glass EV, et al. Effects of teriparatide in postmenopausal women with osteoporosis on prior alendronate or raloxifene: differences between stopping and continuing the antiresorptive agent. *J Clin Endocrinol Metab* 2009;**94**:3772–80.
55. Schafer AL, Sellmeyer DE, Palermo L, Hietpas J, Eastell R, Shoback DM, et al. Six months of parathyroid hormone (1–84) administered concurrently versus sequentially with monthly ibandronate over two years: the PTH and ibandronate combination study (PICS) randomized trial. *J Clin Endocrinol Metab* 2012;**97**:3522–9.
56. Delmas PD, Munoz F, Black DM, Cosman F, Boonen S, Watts NB, et al. Effects of yearly zoledronic acid 5 mg on bone turn-

over markers and relation of PINP with fracture reduction in postmenopausal women with osteoporosis. *J Bone Miner Res* 2009;**24**:1544–51.

57. Cummings SR, San Martin J, McClung MR, Siris ES, Eastell R, Reid IR, et al. Denosumab for prevention of fractures in postmenopausal women with osteoporosis. *N Engl J Med* 2009;**361**:756–65.
58. Tsai JN, Uihlein AV, Lee H, Kumbhani R, Siwila-Sackman E, McKay EA, et al. Teriparatide and denosumab, alone or combined, in women with postmenopausal osteoporosis: the DATA study randomised trial. *Lancet* 2013;**382**:50–6.
59. Leder BZ, Uihlein A, Neer RM, Burnett-Bowie SA, Zhi Y, Tsai J, et al. *The DATA Extension Study: two years of combined denosumab and teriparatide in postmenopausal women with osteoporosis: a randomized controlled trial*. Baltimore, MD: ASBMR 2013 Annual Meeting; 2013.
60. Finkelstein JS, Hayes A, Hunzelman JL, Wyland JJ, Lee H, Neer RM. The effects of parathyroid hormone, alendronate, or both in men with osteoporosis. *N Engl J Med* 2003;**349**:1216–26.
61. Walker MD, Cusano NE, Sliney Jr J, Romano M, Zhang C, McMahon DJ, et al. Combination therapy with risedronate and teriparatide in male osteoporosis. *Endocrine* 2013;**44**:237–46.
62. Ettinger B, San Martin J, Crans G, Pavo I. Differential effects of teriparatide on BMD after treatment with raloxifene or alendronate. *J Bone Miner Res* 2004;**19**:745–51.
63. Eastell R, Nickelsen T, Marin F, Barker C, Hadji P, Farrerons J, et al. Sequential treatment of severe postmenopausal osteoporosis after teriparatide: final results of the randomized, controlled European Study of Forsteo (EUROFORS). *J Bone Miner Res* 2009;**24**:726–36.
64. Obermayer-Pietsch BM, Marin F, McCloskey EV, Hadji P, Farrerons J, Boonen S, et al. Effects of two years of daily teriparatide treatment on BMD in postmenopausal women with severe osteoporosis with and without prior antiresorptive treatment. *J Bone Miner Res* 2008;**23**:1591–600.
65. Boonen S, Marin F, Obermayer-Pietsch B, Simoes ME, Barker C, Glass EV, et al. Effects of previous antiresorptive therapy on the bone mineral density response to two years of teriparatide treatment in postmenopausal women with osteoporosis. *J Clin Endocrinol Metab* 2008;**93**:852–60.
66. Miller PD, Delmas PD, Lindsay R, Watts NB, Luckey M, Adachi J, et al. Early responsiveness of women with osteoporosis to teriparatide after therapy with alendronate or risedronate. *J Clin Endocrinol Metab* 2008;**93**:3785–93.
67. Leder BZ, Neer RM, Wyland JJ, Lee HW, Burnett-Bowie SM, Finkelstein JS. Effects of teriparatide treatment and discontinuation in postmenopausal women and eugonadal men with osteoporosis. *J Clin Endocrinol Metab* 2009;**94**:2915–21.
68. Prince R, Sipos A, Hossain A, Syversen U, Ish-Shalom S, Marcinowska E, et al. Sustained nonvertebral fragility fracture risk reduction after discontinuation of teriparatide treatment. *J Bone Miner Res* 2005;**20**:1507–13.
69. Lindsay R, Scheele WH, Neer R, Pohl G, Adami S, Mautalen C, et al. Sustained vertebral fracture risk reduction after withdrawal of teriparatide in postmenopausal women with osteoporosis. *Arch Intern Med* 2004;**164**:2024–30.
70. Rittmaster RS, Bolognese M, Ettinger MP, Hanley DA, Hodsman AB, Kendler DL, et al. Enhancement of bone mass in osteoporotic women with parathyroid hormone followed by alendronate. *J Clin Endocrinol Metab* 2000;**85**:2129–34.
71. Kurland ES, Heller SL, Diamond B, McMahon DJ, Cosman F, Bilezikian JP. The importance of bisphosphonate therapy in maintaining bone mass in men after therapy with teriparatide [human parathyroid hormone(1–34)]. *Osteoporos Int* 2004;**15**:992–7.
72. Black DM, Bilezikian JP, Ensrud KE, Greenspan SL, Palermo L, Hue T, et al. One year of alendronate after one year of parathyroid hormone (1–84) for osteoporosis. *N Engl J Med* 2005;**353**:555–65.
73. Satterwhite J, Heathman M, Miller PD, Marin F, Glass EV, Dobnig H. Pharmacokinetics of teriparatide (rhPTH[1–34]) and calcium pharmacodynamics in postmenopausal women with osteoporosis. *Calcif Tissue Int* 2010;**87**:485–92.
74. Fox J, Wells DS, Garceau RG. *Relationships between pharmacokinetic profile of human PTH(1–84) and serum calcium response in postmenopausal women following 4 different methods of administration*. San Diego, CA: ASBMR 2011 Annual Meeting; 2011.
75. Carvalho NN, Voss LA, Almeida MO, Salgado CL, Bandeira F. Atypical femoral fractures during prolonged use of bisphosphonates: short-term responses to strontium ranelate and teriparatide. *J Clin Endocrinol Metab* 2011;**96**:2675–80.

第 62 章

甲状旁腺激素在骨折愈合中的作用

Anthony F. De Giacomo, Thomas A. Einhorn

骨折修复生物学

引言

骨折是人类经历的最常见的大型器官创伤性损伤之一。美国每年大约有 1300 万例骨折需要治疗[1]。骨折(通常是创伤的结果)也是骨质疏松症的终末表现,骨质疏松症是影响老龄化人群的最快速增长的疾病之一。到 2020 年,随着老年人口不断扩大,估计有 6100 万人因骨质疏松症而面临骨折危险。骨折愈合是一种复杂的生物过程,需要几种不同类型的细胞共同作用,以恢复机械及承重能力[2]。事实上,在骨骼系统的胚胎发育过程中,骨折愈合诱导了许多参与骨骼系统胚胎发育相关细胞和分子的产生[2]。通过细胞的旁分泌和自分泌信号通路的协调控制来诱导骨折愈合[2]。与形成瘢痕的其他组织的愈合相反,骨骼通过恢复原始解剖结构并恢复原始性质来修复骨折。

骨折愈合过程

骨愈合分为炎症、修复和重塑三个阶段。初始打击施加的能量不仅损害骨骼导致骨折,而且损害包括骨膜、肌肉、血管组织和围绕软组织的周围结构。在这方面,Brighton 和 Hunt 的一项研究表明,在骨折几小时内骨折血肿附近的血管消失,伴随骨髓结构的损失和重组[3]。在骨折愈合的初期炎症阶段,骨折部位会立即形成血肿。血肿为骨骼再生所必需的生长因子提供了来源。在血肿中,脱颗粒血小板释放有助于间充质干细胞增殖/分化的转化生长因子-β(TGF-β)和血小板衍生生长因子(PDGF)[4]。此外,包括白细胞、淋巴细胞和巨噬细胞在内的炎症细胞迁移到骨折部位以释放细胞因子,例如白细胞介素-1(IL-1)和白细胞介素-6(IL-6),其有助于血管发生和额外愈合因子的趋化。同时,在这种初始愈合反应期间,坏死组织和碎屑在损伤部位被吸收。衍生自骨膜的间充质细胞迁移并增殖成纤维细胞、软骨细胞和成骨细胞。

在骨折愈合的第二阶段,修复受几个因素的影响,其中包括但不限于围绕软组织破裂、骨折位置(皮质与松质骨)以及骨折稳定程度。骨折愈合所需的间充质干细胞位于骨膜内、邻近软组织及骨髓间隙。在修复阶段,包括软骨形成、软骨钙化、软骨清除和骨形成等几个过程。在骨折部位,骨膜有助于软骨愈伤组织的发育,并且在与骨折部位相邻的皮质处相连接,同时骨膜有助于编织骨的发育[2](图 62.1)。直接邻近骨折部位的骨痂被称为软骨痂,其通过软骨内骨化过程的形成而发展,骨折部位附近的愈伤组织是由骨膜内骨化过程产生的硬质愈伤组织构成。在软骨样骨痂组织中,软骨细胞变肥大并表达 X 型胶原蛋白,释放参与钙化调节

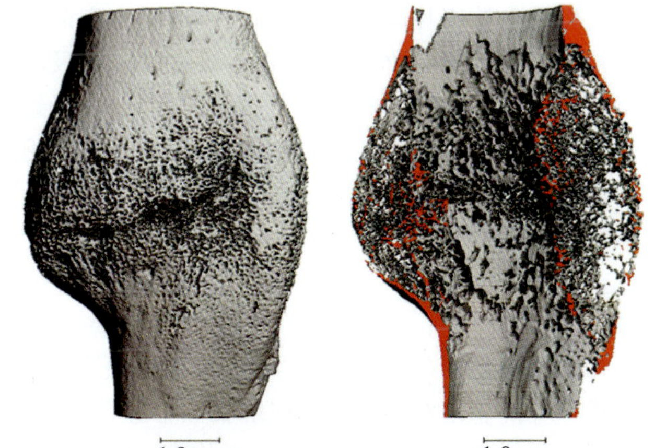

图 62.1 通过小鼠骨折愈合三维重建来显示骨愈合的第二阶段。

的基质囊泡[2]。骨折愈伤组织通过类似于生长板中的过程而形成钙化。随后，在骨折愈伤组织钙化后，血管生长到愈伤组织中并带有血管周围细胞以及源自间充质干细胞的骨祖细胞，并被骨形态发生蛋白(BMP)分化。BMP是最有效的骨诱导蛋白，在诱导间充质干细胞分化之前由骨膜中的细胞释放[2]。转录因子RUNX2(cbf alpha-1)、血小板衍生生长因子(PDGF)和胰岛素生长因子(IDGF)的刺激因子，诱导骨祖细胞分化成骨细胞。受1,25(OH)$_2$D刺激的成骨细胞产生骨质，最终矿化。这种由成骨细胞铺设的初始编织骨代替骨折愈伤组织的钙化软骨。

骨愈合的最后一个阶段为重塑，发生在骨折间隙与编织骨桥接之后。由成骨细胞铺设的初始编织骨不是以压力为导向，而是紊乱的组织。为了响应机械应力(沃尔夫定律)[5]和电荷，编织骨重塑成组织和应力导向的层状骨。这种通过编织骨重塑所产生的次级层状骨比起桥接骨断裂端的初始骨更坚固，且柔韧性更小。衍生自巨噬细胞造血谱系的破骨细胞是负责骨重塑的原始细胞。偶合骨重塑涉及破骨细胞促进骨吸收，随后成骨细胞促进骨形成，重塑最后阶段的最终结果导致重建髓质空间，同时重新建立原始骨架构的结构特征。

原发性骨愈合

在骨折愈合过程中，解剖修复量和稳定量决定了骨愈合的主要或次要类型。因此，原发性骨愈合(又被称为哈佛重塑)发生于骨折处存在绝对稳定力，其在骨折部位创造一个最小活动限度的状态。使用刚性机械构造物(例如，通过用中和板支撑的压缩板或拉力螺钉固定)固定骨折来产生这种稳定性。刚性内固定的这些构造产生最小的碎片间应变。因此，碎片间应变的减少允许骨通过锋锥机制而愈合。破骨细胞的隧道吸收反应使得新的哈佛系统为浸润血管提供途径[2]。在锋锥的头部是破骨细胞，随后是毛细血管，然后由成骨细胞追踪且植入新骨以填充锋锥体，在初级骨愈合阶段，几乎看不到骨折骨痂(图62.2)。

继发性骨愈合

在非刚性稳定的骨折部位发生的继发性骨愈合涉及骨膜和外部软组织的反应。在继发性骨愈合过程中，发生部位包括软骨内、骨膜内或两者均有。软骨内骨化模型包括软骨细胞形成软骨骨痂，其被破骨细胞重新吸收，随后是成骨细胞形成骨。另一方面，没有软骨塑形的骨膜内骨化是间充质干细胞分化的成骨细胞直接

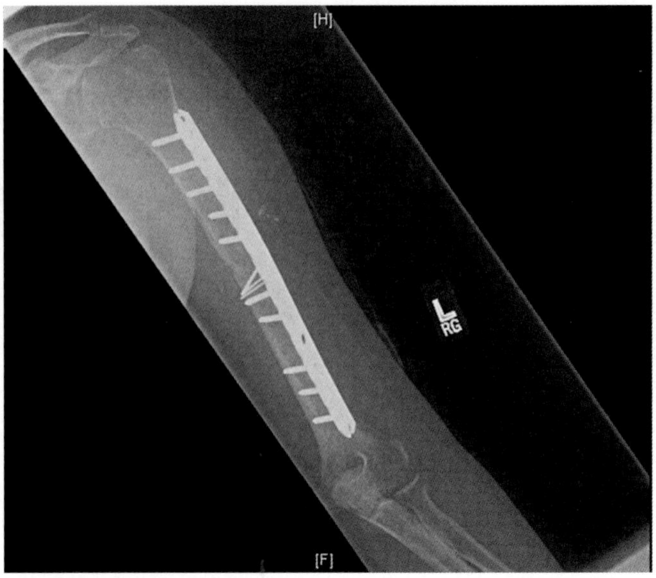

图62.2 电镀技术和拉力螺钉治疗肱骨干骨折，以提供绝对的稳定性，促进原发性骨愈合，无愈伤组织形成。

形成骨骼。固定结构和提供的稳定性决定将发生的骨化类型。通常，继发性骨愈合涉及可见的骨折骨痂(图62.3)。

影响骨折愈合的因素

骨愈合受内外因素的影响(表62.1)。影响骨折愈

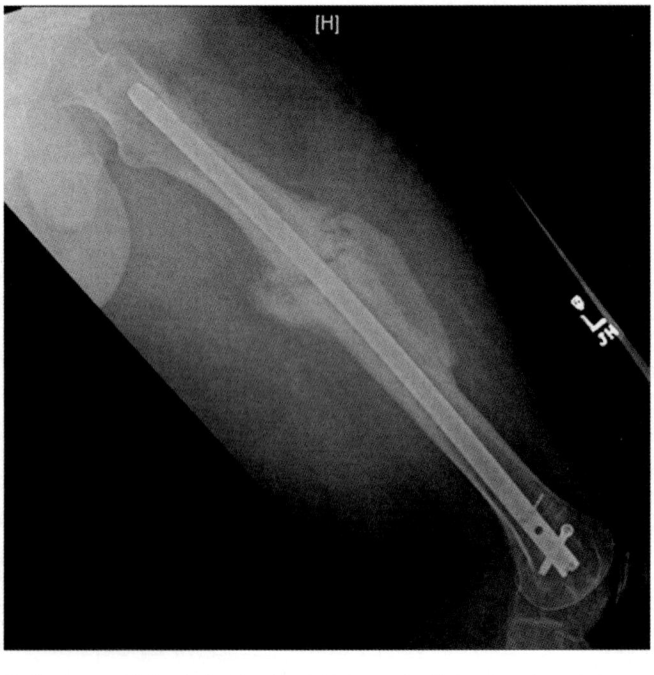

图62.3 用髓内针治疗股骨干骨折，以提供相对稳定性，从而形成可见愈伤组织形成的继发性骨愈合。

表 62.1　影响骨折愈合的内外因素

内在因素	外在因素
年龄	营养状态
血液供应	尼古丁
相关伤害	药物(NSAID、激素)
基础病理性	
软组织损伤	

合的内部变量包括年龄、血液供应、相关的损伤(例如头部损伤)、潜在的病变(肿瘤或感染)、嵌入的软组织和软组织损伤。年轻人骨膜更厚,血供更强劲,可增强骨愈合。而在老年人中,骨膜较薄,血管供应虚弱导致骨折愈合较差[6]。在骨折初期,骨骼的血液供应会重新建立,并带来必要的骨祖细胞。与骨折一并发生的相关损伤已经显示影响骨愈合。常见于机动车碰撞或车辆撞击行人等高能量多重创伤患者。值得注意的是,脑损伤(例如,与硬膜下或硬膜外血肿相关的脑损伤)已经与围绕骨折部位的骨的异位骨化的发展有关[7]。软组织破裂多在高能量打击或开放性骨折中所见，能破坏封闭血肿的发展,延缓骨再生的进展。此外,软组织损伤易发生感染。感染和病理性骨骼(即肿瘤或代谢疾病)都会阻碍骨骼愈合，并可导致发生骨髓炎或病理性编织骨而反复出现骨折。断裂的软组织间的相互作用影响骨折端对合,导致间隙延长并影响骨折愈合。影响骨折愈合的外在因素包括营养、尼古丁和药物(NSAID、激素)。一般来说,人血白蛋白浓度<3g/dL 的营养不良状态和总淋巴细胞计数<1500 与愈合不良有关。特别是蛋白质营养不良会影响骨折愈伤组织的结构性质。在 Day 等[8]的研究中,低蛋白质饮食营养不良的大鼠表现为主要由纤维状组织构成的体积小、强度低的骨痂。营养不良组大鼠中骨痂的这种差异改善营养后被逆转成更正常的骨痂。无论是现在或既往吸烟者中,尼古丁均与骨折愈合不良有关。如 Castillo 等[9]的一项研究所证实的，已戒烟者及未戒烟者在骨折部位分别有 32%和 37%的并发症。许多药物已显著表明可影响骨折的愈合,特别是环氧合酶-2(COX-2)抑制剂、NSAID。Gerstenfeld 等[10]证实,特异性的 COX-2 抑制剂比非特异性 NSAID 药物能更长时间地影响骨折的愈合。激素类药物除了易引起骨质疏松症外，还可以通过抑制成骨细胞与间充质细胞的分化、减少有机基质成分合成来减慢骨折愈合。Waters 等[11]证实,在兔尺骨截骨模型中,全身应用皮质类固醇药物可以抑制骨愈合。

骨折不愈合

大多数骨折愈合时并不伴有其他并发症；然而,在美国有 5%~10%的骨折未能达到愈合[12]。骨折不愈合指在平均愈合时间内未能达到愈合且经再度延长治疗时间后仍达不到骨性连接的骨折[13,14]。影响骨折不愈合的因素包括骨骼不稳定、血液供应不足、骨骼位置不适当等。即使有足够的血液供应,但若骨骼不稳定性过大,相对骨折端之间的运动过大,导致软骨矿化失败,亦会导致骨折不愈合[15]。两个骨折断端距离过大也是导致骨折不愈合的因素之一[16]。骨折不愈合包括肥厚性不愈合及萎缩性不愈合两种类型。肥厚性不愈合主要是由于不充分的稳定性和过度的生物反应造成的。放射学上,肥厚性不愈合的特征是具有丰富的愈伤组织和足够的血液供应;然而,由于缺乏机械稳定性而不能使纤维软骨矿化,造成骨折不愈合(图 62.4)。另一方面,萎缩性不愈合是由于稳定性不足和生物反应不足造成的(图 62.5)。

PTH 在骨折愈合临床前模型中的作用

几项临床前研究调查了 PTH 在动物模型中的作用。这些研究包括长骨骨折、皮质骨缺损、牵引成骨、脊椎关节融合以及受损骨愈合的环境中骨愈合的研究。从这些模型结果中，已经有令人鼓舞的 PTH 增强骨修复和骨形成的证据(图 62.6)。

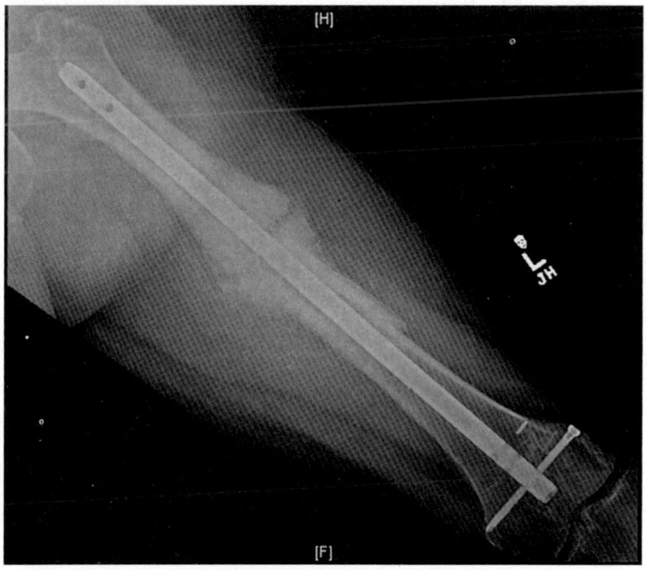

图 62.4　股骨干骨折伴肥厚性不愈合，表明机械稳定性不足但生物反应充分。

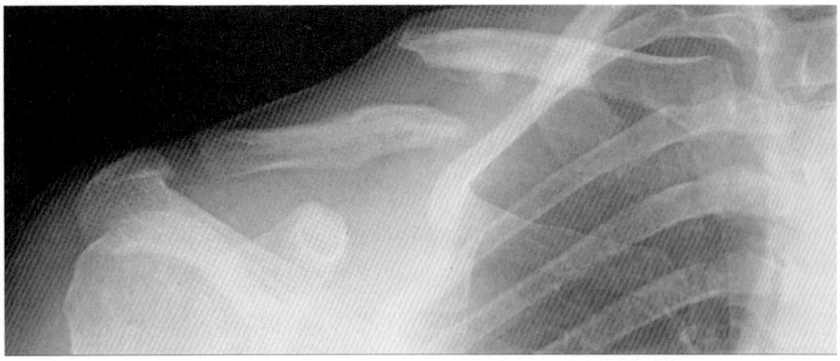

图 62.5 锁骨骨折伴萎缩性不愈合，表明生物反应不足且稳定性不足。

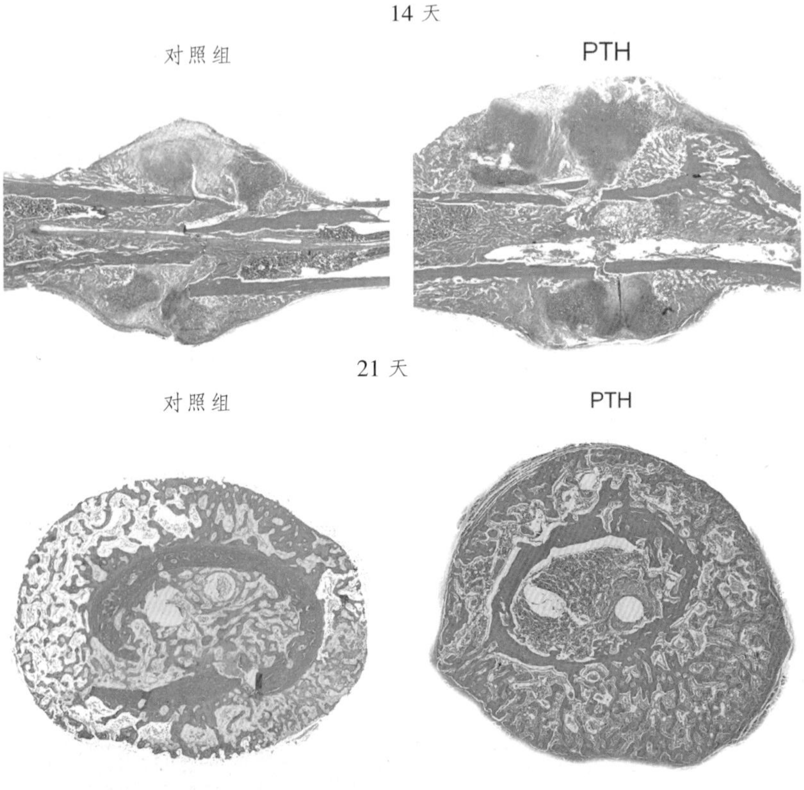

图 62.6 骨折后 14 天和 21 天长骨愈合的小鼠模型显示，给予 PTH 后愈合组织形成及骨愈合增强。

长骨骨折/截骨模型

早期关于 PTH 和长骨骨折的研究之一是由 Andreassen 等[17]进行的。在本研究中，长骨骨折后以 60μg/(kg·d)或 200μg/(kg·d)的剂量给予 PTH(1–34)治疗，在 20 天和 40 天时留取长骨，监测显示经 PTH 处理后骨矿物质含量增加，并导致骨折愈伤组织增加和更高的极限负载量[17]。这项初步研究使用超过治疗水平的高剂量 PTH(1–34)，因此，随后的研究使用较低剂量的药物。在 Alkhiary 等[18]的研究中，对发生闭合性股骨骨折的雄性 Sprague-Dawley 大鼠，每日给予皮下注射 5μg/(kg·d)或 30μg/(kg·d)的 PTH(1–34)持续干预 35 天。在本研究中，经 PTH 处理后，骨折愈伤组织刚度、扭转强度、骨矿物质含量、骨矿物质密度和软骨体积均显著增加。而给予低剂量组 5μg/(kg·d)的 PTH(1–34)对骨修复的初期和早期阶段的骨折愈合增强没有显著影响。然而，在实验的第 35 天，低剂量组骨折修复强度明显增高且与高剂量组相当。在骨折后 84 天，与无 PTH 的对照组相比，高剂量组 30μg/(kg·d)PTH(1–34)骨扭转强度和骨矿物质密度显著增高。类似的，在 Andreassen 等[19]的研究中，在创建闭合的胫骨骨折模型后，分别给予大鼠 hPTH(1–34)和 hPTH(1–31)8 周进行干预。在治疗 16 周时，PTH 治疗的大鼠与 8 周时的愈合相比，骨折强度和愈伤组织机械质量持续增加。

为了研究骨折后给予 PTH 治疗的疗效，Komatsubara 等[20]研究大鼠双侧股骨中段骨折前后给予 PTH 的效果。股骨头截骨术前后，以 30μg/kg 的剂量，每周 3 次皮下注射 hPTH(1-34)，结果显示骨修复增强，且层状骨替代编织骨更早，新皮质骨形成增加，并且极限负载提高[20]。大多数使用长骨骨折/截骨模型的研究使用某种类型的固定构造来稳定骨折，最常见的是髓内钉。因此，使用髓内钉的骨折稳定可以通过软骨和骨膜内骨化过程进行骨修复。为了着重研究软骨内骨化而非骨膜内骨化，Mognetti 等[21]在该模型中，尽管没有应用固定，但经 40μg/kg hPTH(1-34)处理的胫骨闭合中轴骨折的小鼠显示出骨折愈伤组织的矿化和显微硬度增加的特性。

总的来说，以上几项研究显示，PTH 在动物骨折愈合中表现出加速骨修复、较大的愈伤组织和更大的生物力学强度的作用。在以上动物模型的基础上，Manabe 等[22]通过在食蟹猴的股骨截骨模型中研究了 PTH(1-34)的作用。食蟹猴与人类相似，经历了骨折的皮质内哈佛重塑。在这些研究中，通过手术创建股骨中轴骨折模型，随后用不锈钢板固定，并且每周 2 次给予低剂量(0.75μg/kg)或高剂量 PTH(7.5μg/kg)皮下注射术前 3 周，术后持续干预，总共 26 周[22]。与对照组相比，PTH 干预组显示出具有较高极限应力和弹性模量的修复骨以及较高的矿化程度。总之，PTH 在这些临床前长骨骨折模型中显示出加速和加强骨愈合的作用。

临界尺寸/节段性骨缺损模型

在正常情况下，若无明显并发症或损伤相关因素的影响，大多数骨折均能达到骨愈合。在前面提到的临床前研究中，与对照组小鼠/大鼠/猴相比，给予 PTH 后，即使没有辅助治疗，骨折也会愈合。这些研究表明，即使有良好的愈合，PTH 也会加速和加强骨骼愈合。然而，在一些情况下，没有额外干预骨修复困难，如在骨的临界尺寸缺陷中看到的，在此种情况下，PTH 的作用没有被研究。在临床环境中，高能量创伤或切除涉及肿瘤或感染的患病骨可出现临界尺寸缺陷。不管病理学如何，骨骼内的残留缺陷为愈合和重建提供了难题。Komatsu 等[23]研究了 PTH 在大鼠皮质缺损模型中的疗效。在这项研究中，通过在大鼠双侧股骨制造 2mm 的圆形缺陷，随后以 0、3μg/kg、10μg/kg 或 30μg/kg 的剂量每天给予 hPTH(1-38)5 周，每周行 CT 检查[23]。皮质缺陷中的新骨形成被发现以 hPTH(1-38)剂量依赖方式诱导，导致膜内和皮质内空间的矿化增强。最常用的骨替代物之一是同种异体移植骨。通常，从尸体获得的同种异体移植骨用于填充在皮质骨缺陷中产生的空隙，尽管这种同种异体移植物的整合可能是困难的，特别是在较大的缺陷中，另外的药物(例如，具有骨诱导性质的 BMP) 通常组合使用以产生协同效应。在一种具有 4mm 临界股骨缺损的小鼠模型中，测试 PTH 在刺激同种异体移植物骨结合和骨愈合中的有效性[24]。在长骨临界尺寸缺损的同种异体移植重建模型中，给予 PTH显示骨痂体积增加，机械性能和结合效率增强[24]。

已经在骨缺损的背景下研究了提供结构完整性和骨内向生长(骨整合)的支架。另外，骨架可作为骨诱导因子局部递送的介质。鉴于这些性质，Jacobson 等[25]研究 PTH 在使用聚乳酸(PLA)或聚乳酸与 β-磷酸三钙支架重建小鼠股骨缺损中的效果。通过定量计算机断层扫描评估，用 PTH 治疗后骨量和骨矿物质含量都增加，并且增加包裹支架的软骨骨痂，形成跨越原始骨缺损的桥接骨。同样，用颅外和颅内扩张型聚四氟乙烯膜覆盖大鼠颅骨缺损(5mm 直径全厚骨缺损)，然后每天给予 PTH(1-34)进行干预[26]。机械测试用冲头冲击破损修复处，同时测量缺损处组织重量，表明经 PTH 治疗将强度极限提高了 87%，并将新形成组织干重增加了 48%。因此，在临界性或节段性骨缺损中，用或不用移植物或者支架 PTH 治疗都将提高修复能力[26]。

脊柱关节融合模型

使用额外辅助的最常见的情况之一是脊柱手术。其目的是创造一个坚实的脊柱融合。退行性脊柱前移造成的脊柱不稳定通常用脊柱融合治疗。脊柱融合的主要目的是创建一个刚性脊柱融合块，以消除所涉脊髓段病变水平的运动。与对照组大鼠 37%的融合率相比，通过触诊发现经 PTH 处理的大鼠脊柱融合率提高到 52%[27]。在兔脊髓融合模型中，通过计算机断层扫描和组织学方法更量化地评估脊柱关节融合。经历后外侧脊柱融合并间歇性地给予 10μg/kg PTH(1-34)治疗的兔显示出显著增加的 91%的融合率(对照组融合率为 30%)，并具有更大的骨、软骨和融合块[28]。在更高水平证据中，动物以双盲、安慰剂对照方式随机分组，接受自体髂嵴骨移植的腰椎间融合术后分别予安慰剂、降钙素或者 PTH(1-34)治疗[29]。这项随机研究表明，经组织学鉴定，PTH(1-34)治疗组比单纯安慰剂对照组融合率明显升高(96.7%对 50%)。此外，PTH 治疗组脊柱活动度更微小[29]。这些研究均证明 PTH 提高接受腰椎融合术动物的融合率。

牵引成骨

通过牵引成骨的骨转运技术可用于治疗骨质疏松症和不愈合的严重骨折。使用 Ilizarov 原理和外部固定装置进行牵引成骨，以 1mm/d 的速度牵引骨骼。这种速度较慢的骨骼转运伴随着骨骼重塑所需的额外时间，使骨变得坚固，用于支撑承重。鉴于 PTH 合成代谢作用，研究调查了在牵引成骨技术基础上辅助系统 PTH 治疗的潜在作用。在 Seebach 等[30]的一项研究中，使用外固定器进行右股骨固定的大鼠用 60μg/kg PTH(1-34)或空白剂进行治疗。在 PTH 治疗的牵引成骨组中，与对照组相比，在 20 天和 40 天观察到极限载荷、强度、再生骨痂体积和组织学骨密度均有所增加[30]。使用兔进行了类似的研究，行胫骨干端截骨术后，在接受 PTH(1-34)25μg/(kg·d)或盐水注射的情况下，将骨痂以 1mm/d 速度牵引 10 天。经 PTH 处理的实验组表现出更高的骨痂组织极限载荷，更大的骨痂体积和更高的骨矿物质含量[31]。另外，在牵引成骨的情况下，PTH 的应用缩短了新形成的骨的巩固时间，并提高了再生骨的坚硬程度。

骨受损治疗模型

目前已知几种因素会抑制骨愈合并导致难以愈合的骨折。其中大部分原因是年龄增加、骨质减少和骨质疏松症，这些都是相互关联的，但又各自独立地阻碍骨修复。随着老年人口数量的不断增加，老龄化和相关条件将共同影响骨折数量的增加以及随之产生的老年骨骼问题。

为了更好地处理和解决问题骨折，为医生提供额外的治疗选择，研究人员正在研究改进手术技术以及容易应用的全身性药物以加速骨愈合，避免不必要的发病率和死亡率。因此，有人在受损骨愈合模型中研究了 PTH 对骨合成代谢作用。Andreassen 等 [32] 研究了 PTH(1-34)对 27 个月龄大鼠骨折愈合的影响。即使在这些老年大鼠中，PTH(1-34)显示出愈伤组织体积和骨矿物质含量明显增加[32]。特别是继发于破骨细胞-成骨细胞解偶联继发的年龄相关性骨量减少导致的骨质减少和骨质疏松症。

骨质疏松症亦是一种影响绝经后女性骨折风险的疾病。反过来，这些骨质疏松症诱发的骨折的治疗是麻烦的。因此，一些研究已经研究了雌激素缺乏症致骨质疏松症模型中的骨折愈合。在之前的一项研究中，Jahng 等[33]研究了给予去势大鼠 PTH 对骨折愈合的影响。大鼠卵巢切除术后 3 个月双侧胫骨干骨折，经髓内钉固定，并分别给予盐水、17β-雌二醇或 PTH(1-84)治疗。PTH(1-84)治疗显示骨折愈伤组织的形态学和机械参数均得到增强[33]。

与其他研究一起，PTH 显示出对骨质疏松症骨折愈合的有益效果[34-39]。药物(如糖皮质激素)可以诱导骨骼内骨质减少。也就是说，类固醇通过抑制成骨细胞的形成和功能、减少胶原合成和减少肠钙吸收来增加骨丢失。

为了确定 PTH 是否可以改善由于皮质类固醇治疗引起的骨愈合受损，通过每天给家兔注射泼尼松来诱发延迟骨愈合，在手术造成骨折前 2 个月开始[40]。手术后 1 天开始，实验组每日皮下注射甲状旁腺激素相关肽(PTHrP)。结果表明，PTHrP 加速了骨折愈合以及改善骨折愈伤组织性能，愈伤组织面积更大，硬度和扭矩更大[40]。另一方面，Doyon 等证明糖皮质激素可以减轻 PTH 对骨折修复的影响[41]。同样，本研究中，糖皮质激素诱导的骨质疏松症的小鼠骨折后，以 40μg/(kg·d)低剂量或 80μg/(kg·d)高剂量 PTH(1-34)治疗。结果显示，PTH 未能改善软骨内骨化和骨折愈伤组织的机械性能。

已知导致骨折不愈合的高风险之一是开放性骨折，高能量撞击损伤软组织并破坏受损骨骼的血管供应。通常，这些损伤最初是用暂时的外部固定来治疗的，其允许在确定固定之前处理软组织伤口。一旦最初暴露的骨可以被血管化的软组织覆盖，那么就可以使用髓内钉或板和螺钉进行明确的固定来稳定折骨。尽管对这种开放性骨折进行了细致的管理，但是不愈合有时是不可避免的。为了使开放性骨折获得更好的治疗结果，在开放和闭合的骨折模型的大鼠中研究了 PTH(1-34)的治疗作用[42]。在这个模型中，无论如何治疗，开放性骨折与闭合性骨折相比显示明显降低的愈合率。在仅考虑开放性骨折大鼠的情况下，PTH 未能提高愈合率[42]。相比之下，在高能量机制中持续存在严重的骨质流失可以产生骨折间隙，不发生骨-骨接触，这导致更高的不愈合风险。

Lin 等[43]在小鼠中创建了一种手术模型，建立骨折间隙并通过定制金属夹保持分离状态。手术后，将小鼠随机分组，分别接受每日注射 PTH(1-34)或盐水。手术后 6 周，通过放射分析评估，PTH 治疗组显示更高的愈合率，并通过组织学分析证实，其显示皮质桥接成熟骨[43]。

总而言之，在骨愈合受损的临床前模型中，PTH 在老化、骨质疏松症、类固醇诱导的骨质减少和骨丢失的背景下显示出增强骨折愈合的有希望的结果。然而,需要进一步的研究来确定 PTH 作为合成代谢剂以增强开放性骨折中的骨修复的作用。显然,需要进一步的研究来改善我们对 PTH 增强骨折愈合能力的认识。

组织工程骨再生模型

进一步研究向靶向组织或细胞递送高浓度生物制剂的治疗方法。从初步研究发现 PTH 益处开始,研究已深入到在骨折部位局部提供高浓度的 PTH,目的是直接持续促进骨祖细胞分化。Arrighi 等[44]使用与谷氨酰胺酶底物连接的基质结合的 PTH(1-34)工程化活性片段诱导局部骨再生,以纤溶酶敏感的链接 TG-plPTH(1-34)结合纤维蛋白。在动物骨缺损模型中,研究发现基质结合的 PTH(1-34)-纤维蛋白显示剂量依赖性骨形成,其证据为骨诱导和骨诱导性骨愈合。PTH 纤维蛋白基质可用作骨移植治疗骨质疏松症骨折的替代物。

与开发 PTH 的局部输送一起,另外的研究是针对优化常用和易于获得的骨移植物来治疗骨质疏松症及复杂骨折。复杂骨折的重建手术通常需要使用结构材料来提供骨空隙的稳定并促进骨愈合。然而,作为最常用的结构材料之一的失活同种异体移植物,由于与天然骨的骨整合有限,易于崩解。为此,Reynolds 等[46]研究了增强关键骨缺损的同种异体移植物愈合的佐剂,探讨了系统性应用 PTH 在小鼠股骨骨缺损修复中的作用。特别是在移植物-宿主结合处添加 PTH 诱导软骨形成,这反过来导致增加的骨小梁愈伤组织形成和显著的移植物宿主整合。

PTH 在骨折治疗临床中的作用

目前,特立帕肽[PTH(1-34)]被美国食品和药品管理局(FDA)批准用于治疗绝经后女性骨质疏松症,并增加男性原发性或性腺功能降低所致骨质疏松症的骨量,治疗最多可持续 2 年。PTH(1-34)也被批准用于治疗成年人糖皮质激素诱导的有高骨折风险的骨质疏松症(见第 59~61 章)。PTH(1-34)通过每日皮下注射给药,通过刺激骨形成和骨重建来显示合成代谢剂的性质。为此,已经研究了 PTH 在人体中增强骨折愈合的潜力。

如临床前模型所示,有强力的临床前数据支持 PTH 可以增强骨骼愈合的假说。此外,各种临床报道支持在临床前模型中观察到的 PTH 的疗效。目前已有的研究表明 PTH 类似物有助于治疗整个身体的骨折[47-51]。这些研究中的大多数已经注意到 PTH 对不愈合或应力性骨折的效果。Oteo-Alvaro 等报道 1 例 32 岁男性在滑雪期间造成右侧肱骨骨折。最初,这一肱骨骨折通过接受手术治疗,由两根针进行髓内骨接合。尽管采用这种手术方法,但是损伤后 5~6 个月的 X 线片没有证据表明愈合。患者再次手术治疗骨折不愈合,但是应选择用于治疗骨质疏松症的相同剂量。PTH(1-34)治疗 3 个月后,骨折间隙建立骨桥;在治疗 5 个月后,肱骨干完全愈合。Chintamaneni 等[48]在应用 PTH(1-81)治疗胸骨不愈合方面也有类似的成功。

如前所述,双膦酸钠的长期使用与转子间应激性骨折的发生有关[49]。Gomberg 等[49]报道了在长期使用阿仑膦酸钠后,发生股骨粗隆间骨折的患者经 PTH 干预成功治疗的案例。可惜的是,大多数是小规模报道,并没有为临床骨折愈合治疗提供高水平且安全有效的确切证据。

鉴于人口老龄化,加上骨质疏松症的发病率上升,预计骨质疏松相关性骨折(如发生在远端或股骨周围区域的骨折等)的发病率将会增加。在随机双盲研究中,Aspenberg 等[52]研究了 PTH(1-34)绝经后女性需要闭合性复位的背侧成角的桡骨远端骨折的潜在疗效。在骨折 10 天内,这些患者被随机分配为三组。一组注射安慰剂,另两组给予 PTH(1-34),剂量为 20μg 或 40μg,总治疗时间为 8 周。所有患者在研究期间均接受 1000mg/d 的元素钙补充剂和 800IU/d 的维生素 D 补充剂。102 名女性总共完成了至少 8 周的治疗和 8 周的随访。结果表明,接受 20μg PTH(1-34)的治疗组,愈合时间为 7.4 周,时间明显缩短。另一方面,安慰剂组愈合时间为 9.1 周,接受 40μg PTH(1-34)治疗组愈合时间为 8.8 周。然而,安慰剂与 PTH(1-34)治疗组对疼痛或握力的影响无明显差异。该研究的局限性在于未考虑初始远端桡骨骨折的严重程度,并且在招募患者之前未进行效能分析,以确保研究得到充分的效能以检测结果的显著差异。从这项研究中,Aspenberg 和 Johansson[53]进行了一项事后亚组分析,以便从初始较大的随机多医疗中心研究中对接受安慰剂或 PTH(1-34)的患者进行早期愈伤组织形成调查。在 5 周的随访中,作者对愈伤组织应用 X 线片进行了定性评分。与安慰剂组相比,20μg 和 40μg 剂量的 PTH(1-34)改善了远端桡骨骨折绝经后女性的早期愈伤组织形成。

随后,Peichl 等[54]设计了一项针对绝经后女性耻骨或坐骨支裂伤的PTH(1-84)随机、双盲、安慰剂对照临床试验。本研究的65例患者中,21例患者接受了每日1次100μg PTH(1-84)注射治疗,44例患者作为对照。两组均接受了1000mg的钙和800IU的维生素D干预。通过计算机断层扫描,PTH治疗组发现骨折愈合时间为7.8周,明显快于安慰剂治疗组的12.6周。另外,通过视觉模拟量表评估疼痛和计时走立行走测试评估功能,PTH治疗组亦有显著改善。

这些随机研究的结果是令人鼓舞的,但需要进一步的研究来验证所述发现并解决研究内和研究间的差异(表62.2)。例如,PTH(1-34)用于远端桡骨骨折的研究,而PTH(1-84)用于坐骨/耻骨裂伤的研究。另外,两项研究都没有使用类似的剂量:PTH(1-34)以20μg和40μg的剂量治疗远端桡骨骨折;而PTH(1-84)以100μg的剂量治疗坐骨/耻骨支骨折。

目前,近来研究不支持PTH的剂量依赖性作用。在所述的病例报告中,PTH是在设定了具有骨折愈合特征的病例中进行,更重要的是,PTH治疗时间较长。相反,更高级的证据表明在损伤最初2天或1周内迅速给予PTH效果更佳。尽管有差异,类似的研究还是发现了可能扩大PTH对骨修复适应证的线索。尽管如此,目前的证据表明PTH有益,特别是在坐骨/耻骨支骨的骨质疏松性骨折和远端桡骨骨折中。然而,仍然需要更高质量的临床Ⅰ类研究证据,以帮助巩固和扩大PTH在骨折愈合中潜在的积极作用。

PTH与其他辅助治疗的效果

有些药物联合应用对治疗疾病可以起到协同效应。同样的,对骨骼具有合成代谢作用的PTH已经与不同的治疗药物和模式联合应用(表62.3)。低强度脉冲超声(LIPUS)是一种用于加速骨折愈合的干预措施。Warden等[55]研究了LIPUS和PTH(1-34)对大鼠双侧中轴股骨骨折愈合的影响。发现LIPUS主要增加总愈伤组织体积,而不影响骨矿物质含量,而PTH则可以增加骨矿物质含量,而不影响总愈伤组织体积。骨折愈合期间的这些对比效应是叠加性的,而不是协同作用,这表明PTH可能对治疗骨折早期更有用。

机械载荷是一种已知的骨折愈合刺激,有研究探索其与PTH组合在小鼠胫骨骨折愈合中的作用[56]。在本研究中,通过外部装载装置实现机械载荷,PTH(1-34)30μg/kg每日1次皮下注射。随着PTH和机械载荷的联合应用,在骨愈合中观察到增加的成骨细胞和破骨细胞活性的协同效应,结合显著较大的愈伤组织矿物质密度和骨体积分数。

与PTH的协同效应的其他研究旨在针对多个修复过程或细胞类型。Tsiridis和Morgan等[57]研究了PTH(1-34)与人重组BMP-7(rhBMP-7)在兔体内联合应用的作用,用定制的外固定器桥接兔远端胫骨楔形截骨。特别是,BMP-7和PTH被发现在骨折愈合中具有不同的作用;BMP-7加速局部骨形成,而PTH系统地加速骨形成。在随后Morgan等[58]的研究中使用类似的兔胫骨模型,PTH与BMP-7的联合应用导致愈伤组织总体积、矿化体积、平均横截面积和骨矿物质含量的增加。此外,联合应用可导致扭转刚度和抗压强度增加。总之,这些研究表明,两种药物PTH和BMP-7的

表62.3 与PTH联合使用增强骨折愈合辅助药物列表

低强度脉冲超声(LIPUS)
机械载荷
骨形态发生蛋白7(BMP 7)
白细胞介素-6(IL-6)
唑来膦酸钠
雷奈酸锶
双膦酸盐

表62.2 特立帕肽用于骨折愈合的随机临床试验

研究项目	患者例数	骨折类型	治疗剂量	治疗时长	结果
Aspenberg等(2009)	102	桡骨远端骨折	20μg和40μg每日皮下	8周	20μg组骨折愈合时间缩短,但与40μg组没有差异,不支持剂量效应
Aspenberg等(2010)	27	桡骨远端骨折	20μg和40μg每日皮下	8周	原始RCT研究的亚组分析显示在早期骨痂形成中有剂量依赖效应
Peichl等(2011)	65	耻骨/坐骨支骨折	100μg每日皮下	24个月	治疗组(7.8周)比对照组(12.6周)愈合时间早

联合应用导致骨量增加，并增强了微结构组织和愈合骨的整合。

类似的研究已经证明 PTH 与其他药物在骨折骨增生愈合中的叠加效应[59-61]。这些药物包括 IL-6[59]、唑来膦酸钠[60]和雷奈酸锶[61]。将常用于治疗骨质疏松症的双膦酸钠与 PTH 比较治疗雌性大鼠的应力性骨折[62]。相反，研究发现当 PTH 刺激骨形成并加速骨重塑时，阿仑膦酸盐和双膦酸盐抑制骨形成并延缓骨重建。需要利用临床模型进一步开展研究，以确认与 PTH 联合应用能改善骨愈合的药物。

结论

在正常生理状态下，低血钙刺激 PTH 参与骨钙吸收。然而，当作为每日 1 次的皮下注射时，PTH 作为合成代谢剂刺激骨形成和骨重塑。基于这些影响，研究人员进行研究以确定 PTH 在骨骼修复中的潜在功效。在临床前模型中，一致的结果显示给予 PTH 可以促进骨折愈合。PTH 合成代谢作用是通过 IHH 和经典 Wnt/β-连环蛋白通路实现的。在临床模型中，有限的研究表明，PTH 可能有助于加速和增强骨修复。研究设计的不一致限制了 PTH 在临床环境中的广泛应用。剂量、时间和适应证的不一致性需要改善。PTH 在更大规模的问题骨折中的应用价值仍然需要进一步临床研究。

（刘雅馨 译）

参考文献

1. United States Bone and Joint Initiative. *The Burden of Musculoskeletal Diseases in the United States*. 2nd ed. Rosemont, IL: American Academy of Orthopaedic Surgeons; 2011.
2. Einhorn TA. The cell and molecular biology of fracture healing. *Clin Orthop Relat Res* 1998;**355**:S7–21.
3. Brighton CT, Hunt RM. Early histological and ultrastructural changes in medullary fracture callus. *J Bone Joint Surg* 1991;**73A**:832–47.
4. Bolander ME. Regulation of fracture repair by growth factors. *Proc Soc Exp Biol Med* 1992;**200**:165–70.
5. Turner CH. Three rules for bone adaptation to mechanical stimuli. *Bone* 1998;**23**:399–407.
6. Clarkin CE, Gernstenfeld LC. VEGF and bone cell signaling: an essential vessel for communication? *Cell Biochem Funct* 2013;**31**:1–11.
7. Pape HC, Lehmann U, van Griensven M, Gansslen A, von Glinski S, Krettek C. Heterotopic ossifications in patients after severe blunt trauma with and without head trauma: incidence and patterns of distribution. *J Orthop Trauma* 2001;**15**:229–37.
8. Day SM, DeHeer DH. Reversal of the detrimental effects of chronic protein malnutrition on long bone fracture healing. *J Orthop Trauma* 2001;**15**:47–53.
9. Castillo RC, Bosse MJ, MacKenzie EJ, Patterson BM. Impact of smoking on fracture healing and risk of complications in limb-threatening open tibia fractures. *J Orthop Trauma* 2005;**19**:151–7.
10. Gerstenfeld LC, Al-Ghawas M, Alkhiary YM, Cullinane DM, Krall EA, Fitch JL, et al. Selective and nonselective cyclooxygenase-2 inhibitors and experimental fracture-healing. Reversibility of effects after short-term treatment. *J Bone Joint Surg Am* 2007;**89**:114–25.
11. Waters RV, Gamradt SC, Asnis P, Vickery BH, Avnur Z, Hill E, et al. Systemic corticosteroids inhibit bone healing in a rabbit ulnar osteotomy model. *Acta Orthop Scand* 2000;**71**:316–21.
12. Einhorn TA. Enhancement of fracture-healing. *J Bone Joint Surg Am* 1995;**77**:940–56.
13. Jan Paul M, Frolke Patka P. Definition and classification of fracture non-unions. *Injury* 2007;**38S**:S19–22.
14. Marsh D. Concepts of fracture union, delayed union, and non-union. *Clin Orthop Relat Res* 1998 (355 Suppl):S22–30.
15. Browner BD. *Skeletal Trauma: Basic Science, Management, and Reconstruction*. Elsevier Health Sciences; 2008.
16. Mahendra A, Maclean AD. Available biological treatments for complex non-unions. *Injury* 2007;**38**(S4):S7–12.
17. Andreassen TT, Ejersted C, Oxlund H. Intermittent parathyroid hormone (1–34) treatment increases callus formation and mechanical strength of healing rat fractures. *J Bone Miner Res* 1999;**14**:960–8.
18. Alkhiary YM, Gerstenfeld LC, Krall E, Westmore M, Sato M, Mitlak BH, et al. Enhancement of experimental fracture-healing by systemic administration of recombinant human parathyroid hormone (PTH 1–34). *J Bone Joint Surg Am* 2005;**87**:731–41.
19. Andreassen TT, Willick GE, Morley P, Whitfield JF. Treatment with parathyroid hormone hPTH(1–34), hPTH(1–31), and monocyclic hPTH(1–31) enhances fracture strength and callus amount after withdrawal fracture strength and callus mechanical quality continue to increase. *Calcif Tissue Int* 2004;**74**:351–6.
20. Komatsubara S, Mori S, Mashiba T, Nonaka K, Seki A, Akiyama T, et al. Human parathyroid hormone (1–34) accelerates the fracture healing process of woven to lamellar bone replacement and new cortical shell formation in rat femora. *Bone* 2005;**36**:678–87.
21. Mognetti B, Marino S, Barberis A, Martin AS, Bala Y, Di Carlo F, et al. Experimental stimulation of bone healing with teriparatide: histomorphometric and microhardness analysis in a mouse model of closed fracture. *Calcif Tissue Int* 2011;**89**:163–71.
22. Manabe T, Mori S, Mashiba T, Kaji Y, Iwata K, Komatsubara S, et al. Human parathyroid hormone (1–34) accelerates natural fracture healing process in the femoral osteotomy model of cynomolgus monkeys. *Bone* 2007;**40**:1475–82.
23. Komatsu DE, Brune KA, Liu H, Schmidt AL, Han B, Zeng QQ, et al. Longitudinal in vivo analysis of the region-specific efficacy of parathyroid hormone in a rat cortical defect model. *Endocrinology* 2009;**150**:1570–9.
24. Reynolds DG, Takahata M, Lerner AL, O'Keefe RJ, Schwarz EM, Awad HA. Teriparatide therapy enhances devitalized femoral allograft osseointegration and biomechanics in a murine model. *Bone* 2011;**48**:562–70.
25. Jacobson JA, Yanoso-Scholl L, Reynolds DG, Dadali T, Bradica G, Bukata S, et al. Teriparatide therapy and beta-tricalcium phosphate enhance scaffold reconstruction of mouse femoral defects. *Tissue Eng Part A* 2011;**17**:389–98.
26. Andreassen TT, Cacciafesta V. Intermittent parathyroid hormone treatment enhances guided bone regeneration in rat calvarial bone defects. *J Craniofac Surg* 2004;**15**:424–7. discussion 428–9.
27. Lawrence JP, Ennis F, White AP, Magit D, Polzhofer G, Drespe I, et al. Effect of daily parathyroid hormone (1–34) on lumbar fusion in a rat model. *Spine J* 2006;**6**:385–90.
28. O'Loughlin PF, Cunningham ME, Bukata SV, Tomin E, Poynton AR, Doty SB, et al. Parathyroid hormone (1–34) augments spinal fusion, fusion mass volume, and fusion mass quality in a rabbit spinal fusion model. *Spine (Phila Pa 1976)* 2009;**34**:121–30.
29. Lehman Jr RA, Dmitriev AE, Cardoso MJ, Helgeson MD, Christensen CL, Raymond JW, et al. Effect of teriparatide [rhPTH(1,34)] and calcitonin on intertransverse process fusion in a

[rhPTH(1,34)] and calcitonin on intertransverse process fusion in a rabbit model. *Spine (Phila Pa 1976)* 2010;**35**:146–52.
30. Seebach C, Skripitz R, Andreassen TT, Aspenberg P. Intermittent parathyroid hormone (1–34) enhances mechanical strength and density of new bone after distraction osteogenesis in rats. *J Orthop Res* 2004;**22**:472–8.
31. Aleksyniene R, Thomsen JS, Eckardt H, Bundgaard KG, Lind M, Hvid I. Parathyroid hormone PTH(1–34) increases the volume, mineral content, and mechanical properties of regenerated mineralizing tissue after distraction osteogenesis in rabbits. *Acta Orthop* 2009;**80**:716–23.
32. Andreassen TT, Fledelius C, Ejersted C, Oxlund H. Increases in callus formation and mechanical strength of healing fractures in old rats treated with parathyroid hormone. *Acta Orthop Scand* 2001;**72**:304–7.
33. Jahng JS, Kim HW. Effect of intermittent administration of parathyroid hormone on fracture healing in ovariectomized rats. *Orthopedics* 2000;**23**:1089–94.
34. Tsuchie H, Miyakoshi N, Kasukawa Y, Aonuma H, Shimada Y. Intermittent administration of human parathyroid hormone before osteosynthesis stimulates cancellous bone union in ovariectomized rats. *Tohoku J Exp Med* 2013;**229**:19–28.
35. Li YF, Zhou CC, Li JH, Luo E, Zhu SS, Feng G, et al. The effects of combined human parathyroid hormone (1–34) and zoledronic acid treatment on fracture healing in osteoporotic rats. *Osteoporos Int* 2012;**23**:1463–74.
36. Komrakova M, Krischek C, Wicke M, Sehmisch S, Tezval M, Rohrberg M, et al. Influence of intermittent administration of parathyroid hormone on muscle tissue and bone healing in orchiectomized rats or controls. *J Endocrinol* 2011;**209**:9–19.
37. Komrakova M, Stuermer EK, Werner C, Wicke M, Kolios L, Sehmisch S, et al. Effect of human parathyroid hormone hPTH (1–34) applied at different regimes on fracture healing and muscle in ovariectomized and healthy rats. *Bone* 2010;**47**:480–92.
38. Kim HW, Jahng JS. Effect of intermittent administration of parathyroid hormone on fracture healing in ovariectomized rats. *Iowa Orthop J* 1999;**19**:71–7.
39. Nozaka K, Miyakoshi N, Kasukawa Y, Maekawa S, Noguchi H, Shimada Y. Intermittent administration of human parathyroid hormone enhances bone formation and union at the site of cancellous bone osteotomy in normal and ovariectomized rats. *Bone* 2008;**42**:90–7.
40. Bostrom MP, Gamradt SC, Asnis P, Vickery BH, Hill E, Avnur Z, et al. Parathyroid hormone-related protein analog RS-66271 is an effective therapy for impaired bone healing in rabbits on corticosteroid therapy. *Bone* 2000;**26**:437–42.
41. Doyon AR, Ferries IK, Li J. Glucocorticoid attenuates the anabolic effects of parathyroid hormone on fracture repair. *Calcif Tissue Int* 2010;**87**:68–76.
42. Tägil M, McDonald MM, Morse A, Peacock L, Mikulec K, Amanat N, et al. Intermittent PTH(1–34) does not increase union rates in open rat femoral fractures and exhibits attenuated anabolic effects compared to closed fractures. *Bone* 2010;**46**:852–9.
43. Lin EA, Liu CJ, Monroy A, Khurana S, Egol KA. Prevention of atrophic nonunion by the systemic administration of parathyroid hormone (PTH 1–34) in an experimental animal model. *J Orthop Trauma* 2012;**26**:719–23.
44. Arrighi I, Mark S, Alvisi M, von Rechenberg B, Hubbell JA, Schense JC. Bone healing induced by local delivery of an engineered parathyroid hormone prodrug. *Biomaterials* 2009;**30**:1763–71.
45. Jung RE, Cochran DL, Domken O, Seibl R, Jones AA, Buser D, et al. The effect of matrix bound parathyroid hormone on bone regeneration. *Clin Oral Implants Res* 2007;**18**:319–25.
46. Reynolds DG, Takahata M, Lerner AL, O'Keefe RJ, Schwarz EM, Awad HA. Teriparatide therapy enhances devitalized femoral allograft osseointegration and biomechanics in a murine model. *Bone* 2011;**48**:562–70.
47. Oteo-Alvaro A, Moreno E. Atrophic humeral shaft nonunion treated with teriparatide (rh PTH 1–34): a case report. *J Shoulder Elbow Surg* 2010;**19**:e22–8.
48. Chintamaneni S, Finzel K, Gruber BL. Successful treatment of sternal fracture nonunion with teriparatide. *Osteoporos Int* 2010;**21**:1059–63.
49. Gomberg SJ, Wustrack RL, Napoli N, Arnaud CD, Black DM. Teriparatide, vitamin D, and calcium healed bilateral subtrochanteric stress fractures in a postmenopausal woman with a 13-year history of continuous alendronate therapy. *J Clin Endocrinol Metab* 2011;**96**:1627–32.
50. Paridis D, Karachalios T. Atrophic femoral bone nonunion treated with 1–84 PTH. *J Musculoskelet Neuronal Interact* 2011;**11**:320–2.
51. Wu CC, Wei JC, Hsieh CP, Yu CT. Enhanced healing of sacral and pubic insufficiency fractures by teriparatide. *J Rheumatol* 2012;**39**:1306–7.
52. Aspenberg P, Genant HK, Johansson T, Nino AJ, See K, Krohn K, et al. Teriparatide for acceleration of fracture repair in humans: a prospective, randomized, double-blind study of 102 postmenopausal women with distal radial fractures. *J Bone Miner Res* 2010;**25**:404–14.
53. Aspenberg P, Johansson T. Teriparatide improves early callus formation in distal radial fractures. *Acta Orthop* 2010;**81**:234–6.
54. Peichl P, Holzer LA, Maier R, Holzer G. Parathyroid hormone 1–84 accelerates fracture-healing in pubic bones of elderly osteoporotic women. *J Bone Joint Surg Am* 2011;**93**:1583–7.
55. Warden SJ, Komatsu DE, Rydberg J, Bond JL, Hassett SM. Recombinant human parathyroid hormone (PTH 1–34) and low-intensity pulsed ultrasound have contrasting additive effects during fracture healing. *Bone* 2009;**44**:485–94.
56. Gardner MJ, van der Meulen MC, Carson J, Zelken J, Ricciardi BF, Wright TM, et al. Role of parathyroid hormone in the mechanosensitivity of fracture healing. *J Orthop Res* 2007;**25**:1474–80.
57. Tsiridis E, Morgan EF, Bancroft JM, Song M, Kain M, Gerstenfeld L, et al. Effects of OP-1 and PTH in a new experimental model for the study of metaphyseal bone healing. *J Orthop Res* 2007;**25**: 1193–203.
58. Morgan EF, Mason ZD, Bishop G, Davis AD, Wigner NA, Gerstenfeld LC, et al. Combined effects of recombinant human BMP-7 (rhBMP-7) and parathyroid hormone (1–34) in metaphyseal bone healing. *Bone* 2008;**43**:1031–8.
59. Rozen N, Lewinson D, Bick T, Jacob ZC, Stein H, Soudry M. Fracture repair: modulation of fracture-callus and mechanical properties by sequential application of IL-6 following PTH 1–34 or PTH 28–48. *Bone* 2007;**41**:437–45.
60. Li YF, Zhou CC, Li JH, Luo E, Zhu SS, Feng G, et al. The effects of combined human parathyroid hormone (1–34) and zoledronic acid treatment on fracture healing in osteoporotic rats. *Osteoporos Int* 2012;**23**:1463–74.
61. Habermann B, Kafchitsas K, Olender G, Augat P, Kurth A. Strontium ranelate enhances callus strength more than PTH 1–34 in an osteoporotic rat model of fracture healing. *Calcif Tissue Int* 2010;**86**:82–9.
62. Sloan AV, Martin JR, Li S, Li J. Parathyroid hormone and bisphosphonate have opposite effects on stress fracture repair. *Bone* 2010;**47**:235–40.

第 63 章

妊娠期、哺乳期及胎儿/新生儿期甲状旁腺功能和疾病

Christopher S. Kovacs

引言

在妊娠期和哺乳期间，母亲必须提供更多的钙和矿物质以满足快速增长的胎儿和新生儿的需要。采用特定的适应变化来确保满足矿物质需求的增加。这些变化影响母体血清化学物质浓度和钙浓度，偶尔会导致高钙血症。更重要的是，这些变化影响了妊娠和哺乳期原发性甲状旁腺功能亢进症、家族性低尿钙高钙血症、甲状旁腺功能减退症和假性甲状旁腺功能减退症的表现、诊断和处理。

胎儿矿物质代谢与成人调节不同，并且可能受到改变胎儿甲状旁腺功能的遗传疾病或母体高钙血症和低钙血症的不利影响。呼吸的开始和胎盘钙输注的丧失导致血钙在出生后下降，这反过来又引起对矿物质平衡的调节的快速改变。新生儿矿物质平衡可能受到影响甲状旁腺的遗传疾病以及子宫内暴露于母体异常矿物质水平持续的影响。

本章首先概述妊娠期女性和哺乳期女性以及胎儿和新生儿的甲状旁腺功能和矿物质平衡的生理学。然后重点介绍妊娠期女性和哺乳期甲状旁腺功能障碍的表现、诊断和治疗。同时综述了母体矿物质平衡改变和影响甲状旁腺功能的遗传疾病对胎儿和新生儿甲状旁腺功能的影响。作者还详细了回顾有关生殖过程中生理适应的参考[1-5]。

妊娠期矿物质生理学

妊娠期母亲的任务是为胎儿提供平均 30g 的钙，其中 80%作用于妊娠末 3 个月的胎儿骨骼[6-8]。主要的适应性调节是从妊娠期头 3 个月的肠钙吸收上调开始的。

矿物质和钙相关激素

大多数实验室没有说明血清矿物质和钙离子调节激素的妊娠特异性范围，图 63.1 显示了典型的变化。由于人血白蛋白下降，总血清钙浓度下降较早。除非被临床医生错误地认为是低钙血症，或者掩盖了高钙血症的存在，否则这种正常妊娠情况下的低钙假象并不重要。离子钙活性（生理上重要的部分）保持正常，是真正的低钙血症或高钙血症的可靠指标。血清镁和血清磷水平通常不会改变。关键在于考虑存在血清钙紊乱时，应检测妊娠期女性血液的离子钙或白蛋白校正血清钙的值。

北美妊娠期女性摄入足够钙的情况下，全段甲状旁腺素（PTH）检测结果通常处于正常低值或低于正常[9-14]。在妊娠头 3 个月最低点之后，PTH 可能会保持抑制状态，或者逐渐缓慢地上升到中等正常范围[9-14]。这一明显的母体 PTH 抑制作用在钙摄入量非常低的妊娠期女性中并未见到。相反，在亚洲和非洲人群中，妊娠期间血清 PTH 浓度甚至可能会增加到正常水平以上[15]。

血清骨化三醇浓度在妊娠头 3 个月增加 2~3 倍，直到分娩时一直保持高水平；然而，游离骨化三醇的水平可能不会增加，直到妊娠末期[1,16]。PTH 没有推动骨化三醇产生的作用，因为它的水平通常被抑制，并且动物模型表明，尽管没有 PTH，骨化三醇仍正常增加几倍[17]。动物模型表明肾脏 1α–羟化酶（Cyp27b1）在妊娠期间上调，其他因素（如雌二醇、催乳素或胎盘催乳激素）可能刺激它[1,3,18]。胎盘也表达 Cyp27b1，并曾被错误地认为是妊娠期间骨化三醇母体上升的原因[19]。然而，胎盘似乎不会为母体循环贡献大量的骨化三醇。妊娠期女性肾脏产生大部分循环骨化三醇，这被血液透析治疗的 1 例名无

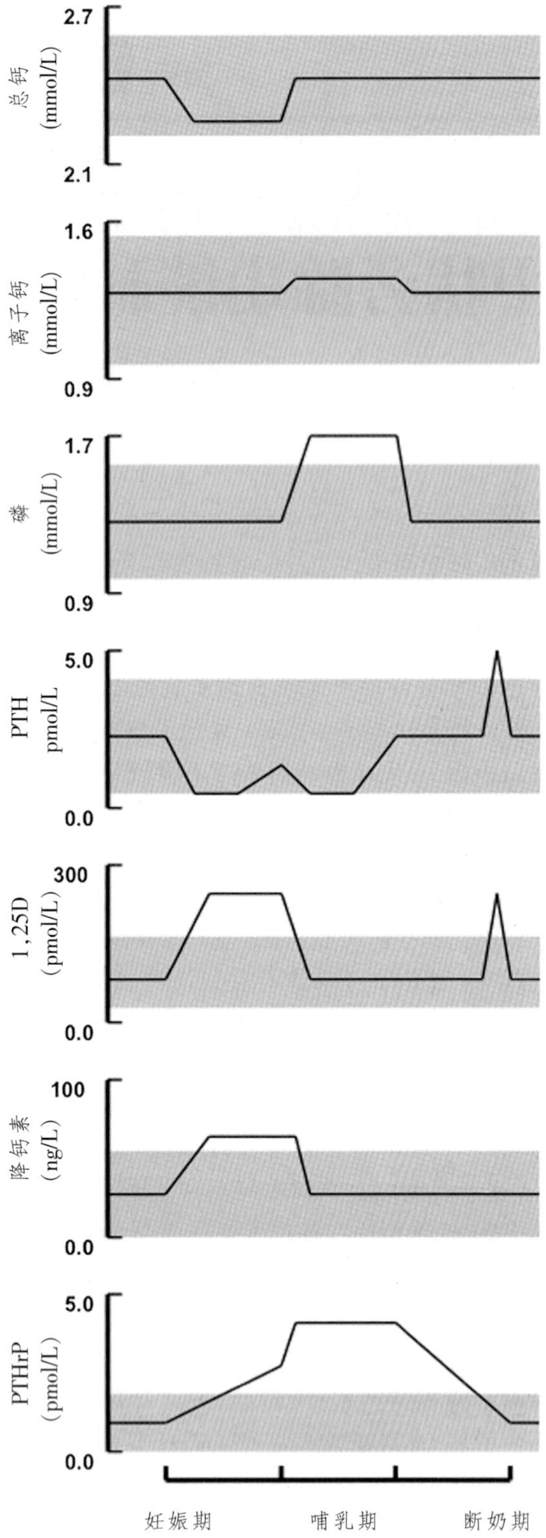

图 63.1 在妊娠和哺乳期间发生的钙、磷和钙质激素水平的纵向变化的示意图。正常的成人范围由阴影区域表示。(Adapted with permission from[1]; ©1997 The Endocrine Society.)

肾女性在妊娠前和妊娠期间骨化三醇水平均低所证实[20]。与胎盘相比,孕鼠肾脏中 Cyp27b1 的表达水平高 30 倍[17]。

妊娠期间血清降钙素浓度增加部分是由乳腺组织产生;胎盘也会产生降钙素,但不知道是否会进入母体循环中。降钙素对妊娠期母体矿物质平衡是否有重要作用,尚不清楚。没有报道甲状腺切除的女性在妊娠期间钙平衡失调,但由于甲状腺外降钙素的生成,真正的降钙素缺乏不存在。缺乏降钙素基因的小鼠在妊娠期间对钙或骨代谢没有任何干扰[21]。

在妊娠期间,母亲血液中的 PTH 相关蛋白(PTHrP)逐渐增加,在妊娠末 3 个月达到最高值。母体循环中的 PTHrP 可能来源于乳房、蜕膜和胎盘。两个临床案例说明 PTHrP 的胎盘源可以影响母体的钙平衡。第一例涉及一名甲状旁腺功能减退症女性,分娩后哺乳开始之前立即出现血清钙突然症状性下降(这个病例没有测定血液中 PTHrP 水平)[22]。第二例涉及妊娠晚期高钙血症危象,伴有高循环 PTHrP,在接受急诊剖宫产之后 6 小时内出现低钙血症且 PTHrP 检测不到。但是,下面一些病例清楚地表明乳腺也是 PTHrP 的重要来源,并且可能成为高钙血症的一个独立原因[23]。PTHrP 的循环水平可能被低估,因为大多数研究使用了测量 PTHrP(1–86)的测定方法,而不是蛋白质的主要循环形式(见第 5 章)。在正常妊娠期间母亲循环 PTHrP 的功能重要性还不确定。它的上升发生得太迟,所以不能解释头 3 个月骨化三醇的增加和 PTH 的抑制。而且,PTHrP 对 Cyp27b1 的刺激作用不如 PTH 强[24,25]。然而,在妊娠晚期和哺乳期(见下文),甲状旁腺功能减退症女性可能发生矿物质平衡的正常化,乳房生成的 PTHrP 可能有助于正常化。已经显示羧基末端 PTHrP(骨抑素)抑制破骨细胞介导的骨吸收。因此,骨抑素可以防止妊娠期间母体骨骼的过度吸收[26–28]。

其他对矿物质和骨稳态有潜在影响的激素在妊娠期间显示循环水平显著变化,包括性类固醇、催乳素、胎盘催乳素、催产素和 IGF-I。然而,很少或没有研究探索这些激素在妊娠期间调节矿物质和骨稳态的作用。

肠钙吸收

稳定同位素和其他钙平衡技术已经证明,从妊娠第 12 周开始,肠钙吸收增加 2 倍[1]。妊娠中期女性正处于钙正平衡状态[29];这种钙的储存可能有助于满足妊娠末 3 个月期间胎儿对钙的峰值需求。高骨化三醇水平可能会刺激肠钙吸收,但可能不是必不可少的。在啮齿类动物中,尽管存在严重的维生素 D 缺乏或缺乏维生素 D 受体,肠钙吸收在妊娠期间上调[30-32]。除了可能刺激肾脏 Cy27b1 的作用之外，催乳素和胎盘催乳激素可能通过肠道细胞的作用直接刺激肠道钙的吸收[33-35]。同位素研究表明，超过 90%的胎儿钙是从妊娠期饮食中吸收的[36],这与估计肠道钙吸收率增加足以满足胎儿的钙需求量是一致的。

肾脏对钙的作用

肠钙吸收增加导致尿钙排泄增加，可能是由低 PTH 和高降钙素浓度引起的。24 小时尿钙可能超过正常范围,而空腹尿钙保持正常或偏低,表明这是吸收性高钙尿症。高钙尿症导致妊娠期间肾结石的风险增加。

骨钙代谢

尽管肠钙吸收增加似乎足以满足胎儿钙的需求，但在正常妊娠期间似乎出现一些骨吸收。这已经以几种方式得到证明。评估妊娠早期选择性流产后的 15 名女性髂嵴组织形态计量学，与未妊娠女性的活组织检查相比,骨吸收指数增加[37]。骨吸收的生化标志物一般在妊娠早期开始持续增加，而妊娠早期的骨形成标志物被抑制,并在妊娠晚期 3 个月末上升到正常或以上。总碱性磷酸酶不是妊娠期间骨形成的可靠指标；由于胎盘组织的分泌,其显著增加。在妊娠期使用这些骨吸收和骨形成标志物会受到其他因素的影响，如在其他章节详细讨论的[38]。总的来说,已有的组织形态计量学和骨标志物数据表明在正常妊娠期间骨吸收增加。

骨吸收的明显增加是否会导致妊娠结束时骨骼的显著净损失尚未确定。使用单光子和双光子吸收测量的纵向研究显示，在妊娠期间皮质骨或骨小梁密度没有显著变化[1]。在计划妊娠前 1~8 个月和产后 1~6 周使用双 X 线吸收仪(DXA),以避免胎儿辐射暴露[39-45]。这些小型研究发现两次测量之间的腰椎骨密度减少 0~5%。对足跟的连续超声评估也表明,在该周围部位可能出现骨密度(BMD)的轻微下降。在大鼠和小鼠中,根据种系背景不同,在妊娠期间骨量可以增加、保持不变或稍微下降[17,21,32,47]。尽管在妊娠期间没有对髋关节或脊椎进行纵向 DXA 研究,但是现有资料显示正常妊娠期间一些骨骼部位可能出现少量母体骨矿物质损失。

长远来看，妊娠期间任何骨骼净损失似乎都不会对骨骼强度和未来骨质疏松症的风险产生不利影响。数十项研究发现，胎次与骨密度或骨折风险无显著相关性[1,48]。一些研究甚至发现了其对成人骨量的保护作用,包括对双胞胎的研究[49]。

胎儿期矿物质生理学

我们对胎儿矿物质稳态的理解多数来自研究动物模型。人类数据主要局限于早产儿和足月胎儿单次血液样本中矿物质和激素的测量，或者因产科意外导致死胎的病理检查。胎儿胎盘系统已经适应于完成特殊目标，包括必须积极对抗浓度梯度从母体循环泵出矿物质,并保持比母体(成人)更高的浓度,在妊娠期的最后 1/4 时间里骨骼快速矿化并实现矿物质正平衡。

矿物质和钙相关激素

人类婴儿早在妊娠 15~20 周就保持较高的血清钙浓度,这是研究的最早时间点。血清磷和血清镁通常也高于母体值。这种生理性“胎儿高钙血症”是哺乳动物胎儿中的共同现象，尽管母体可能因各种原因出现低钙血症,但其在动物和人体中仍能得到强力维持[1,50,51]。胎儿的高血钙可能至少有两个目的。首先,胎儿骨骼的正常矿化似乎是必要的，因为在啮齿动物的胎儿中较低的（正常成年）钙水平导致足月时期的骨骼矿化不全。其次,尽管妊娠结束时的存活可能不受子宫内低血钙的影响，高血钙可以防止由于低钙血症导致的早期新生儿死亡[1,53-55]。在人类出生后,血清钙通常下降 20%~30%[56-58],在啮齿动物中,血清钙下降 40%[59,60],随后在 24~48 小时内上升至成年值。因此,较低的胎儿血清钙可能会使出生后血清钙降至更低，从而增加手足搐搦和死亡的风险。

胎儿钙调节激素浓度与正常成人值不同，可能反映了这些激素在胎儿发育过程中所起的不同作用[52]。全段 PTH 通常是低的,但是 PTH 对于胎儿发育仍然是重要的,因为缺乏甲状旁腺或 PTH 的胎鼠存在低钙血症、高磷血症并且具有低度骨骼化的骨骼[50,53,54,61]。骨化三醇与成人值相比通常也较低，这可能是由于正常胎儿环境中的高血清钙和血清磷以及低 PTH 抑制了肾脏 Cyp27b1。由于其不能从母体透过胎盘,胎儿循环中低骨化三醇来自胎儿。人类和动物胎盘的研究已经证实,25(OH)D 容易穿过胎盘,但骨化三醇则无法穿过[62-64],这就解释了为什么在人类婴儿脐带血 25(OH)D 通常是黄体酮值的 75%~100%,而骨化三醇是低的[65-69]。骨化三醇对于胎儿矿物质平衡可能不重要，因为矿物质是由胎盘而不是由肠供应的。在严重缺乏维生素 D 的人类婴儿中,骨骼中的血清钙、磷、PTH 和矿物质含量在出生时是正常的[70]。严重维生素 D 缺乏的动物(大鼠、绵羊)、1α-羟化酶无效的猪和 Vdr^{-}小鼠均具有正常的血清矿物质浓度,并且具有正常的矿化骨架[70]。

胎儿降钙素浓度高于母体值，这可能是对正常的“胎儿高钙血症”的反应。降钙素基因的缺失并不影响胎儿的钙稳态,但确实导致了血清镁和骨骼镁含量的降低[71]。

当以等摩尔单位表示时,PTHrP(1-86)水平比同时期的全段 PTH 水平高 15 倍;然而,这仍然可能低估了循环水平的 PTHrP 和 PTH 之间的相对差异,因为大量的 PTHrP(1-36)不能被通常使用的 PTHrP(1-86)测定检测到。PTHrP 是胎儿矿物质稳态的调节器,由于其遗传缺失(在 Pthrp-无效胎儿)引起异常软骨内骨发育、低钙血症、高磷血症和减少的胎盘钙转移[72,73]。继发性甲状旁腺功能亢进症发生在 Pthrp-无效胎儿中[53],但是它们的异常血清矿物质水平表明 PTH 不能完全弥补 PTHrP 的缺乏。相反,PTHrP 不补偿 PTH 的缺乏,尽管甲状旁腺缺失和 Pth 缺陷胎儿有低钙血症和高磷血症,但循环 PTHrP 水平正常[50,53,54]。胎儿缺乏甲状旁腺素,PTH 或 PTHrP 导致类似程度的高磷血症[50,53,54,74,75]。总之,这些数据表明 PTHrP 和 PTH 都调节胎儿矿物质平衡。

胎盘矿物质运输

小鼠和羊胎盘矿物质运输的胎儿调节研究表明,PTHrP 刺激胎盘钙转运;在羊中,它也被证明可以刺激胎盘镁的运输。外源性应用 PTHrP 中间区域刺激胎盘钙转移[52,75,76],而在小鼠中 PTHrP 基因的缺失降低胎盘钙转运。正如最近的研究(图 63.2)所观察到的,PTH 也可能通过在胎盘中的局部表达来刺激胎盘钙转运[50,74]。刺激胎盘磷运输的因素是未知的；给羊胎注射 PTHrP

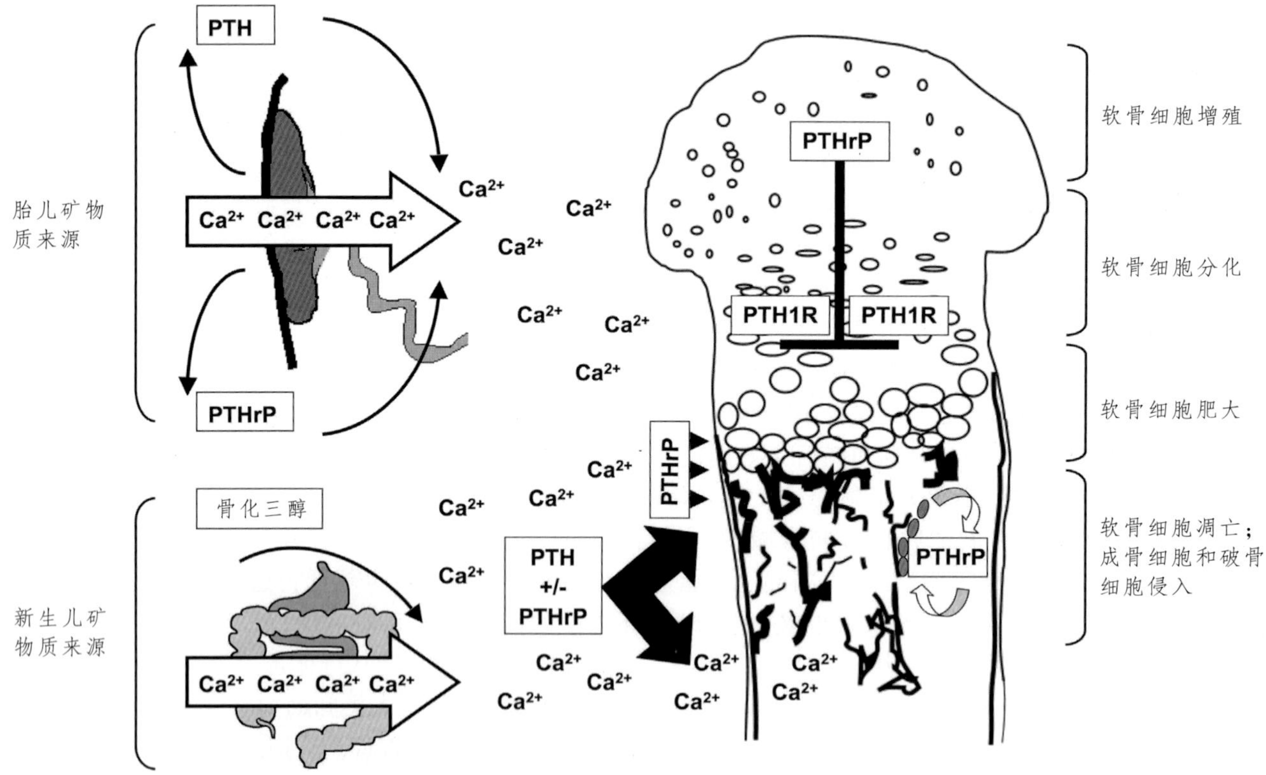

图 63.2 PTH、PTHrP 和骨化三醇在胎儿和新生儿生活中的相对作用。胎盘是胎儿生命期间矿物质的主要来源。PTH 和 PTHrP 在胎盘内表达,但也可以从系统来源作用于刺激钙转移。肠钙吸收是胎儿中微不足道的矿物质,但却是新生儿的主要来源。肠钙吸收最初是被动的,但随后在婴儿中变得活跃、饱和,并且有骨化三醇依赖性。在软骨内骨架内,PTHrP 通过增殖软骨细胞和软骨膜细胞(箭头)并延迟肥大前软骨细胞的终末分化而产生。PTHrP 也在预成骨细胞和成骨细胞内产生并刺激骨形成(半圆形箭头)。在胎儿期间,PTHrP 和 PTH 均维持高血钙和磷水平以促进矿化。骨化三醇不需要调节胎儿的血清钙、软骨内骨形成或骨骼矿化。(Reproduced with permission from[4]; ©2012 by Elsevier.)

和 PTH 没有效果[77,78]。

肠道矿物质吸收和肾矿物质处理

胎盘是胎儿矿物质的主要来源，它也排泄不需要的矿物质、溶质和其他废物。但是，胎儿也会使矿物质进入尿液，从而进入羊水。羊水的相对矿物质含量反映肾脏滤过负荷；胎儿低钙血症导致较低的羊水钙含量[50,54]，而胎儿高钙血症则增加羊水中钙的含量[79]。当羊水被吞咽时，这种排泄的矿物质可以被回收利用。这个途径对胎儿矿物质平衡的贡献程度尚未被广泛研究，但似乎是一个微不足道的路径。

哺乳期矿物质生理学

哺乳期间，为婴儿供应钙的需求进一步增加。每天母乳中钙的平均流失量为 210mg；喂养双胞胎的女性损失量更大。这种对钙的需求在母乳开始的前 6 个月持续存在（这时婴儿的所有营养来自母乳），而妊娠期女性只在妊娠末 3 个月发生高的母-胎钙转移。因此，6 个月的哺乳需要递送大约 4 倍于妊娠 9 个月的钙量。破骨细胞介导的骨吸收动员骨骼矿物质向母乳供应钙，而最近在啮齿类动物（但尚未在人体中检测）中显示，此时骨细胞骨质溶解也能动员骨骼钙。这些过程一起代表了母体应对哺乳期钙需求的适应性反应。

矿物质和钙相关激素

实验室无法提供哺乳期特异的血清矿物质和钙调激素范围；图 63.1 给出了典型的均值变化示意图。尽管离子钙和白蛋白校正后的血清钙保持正常，但在专门哺乳期女性的纵向研究中，这些值略微高于妊娠前或标准值[1]。血清磷可能升高到正常范围以上；矿物骨骼吸收可能导致肾脏磷排泄超负荷。

现代全段和生物活性 PTH 检测表明，在泌乳的头几个月期间，PTH 通常较低或不可检测。由于婴儿断奶，PTH 增加，可能会超出正常范围。骨化三醇在哺乳期迅速降至正常，但在断奶后也可能增加。这是因为妊娠期间被认为刺激 Cyp27b1 的因素在分娩时（高浓度的雌二醇和胎盘催乳素）丢失。而且，尽管在泌乳期间循环的 PTHrP 浓度增加，但是其与 PTH 比较，是不太有效的 Cyp27b1 刺激物[24,25]。

哺乳期乳房是功能性“副甲状旁腺”，因为其产生大量的 PTHrP。人和牛乳含有的 PTHrP 是恶性高钙血症患者和正常人血液中水平 1000~10 000 倍。一些 PTHrP 逃避母体循环，吸吮后达到较高水平[80,81]。有几条证据表明哺乳期乳腺组织是母体循环中 PTHrP 的来源。在女性中，哺乳使循环 PTHrP 增加[80]，但在妊娠期全乳切除能纠正 PTHrP 介导的高钙血症[82-84]。在动物模型中，与动脉流入相比来自乳房组织的静脉流出物中的 PTHrP 浓度更高[85]，而来自乳房组织的 PTHrP 基因的选择性缺失显著降低了泌乳小鼠血浆 PTHrP 水平[86]。

乳腺来源的 PTHrP 在泌乳过程中起着核心作用，以刺激破骨细胞介导的骨吸收、骨细胞骨溶解和肾小管对钙的重吸收（图 63.3）。在女性中，较高的血浆 PTHrP 与泌乳期骨矿物质密度的较大损失[87]、较高的血清钙和较低的 PTH 相关[80,88]。在甲状旁腺功能低下的女性中，如下所述，PTHrP 负责哺乳期间矿物质平衡的正常化。在小鼠中，从乳房组织敲除 PTHrP 基因也降低哺

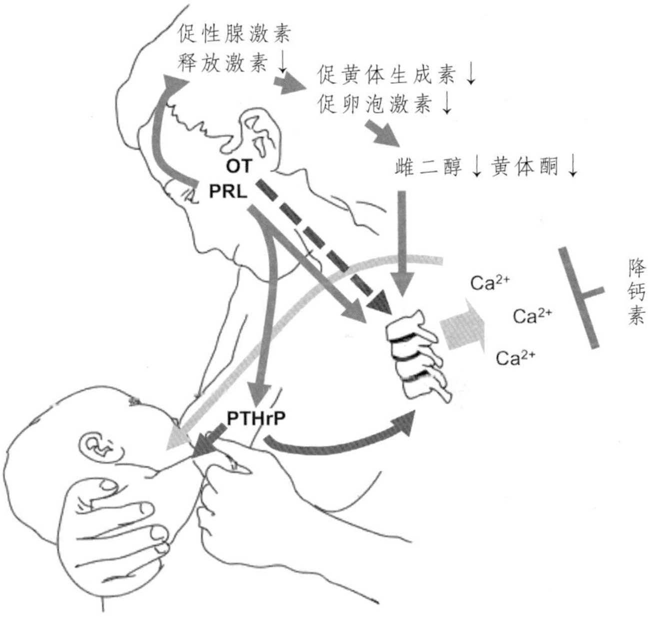

图 63.3 大脑-乳房-骨骼通路。哺乳和催乳素（PRL）均能抑制下丘脑促性腺激素释放激素（GnRH）的脉冲中枢，从而抑制促性腺激素[促黄体生成素（LH）和促卵泡激素（FSH）]，导致卵巢激素水平下降[雌二醇（E_2）和黄体酮（PROG）]。催乳素可能对骨细胞中的受体有直接作用。PTHrP 的产生和从乳房的释放受多种因素控制，包括哺乳、催乳素、低雌二醇和钙受体。PTHrP 进入血液并与全身低雌二醇水平结合，显著上调骨吸收。增加的骨吸收释放钙和磷酸盐进入血液，然后到达乳房管，积极地泵入母乳。PTHrP 也以高浓度传递到母乳中，但是否吞咽 PTHrP 在调节新生儿的钙生理学中起作用是未知的。催产素（OT）可以直接影响成骨细胞和破骨细胞的功能（虚线）。降钙素（CT）可抑制骨骼对 PTHrP 和低雌二醇的反应性。（Adapted with permission from[273]; ©2005 Springer Science and Business Media B.V.）

乳期骨损失的程度[86]。

在哺乳期前6周，女性中降钙素水平升高。据推测，降钙素在哺乳期间保护母体骨骼免于过量的矿物质损失。至少在小鼠中这是事实，因为编码降钙素的基因缺失使泌乳性骨矿物质含量的损失增加了1倍，但是在断奶后即完全恢复[21]。没有临床研究显示在哺乳期间甲状腺切除的女性是否比正常人损失更多的骨量。但是甲状腺切除的女性在哺乳期并未发生钙离子不足，因为泌乳乳房组织产生大量的降钙素[89–91]。一些研究报道，甲状腺切除诱导的降钙素缺乏与长期的骨质流失和骨折风险增加有关，但是其他研究没有发现任何影响[92–96]。

肠钙吸收

虽然肠道钙吸收在妊娠期间升高，但是在女性分娩后降至正常。这与血清骨化三醇下降至正常水平相吻合，并且可能表明骨化三醇负责刺激人类的肠道钙吸收的妊娠相关增加。但哺乳期女性不需要增加肠钙吸收率。增加饮食摄入钙不会改变骨骼吸收或母乳钙含量[97–100]。尽管临床试验中每日摄入6400IU的胆钙化醇使平均25(OH)D水平达到160nmol/L(64ng/mL)[101–103]，但高剂量(每日4000~6400IU)胆钙化醇对母乳钙含量没有影响[103]。

哺乳期的啮齿动物不同之处在于保持肠钙吸收率和骨化三醇水平高。骨骼吸收可能不足以满足啮齿类动物的大量产仔和短(3周)哺乳期的钙需求。

肾脏对钙的影响

人类和一些动物研究中，24小时的肾钙排泄可能降低到低值。哺乳期间PTHrP的N-末端形式的高循环水平可能负责刺激肾小管对钙的重吸收。由于PTHrP增加滤过负荷和磷化尿液作用，尿磷排泄可能很高。

骨钙代谢

在2~6个月的哺乳期间，女性的骨骨小梁矿物质含量减少3%~10%，皮质部位减少相对少。随机临床试验和队列研究表明，哺乳期骨质流失并未因增加钙摄入量而减少[97–100]。相反，低钙摄入量不会加剧哺乳期母体骨质流失，也不会降低母乳钙含量[105–108]。这些发现与乳汁中大部分钙含量来自母体骨骼吸收和骨吸收由激素变化调控的观点相一致，哺乳强度越大或母乳排出越急导致的骨丢失越严重[109]。骨吸收标志物和骨形成标志物在妊娠前值之上增加，再吸收标志物显示出成比例的更大的增加。在哺乳期3周，啮齿类动物通常会损失20%~30%的骨量或矿物质含量，这使得降钙素基因敲除小鼠的腰椎矿物质含量减少了55%。哺乳期间破骨细胞介导的骨吸收增加。通过骨细胞骨溶解的过程，骨细胞吸收了它们的周隙基质，并在哺乳期造成骨骼矿物质损失。与临床研究中所显示的不同，低钙摄入量和更大的窝产仔数增加了哺乳期啮齿动物骨损失的程度[1,21,32,47]，而高钙摄入量则减少了骨骼损失[17]。这些发现强化了哺乳期啮齿动物依赖于增加的肠钙吸收和骨骼矿物质吸收，而不像泌乳女性似乎只需要骨骼吸收。

催乳素和乳汁通过作用于下丘脑的促性腺激素释放激素(GnRH)脉冲中心来抑制卵巢功能。这有助于但不是造成哺乳期骨丢失的主要原因。最近研究发现，在绝经期女性和GnRH激动剂治疗引起雌激素缺乏的年轻女性中，低雌二醇通常导致每年1%~2%的骨量丢失[1]。这与在2~6个月哺乳期间发生的骨量减少5%~10%形成鲜明对比。在哺乳期女性中，高循环水平的PTHrP与低雌二醇协同作用，上调骨吸收和(可能的)骨细胞骨溶解，刺激肾钙重吸收(图63.4)。哺乳期小鼠的研究已经证实，雌激素缺乏和PTHrP都有助于调节哺乳期的骨吸收[86,111]，而单独的卵巢切除则导致相对较慢的骨丢失[112,113]。催产素和其他因素也可能在促进哺乳期骨吸收方面起作用，但没有直接研究结果。

断奶后，骨吸收迅速消退而骨形成上调。在随后的

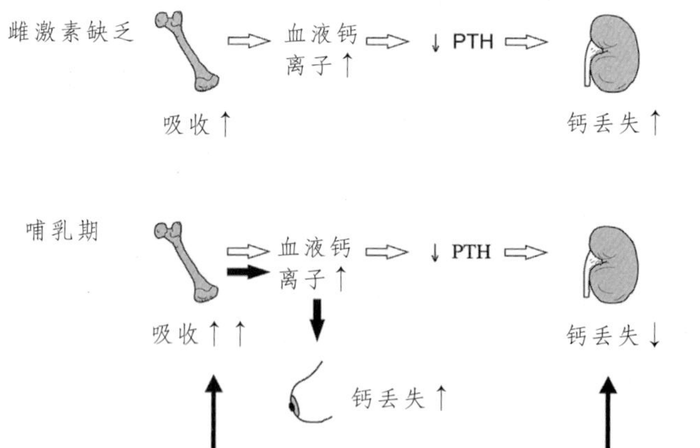

图63.4 急性雌激素缺乏和哺乳期的比较效果。急性雌激素缺乏(例如，GnRH类似物疗法)增加骨骼吸收并提高血钙；反过来，PTH被抑制，经肾丢钙增加。在哺乳期间，PTHrP(由乳房分泌)和雌激素缺乏的综合作用增加骨骼吸收，减少经肾丢钙，并提高血清钙，钙被导入母乳。(Adapted with permission from[1]; ©1997 The Endocrine Society.)

6~12 个月中,女性骨骼矿物质含量完全恢复[1,48,99],而对于小鼠超过 14 天。确定这种刺激骨骼恢复的因素是研究工作的主题。恢复正常的卵巢功能有利于但不能解释断奶后的恢复。育龄女性由 GnRH 类似物治疗引起的小骨骼损失不能完全恢复,而哺乳期后确实恢复。而且,雌二醇不是有效的骨形成刺激剂,当在绝经后女性中作为替代疗法施用时,雌二醇抑制骨形成和再吸收。在啮齿动物中强迫断奶会在 24 小时内引起广泛的破骨细胞凋亡。随后发生成骨细胞活性的强烈反应,在此期间,骨细胞也像成骨细胞一样在它们的边缘基质聚集类骨质[117,118]。经典的钙相关激素 PTH、PTHrP、骨化三醇、降钙素和雌二醇对于骨骼完全实现恢复是不需要的。小鼠和人类的研究表明,虽然 DXA 评估骨骼恢复是完整的,但不是所有部位的小梁微结构都完全恢复[119,120]。人类和动物的一些研究发现,长骨的横截面直径在哺乳期结束或断奶时已经增加,而断奶后的皮质骨面积恢复到妊娠前值[121-123]。这些发现可能解释为什么 DXA 表明完全恢复,而 μCT 和组织形态学表明小梁微体系结构没有完全恢复。此外,骨量的增加可以弥补小梁微结构的损失,从而保持骨强度。

哺乳时间对恢复有影响,哺乳时间短的女性越早恢复(可能是因为她们的骨量丢失的少),而对于具有较长哺乳间隔或没有经过哺乳后恢复而再次妊娠的女性也会完全恢复[124-126]。尽管在泌乳期可能出现椎体压缩性骨折,但随后的骨量恢复使得泌乳性骨质流失在临床上并不重要。有数十项研究没有发现不良反应,有的已经发现泌乳史对骨量峰值、骨密度或髋部骨折风险有保护作用。

新生儿矿物质生理学

控制矿物质平衡的机制在出生后迅速改变。触发因素包括导致胎盘钙输注和胎盘激素(特别是 PTHrP)丧失的脐带切断,而呼吸的开始导致血液 pH 值上升。所有这些因素都会导致离子钙急剧下降。

矿物质和钙调激素

出生引起血清矿物质和钙调激素的变化,如图 63.5 所示。血清钙和离子钙有 20%~30%的下降,在随后的 24 小时内增加至成人值。在一项研究中,离子钙从 1.45mmol/L 的平均脐带水平降至 1.20mmol/L[56]。分娩的方式也可能影响钙的下降,因为选择剖宫产的婴

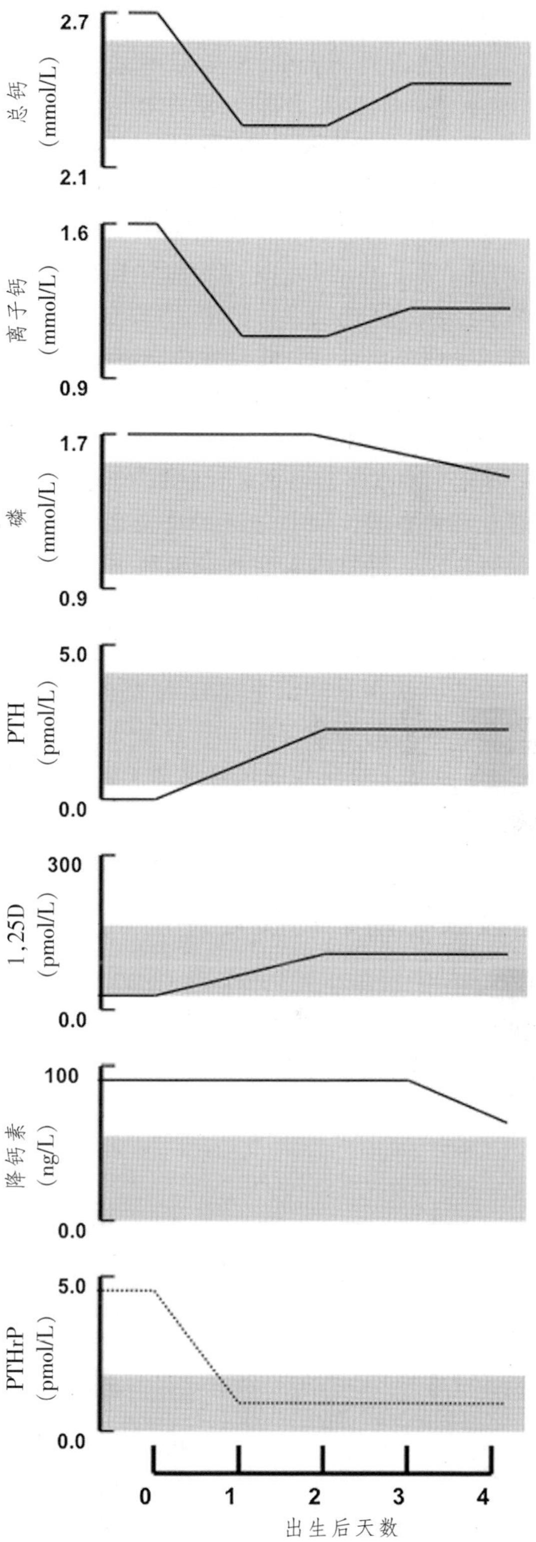

图 63.5 在人类新生儿期间发生的钙、磷酸盐和钙调激素水平的纵向变化示意图。正常的成人范围由阴影区域表示。PTHrP 水平的进展用虚线表示,以反映它是推测性的。(Adapted with permission from[1]; ©1997 The Endocrine Society.)

儿与经阴道分娩的婴儿相比，出生时血清钙较低，PTH较高[127]。在啮齿类动物中，出生后不久血清钙会下降40%。在人类和啮齿类动物中，磷在相同的时间间隔内增加，然后随着血清钙的升高而下降。

离子钙的下降和血清磷浓度的升高可能引起甲状旁腺功能从受抑制的胎儿发育状态中唤醒。在人类婴儿中，PTH 在第一个 24 小时内增加并且在骨化三醇之前升高[56]。类似的，在啮齿动物中，PTH 在出生后 24~48 小时增加至成年正常值，并且骨化三醇随着 PTH 增加至成年值[52]。

新生儿出生时血中 25(OH)D 水平为母体的 75%~100%，骨化三醇水平与母亲相比较低[65-69]。维生素 D 充足的婴儿和严重维生素 D 缺乏的母亲之间的脐带血钙通常没有区别；严重维生素 D 缺乏和维生素 D 受体或 Cyp27b1 缺失的动物模型也是如此[2]。但在出生后的几个月内，维生素 D 代谢紊乱可能开始表现为低钙血症[2,70]。母乳通常含有极少量的维生素 D 或 25(OH)D，这就是为什么母乳喂养的婴儿与维生素 D 补充配方的婴儿相比，维生素 D 缺乏性疾病的风险更高。为了避免维生素 D 缺乏，母乳喂养的婴儿需要补充维生素 D 或适当阳光照射。

肠钙吸收和肾矿物质处理

与胎儿相反，新生儿依靠肠道供应矿物质，肾脏回收过滤的钙和排泄磷(图 63.2)。新生儿(尤其是早产儿)的肠道钙吸收主要是被动和不可控的[128,129]，由于人乳中乳糖含量高，促进了钙吸收[130,131]。随着新生儿成熟，肠道对被动钙吸收的渗透性降低，骨化三醇依赖性肠钙吸收成为钙输送的主要机制[128,132,133]。这种发育规律的成熟解释了为什么早产儿对骨化三醇没有反应，但最初依赖于被动吸收矿物质。

新生啮齿动物的详细研究已经证实，肠钙吸收最初是被动和非饱和的[52]。乳糖增加远端小肠中钙的细胞外扩散和膳食钙的净生物利用度[134]。随着新生儿成熟，钙的被动吸收下降，肠上皮细胞上调维生素 D 受体和其他钙转运蛋白的表达，从而肠钙吸收变得活跃、饱和，并且对骨化三醇产生依赖性[52]。

妊娠期甲状旁腺疾病

可导致甲状旁腺功能紊乱的非典型性表现的正常妊娠的主要参数是：肠钙吸收加倍，血清钙降低但是离子或白蛋白校正钙正常，骨化三醇升高 2~3 倍，低的 PTH，逐渐增加的 PTHrP 和高尿钙(图 63.1 和图 63.6)。

原发性甲状旁腺功能亢进症

发病率、流行病学和病理学

妊娠期间原发性甲状旁腺功能亢进症并不常见，并且没有关于其流行的确切数据。英语医学杂志已描

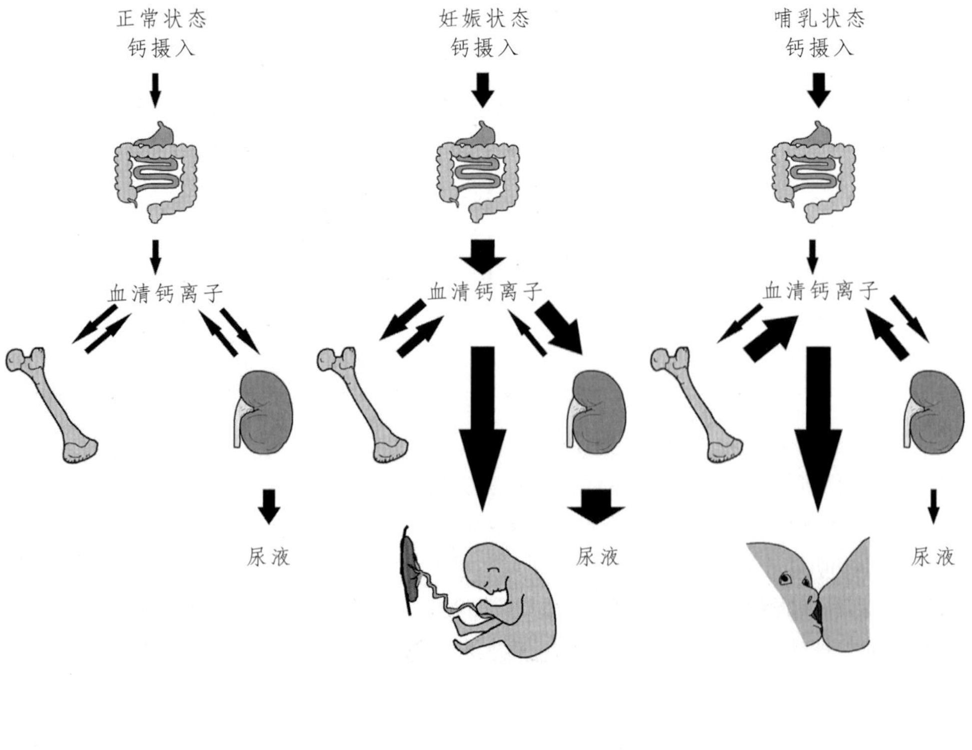

图 63.6　与正常人相比，人体妊娠和哺乳期间钙稳态的对比示意图。箭头的宽窄表示相对于正常和未妊娠状态的相对增加或减少。(Adapted with permission from [1]; ©1997 The Endocrine Society.)

述了 200 多例[135,136]。作者通常每年收到 1~2 次来自世界各地的临床医生治疗咨询请求。但是,这些病例大部分还没有公布。无论妊娠状态如何,这种情况在年轻人中都比老年人少;在一项研究中,一般人群中的发病率为 4/10 万人,大多数发生在 45 岁以上[137]。血清钙的自动筛查在北美已经不再进行,但是从既往资料估计,原发性甲状旁腺功能亢进症在育龄女性中发病率为每年 8/10 万人,而 60 岁以上女性发病率为每年 188/10 万人[138]。妊娠期间进行的甲状旁腺切除术约占两个大型病例总数的 1%[135,139]。所有这些数据表明,原发性甲状旁腺功能亢进症是罕见的诊断。其真实发病率可能被低估,因为钙不是常规检测的,妊娠期间的甲状旁腺功能亢进症可能被低人血白蛋白和 PTH 抑制所掩盖。由于这些原因,在妊娠期间依赖离子钙或白蛋白校正的血清钙浓度显得尤其重要。离子钙或白蛋白校正钙值升高,结合可检测的 PTH,应能可靠地显示妊娠期间的原发性甲状旁腺功能亢进症。

妊娠期原发性甲状旁腺功能亢进症 100 例的病理学回顾发现,腺瘤占 89%,增生占 9%,癌占 2%[135];与非妊娠者比较,差异无统计学意义[140]。

孕产妇临床特征

妊娠期原发性甲状旁腺功能亢进症不是一个良性状况。在一项系列报道中,高达 67%的妊娠期女性患病甚至导致死亡[141]。

高钙血症引起正常妊娠中也常见的非特异性症状;因此,当存在提示性症状时,临床医生可能不会想到高钙血症。这些症状包括恶心、剧吐、便秘、疲劳、虚弱和精神症状。在 45 例甲状旁腺功能亢进症妊娠期女性中,38%有恶心、呕吐或腹痛;24%有肾绞痛;22%有肌无力;22%有精神症状;11%有骨骼疼痛或疲劳;只有 20%是无症状的[142]。妊娠期高钙血症也可能伴有妊娠剧吐、体重减轻、癫痫发作和提示先兆子痫[135,139,143]。

其他临床表现包括肾脏疾病(肾钙质沉着症、肾结石、尿路感染)、急性胰腺炎和骨骼吸收的放射影像证据[142,144]。在高达 15%的病例中,妊娠中晚期出现胰腺炎[142,145–149]。妊娠晚期也发生严重高钙血症或甲状旁腺危象[147,148,150,151]。骨折是不常见的,可能与大多数女性的妊娠时间短和年龄偏小有关,但是可发生在妊娠期明显的甲状旁腺功能亢进症或甲状旁腺癌患者中[152,153]。总的表现是妊娠可能导致更严重的高钙血症相关的原发性甲状旁腺功能亢进症表现,尽管也必须考虑报道偏倚。可能会出现更严重的表现,因为正如前面所解释的,正常妊娠的特征是肠钙吸收增加和高钙尿症。当原发性甲状旁腺功能亢进症的影响相叠加时(增加肠钙吸收、骨吸收和高钙尿症),可能导致更高的血清钙和肾过滤钙负荷,从而增加严重高钙血症、胰腺炎和结石的风险。总之,妊娠晚期钙通过胎盘快速转移可以保护母亲免于严重的高钙血症。分娩后胎盘的这种缓冲作用会突然丧失,并可能解释为什么产后高钙血症危象更常见[150,151,154,155]。在妊娠晚期和产褥期间,缺乏身体活动和卧床休息会导致骨吸收的其他成分叠加。临床医生应该提防原发性甲状旁腺功能亢进症在分娩后迅速恶化的可能性。

胎儿和新生儿的临床特征

以下内容介绍产妇甲状旁腺功能亢进对胎儿和新生儿造成的影响。胎儿和新生儿发病率和死亡率增加影响妊娠期间的管理。

管理策略

以前的三个国际研讨会没有解决妊娠问题,这些研讨会确定了诊断和治疗无症状性原发性甲状旁腺功能亢进症的共识指南[156]。来自病例系列的证据(非临床试验)支持甲状旁腺切除术作为妊娠期间的首选方法,以预防胎儿和新生儿的发病和死亡以及产后甲状旁腺危象。在一项回顾性研究中,39 例手术治疗的患者比 70 例内科管理的患者好。具体而言,在手术治疗的母亲中,新生儿并发症发生率为 12.5%,新生儿死亡率为 2.5%,而医疗管理组新生儿并发症发生率为 53%,新生儿并发症死亡率为 16%[135]。一般认为妊娠中期手术时机安全,从而避免更高的妊娠晚期麻醉、手术和分娩的风险[142,144,148,157]。一项系列研究发现,在妊娠末期的 7 个病例中,有 4 例因为新生儿死亡而导致早产[148],而个别病例报道显示在妊娠最后 3 个月进行手术的新生儿没有不良的后果[136,151,158,159]。

在妊娠患者中,术前定位腺瘤通常是不可能的,因为放射性核素甲状旁腺和甲状腺扫描通常被认为是有害的,而超声波的敏感性有限。增生和异位甲状旁腺是限制超声波使用的其他因素。尽管有对胎儿辐射的担忧,已有几个病例进行了 MRI,并成功地定位原位和异位甲状旁腺肿瘤,然后进行手术[160,161]。另 1 例病例中,MRI 成功定位了超声检查未能发现的 2.2cm 甲状旁腺腺瘤[162]。尽管通常缺乏影像学检查,但微创手术可在妊娠期间完成[160,163–165]。1 例微创手术是通过穿刺活检显示 PTH 浓度非常高引导的[163]。

大多数甲状旁腺肿瘤因术前定位缺乏需要双侧颈部探查,以确定四个腺体。实际上,对3000例手术病例的回顾性研究发现,妊娠是双侧手术方法的重要预测因子[166]。

当临床团队认为高钙血症轻微,不大可能进展,或者当患者拒绝手术时,可以进行内科治疗[167]。但是,在这种情况下,需要仔细监测产后的时间段,以避免甲状旁腺危象。需要多学科的管理方法来平衡孕产妇和胎儿/新生儿不良结局的风险,并确定个别患者是否适合手术、内科管理或监测。

内科干预开始于足够的液水化和纠正电解质异常[141]。目前没有任何被批准用于治疗妊娠期高钙血症的药物。降钙素是美国食品和药品管理局的妊娠B类药物,可能是最安全的药物。它不通过胎盘,并已用于妊娠抑制骨吸收、促进尿钙排泄、降低血清钙[141]。口服磷酸盐是一种C类药物,并且具有适度的结合钙的功效,但是由于其可能会引起腹泻和低钾血症而受到限制。当高血清磷水平已经存在时,应该避免应用,因为其会增加软组织钙化风险。由于对胎儿发育的不利影响,普卡霉素是禁用的。双膦酸盐在理论上被认为是禁忌的,因为其穿过胎盘,并且足够大的剂量会干扰胎儿的软骨内骨发育[168,169]。但是这些药物至少在100次已报道的妊娠期病例中使用过。几个病例表明,没有报道胎儿或新生儿的不良影响的结果[170-172],可能是因为在典型的口服或静脉注射剂量中少量的双膦酸盐穿过胎盘。然而,对78例病例的回顾发现,出现了自发性流产、先天性异常、早产、低出生体重和新生儿低钙血症[173],但无法确定哪些是由药物引起的,哪些是由于机会或潜在的遗传异常而发生的。药物相关副作用致新生儿低钙血症值得警惕,但也可能是因为母体高钙血症抑制了胎儿甲状旁腺(见下文)。在缺乏临床试验数据的情况下,妊娠期间应谨慎使用双膦酸盐。西那卡塞也是一种C类药物,但至少在1例妊娠患者使用[167]。它被批准用于非妊娠患者原发性甲状旁腺功能亢进症的内科管理。它通过对钙受体的作用抑制PTH并刺激降钙素的生成。其在非妊娠成人中使用可能会出现恶心的副作用,鉴于妊娠期间恶心的高发生率,使用会更受限制。另外,值得关注的是,钙受体也在胎盘、胎儿甲状旁腺和C细胞中表达[79,174,175]。因此,足够剂量的西那卡塞可以抑制胎儿甲状旁腺,刺激胎儿降钙素,并改变胎盘钙转移的速度。高剂量镁还可以通过钙受体的作用降低PTH和钙,对延缓早产是有效的[176,177]。但它也可能对胎儿和新生儿矿物质平衡有不利影响。总之,必须记住的是,在妊娠期间没有关于使用这些药物的随机或对照试验,并且对儿童的追踪是短暂的而不广泛的。因此,这些内科方法应谨慎使用。

如果在妊娠期间进行内科管理或简单监测,则监测应包括妊娠期女性血清钙和PTH,以及通过超声定期检测胎儿的生物物理特征。如果妊娠晚期血清钙显著升高,则应考虑行甲状旁腺切除术,以减少胎儿甲状旁腺抑制和胎儿/新生儿死亡的可能性。胎盘排出后,产后血清钙可预期升高,妊娠的血液稀释消失;甲状旁腺危象可能会随之而来。在内科管理的情况下,应考虑产后甲状旁腺切除术。

家族性低尿钙性高钙血症(FHH)

FHH的特征是高钙血症、低尿钙和不被抑制的高PTH,通常是由钙敏感受体(CaSR)中的常染色体显性失活突变引起[178]。对于受影响的个体而言,这种终生的高钙血症始于子宫内,且似乎已经完全适应了。FHH无症状且不会引起与原发性甲状旁腺功能亢进症(骨吸收、肾结石、肾钙质沉着症等)相关的高钙血症相关的并发症。因此,从母亲的角度来看,妊娠期女性在这种情况下是安全的[179]。但是,后代受到影响的方式有两种。首先,正常和受影响(杂合子)的胎儿和新生儿处于短暂性或永久性甲状旁腺功能减退症的风险中,这是由于妊娠期母体高钙血症对发育中的胎儿甲状旁腺的抑制作用。第二,如果后代有两个钙受体失活突变(最常见的是父母双方都是FHH杂合子),那么新生儿可能会面临危及生命的高钙血症危象。下面在胎儿/新生儿部分讨论这些问题。

假性甲状旁腺功能亢进症

此前有人指出,在妊娠和哺乳期间,乳房通过生成PTHrP成为“副甲状旁腺”。PTHrP的大量生产似乎是自主的,并取决于乳腺组织的量。这是导致高钙血症的一个不寻常的原因,即所谓的妊娠期假性甲状旁腺功能亢进症。这种高钙血症是由乳腺来源的PTHrP引起的,它通过类似于恶性高钙血症的方式上调骨骼吸收。据报道,这种情况发生在妊娠晚期、产褥期,甚至在大乳房的非妊娠期女性中[180,181]。在妊娠期高钙血症与乳腺增生症相关的1例病例报道中,血清PTHrP升高,双侧乳房切除术后高钙血症消失[82,83]。在另一种情况下,产后高钙血症危象发生在一名母亲因平均大小的乳房无法母乳喂养的情况下;脐血中的高钙血症表明母亲在妊娠期间一定是高钙血症[180]。

PTHrP 的胎盘来源也引起假性甲状旁腺功能亢进症。一名女性在妊娠晚期出现重度高钙血症(21mg/dL或5.25mmol/L),检测不到 PTH,血清 PTHrP 为 21pmol/L[23]。紧急 C 切口剖宫产 6 小时后,她出现了严重的低钙血症,检测不到 PTHrP,PTH 升高。其乳房大小正常,而且没有哺乳。分娩后状态的快速变化与胎盘是 PTHrP 的主要来源最为一致[23]。

甲状旁腺功能减退症

大多数情况下妊娠期间的甲状旁腺功能减退症在妊娠前已存在。但显著的母体甲状旁腺功能减退症也可能是无症状的,直到新生儿出现严重的继发性甲状旁腺功能亢进症、高钙血症、骨质脱矿和骨折[182,183]。妊娠的适应性和胎儿对钙的需求可能导致母亲两种截然不同的结果,这两者在文献中都有报道。面临的挑战是确定哪些女性需要增加或减少治疗以维持正常的血清钙水平,从而避免胎儿和新生儿的并发症。

一方面,甲状旁腺功能减退症可能在妊娠期间显著改善,对骨化三醇和钙的需求减少,低血钙症状减少。这是因为在妊娠早期开始骨化三醇和肠钙吸收的上调似乎并不需要 PTH,这在正常妊娠期间通常会被抑制。相反,尽管没有 PTH,骨化三醇、PTHrP、胎盘催乳素、催乳素和其他因子水平的升高可能会上调肠钙吸收。这已经被记录在妊娠期间甲状旁腺功能减退症的报道中,症状减轻,血清钙增加,并且补充钙和骨化三醇的需要减少[1,22,184]。作者知道还有一些未发表的病例,其中甲状旁腺功能减退症在妊娠期间得到改善,甲状旁腺切除的啮齿类动物和缺乏 PTH 基因的小鼠的研究中,通常骨化三醇或肠钙吸收是在增加的[1,17]。

另一方面,胎儿对钙的需求可能会抑制甲状旁腺功能亢进女性维持自身血钙的能力,而血钙过低的症状可能会恶化。一些病例报道证实,妊娠期间必须使用较高剂量的钙和骨化三醇[1,184,185];在其中一种情况中,内源性骨化三醇水平在妊娠中期低,表明骨化三醇与正常妊娠的相关性并没有增加[185]。甲状旁腺功能低下的女性对妊娠的反应表现出明显不同反应的机制尚不清楚。然而,可以想象的是,对于妊娠导致高雌二醇浓度的敏感性差异可能导致一些女性更明显地抑制骨转换,并且在其他方面更有效地刺激 Cyp27b1。动物模型支持胎儿对钙的需求可以在妊娠后期引起母亲低钙血症,特别是当母亲面临低钙饮食或大量胎仔数的情况时。然而,由于人血白蛋白下降导致的血清钙正常下降在某些情况下被误认为是低钙血症恶化,并且基于该假象而不是真正的低钙血症或低钙血症症状进行治疗,所以现有的人体数据是模糊的[1]。这强化了为什么在妊娠期间必须遵循离子钙或白蛋白校正钙作为治疗目标的要求。

在非妊娠甲状旁腺功能减退症的成人中,目标通常是将血清钙保持在正常范围以下,从而平衡治疗低钙血症造成的长期高钙尿症和肾钙质沉着症造成的损害。妊娠期间对甲状旁腺功能减退症的治疗没有统一的指导原则,但是作者认为妊娠期间的目标应该是离子钙或白蛋白校正钙维持在正常范围内(即不低于非妊娠成年人),以尽量减少胎儿和新生儿并发症的风险。必须避免母体低钙血症,因为它会增加早产风险,并导致胎儿和新生儿继发性甲状旁腺功能亢进症(见下文)[186]。

妊娠期间已知的反应变化使得这种情况的处理特别具有挑战性。最初需要观察离子或白蛋白校正钙以及低钙血症状的频率和严重程度作为早期指标判断疾病好转或恶化(由于与妊娠有关的适应和胎儿对钙的需求,特别是在妊娠晚期)。骨化三醇在妊娠早期开始时通常增加 2 倍或更多,因此较高剂量的骨化三醇或类似物可能是将离子或白蛋白校正钙升高到中等正常范围的最合适的方法。但随着妊娠进展,骨化三醇的剂量必须根据离子或白蛋白校正钙不断调整。

母体高钙血症也必须避免,因为它会导致胎儿和新生儿甲状旁腺的抑制(与妊娠期间原发性甲状旁腺功能亢进症相似),且较高剂量的维生素 D 类似物可能会增加致畸性的风险[187,188]。骨化三醇和 1α-骨化二醇与以前的制剂相比具有较短的半衰期和较低的毒性风险,并且优选用于治疗妊娠期间的甲状旁腺功能减退症。然而,高剂量的维生素 D(胆钙化醇)仍然在很多情况下使用,因为它便宜得多。需要非常高水平的 25(OH)D(>250nmol/L 或 100ng/mL)才能达到正常血钙,胎儿不良反应的风险是不确定的(见下文)。

假性甲状旁腺功能减退症

假性甲状旁腺功能减退症,即 PTH 的遗传抵抗的特征在于低钙血症、高磷血症和高 PTH。一些病例报道显示,妊娠期间假性甲状旁腺功能减退症的症状得到改善,使得女性血清钙正常、症状消失、PTH 正常化,不再需要治疗剂量的钙或维生素 D 类似物[189]。这些报道与正常妊娠相关的增加一致。肠钙吸收发生独立于 PTH。

但是,与甲状旁腺功能减退症一样,发表的数据混杂,妊娠期女性是否会改善假性甲状旁腺功能减退症仍不确切。三项病例报道描述了在妊娠期间维持正常血清钙需要增加钙、骨化三醇或1α-骨化二醇的剂量[190-192]。但是其中一个病例血清钙总量(而不是离子或白蛋白校正钙)无症状下降促使剂量增加[190],而在第二个病例中，妊娠期女性在二次妊娠的下半年无症状的低血钙症状出现了恶化[191]。第三例中假性甲状旁腺功能减退症可能在妊娠早期和妊娠中期有所改善，但妊娠晚期发生低钙血症，在整个妊娠期间服用固定剂量的1α-骨化二醇[192]。第四例首先在妊娠第24周出现，给予钙和骨化三醇治疗；目前还不清楚这种情况是否由于妊娠而改变[193]。

妊娠期间假性甲状旁腺功能减退症的机制尚不确定。在两个假性甲状旁腺功能减退女性的妊娠中期和妊娠晚期中,发现骨化三醇水平超过2倍(类似于正常妊娠)[189]。在妊娠晚期低钙血症恶化的女性中,骨化三醇在妊娠早期增加,在妊娠晚期下降,但被1α-骨化二醇消耗所掩盖[192]。如在动物模型中所示,骨化三醇的自发增加可能牵涉雌二醇、胎盘催乳素和催乳素刺激Cyp27b1的作用。妊娠的雌二醇水平和其他激素变化可以提高受体后信号。分析了来自假性甲状旁腺瘤女性的四个胎盘，发现具有与正常胎盘相同的骨化三醇产量,这与胎盘主要由胎儿产生的预期一致。研究者推测,胎盘生产的骨化三醇使得这些女性的矿物质平衡正常化,但是这是不确定的,因为胎盘通常不会为母体循环贡献大量的骨化三醇。如前所述,这些证据来自妊娠女性在妊娠前和妊娠期间使用低骨化三醇的证据,证实胎盘没有明显改变循环中的骨化三醇水平[20]。此外,动物研究显示,妊娠期间母体肾脏中Cyp27b1显著上调[1],最近在小鼠中的研究表明,Cyp27b1在母体肾脏中的表达比在胎盘中高30倍[17]。

妊娠期间的目标是维持母体的正常血清钙，从而将胎儿和新生儿继发性甲状旁腺功能亢进症的风险降至最低。

硫酸镁治疗致甲状旁腺功能减退症伴继发性甲状旁腺功能亢进

静脉注射硫酸镁(“宫缩抑制剂”)用于治疗早产、先兆子痫和子痫。但硫酸镁也激活CaSR抑制PTH;因此,钙代谢紊乱已经发生[178]。由此产生的结果包括甲状旁腺功能减退症和随后的甲状旁腺功能亢进症。

PTH通常在宫缩抑制治疗的第一个小时内降低,这导致离子和白蛋白校正钙降低并保持低值数小时[195-197]。它可能是完全无症状的或有症状的；在一些病例中已经观察到Chvostek征和Trousseau征及手足抽搐[198]。

在24~72小时和2~3周内长期输注硫酸镁导致继发性甲状旁腺功能亢进症,可能是继发性低钙血症、血清磷升高、2~3倍尿钙排泄增加的结果[199]。长达数周的镁给药也与产后骨密度和跟骨应力性骨折的损失有关[199-201]。

在接受宫缩抑制治疗的女性中，血清镁和血清钙水平尚未得到常规监测。临床医生应该意识到潜在的重度低钙血症和继发性甲状旁腺功能亢进症伴随着延长的治疗，同时也要注意新生儿甲状旁腺功能的不良反应(见下文)。

恶性肿瘤高钙血症

由于PTHrP过量产生导致的恶性肿瘤高钙血症至少在10个已发表的病例中出现[202-208],另外还有作者所知的其他未发表的病例。恶性肿瘤高钙血症通常是终末状态,所以主要的问题可能是胎儿是否免受有害物质的影响,或是否需要终止妊娠挽救母亲。后一种方法可以解释为什么超过一半的病例报道甚至没有提到胎儿的结果[208]。在1例病例中,当母亲拒绝终止妊娠时,依托泊苷和顺铂化疗用于治疗卵巢小细胞癌;这种情况通常是终末性疾病,有几例母亲在产后几个月内死亡[202,203,208]。

治疗应包括:可能的减瘤手术,适当的液体输注,密切监测电解质,给予呋塞米,可能还有降钙素。如前所述,尽管担心胎儿和新生儿的不良影响(见下文),但双膦酸盐也以更高剂量被使用。它们引起了胎儿和新生儿的低钙血症,至少在理论上会损害软骨内骨的发育。尽管如此,长期的妊娠期女性高钙血症也必须避免,因为它会导致胎儿甲状旁腺功能低下、新生儿低钙血症和手足抽搐,并可能导致永久性甲状旁腺功能减退症。

哺乳期甲状旁腺疾病

正常泌乳状态下一些因素可导致甲状旁腺疾病非典型性表现，包括正常至稍微升高的离子钙和白蛋白校正血清钙、血清磷和循环PTHrP升高,抑制不可检测的PTH、低雌二醇、高催乳素、骨吸收增加、低尿钙和高磷酸尿(图63.1、图63.3和图63.6)。

原发性甲状旁腺功能亢进症

在妊娠期间没有手术的女性中，产褥期可以出现严重的高钙血症或甲状旁腺危象[147,148,150,151,154]。这可能是胎盘突然离体的结果,代表了母亲钙的重度流失。此外，在产褥期间由于身体不活动和卧床休息而引起的骨质流失可能会叠加。因此,临床医生应该预期分娩后可能会恶化原发性甲状旁腺功能亢进症。

对于未经治疗的原发性甲状旁腺功能亢进症的女性,可认为哺乳是相对但不是绝对禁忌。这是因为哺乳期 PTHrP 和低雌二醇的联合作用使钙的骨骼释放明显增加(图 63.3)。此外,原发性甲状旁腺功能亢进症可能由于低雌二醇的作用而恶化。因此,选择母乳喂养的女性高钙血症可能会严重恶化。对于选择母乳喂养的原发性甲状旁腺功能亢进症的女性,产后接受甲状旁腺切除术可能是合适的,而不是选择监测。

家族性低尿钙性高钙血症

CaSR 在乳腺组织的上皮细胞中表达,在哺乳期的小鼠中已经显示出可以调节 PTHrP 的产生和钙向乳汁中的转运[209,210]。受体的失活性突变与 FHH 患者的突变类似,导致乳腺组织 PTHrP 产生增加,但乳钙含量降低[210]。这就意味着更多的骨吸收,但在循环中保留释放的钙而不是增加母乳中钙含量。用拟钙剂治疗小鼠(类似于西那卡塞)导致乳钙含量增加[210]。这些数据预测 FHH 将在哺乳期间引起更显著的骨骼吸收、更低的母乳中的钙含量以及血清钙的进一步增加。然而,没有病例报道描述 FHH 的母乳喂养女性的血清矿物质或骨密度的变化。

甲状旁腺功能减退症

乳房组织产生的 PTHrP 在哺乳期变得更为强烈,在甲状旁腺组织中它的临床意义最为明显。甚至在 PTHrP 被确定和可测量之前,已知在哺乳期甲状旁腺功能低下的女性中补充钙和骨化三醇的需求减少。如果通常的维持剂量没有被积极地监控,则会发生高钙血症[211-215]。其机制似乎是高循环水平的 PTHrP 增加骨更新和刺激内源性骨化三醇形成[214-216],由此使母体钙稳态正常化。在非妊娠人体中输注 PTHrP 的研究表明,它不如 PTH 刺激 Cyp27b1 有效(见第 5 章),这可以解释为什么尽管 PTHrP 水平高,骨化三醇在泌乳期通常是正常的。此外,高催乳素和低雌二醇也可能改变哺乳期 Cyp27b1 对 PTHrP 的反应性。

假性甲状旁腺功能减退症

关于泌乳对假性甲状旁腺功能减退症患者钙和骨代谢的影响我们知之甚少。由于 PTHrP 和泌乳诱导的雌激素缺乏的综合作用引起的骨吸收,哺乳期可能导致钙和骨化三醇的需求降低。这些患者对 PTH 没有骨骼抵抗力。当来自假性甲状旁腺功能减退症的高循环水平的 PTH 与高 PTHrP 和低雌二醇的影响相结合时,在哺乳期间可能发生比正常更多的骨丢失。但是并无相关报道。

假性甲状旁腺功能亢进症

PTHrP 介导的高钙血症发生在妊娠期女性,尤其是那些大乳房的女性中,也可发生在大小正常的乳房发生乳汁分泌但是婴儿的疾病阻止了母乳喂养的妊娠期女性。这是妊娠期间假性甲状旁腺功能亢进症状的延伸。它代表了哺乳期正常泌乳生理的强化,使哺乳期甲状旁腺功能低下的女性能够通过产生 PTHrP 来正常化钙离子平衡。在一些正常女性中,这种从乳房释放的 PTHrP 超过正常的调节途径并导致高钙血症。哺乳期停止可以逆转这种情况,可能通过治疗性使用溴隐亭或卡麦角林加速,但是高钙血症持续时需要乳房减小成形术或乳房切除术。严重的产后高钙血症可以发生在婴儿被重症监护后不能进行母乳喂养的女性,但作者错误地推断胎盘激素是造成妊娠期女性高钙血症的原因[180]。然而,PTHrP 的半衰期是几分钟,无法解释分娩后 1 天恶化的母体高钙血症并持续 10 天。时间过程与 PTHrP 的乳房产生保持一致,PTHrP 在分娩期间响应于调节因素而上调,但在未发生母乳喂养时逐渐消退。婴儿出生时也是高钙血症,这可能是由于妊娠期间母体 PTHrP 产生过量引起的高钙血症所导致。

胎儿和新生儿发育过程中的甲状旁腺疾病

胎儿矿物质平衡改变可能会继发于妊娠期异常的母体钙平衡;因此,新生儿也将受到影响。原发性甲状旁腺疾病也会影响胎儿和新生儿。首先讨论母体钙平衡紊乱的影响。

继发于母体钙稳态改变的甲状旁腺功能紊乱

母体甲状旁腺功能亢进症

母体原发性甲状旁腺功能亢进症在多达 80%的病例中造成了胎儿发病率和死亡率显著增高[141]。这些并发症造成严重结局,包括死胎、流产和新生儿手足抽搐。来自不同时期的病例系列比较表明已经逐渐改善,死胎率从 13%下降到 2%,新生儿死亡率从 8%下降到

2%，新生儿手足抽搐从38%下降到15%[144]。即使在现代的情况下，胎儿死亡仍然发生。最近一系列的研究表明，62例内科治疗病例中有30例胎儿在妊娠第二期或第三期死亡，与母体血清钙相关的死亡风险增加了3.5倍[217]。但胎儿和新生儿甲状旁腺功能减退症仍然是妊娠期间母亲原发性甲状旁腺功能亢进症的重要并发症。母体高钙血症似乎增加了钙通过胎盘的流动，这反过来抑制胎儿甲状旁腺。脐血钙可能增加到正常胎儿值以上，并在出生后缓慢下降[218]。新生儿的甲状旁腺不会因出生后血钙下降而及时工作；可能在围生期发生低钙血症和手足抽搐。在几个病例系列中，50%的新生儿出现了母体高钙血症的一些并发症，最常见的是手足抽搐，而25%~30%的新生儿死亡可能是由低钙血症引起的[135,157,219,220]。新生儿甲状旁腺功能减退症通常是一过性的，并在出生后3~5个月恢复[144]，但永久性甲状旁腺功能减退症也有报道[144,220,221]。甲状旁腺功能减退症在产后即刻可能并不明显，但可能在数周或数月后出现症状[222-224]。人工喂养会增加低钙血症的风险，因为配方奶和牛奶中的磷钙比高于母乳[144]。

妊娠期原发性甲状旁腺功能亢进症引起母体高钙血症后，新生儿低钙血症不是不可避免的。新生儿低钙血症和手足抽搐也是在原发性甲状旁腺功能亢进症发生之后发生的。胎儿和新生儿反应存在变异性和不可预测性，以双胞胎妊娠为例，1名新生儿出现低血钙性癫痫发作，另1名新生儿则血钙正常[226]。

在已知并发原发性甲状旁腺功能亢进症的妊娠中，应监测新生儿早期发现并治疗低钙血症。脐血钙会正常或增高，但是出生后血钙可能下降并导致问题的出现。钙和骨化三醇是必要的，但后者在早产儿中无效。钙含量高、磷含量低的配方可将低钙血症的风险降至最低。持续几个月的监测将揭示甲状旁腺功能减退症是可治愈还是永久性的。

母体 FHH

虽然FHH女性的妊娠是顺利的，但是胎儿和新生儿有临时性或永久性甲状旁腺功能减退症的风险[179]。相对温和的母体高钙血症仍然足以导致胎儿甲状旁腺的抑制，以及随后的新生儿低钙血症和手足抽搐[179,227,228]。即使是杂合性的，受影响的新生儿也可能伴有低钙血症和手足抽搐，最终发展为高钙血症伴低尿钙症[182]。动物模型证实，胎儿PTH被母体FHH抑制[79]。当一名女性已知患有FHH时，新生儿应该主动监测低钙血症。但是当不知道母体受到影响时，低钙血症可能会出乎意料地发生。在这种情况下，母亲发现高钙血症和非抑制性PTH可能被误认为原发性甲状旁腺功能亢进症。

监测和治疗方面的考虑与原发性甲状旁腺功能亢进症的母亲所生的婴儿相同。

母体甲状旁腺功能减退症

母亲的低钙血症危害胎儿胎盘的矿物质供应。胎盘上调从母体循环泵钙的机制，但胎儿甲状旁腺也会亢进（继发性甲状旁腺功能亢进症）从胎儿骨骼吸收钙。如果母体低钙血症长期存在且严重，那么胎儿甲状旁腺功能亢进会导致严重的骨骼脱钙，并在子宫内或出生时发生骨折[229-233]。也会发生自然流产、死胎和新生儿死亡[234-236]。胎儿甲状旁腺是肿大、增生的，脐血钙正常或低，甚至增高。自主性甲状旁腺功能可能会持续存在，导致新生儿高钙血症和骨骼脱钙，最终趋于正常。这些结果强调了为什么在妊娠期应避免产妇低钙血症。

在12例甲状旁腺功能低下的女性接受骨化三醇治疗后，10例患者产下了健康婴儿，其余2例发生了严重不良事件，包括前囟过早闭合和死胎[184]。这些不良事件是偶然发生还是与母体甲状旁腺功能减退症的过度或不足有关是未知的。另外9个病例中，使用高剂量胆钙化醇、骨化三醇或1α-骨化二醇与明显的致畸性或毒性无关[184]。

母体假性甲状旁腺功能减退症

假性甲状旁腺功能减退症引起妊娠期间母亲甲状旁腺功能减退的问题。如果母亲低血钙，胎儿会出现甲状旁腺增生，并可能导致骨骼脱钙和骨折[237,238]。在甲状旁腺恢复前胎儿自主性甲状旁腺功能可导致新生儿高钙血症。在妊娠期间必须保持正常血钙，以避免发生这些并发症。

母体镁输注（宫缩治疗）

当给妊娠期女性静脉注射镁时，会引起胎儿高镁血症，抑制PTH和甲状旁腺反应，并对新生儿的总钙和离子钙产生不同的影响[195,197]。已发表的报道表明对胎儿或新生儿有益、中性和不利影响。如果母亲接受了数天的宫缩抑制治疗，呼吸抑制和张力减退的可能性更大[239,240]，但是除非出现严重的高镁血症，否则脐带血和新生儿血清镁水平是没有意义的[240,241]。另一项报道指出，与那些没有接受治疗的人相比，母亲接受10~95g肌内注射镁后，婴儿及新生儿死亡率较低[242]。在子宫内长时间接触镁会造成牙齿骨骼和牙釉质的骨化不良[243]，以及长骨干骺端的异常矿化[244-246]。结果的变化部分可能是由于给药量、给药时间和给药途径的宽范围，达标的脐血镁以及新生儿的孕龄。严重的高镁血症(>7mg/dL)更可能发生不良反应，包括张力低下、呼吸抑制和骨骼异常[195,240,241,246]。

当用宫缩抑制剂治疗2天或更长时间时，需谨慎监测胎儿运动。伴有张力低下和呼吸抑制的症状性新生儿可能需要通气24~48小时。可能需要静脉输液纠正电解质紊乱，而静脉注射钙会逆转一些中枢神经系统抑制和外周神经肌肉阻滞[240]。

母体恶性肿瘤高钙血症

在妊娠期间很少发生恶性肿瘤高钙血症，需要考虑胎儿的存活率以及肿瘤治疗的副作用。在几项已发表的病例报道中并没有提到胎儿的结局。产妇高钙血症可能是严重的，极有可能导致胎儿甲状旁腺功能减退症，进而诱发新生儿低钙血症、手足抽搐，并可能诱发永久性甲状旁腺功能减退症。来自患有恶性体液性高钙血症(HHM)母亲的婴儿可获得的数据表明，在脐带血和几个出生的标本中存在高钙血症[202,203,207]；其由母体高钙血症引起，导致钙流过胎盘增加。其不应该被误认为胎儿甲状旁腺功能亢进症。出生后几小时，婴儿血钙会下降，并可能直线下降，伴有呼吸窘迫、手足抽搐和癫痫发作的风险[204,205]。在报道结果的4例婴儿中有1例死亡[204]。

高剂量的双膦酸盐已用于妊娠期间的HHM，以治疗母亲和婴儿。如前所述，高剂量双膦酸盐对损伤软骨内骨发育有理论上的影响。已有胎儿和新生儿低钙血症的报道，但由于母体高钙血症导致胎儿甲状旁腺功能减退症，所以很难明确使用双膦酸盐是否会增加新生儿低钙血症的风险。在2例妊娠期间的HHM患者中，静脉注射帕米膦酸钠控制母亲高钙血症，新生儿未报道有副作用[203,207]。

母体假性甲状旁腺功能亢进症

如前所述，妊娠期过量产生PTHrP(假性甲状旁腺功能亢进症)会导致母体高钙血症，但在妊娠期间通过乳房切除术纠正母亲的病情后，婴儿是正常的[82,83]。如果母体高钙血症在妊娠末3个月内不被识别且持续存在，则脐带血中将出现高血钙，增加新生儿低钙血症和甲状旁腺功能减退的风险[180]。

母亲糖尿病导致胎儿和新生儿甲状旁腺功能减退症

已知控制不佳的母亲糖尿病可以在最初的24~72小时内预测新生儿的低钙血症、癫痫发作和手足抽搐。通常存在高磷血症，这证实了问题是暂时的甲状旁腺功能低下，甲状旁腺从相对受抑制的胎儿生命状态迅速恢复。发生这种情况的原因并不清楚。一项病例系列报道发现，与对照婴儿相比，糖尿病母亲的婴儿的脐带血中的离子钙和总血清钙值增加，并且这些婴儿在出生后也具有较长时间的甲状旁腺抑制[247]。持续高脐血钙可以解释为什么胎儿甲状旁腺会受到抑制。然而，为什么妊娠期女性糖尿病会引起胎儿高钙血症仍然令人困惑；是否有越来越多的钙通过胎盘？另外，妊娠期间的糖尿病可导致肾脏消耗镁，反过来母体的低镁血症可能会导致胎儿低镁血症和甲状旁腺功能减退症。没有足够的数据表明低镁血症是否可以解释胎儿甲状旁腺功能减退症。此外，一项小型临床试验发现，产后补镁对糖尿病母亲婴儿、新生儿低钙血症的发生率没有影响[248]。其他混杂的影响是糖尿病母亲的新生儿早产、肺不成熟和窒息的风险增加；每一种都会增加低钙血症的风险。

胎儿和新生儿原发性甲状旁腺功能紊乱

原发性甲状旁腺功能亢进症

先前描述的新生儿或婴儿原发性甲状旁腺功能亢进症病例[249-251]可能代表了下文讨论的新生儿原发性甲状旁腺功能亢进症的严重情况。腺瘤或增生导致的真正的原发性甲状旁腺功能亢进症有报道最早发生于4岁儿童，通常是在原发性甲状旁腺功能亢进症的家族遗传背景的情况下发生[252]。

FHH

未有病例报道描述胎儿或新生儿FHH的血钙或PTH值。这些胎儿的出生是散发性的，并且在健康的新生儿中不常规测量血清钙。已经研究了具有CaSR的常染色体显性失活突变的FHH的鼠模型中胎鼠发育情况[79]。与其野生型同窝胎仔相比，这种Casr杂合子胎鼠具有显著更高的钙、PTH和骨化三醇。如果母亲是Casr杂合子(高钙血症)，胎儿PTH低于正常母亲所生的Casr杂合子胎儿，而正常胎儿和Casr杂合子胎儿的离子钙水平不受母体高钙血症的影响。

Casr杂合子胎仔也具有高钙尿症和正常的胎盘钙转运、骨骼灰分重量、骨骼钙含量和骨吸收。高钙尿症(以钙排泄到羊水中评估)的发现与FHH幼体和成体通常发生的低钙尿症相反。发生这种情况是因为CaSR

在胎儿肾小管中的表达水平非常低，所以钙的肾脏过滤负荷增加导致钙向尿排泄增加。直到 CaSR 表达在出生后大幅度上调[253]，CaSR 突变导致低钙尿症。

这些发现预测人类胎儿 FHH 将在子宫内出现高钙血症，并且脐带血钙会增加。由于胎儿发育期间发生高钙血症，这可能解释了为什么个体 FHH 适应高离子钙，并造成成年后的低钙血症。

新生儿重度原发性甲状旁腺功能亢进症

新生儿严重的原发性甲状旁腺功能亢进症通常由 CaSR 的纯合子或复合杂合子失活突变引起[254,255]，尽管杂合子突变通过假定的负显性作用引起[256,257]。在出生时通常不被发现，但在新生儿时期导致严重和威胁生命的高钙血症、脱水、神经紊乱、肾钙质沉着症和骨折脱矿伴骨折。在一些病例报道中，出生后的诊断延迟了1个多月[258]。甲状旁腺是肿大的，血清 PTH 相当高。这通常是一种致命的疾病，除非紧急进行甲状旁腺切除手术[250]，尽管罕见病例在没有进行手术的情况下自发缓解为较轻的高钙血症[249-251,259]。双膦酸盐和西那卡塞已被用作临时治疗，以使新生儿能够在较大年龄进行手术[259,260]。

CaSR 失活突变(Casr null)纯合子小鼠非常类似于人类状况。新生幼仔有严重的高钙血症，甲状旁腺严重增大，液体耗竭，出生后发育迟缓，并在出生后几周内死亡[261]。甲状旁腺的手术或基因删除可使 Casr 无能小鼠能够存活[262]。研究这些宫内胎鼠发现，与它们的正常同窝相比，血钙、PTH、骨化三醇和骨吸收显著增加并减少胎盘钙转运和骨骼矿物质含量[79]。尽管有更高的骨吸收和骨化三醇，Casr 缺失胎鼠的离子钙与 Casr 杂合子同窝胎鼠相等，表明胎盘钙转运减少或宫内环境的其他方面限制了纯合子实现更高血清钙的能力[79]。这个结果提示，具有这种情况的人类婴儿将不会因为超高的脐血钙被发现；相反，由于血清钙显著升高，在出生后的几天至几周内病情会变得明显。

甲状旁腺功能减退症

甲状旁腺功能减退症可能是由许多原因引起的，包括甲状旁腺的遗传缺失(DiGeorge 和其他 22q11.2 缺失综合征、Gcm2 的缺失等)以及 CaSR 的激活突变[263]。甲状旁腺的缺乏不一定导致症状性低钙血症。在一个 22q11.2 缺失的大型家系中，只有 60%的受影响个体在其生命的某个时间点出现低钙血症。其中大多数表现为新生儿低钙血症(部分伴有癫痫发作)，而另外一些低钙血症发生于儿童时期或 18 岁以下[264]。另外 12 例确诊低钙血症的病例中，仅 4 例有症状，10 例在 1 个月龄前发生，其余 2 例发生在 3 个月和 12 岁[265]。血清磷测量不一致，并不总是升高。另有 10 例甲状旁腺功能减退症确诊年龄在 9~13 岁[266]。

多个物种(绵羊、大鼠、小鼠)和模型(PTH、甲状旁腺或 PTH1R 的丢失)已经显示 PTH 或甲状旁腺的丧失导致子宫内低钙血症[50,54]。缺乏甲状旁腺(Hoxa3 null)或 1 型 PTH 受体缺乏(Pth1r nulls)的胎鼠具有最低的血钙(远低于母亲水平)，而缺乏 PTH(Pth nulls)的小鼠具有与母体水平相当的血清钙[50,54,73]。缺乏 PTH 还会引起甲状旁腺切除的胎仔羔羊和大鼠以及所有 PTH 缺陷的胎仔小鼠模型中的高磷血症和低镁血症[50,54]。根据所研究小鼠的遗传背景，其骨骼矿化程度不足，表现为正常到略短的长骨长度。

在动物模型中观察到的子宫内低钙血症可能导致子代适应低血钙，这解释为什么如此多的婴儿和儿童存在生物化学上显著的低钙血症却无症状。

假性甲状旁腺功能减退症

假性甲状旁腺功能减退症患者在儿童时期后出现低钙血症；通常在发生高磷血症和 PTH 升高之前[267,268]。因此，在这种情况下，脐带血钙应该是正常的，并且新生儿低钙血症是不太可能发生的。

PTHrP 不足

在小鼠中已经显示缺乏编码 PTHrP 的基因会导致低钙血症、高磷血症、胎盘钙转运减少，由于加速的软骨内骨形成而导致的侏儒症以及新生儿期死亡的甲状旁腺功能减退表型[72,73]。人类尚未确定，但如果 PTHrP 缺乏的后果类似于在胎鼠中观察到的结果，则在出生前或出生时可能会致死。PTHrP 基因中的一种常染色体显性微缺失与短指 E 型有关，这种特征为身材矮小且缩短掌骨和跖骨[269]。这一发现与 PTHrP 在调节人类软骨内骨形成中的作用是一致的。

PTH 受体缺乏 1 型

在小鼠中，PTH1R 的缺失导致比 PTHrP 基因缺失更严重的表型，其表现为侏儒症、低钙血症、高磷血症、加速的软骨内骨形成和出生后立即的致死性（某些遗传背景中的胚胎致死率）[73,270]。人类的对应物是 Blomstrand 软骨发育不全，其特征是加速的软骨内骨化和发育不良[271,272]。在子宫内通常是致命的；因此，没有获得血清钙或血清磷的测量。

结论

妊娠的特点是肠钙吸收量加倍，以满足胎儿对钙的需求以及血清化学成分(如钙促性激素和骨标志物)的其他特征性变化。相比之下,泌乳期骨骼吸收为母乳提供钙,并显示化学、钙调激素、骨标志物的不同改变模式。正常妊娠和哺乳期间的这些适应性可能会被临床医生误解为异常，并且还会导致生殖期出现甲状旁腺功能紊乱的陈述和管理问题。胎儿钙代谢的调节与成人不同，而出生后血清钙下降促使新生儿迅速激活成体调节机制。胎儿可能受到原发性甲状旁腺疾病的影响,或妊娠期间母体钙生理改变的影响。这些对胎儿的影响可能会持续到新生儿期及以后。如果母亲在妊娠期间有钙的体内平衡异常，则必须评估胎儿和新生儿;同样,如果新生儿出现意外的钙稳态失调,也应该评估母亲以前无法识别的异常。

(刘雅馨　译)

参考文献

1. Kovacs CS, Kronenberg HM. Maternal-fetal calcium and bone metabolism during pregnancy, puerperium and lactation. *Endocr Rev* 1997;**18**:832–72.
2. Kovacs CS. The role of vitamin D in pregnancy and lactation: insights from animal models and clinical studies. *Ann Rev Nutr* 2012;**32**:9.1–27.
3. Kovacs CS. Control of skeletal homeostasis during pregnancy and lactation—lessons from physiological models. In: Thakker RV, Whyte MP, Eisman JA, Igarashi T, editors. *Genetics of Bone Biology and Skeletal Disease*. San Diego: Academic Press/Elsevier; 2012. pp. 221–40.
4. Kovacs CS. Fetal control of calcium and phosphate homeostasis—lessons from mouse models. In: Thakker RV, Whyte MP, Eisman JA, Igarashi T, editors. *Genetics of Bone Biology and Skeletal Disease*. San Diego: Academic Press/Elsevier; 2012. pp. 205–20.
5. Kovacs CS. Calcium and bone metabolism disorders during pregnancy and lactation. *Endocrinol Metab Clin N America* 2011;**40**:795–826.
6. Givens MH, Macy IC. The chemical composition of the human fetus. *J Biol Chem* 1933;**102**:7–17.
7. Trotter M, Hixon BB. Sequential changes in weight, density, and percentage ash weight of human skeletons from an early fetal period through old age. *Anat Rec* 1974;**179**:1–18.
8. Widdowson EM, Dickerson JW. Chemical composition of the body. In: Comar CL, Bronner F, editors. *Mineral Metabolism: An Advanced Treatise*, Volume II, The Elements, Part A. New York: Academic Press; 1964. p. 1–247.
9. Dahlman T, Sjoberg HE, Bucht E. Calcium homeostasis in normal pregnancy and puerperium. A longitudinal study. *Acta Obstet Gynecol Scand* 1994;**73**:393–8.
10. Gallacher SJ, Fraser WD, Owens OJ, Dryburgh FJ, Logue FC, Jenkins A, et al. Changes in calciotrophic hormones and biochemical markers of bone turnover in normal human pregnancy. *Eur J Endocrinol* 1994;**131**:369–74.
11. Cross NA, Hillman LS, Allen SH, Krause GF, Vieira NE. Calcium homeostasis and bone metabolism during pregnancy, lactation, and postweaning: a longitudinal study. *Am J Clin Nutr* 1995;**61**:514–23.
12. Rasmussen N, Frolich A, Hornnes PJ, Hegedus L. Serum ionized calcium and intact parathyroid hormone levels during pregnancy and postpartum. *Br J Obstet Gynaecol* 1990;**97**:857–9.
13. Seki K, Makimura N, Mitsui C, Hirata J, Nagata I. Calcium-regulating hormones and osteocalcin levels during pregnancy: a longitudinal study. *Am J Obstet Gynecol* 1991;**164**:1248–52.
14. Ardawi MS, Nasrat HA, BA'Aqueel HS. Calcium-regulating hormones and parathyroid hormone-related peptide in normal human pregnancy and postpartum: a longitudinal study. *Eur J Endocrinol* 1997;**137**:402–9.
15. Singh HJ, Mohammad NH, Nila A. Serum calcium and parathormone during normal pregnancy in Malay women. *J Matern Fetal Med* 1999;**8**:95–100.
16. Bikle DD, Gee E, Halloran B, Haddad JG. Free 1,25-dihydroxyvitamin D levels in serum from normal subjects, pregnant subjects, and subjects with liver disease. *J Clin Invest* 1984;**74**:1966–71.
17. Kirby BJ, Ma Y, Martin HM, Favaro KL, Karaplis AC, Kovacs CS. Upregulation of calcitriol during pregnancy and skeletal recovery after lactation do not require parathyroid hormone. *J Bone Miner Res* 2013;**28**:1987–2000.
18. Tamma R, Colaianni G, Zhu LL, DiBenedetto A, Greco G, Montemurro G, et al. Oxytocin is an anabolic bone hormone. *Proc Natl Acad Sci USA* 2009;**106**:7149–54.
19. Holt E. Calcium physiology during pregnancy. In: Lockwood CJ, Drezner MK, Basow DS, editors. *UpToDate 214*. Waltham, MA: UpToDate; 2013.
20. Turner M, Barre PE, Benjamin A, Goltzman D, Gascon-Barre M. Does the maternal kidney contribute to the increased circulating 1,25-dihydroxyvitamin D concentrations during pregnancy? *Miner Electrolyte Metab* 1988;**14**:246–52.
21. Woodrow JP, Sharpe CJ, Fudge NJ, Hoff AO, Gagel RF, Kovacs CS. Calcitonin plays a critical role in regulating skeletal mineral metabolism during lactation. *Endocrinology* 2006;**147**:4010–21.
22. Sweeney LL, Malabanan AO, Rosen H. Decreased calcitriol requirement during pregnancy and lactation with a window of increased requirement immediately post partum. *Endocr Pract* 2010;**16**:459–62.
23. Eller-Vainicher C, Ossola MW, Beck-Peccoz P, Chiodini I. PTHrP-associated hypercalcemia of pregnancy resolved after delivery: a case report. *Eur J Endocrinol* 2012;**166**:753–6.
24. Horwitz MJ, Tedesco MB, Sereika SM, Hollis BW, Garcia-Ocana A, Stewart AF. Direct comparison of sustained infusion of human parathyroid hormone-related protein-(1–36). *J Clin Endocrinol Metab* 2003;**88**:1603–9.
25. Horwitz MJ, Tedesco MB, Sereika SM, Syed MA, Garcia-Ocana A, Bisello A, et al. Continuous PTH and PTHrP infusion causes suppression of bone formation and discordant effects on 1,25(OH)2 vitamin D. *J Bone Miner Res*. 2005;**20**:1792–803.
26. Cornish J, Callon KE, Nicholson GC, Reid IR. Parathyroid hormone-related protein-(107–139) inhibits bone resorption in vivo. *Endocrinology* 1997;**138**:1299–304.
27. Fenton AJ, Kemp BE, Hammonds RG Jr, Mitchelhill K, Moseley JM, Martin TJ, et al. A potent inhibitor of osteoclastic bone resorption within a highly conserved pentapeptide region of parathyroid hormone-related protein; PTHrP[107–111]. *Endocrinology* 1991;**129**:3424–6.
28. Fenton AJ, Kemp BE, Kent GN, Moseley JM, Zheng MH, Rowe DJ, et al. A carboxyl-terminal peptide from the parathyroid hormone-related protein inhibits bone resorption by osteoclasts. *Endocrinology* 1991;**129**:1762–8.
29. Heaney RP, Skillman TG. Calcium metabolism in normal human

pregnancy. *J Clin Endocrinol Metab* 1971;**33**:661–70.
30. Halloran BP, DeLuca HF. Calcium transport in small intestine during pregnancy and lactation. *Am J Physiol* 1980;**239**:E64–8.
31. Brommage R, Baxter DC, Gierke LW. Vitamin D-independent intestinal calcium and phosphorus absorption during reproduction. *Am J Physiol* 1990;**259**:G631–8.
32. Fudge NJ, Kovacs CS. Pregnancy up-regulates intestinal calcium absorption and skeletal mineralization independently of the vitamin D receptor. *Endocrinology* 2010;**151**:886–95.
33. Pahuja DN, DeLuca HF. Stimulation of intestinal calcium transport and bone calcium mobilization by prolactin in vitamin D-deficient rats. *Science* 1981;**214**:1038–9.
34. Mainoya JR. Effects of bovine growth hormone, human placental lactogen and ovine prolactin on intestinal fluid and ion transport in the rat. *Endocrinology* 1975;**96**:1165–70.
35. Takeuchi K, Morikawa H, Ueda Y, Mochizuki M. [Studies on the effects of placental lactogen on calcium metabolism during pregnancy]. *Nippon Naibunpi Gakkai Zasshi* 1988;**64**:1175–86.
36. Wasserman RH, Comar CL, Nold MM, Lengemann FW. Placental transfer of calcium and strontium in the rat and rabbit. *Am J Physiol* 1957;**189**:91–7.
37. Purdie DW, Aaron JE, Selby PL. Bone histology and mineral homeostasis in human pregnancy. *Br J Obstet Gynaecol* 1988;**95**:849–54.
38. Kovacs CS. Calcium and bone metabolism in pregnancy and lactation. *J Clin Endocrinol Metab* 2001;**86**:2344–8.
39. Naylor KE, Iqbal P, Fledelius C, Fraser RB, Eastell R. The effect of pregnancy on bone density and bone turnover. *J Bone Miner Res* 2000;**15**:129–37.
40. Black AJ, Topping J, Durham B, Farquharson RG, Fraser WD. A detailed assessment of alterations in bone turnover, calcium homeostasis, and bone density in normal pregnancy. *J Bone Miner Res* 2000;**15**:557–63.
41. Ritchie LD, Fung EB, Halloran BP, Turnlund JR, Van Loan MD, Cann CE, et al. A longitudinal study of calcium homeostasis during human pregnancy and lactation and after resumption of menses. *Am J Clin Nutr* 1998;**67**:693–701.
42. Ulrich U, Miller PB, Eyre DR, Chesnut CH, Schlebusch H, Soules MR. Bone remodeling and bone mineral density during pregnancy. *Arch Gynecol Obstet* 2003;**268**:309–16.
43. Kaur M, Pearson D, Godber I, Lawson N, Baker P, Hosking D. Longitudinal changes in bone mineral density during normal pregnancy. *Bone* 2003;**32**:449–54.
44. Gambacciani M, Spinetti A, Gallo R, Cappagli B, Teti GC, Facchini V. Ultrasonographic bone characteristics during normal pregnancy: longitudinal and cross-sectional evaluation. *Am J Obstet Gynecol* 1995;**173**:890–3.
45. Pearson D, Kaur M, San P, Lawson N, Baker P, Hosking D. Recovery of pregnancy mediated bone loss during lactation. *Bone* 2004;**34**:570–8.
46. To WW, Wong MW, Leung TW. Relationship between bone mineral density changes in pregnancy and maternal and pregnancy characteristics: a longitudinal study. *Acta Obstet Gynecol Scand* 2003;**82**:820–7.
47. Kirby BJ, Ardeshirpour L, Woodrow JP, Wysolmerski JJ, Sims NA, Karaplis AC, et al. Skeletal recovery after weaning does not require PTHrP. *J Bone Miner Res* 2011;**26**:1242–51.
48. Sowers M. Pregnancy and lactation as risk factors for subsequent bone loss and osteoporosis. *J Bone Miner Res* 1996;**11**:1052–60.
49. Paton LM, Alexander JL, Nowson CA, Margerison C, Frame MG, Kaymakci B, et al. Pregnancy and lactation have no long-term deleterious effect on measures of bone mineral in healthy women: a twin study. *Am J Clin Nutr* 2003;**77**:707–14.
50. Simmonds CS, Karsenty G, Karaplis AC, Kovacs CS. Parathyroid hormone regulates fetal-placental mineral homeostasis. *J Bone Miner Res* 2010;**25**:594–605.
51. Kovacs CS. Fetal mineral homeostasis. In: Glorieux FH, Pettifor JM, Jüppner H, editors. *Pediatric Bone: Biology and Diseases*. San Diego: Academic Press; 2003. pp. 271–302.
52. Kovacs CS. Fetal mineral homeostasis. In: Glorieux FH, Pettifor JM, Jüppner H, editors. *Pediatric Bone: Biology and Diseases*. 2nd ed. San Diego: Elsevier/Academic Press; 2011. pp. 247–75.
53. Kovacs CS, Chafe LL, Fudge NJ, Friel JK, Manley NR. PTH regulates fetal blood calcium and skeletal mineralization independently of PTHrP. *Endocrinology* 2001;**142**:4983–93.
54. Kovacs CS, Manley NR, Moseley JM, Martin TJ, Kronenberg HM. Fetal parathyroids are not required to maintain placental calcium transport. *J Clin Invest* 2001;**107**:1007–15.
55. Suzuki Y, Kovacs CS, Takanaga H, Peng JB, Landowski CP, Hediger MA. Calcium TRPV6 is involved in murine maternal-fetal calcium transport. *J Bone Miner Res* 2008;**23**:1249–56.
56. Loughead JL, Mimouni F, Tsang RC. Serum ionized calcium concentrations in normal neonates. *Am J Dis Child* 1988;**142**:516–8.
57. David L, Anast CS. Calcium metabolism in newborn infants. The interrelationship of parathyroid function and calcium, magnesium, and phosphorus metabolism in normal, sick, and hypocalcemic newborns. *J Clin Invest* 1974;**54**:287–96.
58. Schauberger CW, Pitkin RM. Maternal-perinatal calcium relationships. *Obstet Gynecol* 1979;**53**:74–6.
59. Garel JM, Barlet JP. Calcium metabolism in newborn animals: the interrelationship of calcium, magnesium, and inorganic phosphorus in newborn rats, foals, lambs, and calves. *Pediatr Res* 1976;**10**:749–54.
60. Krukowski M, Smith JJ. pH and the level of calcium in the blood of fetal and neonatal albino rats. *Biol Neonate* 1976;**29**:148–61.
61. Miao D, He B, Karaplis AC, Goltzman D. Parathyroid hormone is essential for normal fetal bone formation. *J Clin Invest* 2002;**109**:1173–82.
62. Haddad JG Jr, Boisseau V, Avioli LV. Placental transfer of vitamin D_3 and 25-hydroxycholecalciferol in the rat. *J Lab Clin Med* 1971;**77**:908–15.
63. Noff D, Edelstein S. Vitamin D and its hydroxylated metabolites in the rat. Placental and lacteal transport, subsequent metabolic pathways and tissue distribution. *Horm Res* 1978;**9**:292–300.
64. Hillman LS, Haddad JG. Human perinatal vitamin D metabolism. I. 25-Hydroxyvitamin D in maternal and cord blood. *J Pediatr* 1974;**84**:742–9.
65. Wieland P, Fischer JA, Trechsel U, Roth HR, Vetter K, Schneider H, et al. Perinatal parathyroid hormone, vitamin D metabolites, and calcitonin in man. *Am J Physiol* 1980;**239**:E385–90.
66. Fleischman AR, Rosen JF, Cole J, Smith CM, DeLuca HF. Maternal and fetal serum 1,25-dihydroxyvitamin D levels at term. *J Pediatr* 1980;**97**:640–2.
67. Seki K, Furuya K, Makimura N, Mitsui C, Hirata J, Nagata I. Cord blood levels of calcium-regulating hormones and osteocalcin in premature infants. *J Perinat Med* 1994;**22**:189–94.
68. Hollis BW, Pittard WB. Evaluation of the total fetomaternal vitamin D relationships at term: evidence for racial differences. *J Clin Endocrinol Metab* 1984;**59**:652–7.
69. Viljakainen HT, Saarnio E, Hytinantti T, Miettinen M, Surcel H, Makitie O, et al. Maternal vitamin D status determines bone variables in the newborn. *J Clin Endocrinol Metab* 2010;**95**:1749–57.
70. Kovacs CS. Fetus, neonate and infant. In: Feldman D, Pike WJ, Adams JS, editors. *Vitamin D*. 3rd ed. New York: Academic Press; 2011. pp. 625–46.
71. McDonald KR, Fudge NJ, Woodrow JP, Friel JK, Hoff AO, Gagel RF, et al. Ablation of calcitonin/calcitonin gene related peptide-a impairs fetal magnesium but not calcium homeostasis. *Am J Physiol Endocrinol Metab* 2004;**287**:E218–26.
72. Karaplis AC, Luz A, Glowacki J, Bronson RT, Tybulewicz VL, Kronenberg HM, et al. Lethal skeletal dysplasia from targeted disruption of the parathyroid hormone-related peptide gene. *Genes Dev* 1994;**8**:277–89.
73. Kovacs CS, Lanske B, Hunzelman JL, Guo J, Karaplis AC, Kronenberg HM. Parathyroid hormone-related peptide (PTHrP) regulates fetal-placental calcium transport through a receptor distinct from the PTH/PTHrP receptor. *Proc Natl Acad Sci USA* 1996;**93**:15233–8.
74. Simmonds CS, Kovacs CS. Role of parathyroid hormone (PTH) and PTH-related protein (PTHrP) in regulating mineral homeostasis dur-

ing fetal development. *Crit Rev Eukaryot Gene Expr* 2010;**20**:235–73.
75. Kovacs CS. Bone development in the fetus and neonate: role of the calciotropic hormones. *Curr Osteoporos Rep* 2011;**9**:274–83.
76. Care AD. Fetal calcium homeostasis. *Equine Vet J Suppl* 1997:59–61.
77. Barlet JP, Davicco MJ, Rouffet J, Coxam V, Lefaivre J. Short communication: parathyroid hormone-related peptide does not stimulate phosphate placental transport. *Placenta* 1994;**15**:441–4.
78. Stulc J, Stulcova B. Placental transfer of phosphate in anaesthetized rats. *Placenta* 1996;**17**:487–93.
79. Kovacs CS, Ho-Pao CL, Hunzelman JL, Lanske B, Fox J, Seidman JG, et al. Regulation of murine fetal-placental calcium metabolism by the calcium-sensing receptor. *J Clin Invest* 1998;**101**:2812–20.
80. Dobnig H, Kainer F, Stepan V, Winter R, Lipp R, Schaffer M, et al. Elevated parathyroid hormone-related peptide levels after human gestation: relationship to changes in bone and mineral metabolism. *J Clin Endocrinol Metab* 1995;**80**:3699–707.
81. Yamamoto M, Duong LT, Fisher JE, Thiede MA, Caulfield MP, Rosenblatt M. Suckling-mediated increases in urinary phosphate and 3′,5′-cyclic adenosine monophosphate excretion in lactating rats: possible systemic effects of parathyroid hormone-related protein. *Endocrinology* 1991;**129**:2614–22.
82. Jackson IT, Saleh J, van Heerden JA. Gigantic mammary hyperplasia in pregnancy associated with pseudohyperparathyroidism. *Plastic Reconst Surg* 1989;**84**:806–10.
83. Khosla S, van Heerden JA, Gharib H, Jackson IT, Danks J, Hayman JA, et al. Parathyroid hormone-related protein and hypercalcemia secondary to massive mammary hyperplasia [letter]. *N Engl J Med* 1990;**322**:1157.
84. van Heerden JA, Gharib H, Jackson IT. Pseudohyperparathyroidism secondary to gigantic mammary hypertrophy. *Arch Surg* 1988;**123**:80–2.
85. Ratcliffe WA, Thompson GE, Care AD, Peaker M. Production of parathyroid hormone-related protein by the mammary gland of the goat. *J Endocrinol* 1992;**133**:87–93.
86. VanHouten JN, Dann P, Stewart AF, Watson CJ, Pollak M, Karaplis AC, et al. Mammary-specific deletion of parathyroid hormone-related protein preserves bone mass during lactation. *J Clin Invest* 2003;**112**:1429–36.
87. Sowers MF, Hollis BW, Shapiro B, Randolph J, Janney CA, Zhang D, et al. Elevated parathyroid hormone-related peptide associated with lactation and bone density loss. *J Am Med Assoc* 1996;**276**:549–54.
88. Kovacs CS, Chik CL. Hyperprolactinemia caused by lactation and pituitary adenomas is associated with altered serum calcium, phosphate, parathyroid hormone (PTH), and PTH-related peptide levels. *J Clin Endocrinol Metab* 1995;**80**:3036–42.
89. Bucht E, Telenius-Berg M, Lundell G, Sjoberg HE. Immunoextracted calcitonin in milk and plasma from totally thyroidectomized women. Evidence of monomeric calcitonin in plasma during pregnancy and lactation. *Acta Endocrinol (Copenh)* 1986;**113**:529–35.
90. Balabanova S, Kruse B, Wolf AS. Calcitonin secretion by human placental tissue. *Acta Obstet Gynecol Scand* 1987;**66**:323–6.
91. Ren Y, Chien J, Sun YP, Shah GV. Calcitonin is expressed in gonadotropes of the anterior pituitary gland: its possible role in paracrine regulation of lactotrope function. *J Endocrinol* 2001;**171**:217–28.
92. Hurley DL, Tiegs RD, Wahner HW, Heath H. Axial and appendicular bone mineral density in patients with long-term deficiency or excess of calcitonin. *N Engl J Med* 1987;**317**:537–41.
93. Gonzalez DC, Mautalen CA, Correa PH, el Tamer E, el Tamer S. Bone mass in totally thyroidectomized patients. Role of calcitonin deficiency and exogenous thyroid treatment. *Acta Endocrinol (Copenh)* 1991;**124**:521–5.
94. Giannini S, Nobile M, Sartori L, Binotto P, Ciuffreda M, Gemo G, et al. Bone density and mineral metabolism in thyroidectomized patients treated with long-term L-thyroxine. *Clin Sci (Lond)* 1994;**87**:593–7.
95. Nguyen TT, Heath 3rd H, Bryant SC, O'Fallon WM, Melton 3rd LJ. Fractures after thyroidectomy in men: a population-based cohort study. *J Bone Miner Res* 1997;**12**:1092–9.
96. Mirzaei S, Krotla G, Knoll P, Koriska K, Kohn H. Possible effect of calcitonin deficiency on bone mass after subtotal thyroidectomy. *Acta Med Austriaca* 1999;**26**:29–31.
97. Cross NA, Hillman LS, Allen SH, Krause GF. Changes in bone mineral density and markers of bone remodeling during lactation and postweaning in women consuming high amounts of calcium. *J Bone Miner Res* 1995;**10**:1312–20.
98. Kalkwarf HJ, Specker BL, Bianchi DC, Ranz J, Ho M. The effect of calcium supplementation on bone density during lactation and after weaning. *N Engl J Med* 1997;**337**:523–8.
99. Polatti F, Capuzzo E, Viazzo F, Colleoni R, Klersy C. Bone mineral changes during and after lactation. *Obstet Gynecol* 1999;**94**:52–6.
100. Kolthoff N, Eiken P, Kristensen B, Nielsen SP. Bone mineral changes during pregnancy and lactation: a longitudinal cohort study. *Clin Sci (Colch)* 1998;**94**:405–12.
101. Hollis BW, Wagner CL. Vitamin D requirements during lactation: high-dose maternal supplementation as therapy to prevent hypovitaminosis D for both the mother and the nursing infant. *Am J Clin Nutr* 2004;**80**(6 Suppl):1752S–8S.
102. Basile LA, Taylor SN, Wagner CL, Horst RL, Hollis BW. The effect of high-dose vitamin D supplementation on serum vitamin D levels and milk calcium concentration in lactating women and their infants. *Breastfeed Med* 2006;**1**:27–35.
103. Wagner CL, Hulsey TC, Fanning D, Ebeling M, Hollis BW. High-dose vitamin D3 supplementation in a cohort of breastfeeding mothers and their infants: a 6-month follow-up pilot study. *Breastfeed Med* 2006;**1**:59–70.
104. Laskey MA, Prentice A. Effect of pregnancy on recovery of lactational bone loss [letter]. *Lancet* 1997;**349**:1518–9.
105. Prentice A. Calcium in pregnancy and lactation. *Annu Rev Nutr* 2000;**20**:249–72.
106. Prentice A, Jarjou LM, Cole TJ, Stirling DM, Dibba B, Fairweather-Tait S. Calcium requirements of lactating Gambian mothers: effects of a calcium supplement on breast-milk calcium concentration, maternal bone mineral content, and urinary calcium excretion. *Am J Clin Nutr* 1995;**62**:58–67.
107. Prentice A, Jarjou LM, Stirling DM, Buffenstein R, Fairweather-Tait S. Biochemical markers of calcium and bone metabolism during 18 months of lactation in Gambian women accustomed to a low calcium intake and in those consuming a calcium supplement. *J Clin Endocrinol Metab* 1998;**83**:1059–66.
108. Prentice A, Yan L, Jarjou LM, Dibba B, Laskey MA, Stirling DM, et al. Vitamin D status does not influence the breast-milk calcium concentration of lactating mothers accustomed to a low calcium intake. *Acta Paediatr* 1997;**86**:1006–8.
109. Laskey MA, Prentice A, Hanratty LA, Jarjou LM, Dibba B, Beavan SR, et al. Bone changes after 3 mo of lactation: influence of calcium intake, breast-milk output, and vitamin D-receptor genotype. *Am J Clin Nutr* 1998;**67**:685–92.
110. Giske LE, Hall G, Rud T, Landgren BM. The effect of 17beta-estradiol at doses of 0.5, 1 and 2 mg compared with placebo on early postmenopausal bone loss in hysterectomized women. *Osteoporos Int* 2002;**13**:309–16.
111. VanHouten JN, Wysolmerski JJ. Low estrogen and high parathyroid hormone-related peptide levels contribute to accelerated bone resorption and bone loss in lactating mice. *Endocrinology* 2003;**144**:5521–9.
112. Duque G, Huang DC, Dion N, Macoritto M, Rivas D, Li W, et al. Interferon-gamma plays a role in bone formation in vivo and rescues osteoporosis in ovariectomized mice. *J Bone Miner Res* 2011;**26**:1472–83.
113. Alles N, Soysa NS, Hayashi J, Khan M, Shimoda A, Shimokawa H, et al. Suppression of NF-kappaB increases bone formation and ameliorates osteopenia in ovariectomized mice. *Endocrinology* 2010;**151**:4626–34.

114. Collins JN, Kirby BJ, Woodrow JP, Gagel RF, Rosen CJ, Sims NA, et al. Lactating Ctcgrp nulls lose twice the normal bone mineral content due to fewer osteoblasts and more osteoclasts, whereas bone mass is fully restored after weaning in association with upregulation of Wnt signaling and other novel genes. *Endocrinology* 2013;**154**:1400–13.
115. Reid IR. Menopause. In: Favus MJ, editor. *Primer on the Metabolic Bone Diseases and Disorders of Mineral Metabolism*. 5th ed. Washington, DC: ASBMR Press; 2003. pp. 86–9.
116. Gallagher JC. Effect of estrogen on bone. In: Favus MJ, editor. *Primer on the Metabolic Bone Diseases and Disorders of Mineral Metabolism*. 5th ed. Washington, DC: ASBMR Press; 2003. p. 327–30.
117. Teti A, Zallone A. Do osteocytes contribute to bone mineral homeostasis? Osteocytic osteolysis revisited. *Bone* 2009; **44**:11–6.
118. Qing H, Ardeshirpour L, Pajevic PD, Dusevich V, Jahn K, Kato S, et al. Demonstration of osteocytic perilacunar/canalicular remodeling in mice during lactation. *J Bone Miner Res* 2012;**27**:1018–29.
119. Liu XS, Ardeshirpour L, VanHouten JN, Shane E, Wysolmerski JJ. Site-specific changes in bone microarchitecture, mineralization, and stiffness during lactation and after weaning in mice. *J Bone Miner Res* 2012;**27**:865–75.
120. Bjørnerem A, Ghasem-Zadeh A, Vu T, Seeman E. Bone microstructure during and after lactation [abstract]. *J Bone Miner Res* 2010;**25**(Suppl. 1). Available at http://www.asbmr.org/Meetings/AnnualMeeting/AbstractDetail.aspx?aid=c00378e6-4402-4617-bebb-0ef5da447d4f.
121. Wiklund PK, Xu L, Wang Q, Mikkola T, Lyytikainen A, Volgyi E, et al. Lactation is associated with greater maternal bone size and bone strength later in life. *Osteoporos Int* 2012;**23**:1939–45.
122. Bowman BM, Miller SC. Skeletal adaptations during mammalian reproduction. *J Musculoskelet Neuronal Interact* 2001;**1**:347–55.
123. Vajda EG, Bowman BM, Miller SC. Cancellous and cortical bone mechanical properties and tissue dynamics during pregnancy, lactation, and postlactation in the rat. *Biol Reprod* 2001;**65**:689–95.
124. Sowers M, Randolph J, Shapiro B, Jannausch M. A prospective study of bone density and pregnancy after an extended period of lactation with bone loss. *Obstet Gynecol* 1995;**85**:285–9.
125. Henderson III PH, Sowers M, Kutzko KE, Jannausch ML. Bone mineral density in grand multiparous women with extended lactation. *Am J Obstet Gynecol* 2000;**182**:1371–7.
126. Sowers M, Corton G, Shapiro B, Jannausch ML, Crutchfield M, Smith ML, et al. Changes in bone density with lactation. *J Am Med Assoc* 1993;**269**:3130–5.
127. Bagnoli F, Bruchi S, Garosi G, Pecciarini L, Bracci R. Relationship between mode of delivery and neonatal calcium homeostasis. *Eur J Pediatr* 1990;**149**:800–3.
128. Giles MM, Fenton MH, Shaw B, Elton RA, Clarke M, Lang M, et al. Sequential calcium and phosphorus balance studies in preterm infants. *J Pediatr* 1987;**110**:591–8.
129. Barltrop D, Oppe TE. Calcium and fat absorption by low birthweight infants from a calcium-supplemented milk formula. *Arch Dis Child* 1973;**48**:580–2.
130. Kobayashi A, Kawai S, Obe Y, Nagashima Y. Effects of dietary lactose and lactase preparation on the intestinal absorption of calcium and magnesium in normal infants. *Am J Clin Nutr* 1975;**28**:681–3.
131. Kocian J, Skala I, Bakos K. Calcium absorption from milk and lactose-free milk in healthy subjects and patients with lactose intolerance. *Digestion* 1973;**9**:317–24.
132. Shaw JC. Evidence for defective skeletal mineralization in low-birthweight infants: the absorption of calcium and fat. *Pediatrics* 1976;**57**:16–25.
133. Senterre J, Salle B. Calcium and phosphorus economy of the preterm infant and its interaction with vitamin D and its metabolites. *Acta Paediatr Scand Suppl* 1982;**296**:85–92.
134. Buchowski MS, Miller DD. Lactose, calcium source and age affect calcium bioavailability in rats. *J Nutr* 1991;**121**:1746–54.
135. Kelly TR. Primary hyperparathyroidism during pregnancy. *Surgery* 1991;**110**:1028–33. discussion 33–4.
136. Haenel LC, Mayfield RK. Primary hyperparathyroidism in a twin pregnancy and review of fetal/maternal calcium homeostasis. *Am J Med Sci* 2000;**319**:191–4.
137. Wermers RA, Khosla S, Atkinson EJ, Hodgson SF, O'Fallon WM, Melton Jr L. The rise and fall of primary hyperparathyroidism: a population-based study in Rochester, Minnesota, 1965–1992. *Ann Intern Med* 1997;**126**:433–40.
138. Heath H, Hodgson SF, Kennedy MA. Primary hyperparathyroidism. Incidence, morbidity, and potential economic impact in a community. *N Engl J Med* 1980;**302**:189–93.
139. Kort KC, Schiller HJ, Numann PJ. Hyperparathyroidism and pregnancy. *Am J Surg* 1999;**177**:66–8.
140. El-Hajj Fuleihan G, Arnold A. Pathogenesis and etiology of primary hyperparathyroidism. In: Rosen CJ, Basow DS, editors. *UpToDate 214*. Waltham, MA: UpToDate; 2013.
141. Schnatz PF, Curry SL. Primary hyperparathyroidism in pregnancy: evidence-based management. *Obstet Gynecol Surv* 2002;**57**: 365–76.
142. Kristoffersson A, Dahlgren S, Lithner F, Jarhult J. Primary hyperparathyroidism in pregnancy. *Surgery* 1985;**97**:326–30.
143. Hultin H, Hellman P, Lundgren E, Olovsson M, Ekbom A, Rastad J, et al. Association of parathyroid adenoma and pregnancy with preeclampsia. *J Clin Endocrinol Metab* 2009;**94**:3394–9.
144. Shangold MM, Dor N, Welt SI, Fleischman AR, Crenshaw Jr MC. Hyperparathyroidism and pregnancy: a review. *Obstet Gynecol Surv* 1982;**37**:217–28.
145. Croom RD, Thomas CG. Primary hyperparathyroidism during pregnancy. *Surgery* 1984;**96**:1109–18.
146. Krysiak R, Wilk M, Okopien B. Recurrent pancreatitis induced by hyperparathyroidism in pregnancy. *Arch Gynecol Obstet* 2011;**284**:531–4.
147. Clark D, Seeds JW, Cefalo RC. Hyperparathyroid crisis and pregnancy. *Am J Obstet Gynecol* 1981;**140**:840–2.
148. Carella MJ, Gossain VV. Hyperparathyroidism and pregnancy: case report and review. *J Gen Intern Med* 1992;**7**:448–53.
149. Inabnet WB, Baldwin D, Daniel RO, Staren ED. Hyperparathyroidism and pancreatitis during pregnancy. *Surgery* 1996;**119**:710–3.
150. Salem R, Taylor S. Hyperparathyroidism in pregnancy. *Br J Surg* 1979;**66**:648–50.
151. Nilsson IL, Adner N, Reihner E, Palme-Kilander C, Edstrom G, Degerblad M. Primary hyperparathyroidism in pregnancy: a diagnostic and therapeutic challenge. *J Women's Health (Larchmt)* 2010;**19**:1117–21.
152. Negishi H, Kobayashi M, Nishida R, Yamada H, Ariga S, Sasaki F, et al. Primary hyperparathyroidism and simultaneous bilateral fracture of the femoral neck during pregnancy. *J Trauma* 2002;**52**:367–9.
153. Hess HM, Dickson J, Fox HE. Hyperfunctioning parathyroid carcinoma presenting as acute pancreatitis in pregnancy. *J Reprod Med* 1980;**25**:83–7.
154. Matthias GS, Helliwell TR, Williams A. Postpartum hyperparathyroid crisis. Case report. *Br J Obstet Gynaecol* 1987;**94**:807–10.
155. Paul RG, Elston MS, Gill AJ, Marsh D, Beer I, Wolmarans L, et al. Hypercalcaemia due to parathyroid carcinoma presenting in the third trimester of pregnancy. *Aust NZ J Obstet Gynaecol* 2012;**52**:204–7.
156. Bilezikian JP, Khan AA, Potts Jr JT. Guidelines for the management of asymptomatic primary hyperparathyroidism: summary statement from the third international workshop. *J Clin Endocrinol Metab* 2009;**94**:335–9.
157. Delmonico FL, Neer RM, Cosimi AB, Barnes AB, Russell PS. Hyperparathyroidism during pregnancy. *Am J Surg* 1976;**131**:328–37.
158. Schnatz PF. Surgical treatment of primary hyperparathyroidism during the third trimester. *Obstet Gynecol* 2002;**99**(5 Pt 2):961–3.

159. Petousis S, Kourtis A, Anastasilakis CD, Makedou K, Giomisi A, Kalogiannidis I, et al. Successful surgical treatment of primary hyperparathyroidism during the third trimester of pregnancy. *J Musculoskelet Neuronal Interact* 2012;**12**:43–4. quiz 5.
160. McMullen TP, Learoyd DL, Williams DC, Sywak MS, Sidhu SB, Delbridge LW. Hyperparathyroidism in pregnancy: options for localization and surgical therapy. *World J Surg* 2010;**34**:1811–6.
161. Vazquez Quintana E, Vazquez DE. Hyperparathyroidism and pregnancy. *The American Surgeon* 2010;**76**:648–9.
162. Perin E, Cacciaguerra G, Lapenna R, Catena C, Sechi LA, Marchesoni D. Primary hyperparathyroidism in pregnancy. *Fertil Steril* 2008;**90**(2014):e13–5.
163. Pothiwala P, Levine SN. Parathyroid surgery in pregnancy: review of the literature and localization by aspiration for parathyroid hormone levels. *J Perinatol* 2009;**29**:779–84.
164. Bendinelli C, Nebauer S, Quach T, McGrath S, Acharya S. Is minimally invasive parathyroid surgery an option for patients with gestational primary hyperparathyroidism? *BMC Pregnancy and Childbirth* 2013;**13**:130.
165. Malekar-Raikar S, Sinnott BP. Primary hyperparathyroidism in pregnancy—a rare cause of life-threatening hypercalcemia: case report and literature review. *Case Rep Endocrinol* 2011;**2011**:520516.
166. Norman J, Politz D. Prospective study in 3,000 consecutive parathyroid operations demonstrates 18 objective factors that influence the decision for unilateral versus bilateral surgical approach. *J Am Coll Surg* 2010;**211**:244–9.
167. Horjus C, Groot I, Telting D, van Setten P, van Sorge A, Kovacs CS, et al. Cinacalcet for hyperparathyroidism in pregnancy and puerperium. *J Pediatr Endocrinol Metab* 2009;**22**:741–9.
168. Patlas N, Golomb G, Yaffe P, Pinto T, Breuer E, Ornoy A. Transplacental effects of bisphosphonates on fetal skeletal ossification and mineralization in rats. *Teratology* 1999;**60**:68–73.
169. Okazaki A, Matsuzawa T, Takeda M, York RG, Barrow PC, King VC, et al. Intravenous reproductive and developmental toxicity studies of cimadronate (YM175), a novel bisphosphonate, in rats and rabbits. *J Toxicol Sci* 1995;**20**(Suppl. 1):1–13.
170. Mastaglia SR, Watman NP, Oliveri B. Intravenous bisphosphonate treatment and pregnancy: its effects on mother and infant bone health. *Osteoporos Int* 2010;**21**:1959–62.
171. Djokanovic N, Klieger-Grossmann C, Koren G. Does treatment with bisphosphonates endanger the human pregnancy? *J Obstet Gynaecol Can* 2008;**30**:1146–8.
172. Levy S, Fayez I, Taguchi N, Han JY, Aiello J, Matsui D, et al. Pregnancy outcome following in utero exposure to bisphosphonates. *Bone* 2009;**44**:428–30.
173. Stathopoulos IP, Liakou CG, Katsalira A, Trovas G, Lyritis GG, Papaioannou NA, et al. The use of bisphosphonates in women prior to or during pregnancy and lactation. *Hormones (Athens, Greace)* 2011;**10**:280–91.
174. Kovacs CS, Chafe LL, Woodland ML, McDonald KR, Fudge NJ, Wookey PJ. Calcitropic gene expression suggests a role for intraplacental yolk sac in maternal-fetal calcium exchange. *Am J Physiol Endocrinol Metab* 2002;**282**:E721–32.
175. Fudge NJ, Kovacs CS. Physiological studies in heterozygous calcium sensing receptor (CaSR) gene-ablated mice confirm that the CaSR regulates calcitonin release in vivo. *BMC Physiol* 2004;**4**:5.
176. Rajala B, Abbasi RA, Hutchinson HT, Taylor T. Acute pancreatitis and primary hyperparathyroidism in pregnancy: treatment of hypercalcemia with magnesium sulfate. *Obstet Gynecol* 1987;**70** (3 Pt 2):460–2.
177. Dahan M, Chang RJ. Pancreatitis secondary to hyperparathyroidism during pregnancy. *Obstet Gynecol* 2001;**98**(5 Pt 2):923–5.
178. Brown EM. The calcium-sensing receptor: physiology, pathophysiology and CaR-based therapeutics. *Subcell Biochem* 2007;**45**:139–67.
179. Powell BR, Buist NR. Late presenting, prolonged hypocalcemia in an infant of a woman with hypocalciuric hypercalcemia. *Clin Pediatr (Phila)* 1990;**29**:241–3.
180. Sato K. Hypercalcemia during pregnancy, puerperium, and lactation: review and a case report of hypercalcemic crisis after delivery due to excessive production of PTH-related protein (PTHrP) without malignancy (humoral hypercalcemia of pregnancy). *Endocr J* 2008;**55**:959–66.
181. Marx SJ, Zusman RM, Umiker WO. Benign breast dysplasia causing hypercalcemia. *J Clin Endocrinol Metab* 1977;**45**:1049–52.
182. Thomas AK, McVie R, Levine SN. Disorders of maternal calcium metabolism implicated by abnormal calcium metabolism in the neonate. *Am J Perinatol* 1999;**16**:515–20.
183. Demirel N, Aydin M, Zenciroglu A, Okumus N, Cetinkaya S, Yildiz YT, et al. Hyperparathyroidism secondary to maternal hypoparathyroidism and vitamin D deficiency: an uncommon cause of neonatal respiratory distress. *Ann Trop Paediatr* 2009;**29**:149–54.
184. Callies F, Arlt W, Scholz HJ, Reincke M, Allolio B. Management of hypoparathyroidism during pregnancy—report of twelve cases. *Eur J Endocrinol* 1998;**139**:284–9.
185. Krysiak R, Kobielusz-Gembala I, Okopien B. Hypoparathyroidism in pregnancy. *Gynecol Endocrinol* 2011;**27**:529–32.
186. Landing BH, Kamoshita S. Congenital hyperparathyroidism secondary to maternal hypoparathyroidism. *J Pediatr* 1970;**77**:842–7.
187. Taussig HB. Possible injury to the cardiovascular system from vitamin D. *Ann Intern Med* 1966;**65**:1195–200.
188. Friedman WF, Mills LF. The relationship between vitamin D and the craniofacial and dental anomalies of the supravalvular aortic stenosis syndrome. *Pediatrics* 1969;**43**:12–8.
189. Breslau NA, Zerwekh JE. Relationship of estrogen and pregnancy to calcium homeostasis in pseudohypoparathyroidism. *J Clin Endocrinol Metab* 1986;**62**:45–51.
190. O'Donnell D, Costa J, Meyers AM. Management of pseudohypoparathyroidism in pregnancy. Case report. *Br J Obstet Gynaecol* 1985;**92**:639–41.
191. Saito H, Saito M, Saito K, Terauchi A, Kobayashi T, Tominaga T, et al. Subclinical pseudohypoparathyroidism type II: evidence for failure of physiologic adjustment in calcium metabolism during pregnancy. *Am J Med Sci* 1989;**297**:247–50.
192. Seki K, Osada H, Yasuda T, Sekiya S. Pseudohypoparathyroidism type 1b in pregnancy. *Gynecol Obstet Invest* 1999;**47**:278–80.
193. Singh A, Agarwal N, Chopra S, Sikka P, Suri V, Kumar B, et al. Management of pseudohypoparathyroidism type 1a during pregnancy and labor: a case report. *Case Rep Obstet Gynecol* 2012;**2012**:629583.
194. Zerwekh JE, Breslau NA. Human placental production of 1a,25-dihydroxyvitamin D_3: biochemical characterization and production in normal subjects and patients with pseudohypoparathyroidism. *J Clin Endocrinol Metab* 1986;**62**:192–6.
195. Donovan EF, Tsang RC, Steichen JJ, Strub RJ, Chen IW, Chen M. Neonatal hypermagnesemia: effect on parathyroid hormone and calcium homeostasis. *J Pediatr* 1980;**96**:305–10.
196. Cholst IN, Steinberg SF, Tropper PJ, Fox HE, Segre GV, Bilezikian JP. The influence of hypermagnesemia on serum calcium and parathyroid hormone levels in human subjects. *N Engl J Med* 1984;**310**:1221–5.
197. Cruikshank DP, Pitkin RM, Reynolds WA, Williams GA, Hargis GK. Effects of magnesium sulfate treatment on perinatal calcium metabolism. I. Maternal and fetal responses. *Am J Obstet Gynecol* 1979;**134**:243–9.
198. Koontz SL, Friedman SA, Schwartz ML. Symptomatic hypocalcemia after tocolytic therapy with magnesium sulfate and nifedipine. *Am J Obstet Gynecol* 2004;**190**:1773–6.
199. Smith Jr LG, Burns PA, Schanler RJ. Calcium homeostasis in pregnant women receiving long-term magnesium sulfate therapy for preterm labor. *Am J Obstet Gynecol* 1992;**167**:45–51.
200. Hung JW, Tsai MY, Yang BY, Chen JF. Maternal osteoporosis after prolonged magnesium sulfate tocolysis therapy: a case report. *Arch Phys Med Rehabil* 2005;**86**:146–9.
201. Levav AL, Chan L, Wapner RJ. Long-term magnesium sulfate

tocolysis and maternal osteoporosis in a triplet pregnancy: a case report. *Am J Perinatol* 1998;**15**:43–6.
202. Usta IM, Chammas M, Khalil AM. Renal cell carcinoma with hypercalcemia complicating a pregnancy: case report and review of the literature. *Eur J Gynaecol Oncol* 1998;**19**:584–7.
203. Illidge TM, Hussey M, Godden CW. Malignant hypercalcaemia in pregnancy and antenatal administration of intravenous pamidronate. *Clin Oncol (R Coll Radiol)* 1996;**8**:257–8.
204. Montoro MN, Paler RJ, Goodwin TM, Mestman JH. Parathyroid carcinoma during pregnancy. *Obstet Gynecol* 2000;**96**(5 Pt 2):841.
205. Abraham P, Ralston SH, Hewison M, Fraser WD, Bevan JS. Presentation of a PTHrP-secreting pancreatic neuroendocrine tumour, with hypercalcaemic crisis, pre-eclampsia, and renal failure. *Postgrad Med J* 2002;**78**:752–3.
206. Hwang CS, Park SY, Yu SH, Park JY, Park CT, Han KO. Hypercalcemia induced by ovarian clear cell carcinoma producing all transcriptional variants of parathyroid hormone-related peptide gene during pregnancy. *Gynecol Oncol* 2006;**103**:740–4.
207. Culbert EC, Schfirin BS. Malignant hypercalcemia in pregnancy: effect of pamidronate on uterine contractions. *Obstet Gynecol* 2006;**108**(3 Pt 2):789–91.
208. McCormick TC, Muffly T, Lu G, Shoup B. Aggressive small cell carcinoma of the ovary, hypercalcemic type with hypercalcemia in pregnancy, treated with conservative surgery and chemotherapy. *Int J Gynecol Cancer* 2009;**19**:1339–41.
209. VanHouten J, Dann P, McGeoch G, Brown EM, Krapcho K, Neville M, et al. The calcium-sensing receptor regulates mammary gland parathyroid hormone-related protein production and calcium transport. *J Clin Invest* 2004;**113**:598–608.
210. Ardeshirpour L, Dann P, Pollak M, Wysolmerski J, VanHouten J. The calcium-sensing receptor regulates PTHrP production and calcium transport in the lactating mammary gland. *Bone* 2006;**38**:787–93.
211. Salle BL, Berthezene F, Glorieux FH, Delvin EE, Berland M, David L, et al. Hypoparathyroidism during pregnancy: treatment with calcitriol. *J Clin Endocrinol Metab* 1981;**52**:810–3.
212. Sadeghi-Nejad A, Wolfsdorf JI, Senior B. Hypoparathyroidism and pregnancy. Treatment with calcitriol. *J Am Med Assoc* 1980;**243**: 254–5.
213. Cathebras P, Cartry O, Sassolas G, Rousset H. [Hypercalcemia induced by lactation in 2 patients with treated hypoparathyroidism]. *Rev Med Interne* 1996;**17**:675–6.
214. Shomali ME, Ross DS. Hypercalcemia in a woman with hypoparathyroidism associated with increased parathyroid hormone-related protein during lactation. *Endocr Pract* 1999;**5**:198–200.
215. Caplan RH, Beguin EA. Hypercalcemia in a calcitriol-treated hypoparathyroid woman during lactation. *Obstet Gynecol* 1990; **76**:485–9.
216. Mather KJ, Chik CL, Corenblum B. Maintenance of serum calcium by parathyroid hormone-related peptide during lactation in a hypoparathyroid patient. *J Clin Endocrinol Metab* 1999;**84**:424–7.
217. Norman J, Politz D, Politz L. Hyperparathyroidism during pregnancy and the effect of rising calcium on pregnancy loss: a call for earlier intervention. *Clin Endocrinol (Oxf)* 2009;**71**:104–9.
218. Shani H, Sivan E, Cassif E, Simchen MJ. Maternal hypercalcemia as a possible cause of unexplained fetal polyhydramnion: a case series. *Am J Obstet Gynecol* 2008;**199**:410 e1–5.
219. Wagner G, Transhol L, Melchior JC. Hyperparathyroidism and pregnancy. *Acta Endocrinol (Copenh)* 1964;**47**:549–64.
220. Ludwig GD. Hyperparathyroidism in relation to pregnancy. *N Engl J Med* 1962;**267**:637–42.
221. Bruce J, Strong JA. Maternal hyperparathyroidism and parathyroid deficiency in the child, with account of effect of parathyroidectomy on renal function, and of attempt to transplant part of tumor. *Q J Med* 1955;**24**:307–19.
222. Ip P. Neonatal convulsion revealing maternal hyperparathyroidism: an unusual case of late neonatal hypoparathyroidism. *Arch Gynecol Obstet* 2003;**268**:227–9.
223. Tseng UF, Shu SG, Chen CH, Chi CS. Transient neonatal hypoparathyroidism: report of four cases. *Acta paediatrica Taiwanica = Taiwan er ke yi xue hui za zhi* 2001;**42**:359–62.
224. Naru T, Khan RS, Khan MA. Primary hyperparathyrodism in pregnancy and review of literature. *J Pak Med Assoc* 2011;**61**: 401–3.
225. Pieringer H, Hatzl-Griesenhofer M, Shebl O, Wiesinger-Eidenberger G, Maschek W, Biesenbach G. Hypocalcemic tetany in the newborn as a manifestation of unrecognized maternal primary hyperparathyroidism. *Wien Klin Wochenschr* 2007;**119**:129–31.
226. McDonnell CM, Zacharin MR. Maternal primary hyperparathyroidism: discordant outcomes in a twin pregnancy. *J Paediatr Child Health* 2006;**42**:70–1.
227. Thomas BR, Bennett JD. Symptomatic hypocalcemia and hypoparathyroidism in two infants of mothers with hyperparathyroidism and familial benign hypercalcemia. *J Perinatol* 1995;**15**:23–6.
228. Thomas BR, Bennett JD. Late-onset neonatal hypocalcemia as an unusual presentation in an offspring of a mother with familial hypocalciuric hypercalcemia. *Clin Pediatr (Phila)* 1997;**36**:547–50.
229. Bronsky D, Kiamko RT, Moncada R, Rosenthal IM. Intra-uterine hyperparathyroidism secondary to maternal hypoparathyroidism. *Pediatrics* 1968;**42**:606–13.
230. Stuart C, Aceto Jr T, Kuhn JP, Terplan K. Intrauterine hyperparathyroidism. Postmortem findings in two cases. *Am J Dis Child* 1979;**133**:67–70.
231. Loughead JL, Mughal Z, Mimouni F, Tsang RC, Oestreich AE. Spectrum and natural history of congenital hyperparathyroidism secondary to maternal hypocalcemia. *Am J Perinatol* 1990;**7**:350–5.
232. Sann L, David L, Thomas A, Frederich A, Chapuy MC, Francois R. Congenital hyperparathyroidism and vitamin D deficiency secondary to maternal hypoparathyroidism. *Acta Paediatr Scand* 1976;**65**:381–5.
233. Aceto Jr T, Batt RE, Bruck E, Schultz RB, Perz YR. Intrauterine hyperparathyroidism: a complication of untreated maternal hypoparathyroidism. *J Clin Endocrinol Metab* 1966;**26**:487–92.
234. Eastell R, Edmonds CJ, de Chayal RC, McFadyen IR. Prolonged hypoparathyroidism presenting eventually as second trimester abortion. *Br Med J (Clin Res Ed)* 1985;**291**:955–6.
235. Anderson GW, Musselman L. The treatment of tetany in pregnancy. *Am J Obstet Gynecol* 1942;**43**:547–67.
236. Kehrer E. Die geburtschilflich-gynäkologische bedeutung der tetanie. *Arch Gynaek* 1913;**99**:372–447.
237. Glass EJ, Barr DG. Transient neonatal hyperparathyroidism secondary to maternal pseudohypoparathyroidism. *Arch Dis Child* 1981;**56**:565–8.
238. Vidailhet M, Monin P, Andre M, Suty Y, Marchal C, Vert P. [Neonatal hyperparathyroidism secondary to maternal hypoparathyroidism]. *Arch Fr Pediatr* 1980;**37**:305–12.
239. Lipsitz PJ, English IC. Hypermagnesemia in the newborn infant. *Pediatrics* 1967;**40**:856–62.
240. Lipsitz PJ. The clinical and biochemical effects of excess magnesium in the newborn. *Pediatrics* 1971;**47**:501–9.
241. Savory J, Monif GR. Serum calcium levels in cord sera of the progeny of mothers treated with magnesium sulfate for toxemia of pregnancy. *Am J Obstet Gynecol* 1971;**110**:556–9.
242. Stone SR, Pritchard JA. Effect of maternally administered magnesium sulfate on the neonate. *Obstet Gynecol* 1970;**35**:574–7.
243. Lamm CI, Norton KI, Murphy RJ, Wilkins IA, Rabinowitz JG. Congenital rickets associated with magnesium sulfate infusion for tocolysis. *J Pediatr* 1988;**113**:1078–82.
244. Santi MD, Henry GW, Douglas GL. Magnesium sulfate treatment of preterm labor as a cause of abnormal neonatal bone mineralization. *J Pediatr Orthop* 1994;**14**:249–53.
245. Cumming WA, Thomas VJ. Hypermagnesemia: a cause of abnormal metaphyses in the neonate. *Am J Roentgenol* 1989;**152**: 1071–2.
246. Malaeb SN, Rassi AI, Haddad MC, Seoud MA, Yunis KA. Bone

mineralization in newborns whose mothers received magnesium sulphate for tocolysis of premature labour. *Pediatr Radiol* 2004;**34**:384–6.

247. Tsang RC, Chen I, Friedman MA, Gigger M, Steichen J, Koffler H, et al. Parathyroid function in infants of diabetic mothers. *J Pediatr* 1975;**86**:399–404.
248. Mehta KC, Kalkwarf HJ, Mimouni F, Khoury J, Tsang RC. Randomized trial of magnesium administration to prevent hypocalcemia in infants of diabetic mothers. *J Perinatol* 1998;**18**:352–6.
249. Ross AJ, Cooper A, Attie MF, Bishop HC. Primary hyperparathyroidism in infancy. *J Pediatr Surg* 1986;**21**:493–9.
250. Blair JW, Carachi R. Neonatal primary hyperparathyroidism—a case report and review of the literature. *Eur J Pediatr Surg* 1991;**1**:110–4.
251. Mallet E. Primary hyperparathyroidism in neonates and childhood. The French experience (1984–2004). *Horm Res* 2008;**69**:180–8.
252. Kollars J, Zarroug AE, van Heerden J, Lteif A, Stavlo P, Suarez L, et al. Primary hyperparathyroidism in pediatric patients. *Pediatrics* 2005;**115**:974–80.
253. Chattopadhyay N, Baum N, Bai M, Riccardi D, Hebert SC, Harris EW, et al. Ontogeny of the extracellular calcium-sensing receptor in rat kidney. *Am J Physiol* 1996;**271**:F736–43.
254. Fujimoto Y, Hazama H, Oku K. Severe primary hyperparathyroidism in a neonate having a parent with hypercalcemia: treatment by total parathyroidectomy and simultaneous heterotopic autotransplantation. *Surgery* 1990;**108**:933–8.
255. Lutz P, Kane O, Pfersdorff A, Seiller F, Sauvage P, Levy JM. Neonatal primary hyperparathyroidism: total parathyroidectomy with autotransplantation of cryopreserved parathyroid tissue. *Acta Paediatr Scand* 1986;**75**:179–82.
256. Bai M, Pearce SH, Kifor O, Trivedi S, Stauffer UG, Thakker RV, et al. In vivo and in vitro characterization of neonatal hyperparathyroidism resulting from a de novo, heterozygous mutation in the Ca2+-sensing receptor gene: normal maternal calcium homeostasis as a cause of secondary hyperparathyroidism in familial benign hypocalciuric hypercalcemia. *J Clin Invest* 1997;**99**:88–96.
257. Obermannova B, Banghova K, Sumnik Z, Dvorakova HM, Betka J, Fencl F, et al. Unusually severe phenotype of neonatal primary hyperparathyroidism due to a heterozygous inactivating mutation in the CASR gene. *Eur J Pediatr* 2009;**168**:569–73.
258. Rodrigues LS, Cau AC, Bussmann LZ, Bastida G, Brunetto OH, Correa PH, et al. New mutation in the CASR gene in a family with familial hypocalciuric hypercalcemia (FHH) and neonatal severe hyperparathyroidism (NSHPT). *Arq Bras Endocrinol Metabol* 2011;**55**:67–71.
259. Waller S, Kurzawinski T, Spitz L, Thakker R, Cranston T, Pearce S, et al. Neonatal severe hyperparathyroidism: genotype/phenotype correlation and the use of pamidronate as rescue therapy. *Eur J Pediatr* 2004;**163**:589–94.
260. Wilhelm-Bals A, Parvex P, Magdelaine C, Girardin E. Successful use of bisphosphonate and calcimimetic in neonatal severe primary hyperparathyroidism. *Pediatrics* 2012;**129**:e812–6.
261. Ho C, Conner DA, Pollak MR, Ladd DJ, Kifor O, Warren HB, et al. A mouse model of human familial hypocalciuric hypercalcemia and neonatal severe hyperparathyroidism. *Nat Genet* 1995;**11**:389–94.
262. Kos CH, Karaplis AC, Peng JB, Hediger MA, Goltzman D, Mohammad KS, et al. The calcium-sensing receptor is required for normal calcium homeostasis independent of parathyroid hormone. *J Clin Invest* 2003;**111**:1021–8.
263. Brandi ML. Genetics of hypoparathyroidism and pseudohypoparathyroidism. *J Endocrinol Invest* 2011;**34**(7 Suppl):27–34.
264. Ryan AK, Goodship JA, Wilson DI, Philip N, Levy A, Seidel H, et al. Spectrum of clinical features associated with interstitial chromosome 22q11 deletions: a European collaborative study. *J Med Genet* 1997;**34**:798–804.
265. Brauner R, Le Harivel de Gonneville A, Kindermans C, Le Bidois J, Prieur M, Lyonnet S, et al. Parathyroid function and growth in 22q11.2 deletion syndrome. *J Pediatr* 2003;**142**:504–8.
266. Adachi M, Tachibana K, Masuno M, Makita Y, Maesaka H, Okada T, et al. Clinical characteristics of children with hypoparathyroidism due to 22q11.2 microdeletion. *Eur J Pediatr* 1998;**157**:34–8.
267. Mantovani G. Clinical review: pseudohypoparathyroidism: diagnosis and treatment. *J Clin Endocrinol Metab* 2011;**96**:3020–30.
268. Ngai YF, Chijiwa C, Mercimek-Mahmutoglu S, Stewart L, Yong SL, Robinson WP, et al. Pseudohypoparathyroidism type 1a and the GNAS p.R231H mutation: somatic mosaicism in a mother with two affected sons. *Am J Med Genet A* 2010;**152A**:2784–90.
269. Klopocki E, Hennig BP, Dathe K, Koll R, de Ravel T, Baten E, et al. Deletion and point mutations of PTHLH cause brachydactyly type E. *Am J Hum Genet* 2010;**86**:434–9.
270. Lanske B, Karaplis AC, Lee K, Luz A, Vortkamp A, Pirro A, et al. PTH/PTHrP receptor in early development and Indian hedgehog-regulated bone growth. *Science* 1996;**273**:663–6.
271. Karaplis AC, He B, Nguyen MT, Young ID, Semeraro D, Ozawa H, et al. Inactivating mutation in the human parathyroid hormone receptor type 1 gene in Blomstrand chondrodysplasia. *Endocrinology* 1998;**139**:5255–8.
272. Oostra RJ, van der Harten JJ, Rijnders WP, Scott RJ, Young MP, Trump D. Blomstrand osteochondrodysplasia: three novel cases and histological evidence for heterogeneity. *Virchows Arch* 2000;**436**:28–35.
273. Kovacs CS. Calcium and bone metabolism during pregnancy and lactation. *J Mammary Gland Biol Neoplasia* 2005;**10**:105–18.

索 引

G

H

J

K

L

Y

Z

其他

这不仅是一本甲状旁腺权威著作
更是该学科知识的全景展现

建 议 配 合 二 维 码 使 用 本 书

【本书特配线上资源】

读者群：加入读者交流群，同本书读者交流阅读心得，分享甲状旁腺相关知识，开拓视野，提升诊治水平。

阅读助手：为您提供专属阅读服务，满足个性阅读需求，促进多元阅读交流，开启全新互动模式。

【配套资源获取步骤】

第一步　微信扫描本书二维码

第二步　选择您需要的资源或服务，点击获取

微信扫描二维码
领取本书阅读资源